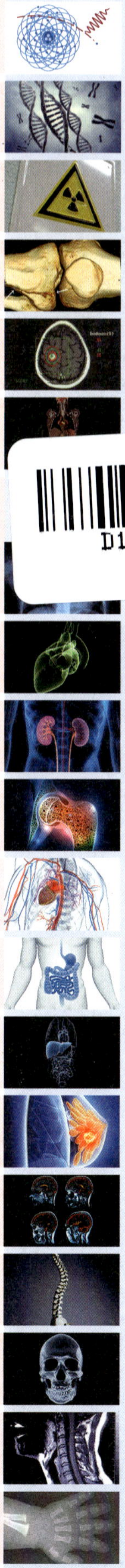

## Allgemeine Radiologie A



## Spezielle Radiologie B

Duale Reihe

# Radiologie

Maximilian Reiser, Fritz-Peter Kuhn, Jürgen Debus

Unter Mitarbeit von
*Peter Bartenstein, Kirsten Beitzel, *Christine Born, Roland Brüning, Volkher Engelbrecht, Sylvaine Fritzsche, Gotthard Grützner, Alexander Haug, Andreas Dietrich Helck, Karin Hellerhoff, Thomas Helmberger, Hannah Hentschel, Karin Herrmann, Holger Hetterich, Ralph Hünerbein, Oliver Jäkel, Christian P. Karger, Inga Katharina Koerte, *Dorothea Klütsch, Ingrid Krüger-Stollfuß, *Renate Kusawe, *Jürgen Malms, Jörg Detlev Moritz, *Ullrich Müller-Lisse, Marc Münter, Jörg Reinartz, Peter Reuter, Dorothea Rjosk-Dendorfer, Stefan Rohde, Jürgen Scheidler, *Thomas Schloßbauer, Christine Schmid-Tannwald, Karl Otto Schneider, Daniela Schulz-Ertner, Florian Schwarz, Wieland Sommer, Florian Sterzing, Marcus Treitl, Detlev Uhlenbrock, Thomas J. Vogl, *Claus-Peter Wallner, Klaus-Josef Weber, Christoph J. Zech

4., vollständig überarbeitete Auflage

1765 Abbildungen

Thieme

*Mitarbeiter früherer Auflagen

*Bibliografische Information der Deutschen Nationalbibliothek*
Die Deutsche Nationalbibliothek verzeichnet diese Publikation in der Deutschen Nationalbibliografie; detaillierte bibliografische Daten sind im Internet über http://dnb.d-nb.de abrufbar.

**Ihre Meinung ist uns wichtig!** Bitte schreiben Sie uns unter

**www.thieme.de/service/feedback.html**

**Wichtiger Hinweis:**

Wie jede Wissenschaft ist die Medizin ständigen Entwicklungen unterworfen. Forschung und klinische Erfahrung erweitern unsere Erkenntnisse, insbesondere was Behandlung und medikamentöse Therapie anbelangt. Soweit in diesem Werk eine Dosierung oder eine Applikation erwähnt wird, darf der Leser zwar darauf vertrauen, dass Autoren, Herausgeber und Verlag große Sorgfalt darauf verwandt haben, dass diese Angabe **dem Wissensstand bei Fertigstellung des Werkes** entspricht.
Für Angaben über Dosierungsanweisungen und Applikationsformen kann vom Verlag jedoch keine Gewähr übernommen werden. **Jeder Benutzer ist angehalten**, durch sorgfältige Prüfung der Beipackzettel der verwendeten Präparate und gegebenenfalls nach Konsultation eines Spezialisten festzustellen, ob die dort gegebene Empfehlung für Dosierungen oder die Beachtung von Kontraindikationen gegenüber der Angabe in diesem Buch abweicht. Eine solche Prüfung ist besonders wichtig bei selten verwendeten Präparaten oder solchen, die neu auf den Markt gebracht worden sind. **Jede Dosierung oder Applikation erfolgt auf eigene Gefahr des Benutzers.** Autoren und Verlag appellieren an jeden Benutzer, ihm etwa auffallende Ungenauigkeiten dem Verlag mitzuteilen.
Geschützte Warennamen (Warenzeichen ®) werden nicht immer besonders kenntlich gemacht. Aus dem Fehlen eines solchen Hinweises kann also nicht geschlossen werden, dass es sich um einen freien Warennamen handelt.


1. Auflage 2004
2. Auflage 2006
3. Auflage 2011


Rüdigerstr. 14
70469 Stuttgart
Deutschland
www.thieme.de

Printed in Germany

Zeichnungen: Helmut Holtermann, Dannenberg
Umschlaggestaltung: Thieme Verlagsgruppe
Umschlagfoto: Thieme Verlagsgruppe
Satz: L42 AG, Berlin
Druck: Aprinta Druck GmbH, Wemding

DOI 10.1055/b-004-132 212

ISBN 978-3-13-125324-8 1 2 3 4 5 6

Auch erhältlich als E-Book:
eISBN (PDF) 978-3-13-152334-1
eISBN (epub) 978-3-13-241548-5

# Vorwort

Die Duale Reihe- Radiologie ist erstmals im Jahr 2004 erschienen. Nach 13 Jahren ist nun bereits die vierte überarbeitete Auflage erforderlich geworden. Dies beweist erneut die hohe Akzeptanz des Konzepts der Dualen Reihe bei den Studierenden und Weiterbildungsassistenten. Die „Strahlenfächer", nämlich Diagnostische und Interventionelle Radiologie, Nuklearmedizin und Strahlentherapie und Radioonkologie entwickeln sich mit großer Dynamik weiter und nehmen eine Schlüsselrolle in der Diagnostik der meisten Patienten ein.

Wie in anderen Bereichen der Medizin ist eine zunehmende Subspezialisierung unabdingbar. Gleichzeitig werden aber die Schnittmengen zwischen den radiologischen Fächern immer größer: integrierte Hybrid-Methoden, wie PET-CT, MRT-PET und SPECT-CT vereinigen nuklearmedizinische und radiologische Verfahren und tragen zu einer immer genaueren Diagnostik bei. Die Kombination von modernen Bildgebungsmethoden mit Bestrahlungsanlagen erlaubt eine immer höhere Präzision strahlentherapeutischer Behandlungen. Neu entwickelte Tracer in der Nuklearmedizin sowie funktionelle und metabolische Methoden (Diffusions- und Perfusionsbildgebung mit der Magnetresonanztomographie und mit der multispektralen CT) ermöglichen eine genauere biologische Charakterisierung von Krankheitsprozessen, die bei der Strahlentherapie Berücksichtigung finden.

Der zunehmende Einsatz bildgebender Verfahren verursacht nicht unerhebliche Kosten für das Gesundheitswesen und, soweit er mit ionisierender Strahlung verbunden ist, eine Strahlenexposition der Bevölkerung. Es ist daher von großer Bedeutung die radiologischen Verfahren umsichtig und gezielt einzusetzen und den Strahlenschutz genau zu beachten. Neu entwickelte Verfahren in der Computertomographie, insbesondere die iterative Rekonstruktion, erlauben es, die Strahlenexposition deutlich zu reduzieren.

Als Herausgeber der Dualen Reihe Radiologie möchten wir uns ganz herzlich bei den MitarbeiterInnen des Thieme-Verlags Dr. Jochen Neuberger, Dr. Janna Fischer, Yvonne Straßburg, Laura Diemand und Eva Wacker für die hervorragende Zusammenarbeit und ihr bewundernswertes Engagement für dieses Werk bedanken.

Die Autorinnen und Autoren der einzelnen Beiträge haben die bewährte und didaktisch exzellente Grundstruktur weitergeführt und die aktuellen Entwicklungen der Methodik und klinischen Anwendungen berücksichtigt. Auch Ihnen gebührt unser besonderer Dank.

Ihnen, geschätzte Leserinnen und Leser, danken wir für Ihr Interesse und hoffen, dass Ihnen die Duale Reihe – Radiologie in Ihrem Studium und bei Ihrer Arbeit helfen wird. Über Kritik und Anregungen freuen wir uns.

Januar 2017

Prof. Dr. Dr. M. Reiser    Prof. Dr. F.-P. Kuhn    Prof. Dr. Dr. J. Debus

# Inhaltsverzeichnis

## Teil A Allgemeine Radiologie

# Anschriften

Dr. med. Kirsten **Beitzel**
Institut für diagnostische und interventionelle Radiologie und Kinderradiologie
Klinikum Schwabing
Kölner Platz 1
80804 München

Prof. Dr. med. Roland **Brüning**
Asklepios Klinik Barmbek
Rübenkamp 220
22307 Hamburg

Prof. Dr. med. Dr. rer. nat. Jürgen **Debus**
Radiologische Universitätsklinik
Abt. Radioonkologie und Strahlentherapie
Im Neuenheimer Feld 400
69120 Heidelberg

Prof. Dr. med. Volkher **Engelbrecht**
Chefarzt Institut für Diagnostische und Interventionelle Radiologie
Klinikum Amberg
Mariahilfbergweg 7
92224 Amberg

Dr. med. Sylvaine **Fritzsche**
Klinik für Diagnostische und Interventionelle Radiologie
Diakonissenkrankenhaus
Diakonissenstr. 28
76199 Karlsruhe-Rüppurr

Dr. med. Gotthard **Grützner**
Praxis für diagnostische und interventionelle Radiologie
Bismarckstr. 99-101
40210 Düsseldorf

PD Dr. med. Alexander **Haug**
Medizinische Universität Wien
Klin. Abteilung für Nuklearmedizin
Spitalgasse 23
1090 Wien

Prof. Dr. med. Andreas **Helck**
Klinikum der Ludwig-Maximilians Universität München
Institut für Klinische Radiologie
Marchioninistr. 15
81377 München

Dr. med. Karin **Hellerhoff**
Klinikum der Ludwig-Maximilians Universität München
Institut für Klinische Radiologie
Marchioninistr. 15
81377 München

Prof. Dr. med. Thomas **Helmberger**
Klinikum Bogenhausen
Institut für Diagnostische und interventionelle Radiologie und Nuklearmedizin
Englschalkinger Str. 77
81925 München

Dr. med. Hannah **Hentschel**
Asklepios Klinik Barmbek
Radiologie-Neuroradiologie
Rübenkamp 220
22307 Hamburg

PD Dr. med. Karin A. **Herrmann**
University Hospitals Cleveland Medical Center und Seidman Cancer Center
Department of Radiology
11 100 Euclid Avenue
44106 Cleveland

Dr. med. Holger **Hetterich**
Radiologisches Zentrum Rosenheim
Salinstr. 11a
83022 Rosenheim

Dr. med. Ralph **Hünerbein**
Hufeland Klinikum
Abteilung für diagnostische und interventionelle Radiologie
Langensalzaer Landstr. 1
99974 Mühlhausen

Prof. Dr. rer. nat. Oliver **Jäkel**
Deutsches Krebsforschungszentrum
Abteilung Medizinische Physik in der Strahlentherapie
Im Neuenheimer Feld 280
69120 Heidelberg

Prof. Dr. rer. nat. Christian P. **Karger**
Deutsches Krebsforschungszentrum
Abteilung Medizinische Physik in der Strahlentherapie
Im Neuenheimer Feld 280
69120 Heidelberg

Prof. Dr. med. Inga Katharina **Koerte**
Klinik und Poliklinik für Kinder- und Jugendpsychiatrie, Psychosomatik und Psychotherapie München
Forschung
Waltherstr. 23
80336 München

Dr. med. Ingrid **Krüger-Stollfuß**
Dr. von Haunersches Kinderspital, Klinikum der Universität München
Pädiatrische Radiologie
Lindwurmstr. 4
80337 München

Prof. Dr. med. Fritz-Peter **Kuhn**
Klinikum Kassel
Institut für Diagnostische und Interventionelle Radiologie
Mönchebergstr. 41-43
34125 Kassel

Prof. Dr. med. Jörg Detlev **Moritz**
Universitätsklinikum Schleswig-Holstein, Campus Kiel
Klinik für Radiologie und Neuroradiologie
Pädiatrische Radiologie und Sonografie
Arnold Heller Str. 3
24105 Kiel

Prof. Dr. med. Marc **Münter**
Klinikum Stuttgart – Katharinenhospital
MVZ für Strahlentherapie
Kriegsbergstr. 60
70174 Stuttgart

Dr. med. Jörg **Reinartz**
St. Josefs-Hospital, Medizinisches Versorgungszentrum
Radiologie – Nuklearmedizin – Strahlentherapie
Wilhelm-Schmidt-Str. 4
44263 Dortmund

Prof. Dr. med. Dr. h. c. Maximilian **Reiser**
Klinikum der Ludwig-Maximilians Universität München
Institut für Klinische Radiologie
Marchioninistr. 15
81377 München

Dr. med. Peter **Reuter**
Praxis für Radiologie und Nuklearmedizin
Kurfürstenstr. 10-12
34117 Kassel

Dr. med. Dorothea **Rjosk-Dendorfer**
Klinikum der Ludwig-Maximilians Universität München
Institut für Klinische Radiologie
Marchioninistr. 15
81377 München

Prof. Dr. med. Stefan **Rohde**
Klinikum Dortmund
Klinik für Radiologie und Neuroradiologie
Beurhausstr. 40
44137 Dortmund

PD Dr. med. Jürgen **Scheidler**
Radiologisches Zentrum München
Pippinger Str. 25
81245 München

PD Dr. med. Christine **Schmid-Tannwald**
Klinikum der Ludwig-Maximilians Universität München
Institut für Klinische Radiologie
Marchioninistr. 15
81377 München

Prof. Dr. med. Karl Otto **Schneider**
Dr. von Haunersches Kinderspital
Pädiatrische Radiologie
Lindwurmstr. 4
80337 München

Prof. Dr. med. Daniela **Schulz-Ertner**
Markus Krankenhaus
Radiologisches Institut
Wilhelm-Epstein-Str. 4
60431 Frankfurt

Dr. med. Florian **Schwarz**
Klinikum Augsburg
Klinik für Diagnostische Radiologie und Neuroradiologie
Stenglinstr. 2
86156 Augsburg

Prof. Dr. med. Wieland **Sommer**
Klinikum der Ludwig-Maximilians Universität München
Institut für Klinische Radiologie
Marchioninistr. 15
81377 München

Prof. Dr. med. Florian **Sterzing; MBA**
Praxis für Strahlentherapie
Robert-Weixler-Str.50
87439 Kempten

PD Dr. med. Marcus **Treitl**
Klinikum der Ludwig-Maximilians Universität München
Institut für Klinische Radiologie
Nußbaumstr. 20
80336 München

Prof. Dr. med. Detlev **Uhlenbrock**
St. Josefs-Hospital, Medizinisches Versorgungszentrum
Radiologie – Nuklearmedizin – Strahlentherapie
Wilhelm-Schmidt-Str. 4
44263 Dortmund

Prof. Dr. med. Thomas J. **Vogl**
Universitätsklinikum Frankfurt
Institut für Diagnostische und Interventionelle Radiologie
Theodor-Stern-Kai 7
60590 Frankfurt

Prof. Dr. med. Klaus-Josef **Weber**
Universitätsklinikum Heidelberg
Klinik für Radioonkologie und Strahlentherapie
Im Neuenheimer Feld 400
69120 Heidelberg

PD Dr. med. Christoph J. **Zech**
Klinik für Radiologie und Nuklearmedizin
Universitätsspital Basel
Petersgraben 4
CH-4031 Basel

# Allgemeine Radiologie

# A

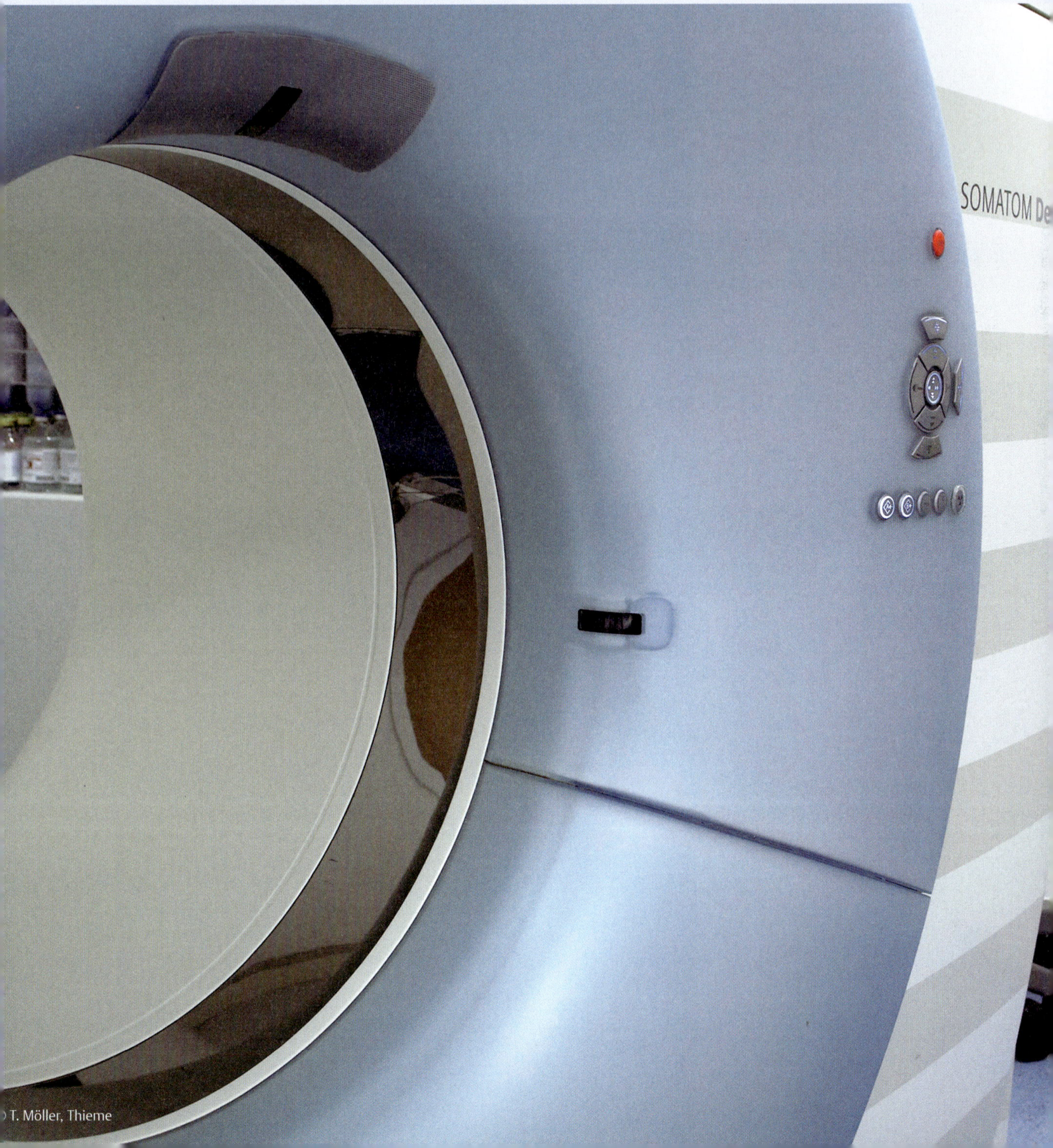


© T. Möller, Thieme

# Allgemeine Radiologie

# 1 Physikalische Grundlagen



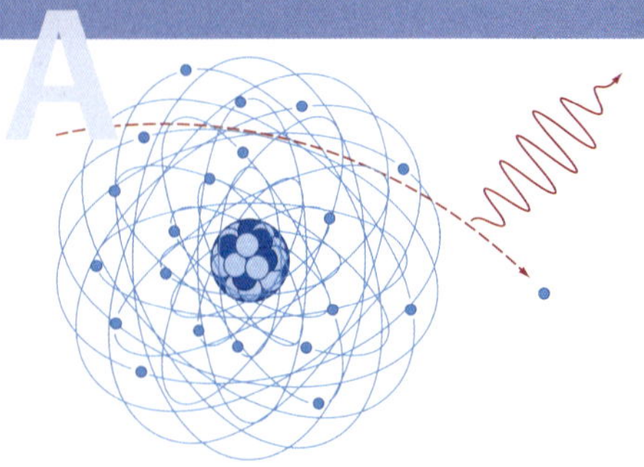



*O. Jäkel; C. P. Karger*


## 1.1 Strahlungsarten

### 1.1.1 Einführung

Mit Strahlung bezeichnet man die freie Ausbreitung von Energie im Raum. Man unterscheidet **Teilchenstrahlung** (Korpuskularstrahlung) und **Wellenstrahlung** (elektromagnetische Strahlung). Während Teilchenstrahlung Masse transportiert, ist dies bei Wellenstrahlung nicht der Fall. Die Bestandteile der Teilchenstrahlung, die Teilchen, können elektrisch geladen oder ungeladen sein. Wellenstrahlung ist stets ungeladen.

In der Quantentheorie werden der Wellenstrahlung Teilcheneigenschaften zugesprochen. Daher wird elektromagnetische Wellenstrahlung auch als **Photonen**- oder **Quantenstrahlung** bezeichnet.

Eine wichtige Eigenschaft jeder Strahlung ist ihre Energie, die in **Joule (J)** gemessen wird.

**▸ Merke.** 1 Joule ist die Energie, die man aufwenden muss, um eine Masse von ca. 100 g um 1 Meter anzuheben.

Die durch Strahlung transportierte Energie ist sehr viel kleiner als 1 Joule. Man verwendet daher eine spezielle Energieeinheit: das **Elektronenvolt (eV)**.

**▸ Merke.** Ein Elektronenvolt ist die Energie, die ein Elektron beim Durchlaufen einer Spannungsdifferenz von 1 Volt aufnimmt.

Eine Ladung Q wird durch elektrische Felder beschleunigt. Beim Durchlaufen einer Spannungsdifferenz U gewinnt sie die **kinetische Energie** ($E_{kin}$): $E_{kin} = Q \cdot U$.

Für die Umrechnung gilt: 1 eV = 1,602 · $10^{-19}$ J. Häufig werden folgende Vielfache eines Elektronenvolts verwendet:

Millielektronenvolt: 1 meV = 0,001 eV = $10^{-3}$ eV

Kiloelektronenvolt: 1 keV = 1 000 eV = $10^{3}$ eV

Megaelektronenvolt: 1 MeV = 1 000 000 eV = $10^{6}$ eV

Gigaelektronenvolt: 1 GeV = 1 000 000 000 eV = $10^{9}$ eV

### 1.1.2 Teilchenstrahlung (Korpuskularstrahlung)

Die Bestandteile der Teilchenstrahlung, die Korpuskeln, besitzen eine **Ruhemasse** ($m_0$) und können eine **Ladung** tragen. Ihre Geschwindigkeit ist immer kleiner als die Lichtgeschwindigkeit und ergibt sich aus ihrer Energie. Die Energie setzt sich aus der sog. Ruheenergie $E_0$ und der Bewegungsenergie $E_{kin}$ zusammen:

$$E = E_0 + E_{kin}$$

Die Ruheenergie ergibt sich aus der Ruhemasse und der Lichtgeschwindigkeit (c) (Äquivalenz von Masse und Energie):

$$E_0 = m_0 \cdot c^2$$

Häufig wird daher statt der Masse eines Teilchens seine Ruheenergie angegeben.

---

**1.1 Strahlungsarten**

**1.1.1 Einführung**

Strahlung bezeichnet die freie Ausbreitung von Energie im Raum. **Teilchen-(Korpuskular-)strahlung** transportiert Masse und evtl. Ladung, (elektromagnetische) **Wellenstrahlung** weder Masse noch Ladung.

Da elektromagnetische Wellenstrahlung Teilcheneigenschaften besitzt (Quantentheorie), heißt sie auch **Photonen-(Quanten-)strahlung**.

**▸ Merke.**

Strahlungsenergie wird in **Elektronenvolt (eV)** oder in **Joule (J)** angegeben.

**▸ Merke.**

**1.1.2 Teilchenstrahlung (Korpuskularstrahlung)**

Teilchen besitzen eine **Ruhemasse** und können eine **Ladunhypodensg** tragen. Ihre Geschwindigkeit ist geringer als die Lichtgeschwindigkeit.

Ihre Ruheenergie ergibt sich aus der Ruhemasse.

≡ A-1.1

≡ A-1.1 **Die wichtigsten Teilchen und ihre Eigenschaften**

| Teilchen | Ladung | Masse im Vergleich zum Elektron | Energie bei einer Reichweite von 10 cm |
|---|---|---|---|
| Elektron ($\beta^-$) | −1 | 1 | 20 MeV |
| Positron ($\beta^+$) | +1 | 1 | 20 MeV |
| Proton | +1 | 1836 | 115 MeV |
| Neutron | 0 | 1839 | –* |
| α-Teilchen (Heliumkern) | +2 | 7 294 | 450 MeV |

* Die Reichweite von Neutronen ist wie bei Photonen nicht begrenzt, es findet nur eine exponentielle Schwächung der Intensität statt.

Es gibt stabile und instabile **Elementarteilchen** (subatomare Teilchen). Zu jedem dieser Teilchen existiert ein Antiteilchen. Die wichtigsten Teilchen und ihre Eigenschaften zeigt Tab. **A-1.1**.

Als **Elementarteilchen** bezeichnet man subatomare Teilchen. Es gibt stabile (Elektron [e], Proton [p]) und instabile Elementarteilchen (z. B. Pionen, freie Neutronen [n]). Zu jedem dieser Teilchen existiert ein Antiteilchen. Das Antiteilchen des negativ geladenen Elektrons ist das positiv geladene Positron. In Tab. **A-1.1** sind die wichtigsten Teilchen und ihre Eigenschaften aufgeführt. Die Bezeichnung „α-Teilchen" für den Heliumkern bzw. „β-Teilchen" für Elektron und Positron stammt aus der Zeit ihrer Entdeckung, als sie nicht genauer charakterisiert werden konnten.

### 1.1.3 Wellenstrahlung (elektromagnetische Strahlung)

Elektromagnetische Wellen bestehen aus einem elektrischen und einem magnetischen Feld, die periodisch veränderlich sind.

Nach der Quantentheorie können sie auch durch masse- und ladungsfreie **Photonen** beschrieben werden.

Wellen sind durch ihre Wellenlänge, Frequenz und Amplitude charakterisiert.

Die **Wellenlänge** ist der Abstand zwischen zwei Wellenbergen.

Die **Frequenz** ist die Zahl der Schwingungen pro Sekunde.

Als **Amplitude** einer Welle bezeichnet man ihre Schwingungsweite.

Die **Ausbreitungsgeschwindigkeit** einer elektromagnetischen Welle entspricht der Lichtgeschwindigkeit.

Die Energie elektromagnetischer Wellen wächst proportional mit ihrer Frequenz.

Zu den elektromagnetischen Wellen gehören u. a. sichtbares Licht, Infrarot-, UV-Strahlung, Röntgen- und γ-Strahlung. Das gesamte Spektrum zeigt Abb. **A-1.1**.

## 1.1.3 Wellenstrahlung (elektromagnetische Strahlung)

Elektromagnetische Wellen bestehen aus einem elektrischen und einem magnetischen Feld. Diese Felder sind periodisch veränderlich und schwingen senkrecht zueinander und senkrecht zur Ausbreitungsrichtung.
In der Quantentheorie werden elektromagnetischen Wellen Teilcheneigenschaften zugesprochen. Diese Teilchen, **Photonen**, tragen weder Masse noch Ladung, sondern nur die Energie der Strahlung.
Wellen werden durch ihre Wellenlänge $\lambda$, ihre Frequenz f und ihre Amplitude A beschrieben.
Als **Wellenlänge** bezeichnet man den Abstand zwischen zwei Wellenbergen einer Welle. Er wird in Metern gemessen.
Als **Frequenz** f bezeichnet man die Zahl der Schwingungen pro Sekunde. Die Einheit ist $1/s = 1$ Hertz (Hz). Auch die Vielfachen kHz, MHz und GHz werden verwendet.
Als **Amplitude** A einer Welle bezeichnet man die Schwingungsweite (den maximal erreichten Abstand von der Mittellage). Die Amplitude bestimmt die Intensität einer Welle.
Wellenlänge $\lambda$ und Frequenz f sind über die **Ausbreitungsgeschwindigkeit** c der Welle verknüpft: $c = \lambda \cdot f$. Elektromagnetische Strahlung breitet sich stets mit Lichtgeschwindigkeit aus. Die Lichtgeschwindigkeit (c) beträgt im Vakuum ca. 300 000 km/s.
Die Energie E der elektromagnetischen Strahlung ist ihrer Frequenz f proportional: $E = h \cdot f$. Die Naturkonstante h ist das Planck'sche Wirkungsquantum: $h = 6.626 \cdot 10^{-34}$ Js.
Zu den elektromagnetischen Wellen gehören u. a. sichtbares Licht, Infrarotstrahlung, UV-Strahlung, Radiowellen, Röntgenstrahlung, γ-Strahlung und Mikrowellen. Diese Strahlungsarten unterscheiden sich nur durch die Frequenz der Strahlung und damit durch ihre Energie. Abb. **A-1.1** gibt einen Überblick über das gesamte elektromagnetische Spektrum.

**A-1.1** Das Spektrum der elektromagnetischen Strahlung.

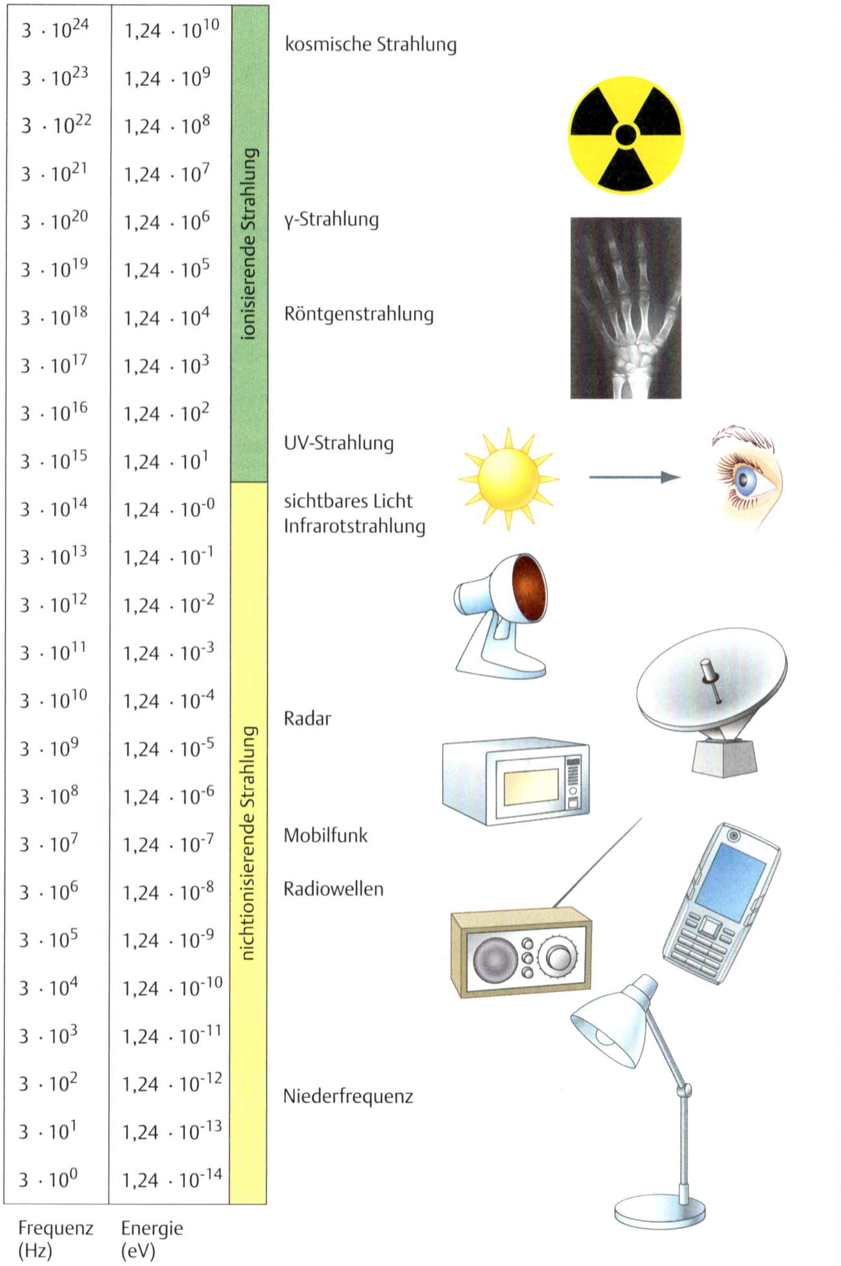


## 1.2 Die Struktur von Materie

### 1.2.1 Aufbau von Atomen

Der Begriff des Atoms (griech.: das Unteilbare) wurde erstmals von den antiken Philosophen Leukipp (um 450 v. Chr.) und Demokrit (460–370 v. Chr.) verwendet, um den Aufbau der Materie zu erklären. Die Denker dieser Zeit hatten keine Möglichkeit, ihre Vorstellungen von den Atomen experimentell zu überprüfen. Dies änderte sich erst zu Beginn des 19. Jahrhunderts, als Dalton (1766–1844) mit der Atomhypothese die stöchiometrischen Verhältnisse bei chemischen Verbindungen erklärte. Wenig später stellte man fest, dass Atome keineswegs unteilbar, sondern aus positiven und negativen Ladungen zusammengesetzt sind.

**A-1.1**

**1.2 Die Struktur von Materie**

**1.2.1 Aufbau von Atomen**

Der Atombegriff wurde zuerst von den Philosophen Leukipp und Demokrit verwendet. Erst zu Beginn des 19. Jahrhunderts schuf u. a. Dalton eine experimentelle Grundlage für diese Hypothese.

Nach dem Atommodell von Rutherford bestehen Atome aus einer **Hülle** aus negativ geladenen **Elektronen** und einem positiv geladenen **Kern**. Die Elektronen werden durch die **elektromagnetische Wechselwirkung** an den Kern gebunden.

1911 beobachtete Rutherford (1871–1937) die Streuung von α-Teilchen an einer dünnen Goldfolie und leitete daraus die Verteilung der Ladungen im Atom ab. Nach dem Atommodell von Rutherford bestehen die Atome aus einer **Hülle** aus negativ geladenen **Elektronen** und einem positiv geladenen **Kern**, der etwa 10 000-mal kleiner ist als das Atom. Die Bindung der Elektronen an den Kern erfolgt durch die **elektromagnetische Wechselwirkung**: Teilchen gleicher elektrischer Ladung stoßen sich ab, Teilchen entgegengesetzter Ladung ziehen sich an.

Der Atomkern besteht aus **Nukleonen** (**Protonen** und **Neutronen**, Abb. **A-1.2**), die durch die sog. **starke Wechselwirkung** zusammengehalten werden.

Der Atomkern ist ebenfalls nicht unteilbar, sondern aus **Nukleonen** aufgebaut: den positiv geladenen **Protonen** und den ungeladenen **Neutronen** (Abb. **A-1.2**). Die Nukleonen werden durch die sog. **starke Wechselwirkung** (die Kernkraft) aneinander gebunden. Diese anziehende Kraft ist im Bereich der kurzen Distanzen des Atomkerns sehr viel stärker als die abstoßende elektromagnetische Kraft, die zwischen den positiv geladenen Protonen wirkt.

A-1.2

**A-1.2 Das Atom.**

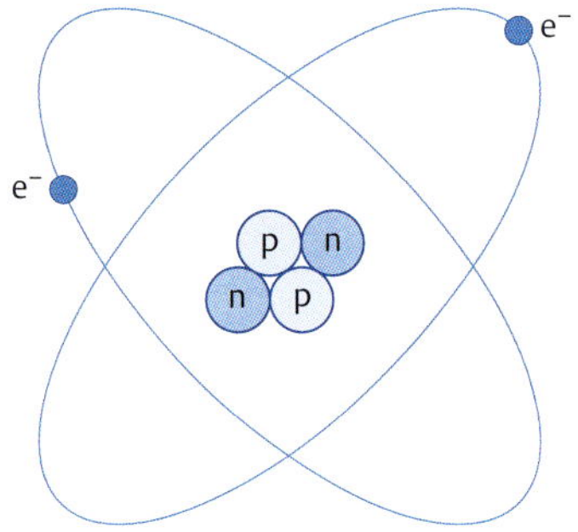


Das Atom (hier am Beispiel des $^4$He) ist aus Protonen (p), Neutronen (n) und einer Hülle aus Elektronen (e⁻) aufgebaut.

▸ Merke.

▸ Merke. Die Atome eines chemischen Elements werden durch die Zahl der Protonen, die als **Ordnungszahl** Z bezeichnet wird, charakterisiert. Atome mit gleicher Protonenzahl, aber verschiedener Neutronenzahl N werden als **Isotope** eines Elements bezeichnet. Eine durch eine bestimmte Protonen- und Neutronenzahl charakterisierte „Atomsorte" wird als **Nuklid** bezeichnet. Die Summe aus Protonen- und Neutronenzahl wird als **Massenzahl** A bezeichnet.

Abb. **A-1.3** zeigt die Darstellung eines chemischen Elements. Zur Kennzeichnung eines Isotops dieses Elements genügt die Massenzahl.

Zur vollständigen Charakterisierung eines chemischen Elements verwendet man die in Abb. **A-1.3** dargestellte Symbolschreibweise. Da das Elementsymbol die Zahl der Protonen bereits eindeutig festlegt und die Neutronenzahl sich aus der Differenz von Massen- und Ordnungszahl ergibt, wird häufig nur seine Massenzahl angegeben, um das Isotop eines Elements zu charakterisieren (z. B. $^{60}$Co oder Co-60).

Ein Atom ist elektrisch neutral, da es genauso viele Elektronen wie Protonen besitzt. Stimmt deren Anzahl nicht überein, ist das Atom elektrisch geladen und man spricht von einem **Ion**.

Das Atom ist nach außen hin elektrisch neutral, da die Anzahl der Elektronen in der Hülle der Anzahl der Protonen im Kern entspricht. Ist die Zahl der Hüllenelektronen verschieden von der Protonenzahl, so ist das Atom elektrisch geladen. Dann spricht man nicht von einem Atom, sondern von einem **Ion**. Symbolisch wird dieser Zustand durch Angabe des Ladungszustandes dargestellt (z. B. $Na^+$, $Cl^-$, $Fe^{2+}$).

A-1.3

**A-1.3 Darstellung eines chemischen Elements.**

$$^{A}_{Z}\text{Element}_{N}$$

„Element" steht für das Symbol des chemischen Elements, „A" und „Z" stehen für die Massen- bzw. Ordnungszahl, „N" steht für die Neutronenzahl.

### 1.2.2 Das Schalenmodell

Aus der **Quantenmechanik** folgt, dass sich Elektronen nur auf Schalen bestimmter Energie **(Energieniveaus)** bewegen können. Die Zahl der Elektronen pro Schale ist begrenzt. Die Schalen werden – in der Reihenfolge zunehmender Energie angeordnet – als **K-, L-, M-, N-Schalen** etc. bezeichnet.

## 1.2.2 Das Schalenmodell

Aus der zu Beginn des 20. Jahrhunderts entwickelten Theorie der **Quantenmechanik** ergibt sich, dass sich die Elektronen in der Atomhülle nur auf Schalen mit bestimmter Energie **(Energieniveaus)** bewegen können. Jede Schale kann nur eine bestimmte Anzahl von Elektronen aufnehmen. Die energieärmste Schale heißt **K-Schale**, die folgenden, zunehmend energiereichen Schalen werden als **L-, M-, N-Schalen** etc. bezeichnet. Ihr Energiewert entspricht der Energie, die notwendig ist, um das jeweilige Elektron vollständig vom Atom zu trennen, d. h. das Atom zu ionisieren. Die Energien liegen je nach Element zwischen 10 eV und 100 keV.

**A-1.4 Das Schalenmodell.**

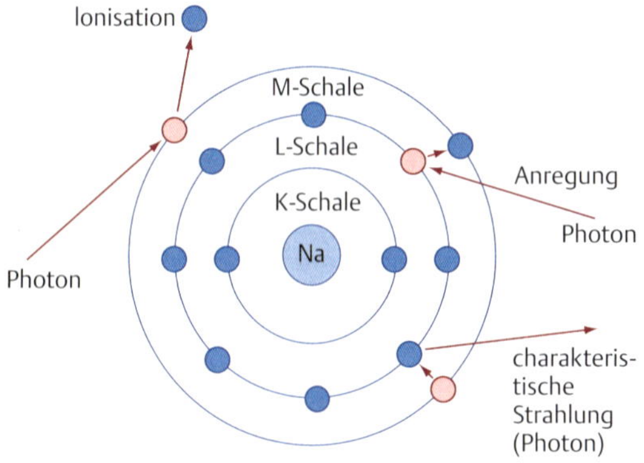


Das Schalenmodell am Beispiel des Natriums. Die Prozesse Anregung, Ionisation und Erzeugung der charakteristischen Strahlung sind schematisch dargestellt. Bei der Ionisation wird so viel Energie auf das Elektron übertragen, dass dieses das Atom verlassen kann. Bei der Anregung reicht die Energie dagegen nur für einen Übergang auf ein höheres Energieniveau. Beim umgekehrten Prozess geht ein Elektron unter Abgabe charakteristischer Strahlung auf ein niedrigeres Energieniveau über.

A-1.4

Statt das Atom zu verlassen, was zur **Ionisation** führt, kann das Elektron auch auf eine Schale höherer Energie übergehen **(Anregung)**, sofern diese noch nicht vollständig besetzt ist. Damit der Übergang möglich ist, muss dem Elektron die Energiedifferenz zwischen den Energieniveaus zugeführt werden (Abb. **A-1.4**). Dies kann durch Photonen- oder Teilchenstrahlung geschehen, wobei sich wegen des Energieerhaltungsgesetzes die Energie des Photons genau um die übertragene Energie verringert.

Nach einer Anregung geht ein angeregtes Atom wieder in den Grundzustand über, indem das Elektron auf eine Schale geringerer Energie, d. h. eine weiter innen liegende Schale, zurückkehrt. Die Energiedifferenz gibt das Elektron in Form von Photonenstrahlung, der sog. **charakteristischen (Röntgen-)Strahlung** (Abb. **A-1.4**), oder – bei leichtatomigem Material – durch Emission eines Elektrons aus einer äußeren Schale (sog. **Auger-Elektron**) ab. Charakteristische Strahlung heißt so, weil die Lage der Energieniveaus für jedes Element anders und die Energie der Strahlung somit für das Element charakteristisch ist. Handelt es sich bei der Photonenstrahlung um Licht, spricht man von **Lumineszenz**.

Statt das Atom zu verlassen **(Ionisation)**, kann ein Elektron auf eine Schale höherer Energie übergehen **(Anregung)**. Die Energiedifferenz muss dem Elektron z. B. durch Strahlung zugeführt werden (Abb. **A-1.4**).

Geht ein angeregtes Elektron wieder auf eine Schale geringerer Energie über, wird die Energiedifferenz in **charakteristische (Röntgen-) Strahlung** (Abb. **A-1.4**) oder – bei leichten Atomen – in die Emission eines **Auger-Elektrons** umgesetzt. Die Emission von Licht heißt **Lumineszenz**.

► **Merke.** Durch Messung der Energie der charakteristischen Strahlung (Spektroskopie) kann das chemische Element identifiziert werden. Dies kann zur Elementanalyse unbekannter Substanzen verwendet werden.

► Merke.

Die Elektronenhülle legt die chemischen Eigenschaften eines Atoms fest. Die Bildung von Molekülen erfolgt immer so, dass durch Elektronenübergänge zwischen den beteiligten Atomen abgeschlossene (volle) Schalen erreicht werden. Daher sind Atome mit abgeschlossenen Schalen (z. B. die Edelgase Helium und Neon) chemisch besonders reaktionsträge.

Wie die Elektronenhülle hat auch der Atomkern eine Schalenstruktur. Übergänge von Protonen oder Neutronen zwischen verschiedenen Energieniveaus können ebenfalls nur durch Energieaufnahme bzw. -abgabe **(Kernanregung** bzw. **Kernzerfall)** in Form von Strahlung erfolgen. Im Gegensatz zu Elektronenübergängen liegt die Energie dieser Strahlung im Bereich von einigen MeV. Kernzerfälle stellen einen wichtigen Ursprung der radioaktiven Strahlung dar.

Die Elektronenhülle bestimmt die chemischen Eigenschaften eines Atoms. Bei der Bildung von Molekülen entstehen immer volle Schalen.

Auch der Atomkern zeigt eine Schalenstruktur. Schalenübergänge von Nukleonen sind nur unter Energieaufnahme **(Kernanregung)** oder -abgabe **(Kernzerfall)** in Form von (hochenergetischer) Strahlung möglich.

## 1.2.3 Der radioaktive Zerfall

1.2.3 Der radioaktive Zerfall

1896 stellte Becquerel (1852–1908) fest, dass eine photografische Platte durch Urankristalle geschwärzt wird. Dies führte zur Entdeckung des radioaktiven Zerfalls.

► **Definition.** Beim **radioaktiven Zerfall** wandelt sich der Atomkern eines chemischen Elements spontan und unter Aussendung von Strahlung in den Atomkern eines anderen chemischen Elements um. Diese Eigenschaft bezeichnet man als **Radioaktivität**, Nuklide mit dieser Eigenschaft als radioaktive Nuklide **(Radionuklide)**.

► Definition.

⊙ A-1.5

⊙ A-1.5 Die radioaktive Zerfallskette von $^{222}$Rn.

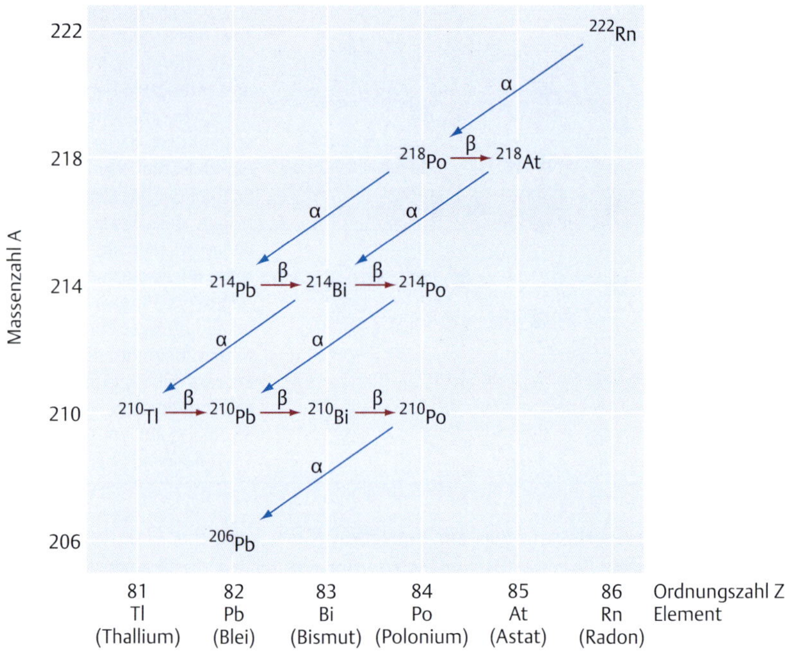


Gezeigt sind das Mutter- und die Tochternuklide mit Massen- und Ordnungszahl sowie die beim Zerfall eines Nuklids emittierte Strahlungsart.

Bei den meisten Elementen existieren **stabile** und **instabile Isotope**.

Bei den meisten Elementen lassen sich **stabile** und **instabile (radioaktive) Isotope** unterscheiden. Eine systematische Anordnung (nach Ordnungszahl und Massenzahl) aller bekannten stabilen und instabilen Isotope findet sich z. B. in der Karlsruher Nuklidkarte.

Die Tochternuklide instabiler Isotope können wiederum instabil sein (**Zerfallskette**, Abb. **A-1.5**).

Der radioaktive Zerfall wird nach der dabei emittierten Strahlung eingeteilt. Reine Strahler emittieren immer dieselbe Strahlungsart.

Der durch einen radioaktiven Zerfall neu entstehende Kern kann seinerseits instabil sein, so dass eine **Zerfallskette** entsteht (Abb. **A-1.5**).

Anhand der Art der emittierten Strahlung unterscheidet man mehrere Formen des radioaktiven Zerfalls. Wird beim radioaktiven Zerfall eines instabilen Kerns immer dieselbe Strahlungsart frei, spricht man von einem reinen Strahler. Bei manchen radioaktiven Nukliden treten verschiedene Zerfallsarten auf (z. B. bei $^{64}$Cu).

### Formen des radioaktiven Zerfalls

Die wichtigsten Zerfallsarten sind:

## Formen des radioaktiven Zerfalls

Im Folgenden sind die wichtigsten Zerfallsarten aufgeführt.

### α-Zerfall

Hierbei wird **α-Strahlung** in Form eines **Heliumkerns** (α-Teilchen) emittiert. Dadurch verringert sich die Massenzahl um 4, die Ordnungszahl um 2. Zusätzlich erhält der Heliumkern Bewegungsenergie.

### α-Zerfall

Beim α-Zerfall wird **α-Strahlung** emittiert. Das Element X wandelt sich unter Aussendung eines **Heliumkern**s (α-Teilchen, bestehend aus 2 Protonen und 2 Neutronen) in das Element Y um. Dadurch verringert sich seine Massenzahl um 4, die Ordnungszahl um 2. Die frei werdende Energie (im MeV-Bereich) wird in Bewegungsenergie des Heliumkerns umgesetzt.

$$^{A}_{Z}X \rightarrow ^{A-4}_{Z-2}Y + ^{4}_{2}He + \text{Energie}, \text{ z.B. } ^{222}_{86}Rn \rightarrow ^{218}_{84}Po + \alpha + \text{Energie}$$

### β-Zerfall

Hierbei wird **β-Strahlung** in Form eines $\beta^-$- oder $\beta^+$-Teilchens emittiert.

Beim **$\beta^-$-Zerfall** wandelt sich ein Neutron unter Aussendung eines **Elektrons** und eines Antineutrinos in ein Proton um. Die Ordnungszahl des Elements steigt um 1.

### β-Zerfall

Beim β-Zerfall wird **β-Strahlung** in Form eines β-Teilchens (Elektron oder Positron) emittiert. Daher unterscheidet man zwischen dem $\beta^-$- und dem $\beta^+$-Zerfall.

Beim **$\beta^-$-Zerfall** wandelt sich ein Neutron unter Aussendung eines **Elektrons** und eines Antineutrinos in ein Proton um. Dadurch erhöht sich die Ordnungszahl des Elements um 1. Das Antineutrino besitzt keine Ladung und nur eine verschwindend geringe Masse, teilt sich jedoch mit dem Elektron die frei werdende Bewegungsenergie.

$$^{A}_{Z}X \rightarrow ^{A}_{Z+1}Y + e^- + \bar{\nu} + \text{Energie}, \text{ z.B. } ^{90}_{38}Sr \rightarrow ^{90}_{39}Y + e^- + \bar{\nu} + \text{Energie}$$

Beim **$\beta^+$-Zerfall** wandelt sich ein Proton unter Aussendung eines **Positrons** und eines Neutrinos in ein Neutron um. Im Gegensatz zum $\beta^-$-Zerfall verringert sich dadurch die Ordnungszahl des Elements um 1. Positron und Neutrino teilen sich die frei werdende in Bewegungsenergie umgesetzte Energie.

$$^{A}_{Z}X \rightarrow ^{A}_{Z-1}Y + e^+ + \nu + \text{Energie},\ \text{z.B.}\ ^{11}_{6}C \rightarrow ^{11}_{5}B + e^+ + \nu + \text{Energie}$$

Kurz nach seiner Entstehung vereinigt sich das Positron mit einem Hüllenelektron. Diese vernichten sich gegenseitig und dabei entstehen 2 Photonen (sog. **Vernichtungsstrahlung**), die sich in einem Winkel von 180° voneinander entfernen. Die Energie jedes Photons entspricht der Ruhemasse des Elektrons bzw. Positrons, nämlich 0,511 MeV.

Mit dem $\beta^+$-Zerfall (der Aussendung eines Positrons und Neutrinos) konkurriert der **Elektroneneinfang** (**K-Einfang**): Bei der Umwandlung eines Protons in ein Neutron wird ein Elektron aus der K-Schale in den Atomkern integriert. Die Lücke in der K-Schale wird durch ein Elektron aus einer energiereicheren Schale aufgefüllt. Die dabei frei werdende Energie wird in charakteristische Strahlung (s. o.) umgesetzt.

Beim β-Zerfall und beim Elektroneneinfang bleibt die Massenzahl gleich. Ein Beispiel eines reinen β-Strahlers ist $^{32}P$.

Beim **$\beta^+$-Zerfall** wandelt sich ein Proton unter Aussendung eines **Positrons** und eines Neutrinos in ein Neutron um. Die Ordnungszahl des Elements sinkt um 1.

Das Positron vereinigt sich mit einem Hüllenelektron. Es entstehen 2 Photonen (**Vernichtungsstrahlung**) mit einer Energie von jeweils 0,511 MeV.

Statt Aussendung eines Positrons und Neutrinos kann ein Elektron aus der K-Schale in den Atomkern integriert werden (**Elektroneneinfang, K-Einfang**). Dabei wird charakteristische Strahlung frei.

Die Massenzahl bleibt in jedem Fall gleich. Ein reiner β-Strahler ist $^{32}P$.

### γ-Zerfall

Der γ-Zerfall ist keine echte Kernumwandlung, da sich weder die Massen- noch die Ordnungszahl verändert. Bei diesem Zerfall geht ein angeregter Kern $X^*$, wie er z. B. nach einem α- oder β-Zerfall entsteht, unter Aussendung eines **Photons** (γ-Quant, daher **γ-Strahlung**) in einen Zustand geringerer Energie über. Im Kernschalenmodell wird dies durch den Übergang eines Nukleons von einer Schale höherer auf eine Schale geringerer Energie erklärt.

$$^{A}_{Z}X^* \rightarrow ^{A}_{Z}X + \gamma,\ \text{z.B.}\ ^{99m}_{43}Tc \rightarrow ^{99}_{43}Tc + \gamma$$

Ein Kern kann zwischen Bruchteilen von Sekunden und Tagen im angeregten Zustand verweilen. Nuklide, deren Kerne längere Zeit im angeregten Zustand verweilen, bezeichnet man als **metastabil**. Sie werden durch ein „m" neben der Massenzahl gekennzeichnet (z. B. $^{99m}Tc$). Sie sind reine γ-Strahler.

### γ-Zerfall

Beim γ-Zerfall ändert sich weder Ordnungs- noch Massenzahl. Es findet nur ein Übergang eines Nukleons von einem höheren auf ein geringeres Energieniveau statt. Dabei wird hochenergetische Photonenstrahlung (**γ-Strahlung**) emittiert.

Nuklide, deren Kerne längere Zeit im angeregten Zustand verweilen, bezeichnet man als **metastabil** (z. B. $^{99m}Tc$). Sie sind reine γ-Strahler.

### Induzierte Zerfälle

Beim induzierten Zerfall eines Kerns werden z. B. Neutronen oder Protonen emittiert. Induzierte Zerfälle finden nur bei künstlich hergestellten Isotopen statt.

$$n + ^{A}_{Z}X \rightarrow ^{A+1}_{Z}X^* \rightarrow ^{A}_{Z-1}Y + p + \text{Energie},$$

$$\text{z.B.}\ n + ^{14}_{7}N \rightarrow ^{15}_{7}N^* \rightarrow ^{14}_{6}C + p + \text{Energie}$$

$$p + ^{A}_{Z}X \rightarrow ^{A+1}_{Z+1}Y^* \rightarrow ^{A}_{Z+1}Y + n + \text{Energie},$$

$$\text{z.B.}\ p + ^{9}_{4}Be \rightarrow ^{10}_{5}B^* \rightarrow ^{9}_{5}B + n + \text{Energie}$$

### Induzierte Zerfälle

Induzierte Zerfälle finden nur bei künstlich hergestellten Isotopen statt. Es werden z. B. Protonen oder Neutronen emittiert.

## Das Zerfallsgesetz

Der radioaktive Zerfall ist ein stochastischer Prozess. Für einen einzelnen Atomkern kann nur die **Zerfallswahrscheinlichkeit** pro Zeitintervall (**Zerfallskonstante** λ, Einheit 1/s) oder die **mittlere Lebensdauer** $\tau = 1/\lambda$ angegeben werden. Daraus ergibt sich das **Zerfallsgesetz**

$$N(t) = N_0 e^{-\lambda t} = N_0 e^{-t/\tau}$$

Es gibt an, wie viele von den anfänglich vorhandenen Kernen ($N_0$) nach Ablauf der Zeit t im Mittel noch vorhanden sind (Abb. **A-1.6**).

Die Anzahl der pro Sekunde zerfallenden Kerne wird als **Aktivität** eines radioaktiven Isotops bezeichnet; sie ist der Anzahl der noch nicht zerfallenen Kerne proportional und hat daher den gleichen zeitlichen Verlauf (Abb. **A-1.6**). Die Einheit der Aktivität (S. 29) ist das Becquerel (Bq): 1 Bq = 1 Zerfall/s.

## Das Zerfallsgesetz

Der radioaktive Zerfall ist ein stochastischer Prozess. Für einen Atomkern ist nur die **Zerfallswahrscheinlichkeit** pro Zeitintervall (**Zerfallskonstante**) oder die **mittlere Lebensdauer** zu ermitteln. Die Zahl der radioaktiven Kerne folgt einem exponentiellen **Zerfallsgesetz** (Abb. **A-1.6**).

Die Zerfälle pro Sekunde ergeben die **Aktivität** des radioaktiven Isotops (Einheit: Bq).

⊙ A-1.6

⊙ A-1.6 Das Zerfallsgesetz am Beispiel von 99mTc.

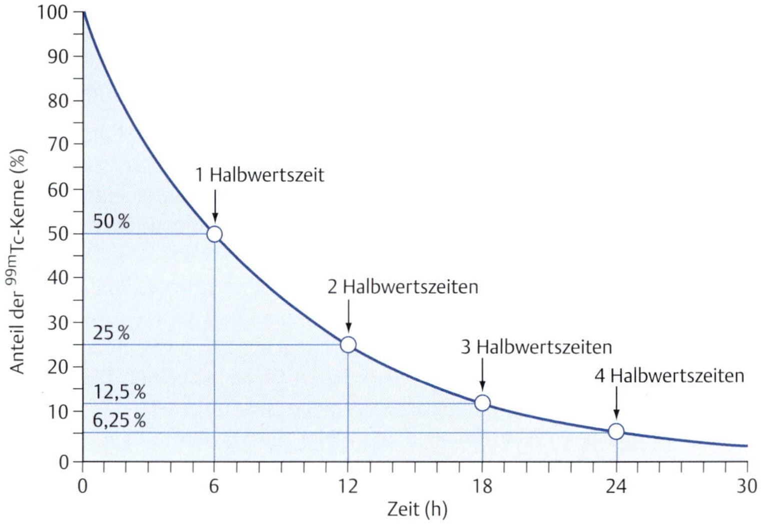


Nach jeweils einer Halbwertszeit ist die Hälfte der zuvor noch vorhandenen Kerne zerfallen. Dadurch halbiert sich auch die Aktivität.

Die **Halbwertszeit** ist die Zeitspanne, nach der die Hälfte der ursprünglich vorhandenen Kerne und damit der ursprünglichen Radioaktivität vorliegt.

Aus der mittleren Lebensdauer eines radioaktiven Isotops lässt sich nach $T_{½} = \tau \cdot \ln 2$ seine **Halbwertszeit** berechnen. Dies ist die Zeitspanne, nach der die Hälfte der ursprünglich vorhandenen Kerne zerfallen und damit nur noch die Hälfte der ursprünglichen Radioaktivität vorhanden ist. Nach 10 Halbwertszeiten ist nur noch $(½)^{10}$, d. h. etwa 1/1000 der ursprünglichen Aktivität, vorhanden.

Die Halbwertszeit von $^{99m}$Tc beträgt 6 Stunden, die von $^{60}$Co 5,3 Jahre.

Typische Radionuklide, die in der Medizin verwendet werden, und ihre Halbwertszeiten sind: $^{99m}$Tc (6 Stunden), $^{60}$Co (5,3 Jahre), $^{131}$J (8 Tage) und $^{67}$Ga (78 Stunden).

Die an einer radioaktiven Probe gemessene Zählrate schwankt um den vom Zerfallsgesetz angegebenen Mittelwert. Diese Schwankung wird durch die **Standardabweichung** beschrieben.

Werden nach dem Zerfallsgesetz in einem bestimmten Zeitintervall N Zerfälle erwartet, so führt die stochastische Natur des radioaktiven Zerfalls dazu, dass bei Messungen die tatsächliche Zählrate um diesen Wert schwankt. Der Mittelwert dieser Messungen wird durch das Zerfallsgesetz beschrieben. Als Maß für die Schwankungen der Zählrate kann die **Standardabweichung** angegeben werden. Diese beträgt für den Nachweis von N Zerfällen: $\sqrt{N}$

1.3 Wechselwirkung von Strahlung mit Materie

## 1.3 Wechselwirkung von Strahlung mit Materie

Bei der Wechselwirkung von Strahlung mit Materie wird Energie auf Atome übertragen, was zu **Anregung** oder **Ionisation** führt.
Die Wechselwirkungen, die hierzu führen, heißen auch **Primärprozesse**.

Bei der Wechselwirkung von Strahlung mit Materie wird Energie übertragen. Je nachdem, wie viel Energie auf Atome übertragen wird, kommt es zu einer **Anregung** (Übergang eines Elektrons auf eine Schale höherer Energie) oder zu einer **Ionisation**. Die Wechselwirkungen von Strahlung mit Materie, die zu Anregung oder Ionisation führen, bezeichnet man auch als **Primärprozesse**.

Je nachdem, ob die übertragene Energie zur Ionisation ausreicht, spricht man von ionisierender oder von nichtionisierender Strahlung.

Reicht die übertragene Energie aus, um Atome zu ionisieren, spricht man von ionisierender Strahlung, reicht sie nicht dazu aus, spricht man von nichtionisierender Strahlung. Beispiele für ionisierende Strahlung sind praktisch alle Arten von Teilchenstrahlung sowie Röntgen-, γ- und UV-Strahlung. Beispiele für nichtionisierende Strahlung sind sichtbares Licht und Wärmestrahlung.

Radiologie und Nuklearmedizin verwenden **ionisierende Strahlung**.

In der Radiologie und der Nuklearmedizin wird **ionisierende Strahlung** eingesetzt. Sie lässt sich in direkt und indirekt ionisierende Strahlung unterteilen.

**Direkt ionisierende Strahlung** führt durch Zusammenstoß mit Elektronen zu Anregung und Ionisation.
**Indirekt ionisierende Strahlung** wird durch Atome absorbiert oder gestreut, wobei geladene Teilchen entstehen, die zu Anregung und Ionisation führen.

**Direkt ionisierend** sind elektrisch geladene Teilchen. Aufgrund ihres elektrischen Feldes können sie unmittelbar zu Anregung und Ionisation führen.
**Indirekt ionisierend** sind ungeladene Teilchen (Neutronen) sowie Röntgen- und γ-Strahlung. Sie werden von Atomen in Materie absorbiert oder gestreut (s. u). Dabei wird Energie übertragen. Es werden geladene Teilchen erzeugt, die durch Zusammenstöße mit Hüllenelektronen zu Anregung und Ionisation führen.

► Merke.

► Merke. Nur geladene Teilchen sind direkt ionisierend. Indirekt ionisierend sind z. B. Neutronen, Röntgen- und γ-Strahlung.

Welche Atome ionisiert werden, hängt von der Energie der ionisierenden Strahlung ab. So kann Röntgenstrahlung nahezu alle Atome, UV-Strahlung dagegen nur leichte Atome ionisieren. Die Häufigkeit der Wechselwirkung ionisierender Strahlung mit Materie hängt vor allem von der Art der Materie ab: Je größer die Dichte der Materie (d. h. die Ordnungszahl der Atome der Materie), desto häufiger finden Wechselwirkungen statt.

Welche Atome ionisiert werden, hängt von der Energie der ionisierenden Strahlung ab. Die Wechselwirkungshäufigkeit hängt vor allem von der Dichte der Materie ab.

## 1.3.1 Wechselwirkung indirekt ionisierender Strahlung mit Materie

Trifft indirekt ionisierende Strahlung auf Atome, kann sie durch diese **absorbiert** (eingefangen) oder **gestreut** (aus ihrer ursprünglichen Richtung abgelenkt) werden, wodurch sie geschwächt wird.

1.3.1 Wechselwirkung indirekt ionisierender Strahlung mit Materie

Indirekt ionisierende Strahlung wird in Materie durch **Absorption** oder **Streuung** geschwächt.

### Wechselwirkung von Photonen mit Materie

#### Arten der Wechselwirkung

Zwischen Photonen und Materie gibt es fünf **Formen** der Wechselwirkung:

- Photoeffekt
- Compton-Effekt
- Paarbildung
- klassische Streuung
- Kernreaktionen.

Photoeffekt, Paarbildung und Kernreaktionen beruhen auf der Absorption eines Photons durch ein Atom.

Wechselwirkung von Photonen mit Materie
Arten der Wechselwirkung

Auftreten können Photoeffekt, Compton-Effekt, Paarbildung, klassische Streuung oder Kernreaktionen.

Beim **Photoeffekt** (Photoabsorption, **Photoionisation**) trifft ein Photon auf ein Hüllenelektron und wird absorbiert. Die gesamte Energie des Photons wird auf das Hüllenelektron übertragen. Das Elektron, auch als Photoelektron bezeichnet, löst sich aus der Atomhülle (Ionisation) (Abb. **A-1.7a**). Beim Photoeffekt ist die Energie des Photons also größer als die Bindungsenergie des Elektrons. Der Photoeffekt findet vorwiegend an den inneren Schalen der Atomhülle statt. Die Schale wird durch ein Elektron aus einer äußeren Schale wieder aufgefüllt. Dabei wird charakteristische Strahlung oder (seltener) ein Auger-Elektron emittiert (S. 18).

Beim **Photoeffekt (Photoabsorption, Photoionisation)** wird ein Photon absorbiert und ein Elektron aus der Atomhülle (meist aus einer inneren Schale) gelöst (Abb. **A-1.7a**). Bei Auffüllen der Schale wird charakteristische Strahlung oder (seltener) ein Auger-Elektron emittiert.

Bei Zusammenstößen mit Hüllenelektronen werden Photonen absorbiert. Unterschreitet deren Energie die Bindungsenergie einer Schale, so nimmt die Absorption sprunghaft ab, da die Energie für eine Ionisation nicht mehr ausreicht. Man spricht von einer **Absorptionskante** (s. Abb. **A-1.10**).

Unterschreitet die Strahlungsenergie absorbierter Photonen die Energie einer Schale, tritt eine **Absorptionskante** auf (s. Abb. **A-1.10**).

Beim **Compton-Effekt** (Compton-Streuung) trifft ein Photon auf ein Hüllenelektron und gibt einen Teil seiner Energie an dieses ab (vorwiegend an Elektronen äußerer Schalen). Das Elektron, auch als Compton-Elektron bezeichnet, verlässt das Atom (Ionisation). Durch den Zusammenstoß wird das Photon aus seiner ursprünglichen Richtung abgelenkt (gestreut) und fliegt mit geringerer Energie bzw. Frequenz weiter (Abb. **A-1.7b**).

Beim **Compton-Effekt (Compton-Streuung)** gibt ein Photon einen Teil seiner Energie an ein Hüllenelektron ab, das sich aus der Atomhülle löst. Das Photon wird gestreut (Abb. **A-1.7b**).

Bei hohen Strahlungsenergien tritt die sog. **Paarbildung** auf: Ein Photon wird von einem Atom absorbiert und wandelt sich im Feld des Atomkerns in ein Elektron-Positron-Paar um (Abb. **A-1.7c**). Da jedes der Teilchen eine Ruhemasse von 0,511 MeV besitzt, findet dieser Prozess erst oberhalb einer Energieschwelle von 1,022 MeV statt. Das Positron vereinigt sich in unmittelbarer Nähe seines Entstehungsortes mit einem Hüllenelektron und es entsteht Vernichtungsstrahlung (S. 20).

Absorbiert ein Atom ein Photon mit einer Energie > 1,022 MeV, kann sich das Photon im Feld des Atomkerns in ein Elektron-Positron-Paar umwandeln (**Paarbildung**, Abb. **A-1.7c**).

Durch Photo-, Compton-Effekt und Paarbildung erzeugte energiereiche Elektronen geben ihre Energie durch viele Zusammenstöße mit weiteren Atomen ab und erzeugen dabei sog. **Sekundärelektronen**.

Die bei diesen Wechselwirkungen gebildeten Elektronen erzeugen durch weitere Ionisationen **Sekundärelektronen**.

Bei der klassischen Streuung (kohärente oder **Rayleigh-Streuung**) trifft ein Photon auf ein Hüllenelektron und verändert dadurch seine Richtung, ohne Energie an das Elektron abzugeben (Abb. **A-1.7d**). Es findet also keine Ionisation statt, das Photon wird lediglich gestreut.

Bei der **klassischen (kohärenten** oder **Rayleigh-) Streuung** wird ein Photon an einem Hüllenelektron ohne Energieverlust gestreut (Abb. **A-1.7d**).

Absorbiert ein Atom ein Photon mit genügend hoher Strahlungsenergie (ca. 2 MeV), können verschiedene Kernreaktionen auftreten, von denen die Emission eines Protons oder eines Neutrons die größte Bedeutung hat (Abb. **A-1.7e**).

Absorbiert ein Atom ein Photon einer Energie > 2 MeV, sind **Kernreaktionen** wie die Emission eines Protons oder Neutrons möglich (Abb. **A-1.7e**).

**A-1.7 Wechselwirkungen von Photonen mit Materie.**

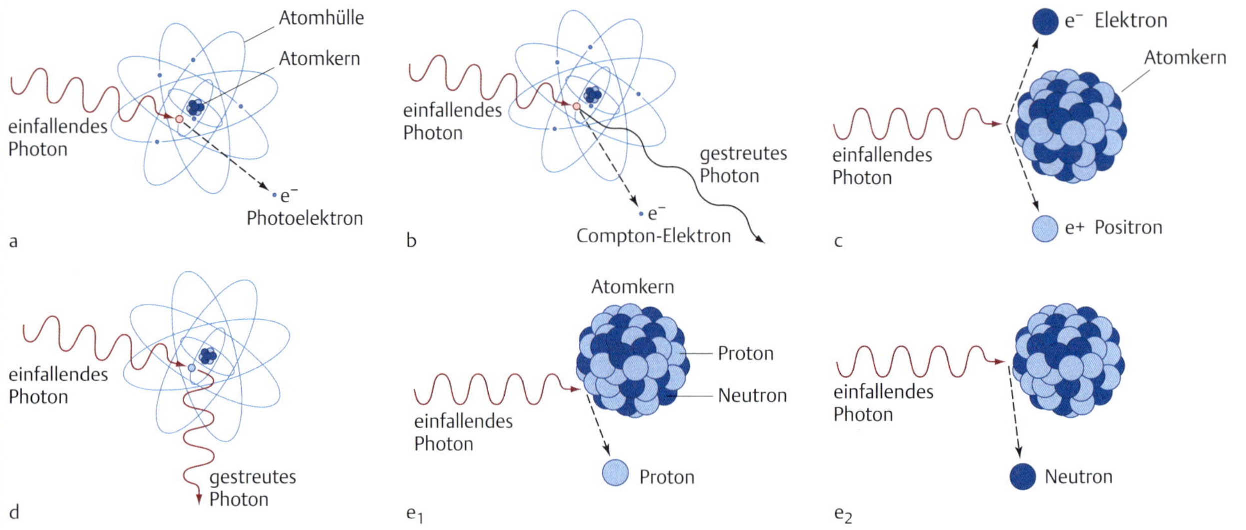


**a** Photoeffekt, **b** Compton-Streuung, **c** Paarbildung, **d** klassische Streuung und **e** Kernreaktionen.

### Folgen der Wechselwirkung

Dies sind:
- Schwächung der Strahlung
- Streustrahlung.

**Schwächung der Strahlung:** Photonenstrahlung wird durch Wechselwirkungen **exponentiell geschwächt**.

Der **lineare Schwächungskoeffizient** μ hängt vom durchstrahlten Material und der Strahlungsenergie ab. Den Quotienten aus linearem Schwächungskoeffizient und Dichte bezeichnet man als **Massenschwächungskoeffizienten**.

Die Strahlungsintensität nimmt mit wachsender Schichtdicke exponentiell ab (Abb. **A-1.8**).

Die **Halbwertsschichtdicke** gibt an, welche Schichtdicke die Strahlungsintensität halbiert.

A-1.8

### Folgen der Wechselwirkung

Folgen der Wechselwirkungen sind:
- Schwächung der Strahlung, an der die verschiedenen Wechselwirkungen je nach Strahlungsenergie und Material unterschiedlichen Anteil haben
- Streustrahlung.

**Schwächung der Strahlung**: Photonenstrahlung wird durch die beschriebenen Wechselwirkungen **exponentiell geschwächt**: Eine Materieschicht der Dicke x reduziert die Anfangsintensität $I_0$ der Strahlung auf den Wert I(x):

$$I(x) = I_0 \cdot e^{-\mu \cdot x}$$

Der **lineare Schwächungskoeffizienten** μ hängt von der Dichte und der atomaren Zusammensetzung der durchstrahlten Materie (Ordnungszahl der enthaltenen Atome) und der Strahlungsenergie ab. Je geringer die Dichte und die Ordnungszahl der Atome der durchstrahlten Materie und je größer die Strahlungsenergie, desto kleiner ist μ und desto geringer ist die Schwächung der Strahlung. Bildet man den Quotienten aus linearem Schwächungskoeffizient und der Dichte, erhält man den **Massenschwächungskoeffizient** (Einheit: $cm^2/g$).
Das exponentielle Schwächungsgesetz führt zu einer starken Abnahme der Strahlungsintensität mit der Schichtdicke. Die Intensität erreicht aber nie Null. Dieser Zusammenhang ist in Abb. **A-1.8** dargestellt.
Häufig wird statt des linearen Schwächungskoeffizienten die **Halbwertsschichtdicke** angegeben. Sie gibt an, welche Schichtdicke des durchstrahlten Materials die Strahlungsintensität auf die Hälfte reduziert.

**A-1.8 Relative Strahlungsintensität in einem Absorber in Abhängigkeit von der Eindringtiefe bei unterschiedlichem linearem Schwächungskoeffizient.**

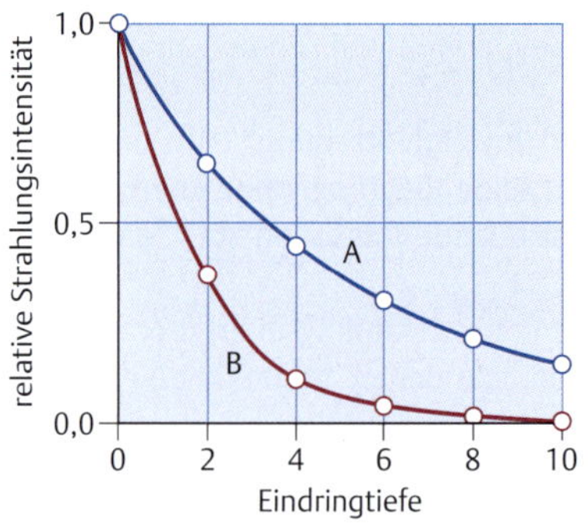


Bei Kurve A ist der lineare Schwächungskoeffizient kleiner als bei Kurve B.

(nach Dowsett DJ, Kenny PA, Johnston RE. The Physics of diagnostic imaging. London: Chapmann & Hall Medical; 1998)

⊙ A-1.9 **Relativer Beitrag der Wechselwirkungen zwischen Photonen und Materie zur Schwächung von Strahlung in Wasser bei unterschiedlichen Strahlungsenergien.**

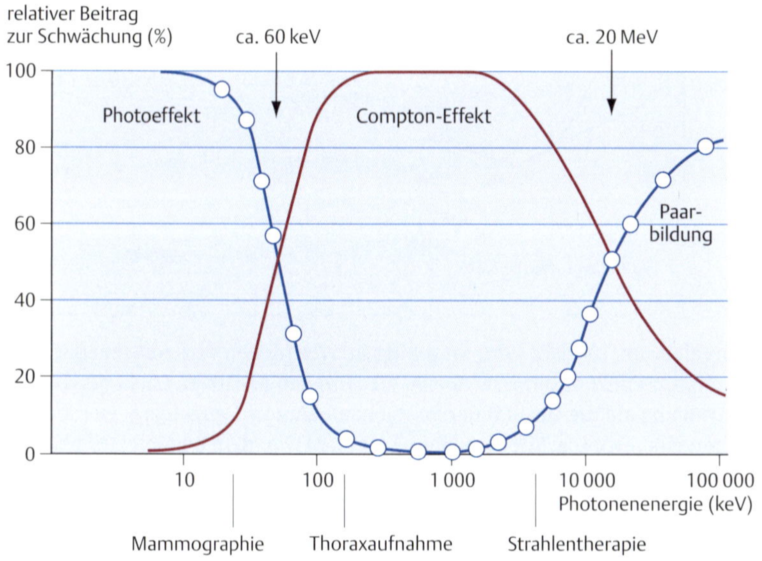


(nach Kauffmann G, Moser E, Sauer R, Hrsg. Radiologie: Bildgebende Verfahren, Strahlentherapie und Strahlenschutz. München: Elsevier GmbH, Urban & Fischer; 2011)

⊙ A-1.9

Die Wahrscheinlichkeit des Auftretens der beschriebenen Wechselwirkungen (S. 22) hängt von der Energie der Strahlung und dem durchstrahlten Material ab. Daher tragen die Wechselwirkungen je nach Strahlungsenergie und Material in unterschiedlichem Ausmaß zur Schwächung der Strahlung bei.

Der Beitrag der Wechselwirkungen zur Schwächung von Strahlung variiert mit der Strahlungsenergie und dem durchstrahlten Material.

Bei **Strahlungsenergien bis ca. 60 keV** ist in Wasser – also auch in Körpergewebe – vor allem der **Photoeffekt** für die Schwächung der Strahlung verantwortlich. Darüber nimmt sein Beitrag zur Schwächung schnell ab. Bei Strahlungsenergien **zwischen 60 keV und 20 MeV** ist vor allem der **Compton-Effekt**, im Energiebereich **über 20 MeV** die **Paarbildung** für die Schwächung der Strahlung **verantwortlich** (Abb. **A-1.9**). Die **klassische Streuung** trägt in Wasser bei Strahlungsenergien **bis 10 keV** zur Schwächung bei; der Beitrag ist im Vergleich zum Photoeffekt jedoch gering. **Kernreaktionen** schwächen Strahlung erst **ab einer Energie von ca. 2 MeV**. In der Röntgendiagnostik spielen daher vor allem Photo- und Compton-Effekt und in geringem Maße die klassische Streuung eine Rolle.

Bei **Strahlungsenergien** bis 60 keV ist der Photoeffekt, von 60 keV bis ca. 20 MeV der Compton-Effekt und darüber die Paarbildung für die Schwächung der Strahlung ausschlaggebend (Abb. **A-1.9**). Klassische Streuung trägt bei Strahlungsenergien bis 10 keV, Kernreaktionen tragen erst im MeV-Bereich zur Schwächung von Strahlung bei.

**Materialeigenschaften** wirken sich wie folgt auf die Wechselwirkungshäufigkeit und damit auf die Schwächung der Strahlung aus: Der Photoeffekt hängt in hohem Maße von der Ordnungszahl der Atome ab; er nimmt mit steigender Ordnungszahl stark zu. Der Compton-Effekt dagegen hängt kaum von der Ordnungszahl, aber stark von der Materialdichte ab; er nimmt mit steigender Dichte zu. Der Paarbildungseffekt zeigt eine quadratische Abhängigkeit von der Ordnungszahl. Klassische Streuung nimmt mit steigender Ordnungszahl zu.

Der Photoeffekt hängt vor allem von der Ordnungszahl der Atome des **Materials**, der Compton-Effekt vor allem von dessen Dichte ab. Paarbildung und klassische Streuung hängen von der Ordnungszahl ab.

Dies hat Auswirkungen auf den **Bildkontrast** in der Röntgendiagnostik: Die Absorption von Photonen durch den Photoeffekt führt zu hohem Bildkontrast. Durch den Compton-Effekt dagegen lassen sich nur Dichteunterschiede darstellen.

Der Photoeffekt führt zu hohem **Bildkontrast**. Mittels Compton-Effekt lassen sich nur Dichteunterschiede darstellen.

► Merke. Zur Unterscheidung von Geweben mit **ähnlicher** Dichte (z. B. Muskel, Fett) wählt man daher eine geringe, für Gewebe mit stark **unterschiedlicher** Dichte (z. B. Ödeme oder pathologische Prozesse in der Lunge) eine hohe Strahlungsenergie.

► Merke.

Bei Materialien mit großer Ordnungszahl leistet der Photoeffekt auch bei Strahlungsenergien > 60 keV den Hauptbeitrag zur Schwächung von Photonenstrahlung. Daher wird Strahlung aller Energien von Knochen und Kontrastmittel in hohem Maße geschwächt.

In Materialien mit großer Ordnungszahl wird Strahlung auch bei Energien > 60 keV vor allem durch den Photoeffekt geschwächt.

**Streustrahlung**: Die Ablenkung von Photonen aus ihrer ursprünglichen Richtung bei der Compton- und der klassischen Streuung mindert die Qualität von Röntgenaufnahmen.

**Streustrahlung:** Gestreute Photonen mindern die Qualität von Röntgenaufnahmen.

⊙ A-1.10

**⊙ A-1.10 Abhängigkeit des Massenschwächungskoeffizienten von Wasser bzw. Blei von der Strahlungsenergie.**

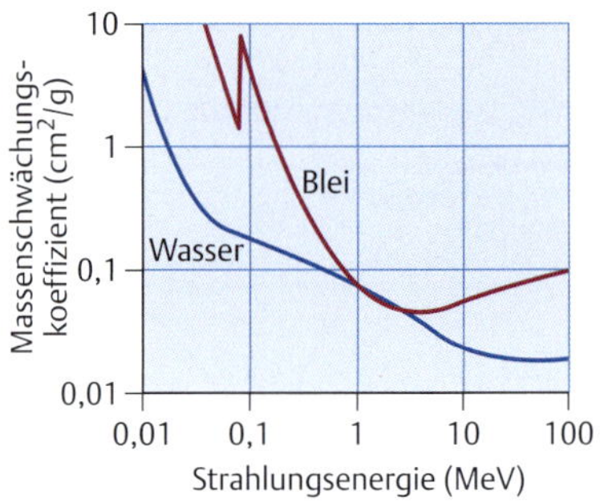


Die bei Blei unterhalb von 0,1 MeV sichtbare Absorptionskante ist durch den Photoeffekt bedingt.

(nach Petzold W, Krieger H. Strahlenphysik, Dosimetrie und Strahlenschutz. Band 1. Grundlagen. Stuttgart: B.G. Teubner; 1988)

Bei Energien um 100 keV benutzt man zur Reduktion der Compton-Streustrahlung **Streustrahlenraster** (S. 81).

Bei Energien um 100 keV wird Strahlung in Weichteilen fast ausschließlich durch den Compton-Effekt absorbiert (Abb. **A-1.9**). Um den negativen Effekt der Compton-Streustrahlung auf die Qualität der Röntgenaufnahme zu verringern, werden in diesem Energiebereich sog. **Streustrahlenraster** (S. 81) vor dem Bilddetektor platziert.

**Niederenergetische Strahlung** führt wegen des großen Massenschwächungskoeffizienten (Abb. **A-1.10**) zu einer **hohen Strahlenexposition**.

**Niederenergetische Strahlung** geht mit einem großen Massenschwächungskoeffizienten einher (Abb. **A-1.10**) und wird somit fast vollständig im Patienten absorbiert. Aufgrund der **hohen Strahlenexposition** ist sie – mit Ausnahme der Mammografie – für die Röntgendiagnostik nicht geeignet.

▸ Merke.

▸ Merke. Niederenergetische Strahlung führt zu einer hohen Strahlenexposition.

Bei der **Mammografie** kommen Strahlungsenergien bis ca. 30 keV zum Einsatz. Dadurch erreicht man einen guten Weichteilkontrast. Nachteil ist die relativ hohe Strahlenexposition.

Die **Mammografie** ist die einzige radiologische Untersuchung, bei der geringe Strahlungsenergien – bis ca. 30 keV – zum Einsatz kommen. Bei diesen Strahlungsenergien ist der Anteil des Photoeffektes an der Schwächung der Strahlung hoch, so dass man einen guten Kontrast zwischen den unterschiedlichen Weichteilgeweben erhält. Dadurch können kleinste Verkalkungen sichtbar gemacht werden. Streustrahlung entsteht durch klassische Streuung, kaum durch den Compton-Effekt. Um den negativen Einfluss von Streustrahlung auf die Bildqualität zu reduzieren werden Streustrahlenraster verwendet.

#### Wechselwirkung von Neutronen mit Materie

Neutronen treten durch Stöße mit Atomkernen in Wechselwirkung.

### Wechselwirkung von Neutronen mit Materie

Neutronen treten durch Stöße mit Atomkernen in Wechselwirkung. Wird dabei der Aufbau des Kerns verändert, spricht man von inelastischer Wechselwirkung, sonst von elastischer Wechselwirkung.

Bei **inelastischer Wechselwirkung** absorbiert der Atomkern das auf ihn treffende Neutron und emittiert die aufgenommene Energie als Strahlung.

Bei **inelastischer Wechselwirkung** absorbiert der Atomkern das auf ihn treffende Neutron und gibt die dabei aufgenommene Energie anschließend in Form von Strahlung wieder ab. Diese Strahlung kann aus Protonen, Neutronen, α-Teilen oder schwereren Kernbausteinen bestehen. Wird nur γ-Strahlung emittiert, spricht man von einem Neutroneneinfang. Die inelastische Streuung an Cadmium oder Bor ist besonders wahrscheinlich, wobei anschließend α-Teilchen emittiert werden. Einige schwere Kerne (z. B. $^{235}U$) können infolge inelastischer Streuung in zwei nahezu gleich große Anteile gespalten werden.

Bei **elastischer Wechselwirkung** kommt es je nach Bau des Atomkerns zu Ablenkung des Neutrons und/oder Energietransfer auf den Kern. Bei Wechselwirkung mit Protonen können Neutronen ihre gesamte Energie verlieren und setzen **Rückstoßprotonen** frei.

Bei **elastischer Wechselwirkung** von Neutronen an schweren Kernen findet eine starke Ablenkung, aber kein nennenswerter Energietransfer auf den Kern statt. Bei Streuung an leichteren Kernen wird mehr Energie übertragen. Bei Streuung an Wasserstoffkernen kann die gesamte Energie des Neutrons auf ein Proton übertragen werden, weshalb zum Abbremsen von Neutronen leichte, wasserstoffhaltige Materialien geeignet sind (Paraffin, Wasser, Gewebe). Bei diesem vollständigen Energietransfer werden vorwiegend Protonen (sog. **Rückstoßprotonen**) emittiert.

#### 1.3.2 Wechselwirkung direkt ionisierender Strahlung mit Materie

Direkt ionisierende Strahlung wird durch Wechselwirkung mit Atomen **abgebremst** und **gestreut**. Ihre **Reichweite** ist daher **begrenzt** (Abb. **A-1.11**).

## 1.3.2 Wechselwirkung direkt ionisierender Strahlung mit Materie

Direkt ionisierende Strahlung tritt über ihre Ladung mit den Elektronen der Atomhülle und mit dem Atomkern in Wechselwirkung. Dabei werden die Teilchen **abgebremst** und **gestreut**. Das Abbremsen führt dazu, dass direkt ionisierende Strahlung im Gegensatz zu Photonenstrahlung eine **begrenzte Reichweite** hat (Abb. **A-1.11**).

**A-1.11 Abhängigkeit der relativen Dosis unterschiedlicher Strahlungsarten von der Eindringtiefe in Gewebe.**

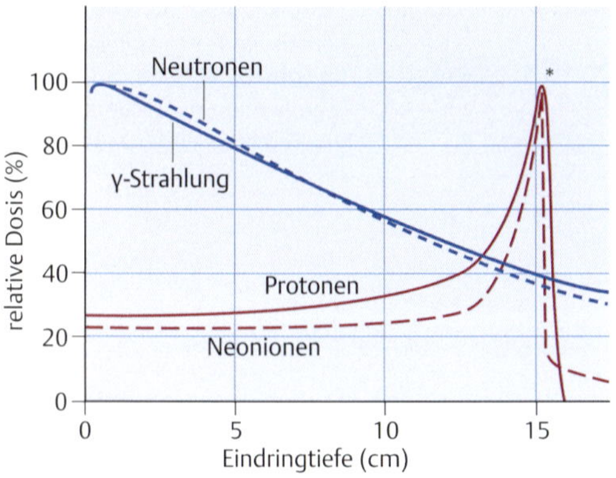


Erkennbar ist die begrenzte Eindringtiefe von Protonen und Ionen, mit deutlichem Anstieg der Dosis kurz vor Ende der Reichweite (Bragg-Peak*).

(nach National Institute for Radiological Sciences. Chiba, Japan)

A-1.11

**A-1.12 Stoßbremsung am Beispiel eines α-Teilchens.**

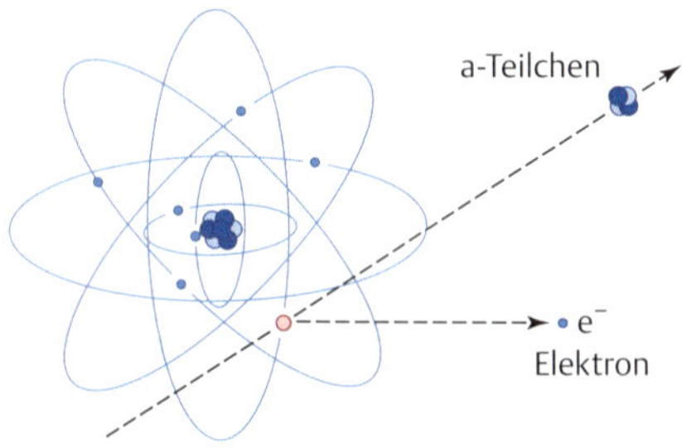


Das α-Teilchen stößt mit einem Hüllenelektron eines Kohlenstoffatoms zusammen, überträgt einen Teil seiner Energie auf das Elektron und ionisiert so das Atom.

(nach Deutsches Atomforum e.V. Radioaktivität und Strahlenschutz. Berlin: Deutsches Atomforum e.V.; 2012)

A-1.12

**► Merke.** Direkt ionisierende Strahlung hat eine endliche Reichweite; das exponentielle Schwächungsgesetz gilt für sie nicht.

► Merke.

Zur Charakterisierung der Wechselwirkung geladener Teilchen mit Materie verwendet man das sog. **Bremsvermögen**. Das Bremsvermögen setzt sich aus dem Stoßbremsvermögen (auch linearer Energietransfer oder LET) und dem Strahlungsbremsvermögen zusammen. Es gibt an, wie viel Energie das Teilchen auf seiner Flugstrecke abgibt, s. auch linearer Energietransfer (S. 39).

Die Wechselwirkungen geladener Teilchen mit Materie werden durch das **Bremsvermögen** charakterisiert. Es besteht aus 2 Komponenten: Stoßbremsung und Strahlenbremsung.

**Stoßbremsung** (Abb. **A-1.12**) wird durch Zusammenstöße der Teilchen mit den Hüllenelektronen verursacht. Da hierbei die Atome ionisiert werden, spricht man auch von **Ionisationsbremsung**. Hierbei wird eine Vielzahl von Sekundärelektronen erzeugt. Je geringer die Geschwindigkeit der geladenen Teilchen ist, desto größer ist die Wahrscheinlichkeit solcher Zusammenstöße. Daher steigt der LET – und mit ihm die Tiefendosis – gegen Ende der Reichweite stark an (sog. **Bragg-Peak**, s. Abb. **A-1.11**). Daher kann man in der Strahlentherapie mit schweren geladenen Teilchen die Dosis in der Tiefe auf einen Tumor konzentrieren.

Zusammenstöße mit Hüllenelektronen führen zur **Stoß- oder Ionisationsbremsung** (Abb. **A-1.12**).

Gegen Ende der Reichweite der Teilchen nimmt das Stoßbremsvermögen stark zu (**Bragg-Peak**, s. Abb. **A-1.11**).

**Strahlungsbremsung** (Abb. **A-1.13**) wird verursacht durch das Abbremsen der Ladungen im Feld des Atomkerns. Dabei wird die kinetische Energie des Teilchens in **Röntgenbremsstrahlung** (kurz Bremsstrahlung) umgewandelt. Die Strahlungsbremsung spielt jedoch nur für leichte Teilchen (Elektronen und Positronen) eine Rolle. Für alle schwereren Teilchen ist sie unbedeutend.

Bei der **Strahlungsbremsung** wird die Bewegungsenergie von Elektronen oder Positronen teilweise in **Röntgenbremsstrahlung** umgesetzt (Abb. **A-1.13**).

Elektronen können darüber hinaus am Kern gestreut werden, ohne Energie zu verlieren. Dies führt zu einer starken Streuung von Elektronenstrahlung in Materie. Schwere Teilchen können ebenfalls am Atomkern gestreut werden und dessen Aufbau verändern.

Wegen ihrer größeren Ladung ist der LET schwerer Teilchen (z. B. α-Teilchen) ca. 100- bis 1000-mal größer als der von Elektronen. Entlang der Bahn schwerer Teilchen findet sich folglich eine erheblich größere Anzahl von Sekundärelektronen. Wegen des im Vergleich zu Elektronen größeren LETs gilt:

Der LET schwerer Teilchen (z. B. α-Teilchen) ist wesentlich größer als der von Elektronen.

**► Merke.** Bei gleicher Energie ist die Reichweite schwerer Teilchen viel geringer als die von Elektronen.

► Merke.

⊙ A-1.13

⊙ A-1.13 **Strahlungsbremsung am Beispiel eines Elektrons.**

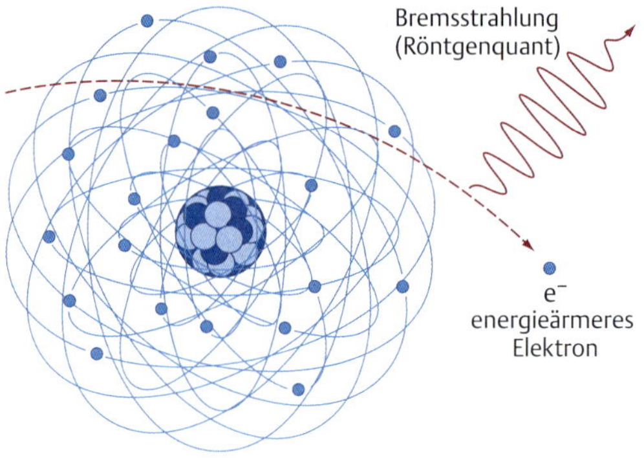


Das Elektron wird im Feld des Atomkerns abgebremst. Die kinetische Energiedifferenz wird in Form eines Photons (Röntgenstrahlung) emittiert.

(nach Deutsches Atomforum e.V. Radioaktivität und Strahlenschutz. Berlin: Deutsches Atomforum e.V.; 2012)

α-Teilchen fliegen in Luft nur wenige Zentimeter weit.

Die Reichweite von α-Teilchen in Luft beträgt nur wenige Zentimeter, in Wasser sind es nur Bruchteile von Millimetern.

1.3.3 Folgen der Wechselwirkung ionisierender Strahlung mit Materie

### 1.3.3 Folgen der Wechselwirkung ionisierender Strahlung mit Materie

Die Anregung oder Ionisation von Biomolekülen oder Wasser (vor allem durch Sekundärelektronen) leitet **Sekundärprozesse** (S. 37) chemischer und biochemischer Art ein, die zu zellulären Veränderungen bzw. Schäden führen.

Die Wirkung ionisierender Strahlung auf Zellen wird vor allem durch Sekundärelektronen hervorgerufen, die durch Wechselwirkungen (S. 22), sog. Primärprozesse, eine Vielzahl von Molekülen anregen oder ionisieren. Die Anregung oder Ionisation von Biomolekülen wie DNA oder von Wassermolekülen setzt chemische und biochemische Prozesse (sog. **Sekundärprozesse**) in Gang, die zu zellulären Veränderungen bzw. Schäden führen. Die Sekundärprozesse und ihre Auswirkungen auf Zellen sind hier (S. 37) beschrieben.

1.4 Messung von Strahlung

1.4.1 Dosimetrische Messgrößen

## 1.4 Messung von Strahlung

### 1.4.1 Dosimetrische Messgrößen

Die **Energiedosis** ist ein Maß für die **absorbierte** Strahlungsmenge. Sie gibt Auskunft über die von der Strahlung im Gewebe deponierte Energie. Die Energiedosis bestimmt die biologische Wirkung (Tab. **A-1.2**).

Um die Wirkung von Strahlung auf ein biologisches System beschreiben zu können, benötigt man ein Maß für die absorbierte Strahlungsmenge. Die **Dosis** ist ein solches Maß. Sie gibt Auskunft über die bei Bestrahlung vom Gewebe **absorbierte** Energie. Strahlung, die den Körper ohne Energieübertrag wieder verlässt, trägt nicht zur Dosis bei. Die wichtigste Dosisgröße ist die Energiedosis. Sie bestimmt die biologische Wirkung. Früher wurde hierfür auch die Ionendosis verwendet. Im Strahlenschutz werden darüber hinaus für die Bewertung von Strahlenrisiken noch andere dosimetrische Messgrößen wie die Äquivalentdosis (S. 63) oder die effektive Äquivalentdosis (S. 64) verwendet (Tab. **A-1.2**).

≡ A-1.2

≡ A-1.2 **Die wichtigsten dosimetrischen Größen**

| dosimetrische Messgröße | SI-Einheit |
|---|---|
| Ionendosis (I) | Coulomb/Kilogramm (C/kg) |
| Energiedosis (D) | Gray (Gy) |
| Kerma (K) | Gray (Gy) |
| Äquivalentdosis (H) | Sievert (Sv) |
| effektive Äquivalentdosis ($H_{eff}$) | Sievert (Sv) |

Ionendosis

#### Ionendosis

▸ Definition.

▸ Definition. Die Ionendosis ist der Quotient aus der in einem Luftvolumen durch die Strahlung freigesetzten Ladungsmenge (Q) und der Masse des Luftvolumens (M) (Einheit s. Tab. **A-1.2**).

$$\text{Ionendosis } I = \frac{Q}{M}$$

Die Ionendosis ist der Energiedosis proportional.

Da zur Bildung eines Ions in Luft eine bestimmte Energie erforderlich ist, kann aus der Ionendosis mittels eines Umrechnungsfaktors die Energiedosis berechnet werden.

### Energiedosis

▶ **Definition.** Die Energiedosis ist die zentrale Größe der Dosimetrie. Sie ist der Quotient aus der in einem Volumen absorbierten Energie (E) und der Masse dieses Volumens (M) (Einheit s. Tab. **A-1.2**).

$$\text{Energiedosis } D = \frac{E}{M}$$

Hierbei ist die Angabe des Bezugsmediums wichtig. So spricht man z. B. von der Energiedosis in Wasser oder in Luft. Die für die Dosismessung verwendeten Ionisationskammern sind meist luftgefüllt. Mittels eines Umrechnungsfaktors kann die Luft-Energiedosis in Wasser-Energiedosis umgerechnet werden. In Deutschland und auch international wird die Wasser-Energiedosis verwendet.

Als Bezugsmedium für die Energiedosis wird international Wasser verwendet.

### Kerma

Kerma steht für **k**inetic **e**nergy **r**eleased in **ma**tter.

▶ **Definition.** Die Kerma ist der Quotient aus der kinetischen Energie der in einem Volumen erzeugten Sekundärelektronen ($E_{kin}$) und der Masse dieses Volumens (M) (Einheit s. Tab. **A-1.2**).

$$K = \frac{E_{kin}}{M}$$

Sie ist ein Maß für die kinetische Energie, die bei Primärprozessen (S. 22) indirekt ionisierender Strahlung auf Sekundärelektronen übertragen wird.
Bezugsmedium für die Messung der Kerma ist Luft, die Messgröße heißt Luft-Kerma.

Als Bezugsmedium für die Kerma wird Luft verwendet.

### Dosisleistung

▶ **Definition.** Die Dosisleistung ist der Quotient aus der Dosis (Ionen-, Energie- oder Äquivalentdosis oder Kerma) und der Expositionsdauer. Sie beschreibt die pro Zeiteinheit eingestrahlte Dosis. Ihre Einheit ist je nach Dosisbegriff C/(kg s) (Ionendosisleistung), Gy/s (Energiedosisleistung oder Kermaleistung) oder Sv/s (Äquivalentdosisleistung).

## 1.4.2 Messgrößen in der Nuklearmedizin

In der Nuklearmedizin muss die Menge der radioaktiven Substanz bestimmt werden, die dem Patienten verabreicht wird. Hierfür gibt es die Messgrößen Aktivität und spezifische Aktivität. Die effektive Halbwertszeit wird für die Bestimmung der Strahlenexposition benötigt.

Wesentliche Parameter einer radioaktiven Substanz sind ihre Aktivität und effektive Halbwertszeit.

### Aktivität

▶ **Definition.** Die Aktivität gibt die Zahl der Zerfälle pro Sekunde an. Ihre Einheit ist das Becquerel (1 Bq = 1 Zerfall/s).

Die Aktivität einer radioaktiven Substanz folgt dem exponentiellen Zerfallsgesetz. Die Dosierung radioaktiver Substanzen erfolgt nach dem Gewicht des Patienten (d. h. in Bq/kg), so dass für die Untersuchung eines Patienten eine festgelegte Menge Aktivität vorbereitet werden muss. Aus der Aktivität einer radioaktiven Substanz lässt sich nicht ohne weitere Informationen auf die Strahlenexposition des Patienten schließen.

Die Aktivität einer radioaktiven Substanz folgt dem exponentiellen Zerfallsgesetz. Aus der Aktivität einer radioaktiven Substanz lässt sich nicht ohne weiteres auf die Strahlenexposition des Patienten schließen.

### Spezifische Aktivität

▶ **Definition.** Die spezifische Aktivität ist die Zahl der Zerfälle in einer Sekunde pro Masse der applizierten Substanz. Ihre Einheit ist Bq/kg.

Die gewünschte Aktivität kann durch Abmessen einer entsprechenden Menge Lösungsmittel erreicht werden. Die Zählvorrichtung zur Aktivitätsbestimmung einer Substanz umgibt die Probe vollständig, so dass alle Zerfälle gezählt werden.

Aus der spezifischen Aktivität lässt sich die im Patienten gewünschte Aktivität errechnen.

### Effektive Halbwertszeit

Die physikalische Halbwertszeit des verwendeten Isotops, seine Applikationsart und Biokinetik sind ausschlaggebend für die Strahlenexposition.

## Effektive Halbwertszeit

Im Gegensatz zur Röntgendiagnostik befinden sich in der Nuklearmedizin die Strahler im Körper des Patienten. Dies erschwert die Berechnung der Strahlenexposition, da diese von der physikalischen Halbwertszeit des verwendeten Isotops, von dessen Verteilung im Körper des Patienten und der Geschwindigkeit seiner Ausscheidung abhängt. Um die Biokinetik des Isotops berücksichtigen zu können, bedient man sich der biologischen Halbwertszeit $T_{biol}$.

► Definition.

► Definition. Die **biologische Halbwertszeit** $T_{biol}$ ist die Zeitspanne, nach der die Hälfte der Aktivität des verabreichten Isotops ausgeschieden ist. Sie charakterisiert die Verweildauer des Isotops im Patienten. Aus der physikalischen und der biologischen Halbwertszeit lässt sich die **effektive Halbwertszeit** $T_{eff}$ berechnen:

$$\frac{1}{T_{eff}} = \frac{1}{T_{phys}} + \frac{1}{T_{biol}}$$

► Merke.

► Merke. Die effektive Halbwertszeit ist maßgeblich für die Strahlenexposition des Patienten und gibt an, nach welcher Zeitspanne die Aktivität im Patienten auf die Hälfte abgeklungen ist.

### 1.4.3 Nachweis von Strahlung

Der Nachweis von Radioaktivität erfolgt indirekt über **Detektoren** (Tab. **A-1.3**).

## 1.4.3 Nachweis von Strahlung

Im Gegensatz zu Licht ist radioaktive Strahlung für die Sinne nicht unmittelbar wahrnehmbar. Der Nachweis erfolgt daher indirekt durch **Detektoren** (Tab. **A-1.3**), die reproduzierbar auf Bestrahlung reagieren.

**A-1.3 Übersicht über Strahlungsdetektoren und ihre Anwendungsbereiche**

| Detektor | Messprinzip | bevorzugter Anwendungsbereich |
|---|---|---|
| Ionisationskammer | Ionisation von Gasen oder Flüssigkeiten | Strahlentherapie, Röntgendiagnostik (Dosismessung) |
| Stabdosimeter oder elektronische Dosimeter | Ionisation von Gas | Strahlenschutz |
| Geiger-Müller-Zählrohr | Nachweis durch Auslösung von Ladungslawinen | Nuklearmedizin (Aktivitätsmessung) |
| Röntgenfilm (Filmdosimeter) | Filmschwärzung | Strahlentherapie, Röntgendiagnostik, Nuklearmedizin, Strahlenschutz (Dosismessung) |
| Thermolumineszenzdetektor (TLD) | Anregung und Speicherung von Elektronen in Kristallen | Strahlentherapie, Röntgendiagnostik, Nuklearmedizin, Strahlenschutz (Dosismessung) |
| Szintillationsdetektor | Erzeugung von Photonen durch Stöße in Kristallen | Nuklearmedizin (Nachweis der Kernzerfälle im Patienten) |
| Eisensulfatdosimeter | Umwandlung von $Fe^{2+}$ in $Fe^{3+}$ | Strahlentherapie (Bestimmung der Absolutdosis) |
| Wasserkalorimeter | Erwärmung von Wasser | Strahlentherapie (Bestimmung der Absolutdosis) |

### Ionisationskammer

Eine Ionisationskammer (Abb. **A-1.14**) ist mit **Gas** gefüllt, das durch Strahlung **ionisiert** wird. Aus der Menge der freigesetzten Ladungen lässt sich die Energiedosis berechnen.

## Ionisationskammer

Eine Ionisationskammer besteht aus einem mit Gas (meist Luft) gefüllten Hohlraum, in dem sich 2 Elektroden befinden, zwischen denen eine Spannung angelegt ist (Abb. **A-1.14**). Die einfallende Strahlung führt zur **Ionisation der Gasmoleküle**. Die entstehenden Ladungen bewegen sich zur jeweils entgegengesetzt geladenen Elektrode. Dadurch **fließt** zwischen den Elektroden eine messbare **Ladung**, die der Ionendosis proportional ist. Durch Multiplikation mit einem sog. Kalibrierfaktor (Einheit Gy/C) lässt sich aus der Ladung die Energiedosis berechnen. Die Dosismessung mit Ionisationskammern ist sehr genau und findet vor allem in der Strahlentherapie, aber auch in der Röntgendiagnostik Anwendung.

► Merke.

► Merke. Mit der Ionisationskammer lässt sich die Energiedosis messen.

**A-1.14** Schematische Darstellung einer Ionisationskammer (Fingerhutkammer).

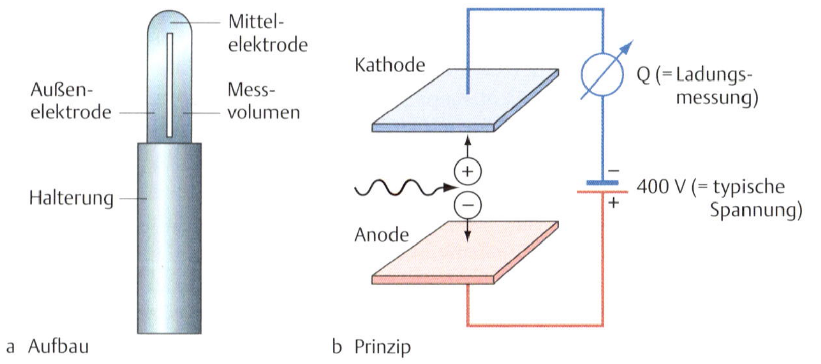


**A-1.14**

## Stabdosimeter

Ein Stabdosimeter besteht aus 2 Elektroden, die einen gasgefüllten Hohlraum umschließen. Vor dem Gebrauch werden die Elektroden mittels einer Spannungsquelle aufgeladen und danach wieder von der Spannungsquelle getrennt. Die einfallende Strahlung ionisiert die Gasmoleküle im Messvolumen und die dadurch erzeugten Ladungen führen zu einer Entladung der Elektroden. Das Maß der Entladung kann direkt auf einer Skala abgelesen werden und ist der Dosis proportional. Stabdosimeter werden heute meist durch elektronische Dosimeter ersetzt, die nach dem gleichen Prinzip arbeiten. Sie werden im Strahlenschutz zur Überwachung von Personen eingesetzt.

**Stabdosimeter**

Im Stabdosimeter wird die Dosis über die Entladung von Elektroden gemessen. Das Maß der Entladung ist der Dosis proportional. Stabdosimeter werden im Strahlenschutz zur Überwachung von Personen eingesetzt.

## Geiger-Müller-Zählrohr

Das Geiger-Müller-Zählrohr hat eine zylindrische Form und ist wie eine Ionisationskammer aufgebaut. Die angelegte Spannung ist allerdings höher. Dies führt dazu, dass die durch die Strahlung freigesetzten Elektronen auf ihrem Weg zur Zentralelektrode weitere Luftmoleküle ionisieren. So bildet sich eine **Elektronenlawine**, die zu einer **Verstärkung des Messimpulses** führt. Im Gegensatz zur Ionisationskammer ist der Messimpuls für alle nachgewiesenen Teilchen gleich groß, so dass sich aus der Anzahl der Impulse die Aktivität bestimmen lässt.

**Geiger-Müller-Zählrohr**

Die im Vergleich zur Ionisationskammer höhere Spannung im Geiger-Müller-Zählrohr führt über eine **Elektronenlawine** zur **Verstärkung des Messimpulses**, so dass Teilchen gezählt werden.

► **Merke.** Mit dem Geiger-Müller-Zählrohr lässt sich die Aktivität messen.

► **Merke.**

Durch Einbringen von Material zwischen die Strahlenquelle und das Zählrohr kann man die Reichweite der Strahlung abschätzen und so mit einfachen Mitteln die **Strahlungsart ermitteln**. So werden α-Teilchen wegen ihrer geringen Reichweite (S. 27) durch ein Blatt Papier bereits vollständig absorbiert. Für β-Strahlung ist bereits wesentlich mehr Material erforderlich (z. B. 5 mm Aluminium). γ-Strahlung wird wegen des exponentiellen Schwächungsgesetzes durch die gleiche Menge Material nur unwesentlich geschwächt. Die hohe Durchdringungsfähigkeit von γ-Strahlung wird in der Nuklearmedizin ausgenutzt, um die im Patienten stattfindenden Kernzerfälle außerhalb des Patienten nachzuweisen.

Durch Einbringen von Material zwischen die Strahlenquelle und das Zählrohr kann man die Reichweite der Strahlung abschätzen und so mit einfachen Mitteln die **Strahlungsart ermitteln**.

► **Merke.** Bei Bestimmung der Zählrate für einen Strahler muss die durch die Umgebungsstrahlung bedingte Zählrate **(Nulleffekt)** abgezogen werden.

► **Merke.**

## Röntgenfilm (Filmdosimeter)

Photografische Emulsionen und somit auch Röntgenfilme werden durch Bestrahlung geschwärzt. Durch Bestimmung der **Filmschwärzung** kann die Dosis gemessen werden. In der Regel besteht ein nichtlinearer Zusammenhang zwischen Schwärzung und Dosis. Daher muss die Dosis mittels eines anderen Dosimeters (z. B. einer Ionisationskammer) ermittelt und durch Vergleich mit der Filmschwärzung eine Dosis-Schwärzungskurve erstellt werden. Dann kann für eine gemessene Schwärzung die Dosis abgelesen werden. Filme werden vor allem in Strahlenschutz-Dosimetern (Filmplaketten) zur Überwachung von Personen eingesetzt. In der Strahlentherapie können sie verwendet werden, um Dosisverteilungen mit hoher Ortsauflösung zu messen.

**Röntgenfilm (Filmdosimeter)**

Durch Bestimmung der **Filmschwärzung** lässt sich mittels einer Dosis-Schwärzungskurve die Dosis ablesen.

### Thermolumineszenzdetektor

Im Thermolumineszenzdetektor werden durch Strahlung Elektronen angeregt und dauerhaft an Haftstellen gebunden. Erst durch Ausheizen rekombinieren sie unter Emission von Lichtquanten mit dem Mutterion. Die emittierte Lichtmenge (Abb. **A-1.15**) ist der Dosis proportional.

## Thermolumineszenzdetektor

Ein Thermolumineszenzdetektor (TLD) besteht aus Ionenkristallen, die mit Fremdatomen dotiert sind (z. B. LiF:Mg). Dadurch entstehen Defektstellen im Kristallgitter (Haftstellen). Bei Bestrahlung werden Elektronen angeregt und binden dauerhaft an die Haftstellen, können also nicht mehr mit dem Mutterion rekombinieren. Durch Ausheizen in einem speziellen Ofen werden die Elektronen von ihren Haftstellen gelöst und rekombinieren unter Abgabe von Photonen mit ihrem Mutterion. Die während des Ausheizens emittierte Lichtmenge (Abb. **A-1.15**) wird gemessen und ist der Energiedosis proportional. TLDs werden in allen Bereichen der Strahlungsmessung eingesetzt, z. B. in Form von Fingerringdosimetern.

**A-1.15 Beispiel für den Temperaturverlauf und die emittierte Lichtmenge beim Ausheizen eines Thermolumineszenzdetektors (TLD).**

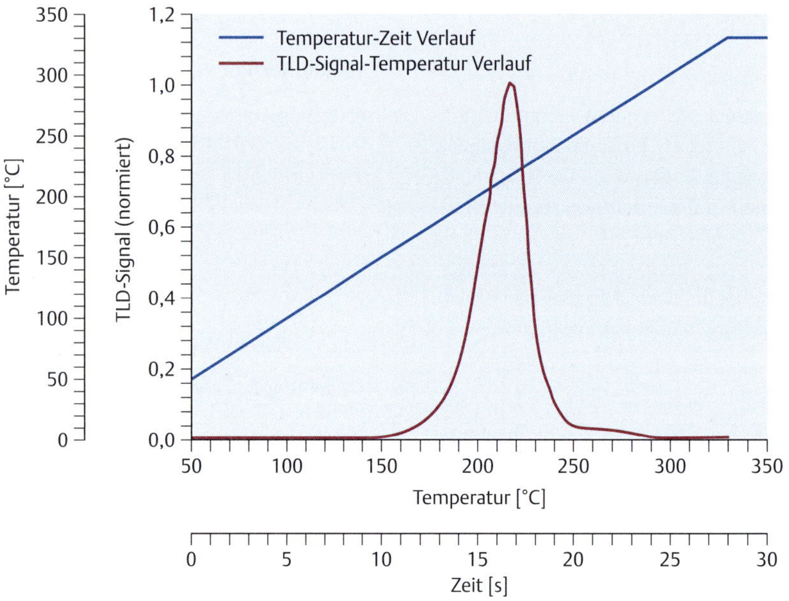


Im gezeigten Beispiel wurde der TLD vor dem Auslesevorgang zunächst eine Stunde bei 100 °C vorbehandelt. Vor seiner Wiederverwendung wird der TLD durch eine einstündige Behandlung bei 400 °C in seinen Ausgangszustand zurückgesetzt.

### Szintillationsdetektor

Absorption von Strahlung führt im Kristall des Szintillationsdetektors zur Emission von Photonen, die mittels eines Photomultipliers, der hinter dem Kristall angeordnet ist, nachgewiesen werden (Abb. **A-1.16**).

## Szintillationsdetektor

Ein Szintillationsdetektor besteht aus einem transparenten Kristall, der mit Metallatomen dotiert ist (z. B. NaJ:Ti). Die einfallende Strahlung führt zur Anregung der Metallionen, die unter Aussendung von Photonen (Lichtblitze) sofort wieder in den Grundzustand übergehen. Diese emittierten Photonen werden mittels eines Photomultipliers (Abb. **A-1.16**), der hinter dem Kristall angeordnet ist, nachgewiesen. Die Zahl der Photonen ist proportional zu der vom Kristall absorbierten Strahlungsenergie. Szintillationsdetektoren werden vor allem in der Nuklearmedizin zur ortsempfindlichen Messung der Aktivität eingesetzt.

**A-1.16 Schematische Darstellung eines Szintillationsdetektors.**

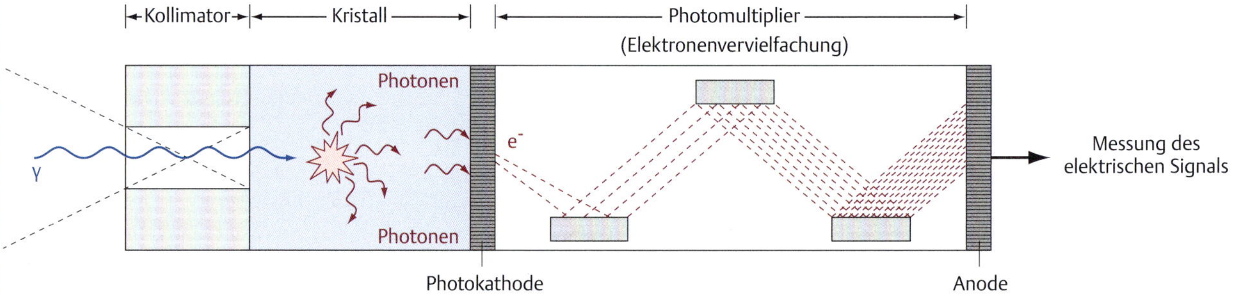


Absorption von Strahlung führt zur Emission von Photonen im Kristall (Lichtblitze). Die erzeugten Photonen lösen aus der Photokathode des Photomultipliers Elektronen aus, die auf dem Weg zur Anode aus weiteren Elektroden Elektronen herauslösen. So werden einzelne Photonen zu einem messbaren elektrischen Signal verstärkt.

### Eisensulfatdosimeter

Ein Eisensulfatdosimeter besteht aus einer Eisensulfat-Lösung, in der durch Bestrahlung $Fe^{2+}$-Ionen zu $Fe^{3+}$-Ionen oxidiert werden. Da die $Fe^{3+}$-Ionen zu einer Färbung der Lösung führen, kann die Konzentration der $Fe^{3+}$-Ionen durch Messung der optischen Dichte ermittelt werden. Die bei dieser chemischen Reaktion umgesetzte Energie ist genau bekannt, deshalb kann durch Bestimmung der $Fe^{3+}$-Konzentration die absorbierte Energie und damit die Energiedosis bestimmt werden. Mit diesem Verfahren kann die Dosis absolut, d. h. ohne Verwendung eines Referenzdosimeters, bestimmt werden.

**Eisensulfatdosimeter**

Strahlung oxidiert $Fe^{2+}$- zu $Fe^{3+}$-Ionen. Da die hierfür benötigte Energie bekannt ist, lässt sich aus der $Fe^{3+}$-Konzentration (ohne Referenzdosimeter) die Energiedosis ermitteln.

### Wasserkalorimeter

Mit dem Wasserkalorimeter lässt sich wie beim Eisensulfatdosimeter die Dosis absolut bestimmen. Die vom Wasser absorbierte Strahlungsenergie bewirkt eine Temperaturerhöhung, die in einem speziellen Wassergefäß gemessen werden kann. Da sich Wasser bei einer Bestrahlung mit 1 Gy nur um $2{,}4 \cdot 10^{-4}$ °C erwärmt, muss die Wasserprobe thermisch sehr gut isoliert sein. Diese Messungen sind daher sehr aufwendig.

**Wasserkalorimeter**

In einem sehr gut isolierten Gefäß wird die durch Strahlenabsorption bedingte Temperaturerhöhung von Wasser gemessen. So lässt sich die Dosis ohne Referenzdosimeter bestimmen.

# 1.5 Erzeugung von Strahlung

## 1.5.1 Erzeugung von Radionukliden

Siehe Herstellung von Radionukliden (S. 151).

**1.5 Erzeugung von Strahlung**

**1.5.1 Erzeugung von Radionukliden**

## 1.5.2 Erzeugung von Röntgenstrahlen

### Strahlenerzeugung mittels Röntgenröhre

Abb. **A-1.17** zeigt den schematischen Aufbau einer Röntgenröhre. In einem hochevakuierten Glaszylinder befinden sich 2 Elektroden: die durch eine Heizspirale zum Glühen gebrachte Kathode, ein Wolframdraht, und die Anode. Durch Zufuhr von Wärmeenergie können Hüllenelektronen vom Atom getrennt werden. Durch Anlegen einer Spannung zwischen Anode (positiv) und Kathode (negativ) werden die Elektronen zur Anode hingezogen und durch die Spannung beschleunigt. Nach dem Austritt aus der Kathode werden die Elektronen im Wehnelt-Zylinder mittels eines elektrostatischen Feldes fokussiert, so dass sie im Brennfleck (B) auf die Anode auftreffen. Sie dringen in die oberflächennahe Schicht der Anode ein und geben dort ca. 1 % ihrer Energie in Form von Röntgenbremsstrahlung (S. 27) ab. Der Rest geht in Form von Wärme verloren, so dass das Anodenmaterial einer hohen thermischen Belastung standhalten (d. h. einen hoch liegenden Schmelzpunkt aufweisen) muss. Es muss zudem eine hohe Strahlenausbeute aufweisen. Als Anodenmaterial kommt vorwiegend das thermisch sehr stabile Wolfram zum Einsatz, seltener Wolfram-Rhenium-Legierungen. Für niederenergetische Anwendungen, z. B. in der Mammografie, wird Molybdän verwendet, da es charakteristische Strahlung (S. 18) geringer Energie emittiert. Um die thermische Belastung der Anode zu begrenzen, werden

**1.5.2 Erzeugung von Röntgenstrahlen**

**Strahlenerzeugung mittels Röntgenröhre**

In einer Röntgenröhre (Abb. **A-1.17**) werden im Vakuum Elektronen aus einer Glühkathode durch Anlegen einer Hochspannung in Richtung Anode beschleunigt. In der oberflächennahen Schicht der Anode wird ca. 1 % ihrer kinetischen Energie in Röntgenbremsstrahlung, der Rest in Wärmeenergie umgesetzt. Als Anodenmaterial dient daher meist das thermisch stabile Wolfram, in der Mammografie jedoch Molybdän. Durch die Verwendung von Drehanoden wird die thermische Belastung reduziert.

**A-1.17 Schematische Darstellung einer Röntgenröhre.**

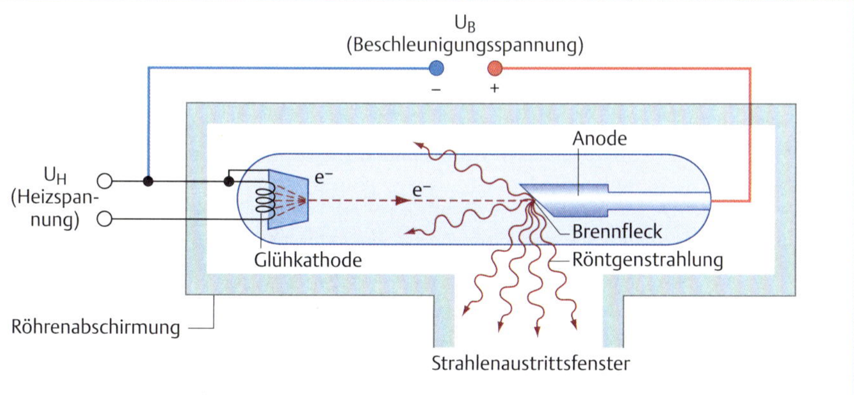


(nach Deutsches Atomforum e.V. Radioaktivität und Strahlenschutz. Berlin: Deutsches Atomforum e.V.; 2012)

A-1.17

A-1.18

**A-1.18 Spektrum einer Röntgenröhre mit Wolframanode bei einer Beschleunigungsspannung von 100 kV mit (B) und ohne Filterung (A).**

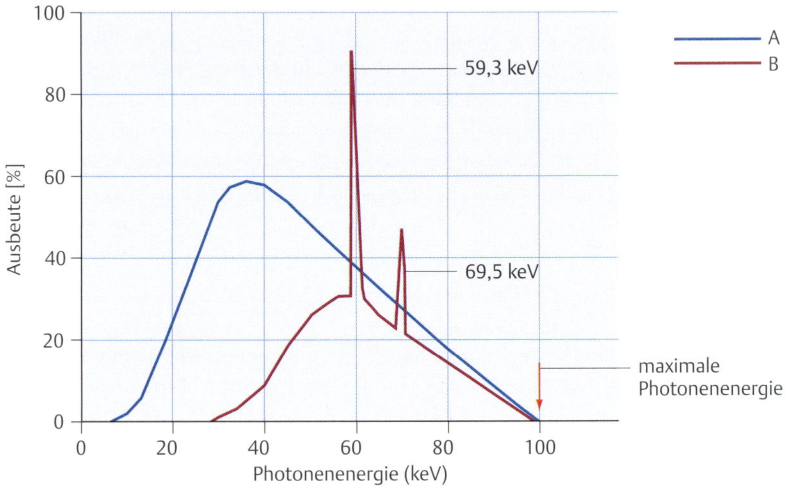


(nach Dowsett DJ, Kenny PA, Johnston RE. The Physics of diagnostic imaging. London: Chapmann & Hall Medical; 1998)

schnelldrehende Anodenteller (Drehanode, 9 000 U/min) mit abgeschrägter Brennfleckbahn verwendet. Durch Verteilung des Brennflecks auf eine ringfömige Bahn wird die thermische Belastung reduziert.

Röntgenstrahlung besteht aus Bremsstrahlung und charakteristischer Strahlung.

Die Erzeugung der Röntgenstrahlung erfolgt durch 2 Prozesse: das Abbremsen der Elektronen im Feld der Atomkerne der Anode und die Anregung der Atome in der Anode.

**Bremsstrahlung** zeigt ein **Energiespektrum** (Abb. **A-1.18**), dessen Maximalenergie von der Röhrenspannung abhängt.

Beim Abbremsen der Elektronen entsteht **Röntgenbremsstrahlung** (S. 27). Da die Elektronen in unterschiedlichem Maße Bewegungsenergie verlieren und somit Photonen unterschiedlicher Energie entstehen, ergibt sich ein Spektrum aller Energien bis hin zur maximalen Energie der Elektronen, die durch die angelegte Röhrenspannung vorgegeben ist. In Abb. **A-1.18** ist dieses **kontinuierliche Bremsstrahlungsspektrum** als Kurve zu sehen.

**Charakteristische Strahlung** zeigt diskrete Energiewerte, die als **Linienspektrum** das kontinuierliche Energiespektrum überlagern (Abb. **A-1.18**).

Die angeregten Atome der Anode gehen unter Aussendung **charakteristischer Strahlung** wieder in den Grundzustand über. Dem kontinuierlichen Bestrahlungsspektrum überlagern sich daher Spektrallinien (Abb. **A-1.18**), die in ihrer Gesamtheit als **Linienspektrum** bezeichnet werden.

▶ Merke.

▶ Merke. Lage und Form des kontinuierlichen Bremsstrahlungsspektrums sind vor allem von der Röhrenspannung abhängig, die des Linienspektrums werden durch das Anodenmaterial bestimmt.

▶ Merke.

▶ Merke. Anhand ihrer Energie wird Röntgenstrahlung eingeteilt in
- **weiche** Strahlung (< 100 keV)
- **harte** Strahlung (100 keV–1 MeV)
- **ultraharte** Strahlung (> 1 MeV).

Röhrenspannung und Anodenmaterial bestimmen die **Qualität** der Strahlung. Die Heizspannung bestimmt die Dosisleistung.

Die **Qualität** der Strahlung (weich, hart, ultrahart) hängt also von der Röhrenspannung (ca. 30–200 kV) und dem Anodenmaterial ab. Da bei steigender Heizspannung die Zahl der aus der Kathode emittierten Elektronen zunimmt, bestimmt sie die Dosisleistung (S. 29).

Durch **Filterung** wird der niederenergetische Anteil der Strahlung im Röhrenspektrum reduziert (**Aufhärtung der Strahlung**, Abb. **A-1.18**).

Da der niederenergetische Anteil des Röntgenspektrums im Patienten stark absorbiert wird, muss dieser Anteil (s. o.) durch **Filter** am Strahlenaustrittsfenster reduziert werden. Diese bestehen aus Aluminium- oder Kupferplatten von wenigen Millimetern Dicke. Die Folge der Filterung ist eine **Aufhärtung der Strahlung** (relative Zunahme des energiereichen Anteils der Strahlung, Abb. **A-1.18**).

## Strahlenerzeugung mittels Elektronenlinearbeschleuniger

Für Beschleunigungsspannungen von mehr als 200 kV werden Elektronenlinearbeschleuniger eingesetzt. Es gibt 2 Typen von Elektronenlinearbeschleunigern (Linac): Stehwellen- und Wanderwellenbeschleuniger.
Abb. **A-1.19** zeigt schematisch den Aufbau eines **Stehwellenbeschleuniger**s: Elektronen werden in einer Glühkathode erzeugt und gelangen auf die Beschleunigungsstrecke. Sie besteht aus mehreren hintereinander geschalteten zylindrischen Elektroden, an die ein elektrisches Hochfrequenzfeld angelegt wird. Dadurch werden die Elektronen jeweils zwischen den Elektroden beschleunigt. Beim Durchfliegen des feldfreien Raums in der Elektrode wird das Feld umgepolt, so dass die Elektronen zwischen den nächsten Elektroden erneut beschleunigt werden. Die Beschleunigungsspannung wird also mehrfach durchlaufen. Der Stehwellenbeschleuniger ist sehr kompakt.
Beim **Wanderwellenbeschleuniger** läuft auf der Beschleunigungsstrecke die Hochfrequenzwelle mit den Elektronen mit. Die Elektronen „surfen“ dabei auf der Hochfrequenzwelle. Die Hochfrequenz wird in speziellen Generatoren (Magnetrons oder Klystrons) erzeugt.
In beiden Beschleunigertypen werden die Elektronen am Ende der Beschleunigungsstrecke durch einen Magneten senkrecht auf ein Bremsstrahlungstarget abgelenkt (Abb. **A-1.19**) und erzeugen darin Röntgenbremsstrahlung. Um ein homogenes Strahlenfeld zu erzeugen werden Ausgleichsfilter eingesetzt. Ein direkter Einsatz des Strahlenfeldes ohne Ausgleichsfilter („flattering filter free“) erfordert angepasste Algorithmen in der Therapieplanung, ermöglicht aber eine Bestrahlung mit höherer Dosisleistung und somit eine verkürzte Bestrahlungszeit. Das Strahlenfeld wird durch Blenden begrenzt.
Wird das Bremsstrahlungstarget entfernt, kann auch direkt ein Elektronenstrahl genutzt werden. Dann sind Streufolien nötig, um den schmalen Elektronenstrahl auf eine nutzbare Feldgröße aufzustreuen.

**Strahlenerzeugung mittels Elektronenlinearbeschleuniger**

Im **Stehwellenbeschleuniger** (Abb. **A-1.19**) werden in einer Glühkathode erzeugte Elektronen durch ein Hochfrequenzfeld zwischen hintereinander geschalteten Elektroden beschleunigt.

Beim **Wanderwellenbeschleuniger** „surfen“ die Elektronen auf der Hochfrequenzwelle.

Ein Magnet lenkt die Elektronen auf ein Bremsstrahlungstarget. Das Strahlenfeld wird durch Ausgleichsfilter homogenisiert und durch Blenden begrenzt.

Ohne Bremsstrahlungstarget kann auch direkt die Elektronenstrahlung genutzt werden.

**A-1.19** **Schematische Darstellung eines Stehwellenbeschleunigers.**

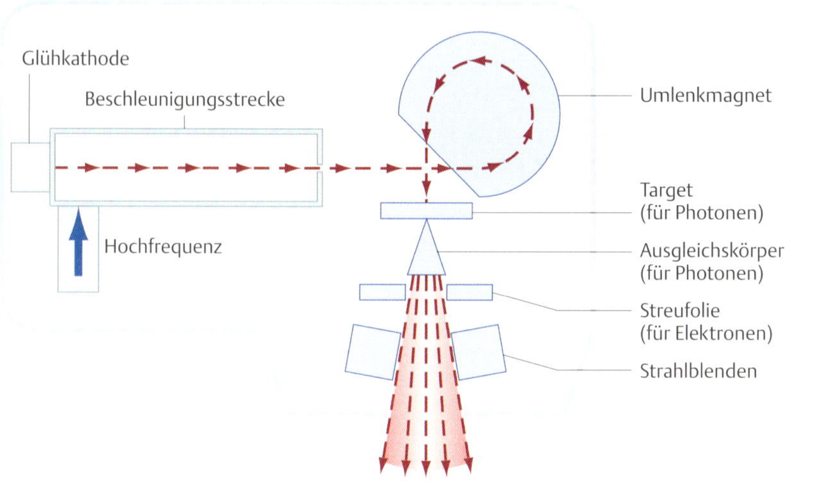


A-1.19

## Strahlenerzeugung mittels Elektronenkreisbeschleuniger

Vor der Entwicklung von Linearbeschleunigern wurden Elektronen mithilfe von Magnetfeldern auf eine Kreisbahn gezwungen und dort beschleunigt. Die Beschleunigung der Elektronen erfolgt im sog. **Betatron** durch veränderliche Magnetfelder, im **Mikrotron** durch ein elektrisches Hochfrequenzfeld.
Am Ende der Beschleunigungsstrecke werden die Elektronen wie beim Linearbeschleuniger auf ein Bremsstrahlungstarget gelenkt und erzeugen Röntgenbremsstrahlung.

**Strahlenerzeugung mittels Elektronenkreisbeschleuniger**

Elektronen werden durch ein Magnetfeld **(Betatron)** oder elektrisches Hochfrequenzfeld **(Mikrotron)** auf einer Kreisbahn beschleunigt.

An einem Target erzeugen sie Bremsstrahlung.

### 1.5.3 Erzeugung von Teilchenstrahlen

Geladene Teilchen werden durch Gasionisation erzeugt.

Im **Zyklotron** (Abb. **A-1.20**) werden geladene Teilchen durch ein starkes Magnetfeld auf eine Kreisbahn gezwungen und bei jedem Durchlauf zwischen zwei D-förmigen Halbschalen beschleunigt.

Zyklotrons finden in der **Strahlentherapie** mit Protonen oder zur **Herstellung von Isotopen** Verwendung.

Im **Synchrotron** werden Teilchen auf einer Kreisbahn mit einer variablen Hochfrequenz auf hohe Energien beschleunigt.

## 1.5.3 Erzeugung von Teilchenstrahlen

Elektronenstrahlung kann mit Linearbeschleunigern erzeugt werden (S. 35). Zur Erzeugung von Protonen-, Deuteronen- (1 Proton + 1 Neutron) oder α-Strahlung wird Wasserstoff-, Deuterium- oder Heliumgas durch Elektronenstrahlung oder ein Hochfrequenzfeld ionisiert und die Ionen werden durch ein elektrisches Feld getrennt.

Im **Zyklotron** (Abb. **A-1.20**) werden die Teilchen durch ein starkes Magnetfeld auf eine Kreisbahn gezwungen. Sie laufen dabei in zwei D-förmigen Elektroden, zwischen denen ein räumlich konstantes Hochfrequenzfeld angelegt wird. Bei jedem Durchgang zwischen den D's erfahren sie eine Beschleunigung. Sie laufen auf einer Spiralbahn von der Quelle in der Mitte nach außen, wo sie extrahiert werden. Der Teilchenstrahl kann magnetisch fokussiert und über viele Meter an seinen Anwendungsort geführt werden.

Zyklotrons werden für die **Strahlentherapie** mit Protonen und die **Herstellung von Isotopen** benötigt. Außerdem werden Teilchenstrahlen verwendet, um sog. sekundäre Strahlen zu erzeugen. Durch Beschuss von Berylliumtargets mit Protonen können z. B. gebündelte Strahlen schneller Neutronen erzeugt werden. Durch Verwendung höherer Strahlenenergien und geeigneter Targetmaterialien werden eine Reihe von Kernreaktionen ausgelöst, in deren Folge auch andere Teilchen, z. B. geladene Pionen, erzeugt werden.

Um Teilchen auf sehr hohe Energien (mehrere 100 MeV) zu beschleunigen, kann auch das **Synchrotron** eingesetzt werden. In ihm werden die Teilchen auf einer Kreisbahn durch einen Ring geführt und mit einer variablen Hochfrequenz beschleunigt. Die so erzeugten Teilchenstrahlen können für die Strahlentherapie genutzt werden.

A-1.20

**A-1.20 Schematische Darstellung eines Zyklotrons.**

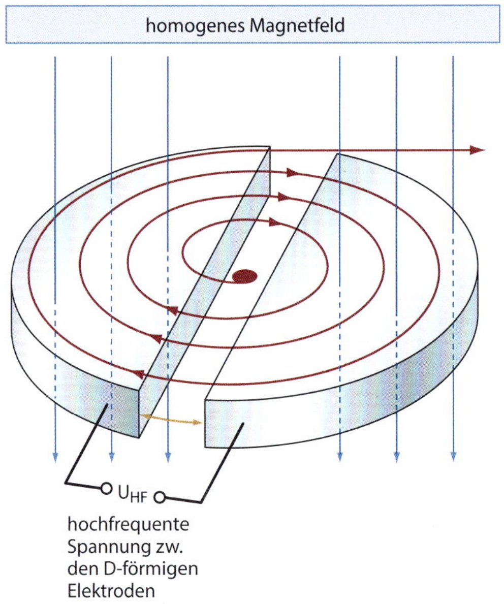


Im Zyklotron werden geladene Teilchen durch ein starkes Magnetfeld auf eine Kreisbahn gezwungen und bei jedem Durchlauf zwischen den beiden D-förmigen Halbschalen durch ein hochfrequentes elektrisches Feld (←→) beschleunigt.

# 2 Strahlenbiologie



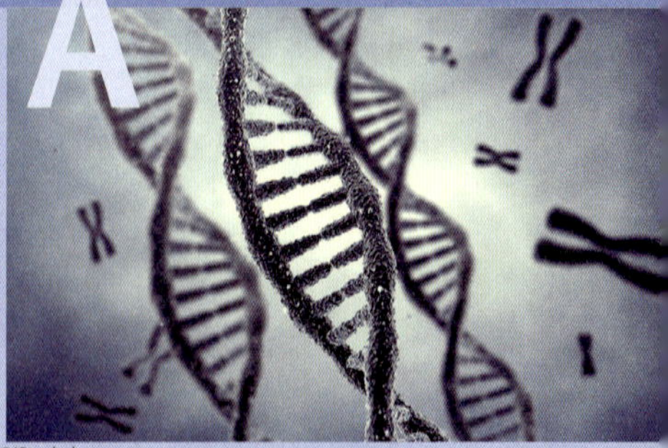


*M. Münter; K.-J. Weber*

## 2.1 Einleitung

Die heutige moderne Strahlentherapie und zum geringeren Teil auch die Radiologie wäre ohne das Wissen der grundlegenden **Wirkungen ionisierender Strahlung** nicht vorstellbar. Dabei müssen dem Radiologen die Gefahren und Risiken einer unkritischen Anwendung der Röntgenstrahlung in der Diagnostik bekannt sein. Dies dient sowohl der Sicherheit der Patienten als auch seiner eigenen. Gerade in der heutigen Zeit nimmt durch die CT und den interventionellen radiologischen Verfahren die Dosisbelastung für Patient und Arzt wieder zu.

> Dem Radiologen müssen die Gefahren und Risiken einer unkritischen Anwendung der Röntgenstrahlung in der Diagnostik bekannt sein.

Für den Strahlentherapeuten sind das **Wissen und der Umgang** mit **strahlenbiologischen Grundlagen** unumgänglich. Nur so ist eine sichere und erfolgreiche Anwendung der Strahlentherapie möglich, die darauf ausgerichtet ist, das maligne Geschwulst möglichst zu zerstören, im Gegensatz dazu aber die bestmögliche Schonung des umgebenden Normalgewebes zu erzielen.

> Für den Strahlentherapeuten sind das **Wissen** und der **Umgang** mit **strahlenbiologischen Grundlagen** unumgänglich.

Zur Lösung dieses scheinbaren Widerspruches sind genaue Kenntnisse der molekularen und zellulären Zusammenhänge von ionisierender Strahlung auf unterschiedliche Zellen oder Gewebe notwendig. Durch erweiterte strahlenbiologische Kenntnisse und den technischen Fortschritt ist die moderne Strahlentherapie (S. 107) zum wichtigsten Pfeiler in der kurativen Behandlung maligner Erkrankungen neben der Chirurgie geworden.

> Die **moderne Strahlentherapie** (S. 107) ist durch den technischen Fortschritt und erweiterte strahlenbiologische Kenntnisse zum wichtigsten Pfeiler in der kurativen Behandlung maligner Erkrankungen neben der Chirurgie geworden.

## 2.2 Wirkung ionisierender Strahlung auf biologische Systeme

Die Wirkung ionisierender Strahlung auf biologische Systeme lässt sich in 2 aufeinander folgende Prozesse bzw. Zeitintervalle gliedern:

- Die Wechselwirkungen von Strahlung (S. 22) mit Materie (**Primärprozesse**), die zur **Übertragung von Energie auf Materie** führen. Da bei einer Wechselwirkung meist zahlreiche Sekundärelektronen entstehen, sind vor allem diese für die Energieübertragung auf Materie verantwortlich. Die Absorption der Strahlungsenergie durch Materie führt zu Anregung oder Ionisation von Atomen oder Molekülen.
- Die **chemischen und biochemischen Prozesse**, die durch die Anregung oder Ionisation in Gang gesetzt werden (**Sekundärprozesse**) und zu **Veränderungen an Biomolekülen** führen.

Diese Prozesse bzw. Zeitintervalle lassen sich in Phasen untergliedern (S. 38).

Die Veränderungen an Biomolekülen entstehen durch unmittelbare oder mittelbare Übertragung von Strahlungsenergie auf Biomoleküle (**direkte** bzw. **indirekte Strahlenwirkung**).

> Die Wirkung ionisierender Strahlung auf biologische Systeme gliedert sich in
> - Wechselwirkungen von Strahlung mit Materie (**Primärprozesse)** mit **Energietransfer auf Materie** und Anregung oder Ionisation
> - **chemische und biochemische (Sekundär-) Prozesse,** die zu Veränderungen an Biomolekülen führen.
>
> Sie lässt sich in Phasen einteilen (S. 38).
> Der Energietransfer und die **Strahlenwirkung** auf Biomoleküle sind **direkt** oder **indirekt**.

### 2.2.1 Primärprozesse

Im Kap. Wechselwirkungen von Strahlung mit Materie (S. 22) sind die Prozesse beschrieben, die zur Übertragung von Energie auf Atome und Moleküle führen.

> Zu den Wechselwirkungen von Strahlung mit Materie (S. 22).

### 2.2.2 Sekundärprozesse

Hierunter fasst man die Radiolyse des Wassers und biochemische Reaktionen, die zu Veränderungen an Biomolekülen führen, zusammen.

> Dies sind die Radiolyse des Wassers und biochemische Reaktionen an Biomolekülen.

### Radiolyse des Wassers

Durch **Anregung** von Wassermolekülen entstehen OH- und H-Radikale.

Durch **Ionisation** von Wassermolekülen entstehen $H_2O^+$ und ein freies Elektron, in Folgereaktionen H- und OH-Radikale. Außerdem entstehen hydratisierte Elektronen.

Die Reaktionsprodukte greifen direkt an Biomolekülen an oder reagieren mit Sauerstoff zu Peroxidradikalen, die an Biomolekülen angreifen.

▸ Merke.

## Radiolyse des Wassers

Wassermoleküle werden durch Korpuskeln und Photonen (z. B. Sekundärelektronen) angeregt oder ionisiert. Bei **Anregung** zerfällt das Wassermolekül in die Radikale H und OH:

$$H_2O \rightarrow H^\bullet + OH^\bullet$$

Bei **Ionisation** des Wassermoleküls wird ein Bindungselektron freigesetzt:

$$H_2O + \text{Energie} \rightarrow H_2O^+ + e^-$$

Das freie Elektron umgibt sich außerdem mit mehreren Wassermolekülen, der sog. Hydrathülle, und wird dann als $e_{aqu}$ bezeichnet.
Die OH- und H-Radikale sowie $e_{aqu}$ reagieren miteinander oder mit Biomolekülen. Eine wichtige Rolle spielen dabei Reaktionen mit Sauerstoff, da hierbei „giftige" Peroxidradikale entstehen. In Anwesenheit von Sauerstoff wird daher die Strahlenwirkung um ein Mehrfaches (bis zum Dreifachen) gesteigert.

▸ Merke. Sauerstoff steigert die Strahlenwirkung.

### Biochemische Reaktionen an Biomolekülen

Biochemische Reaktionen an Biomolekülen (S. 41) führen zu Strahlenschäden genetischer, somatischer oder teratogener Art.

## Biochemische Reaktionen an Biomolekülen

Die biochemischen Reaktionen, die zu Veränderungen an Biomolekülen führen, sind im Einzelnen im Kap. Wirkung auf Zellbestandteile (S. 41) beschrieben. Veränderungen an den Nukleinsäuren der DNA führen zu genetischen Schäden, Veränderungen an anderen Biomolekülen (z. B. Proteine, Lipide) zur Schädigung von Körperzellen oder des Embryos (somatische und teratogene Strahlenschäden).

### 2.2.3 Direkte und indirekte Strahlenwirkung

Durch die Strahlenabsorption werden v. a. **Wasserradikale** gebildet. Diese reagieren sekundär mit biologischen Molekülen (z. B. DNA) = **indirekte Strahlenwirkung**.

Bei der **direkten Strahlenwirkung** (Abb. **A-2.1**) laufen Energieabsorption der Strahlung, nachfolgende Reaktionen und resultierende Schäden am gleichen biologischen Molekül ab.

## 2.2.3 Direkte und indirekte Strahlenwirkung

Da lebende Zellen zum überaus größten Teil aus Wasser bestehen, werden durch die Strahlenabsorption im Wesentlichen **Wasserradikale** ($OH^*$, $H^*$ und $e_{aqu}$ [hydratisiertes Elektron]) infolge der Radiolyse des Wassers gebildet. Die Wasserradikale reagieren sekundär mit biologischen Molekülen wie DNA und Proteinen. Bei dieser Form des Strahleneffektes spricht man von der **indirekten Strahlenwirkung**.
Im Gegensatz dazu steht die **direkte Strahlenwirkung** (Abb. **A-2.1**), bei der die Energieabsorption der Strahlung, die nachfolgenden Reaktionen und die daraus resultierenden Schäden am gleichen biologischen Molekül ablaufen.

A-2.1

A-2.1 **Direkte und indirekte Strahlungswirkungen.**

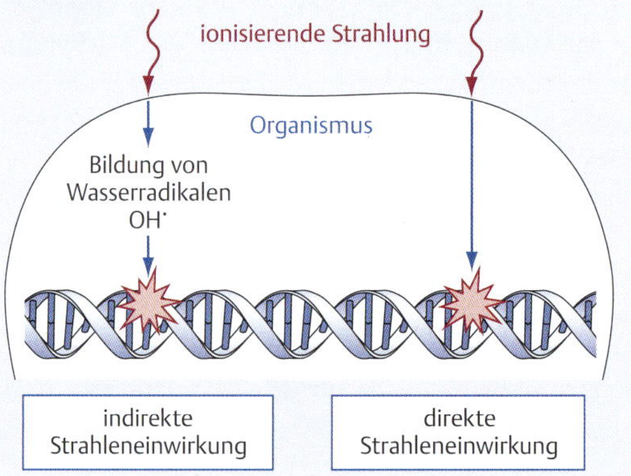


### 2.2.4 Phasen der Wirkung ionisierender Strahlung

Die Wirkung ionisierender Strahlung manifestiert sich in Phasen.

## 2.2.4 Phasen der Wirkung ionisierender Strahlung

Trifft ionisierende Strahlung auf ein biologisches System, läuft eine Vielzahl sich zeitlich überlappender Prozesse ab. Diese lassen sich in Phasen einteilen, die sich überlappen und deren Dauer zwischen Sekundenbruchteilen und mehreren Jahrzehnten schwankt.

### Physikalisch-chemische Phase

Die physikalische und die chemische Phase werden häufig zur physikalisch-chemischen Phase zusammengefasst.

Die **physikalische Phase** umfasst die **Wechselwirkung** der ionisierenden Strahlung (S. 26) mit den Atomen der biologischen **Materie**. Die Absorption der Strahlungsenergie durch die biologische Materie erfolgt innerhalb von $10^{-6}$ Sekunden. Als Folge werden Atome oder Moleküle in der Materie angeregt oder ionisiert. Steht genügend Ausgangsenergie zur Verfügung, kann durch diese beiden Effekte eine Reaktionskaskade entstehen.

Die **chemische Phase** ist durch die Reaktion der angeregten oder ionisierten Atome oder Moleküle mit anderen Molekülen gekennzeichnet. Im Gegensatz zur physikalischen Phase spielt bei den in dieser Phase ablaufenden intra- und intermolekularen chemischen Reaktionen die Molekülstruktur eine wichtige Rolle. Durch die der Anregung oder Ionisation folgenden Reaktionsabläufe entstehen **freie Radikale**. Schon ca. 1 ms nach Strahlenexposition sind die Bildung und die Folgereaktionen der freien Radikale abgeschlossen. Da lebende Zellen zum weitaus größten Teil aus Wasser bestehen, werden durch die Strahlenabsorption im Wesentlichen Wasserradikale (S. 38) infolge der Radiolyse des Wassers gebildet.

**Physikalisch-chemische Phase**

Die physikalische und die chemische Phase werden oft zusammengefasst.

Die **physikalische Phase** umfasst die **Wechselwirkung der ionisierenden Strahlung mit** den Atomen der biologischen **Materie**, die zu Anregung oder Ionisation von Atomen oder Molekülen führt.

Die **chemische Phase** ist durch die Reaktion der angeregten oder ionisierten Atome oder Moleküle mit anderen Molekülen gekennzeichnet. Dabei entstehen **freie Radikale**, im Wesentlichen Wasserradikale (S. 38).

### Biochemisch-biologische Phase

Die biochemische und die biologische Phase werden häufig zur biochemisch-biologischen Phase zusammengefasst. Deren Dauer schwankt zwischen Sekunden und Jahren.

Die **biochemische Phase** umfasst die biochemischen Reaktionen, die die Struktur der Biomoleküle verändern. In dieser Phase stehen **enzymatische Reaktionen** sowie **Reparaturprozesse** der Veränderungen der Biomoleküle im Vordergrund.

Die **biologische Phase** ist durch die Auswirkungen der nicht rückgängig gemachten Veränderungen der Biomoleküle gekennzeichnet. Es kommt zu **Störungen des zellulären Stoffwechsels** und infolge der irreversiblen Schäden im Bereich der Gene (der funktionellen Abschnitte der DNA) zu **Mutationen**. Diese können zu schwerwiegenden Zellschädigungen mit Untergang der Zelle führen. DNA-Schäden haben besonders schwerwiegende Auswirkungen auf die Zelle, da

- die in der DNA gespeicherten Informationen in der Zelle nur einfach, Enzym- und andere Proteine dagegen mehrfach vorhanden sind,
- die in der DNA auf engstem Raum angeordneten Gene alle Informationen für das Leben der Zelle enthalten.

**Biochemisch-biologische Phase**

Die biochemische und die biologische Phase werden oft zusammengefasst.

Die **biochemische Phase** umfasst **enzymatische**, Biomoleküle verändernde **Reaktionen** sowie **Reparaturprozesse**.

Nicht reparierte Veränderungen an Biomolekülen führen in der **biologischen Phase** zu **Störungen des Zellstoffwechsels** und zu **Mutationen**. DNA-Schäden sind besonders schwerwiegend, da

- die DNA in der Zelle nur einmal vorhanden ist,
- sie alle für die Zelle relevanten Informationen enthält.

## 2.2.5 Linearer Energietransfer und relative biologische Wirksamkeit

2.2.5 Linearer Energietransfer und relative biologische Wirksamkeit

**▶ Definition.** Der **lineare Energietransfer** (**linearer Energieübertrag**, **Bremsvermögen, LET**) ist ein Maß für die Ionisationsdichte, d. h. die deponierte Energiemenge pro Wegstrecke der Strahlung, und damit für die biologische Wirkung einer ionisierenden Strahlung. Er gibt an, wie viel Energie ein geladenes Korpuskel oder Photon auf dem Weg durch biologische Strukturen auf seiner Flugstrecke abgibt.

**▶ Definition.**

$$\mathrm{LET} = \frac{\delta\ \mathrm{Energieverlust}}{\delta\ \mathrm{Flugstrecke}},\ \mathrm{Einheit}\ \frac{\mathrm{keV}}{\mu\mathrm{m}}$$

Nach der Ionisationsdichte unterscheidet man:

- **locker ionisierende Strahlung** (niedriger LET): Elektronen- bzw. β-Strahlung; im weiteren Sinne auch elektromagnetische Strahlung (Röntgenstrahlen, $^{60}$Co-γ-Strahler, elektromagnetische Wellen, die durch Elektronenbeschleuniger erzeugt werden) – obwohl sie indirekt ionisiert.
- **dicht ionisierende Strahlung** (hoher LET): Protonen, Pionen, α-Strahler und Schwerionen; im weiteren Sinne auch schnelle Neutronen – obwohl sie indirekt ionisieren. Der LET von α-Strahlern ist jedoch höher als der von Neutronen.

**Locker ionisierende Strahlung** führt auf ihrer Flugstrecke zu einer Vielzahl von **Einzelanregungen** oder **Einzelionisationen**, d. h., die Ionisationsdichte ist gering. Dadurch entsteht eine große Zahl von **Strukturveränderungen an Biomolekülen und zellulären Schäden geringen Ausmaßes**. Die DNA zeigt hauptsächlich Einzelstrangbrüche (S. 41). Solche **geringgradigen Schäden** können durch intra- und extrazelluläre Mechanismen repariert werden.

Nach der Ionisationsdichte unterscheidet man:

- **locker ionisierende Strahlung** (niedriger LET)
- **dicht ionisierende Strahlung** (hoher LET).

**Locker ionisierende Strahlung** führt auf ihrer Flugstrecke zu einer Vielzahl von **Einzelanregungen** oder **Einzelionisationen**. Diese bewirken **geringgradige**, reparable **Schäden**.

► Merke. Bei Strahlungsarten mit einem **niedrigem LET** überwiegt die **indirekte Strahlenwirkung**. Mit steigender Masse und Ladung der Strahlung, d. h. steigendem LET, nimmt der Anteil der direkten Strahlenwirkung zu.

**Dicht ionisierende Strahlung** erzeugt eine große Zahl von Ionenpaaren pro Millimeter Flugstrecke und bewirkt **ausgeprägtere** (schwer oder nicht reparable) **Schäden** an Biomolekülen und Zellorganellen als locker ionisierende Strahlung.

Für Elektronen und Photonen beträgt der Anteil von direkter zu indirekter Strahlenwirkung etwa 1 : 2.
Bei **dicht ionisierender Strahlung** ist wegen ihrer großen Masse (bzw. Ladung) die Zahl der erzeugten Ionenpaare pro Millimeter Flugstrecke hoch; die Ionisationsereignisse liegen wesentlich dichter zusammen und die Reichweite ist wesentlich kürzer als bei locker ionisierender Strahlung. Kommt es zur Interaktion mit DNA oder Zellorganellen, treten wesentlich **ausgeprägtere Schäden** auf als bei locker ionisierender Strahlung. So sind in der DNA vermehrt schwer oder nicht reparable Doppelstrangbrüche nachweisbar; manche Formen von Doppelstrangbrüchen sind fehlerfrei, andere nur schwer und fehlerhaft bzw. nicht zu reparieren (S. 42).

Die **relative biologische Wirksamkeit** erlaubt es, unterschiedliche Strahlungsarten bzgl. ihres LET miteinander zu vergleichen und den Qualitätsfaktor der Äquivalentdosis (S. 63) festzulegen.

Um unterschiedliche Strahlungsarten bzgl. ihres LET und damit ihrer biologischen Wirkung besser vergleichen zu können, wurde als Bezugsgröße die **relative biologische Wirksamkeit** geschaffen. Sie wird experimentell ermittelt und dient als Grundlage für die Festlegung des Qualitätsfaktors Q der Äquivalentdosis (S. 63). Sie ist also nicht identisch mit dem Qualitätsfaktor!

► Definition. Die **relative biologische Wirksamkeit** (RBW, relative biological effectiveness, RBE) ist der Quotient aus denjenigen Energiedosen einer Referenzstrahlung und der zu untersuchenden Strahlung, die im Testsystem den gleichen biologischen Effekt aufweisen (bei denen z. B. 50 % der bestrahlten Zellen absterben).

$$\text{RBW} = \frac{\text{Dosis (Referenzstrahlung)(Gy)}}{\text{Dosis (zu untersuchende Strahlung)(Gy)}}$$

Die Referenz ist 250-keV-Röntgenstrahlung oder γ-Strahlung des $^{60}$Co.

Der RBW-Faktor energiereicher Elektronen beträgt ca. 1, der von Hoch-LET-Strahlern 2–10.

Die RBW hängt u. a. von der durchstrahlten Materie und der Dosisverteilung ab.

Als Referenzstrahlung dient Röntgenstrahlung mit einer Energie von 250 keV (RBW-Faktor = 1) oder γ-Strahlung des $^{60}$Co.
Hochenergetische Elektronenstrahlung hat einen RBW-Faktor von 0,8–1, die meisten Hoch-LET Strahler haben einen RBW-Faktor zwischen 2 und 10.
Die RBW hängt neben der Strahlungsart von zahlreichen weiteren Faktoren ab, z. B. von der Art des durchstrahlten Gewebes und der räumlichen und zeitlichen Dosisverteilung.

Die **RBW nimmt mit steigendem LET zu.** Bei gleicher Strahlendosis führt ein Hoch-LET-Strahler zu mehr biologischen Schäden und damit zu einem höheren RBW-Faktor als ein Niedrig-LET-Strahler. Jenseits des **Maximums** des RBW-Faktors (bei einem LET von ca. 100 keV/µm) kommt es zum **„overkill"**.

Der Wert der **RBW nimmt mit steigendem LET** zu. Dies erklärt man dadurch, dass bei einem hohen LET die Zahl der in strahlensensiblen Bereichen der Zelle anzutreffenden und irreversiblen Schäden größer ist als bei niedrigem LET. Deshalb führt bei gleicher Strahlendosis ein Hoch-LET-Strahler zu mehr biologischen Schäden und damit zu einem höheren RBW-Faktor als ein Niedrig-LET-Strahler. Bei einem LET von etwa 100 keV/µm erreicht der RBW-Faktor sein **Maximum**. Jenseits dieses LET-Wertes kommt es zum **„overkill"**, d. h., es wird mehr Energie aufgewendet, als zum Abtöten der Zelle notwendig ist. In diesem Energiebereich nimmt die biologische Wirksamkeit der Strahlung ab, da die Energie nicht mehr zur Abtötung weiterer Zellen zur Verfügung steht.

2.3 Wirkung ionisierender Strahlung auf Zellen

Die Strahlenwirkung betrifft jede Zelle, wird aber durch den Zellverband modifiziert. Maximalwirkungen sind Hemmung der Zellproliferation und Zelltod.

## 2.3 Wirkung ionisierender Strahlung auf Zellen

Radiobiologische Untersuchungen von Zellen haben wesentlich zum Verständnis der Wirkung ionisierender Strahlung auf Normal- oder Tumorgewebe beigetragen. Die Strahlenwirkung betrifft jede einzelne Zelle, wird aber durch den Zellverband modifiziert. Hemmung der Zellproliferation und Zelltod sind die schwerwiegendsten und in Tumorgewebe erwünschten Strahlenwirkungen.

2.3.1 Abhängigkeit vom Zellzyklus

Jede proliferierende Zelle durchläuft einen Zyklus, der aus 4 Phasen besteht:
- M-Phase
- $G_1$-Phase
- S-Phase
- $G_2$-Phase.

### 2.3.1 Abhängigkeit vom Zellzyklus

Jede proliferierende Zelle durchläuft einen Zyklus, der sich in die Mitosephase und die Intermitosephase einteilen lässt. In der Mitosephase (**M-Phase**, Abb. **A-2.2**) findet die Zellteilung statt. Die Intermitosephase lässt sich weiter unterteilen in die
- **G1-Phase:** In dieser auf die Zellteilung folgenden Phase werden neben Zytoplasma und Zellorganellen Enzyme und DNA-Bausteine zur Vorbereitung auf die DNA-Synthese produziert.

**A-2.2 Der Zellzyklus.**

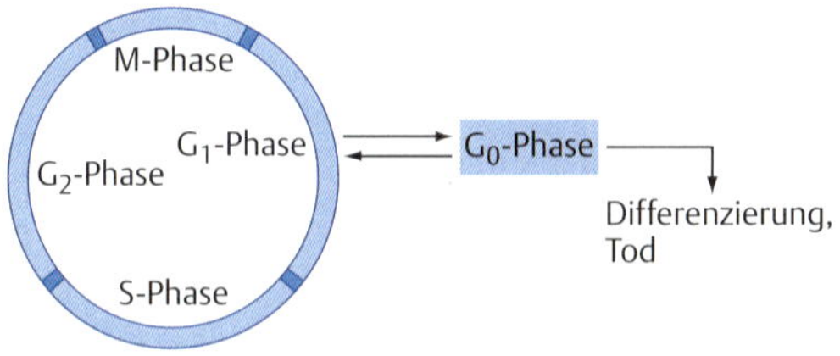


A-2.2

- **S-Phase:** In dieser Phase wird die DNA repliziert, die Chromosomen haben nun 2 Chromatiden (diploider Chromosomensatz).
- **$G_2$-Phase:** In dieser Phase werden Proteine und RNA synthetisiert und die Mitose wird vorbereitet.

Die S-, $G_2$- und die M-Phase laufen in Abhängigkeit vom Zelltyp in einem genauen zeitlichen Rahmen von 8–20 Stunden ab. In der $G_1$-Phase dagegen gibt es eine erhebliche zeitliche Variationsbreite von wenigen Stunden bis Tagen.

Die Dauer der S-, $G_2$- und M-Phase ist für jeden Zelltyp konstant, die der $G_1$-Phase variabel.

Proliferierende Zellen können den Zellzyklus verlassen und in eine Ruhephase, die **G0-Phase** (Abb. **A-2.2**), eintreten. Sie können aus der $G_0$-Phase wieder in die $G_1$-Phase eintreten oder differenzieren sich und sterben nach einiger Zeit ab.

Proliferierende Zellen können reversibel in die **G0-Phase** (Abb. **A-2.2**), eine Ruhephase, eintreten.

Untersuchungen haben gezeigt, dass Zellen in den einzelnen Zyklusphasen eine unterschiedliche Strahlensensibilität aufweisen.

Die Strahlensensibilität der Zelle ist je nach Zyklusphase unterschiedlich.

▶ **Merke.** Die **Strahlenempfindlichkeit** ist in der **M-Phase am größten**, am zweitgrößten in der $G_2$-Phase und der frühen S-Phase. Im weiteren Verlauf ist die S-Phase sehr strahlenresistent. Auch eine lange $G_1$-Phase ist relativ strahlenunempfindlich.

▶ Merke.

▶ **Merke.** Die Strahlenwirkung dicht ionisierender Strahlung (z. B. Neutronenstrahlung) zeigt im Unterschied zu der locker ionisierenden Strahlung keine so große Abhängigkeit von den verschiedenen Phasen des Zellzyklus. Dennoch tritt auch bei dieser Strahlung eine unterschiedliche Strahlenempfindlichkeit in Abhängigkeit vom Zellzyklus auf.

▶ Merke.

Normalerweise ist der Zellzyklus einer Zellpopulation sehr asynchron. Zu den ersten Strahlenwirkungen zählen die **vorübergehende Teilsynchronisierung** des Zyklus und die **Abnahme der Mitoserate**. Dies hängt damit zusammen, dass vorwiegend Zellen überleben, die sich in strahlenresistenten Zyklusphasen befinden, und daher vorübergehend keine Zellen aus der $G_2$-Phase in die M-Phase eintreten. Folglich nimmt die Dauer des Zellzyklus zu. Wird zu diesem Zeitpunkt eine Bestrahlung durchgeführt, so sind die meisten Zellen sehr strahlenresistent. Durch die Teilsynchronisierung treten überlebende Zellen nach einiger Zeit wieder in strahlensensible Zyklusphasen ein und sprechen daher gut auf eine erneute Bestrahlung an.

Zu den ersten Strahlenwirkungen zählen die **vorübergehende Teilsynchronisierung des Zyklus** und die **Abnahme der Mitoserate**. Die Dauer des Zellzyklus nimmt zu. Nach einiger Zeit treten überlebende Zellen wieder in strahlensensible Zyklusphasen ein und sprechen dann gut auf erneute Bestrahlung an.

## 2.3.2 Wirkung auf Zellbestandteile

### Nukleinsäuren

Wie im Kap. Biochemisch-biologische Phase (S. 39) dargestellt, wirken sich DNA-Schäden besonders ungünstig auf die Zelle aus. Folgende Formen von DNA-Schäden (durch direkte oder indirekte Strahlenwirkung) kommen vor:

- **Einzelstrangbruch** (Abb. **A-2.3**): Unterbrechung eines DNA-Strangs aufgrund einer gespaltenen Phosphoesterbindung oder einer chemisch modifizierten Desoxyribose
- **Doppelstrangbruch** (Abb. **A-2.3**): Unterbrechung beider DNA-Stränge. Hierzu kommt es entweder, wenn 2 Einzelstrangbrüche nah beieinander liegen, oder wenn ein Korpuskel die DNA quer durchschlägt.
- **DNA-Vernetzung:** Bei hohen Strahlendosen bilden sich Verbindungen (**Crosslinks**) zwischen den beiden DNA-Strängen (Abb. **A-2.3**) oder zwischen einem DNA-Strang und einem Protein aus.
- **Basenschaden**: Chemische Modifikation oder Verlust einer Purin- oder Pyrimidinbase (Abb. **A-2.3**), z. B. Bildung von Pyrimidin-Dimeren nach UV-Bestrahlung

2.3.2 Wirkung auf Zellbestandteile

Nukleinsäuren

Folgende Formen von DNA-Schäden kommen vor:
- **Einzelstrangbruch** (Abb. **A-2.3**)
- **Doppelstrangbruch** (Abb. **A-2.3**)
- **DNA-Vernetzung** (intra- oder intermolekulare **Crosslinks**, Abb. **A-2.3**)
- **Basenschaden** (Modifikation oder Verlust einer Base, Abb. **A-2.3**)
- **Mehrfachschaden** (**Bulky Lesion**, mehrere DNA-Schäden in Kombination auf engstem Raum).

A-2.3

**A-2.3 Formen der DNA-Schäden durch ionisierende Strahlung.**

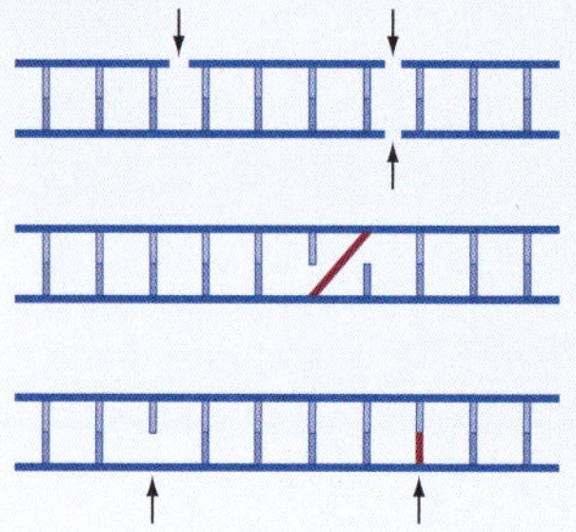


- **Mehrfachschaden** (Bulky Lesion): Bei einem Mehrfachschaden treten die obigen Formen von DNA-Schäden in Kombination und dicht beieinander auf. Es handelt sich meist um irreparable Schäden.

Eine Dosis von 1–2 Gy bewirkt in einer oxygenierten Zelle ca. 1000 Basenschäden, ca. 1000 Einzelstrang- und ca. 40 Doppelstrangbrüche.

Bei einer Strahlendosis, bei der 63 % der strahlenexponierten Zellen absterben, treten über 1000 Basenschäden, ca. 1000 Einzelstrangbrüche und ca. 40 Doppelstrangbrüche auf. Um diese Wirkung zu erzielen, ist in einer oxygenierten Säugetierzelle eine einzelne Dosis von 1–2 Gy notwendig.

▸ Merke.

▸ Merke. Die Form des DNA-Schadens ist von der Dosis und der Art der Strahlung (hoher vs. niedriger LET) abhängig. So erzeugt Strahlung mit einem hohen LET vermehrt schwer oder nicht reparable Doppelstrangbrüche, Strahlung mit einem niedrigen LET vor allem Einzelstrangbrüche.

### Proteine

Strahlung kann durch Modifikation von Proteinen eine **Störung der Proteinsynthese**, **Änderung der Sekundär- und Tertiärstruktur** und **Enzymhemmung** bewirken.

### Proteine

Die Struktur von Proteinen wird durch direkte oder indirekte Strahlenwirkung verändert. Unterschiedliche Modifikationen (z. B. Desaminierung, Decarboxylierung oder Molekülbrüche) können zu einer **Störung der Proteinsynthese** führen. Die Proteinsynthese ist jedoch strahlenresistenter als die DNA-Synthese. Die ionisierende Strahlung kann auch zu **Änderungen der Sekundär- und Tertiärstruktur** von Proteinen und zu **Enzymhemmung** führen.

### Zellorganellen

Strahlung schädigt Zellmembranen, in höheren Dosen auch endoplasmatisches Retikulum und Mitochondrien.

### Zellorganellen

Nach Bestrahlung einer Zelle entstehen durch DNA-Protein-Crosslinks häufig DNA-Zellmembran-Komplexe, außerdem können eine Permeabilitätsstörung der Membran und Vakuolen auftreten. Nach Bestrahlung mit höheren Dosen können das endoplasmatische Retikulum und die Mitochondrien geschädigt werden.

▸ Merke.

▸ Merke. Die im Zellkern liegenden Strukturen und die dort ablaufenden Stoffwechselprozesse werden bei deutlich geringeren Dosen geschädigt als die im Zytoplasma.

### 2.3.3 Zelluläre Reparaturmechanismen als Reaktion auf Strahlenschäden

Nach einer Bestrahlung treten eine Vielzahl unterschiedlicher intrazellulärer **Erholungsvorgänge** auf **physikalischer, chemischer, biochemischer** und **zellulärer Ebene** auf. **Einzelstrangbrüche** sowie **Basenschäden** werden enzymatisch durch **Exzision** des geschädigten Abschnittes behoben (Abb. **A-2.4**).
**Doppelstrangbrüche** können sehr effektiv von der Zelle unschädlich gemacht werden. Dabei stehen unterschiedliche Formen der **genetischen Rekombination** und **End-zu-End-Verbindungen** im Vordergrund.

## 2.3.3 Zelluläre Reparaturmechanismen als Reaktion auf Strahlenschäden

Zellen verfügen über Systeme, die die verursachten Strahlenschäden vollständig oder zumindest teilweise reparieren können. Nach einer Bestrahlung treten eine Vielzahl unterschiedlicher intrazellulärer **Erholungsvorgänge auf physikalischer, chemischer, biochemischer** und **zellulärer Ebene** auf. Diese sind zeitlich abhängig und können innerhalb von Minuten bis Tagen zur Reparatur des Schadens führen. **Einzelstrangbrüche** sowie **Basenschäden** werden enzymatisch durch **Exzision** des geschädigten Abschnittes behoben (Abb. **A-2.4**).
Lange Zeit wurde angenommen, dass **Doppelstrangbrüche** nicht reparabel sind. Heute ist bekannt, dass Doppelstrangbrüche sehr effektiv von der Zelle auf unterschiedliche Art und Weise unschädlich gemacht werden können. Dabei stehen unterschiedliche Formen der **genetischen Rekombination** und der **End-zu-End-Verbindungen** im Vordergrund.

**A-2.4 Schematische Darstellung der Exzisionsreparatur**

A-2.4

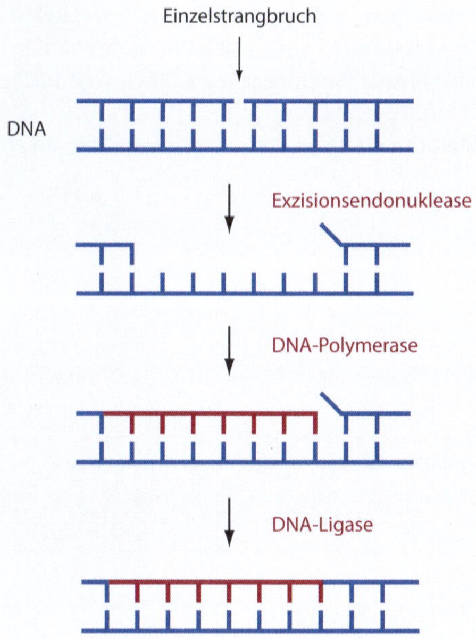


Ein DNA-Schaden wird herausgeschnitten und nach Ersatz der komplementären Basenpaare wird die DNA-Kette wieder angeknüpft.

Auch **Mehrfachschäden** und **Schädigungen der Proteine** können durch unterschiedliche, derzeit noch nicht komplett erforschte Reparatursysteme beseitigt werden. Auf zellulärer Ebene stellt die **Apoptose** (programmierter Zelltod) ein wichtiges Reparatursystem dar, dass **irreparable Schädigungen** durch Zelluntergang beseitigt. Durch diesen Mechanismus, gemeinsam mit einer damit verbundenen **Zellerneuerung**, kann die **Funktionalität** des Gewebeverbandes erhalten werden.

Auch **Mehrfachschäden** und **Schädigungen der Proteine** können repariert werden.

Die **Apoptose (programmierter Zelltod)** ist ein wichtiges Reparatursystem, dass **irreparable Schädigungen** beseitigt. Zusammen mit der **Zellerneuerung** kann die **Funktionalität** erhalten werden.

## 2.3.4 Folgen von Strahlenschäden und fehlerhafter Reparatur für Zellen

2.3.4 Folgen von Strahlenschäden und fehlerhafter Reparatur für Zellen

### Mutationen

Mutationen

► **Definition.** Mutationen sind irreversible Veränderungen der genetischen Information von Körperzellen (**somatische Mutation**) oder von Keimzellen (**Keimzellmutation**).

► Definition.

Mutationen nach Bestrahlung entstehen durch direkte oder indirekte Strahlenwirkung oder durch fehlerhafte Reparatur der Strahlenschäden. Sie sind nicht von Spontanmutationen oder anderen (z. B. durch chemische Noxen) induzierten Mutationen zu unterscheiden.

Mutationen nach Bestrahlung entstehen durch Strahlenwirkung oder fehlerhafte Reparatur der Strahlenschäden.

Mutationen lassen sich einteilen in Genmutationen (Punktmutationen), Chromosomenmutationen und Genommutationen:

- **Genmutationen** (Punktmutationen) sind Veränderungen eines Nukleotids oder weniger Nukleotide, z. B. der Ersatz einer Base durch eine andere (Transition und Transversion), der Verlust (Deletion) oder „Erwerb“ (Insertion) einer Base sowie die Umkehrung der Reihenfolge (Inversion) von Nukleotiden.
- **Chromosomenmutationen** sind Veränderungen der Chromosomenstruktur durch Verlust (Deletion), Verdopplung (Duplikation) oder Verschiebung (Translokation) eines oder durch Umkehrung der Reihenfolge (Inversion) mehrerer Chromosomenanteile. Diese Veränderungen können einen oder beide Arme eines Chromosoms oder mehrere Chromosomen betreffen. Auch die Bildung von Ring- oder dizentrischen Chromosomen zählt zu den Chromosomenmutationen. Der Nachweis dieser Veränderungen in Lymphozyten (**Chromosomenaberrations-Analyse**) nach Bestrahlung erlaubt eine Aussage über die empfangene Strahlendosis und kann somit als **„biologischer Dosimeter“** dienen.
- **Genommutationen** sind Veränderungen der Anzahl der Chromosomen, entweder des gesamten Chromosomensatzes (Vervielfachung = Polyploidie) oder einzelner Chromosomen (z. B. Monosomie, Trisomie).

Es gibt Gen- (Punkt-), Chromosomen- und Genommutationen:

- **Genmutationen (Punktmutationen)** sind Veränderungen eines Nukleotids oder weniger Nukleotide.
- **Chromosomenmutationen** sind Veränderungen der Chromosomenstruktur. Die **Chromosomenaberrations-Analyse** (von Lymphozyten) lässt sich als **„biologischer Dosimeter“** verwenden.
- **Genommutationen** sind Veränderungen der Anzahl der Chromosomen.

Mutationen können **stumm bleiben**, den **Phänotyp verändern**, zu **Störungen des Stoffwechsels** oder zu **Entartung** und **Tod** der Zelle und des Individuums führen.

Sowohl in Körperzellen als auch in Keimzellen können Mutationen **stumm**, d. h. ohne Folgen **bleiben**, den **Phänotyp** (das Erscheinungsbild des Betroffenen) **verändern**, zu **Störungen des Stoffwechsels** oder zu **Entartung** und **Tod** der Zelle und des Individuums führen. Somatische Mutationen wirken sich nur während der Lebensdauer des Betroffenen aus. Keimzellmutationen dagegen können weit reichende Folgen für die Nachkommen des Betroffenen haben.

Die **Häufigkeit strahleninduzierter Mutationen** hängt von zahlreichen Faktoren (s. Haupttext) ab.

Die **Häufigkeit strahleninduzierter Mutationen** hängt von zahlreichen Faktoren ab:

- Zelltyp
- Zelldifferenzierungsgrad
- Dosisleistung
- LET
- Sauerstoffgehalt (S. 61)
- Expositionszeit.

Sie lässt sich nur im Tierexperiment oder an strahlenexponierten Personen (z. B. Atombombenüberlebenden) bestimmen.

► Merke.

► Merke. Die **Mutationsverdopplungsdosis** ist die Strahlendosis, die ebenso viele Mutationen induziert, wie Spontanmutationen auftreten. Sie beträgt für den Menschen 1,0 Gy.

**Potenziell letale und subletale Zellschädigung**

Hierbei ist eine Reparatur des Strahlenschadens möglich.

## Potenziell letale und subletale Zellschädigung

Bei diesen Formen der Zellschädigung besteht für die Zelle die Möglichkeit, den Strahlenschaden zu reparieren. Repariert sie ihn nicht oder fehlerhaft, kommt es zum Zelltod (S. 44). Beide Zellschädigungsformen sind bei der fraktionierten Bestrahlung (S. 46) von Bedeutung.

**Potenziell letaler Strahlenschaden**

Es handelt sich um Strahlenschäden, die sich **je nach Zellmilieu** letal oder nicht letal auswirken können. Nicht proliferierende Zellen überleben diese häufiger als proliferierende Zellen.

### Potenziell letaler Strahlenschaden

Als potenziell letalen Strahlenschaden (potentially lethal damage, PLD) bezeichnet man ein Spektrum von Strahlenschäden, die in **Abhängigkeit vom Zellmilieu** zu einer letalen Zellschädigung oder (mittels Reparaturmechanismen) zur Erholung der Zelle führen können. Ein Zellmilieu, das eine Zellproliferation nicht zulässt, erhöht die Wahrscheinlichkeit einer Reparatur des PLD. Nicht proliferierende Zellen haben mehr Zeit dazu, Strahlenschäden in den Zellzykluspausen zu reparieren, als sich nach der Bestrahlung teilende Zellen.

**Subletaler Strahlenschaden**

Dieser kann **je nach LET der Strahlung, Zahl der SLDs und Zeitintervall seit Bestrahlung** repariert werden.

### Subletaler Strahlenschaden

Subletale Strahlenschäden (SLDs) können **in Abhängigkeit vom LET der Strahlung, von der Zahl der SLDs** und **von dem Zeitintervall seit Bestrahlung** vor dem Eintritt in die M-Phase repariert werden. So sind einzelne SLDs i. d. R. reparabel.

► Merke.

► Merke. Mit steigendem LET einer Strahlungsart nimmt die Fähigkeit einer Zelle zur Reparatur des SLD ab.

Zwei oder mehr SLDs sind für die Zelle letal.

Ist eine Zelle von zwei oder mehreren SLDs betroffen, addiert sich deren Wirkung und führt zum Zelltod.

Die Erholung ist zeitabhängig.

Je länger die Bestrahlung zurückliegt, desto besser erholen sich Zellen von einem SLD.

► Merke.

► Merke. Tumorzellen erholen sich im Vergleich zum Normalgewebe schlechter von einem SLD.

SLDs sind bei der fraktionierten Bestrahlung (S. 46) wichtig.

SLDs spielen eine große Rolle bei der fraktionierten Bestrahlung (S. 46).

**Letale Zellschädigung (Zelltod)**

Es gibt 3 Formen des Zelltodes.

- Beim **klonogenen (reproduktiven) Zelltod** verliert die Zelle während oder nach einer oder mehreren Mitose(n) ihre Teilungsfähigkeit und geht zugrunde (**Mitosetod**).

## Letale Zellschädigung (Zelltod)

Es gibt 3 Formen des Zelltodes nach Bestrahlung: den klonogenen Zelltod, die Nekrose und die Apoptose.

- Dem **klonogenen (reproduktiven) Zelltod** zum Opfer fallende Zellen sind nach der Bestrahlung zunächst morphologisch und metabolisch intakt. Während oder nach einer oder mehreren Mitose(n) verlieren sie jedoch ihre Teilungsfähigkeit und gehen zugrunde. Diese häufigste Form des Zelltodes nach Bestrahlung wird daher

**A-2.5 Dosis-Effekt-Kurven für die Überlebensrate von Säugerzellen nach Bestrahlung (schematische Darstellung).**

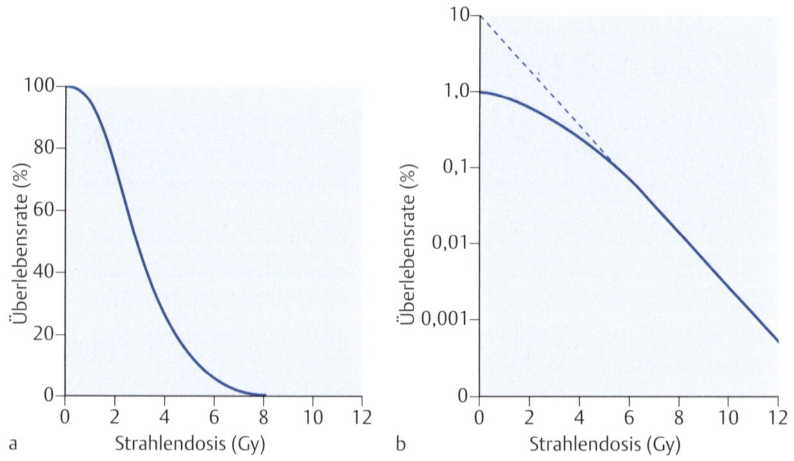


**a** Lineare Darstellung.
**b** Halblogarithmische Darstellung.
(mit freundlicher Genehmigung von Springer Science+Business Media: Scherer E, Sack H, Hrsg. Strahlentherapie. Radiologische Onkologie. Berlin, Heidelberg: Springer; 1996)

auch als **Mitosetod** bezeichnet. Sie tritt bei den meisten Zellen – mit Ausnahme des blutbildenden Systems – auf. In einer Zellkultur zeigt sich der klonogene Zelltod als Verlust der Fähigkeit zur Koloniebildung.

- Bei der **Nekrose** kommt es zum schnellen und vollständigen Funktionsverlust und damit zum Untergang der betroffenen Zellen, verbunden mit einer Entzündungsreaktion des umgebenden Gewebes.
- Bei der **Apoptose** (programmierter Zelltod) löst sich eine einzelne Zelle aus dem Zellverband und zerfällt in membranumschlossene Apoptosekörperchen, die Zellmaterial enthalten und phagozytiert werden. Die Apoptose läuft ohne Entzündungsreaktion ab. Sie tritt in derselben Interphase ein, in der sich die Zelle bei der Bestrahlung befand, und wird daher auch als **Interphasetod** bezeichnet. Apoptose tritt bei Zellen des blutbildenden Systems (z. B. Lymphozyten) und epithelialen Zellen (z. B. Speicheldrüsenzellen) auf.

- Die **Nekrose** ist ein schneller Zelluntergang mit Entzündungsreaktion der Umgebung.
- Die **Apoptose** ist ein programmierter Zelltod einer einzelnen Zelle ohne Entzündungsreaktion. Sie wird auch als **Interphasetod** bezeichnet.

Vergleicht man nach der Bestrahlung von Zellkulturen mit unterschiedlichen Dosen deren Koloniebildungsrate mit der einer unbestrahlten Zellkultur, zeigt sich bei den bestrahlten Zellen i. d. R. eine Abnahme der Koloniebildungsrate und damit der Zellpopulation. Trägt man die Strahlendosis (Abszisse) gegen den Anteil überlebender Zellen (Überlebensrate, Ordinate) auf, erhält man eine **Dosis-Effekt-Kurve**, die **Zellüberlebenskurve**. Sie lässt sich sowohl linear als auch halblogarithmisch darstellen (Abb. **A-2.5**).

Trägt man nach einer Bestrahlung die Strahlendosis (Abszisse) gegen den Anteil überlebender Zellen (Überlebensrate, Ordinate) auf, erhält man eine **Dosis-Effekt-Kurve**, die **Zellüberlebenskurve** (Abb. **A-2.5**).

Bei **locker ionisierender Strahlung** ergibt sich bei halblogarithmischer Darstellung (der häufigsten Darstellungsform) eine **Schulterkurve** (durchgezogene Linie in Abb. **A-2.5b**), die 2 Charakteristika zeigt:

- Im Bereich geringer Dosen findet sich die sog. **Schulter**: In diesem Dosisbereich treten offenbar SLDs auf, die die Zellen reparieren können.
- Im Bereich höherer Dosen zeigt die Zellüberlebenskurve einen **exponenziellen Verlauf**: Die durch diese Dosen entstandenen Strahlenschäden können nicht repariert werden und führen zum Zelluntergang.

Bei **locker ionisierender Strahlung** ergibt sich bei halblogarithmischer Darstellung eine **Schulterkurve** (Abb. **A-2.5b**), die im Niedrig-Dosis-Bereich eine **Schulter**, bei höheren Dosen einen **exponenziellen Verlauf** zeigt.

Bei **dicht ionisierender Strahlung** zeigt die Zellüberlebenskurve eine geringer ausgeprägte Schulterkurve, deshalb findet sich bei dieser Strahlung ein beinahe **exponenzieller Verlauf** (gestrichelte Linie in Abb. **A-2.5b**): Die durch diese Strahlung verursachten Schäden können nicht repariert werden.

Bei **dicht ionisierender Strahlung** zeigt sich ein beinahe **exponenzieller** Verlauf (Abb. **A-2.5b**).

## 2.3.5 Die Strahlenwirkung modifizierende Faktoren

### Zeitliche Dosisverteilung

#### Einzeitbestrahlung mit hoher Dosis

Nach einmaliger Bestrahlung mit hoher Dosis resultiert eine Zellüberlebenskurve wie in Abb. **A-2.6**.

2.3.5 Die Strahlenwirkung modifizierende Faktoren
Zeitliche Dosisverteilung
Einzeitbestrahlung mit hoher Dosis

Die Zellüberlebenskurve verläuft wie in Abb. **A-2.6**.

### Fraktionierte Bestrahlung

Hierbei wird die Gesamtdosis auf mehrere Einzeldosen aufgeteilt. Die Zellüberlebenskurve zeigt nach jeder Dosis eine Schulter (Abb. **A-2.6**), die durch die Reparatur von SLDs im Intervall entsteht und besonders bei Niedrig-LET-Strahlung ausgeprägt ist. Daher müssen bei fraktionierter Bestrahlung mit solcher Strahlung **höhere Gesamtdosen** verwendet werden **als bei Einzeitbestrahlung**.

## Fraktionierte Bestrahlung

Bei fraktionierter Bestrahlung wird die Gesamtdosis auf mehrere Einzeldosen (Fraktionen) aufgeteilt. Die Zellüberlebenskurve zeigt nach jeder Fraktion eine Schulter (Abb. **A-2.6**), die auf die Reparatur von SLDs im Bestrahlungsintervall zurückzuführen ist. Da gesunde Zellen SLDs besser reparieren können als Tumorzellen, zeigt ihre Zellüberlebenskurve eine ausgeprägtere Schulter (Abb. **A-2.6**). Die Schulter ist darüber hinaus bei locker ionisierender Strahlung deutlich ausgeprägter als bei dicht ionisierender Strahlung, da bei letzterer im Bestrahlungsintervall viel weniger Reparaturvorgänge stattfinden. Bei gleicher Gesamtdosis ist demnach bei fraktionierter Bestrahlung vor allem mit locker ionisierender Strahlung die Strahlenwirkung geringer als bei Einzeitbestrahlung. Deshalb müssen bei fraktionierter Bestrahlung insbesondere mit locker ionisierender Strahlung **höhere Gesamtdosen** verwendet werden **als bei Einzeitbestrahlung**. Bei dicht ionisierender Strahlung spielt die zeitliche Dosisverteilung eine geringere Rolle.

Die **Wirkung fraktionierter Bestrahlung** wird durch die **5 R's der Strahlenbiologie modifiziert**:
- Repopulation
- Repair
- Reoxygenation
- Redistribution
- Radiosensitivity.

Die **Wirkung fraktionierter Bestrahlung** wird durch folgende Faktoren **modifiziert**, die als die **5 R's der Strahlenbiologie** bezeichnet werden:
- **Repopulation**: Im Bestrahlungsintervall kann es zu Zellproliferation kommen, so dass eine höhere Dosis notwendig ist, um die zusätzlichen Zellen abzutöten.
- **Repair**, d. h. die Fähigkeit der Zellen, PLDs und SLDs zu reparieren
- **Reoxygenation**: Die Wirkung locker ionisierender Strahlung auf sauerstoffhaltige Zellen ist größer als auf hyp- oder anoxische Zellen (S. 47). Bei fraktionierter Bestrahlung nimmt nach jeder Fraktion die Zahl hypoxischer Tumorzellen ab, da der Tumor durch Zelluntergang kleiner wird und der Diffusionsweg des Sauerstoffs zu den Tumorzellen abnimmt. Die Strahlenwirkung auf das Tumorgewebe nimmt also mit steigender Anzahl der Fraktionen zu.
- **Redistribution**: Zellen, die sich in nach einer Fraktion in einer strahlenresistenten Zellzyklusphase befinden, können im Bestrahlungsintervall in strahlensensible Zyklusphasen (M-, $G_2$-Phase) übergehen.
- **Radiosensitivity**: Die Strahlensensibilität von Tumoren ist unterschiedlich, ebenso die von Tumor- und Normalgewebe, was maßgeblich für den Erfolg der Strahlentherapie bei Tumorerkrankungen ist.

▸ Merke.

▸ Merke. **Reoxygenation** und **Redistribution** können die Strahlen**sensibilität** von Tumor- und Normalgewebe für weitere Strahlendosen erhöhen, **Repopulation** und **Repair** dagegen die Strahlen**resistenz** erhöhen.

**A-2.6 Zellüberlebenskurve von gesundem und von Tumorgewebe bei fraktionierter Bestrahlung.**

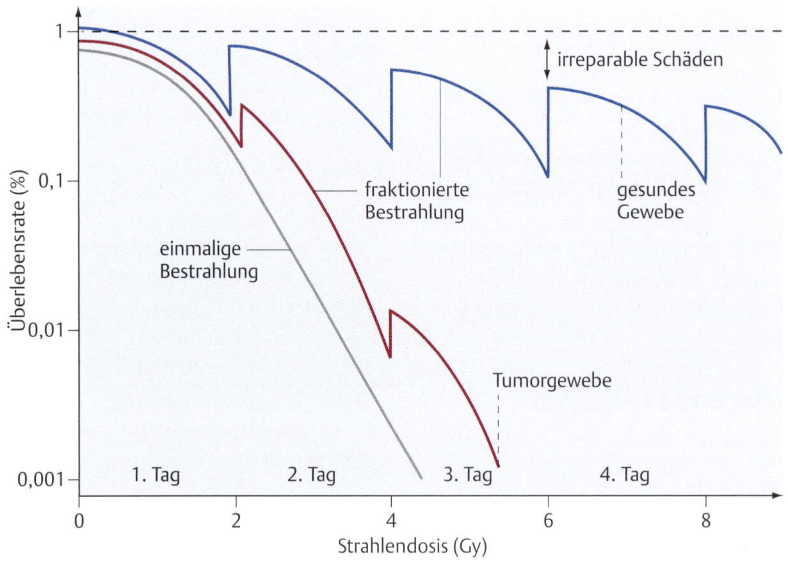


Gesundes Gewebe kann im Gegensatz zu Tumorgewebe im Bestrahlungsintervall fast alle subletalen Strahlenschäden beseitigen. Zum Vergleich ist die Zellüberlebenskurve nach Einzeitbestrahlung dargestellt.

(nach Kauffmann G, Moser E, Sauer R, Hrsg. Radiologie: Bildgebende Verfahren, Strahlentherapie und Strahlenschutz. München: Elsevier GmbH, Urban & Fischer; 2011)

### Protrahierte Bestrahlung

Bei protrahierter Bestrahlung wird die Gesamtdosis über einen längeren Zeitraum hinweg kontinuierlich verabreicht, so dass die Dosis pro Zeiteinheit (Dosisleistung) gering ist. Dadurch besteht für die bestrahlten Zellen vor allem bei protrahierter Bestrahlung die Möglichkeit, SLDs zu reparieren. Auch hier wird ausgenutzt, dass gesunde Zellen diese besser reparieren können als Tumorzellen. Außerdem steigt bei protrahierter Bestrahlung wegen des langen Bestrahlungszeitraums die Wahrscheinlichkeit, dass Zellen aus strahlenresistenten in strahlensensible Zyklusphasen übergehen und ruhende Zellen ($G_0$-Phase) in den Zellzyklus eintreten.
Die protrahierte Bestrahlung findet vor allem in der Brachytherapie (S. 114) bei der Kontaktbestrahlung Anwendung.

**Protrahierte Bestrahlung**

Die Gesamtdosis wird über einen längeren Zeitraum hinweg verabreicht, so dass die Dosisleistung gering ist. So steigt die Chance, Zellen in strahlensensiblen Zyklusphasen zu bestrahlen, und bei locker ionisierender Strahlung können gesunde Zellen SLDs reparieren.

Haupteinsatzgebiet ist die Brachytherapie (S. 114).

### Sauerstoffgehalt

Die **Wirkung locker ionisierender Strahlung** ist **in Anwesenheit von Sauerstoff größer als bei Sauerstoffmangel** (Hypoxie und Anoxie): Unter aeroben Bedingungen sind Zellen wesentlich strahlensensibler (**Sauerstoffeffekt**, Abb. **A-2.7**). Die strahlensensibilisierende Wirkung von Sauerstoff lässt sich durch den **Sauerstoffverstärkungsfaktor** OER (oxygen enhancement ratio) quantifizieren:

$$\text{OER} = \frac{\text{Energiedosis (Gy) unter anoxischen Bedingungen}}{\text{Energiedosis (Gy) unter oxischen Bedingungen}}$$

Untersuchungen haben gezeigt, dass bei klinisch relevanten Einzeldosen der Sauerstoffverstärkungsfaktor zwischen 2,0 und 3,0 schwankt. Somit sind **sauerstoffhaltige Zellen um den Faktor 2–3 strahlenempfindlicher** als hypoxische oder anoxische Zellen.
Ein hoher Anteil anoxischer und hypoxischer Zellen in einem Tumor gefährdet den Erfolg einer Strahlentherapie. Eine fraktionierte Bestrahlung (S. 46) kann bei vielen Tumoren zu einer **Reoxygenierung** von Tumorzellen führen.

**Sauerstoffgehalt**

Sauerstoff sensibilisiert Zellen für die Wirkung locker ionisierender Strahlung (**Sauerstoffeffekt**, Abb. **A-2.7**), quantifizierbar durch den **Sauerstoffverstärkungsfaktor OER**.

**Oxygenierte Zellen** sind **2- bis 3-mal strahlenempfindlicher** als Zellen mit Sauerstoffmangel.

Fraktionierte Bestrahlung kann Tumorzellen **reoxygenieren** und so zu größerer Strahlenwirkung führen.

▶ **Merke.** Mit zunehmenden LET nimmt der Sauerstoffverstärkungsfaktor ab, bis er Null erreicht.

▶ **Merke.**

**A-2.7 Zellüberlebenskurve nach Bestrahlung mit locker ionisierender Strahlung unter oxischen und anoxischen Bedingungen.**

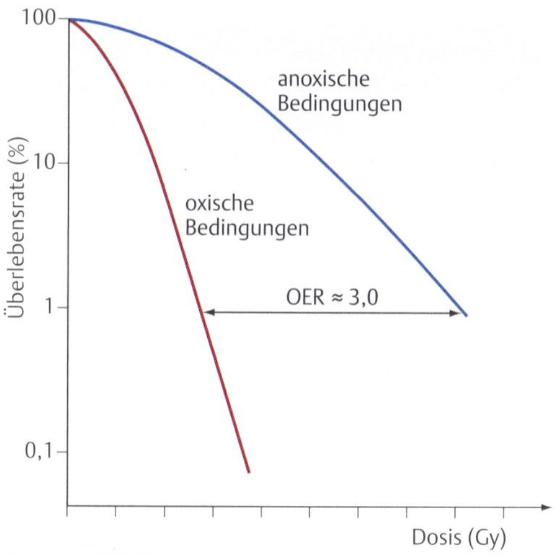


Der Sauerstoffverstärkungsfaktor (OER) beträgt ca. 3,0.
(aus Kauffmann G, Moser E, Sauer R, Hrsg. Radiologie: Bildgebende Verfahren, Strahlentherapie und Strahlenschutz. München: Elsevier GmbH, Urban & Fischer; 2011)

**A-2.7**

### Pharmaka

Die Strahlenwirkung lässt sich durch bestimmte Pharmaka steigern oder mindern.
Strahlensensibilisierende Substanzen (**Radiosensitizer**) im engeren Sinne verstärken die Strahlenwirkung, ohne zytotoxisch zu wirken, wie z. B. Misonidazol und Nimorazol, die die Radikalbildung bei der Radiolyse des Wassers fördern. Radiosensitizer im weiteren Sinne sind Zytostatika (z. B. Cisplatin, Carboplatin, Actinomycin D) und Schwermetallionen (letztere steigern die Strahlenabsorption).

**Pharmaka**

Strahlensensibilisierende Substanzen (**Radiosensitizer**) sind Radikalbildner (z. B. Miso- und Nimorazol), Zytostatika und Schwermetallionen.

Strahlenschutzsubstanzen **(Radioprotektoren)** sind Amifostine, SH-Verbindungen und Chelatbildner. Kaliumjodid schützt vor der Inkorporation von $^{131}I$.

Strahlenschutzsubstanzen **(Radioprotektoren)** im engeren Sinne mindern die Wirkung ionisierender Strahlung auf Normalgewebe, nicht jedoch auf Tumorgewebe (z. B. Amifostine). Radioprotektoren im weiteren Sinne sind nicht selektiv. Hierzu zählen Sulfhydryl (SH)-Verbindungen wie Glutathion und Cysteamin (Radikalfänger) sowie Chelatbildner wie EDTA, die die Ausscheidung von Schwermetallionen fördern. Kaliumjodid schützt vor der Inkorporation von $^{131}I$, denn Jodid wird in der Schilddrüse gespeichert und reduziert dosisabhängig die Aufnahme des radioaktiven Jods in die Schilddrüse.

### Temperatur

Bei der **Hyperthermie** wird durch spezielle Verfahren versucht eine Erhöhung der Körpertemperatur auf **41–44 °C** anzustreben.
In Kombination mit der Strahlentherapie kann dadurch eine Verstärkung der **Radiosensibilisierung** und des **tumoriziden Effekts** erzielt werden.

Bei der **Hyperthermie** wird durch spezielle Verfahren versucht, eine Erhöhung der Körpertemperatur auf **41–44 °C** anzustreben. Man unterscheidet dabei die **regionale Hyperthermie** von der **Ganzkörperhyperthermie**. In Kombination mit der Strahlentherapie kann dadurch eine Verstärkung der **Radiosensibilisierung** und des **tumoriziden Effekts** erzielt werden. Zu beachten ist aber, dass durch diese Therapie auch die Nebenwirkungswahrscheinlichkeit im Normalgewebe erhöht wird. Erste klinische Studien sind erfolgversprechend, dennoch ist die Hyperthermie noch keine Standardtherapie und sollte nur in Studien zur Anwendung kommen.

## 2.3.6 Quantifizierung der Strahlenwirkung

Das **linear-quadratische Modell** (α/β-Modell) beschreibt die Anzahl überlebender Zellen (SF) nach – insbesondere fraktionierter – Bestrahlung:

Zur mathematischen Beschreibung von Zellüberlebenskurven, vor allem von Schulterkurven, eignet sich das **linear-quadratische Modell** (α/β-Modell). Es beschreibt die Anzahl der überlebenden Zellen nach – insbesondere fraktionierter – Bestrahlung, und zwar nach folgender Beziehung:

▸ Merke.

▸ Merke. $\log SF = -\alpha D - \beta D^2$

Die **lineare Komponente** des Modells **(−αD)** beschreibt eine geringe Reparaturkapazität von Strahlenschäden, die **quadratische Komponente (−βD²)** eine hohe Reparaturkapazität.

**SF** (survival fraction) steht für die Anzahl der überlebenden Zellen, **D** für die applizierte Dosis. **α** und **β** sind gewebespezifische Konstanten. **−αD** ist die **lineare Komponente** des Modells. Sie entsteht durch nicht oder fehlerhaft reparierte Doppelstrangbrüche, die zum Tod der Zelle führen, beschreibt also eine geringe bis fehlende Reparaturkapazität für Strahlenschäden. **−βD²** ist die **quadratische Komponente** des Modells. Sie entsteht durch reparable Doppelstrangbrüche und beschreibt somit eine hohe Reparaturkapazität. Sie bestimmt die Breite der Schulter.

Die Dosis, bei der αD gleich βD² ist, heißt **α/β-Wert**.

Anhand des α/β-Wertes lassen sich unterscheiden:

**früh reagierende Gewebe**: Ihr **α/β-Wert** ist **hoch (6–30 Gy)**, ihre Reparaturkapazität gering. Die Zellüberlebenskurve verläuft fast linear, die **Schulter** ist **klein**.

**spät reagierende Gewebe**: Ihr **α/β-Wert** ist **niedrig** (**1–6 Gy**), ihre Reparaturkapazität hoch. Die Zellüberlebenskurve zeigt eine **ausgeprägte Schulter**.

Der Dosiswert (in Gray), bei dem die lineare und die quadratische Komponente gleich groß sind, heißt **α/β-Wert**.
Anhand des α/β-Wertes lassen sich 2 Gewebetypen unterscheiden:

- **Früh reagierende Gewebe** besitzen einen **hohen α/β-Wert (6–30 Gy)**. Bei ihnen überwiegt die lineare Komponente, d. h., die Reparaturkapazität für Strahlenschäden ist gering. Der Verlauf der Zellüberlebenskurve ist fast linear, die **Schulter klein**. Die Unterschiede in der Strahlenwirkung zwischen Einzeit-, fraktionierter und protrahierter Bestrahlung sind bei vergleichbarer Gesamtdosis daher nur gering. Zu den früh reagierenden Geweben zählen die in Tab. **A-2.1** aufgeführten Normalgewebe und die meisten malignen Tumoren.
- **Spät reagierende Gewebe** (Tab. **A-2.1**) besitzen einen **niedrigen α/β-Wert** (**1–6 Gy**). Bei ihnen überwiegt die quadratische Komponente, die auf eine hohe Reparaturkapazität hinweist. Die Zellüberlebenskurve zeigt eine **ausgeprägte Schulter**. Bei diesen Geweben ist die Strahlenwirkung bei fraktionierter oder protrahierter Bestrahlung bei vergleichbarer Gesamtdosis deutlich geringer als bei Einzeitbestrahlung.

Das Modell kann unterschiedliche Behandlungsschemata bezüglich der Gesamtdosis vergleichen.

Das α/β-Modell kann unterschiedliche Behandlungsschemata bezüglich der Gesamtdosis vergleichen, wenn die Einzeldosis und die Gesamtdosis einer Standardbehandlung bekannt sind. Dazu wird folgende Gleichung verwendet:

▸ Merke.

▸ Merke. $D2/D1 = (\alpha/\beta + d1) / (\alpha/\beta + d2)$

Der Einfluss des Zeitfaktors auf die Strahlenwirkung bleibt unberücksichtigt.

Das Modell berücksichtigt den Einfluss der Fraktionierung auf die Strahlenwirkung, nicht jedoch den des Zeitfaktors, d. h. der Bestrahlungsdauer.

**A-2.1 Repräsentative α/β-Werte für Normalgewebe und Tumoren**

| Gewebetyp und Folgen | α/β-Wert (Gy) |
|---|---|
| **früh reagierende Normalgewebe** | |
| Haut (Erythem) | 10,6 |
| Lunge (Pneumonitis innerhalb der ersten 90 Tage der Radiotherapie, Ösophagitis) | > 8,8 |
| Mundschleimhaut (Mukositis) | ca. 10,8 |
| **spät reagierende Normalgewebe** | |
| Haut (Teleangiektasien) | 2,7 |
| Haut (Fibrose) | 1,7 |
| Lunge (Pneumonitis später als 90 Tage nach Radiotherapie, Atelektase, Fibrose, Lungenödem) | < 3,8 |
| Darm (Perforation, Strikturen) | 3,9 |
| Rückenmark (Myelopathie) | < 3,3 |
| Knorpel oder Knochen (Nekrose) | 4,5 |
| **Tumoren** | |
| Nasopharynxkarzinom | 16 |
| Stimmbandkarzinom | ca. 13 |
| Mundhöhlenkarzinom | ca. 16 |
| Bronchialkarzinom (Plattenepithelkarzinom) | ca. 50–90 |
| Zervixkarzinom (Plattenepithelkarzinom) | > 13,9 |
| Haut (Plattenepithelkarzinom) | 8,5 |
| Haut (malignes Melanom) | 0,6 |
| Liposarkom | 0,4 |

## 2.4 Wirkung ionisierender Strahlung auf den menschlichen Körper

Wie erläutert, führt ionisierende Strahlung zu Hemmung der Zellproliferation und Zelltod. Deren Folgen für Gewebe und Organe lassen sich nach folgenden Gesichtspunkten einteilen:

- nach dem Zeitpunkt ihres Auftretens in akute und chronische Strahlenfolgen,
- nach ihrem Ausmaß in lokale und systemische Strahlenfolgen.

Diese Strahlenfolgen sind **deterministische Strahlenschäden** (S. 68), d. h., für sie existiert eine Schwellendosis.

**2.4 Wirkung ionisierender Strahlung auf den menschlichen Körper**

Die Folgen ionisierender Strahlung für Organe und Gewebe lassen sich einteilen in:

- akut oder chronisch
- lokal oder systemisch.

Es sind **deterministische Strahlenschäden** (S. 68).

### 2.4.1 Akute Strahlenfolgen

**2.4.1 Akute Strahlenfolgen**

▸ **Definition.** Akute Strahlenfolgen treten in einem Zeitraum von **bis zu 90 Tagen** nach Bestrahlung auf.

▸ **Definition.**

Sie betreffen **Gewebe mit einem hohen Zellumsatz** sowie das **Gefäßsystem**.
Rasch proliferierende Zellverbände sind durch einen hohen α/β-Wert gekennzeichnet (früh reagierende Gewebe, Tab. **A-2.1**), besitzen also eine geringe Reparaturkapazität. Sie zeigen eine **hierarchische Proliferationsorganisation**, d. h., es besteht eine klare Aufgabentrennung zwischen Stammzellen, Vorläuferzellen und ausdifferenzierten, funktionstüchtigen Zellen. Die Bestrahlung führt zu einem Verlust der Stammzellen, der sich bei diesen Geweben rasch in einem **Mangel an funktionstüchtigen Zellen** äußert. Dieser führt zur Funktionseinschränkung.
Die Reaktion des Gefäßsystems besteht in einer Vasodilatation der Kapillaren bei Kontraktion der Venolen und infolgedessen in Hyperämie **(Erythem)** und erhöhter Gefäßpermeabilität **(Ödem)**.

Betroffen sind **Gewebe mit hohem Zellumsatz** und **Gefäße**.
Rasch proliferierende und daher früh reagierende Gewebe (Tab. **A-2.1**) zeigen eine **hierarchische Proliferationsorganisation**. Der strahleninduzierte Verlust an Stammzellen führt rasch zu einem **Mangel an funktionstüchtigen Zellen**.

Eine Erweiterung der Kapillaren führt zu **Erythem** und **Ödem**.

▸ **Merke.** Das Ausmaß der akuten Strahlenfolgen hängt von der Expositionsdauer ab.

▸ **Merke.**

Akute Strahlenfolgen heilen meist aus.

Meist kommt es zur Restitutio.

## 2.4.2 Chronische Strahlenfolgen

▶ **Definition.** Chronische Strahlenfolgen treten **ab 90 Tagen** nach Bestrahlung auf.

Betroffen sind **Gewebe mit geringem Zellumsatz**, **Bindegewebe** und **Gefäße**. Langsam proliferierende und daher spät reagierende Gewebe (Tab. **A-2.1**) zeigen eine **flexible Proliferationsorganisation**, so dass sich der Verlust an Stammzellen weniger auswirkt als bei früh reagierenden Geweben.

Sie betreffen **Gewebe mit einem geringen Zellumsatz**, **Bindegewebe** und ebenfalls das **Gefäßsystem**. Langsam proliferierende Zellverbände sind durch einen niedrigen α/β-Wert gekennzeichnet (spät reagierende Gewebe, Tab. **A-2.1**), besitzen also eine hohe Reparaturkapazität. Sie zeigen eine **flexible Proliferationsorganisation**, d. h., es besteht keine klare Aufgabentrennung zwischen Stammzellen und ausdifferenzierten, funktionstüchtigen Zellen. Die Bestrahlung führt auch bei diesen Geweben zu einem Verlust an Stammzellen, der sich jedoch wegen der flexiblen Proliferationsorganisation nicht so gravierend auswirkt wie bei früh reagierenden Geweben.

Gravierend sind die Fibrose, Zerstörung der Kapillaren mit Teleangiektasien und die Intimafibrose der Arteriolen, die zu **Nekrosen** und **Ulzera** führen.

Im Vordergrund steht die Reaktion des Bindegewebes und des Gefäßendothels. Die Bestrahlung führt zu einer **Fibrose** und zur **Zerstörung der Kapillaren** im bestrahlten Areal, in deren Folge **Teleangiektasien** auftreten. Die **Arteriolen** zeigen **fibrotische Wandveränderungen**. Die Veränderungen des Gefäßsystems ziehen **Nekrosen** und **Ulzera** nach sich.

▶ **Merke.** Das Risiko und das Ausmaß chronischer Strahlenfolgen hängen von der Höhe der Dosis ab.

Sie sind meist irreversibel und selten therapierbar.

Chronische Strahlenfolgen sind, da sie meist irreversibel, teilweise progredient und selten therapierbar sind, von Strahlentherapeuten sehr gefürchtete Nebenwirkungen.

## 2.4.3 Systemische Strahlenfolgen: Akutes Strahlensyndrom

Ursache ist das Absterben vieler Zellen, der Verlauf daher akut.

Das **akute Strahlensyndrom (akute Strahlenkrankheit)** tritt nach einer **ausgedehnten Teil- oder Ganzkörperexposition** auf. Die Intensität variiert u. a. mit der Höhe der Dosis.

Systemische Strahlenfolgen treten auf, wenn eine große Anzahl von Zellen abstirbt, und sind daher akut.

**Akutes Strahlensyndrom (akute Strahlenkrankheit**) ist der Oberbegriff für eine Vielzahl von Symptomen, die nach einer **ausgedehnten Teilbestrahlung des Körpers oder** einer **Ganzkörperexposition** auftreten. Die Ausprägung der Symptome hängt außer vom bestrahlten Körpervolumen von der Höhe der Dosis, dem LET der Strahlung, der zeitlichen Aufteilung der Dosis (Einzeit- vs. fraktionierte Bestrahlung) und der Dosisleistung ab.

Es verläuft in 3 Phasen:
- **Prodromalphase:** Kopfschmerzen, Übelkeit, Erbrechen
- **Latenzphase:** weitgehend symptomfrei
- **Hauptphase:** Je nach Höhe der Dosis manifestieren sich die Strahlenschäden an unterschiedlichen Organen (Tab. **A-2.2**).

Es verläuft in 3 Phasen:
- **Prodromalphase:** Sie ist durch Kopfschmerzen, Übelkeit und Erbrechen gekennzeichnet. Sie tritt umso früher ein, je höher die Dosis ist.
- **Latenzphase:** Während sich die Strahlenschäden ausbilden, ist der Betroffene weitgehend asymptomatisch.
- **Hauptphase:** Hier manifestieren sich die Strahlenschäden klinisch. Anhand der betroffenen Organsysteme kann man 3 Formen unterscheiden (Tab. **A-2.2**). Welches Organsystem betroffen ist, hängt vor allem von der Höhe der Dosis ab. Eine therapeutische Intervention ist mit gutem Ergebnis nur beim hämatopoetischen Syndrom möglich.

**A-2.2 Klinische Formen der Strahlenkrankheit**

| Erkrankungsform | zerebrales Syndrom | gastrointestinales Syndrom | hämatopoetisches Syndrom |
|---|---|---|---|
| **bestimmendes Organ** | zentrales Nervensystem | Dünndarm | Knochenmark |
| **auslösende Dosis** | > 10 Gy | 4–6 Gy | 2–4 Gy |
| **Dauer der Latenzphase** | 0,5–3 Stunden | 3–5 Tage | 3 Wochen |
| **Leitsymptome** | Kopfschmerzen, Übelkeit, Erbrechen, Lethargie, Koma, Konvulsionen | Diarrhö (Resorptionsstörungen), Fieber (Superinfektion), Wasser- und Elektrolytstörungen, hypovolämischer Schock | Blutungen, Purpura, Infektionen |
| **Pathologie** | Entzündung des ZNS, Hirnödem | Teilungshemmung der Stammzellen in den Lieberkühn-Krypten mit Denudation der Darmzotten | Absterben zunächst der Stammzellen (am schnellsten der Lymphoblasten), dann der Lymphozyten und der übrigen peripheren Blutzellen in der Reihenfolge ihrer Lebensdauer, Knochenmarkfibrose |
| **mögliche Überlebenszeit (ohne Therapie)** | 2 Tage | 2 Wochen | 2 Monate |
| **Prognose** | hoffnungslos | schlecht | bei Therapie gut |

Eine Dosis von bis zu 2 Gy (2 Sv) führt lediglich passager zu rascher Ermüdung und Konzentrationsstörungen. Die **mediane Letaldosis**, bei der nach Ganzkörperexposition 50 % der Menschen nach 30 Tagen versterben **(LD 50/30)**, liegt bei **3–4 Gy** (3–4 Sv), die **absolut letale** Dosis bei ca. **7 Gy** (7 Sv). Eine Dosis > 100 Gy führt noch während oder kurz nach der Exposition zum Tod.

Bei bis zu 2 Gy treten passager subjektive Symptome auf, > 100 Gy führen fast sofort zum Tod. Die **LD 50/30** liegt bei **3–4 Gy** (3–4 Sv), die **absolut letale Dosis** bei **7 Gy** (7 Sv).

## 2.4.4 Lokale Strahlenfolgen

Lokale Strahlenfolgen sind akut oder chronisch.
Das Ausmaß der Strahlenfolgen an einem Organ hängt nicht nur von seiner Proliferationsorganisation, sondern auch von der **Anordnung seiner funktionellen Untereinheiten** (functional subunits, **FSUs**) ab. Bei **paralleler** Anordnung der FSUs kann der strahlenbedingte Ausfall von FSUs kompensiert werden, bei **serieller** nicht.

2.4.4 Lokale Strahlenfolgen

Sie sind akut oder chronisch.
Proliferationsorganisation und **Anordnung der funktionellen Untereinheiten** eines Organs (**FSUs**) bestimmen ihr Ausmaß.

### Hämatopoetisches System

Das **Knochenmark** ist wegen seiner hierarchischen Proliferationsorganisation sehr **strahlenempfindlich**. Am strahlenempfindlichsten sind die undifferenzierten pluripotenten Stammzellen. Je höher der Differenzierungsgrad, desto geringer ist die Strahlenempfindlichkeit der Knochenmarkzellen. Eine Einzeitbestrahlung des Knochenmarks mit einer Dosis von **3–4 Gy reduziert** die Zahl der **Stammzellen** um **bis zu 90 %**. Eine **Wiederbesiedlung** des bestrahlten Knochenmarkstromas mit pluripotenten Stammzellen ist **nach Dosen von bis zu 45 Gy möglich**. Die Stammzellen können aus der Peripherie oder unbestrahlten Knochenmarkbereichen einwandern.
Die **peripheren Blutzellen** sind relativ **strahlenresistent**. Deshalb manifestiert sich eine strahlenbedingte Abnahme der Zellzahl erst am Ende ihres Generationszyklus (Abb. **A-2.8**). Erythrozyten sind am resistentesten und haben die höchste Lebensdauer, so dass ihre Zahl nur geringfügig abnimmt.

Hämatopoetisches System

Das **Knochenmark** ist sehr strahlenempfindlich. Am empfindlichsten sind die pluripotenten Stammzellen. Eine Einzeitbestrahlung mit **3–4 Gy reduziert die Stammzellzahl** um bis zu **90 %**. Eine **Wiederbesiedlung** des bestrahlten Knochenmarks ist **nach Dosen bis zu 45 Gy möglich**.

Die Reaktion der strahlenresistenteren **peripheren Blutzellen** zeigt Abb. **A-2.8**.

**A-2.8 Blutbildveränderungen nach Ganzkörperexposition mit ca. 3 Gy.**

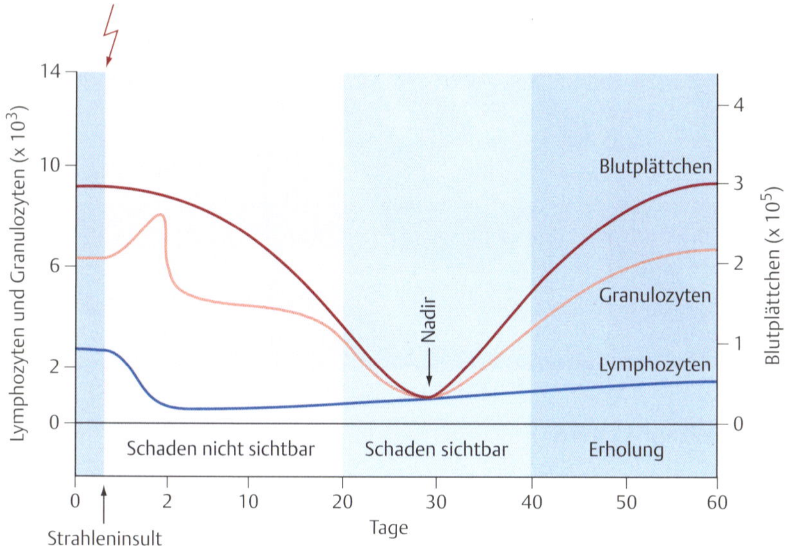


(nach Sauer R. Strahlentherapie und Onkologie. München: Elsevier GmbH, Urban & Fischer; 2010)

A-2.8

### Verdauungstrakt

Die Strahlensensibilität der Abschnitte des Verdauungstrakts ist unterschiedlich. Sie ist am größten im Dünndarm und nimmt in der Reihenfolge Dickdarm, Magen, Ösophagus und Rektum ab.
**Akut** bewirkt die Strahlung eine Teilungshemmung der Stammzellen, die wegen des fehlenden Zellnachschubs und Gefäßschädens (S. 49) zu einer **Mukositis** führt (s. auch Tab. **A-2.4**). Am Dünndarm führt der Mitosestopp der Stammzellen in den Lieberkühn-Krypten nach Absterben der Epithelzellen an der Zottenoberfläche zur **Denudation der Zotten** (**Strahlenenteritis**) mit Resorptionsstörungen, blutiger Diarrhö, Wasser- und Elektrolytverlusten sowie evtl. einer bakteriellen Infektion. Am Dickdarm führt der Mitosestopp zu einer **Strahlenproktitis**, die sich durch blutige, schlei-

Verdauungstrakt

Der strahlenempfindlichste Abschnitt ist der Dünndarm.

**Akut** kommt es durch Teilungshemmung der Stammzellen und Gefäßschäden zu einer **Mukositis** (s. auch Tab. **A-2.4**). Am Dünndarm entsteht durch **Denudation der Zotten** eine **Strahlenenteritis** mit Diarrhö, Wasser-, Elektrolytverlusten und Infektionsgefahr, am Dickdarm eine **Strahlenproktitis**.

mige Diarrhö äußert. Bei Gesamtdosen von 50–54 Gy und Einzeldosen von 2 Gy sind akute Strahlenfolgen selten dosislimitierend.

**Chronische Strahlenfolgen** sind Ulzera, Perforation, narbige Stenosen und Strikturen.

**Chronische Strahlenfolgen** wie **Ulzera**, **Perforation**, **narbige Stenosen** oder **Strikturen** können sich je nach bestrahltem Volumen und in Abhängigkeit von der verwendeten Einzeldosis nach Dosen von ca. 60–65 Gy entwickeln.

## Lunge

Durch die parallele Anordnung der FSUs lässt sich der Ausfall bestrahlter FSUs kompensieren, bei großem bestrahlten Volumen sind die akuten Strahlenfolgen jedoch oft dosislimitierend.

Da die FSUs der Lunge parallel angeordnet sind, können unbestrahlte FSUs die Funktionseinschränkung bestrahlter FSUs kompensieren, so dass sich die Gesamtlungenfunktion nicht verschlechtert. Da aber bei ausgedehnten Lungentumoren oft ein sehr großes Areal bestrahlt werden muss, sind die akuten Strahlenfolgen am umliegenden gesunden Lungengewebe oft dosislimitierend. Werden Lungentumoren mittels kombinierter Strahlen- und Chemotherapie behandelt (häufig), schränkt dies die Toleranz des gesunden Gewebes zusätzlich ein.

**Akut** kann nach ca. 1 Monat eine **Strahlenpneumonitis** auftreten (Abb. **A-2.9**).

Nach Gesamtdosen von 20–30 Gy kann als **akute Strahlenfolge** ca. 4–8 Wochen nach Bestrahlung eine **Strahlenpneumonitis** auftreten. Das klinische und das radiologische Bild ähneln dem einer atypischen viralen Pneumonie (Husten, Dyspnoe bzw. s. Abb. **A-2.9**). Sehr oft verläuft diese Form der Pneumonitis aber völlig asymptomatisch.

Sie kann in eine **Lungenfibrose** übergehen **(chronisch)**.

Als **chronische Strahlenfolge** kann die Strahlenpneumonitis in eine **Lungenfibrose** übergehen, deren Entwicklung 1–2 Jahre nach Bestrahlung abgeschlossen ist.

**A-2.9 Strahlenpneumonitis.**

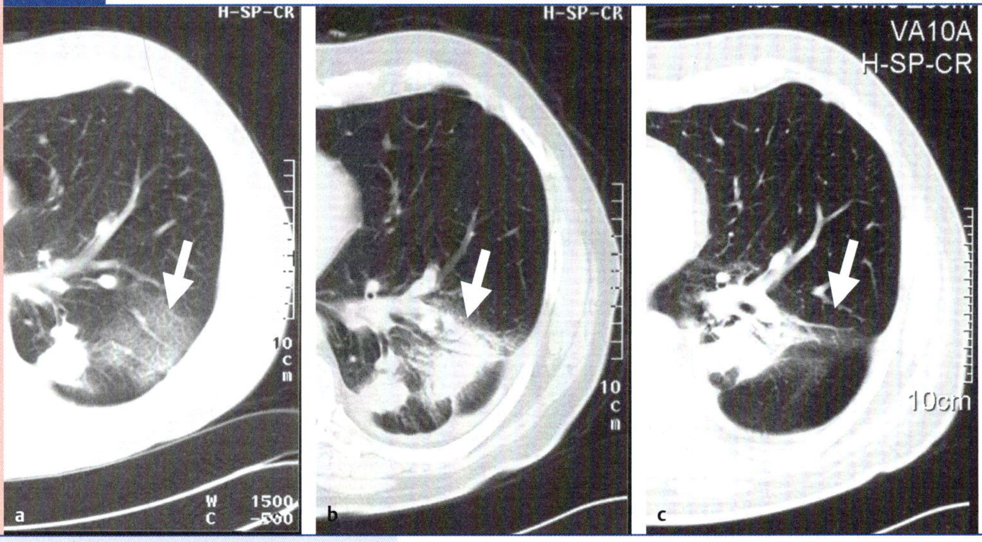


**a** 1 Monat
**b** 3 Monate und
**c** 8 Monate nach Bestrahlung.

## Herz-Kreislauf-System

Am **Herzen** treten **akut** und meist asymptomatisch EKG-Veränderungen, Perikarderguss, Perikarditis oder Pankarditis auf, als **Langzeitfolge** eine Kardiomyopathie.

Am Herzen treten als **akute Strahlenfolgen** funktionelle Störungen **(EKG-Veränderungen)**, **Perikarderguss, Perikarditis** oder **Pankarditis** auf, die meist asymptomatisch sind. Als **Langzeitfolge** einer mediastinalen Bestrahlung (z. B. bei Morbus Hodgkin) kann eine **Kardiomyopathie** auftreten, die durch Veränderungen der Herzgefäße (s. u.) und eine interstitielle Fibrose gekennzeichnet ist. Langzeituntersuchungen zeigen, dass bei 15–20 % der wegen Morbus Hodgkin Bestrahlten die Herzfunktion reduziert ist.

Veränderungen der **Gefäße** sind in vielen Organen maßgeblich an der Entstehung von akuten und chronischen Strahlenfolgen beteiligt. **Arteriolen** und **Kapillaren** spielen eine **entscheidende Rolle** bei der Entstehung **chronischer Strahlenfolgen**.

Veränderungen der **Gefäße** sind in vielen Organen maßgeblich an der Entstehung von akuten und chronischen Strahlenfolgen beteiligt. Großvolumige Gefäße zeigen nach einer Bestrahlung im therapeutischen Dosisbereich geringe Veränderungen. **Arteriolen und Kapillaren** dagegen sind **von zentraler Bedeutung für** die Entstehung **chronischer Strahlenfolgen** (S. 50). Diese manifestieren sich aufgrund der langen Zellzyklusdauer der Endothelzellen erst sehr spät. Kapillaren und Venolen spielen auch bei der Entstehung von akuten Strahlenfolgen (S. 49) eine Rolle. Venen dagegen sind sehr strahlenresistent.

## Leber

Da die FSUs der Leber parallel angeordnet sind, können bei Leberteilbestrahlungen hohe Dosen appliziert werden, ohne die Leberfunktion zu beeinträchtigen. Bei Bestrahlung der gesamten Leber mit Dosen von über 30 Gy tritt jedoch mit einer Latenz von 2–6 Wochen als **akute Strahlenfolge** eine **Strahlenhepatitis** auf, die die Charakteristika der veno-occlusive disease (VOD, Abb. **A-2.10**) zeigt: Verschluss von Zentralvenen und Untergang von Hepatozyten in den betroffenen Leberläppchen. Sie manifestiert sich durch einen Anstieg der Leberenzyme, Ikterus, Hepatomegalie und Aszites. Als **chronische Strahlenfolge** entwickelt sich, beginnend etwa 6 Monate nach Bestrahlung, eine nur begrenzt reversible **Leberzirrhose**.

**Leber**

Bei Bestrahlung der gesamten Leber mit Dosen > 30 Gy tritt als **akute Strahlenfolge** eine **Strahlenhepatitis** mit Verschluss von Zentralvenen (Abb. **A-2.10**), als **chronische Strahlenfolge** eine **Leberzirrhose** auf.

**A-2.10 Strahlenhepatitis.**

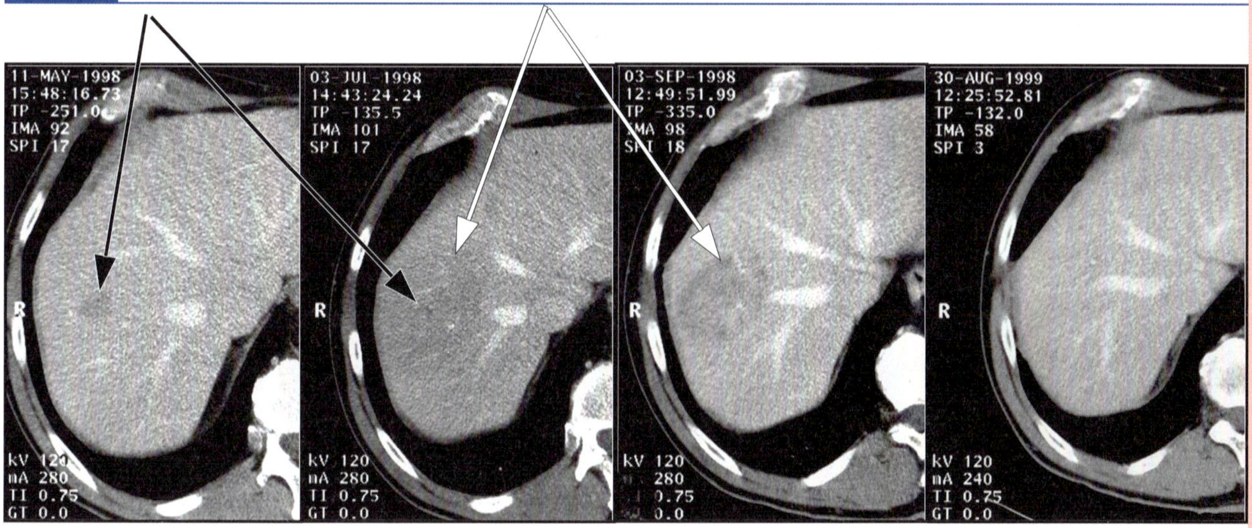


Computertomogramm zum Zeitpunkt der Bestrahlung einer Lebermetastase (**a**, schwarze Pfeile) sowie 2 Monate (**b**), 4 Monate (**c**) und 15 Monate (**d**) nach Bestrahlung. Die Strahlenreaktion zeigt das Bild der veno-occlusive disease (VOD) (weiße Pfeile).

## Niere

Teilbestrahlungen oder die Bestrahlung einer Niere bei ausreichender Schonung der anderen schränken auch bei sehr hohen Dosen die Nierenfunktion nicht ein. Bei Überschreitung der Toleranzdosis (Tab. **A-2.4**) entwickelt sich als charakteristische **chronische Strahlenfolge** eine **Strahlennephropathie** (auch als **Strahlennephritis** bezeichnet) mit Tubulusatrophie und interstitieller Fibrose. Sie manifestiert sich etwa 6 Monate nach Bestrahlung mit den klassischen Zeichen einer **Niereninsuffizienz**. Ein strahleninduzierter Bluthochdruck kann auch noch 10 Jahre nach Bestrahlung entstehen.

**Niere**

Bei Überschreitung der Toleranzdosis (Tab. **A-2.4**) entwickelt sich als **chronische Strahlenfolge** eine **Strahlennephropathie (Strahlennephritis)** mit den klinischen Zeichen der **Niereninsuffizienz**.

## Nervensystem

Für strahleninduzierte Effekte des ZNS wird nicht die allgemein gültige Einteilung in Früh- bzw. Spätveränderungen verwendet. Vielmehr können 3 Kategorien unterschieden werden:

- **Frühveränderungen:** Sie können bei Applikation sehr hoher Dosen schon Stunden nach Bestrahlung auftreten. Es kann sich ein **radiogen induziertes Ödem** während oder nach der Bestrahlung manifestieren (Abb. **A-2.11**). Dabei ist die Störung der Blut-Hirn-Schranke eine der maßgeblichen Ursachen. Je nach Lokalisation werden diese Frühveränderungen als **akute Strahlenenzephalitis** oder **akute Strahlenmyelitis** bezeichnet.
- **Frühe Spätreaktion:** In den ersten 6 Monaten nach Bestrahlung kann es zu einer **subakuten Myelitis, Enzephalitis** oder einer **Leukoenzephalopathie** kommen. Im Bereich des Rückenmarks treten möglicherweise reversible Parästhesien **(Lhermitte-Zeichen)** auf.

**Nervensystem**

Für strahleninduzierte Effekte des ZNS können 3 Kategorien unterschieden werden:

- **Frühveränderungen:** Sie können bei Applikation sehr hoher Dosen schon Stunden nach Bestrahlung auftreten (Abb. **A-2.11**).
- **Frühe Spätreaktion:** In den ersten 6 Monaten können eine **subakute Myelitis, Enzephalitis** oder **Leukoenzephalopathie** auftreten.

A-2.11 **Strahleninduzierte Effekte am ZNS.**

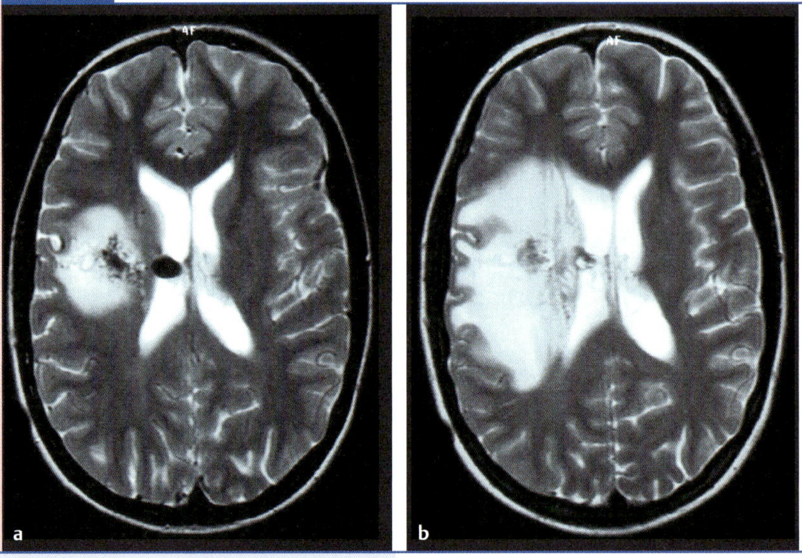


**a** Vor Bestrahlung.
**b** 3 Monate nach Bestrahlung: Zunahme eines zerebralen Ödems 3 Monate nach Einzeitbestrahlung einer arteriovenösen Malformation (AVM).

A-2.12 **Radionekrose des Rückenmarks.**

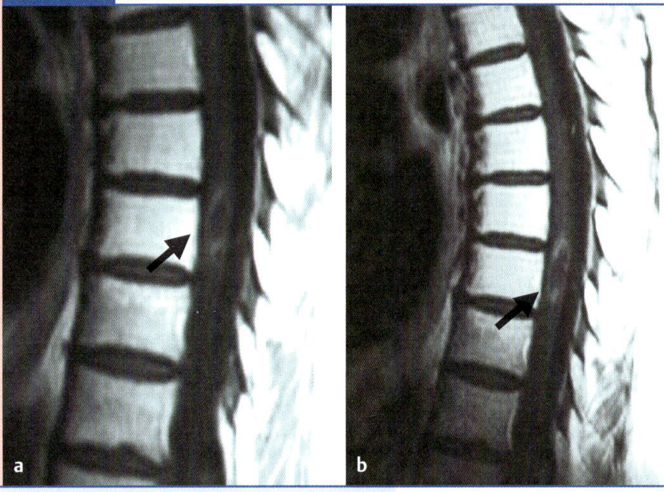


**a** 8 Monate und
**b** 10 Monate nach Bestrahlung. T 1-gewichtetes Kernspintomogramm nach Kontrastmittelgabe.

- **Späte Spätreaktion:** In einem Zeitraum von mehreren Monaten bis Jahren kann sowohl im Gehirn als auch im Rückenmark eine **Radionekrose** auftreten (Abb. **A-2.12**).

Das **periphere Nervensystem** scheint **relativ strahlenresistent** zu sein, Schäden können jedoch auch hier auftreten.

- **Späte Spätreaktion:** In einem Zeitraum von mehreren Monaten bis Jahren kann sowohl im Gehirn als auch im Rückenmark eine **Radionekrose** (Abb. **A-2.12**) auftreten. Die ablaufenden histomorphologischen Veränderungen manifestieren sich schon in früheren Phasen sowohl an den Gefäßen als auch an den Nerven- und Gliazellen und sind sehr komplex. Die mit einer Radionekrose verbundenen neurologischen Ausfälle sind in der Regel irreversibel.

Das **periphere Nervensystem** scheint **relativ strahlenresistent** zu sein. Bei Gesamtdosen von über **60 Gy** in Einzeldosen von 2 Gy können jedoch auch hier Spätschäden mit **Lähmungserscheinungen** auftreten.

## Haut

Die **akute Radiodermatitis**, eine der häufigsten Nebenwirkungen bei fraktionierter Bestrahlung, äußert sich je nach Dosis in Erythem, Ödem, trockener Schuppung, Haarverlust, feuchter Epitheliolyse, Blutung und Nekrose.

## Haut

Die **akute Radiodermatitis** ist eine der häufigsten Nebenwirkungen der fraktionierten Strahlentherapie, bei der das Zielvolumen eng an die Haut angrenzt. Ursachen sind eine Teilungshemmung der Stammzellen im Stratum basale und Gefäßschäden (S. 49). Sie manifestiert sich nach einer Gesamtdosis von ca. 16–20 Gy bei Einzeldosen von 2 Gy. In Abhängigkeit von der Dosis äußert sie sich in **Erythem, Ödem, trockener Schuppung, Haarverlust, feuchter Epitheliolyse, Blutung** und **Nekrose**. Ihre Ausprägung lässt sich durch adäquate Hautpflege mindern.

A-2.13 Teleangiektasien.

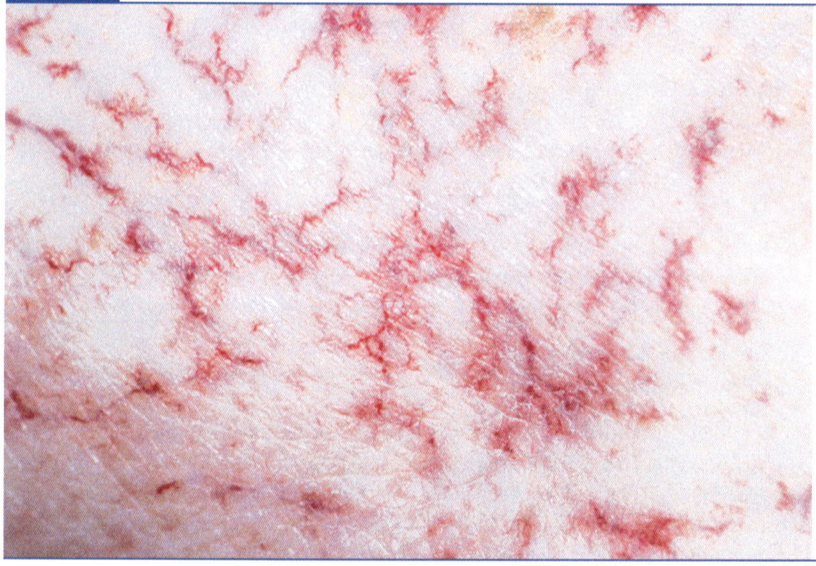

A-2.13

**Chronische Strahlenfolgen** manifestieren sich als **Atrophie der Hautanhangsgebilde**, **Pigmentveränderungen**, **Teleangiektasien** (Abb. **A-2.13**), **Epidermisatrophie**, **Ulzeration**, **Hyper- und Dyskeratose** und bei Schädigung der Dermis als **radiogene Fibrose**. Bei Radiologen können diese Veränderungen bei ungenügendem Schutz nach jahrzehntelanger Exposition gegenüber kleinen Dosen ionisierender Strahlung auftreten („Röntgenhaut").

**Chronische Strahlenfolgen** sind Atrophie von Epidermis und Hautanhangsgebilden, Veränderungen des Pigments und der Hornschicht, Teleangiektasien (Abb. **A-2.13**), Ulzeration und radiogene Fibrose.

## Auge

Die strahlensensibelste Struktur des Auges ist die Linse. Schon nach geringen Dosen (10 Gy bzw. 10 Sv) kann sich mit einer Latenz von Monaten bis Jahren als chronische Strahlenfolge eine **Strahlenkatarakt** entwickeln, die aber durch Kataraktoperation mit Einsetzen einer Kunstlinse gut therapierbar ist. Des Weiteren kann eine **akute Keratokonjunktivitis** entstehen, die sich aber nach Ende der Bestrahlung zurückbildet. Eine **Strahlenkeratitis** führt zur Trübung oder einem Ulkus der Hornhaut. Strahlung kann auch eine **Retinopathie** induzieren. Bei Fibrose der Tränendrüse manifestiert sich eine **Conjunctivitis sicca**.

### Auge

Am Auge treten als Strahlenfolgen auf:
- Katarakt
- akute Keratokonjunktivitis
- Keratitis
- Retinopathie
- Conjunctivitis sicca

## Knochen

Bei **Kindern und Jugendlichen** führen Dosen ab 20 Gy durch Schädigung der Epiphysenfugen zu **Wachstumsstörungen**. Bei **Erwachsenen** können ab Dosen von 60 Gy **aseptische Knochennekrosen** auftreten.

### Knochen

Strahlenfolgen bei Heranwachsenden sind **Wachstumsstörungen**, bei Erwachsenen **Knochennekrosen**.

## Keimdrüsen

Die Keimdrüsen gehören zu den strahlenempfindlichsten Organen. Kindliche Keimdrüsen sollten besonders gut vor ionisierender Strahlung geschützt werden, da sie ca. 10-mal strahlensensibler sind als die Erwachsener.
Ionisierende Strahlung bewirkt
- Störungen der Keimzellproduktion
- endokrine Funktionsstörungen
- genetische Schäden an Keimzellen durch Erhöhung der Mutationsrate.

Daher muss eine Befruchtung während der Bestrahlung unbedingt vermieden werden. Sie sollte bei Kinderwunsch erst erfolgen, wenn die Bestrahlungsserie abgeschlossen, eine eventuelle passagere Sterilität überwunden und die Risiken ausführlich diskutiert wurden.
Männliche und weibliche Keimdrüsen reagieren unterschiedlich auf ionisierende Strahlung (s. auch Tab. **A-2.3**).

### Keimdrüsen

Keimdrüsen, insbesondere kindliche, sind sehr strahlensensibel.

**Strahlenfolgen** sind Störungen der Keimzellproduktion, endokrine Störungen sowie genetische Schäden an Keimzellen.

Daher muss eine Befruchtung während der Bestrahlung unbedingt vermieden werden.

Die Strahlenreaktion ist geschlechtsspezifisch (s. auch Tab. **A-2.3**).

**A-2.3 Reaktionen männlicher und weiblicher Keimdrüsen Erwachsener auf ionisierende Strahlung**

| | Hoden | Eierstöcke |
|---|---|---|
| Schwellendosis der sensibelsten Zellen | 0,2 Gy | 2–6 Gy |
| Einfluss der Fraktionierung/Protrahierung | Zunahme der Strahlenfolgen | Schutzwirkung |
| empfindliches Fertilitätsstadium | Interphase-Gonozyten (vor Spermatogonienbildung), Fetalperiode und Säuglingsalter | primäre Oozyten, Fetalperiode ab 5. Monat, Beginn der Pubertät |
| Zusammenhang von Strahlensensibilität und Lebensalter | unbekannt | Anstieg mit dem Alter |
| Repopulation aus frühen Entwicklungsstadien | möglich | nicht möglich |
| endokrine Funktionen | strahlenresistent bis 20 Gy, unabhängig von Keimzellschädigung | sehr strahlensensibel, abhängig von Keimzellschädigung |

### Männliche Keimdrüsen

Die Strahlensensibilität und mit ihr die Gefahr des Zelltods männlicher Keimzellen ist in frühen Phasen der Spermatogenese am höchsten (Tab. **A-2.3**). Strahleninduzierte endokrine Störungen sind selten.

### Männliche Keimdrüsen

Die Strahlensensibilität und mit ihr die Gefahr des Zelltods männlicher Keimzellen ist in frühen Phasen der Spermatogenese am höchsten (Tab. **A-2.3**). Die Gefahr genetischer Veränderungen dagegen wächst mit dem Differenzierungsgrad. Sie ist im Spermatidenstadium am größten. Das Spermium dagegen ist sehr strahlenresistent. Eine Fraktionierung oder Protrahierung fördert das Auftreten von Strahlenfolgen am Hoden. Da die hormonproduzierenden Zellen des Hodens bei therapeutischen Dosen sehr strahlenresistent sind (Tab. **A-2.3**), wird nur selten ein Sistieren der Hormonproduktion beobachtet.

### Weibliche Keimdrüsen

Die Strahlensensibilität weiblicher Keimzellen ist bei primären Oozyten (Tab. **A-2.3**), die Gefahr genetischer Veränderungen bei sekundären Oozyten am größten. Bereits Dosen von **1–2 Gy** können zur **Amenorrhö** führen.

### Weibliche Keimdrüsen

Im Gegensatz zu männlichen Keimzellen ist die Strahlensensibilität weiblicher Keimzellen am höchsten in den späten Stadien der Oogenese, nämlich bei den primären Oozyten (Tab. **A-2.3**), die im Primordialfollikel liegen. Die Strahlensensibilität sekundärer Oozyten ist geringer. Die Gefahr für genetische Veränderungen steigt ebenfalls mit dem Differenzierungsgrad. Bei jungen Frauen ist die Strahlensensibilität des Ovars geringer als bei älteren Frauen, da die Wahrscheinlichkeit, nach Bestrahlung unveränderte Eizellen vorzufinden, größer ist. Eine Infertilität tritt also erst nach höheren Dosen auf. Eine Fraktionierung reduziert die Strahlenfolgen. Im Gegensatz zum Mann sind bei der Frau Funktion der Keimzellen und endokrine Störungen sehr eng miteinander verbunden (Tab. **A-2.3**). Bereits Dosen von **1–2 Gy** können zur **Amenorrhö** führen.

### Modifizierende Faktoren lokaler Strahlenfolgen

### Dosis und zeitliche Dosisverteilung

Die Dosis und das Risiko chronischer Strahlenfolgen korrelieren miteinander. Fraktionierung und Protrahierung mindern bei spät reagierenden Geweben das Ausmaß akuter Strahlenfolgen.

## Modifizierende Faktoren lokaler Strahlenfolgen

### Dosis und zeitliche Dosisverteilung

Je geringer die Dosis, desto geringer das Risiko chronischer Strahlenfolgen (S. 50). Die Einzeldosis bei fraktionierter Bestrahlung sollte daher bei ca. 2 Gy liegen. Eine Fraktionierung oder Protrahierung mindert bei spät reagierenden Geweben das Ausmaß akuter Strahlenfolgen, da im Bestrahlungsintervall bzw. während der Bestrahlung mit niedriger Gesamtdosis Strahlenschäden repariert werden können.

### Bestrahlungszeitraum und Bestrahlungsintervall

Je länger eine fraktionierte Bestrahlung insgesamt dauert, desto geringer sind die akuten Strahlenfolgen. Das Bestrahlungsintervall sollte mindestens 6 Stunden betragen.

### Bestrahlungszeitraum und Bestrahlungsintervall

Je länger eine fraktionierte Bestrahlung insgesamt dauert, desto geringer das Ausmaß akuter Strahlenfolgen, da früh reagierende Gewebe auf einen verlängerten Bestrahlungszeitraum mit einer verstärkten Repopulierung reagieren. Der Bestrahlungszeitraum hat keinen Einfluss auf chronische Strahlenfolgen. Das Bestrahlungsintervall sollte mindestens 6 Stunden betragen, damit Normalgewebe genügend Zeit dazu hat, SLDs zu reparieren.

### Bestrahlungsvolumen

Die Bestrahlung großer Organvolumina erzeugt mehr Nebenwirkungen als die kleiner Organvolumina (**Volumeneffekt**). Eine wichtige Ursache ist die Anordnung der funktionellen Untereinheiten (S. 51) des bestrahlten Organs (parallel oder seriell). Der Ausfall nur einer FSU im klassischen seriell strukturierten Organ, dem Rückenmark, kann das gesamte Organ inaktivieren. In Organen mit paralleler Anordnung der FSUs (z. B. Lunge, Leber) dagegen kann der Ausfall zahlreicher FSUs von den unbestrahlten FSUs kompensiert werden, so dass die Organfunktion lange normal bleibt.

### Bestrahlungsvolumen

Die Bestrahlung großer Organvolumina erzeugt mehr Nebenwirkungen als die kleiner Organvolumina **(Volumeneffekt)**. Eine wichtige Ursache ist die Anordnung der funktionellen Untereinheiten des bestrahlten Organs (S. 51).

### Wiederbestrahlung

Eine Wiederbestrahlung bei Rezidiv ist ein schwieriges Unterfangen. Bei der Entscheidung pro oder contra Wiederbestrahlung ist der initiale Behandlungsplan maßgeblich, denn Informationen über Dosis-, Volumen-, Zeit- und Fraktionierungsmuster der Erstbestrahlung sind unabdingbar. Das Ausmaß der bei der Erstbestrahlung entstandenen Strahlenschäden muss ermittelt und die Dauer der Bestrahlungspausen festgestellt werden. Außerdem müssen die Zielvolumina verglichen und die im Bereich des Zielvolumens liegenden Risikostrukturen beurteilt werden. Da bezüglich der Wiederbestrahlung nur wenige klinische und experimentelle Daten vorliegen, können derzeit nur einige Schlüsse gezogen werden:

- Rasch proliferierende Gewebe, wie z. B. Haut und Knochenmark, erholen sich schnell. Deshalb kann man diese Gewebe nach ca. 3 Monaten erneut mit der ursprünglichen Toleranzdosis belasten.
- Langsam proliferierende Gewebe wie Rückenmark und Lunge können nach einem Zeitraum von mindestens 3–6 Monaten wieder mit 50–75 % der ursprünglichen Toleranzdosis belastet werden.
- Andere langsam proliferierende Gewebe wie die Blase zeigen keine Langzeiterholung. Unabhängig davon, wie lange die Erstbestrahlung zurückliegt, muss die Toleranzdosis halbiert werden. Außerdem treten hier Strahlenschäden bei der Wiederbestrahlung deutlich früher auf.
- Im Gegensatz zu den meisten anderen Organen und Geweben nimmt bei der Niere in einem längeren Zeitraum nach Bestrahlung die Toleranzdosis nicht ab.

### Wiederbestrahlung

Eine Wiederbestrahlung bei Rezidiv ist schwierig. Informationen über Dosis-, Volumen-, Zeit- und Fraktionierungsmuster der Erstbestrahlung aus dem initialen Behandlungsplan sind unabdingbar. Bestrahlt werden dürfen (nach einigen Monaten):

- rasch proliferierende Gewebe mit der ursprünglichen Dosis
- manche langsam proliferierende Gewebe mit bis zu 50–75 % der ursprünglichen Dosis
- andere langsam proliferierende Gewebe mit 50 % der ursprünglichen Dosis
- Die Toleranzdosis der Niere nimmt über einen längeren Zeitraum nach Bestrahlung nicht ab.

## Schätzung des Risikos lokaler Strahlenfolgen

Zur Schätzung des Risikos lokaler Strahlenfolgen dient das **Toleranzdosiskonzept**. Es basiert auf empirisch ermittelten Dosen, bei denen definierte organspezifische Folgeschäden auftreten. 2 Toleranzdosen (TD) werden unterschieden:

### Schätzung des Risikos lokaler Strahlenfolgen

Hierzu dient das **Toleranzdosiskonzept**, das 2 Toleranzdosen (TD) unterscheidet.

► **Definition.** Die **TD 5/5** ist die Dosis, die 5 Jahre nach Bestrahlung bei bis zu 5 % der Patienten zu typischen organspezifischen Folgeschäden führt.
Die **TD 50/5** ist die Dosis, die 5 Jahre nach Behandlung bei bis zu 50 % der Patienten zu typischen organspezifischen Folgeschäden führt.

► **Definition.**

Die TD 5/5 bei Ganzkörperexposition beträgt 1 Gy.
Da das bestrahlte Organvolumen (u. a.) maßgeblich für das Auftreten von Folgeschäden ist, wird es im Toleranzdosiskonzept berücksichtigt (Tab. **A-2.4**).
Das Toleranzdosiskonzept gilt nur für die Strahlentherapie. Es berücksichtigt keine zusätzlichen Einflüsse bei Kombinationstherapien.

Das bestrahlte Organvolumen wird berücksichtigt (Tab. **A-2.4**).

Das Toleranzdosiskonzept gilt nur für die Strahlentherapie.

## Dokumentation lokaler Strahlenfolgen

Die Radioonkologie befasst sich schon sehr lange mit Strahlenfolgen. Die erhobenen Daten fließen in die Risiko-Nutzen-Abschätzung einer Strahlentherapie ein. Der Strahlentherapeut ist gesetzlich verpflichtet, außer dem Therapieerfolg auch die Nebenwirkungen seiner Behandlung langfristig zu kontrollieren. Deshalb gibt es Klassifikationen für **frühe** Nebenwirkungen (z. B. CTC-Klassifikation, EORTC/RTOG-Einteilung) und **späte** Nebenwirkungen (z. B. EORTC/RTOG-Einteilung, LENT-SOMA-Konzept).

### Dokumentation lokaler Strahlenfolgen

Der Strahlentherapeut muss neben dem Therapieerfolg die Nebenwirkungen seiner Behandlung langfristig kontrollieren. Dazu werden unterschiedliche Klassifikationen verwendet.

**A-2.4 Toleranzdosen nach Radiotherapie**

| Organ(system) | Toleranzdosis TD5/5*1 für Organ(teil)volumen*2 in cGy | | | Toleranzdosis 50/5*4 für Organ(teil)volumen*2 in cGy | | | typische Organfolgen |
|---|---|---|---|---|---|---|---|
| | ⅓ | ⅔ | 3/3 | ⅓ | ⅔ | 3/3 | |
| Knochenmark | 3 000 | – | 250 | 4 000 | – | 450 | Knochenmarkaplasie, Panzytopenie |
| (Unter)haut | 7 000/10 cm² | 6 000/30 cm² | 5 000/100 cm² | –/10 cm² | –/30 cm² | 7 000/100 cm² | Teleangiektasie |
| | 7 000 | 6 000 | 5 500 | | | 7 000 | Nekrose; Ulzeration |
| Speicheldrüsen | – | 3 200*1 | 3 200*1 | – | 4 600*1 | 4 600*1 5 000 (TD100/5) | Fibrose (Xerostomie) |
| Mundschleimhaut | – | – | 6 000/50 cm² | – | – | 7 500/50 cm² | Nekrose, Ulzeration |
| Larynx | 7 900*1 | 7 000*1 | 7 000*1 | 9 000*1 | 8 000*1 | 8 000*1 | Knorpelnekrose |
| | – | 4 500 | 4 500*1 | – | – | 8 000*1 | Larynxödem |
| Lunge | 4 500 | 3 000 | 1750 | 6 500 | 4 000 | 2450 | akute/chronische interstitielle Pneumonie |
| Herz | 6 000 | 4 500 | 4 000 | 7 000 | 5 500 | 5 000 | akute/chronische Peri- und/oder Pankarditis |
| Gefäße/Kapillaren | – | – | 5 000–6 000 | – | – | 7 000–10 000 | Sklerosierung, Teleangiektasie |
| Ösophagus | 6 000 | 5 800 | 5 500 | 7 200 | 7 000 | 6 800 | Striktur, Stenose, Ulkus, Perforation |
| Magen | 6 000 | 5 500 | 5 000 | 7 000 | 6 700 | 6 500 | Ulkus, Perforation, Blutung |
| Leber | 5 000 | 3 500 | 3 000 | 5 500 | 4 500 | 4 000 | akute/chronische Hepatitis, Leberversagen |
| Dünndarm | 5 000 | – | 4 000*1 | 6 000 | – | 5 500*1 | Obstruktion, Ulkus, Perforation, Fistel |
| Dickdarm | 5 500 | – | 4 500 | 6 500 | – | 5 500 | Obstruktion, Ulkus, Perforation, Fistel |
| Rektum | kein Volumeneffekt/ ≤ 100 cm³ | kein Volumeneffekt/ ≤ 100 cm³ | 6 000/ > 100 cm³ | kein Volumeneffekt/ ≤ 100 cm³ | kein Volumeneffekt/ ≤ 100 cm³ | 8 000/ > 100 cm³ | hämorrhagische Proktitis, Stenose, Nekrose, Fistel |
| Niere | 5 000 | 3 000*1 | 3 000*1 | – | 4 000*1 | 2800*1 | akute/chronische interstitielle Nephritis, Nephrosklerose |
| Ureter | – | – | 7 500/ 5–10 cm | – | – | 10 000/ 5–10 cm | Striktur, Obstruktion |
| Blase | N | 8 000 | 6 500 | N | 8 500 | 8 000 | akute/chronische Zystitis, Schrumpfblase |
| Testes | – | – | 500–1500 | – | – | 2000 | permanente Sterilität |
| Ovarien | – | – | 200–300 | – | – | 625–1200 | permanente Sterilität |
| Uterus | – | – | 10 000 | – | – | 20 000 | Nekrose, Perforation |
| Vagina | – | – | 9 000 | – | – | 10 000 | Ulkus, Nekrose, Fistelbildung |
| Brustdrüse (Kind) | – | – | 2000 | – | – | 3 000 | fehlende Entwicklung, Wachstumsstillstand |
| Brustdrüse (Erwachsener) | – | – | 5 000 | – | – | 10 000 | Atrophie, Nekrose |
| Gehirn | 6 000 | 5 000 | 4 500 | 7 500 | 6 500 | 6 000 | Nekrose, Infarkt der Hirnsubstanz |
| Hirnstamm | 6 000 | 5 300 | 5 000 | – | – | 6 500 | Nekrose, Infarkt der Hirnsubstanz |
| Nervus opticus, Chiasma opticum | – | – | 5 000 | – | – | 6 500 | Optikusschaden, Blindheit |
| Augen/Linse | – | – | 1000 | – | – | 1800 | Katarakt |
| Auge/Kornea | – | – | 5 000 | – | – | 6 000 | Keratitis |
| Auge/Netzhaut | – | – | 4 500 | – | – | 6 500 | Nekrose der Netzhaut, Blindheit |

**A-2.4 Toleranzdosen nach Radiotherapie** (Fortsetzung)

| Organ(system) | Toleranzdosis TD5/5[*1] für Organ(teil)volumen[*2] in cGy | | | Toleranzdosis 50/5[*4] für Organ(teil)volumen[*2] in cGy | | | typische Organfolgen |
|---|---|---|---|---|---|---|---|
| | ⅓ | ⅔ | 3/3 | ⅓ | ⅔ | 3/3 | |
| Nervus vestibularis | – | – | 6 000 | – | – | 10 000 | Morbus Ménière |
| Mittelohr | 3 000 | 3 000 | 3 000[*1] | 4 000 | 4 000 | 4 000[*1] | akute seröse Otitis |
| | 5 500 | 5 500 | 5 500[*1] | 6 500 | 6 500 | 6 500[*1] | chronisch seröse Otitis |
| Innenohr | – | – | 6 000 | – | – | – | Taubheit |
| Rückenmark | 5 000/5 cm | 5 000/10 cm | 4 700/20 cm | 7 000/5 cm | 7 000/10 cm | –/20 cm | Myelitis, Nekrose des Rückenmarks |
| Rückenmark: Cauda equina | – | – | 6 000 | – | – | 7 500 | klinisch eindeutige Nervenschädigung |
| periphere Nerven: Armplexus | 6 200 | 6 100 | 6 000 | 7 700 | 7 600 | 7 500 | klinisch eindeutige Nervenschädigung |
| Schilddrüse | – | – | 4 500 | – | – | 15 000 | Schilddrüsenatrophie (Hypothyreoidismus) |
| Nebenniere | – | – | 6 000 | – | – | – | Nebennierenatrophie (Nebennierenunterfunktion) |
| Hypophyse | – | – | 4 500 | – | – | 20 000–30 000 | Hypophysenatrophie (Hypopituitarismus) |
| Muskulatur (Kind) | – | – | 2000–3 000 | – | – | 4 000–5 000 | keine Entwicklung, Wachstumsstillstand |
| Muskulatur (Erwachsener) | – | – | 10 000 | – | – | – | Muskelatrophie |
| Lymphknoten | – | – | 4 500 | – | – | 7 000 | Atrophie |
| Lymphgefäße | – | – | 5 000 | – | – | 8 000 | Sklerosierung |
| Knochen: Femurkopf | – | – | 5 200 | – | – | 6 500 | Femurkopfnekrose |
| Knochen: Temporomandibulargelenk | 6 500 | 6 000 | 6 000 | 7 700 | 7 200 | 7 200 | massive Funktionseinschränkung (Trismus) |
| Knochen: Rippen/Thoraxwand | 5 000 | – | – | 6 500 | – | – | pathologische Fraktur |

[*1] < 50 % Organvolumen kein Unterschied, [*2] keine Volumenabhängigkeit, [*3] ≤ 5 % Komplikation in 5 Jahren; [*4] ≤ 50 % Komplikation in 5 Jahren; cGy = centiGray; modifiziert und erweitert nach Emami et al. 1991

## 2.4.5 Strahlenwirkung auf die Leibesfrucht

Die Gefahr teratogener, d. h. pränataler Strahlenschäden ist schon bei kleinen Dosen sehr hoch. Untersuchungen zeigen, dass Personen, die pränatal mit ungefähr 0,06 Gy bestrahlt wurden, messbare neurologische Veränderungen aufweisen.

**▶ Merke.** Die Zunahme des relativen teratogenen Risikos in den sensiblen Phasen der Schwangerschaft beträgt pro Gray ungefähr 40 %.

Ob teratogene Schäden auftreten und welcher Art sie sind, hängt neben der Gesamtdosis, der Dosisleistung und dem LET der Strahlung vom Zeitpunkt der intrauterinen Entwicklung ab:

- **Blastogenese** (Präimplantationsperiode, bis 10. Entwicklungstag): Hier führt Strahlung – ab einer Dosis von 0,05 Sv – entweder zum Tod des Embryos oder es resultiert eine normale Entwicklung (Alles-oder-nichts-Gesetz).
- **Organogenese** (2.–8. Entwicklungswoche): In dieser Phase erzeugt Strahlung Organfehlbildungen vor allem des ZNS, da Neuroblasten besonders strahlenempfindlich sind. Diese Fehlbildungen können zum Tod des Embryos führen. Eine Dosis von < 0,05 Sv gilt als unbedenklich.

### 2.4.5 Strahlenwirkung auf die Leibesfrucht

Die Gefahr teratogener Strahlenschäden ist schon bei kleinen Dosen sehr hoch.

**▶ Merke.**

Das Auftreten und die Art teratogener Schäden hängt u. a. vom Entwicklungsstadium ab:

- Während der **Blastogenese** gilt das Alles-oder-nichts-Gesetz.
- Während der **Organogenese** entstehen Organfehlbildungen vor allem des ZNS.

- Während der **Fetogenese** kann es zu einem neurologischen Defizit und Wachstumsstörungen kommen.

#### 2.4.6 Krebsinduktion (Kanzerogenese)

Die maligne Entartung von Zellen durch Mutationen aufgrund ionisierender Strahlung **(kanzerogener Effekt)** zählt mit **genetischen Schäden** zu den **stochastischen Strahlenfolgen**, d. h., es gibt **keine Schwellendosis**. Schon sehr kleine Dosen können z. B. **Leukämien**, **Brustkrebs**, **Lungen-**, **Schilddrüsen-** und **Dickdarmkrebs** induzieren. Bis sie symptomatisch werden, vergehen bei soliden Tumoren durchschnittlich 20, bei Leukämien 5–10 Jahre.

**Onkogene** und **Tumorsuppressorgene** sind maßgeblich an der malignen Transformation beteiligt.

#### 2.5 Wirkung ionisierender Strahlung auf Tumoren

#### 2.5.1 Grundlagen: Tumorwachstum

##### Wachstumsverhalten von Tumoren

Die **Volumenverdopplungszeit** eines Tumors hängt von der **Zellzykluszeit**, dem **Zellverlust** und der **Wachstumsfraktion** ab. Bis ein Tumor nachweisbar ist (ca. 1 cm groß ist), haben seine Zellen ca. 30 Teilungen durchlaufen.

Die Wachstumskurve der meisten menschlichen Tumoren entspricht einer **Gompertz-Kurve**.

Die Wachstumskurve erlaubt Rückschlüsse auf die Dignität.

##### Methoden zur Untersuchung des Tumorwachstums

Der **Mitoseindex** von Tumorzellen lässt sich immunhistochemisch, durch Markierung von DNA-Bausteinen oder Durchflusszytometrie bestimmen.

- **Fetogenese** (9. Entwicklungswoche bis Geburt): In dieser Wachstumsphase nimmt die Strahlensensibilität – mit Ausnahme des Gehirns – ab. Es kann zu einem neurologischen Defizit und zu Wachstumsstörungen kommen.

### 2.4.6 Krebsinduktion (Kanzerogenese)

Für die maligne Entartung von Zellen durch Mutationen (S. 43) infolge ionisierender Strahlung existiert nach derzeitigem Wissen **keine Schwellendosis**. Man bezeichnet diesen **kanzerogenen Effekt** zusammen mit den **genetischen Schäden** als **stochastische Strahlenfolgen** (S. 68). Um das Risiko des Todes infolge eines strahleninduzierten Malignoms zu erfassen, berechnet man gemäß der ICRP (International Commission on Radiological Protection) für die Gesamtbevölkerung einen Risikofaktor von 5 % pro Sv bei niedriger Dosisleistung und chronischer Bestrahlung und einen Risikofaktor von 10 % pro Sv bei hoher Dosisleistung und akuter Bestrahlung. Man geht dabei jedoch von einer in der Gesamtbevölkerung praktisch nie auftretenden Ganzkörperexposition mit 1 Sv aus. Dennoch können schon bei sehr kleinen Dosen wegen der unterschiedlichen Strahlensensibilität der Organe beispielsweise folgende Krebserkrankungen induziert werden: **Leukämien**, **Brustkrebs**, **Lungenkrebs**, **Schilddrüsenkrebs**, **Dickdarmkrebs**. Die **Latenzzeit** bis zur klinischen Manifestation beträgt **bei soliden Tumoren** im Durchschnitt **20 Jahre**, **bei Leukämien 5–10 Jahre**.
Ist es zu Mutationen gekommen, sind neben vielen anderen molekularbiologischen Mechanismen die **Aktivierung von Onkogenen** und die **Inaktivierung von Tumorsuppressorgenen** maßgeblich an der malignen Transformation und Tumorentstehung beteiligt.

## 2.5 Wirkung ionisierender Strahlung auf Tumoren

### 2.5.1 Grundlagen: Tumorwachstum

#### Wachstumsverhalten von Tumoren

Grundsätzlich wachsen Tumoren deutlich schneller als Normalgewebe. Die **Volumenverdopplungszeit** eines Tumors hängt von der **Zellzykluszeit**, dem **Zellverlust** und der **Wachstumsfraktion** (Zellen, die sich nicht in der $G_0$-Phase befinden) ab. Durchschnittlich haben menschliche Tumoren eine Volumenverdopplungszeit von 90 Tagen. Bis ein Tumor klinisch nachweisbar ist, d. h. eine Größe von ca. 1 cm hat, haben seine Zellen ca. 30 Teilungen durchlaufen. Er besteht dann aus etwa $10^9$ Zellen und hat ein Gewicht von 1 g.
Die Wachstumskurve der meisten menschlichen Tumoren entspricht einer **Gompertz-Kurve**: Zunächst wächst der Tumor exponentiell, dann nimmt die Wachstumsrate aufgrund von Zellverlust ab und es bildet sich ein Plateau. Es entspricht einer „Steady-state"-Situation, in der sich Proliferation und Zellverlust die Waage halten.
Das Wachstumsverhalten von Tumoren ermöglicht prognostische Aussagen über ihre Dignität.

#### Methoden zur Untersuchung des Tumorwachstums

Um das Wachstumsverhalten von Tumoren zu untersuchen, bestimmt man den **Mitoseindex** von Tumorzellen, sei es immunhistochemisch mit Hilfe von PCNA- und Ki-67-Antikörpern, mittels Anti-BUdR-Antikörpern (Bromdesoxyuridin ist ein künstlicher DNA-Baustein), $^3$H-Thymidin oder durch Messung des DNA-Gehalts mittels Durchflusszytometrie.

## 2.5.2 Endpunkte der Strahlentherapie von Tumoren

Bei der Strahlentherapie von Tumoren lassen sich folgende **Zielgrößen** (Endpunkte) unterscheiden:

- **Tumorkontrolle**: Hierbei findet sich 5 oder 10 Jahre nach Bestrahlung kein erneutes Tumorwachstum. Dies ist das Ziel einer lokalen kurativen Strahlentherapie. Meist sinkt die Zahl überlebender Tumorzellen mit zunehmender Gesamtdosis.
- **Tumorwachstumsverzögerung**: Dies ist das Ziel bei strahlensensiblen Tumoren, die nicht heilbar sind. So werden die Lebenszeit und die Lebensqualität des Patienten erhöht.
- **Tumorprogression**: Hierbei wächst der Tumor unter oder kurz nach der Strahlentherapie weiter. Dieses Nichtansprechen auf die Strahlentherapie ist ein schlechter prognostischer Faktor.

**2.5.2 Endpunkte der Strahlentherapie von Tumoren**

Die Strahlentherapie hat folgende **Zielgrößen** (Endpunkte):

- **Tumorkontrolle**
- **Tumorwachstumsverzögerung**
- **Tumorprogression.**

## 2.5.3 Modifizierende Faktoren der Strahlenwirkung

### Strahlensensibilität des Tumors

Generell gilt, dass die Strahlensensibilität von Zellen, also auch Tumorzellen, umso höher ist, je höher ihre Proliferationsrate und je geringer ihr Differenzierungsgrad ist (**Bergonié-Tribondeau-Gesetz**). Dennoch gibt es undifferenzierte und schnell wachsende Tumoren, die sehr strahlenresistent sind. Diese Folgerung ist auch umkehrbar.

Außerdem hängt die Strahlensensibilität eines Tumors ab von seiner genetisch vorgegebenen, sog. **intrinsischen Strahlenempfindlichkeit**, seiner **Größe** und seinem **Sauerstoffgehalt** (s. u.), den **5 R's der Strahlenbiologie** (S. 46) und dem **Bestrahlungszeitraum**. Daher kann die Strahlensensibilität bei Tumoren gleicher Histologie unterschiedlich sein.

Beispiele für sehr strahlensensible Tumoren sind Seminome und Lymphome. Bei ihnen reichen 30–40 Gy aus, um einen hohen Grad lokaler Tumorkontrolle zu erzielen. Intermediär strahlensensibel sind Plattenepithel- und Adenokarzinome; sie sind bei 60–80 Gy gut kontrollierbar. Ein Beispiel für strahlenresistente Tumoren sind maligne Gliome; sie können auch bei Dosen von über 80 Gy nur schwer kontrolliert werden.

**2.5.3 Modifizierende Faktoren der Strahlenwirkung**

**Strahlensensibilität des Tumors**

Die Strahlensensibilität von Zellen steigt mit der Proliferationsrate und sinkt mit dem Differenzierungsgrad **(Bergonié-Tribondeau-Gesetz)**.

Wichtig sind auch genetische Faktoren, Größe und $O_2$-Gehalt des Tumors, die 5 R's der Strahlenbiologie (S. 46) und der Bestrahlungszeitraum.

### Tumorvolumen

Das Tumorvolumen ist für den Erfolg einer Strahlentherapie ein entscheidender Faktor. Eine kurative Strahlentherapie ist bei großen Tumoren seltener möglich als bei kleinvolumigen Tumoren. Außerdem ist die Strahlensensibilität großer Tumoren im Allgemeinen geringer als die kleiner Tumoren. Dies kann mit der geringeren Blutzufuhr und der schlechteren Oxygenierung zusammenhängen (s. u.).

Zellwachstum und Zelluntergang der klonogenen (teilungsfähigen) Zellen eines Tumors verlaufen exponentiell. Dies ist bei der Wahl der zur Tumorkontrolle größerer Tumoren nötigen Dosis zu beachten. In der Praxis wird diese Dosis nur gelegentlich appliziert, da die Toleranzdosen der umliegenden Risikostrukturen dosislimitierend sind.

**Tumorvolumen**

Große Tumoren erlauben seltener eine kurative Strahlentherapie und zeigen meist eine geringere Strahlensensibilität als kleine Tumoren.

Die zur Kontrolle großer Tumoren nötige Dosis kann meist nicht appliziert werden.

### Sauerstoffgehalt des Tumors

Hypoxische Tumorzellen sind ähnlich wie Normalgewebszellen ca. 3-mal strahlenresistenter als oxygenierte Zellen. Bei großen Tumoren finden sich zentrale Nekrosen, die auf eine zu geringe Angiogenese und zu große Diffusionsstrecken zurückzuführen sind. Viele vitale hypoxische Zellen, die den Erfolg einer Strahlentherapie mindern, liegen im Randbereich einer Nekrose. Hypoxie entsteht auch durch Gefäßverschlüsse. Die **Reoxygenierung** von Tumorzellen im Bestrahlungsintervall bei fraktionierter Bestrahlung führt dazu, dass ein strahlenresistenter Zellklon bei der nächsten Fraktion besser anspricht (Abb. **A-2.14**). Als Mechanismen der Reoxygenierung werden verkürzte Diffusionsstrecken bei geringerer Zellzahl, eine Öffnung temporär verschlossener Gefäße und eine Verbesserung der Mikrozirkulation durch veränderte Druckverhältnisse diskutiert.

**Sauerstoffgehalt des Tumors**

Hypoxische Tumorzellen sind ähnlich wie normale Zellen strahlenresistenter als oxygenierte Zellen. Die **Reoxygenierung** von Tumorzellen im Bestrahlungsintervall bei fraktionierter Bestrahlung bewirkt, dass ein strahlenresistenter Zellklon bei der nächsten Fraktion besser anspricht (Abb. **A-2.14**).

**A-2.14 Reoxygenierung während fraktionierter Bestrahlung.**

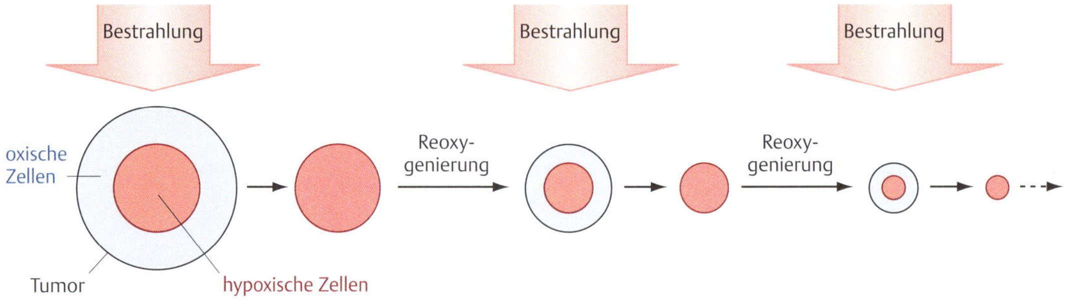


Unmittelbar nach Bestrahlung sind alle überlebenden klonogenen Zellen hypoxisch. Bis zur nächsten Fraktion kommt es zur Reoxygenierung.

**Bestrahlungszeitraum und Bestrahlungsintervall**

Eine **Verlängerung der Gesamtbehandlungszeit** kann, vor allem wegen verstärkter Repopulierung, die Tumorkontrolle verringern. Eine **Verkürzung der Gesamtbehandlungszeit** durch Steigerung der Einzeldosis pro Fraktion verbessert die Tumorkontrolle i. d. R. nicht.

Das **Bestrahlungsintervall** sollte mindestens 6 Stunden betragen.

## Bestrahlungszeitraum und Bestrahlungsintervall

Eine **Verlängerung der Gesamtbehandlungszeit** kann zu einer geringeren Tumorkontrolle führen. Dies hängt vorwiegend mit einer verstärkten Repopulierung (S. 46) klonogener Tumorzellen zusammen. Bei einer konventionell fraktionierten Strahlentherapie sollte man deshalb eine Unterbrechung der Bestrahlung vermeiden oder bei längerer Unterbrechung – wenn möglich – eine höhere Gesamtdosis applizieren.
Eine **Verkürzung der Gesamtbehandlungszeit** durch Steigerung der Einzeldosis pro Fraktion führt im Allgemeinen nicht zu einer besseren Tumorkontrolle und erhöht das Risiko chronischer Strahlenfolgen (S. 50). Deshalb sollte eine Einzeldosis von etwa 2 Gy appliziert werden.
Das **Bestrahlungsintervall** sollte mindestens 6 Stunden betragen, damit Tumorzellen aus strahlenresistenten Phasen in strahlensensible Phasen übergehen können.

# 3 Grundlagen des Strahlenschutzes*



A

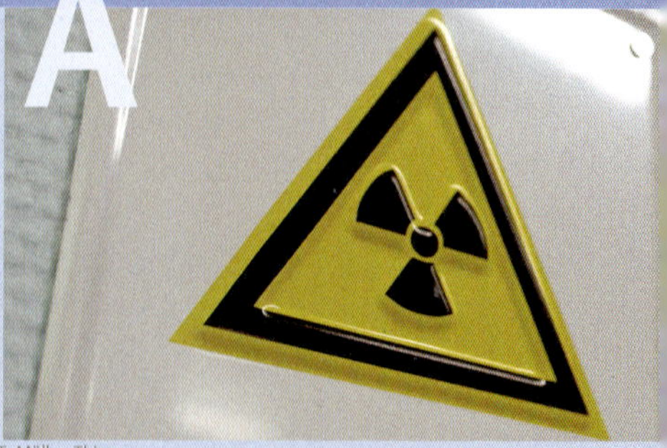

T. Möller, Thieme


*O. Jäkel; C. P. Karger*


## 3.1 Dosisbegriffe im Strahlenschutz

Neben der physikalischen Messgröße **Wasser-Energiedosis D** (S. 28) finden im Strahlenschutz eine Reihe weiterer dosimetrischer Größen Verwendung, die jedoch nicht direkt gemessen werden können, sondern reine Rechengrößen sind.

**3.1 Dosisbegriffe im Strahlenschutz**

Die meisten Dosisgrößen im Strahlenschutz können nicht direkt gemessen werden.

### 3.1.1 Äquivalentdosis

Bei Bestrahlung mit der gleichen Energiedosis ist die biologische Wirkung verschiedener Strahlungsarten unterschiedlich (S. 39). Um verschiedene Strahlungsarten dennoch in Bezug auf ihre biologische Wirkung vergleichen zu können, verwendet man die Äquivalentdosis.

**3.1.1 Äquivalentdosis**

Sie trägt der unterschiedlichen biologischen Wirkung der Strahlungsarten Rechnung.

**▸ Definition.** Die Äquivalentdosis ist das Produkt der Energiedosis D und eines in der Strahlenschutzverordnung festgelegten Strahlungs-Wichtungsfaktor $w_R$, der die unterschiedliche biologische Wirksamkeit verschiedener Strahlenarten berücksichtigt.

**▸ Definition.**

$$\text{Aquivalentdosis } H = w_R \cdot D$$

Beim Vorliegen mehrerer Strahlungsarten und Energien, ist die gesamte Äquivalentdosis die Summe der ermittelten Einzelbeiträge.
Die Äquivalentdosis trägt die Einheit J/kg. Um sie von der Energiedosis zu unterscheiden, wird die Einheit jedoch mit **Sievert (Sv)** bezeichnet.
Die Äquivalentdosis einzelner Organe wird als **Organdosis** bezeichnet. Sie berechnet sich aus dem Produkt der mittleren Energiedosis im Organ und dem Strahlungs-Wichtungsfaktor. Die Organdosis des kritischsten Organs, als desjenigen mit der geringsten Toleranzdosis, ist von großer praktischer Bedeutung. Sind die Keimdrüsen das kritische Organ, spricht man von der Keimdrüsen- oder Gonadendosis.
Tab. **A-3.1** zeigt die Strahlungs-Wichtungsfaktoren unterschiedlicher Strahlungsarten.

Die Äquivalentdosis einzelner Organe wird als **Organdosis** bezeichnet.

Strahlungs-Wichtungsfaktoren s. Tab. **A-3.1**.

---

* Die Darstellung in diesem Kapitel bezieht sich auf das zum Zeitpunkt der Drucklegung geltende Strahlenschutzrecht. Basierend auf der Richtlinie 2013/59/Euratom vom 05.12.2013 wird dieses zurzeit überarbeitet. Soweit neuere Zahlenwerte bereits absehbar waren, wurden diese in den Tablellen in Klammern hinzugefügt. Da die Überarbeitung auch die Einführung eines Strahlenschutzgesetztes mit neuen nachramgigen Verordnungen vorsieht, wird sich auch die Zuordnung der rechtlichen Regelungen zu den einzelnen Rechtsvorschriften grundlegend ändern, wobei aber der Inhalt der Vorschriften im Wesentlichen erhalten bleibt.

≡ A-3.1

≡ A-3.1 **Strahlungs-Wichtungsfaktoren unterschiedlicher Strahlungsarten**

| Art der Strahlung | Strahlungs- Wichtungsfaktor wR |
|---|---|
| Photonen | 1 |
| Elektronen | 1 |
| Neutronen** | |
| ▪ Energie < 10 keV | 5 |
| ▪ Energie 10–100 keV | 10 |
| ▪ Energie > 100 keV–2 MeV | 20 |
| ▪ Energie > 2 MeV–20 MeV | 10 |
| ▪ Energie > 20 MeV | 5 |
| Protonen außer Rückstoßprotonen, Energie > 2 MeV | 5 (2*) |
| α-Teilchen, Spaltfragmente, schwere Kerne | 20 |

* Neue Vorgabe durch die Europäische Richtlinie 2013/59/EURATOM
** Nach einer neuen Vorgabe durch die Europäische Richtlinie 2013/59/EURATOM werden nur noch drei Energiebereiche unterschieden, für die jeweils eine energieabhängige Berechnungsformel angegeben wird

### 3.1.2 Effektive Äquivalentdosis

Sie berücksichtigt die Strahlenempfindlichkeit verschiedener Organe.

## 3.1.2 Effektive Äquivalentdosis

Die effektive Äquivalentdosis (kurz: effektive Dosis) verwendet man, wenn die unterschiedliche Strahlenempfindlichkeit verschiedener Organe zu berücksichtigen ist.

▸ Definition.

▸ **Definition.** Die effektive Äquivalentdosis (effektive Dosis) $H_{eff}$ ist die Summe der Organdosen $H_T$, gewichtet mit den Gewebe-Wichtungsfaktoren $w_T$:

$$\text{effektive Äquivalentdosis } H_{eff} = \sum_T w_T H_T$$

Sie hat wie die Äquivalentdosis die Einheit Sievert (Sv).

Zu den Gewebe-Wichtungsfaktoren s. Tab. **A-3.2**.
Die effektive Äquivalentdosis eignet sich nur für kleine Strahlungsdosen.

Tab. **A-3.2** zeigt die Gewebe-Wichtungsfaktoren verschiedener Organe.
Die effektive Äquivalentdosis eignet sich nur für kleine Strahlungsdosen, wie sie im Bereich des Strahlenschutzes vorkommen.

≡ A-3.2

≡ A-3.2 **Gewebe-Wichtungsfaktoren verschiedener Organe**

| Organe und Gewebe | Gewebe-Wichtungsfaktor wT |
|---|---|
| Keimdrüsen | 0,20 (0,08*) |
| rotes Knochenmark | 0,12 |
| Dickdarm | 0,12 |
| Lunge | 0,12 |
| Magen | 0,12 |
| Blase | 0,05 (0,04*) |
| Brust | 0,05 (0,12*) |
| Leber | 0,05 (0,04*) |
| Speiseröhre | 0,05 (0,04*) |
| Schilddrüse | 0,05 (0,04*) |
| Haut | 0,01 |
| Knochenoberfläche | 0,01 |
| Gehirn* (entfällt bei anderen Organen und Geweben) | 0,01* |
| Speicheldrüsen* (entfällt bei anderen Organen und Geweben) | 0,01* |
| andere Organe oder Gewebe: Nebennieren, Gehirn, Dünndarm, Niere, Muskel, Bauchspeicheldrüse, Milz, Thymus, Gebärmutter | 0,05 (0,12*) |

** Neue Vorgabe durch die Europäische Richtlinie 2013/59/EURATOM*

### 3.1.3 Ortsdosis

Die Ortsdosis ist ebenfalls eine Äquivalentdosis. Sie dient der Unterscheidung der Strahlenschutzbereiche (S. 71) und wird aus der an einem bestimmten Punkt (z. B. auf einem Labortisch) gemessenen Ortsdosisleistung berechnet.

**▶ Definition.** Die **Ortsdosisleistung** ist die Äquivalentdosis pro Zeit, die an einem bestimmten Messpunkt bestimmt wird. Die **Ortsdosis** ist das Produkt der gemessenen Ortsdosisleistung und der Expositionsdauer.

### 3.1.4 Personen- und Körperdosis

Beide Messgrößen werden verwendet, um die Strahlenexposition von Personen zu quantifizieren.

**▶ Definition.** Die **Personendosis** ist die Äquivalentdosis, die an einer repräsentativen Stelle der Körperoberfläche, z. B. am Brustkorb unter der Bleischürze, mithilfe eines Personendosimeters ermittelt wird.

Die Körperdosis ist ein Sammelbegriff für Organdosis und effektive Dosis. Die **Körperdosis** ist die Summe der durch äußere Bestrahlung in einem bestimmten Zeitraum bedingten Personendosis und der durch Inkorporation von Aktivität in diesem Zeitraum bedingten lebenslangen Dosisbelastung (Folgedosis).

## 3.2 Formen der Strahlenexposition

### 3.2.1 Expositionspfade

Als Expositionspfad bezeichnet man die Art und Weise, wie die Strahlenexposition zustande kommt. Die wichtigsten Expositionspfade sind:

- Bestrahlung von außen **(externe Bestrahlung)**
- Bestrahlung **von innen** nach Aufnahme radioaktiver Substanzen in den Körper **(Inkorporation)** durch
  - Inhalation (Aufnahme der Substanzen über die Atemwege)
  - Ingestion (Aufnahme der Substanzen über den Verdauungstrakt).

Eine unbeabsichtigte Inkorporation ist nur bei **offenen radioaktiven Stoffen** möglich, also Stoffen, die nicht von einer festen, nicht strahlenden Hülle umgeben sind. Sie werden z. B. in der Forschung oder in der Nuklearmedizin verwendet. Die Hülle **umschlossener radioaktiver Stoffe** verhindert die unbeabsichtigte Inkorporation. Beispiele umschlossener radioaktiver Stoffe sind Teststrahler für technische Anwendungen und Strahlungsquellen, die im Rahmen der Brachytherapie zur Tumorbehandlung eingesetzt werden.

### 3.2.2 Natürlich bedingte Strahlenexposition

Ein Teil der Strahlenexposition ist unvermeidbar, da er von natürlichen Strahlungsquellen in unserer Umgebung stammt. Man unterscheidet folgende Strahlungsquellen:

**Kosmische Höhenstrahlung** ist Strahlung aus dem Weltall, die durch Wechselwirkung mit den Luftmolekülen in der Atmosphäre Sekundärteilchen erzeugt. Die Strahlung der Sekundärteilchen kann bis auf die Erdoberfläche gelangen. Die durch kosmische Strahlen bzw. ihre Sekundärstrahlung bedingte Strahlenexposition nimmt mit der Höhe über Meeresniveau zu.

**Terrestrische Strahlung** hat ihre Ursache in Radionukliden, die natürlicherweise auf der Erde vorkommen. Beispiele solcher Radionuklide sind $^{226}$Ra, $^{232}$Th und $^{40}$K, die in Gesteinen und im menschlichen Körper ($^{40}$K) vorkommen. Das Ausmaß der aus terrestrischer Strahlung resultierenden Strahlenexposition hängt von den regionalen geologischen Gegebenheiten ab.

Die Strahlenexposition durch Inkorporation **natürlich vorkommender Radionuklide** ist größtenteils auf das gasförmige Radon-Isotop $^{222}$Rn und in geringerem Maße auf $^{40}$K zurückzuführen.

#### 3.1.3 Ortsdosis

Sie dient der Unterscheidung von Strahlenschutzbereichen.

**▶ Definition.**

#### 3.1.4 Personen- und Körperdosis

Beide sind ein Maß der Strahlenexposition einer Person.

**▶ Definition.**

#### 3.2 Formen der Strahlenexposition

#### 3.2.1 Expositionspfade

Die wichtigsten Strahlenexpositionen entstehen durch:

- **externe** Bestrahlung
- die Bestrahlung **von innen** nach **Inkorporation** (z. B. Inhalation oder Ingestion) von Radionukliden.

Eine unbeabsichtigte Inkorporation ist nur bei **offenen radioaktiven Stoffen** möglich. Die Hülle **umschlossener radioaktiver Stoffe** verhindert eine unbeabsichtigte Inkorporation.

#### 3.2.2 Natürlich bedingte Strahlenexposition

Eine unvermeidliche Strahlenexposition entsteht durch natürliche Strahlungsquellen:

**Kosmische Höhenstrahlung** stammt aus dem Weltall. Die Strahlenexposition nimmt mit der Höhe über Meeresniveau zu.

**Terrestrische Strahlung** rührt von Radionukliden in unserer Umgebung her. Die Höhe der Exposition ist regional unterschiedlich.

Außerdem nimmt man **natürlich vorkommende Radionuklide**, vor allem $^{222}$Radon, auf.

$^{222}$**Rn-Gas** entweicht aus Baumaterialien und Gestein. Seine Inhalation in **geschlossenen Räumen** führt zu Strahlenexposition der Atemwege und der Lunge.

Auch das natürlich im Körper vorkommende $^{40}$**K** führt zu Strahlenexposition.
Diese Strahlungsquellen bedingen den größten Anteil der Strahlenbelastung, wie die mittlere effektive Dosis pro Jahr zeigt (Tab. **A-3.3**).

$^{222}$**Rn-Gas**, ein α-Strahler, entsteht als Folgeprodukt des in Baumaterial und Gestein enthaltenen Radiums und kann aus Rissen in diesem Material austreten. Dies führt in **geschlossenen Räumen** durch Inhalation des Gases zu einer Strahlenexposition der Atemwege und der Lunge.
Das natürlich im menschlichen Körper vorkommende $^{40}$**K** ist ein β-Strahler und kommt zu einem geringen Anteil im natürlichen Kalium vor.
Natürliche Strahlungsquellen sind für den Großteil der Strahlenbelastung verantwortlich. Dies zeigt sich an der mittleren effektiven Dosis pro Jahr (Tab. **A-3.3**). Die **genetisch signifikante Dosis** ist definiert als die Summe der mit dem sog. genetischen Wichtungsfaktor multiplizierten Werte der Keimdrüsendosen aller Angehörigen einer Bevölkerungsgruppe, dividiert durch deren Anzahl. Dabei ist im genetischen Wichtungsfaktor die mittlere Kindererwartung der strahlenexponierten Personen in Abhängigkeit vom Alter berücksichtigt.

### 3.2.3 Zivilisatorisch bedingte Strahlenexposition

Hauptursache ist die medizinische Anwendung ionisierender Strahlung (Tab. **A-3.3**).

Der größte Teil der zivilisatorisch bedingten Strahlenexposition resultiert aus der Anwendung von Röntgenstrahlen und Radionukliden in der Medizin (Tab. **A-3.3**).

**A-3.3** Strahlenexposition der deutschen Bevölkerung im Jahr 2009

| Art der Exposition | mittlere effektive Dosis [mSv/Jahr] |
|---|---|
| **natürlich bedingte Strahlenexposition** | **2,1** |
| kosmische Strahlung | 0,3 |
| terrestrische Strahlung | 0,4 |
| Inhalation von Radon in Wohnungen | 1,1 |
| inkorporierte natürliche Stoffe (z. B. $^{40}$K) | 0,3 |
| **zivilisatorisch bedingte Strahlenexposition** | **1,8** |
| medizinische Anwendung ionisierender Strahlung (Röntgendiagnostik, Nuklearmedizin, Strahlentherapie) | 1,8 |
| Anwendung ionisierender Strahlung in Forschung und Technik, Kernwaffenversuche, Reaktorunfälle, Sonstiges | < 0,05 |
| **gesamte Strahlenexposition** | **3,9** |

#### Strahlenexposition durch medizinische Untersuchungen

Diese Form der Strahlenexposition ist sehr ungleichmäßig auf die Bevölkerung verteilt.

**Röntgenaufnahmen** des Schädels und der Extremitäten bewirken eine geringere Strahlenexposition als die des Körperstammbereichs (Tab. **A-3.4**).

Die Strahlenexposition bei der **CT** ist höher als bei einfachen Röntgenaufnahmen (Tab. **A-3.4**).

Dasselbe gilt für **interventionelle und Durchleuchtungsuntersuchungen**.

Bei **nuklearmedizinischen Untersuchungen** wird der **ganze Körper** bestrahlt, wobei manche Organe oder Gewebe stärker belastet werden als andere. Tab. **A-3.5** zeigt die effektive Dosis einiger nuklearmedizinischer Untersuchungen.

Da medizinische Untersuchungen sehr ungleichmäßig auf die Bevölkerung verteilt sind, kann die durch sie bedingte Strahlenexposition bei Einzelnen weitaus größer sein als deren natürlich bedingte Strahlenexposition.
Die Strahlenexposition bei **Röntgenaufnahmen** von Schädel und Extremitäten (z. B. Hände) ist grundsätzlich geringer als bei Aufnahmen vom Körperstammbereich (z. B. Wirbelsäule oder Verdauungstrakt) (Tab. **A-3.4**). Dies liegt daran, dass die strahlensensiblen Organe im Körperstammbereich liegen. Durch ihre höheren Organ-Wichtungsfaktoren (S. 64) trägt ihre Bestrahlung stärker zur effektiven Dosis bei. Außerdem ist wegen der längeren Wegstrecken im Körperstammbereich die absorbierte Dosis größer. Die Verwendung von Kontrastmitteln erhöht die Absorption von Strahlung und damit die Strahlenexposition.
Die **Computertomografie** bietet mehr diagnostische Information, erzeugt aber im Vergleich zu Röntgenaufnahmen der gleichen Körperregion eine deutlich höhere effektive Dosis (Tab. **A-3.4**).
Besonders hohe Strahlenexpositionen treten bei **interventionellen Untersuchungen** (z. B. Angiografie des Herzens) und **Durchleuchtungsuntersuchungen** (z. B. Magen-Darm-Passage) auf.
Im Gegensatz zur radiologischen Diagnostik ist bei **nuklearmedizinischen Untersuchungen** immer der **ganze Körper** des Patienten von der Strahlenexposition betroffen. Je nach der Biokinetik des verabreichten Radionuklids werden jedoch manche Organe oder Gewebe stärker belastet als andere. Daher muss die effektive Dosis für jede nuklearmedizinische Untersuchung separat berechnet werden. Sie wird mittels eines biokinetischen Modells der Aktivitätsverteilung im Körper aus der applizierten Aktivität ermittelt. Tab. **A-3.5** zeigt die effektive Dosis einiger nuklearmedizinischer Untersuchungen.

**A-3.4** Strahlenexposition durch radiologische Untersuchungen in Deutschland im Jahr 2009

| Untersuchungsart | effektive Dosis [mSv] |
|---|---|
| **Untersuchungen mit Röntgenaufnahmen** | |
| Zahnaufnahmen | < 0,01 |
| Extremitäten (Gliedmaßen) | < 0,01–0,1 |
| Schädelaufnahme (a. p.) | 0,03–0,06 |
| Brustkorb (Thorax), 1 Aufnahme | 0,02–0,04 |
| Wirbelsäule in 2 Ebenen | |
| ▪ Halswirbelsäule | 0,1–0,2 |
| ▪ Brustwirbelsäule | 0,2–0,5 |
| ▪ Lendenwirbelsäule | 0,6–1,1 |
| Mammografie, beidseits in je 2 Ebenen | 0,2–0,4 |
| Beckenübersicht | 0,3–0,7 |
| Bauchraum (Abdomenübersicht) | 0,3–0,7 |
| **Untersuchungen mit Aufnahmen und Durchleuchtung** | |
| Magen | 4–8 |
| Darm (Dünndarm bzw. Kolonkontrasteinlauf) | 5–12 |
| Galle | 1–8 |
| Harntrakt | 2–5 |
| Bein-Becken-Phlebografie (ein Bein) | 0,3–0,7 |
| Angiografie und Interventionen | 10–30 |
| **CT-Untersuchungen** | |
| Hirnschädel | 1,7–2,3 |
| Lendenwirbelsäule | 4,8–8,7 |
| Brustkorb (Thorax) | 4,2–6,7 |
| Bauchraum (Abdomen) | 8,8–16,4 |

A-3.4

**A-3.5** Effektive Dosen nuklearmedizinischer Untersuchungen (Schweiz 1989 und 1990)

| Untersuchung | Isotop | Pharmakon | effektive Dosis [mSv] |
|---|---|---|---|
| Skelett | $^{99m}Tc$ | Phosphat | 3,6 |
| Schilddrüse | $^{123}J$ | Jodid | 2,1 |
| | $^{131}J$ | Jodid | 34 |
| | $^{99m}Tc$ | Pertechnetat | 1,1 |
| Nieren | $^{99m}Tc$ | DTPA | 1,9 |
| | $^{99m}Tc$ | MAG3 | 0,80 |
| | $^{123}J$ | Hippuran | 0,24 |
| Nebennieren | $^{123}J$ | MIBG | 3,2 |
| Gehirn | $^{99m}Tc$ | Pertechnetat | 7,4 |
| | $^{99m}Tc$ | HMPAO | 5,7 |
| Leber/Milz | $^{99m}Tc$ | Kolloid | 1,1 |
| | $^{99m}Tc$ | IDA | 1,5 |
| Tumor/Entzündung | $^{67}Ga$ | Citrat | 21 |

A-3.5

## Strahlenexposition durch andere Quellen ionisierender Strahlung

Die Exposition durch Anwendung ionisierender Strahlung in **Forschung** und **Technik**, oder durch **Kernwaffenversuche** und **Reaktorunfälle** an der Gesamtexposition ist in Deutschland sehr gering (Tab. **A-3.3**).

**Strahlenexposition durch andere Quellen ionisierender Strahlung**
Sie ist in Deutschland sehr gering (Tab. **A-3.3**).

## 3.3 Risiken durch Strahlenexposition

3.3 Risiken durch Strahlenexposition

Strahlenexposition birgt das Risiko **stochastischer** und **deterministischer Strahlenschäden (Strahlenfolgen)**.

Die Wirkung von Strahlung auf ein biologisches System (S. 37) ist äußerst komplex. Mit jeder Strahlenexposition ist ein Risiko von Strahlenschäden verbunden. Man unterscheidet **stochastische** und **deterministische Strahlenschäden** (Strahlenfolgen).

▸ Merke.

▸ Merke. **Stochastische Strahlenschäden** treten **zufällig** ein (Entweder-oder-Ereignisse); es existiert **keine Schwellendosis**. Mit zunehmender Dosis steigt die Wahrscheinlichkeit ihres Eintretens. Beispiele sind DNA-Schäden **(genetische Schäden)** und die Induktion eines Tumors **(kanzerogener Schaden)**. Die für stochastische Schäden maßgebliche Dosisgröße ist die effektive Dosis (S. 64).

▸ Merke.

▸ Merke. Für **deterministische Strahlenschäden** existiert eine **Schwellendosis**. Die Schwellendosis ist eine Organdosis (S. 63). Mit zunehmender Dosis steigt die Schwere des Schadens. Beispiele sind **Organschäden**, z. B. ein Erythem oder eine Strahlennekrose.

Beispiele für Risiken bzw. Schwellendosen zeigt Tab. **A-3.6**.

Tab. **A-3.6** zeigt die Risiken bzw. Schwellendosen für einige stochastische bzw. deterministische Strahlenschäden.

**A-3.6 Risiken bzw. Schwellendosen für stochastische bzw. deterministische Strahlenschäden**

| Art des Strahlenschadens | Risiko bzw. Schwellendosis | |
|---|---|---|
| **stochastische Strahlenschäden (ICRP 103)** | **Risiko [%/Sv]** | |
| | erwachsene Bevölkerung | Gesamtbevölkerung |
| Krebs | 4,1 | 5,5 |
| vererbbare Defekte | 0,1 | 0,2 |
| **deterministische Strahlenschäden (ICRP 118)** | **Schwellendosis [Sv]**[1] | |
| Hoden | | |
| ▪ zeitweilige Sterilität | ~0,1 | |
| ▪ permanente Sterilität | ~6,0 | |
| Ovarien (Sterilität) | ~3,0 | |
| Augenlinse (Katarakt) | ~0,5 | |
| Knochenmark (Unterdrückung der Blutbildung) | ~0,5 | |

[1] Exposition erfolgt durch eine einzige, kurzzeitige Bestrahlung.

## 3.4 Schutz vor Strahlenexposition

3.4 Schutz vor Strahlenexposition

### 3.4.1 Strahlenschutz-Grundregeln

3.4.1 Strahlenschutz-Grundregeln

Die Strahlenexposition ist „**as low as reasonably achievable**“ zu halten (**ALARA-Prinzip**).

Die Strahlenexposition ist grundsätzlich möglichst gering zu halten. Dies wird durch das sog. **ALARA-Prinzip** gefordert. ALARA steht für „**as low as reasonably achievable**“. Die Einschränkung „reasonably“ soll dazu führen, dass nur solche Maßnahmen getroffen werden, die auf der einen Seite eine wesentliche Verbesserung des Strahlenschutzes erzielen und auf der anderen Seite praktikabel sind.

Die Grundregeln des Strahlenschutzes sind die **4 „A's“:**

Grundregeln des Strahlenschutzes sind die **4 „A's“**:

- **Abstand** halten
- **Abschirmung** sicherstellen
- **Aufenthaltsdauer** begrenzen
- **Aufnahme** von Radioaktivität vermeiden!

**Abstand** zu halten ist nach dem **Abstandsquadratgesetz** (Abb. **A-3.1**) der beste Strahlenschutz. Dies gilt insbesondere für Photonenstrahlung (exponentielle Schwächung!).

**Abstand** zu halten ist unabhängig von der Strahlungsart der wirksamste Schutz vor Strahlung. Dies ergibt sich aus dem **Abstandsquadratgesetz** (Abb. **A-3.1**). Da Photonenstrahlung wegen ihrer exponentiellen Schwächung eine größere Reichweite als α- und β-Strahlung hat (S. 21), hat das Abstandsquadratgesetz für sie die größte, für α-Strahlung (Reichweite in Luft wenige Zentimeter!) die geringste Bedeutung.

Aus dem Abstandsquadratgesetz folgt, dass das **Flächendosisprodukt konstant** ist.

Aus dem Abstandsquadratgesetz folgt, dass die Dosis mit dem Quadrat des Abstandes von der Strahlenquelle abnimmt. Das **Flächendosisprodukt**, also das Produkt aus bestrahlter Fläche und der dort deponierten Dosis, ist jedoch – unabhängig vom Abstand zur Strahlenquelle – **konstant**.

⊙ A-3.1 **Das Abstandsquadratgesetz.**

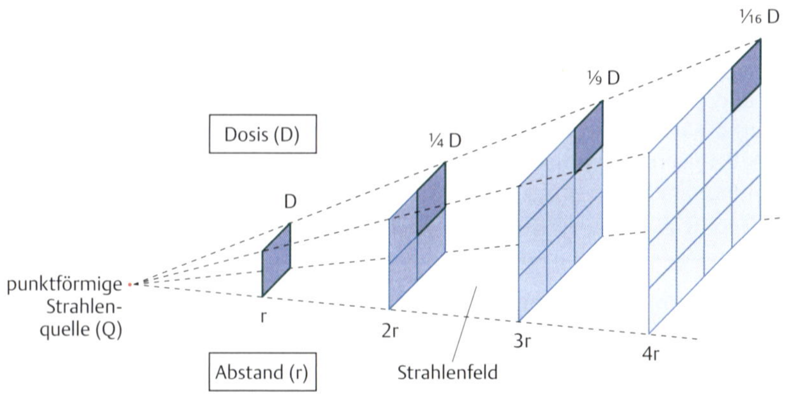


Bei einer punktförmigen Strahlenquelle (Q) nimmt mit wachsendem Abstand zur Strahlenquelle (r) die Strahlungsintensität in Luft mit dem Quadrat des Abstandes ($1/r^2$) ab, da die Größe der durchstrahlten Fläche mit $r^2$ zunimmt.

Eine **Abschirmung** von Strahlung wird durch Einbringen absorbierenden Materials zwischen Person und Strahlungsquelle erreicht. Die Wahl des Materials hängt dabei von der Strahlungsart ab:

- **α-Strahlung** wird bereits durch Luft ausreichend absorbiert.
- Für **β-Strahlung** sind dickere Materialschichten erforderlich. Man verwendet Materialien geringer Ordnungszahl, z. B. Aluminium, Plexiglas, um die Bremsstrahlung, die beim Auftreffen von β-Strahlung auf Abschirmmaterial entsteht, möglichst gering zu halten. Ein niederenergetischer β-Strahler wie Tritium stellt, wenn er umschlossen ist, allerdings keine Gefahr dar.
- **Photonenstrahlung** wird bei geringer Strahlungsenergie durch Materialien hoher Ordnungszahl (z. B. Blei, Dominanz des Photoeffekts, vgl. Abb. **A-1.9**) geschwächt, bei hoher Energie durch Materialien hoher Dichte (z. B. Blei, Beton, Dominanz des Compton-Effekts, vgl. Abb. **A-1.9**). Aufschluss über die photonenabschirmende Wirkung eines Materials gibt sein **Bleigleichwert (Bleiäquivalent)**: die Dicke einer Bleischicht, die die Ortsdosisleistung um denselben Wert schwächt wie das betreffende Material.

Eine **Abschirmung** von Strahlung erfolgt durch Einbringen von Material zwischen Person und Strahlungsquelle. Bei **α-Strahlung** ist Luft als Absorber ausreichend, bei **β-Strahlung** setzt man Plexiglas oder Aluminium, bei **Photonenstrahlung** meist Blei ein. Aufschluss über die photonenabschirmende Wirkung eines Materials gibt sein **Bleigleichwert (Bleiäquivalent)**.

Um die **Aufenthaltszeit** im Strahlenfeld zu begrenzen, sollten Arbeiten im Strahlenfeld genau geplant und ggf. vorher außerhalb des Strahlenfeldes geübt werden.

Die **Aufenthaltszeit** im Strahlenfeld ist zu minimieren.

Um bei Arbeiten mit Radionukliden eine Kontamination und die **Aufnahme** von Radioaktivität in den Körper zu vermeiden, ist geeignete Schutzkleidung zu tragen (z. B. Handschuhe und Schutzkittel); Essen, Trinken, Rauchen und Schminken sind untersagt. Nach Abschluss der Arbeiten muss eine Kontamination von Händen, Schuhen oder Kleidung durch Strahlungsmonitore ausgeschlossen werden.

Zur Prävention der Kontamination und der **Aufnahme** von Radioaktivität bei Arbeiten mit Radionukliden ist Schutzkleidung zu tragen.

## 3.4.2 Gesetzliche Regelungen

3.4.2 Gesetzliche Regelungen

Der rechtliche Rahmen des Strahlenschutzes in Deutschland ist durch das Atomgesetz gegeben. Es ist die Grundlage der **Röntgenverordnung (RöV)** und der **Strahlenschutzverordnung (StrlSchV)**, die den Umgang mit ionisierender Strahlung im Detail regeln.

Die **Röntgen**- und die **Strahlenschutzverordnung** regeln den Umgang mit ionisierender Strahlung.

Die **RöV** regelt den Umgang mit allen Geräten, die Röntgenstrahlung mit einer Beschleunigungsspannung zwischen 5 kV und 1 MV erzeugen. Dazu zählen auch sog. Störstrahler, die Röntgenstrahlung erzeugen, ohne dass sie zu diesem Zweck betrieben werden.

Die **RöV** gilt für alle Röntgenstrahler mit Beschleunigungsspannungen zwischen 5 kV und 1 MV.

Die **StrlSchV** regelt den Umgang mit offenen und umschlossenen Radionukliden sowie die Einrichtung und den Betrieb von Beschleunigeranlagen soweit sie nicht der RöV unterliegen. Hierunter fallen u. a. Gammabestrahlungsanlagen und Teilchenbeschleuniger zur Erzeugung von Röntgen- oder Teilchenstrahlung.

Die **StrlSchV** regelt den Umgang mit Radionukliden und Beschleunigeranlagen soweit sie nicht der RöV unterliegen.

Als Ausführungsbestimmungen dienen **Richtlinien**, nämlich die „Richtlinie Strahlenschutz in der Medizin" (RLStrSch) und die „Fachkunderichtlinie Medizin nach RöV" (FRLRöV). Die Richtlinien enthalten u. a. spezielle Strahlenschutzmaßnahmen für das Personal, Regelungen zur Ausbildung des Personals (Fachkunde), zum Schutz der Patienten, zur Qualitätssicherung und zur Aufzeichnungspflicht. Für den Betrieb von Bestrahlungsanlagen ist außerdem das Medizinproduktegesetz (MPG) und die Medizinprodukte-Betreiberverordnung (MPBetreibV) von Bedeutung.

Die **Richtlinien** enthalten Bestimmungen zum Strahlenschutz von Personal und Patient und regeln die Dokumentation und Qualitätssicherung.

### 3.4.3 Schutz der Bevölkerung

Dem Strahlenschutz der Bevölkerung dienen die Abschirmung von Strahlung und die Festlegung von Grenzwerten für die effektive Dosis der Bevölkerung pro Jahr (Tab. **A-3.7**).

## 3.4.3 Schutz der Bevölkerung

Zum Schutz der Bevölkerung vor Strahlenexposition dienen Zutrittsverbote zu Räumen, in denen ionisierende Strahlung eingesetzt wird bzw. auftritt, und der Einbau strahlenabsorbierenden Materials (S. 68) in die Wände dieser Räume. Darüber hinaus sind in der StrlSchV Grenzwerte für die effektive Dosis der Bevölkerung festgelegt: So darf die aus Strahlenexposition resultierende effektive Dosis von Einzelpersonen in der Bevölkerung pro Kalenderjahr 1 mSv nicht überschreiten (Tab. **A-3.7**). Die aus Ableitungen radioaktiver Stoffe resultierende effektive Dosis von Einzelpersonen der Bevölkerung pro Kalenderjahr darf 0,3 mSv nicht überschreiten. Zu diesem Zweck werden diese Ableitungen behördlich überwacht.

**A-3.7 Grenzwerte für beruflich strahlenexponierte Personen [mSv/Jahr]**

| Körperdosis | alle beruflich strahlenexponierten Personen (Kategorie A und B) | Personen der Kategorie B | gebärfähige Frauen | Minderjährige |
|---|---|---|---|---|
| effektive Dosis (mSv/Jahr) | 20 | 6 | | 1 (6**) |
| Organdosen (mSv/Jahr) | | | | |
| ▪ Keimdrüsen, Gebärmutter, rotes Knochenmark | 50 | | | |
| ▪ Augenlinse | 150 (20*) | 45 (15*) | | 15 |
| ▪ Dickdarm, Lunge, Magen, Blase, Brust, Leber, Speiseröhre | 150 | | | |
| ▪ Schilddrüse, Knochenoberfläche | 300 | | | |
| ▪ Haut, Hände, Unterarme, Füße, Knöchel | 500 | 150 | | 50 (**150) |
| Gebärmutter | | | 2 mSv/Monat | |
| ungeborenes Kind | | | 1 mSv insgesamt | |
| Berufslebensdosis | 400 mSv | | | |

* Neue Vorgabe durch die Europäische Richtlinie 2013/59/EURATOM
** Neue Vorgabe für Auszubildende und Studierende zwischen 16 und 18 Jahren durch die Europäische Richtlinie 2013/59/EURATOM

### 3.4.4 Schutz beruflich strahlenexponierter Personen

▸ Definition.

## 3.4.4 Schutz beruflich strahlenexponierter Personen

▸ **Definition.** Als beruflich strahlenexponiert gilt, wer bei seiner Arbeit mehr als die für die Bevölkerung zulässige Dosis von 1 mSv im Jahr erhalten kann. Nach der Höhe der möglichen Strahlenexposition unterscheidet man Personen der **Kategorien A** und **B** (Tab. **A-3.7**).

Anhand der auftretenden Orts- und Körperdosen werden die Arbeitsräume in **Strahlenschutzbereiche** eingeteilt (Tab. **A-3.8**).

Die Räume, in denen beruflich Strahlenexponierte arbeiten, werden zwecks Überwachung der Strahlenexposition anhand der dort auftretenden Orts- und Körperdosen in die **Strahlenschutzbereiche** Sperrbereich, Kontrollbereich und Überwachungsbereich eingeteilt (Tab. **A-3.8**).

A-3.8

**A-3.8 Strahlenschutzbereiche**

| Strahlenschutzbereich | effektive Dosis |
|---|---|
| Sperrbereich | > 3 mSv/Stunde |
| Kontrollbereich | > 6 mSv/Jahr |
| Überwachungsbereich | > 1 mSv/Jahr |
| allgemeines Staatsgebiet | < 1 mSv/Jahr |

Im **Sperrbereich** gilt ein Aufenthaltsverbot. Er ist Teil des **Kontrollbereichs** und wie dieser räumlich abzugrenzen und zu kennzeichnen. Vor Betreten des Kontrollbereichs ist eine Unterweisung durchzuführen. Die Messung der Personendosis vorgeschrieben.

Ein **Sperrbereich** ist einzurichten, wenn die Dosisleistung 3 mSv/h überschreiten kann. Ein Beispiel ist ein Bestrahlungsraum während der Strahlentherapie. Im Sperrbereich gilt ein Aufenthaltsverbot (Ausnahme: Patienten in der Strahlentherapie). Der Sperrbereich ist Teil des **Kontrollbereichs**. Im Kontrollbereich können effektive Dosen erreicht werden, die 6 mSv/Jahr überschreiten. Beispiele für Kontrollräume sind ein Bestrahlungsraum außerhalb der Bestrahlungszeiten und Untersuchungsräume der Röntgendiagnostik und der Nuklearmedizin. Schwangere und Minderjährige dürfen nur unter besonderen Auflagen im Kontrollbereich arbeiten.

Beide Bereiche sind räumlich abzugrenzen und zu kennzeichnen. Vor Betreten des Kontrollbereichs ist für alle Personen eine Strahlenschutzunterweisung vorgeschrieben. Außerdem ist die Überwachung der Personendosis vorgeschrieben.

Im **Überwachungsbereich** können effektive Dosen erreicht werden, die 1 mSv/Jahr überschreiten. Er bildet die Grenze zum **allgemeinen Staatsgebiet**, in dem die Strahlenexposition nicht mehr als 1 mSv/Jahr betragen darf (s. o.).

Der **Überwachungsbereich** grenzt den Kontrollbereich vom **allgemeinen Staatsgebiet** ab.

Die Strahlenexposition von Personen, die in Strahlenschutzbereichen arbeiten, darf die **Grenzwerte** von Tab. **A-3.7** nicht überschreiten. Für gebärfähige Frauen gelten besondere Teilkörperdosen, für Minderjährige niedrigere Grenzwerte.

Die Strahlenexposition darf die **Grenzwerte** der Tab. **A-3.7** nicht überschreiten.

Zwecks Strahlenschutz gelten für beruflich strahlenexponierte Personen folgende **Auflagen:**
- Zur Bestimmung der Personendosis (S. 65) müssen sie ein Dosimeter (S. 30) tragen (z. B. Filmdosimeter). Ist vorauszusehen, dass die Teilkörperdosis an Haut oder Händen, Unterarmen, Füßen und Knöcheln oder der Augenlinse den in Tab. **A-3.7** genannten Grenzwert übersteigt, muss die Personendosis an diesen Körperteilen durch weitere Dosimeter (z. B. Fingerring-Dosimeter) ermittelt werden.
- regelmäßige Teilnahme an Strahlenschutzunterweisungen
- Für Personen der Kategorie A ist eine jährliche ärztliche Vorsorgeuntersuchung vorgeschrieben.

Zwecks Strahlenschutz gelten folgende **Auflagen:**
- Bestimmung der Personendosis mittels Dosimeter
- regelmäßige Teilnahme an Unterweisungen
- jährliche Untersuchung bei Personen der Kategorie A.

Bei einfachen Röntgenaufnahmen ist die Strahlenexposition des Personals praktisch vernachlässigbar, da sich das Bedienpult außerhalb des Strahlungsbereichs befindet. Daher muss das Personal hier keine Bleischürze tragen. Bei interventionellen radiologischen Untersuchungen oder der Applikation von Aktivität in der Nuklearmedizin dagegen muss sich der Untersucher durch das Tragen einer **Bleischürze** mit einem Bleigleichwert von 0,35–0,5 mm schützen. Eine Bleischürze eines Bleigleichwerts von 0,5 mm schützt wirksam vor weicher Röntgenstrahlung.

Ist eine Anwesenheit des Personals im Strahlenfeld unabdingbar, muss eine **Bleischürze** getragen werden. Bei einem Bleigleichwert von 0,5 mm schützt sie wirksam vor weicher Röntgenstrahlung.

In der Nuklearmedizin ist es häufig nicht möglich, die durch γ-Strahlung bedingte effektive Dosis des Personals durch Abstandhalten genügend zu reduzieren. Daher sind Abschirmungen durch zentimeterdicke **Bleischichten** notwendig. Patienten, die zur Radiojodtherapie $^{131}$J (einen β- und γ-Strahler) erhalten, müssen, da sie eine Strahlungsquelle darstellen, in einem abgeschirmten Zimmer untergebracht und ihre Ausscheidungen in Abklinganlagen zwischengelagert werden.

In der Nuklearmedizin sind u. U. Abschirmungen durch **Bleischichten** notwendig. Patienten, die eine Radiojodtherapie erhalten, müssen isoliert werden.

Beim Umgang mit Radionukliden sind Schutzmaßnahmen zur Vermeidung einer Kontamination zu treffen (S. 68). Ist es dennoch zu einer Kontamination gekommen, spült man zur **Dekontamination** die Haut mit Wasser ab und wäscht sich mit Seife oder Dekontaminationsmittel.

Bei Kontamination mit Radionukliden dienen Wasser und Seife oder Dekontaminationsmittel zur **Dekontamination**.

Auch die **Qualitätssicherung** (S. 72) stellt eine Strahlenschutzmaßnahme für beruflich Strahlenexponierte dar.

Auch die **Qualitätssicherung** (S. 72) dient dem Strahlenschutz.

## 3.4.5 Schutz der Patienten

Dosis-Grenzwerte, wie sie für beruflich strahlenexponierte Personen existieren, gibt es für Patienten nicht, da für sie die Strahlenanwendung nicht nur ein Strahlenrisiko birgt, sondern auch einen medizinischen Nutzen hat. Daraus ergibt sich eine besondere Verantwortung des Arztes bei der Indikationsstellung für die Strahlenanwendung.

3.4.5 Schutz der Patienten

Für die Patienten gibt es keine Dosis-Grenzwerte. Daher muss jede Strahlenanwendung durch eine individuelle Indikation gerechtfertigt werden.

### Strahlenschutz in der Röntgendiagnostik

In der Röntgendiagnostik spielt die Vermeidung unnötiger Strahlenexposition eine besondere Rolle: Eine Strahlenexposition ist nur zulässig, wenn für den Patienten ein **medizinischer Nutzen** erwartet werden kann, **der das Strahlenrisiko überwiegt**. Die Indikation für eine Röntgenuntersuchung darf daher nur ein Arzt stellen, der die Fachkunde im Strahlenschutz hat. Vor der Untersuchung muss er nachfragen, ob eine ähnliche Röntgenuntersuchung bereits durchgeführt wurde.

Strahlenschutz in der Röntgendiagnostik

Röntgenaufnahmen dürfen nur durchgeführt werden, wenn für den Patienten ein **Nutzen** erwartet werden kann, **der das Strahlenrisiko überwiegt**.

**Frauen im gebärfähigen Alter** sind bei allen radiologischen Untersuchungen nach einer möglichen Schwangerschaft zu befragen. Die Antwort ist schriftlich festzuhalten. Bei nicht auszuschließender Schwangerschaft sind Nutzen und Risiken der Untersuchung besonders streng abzuwägen.

**Frauen im gebärfähigen Alter** sind vor der Untersuchung nach einer möglichen Schwangerschaft zu befragen.

Folgende Parameter sind für den Strahlenschutz wichtig:

- die Qualität (Härte) der Strahlung
- die Feldgröße
- der Fokus-Haut-Abstand
- die Expositionszeit
- die Empfindlichkeit des Bildauffangsystems
- der Einsatz digitaler Techniken
- die Qualitätssicherung.

Die vorgeschriebene **Dokumentation** der Aufnahmeparameter dient der Abschätzung der Strahlenexposition. Der Arzt muss dem Patienten auf Verlangen Auskunft über die Dosisbelastung geben. Alle Bilder und Befunde von Röntgenuntersuchungen sind 10 Jahre lang aufzubewahren.

**Strahlenschutz in der Nuklearmedizin**

Wesentlich ist der Einsatz **kurzlebiger Radionuklide** (S. 152).

Aufzeichnungen über Untersuchungen mit Radionukliden sind 10 Jahre lang aufzubewahren.

**Strahlenschutz in der Strahlentherapie**

Um die Strahlenexposition des Normalgewebes rekonstruieren zu können, müssen im **Bestrahlungsprotokoll** alle relevanten Parameter und Bildnachweise dokumentiert und 30 Jahre aufbewahrt werden.

**3.4.6 Qualitätssicherung**

**Qualitätsprüfungen** der Röntgenanlagen gewährleisten eine hohe Bildqualität bei geringer Strahlenexposition. Die Aufzeichnungen sind aufzubewahren.

Es gibt diagnostische **Referenzwerte** für alle Röntgenuntersuchungen.

Die Strahlenschutzverordnung schreibt Qualitätssicherungsmaßnahmen vor.

Folgende technische Parameter sind für den Strahlenschutz der Patienten maßgeblich:

- die **Qualität (Härte) der Strahlung:** Weiche Strahlung führt zu einer höheren Dosisbelastung als harte Strahlung (S. 34). Die Strahlenqualität lässt sich durch Filterung beeinflussen.
- die **Feldgröße:** Einblendung (Begrenzung des Strahlenkegels durch Blenden) des Strahlenfeldes auf Objektgröße mindert die Strahlenbelastung des Patienten.
- der **Fokus-Haut-Abstand**: Je größer der Abstand zwischen Brennfleck und Haut, desto stärker wird die Strahlung geschwächt.
- die **Expositionszeit**
- die **Empfindlichkeit des Bildauffangsystems**: Röntgenfilm und Verstärkerfolie, auch Film-Folien-Kombination (S. 76) genannt.
- der Einsatz **digitaler Bildaufnahme und -verarbeitungssysteme** (S. 77)
- die **Qualitätssicherung** (S. 72).

Zur Abschätzung der Strahlenexposition wird in der RöV die **Dokumentation** aller Daten gefordert, die zur Rekonstruktion der Strahlenexposition des Patienten nötig sind. Dies sind i. d. R. die Röhrenspannung (kV-Wert), das Produkt aus Röhrenstrom und Einschaltzeit (mAs-Produkt) und das Flächendosisprodukt. Bei Durchleuchtungen sind die Oberflächendosis und Dauer der Untersuchung zu protokollieren. Gegenüber dem Patienten hat der Arzt eine Auskunftspflicht über die Höhe der Strahlenexposition. Alle Bilder und Befunde von Röntgenuntersuchungen sind 10 Jahre lang aufzubewahren.

### Strahlenschutz in der Nuklearmedizin

Eine wesentliche Maßnahme zur Expositionsbegrenzung ist der Einsatz **kurzlebiger Radionuklide** (S. 152). Diese werden meist in Nuklidgeneratoren gewonnen.
Darüber hinaus sind Maßnahmen zu treffen, die eine Aufnahme von Radioaktivität verhindern. Daher ist im Kontrollbereich essen, trinken, rauchen und schminken zu unterlassen. Nach Abschluss der Arbeiten ist eine Kontamination durch eine Messung mit einem Strahlungsmonitor auszuschließen.
Beim diagnostischen Einsatz von Radionukliden müssen u. a. Art und Aktivität des applizierten Radionuklids dokumentiert werden. Diese Aufzeichnungen sind 10 Jahre lang aufzubewahren.

### Strahlenschutz in der Strahlentherapie

Um die Strahlenexposition des gesunden Gewebes bei einer Strahlentherapie jederzeit rekonstruieren zu können, fordert die RLStrSch für jede strahlentherapeutische Behandlung ein vollständiges **Bestrahlungsprotokoll**, bestehend aus der strahlentherapeutischen Dosisverordnung, dem Bestrahlungsplan und den Bestrahlungsnachweisen. Der Bestrahlungsplan beinhaltet insbesondere alle bildlichen Nachweise, die zur Bestrahlungsplanung verwendet wurden (z. B. Dokumentation der Dosisverteilung, Simulatoraufnahmen, Röntgenbilder). Diese Unterlagen müssen 30 Jahre aufbewahrt werden. Im Fall einer weiteren Strahlenbehandlung müssen sie dem Strahlentherapeuten zugänglich gemacht werden.

## 3.4.6 Qualitätssicherung

Die RöV schreibt regelmäßige Prüfungen von Röntgeneinrichtungen vor (mindestens 1-mal jährlich), um eine ausreichende Qualität der Bildgebung bei vertretbarer Strahlenexposition zu gewährleisten. Ziel ist u. a., die Durchlass-Strahlung, also die trotz Abschirmung der Strahlenquelle in die Umgebung austretende Strahlung, zu minimieren. Die Ergebnisse der **Qualitätsprüfungen** sind aufzuzeichnen und aufzubewahren.
Zudem sind diagnostische **Referenzwerte** für alle Röntgenuntersuchungen festgelegt. Werden diese Werte in einer Einrichtung dauerhaft überschritten, müssen geeignete Maßnahmen zur Dosisreduktion getroffen werden.
Die Strahlenschutzverordnung schreibt Qualitätssicherungsmaßnahmen vor, um sicherzustellen, dass Geräte, Ausrüstung und angewendete Verfahren den notwendigen Qualitätsstandards und den Erfordernissen der medizinischen Wissenschaft entsprechen. Die Einhaltung dieser Vorschrift wird durch die sog. ärztlichen Stellen überprüft.

# 4 Radiologische Verfahren



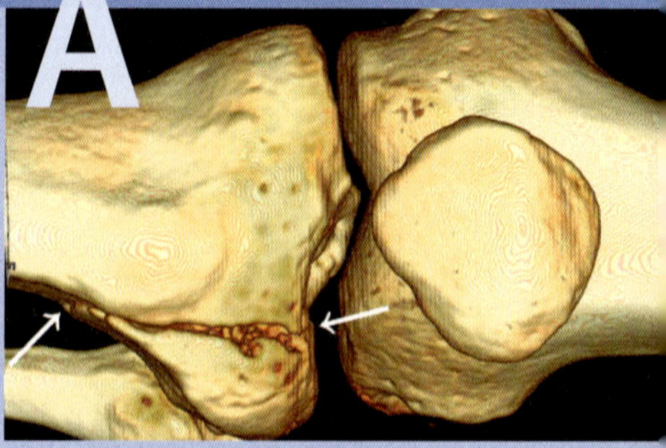


*R. Hünerbein*

## 4.1 Konventionelle Röntgenuntersuchung

### 4.1.1 Gerätetechnik


4.1 Konventionelle Röntgenuntersuchung

4.1.1 Gerätetechnik


Eine konventionelle Röntgeneinrichtung besteht aus einem Generator, dem Röntgenstrahler mit der Röntgenröhre und Zubehör.

#### Generator

Generator

Der Generator liefert Spannung und Strom für die Röntgenröhre(n). Außerdem stellt man hier die Parameter für die **freie Belichtung** einer Röntgenaufnahme ein und löst die Aufnahme aus.

Der Generator ist ein technisches System zum Betrieb und zur Steuerung einer oder mehrerer Röntgenröhre(n). Er wandelt die Wechselspannung des Stromnetzes in eine gleichgerichtete Hochspannung (25–150 kV) um und liefert den Heizstrom für die Glühkathode (ca. 20 V; 3–8 A). Außerdem erfolgt vom Generator aus die Anwahl des Arbeitsplatzes und – bei Mehrfokusröhren – des Fokus (Brennflecks). Am Schalttisch des Generators können die Röhrenspannung (kV), Stromstärke (mA) und die Belichtungszeit (s) für die **freie Belichtung** einer Röntgenaufnahme fest eingestellt und die Aufnahme kann ausgelöst werden.

Meist wird jedoch die **Belichtungsautomatik** eingesetzt: Zeigen Ionisationskammern vor dem Röntgenfilm (**Dominanten**, Abb. **A-4.1**) einen bestimmten Belichtungswert an, schaltet sich der Generator automatisch ab. Dies garantiert eine **optimale Belichtungszeit**.

Üblich ist aber der Einsatz der **Belichtungsautomatik:** An einem strahlentransparenten Dosismessgerät, das sich zwischen Patient und Bildaufnahmesystem befindet Abb. **A-4.1**) und mehrere Ionisationskammern **(Dominanten)** enthält, wird ein für die Organregion typischer Dosiswert voreingestellt. Haben die Röntgenphotonen, die den Körper durchdrungen haben, die voreingestellte Ladungsmenge in den Ionisationskammern freigesetzt, schaltet der Generator automatisch ab. So ist eine **optimale Belichtungszeit** gesichert. Je nach Aufnahmetechnik erfolgt die Dosismessung in unterschiedlichen Messkammern (Abb. **A-4.2**). Sie können vom Generator aus einzeln angewählt werden.

Die Belichtungsautomatik gewährleistet eine möglichst **kurze Aufnahmezeit**.

Die Belichtungsautomatik passt den Röntgenröhrenstrom während der Aufnahme kontinuierlich an die maximale Belastbarkeit der Röntgenröhre an, wodurch eine möglichst **kurze Aufnahmezeit** erreicht wird. Dies schont Röntgenröhre und Anode (Fokus).

**A-4.1 Position des Dosismessgeräts für die Belichtungsautomatik.**

A-4.1

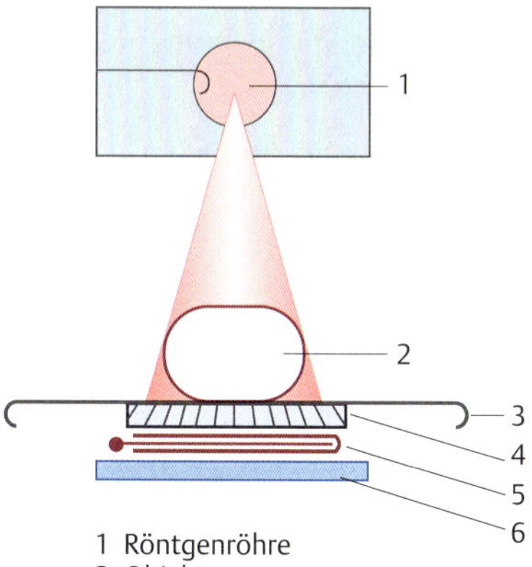


1 Röntgenröhre
2 Objekt
3 Aufnahmetisch
4 Streustrahlenraster
5 Dosismessgerät
6 Röntgenfilmkassette

A-4.2

A-4.2 Wahl der Belichtungsmesskammern je nach Aufnahmetechnik.

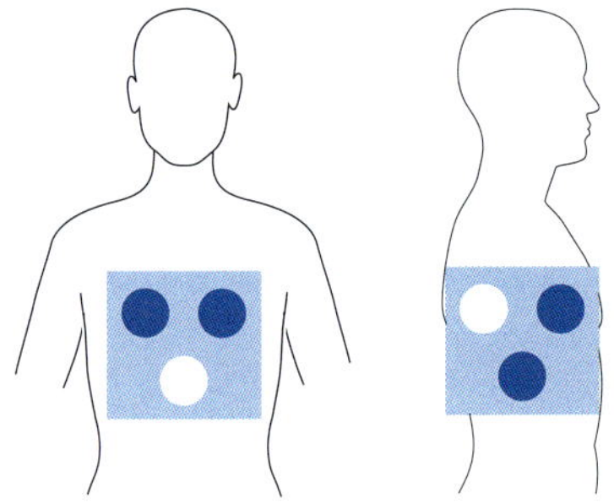

## Röntgenstrahler

Röntgenstrahler

Ein Röntgenstrahler besteht aus der Röntgenröhre und dem sie umgebenden Schutzgehäuse.

### Röntgenröhre

Röntgenröhre

Siehe Strahlenerzeugung mittels Röntgenröhre (S. 33) und Abb. **A-1.17**.

### Schutzgehäuse

Schutzgehäuse

Das Schutzgehäuse dient der Isolation und Kühlung der Röntgenröhre, dem Strahlenschutz und zur Begrenzung des Nutzstrahlenbündels.

Im Schutzgehäuse ist die Röntgenröhre mit ihren Hochspannungs- und Heizstromzuführungen gelagert. Zu ihrer Kühlung und zur Isolation der Hochspannung ist die Röntgenröhre (S. 33) von Öl umgeben. Das Röhrenschutzgehäuse besitzt ein strahlentransparentes Strahlenaustrittsfenster (Abb. **A-1.17**), z. B. aus Aluminium oder Beryllium, und eine Bleiummantelung, um Strahlung außerhalb des Nutzstrahlenbündels weitgehend zu unterdrücken. Das Nutzstrahlenbündel wird durch die Tiefenblende begrenzt.

Die **Eigenfilterung** von Röntgenröhre und Schutzgehäuse sowie **Zusatzfilter** absorbieren den niederenergetischen Anteil des Strahlenspektrums.

Die Wandung der Röntgenröhre, die Ölschicht und das Strahlenaustrittsfenster weisen eine **Eigenfilterung** der Strahlung mit einem Al-Gleichwert von 2,5 mm auf. Diese Eigenfilterung und **Zusatzfilter** (z. B. Tiefenblende, Durchleuchtungstischplatte, Spezialfilter für Kinderaufnahmen oder Mammografie) beeinflussen durch Absorption des niederenergetischen Anteils im Strahlungsspektrum die Strahlenqualität (S. 79).

## Zubehör

Zubehör

Zum Zubehör einer Röntgeneinrichtung gehören Stative für den Röntgenstrahler, das Rasterwandstativ für Aufnahmen am aufrecht stehenden Patienten und der Aufnahmetisch, ggf. mit Schichtzusatzgerät.

### Stative für den Röntgenstrahler

Stative für den Röntgenstrahler

Der Röntgenstrahler ist über Stative so befestigt, dass er frei beweglich ist (Abb. **A-4.3**).

Der Röntgenstrahler ist zu seiner Befestigung und Führung über einen höhenverstellbaren Steuerarm an 2 Schienenpaaren des Deckenstativs befestigt und kann so dreidimensional im Aufnahmeraum bewegt werden (Abb. **A-4.3**).

### Rasterwandstativ und Aufnahmetisch

Rasterwandstativ und Aufnahmetisch

Das **Rasterwandstativ** trägt eine horizontal und vertikal verschiebliche Aufnahmeeinheit mit Kassettenlade, Laufraster und Belichtungsautomatik.

**Rasterwandstative** (Abb. **A-4.3**) eignen sich z. B. für Thorax- oder Abdomenaufnahmen im Stehen. An einem Wandstativ befindet sich eine horizontal und vertikal verschiebliche Aufnahmeeinheit mit Kassettenlade (enthält die Filmkassette oder den Detektor), Laufraster (S. 81), Ionisationskammern für die Belichtungsautomatik sowie ein System zur automatischen Formateinblendung entsprechend dem verwendeten Kassettenformat.

Der **Aufnahme- (Bucky-)Tisch** ist höhenverstellbar und enthält eine Aufnahmeeinheit (s. o.).

Der **Aufnahmetisch** (Bucky-Tisch) besitzt eine schwimmende, d. h. bewegliche Tischplatte und ist im Ganzen höhenverstellbar. Unter der Tischplatte befindet sich eine Aufnahmeeinheit mit Kassettenlade, Laufraster und Belichtungsautomatik.

A-4.3 **Digitales Radiografiesystem mit kabellosem Festkörperdetektor, deckenmontiertem Röntgenstrahler, Buckytisch und Rasterwandstativ.**

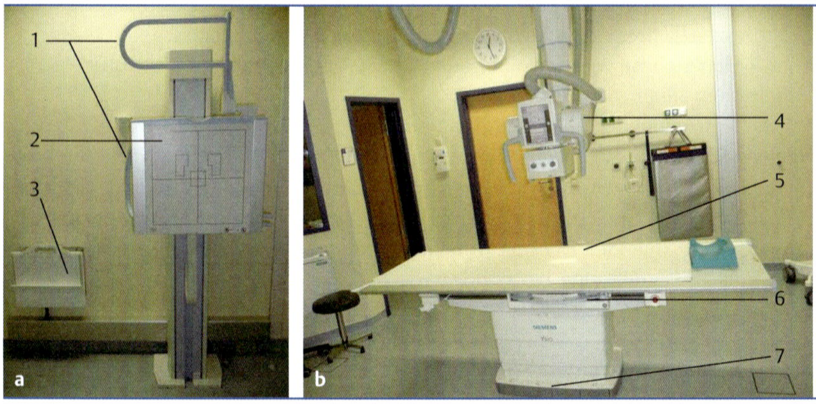


1: Bügel zum Festhalten der Patienten bei Thoraxaufnahmen im Stehen
2: Rasterwandgerät
3: Detektor in der Ladestation
4: Teleskop mit Röntgenstrahler und Tiefenblende, Touchscreen-Bediendisplay, Lichtvisier
5: schwimmende Tischplatte
6: Detektorlade mit integriertem Streustrahlenraster
7: Fußleiste zum Bedienen der Tischhöhe und Tischplattenarretierung

A-4.4 **Orthopantomogramm (OPG).**

A-4.4

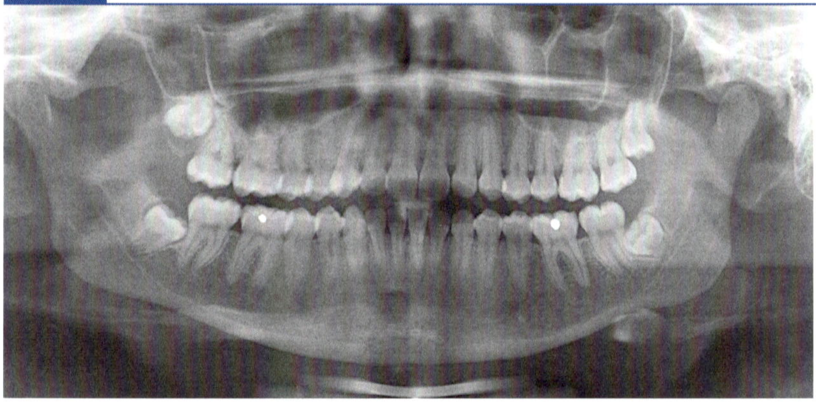

(© Dr. Rümmler A, Eschwege)

## Orthopantomografie

Eine Sonderform der Röntgentechnik stellt die **Orthopantomografie** in der Zahnheilkunde dar (Abb. **A-4.4**). Hier befindet sich das Bildauffangsystem in einer konvex gewölbten Kassette, die sich bei der Röntgenaufnahme um einen Fixpunkt auf dem Kassettenwagen dreht. Dabei vollführen die Röntgenröhre und der Kassettenwagen eine gegenläufige halbkreisförmige Bewegung um den Kopf des Patienten. Der Vorteil dieser Aufnahmetechnik liegt in der gleichzeitigen scharfen Abbildung aller Zähne (Abb. **A-4.4**).

Orthopantomografie

Die Orthopantomografie (OPG) findet als Sonderform der Röntgentechnik in der Zahnheilkunde noch breiteren Einsatz.

# 4.1.2 Bildauffangsysteme

## Analoges Bildauffangsystem: Film-Folien Kombination

4.1.2 Bildauffangsysteme

Analoges Bildauffangsystem: Film-Folien Kombination

Dieses Buchkapitel ist als historisch anzusehen, da inzwischen die analogen Bildauffangsysteme durch digitale Technik im klinischen Alltag ersetzt wurden. Trotzdem ist es wichtig, das Prinzip der konventionellen Röntgenfilmbelichtung zu verstehen, um die Vorteile der digitalen Radiografie in Bezug auf die Bildqualität und die damit in Verbindung stehende Strahlendosis richtig einzusetzen.

**Röntgenfilme** sind bis auf wenige Ausnahmen auf beiden Seiten mit einer lichtempfindlichen Emulsion aus Silberbromidkristallen beschichtet. Röntgenstrahlung macht nur 5 % der Filmschwärzung aus, 95 % sind durch das Fluoreszenzlicht einer **Verstärkerfolie** bedingt. Durch den Einsatz von Verstärkerfolien lässt sich also Dosis sparen.

**Röntgenfilme** sind mit lichtempfindlichen Silberbromidkristallen beschichtet. **Verstärkerfolien** bewirken das Gros der Schwärzung und sparen Dosis.

Bei der **Filmbelichtung** entsteht ein latentes Bild:

- Die Strahlung schlägt aus Brom Elektronen heraus **(Elektronenphase)**.
- Diese reduzieren Silberionen **(Ionenphase)**.

Bei der **Belichtung** eines Röntgenfilms entsteht ein latentes Bild, und zwar in 2 Phasen:

- In der **Elektronenphase** wird durch die Energie der Röntgenstrahlung oder des Fluoreszenzlichtes ein Elektron aus dem Bromidion herausgelöst.
- In der **Ionenphase** werden Silberionen durch Aufnahme dieser Elektronen zu elementarem Silber reduziert.

Bei der **Filmentwicklung** mittels Entwicklungsmaschinen wird das latente Bild durch weitere Reduktion von Silber zum sichtbaren Bild.
Die **Schwärzung** des Films wird als **optische Dichte (D)** gemessen.

Bei der **Entwicklung** des Röntgenfilms wird das latente Bild durch weitere Reduktion von Silber zum sichtbaren Bild.
Die **Schwärzung** des Films wird als **optische Dichte (D)** mit einem Densitometer gemessen. Die optische Dichte ist definiert als dekadischer Logarithmus des Quotienten aus einstrahlender Lichtintensität und der vom Film durchgelassenen Lichtintensität. Es besteht eine Beziehung zwischen der am Film wirksamen Dosis und der daraus resultierenden optischen Dichte.

▶ Merke.

▶ Merke. Je weniger die Röntgenstrahlung durch Körperstrukturen geschwächt wird, desto stärker ist die Filmschwärzung.

In einer Thoraxaufnahme ruft Röntgenstrahlung daher hinter der Lunge eine größere Filmschwärzung hervor als hinter Herz und Mediastinum.

Die **optische Dichtekurve** des Films (Abb. **A-4.5**) gibt Auskunft über seine Abbildungseigenschaften.

Diese Beziehung zwischen Dosis und Filmschwärzung kommt in der **optischen Dichtekurve** des Films (Abb. **A-4.5**) zum Ausdruck. Diese gibt Auskunft über die Abbildungseigenschaften des Films. Nur im geraden Teil der S-förmig verlaufenden optischen Dichtekurve werden Strahlenkontraste adäquat in Dichtekontraste umgesetzt. Fußteil und Schulter entsprechen Unter- und Überbelichtung.

**Überbelichtete** Röntgenaufnahmen sind schwarz, **unterbelichtete** Aufnahmen zu hell.

**Überbelichtete** Röntgenaufnahmen sind einheitlich schwarz und ohne ausreichenden Gewebekontrast, **unterbelichtete** Aufnahmen gleichmäßig hell und ebenfalls ohne ausreichenden Gewebekontrast.

**Verstärkerfolien** sind in die Vorder- und Rückseite der Röntgenkassette eingeklebt. Sie bestehen aus Leuchtstoffen (seltenen Erden), senden also bei Bestrahlung Licht aus.

**Verstärkerfolien** sind in die Vorder- und Rückseite der Röntgenkassette eingeklebt und werden durch eine Schaumstoffpolsterung fest an den Film angepresst. Sie bestehen aus seltenen Erden, d. h. chemischen Elementen aus der III. Nebengruppe im Periodensystem (z. B. Lanthan, Gadolinium, Yttrium). Diese Kristalle sind Leuchtstoffe, senden also bei Bestrahlung Licht aus. Ihnen werden Aktivatoren beigefügt, so dass die Lichtemission im grünen, blauen oder ultravioletten Bereich erfolgt. Dieser Wellenlängenbereich wird auf die spektrale Empfindlichkeit des Films abgestimmt.

Röntgenfilm plus Verstärkerfolie **(Film-Folien-Kombination)** sind in Empfindlichkeitsklassen eingeteilt.

Bildauffangsysteme werden als **Film-Folien-Kombination** bezeichnet. Sie sind in Empfindlichkeitsklassen (z. B. 100, 200, 400, 800) eingeteilt. Berechnet wird der Dosisbedarf einer Film-Folien-Kombination zur Erzielung einer optischen Dichte des Films von 1.
Empfindlichkeit (S) = 1000 µGy/KS (Dosisbedarf)

▶ Merke.

▶ Merke. Eine Verdoppelung der Empfindlichkeitsklasse bedeutet eine Halbierung des Dosisbedarfs.

A-4.5

**A-4.5 Optische Dichtekurve eines Röntgenfilms.**

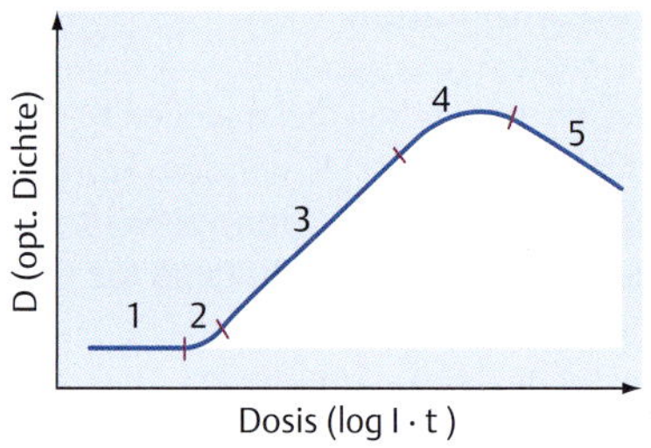


1 Grundschleier des Filmes
2 Fußteil (Unterbelichtung)
3 Linearer Teil (optimale Belichtung)
4 Schulter (Überbelichtung)
5 Solarisation

**A-4.6** Zusammenhang zwischen Stärke der Verstärkerfolie und Unschärfe.

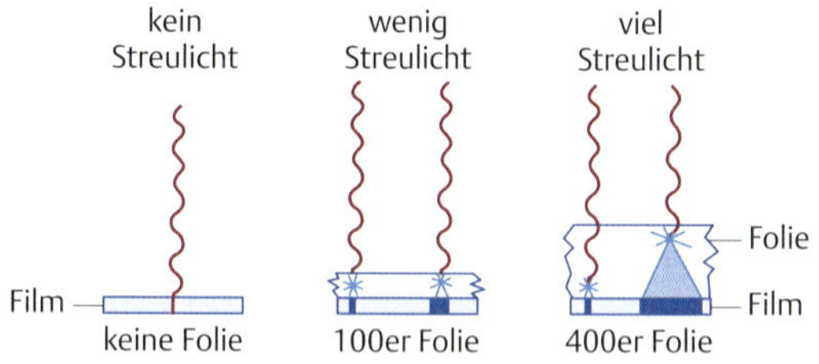


Zunahme der Unschärfe mit Stärke der Verstärkerfolie.

**A-4.6**

Folgende Eigenschaften der Verstärkerfolien beeinflussen maßgeblich die Abbildungsqualität des Bildauffangsystems:

- Innerhalb der Folie entsteht **Streulicht**, da von jedem Kristall Fluoreszenzlicht nach allen Richtungen ausstrahlt. Es entsteht umso mehr Streulicht, je dicker – und damit empfindlicher – die Folie ist (Abb. **A-4.6**). Da die Verstärkerfolien an der Vor- und Rückseite des Filmes angeordnet sind, wird die jeweils gegenüber liegende Filmemulsionsschicht belichtet **(Durchbelichtung)**. Streulicht und Durchbelichtung bewirken auf dem Film eine Unschärfe (**Film-Folien-Unschärfe**).
- Bei hochverstärkenden Folien tritt bei niedriger Dosis **Quantenrauschen** auf: Zur Bildgebung werden nur wenige Röntgenquanten benötigt. Deren Verteilung auf der Fläche der Folie ist aber nicht gleichmäßig, sondern unterliegt statistischen Schwankungen. Im Bildeindruck macht sich dieses Phänomen als vermehrte Körnung bemerkbar, so dass kleine Bilddetails maskiert werden können.

Verstärkerfolien bestimmen die Abbildungsqualität:

- Innerhalb der Folie entstehendes **Streulicht** (Abb. **A-4.6**) und Durchbelichtung bewirken auf dem Film eine Unschärfe **(Film-Folien-Unschärfe)**.
- Bei hochverstärkenden Folien und niedriger Dosis tritt **Quantenrauschen** auf, durch das kleine Bilddetails maskiert werden können.

▶ **Merke.** Eine **hohe Empfindlichkeit** der Film-Folien-Kombination bedeutet zwar eine **Dosisreduktion**, geht aber wegen der auftretenden Unschärfe und des Quantenrauschens mit einem **Verlust an Ortsauflösung** einher.

▶ **Merke.**

Die Wahl der Film-Folien-Kombination bzw. ihrer Empfindlichkeit richtet sich nach den klinischen Erfordernissen. Für die Beurteilung feiner Strukturen wie in der Knochendiagnostik werden 200er Kombinationen verwendet. Geht es um grobe Objektdetails (Abdomen) oder steht der Strahlenschutz im Vordergrund (Aufnahmen bei Kindern und Schwangeren), benutzt man 800er Kombinationen.

Die Wahl der Film-Folien-Kombination bzw. ihrer Empfindlichkeit richtet sich nach den klinischen Erfordernissen.

## Digitale Bildauffangsysteme, digitale Radiografie

Durch die Entwicklung der Computertechnologie ist auch in der klassischen Projektionsradiografie der Einsatz digitaler Bildaufnahme- und -verarbeitungssysteme möglich geworden. Das Prinzip der Digitalisierung besteht in einer getrennten Bearbeitung der Signale für die Bildaufnahme und der Signale für die Bildwiedergabe. Die am Detektorsystem eingehenden analogen Signale der Röntgenphotonen werden in zweifacher Hinsicht digitalisiert: Die Bildfläche **(Matrix)** wird zeilen- und spaltenweise in Bildpunkte **(Pixel)** aufgeteilt. Jedem Pixel wird ein seiner Helligkeit entsprechender Zahlenwert **(Graustufe)** zugeordnet. Die Anzahl der Graustufen, die das System aufzulösen vermag, wird als Speichertiefe bezeichnet und als Vielfaches der Zahl 2 (Binärsystem) in Bit angegeben. Gebräuchliche digitale Radiografiesysteme verwenden eine Matrix von 2048 · 2048 Pixeln mit jeweils 10–14 Bit ($2^{10} = 1024$ Graustufen). Die Anzahl der pro Fläche zur Verfügung stehenden Pixel (Pixelgröße) bestimmt die **Ortsauflösung** des Bildes. Die pro Pixel verfügbare Anzahl der Graustufen bestimmt die **Genauigkeit der Grauwertdarstellung**.

Die optische Dichtekurve eines digitalen Radiografieaufnahmesystems hat einen günstigeren Verlauf als die konventioneller Film-Folien-Kombinationen (Abb. **A-4.7**). Über einen weiten Dosisbereich werden Intensitätsunterschiede am Detektor adäquat in digitale Daten und damit Schwärzungsunterschiede umgesetzt. Dieser als **Dynamikbereich** bezeichnete Belichtungsumfang ist um den Faktor 100 größer als bei konventionellen Film-Folien-Kombinationen und schließt Fehlbelichtungen praktisch aus. Lediglich bei sehr geringer Dosis nimmt das Rauschen merklich zu.

In der analogen Film-Folien-Technik war dem Röntgenbild eine Fehlbelichtung leicht anzusehen. Ein unterbelichtetes Bild war zu hell und ein überbelichtetes Bild war schwarz. Der große Dynamikumfang der digitalen Radiografie führt dazu, dass

### Digitale Bildauffangsysteme, digitale Radiografie

Hierbei wird die Bildfläche **(Matrix)** zeilen- und spaltenweise in Bildpunkte **(Pixel)** aufgeteilt und jedem Pixel ein seiner Helligkeit entsprechender Zahlenwert **(Graustufe)** zugeordnet. Die Anzahl der pro Fläche zur Verfügung stehenden Pixel (Pixelgröße) bestimmt die **Ortsauflösung** des Bildes. Die pro Pixel verfügbare Anzahl der Graustufen bestimmt die **Genauigkeit der Grauwertdarstellung**.

Der Bereich optimaler Belichtung **(Dynamikbereich)** ist bei digitalen Radiografiesystemen größer als bei konventionell-analogen (Abb. **A-4.7**). Dadurch treten kaum Fehlbelichtungen auf.

Da einem digitalen Röntgenbild die Dosis nicht mehr direkt anzusehen ist, wird ein **Dosisindikatorwert** (z. B. EXI-Wert) angefügt.

⊙ A-4.7

**⊙ A-4.7 Vergleich der optischen Dichtekurven einer konventionellen Film-Folien-Kombination (unten) und eines digitalen Radiografiesystems (oben).**

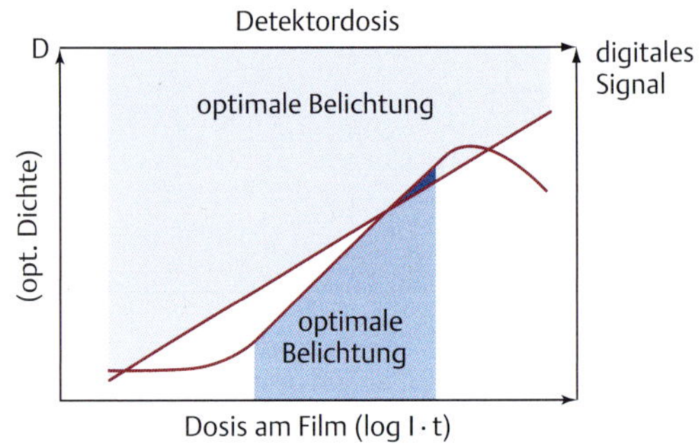


⊙ A-4.8

**⊙ A-4.8 Funktionsprinzip des Flachdetektors.**

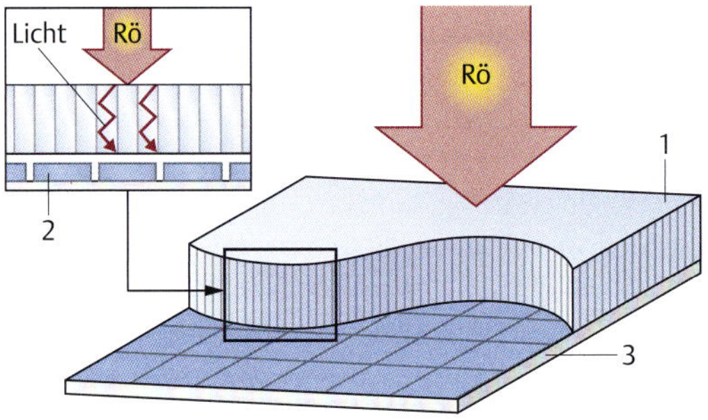


Röntgenstrahlen treffen auf eine Szintillatorschicht stabförmiger Cäsiumjodidkristalle (1) und werden in Licht umgewandelt. Das Licht trifft auf Photodioden aus amorphem Silizium (2), welche Zeilen- und Spaltenweise auf einer Matrix (3) aufgebracht sind. Umwandlung der Lichtenergie in elektrische Ladung. Der jeweiligen Ladung wird eine entsprechende Graustufe zugeordnet und bildet ein Pixel des Röntgenbildes.

auch überexponierte Aufnahmen ein sehr kontrastreiches Bild liefern. Man sieht den digitalen Bildern die unnötig hohe verabreichte Patientendosis nicht mehr an. Deshalb sind die Hersteller von Röntgenanlagen verpflichtet worden, den Bildern einen **Dosisindikatorwert** beizufügen. Dieser muss auf dem digitalen Röntgenbild mit ausgewiesen sein. Der befundende Arzt kann an Hand des Dosisindikatorwertes (z. B. EXI-Wert der Fa. Siemens) erkennen, ob eine Überbelichtung stattgefunden hat.

Es gibt mehrere digitale **Radiografiesysteme:**
- digitale Lumineszenzradiografie (Speicherfolie)
- Flachdetektoren (Direktradiografie).

Am verbreitetsten ist die **digitale Lumineszenzradiografie.** In einer **Speicherfolie** werden Elektronen durch Röntgenphotonen energetisch angehoben. Sie geben diese Energie erst bei weiterer Energiezufuhr durch einen Laserstrahl unter Aussendung von Licht ab. Dieses wird nachgewiesen, verstärkt und digital umgewandelt (Abb. **A-4.9**).

Verschiedene **Systeme der digitalen Radiografie** sind im klinischen Einsatz:
- digitale Lumineszenzradiografie (Speicherfolie)
- Flachdetektoren mit direkter Wandlung (Selen) oder indirekter Wandlung (Silizium).

Am weitesten in der Klinik verbreitet ist die **digitale Lumineszenzradiografie**. Kernstück ist eine aus Phosphorkristallen bestehende **Speicherfolie**, die in einer Röntgenfilmkassette steckt. Durch die einfallenden Röntgenphotonen werden Elektronen im Kristallgitter der Speicherfolie energetisch angehoben und in sog. Haftstellen (Traps) festgehalten. Somit wird ein latentes Ladungsbild gespeichert. In der Auswerteeinheit wird die Kassette geöffnet und mit einem Laserstrahl zeilenweise abgetastet. Die Energie des Laserstrahls löst die in den Traps gefangenen Elektronen und die angeregten Phosphoratome gehen unter Aussendung von Licht (stimulierte Lumineszenz) in den Grundzustand über. Das emittierte Licht wird mit einem Photomultiplier nachgewiesen, verstärkt und digital umgewandelt (Abb. **A-4.9**). Nach dem Auslesevorgang wird die Restladung der Speicherfolie durch intensive Lichtbestrahlung gelöscht und die Folie kann erneut benutzt werden.

**Haupteinsatzgebiet der Speicherfolien** sind Aufnahmen in freier Belichtungstechnik.

**Haupteinsatzgebiet der Speicherfolien** sind Aufnahmen in freier Belichtungstechnik und hier insbesondere die Thoraxaufnahmen auf der Intensivstation. Dabei kommt der Vorteil des großen Belichtungsumfanges eines digitalen Systems zum Tragen. Fehlbelichtungen, wie mit konventionellen Film-Folien-Systemen in freier Belichtung häufig, lassen sich mit dem Speicherfoliensystem annähernd ausschließen.

A-4.9 Prinzip der digitalen Lumineszenzradiografie.

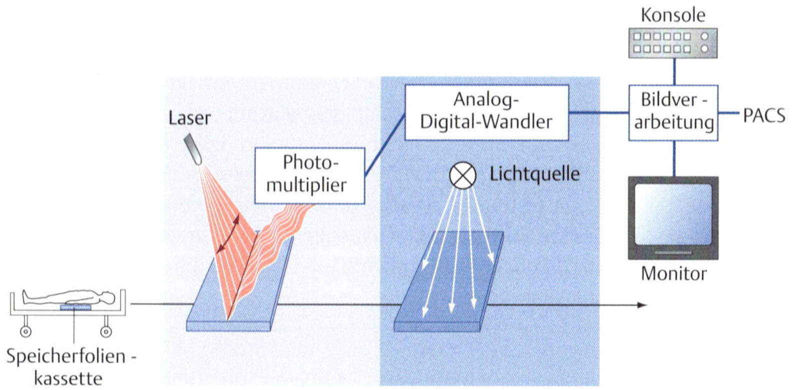


A-4.9

Gegenwärtiger Stand der Technik für Bildaufnahmesysteme in konventionellen Röntgenaufnahmegeräten, Durchleuchtungs- und Angiografieanlagen sind **Flachdetektoren**, aus denen direkt das Röntgenbild errechnet werden kann (Direktradiografie). Hierbei sind photoelektrische Halbleiter aus amorphen Selen oder Silizium auf einer Matrix angeordnet. Deren Anzahl und Kantenlänge (Pixel) bestimmen die Ortsauflösung des digitalen Systems. Die einfallenden Röntgenquanten werden bei den **Siliziumdetektoren** von einer darüber aufgebrachten Szintillatorschicht aus Cäsiumjodid in optische Photonen umgewandelt und dann von den Silizium-Photodioden in eine elektronische Ladung transformiert. Bei den **Selendetektoren** wird die Röntgenstrahlung direkt in elektrische Impulse umgewandelt. Aus dem elektronischen Rohbild der Halbleitermatrix entsteht durch Verstärkung und digitale Nachbearbeitung das Röntgenbild. Als Vorteil gegenüber der Speicherfolientechnik steht bei der Detektortechnologie das Röntgenbild praktisch sofort nach der Aufnahme auf dem Monitor zur Verfügung (Direktradiografie) und der zeitaufwendige Auslesevorgang entfällt.

Digitale Radiografiesysteme mit **Flachdetektoren** setzen sich zunehmend durch. Vorteil gegenüber der Speicherfolientechnik ist, dass das Röntgenbild sofort nach der Aufnahme auf dem Monitor zur Verfügung (Direktradiografie) steht und der zeitaufwendige Auslesevorgang entfällt.

Nicht zuletzt durch die inzwischen weite Verbreitung digitaler Bildarchive (PACS) haben die digitalen Bildaufnahmesysteme (Speicherfolie oder Flachdetektor) das konventionelle Film-Folien-System in den meisten radiologischen Einrichtungen abgelöst.

Tab. **A-4.1** fasst die Vor- und Nachteile digitaler Bildanalysesysteme zusammen.

Die digitalen Bildaufnahmesysteme (Speicherfolie oder Flachdetektor) haben das konventionelle Film-Folien-System in den meisten radiologischen Einrichtungen abgelöst.

Tab. **A-4.1** zeigt Vor- und Nachteile digitaler Bildanalysesysteme.

A-4.1 Vor- und Nachteile digitaler Bildanalysesysteme

| Vorteile | Nachteile |
|---|---|
| ▪ großer Dynamikbereich (kaum Fehlbelichtungen) | ▪ hohe Anfangsinvestitionskosten |
| ▪ Möglichkeit der Dosisreduktion | ▪ z. T. geringere Ortsauflösung |
| ▪ Bildnachbearbeitung (z. B. Kantenbetonung) möglich | |
| ▪ Zeitersparnis durch unmittelbare Darstellung der Aufnahme | |
| ▪ digitale Bildspeicherung (PACS) möglich | |
| ▪ keine Chemikalien zur Filmentwicklung | |

A-4.1

## 4.1.3 Bilderzeugung

### Bildentstehung

Beim Durchtritt von Röntgenstrahlung durch Materie findet durch Absorption und Streuung eine **Schwächung** statt. Bei niedriger Photonenenergie überwiegt die Absorption, bei hoher Energie überwiegt die Streuung. Die Schwächung der Röntgenstrahlung ist abhängig von der Dicke, Dichte und Ordnungszahl des durchstrahlten Materials sowie von der Strahlenqualität. Im Bremsspektrum werden die niederenergetischen Anteile relativ stärker absorbiert. Nur die energiereichen Quanten durchdringen die Materie und können zur Bildgebung beitragen.

4.1.3 Bilderzeugung

Bildentstehung

Die **Schwächung** der Röntgenstrahlung ist abhängig von der Dicke, Dichte und Ordnungszahl des durchstrahlten Materials sowie von der Strahlenqualität.

▶ Merke.

▶ Merke. Die Schwächung der Röntgenstrahlen ist umso stärker und damit das Bilddetail um so heller, je dicker und dichter das Objekt und je höher die Ordnungszahl seiner Atome.

**Filterung** reduziert die Dosis des Patienten und führt zu einer **Aufhärtung** und **Homogenisierung** der Strahlung.

**Filterung** (Eigenfilter der Röhre und Zusatzfilter) reduziert den niederenergetischen, nicht bildwirksamen Anteil des Bremsstrahlungsspektrums und damit die im Patienten absorbierte Dosis. Sie führt zu einer Zunahme des höherenergetischen Anteils im Spektrum **(Aufhärtung)** und zu einer **Homogenisierung** der Strahlung.

Benachbarte Bereiche unterschiedlicher Dosis im **Strahlenrelief** erzeugen einen **Strahlen-** bzw. am Film **Schwärzungskontrast**.

Die aus dem Körper austretenden Strahlungsintensitätsunterschiede bilden das **Strahlenrelief**. Benachbarte Bereiche unterschiedlicher Dosis erzeugen einen **Strahlenkontrast**. Die unterschiedliche Dosis bewirkt am Film eine unterschiedlich starke Schwärzung **(Schwärzungskontrast)**.

▶ Merke.

▶ Merke. Streustrahlung, d. h. sekundäre, ungerichtete Strahlung, die beim Durchtritt von Röntgenstrahlung durch Materie aufgrund von Comptoneffekt oder klassischer Streuung (S. 23) entsteht, mindert den Schwärzungskontrast und somit die Bildqualität.

### Digitale Bildverarbeitung

Die Weiterverarbeitung des Rohdatenbildes erfolgt in mehreren Schritten: Rohdatenbild → Kontrastverbesserung durch Unterdrückung der Streustrahlung → Graustufenverteilung anhand optischer Dichtekurve → Anpassung von Bildkontrast und Helligkeit zur Sichtbarmachung von Bilddetails.

## Digitale Bildverarbeitung

Nach Auslösung der Röntgenstrahlung wird vom Aufnahmesystem zunächst ein Rohdatenbild erstellt. In diesem hat bereits eine Korrektur von eventuellen Pixelfehlern stattgefunden. Im nächsten Schritt erfolgt mit einer Histiogrammanalyse der Helligkeitsverteilung im Bild die Differenzierung von Direktstrahlung und Streustrahlung. Durch mathematische Unterdrückung der Streustrahlungswirkung auf das Bildrauschen erfolgt eine Kontrastverbesserung. Die Software der Röntgenanlage weist je nach abgebildetem Organsystem nun jedem Pixel eine bestimmte Graustufe zu. Diese Graustufenverteilung entspricht der optischen Dichtekurve und kann in einer Look-up-Tabelle (LUT) dargestellt und manuell verändert werden. Durch Veränderung der Steilheit der Kurve kommt es zu Veränderungen im Bildkontrast, eine Verschiebung der Kurve verändert die Helligkeit des Bildes. Durch die LUT-Anpassung erhöht sich der Dynamikumfang des Bildes und es können in primär zu dunklen oder zu hellen Bildanteilen Bilddetails sichtbar gemacht werden.

Spezielle Nachberechnungen ermöglichen zusätzlich eine **Kantenanhebung** und eine **Weichzeichnung** des Bildes. Bildbetrachtungsstationen erlauben zudem eine **Fensterung** der Aufnahme.

Durch spezielle Nachberechnungsalgorithmen lassen sich Grenzstrukturen besser darstellen (Kantenanhebung), was z. B. die Frakturdiagnostik erleichtert. Nachberechnungen mit Rauschunterdrückung führen zu einer Weichzeichnung des Bildes. Außerdem können an den Bildbetrachtungsstationen (Befundungsmonitor) durch Fensterung die Helligkeit und der Kontrast im Bild angepasst werden.

### Bildqualität

#### Modifizierende Faktoren

## Bildqualität

### Modifizierende Faktoren

Die Bildqualität wird von **objektabhängigen** Faktoren und den **technischen** Eigenschaften des bildübertragenden Systems bestimmt.

Entscheidend für die Erkennbarkeit von Bilddetails ist das Signal-zu-Rausch-Verhältnis **(Rauschen)**.

Entscheidend für die Erkennbarkeit von Bilddetails ist das Signal-zu-Rausch-Verhältnis **(Rauschen)**. Quantenrauschen und die Körnigkeit von Filmemulsion und Verstärkerfolie sowie elektronisches Rauschen bei digitalen Systemen beeinträchtigen insbesondere bei niedriger Dosis die Detailerkennbarkeit.

Wichtig ist auch der Kontrast, der von der **Absorption** der Röntgenstrahlen im Objekt und der **Strahlenqualität** abhängt.

Ein wichtiger, die Bildqualität beeinflussender Faktor ist der **Kontrast**. Der Strahlenkontrast hängt von der **Absorption** der Röntgenstrahlen im Objekt und der **Qualität der Strahlung** – also von der Höhe der Röhrenspannung, Vorfilterung und Art des Anodenmaterials – ab. Eine Verminderung des Kontrastes erfolgt durch das Rauschen und durch Streustrahlung.

Ein wesentliches Kriterium ist die **Unschärfe**, bedingt durch
- Bewegung während der Aufnahme **(Bewegungsunschärfe)**
- Ausdehnung des Fokus und Vergrößerungsfaktor **(geometrische Unschärfe)**
- **Film-Folien-Unschärfe, systembedingte Unschärfe** (s. o.).

Ein weiteres wichtiges Kriterium der Bildqualität ist die **Unschärfe**. Sie hat 3 Quellen:
- **Bewegungsunschärfe** entsteht durch Bewegung von Objekt und/oder Aufnahmesystem während der Strahlenexposition.
- Der Fokus einer Röntgenröhre ist nicht punktförmig, sondern flächenhaft. Dadurch entstehen am Objektrand Halbschatten. Diese Randunschärfe nimmt mit der Größe des Fokus zu. Da das Röntgenbild eine Zentralprojektion ist, wächst mit dem Fokus-Objekt- und dem Objekt-Film-Abstand die Halbschattenbildung. Diese geometrischen Faktoren führen zur **geometrischen Unschärfe**.

- Durch Streulicht und Durchbelichtung der Verstärkerfolie kommt es zusätzlich zu einer **Film-Folien-Unschärfe**. Auch digitale Bildaufnahmesysteme haben eine systembedingte Unschärfe, die in erster Linie durch die Szintilatorschicht bedingt ist.

Ein die Bildqualität beeinflussender Faktor ist die **Ortsauflösung**. Bei digitalen Systemen ist sie von der Größe der Pixel und der Matrix des Detektors abhängig. Die Ortsauflösung wird in Linienpaaren pro mm (lp/mm) angegeben.

## Möglichkeiten zur Verbesserung der Bildqualität

Kontrast, Unschärfe und Rauschen beeinflussen sich gegenseitig. Daher können Maßnahmen zur Verbesserung einer Komponente Verschlechterungen der anderen nach sich ziehen.

Ein wichtiges Ziel ist es, den Anteil an **Streustrahlung** zu reduzieren. Dazu kommen **Streustrahlenraster** zum Einsatz. Sie bestehen aus Bleilamellen mit einem dazwischen gelagerten strahlentransparenten Medium. Die strahlenabsorbierenden Bleilamellen lassen nur parallel auftreffende Strahlung durch (Richtwirkung, Abb. **A-4.10**). Es gibt parallel ausgerichtete feststehende Streustrahlenraster für Übertischaufnahmen. Sie werden auf dem Röntgenbild abgebildet. Daher verwendet man meistens fokussierte Raster, deren Bleilamellen entsprechend der Strahlendivergenz des Nutzstrahlenbündels bei definiertem Fokus-Detektor-Abstand ausgerichtet sind. Diese sog. **Laufraster** werden während der Röntgenaufnahme mit hoher Geschwindigkeit zwischen Objekt und Filmkassette in den Strahlengang hineinbewegt. Die Rasterbewegung wird automatisch so geregelt, dass sich für jede Belichtungszeit eine optimale Rasterverwischung ergibt.

Möglichkeiten zur Verbesserung der Bildqualität

Wesentlich ist die **Reduktion der Streustrahlung**.

**Streustrahlenraster** bestehen aus Bleilamellen mit zwischengelagertem strahlentransparenten Material. Die Bleilamellen haben eine Richtwirkung (Abb. **A-4.10**). Meistens werden (bewegte) **Laufraster** eingesetzt, die auf dem Röntgenbild nicht abgebildet werden.

▶ Merke. Streustrahlenraster reduzieren die Streustrahlung am Bildauffangsystem und verbessern dadurch den Kontrast, absorbieren aber auch Dosis der Nutzstrahlung. Im Vergleich zur Röntgenaufnahme ohne Streustrahlenraster ist daher eine längere Belichtung (Bewegungsunschärfe!) und damit eine deutlich höhere Dosis erforderlich, um eine identische Filmschwärzung zu erreichen.

▶ Merke.

Weitere, einfache Möglichkeiten zur Reduktion von Streustrahlung sind die **Einblendung**, d. h. die Begrenzung des Strahlenkegels durch Blenden zur Verringerung der Feldgröße, und die **Kompression** des Objekts zur Verringerung der Objektdicke. Die Kompression des Objekts ist besonders wichtig bei Einsatz der **Weichstrahltechnik**, also von Strahlung einer Energie < 100 kV, z. B. in der Mammografie.

Die Streustrahlung auf dem Detektor nimmt auch ab, wenn man den Objekt-Detektor-Abstand vergrößert.

Eine **Reduktion der Bewegungsunschärfe** erreicht man durch gute **Lagerung** und **Fixation des Patienten**, aber auch durch hohe Röhrenspannung. Durch die **Hartstrahltechnik**, d. h. den Einsatz von Strahlung einer Energie ≥ 100 kv, werden sehr kurze Belichtungszeiten erzielt. Allerdings nimmt der Objektkontrast ab, weil bei Strahlung dieser Energie nicht die Absorption (Photoeffekt) von Röntgenstrahlen wesentlich ist, sondern der Compton-Effekt (S. 24). Bei Thoraxaufnahmen (Röhrenspan-

**Einblendung** und **Kompression des Objekts** verringern die Feldgröße bzw. Objektdicke. Letzteres ist besonders wichtig bei Einsatz der **Weichstrahltechnik** z. B. in der Mammografie.

Ein großer Objekt-Detektor-Abstand reduziert Streustrahlung.

Eine **Reduktion der Bewegungsunschärfe** erreicht man durch optimale **Lagerung** und **Fixation des Patienten** und Einsatz der **Hartstrahltechnik**. Bei dieser ist im Vergleich zur Weichstrahltechnik die Belichtungszeit kürzer, die Patientendosis und der Objektkontrast sind geringer.

A-4.10 **Streustrahlenraster.**

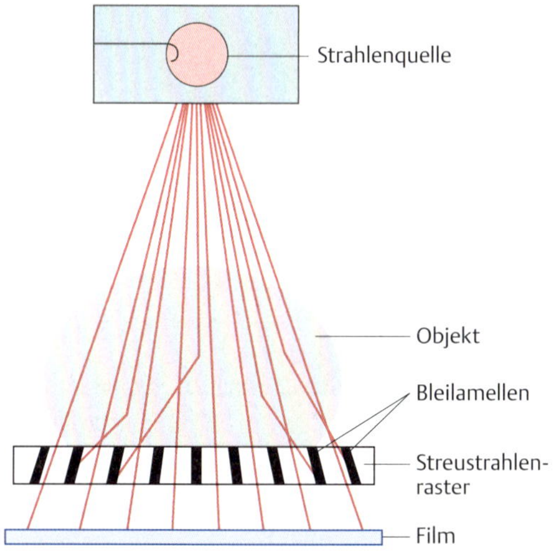


A-4.10

nung 125 kV) ist dies erwünscht: Durch den geringen Weichteil-Knochen-Kontrast lassen sich Lungen und Mediastinum beurteilen. Bei Hartstrahltechnik ist die Patientendosis darüber hinaus geringer als bei Weichstrahltechnik, weil die Durchdringungsfähigkeit der Strahlung größer ist.

Die **geometrische Unschärfe** ist minimal bei kleinem Fokus, großem Fokus-Objekt- und kleinem Objekt-Detektor-Abstand.

Die **geometrische Unschärfe** lässt sich durch Wahl eines **möglichst kleinen Fokus**, einen **großen Fokus-Objekt-Abstand** und einen **kleinen Objekt-Detektor-Abstand** minimieren.

4.1.4 Konventionelle Röntgenaufnahme

## 4.1.4 Konventionelle Röntgenaufnahme

Allgemeine Bildkriterien

### Allgemeine Bildkriterien

Auf dem Röntgenfilm entsteht ein im Vergleich zum Leuchtschirm umgekehrter Kontrast: Die **Aufhellung** erscheint als dunkle Zone, die **Verschattung** als heller Bezirk (Negativbild, Abb. **A-4.11**).

Die Befundterminologie konventioneller Röntgenaufnahmen entstammt der Ära der Schirmbilddurchleuchtung. Auf dem fluoreszierenden Schirm findet sich in Regionen geringer Strahlenabsorption (z. B. Metastase im Knochen) eine stärkere Lichtemission (Aufhellung) als in Regionen starker Absorption (Knochenkortikalis). Andererseits ruft ein Lungentumor durch seine im Vergleich zur gesunden Lunge stärkere Strahlenabsorption einen Schatten (Verschattung) hervor. Auf dem Röntgenfilm einer Film-Folien-Kombination bewirkt eine starke Lichtemission aber eine ausgeprägte Silberreduktion und damit eine starke Schwärzung des Films. Somit ergibt sich auf dem Röntgenfilm ein umgekehrtes Bild (Negativbild): Die **Aufhellung**, d. h. eine Region geringer Absorption, erscheint als dunkle Zone, die **Verschattung**, d. h. eine Region starker Absorption, als heller Bezirk (Abb. **A-4.11**).

▶ Merke.

▶ Merke. Im Röntgenbild ist Luft am dunkelsten. Fett, Wasser, Weichgewebe und Knochen sind in aufsteigender Reihenfolge zunehmend heller.

Strahlenbelastung

### Strahlenbelastung

Die Dosis einer Thoraxaufnahme (p.-a.) beträgt ca. 0,1 mSv, die einer Skelettaufnahme bis 1,8 mSv.

Für eine Thoraxaufnahme wird eine mittlere effektive Dosis (S. 64) von 0,1 mSv angegeben. Bei Skelettaufnahmen variiert diese Dosis von 0,2 mSv (Schädel) bis 1,8 mSv (LWS in 2 Ebenen).

A-4.11

**A-4.11 Röntgenthorax: Negativbild (a) und Positivbild (b).**

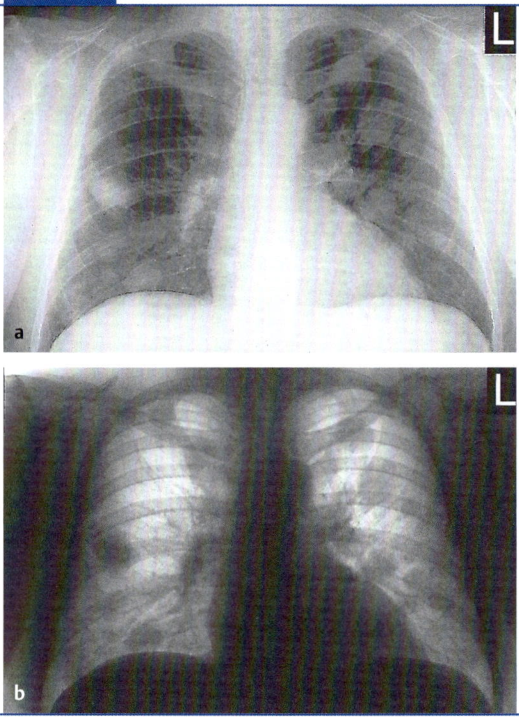


**a** Rundherde auf der Röntgenthoraxaufnahme werden als Verschattungen bezeichnet, obwohl sie sich auf der Aufnahme als Aufhellung darstellen.

**b** Durch Invertierung der Kontraste einer digitalen Aufnahme kann der Bildeindruck eines Durchleuchtungsbildes erzeugt werden, dem die Terminologie entstammt.

### 4.1.5 Stellenwert im Vergleich zu konkurrierenden Verfahren

#### Konventionelle Röntgendiagnostik

In der **Traumatologie** werden konventionelle Röntgenaufnahmen des Stütz- und Bewegungsapparates zur Fraktursuche und Dokumentation der Therapie (Stellungskontrolle) eingesetzt, in der Orthopädie und Rheumatologie, um das Ausmaß degenerativer und entzündlicher Veränderungen am Knochen zu beurteilen. An ihre Grenzen stößt die konventionelle Röntgendiagnostik, wenn Weichteile zu beurteilen sind (besteht eine intrakranielle Blutung bei Schädelfraktur? Bestehen Bandscheibenschäden?), und bei komplexen dreidimensionalen Lagebeziehungen (z. B. bei instabiler Wirbelkörperfraktur oder Acetabulumfraktur). Als weiterführende Verfahren kommen dann Computertomografie (CT) (S. 85) und Magnetresonanztomografie (MRT) zum Einsatz (S. 92).

Die Thoraxaufnahme in 2 Ebenen ist die Basisdiagnostik bei **Erkrankungen der Atemwege und des Herz-Kreislauf-Systems**. Durch sie lassen sich Herzgröße, Pleuraerguss und Veränderungen des Lungenparenchyms und des Mediastinums nachweisen. Überlagerungen können dazu führen, dass Lunge und Mediastinum sich nur mit Einschränkung beurteilen lassen. Gelegentlich kann eine rotierende Thoraxdurchleuchtung klären, ob ein intrapulmonaler Rundherd oder eine projektionsbedingte Überlagerung vorliegt. Aussagekräftiger ist jedoch die CT, die beim Staging von Lungentumoren, unklaren Lungen- und Mediastinalprozessen und Lungengerüsterkrankungen zum Einsatz kommt, sog. HR-CT (S. 92).

Die **Abdomenübersichtsaufnahme in Rücken- und Linksseitenlage** ist die Basisdiagnostik beim **akuten Abdomen**. Mit ihr gelingt der Nachweis von freier Luft, von Konkrementen und pathologischer Darmgasverteilung (Ileus). Oft werden aber weiterführende Untersuchungen (CT, Kontrastmitteleinlauf, Ausscheidungsurografie) notwendig.

> **4.1.5 Stellenwert im Vergleich zu konkurrierenden Verfahren**
>
> **Konventionelle Röntgendiagnostik**
>
> Die konventionelle Röntgendiagnostik ist die Basisdiagnostik in der **Traumatologie**. Sind jedoch Weichteile zu beurteilen oder bestehen komplexe Lagebeziehungen, müssen CT und MRT eingesetzt werden.
>
> Die **Thoraxaufnahme in 2 Ebenen** ist die Basisdiagnostik bei **Erkrankungen der Atemwege** und des **Herz-Kreislauf-Systems**. Projektionsbedingte Überlagerung kann ihre Beurteilbarkeit einschränken.
>
> Die **Abdomenübersichtsaufnahme in Rücken- und Linksseitenlage** ist die Basisdiagnostik beim **akuten Abdomen**.

## 4.2 Durchleuchtung und digitale Subtraktionsangiografie (DSA)

Die Durchleuchtung mit der Bildverstärkertechnik hat die mit einer hohen Patientendosis verbundene und in Dunkelheit durchzuführende Fluoreszenzschirmdurchleuchtung abgelöst. Der Bildverstärker spart Dosis ein und überträgt das Durchleuchtungsbild auf einen Fernsehmonitor, wo es bei Tageslicht betrachtet werden kann.

> **4.2 Durchleuchtung und digitale Subtraktionsangiografie (DSA)**
>
> Die Durchleuchtung wird heute mit der dosissparenden Bildverstärkertechnik bei Tageslicht durchgeführt.

### 4.2.1 Gerätetechnik Durchleuchtung

Das Durchleuchtungsgerät besteht aus
- Generator
- Röntgenstrahler
- Bildverstärker-Fernsehkette
- kippfähigem Untersuchungstisch.

Generator und Röntgenstrahler entsprechen denen konventioneller Röntgenanlagen. Die Röntgenröhre ist i. d. R. unter dem Untersuchungstisch (Untertischröhre), selten über dem Tisch montiert.

Der über dem Tisch und damit über dem Patienten befindliche **Bildverstärker** ist in Längs- und Querachse zum Patienten beweglich, aber mit der Untertischröhre so gekoppelt, dass der Zentralstrahl immer das Zentrum des Bildverstärkers trifft. So können Bewegungsabläufe beobachtet und pathologische bzw. repräsentative Befunde gezielt dokumentiert werden (Zielaufnahme).

Die Bildverstärkerröhre ist ein Vakuumgefäß mit einem großen Eingangs- und einem kleinen Ausgangsfenster. Am Eingangsfenster ist unter einer Fluoreszenzschicht eine Photokathodenschicht angebracht. Die aus dem Patienten austretenden Röntgenphotonen bewirken in der Fluoreszenzschicht Lichtemission und das Licht löst aus der Photokathodenschicht Elektronen heraus. Diese werden im Hochspannungsfeld (25 kV) der Verstärkerröhre zum Ausgangsfenster hin beschleunigt und dabei von Ablenkspulen elektronenoptisch fokussiert. Am Ausgangsschirm entsteht an einer Fluoreszenzschicht ein verkleinertes, aber sehr viel helleres **(verstärktes)**

> **4.2.1 Gerätetechnik Durchleuchtung**
>
> Das Durchleuchtungsgerät besteht aus Generator, Röntgenstrahler, Bildverstärker-Fernsehkette und kippfähigem Untersuchungstisch.
>
> Der Röntgenstrahler ist meist unter dem Tisch angebracht.
>
> Der **Bildverstärker** über dem Patienten ist beweglich und mit dem Röntgenstrahler gekoppelt. So lassen sich Bewegungsabläufe dokumentieren.
>
> Die aus dem Patienten austretenden Röntgenphotonen bewirken am Eingang der Bildverstärkerröhre Fluoreszenz, die Elektronen aus einer Photokathode auslöst. Diese werden beschleunigt und erzeugen am Ausgang der Röhre ein verkleinertes, **verstärktes Durchleuchtungsbild**.

**Durchleuchtungsbild.** Eine Faseroptikscheibe aus Glasfasern verhindert Lichtstreuung und Verzeichnung. Über eine Koppeloptik mit semitransparenten Ablenkspiegeln für eine 100-mm-Kamera werden die Bildsignale dem Detektorsystem der Fernsehkamera zugeleitet.

Die **Fernsehkamera** wandelt dieses in Videosignale um.

Die **Fernsehkamera** wandelt die Bildsignale wieder in elektrische Signale (Videosignale) um und leitet sie an einen oder mehrere Monitore weiter.

## 4.2.2 Gerätetechnik DSA (digitale Subtraktionsangiografie)

Eine Angiografieanlage besteht aus getrennt aufgestellter Röntgeneinheit, strahlentransparentem Untersuchungstisch und digitalem Bildverarbeitungssystem.

Der halbkreisförmige C-Bogen verbindet die Röntgenröhre und das Bildaufnahmesystem der Röntgeneinheit und ermöglicht eine Bewegung der Röhre/Detektor-Kombination in allen Raumebenen um den Patienten.

Eine Angiografieanlage besteht aus getrennt aufgestellter Röntgeneinheit und strahlentransparentem Untersuchungstisch sowie einem Computersystem zur digitalen Bildverarbeitung.

Bei der Röntgeneinheit sind die Röntgenröhre und das Bildaufnahmesystem (Bildverstärker, Flachdetektor) über einen halbkreisförmigen Bogen (C-Bogen) miteinander verbunden. Der C-Bogen ist über Gelenkverbindungen und Arme mit der Deckenhalterung oder dem Bodenstativ gekoppelt und ermöglicht eine Bewegung der Röhre/Detektor-Kombination in allen Raumebenen um den Patienten. Sogar 360° Rotationen um die Körperlängsachse sind möglich, um Rotationsangiografien und C-Bogen-CT-Untersuchungen (**cone-beam-CT, Dyna-CT**) durchzuführen (Abb. **A-4.12**). Auch der gleichzeitige Betrieb von 2 um 90° versetzte C-Bögen bei sog. biplanen-Anlagen ermöglicht die gleichzeitige Akquisition von Bildern aus unterschiedlichen Ebenen.

Mittels **digitaler Subtraktionsangiografie (DSA)** bleibt nur noch das eingebrachte Kontrastmittel sichtbar, sodass auch kleinste Gefäßstrukturen beurteilt werden können.

Die digitalisierten Durchleuchtungsbilder werden in einer Computereinheit weiter verarbeitet. Mit der Technik der **digitalen Subtraktionsangiografie (DSA)** werden die anatomischen Strukturen aus einem Bild heraussubtrahiert, sodass nur noch das eingebrachte Kontrastmittel sichtbar bleibt (Abb. **A-4.13**). Dadurch werden Überlagerungen vermieden und es können selbst kleinste Gefäßstrukturen beurteilt werden.

Neben der DSA gibt es noch weitere digitale Nachbearbeitungsverfahren.

Weitere digitale Nachverarbeitungsmöglichkeiten sind
- digitale Vergrößerung (Zoom),
- Bewegungskorrektur (Pixelshift),
- halbtransparente Darstellung,
- Kantenanhebung,
- Überlagerung des Füllungsbildes in einen nachfolgenden Durchleuchtungsvorgang (Roadmap, Overlay).

A-4.12

**A-4.12 Angiografieanlage.**

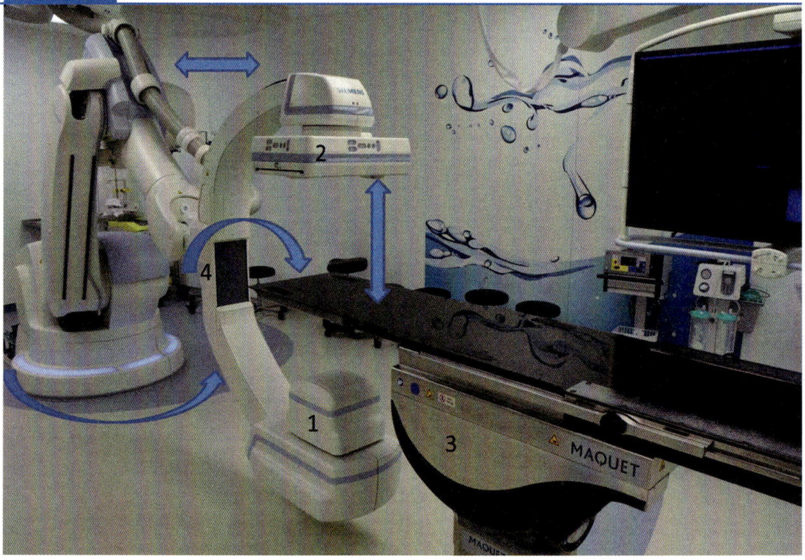


DSA Anlage mit (1) Röntgenröhre, (2) Detektor, (3) Untersuchungstisch und (4) C-Bogen. Die Pfeile zeigen die Freiheitsgrade in der Bewegung des Roboterarmes.

**A-4.13 Funktionsprinzip der DSA.**

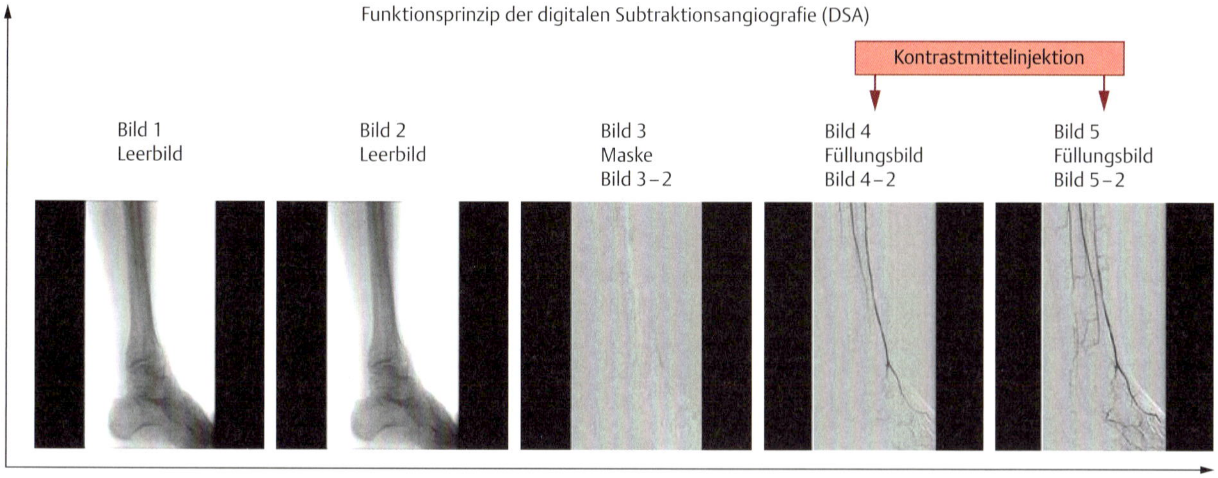


Das Prinzip der digitalen Subtraktionsangiographie (DSA) besteht darin, dass unveränderliche Bildstrukturen voneinander subtrahiert werden, wodurch eine „leere" Maske (Bild 3) entsteht. In den Folgebildern (Bild 4 und 5) wird dann vor allem das hinzukommende Kontrastmittel dargestellt. Knochenüberlagerungen wurden wegsubtrahiert.

### 4.2.3 Stellenwert im Vergleich zu konkurrierenden Verfahren

Typische Durchleuchtungsuntersuchungen sind Kontrastmittelpassage des Magen-Darm-Traktes, Fisteldarstellung, Phlebografie, Arthrografie und Myelografie.

Obwohl **Kontrastmitteluntersuchungen des Magen-Darm-Traktes** (S. 470) in Doppelkontrasttechnik pathologische Veränderungen mit hoher Sensitivität und Spezifität nachweisen können, ist die Diagnostik des Magens und Kolons, nicht zuletzt wegen der Möglichkeit der Biopsie, eine Domäne der Endoskopie. Der Dünndarm wird in Form der Doppelkontrastuntersuchung nach Sellink mit Durchleuchtung untersucht, aber auch diese Untersuchungsmethode wird zunehmend durch die strahlungsfreie MRT ersetzt (MR-Sellink). Der Vorteil der Durchleuchtungstechnik ist der Nachweis von funktionellen Störungen wie Reflux oder Passagestörung.

Die **Myelografie** stellt in Verbindung mit der Postmyelo-CT den Goldstandard beim Nachweis von Nervenwurzelkompressionen dar.

Die **Phlebografie** zum Thrombosenachweis ist durch die Duplex-Sonografie weitgehend ersetzt worden. Als funktionelle Untersuchung zur Beurteilung der Venenklappenfunktion besitzt sie bei der Therapieplanung der Varikosis einen hohen Stellenwert.

Die rein diagnostische Angiografie (DSA) wird häufig durch nichtinvasive Bildgebung (CT-Angiografie und MR-Angiografie) entbehrlich. Einen hohen diagnostischen Stellenwert besitzt sie in der Neuroradiologie, wegen der hohen Ortsauflösung. In der allgemeinen Radiologie kommt die DSA im Rahmen von interventionellen Eingriffen (S. 105) zum Einsatz.

4.2.3 Stellenwert im Vergleich zu konkurrierenden Verfahren

Die Durchleuchtung bei **Kontrastmitteluntersuchungen des Magen-Darm-Traktes** dient dem Nachweis von funktionellen Störungen wie Reflux oder Passagebehinderung.

Die **Myelografie** (plus Postmyelo-CT) weist Nervenwurzelkompressionen nach.

Die **Phlebografie** kommt bei einer Varikosis zur Beurteilung der Venenklappenfunktion zum Einsatz.

Die DSA wird v. a. in der Neuroradiologie und in der interventionellen Radiologie eingesetzt.

## 4.3 Computertomografie (CT)

**▶ Definition.** Die Computertomografie (CT) ist ein Röntgenverfahren, mit dem transversale Schichten erzeugt werden. Dadurch lassen sich Gewebe und Organe überlagerungsfrei zweidimensional darstellen. In der Summe der einzelnen Schichten liegt die Information der 3. Dimension. Die CT zählt zu den Schnittbildverfahren.

4.3 Computertomografie (CT)

▶ Definition.

### 4.3.1 Gerätetechnik

#### Computertomografen der 1.–4. Generation

Das Prinzip der CT wurde 1968 von Hounsfield und Cormack entwickelt. Die ersten Geräte mit Messzeiten von mehr als 5 Minuten pro Schicht kamen 1971 als Schädel-CT-Geräte zum Einsatz.

4.3.1 Gerätetechnik

Computertomografen der 1.–4. Generation

A-4.14

A-4.14 **Bildakquisition in einem Computertomografen der 3. Generation.**

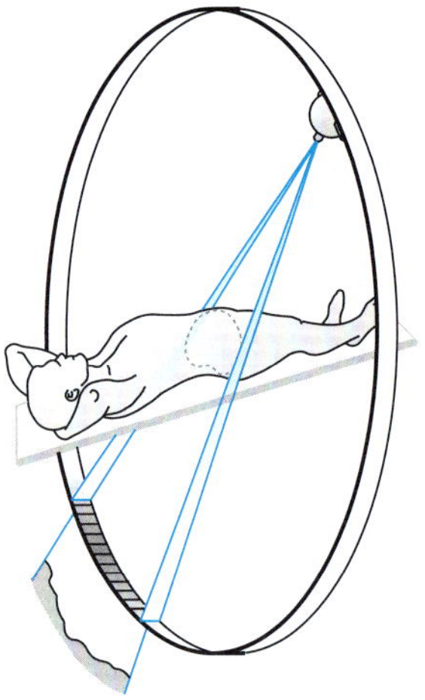

(nach Prokop M. In: Galanski M, Prokop M. RRR Ganzkörper-Computertomographie. Stuttgart: Thieme; 2006)

Ein CT-Gerät besteht aus
- Gantry (Abtasteinheit) mit Röntgenröhre, Detektorsystem u. a.
- Patientenlagerungstisch
- Bedienpult
- Computer.

Ein CT-Gerät besteht aus
- Gantry (Abtasteinheit, „Röhre"): In der Gantry sind der Hochspannungsgenerator, die Röntgenröhre, ein Blendensystem, die Kühlung und das Detektorsystem untergebracht.
- Patientenlagerungstisch
- Bedienpult
- Computer.

Um eine Körperschicht zu durchstrahlen, wird bei den heute üblichen Geräten der 3. und 4. Generation, bei denen die Röntgenröhre rotiert, mit einem Blendensystem ein **schmaler, fächerförmiger Röntgenstrahl** aus dem Strahlenkegel ausgeblendet. Er ist so breit wie die gewünschte Dicke der Körperschicht und erfasst den gesamten Patientenquerschnitt (Abb. **A-4.14**).

Um eine Körperschicht zu durchstrahlen, bewegte sich die Röntgenröhre bei den CT-Geräten der 1. und 2. Generation noch in 2 getrennten Einzelbewegungen: Translation und Rotation. Bei den heute verwendeten Geräten der 3. und 4. Generation dagegen rotiert die Röntgenröhre. Hierzu wird mit einem System von Blenden, dem Kollimator, ein **schmaler, fächerförmiger Röntgenstrahl** aus dem Strahlenkegel ausgeblendet. Seine Breite entspricht der gewünschten Dicke der Körperschicht. Der Öffnungswinkel des Strahlenkegels ist so breit, dass der gesamte Patientenquerschnitt durchstrahlt wird (Abb. **A-4.14**). Bei den Geräten der 3. Generation vollführen die Röhre und die ihr gegenüber angeordneten Detektoren gemeinsam eine kreisförmige Bewegung um den Patienten. Die Geräte der 4. Generation besitzen einen im Vollkreis angeordneten, stationären Detektorkranz. Nur die Röntgenröhre umkreist den Patienten.

Die **Detektoren** messen die Intensitätsunterschiede der Röntgenstrahlung und wandeln sie in elektrische Signale um. **Multidetektorsysteme (MDCT)** bestehen aus mehreren Detektorzeilen (S. 87).

Als **Detektoren** kommen sowohl Gas- als auch Festkörperdetektoren (z. B. Ionisationskammern, Szintillationsdetektoren) zum Einsatz. Beiden Detektorarten ist gemeinsam, dass sie die Intensitätsunterschiede der nach dem Durchtritt durch den Patienten geschwächten Röntgenstrahlung messen und in elektrische Signale umwandeln, die anschließend digitalisiert und der Bildrekonstruktion zugeführt werden. Modernste Entwicklungen gehen dahin, mehrere Detektorzeilen nebeneinander anzuordnen, sog. **MDCT, Multidetektor- oder Mehrzeilencomputertomografie** (S. 87), sodass mit einer Röhrenumdrehung mehr als eine Untersuchungsschicht errechnet werden kann.

Es gibt folgende Formen der Bildakquisition:
**Einzelschicht-CT:** Bei den **konventionellen Computertomografen** der 4. Generation sind Röhrenrotation und Tischvorschub diskontinuierlich.

Die Geräte der 4. Generation ermöglichen folgende Formen der Bildakquisition:
**Einzelschicht-CT**: Bei den **konventionellen Computertomografen** der 4. Generation rollen sich die Kabel für die Hochspannungszuführung und die Messdatenabführung auf, so dass sie nach einer 360°-Umdrehung zurückgeführt werden müssen. Die Zeit für die Kabelrückführung wird dazu genutzt, den Patientenlagerungstisch in Körperlängsachse vorzuschieben, so dass die nächste Körperschicht durchstrahlt werden kann.

**A-4.15 Spiral-CT.**

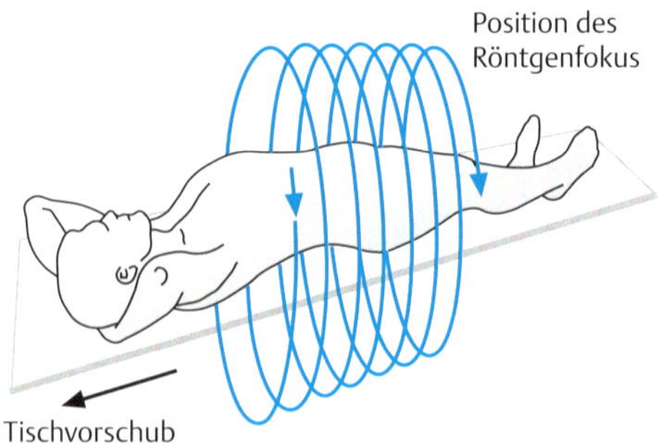


(nach Prokop M. In: Galanski M, Prokop M. RRR Ganzkörper-Computertomographie. Stuttgart: Thieme; 2006)

**Spiral-CT**: Die Einführung eines Schleifringsystems zur Spannungszuführung machte die ständige Drehrichtungsänderung der Röhre zur Kabelrückführung unnötig und ermöglichte eine dauerrotierende Röhre. Bei sich kontinuierlich vorwärtsbewegendem Patiententisch beschreibt die Röntgenröhre eine spiralförmige Bahn um den Körper (Abb. **A-4.15**). Die Messdaten werden dabei ebenso kontinuierlich als sog. Volumendatensatz aufgenommen. Daraus können durch bestimmte Rekonstruktionsalgorithmen Schichten beliebiger Dicke und in variablen Abstand zueinander rekonstruiert werden.
Die Vorteile der Spiral-CT zeigt Tab. **A-4.2**.

**Spiral-CT:** Röhrenrotation und Tischvorschub sind kontinuierlich. Die Röntgenröhre beschreibt eine spiralförmige Bahn um den Körper (Abb. **A-4.15**). Aus dem Datensatz lassen sich Schichten beliebiger Dicke und in variablem Abstand zueinander rekonstruieren.

Die Vorteile der Spiral-CT zeigt Tab. **A-4.2**.

**A-4.2 Vorteile der Spiral-CT**

- kurze Untersuchungszeiten
- lückenlose Erfassung von Volumendatensätzen in einer Atempause; dadurch entstehen keine Zwischenräume durch unterschiedliche Atemlage wie im Einzelschicht-CT
- Reduzierung von Partialvolumeneffekten durch Rekonstruktion überlappender Schichten
- Möglichkeit zur dreidimensionalen Rekonstruktion (3D), Berechnung von koronaren, sagittalen oder irregulären Schichtebenen (MPR)
- bessere Ausnutzung des Kontrastmittelbolus für Mehrphasenuntersuchungen (z. B. der Leber) und CT-Angiografie

## Multidetektor-Computertomograf (MDCT)

**▶ Synonym.** Mehrzeilen-CT, Multislice-CT

Multidetektortomografen benutzen eine Scannergeometrie der 3. Generation, d. h., sie besitzen eine simultan rotierende Röhre mit gegenüberliegender Detektoreinheit. Es können **2–256 (oder mehr) Detektorzeilen** parallel **nebeneinander** angeordnet sein (Abb. **A-4.16**). Die Breite der einzelnen Detektoren (z. B. 0,5 mm bei einem 64-Zeilen-Scanner) bestimmt die minimale Schichtdicke und damit auch die Ortsauflösung. Für dickere Schichten und damit ein geringeres Rauschen können einzelne Detektorreihen auch zusammengeschaltet werden.
MDCT-Geräte besitzen bereits eine höhere Rotationsgeschwindigkeit als herkömmliche Spiral-CT-Geräte. Ein neuer Weg zur Verbesserung der zeitlichen Auflösung ist die Integration von 2 Röntgenstrahlern in einem System (**Dual-Source-CT**, Abb. **A-4.17**). Die beiden versetzt angeordneten Röhren werden dabei mit unterschiedlicher Spannung angesteuert. So erhält man aus identischen Projektionswinkeln ein unterschiedliches Strahlungsspektrum. Die benötigte Zeit, um die Daten für ein Bild zu erfassen, wird drastisch verringert: Die effektive Rotationszeit kann auf 165 ms reduziert werden, womit nun auch scharfe Aufnahmen bewegter Strukturen (Herz-CT mit EKG-Triggerung) möglich sind.

Multidetektortomografen benutzen eine Scannergeometrie der 3. Generation, es können aber **mehrere Detektorzeilen** parallel **nebeneinander** angeordnet sein (Abb. **A-4.16**).

Durch die Integration von 2 Röntgenstrahlern in einem System kann die zeitliche Auflösung verbessert werden (**Dual-Source-CT**, Abb. **A-4.17**). Die reduzierte Rotationszeit ermöglicht scharfe Aufnahmen bewegter Strukturen (Herz-CT mit EKG-Triggerung).

**▶ Merke.** Die Multidetektor-Technologie erlaubt, in kürzerer Zeit mit dünneren Schichten größere Untersuchungsvolumina darzustellen (Tab. **A-4.3**).

Multislice-CT mit 64 und mehr Detektorzeilen oder Dual-Source-CT mit sehr kurzen Scanzeiten finden heute in der modernen Herzbildgebung Anwendung.

⊙ A-4.16

⊙ A-4.16 Prinzip der MDCT.

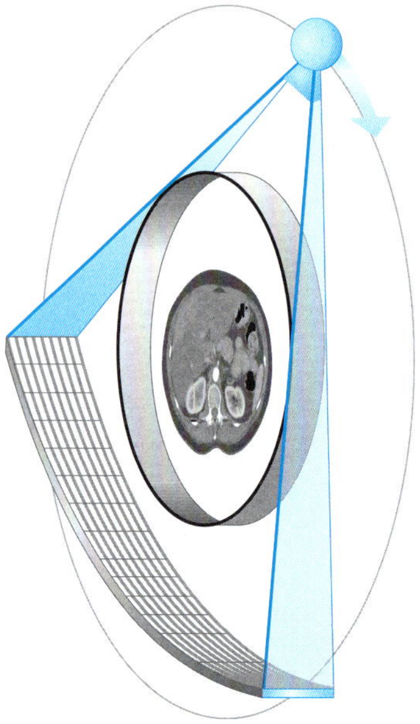

(aus Galanski M, Prokop M. RRR Ganzkörper-Computertomographie. Stuttgart: Thieme; 2006)

⊙ A-4.17

⊙ A-4.17 Prinzip der Dual-Source-CT.

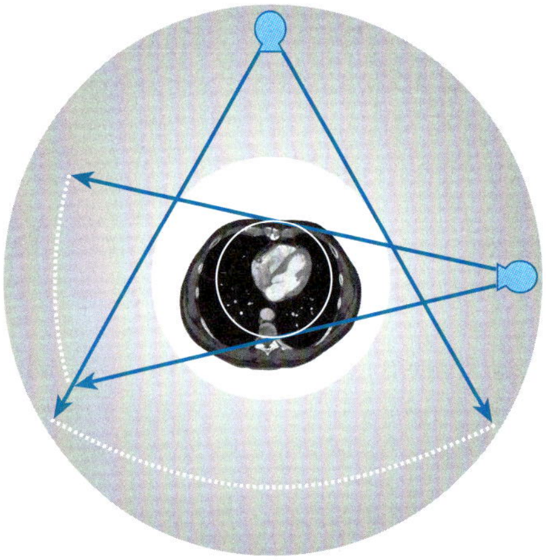

(aus Galanski M, Prokop M. RRR Ganzkörper-Computertomographie. Stuttgart: Thieme; 2006)

≡ A-4.3

≡ A-4.3 Vorteile der Multidetektor-CT.

| | |
|---|---|
| **dünnere Schichten** | isotrope Auflösung ermöglicht Rekonstruktion in jeder Raumebene wie MPR, 3D-Darstellungen, virtuelle Koloskopie oder Bronchoskopie (Abb. **A-4.18**) |
| **größere Untersuchungsvolumina** | Ganzkörperuntersuchungen im Rahmen der Polytraumaversorgung (Abb. **A-4.18**), CT-Angiografie der gesamten Aorta und Becken-Bein-Strohmbahn |
| **kürzere Scanzeiten** | reduzierte Bewegungsartefakte bei Schwerstkranken, definierte Organperfusionsphasen, Perfusionsbildgebung, Reduktion der Kontrastmittelmenge |

**A-4.18 Multidetektor-CT-Aufnahmen.**

A-4.18

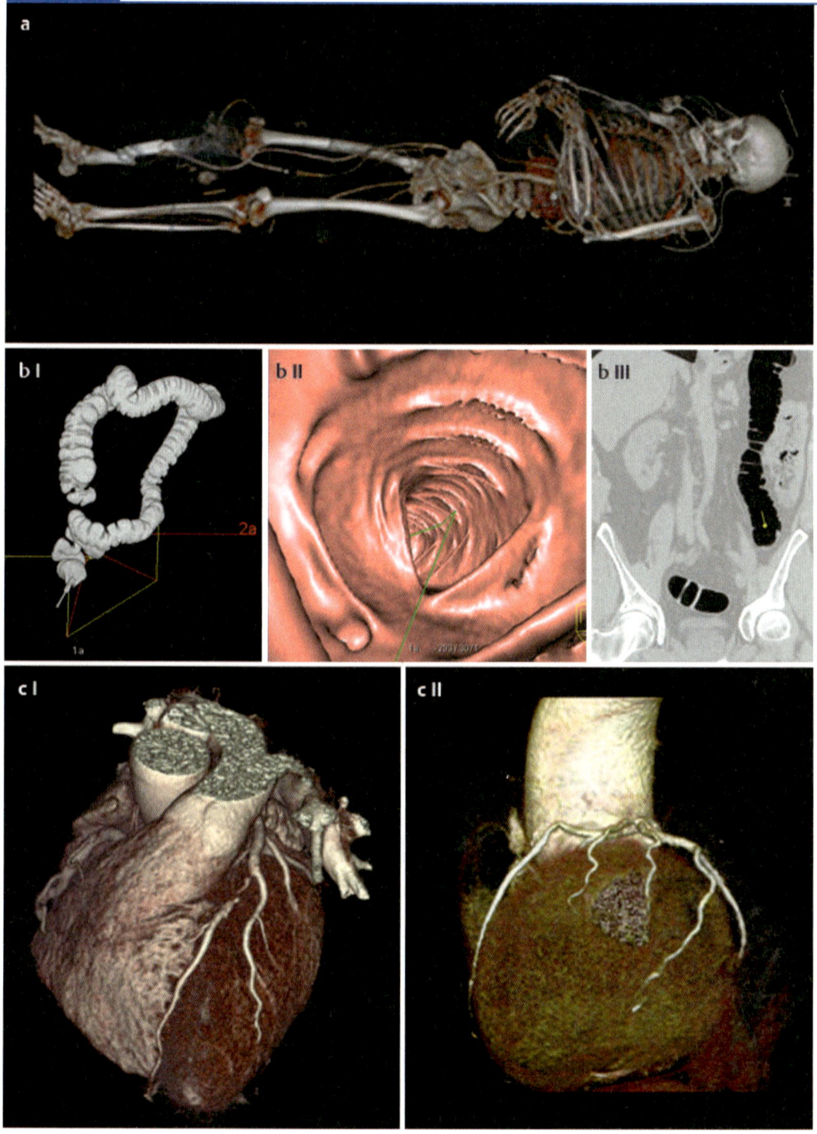


**a** Ganzkörper-CT in der Polytrauma-Diagnostik.
**b** Virtuelle Kolonoskopie.
**c** 3-D-Datensatz mit einem 64-Zeilen-CT erzeugt. Oberflächenrekonstruktion (SSD) zur Darstellung der Herzkranzgefäße.

## 4.3.2 Bildrekonstruktion

**Gefilterte Rückprojektion:** Die Detektoren messen die Schwächung der Röntgenstrahlen beim Durchtritt durch den Patienten in jeder Winkelstellung der Röntgenröhre (Projektion). Die so ermittelten Schwächungswerte werden im Computer logarithmiert und nach einer Hoch- und Tiefpassfilterung (Faltungskerne) nach Art eines Linienintegrals rückprojiziert **(gefilterte Rückprojektion)**, d. h., alle Punkte entlang des Integrationsweges erhalten den gleichen Signalwert.

**Iterative Rekonstruktion:**
Eine andere Form der Bildberechnung stellt die **iterative Rekonstruktion** dar. Hier wird aus den Rohdaten der einzelnen Winkelprojektionen ein erstes Rohbild nach der Methode der gefilterten Rückprojektion berechnet. Dieses erste Rohbild weist noch ein sehr schlechtes Signal-zu-Rausch-Verhältnis auf. Die Daten des Rohbildes werden nun mit den gemessenen Daten (Rohdaten) verglichen und ein Korrekturbild erstellt. Dieser Vorgang wird so oft wiederholt (Iteration), bis die berechneten Bilddaten mit den gemessenen Rohdaten übereinstimmen.

### 4.3.2 Bildrekonstruktion

Nach Logarithmierung und Bearbeitung **(gefilterte Rückprojektion)** der von den Detektoren gemessenen Schwächungswerte ergibt ihre Überlagerung das Schichtbild.

Alternativ kann dieses Schichtbild auch durch **iterative Rekonstruktion** berechnet werden, dies ermöglicht Dosiseinsparungen bis zu 40 %. Dabei repräsentiert jedes Bildelement **(Pixel)** ein Volumenelement **(Voxel)**.

Das mathematische Verfahren der iterativen Rekonstruktion ist schon lange bekannt, findet aber erst aktuell mit der Verfügbarkeit der erforderlichen Rechentechnik Einzug in die klinische Praxis. Ziel ist es, Dosis zu reduzieren. Eine CT-Untersuchung mit reduzierter Dosis führt bei der gefilterten Rückprojektion zu einem vermehrten Bildrauschen. Dieses Bildrauschen kann mit der iterativen Rekonstruktion herausgerechnet werden. So sind Dosiseinsparungen bis zu 40 % möglich.
Aus den Schwächungswerten aller Projektionen ergibt sich durch Überlagerung das Schichtbild. Jedes Element des zweidimensionalen Bildes **(Pixel)** repräsentiert ein Volumenelement **(Voxel)**:

▸ Merke.

▸ **Merke.** Voxel = Pixel · Schichtdicke

Das Ausmaß der Strahlenabsorption bestimmt der lineare Schwächungskoeffizient. Zur besseren Vergleichbarkeit der Gewebe dient in der CT aber die **Hounsfield-Einheit**.

Das Ausmaß der Absorption und damit der Schwächung der Röntgenstrahlung in einem Voxel hängt von der Zusammensetzung – z. B. Dichte – des Gewebes im Voxel und von der Strahlungsenergie ab, s. linearer Schwächungskoeffizient (S. 24). Um den Einfluss der Strahlungsenergie zu eliminieren und die Absorption von Gewebearten besser miteinander vergleichen zu können, verwendet man in der CT die **Hounsfield-Einheit**.

▸ Definition.

▸ **Definition.** Die Hounsfield-Einheit (HE) errechnet sich aus dem linearen Schwächungskoeffizienten μ und ist ein Maß für die Dichte. Sie ist ein relativer Schwächungskoeffizient. Bezugsgröße ist Wasser (0 HE).

$$\text{HE} = \frac{1000 \cdot \mu(\text{Objekt}) - \mu(\text{Wasser})}{\mu(\text{Wasser})}$$

Tab. **A-4.4** zeigt typische Dichtewerte.

Wählt man als 2. Fixpunkt Luft (–1000 HE), lassen sich die relativen Schwächungskoeffizienten der Gewebe auf einer Dichteskala, der **Hounsfield-Skala**, anordnen. Tab. **A-4.4** zeigt typische Dichtewerte der CT.

≡ A-4.4

**≡ A-4.4 Typische Dichtewerte in der CT in Hounsfield-Einheiten**

| Gewebe bzw. Befund | Hounsfield-Einheit (HE) |
|---|---|
| Lunge | –500 HE |
| Fett | –100–0 HE |
| Wasser | 0 HE |
| Leber (nativ) | 40–60 HE |
| frische Blutung | 70–90 HE |
| Leber (nach Kontrastmittelgabe) | ca. 150 HE |
| Spongiosa | 300 HE |
| Kompakta | > 1000 HE |

Dichtewerte stellen sich als **Graustufen** dar. Da das menschliche Auge nur ca. 20 Graustufen unterscheiden kann, bedient man sich der **Fenstertechnik** (Abb. **A-4.19**).

Dichtewerte stellen sich im Computertomogramm als **Graustufen** dar. Da das menschliche Auge nur ca. 20 Graustufen unterscheiden kann, bedient man sich der **Fenstertechnik**: Man wählt für jede Untersuchung eine geeignete Fenstereinstellung, welche nur die zu beurteilenden Organstrukturen als Graustufen darstellt. (Abb. **A-4.19**). Dichtewerte ober- und unterhalb dieses Fensters stellen sich einheitlich schwarz bzw. weiß dar.

**⊙ A-4.19 Fenstertechnik zur optimierten Darstellung relevanter Strukturen.**

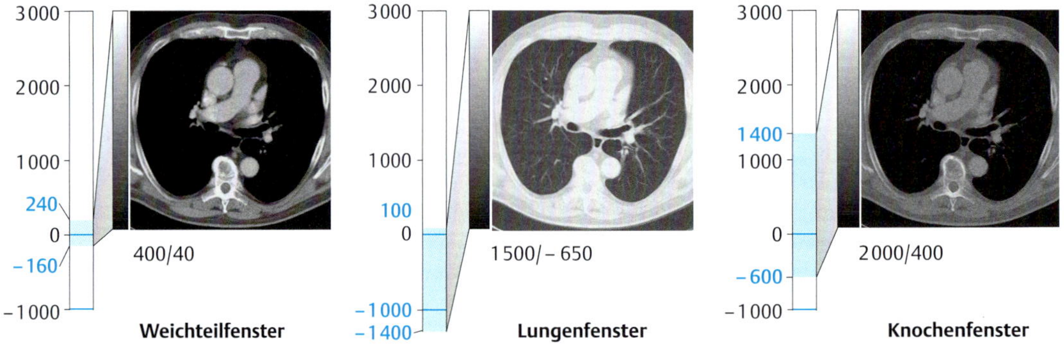


(aus Prokop M. In: Galanski M, Prokop M. RRR Ganzkörper-Computertomographie. Stuttgart: Thieme; 2006)

► Merke. Gewebe bzw. pathologische Veränderungen, deren Dichte annähernd mit der einer Bezugsgröße (z. B. Wasser, Gehirn) übereinstimmt, bezeichnet man als **isodens**, solche mit im Vergleich zur Bezugsgröße höheren Dichtewerten als **hyperdens**, mit geringeren Dichtewerten als **hypodens**.

► Merke.

## 4.3.3 Strahlenexposition

4.3.3 Strahlenexposition

Die Strahlenexposition durch die Computertomografie ist nicht unerheblich. Obwohl nur 7 % der radiologischen Untersuchungen CTs sind, machen diese 54 % der medizinisch bedingten Strahlenexposition aus. Die effektive Dosis für eine Thorax-CT beträgt ca. 6–10 mSv und ist damit ca. 100-mal höher als die der konventionellen Thoraxübersichtsaufnahme.

Die effektive Dosis für eine Thorax-CT ist ca. 100-mal höher als die der konventionellen Thoraxaufnahme.

Der Arzt muss daher zum einen die Indikation zur CT kritisch stellen, zum andern die Untersuchungsparameter (mAs) mit Bedacht festlegen: Eine Dosishalbierung vervierfacht das Rauschen. Eine Halbierung der Schichtdicke erfordert bei gleicher Bildqualität eine Verdoppelung der Dosis.

Für die Anwendung ionisierender Strahlen gelten die Strahlenschutzgrundsätze „Rechtfertigung“ und „Optimierung“. Jede Durchführung einer Röntgenuntersuchung erfordert die rechtfertigende Indikation durch einen fachkundigen Arzt.

Jede Anwendung ionisierender Strahlung erfordert die rechtfertigende Indikation durch einen fachkundigen Arzt.

Die Hersteller von CT-Geräten haben in den vergangenen Jahren eine Reihe von technischen Neuerungen implementiert, mit denen eine Dosisreduktion von mehr als 50 % bei gleicher Bildqualität möglich ist. Dazu zählen:

- Einblendung des Nutzstrahlenkegels
  Durch verschiebliche Bleilamellen wird der Strahlenkegel so eingeblendet, dass es im Randbereich des Untersuchungsvolumens nicht zu einer Strahlungsexposition kommt.
- Anpassung der mAS an den Körperdurchmesser durch Modulation innerhalb des Scans
  Im Topogramm wird die Schwächung der Röntgenstrahlung über der jeweiligen Körperregion ermittelt und während der Untersuchungsspirale (z. B. CT-Thorax-Abdomen) der Röhrenstrom moduliert, d. h. mehr mAS im Schulterbereich, weniger mAS im Thorax, viel mAS im Becken.
- Anpassung der KV in Abhängigkeit vom Körperdurchmesser
  Im Topogramm wird der Körperdurchmesser abgeschätzt und bei schlanken Patienten die Spannung von 110 kV auf 100 kV reduziert.
- iterative Rekonstruktion (S. 89).

Die Hersteller von CT-Geräten haben eine Reihe von technischen Neuerungen implementiert, mit denen eine Dosisreduktion von mehr als 50 % bei gleicher Bildqualität möglich ist:

- Einblendung des Nutzstrahlenkegels
- Anpassung der mAS an den Körperdurchmesser durch Modulation innerhalb des Scans
- Anpassung der KV in Abhängigkeit vom Körperdurchmesser
- iterative Rekonstruktion (S. 89)

Der Gesetzgeber hat in der Röntgenverordnung **Dosisgrenzwerte** (diagnostische Referenzwerte) für Röntgenaufnahmen, Durchleuchtungsuntersuchungen und CT-Untersuchungen bei Erwachsenen und Kindern festgelegt. Diese Dosiswerte sind keine individuellen Grenzwerte, die innerhalb einer Untersuchung nicht überschritten werden dürfen. Werden die diagnostischen Referenzwerte in einer Einrichtung aber dauerhaft überschritten, müssen die Ursachen hierfür gesucht und Abhilfemaßnahmen getroffen werden.

Der Betreiber einer Röntgeneinrichtung ist vom Gesetzgeber angehalten, **Dosisgrenzwerte** (diagnostische Referenzwerte) nicht dauerhaft zu überschreiten.

► Merke. Bei Hochkontrastuntersuchungen z. B. des Thorax oder der NNH kann die Dosis ohne relevanten Verlust an Bildqualität reduziert werden **(„Low-dose-Technik“)**.

► Merke.

## 4.3.4 Stellenwert im Vergleich zu konkurrierenden Verfahren

4.3.4 Stellenwert im Vergleich zu konkurrierenden Verfahren

Die CT ist das Verfahren der Wahl zur überlagerungsfreien Darstellung der inneren Organe. Sie weist eine hohe Dichteauflösung auf. Im Vergleich zu konventionellen Röntgenaufnahmen ist die Kontrastabstufung daher besser. Die räumliche Auflösung ist jedoch geringer, weil es sich um eine rekonstruierte Darstellung der Absorptionswerte handelt.

Die CT stellt Organe überlagerungsfrei dar. Der Kontrast ist höher und die Ortsauflösung geringer als bei konventionellen Röntgenaufnahmen.

Die **kraniale CT** ist Basisdiagnostik beim Schlaganfall (Blutungsausschluss) und beim Schädel-Hirn-Trauma. An ihre Grenzen stößt sie beim Nachweis kleiner Läsionen, sehr frischer Infarkte und in der Beurteilung des Hirnstammes. Hier ist die MRT viel aussagekräftiger.

Die **kraniale CT** ist Basisdiagnostik beim Schlaganfall und Schädel-Hirn-Trauma.

Die **Thorax-CT** ist **das** Verfahren zur Darstellung von Lunge und Mediastinum.

Da sich Lungenparenchym und Mediastinalstrukturen im Thorax-Computertomogramm hervorragend beurteilen lassen, ist die Thorax-CT hier das bildgebende Verfahren der Wahl.

Die **HR-CT** ist eine Untersuchungstechnik mit dünnen Schichten, hochauflösender Bildmatrix und erhöhter Dosis zur besseren Darstellung von Feinstrukturen.

Die hochauflösende Computertomografie **(HR-CT)** ist eine spezielle Untersuchungstechnik, die zur Beurteilung von Feinstrukturen, z. B. der Lunge oder des Felsenbeines eingesetzt wird. Bei dünnen Schichten von 1–2 mm wird eine hochauflösende Bildmatrix und zur Verminderung des Rauschens eine höhere Dosis verwendet.

Die Oberbauchorgane sind Domäne der Sonografie, die CT ist hier weiterführendes Verfahren.

Die parenchymatösen Oberbauchorgane sind i. d. R. sonografisch gut zu beurteilen. Als weiterführendes bildgebendes Verfahren wird die Spiral-CT mit oraler und/oder i. v. Gabe von Kontrastmittel eingesetzt. Z. T. ist jedoch die MRT (bei Einsatz schneller Sequenzen und Atemanhaltetechnik) besser geeignet.

**Knöcherne Strukturen** lassen sich sehr gut, Weichteile schlechter als mit der MRT beurteilen.

Die CT eignet sich hervorragend zur Beurteilung **knöcherner Strukturen** (z. B. Wirbelkörper- oder Beckenfrakturen). Weichteile lassen sich jedoch durch die MRT besser beurteilen (z. B. Myelonkompression bei intraspinalem Hämatom).

Mit der **Multidetektor-CT** lassen sich Ganzkörperuntersuchungen beim Polytrauma sowie dreidimensionale Rekonstruktionen, wie die CT-Angiografie, in hoher Qualität durchführen.

Die **Multidetektor-CT** erlaubt in kurzer Scanzeit ein großes Untersuchungsvolumen mit dünner Schichtung durchzuführen. Sie ist im Rahmen von Schockraumkonzepten hervorragend geeignet, instabile polytraumatisierte Patienten in einem Untersuchungsgang zu diagnostizieren. Zeitaufwendige konventionelle Röntgenaufnahmen werden eingespart und der Patient kann schneller einer adäquaten Therapie zugeführt werden. Aus den dünnschichtigen Volumendatensätzen sind multiplanare Reformationen (MPR) und 3D-Rekonstruktionen (CT-Angiografie, MIP) in hoher Qualität möglich.

4.4 Magnetresonanztomografie (MRT)

## 4.4 Magnetresonanztomografie (MRT)

► Definition.

► **Definition.** Die Magnetresonanztomografie (Kernspintomografie, MRT) ist ein Verfahren zur Erzeugung von Schnittbildern in einer frei wählbaren Raumebene ohne Verwendung von Röntgenstrahlung.

4.4.1 Physikalische Grundlagen

### 4.4.1 Physikalische Grundlagen

Kernmagnetresonanz betrifft Atomkerne ungerader Nukleonenzahl, z. B. das **Wasserstoffproton**.

Die Kernmagnetresonanz beruht auf den Eigenschaften von Atomkernen mit ungerader Nukleonenzahl. Da Wasser das häufigste Molekül im menschlichen Körper ist, eignet sich das **Wasserstoffproton** ($H^+$) besonders zur Messung und Erläuterung des Phänomens.

Jedes Proton besitzt einen Eigendrehimpuls **(Kernspin)**, der ein **magnetisches Dipolmoment** induziert. In einem starken äußeren Magnetfeld richten sich die magnetischen Dipole entlang der Feldlinien aus. Eine messbare Nettomagnetisierung **(Längsmagnetisierung Mz)** entsteht (Abb. **A-4.20**).

Jedes Proton besitzt einen Eigendrehimpuls **(Kernspin)**, d. h., seine positive Ladung bewegt sich mit einer stoffspezifischen Geschwindigkeit um die eigene Achse. Die bewegte elektrische Ladung induziert ihr eigenes **magnetisches Dipolmoment** (Abb. **A-4.20a**). Im menschlichen Körper liegen diese Magnetfelder ungeordnet vor und kompensieren sich folglich (Abb. **A-4.20b**). In einem starken äußeren Magnetfeld jedoch richten sich die magnetischen Dipole entlang der Feldlinien – parallel oder antiparallel – aus. Die Mehrzahl der Protonen nimmt die energetisch etwas günstigere Parallelposition ein, so dass eine messbare Nettomagnetisierung **(Längsmagnetisierung Mz)** entsteht (Abb. **A-4.20c**).

Die Bewegung der Atomkerne um die Längsachse des Magnetfeldes heißt **Präzession**.

Atomkerne mit ungerader Nukleonenzahl bewegen sich wie ein torkelnder Kreisel um die Längsachse des Magnetfeldes. Diese Bewegung heißt **Präzession**.

Die **Präzessions-** oder **Larmorfrequenz**, mit der die Ladung rotiert, hängt u. a. von der Stärke des Magnetfeldes (Bo) ab:

**Larmorfrequenz (ωo) = γ · Bo**

Das starke äußere Magnetfeld zwingt den Protonen auch die Geschwindigkeit bzw. Frequenz auf, mit der ihre Ladung rotiert. Diese **Präzessions-** oder **Larmorfrequenz** hängt von einer stoffspezifischen Konstante (γ) und der Stärke des äußeren Magnetfeldes (Bo) ab und beträgt für die Wasserstoffprotonen 42 MHz pro Tesla (T).

**Larmorfrequenz (ωo) = γ · Bo**

► Merke.

► **Merke.** Die Ausrichtung und die identische Präzessionsfrequenz aller Protonen in einem starken Magnetfeld ermöglichen das Phänomen der Resonanz: Ähnlich wie eine Stimmgabel eine Gitarrensaite gleicher Frequenz zum Klingen bringt, ist bei Einhaltung der Larmorfrequenz **(Resonanzbedingung)** eine Energieübertragung auf die Protonen **(Anregung)** möglich. Dies geschieht in Form eines Hochfrequenz(HF)-Impulses mit der Larmorfrequenz. Nach Abschalten des Impulses geben die Protonen die aufgenommene Energie in Form eines magnetischen Impulses wieder ab. Dieser wird gemessen und für die Bildgebung genutzt.

A-4.20 Physikalische Grundlagen der MRT.

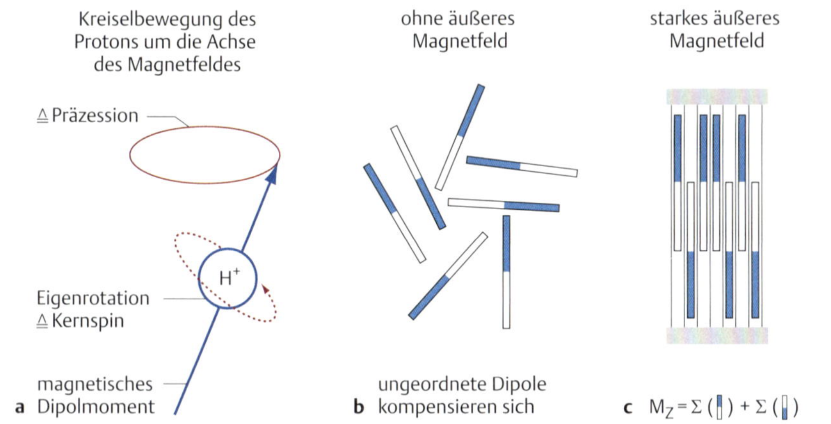


(nach Ewen K. Moderne Bildgebung. Stuttgart: Thieme; 1998)

A-4.20

## 4.4.2 Gerätetechnik

Die wesentlichen Bestandteile eines Magnetresonanztomografen sind:
- Magnet
- Gradientenspulen
- Hochfrequenzspulen
- Rechnersystem.

Zur Erzeugung eines für die Bildgebung ausreichend großen und homogenen Magnetfeldes ist der Einsatz **supraleitender Magnete** notwendig: Bei einer Temperatur nahe am absoluten Nullpunkt verlieren die in den Magnetspulen verwendeten Materialien ihren elektrischen Widerstand. Dadurch nehmen nach einer einmaligen Energiezufuhr („Hochfahren des Gerätes") Stromfluss und magnetische Feldstärke nicht ab. Lediglich die Temperatur des Magneten muss nahe am Nullpunkt gehalten werden, was durch ein Kühlsystem mit flüssigem Helium realisiert wird.

Zur Ortskodierung werden dem äußeren Magnetfeld (einer Stärke von z. B. 1,5 T) während der Messsequenzen durch **Gradientenspulen** Magnetfelder geringer Feldstärke (z. B. 1–15 mT) in den 3 Raumebenen überlagert. Die Schaltzeiten dieser Gradientenfelder liegen im Millisekundenbereich.

Zur Signalerzeugung und zum Signalempfang werden mobile **Hochfrequenzspulensysteme** dicht an die Körperoberfläche gebracht (z. B. Kopfspule, Oberflächenspule). Sie arbeiten wie eine Sende- und Empfangsantenne. Nach einem definierten HF-Impuls zur Anregung der Protonen in einem durch die Ortskodierung bestimmten Untersuchungsvolumen nimmt die Spule das von den Protonen emittierte Signal auf und leitet es an das **Rechnersystem** zur Bildrekonstruktion weiter.

### 4.4.2 Gerätetechnik

Ein Magnetresonanztomograf besteht aus
- Magnet
- Gradientenspulen
- Hochfrequenzspulen
- Rechnersystem.

Zur Erzeugung eines für die Bildgebung ausreichend großen und homogenen Magnetfeldes benötigt man **supraleitende Magnete**.

Zur Ortskodierung werden dem Magnetfeld durch **Gradientenspulen** Magnetfelder geringer Feldstärke (Gradientenfelder) überlagert.

Mobile **Hochfrequenzspulensysteme** dienen der Signalerzeugung, dem Signalempfang und seiner Weiterleitung an das **Rechnersystem**.

## 4.4.3 Bilderzeugung

Ein definierter HF-Impuls führt zur Anregung der Protonen, d. h., die **Längsmagnetisierung Mz** wird um einen bestimmten Winkel in die xy-Ebene ausgelenkt. Dadurch entsteht eine messbare **Quermagnetisierung Mxy**. Gleichzeitig wird die **Präzessionsbewegung synchronisiert**. Die Protonen bewegen sich also nicht nur mit der gleichen Geschwindigkeit um ihre Achse, sondern besitzen nun auch die gleiche Phasenlage.

Unmittelbar nach der Anregung kehren die Protonen in den Grundzustand zurück. Dieser Vorgang heißt **Relaxation**. Dabei finden zeitgleich eine Rückkehr in die Längsmagnetisierung **(Längsrelaxation)** unter Energieabgabe an die Umgebung (das Gitter) und eine Dephasierung (Desynchronisierung) der Präzessionsbewegung **(Querrelaxation)** ohne Energieabgabe an das Gitter statt. Die Relaxationsvorgänge werden mathematisch durch gewebespezifische Zeitkonstanten beschrieben. Die Zeitkonstante der Längsrelaxation heißt **T 1** oder **Spin-Gitter-Relaxationszeit** und beträgt 300–2000 ms, die Zeitkonstante der Querrelaxation heißt **T 2** oder **Spin-Spin-Relaxationszeit** und beträgt 30–150 ms.

### 4.4.3 Bilderzeugung

Ein HF-Impuls regt die Protonen an, induziert so eine **Quermagnetisierung Mxy** und **synchronisiert** die **Präzessionsbewegung**.

Nach der Anregung kehren die Protonen in den Grundzustand zurück. Diese **Relaxation** besteht aus einer **Längsrelaxation** mit der Zeitkonstante **T 1 (Spin-Gitter-Relaxationszeit)** und einer **Querrelaxation** mit der Konstante **T 2 (Spin-Spin-Relaxationszeit)**.

Eine Folge mehrerer HF-Impulse zwecks **Averaging** der Signale heißt **(Puls-)Sequenz**. Die Zeit zwischen Impulsen heißt **Repetitionszeit (TR)**, die zwischen Anregung und Signalaufnahme **Echozeit (TE)**.

Da der von den Protonen bei der Längsrelaxation ausgehende magnetische Impuls sehr klein ist, werden die Protonen mehrmals angeregt und die gemessenen Signale elektronisch gemittelt **(Averaging)**, so dass Rauschen eliminiert wird und die magnetischen Impulse messbar werden. Eine Folge mehrerer HF-Impulse bezeichnet man als **(Puls-)Sequenz**. Die Zeit zwischen 2 Anregungen heißt **Repetitionszeit** (TR), die Zeit zwischen Anregung und Signalaufnahme ist die **Echozeit** (TE).

Die Überlagerung des Magnetfelds durch Gradientenfelder bewirkt, dass ein HF-Impuls nur Protonen einer Schicht anregt **(Ortskodierung)**.

Zur **Ortskodierung** magnetischer Impulse überlagert man das Magnetfeld durch zusätzliche Magnetfelder, die Gradientenfelder. Ein HF-Impuls einer bestimmten Larmorfrequenz regt dann nur Protonen einer schmalen Schicht an. Die Frequenz entspricht dann einem Ort im Gradientenfeld.

Bildkontrast

## Bildkontrast

▸ Merke.

▸ Merke. Der **Bildkontrast**, also die Helligkeitsunterschiede unterschiedlicher Gewebe, hängt von den Gewebeparametern (T 1, T 2, Protonendichte [PD], d. h. Wassergehalt), Sequenzparametern (TR, TE) und dem Sequenztyp (S. 94) ab. Der für den Kontrast ausschlaggebende Gewebeparameter bestimmt die Gewichtung und damit den Bildcharakter einer Sequenz:

- Eine **T 1-gewichtete Sequenz** ist durch **kurze** TR und TE charakterisiert. Gewebe mit einer kurzen T 1 (z. B. weiße Hirnsubstanz, Fett) erscheinen hell **(hyperintens)**, Gewebe mit einer langen T 1 (z. B. graue Hirnsubstanz, Muskel) erscheinen dunkel **(hypointens)** (Abb. **A-4.21**).
- Eine **T 2-gewichtete Sequenz** ist durch **längere** TR und TE charakterisiert. Gewebe mit einer langen T 2 (z. B. Wasser) erscheinen hell, Gewebe mit einer kurzen T 2 (z. B. Muskulatur) erscheinen dunkel. Da Wasser die längste T 2 hat, erscheinen Liquor, Ödeme und Zysten hell.
- Eine **Sequenz mit PD-Gewichtung** ist durch eine **lange** TR und eine **kurze** TE charakterisiert. Der Einfluss der T 1 und T 2 ist minimal. Gewebe mit hoher PD (z. B. Wasser, Bindegewebe) erscheinen hell, Gewebe mit geringer PD (z. B. Knochen, Luft) erscheinen dunkel.

▸ Merke.

▸ Merke. **T 1-Gewichtung**: Fett = hell, Wasser = dunkel.
**T 2-Gewichtung**: Wasser = hell, Gewebe = dunkel.

**A-4.21 Magnetresonanztomogramme des Gehirns mit unterschiedlicher Gewichtung.**

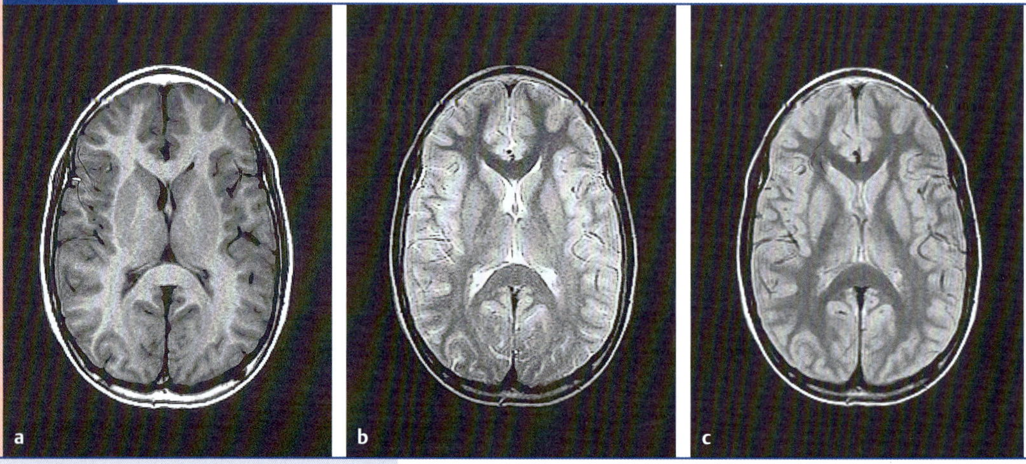


**a T 1-Gewichtung:** TR = 400–800 ms TE < 30 ms.
**b T 2-Gewichtung:** TR > 2000 ms TE = 70–150 ms.
**c PD-Gewichtung:** TR > 2500 ms TE < 30 ms.

Sequenztypen

## Sequenztypen

Es gibt mehrere Arten der Pulssequenz. Die meisten erzeugen ein Signalecho.

Die **Spinecho-(SE-)Sequenz** liefert die besten Gewebekontraste bei relativ langer Untersuchungszeit.

Es gibt mehrere Arten der Pulssequenz. Bei den meisten wird durch Umpolung des Magnetfeldes zum Zeitpunkt des Signalempfangs ein Signalecho erzeugt.
Als Grundsequenz kommt besonders in der Neuroradiologie die **Spinecho-(SE-)Sequenz** zum Einsatz. Sie liefert die besten Gewebekontraste und ist wenig störanfällig gegenüber Magnetfeldinhomogenitäten; Artefakte sind daher selten. Ihr Nachteil ist eine relativ lange Untersuchungszeit, besonders bei T 2-Gewichtung (z. T. 10 Minuten pro Messung).

Im Bemühen um kürzere Messzeiten wurden Sequenzen entwickelt, bei denen mehrere Echos nach einer Anregung ausgelesen werden **(Turbospinecho- oder TSE-Sequenz)**. Andere Sequenzen lenken die Längsmagnetisierung der Protonen nur um einen geringen Winkel in die xy-Ebene aus und verkürzen dadurch die Messzeit **(Gradientenecho- oder GE-Sequenz** ). Beide Sequenzen ermöglichen Untersuchungen in Atemstillstand. Im Vergleich zur SE-Sequenz ist ihr Gewebekontrast jedoch geringer, die Störanfälligkeit gegenüber Magnetfeldinhomogenitäten größer (mehr Artefakte).

Die **Turbospinecho- oder TSE-Sequenz** und die **Gradientenecho-(GE-)Sequenz** verkürzen die Messzeit erheblich, sind aber artefaktanfälliger.

Eine Sonderform der schnellen Gradientenechosequenz ist das **Echo Planar Imaging** (EPI-Sequenz). Extrem kurze Schaltzeiten und hohe Gradientenamplituden ermöglichen eine Single-shot-Bildgebung unter 100 ms je Bild. Diese Untersuchungstechnik ermöglicht funktionelle Aussagen und wird in der **Diffusionsbildgebung** eingesetzt.

Mit **EPI-Sequenzen** können **Diffusionsstörungen** als früheste Veränderungen beim Schlaganfall nachgewiesen werden.

Durch Einfügung von **Sättigungsimpulsen** vor der eigentlichen Anregung können die Signale bestimmter Gewebe, z. B. von **Fett (STIR-Sequenz)** oder **Wasser (FLAIR-Sequenz)**, unterdrückt werden, so dass die Signale der übrigen Gewebe stärker hervortreten.

**Sättigungsimpulse** vor der Anregung unterdrücken die Signale von **Fett (STIR-Sequenz)** oder **Wasser (FLAIR-Sequenz)**.

Eine besondere Sequenz wird in der **MR-Angiografie** zur Erzeugung von Gefäßbildern ohne Kontrastmittel eingesetzt. In der als **„time of flight“** (TOF) bezeichneten GE-Sequenz werden die Protonen des untersuchten Volumens in so kurzen Zeitabständen angeregt, dass sie nicht genügend Zeit zur Relaxation haben. Das stationäre Gewebe des Untersuchungsvolumens sendet folglich nur ein geringes Signal. Dagegen senden die Protonen, die mit dem Blut in das Untersuchungsvolumen einströmen und noch keine Voranregung erfahren haben, ein starkes Signal. Daraus ergibt sich ein signal- und kontrastarmes Einzelbild mit leuchtenden Gefäßquerschnitten. Aus der Summe der Einzelbilder eines Untersuchungsvolumens kann man über eine **Maximum-intensity-Projektion (MIP)** ein angiografieähnliches Gefäßbild berechnen.

Die **„Time-of-flight“-(TOF-)**GE-Sequenz wird in der **MR-Angiografie** eingesetzt. Nur die bewegten Protonen des fließenden Blutes erzeugen ein Signal. Aus der Summe der Einzelbilder eines Untersuchungsvolumens lässt sich über eine **Maximum-intensity-Projektion (MIP)** ein angiografieähnliches Gefäßbild berechnen.

### Artefakte

Der komplizierte Prozess der Signalerzeugung und Bildberechnung kann durch eine Vielzahl von Faktoren gestört werden, was sich in Form von Artefakten im MRT-Bild niederschlagen kann. Ein Teil der Artefakte lässt sich durch entsprechende Einstellung der Untersuchungsparameter verhindern, andere Artefakte muss der Untersucher kennen, um Fehlbefunde zu vermeiden.

Signalerzeugung und Bildberechnung sind störanfällig, was sich in Artefakten im MRT-Bild äußern kann.

**Typische Artefakte** sind:

- durch Bewegungen des Patienten bedingte **Bewegungsartefakte**
- Fluss- oder **Pulsationsartefakte** der großen Blutgefäße
- **Einfaltungen** bei nicht eindeutiger Ortskodierung
- Grenzflächenartefakte an fett- und wasserhaltigen Grenzstrukturen: „Chemical-shift-Artefakte“
- Artefakte durch lokale Magnetfeldinhomogenitäten: „Suszeptibilitätsartefakte“.

**Typische Artefakte** sind:

- Bewegungsartefakte
- Pulsationsartefakte
- Einfaltungen bei nicht eindeutiger Ortskodierung
- „Chemical-shift-Artefakte“
- „Suszeptibilitätsartefakte“.

## 4.4.4 Risiken

Als Verfahren ohne ionisierende Strahlung stellen Magnetresonanz-(MR-)Untersuchungen keine Gefährdung des Patienten dar. Um Risiken für Patient und Personal während der MR-Untersuchung zu vermeiden, sind folgende Sicherheitsaspekte der MRT zu berücksichtigen:

- Das starke statische Magnetfeld zieht magnetisierbare Metalle mit großer Kraft an, so dass auch große Eisenmassen (z. B. Patientenbett!) zum Magneten hin beschleunigt werden, was zu einer Gefährdung von Patient und Personal führen kann.
- Potenziell bewegliche und magnetisierbare Metallteile im Körper des Patienten (z. B. frische Gefäßclips, Metallsplitter, einige Herzklappentypen) können durch das Magnetfeld disloziert werden.
- Das Magnetfeld kann zu einer Funktionsstörung elektrischer Implantate (z. B. Schrittmacher) führen.
- Die HF-Impulse führen zu einer Erhöhung der Körpertemperatur um bis zu 3 °C.

Tab. **A-4.5** zeigt die Kontraindikationen für die MR-Untersuchung.

#### 4.4.4 Risiken

Folgende „Nebenwirkungen“ der MRT sind zu bedenken:

- Verletzungsgefahr durch unbefestigte magnetisierbare Metalle, da sie vom Magneten angezogen werden
- Gefahr der Dislokation potenziell beweglicher, magnetisierbarer Metallteile im Patienten
- Funktionsstörung elektrischer Implantate
- Erhöhung der Körpertemperatur.

Kontraindikationen s. Tab. **A-4.5**.

≡ A-4.5

≡ A-4.5 Kontraindikationen für MR-Untersuchungen

| absolute Kontraindikationen | relative Kontraindikationen |
|---|---|
| Herzschrittmacher | Herzklappen, Clips, Kava-Schirme je nach Material |
| Cochlea-Implantate | Granatsplitter je nach Lage<br>Frühschwangerschaft |

4.4.5 Stellenwert im Vergleich zu konkurrierenden Verfahren

Die MRT ist das Verfahren mit dem höchsten Weichteilkontrast und die beste Methode zur Beurteilung des **ZNS**.

Tumoren und Entzündungen sind in T 2-gewichteten Bildern gut zu beurteilen. Sie ist das Verfahren der 1. Wahl für Bewegungsapparat (Ausnahme: Knochen) und Knochenmark.
Auch Becken und Oberbauchorgane sind gut zu beurteilen.
Knochenkortikalis und Verkalkungen dagegen sind in der MRT signalarm.
Der apparative Aufwand und die Kontraindikationen schränken den Einsatz der MRT in der Akutdiagnostik ein.

### 4.4.5 Stellenwert im Vergleich zu konkurrierenden Verfahren

Die MRT ist das Verfahren mit dem höchsten Weichteilkontrast und daher am besten geeignet zur Beurteilung des **Gehirns** und des **Myelons**. Mit EPI-Sequenzen lassen sich Diffusionsstörungen als früheste Veränderungen beim Schlaganfall extrem sensitiv nachweisen. Geringe Einschränkungen gibt es lediglich für die ganz akute Blutung, die im CT leichter nachzuweisen ist.
Tumoren und entzündliche Veränderungen weisen durch ihren erhöhten Flüssigkeitsanteil eine hohe Signalintensität in der T 2-Gewichtung auf. Auch Muskeln, Sehnen, Bandscheiben und Gelenke mit ihren Band- und Knorpelstrukturen sowie Knochenmark lassen sich mit der MRT am besten beurteilen.
Weitere wichtige Untersuchungsindikationen der MRT sind das Becken und zunehmend auch die Oberbauchorgane.
Die MRT stößt an ihre Grenzen bei der Darstellung der Knochenkortikalis und von Verkalkungen, denn beide geben kein oder nur ein sehr schwaches Signal.
Der apparative Aufwand und die Kontraindikationen schränken den Einsatz der MRT in der Akutdiagnostik ein. Gelegentlich kann eine Untersuchung auch an der Klaustrophobie eines Patienten scheitern.

4.5 Sonografie

▸ Definition.

## 4.5 Sonografie

▸ Definition. Die Sonografie ist ein Schnittbildverfahren, das auf der Aussendung von Ultraschallwellen und dem Empfang der im Gewebe reflektierten Schallwellen (Echos) basiert. Als Ultraschall bezeichnet man Schallwellen, deren Frequenz über der menschlichen Hörschwelle (> 20 kHz) liegt. In der medizinischen Diagnostik finden i. d. R. Frequenzen von 1–15 MHz Anwendung.

4.5.1 Physikalische Grundlagen

Charakteristika von Schallwellen

Schallwellen sind mechanische Schwingungen. Sie sind an Materie gebunden. Energie wird nur in Ausbreitungsrichtung der Welle **(longitudinal)** transportiert.

Zu den **Kenngrößen** Wellenlänge, Frequenz und Amplitude (S. 16).

Die **Ausbreitungsgeschwindigkeit** hängt von der Dichte und Kompressibilität des Gewebes ab.

### 4.5.1 Physikalische Grundlagen

#### Charakteristika von Schallwellen

Schallwellen sind mechanische Schwingungen. Sie sind an Materie gebunden und breiten sich in longitudinaler Richtung aus. Durch die Bewegung der Materieteilchen wechseln sich Kompression und Dekompression im Gewebe ab. Während die Materieteilchen transversal und damit senkrecht zur Ausbreitungsrichtung der Welle um ihre Ruhelage schwingen, wird Energie nur in Ausbreitungsrichtung der Welle **(longitudinal)** transportiert. Die Lage der Teilchen bleibt im zeitlichen Mittel konstant.
Wie alle Wellen werden Schallwellen durch die **Kenngrößen** Wellenlänge ($\lambda$), Frequenz (f) und Amplitude (A) beschrieben (S. 16).
Die **Ausbreitungsgeschwindigkeit** ($\lambda \cdot f$) der Schallwellen hängt wesentlich von der Dichte und Kompressibilität des Gewebes ab. Sie ist in Luft am niedrigsten (330 m/s) und im Knochen am höchsten (3 300 m/s). Für Weichgewebe (Wasser, Fett, Muskulatur, Leber) beträgt die Schallgeschwindigkeit ca. 1500 m/s.

Schwächung von Schallwellen in Materie

Die unten aufgeführten Ursachen der Schwächung von Schallwellen in Materie sind die Grundlage der Bildgebung (Abb. **A-4.22**).

#### Schwächung von Schallwellen in Materie

Beim Durchtritt durch biologisches Gewebe werden Schallwellen geschwächt. Die Ursachen der Schwächung – Absorption, Reflexion und Brechung, Streuung und Divergenz (Abb. **A-4.22**) – sind die Grundlage der Bildgebung (S. 98).

**A-4.22 Ursachen der Schallabschwächung.**

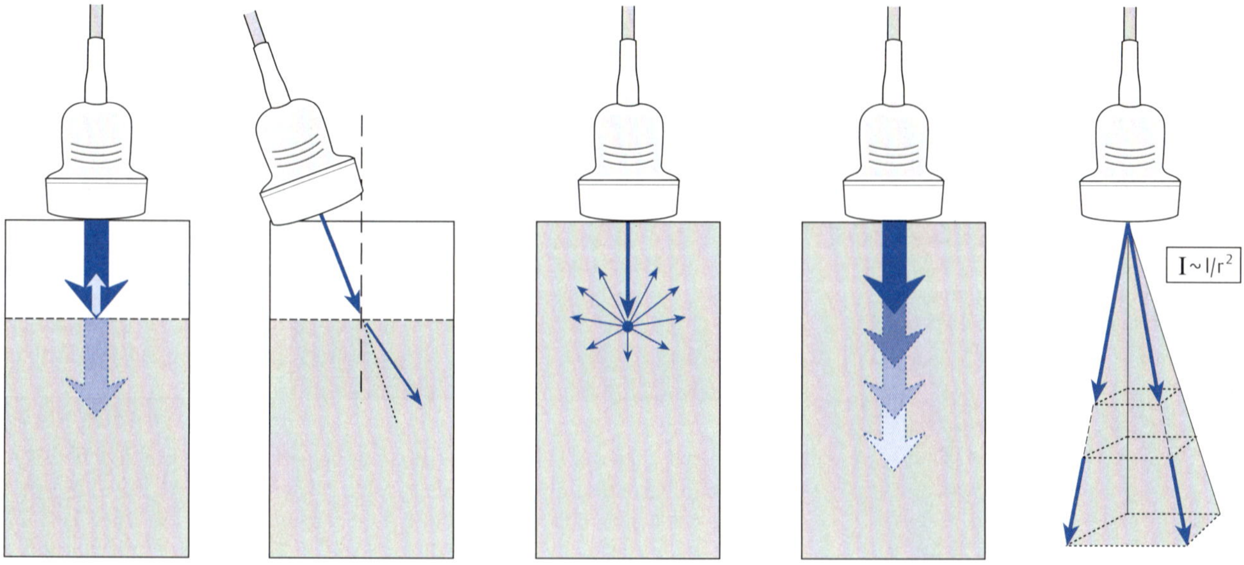


(aus Delorme S, Debus J. Duale Reihe Sonografie. Stuttgart: Thieme; 2012)

## Absorption

Da Schallwellen Atome zum Schwingen bringen, entsteht Reibung. Dadurch wird kinetische Energie der Schallwellen in Wärme umgewandelt (Absorption) und die Amplitude der Schallwellen längs ihrer Ausbreitungsrichtung nimmt ab. Die Schwächung bzw. Dämpfung der Schallwellen erfolgt exponentiell. Ihr Ausmaß hängt von der Kompressibilität und Dichte des Materials und von der Frequenz ab. Die Dämpfung durch Absorption ist in Wasser geringer als in Weichgewebe, am höchsten in Knochen. Eine hohe Frequenz wird stark gedämpft und hat deshalb nur eine geringe Eindringtiefe. Daher gilt:

**Absorption**

Durch Reibung wird die kinetische Energie von Schallwellen in Wärme umgewandelt (Absorption) und ihre Amplitude längs der Ausbreitungsrichtung nimmt ab. Das Ausmaß der Absorption hängt von der Dichte der Materie und der Frequenz ab.

► **Merke.** Je niedriger die Frequenz, desto größer die Eindringtiefe. Je tiefer also die zu beurteilenden Organstrukturen liegen, desto niedriger muss die Frequenz des zu wählenden Schallkopfes sein.

► Merke.

Ein typischer Schallkopf für die Sonografie oberflächlicher Strukturen (Kutis, Lymphknoten, Mamma) hat eine Frequenz von 7,5 MHz, ein Schallkopf für Muskulatur und Gefäßdiagnostik 5 MHz, für die Abdomensonografie 3,5 MHz.

► **Merke.** Je höher die Frequenz, desto höher die Ortsauflösung.

► Merke.

Daher muss man bei jeder Ultraschalluntersuchung einen Kompromiss zwischen erforderlicher Eindringtiefe und gutem Auflösungsvermögen finden.

## Reflexion und Brechung

Trifft eine Schallwelle auf eine Grenzfläche zwischen Geweben mit unterschiedlichen akustischen Eigenschaften, wird sie teilweise als Echo zurückgeworfen **(Reflexion)** und/oder ändert ihre Ausbreitungsrichtung **(Brechung)**. Das Ausmaß von Reflexion und Brechung hängt davon ab, wie stark sich die Schallleitungsfähigkeit **(akustische Impedanz)** der beiden Gewebe unterscheidet.
Besonders große Impedanzunterschiede finden sich zwischen Luft oder Knochen und den meisten anderen Geweben. Daher findet an Grenzflächen zwischen Luft, Knochen oder kalkdichten Konkrementen (z. B. Gallenstein) und anderen Geweben eine nahezu 100 %ige Reflexion statt. Die Ultraschallwelle kann diese Grenzfläche nicht durchdringen. Aus der Region jenseits der Grenzfläche gelangen daher keine Echos zum Schallkopf: Dorsal der Grenzfläche resultiert eine Schallauslöschung (dorsaler Schallschatten, Abb. **A-4.23**).

**Reflexion und Brechung**

Rückstrahlung **(Reflexion)** und/oder eine Änderung der Ausbreitungsrichtung **(Brechung)** treten zwischen Geweben unterschiedlicher **akustischer Impedanz** auf.

An Grenzflächen zwischen Luft, Knochen oder kalkdichten Konkrementen und anderen Geweben ist die Reflexion nahezu 100 %ig. Dorsal dieser Grenzflächen resultiert eine Schallauslöschung (**dorsaler Schallschatten**, Abb. **A-4.23**).

A-4.23

A-4.23 Sonogramm eines Gallensteins.

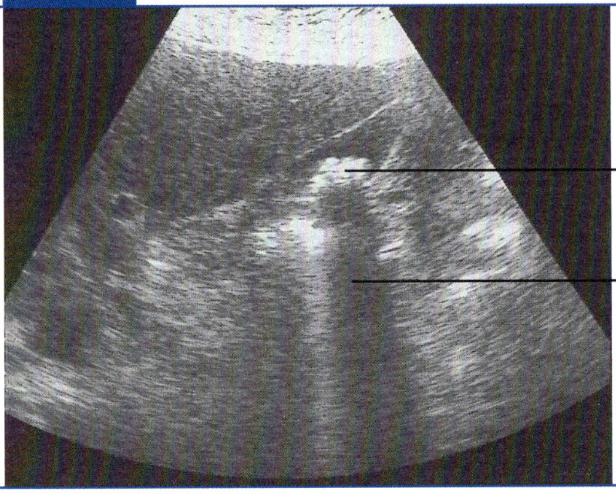


An der Grenzfläche Luft–Haut wird die starke Reflexion durch ein Ultraschall-Kontaktgel verhindert.

Die dorsale Schallauslöschung bei Meteorismus behindert die Beurteilung der Oberbauchorgane, besonders des Pankreas.
Besondere praktische Bedeutung hat der Impedanzunterschied zwischen Luft und Gewebe beim Aufsetzen des Ultraschallkopfes auf die Haut. Damit es nicht schon an dieser Grenzfläche zur vollständigen Reflexion kommt, ist eine Ankopplung durch ein Ultraschall-Kontaktgel notwendig.

#### Streuung und Divergenz

Treffen Schallwellen auf Strukturen, die kleiner als ihre Wellenlänge sind, werden sie in alle Raumrichtungen abgelenkt **(Streuung)**. Der Kontrast nimmt ab.

Mit wachsender Entfernung von der Schallquelle geht das Strahlenbündel auseinander **(Divergenz)**.

#### Streuung und Divergenz

Treffen Schallwellen auf Strukturen, die kleiner als ihre Wellenlänge sind, werden sie in alle Raumrichtungen abgelenkt **(Streuung)**. Durch die ungerichteten Echos zeigt das Sonogramm einen hellen Schleier. Der Kontrast und damit die Detailerkennbarkeit nehmen ab. Dieser Effekt tritt am häufigsten bei der Leberverfettung ein. Die sehr feinen Fetttröpfchen führen zu einer diffus erhöhten Echodichte der Leber, wodurch Herdbefunde sich schlechter abgrenzen lassen.
Ein weiterer Grund für die Schwächung der Schallwellen ist das mit der Entfernung von der Schallquelle zunehmende Auseinanderlaufen des Strahlenbündels **(Divergenz)**. Ausschlaggebend hierfür sind nicht die Gewebeeigenschaften, sondern der Aufbau des Schallkopfes und die Eindringtiefe des Schalls.

#### Auflösungsvermögen

Das Auflösungsvermögen ist für die Aussagekraft der Sonografie von größter Bedeutung. Es gibt 2 Formen:

- Das **axiale Auflösungsvermögen** hängt nur von der Wellenlänge ab.
- Das **laterale Auflösungsvermögen** hängt von der Wellenlänge und der Schallfeldbreite ab und nimmt mit zunehmender Eindringtiefe ab.

### Auflösungsvermögen

Das Auflösungsvermögen ist für die Aussagekraft der Sonografie von größter Bedeutung. Es beschreibt ihre Fähigkeit, zwei getrennte Gewebestrukturen auch getrennt darzustellen. Man unterscheidet 2 Formen des Auflösungsvermögens:

- Unter dem **axialen Auflösungsvermögen** versteht man den kleinsten Abstand zweier noch getrennt abgebildeter Grenzflächen in Schallausbreitungsrichtung. Es hängt nur von der Wellenlänge ab und beträgt z. B. 0,2–0,3 mm bei 7,5 MHz.
- Das **laterale Auflösungsvermögen** ist der kleinste Abstand zweier noch getrennt abgebildeter Strukturen, die senkrecht zur Schallausbreitungsrichtung liegen. Es ist stets schlechter als das axiale Auflösungsvermögen. Es hängt von der Wellenlänge und der Schallfeldbreite, also der Geometrie des Schallkopfes ab und nimmt mit zunehmender Eindringtiefe ab.

#### 4.5.2 Bilderzeugung

Grundlage für die Aussendung und den Empfang von Ultraschallwellen ist der **piezoelektrische Effekt**. Der piezoelektrische Kristall sendet einen kurzen Schallimpuls. Zwecks Ortskodierung muss er erst alle Echos empfangen, bevor er den nächsten Puls sendet **(Puls-Echo-Prinzip)**.

## 4.5.2 Bilderzeugung

Grundlage für die Aussendung und den Empfang von Ultraschallwellen ist der **piezoelektrische Effekt**: Legt man an Kristalle mit polaren Achsen (Piezokristalle) eine Wechselspannung an, verformen sie sich periodisch. Dabei entstehen mechanische Schwingungen. Dieser Effekt ist umkehrbar: Schallwellen verformen Piezokristalle, was zu einer messbaren Spannung führt. Daher dient ein Piezokristall sowohl als Sender als auch als Empfänger: Er sendet einen kurzen Schallimpuls von ca. 0,3–0,6 µs Dauer. Anschließend dient er als Empfänger für die Echos. Um eine eindeutige Ortskodierung vornehmen zu können (s. u.), müssen alle Echos am Schallkopf angekommen sein, bevor der nächste Schallimpuls erfolgen kann **(Puls-Echo-Prinzip)**.

⊙ A-4.24 **Funktionsweise der Sonografie.**

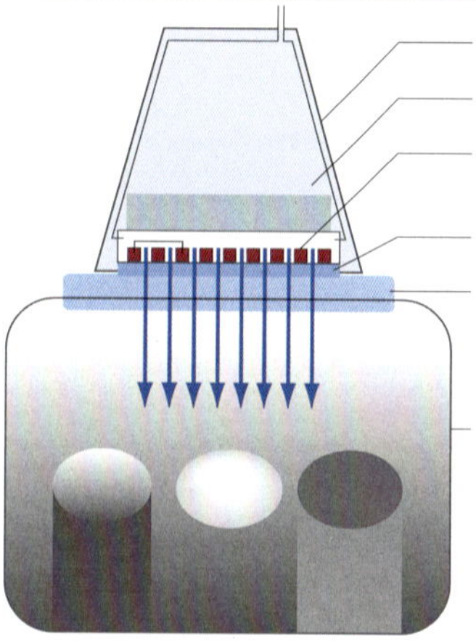


Von Piezokristallen erzeugte Ultraschallwellen werden im Körper absorbiert, gebrochen oder reflektiert. Knochen und Luft stellen sich hell dar und bilden einen Schallschatten im dahinter liegenden Gewebe. Zystische Strukturen dagegen erscheinen dunkel und führen zu einer dorsalen Schallverstärkung.

(aus Oestmann JW. Radiologie. Stuttgart: Thieme; 2005)

⊙ A-4.24

Bildgebendes Prinzip ist die Schwächung der Ultraschallwellen im Körper (Abb. **A-4.24**).

- Schallwellen werden von Geweben verschiedener Dichte unterschiedlich stark **absorbiert**. Die Differenz der Amplituden von ausgesandter Schallwelle und Echo gibt Aufschluss über das durchstrahlte Gewebe.
- Die **Reflexion** ist für die Bilderzeugung ausschlaggebend: Die Laufzeit der Schallwellen, d. h. die Zeit von der Aussendung bis zum Empfang, ist, je nachdem, an welcher Grenzfläche sie reflektiert wurden, unterschiedlich. Geht man von einer konstanten Ausbreitungsgeschwindigkeit im Gewebe aus, gibt die Laufzeit Aufschluss über die Lage der Grenzfläche im Körper. Das Ausmaß der Reflexion an einer Grenzfläche lässt Rückschlüsse auf die beteiligten Gewebe zu.

Das Sonogramm beruht auf der Schwächung der Ultraschallwellen im Körper (Abb. **A-4.24**).

- unterschiedliche **Absorption** durch unterschiedliche Gewebe.
- vor allem **Reflexion**: Aus den unterschiedlichen Laufzeiten der Schallwellen lässt sich die Lage, aus dem Ausmaß der Reflexion die Art der Grenzfläche bestimmen.

## 4.5.3 Gerätetechnik

Ein Ultraschallgerät besteht aus dem **Schallkopf**, der Piezokristalle enthält, und einer **Steuereinheit**, von der aus die Piezokristalle angesteuert werden und die Echos in elektrische Impulse umgewandelt, verstärkt und auf einem Monitor dargestellt werden. Die Ansteuerung der Piezokristalle und die Auswertung der Echos erfolgt so, dass ca. 20 Bilder pro Sekunde auf dem Monitor aufgebaut werden **(Real-time-Sonografie)**.
Nach der Anordnung der Piezokristalle im Schallkopf unterscheidet man mehrere Schallkopfarten: Linear-, Sektor- und Konvexscanner.

#### 4.5.3 Gerätetechnik

Ein Ultraschallgerät besteht aus dem **Schallkopf** mit Piezokristallen und einer **Steuereinheit**. Diese sorgt dafür, dass die Echos als bewegtes Bild dargestellt werden **(Real-time-Sonografie)**.

Nach der Anordnung der Piezokristalle unterscheidet man folgende Schallkopfarten:

### Linearscanner

Im Linearscanner sind mehrere Piezokristalle nebeneinander angeordnet. Sie werden einzeln oder in Gruppen nacheinander angesteuert. Das Schallfeld des Linearscanners ist rechteckig (Abb. **A-4.25a**), wodurch auch in der Tiefe eine annähernd gleich bleibende Bildqualität resultiert. Auch das Bild ist rechteckig. Die Bildfeldbreite hängt von der Breite des Schallkopfes ab. Linearscanner mit hoher Schallfrequenz (z. B.8–15 MHz) werden in der Sonografie oberflächennaher Strukturen wie der Schilddrüse, Mamma, Muskulatur oder Halsgefäße eingesetzt.

#### Linearscanner

Linearscanner erzeugen ein rechteckiges Schall- und Bildfeld (Abb. **A-4.25a**) mit gleich bleibender Nah- und Tiefenbildqualität.

### Sektorscanner

Beim Sektorscanner bewegt ein Elektromotor die Piezokristalle schrittweise um ihre Achse. Dabei werden die Schallwellen so ausgesandt, dass ein fächerförmiges Schallfeld entsteht. Es resultiert ein schmaler Nahfeldbildausschnitt und ein breiter Bildausschnitt aus der Gewebetiefe (Abb. **A-4.25b**).
Sektorscanner sind auf Grund ihres kleinen Schallkopfes sehr handlich. Auch schmale Schallfenster (Interkostalraum) lassen sich gut einsehen. Sektorscanner finden besonders in der Echokardiografie ihre Anwendung.
Nachteilig für die Bildqualität tiefer gelegener Organstrukturen ist die durch die starke Strahlendivergenz bedingte Abnahme der Schallwellendichte.

#### Sektorscanner

Sektorscanner erzeugen einen keilförmigen Bildausschnitt (Abb. **A-4.25b**).

Sie sind besonders für Untersuchungen durch schmale Schallfenster geeignet.

Nachteilig ist die in der Tiefe geringe Schallwellendichte.

**A-4.25 Schallköpfe.**

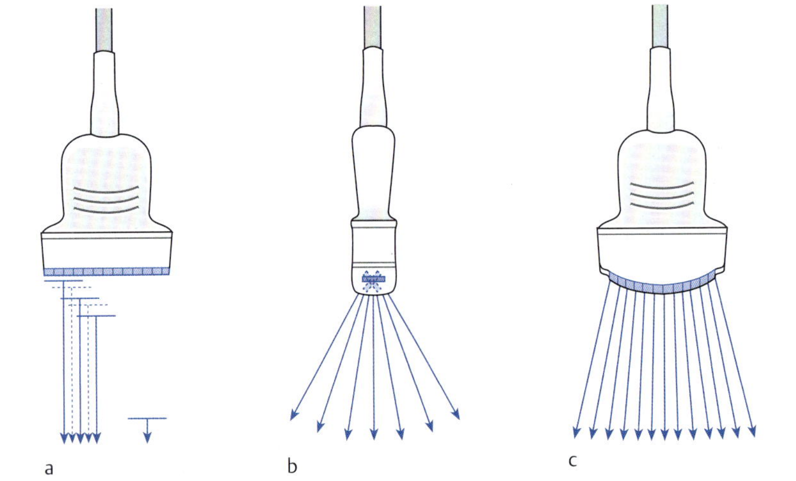


**a** Linearscanner.
**b** Sektorscanner.
**c** Konvexscanner.
(nach Delorme S, Debus J. Duale Reihe Sonografie. Stuttgart: Thieme; 2012)

**Konvexscanner**

Hier sind die Eigenschaften des Linear- und des Sektorscanners kombiniert (Abb. **A-4.25c**).

### Konvexscanner

Hier sind die Piezokristalle bogenförmig angeordnet. Dadurch verbindet diese Schallkopfkonstruktion das gute Auflösungsvermögen des Linearscanners mit dem weiten Gesichtsfeld des Sektorscanners (Abb. **A-4.25c**). Diese Schallkopfform findet besonders in der **Abdomensonografie** Anwendung.

**4.5.4 Ultraschallverfahren**

**A-Mode-Verfahren**

Hierbei werden die Amplituden der Echos auf einer Zeitachse aufgetragen **(A-Mode = Amplitudenbild)**. Die Zeitachse entspricht der Entfernung vom Schallsender (Abb. **A-4.26**).

## 4.5.4 Ultraschallverfahren

### A-Mode-Verfahren

Die einfachste Realisierung des Puls-Echo-Prinzips in der Ultraschalldiagnostik ist das A-Mode-Verfahren. Nach einem kurzen Schallimpuls werden die Amplituden der Echos auf einer Zeitachse aufgetragen **(A-Mode = Amplitudenbild)**. Aufgrund der konstanten Schallgeschwindigkeit im Gewebe entspricht die Zeitachse der Entfernung vom Schallsender, in der die Echos entstanden sind (Abb. **A-4.26**).

A-4.26

**A-4.26 Normales Echoenzephalogramm.**

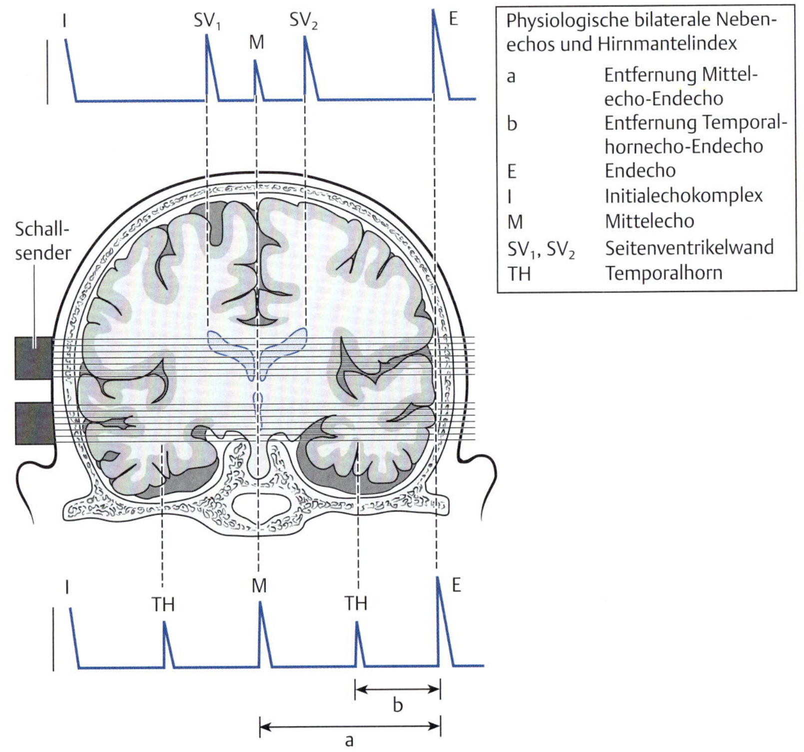


(nach Lahoda und Lund aus Delorme S, Debus J. Duale Reihe Sonografie. Stuttgart: Thieme; 2012)

Das A-Mode-Verfahren wird nur noch gelegentlich eingesetzt, und zwar zur Echoenzephalografie, die eine Mittellinienverlagerung durch Raumforderungen im Gehirn nachweist, sowie zur Sinusitisdiagnostik.

Das Verfahren wird zur Echoenzephalografie und Sinusitisdiagnostik eingesetzt.

### B-Mode-Verfahren

Das B-Mode-Verfahren stellt eine Fortentwicklung des A-Modes dar. Je nach ihrer Amplitude im Verlauf der Laufstrecke werden den Echos Grauwerte zugeordnet. Je höher die Amplitude, desto stärker nähert sich der Grauwert Weiß an. Viele nebeneinander liegende Grauwertlinien ergeben dann ein Helligkeitsschnittbild **(B-Mode = brightness mode**).
Das B-Mode-Verfahren ist das in der medizinischen Diagnostik am häufigsten eingesetzte Verfahren.

**B-Mode-Verfahren**

Den Amplituden der Echos werden Grauwerte zugeordnet. Viele nebeneinander liegende Grauwertlinien ergeben ein Helligkeitsschnittbild **(B-Mode = brightness mode)**.

Der B-Mode wird am häufigsten eingesetzt.

### M-Mode-Verfahren

Auch beim M-Mode werden die Amplituden der Echos in Grauwerte umgewandelt. Man beschallt einen konstanten Ort. Die Echos werden auf einer Zeitachse aufgetragen. Dadurch können dynamische Prozesse (**M-Mode = motion mode**), z. B. die Herzklappenbewegung, dargestellt werden.
Der M-Mode wird hauptsächlich in der Kardiologie (S. 247) eingesetzt.

**M-Mode-Verfahren**

Die Echos eines Ortes werden auf einer Zeitachse aufgetragen. So lassen sich dynamische Prozesse (**M-Mode = motion mode**) darstellen.

Haupteinsatzgebiet ist die Kardiologie (S. 247).

### Dopplerverfahren

Dies sind spezielle Ultraschallverfahren zur Gefäßdiagnostik. Sie registrieren Frequenzverschiebungen, die an bewegten Reflektoren (Blutkörperchen) auftreten. Diese Frequenzverschiebungen können farblich entsprechend der Blutflussrichtung dargestellt werden. Die **farbkodierte Duplexsonografie** (FKDS) ist eine Kombination aus Dopplerverfahren und B-Mode.
Eine ausführlichere Darstellung findet sich im Kap. „Sonografie" (S. 597).

**Dopplerverfahren**

Sie registrieren Frequenzverschiebungen, die an bewegten Reflektoren (Blutzellen) auftreten. Die **farbkodierte Duplexsonografie (FKDS)** kombiniert Doppler- und B-Mode.

Einzelheiten (S. 597).

## 4.5.5 Befundbausteine

An einer Grenzfläche mit großem Impedanzunterschied entsteht ein **echostarker** Reflex, d. h. ein heller Punkt bzw. Linie. Eine Vielzahl von Grenzflächen innerhalb einer Struktur erhöht die Anzahl der Echos. Das Gewebe erscheint insgesamt hell **(echoreich)**. Die gesunde Leber weist die gleiche Echodichte wie das Nierenparenchym auf. Bei einer Leberverfettung ist das Lebergewebe deutlich echoreicher (heller).
Ultraschallwellen werden an der Oberfläche von Knochen und Kalk vollständig reflektiert. Hinter der Grenzfläche resultieren keine Echos. **Konkremente** der Gallenwege oder Niere weisen daher eine **dorsale Schallauslöschung** auf (s. Abb. **A-4.23**).
Die Schallabsorption in Flüssigkeiten ist geringer als im Weichgewebe. Der **Inhalt von Zysten** ist daher **echofrei**. Da in der Zystenflüssigkeit, anders als im benachbarten Gewebe, der Schall nicht absorbiert wurde, resultiert hinter einer Zyste eine (relative) **dorsale Schallverstärkung** (Abb. **A-4.27**).

**4.5.5 Befundbausteine**

Eine Grenzfläche mit großem Impedanzunterschied bewirkt einen **echostarken** (hellen) Reflex, viele Grenzflächen bewirken **Echoreichtum**.

**Konkremente** zeigen eine **dorsale Schallauslöschung** (s. Abb. **A-4.23**).

Der **Inhalt einer Zyste** ist **echofrei** und weist eine (relative) **dorsale Schallverstärkung** auf (Abb. **A-4.27**).

**A-4.27 Sonogramm einer Zyste.**

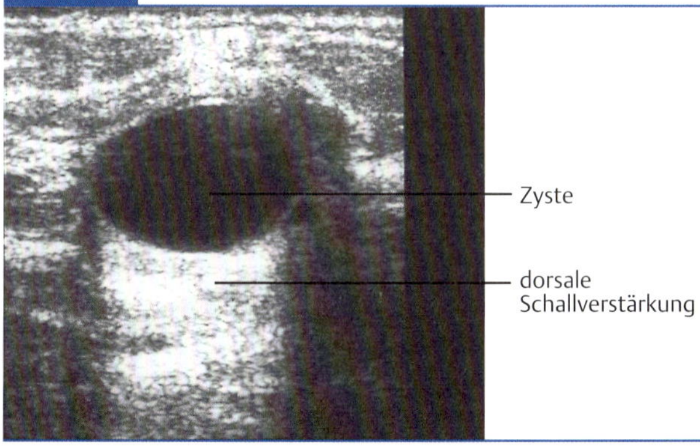


A-4.27

## 4.5.6 Stellenwert gegenüber konkurrierenden Verfahren

Die Sonografie ist ein kostengünstiges, sehr aussagekräftiges Untersuchungsverfahren.

Die Sonografie ist ein ubiquitär verfügbares, kostengünstiges und sehr aussagekräftiges Untersuchungsverfahren. Die Treffsicherheit hängt aber sehr von der Erfahrung des Untersuchers ab.

Sie ist das Verfahren der Wahl für Vorsorgeuntersuchungen und zur Darstellung von Weichgewebe.

Da schädigende Einflüsse auf den menschlichen Organismus nicht nachgewiesen sind, wird die Sonografie großzügig bei Vorsorgeuntersuchungen und als primäres Bildgebungsverfahren des Weichgewebes eingesetzt.

Einschränkungen bestehen bei Adipositas und Meteorismus.

Bei schlechten Schallbedingungen (ausgeprägte Adipositas, Meteorismus) stößt die Sonografie an ihre Grenzen.

▶ Merke. Schlanke Patienten sind ideal für die Ultraschalluntersuchung geeignet. Die Untersuchung bei Adipösen erfolgt besser mit der CT, da Fett einen guten Kontrast zu den Organen aufweist.

Da sich Flüssigkeiten sonografisch nicht unterscheiden lassen, müssen hier CT oder MRT eingesetzt werden.

Darüber hinaus lassen sich Flüssigkeiten (frisches Blut vs. Aszites) sonografisch nicht unterscheiden. Eine eingeschmolzene Metastase kann die sonografischen Kriterien einer Zyste erfüllen. So sind zur Abklärung von Befunden oft auch andere Schnittbildverfahren (CT, MRT) notwendig.

Beim Metastasen-Staging der Leber sind CT und MRT Verfahren der Wahl.

Die Sonografie erreicht beim Metastasen-Staging der Leber nicht die Sensitivität der Kontrastmittel-CT und vor allem nicht der MRT mit leberspezifischen Kontrastmitteln.

# 4.6 Kontrastmittel

Kontrastmittel verstärken Dichteunterschiede zwischen Geweben.

Kontrastmittel verstärken, indem sie sich im darzustellenden Organ anreichern, die Dichteunterschiede zwischen dem Organ und dem umgebenden Gewebe, und steigern so den Kontrast. Häufig werden pathologische Prozesse erst nach der Gabe von Kontrastmittel sichtbar oder die Kontrastmittelkinetik erlaubt Rückschlüsse auf die Art einer Läsion.

Da Kontrastmittel Nebenwirkungen hervorrufen können, besteht Aufklärungspflicht.

Kontrastmittel sind als in den Körper eingebrachte Fremdkörper anzusehen und müssen vollständig eliminiert werden. Da sie Nebenwirkungen hervorrufen können, muss der Arzt die Indikation zur Kontrastmittelgabe in jedem Einzelfall prüfen und den Patienten über die Risiken aufklären.

## 4.6.1 Röntgenkontrastmittel

Man unterscheidet **röntgenpositive** und **-negative Kontrastmittel**.

Röntgenkontrastmittel absorbieren Röntgenstrahlen stärker **(röntgenpositive Kontrastmittel)** oder weniger **(röntgennegative Kontrastmittel)** als das umliegende Gewebe. Positive und negative Kontrastmittel können miteinander kombiniert werden (S. 104).

### Röntgenpositive Kontrastmittel

Röntgenpositiv sind **Bariumsulfat** und **Jodverbindungen**.

Dies sind Verbindungen mit hoher Ordnungszahl: **Bariumsulfat** und **Jodverbindungen.**

#### Bariumsulfat

Das **unlösliche** Bariumsulfat wird meist im Magen-Darm-Trakt eingesetzt und mit röntgennegativem Kontrastmittel (Luft) kombiniert **(Doppelkontrasttechnik)**.

Bariumsulfathaltige Suspensionen werden vorwiegend in der Magen-Darm-Diagnostik eingesetzt. Sie führen auf der Schleimhaut zu einem anhaltenden Kontrastmittelbeschlag und lassen sich mit röntgennegativem Kontrastmittel (Luft) (S. 104) kombinieren (**Doppelkontrasttechnik**). Bariumsulfat ist **unlöslich**. Daher gilt:

▶ Merke. Die Gabe von Bariumsulfat ist kontraindiziert bei Verdacht auf Perforation oder Aspiration, da durch eine Fremdkörperreaktion des Peritoneums bzw. der Alveolarwände die Gefahr der Peritonitis bzw. Pneumonie besteht.

In diesem Fall werden wasserlösliche jodhaltige Kontrastmittel eingesetzt.

In diesem Fall werden wasserlösliche jodhaltige Kontrastmittel eingesetzt, z. B. Peritrast. Dann sind allerdings nur grobe Angaben zu Funktionsstörungen, eventuellen Stenosen oder einer Perforation möglich.

## Jodverbindungen

Jodhaltige Kontrastmittel sind fett- oder wasserlöslich (Abb. **A-4.28**).
Die **fettlöslichen Verbindungen** werden vor allem zur – heute selten durchgeführten – Lymphografie (S. 455) eingesetzt.
Die **wasserlöslichen Verbindungen** werden von allen Röntgenkontrastmitteln am häufigsten eingesetzt, z. B. zur Angiografie, Cholezyst- und Cholangiografie, Urografie und Myelografie. Sie sind Salze der Trijodbenzoesäure. Ihre Jodkonzentration bestimmt das Ausmaß der Strahlenabsorption. Die Viskosität beeinflusst den Injektionsdruck bei intravasaler Gabe. **Ionische Verbindungen** haben eine höhere Osmolalität als Blut, sind also hyperosmolar. Bei intravasaler Anwendung entziehen sie dem Extravasalraum Wasser, können das Endothel schädigen und so Schmerzen hervorrufen. **Nichtionische Verbindungen** sind weniger hyperosmolar als ionische Verbindungen und daher besser verträglich.

Moderne jodhaltige Kontrastmittel zur intravasalen Applikation besitzen eine niedrige Viskosität und sind nichtionisch, also niederosmolar. Sie werden überwiegend über die Nieren, zum kleineren Teil über den Darm, das hepatobiliäre System und die Speicheldrüsen eliminiert.

Bei der intravasalen Applikation der modernen jodhaltigen Kontrastmittel sind **Nebenwirkungen** möglich. Obwohl sie nach i. v.-Gabe der Kontrastmittel nur selten bis sehr selten auftreten, muss die Indikation zur Kontrastmittelgabe in jedem Einzelfall kritisch überprüft, eine genaue Anamnese bezüglich möglicher Risikofaktoren erhoben und die Kontrastmittelmenge auf das diagnostisch notwendige Maß reduziert werden. Folgende Nebenwirkungen können auftreten:

- **Beeinflussung der Schilddrüsenfunktion:** Das an den Benzolring gebundene Jod liegt zu einem geringen Teil als freies atomares Jod vor und wird von der Schilddrüse aufgenommen. Daher ist eine Funktionsdiagnostik oder Radiojodtherapie der Schilddrüse nach Gabe eines jodhaltigen Kontrastmittels für Wochen bis Monate nicht möglich. Bei Patienten mit (latenter) Hyperthyreose oder autonomem Adenom kann es zur **Thyreotoxikose** kommen.
- **Beeinflussung der Nierenfunktion:** Die nierengängigen Kontrastmittel wirken insbesondere an der vorgeschädigten Niere **tubulotoxisch**. Bei alten Patienten, Diabetikern und Patienten mit erhöhtem Kreatininwert sollte die Kontrastmitteldosis halbiert und zusätzlich die Diurese durch Volumenzufuhr angeregt werden. Auch die zusätzliche Gabe von Acetylcystein (ACC) i. v. scheint einen nephroprotektiven Effekt zu haben.

### Jodverbindungen

Sie sind fett- oder wasserlöslich (Abb. **A-4.28**).
Mit **fettlöslichen Verbindungen** erfolgt die Lymphografie.
Die wasserlöslichen Verbindungen sind Salze der Trijodbenzoesäure. **Nichtionische Verbindungen** sind weniger hyperosmolar als **ionische Verbindungen** und daher besser verträglich.

Moderne jodhaltige Kontrastmittel zur intravasalen Applikation sind nichtionisch und werden vor allem renal eliminiert.

Bei der intravasalen Applikation der modernen jodhaltigen Kontrastmittel sind folgende **Nebenwirkungen** möglich:

- **Beeinflussung der Schilddrüsenfunktion:** Gefahr der **Thyreotoxikose** bei Patienten mit (latenter) Hyperthyreose oder autonomem Adenom
- **Beeinflussung der Nierenfunktion: Tubulotoxizität** insbesondere an der vorgeschädigten Niere

**A-4.28 Röntgenkontrastmittel.**

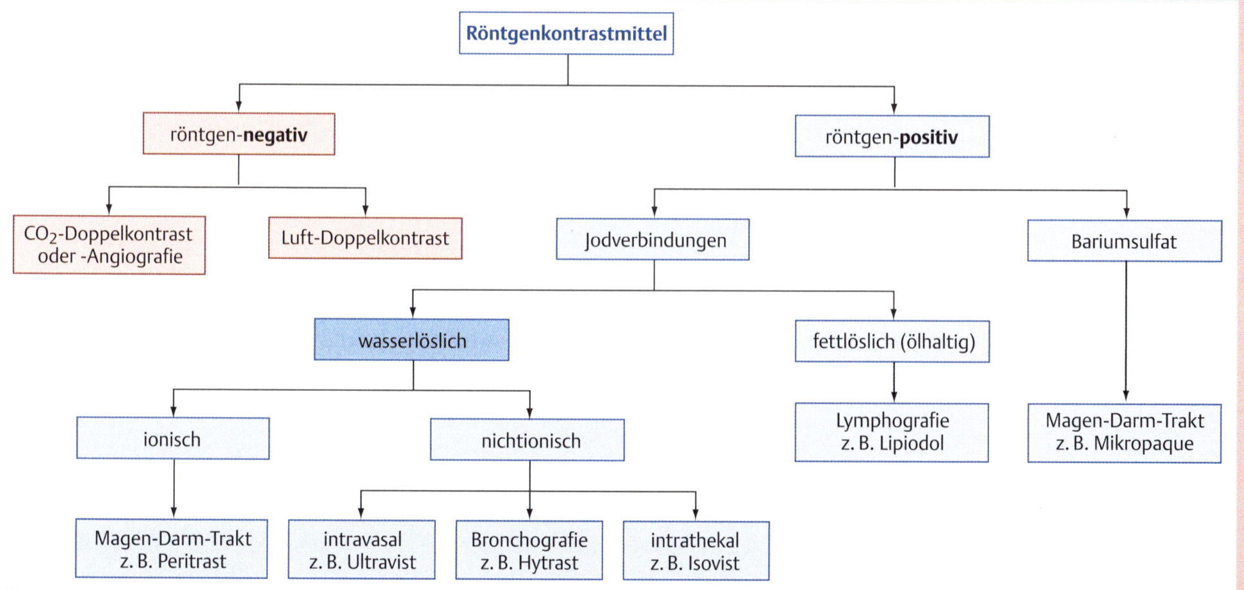

- **Auslösung von Überempfindlichkeitsreaktionen** wie Übelkeit, Erythem, Broncho- und Laryngospasmus, Krämpfe, anaphylaktischer Schock.

- **Maßnahmen:**
leichte Symptomatik: Frischluft, Patienten beruhigen, Antihistaminika und Kortikosteroide i. v.
**ausgeprägte Symptomatik:** Beatmung und Schocktherapie einleiten.

- **Auslösung von Überempfindlichkeitsreaktionen**: Übelkeit, Erbrechen, Erythem, Urtikaria, Bronchospasmus, Laryngospasmus, Krämpfe und anaphylaktischen Schock können auftreten. Daher ist die Anamnese bezüglich früherer Kontrastmittelgaben oder allergischer Prädisposition besonders wichtig. Die Häufigkeit letaler Komplikationen nach intravenöser Kontrastmittelgabe liegt für ionische KM bei 1 : 100 000 und für nichtionische KM bei 1 : 1 Mio Anwendungen. 90 % der schweren Kontrastmittelzwischenfälle treten in den ersten 15 Minuten auf.
- **Maßnahmen bei Überempfindlichkeitsreaktion:**
Bei **leichter Symptomatik** (Übelkeit, Erbrechen, Juckreiz, Erythem) für ausreichend Frischluft sorgen, den Patienten beruhigen und dafür sorgen, dass er weiter ärztlich beobachtet wird. Eine zusätzliche i. v. Gabe von Antihistaminika sowie ggf. Kortikosteroiden (Soludecortin) ist ratsam.
Bei **ausgeprägter Symptomatik** (Laryngospasmus, Kreislaufkollaps) müssen die notwendigen intensivmedizinischen Schritte (Beatmung, Schocktherapie) eingeleitet werden.

**Röntgennegative Kontrastmittel**

Dies sind $CO_2$ und **Luft**. Sie werden mit Barium zur **Doppelkontrastuntersuchung** des Magen-Darm-Traktes eingesetzt, $CO_2$ außerdem in der Angiografie.

### Röntgennegative Kontrastmittel

Röntgennegative Kontrastmittel sind $CO_2$ und **Luft**. Sie werden zusammen mit Barium zur Darstellung der Schleimhaut des Magen-Darm-Traktes in **Doppelkontrasttechnik** eingesetzt (S. 470). Auf diese Weise lassen sich entzündliche oder tumoröse Veränderungen gut darstellen. $CO_2$ wird außerdem in der Angiografie (S. 423) eingesetzt.

**4.6.2 MR-Kontrastmittel**

Eine Möglichkeit zur Verstärkung von Gewebskontrasten ist der Einsatz von MR-Kontrastmitteln. Die meistverwendete Substanz ist das paramagnetische **Gadolinium** im Komplex z. B. mit DTPA. Sie reichert sich in pathologischen Prozessen des ZNS mit gestörter Blut-Hirn-Schranke an und verkürzt die T 1.

## 4.6.2 MR-Kontrastmittel

MR-Kontrastmittel verstärken Gewebekontraste, indem sie die Relaxationszeiten der betroffenen Gewebe beeinflussen. Am häufigsten wird die paramagnetische Substanz **Gadolinium** eingesetzt. Das hochtoxische $Gd^{3+}$-Ion ist an einen Chelatbildner (z. B. DTPA) gebunden. Es dringt daher nicht in Zellen ein und kann die intakte Blut-Hirn-Schranke nicht passieren. Pathologische Prozesse des Zentralnervensystems mit gestörter Blut-Hirn-Schranke werden aber mit sehr hoher Sensitivität nachgewiesen. Dort reichert sich Gadolinium an, verkürzt die T 1 und führt so zu einer Signalzunahme des Prozesses in der T 1-Gewichtung.
MR-Kontrastmittel besitzen ein deutlich geringeres allergisches Potenzial als Röntgenkontrastmittel und auch keine relevante Nephrotoxizität. Jedoch wurde neuerdings festgestellt, dass die wiederholte Gabe von MR-Kontrastmitteln bei niereninsuffizienten Patienten eine mitunter letal verlaufende Bindegewebserkrankung, die nephrogene systemische Fibrose (NSF), auslösen kann. Deshalb ist bei dieser Patientengruppe eine Nutzen-Risiko-Abwägung für Kontrastmittelgabe erforderlich.

**Organspezifische Kontrastmittel** werden in der Leberdiagnostik eingesetzt:
- **SPIO:** Diese paramagnetischen Eisenpartikel reichern sich im RES der Leber an.
- **Mangan-DPDP und Gd-EOB-DTPA** (Resovist) werden von Hepatozyten aufgenommen.

**Organspezifische Kontrastmittel** haben die Sensitivität und Spezifität vor allem der Leberdiagnostik beträchtlich steigern können:
- **SPIO**: Dies sind superparamagnetische Eisenpartikel, die vom RES der Leber phagozytiert werden und sich demzufolge nur im gesunden, mit RES ausgestatteten Lebergewebe anreichern. Durch die Verkürzung der T 2 wird die gesunde Leber in der T 2-Gewichtung dunkel (negatives Kontrastmittel), die Läsionen bleiben hell.
- **Mangan-DPDP** wird von den Hepatozyten aufgenommen und führt zu einem lang anhaltenden Signalanstieg des Leberparenchyms. In Tumorzellen gelangt die Substanz nicht.
- **Gd-EOB-DTPA** (Primovist) ist ein Gadolinium-Chelat, welches von Hepatozyten aufgenommen und zu ca. 50 % biliär ausgeschieden wird. Es vereinigt die Eigenschaften extrazellulärer Kontrastmittel (z. B. Organperfusion von Leber und Niere) mit einer hohen Leberspezifität (reichert sich in einer Spätaufnahme nicht in leberfremden Gewebe an).

▸ Merke.

▸ Merke. MR-Kontrastmittel besitzen zwar eine **deutlich bessere Verträglichkeit** als Röntgenkontrastmittel (kaum Allergien, weniger nephrotoxisch), bei niereninsuffizienten Patienten können sie aber bei wiederholter Gabe eine schwere Bindegewebserkrankung auslösen.

### 4.6.3 Ultraschallkontrastmittel

Grundlage der Ultraschallkontrastmittel sind **Mikrobläschen** definierter Größe. Die Gasbläschen erhöhen die Rückstreuung der Ultraschallwellen und verstärken so das Signal.
Pharmakokinetisch unterscheiden sich Ultraschallkontrastmittel von den Röntgenkontrastmitteln dahingehend, dass sie nicht in das Interstitium übertreten, sondern intravasal verbleiben und hier zu einer Verstärkung des Signals von fließendem Blut führen. Ultraschallkontrastmittel werden zur besseren Demarkierung von Läsionen in parenchymatösen Organen, vor allem der Leber, eingesetzt.

4.6.3 Ultraschallkontrastmittel

Grundlage sind **Mikrobläschen**. Sie steigern die Rückstreuung der Ultraschallwellen.

Ultraschallkontrastmittel verbleiben intravasal.

## 4.7 Interventionelle Radiologie

▸ **Definition.** Unter interventioneller Radiologie versteht man **minimalinvasive** diagnostische oder therapeutische Verfahren unter Steuerung und Kontrolle bildgebender Verfahren.

4.7 Interventionelle Radiologie

▸ Definition.

Dabei wird unter sterilen Bedingungen über einen **kleinen** perkutanen Einstich ein **Zugang** zum Gefäß- oder Organsystem hergestellt und mit Drähten, Kathetern und miniaturisierten Instrumenten die eigentliche Behandlung durchgeführt. Es ist **meist keine Narkose** erforderlich. Gelegentlich wird die Gabe von Medikamenten zur Analgosedierung erforderlich. Deshalb und wegen des grundsätzlichen Risikopotenzials ist eine andauernde Überwachung der Vitalparameter während einer Intervention erforderlich.
Zur **bildgebenden Steuerung und Kontrolle** sind Röntgenverfahren (Durchleuchtung, DSA), Computertomografie sowie Ultraschall und Kernspintomografie (MRT) geeignet. Je nach Bildgebungsverfahren sind unterschiedliche Materialeigenschaften der Instrumente erforderlich (z. B. nichtferromagnetische Instrumente bei Interventionen im MRT).
Die Eingriffe können in vaskuläre und nichtvaskuläre Prozeduren unterteilt werden.

Minimalinvasive Eingriffe zeichnen sich durch einen **kleinen Zugang** zum Behandlungsgebiet, **entbehrliche Narkose** und damit einem geringeren Risikoprofil aus.

Zur **bildgebenden Steuerung und Kontrolle** sind Röntgenverfahren (Durchleuchtung, DSA), CT sowie Ultraschall und MRT geeignet.

### 4.7.1 Vaskuläre Eingriffe

Bei den vaskulären Eingriffen (S. 456) gibt es **gefäßeröffnende** und **gefäßverschließende** Behandlungsmöglichkeiten.
**Gefäßeröffnende Eingriffe:** Insbesondere in der Behandlung der pAVK nimmt die interventionelle Radiologie einen bedeutenden Stellenwert ein. So werden z. B. in akute Gefäßverschlüsse spezielle **Lysekatheter** eingelegt und die Thromben medikamentös (z. B. mit r-TPA) aufgelöst oder mit miniaturisieren Instrumenten zerkleinert und abgesaugt. Zugrundeliegende Verengungen können mit Ballonkathetern dilatiert werden (perkutane transluminale Angioplastie, **PTA**) und die Durchgängigkeit mit speziellen Gefäßprothesen (**Stent**, Graft) gesichert werden (s. (S. 462)).
**Gefäßverschließende Eingriffe: Arterielle Katheterembolisationen** kommen sowohl bei der akuten Blutung tiefer viszeraler Arterien als auch beim Verschluss von Gefäßmalformationen zum Einsatz. Zur Embolisation stehen verschiedene Materialen zur Verfügung (z. B. Spiralen, Partikel oder Gewebekleber). Diese werden z. T. mit Mikrokathetern (S. 464) bis unmittelbar an das blutende oder pathologisch veränderte Blutgefäß herangebracht.
Bei der transarteriellen selektiven Chemotherapie (S. 464) wird über einen transfemoralen Zugang mit einem Mikrokathetersystem das tumorversorgende Gefäß (z. B. ein Segmentast der A. hepatica) superselektiv sondiert und ein Gemisch von Chemotherapeutikum und Embolisat direkt in den Tumor infundiert (z. B. **transarterielle Chemoembolisation** beim hepatozellulären Karzinom, Abb. **A-4.29**). Der Vorteil dieses Verfahrens liegt in der höheren Wirkkonzentration des Medikamentes im Tumor und der geringeren systemischen Nebenwirkung der Chemotherapie.
Ein weiteres Einsatzgebiet ist die **Sklerosierungsbehandlung** von Varizen (z. B. Varikozelenverödung).
Andere vaskuläre Eingriffe sind die Einlage von Filterkörbchen (S. 466) in die Vena cava inferior **(Kavafilter)** zur Lungenembolieprophylaxe bei Beckenvenenthrombose und die Schaffung einer Shuntverbindung in der Leber zwischen Lebervene und Pfortader zur Drucksenkung bei portaler Hypertension (transjugulärer intrahepatischer portosystemischer Stent-Shunt, **TIPSS**).

4.7.1 Vaskuläre Eingriffe

**Gefäßeröffnende Eingriffe:**
- **Lysebehandlung** (medikamentöse und/ oder mechnische Auflösung von Thromben)
- **PTA** (Dilatation mittels Ballonkatheter)
- **Stent**implantation (Dilatation mittels Gefäßprothese).

**Gefäßverschließende Eingriffe:**
- **arterielle Embolisation** (von akuten Blutungen oder zum Verschluss von Gefäßmalformationen)
- **Chemoembolisation** (z. B. beim hepatozellulären Karzinom, Abb. **A-4.29**)
- **Sklerosierungsbehandlung** von Varizen (z. B. Varikozelenverödung)
- **Kavafilter** (zur Lungenembolieprophylaxe bei Beckenvenenthrombose).

**A-4.29 Transarterielle selektive Chemotherapie bei hepatozellulärem Karzinom.**

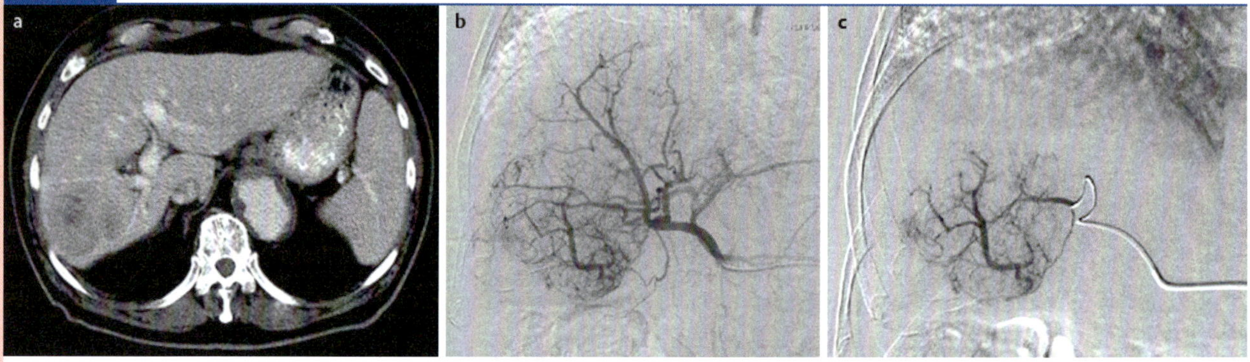

**a** Nachweis eines malignen Lebertumors (hepatozelluläres Karzinom) im CT.
**b** DSA der A. hepatica.
**c** Superselektive Darstellung der Tumorgefäße mit einem Mikrokatheter vor Chemoembolisation.

### 4.7.2 Nichtvaskulärer Eingriffe

- **perkutane Biopsien** (z. B. von Tumoren)
- **perkutane Drainagen** (z. B. von Abszessen, perkutane Gallengangsdrainage/PTCD)
- **perkutane lokale Tumorablation** (durch Zuführung von Kälte oder Hitze über spezielle Sonden)
- **periradikuläre Therapie** (Neurolyse durch perkutane Applikation von Medikamenten an den Nervenwurzeln)
- **perkutane Nukleotomie** (Entfernung von Bandscheibengewebe zur Druckentlastung)
- **Sympathikolyse** (CT-gesteuerte Alkoholinjektion an den Grenzstrang).

## 4.7.2 Nichtvaskulärer Eingriffe

Zur histologischen Sicherung pathologischer Befunde werden unter Steuerung mit bildgebenden Verfahren wie Ultraschall oder CT **perkutane Biopsien** durchgeführt. Im Körper detektierte **Abszesse** oder postoperative Verhalte können durch **perkutan** eingelegte **Drainagen** abgeleitet werden. Bei der perkutanen transhepatischen Cholangiodrainage **(PTCD)** wird unter Durchleuchtung die Leber so punktiert, dass die Punktionsnadel in einem erweiterten Gallengang liegt. Durch die Hohlnadel wird dann ein Führungsdraht im Gallengang verankert, über welchen ein Drainagekatheter eingeführt wird (S. 527).

Im Rahmen **lokaler Tumorablationen** können solide Tumoren bis zu einer bestimmten Größe **perkutan** und bildgesteuert mit speziellen Sonden punktiert und durch Zuführung von Kälte (Kryotherapie) oder Hitze (Radiofrequenzablation/RFA, Mikrowellenablation/MWA oder laserinduzierter Thermotherapie/LITT) nekrotisiert werden (Abb. **A-4.30**).

Ein weiterer Schwerpunkt sind Eingriffe am peripheren Nervensystem und der Wirbelsäule. So können CT-gesteuert punktgenau Medikamente an die spinale Nervenwurzel appliziert und eine Neurolyse erreicht werden **(periradikuläre Therapie)**. Ebenfalls über einen kleinsten perkutanen Zugang kann bei schmerzhaften Protrusionen Bandscheibengewebe zur Druckentlastung des Anulus fibrosus aus dem Zentrum des Nucleus polposus entnommen werden **(perkutane Nukleotomie)**.

Bei chronischen Schmerzsyndromen, Hyperhidrosis und schwerster peripherer Durchblutungsstörung erreicht man durch CT-gesteuerte Alkoholinjektion an den Grenzstrang **(Sympathikolyse)** oft eine Besserung der Symptome.

Die interventionelle Radiologie bereichert damit das Spektrum der therapeutischen Möglichkeiten vieler Fachgebiete. Ihr Einsatz wird oft in interdisziplinären Fallbesprechungen geplant und in multimodale Behandlungskonzepte eingebunden.

**A-4.30 CT-gesteuerte Radiofrequenzablation (RAF) einer malignen Raumforderung der Leber.**

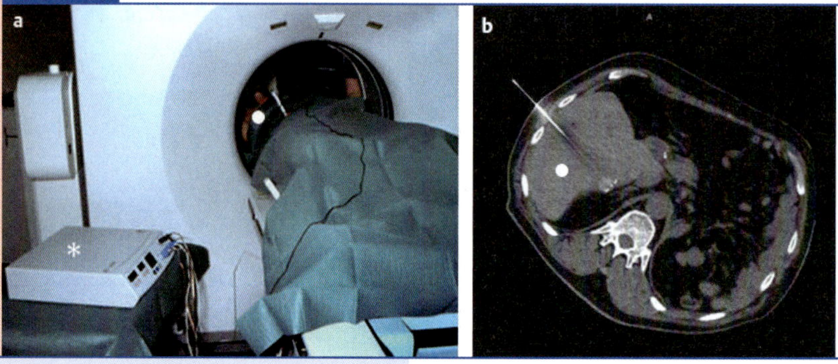

Unter CT-Kontrolle wird eine RF-Sonde bis in den Leberherd vorgeführt (**b**). Die Energiezufuhr über den Radiofrequenzgenerator (Stern) führt zur Thermokoagulation des Tumors.

# 5 Strahlentherapie



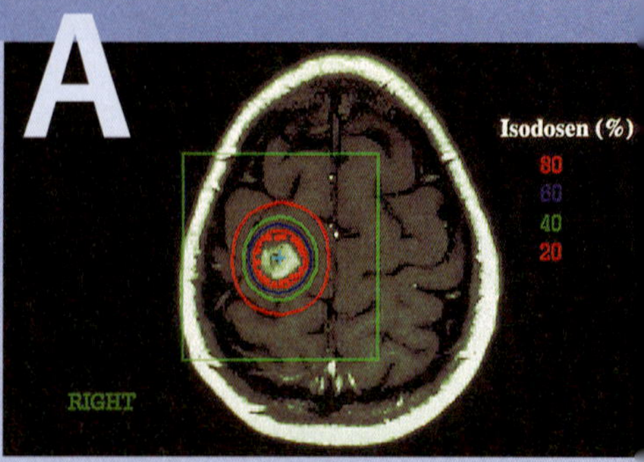


*D. Schulz-Ertner; F. Sterzing; C. P. Karger*

## 5.1 Einleitung

*D. Schulz-Ertner; F. Sterzing; C. P. Karger**

Die Strahlentherapie ist eine eigenständige Fachrichtung innerhalb der Radiologie und wird hauptsächlich zur Behandlung maligner Tumoren eingesetzt. Sie ist eine der 3 Hauptsäulen der onkologischen Therapie; die anderen beiden sind die Chirurgie und die medikamentöse Therapie (Chemotherapie). Hinzu kommen Hormontherapie und sog. „targeted therapies", d. h. zielgerichtete medikamentöse Therapien, die selektiv in Signaltransduktionswege der Zellproliferation, Angiogenese und Apoptose eingreifen. Häufig müssen mehrere Therapiemodalitäten miteinander kombiniert werden, um ein optimales Therapieergebnis zu erzielen. Die meisten onkologischen Patienten werden daher interdisziplinär betreut. Vor Therapiebeginn ist die Aufstellung eines Behandlungsplans notwendig, um die zeitliche Abfolge der Therapiemaßnahmen zu koordinieren und unnötige Therapiepausen zu vermeiden. Die Strahlentherapie gutartiger Erkrankungen nimmt nur einen vergleichsweise kleinen Teil ein.

5.1 Einleitung

Haupteinsatzgebiet ist die Therapie maligner Tumoren. Die Strahlentherapie ist neben der Chirurgie und der Chemo- bzw. Hormontherapie die 3. Säule der onkologischen Therapie.

## 5.2 Prinzipien und Abläufe der Radioonkologie

*D. Schulz-Ertner; F. Sterzing; C. P. Karger**

5.2 Prinzipien und Abläufe der Radioonkologie

### 5.2.1 Diagnosestellung

Am Anfang jeder onkologischen Therapie steht die genaue Diagnosestellung. Erfasst werden müssen Tumorart (Typing), -differenzierungsgrad (Grading) und -ausbreitung (Staging). Nur so können die verschiedenen Behandlungsverfahren differenziert und auf Tumorart und Stadium angepasst eingesetzt werden.

Das **Typing** erfolgt meist durch histologische Untersuchung; nur selten können bildgebende Verfahren mit hinreichender Sicherheit Aufschluss über die Tumorart geben.

Das **Grading** erfolgt ausschließlich nach histopathologischen Kriterien.

Zusätzlich gewinnen molekulare Charakterisierungen wie Rezeptorexpressionen, Genmutationen oder Methylierungen an Bedeutung. Hierauf basierend wird eine auf das individuelle Risikoprofil angepasste Therapiestrategie erstellt.

Beim **Staging** kommen neben der klinischen Untersuchung bildgebende Verfahren wie Sonografie, Szintigrafie, Computertomografie (CT), Magnetresonanztomografie (MRT) und Positronenemissionstomografie (PET) zur Anwendung.

Am Ende des Staging steht das **Tumorstadium** nach der **TNM-Klassifikation** fest.

5.2.1 Diagnosestellung

Erfasst werden müssen Tumorart (Typing), Tumordifferenzierungsgrad (Grading) und Tumorausbreitung (Staging).

Das **Typing** erfolgt meist durch histologische Untersuchung.

Das **Grading** erfolgt nur durch histologische Untersuchung.

Das **Staging** erfolgt mittels klinischer Untersuchung und bildgebender Verfahren.

Ergebnis ist das **Tumorstadium** nach der **TNM-Klassifikation**.

► Merke. Die **TNM-Klassifikation** ist eine klinische Stadieneinteilung von Tumoren:

**T** beschreibt die Ausdehnung des **Primärtumors.**

**N** beschreibt das Fehlen oder Vorliegen und die Ausdehnung regionärer **Lymphknotenmetastasen.**

**M** beschreibt das Fehlen oder Vorliegen von **Fernmetastasen.**

**pT** pathologische Klassifikation des Primärtumors anhand einer histologischen Untersuchung.

**C** beschreibt die Zuverlässigkeit der Stadieneinteilung in Abhängigkeit von der verwendeten diagnostischen Methode (z. B. klinische Untersuchung, CT oder MRT, Biopsie und Zytologie oder pathologische Untersuchung des Tumorresektats).

► Merke.

5.2.2 Interdisziplinäre Therapieentscheidung

Das **TNM-Stadium** bestimmt das Ziel der Therapie und ist die Basis für die Indikationsstellung zur Strahlentherapie.

Die Therapie maligner Tumoren ist **kurativ** oder **palliativ**.

Ziel der **kurativen Therapie** ist die Heilung.

Ziele der **palliativen Therapie** sind Schmerzlinderung und die Verbesserung oder Erhaltung der Lebensqualität.

## 5.2.2 Interdisziplinäre Therapieentscheidung

Vom **TNM-Stadium** hängt die Zielsetzung der Therapie – Heilung oder Linderung von Beschwerden – ab. Es bestimmt, welche der Säulen der onkologischen Therapie zum Einsatz kommen. Es ist also die Basis für die Indikationsstellung zur Strahlentherapie innerhalb eines interdisziplinären Konzepts.
Bei der Therapie maligner Tumoren unterscheidet man eine **kurative** und eine **palliative** Zielsetzung:
Ziel der **kurativen Therapie** ist die Heilung. Es gilt, einen lokoregional begrenzten Tumor beim ersten Zugriff, also in der Primärtherapie, nachhaltig zu entfernen, da das Auftreten von Rezidiven die Gesamtprognose in aller Regel verschlechtert. Die Chance auf Heilung besteht vor allem in frühen Tumorstadien. Voraussetzung ist die Wahl der optimalen Therapie. Meistens kommt als Primärtherapie die Operation in Frage, seltener die alleinige Chemotherapie oder die alleinige primäre Radiotherapie.
Bei fortgeschrittenem Tumorleiden mit Generalisation ist häufig keine Heilung mehr möglich. Ziel der **palliativen Therapie** ist es, Schmerzen zu lindern und die Lebensqualität zu verbessern oder zu erhalten, ohne dass die Maßnahmen eine wesentliche Lebensverlängerung bewirken können.

5.2.3 Aufklärung und Beratung des Patienten

Mindestens 1 Tag vor Beginn einer indizierten Strahlentherapie muss ein **Aufklärungsgespräch** stattfinden.

## 5.2.3 Aufklärung und Beratung des Patienten

Da eine Strahlentherapie potenziell Nebenwirkungen und Komplikationen verursachen kann, besteht **Aufklärungspflicht**. Das Aufklärungsgespräch muss mindestens 1 Tag vor Beginn einer indizierten Strahlentherapie stattfinden und von einem erfahrenen Arzt geführt werden. Ziel ist das informierte Einverständnis (informed consent) des Patienten.

► Merke.

► Merke. Eine Aufklärung kann nur bei einem einsichts- und einwilligungsfähigen volljährigen Patienten durchgeführt werden.

Bei fehlender **Einsichts- und Einwilligungsfähigkeit** ist ein Betreuer beim Amtsgericht zu bestellen. Bei Kindern und Jugendlichen sind die Sorgeberechtigten aufzuklären.

Der Arzt hat sich vor der Aufklärung davon zu überzeugen, dass diese Voraussetzungen erfüllt sind. Bei fehlender **Einsichts- und Einwilligungsfähigkeit** ist ein Betreuer beim Amtsgericht zu bestellen, der den Patienten gegenüber dem Arzt vertritt. Das Aufklärungsgespräch ist dann in Anwesenheit des Betreuers durchzuführen. Bei Kindern und Jugendlichen sind die Sorgeberechtigten über die Radiotherapie aufzuklären, sofern der Patient das 14. Lebensjahr nicht vollendet hat bzw. wenn die Jugendlichen die volle Tragweite der geplanten Therapie noch nicht verstehen können.

**Inhalt des Aufklärungsgesprächs** sind u. a. Verlauf, zu erwartende Risiken der und Alternativen zur geplanten Strahlentherapie.

**Inhalt des Aufklärungsgesprächs** sind neben Diagnose und Prognose des Patienten Therapieziel, -art, -umfang, Verlauf sowie zu erwartende Risiken der geplanten Strahlentherapie. Auf typische Gefahren und deren Wahrscheinlichkeit sollte so ausführlich wie möglich hingewiesen werden. Ein weiterer Bestandteil des Aufklärungsgesprächs ist die Diskussion von Therapiealternativen.

► Merke.

► Merke. Wesentliche Punkte des Aufklärungsgesprächs sollten **schriftlich** festgehalten und durch eine Unterschrift des Arztes, des Patienten und ggf. am Aufklärungsgespräch beteiligter Personen wie Familienangehörigen bestätigt werden.

Für die schriftliche Dokumentation haben sich vorgefertigte Aufklärungsbögen bewährt.

Für die Unterlagen zur Strahlentherapie besteht **Aufbewahrungspflicht**.

Für die Unterlagen zur Strahlentherapie besteht **Aufbewahrungspflicht**.

5.2.4 Strahlentherapieverfahren

Die Strahlentherapie kann in unterschiedlichen Formen und Kombinationen erfolgen.

## 5.2.4 Strahlentherapieverfahren

Die Strahlentherapie kann in unterschiedlichen Formen und Kombinationen erfolgen. In jedem Fall ist sie vom fachkundigen Strahlentherapeuten zu überwachen. Hierzu zählt die regelmäßige Untersuchung des Patienten, um akute Nebenwirkungen (S. 150) frühzeitig erkennen und behandeln zu können. Zudem ist eine Supportivtherapie inkl. medikamentöser Schmerztherapie, Ernährungstherapie sowie eine psychoonkologische Begleitung von Patient und Angehörigen oft von großer Bedeutung.

### Alleinige Radiotherapie

In der **kurativen** Situation wird eine alleinige primäre Radiotherapie vor allem dann durchgeführt, wenn es sich um einen ausreichend strahlensensiblen Tumor handelt (z. B. Lymphom), und außerdem, wenn bei vergleichbarer Heilungswahrscheinlichkeit die Strahlentherapie ein besseres funktionelles Ergebnis erzielt als eine Operation (z. B. Zungenkarzinom, Prostatakarzinom, Basaliom).
Eine alleinige Radiotherapie kommt zudem häufig in der **palliativen** Behandlungssituation zum Einsatz. Hier ist eine ausgewogene Balance von Belastung und Nebenwirkung zu Beschwerdelinderung von größter Bedeutung. Man unterscheidet die Stabilisierungs- und die Schmerzbehandlung.
Die **Stabilisierungsbestrahlung** soll das Tumorwachstum so weit aufhalten, dass drohende schwere Tumorkomplikationen, z. B. pathologische Frakturen bei Knochenmetastasen, verhindert und Notfallsituationen, z. B. akute Querschnittsymptomatik durch Wirbelsäulenmetastasen oder eine obere Einfluss-Stauung bei Mediastinaltumoren (S. 149), beseitigt werden.
Die Beseitigung bzw. Linderung tumorbedingter **Schmerzen** ist bereits mit niedrigeren Dosen zu erreichen. In Abhängigkeit vom Allgemeinzustand des Patienten und der Gesamtprognose kann die Radiotherapie zur Vermeidung langwieriger Behandlungen in nur wenigen Sitzungen, manchmal nur in einer einzigen Fraktion erfolgen.
Auch tumorbedingte **Sickerblutungen** können mittels Strahlentherapie gemildert bzw. gestoppt werden. Man spricht hier von einer Verschorfungsbestrahlung oder hämostyptischen Bestrahlung.

#### Alleinige Radiotherapie

In der **kurativen** Situation wird die alleinige Radiotherapie vor allem bei strahlensensiblen Tumoren durchgeführt.

Häufig kommt sie auch in palliativen Situationen zum Einsatz. Man unterscheidet die Stabilisierungs- und die Schmerzbehandlung.

Die **Stabilisierungsbestrahlung** verhindert drohende schwere Komplikationen und beseitigt Notfallsituationen.

Tumorbedingte **Schmerzen** sind bereits mit geringeren Dosen zu bessern bzw. zu beseitigen.

Auch tumorbedingte **Sickerblutungen** können gemildert bzw. gestoppt werden.

### Radiochemotherapie

Eine Chemotherapie zusätzlich zur Radiotherapie (RT) kann vorher (sequenziell) oder während einer Radiotherapie (simultan) erfolgen.
Ziele der kombinierten Radiochemotherapie können die **Eliminierung** von okkulten Metastasen (z. B. beim kleinzelligen Bronchialkarzinom), die **Strahlensensibilisierung** eines Tumors (z. B. beim Rektum- oder Analkarzinom) oder aber eine **Konsolidierung** (Erzielung bzw. Erhaltung der Vollremission, z. B. beim Lymphom) sein.

#### Radiochemotherapie

Sie kann vorher (sequenziell) oder während einer RT (simultan) erfolgen. Ziele sind die **Eliminierung** von Metastasen, die **Strahlensensibilisierung** eines Tumors und die **Konsolidierung**.

### Präoperative Radiotherapie

Das Ziel der präoperativen Radiotherapie ist es, die Voraussetzung für eine kurative Operation zu schaffen. Sie soll die **Tumormasse reduzieren**, einer **Tumorzellverschleppung** während der nachfolgenden Operation **entgegenwirken** und die Lokalrezidivrate senken (z. B. Rektumkarzinom, Ewing-Sarkom, Ösophaguskarzinom). Die erforderlichen Gesamtdosen sind geringer als bei einer primären alleinigen Radiotherapie. Verbleiben bei der Operation dennoch mikroskopische oder makroskopische Tumorreste, ist ggf. postoperativ eine Dosisaufsättigung erforderlich.

#### Präoperative Radiotherapie

Sie soll die **Tumormasse reduzieren** und einer **Tumorzellverschleppung** bei der Operation **entgegenwirken**.

### Intraoperative Radiotherapie (IORT)

Bei **Tumoren**, die **in der Nähe von strahlensensiblen Strukturen** lokalisiert sind (z. B. retroperitoneale Tumoren, Rektumkarzinom), kann es insbesondere nach inkompletter Resektion vorteilhaft sein, intraoperativ eine einmalige Gesamtdosis von 15–20 Gy mittels schneller Elektronen über einen in den OP-Situs eingebrachten Tubus und unter **Schonung der Risikoorgane** zu applizieren. So können beispielsweise empfindliches Darmgewebe oder nervale Strukturen aus dem Bestrahlungsfeld herausgelagert werden, was eine Schonung gewährleistet, die bei perkutaner Radiatio unmöglich ist.
I. d. R. erfolgt die IORT als vorgezogene Boost-Bestrahlung und postoperativ wird eine perkutane Dosisaufsättigung durchgeführt.

#### Intraoperative Radiotherapie (IORT)

Sie wird bei **Tumoren in der Nähe von strahlensensiblen Strukturen** durchgeführt, um diese Strukturen besser zu schonen.

### Postoperative Radiotherapie

Postoperativ ist eine Radiotherapie lediglich erforderlich, wenn die **Tumorresektion** unter Berücksichtigung onkologischer Kriterien (Tumorart und benötigter Sicherheitsabstand, Wahrscheinlichkeit der regionären lymphogenen Metastasierung) **nicht komplett** erfolgt ist. Davon ist auszugehen, wenn mikroskopische **(R1)** oder makroskopische **(R2)** Tumorreste verblieben sind. Auch bei ausgeprägtem Lymphknotenbefall oder Lymphknotenbefall mit Kapseldurchbruch besteht ein erhöhtes Lokalrezidivrisiko. In diesen Fällen ist die postoperative Radiotherapie als adjuvante (unterstützende) The-

#### Postoperative Radiotherapie

Sie ist bei **inkompletter Tumorresektion** eine obligate adjuvante Therapie. Ziel ist die Reduktion des Rezidiv- und Metastasierungsrisikos durch **Vernichtung verbliebener Tumorzellen**.

rapie zu erwägen. Sie wird je nach Strahlensensibilität des Primärtumors und Prognose mit Gesamtdosen von 40–75 Gy durchgeführt. Ihr Ziel ist die **Vernichtung verbliebener Tumorzellen** und damit die Reduktion des Rezidiv- und Metastasierungsrisikos.

#### Interstitielle Radiotherapie

Hier werden Radionuklide in den Tumor implantiert. Sie erzeugen eine **hohe Dosis im Zielvolumen** bei **steilem Dosisabfall zum Normalgewebe** hin.

### Interstitielle Radiotherapie

Bei der interstitiellen Radiotherapie werden Radionuklide direkt in das Tumorgewebe implantiert. Vorteil dieser Therapieform ist eine sehr **hohe Dosis im Zielvolumen** und ein **steiler Dosisabfall zum Normalgewebe** hin aufgrund der kurzen Reichweite der Strahlung und des Abstandsquadratgesetzes (S. 68). Meistens wird die interstitielle Radiotherapie zur Applikation einer Boost-Dosis eingesetzt (z. B. Mammakarzinom, Analkarzinom), selten als primäre Radiotherapie (z. B. frühes Prostatakarzinom bei älteren Patienten oder Zungenkarzinom T 1).

#### Radioimmuntherapie

Die Kombination von Radiotherapie und zielgerichteter medikamentöser Therapie kann bei einigen Tumoren die Erfolgswahrscheinlichkeit erhöhen.

### Radioimmuntherapie

Bei ausgewählten Indikationen können moderne zielgerichtete medikamentöse Therapien („targeted therapies") spezifisch in Signaltransduktionswege der Zellproliferation, Angiogenese und Apoptose eingreifen. Hierdurch kann eine Erhöhung der Strahlenempfindlichkeit und als Folge eine erhöhte Erfolgswahrscheinlichkeit der Therapie erreicht werden.

#### Radio- plus Hormontherapie

Die Hormontherapie trägt bei hormonabhängigen Tumoren zur **Hemmung des Tumorwachstums** bei.

### Radio- plus Hormontherapie

Bei hormonabhängigen Tumoren, z. B. dem Mammakarzinom oder dem Prostatakarzinom, kann eine zusätzlich zur Radiotherapie durchgeführte Hormontherapie zur **Hemmung des Tumorwachstums** beitragen.

#### Radiotherapie plus Hyperthermie

Man unterscheidet Ganzkörper-, lokale und interstitielle Hyperthermie. Temperaturen > 40 °C **sensibilisieren** den Tumor für Radio- oder Chemotherapie, Temperaturen > 42,5 °C wirken **tumorizid**.

### Radiotherapie plus Hyperthermie

Nach der Form der Erwärmung unterscheidet man die **Ganzkörper**hyperthermie (nicht invasive Erwärmung des ganzen Körpers), die **lokale** Hyperthermie (nicht invasive Erwärmung von Körperteilen) und die **interstitielle** Hyperthermie (invasive Erwärmung durch spezielle ins Tumorgewebe eingebrachte Applikatoren). Temperaturen > 40 °C bewirken eine **Sensibilisierung** für eine simultane oder nachfolgende Radio- oder Chemotherapie, z. B. indem sie Reparaturmechanismen hemmen. Temperaturen > 42,5 °C haben eine **direkte tumorizide Wirkung**. In der Tumortherapie werden heute vor allem die interstitielle Hyperthermie und die lokale Hyperthermie eingesetzt.

#### Radiotherapie mit Radiosensitizern

Radiosensitizer (S. 47) werden nicht routinemäßig eingesetzt, u. a. da sie radiogene Nebenwirkungen verstärken.

### Radiotherapie mit Radiosensitizern

Die Radiotherapie mit Radiosensitizern (S. 47) erzielt gute experimentelle Ergebnisse, die klinisch aber noch nicht umgesetzt werden konnten. Der routinemäßige Einsatz der Substanzen ist jedoch nicht zuletzt durch die Verstärkung der akuten und späten Nebenwirkungen limitiert.

#### 5.2.5 Nachsorge

Regelmäßige Untersuchungen während und nach der Strahlentherapie sind nötig zur Erfassung von Nebenwirkungen bzw. Beurteilung des Therapieerfolgs.

## 5.2.5 Nachsorge

Nach Beendigung der Behandlung muss jeder Tumorpatient mindestens 5 Jahre lang in regelmäßigen Abständen nachuntersucht werden, um zum einen den Therapieerfolg mittels geeigneter Verfahren zu beurteilen und zum anderen akute und späte radiogene Nebenwirkungen zu erfassen.

#### 5.3 Spezielle Strahlentherapieformen

Sie lassen sich nach Strahlungsart und Distanz zwischen Strahlenquelle und Tumor einteilen.

# 5.3 Spezielle Strahlentherapieformen

Strahlentherapeutische Verfahren lassen sich nach der eingesetzten Strahlungsart und nach der Entfernung zwischen Strahlenquelle und Tumor einteilen.

#### 5.3.1 Klassifikation nach Strahlungsart

Die in der Strahlentherapie verwendeten Strahlungsarten unterscheiden sich in ihrem **Tiefendosisverlauf** und durch ihre unterschiedliche **biologische Wirksamkeit**.

## 5.3.1 Klassifikation nach Strahlungsart

*C. P. Karger*

In der Strahlentherapie werden unterschiedliche Strahlungsarten verwendet. Diese können in Photonen- und Teilchenstrahlung (Neutronen und geladene Teilchen) unterschieden werden. Die verschiedenen Strahlungsarten unterscheiden sich am augenfälligsten durch ihren unterschiedlichen **Tiefendosisverlauf** und durch ihre unterschiedliche **biologische Wirksamkeit**.

## Photonentherapie

In der Strahlentherapie werden Photonen mit Energien bis zu etwa 25 MeV eingesetzt. Abb. **A-5.1** vergleicht den Tiefendosisverlauf verschiedener Photonenstrahlungen mit dem von Elektronen. Tab. **A-5.1** zeigt die dazugehörigen dosimetrischen Kenngrößen.
In der Praxis unterscheidet man je nach Energie der Photonenstrahlung zwischen verschiedenen Therapieformen

**Photonentherapie**

Abb. **A-5.1** vergleicht den Tiefendosisverlauf verschiedener Photonenstrahlungen mit dem von Elektronen. Tab. **A-5.1** zeigt die dazugehörigen dosimetrischen Kenngrößen.

**A-5.1 Tiefendosisverlauf für Photonen- und Elektronenstrahlung verschiedener Energie in Wasser.**

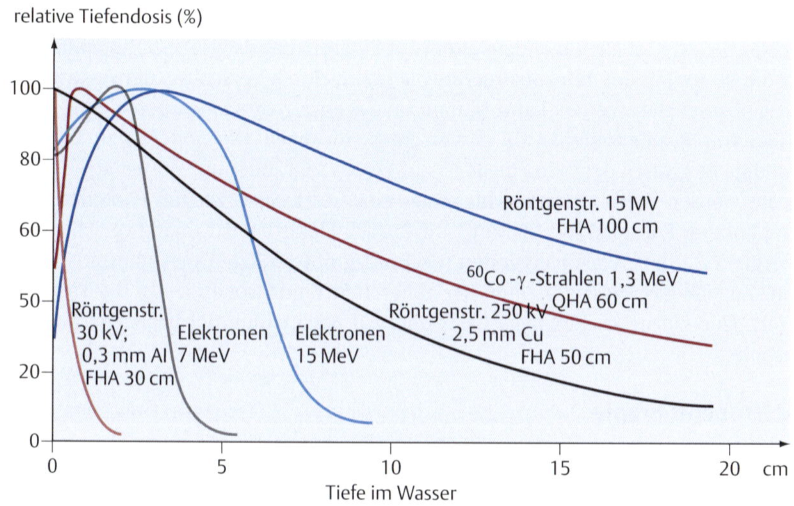


FHA Fokus-Haut-Abstand
QHA Quellen-Haut-Abstand

**A-5.1 Dosimetrische Kenngrößen für verschiedene Strahlungsarten**

| Strahlungsart | Tiefe des Dosismaximums | R50* | D (10 cm) | FHA |
|---|---|---|---|---|
| 200-kV-Röntgenstrahlung | Oberfläche | 6 cm | 30 % | 40 cm |
| $^{60}$Co-Strahlung | 0,5 cm | 10 cm | 52 % | 60 cm |
| 10-MV-Photonenstrahlung | 2,5 cm | 18 cm | 72 % | 100 cm |
| 10-MeV-Elektronenstrahlung | 2,5 cm | 4–4,5 cm | 0 % | 100 cm |

* $R_{50}$ ist die Tiefe, bei der 50 % der Maximaldosis erreicht werden; D (10 cm) ist der Dosiswert in 10 cm Tiefe, bezogen auf die Maximaldosis, FHA = Fokus-Haut-Abstand.

### Röntgentherapie

In der Röntgentherapie unterscheidet man zwischen **Weichstrahltherapie** (Beschleunigungsspannung < 100 kV) und Hartstrahl- oder **Orthovolttherapie** (Beschleunigungsspannung 100–400 kV). Diese Strahlung wird mittels Röntgenröhren erzeugt und wegen der durch den Tiefendosisverlauf bedingten **hohen Eintrittsdosis** heute nur noch für oberflächlich gelegene Tumoren eingesetzt (z. B. Hauttumoren).

**Röntgentherapie**

Die **Weichstrahltherapie** verwendet Röntgenstrahlung mit einer Beschleunigungsspannung < 100 kV; die **Orthovolttherapie** Beschleunigungsspannung von 100–400 kV. Bei beiden entsteht eine **hohe Eintrittsdosis**.

### Megavolttherapie (Hochvolttherapie)

Um tiefer liegende Tumoren zu behandeln, wird Photonenstrahlung einer Beschleunigungsspannung zwischen 6 und 25 MV verwendet. Dies ist die häufigste in der Radioonkologie genutzte Strahlungsart. Bei diesen hohen Energien haben die Sekundärelektronen (vorwiegend durch den Compton-Effekt) Reichweiten von einigen Zentimetern und bewegen sich in Richtung der primären Photonenstrahlung. Dabei geben sie ihre kinetische Energie durch Ionisation von Atomen an das Gewebe ab. Der Energietransfer der Sekundärelektronen führt dann zum Dosisaufbau.
Da – wegen der geringeren Dichte – in Luft etwa 1000-mal weniger sekundäre Elektronen erzeugt werden als im Gewebe, kommen in den oberflächennahen Schichten weniger sekundäre Elektronen an, als dort erzeugt werden. Erst nach einigen Zentimetern (Reichweite der sekundären Elektronen) bildet sich ein Sekundärelektronengleichgewicht aus. Daher verlagert sich das Dosismaximum in größere Tiefe **(Aufbaueffekt)**. Im Vergleich zu niederenergetischer Photonenstrahlung oder hochenergetischen Elektronenstrahlung werden oberflächliche Gewebeschichten besser geschont (s. Abb. **A-5.1**).

**Megavolttherapie (Hochvolttherapie)**

Bei höheren Photonenenergien verlagert sich das Dosismaximum in größere Tiefen **(Aufbaueffekt)** (s. Abb. **A-5.1**). Dadurch sinkt die Dosisbelastung für das oberflächennahe Gewebe (z. B. die Haut).

▸ Merke.

▸ Merke. Je höher die Energie der Photonenstrahlung, desto tiefer im Gewebe liegt das Dosismaximum. Dadurch sinkt die Dosisbelastung für das oberflächennahe Gewebe.

Die vor allem früher eingesetzten **Telekobaltgeräte** verwenden drehbar gelagerte $^{60}$Co-Quellen (Ein- und Ausschaltung der Strahlung).

Früher wurden vor allem Telekobaltgeräte verwendet, bei denen die Photonenstrahlung von $^{60}$Co (Energie ca. 1 MeV) genutzt wird. Die Strahlenquelle befindet sich in einem mit Blei abgeschirmten Zylinder, der ein Austrittsfenster besitzt. Dieser Zylinder ist in einem zum Schutz der Umgebung abgeschirmten Bestrahlungskopf mit Austrittsöffnung drehbar gelagert. Durch Drehen des Zylinders im Bestrahlungskopf kann das Telekobaltgerät an- bzw. ausgeschaltet werden. Vor dem Strahlaustrittsfenster befindet sich ein Blendensystem zur Eingrenzung des Nutzstrahlenbündels.
Da die Strahlung des **Telekobaltgerätes** lediglich durch Verschluss der Austrittsöffnung abgeschaltet werden kann, besteht im Gegensatz zum Linearbeschleuniger das Risiko von Strahlenunfällen durch Verschlussstörungen. Der von Zeit zu Zeit notwendige Austausch der $^{60}$Co-Quelle ist außerdem sehr teuer und aufwendig.

**Linearbeschleuniger** erzeugen Photonen- und Elektronenstrahlung im MeV-Bereich.

Heute werden meist **Linearbeschleuniger** eingesetzt. Sie erzeugen Photonenstrahlung höherer Energien (bis 25 MeV), i. d. R. auch Elektronenstrahlung verschiedener Energien. Der bei Telekobaltgeräten regelmäßig notwendige Quellenaustausch entfällt. Da sich das Dosismaximum bei höheren Strahlungsenergien in die Tiefe verlagert, sind Linearbeschleuniger besonders zur Behandlung tief liegender Tumoren geeignet.

### Neutronentherapie

Neutronen haben einen vergleichbaren Tiefendosisverlauf wie hochenergetische Photonenstrahlung, aber eine größere relative biologische Wirksamkeit. Neutronenstrahlen lassen sich durch Blenden nur schwer an die Tumorform anpassen.

## Neutronentherapie

Neutronen besitzen einen ähnlichen Tiefendosisverlauf wie hochenergetische Photonenstrahlung, bei gleicher Dosis jedoch eine größere biologische Wirksamkeit. Dies lässt sich dazu nutzen, besonders strahlenresistente Tumoren zu behandeln. Da Neutronen nur durch Streuung an Atomkernen abgelenkt werden, lassen sich Neutronenstrahlen nur schwer durch Blenden an die Tumorform anpassen. Die Bedeutung der Neutronentherapie ist insgesamt gering.

### Therapie mit geladenen Teilchen

Geladene Teilchen besitzen eine maximale Reichweite in Materie, die von der Energie der Teilchen abhängt. Dadurch wird das Gewebe hinter dem Tumor geschont.

## Therapie mit geladenen Teilchen

Im Gegensatz zu Photonen und Neutronen besitzen geladene Teilchen eine durch ihre Energie festgelegte maximale Reichweite. Dadurch wird Gewebe, das sich im Strahlengang hinter dem Tumor befindet, geschont. Außerdem steigt die Dosis mit der Gewebetiefe an.

### Elektronen

Elektronen deponieren die meiste Energie am Ende ihrer Bahn. Wegen der starken Streuung erreichen nicht alle Elektronen die gleiche Tiefe, sodass der Dosisabfall nicht abrupt ist. Durch die Ablenkung der Elektronen an Atomkernen entsteht Bremsstrahlung, die in Materie exponentiell geschwächt wird.

### Elektronen

Schnelle Elektronen geben auf ihrer Bahn weniger Energie ab als langsame. Daher **deponieren** Elektronen die **meiste Energie am Ende ihrer Reichweite.** Da Elektronen aufgrund ihrer kleinen Masse sehr stark gestreut werden und damit in einer vorgegebenen Tiefe bereits ganz unterschiedliche Wegstrecken zurückgelegt haben, kommt es nicht zu einem abrupten Dosisabfall. Durch die **Ablenkung der Elektronen an Atomkernen** entsteht außerdem **Bremsstrahlung,** so dass auch in Tiefen, die größer als die Reichweite sind, noch Dosis messbar ist.

▸ Merke.

▸ Merke. Die Reichweite von Elektronen wird mit steigender Energie größer. Die **therapeutische Reichweite** von Elektronen ist durch die Tiefe im Gewebe definiert, in der die Dosis auf 85 % des Dosimaximums abgefallen ist. Näherungsweise gilt:

$$\text{Therapeutische Reichweite in cm} \approx \frac{\text{Energie in MeV}}{3}$$

Elektronen werden bei oberflächlich gelegenen Tumoren und in der **intraoperativen Strahlentherapie** eingesetzt.

So haben z. B. Elektronen der Energie 24 MeV eine therapeutische Reichweite von etwa 8 cm. Elektronenstrahlung wird vor allem bei oberflächlich gelegenen Tumoren und in der **intraoperativen Strahlentherapie** eingesetzt.

### Schwere geladene Teilchen

Neben Elektronen werden vor allem Protonen, aber auch schwerere Ionen ($^{12}C$) für die Strahlentherapie verwendet. Da diese Teilchen wegen ihrer größeren Masse kaum gestreut werden, beobachtet man einen starken Dosisanstieg am Ende ihrer Reichweite, der im Gegensatz zu Elektronen dahinter praktisch auf null abfällt. Diesen Dosisverlauf bezeichnet man als **Bragg-Peak** (S. 27). Die biologische Wirksamkeit von Protonen ist mit der von Photonen vergleichbar. Die von Kohlenstoff-Ionen ist jedoch im Bragg-Peak deutlich höher bedingt durch eine höhere Anzahl verursachter DNS-Doppelstrangbrüche. Im Gegensatz zu Neutronen lässt sich die Dosisverteilung bei geladenen Teilchen gut an den Tumor anpassen. Diesen Vorteilen steht der enorme technische Aufwand in Erzeugung, Beschleunigung und Steuerung der geladenen Teilchen gegenüber. Die Behandlung ist bisher nur an wenigen spezialisierten Zentren verfügbar, sie hat jedoch großes Potenzial, neue Behandlungsoptionen für schwierig gelegene oder radioresistente Tumoren zu eröffnen.

**Schwere geladene Teilchen**

Außer Elektronen werden auch Protonen und Kohlenstoff-Ionen verwendet. Im Gegensatz zu Elektronen werden Ionen durch Streuung kaum aus ihrer Bahn abgelenkt, so dass sich ein sehr steiler Dosisabfall am Ende der Reichweite ergibt. Den Dosisverlauf bezeichnet man als **Bragg-Peak** (S. 27).

## 5.3.2 Klassifikation nach Distanz der Strahlungsquelle

*D. Schulz-Ertner; F. Sterzing*

Strahlentherapeutische Verfahren lassen sich einteilen in **Teletherapie** (perkutane Strahlentherapie), bei der die Strahlenquelle in einiger Entfernung vom Tumor und außerhalb des Körpers lokalisiert ist, und **Brachytherapie** (Kurzdistanztherapie), bei der die Strahlenquelle direkt am Tumor – auf der Körperoberfläche oder im Körper – lokalisiert ist.

**5.3.2 Klassifikation nach Distanz der Strahlungsquelle**

Bei der **Teletherapie** befindet sich die Strahlenquelle in einiger Entfernung vom Tumor, bei der **Brachytherapie** direkt am Tumor.

### Teletherapie (perkutane Strahlentherapie)

Die Teletherapie lässt sich nach ihrer Tiefenwirkung unterteilen in Oberflächen-, Halbtiefen- und Tiefentherapie.

**Teletherapie (perkutane Strahlentherapie)**

Sie lässt sich nach ihrer Tiefenwirkung unterteilen.

### Oberflächentherapie

**▶ Definition.** Als Oberflächentherapie bezeichnet man die Strahlentherapie von Herden, die **≤ 1 cm** unter der Körperoberfläche liegen.

**Oberflächentherapie**

**▶ Definition.**

Hierzu werden eingesetzt:

- **Röntgenstrahlen:**
  - **weiche Röntgenstrahlen** (10–50 kV): Sie werden bereits an der Körperoberfläche absorbiert, haben also eine geringe Tiefenwirkung (Abb. **A-5.1**) und eignen sich somit hervorragend zur Oberflächentherapie. Sie werden bereits von der Glaswandung herkömmlicher Röntgenröhren stark absorbiert, so dass als Röhrenwandung Beryllium verwendet werden muss.
  - **harte Röntgenstrahlen**: Auch diese können verwendet werden, wenn man den Fokus-Haut-Abstand auf ca. 1–5 cm reduziert. Dadurch steigt die Dosisleistung an der Haut bei steilem Dosisabfall unter der Haut.
- **schnelle Elektronen** (3–10 MeV): Sie werden im Linear- oder Kreisbeschleuniger erzeugt und beschleunigt. Elektronen zeichnen sich dadurch aus, dass die Dosis hinter dem Dosismaximum steil abfällt (Abb. **A-5.1**).

Eingesetzt werden:

- **Röntgenstrahlen:**
  - **weiche Röntgenstrahlen** (10–50 kV, Abb. **A-5.1**) unter Verwendung von Beryllium als Röhrenwandung
  - **harte Röntgenstrahlen** bei einem Fokus-Haut-Abstand von ca. 1–5 cm
- **schnelle Elektronen** (3–10 MeV): steiler Dosisabfall (Abb. **A-5.1**).

### Halbtiefentherapie

**▶ Definition.** Als Halbtiefentherapie bezeichnet man die Strahlentherapie von Herden, die **1–5 cm** unter der Körperoberfläche liegen.

**Halbtiefentherapie**

**▶ Definition.**

Hierzu werden eingesetzt:

- **mittelharte Röntgenstrahlen** (100–150 keV): Hierbei müssen zur Hautschonung Kupferfilter verwendet werden.
- **γ-Strahler** (S. 114): $^{137}Cs$, das eine Energie von 0,66 MeV hat.
- **schnelle Elektronen** (10–20 MeV): Elektronen dieser Energien verursachen in signifikantem Maße Sekundärstrahlung, indem sie aus dem durchstrahlten Material Sekundärelektronen herausschlagen. Der Energietransfer der Sekundärelektronen auf Materie addiert sich zu dem der Primärelektronen und trägt somit zur Dosis bei (Dosisaufbau). Dadurch verlagert sich das Dosismaximum in die Tiefe, der Dosisabfall hinter dem Maximum ist jedoch nicht mehr so steil wie bei Elektronen geringerer Energie (Abb. **A-5.1**).

Eingesetzt werden:

- **mittelharte Röntgenstrahlen** (100–150 keV) plus Kupferfilter
- **γ-Strahler:** $^{137}Cs$
- **schnelle Elektronen** (10–20 MeV): Der Beitrag der Sekundärelektronen zur Dosis verlagert das Dosismaximum in die Tiefe (Dosisaufbau) und dämpft den Dosisabfall dahinter (Abb. **A-5.1**).

## Tiefentherapie

► Definition.

Eingesetzt werden:
- **Röntgenstrahlen:**
  - **harte Röntgenstrahlen** (200–400 kV, Hartstrahl- oder Orthovolttherapie, Abb. **A-5.1**).
  - **ultraharte Röntgenstrahlen** (15–50 MeV, Hoch- oder Megavolttherapie): Der durch den Compton-Effekt bedingte Aufbaueffekt verlagert das Dosismaximum in die Tiefe (Abb. **A-5.1**).
- **γ-Strahler** (Telegammatherapie): $^{60}Co$ (1,3 MeV) und $^{137}Cs$ (0,66 MeV). Das Radionuklid befindet sich in > 50 cm Abstand vom Herd in einem Telegammagerät, in dem es drehbar gelagert und von einem dicken Bleimantel umgeben ist.
- **schnelle Elektronen** (30–50 MeV)
- **schnelle Neutronen:** Aufgrund ihres hohen LETs induzieren sie ausgeprägte Schäden auch an Normalgewebe.
- **Protonen und Deuteronen:** Bei hohem LET zeigen sie eine sehr günstige Tiefendosiskurve, vgl. Bragg-Peak (S. 27).

## Tiefentherapie

► Definition. Als Tiefentherapie bezeichnet man die Strahlentherapie von Herden, die **> 5 cm** unter der Körperoberfläche liegen.

Hierzu werden eingesetzt:
- **Röntgenstrahlen:**
  - **harte Röntgenstrahlen** (200–400 kV, Hartstrahl- oder Orthovolttherapie): Sie werden selten eingesetzt, da sie trotz Filterung zu einer starken Strahlenbelastung der Haut führen (Abb. **A-5.1**).
  - **ultraharte Röntgenstrahlen** (15–50 MeV, Hoch- oder Megavolttherapie): Sie werden im Elektronenlinear- oder -kreisbeschleuniger (S. 35) erzeugt. Bei Photonen dieser Energien generiert der Compton-Effekt eine große Menge an Sekundärelektronen, deren Energietransfer auf Materie zur Dosis beiträgt (Aufbaueffekt).
- **γ-Strahler** (Telegammatherapie): $^{60}Co$ mit einer Energie von 1,3 MeV und $^{137}Cs$ mit einer Energie von 0,66 MeV. Wegen seiner geringeren Energie wird Cs meist zur Halbtiefentherapie (S. 113) eingesetzt. Der Abstand zwischen Strahlenquelle und Herd beträgt bei der Telegammatherapie > 50 cm. Die Strahlenquelle befindet sich in einem Telegammagerät.
- **schnelle Elektronen** (30–50 MeV)
- **schnelle Neutronen**: Sie generieren durch elastische Streuung (S. 26) Rückstoßprotonen, die mit Materie in Wechselwirkung treten. Neutronen besitzen einen hohen LET, führen also zu ausgeprägten Schäden auch an Normalgewebe. Daher sollte sich ihr Einsatz auf Tumoren geringer Strahlensensibilität beschränken. Ihre Tiefendosiskurve zeigt Abb. **A-5.1**.
- **Protonen und Deuteronen** (1 p + 1 n): Auch sie sind durch einen hohen LET gekennzeichnet. Der Verlauf ihrer Tiefendosiskurve ist für die Strahlentherapie sehr günstig, da der LET – und mit ihm die Tiefendosis – erst gegen Ende der Reichweite stark ansteigt, vgl. Bragg-Peak (S. 27).

## Kurzdistanztherapie mit umschlossenen Radionukliden (Brachytherapie)

► Definition.

Ziel ist eine sehr hohe Dosis im klinischen Zielvolumen bei steilem Dosisabfall zum umgebenden Normalgewebe hin. Die Strahler sind i. d. R. von Metallhülsen umgeben. Sie werden entweder direkt implantiert **(interstitielle Therapie, Seeds)** oder aber im Nachladeverfahren **(Afterloading)** mithilfe eines Afterloading-Geräts in vorher positionierte Kunststoffapplikatoren eingebracht. Beim Afterloading ist das Personal keiner Strahlung ausgesetzt.

## Kurzdistanztherapie mit umschlossenen Radionukliden (Brachytherapie)

► Definition. Bei der Kurzdistanztherapie (Brachytherapie) befindet sich die Strahlenquelle im Gegensatz zur Teletherapie direkt am Tumor. Sie wird als Kontakttherapie, intrakavitäre Therapie oder interstitielle Therapie durchgeführt.

Ziel ist eine sehr hohe Dosis im klinischen Zielvolumen bei steilem Dosisabfall zum umgebenden Normalgewebe hin. Die resultierende Dosisverteilung kann bei Bedarf durch Verwendung mehrerer Strahler in bestimmter geometrischer Anordnung dem Zielvolumen angepasst werden. Die Brachytherapie ist nicht der Patientenlagerungs- und Bewegungsungenauigkeit unterworfen. Die Strahler sind i. d. R. von Metallhülsen umgeben. Sie werden entweder direkt implantiert **(interstitielle Therapie, Seeds)** oder aber im Nachladeverfahren **(Afterloading)** in vorher positionierte Kunststoffapplikatoren eingebracht. Beim Afterloading ist die Strahlenbelastung des Personals gleich null, da die Applikatoren erst mithilfe eines Afterloading-Geräts mit Strahlenquellen beschickt werden, wenn das Personal den Bestrahlungsraum verlassen hat. Die Strahlenquellen lagern in einem Strahlenschutzbehälter. Je nach Bedarf fährt das Gerät sie aus bzw. bewegt sie nach Erreichen der zu applizierenden Dosis wieder in den Behälter zurück. Das Afterloading ermöglicht es, (β- und) γ-Strahler wie $^{192}Ir$, $^{137}Cs$ und $^{60}Co$ mit hoher bis mittelhoher Dosisleistung einzusetzen.

### Kontakttherapie

Voraussetzung ist die oberflächliche Lage des zu bestrahlenden Zielvolumens. Der umschlossene Strahler wird **direkt an die Patientenoberfläche** gebracht. Dazu werden Applikatoren für kurze Zeit aufgenäht bzw. bei Tumoresten oder Rezidiven dem Körper anmodelliert (Abb. **A-5.2**).

### Kontakttherapie

Voraussetzung für die Kontakttherapie ist die oberflächliche Lage des zu bestrahlenden Zielvolumens. Das umschlossene Radionuklid wird **direkt an die Patientenoberfläche** gebracht. Beispiele sind die Therapie des Aderhautmelanoms mit $^{103}$Ruthenium oder $^{90}Sr$. Die Applikatoren werden hier jeweils für kurze Zeit aufgenäht. Bei der Therapie von oberflächlichen Tumorresiduen oder Rezidiven bei vorbestrahlter Haut (z. B. Thoraxwandrezidiv bei Mammakarzinom) werden Moulagen aus Kunststoff individuell der Körperform anmodelliert (Abb. **A-5.2**). Die Moulagen enthalten Applikatoren, die mittels Afterloading mit einem umschlossenen Strahler beschickt werden.

**A-5.2 Kontakttherapie in Moulagentechnik bei Thoraxwandrezidiv eines Mammakarzinoms.**

A-5.2

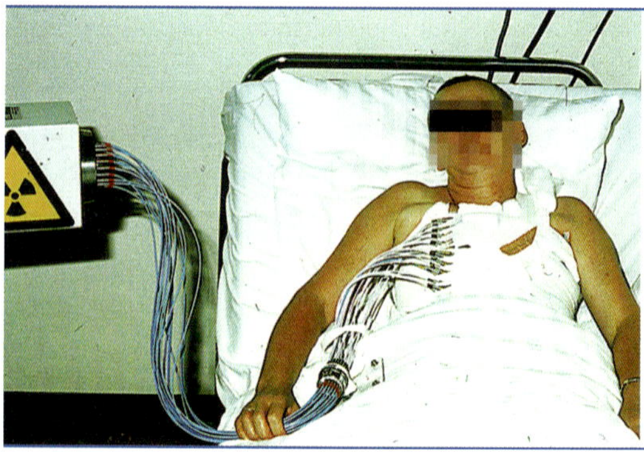

## Intrakavitäre Therapie

▶ **Definition.** Unter intrakavitärer Therapie versteht man das Einbringen einer radioaktiven Strahlenquelle in eine **präformierte Körperhöhle**.

Die intrakavitäre Therapie spielt vor allem bei der Behandlung gynäkologischer Tumoren eine Rolle, wo sie häufig in Kombination mit der perkutanen Strahlentherapie eingesetzt wird. Es werden spezielle Applikatoren oder Applikatorkombinationen (Stifte, Kapseln, Ovoide; Abb. **A-5.3**) eingesetzt, die den Anforderungen an die räumliche Dosisverteilung bzw. der Geometrie des klinischen Zielvolumens Rechnung tragen. Der Applikator wird **intrauterin**, **intrazervikal** oder **intravaginal** positioniert und mittels Afterloading mit $^{192}$Ir, $^{60}$Co oder $^{137}$Cs bestückt. Meist wird die Brachytherapie nach rechnergestützter Bestrahlungsplanung in wöchentlichen Abständen während der perkutanen Bestrahlungsserie durchgeführt, und zwar mit einer Dosisleistung > 1000 cGy/h (HDR-Brachytherapie). Die früher häufig durchgeführte Therapie mit $^{226}$Ra ist heute nicht mehr üblich.

Die intrakavitäre Therapie spielt vor allem bei der Behandlung gynäkologischer Tumoren eine Rolle. Der Applikator (Abb. **A-5.3**) wird **intrauterin**, **intrazervikal** oder **intravaginal** positioniert und mittels Afterloading mit $^{192}$Ir, $^{60}$Co oder $^{137}$Cs bestückt.

**A-5.3 Brachytherapieapplikatoren für die intrakavitäre Therapie.**

A-5.3

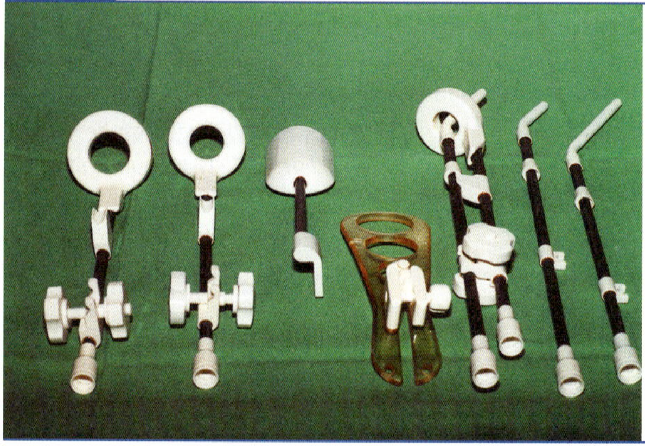

## Interstitielle Therapie

▶ **Definition.** Bei der interstitiellen Therapie wird die Strahlenquelle **direkt in das Tumorgewebe** implantiert („Spickung" des Tumors).

Man unterscheidet die **permanente Implantation**, bei der die Strahlenquelle im Gewebe verbleibt, von der **temporären Implantation**, bei der die Strahlenquelle wieder entfernt wird. Zur permanenten Implantation werden Radionuklide mit geringer Aktivität und relativ kurzer Halbwertszeit wie $^{198}$Au (HWZ 3 Tage) oder $^{125}$J (HWZ 60 Tage) verwendet. Sie werden in Form eines Drahtes, einer Nadel oder eines Korns (Seeds) implantiert. Bei der temporären Implantation kommen Radionuklide mit hoher Aktivität und langer Halbwertszeit wie $^{137}$Cs oder $^{192}$Ir zur Anwendung. Sie werden mittels Afterloading appliziert.

Zur **permanenten Implantation** dienen Strahler mit geringer Aktivität und relativ kurzer Halbwertszeit, zur **temporären Implantation** solche mit hoher Aktivität und langer Halbwertszeit.

### Indikationen für die Brachytherapie

Siehe **Kontakttherapie** (S. 114).
Die **intrakavitäre Therapie** wird vor allem bei gynäkologischen Tumoren eingesetzt.

Die **interstitielle Therapie** wird z. B. bei Anal- und Prostatakarzinomen (vorher Abb. **A-5.4**) angewandt.

⊙ A-5.4

### Indikationen für die Brachytherapie

Zu den Indikationen der **Kontakttherapie** (S. 114).
Die **intrakavitäre Therapie** kommt vor allem bei Endometrium-, Zervix- und Vaginalkarzinomen zur Anwendung, außerdem bei Ösophagus- und Gallengangskarzinomen.
Die **interstitielle Therapie** wird bei HNO-Tumoren, Anal- und Prostatakarzinomen alleine oder zur lokalen Dosisaufsättigung in Kombination mit einer perkutanen Radiatio angewandt (z. B. Mammakarzinom, Abb. **A-5.4**).

**⊙ A-5.4 Interstitielle Therapie mit 192Ir beim Mammakarzinom.**

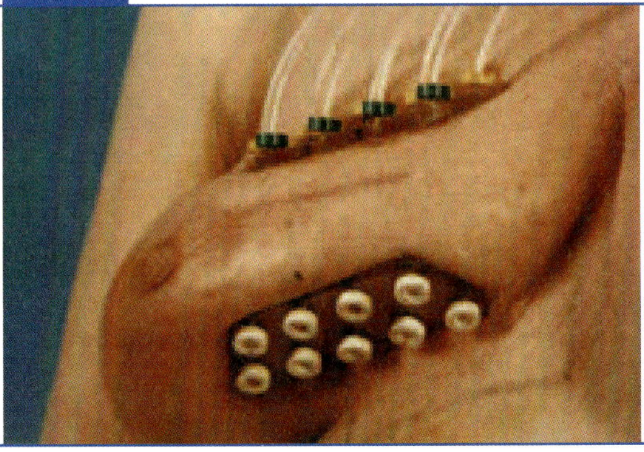

5.4 Durchführung der Radiotherapie und spezielle Techniken

## 5.4 Durchführung der Radiotherapie und spezielle Techniken

*D. Schulz-Ertner; F. Sterzing*
Für die beschriebenen Strahlentherapieformen steht wiederum eine Vielzahl spezieller Techniken zur Verfügung. Je nach Patient, Tumorgröße und -position, Zielsetzung und vorangegangenen Therapien muss ein **differenzierter Einsatz** dieser Technologien erfolgen. Ziel ist es, eine optimale Balance zwischen Schnelligkeit und Qualität zu finden sowie Wirkung und Nebenwirkung in ein ausgewogenes Verhältnis zu bringen. So kann das therapeutische Fenster auf die individuelle Situation des Patienten ausgerichtet werden. Die Qualität der Behandlung wird dabei von einer ganzen Kette von essenziellen Bestandteilen bestimmt. Diese sind notwendig, um eine exakte, reproduzierbare, möglichst schonende und wirksame Therapie zu gewährleisten.

5.4.1 Immobilisierung

Damit die Bestrahlung täglich in gleicher Weise erfolgen kann, muss der Patient bei jeder Fraktion identisch gelagert werden. Als Lagerungshilfen dienen bei Beckenbestrahlung das **Lochbrett** (Abb. **A-5.5a**), bei Bestrahlung des Kopfes oder Halses **Bestrahlungsmasken**, **Gipsmasken** oder der **stereotaktische Ring** (Abb. **A-5.5b**).

Außerdem gibt es **Knierollen**, **Vakuummatratzen** und **Gipsschalen**.

### 5.4.1 Immobilisierung

Damit die Bestrahlung täglich in gleicher Weise erfolgen kann, muss der Patient bei jeder Fraktion identisch gelagert werden. Dazu stehen vielfältige Lagerungshilfen zur Verfügung. Bei Bestrahlung im Beckenbereich kommt häufig die Lagerung in Bauchlage im **Lochbrett** zur Anwendung, bei der sich große Anteile des zu schonenden Dünndarms aus dem Bestrahlungsvolumen heraus halten lassen (Abb. **A-5.5a**). Bei Bestrahlungen im Hals- bzw. Kopfbereich haben sich **Bestrahlungsmasken** aus PVC bewährt, die über spezielle Kopfhalterungen mit der Patientenliege verbunden sind. Auf diesen Masken lassen sich die Feldmarkierungen und Laserkreuze einzeichnen, Hautmarkierungen sind überflüssig. Ist die Positionierungsgenauigkeit bei bestimmten Bestrahlungstechniken nicht ausreichend, werden individuelle rigide **Gipsmasken** eingesetzt oder es wird eine Fixierung im **stereotaktischen Ring** (Abb. **A-5.5b**) vorgenommen.
Zur präzisen Lagerung im Körperstammbereich stehen **Knierollen**, **Vakuummatratzen** und **Gipsschalen** zur Verfügung. Lagerungshilfen müssen im Bestrahlungsprotokoll vermerkt sein.

A-5.5 Lagerungshilfen.

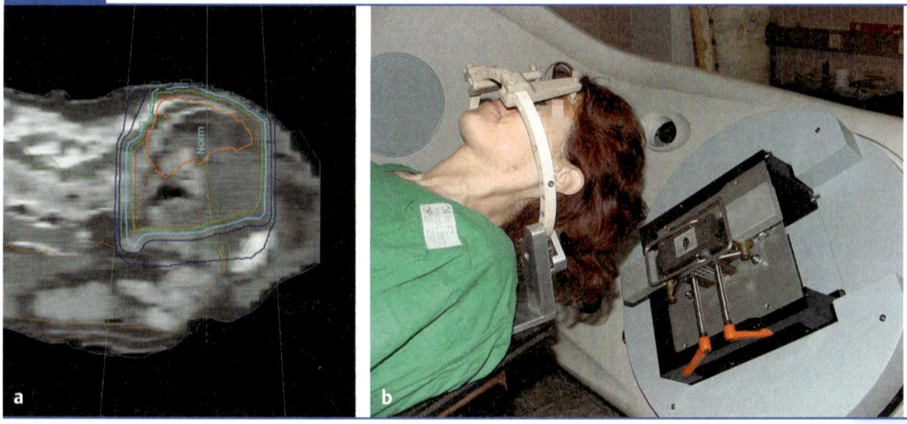

**a** Schonung des Dünndarms durch Lagerung im Lochbrett.
**b** Fixierung im stereotaktischen Ring.

## 5.4.2 Bildgebung

5.4.2 Bildgebung

In der Bestrahlungsposition wird zur rechnergestützten Bestrahlungsplanung eine Schnittbildgebung durchgeführt. Dies ist notwendig, um individuell für jeden Patienten das **Bestrahlungszielvolumen** (s. u.) zu definieren und gleichzeitig zu schonende Organe zu visualisieren. Je nach Körperregion und Erkrankung kommen hier Computertomografie (CT), Magnetresonanztomografie (MRT) und Positronenemissionstomografie (PET) zum Einsatz.

Die **CT** eignet sich hervorragend für die rechnergestützte Bestrahlungsplanung.

Die **CT** ist das wichtigste bildgebende Verfahren zur Erfassung der Tumorausbreitung. Sie erlaubt allerdings keine Artdiagnose. Da die einzelnen CT-Schnitte eine **ortsabhängige Darstellung der Schwächungskoeffizienten** des Patienten liefern, eignet sich die CT hervorragend für die rechnergestützte Bestrahlungsplanung. Neben der Tumorausbreitung werden durch die CT auch die benachbarten Strukturen dargestellt, so dass eine klinische Zielvolumendefinition unter Schonung von benachbarten Risikoorganen möglich wird.

In einigen Körperregionen (z. B. ZNS) ist die **MRT** der CT deutlich überlegen. Zudem bietet die MRT die Möglichkeit, Stoffwechselvorgänge mittels **MR-Spektrometrie** zu untersuchen. Ein weiterer Vorteil ist die beliebige Schnittführung. Auch die **PET** kann durch die Beurteilung von Stoffwechselaktivität wichtige Zusatzinformationen über Tumorausbreitung und Lymphknotenbefall geben.

In einigen Körperregionen (z. B. ZNS) ist die Gadolinium-gestützte **MRT** der CT deutlich überlegen. Zudem bietet die MRT die Möglichkeit, Stoffwechselvorgänge mittels **MR-Spektrometrie** zu untersuchen. Ein weiterer Vorteil der MRT besteht in der beliebigen Schnittführung. Auch die **PET** kann durch die Beurteilung von Stoffwechselaktivität wichtige Zusatzinformationen über Tumorausbreitung und Lymphknotenbefall geben. Da sich auf der Basis von MRT- und PET-Daten nicht ohne weiteres Dosisverteilungen berechnen lassen, eignen sich diese Verfahren nicht direkt für die physikalische Bestrahlungsplanung. Allerdings hat es sich bei der Zielvolumendefinition im ZNS, und mittlerweile auch in anderen Körperlokalisationen, als vorteilhaft erwiesen, die zusätzlichen Informationen, die die MRT und PET liefern, in die Bestrahlungsplanung zu integrieren. Hierzu werden die einzelnen CT- und MRT-Schichten unter Verwendung einer entsprechenden Software miteinander korreliert. Die Zielvolumendefinition kann so z. B. unter stereotaktischen Bedingungen auf den MRT-Schichten erfolgen. Das Zielvolumen wird anschließend auf die entsprechenden Schichten des Bestrahlungsplanungs-CT-Würfels übertragen. Die physikalische Bestrahlungsplanung erfolgt letztlich auf CT-Basis.

Bei einzelnen Fragestellungen liefert die **Sonografie** wichtige zusätzliche Informationen.

Bezüglich Bildqualität und Reproduzierbarkeit ist die **Sonografie** der CT und MRT deutlich unterlegen. Bei einzelnen Fragestellungen (z. B. Beurteilung von Lymphknoten) vermag die Sonografie jedoch wichtige zusätzliche Informationen zu liefern. Zudem handelt es sich um ein schnell verfügbares und kostengünstiges Verfahren.

## 5.4.3 Bestrahlungsplanung

5.4.3 Bestrahlungsplanung

### Festlegung der Zielvolumina und der Dosis

Festlegung der Zielvolumina und der Dosis

#### Zielvolumina

Zielvolumina

► **Definition.** Die Körperregionen, die eine erfolgreiche Strahlentherapie umfassen muss, heißen Zielvolumina.

► Definition.

Es gibt onkologische und strahlentherapeutische Zielvolumina.

Nach dem ICRU Report 50 (1993) unterscheidet man onkologische und strahlentherapeutische Zielvolumina.

► Definition.

► Definition. **Onkologische Zielvolumina** sind (Abb. **A-5.6**):
- **Tumorvolumen** = gross tumor volume (GTV): Es beinhaltet das mit diagnostischen Methoden nachweisbare Tumorgewebe einschließlich sichtbarer Metastasen.
- **Tumorausbreitungsgebiet**: Es beinhaltet neben dem Tumorvolumen die subklinischen Ausbreitungswege des Tumors wie z. B. regionäre Lymphknotenstationen. Es muss davon ausgegangen werden, dass sich in diesem Volumen bereits einzelne Tumorzellen befinden, die bildgebend noch nicht nachweisbar sind.

► Definition.

► Definition. **Strahlentherapeutische Zielvolumina** sind (Abb. **A-5.6**):
- **Klinisches Zielvolumen** = clinical target volume (CTV): Es bezeichnet räumlich zusammenhängende onkologische Volumina, in denen ein bestimmtes radioonkologisches Ziel erreicht werden soll.
- **Planungszielvolumen** = planning target volume (PTV): Es enthält neben dem klinischen Zielvolumen einen Sicherheitsabstand unter Berücksichtigung von Lagerungs- und Positionierungsungenauigkeiten, räumlicher Verlagerung des CTV durch Atmung und Peristaltik sowie unterschiedlicher Füllungszustände benachbarter oder tumortragender Organe.
- **Behandeltes Volumen** = treated volume (TV): Volumen, das von der Isodosenlinie (S. 119) eingefasst wird, auf der die Energiedosis als ausreichend für das Erreichen des Behandlungsziels erachtet wird.
- **Bestrahltes Volumen** = irradiated volume: Volumen, in dem relevante Strahlenwirkungen induziert werden können.
- **Risikoorgan** = organ at risk: Normalgewebe innerhalb des Bestrahlungsvolumens, dessen Strahlenempfindlichkeit die Bestrahlungsplanung und/oder die verordnete Dosis limitiert.

⊙ A-5.6

⊙ A-5.6 **Onkologische und strahlentherapeutische Zielvolumina.**

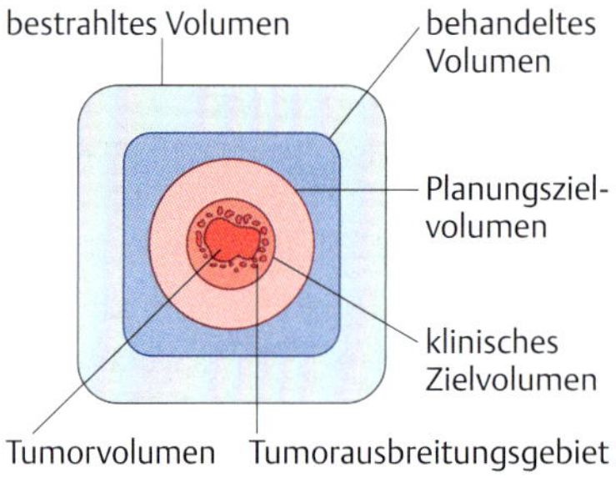


## Dosismessgrößen

## Dosismessgrößen

► Definition.

► Definition. **Energiedosis** (S. 29): In der Radioonkologie wird die Energiedosis auf Wasser bezogen.

**Dosisleistung** (S. 29): Die Dosisleistung ist das Verhältnis von Energiedosis pro Zeiteinheit (Gy/min). Bei Linearbeschleunigern wird die Dosisleistung auf die Anzeige der Monitorkammer bezogen (SI-Einheit Gy/Monitoreinheit).

**Referenzdosis**: Dies ist diejenige Energiedosis, die für die physikalische Dosisverteilung im klinischen Zielvolumen als repräsentativ angesehen wird. Dabei ist nach dem ICRU-Report 50 ein Referenz-Dosispunkt festzulegen (ICRU Reference Point), an dem die Energiedosis als repräsentativ für die Dosisverteilung angesehen werden kann. Der Referenz-Dosispunkt sollte bei Anwendung von Photonenstrahlung folgende Kriterien erfüllen:
- Er soll klinisch relevant sein.
- Seine Lage soll eindeutig beschrieben werden können.
- Die Energiedosis in diesem Punkt soll hinreichend genau bestimmt werden können.
- Er soll nicht in einer Region mit hohem Energiedosisgradienten liegen.

Minimaldosis: Dies ist der kleinste Wert der Energiedosis in einem Volumen.

Maximaldosis: Dies ist der größte Wert der Energiedosis innerhalb einer räumlichen Dosisverteilung. Klinische Relevanz besteht, wenn der kleinste Durchmesser des Volumens 15 mm überschreitet.

**Dosis im Risikobereich**: Maximalwert der Energiedosis in einem Risikobereich oder Risikoorgan.

**Grenzdosis:** Energiedosis, die in einem Risikobereich nicht überschritten werden sollte.

**Dosisspitze** (hot spot): Volumen außerhalb des Planungsvolumens, das eine höhere Dosis als die Referenzdosis erhält. Klinische Relevanz besteht, wenn der kleinste Durchmesser des Volumens 15 mm überschreitet.

**Dosis-Volumen-Histogramm (DVH)**: DVH beinhalten Informationen über die Erfassung des Zielvolumens und die strahlentherapeutische Belastung von Risikoorganen (Abb. **A-5.7**). Anhand von DVH lassen sich physikalische Dosisverteilungen bewerten.

Tiefendosis: Dies ist der Absolutwert der Dosis an einem auf der Zentralstrahlachse liegenden Punkt in der Tiefe des Körpers.

Relative Tiefendosis: Die relative Tiefendosis ist die Dosis entlang der Zentralstrahlachse in der Tiefe bezogen auf einen Referenzpunkt in der Tiefe. Die relative Tiefendosis hängt von der Strahlenart und -energie, der Feldgröße sowie dem Fokus-Haut-Abstand ab. Sie nimmt für Photonen mit steigender Energie und Feldgröße zu. Bei Elektronen fällt sie nach dem Maximum zur Tiefe hin steil ab. Die therapeutische Reichweite von Elektronen, definiert als 85 %-Isodose, beträgt ca. ⅓ des Zahlenwertes der verwendeten Elektronenenergie in Zentimetern.

**Aufbaueffekt**: Mit steigender Photonenenergie nimmt der Compton-Effekt zu, wodurch das Dosismaximum in die Tiefe wandert.

**Isodosenlinie**: Eine Isodosenlinie verbindet im durchstrahlten Volumen alle Punkte gleicher Dosis.

**Isodosenkurve**: Eine Isodosenkurve zeigt alle Punkte gleicher Dosis in einer Ebene, stellt also einen Schnitt durch ein Strahlenbündel dar. Die Dosis wird in Prozent der Referenzdosis ausgedrückt, z. B. 80 %-Isodose, oder als Absolutwert (20-Gy-Isodose). Isodosenkurven eignen sich zur Beurteilung von Dosisverteilungen nach Überlagerung der Isodosenlinien mit den CT-Schnitten des Patienten.

**A-5.7** **Dosis-Volumen-Histogramm.**

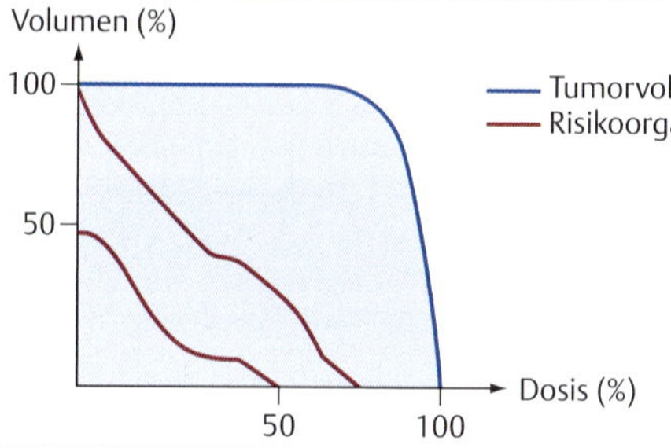


A-5.7

## Festlegung der Zielvolumina

Zielvolumina werden durch den Einsatz verschiedener bildgebender Verfahren (S. 117) bestimmt (CT, MRT, PET).

Festlegung der Zielvolumina

## Festlegung der Dosis

Die zu applizierende Gesamtdosis richtet sich nach Art, Größe und Malignitätsgrad des Tumors (S. 107) und hängt vom Therapieziel und von der Normalgewebstoleranz (S. 57) ab. Sie muss so gewählt werden, dass die Wahrscheinlichkeit der Tumorkontrolle groß, das Risiko des Auftretens von Spätnebenwirkungen (S. 150) an strahlenempfindlichen Organen jedoch gering ist.

Festlegung der Dosis

Die Gesamtdosis muss die Tumorkontrolle ermöglichen und das Risiko von Spätfolgen minimieren.

# Festlegung der zeitlichen Dosisverteilung

Es muss festgelegt werden, ob eine Einzeit-, eine fraktionierte oder eine protrahierte Bestrahlung erfolgen soll.

Festlegung der zeitlichen Dosisverteilung

## Einzeitbestrahlung

Die Einzeitbestrahlung (S. 45) wird z. B. bei der Behandlung von solitären Hirnmetastasen angewandt.

Einzeitbestrahlung

Sie wird z. B. bei solitären Hirnmetastasen angewandt.

**Fraktionierung**

Die Gesamtdosis wird **in Einzeldosen** aufgeteilt. Es gibt folgende **Fraktionierungsschemata** (Abb. **A-5.8**):

1. **Konventionelle Fraktionierung**

2. **Hyperfraktionierung:** Ziel ist die Dosiserhöhung bei gleichbleibenden Spätnebenwirkungen.

3. **Akzelerierung:** Ziel ist, der Repopulierung im Bestrahlungsintervall entgegenzuwirken.

4. **Akzelerierte Hyperfraktionierung:** Ziel ist eine Intensivierung der Strahlentherapie. Akute Nebenwirkungen können vermehrt auftreten.

5. **Hypofraktionierung:** Ziel ist, die Behandlungsdauer im Rahmen einer palliativen Therapie zu verkürzen.

## Fraktionierung

Bei der Fraktionierung wird die Gesamtdosis **in mehreren Einzeldosen** (Fraktionen) verabreicht. Ziel ist die Schonung des Normalgewebes (S. 46). Man unterscheidet folgende **Fraktionierungsschemata** (Abb. **A-5.8**):

1. **Konventionelle Fraktionierung**: 5 Tage pro Woche wird mit einer täglichen Einzeldosis von 1,8–2,0 Gy bestrahlt. Die Gesamtbehandlungsdauer beträgt ca. 4–7 Wochen. Näheres zur Gesamtdosis (S. 119).

2. **Hyperfraktionierung**: Bei gleicher Gesamtbehandlungsdauer wird die Anzahl der Fraktionen im Vergleich zur konventionellen Fraktionierung erhöht, die Einzeldosis verringert. Dadurch ist die Gesamtdosis höher. Ziel ist die Dosiserhöhung bei gleichbleibenden Spätnebenwirkungen.

3. **Akzelerierung**: Durch Verabreichung mehrerer Fraktionen pro Tag bei im Vergleich zur konventionellen Fraktionierung unveränderter Gesamtanzahl der Fraktionen und nahezu unveränderter Einzeldosis wird die Gesamtbehandlungsdauer verkürzt. Die Gesamtdosis muss reduziert werden, damit nicht vermehrt akute Nebenwirkungen auftreten. Ziel ist, der Repopulierung im Bestrahlungsintervall entgegenzuwirken.

4. **Akzelerierte Hyperfraktionierung**: Die Anzahl der Fraktionen im Vergleich zur konventionellen Fraktionierung wird erhöht, die Gesamtbehandlungsdauer dadurch verkürzt und die Strahlentherapie intensiviert. Zwischen den Einzelfraktionen sollten mindestens 6 Stunden liegen, damit das Normalgewebe sich erholen kann. Die akuten Nebenwirkungen sind mitunter schwerwiegender als bei konventioneller Fraktionierung, das Risiko später Nebenwirkungen ist identisch.

5. **Hypofraktionierung**: Im Vergleich zur konventionellen Fraktionierung ist die Anzahl der Fraktionen geringer, die Einzeldosis höher. Ziel ist, die Behandlungsdauer im Rahmen einer palliativen Therapie zu verkürzen. Die Gesamtdosis wird i. d. R. verringert. Zwischen den Fraktionen müssen längere Bestrahlungspausen eingehalten werden.

**A-5.8 Fraktionierungsschemata.**

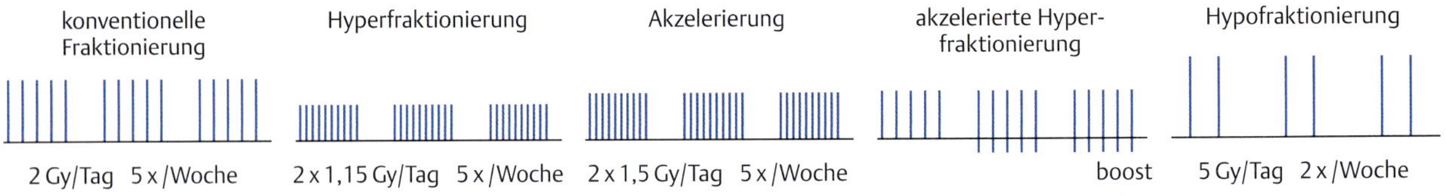


Eine Dosisaufsättigung („boost“) im makroskopischen Tumor erfolgt häufig bei der akzelerierten Fraktionierung, indem täglich eine zweite Fraktion auf das Tumorvolumen (GTV) appliziert wird.

**Protrahierung**

Bei Bestrahlung mit niedriger Dosisleistung finden vor allem in gesunden Zellen Reparaturvorgänge statt.

## Protrahierung

Die Gesamtdosis wird mit niedriger Dosisleistung über einen längeren Zeitraum hinweg kontinuierlich verabreicht. Dabei finden in den bestrahlten – vor allem in gesunden – Zellen (S. 46) Reparaturvorgänge statt. Ist die Dosisleistung sehr niedrig, besteht die Gefahr der Tumorproliferation während der Strahlentherapie.

**Festlegung der räumlichen Dosisverteilung**

Die räumliche Dosisverteilung hängt von der gewählten **Bestrahlungstechnik** (S. 125), diese wiederum vom Zielvolumen ab.

## Festlegung der räumlichen Dosisverteilung

Neben der zeitlichen Dosisverteilung spielt für die Strahlentherapie die räumliche Dosisverteilung eine große Rolle. Sie hängt von der gewählten **Bestrahlungstechnik** (S. 125) ab. Welche Bestrahlungstechnik zum Einsatz kommt, hängt von der Lokalisation und Ausdehnung des Zielvolumens ab.

**3D-Planung mit Referenzpunkt**

Bei komplexen Bestrahlungstechniken kann ein **Bestrahlungsplanungsrechner** aus den Daten einer unter Bestrahlungsbedingungen durchgeführten axialen CT individuelle Bestrahlungspläne errechnen.

### 3D-Planung mit Referenzpunkt

Gerade bei komplexen Bestrahlungstechniken, z. B. Mehrfelderbestrahlung, ist die Verwendung eines **Bestrahlungsplanungsrechner**s vorteilhaft. Hierzu wird zunächst eine axiale CT der zu bestrahlenden Körperregion angefertigt, und zwar in Bestrahlungsposition und unter Verwendung sämtlicher Hilfsmittel und Lagerungshilfen, die später bei der Bestrahlung verwendet werden sollen. Die CT-Daten werden in den Planungsrechner eingespeist und Zielvolumina und Risikoorgane in den einzel-

**A-5.9** 3D-Bestrahlungsplan beim Bronchialkarzinom.

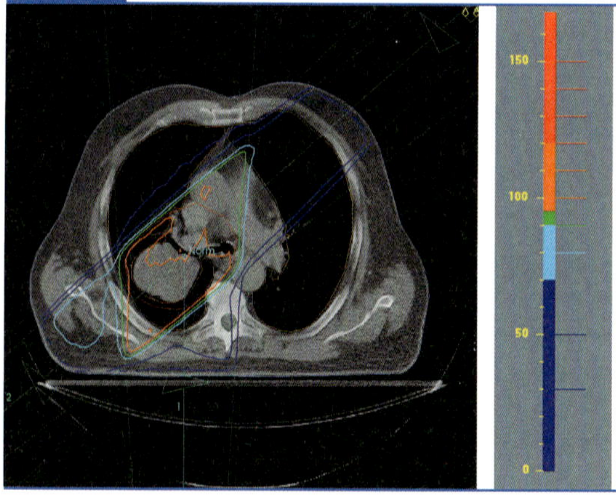


A-5.9

nen CT-Schichten markiert. Anschließend werden verschiedene Bestrahlungsparameter angewählt und es wird ein Isodosenplan berechnet.
So lassen sich für verschiedene Bestrahlungssituationen individuelle Bestrahlungspläne (S. 117) anfertigen.
Außerdem können die auf der Basis von Bestrahlungsplanungs-CT-Daten berechneten digitalen rekonstruierten Radiografien direkt mit den Feldkontrollaufnahmen verglichen werden.
**3D-Planungssysteme** erlauben eine dreidimensionale Darstellung der Bestrahlungspläne und eine Überlagerung der CT-Schichten mit den Isodosenverläufen (Abb. **A-5.9**) sowie die Qualitätskontrolle der Bestrahlungspläne anhand von Dosis-Volumen-Histogrammen.

Auch ein Vergleich der digitalen Röntgenrekonstruktion auf CT-Basis mit den Feldkontrollaufnahmen ist möglich.

**3D-Planungssysteme** berechnen 3D-Bestrahlungspläne, diese werden mit CT-Schichten überlagert (Abb. **A-5.9**).

▶ **Merke.** Wichtige Gütekriterien eines Berechnungsplanes sind die Homogenität im Zielvolumen, die Zielvolumenerfassung und die Schonung des umgebenden Normalgewebes.

▶ Merke.

Häufig sind mehrere Optimierungsschritte nötig, wobei jeweils einzelne Bestrahlungsparameter verändert werden und der Plan neu berechnet wird. Es sind zunehmend auch Bestrahlungsplanungssysteme im Einsatz, die eine automatisierte Berechnung von Bestrahlungsparametern bei Vorgabe einer gewünschten Dosisverteilung erlauben (inverse Planung). Diese Form der rechnergestützten Bestrahlungsplanung kommt vor allem bei der IMRT zum Einsatz. Bestrahlungspläne sollten zusätzlich Angaben zu Dosismaxima, -minima und der Isozentrumsdosis enthalten. Der Ausdruck von Isodosenverläufen bzw. Dosis-Volumen-Histogrammen ist sinnvoll.

Häufig sind Optimierungsschritte nötig, wobei jeweils einzelne Bestrahlungsparameter verändert werden und der Plan neu berechnet wird. Zunehmend ist inverse Planung möglich.

## 5.4.4 Therapieeinstellung

5.4.4 Therapieeinstellung

Ist eine Bestrahlungsdosis berechnet bzw. wurde ein rechnergestützter Bestrahlungsplan erstellt, gilt es, diesen präzise auf das Zielvolumen zu applizieren. Je nach verwendeter Technik und therapeutischer Zielsetzung kann dieser „Zielvorgang" unterschiedlich erfolgen.

### Klinische Einstellung

Bei einfachen Bestrahlungstechniken oder bei oberflächlichen Tumoren kann die Einstellung der Bestrahlung rein klinisch nach Sicht oder Tastbefund erfolgen.

Klinische Einstellung

Bei einfachen Bestrahlungstechniken oder bei oberflächlichen Tumoren.

### Konventionelle Simulation

Der **Therapiesimulator** ist ein speziell für die Bestrahlungsplanung entwickeltes **Durchleuchtungsgerät**, mit dem sich einfache Bestrahlungstechniken simulieren lassen. Es herrschen die gleichen geometrischen Bedingungen wie am Therapiegerät (Linearbeschleuniger) vor und es werden identische Lagerungshilfen verwendet. Nach Lagerung des Patienten wie für die Strahlentherapie werden die Strahlenfelder simuliert und die **Bestrahlungsparameter** Feldgröße, Gantry (Tragarm)- und Kollimatordrehung, Tischrotation und der Fokus-Haut-Abstand (FHA) eingestellt. Die

Konventionelle Simulation

Der **Therapiesimulator** ist ein speziell für die Bestrahlungsplanung entwickeltes **Durchleuchtungsgerät**, mit dem sich einfache Bestrahlungstechniken simulieren und Strahlenfelder dokumentieren lassen. Es herrschen dieselben Bedingungen wie am Therapiegerät.

Strahlenfelder werden mittels Röntgenaufnahmen dokumentiert. Diese dienen dem Vergleich mit den später während der Therapie angefertigten Feldkontrollaufnahmen. Um später identische Einstellungen am Bestrahlungsgerät vornehmen zu können, werden Feldmitte, Feldgrenzen sowie Lagerungskreuze auf der Haut des Patienten markiert. Bei Verwendung von Lagerungshilfen empfiehlt sich eine zusätzliche Photodokumentation.

#### Virtuelle Simulation

Hier werden die oben beschriebenen Parameter **am Computer auf CT-Basis** eingestellt.

### Virtuelle Simulation

Alternativ zum klassischen Simulator können die oben beschriebenen Parameter **am Computer auf CT-Basis** eingestellt werden. Man spricht hier von einer virtuellen Simulation. Ein Vorteil dieser Methode ist die Möglichkeit der Verwendung eines normalen Computertomografen ohne Notwendigkeit eines speziellen Simulators. Zudem kann die Einstellung von Tischposition, Gantrywinkel und Bestrahlungsfeldern an einem 3D-Datensatz des CTs erfolgen, wodurch eine zuverlässige Zielerfassung gewährleistet wird.

#### Planung mit Referenzpunkt

Zur **Positionierung** wird ein Koordinatensystem über einem bestimmten Referenzpunkt im Patienten verwendet.

### Planung mit Referenzpunkt

Während der Planungs-CT kann ein Punkt im Raum mittels dreier Metallmarkierungen auf der Oberfläche des Patienten definiert werden. Dieser Punkt befindet sich meist im Patienten und kann als Ausgangspunkt für ein dreidimensionales Koordinatensystem für die **Patientenpositionierung** genutzt werden, indem während der Bestrahlungsplanung Verschiebekoordinaten zum gewünschten Zielpunkt berechnet werden.

#### Stereotaxie

Hierbei wird mittels **3D-Zielsystem** außerhalb des Körpers die exakte Einstellung der Bestrahlungsfelder ermöglicht.

### Stereotaxie

Alternativ kann ein räumliches Koordinatensystem mittels stereotaktischen Zielsystems zur Zielpunkteinstellung genutzt werden. Hierbei wird mittels **3D-Zielsystem** außerhalb des Körpers die exakte Einstellung der Bestrahlungsfelder ermöglicht.

#### Bildgesteuerte Radiotherapie (image guided radiotherapy, IGRT)

Die IGRT verbessert die Präzision der Therapieeinstellung mittels **Bildgebung direkt am Bestrahlungsgerät**. So kann direkt auf Veränderungen gegenüber der initialen Planungsbildgebung reagiert werden.

### Bildgesteuerte Radiotherapie (image guided radiotherapy, IGRT)

Zusätzlich zu den bisher genannten Methoden kann mittels **Bildgebung direkt am Bestrahlungsgerät** die Präzision der Therapieeinstellung verbessert werden. Durch Integration verschiedener Bildgebungsmodalitäten in die tägliche Anwendung der Radiotherapie wird die rasche und tägliche Kontrolle von Lagerungsgenauigkeit, Tumorposition und eventuellen Veränderungen der Patientenanatomie (z. B. Tumorschrumpfung oder Öffnung einer Atelektase) möglich. Somit kann direkt auf Veränderungen gegenüber der initialen Planungsbildgebung reagiert werden.

#### Interfraktionelle Variationen

Die Gesamtheit aller **Veränderungen**, die **zwischen den einzelnen Behandlungssitzungen** (Fraktionen) auftreten können, bezeichnet man als interfraktionelle Variationen. Variablen:
- **Positionierung:** Eine präzise Positionierung ist insbesondere bei modernen **Hochpräzisionstechniken** mit individueller Dosisverteilung wichtig, da hier bereits kleine Positionierungsänderungen große Abweichungen in der Dosisverteilung bewirken.
- **Beweglichkeit der inneren Organe:** z. B. Lagevariabilität der Niere, Füllungsvariationen abdomineller Organe, Öffnung einer Atelektase oder Größenänderung eines Ergusses.

#### Interfraktionelle Variationen

Die Gesamtheit aller **Veränderungen** und Abweichungen, die **zwischen den einzelnen Behandlungssitzungen** (Fraktionen) auftreten können, bezeichnet man als interfraktionelle Variationen. Wichtige Variablen sind:
- **Positionierung:** Die Genauigkeit und Reproduzierbarkeit hängt stark von der anatomischen Region und der Positionierungshilfe ab. Die bildgestützte Bestrahlung erlaubt die Detektion solcher Abweichungen und die sofortige Korrektur der Positionierung und erhöht somit die Präzision der täglichen Bestrahlungsfraktionen. Dies ist von besonderer Bedeutung bei modernen **Hochpräzisionstechniken** mit individueller Dosisverteilung, Eskalation der Dosis im Tumor- bzw. Zielvolumenbereich und Schonung eng benachbarter strahlenempfindlicher Organe. Hier können kleine Positionierungsabweichungen bereits große Abweichungen in der Dosisverteilung bewirken. Während herkömmliche Techniken unter Verwendung weniger Stehfelder begrenzt anfällig gegenüber solchen Variationen sind, können bei solch ausgefeilten Techniken Unterdosierungen des Zielvolumens oder Überdosierungen eines zu schonenden Organs resultieren. Die IGRT stellt sicher, dass ein solch präziser Plan auch genau am richtigen Ort appliziert wird.
- **Beweglichkeit der inneren Organe:** Auch bei perfekter Lagerung von knöchernen Strukturen kann beispielsweise die Niere eine erhebliche Lagevariabilität aufweisen. Zudem können Füllungsvariationen abdomineller Organe Ausmaße erreichen,

auf die herkömmlich mit großen Sicherheitssäumen reagiert wurde. Moderne Techniken erlauben nun die hochkonformale Radiatio beispielsweise des Magens unter verbesserter Schonung empfindlicher Strukturen. Dies ist mit **engeren Sicherheitssäumen** machbar, da die bildgesteuerte Radiotherapie sicherstellt, dass das zu bestrahlende Organ getroffen wird. Andernfalls besteht die Gefahr, dass ein individueller, hochkonformaler Plan das Zielorgan verfehlt. Auch Änderungen in der Umgebung eines Tumors, wie die Öffnung einer Atelektase oder Größenänderung eines Ergusses bei der Behandlung eines Bronchialkarzinoms, können früh detektiert und deren Auswirkung auf die anvisierte Strahlendosis berechnet werden.

### Intrafraktionelle Variationen

Sind die interfraktionellen Variationen erkannt, behoben bzw. wurde der Bestrahlungsplan auf geänderte anatomische Verhältnisse adaptiert, kann die Behandlung mit der maximal möglichen Präzision erfolgen. Es bleibt jedoch die Unsicherheit aller **Veränderungen innerhalb der Bestrahlungssitzung** selbst, was als intrafraktionelle Variation bezeichnet wird. Wichtige Variablen sind:

- **Bewegung des Patienten selbst:** Sie muss durch eine intensive Aufklärung sowie eine geeignete Immobilisation verhindert bzw. minimiert werden.
- **Atembewegung:** Davon sind v. a. Tumoren der Lunge und der Leber betroffen. Es sind maximale Bewegungen von bis zu 3 cm beschrieben. Aber auch für Risikostrukturen wie Nieren oder Magen muss eine solche Bewegung berücksichtigt werden. Zum einen kann sie bis auf ein gewisses Maß reduziert werden, beispielsweise durch den Einsatz einer abdominellen Kompression; zum anderen kann durch eine Erfassung der maximalen Bewegungsamplitude mittels zeitlich aufgelöster Computertomografie (4D-CT) ein geeigneter Sicherheitssaum gewählt werden, der den gesamten Aufenthaltsraum eines bewegten Tumors einschließt. Ein anderes Vorgehen besteht darin, nur während gewisser Atemphasen die Bestrahlung durchzuführen, was als **„Gating"** bezeichnet wird. Hierdurch können Sicherheitssäume verringert und die Belastung umliegender Gewebe etwas reduziert werden. Diese Methode setzt aber neben der initialen Erfassung der Bewegung auch ein Monitoring während der Therapie selbst voraus. Mittels spezieller Methoden kann der Therapiestrahl auch dem beweglichen Tumor nachgeführt werden. Ein solches **„Tracking"** eines Tumors beschleunigt eine Therapie durch Reduktion der „inaktiven" Zeitintervalle. Sowohl Gating als auch Tracking sind aufwendige Verfahren, die nur dann für wenige Patienten indiziert sind, wenn herkömmliche Verfahren mit einer zu hohen Belastung der Risikoorgane verbunden sind.

> **Intrafraktionelle Variationen**
>
> **Veränderungen innerhalb der Bestrahlungssitzung** selbst werden als intrafraktionelle Variationen bezeichnet. Variablen:
> - **Bewegung des Patienten selbst:** intensive Aufklärung sowie geeignete Immobilisation
> - **Atembewegung:** Relevant v. a. für Tumoren der Lunge und der Leber, auch für Risikostrukturen wie Nieren oder Magen.

### Technische Realisierung der IGRT

Es gibt verschiedene Integrationsmöglichkeiten der Bildgebung in das Bestrahlungsgerät:

Weichteilstrukturen, wie z. B. die Prostata, können mithilfe des **Ultraschalls** dargestellt und ihre Position mithilfe eines stereotaktischen Koordinatensystems zur Planungssituation im Ausgangs-CT korreliert werden. Diese Methode ist – wie auch sonst beim diagnostischen Ultraschall – stark untersucherabhängig, sie hat aber den Vorteil der fehlenden zusätzlichen Dosisbelastung.

Mittels digitaler Röntgenaufnahmen in 2 Ebenen kann ebenfalls eine Überprüfung der Positionierung erfolgen, dabei ist man weitestgehend auf die Darstellung knöcherner Anatomie begrenzt. Diese Methode eignet sich daher v. a. für kleinere Tumoren im oder mit direktem Bezug zum Knochen, z. B. ossäre Metastasen oder Schädelbasistumoren.

Zur besseren Darstellung von Weichgewebsstrukturen kann eine volumetrische Bildgebung mittels Computertomografie eingesetzt werden. Diese kann mit einem eigenständigen CT erfolgen, in das der Patient auf dem Bestrahlungstisch direkt in Bestrahlungsposition gefahren werden kann (**In-room-CT**, Abb. **A-5.10a**). Diese Anordnung benötigt allerdings zwei Geräte und beansprucht viel Platz, der nur in wenigen Bestrahlungsräumen vorhanden ist. Hier bietet die Integration des CT direkt in das Bestrahlungsgerät deutliche Vorteile. Die klassische CT-Technik lässt sich jedoch kaum unterbringen, so dass im Großteil der technischen Lösungen ein sog. Kegelstrahl-CT verwendet wird (**Cone-beam-CT**, Abb. **A-5.10b**). Hier wird kein Fächer-

> **Technische Realisierung der IGRT**
>
> Es gibt verschiedene Integrationsmöglichkeiten der Bildgebung in das Bestrahlungsgerät:
>
> **Ultraschall:** geeignet für Weichteilstrukturen (z. B. Prostata).
>
> **Röntgenaufnahmen** in 2 Ebenen: geeignet für kleinere Tumoren im oder mit direktem Bezug zum Knochen (z. B. ossäre Metastasen oder Schädelbasistumoren).
>
> **Computertomografie:** zur besseren Darstellung von Weichgewebstrukturen. Es gibt verschiedene Systeme (Abb. **A-5.10**):
> - eigenständiges CT, in das der Patient auf dem Bestrahlungstisch gefahren werden kann (**In-room-CT**)
> - in das Bestrahlungsgerät integriertes CT (Kegelstrahl-CT oder **Cone-beam-CT**)
> - rotierender Beschleuniger auf einer Ring-Gantry.

⊙ A-5.10

**⊙ A-5.10 Bildgeführte Strahlentherapie mittels CT.**

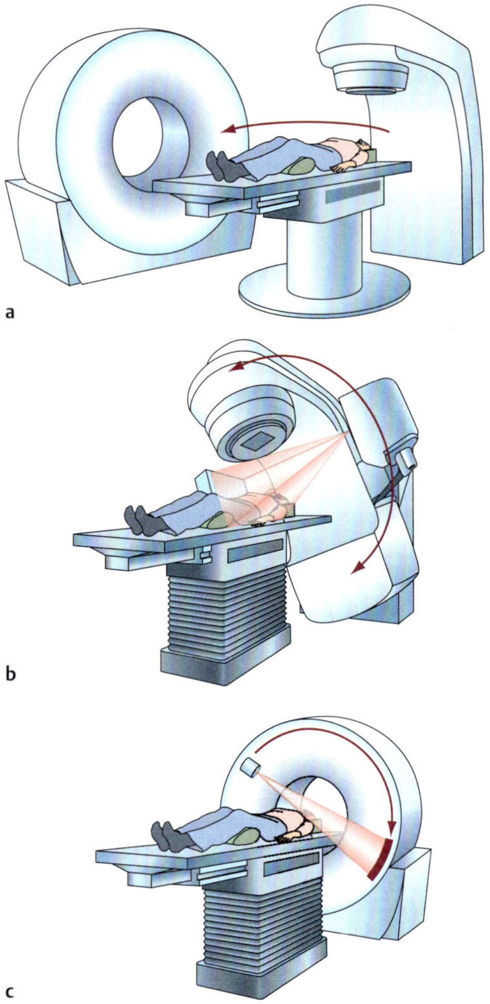

**a** Separates CT (In-room-CT).
**b** Kegelstrahl-CT (Cone-beam-CT).
**c** Rotierender Beschleuniger auf einer Ring-Gantry.

strahl verwendet, da die mehrfachen Rotationen mit den normalen C-Arm-Beschleunigern nicht zu realisieren sind. Es ist zwar eine Rotation des Bestrahlungsarmes über 360° möglich, jedoch keine kontinuierliche Rotation über mehrere Umläufe. Um dieses Problem zu umgehen, kann statt des Fächerstrahls ein Kegelstrahl ein größeres Volumen in einer Rotation abbilden (Abb. **A-5.10b**). Eine andere technische Realisierung der IGRT ist die sog. **Ring-Gantry**, d. h. ein um den Patienten kreisförmig rotierender Linearbeschleuniger. Hier kann eine prätherapeutische CT-Akquisition genau wie im klassischen Spiral-CT erfolgen, nur dass auch hier der Therapiestrahl genutzt wird (Abb. **A-5.10c**).

### Einbindung der IGRT in die klinische Strahlentherapie

Die IGRT stellt eine wichtige Methode in der Radioonkologie dar, die zur **sicheren** und **präzisen Anwendung moderner Techniken** beitragen. Dennoch benötigt keineswegs jeder Patient eine solche Bildsteuerung. Sie sollte dann zum Einsatz kommen, wenn die genannten Variationen mittels geeigneter Sicherheitssäume nicht verhindert bzw. minimiert werden können.

### Einbindung der IGRT in die klinische Strahlentherapie

Die bildgeführte Strahlentherapie ist aufwendig; sie benötigt eine spezielle technische Ausstattung und stellt eine Herausforderung für Finanz- und Arbeitskraftressourcen dar. Doch sie stellt eine wichtige Methode in der Radioonkologie dar, die zur **sicheren** und **präzisen Anwendung moderner Techniken**, wie beispielsweise der intensitätsmodulierten Radiotherapie oder Partikeltherapie, beiträgt. Wichtig ist festzuhalten, dass keineswegs jeder Patient eine solche Bildsteuerung benötigt. In vielen Fällen können die genannten Variationen mittels geeigneter Sicherheitssäume im Voraus einkalkuliert und so eine sichere Applikation der beabsichtigten Dosis im Tumor erreicht werden. Die bildgesteuerte Strahlentherapie sollte dann zum Einsatz kommen, wenn Tumorart, Tumorsitz, angestrebte Dosis und benachbarte Risikostrukturen solche Sicherheitssäume und eine gewisse Variationsbreite nicht tolerabel machen.

## 5.4.5 Spezielle Bestrahlungstechniken

### Einzelstehfeldbestrahlung

Die Strahlung wird über ein einziges Strahlenfeld appliziert (Abb. **A-5.11**), häufig mit konstantem Fokus-Haut-Abstand **(FHA**-Einstelltechnik. Die Strahlenqualität bzw. der Referenz-Dosispunkt richtet sich nach der Tiefenausdehnung des Zielvolumens. Die Verwendung eines einzelnen Stehfeldes ist lediglich für die Oberflächen- oder **Halbtiefentherapie** sinnvoll. Eine mögliche Indikation ist die Bestrahlung symptomatischer Wirbelsäulenmetastasen.

5.4.5 Spezielle Bestrahlungstechniken

Einzelstehfeldbestrahlung

Die Strahlung wird über ein einziges Strahlenfeld appliziert (Abb. **A-5.11**), oft mit konstantem Fokus-Haut-Abstand **(FHA-Einstelltechnik)**. Einsatzgebiet ist die **Oberflächen**- und **Halbtiefentherapie**.

**A-5.11 Einzelstehfeldbestrahlung.**

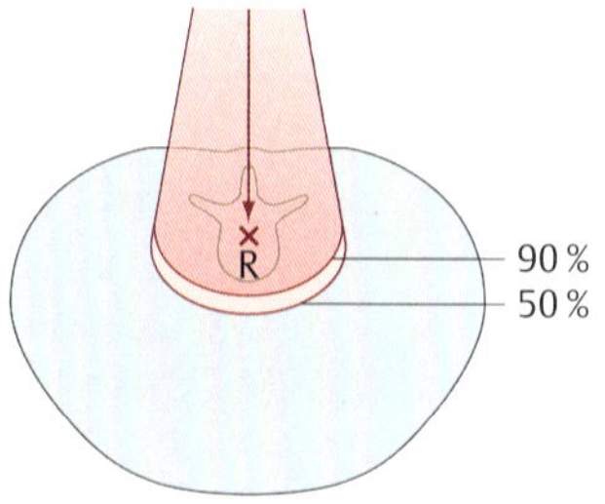


R: Dosis-Referenzpunkt
90 %: 90 %-Isodose
50 %: 50 %-Isodose

A-5.11

### Gegenfeldbestrahlung

Bei tiefer gelegenen Zielvolumina oder zur homogenen Durchstrahlung des Zielvolumens wird die Strahlung über 2 um 180° gegeneinander gedrehte sog. Gegenfelder (Abb. **A-5.12**) appliziert. Dadurch wird **Normalgewebe an der Körperoberfläche** stärker **geschont**. Alternativ zur FHA-Einstelltechnik kann die **isozentrische Einstelltechnik** (Isozentrum: der Raumpunkt, in dem sich bei Drehung des Bestrahlerkopfes die Zentralstrahlen aller Felder schneiden, Abb. **A-5.12**) gewählt werden: Hier liegt der Referenz-Dosispunkt auf der Strahlenfeldachse im Zentrum des Zielvolumens. Das Isozentrum entspricht gleichzeitig der Drehachse des Bestrahlungsgerätes.
Eine Indikation ist z. B. die Bestrahlung von HNO-Tumoren inkl. der zervikalen Lymphknotenstationen.

Gegenfeldbestrahlung

Die Strahlung wird über 2 Gegenfelder im Winkel von 180° (Abb. **A-5.12**) appliziert. Dadurch wird **Normalgewebe an der Körperoberfläche** stärker **geschont**. Statt FHA- ist die **isozentrische Einstelltechnik** möglich (Abb. **A-5.12**).

**A-5.12 Gegenfeldbestrahlung.**

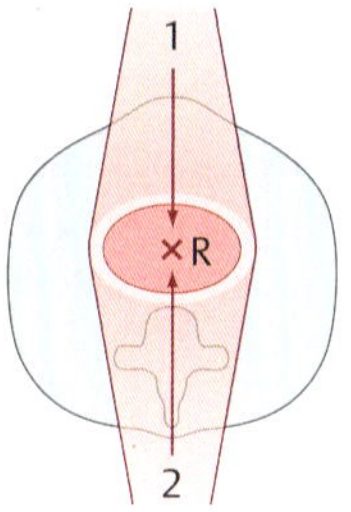


R: Dosis-Referenzpunkt

A-5.12

### Mehrfelderbestrahlung

Bei der Mehrfelderbestrahlung wird die Strahlung über **2 oder mehr Strahlenfelder** appliziert. I. d. R. wird die isozentrische Einstelltechnik angewandt. Die Mehrfelderbestrahlung ermöglicht eine **optimale Schonung des Normalgewebes**, während die Maximaldosis im Zielvolumen erreicht wird. Häufig kommen Techniken mit 3 um jeweils 120° gegeneinander gedrehten Strahlenfeldern (Abb. **A-5.13**) oder aber 4-Felder-Techniken (sog. 4-Felder-Box oder **Kreuzfeuerbestrahlung**, Abb. **A-5.14**) zur Anwendung. Bei sehr komplexen Zielvolumina können im Ausnahmefall auch mehr als 4 Felder erforderlich sein.

Mehrfelderbestrahlung

Bei **2 oder mehr Strahlenfeldern** wird das Normalgewebe bei maximaler Wirkung auf den Tumor **optimal geschont**. Oft werden 3 (Abb. **A-5.13**) oder 4 Felder (**Kreuzfeuerbestrahlung**, Abb. **A-5.14**) eingesetzt.

A-5.13

A-5.13 3-Felder-Technik.

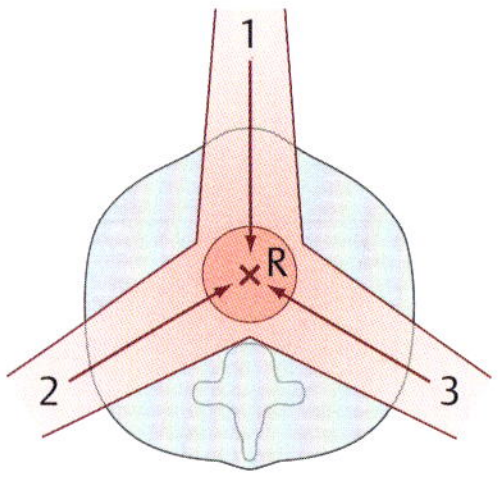


R: Dosis-Referenzpunkt

A-5.14

A-5.14 4-Felder-Technik.

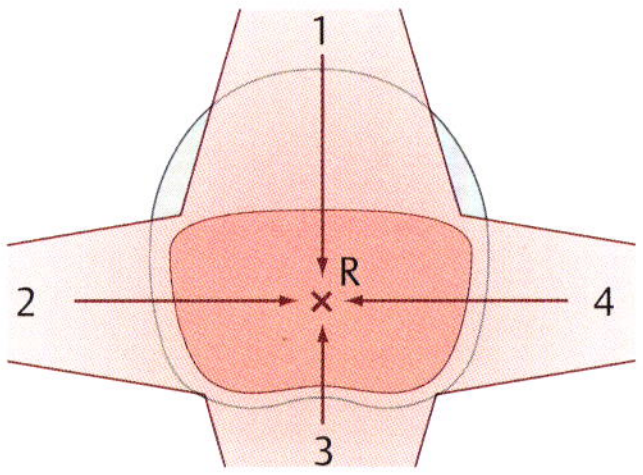


R: Dosis-Referenzpunkt

### Bewegungsbestrahlung

Der Fokus dreht sich kontinuierlich auf einer Kreisbahn oder einem Kreissegment um den Patienten. Es resultiert eine **Dosiseskalation im Zielvolumen bei Schonung des Normalgewebes an der Körperoberfläche**.

Mehrere Segmente lassen sich durch **bisegmentale monoaxiale** oder **biaxiale** Rotationsbestrahlung (Abb. **A-5.15** und Abb. **A-5.16**) bestrahlen.

Eine spezielle Form ist die **stereotaktische Rotationsbestrahlung** (Abb. **A-5.17**).

## Bewegungsbestrahlung

Bei der Bewegungsbestrahlung dreht sich der Fokus kontinuierlich auf einer Kreisbahn oder einem Kreissegment um den unbewegten Patienten. Der Referenz-Dosispunkt ist mit dem Isozentrum identisch und liegt im Zielvolumen. Während der Bestrahlung bewegt sich das Zielvolumen somit nicht aus dem Strahlenfeld, während die Körperoberfläche im Eintrittskanal variiert. Es resultiert eine **Dosiseskalation im Zielvolumen bei Schonung des Normalgewebes an der Körperoberfläche**. Neben einer Vollrotation (360°) können auch ein oder mehrere kleinere Winkel in dieser Weise bestrahlt werden.

Bei der Rotationsbestrahlung mehrerer Segmente unterscheidet man die **bisegmentale monoaxiale** und die **bisegmentale biaxiale** Rotationsbestrahlung. Bei der bisegmentalen monoaxialen Rotationsbestrahlung liegt der Referenz-Dosispunkt im Zentrum des Zielvolumens und beide Rotationsfelder sind auf ihn gerichtet (Abb. **A-5.15**). Bei der bisegmentalen biaxialen Rotationsbestrahlung werden zwei Isozentren festgelegt (Abb. **A-5.16**).

Spezielle Einstelltechniken wie die **stereotaktische Rotationsbestrahlung** (Abb. **A-5.17**) haben eine Dosiserhöhung im Zielvolumen bei optimaler Schonung des umgebenden Gewebes zum Ziel und erfordern eine präzise Einstellung des Isozentrums sowie die weitgehende Immobilisierung des Patienten.

A-5.15

A-5.15 Bisegmentale monoaxiale Rotationsbestrahlung.

R: Referenz-Dosispunkt = Isozentrum

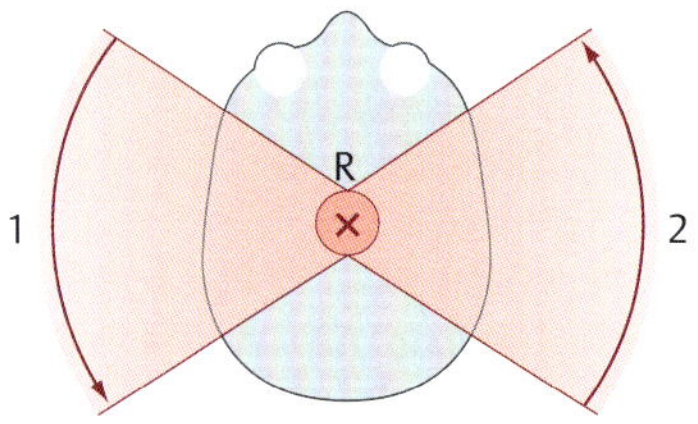

A-5.16 **Bisegmentale biaxiale Rotationsbestrahlung.**

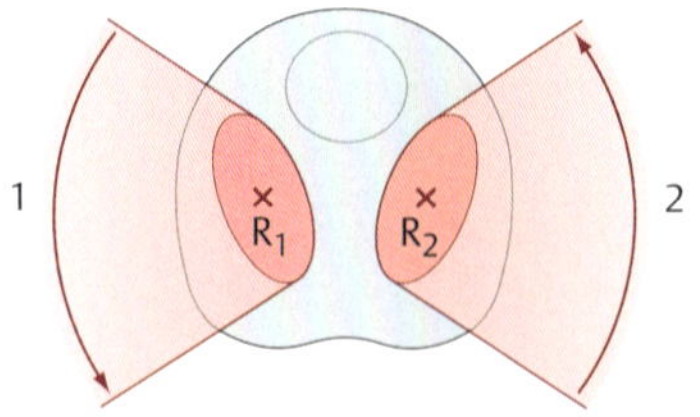


R1: Referenz-Dosispunkt = Isozentrum 1
R2: Referenz-Dosispunkt = Isozentrum 2

A-5.16

A-5.17 **Dosisverteilung bei stereotaktischer Rotationsbestrahlung einer Hirnmetastase.**

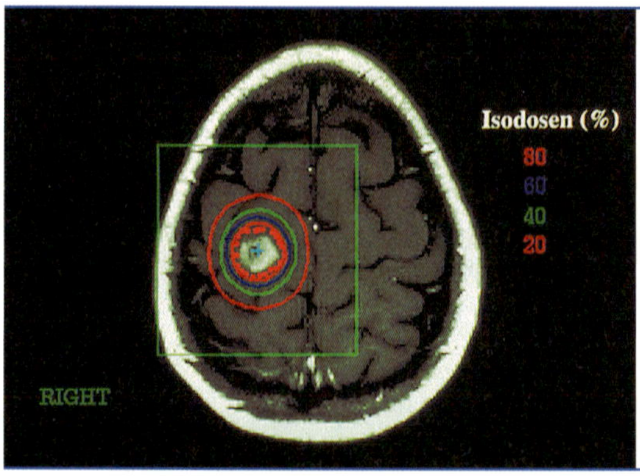


A-5.17

### Dynamische Bestrahlung (dynamic treatment)

Bei der dynamischen Bestrahlung ändern sich während der Bestrahlung automatisch Bestrahlungsparameter wie Tischdrehwinkel, Gantrywinkel (der Winkel des die Strahlenquelle tragenden Tragarms) und Lamellenpositionen der Multi-leaf-Kollimatoren (s. u.). Dadurch kann die **Dosisverteilung auch irregulären Zielvolumina eng angepasst** und **Risikoorgane** können in hohem Maße **geschont** werden.

**Dynamische Bestrahlung (dynamic treatment)**
Während der Bestrahlung ändern sich Parameter automatisch, so dass sich die **Dosisverteilung irregulären Zielvolumina anpasst** und **Risikoorgane geschont** werden.

## 5.4.6 Modifikation des Strahlenfeldes

### Absorber

Bei irregulären Zielvolumina ist zusätzlich zur primären rechteckigen Feldeinblendung durch das Blendensystem eine **Ausblockung von Normalgewebe** mit Metallabsorbern möglich. Für einfache Feldgeometrien stehen Standardblöcke zur Verfügung. Bei komplizierteren Feldformen müssen sog. Individualabsorber speziell für den Patienten angefertigt werden. Hierzu wird die gewünschte Blockform auf der Simulatoraufnahme eingezeichnet. Anschließend wird eine entsprechende Gussform aus Styropor geschnitten und der Individualabsorber aus einer Metalllegierung aus Blei, Wismut und Zinn gegossen. Individualabsorber werden patientenfern unterhalb des Blendensystems in eine spezielle Halterung am Strahlerkopf eingeschoben.

**5.4.6 Modifikation des Strahlenfeldes**

**Absorber**

Bei irregulären Zielvolumina ist eine zusätzliche **Ausblockung von Normalgewebe** mit Metallabsorbern möglich. Es gibt Standardblöcke und Individualabsorber.

### Multi-leaf-Kollimatoren (MLC)

Modernere Beschleuniger verfügen über automatische Multi-leaf-Kollimatoren (MLC). Hierbei handelt es sich um ein in das Blendensystem integriertes System **fokussierter Bleilamellen (leafs)** einer Dicke von 5–10 mm, die automatisch ein (gewünschtes) **irreguläres Strahlenfeld kollimieren** (eingrenzen). Um die Position der leafs festzulegen, wird die gewünschte Blockkontur auf der Simulationsaufnahme eingezeichnet, digitalisiert und in Leafpositionen umgesetzt. Müssen sehr kleine irreguläre Zielvolumina bestrahlt werden, sind die leafs des integrierten MLC häufig zu grob. In solchen Fällen kommen manuelle MLC mit einer Leafbreite von 1–3 mm zur Anwendung, wobei der MLC in einen Einschub an der Unterseite des Blendensystems eingeschoben und verschraubt wird. Die irregulären Feldformen werden

**Multi-leaf-Kollimatoren (MLC)**

Dies sind in das Blendensystem integrierte **fokussierte Bleilamellen (leafs)**, die automatisch oder manuell ein (gewünschtes) **irreguläres Strahlenfeld kollimieren**. Manuelle MLC (Abb. **A-5.18**) werden bei sehr kleinen irregulären Zielvolumina eingesetzt.

A-5.18

A-5.18 **Manueller Multi-leaf-Kollimator.**

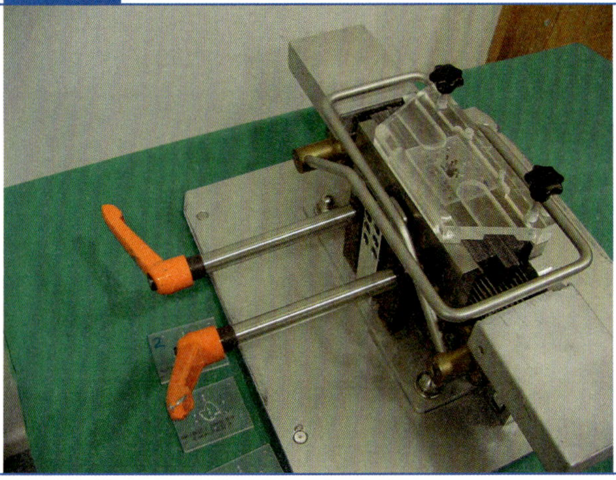

bei der Computerplanung mithilfe spezieller Software festgelegt und aus Plexiglasrohlingen gefräst. Die fertigen Plexiglasformen werden manuell in den MLC eingebracht und die Lamellen entsprechend zugefahren und fixiert (Abb. **A-5.18**).

### Keilfilter

Diese keilförmigen Absorber ermöglichen bei gekrümmten Oberflächen einen Ausgleich des Isodosenverlaufs (Abb. **A-5.19**).

## Keilfilter

Dies sind keilförmige Absorber, die in einen Einschub unterhalb des Blendensystems eingeschoben werden und bei gekrümmten Oberflächen einen Ausgleich des Isodosenverlaufs ermöglichen (Abb. **A-5.19**). In Abhängigkeit von dem durch sie verursachten Ablenkungswinkel der 50 %-Isodose werden sie als 15°-, 30°-, 45°- oder 60°-Keilfilter bezeichnet. Moderne Beschleuniger verfügen über virtuelle Keile: Die Keilfilterwirkung wird durch Verschiebung des Blendensystems während der Bestrahlung erzeugt.

A-5.19

A-5.19 **Keilfilter (a) und ihr Funktionsprinzip (b).**

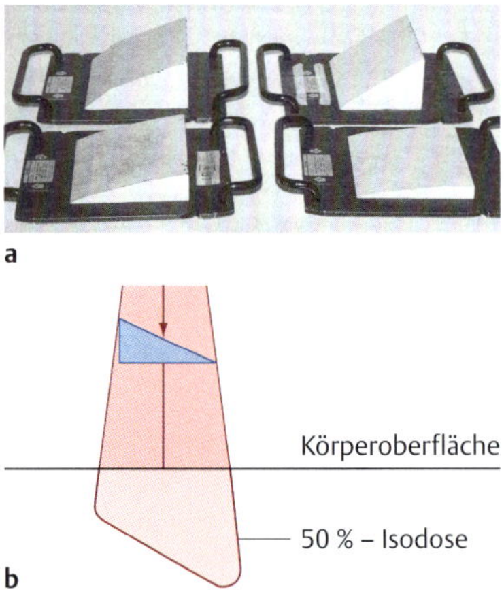


### Kompensatoren und Bolusmaterial

Eine unregelmäßige Körperkontur bzw. Form des Bestrahlungsvolumens lässt sich durch **Kompensatoren** aus gewebeäquivalentem Material ausgleichen, eine effektive Dosis in oberflächennahen Zielvolumina durch einen **Bolus** erreichen.

## Kompensatoren und Bolusmaterial

Eine unregelmäßige Körperkontur bzw. große Durchmesserdifferenzen innerhalb eines Bestrahlungsvolumens können durch **Kompensatoren** aus körpergewebeäquivalentem Material ausgeglichen werden. Die anhand der CT-Schnitte hergestellten fokussierten Kompensatoren werden patientenfern in den Strahlengang eingebracht. Bei sehr oberflächlichen Zielvolumina, die bis an die Körperoberfläche reichen, muss ein **Bolus** aus gewebeäquivalentem Material auf die Haut des Patienten aufgebracht werden, um den Aufbaueffekt zu reduzieren und eine effektive Dosis an der Oberfläche zu gewährleisten.

## Intensitätsmodulierte Radiotherapie (IMRT)

Charakteristisch für die konventionelle Radiotherapie ist die Verwendung von Bestrahlungsfeldern einheitlicher Dosisintensität. Bei der IMRT kann die **Strahlendosisintensität** hingegen **im jeweiligen Bestrahlungsfeld „moduliert"** werden. Jedes primäre Bestrahlungsfeld setzt sich dabei aus einer Vielzahl von Subfeldern zusammen, die nacheinander aus möglichst unterschiedlichen Einstrahlrichtungen abbestrahlt werden.
Befindet sich ein Tumor zum Beispiel direkt neben einem strahlenempfindlichen Organ oder umgibt er dieses, ist es von Vorteil, dies bei der Bestrahlungsplanung speziell zu berücksichtigen. Je nachdem ob eine Risikostruktur durchstrahlt werden muss, wird die Dosisintensität differenziert moduliert. Somit ist es möglich die **Dosisverteilung** so **maßgeschneidert anzupassen**, dass die Belastung von Risikoorganen deutlich reduziert wird. Durch die Verwendung mehrerer intensitätsmodulierter Felder aus unterschiedlichen Richtungen wird bei der IMRT eine hochkonformale Behandlung komplex geformter Zielvolumina ermöglicht.

**Intensitätsmodulierte Radiotherapie (IMRT)**
Die IMRT erlaubt unterschiedliche **Dosisintensitäten** innerhalb eines Bestrahlungsfeldes. Durch die Verwendung einer Vielzahl von Subfeldern wird die hochkonformale Behandlung komplex geformter Zielvolumina unter Schonung von benachbarten Risikostrukturen möglich.

Die IMRT hat sich bei komplizierten Fällen in der Radioonkologie bewährt, bei der die Schonung eng benachbarter Organe angestrebt wird. Diese Herausforderung stellt sich beispielsweise regelmäßig bei der Radiotherapie im **Kopf-Hals-Bereich**. So müssen bei Malignomen der Mundhöhle, des Pharynx und des Larynx insbesondere die Speicheldrüsen berücksichtigt werden. Da für den Therapieerfolg der meisten hier vorkommenden Tumoren eine hohe Bestrahlungsdosis erforderlich ist, konnten herkömmliche Therapieverfahren diese Dosis nicht adäquat applizieren oder waren mit **belastenden Toxizitäten** verbunden. Die gleichmäßige Dosisintensität konventioneller Bestrahlungsfelder verursachte eine gleichmäßige Mitbelastung angrenzender Normalgewebe. Daraus ergab sich eine **Dosislimitierung**, welche nur reduzierte Behandlungserfolge erlaubte. Andererseits wurden Speicheldrüsen der vollen Dosisbelastung ausgesetzt, was eine ausgeprägte Xerostomie mit schwerwiegenden Folgen wie Zahnschäden, Schluck- und Sprechproblemen und insgesamt deutlich eingeschränkter Lebensqualität zur Folge haben konnte.
Abb. **A-5.20** verdeutlicht die Speicheldrüsenschonung durch IMRT am Beispiel eines Patienten mit Zungengrundkarzinom. Hier erfolgt eine homogene Bestrahlung der zervikalen Lymphabflusswege (rot) bei gleichzeitiger Dosiserhöhung in der Primärtumorregion (lila). Die Dosis der Parotiden kann dabei mit 20 Gy auf ein Niveau gesenkt werden, wodurch eine posttherapeutische Erholung möglich wird.

Die IMRT hat sich bei komplizierten Fällen in der Radioonkologie bewährt, bei der die Schonung eng benachbarter Organe (Risikoorgane) angestrebt wird, wie z. B. bei Bestrahlungen im **Kopf-Hals-Bereich**. So muss bei Malignomen von Mundhöhle, Pharynx und Larynx auf die Speicheldrüsen geachtet werden. Durch die IMRT kann die Belastung dieser Risikoorgane deutlich reduziert werden.

**A-5.20 Dosisverteilung einer Intensitätsmodulierten Radiotherapie (IMRT) bei Zungengrundkarzinom.**

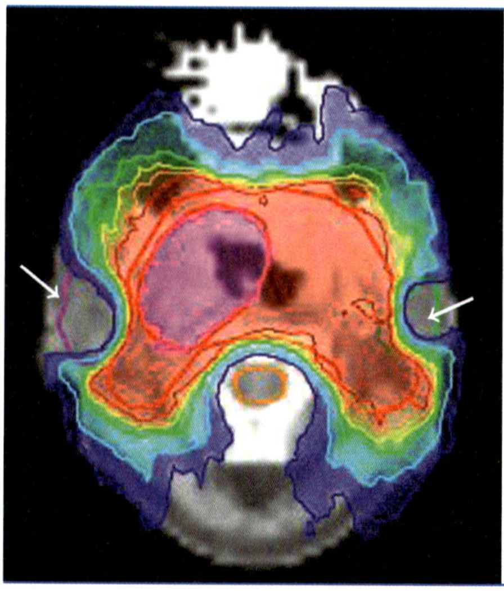

**rot** 54 Gy im zervikalen Lymphabfluss
**lila** 66 Gy simultane lokale Dosisaufsättigung der Primärtumorregion
Schonung der Parotiden (Pfeile) mit 20 Gy Durchschnittsdosis.

A-5.20

5.4.7 Bestrahlungsplan und Bestrahlungsprotokoll

Der **Bestrahlungsplan** enthält sämtliche Parameter einer Strahlentherapie, so dass sie sich aus ihm rekonstruieren lässt.

▶ Merke.

5.4.8 Verifikation des Bestrahlungsplans, Feldkontrolle und Dokumentation

Komplexe Bestrahlungspläne werden durch dosimetrische Messungen am Phantom überprüft.

Bei der Ersteinstellung am Bestrahlungsgerät werden die Felder durch eine **Feldkontrollaufnahme** bzw. ein digitales **Feldkontrollbild** überprüft und dokumentiert.

Während der Bestrahlung müssen die Strahlenfelder regelmäßig überprüft werden. Dazu dienen **Portal-imaging-Systeme**.

Für die Unterlagen zur Strahlentherapie besteht **Aufbewahrungspflicht**.

▶ Merke.

5.5 Ausgewählte Indikationen zur Strahlentherapie

5.5.1 Hirntumoren

Primäre Hirntumoren

Allgemeine Therapierichtlinien

**Behandlungskonzept**
- OP + adjuvante Radiotherapie bei R1/2
- selten primäre Radiotherapie oder Chemotherapie.

### 5.4.7 Bestrahlungsplan und Bestrahlungsprotokoll

Der **Bestrahlungsplan** enthält sämtliche Parameter einer Strahlentherapie: Angaben zu Gesamtdosis, Fraktionierungsschema, Einzeldosis und Bestrahlungspausen, Strahlenart und -qualität, Bestrahlungstechnik (S. 125) einschließlich der aus dieser Technik resultierenden räumlichen Dosisverteilung und zu Zubehör. Aus dem Bestrahlungsplan lässt sich die Strahlentherapie rekonstruieren.

▶ Merke. Das **Bestrahlungsprotokoll** enthält neben dem Bestrahlungsplan die strahlentherapeutische Verordnung, die Patientendaten, das Ziel der Radiatio, die Beschreibung des Zielvolumens, Angaben über Zusatzmaßnahmen, mitwirkende Personen, Datum, Bestrahlungsnachweis und -liste und ist 30 Jahre aufzubewahren.

### 5.4.8 Verifikation des Bestrahlungsplans, Feldkontrolle und Dokumentation

Vor der ersten Bestrahlung müssen die Parameter eines Bestrahlungsplanes auf Plausibilität geprüft werden durch Abschätzung der erwarteten Monitoreinheiten in Abhängigkeit von der Herdtiefe und der Feldgröße. Bei komplexeren Bestrahlungsplänen geschieht dies durch zusätzliche dosimetrische Messungen am Phantom.
Bei der Ersteinstellung am Bestrahlungsgerät muss neben der Patientenlagerung geprüft werden, ob das zu bestrahlende Zielvolumen tatsächlich mit dem eingestellten Zielvolumen übereinstimmt und ob die Laserkreuze und die Feldausleuchtung mit den Markierungen auf der Haut des Patienten übereinstimmen. Auch muss sichergestellt werden, dass Lagerungshilfen, Blöcke, Keilfilter und Kompensatoren entsprechend dem Bestrahlungsplan verwendet werden. Die Überprüfung und Dokumentation des Isozentrums und der Bestrahlungsfelder erfolgt durch eine **Feldkontrollaufnahme** bzw. ein digitales **Feldkontrollbild**.
Die Strahlenfelder sollten während der Bestrahlungsserie regelmäßig (z. B. in wöchentlichen Abständen) überprüft werden. Moderne Beschleuniger verfügen über **Portal-imaging-Systeme**, die eine Feldkontrolle unter Echtzeitbedingungen noch während der Bestrahlung ermöglichen. Die Feldkontrollaufnahmen werden jeweils mit der Simulatoraufnahme oder mit digitalen, vom Bestrahlungsplanungsrechner rekonstruierten Radiografien verglichen.
Für die Unterlagen zur Strahlentherapie besteht **Aufbewahrungspflicht**: Die Protokolle aller Bestrahlungssitzungen und der Bestrahlungsplan müssen nach Ende der Bestrahlungsserie 30 Jahre lang aufgehoben werden.

▶ Merke. Die Feldkontrollaufnahmen sind im Bestrahlungsprotokoll zu dokumentieren und zusammen mit diesem 30 Jahre aufzubewahren.

## 5.5 Ausgewählte Indikationen zur Strahlentherapie

*D. Schulz-Ertner; F. Sterzing*
Die Strahlentherapie spielt im interdisziplinären Behandlungskonzept für sehr viele Tumoren aller Körperregionen eine Rolle. Im Folgenden soll eine Auswahl an Indikationen und Behandlungskonzepten für die häufigsten Anwendungen gegeben werden.

### 5.5.1 Hirntumoren

#### Primäre Hirntumoren

##### Allgemeine Therapierichtlinien

Die Therapie erfolgt in Abhängigkeit von der histologischen Artdiagnose sowie der Größe und Ausdehnung, patientenspezifischen Faktoren sowie dem Dignitätsgrad (I entspricht einem benignen Tumor, IV einem hochmalignen Tumor).
Bei perifokalem Ödem erfolgt eine antiödematöse Therapie mit Kortikoiden. Bei symptomatischer Epilepsie ist eine Therapie mit Antiepileptika angezeigt.

Die Therapie der Wahl ist die vollständige **Tumorentfernung** und empfiehlt sich vor allem bei lokal umschriebenen Tumoren. Eine **adjuvante Radiotherapie** kann bei R1/2-Situation je nach Histologie angewendet werden. Bei Inoperabilität kann eine primäre Radiotherapie oder Chemotherapie erfolgen.

► Merke. Eine alleinige Strahlentherapie erfolgt nur bei Tumoren, die eine ausreichende Strahlensensibilität aufweisen (z. B. Medulloblastome, Lymphome). Die übrigen Tumoren sind relativ strahlenresistent, so dass zunächst eine weitestgehende Resektion angestrebt wird.

► Merke.

### Strahlentherapie

Eine **adjuvante Strahlentherapie** kommt in Frage bei **inoperablen Tumoren** sowie nach **inkompletter Resektion** (z. B. Glioblastom, malignes Meningeom). Bei Glioblastomen ist eine Resektion im Gesunden so gut wie nie möglich, eine adjuvante Radiochemotherapie mit dem oralen Chemotherapeutikum Temozolomid erhöht die Überlebenszeit im Vergleich zu einer alleinigen Operation von wenigen Monaten auf 15-20 Monate. Bei niedriggradigen Astrozytomen oder benignen Meningeomen müssen Faktoren wie Tumorwachstum, Lebensalter, zu erwartende Ausfälle durch Tumorwachstum sowie zu erwartende radiogene Nebenwirkungen berücksichtigt werden (Tab. **A-5.2**).

### Strahlentherapie

Eine **adjuvante Strahlentherapie** kommt in Frage bei inoperablen Tumoren sowie nach inkompletter Resektion und bei malignen hirneigenen Tumoren (z. B. Glioblastom) (Tab. **A-5.2**).

**A-5.2 Bestrahlung von Hirntumoren**

| Tumorhistologie | Radiotherapie-Indikation | Prognose |
|---|---|---|
| **Astrozytom** | | |
| I–II | R1/2 oder Inoperabilität und Progredienz | 5-Jahres-Überleben 30–50 % |
| III | immer nach Resektion oder bei Inoperabilität | ca. 36 Monate mit OP + Radiotherapie |
| IV (Glioblastom) | immer nach Resektion oder bei Inoperabilität | 15-20 Monate mit OP + Radiochemotherapie |
| **Meningeom** | | |
| I | bei Progredienz eines inoperablen Tumors oder Rest-/Rezidivtumors | 10-Jahres-Kontrollrate > 90 % nach alleiniger Radiotherapie |
| II–III | immer nach möglichst weitgehender OP | schlechte Prognose, Rezidive nach wenigen Monaten |
| **Ependymom** | immer postoperativ | 5-Jahres-Überleben 55–70 % |
| **Medulloblastom** | immer nach OP + Chemotherapie | 5-Jahres-Kontrollrate 40–60 % |
| **Hypophysenadenom** | bei Tumorrest, Rezidiv oder Inoperabilität | 5-Jahres-Kontrollrate > 90 % |
| **Neurinom** | Radiotherapie alternativ zu OP, postoperativ bei Rezidiv | 5-Jahres-Kontrollrate > 90 % |

Die **perkutane Bestrahlung** erfolgt bei Hirntumoren meist als fraktionierte Konformationsstrahlentherapie mit Photonen nach dreidimensionaler Bestrahlungsplanung auf der Basis von CT oder MRT. Bei einer Konformationsstrahlentherapie wird die therapeutische Isodose der irregulären Form eines Zielvolumens möglichst eng angepasst.
Je nach Malignität wird entsprechend der vermuteten klinischen Ausbreitung bei der Zielvolumendefinition ein **Sicherheitsabstand** von 5 mm bis 5 cm eingehalten. In Abhängigkeit von der Histologie sind Gesamtdosen von 50–60 Gy erforderlich. Bei der Bestrahlungsplanung werden die Toleranzdosen für Risikoorgane (z. B. Sehnerv, Chiasma opticum, Hirnstamm) berücksichtigt, um Spätfolgen zu vermeiden.

Die **perkutane Bestrahlung** erfolgt bei Hirntumoren meist als fraktionierte Konformationsstrahlentherapie.

**Sicherheitsabstand** von 5 mm bis 5 cm.

**Bestrahlung der Neuroaxis:** Bei **Tumoren** mit hohem Risiko für eine **Ausbreitung über das Liquorsystem** (z. B. Medulloblastom) ist eine Bestrahlung des gesamten Hirnschädels mit 30–40 Gy und des Spinalkanals mit 30–36 Gy erforderlich. Die Primärtumorregion wird über ein kleineres Bestrahlungsvolumen bis zu einer Gesamtdosis von 50–60 Gy aufgesättigt **(Boost-Bestrahlung)**. Der Patient wird, wenn möglich, in Bauchlage in einer Gipsschale gelagert. Das gesamte Gehirn wird unter Ausblockung des Gesichtsschädels über 2 seitliche isozentrische Bestrahlungsfelder mit asymmetrischer unterer Feldgrenze bestrahlt. An die untere Feldgrenze schließen sich 2 Stehfelder für die Radiatio des gesamten Spinalkanals bis S 3 an. Am Feldanschluss zwischen den beiden spinalen Feldern werden durch die Strahldivergenz bedingte Dosisüberschneidungen in der Tiefe bzw. im Myelon durch einen Hautgap

**Bestrahlung der Neuroaxis:** Bei **Tumoren** mit hohem Risiko für eine **Ausbreitung über das Liquorsystem** (z. B. Medulloblastom) ist eine Bestrahlung des gesamten Hirnschädels mit 30–40 Gy und des Spinalkanals mit 30–36 Gy erforderlich. Alternativ kann die Bestrahlung der kraniospinalen Achse mittels **helikaler intensitätsmodulierter Radiotherapie** erfolgen (Abb. **A-5.21**).

⊙ A-5.21

⊙ A-5.21 **Neuroachsenbestrahlung mittels helikaler intensitätsmodulierter Radiotherapie.**

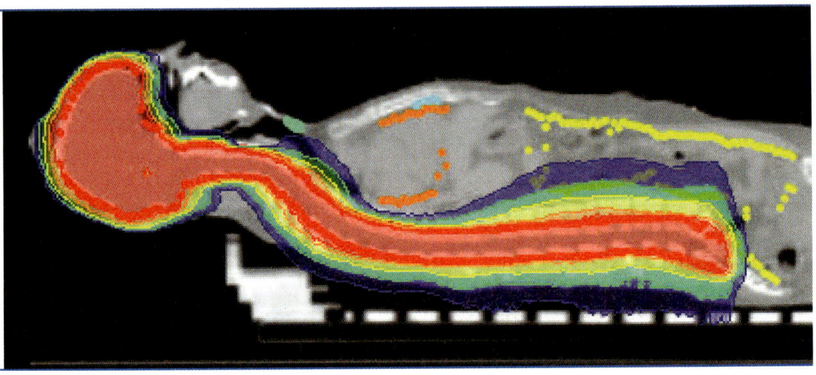

(= Hautlücke) verhindert. Die Feldanpassung zwischen Ganzhirnfeldern und dem oberen dorsalen Stehfeld erfolgt durch Kollimatordrehung der seitlichen Ganzhirnfelder. Die Feldanschlüsse werden alle 10 Gy um 2 cm in eine Richtung verschoben, um die Dosis hier zu verwischen. Alternativ kann die Bestrahlung der kraniospinalen Achse mittels **helikaler intensitätsmodulierter Radiotherapie** erfolgen. Das bedeutet, dass unter kontinuierlicher Rotation der Bestrahlungsquelle der Patient durch den Strahl bewegt wird. Diese spiralförmige Dosisapplikation erlaubt eine Behandlung großer Volumina ohne die beschriebenen Anschlussschwierigkeiten mehrerer Felder und der daraus resultierenden Gefahr der Über- oder Unterdosierung (Abb. **A-5.21**).

**Fraktionierte stereotaktische Bestrahlung:** Bei **Tumoren**, die in der **Nähe von radiosensiblen Strukturen** wie z. B. dem Hirnstamm liegen, selbst aber relativ strahlenresistent sind, erfolgt die Zielpunkteinstellung mit einem stereotaktischen Zielsystem nach Berechnung von stereotaktischen Koordinaten oder aber mit einem integrierten CT am Bestrahlungsgerät. Der Patient wird hierbei jeweils in einer Präzisionskopfmaske gelagert (Abb. **A-5.22**, Abb. **A-5.23**).

**Fraktionierte stereotaktische Bestrahlung:** Bei **Tumoren**, die in der **Nähe von radiosensiblen Strukturen** wie z. B. dem Hirnstamm liegen, selbst aber relativ strahlenresistent sind, ist die Zielpunktbestimmung am Simulator nicht präzise genug. Hier erfolgt eine Immobilisierung des Patienten in einer Präzisionskopfmaske, die eine Genauigkeit von 1–2 mm hat (Abb. **A-5.22**). Nach Durchführung einer CT- und MRT-basierten Bestrahlungsplanung erfolgt die **Berechnung von stereotaktischen Koordinaten**. Die Koordinaten des Zielpunktes werden mit einem stereotaktischen Zielsystem bei der Ersteinstellung eingestellt und auf der Maske markiert. Der Patient wird täglich mithilfe des Raumlasersystems positioniert. Diese Bestrahlungstechnik erlaubt eine hochkonformale Bestrahlung der Tumoren und damit eine Erhöhung der Dosis bei relativ strahlenresistenten Tumoren in kritischer Lokalisation, ohne dass die Nebenwirkungswahrscheinlichkeit ansteigt (Abb. **A-5.23**). Alternativ kann die benötigte hohe Präzision der Zielpunkteinstellung durch die Verwendung eines im Bestrahlungsgerät integrierten CTs erreicht werden. Eine hochkonformale Bestrahlung ist eine Konformationsstrahlentherapie mit extrem steilem Dosisabfall am Rand des Zielvolumens und hoher Präzision.

⊙ A-5.22

⊙ A-5.22 **Präzisionskopfmaske.**

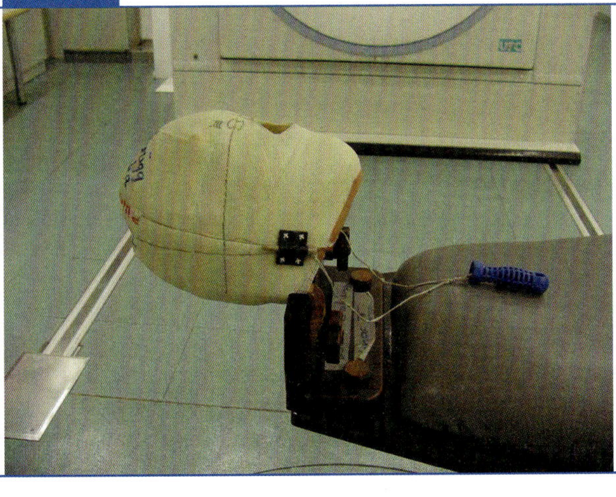

**A-5.23** **Dosisverteilung bei fraktionierter stereotaktischer Radiotherapie eines Keilbeinflügelmeningeoms.**

A-5.23

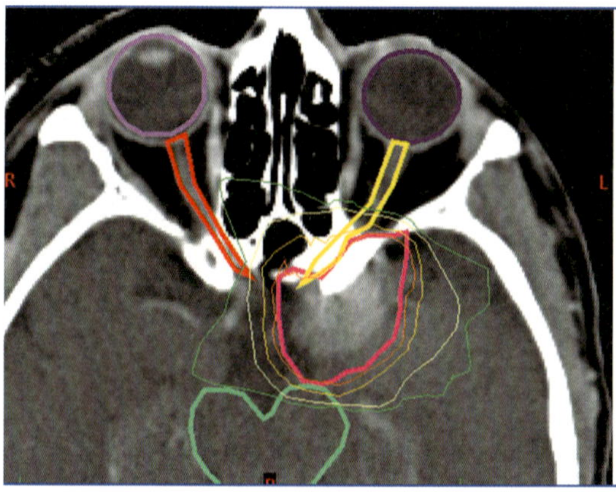


**Radiochirurgie:** Diese Form der nicht invasiven Bestrahlung wird am speziell hierfür ausgerüsteten Linearbeschleuniger mit Photonen oder aber mit dem Gamma-Knife durchgeführt. Die Bestrahlung erfolgt hierbei perkutan. Man spricht von Radiochirurgie, weil diese Form der Bestrahlung die Elimination des Zielvolumens zum Ziel hat. Das PTV entspricht hierbei in etwa dem GTV, so dass so gut wie kein Normalgewebe im Zielvolumen enthalten ist. Deshalb können auch sehr hohe Dosen in einer Fraktion appliziert werden. In einer einzigen Fraktion wird eine Gesamtdosis von 10–25 Gy auf umschriebene **kleine Läsionen** wie z. B. solitäre Hirnmetastasen, arteriovenöse Malformationen (Abb. **A-5.24**–Abb. **A-5.26**) oder kleine Akustikusneurinome appliziert.

**Radiochirurgie:** In einer einzigen Fraktion wird eine hohe Gesamtdosis von 10–25 Gy auf umschriebene **kleine Läsionen** (z. B. solitäre Hirnmetastasen, arteriovenöse Malformationen, Akustikusneurinome) appliziert (Abb. **A-5.24**–Abb. **A-5.26**).

Die **Radiochirurgie am Linearbeschleuniger** erfolgt entweder in einer Präzisionskopfmaske oder aber nach invasiver Fixierung des Schädels in einem stereotaktischen Ring. Die Dosis wird in Abhängigkeit von der Form der zu bestrahlenden Läsion mittels einer Bewegungsbestrahlung über mehrere isozentrische Bestrahlungsbögen oder aber über mehrere irreguläre statische Felder mithilfe eines **Multi-leaf-Kollimators** appliziert.

Alternativ kann bei diesen Indikationen eine Bestrahlung mit dem **Gamma-knife** durchgeführt werden. Hierbei wird ein Helm mit halbkugelförmiger Anordnung von kleinen Kobaltquellen verwendet.

Die **Radiochirurgie am Linearbeschleuniger** erfolgt entweder in einer Präzisionskopfmaske oder aber nach invasiver Fixierung des Schädels in einem stereotaktischen Ring.

**Teilchentherapie:** Bei relativ **strahlenresistenten** und **chemotherapieresistenten Tumoren**, die operativ nicht vollständig entfernt werden können und damit **hohe Rezidivraten** aufweisen (z. B. Chordome und Low-grade-Chondrosarkome der Schädelbasis), konnte die Therapie mit **geladenen Teilchen** wie Protonen oder Kohlenstoff die lokalen Kontrollraten deutlich verbessern. Die Verbesserung der Ergebnisse beruht auf den vergleichsweise günstigeren physikalischen und biologischen Eigenschaften der Teilchenstrahlen, wodurch eine Dosiseskalation im Tumor auf eine Gesamtdosis > 60 Gy bei optimaler Schonung der benachbarten Risikoorgane möglich wird. Die Verfügbarkeit der Teilchentherapie ist jedoch begrenzt.

**Teilchentherapie:** Bei relativ **strahlenresistenten** und **chemotherapieresistenten Tumoren**, die operativ nicht vollständig entfernt werden können und damit **hohe Rezidivraten** aufweisen (z. B. Chordome oder Chondrosarkome der Schädelbasis), ist die Therapie mit **geladenen Teilchen** wie Protonen oder Kohlenstoff indiziert.

**A-5.24** **Dosisverteilung bei der stereotaktischen Einzeitradiatio einer AVM (arteriovenöse Malformation).**

A-5.24

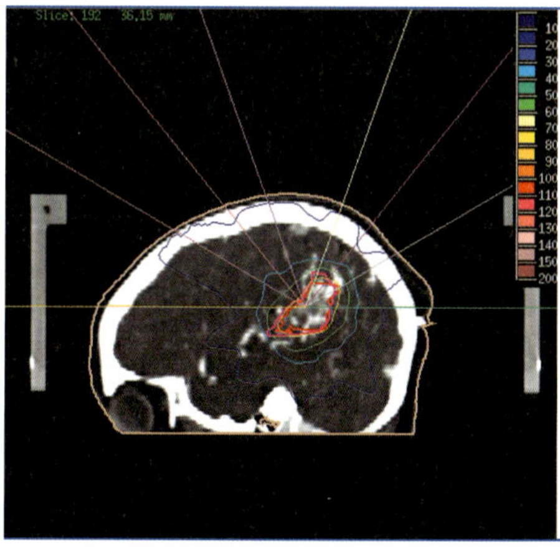

⊙ A-5.25

⊙ A-5.25 **AVM-Nidus prätherapeutisch (DSA).**

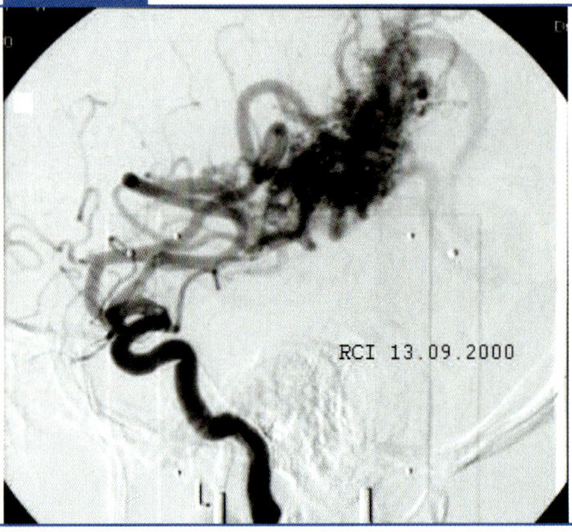


⊙ A-5.26

⊙ A-5.26 **Obliteration des AVM-Nidus nach Einzeitradiatio (DSA).**

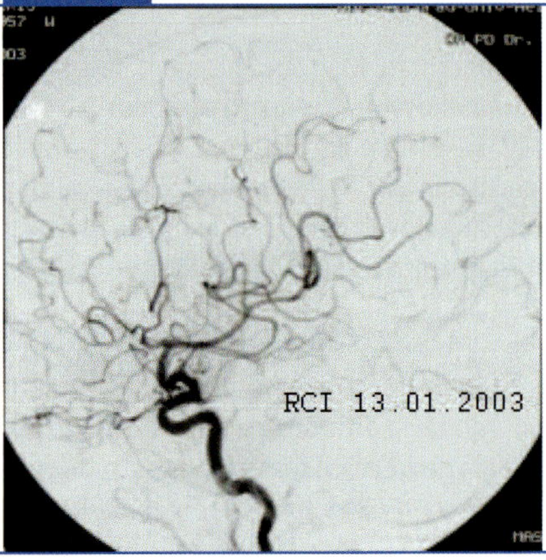


Sekundäre Hirntumoren

Bei **multiplen Hirnmetastasen** erfolgt eine **Ganzhirnbestrahlung** mit einer Gesamtdosis von **30–40 Gy**.

## Sekundäre Hirntumoren

Bei **multiplen zerebralen Metastasen** erfolgt eine **Ganzhirnbestrahlung** mit einer Gesamtdosis von **30–40 Gy**.
Beim kleinzelligen Bronchialkarzinom (S. 138) wird häufig eine prophylaktische Ganzhirnradiatio durchgeführt.
Größere Metastasen können evtl. nach Ganzhirnradiatio radiochirurgisch aufgesättigt werden, um die lokale Kontrollwahrscheinlichkeit zu erhöhen. Bei bis zu 4 Hirnmetastasen kann eine alleinige radiochirchirurgische Therapie ohne Ganzhirnbestrahlung erwogen werden.

Bei **bis zu 4 Hirnmetastasen** ist evtl. die Radiochirurgie angezeigt.

Bei **bis zu 4 Hirnmetastasen** kann eine alleinige stereotaktische Einzeitkonvergenzbestrahlung am Linearbeschleuniger (lokale Kontrollrate > 90 %) oder eine Behandlung mit dem Gamma-knife erwogen werden. Die Gesamtdosis wird hierbei so gewählt (15–20 Gy), dass beim Auftreten von neuen Metastasen im weiteren Verlauf eine Ganzhirnbestrahlung angeschlossen werden kann.

5.5.2 HNO-Tumoren

Nasopharynxkarzinom

**Behandlungskonzept:** primäre Radiotherapie im Frühstadium, Radiochemotherapie bei fortgeschrittenen Stadien.

## 5.5.2 HNO-Tumoren

### Nasopharynxkarzinom

Karzinome des Nasenrachens sind aufgrund ihrer schwer zugänglichen Lage einer kompletten onkologischen Resektion kaum zugänglich, ein postoperativer Defekt lässt sich nur aufwändig schließen. Zudem zeichnen sich diese Tumoren durch eine **hohe Radiosensitivität** aus. Sie sind daher im Frühstadium eine Domäne der alleinigen Radiotherapie, in fortgeschrittenen Stadien eine Domäne der Radiochemotherapie. Es erfolgt eine Radiotherapie der zervikalen Lymphabflusswege beidseits und eine lokale Dosisaufsättigung der Primärtumorregion.

## Larynxkarzinom

Beim **Carcinoma in situ** des Stimmbandes ist eine endolaryngeale Tumorentfernung als alleinige Maßnahme indiziert. Bei **T 1/T 2-Tumoren** werden vergleichbare lokale Kontrollraten von 80–95 % mit chirurgischen Maßnahmen oder aber mit Radiatio erreicht. Die Bestrahlungsfelder umfassen bei T 1/2-Tumoren lediglich den Primärtumor (kleines Larynxfeld, Abb. **A-5.27**). Bei **T 3/4-Tumoren** wird in der Regel eine Laryngektomie durchgeführt und eine Radiotherapie der Lymphabflüsse angeschlossen, sofern ein ausgedehnter oder extrakapsulärer Befall der Lymphknoten nachgewiesen wurde oder andere Risikofaktoren wie Perineuralinfiltration, vaskulärer Tumorembolus oder unzureichende Resektionsränder vorliegen. Bei **Inoperabilität** oder bei **Ablehnung einer Operation** bei operablem T 3-Tumor durch den Patienten wird eine primäre Radiotherapie oder Radiochemotherapie von Primärtumor und zervikalen LK-Stationen beidseits durchgeführt.

**Larynxkarzinom**

**Behandlungskonzept:** OP oder primäre Radio- oder Radiochemotherapie, postoperative Radiotherapie der Lymphabflusswege bei ausgedehntem Befall (Bestrahlungsfelder bei T 1/2-Tumoren s. Abb. **A-5.27**).

**A-5.27** **Bestrahlung eines Larynxkarzinoms im Stadium T 2 über 2 lateral opponierende Bestrahlungsfelder.**

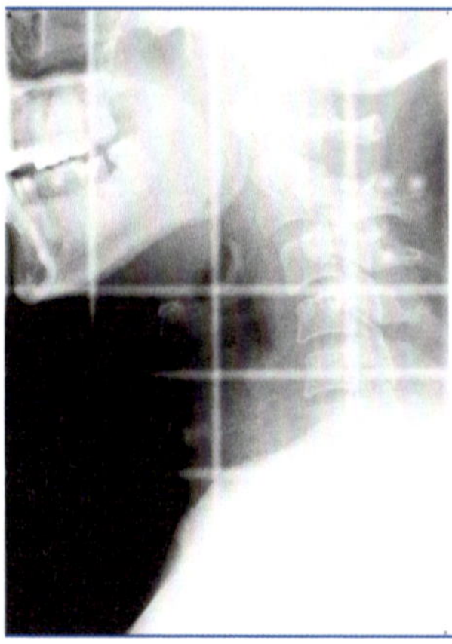

A-5.27

## Schilddrüsenkarzinom

### Allgemeine Therapierichtlinien

Grundsätzlich ist die enge Zusammenarbeit von Chirurg, Nuklearmediziner, Endokrinologe und Strahlentherapeut erforderlich. Die Operation steht im Vordergrund. Es sollte immer eine **totale Thyreoidektomie** angestrebt werden, um möglichst optimale Voraussetzungen für eine nachfolgende **Radiojodtherapie** zu schaffen. Eine Radiojodtherapie kommt lediglich bei differenzierten Karzinomen zur Anwendung.

**Schilddrüsenkarzinom**

**Allgemeine Therapierichtlinien**

**Behandlungskonzept:** totale Thyreoidektomie, adjuvante Therapie (Radiojod, Radiotherapie) in Abhängigkeit von Histologie und Stadium.

### Radiojodtherapie

3–4 Wochen nach totaler Thyreoidektomie wird die Radikalität durch einen **Radiojodtest** überprüft. Hierbei wird nach oraler Verabreichung von 20 MBq $^{123}$Jod eine Sondenmessung der aufgenommenen Aktivität in % der verabreichten Aktivität im zeitlichen Verlauf von mehreren Stunden vorgenommen und das Speichermaximum sowie die effektive Halbwertszeit bestimmt. Je nach Uptake wird über die erforderliche Dosis zur vollständigen Ausschaltung des Schilddrüsenrestes, Anzahl der Radiojodgaben und Notwendigkeit einer erneuten Operation entschieden.

Zur **Ablation** erfolgt eine Radiojodtherapie mit 1,1-3,7 GBq $^{131}$I. Zu den optimalen Voraussetzungen gehört ein TSH-Spiegel > 30 mU/l. Werden nach der Ablation im Ganzkörperszintigramm Metastasen nachgewiesen, erfolgt eine erneute Radiojodtherapie nach 3 Monaten zu deren Elimination. Hierzu ist eine höhere Aktivität von 6–10 GBq nötig, eine mehrfache Verabreichung ist möglich. Nach jeder Radiojodgabe erfolgt eine Posttherapieszintigrafie. Der Effekt der aktuellen Therapie tritt jedoch erst 6–8 Wochen nach Therapie ein, daher ist ein **Kontrollszintigramm nach 3–6 Monaten** zur Überprüfung des Therapieerfolges erforderlich. **Nebenwirkungen** der Radiojodtherapie sind eine Thyreoiditis sowie eine Gastritis (frühe Nebenwirkungen), eine Sialadenitis kommt bei ca. 30 % der Patienten vor, des Weiteren treten bei ca. 25 % der Patienten Thrombo- und/oder Leukozytopenien auf.

**Radiojodtherapie**

Zur **Ablation** erfolgt eine Radiojodtherapie mit 1,1-3,7 GBq $^{131}$I. **Nebenwirkungen** der Radiojodtherapie können u. a. Thyreoiditis, Gastritis, Sialadenitis oder eine Thrombo- und/oder Leukozytopenien sein.

**Indikationen Radiojodtherapie:**
- Ablation von postoperativ verbliebenem Schilddrüsengewebe bei differenziertem Schilddrüsenkarzinom
- Metastasen diff. SD-Karzinome
- lokoregionäre Tumorreste.

**Indikationen für die Radiojodtherapie:**
- zur Ablation von postoperativ verbliebenem Schilddrüsengewebe bei differenzierten Schilddrüsenkarzinomen (Ausnahme: papilläre Schilddrüsenkarzinome im Stadium pT 1 bei Patienten < 40–45 Jahren)
- bei Metastasen differenzierter Schilddrüsenkarzinome
- bei lokoregionären Tumorresten oder Rezidiven jodspeichernder Schilddrüsenkarzinome.

#### Perkutane Radiatio

Die perkutane Radiatio ist indiziert **nach inkompletter Resektion**, bei **Inoperabilität** oder bei **fehlender Radiojodspeicherung**.

Beim **medullären Schilddrüsenkarzinom** erfolgt eine postoperative Radiatio u. a. nach inkompletter Resektion oder inoperablem Rezidiv.

Bei **anaplastischen Schilddrüsenkarzinomen** erfolgt nach Resektion i. d. R. eine palliative Radiatio mit 30–40 Gy. Es kommen a. p./p.-a. Gegenfelder zur Anwendung.

Die perkutane Radiatio ist indiziert **nach inkompletter Resektion** (R1/2), bei **Inoperabilität** oder bei **fehlender Radiojodspeicherung**. Daneben kommen als Indikationen Lokalrezidive oder onkozytäre Karzinome in Frage, die nicht komplett reseziert werden können.
Die postoperative Radiatio ist beim **medullären Schilddrüsenkarzinom** umstritten. Sie ist vor allem nach inkompletter Resektion, bei pT 4-Tumoren, kapselüberschreitenden Lymphknotenmetastasen sowie bei inoperablem Rezidiv oder Metastasen indiziert. Ist keine vollständige Resektion möglich, erfolgt eine perkutane Radiatio von Primärtumor und zervikalen Lymphknotenstationen beidseits mit 60 Gy.
Bei **anaplastischen Schilddrüsenkarzinomen** erfolgt nach weitestgehender Resektion eine palliative Radiatio mit 30–40 Gy. Bei jungen Patienten ist nach der Operation eine hyperfraktionierte Bestrahlung in Kombination mit einer antrazyklinhaltigen Chemotherapie zu erwägen, wobei die Prognose insgesamt schlecht ist.

### 5.5.3 Hodgkin-Lymphom

Therapieentscheidend sind **Tumorausbreitung,** vorhandene **Risikofaktoren** (großer Mediastinaltumor, ≥ 3 befallene LK-Areale, Extranodalbefall, BSG-Erhöhung) und B-Symptomatik.

Die Therapie erfolgt je nach Stadium mittels **Radiotherapie und/oder Chemotherapie**.

Die Prognose und damit auch die Wahl der Therapie hängen zum einen ab von der **Ausbreitung** des Hodgkin-Lymphoms, zum anderen vom Vorhandensein von **Risikofaktoren** (großer Mediastinaltumor, ≥ 3 befallene Lymphknotenareale, Extranodalbefall, BSG-Erhöhung ≥ 50 mm bzw. ≥ 30 mm bei B-Symptomatik) und B-Symptomatik (unklares Fieber > 38°, Nachtschweiß, Gewichtsverlust von > 10 % des Körpergewichts in 6 Monaten).
Die Therapie, bestehend aus **Radiotherapie und/oder Chemotherapie**, erfolgt stadiengerecht. In Deutschland nehmen die meisten Therapiezentren an den Studien der Deutschen Hodgkin-Studiengruppe teil, so dass die Therapie im Rahmen von großen randomisierten multizentrischen Patientenstudien streng nach Studienprotokoll durchgeführt wird.

#### Allgemeine Therapierichtlinien

► Merke.

► Merke. Da es sich beim Hodgkin-Lymphom um eine potenziell heilbare Krankheit bei häufig sehr jungen Patienten handelt, muss bei der Therapie in hohem Maße auch die **Spättoxizität** (Zweitmalignomrisiko 1–2 % nach 15 Jahren) berücksichtigt werden.

**Behandlungskonzept:** Kombination aus Chemotherapie und Radiotherapie in Abhängigkeit vom Stadium:
- **frühe Stadien:** 2 Zyklen Chemotherapie mit nachfolgender IF Radiotherapie.
- **intermediäre Stadien:** 4 Zyklen Polychemotherapie mit nachfolgender IF Radiotherapie.

So gehen die Bestrebungen in die Richtung, Radiotherapie und Chemotherapie so weit wie möglich zu minimieren, ohne eine Verschlechterung der Heilungsaussichten zu riskieren. In den meisten Fällen kommen **Protokolle** zur Anwendung, die eine Chemotherapie mit einer nachfolgenden Radiotherapie kombinieren.
Je nach Stadium werden die Patienten bei Teilnahme an Studien der Deutschen Hodgkin-Studiengruppe den limitierten, intermediären oder fortgeschrittenen Stadien zugeordnet und in die jeweiligen Therapiearme randomisiert.
In den **frühen Stadien** (Stadium I und II ohne Risikofaktoren) erfolgt zunächst eine Chemotherapie mit 2 Zyklen ABVD, anschließend eine Involved-field (IF-) Radiotherapie mit 20 Gy. Einen Sonderfall stellt das lymphozyten-prädominante Hodgkin-Lymphom im Stadium IA dar, das mit einer alleinigen IF Radiotherapie gut heilbar ist.
In den **intermediären Stadien** (Stadien I, IIA mit Risikofaktoren, IIB mit den Risikofaktoren hohe BSG oder mind. 3 Lymphknotenarealen) erfolgt in der Regel eine **sequentielle Radiochemotherapie**. Die Standardtherapie besteht bei Patienten bis zum 60. Lebensjahr aus 2 Zyklen BEACOPP eskaliert und 2 Zyklen ABVD, gefolgt von einer IF Radiotherapie mit 30 Gy. Bei Kontraindikationen oder Ablehnung von BEACOPP eskaliert erfolgt eine Chemotherapie mit 4 Zyklen ABVD.

Bei allen **fortgeschrittenen Stadien** steht die alleinige **Chemotherapie** im Vordergrund. Bei Erwachsenen bis zum 60. Lebensjahr werden vorzugsweise 6 Zyklen BEACOPP eskaliert appliziert. Eine zusätzliche konsolidierende lokale Radiotherapie erfolgt bei PET-positivem Resttumor ≥ 2,5 cm mit 30 Gy.

- **fortgeschrittene Stadien:** Chemotherapie, Radiotherapie bei PET-positivem Resttumor ≥ 2,5 cm.

### Radiotherapie

Die Radiotherapie erfolgt als Großfeldtechnik unter Verwendung von Individualblenden. Bei der **Involved-field** Radiotherapie werden lediglich die befallenen Lymphknotenregionen bestrahlt. Typische Feldformen sind das **T-Feld** bei Mediastinalbefall oder das **Paraaortalfeld** bei Befall der paraaortalen Lymphknoten.
Bei der **Extended-field** Radiotherapie werden alle befallenen Lymphknotenregionen sowie alle angrenzenden, klinisch nicht befallenen Lymphknotenregionen bestrahlt. Die Extended-field Radiotherapie kommt heute nur noch im Einzelfall bei Kontraindikationen für eine Chemotherapie zur Anwendung.

**Radiotherapie**

Bei der **Involved-field** Radiotherapie werden lediglich die befallenen Lymphknotenregionen bestrahlt.

## 5.5.4 Non-Hodgkin-Lymphom (NHL)

### Allgemeine Therapierichtlinien

**Aggressive NHL** gelten als heilbar, sofern bei der Primärtherapie eine Vollremission erreicht werden kann. Da in ca. 90 % aller Fälle primär ein Stadium IV vorliegt, erfolgt unter Berücksichtigung des Alters sowie des Allgemeinzustandes in der Regel eine systemische Therapie, ggf. gefolgt von einer Radiotherapie mit 36-40 Gy bei Resttumor. Bei bulky disease oder Extranodalbefall wird in den Stadien I und II eine **konsolidierende Radiatio mit 36 Gy** empfohlen.
**Indolente NHL** liegen ebenfalls bei Diagnosestellung meistens im generalisierten Stadium vor. Eine **kurative Radiotherapie** kann **nur in den lokalisierten Stadien I/II** durchgeführt werden. In höheren Stadien erfolgt eine **Systemtherapie** unter palliativem Ansatz, wobei bei nur geringer Progredienz auch zugewartet werden kann.
Insbesondere MALT-Lymphome und follikuläre Lymphome können im Stadium I und II durch eine alleinige Radiotherapie (involved field) geheilt werden.
Die **Mycosis fungoides** und das **Sézary-Syndrom** werden in den Stadien III/IV chemotherapiert. Bei isoliertem Hautbefall ohne Lymphknoten- und Viszeralbeteiligung kann eine **Ganzkörper-Elektronenbestrahlung** zu guten Remissionen führen.

**5.5.4 Non-Hodgkin-Lymphom (NHL)**

**Allgemeine Therapierichtlinien**

**Behandlungskonzept:**
- **aggressive NHL:** Chemotherapie + CD-20-Antikörper Rituximab und konsolidierende Radiotherapie des initialen Bulk oder Extranodalbefalls mit 36 Gy.
- **indolente maligne NHL:** kurative Radiotherapie nur in Stadien I und II, ansonsten Systemtherapie.

**Ausnahme:** MALT-Lymphome und follikuläre Lymphome können durch Radiotherapie geheilt werden.
Die **Ganzkörper-Elektronenbestrahlung** kann bei **Mycosis fungoides** und **Sézary-Syndrom** zur Remission führen.

### Radiotherapie

Ähnlich wie beim Hodgkin-Lymphom wird auch bei den NHL in **Großfeldtechnik** (IF) bestrahlt. Die benötigte Gesamtdosis liegt bei den aggressiven Lymphomen nach einer ausreichend dosierten Systemtherapie mit R-CHOP bei 36 Gy. Bei den indolenten NHL liegt die Dosis bei 30-40 Gy.

**Radiotherapie**

Die Bestrahlung erfolgt wie beim Hodgkin-Lymphom in **Großfeldtechnik**. Die Gesamtdosis beträgt für aggressive Lymphome nach Systemtherapie 36 Gy, für niedrig maligne Lymphome 30-40 Gy.

## 5.5.5 Bronchialkarzinom

Man unterscheidet allgemein **nicht kleinzellige** von **kleinzelligen** Bronchialkarzinomen. Daneben wird zwischen **zentralen** und **peripheren** Karzinomen unterschieden.

**5.5.5 Bronchialkarzinom**

### Allgemeine Therapierichtlinien

Die Entscheidung über die stadiengerechte Therapie sollte immer interdisziplinär getroffen werden (Abb. **A-5.28**).

**Allgemeine Therapierichtlinien**

#### Nicht kleinzelliges Bronchialkarzinom (NSCLC)

Bei **Operabilität** (ca. 20 %) sollte **primär operiert** werden. Die OP beinhaltet eine mediastinale Lymphknotendissektion. Aufgrund der hohen Metastasierungsrate ist auch immer die Indikation für eine **Chemotherapie** zu prüfen.
Bei **resezierbaren** NSCLC ist eine Bestrahlung lediglich indiziert bei:
- Pancoast-Situation (präoperative Radiatio, ggf. kombiniert mit einer Chemotherapie)
- R1/2-Resektion oder N2-Situation.

**Nicht kleinzelliges Bronchialkarzinom (NSCLC)**
Bei **resezierbaren** NSCLC ist eine Bestrahlung lediglich indiziert bei:
- Pancoast-Situation (präoperative Radiatio, ggf. kombiniert mit einer Chemotherapie)
- R1/2-Resektion oder N2-Situation.

A-5.28

**A-5.28 Behandlungskonzept beim Bronchialkarzinom.**

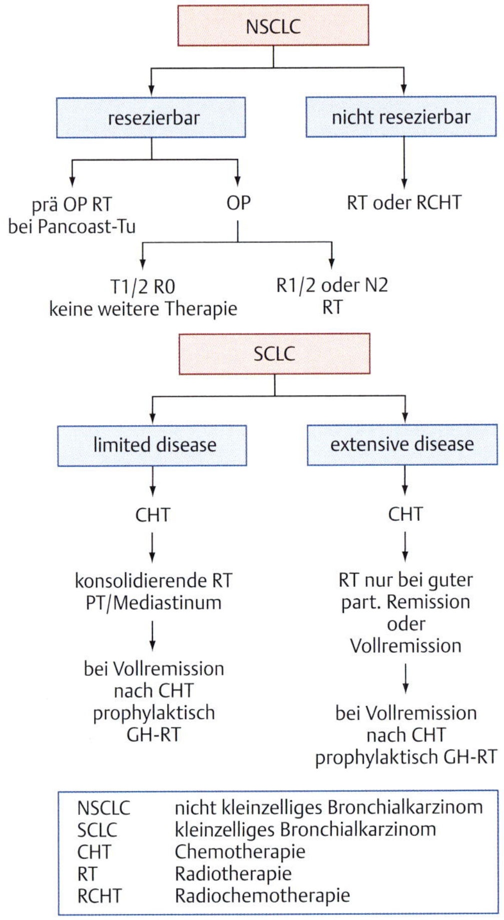


Bei **nicht resezierbaren und lokal fortgeschrittenen** NSCLC erfolgt eine kombinierte **Radiochemotherapie** oder eine Radiotherapie. Bei funktionell inoperablen NSCLC der Stadien I und II kann eine stereotaktische Radiotherapie unter kurativer Zielsetzung erfolgen.

Bei **nicht resezierbare oder lokal fortgeschrittenen** NSCLC ist die perkutane Bestrahlung grundsätzlich indiziert, sofern der Allgemeinzustand des Patienten eine Radiatio zulässt. Mit einer kombinierten **Radiochemotherapie** können die besten Ergebnisse erzielt werden. Die Bestrahlung erfolgt als Mehrfelderbestrahlung nach computergestützter 3D-Bestrahlungsplanung mit einer Gesamtdosis von 60-66 Gy. Eine IMRT kann zur Schonung von Risikostrukturen sinnvoll sein. Bei funktionell inoperablen Tumoren im Stadium I und II stellt die stereotaktische Bestrahlung mit einer biologisch äquivalenten Gesamtdosis > 100 Gy eine kurative Therapiemöglichkeit dar.

### Kleinzelliges Bronchialkarzinom

Die **Chemotherapie** steht im Vordergrund. Bei **begrenztem Tumorstadium** erfolgt eine konsolidierende, **lokale Bestrahlung** des Primärtumors sowie des Mediastinums mit einer Gesamtdosis von 50–60 Gy.

Bei kleinzelligen Bronchialkarzinomen steht aufgrund der frühen Metastasierung und der hohen Chemosensibilität die systemische Therapie im Vordergrund. Es werden in der Regel 4–6 Zyklen einer **Kombinationschemotherapie** mit Cisplatin und Etoposid verabreicht. Bei **begrenztem Tumorstadium** erfolgt eine konsolidierende, **lokale Bestrahlung** des Primärtumors sowie des Mediastinums mit einer Gesamtdosis von 50–60 Gy. Die 2-Jahres-Überlebensrate liegt bei 5–15 %. Bei guter Remission nach Chemotherapie sollte sowohl im begrenzten als auch im fortgeschrittenen Stadium eine **prophylaktische Ganzhirnradiatio** mit einer Gesamtdosis von 30 Gy in Einzeldosen von 2 Gy erfolgen.

## 5.5.6 Mammakarzinom

### Allgemeine Therapierichtlinien

Das **brusterhaltende** Konzept beinhaltet eine **postoperative Radiotherapie** der Restbrust. Nach Mastektomie erfolgt eine Radiotherapie nur bei Risikofaktoren.

Die **brusterhaltende** Operation als Tumorektomie oder Quadrantenresektion ist die Therapie der Wahl, die modifiziert radikale Mastektomie wird lediglich noch bei lokal sehr fortgeschrittenen Tumoren durchgeführt. Das brusterhaltende Konzept beinhaltet eine **postoperative Radiotherapie** der Restbrust. Nach Mastektomie erfolgt

eine Radiotherapie lediglich bei Risikofaktoren. Häufig kommt eine Biopsie des Wächterlymphknotens (sentinel node) zum Einsatz. Bei Tumorbefall wird in den meisten Fällen eine axilläre Dissektion der Level I und II angeschlossen. Bei klinisch unauffälliger Axilla und positivem sentinel node kann alternativ die Inklusion der axillären LK-Level I und II in die Bestrahlungsfelder erfolgen.
Eine **adjuvante Chemotherapie** wird bei lymphknotenpositiven prämenopausalen Frauen und fortgeschrittenen Tumoren durchgeführt. Eine **adjuvante Hormontherapie** wird analog bei hormonrezeptorpositiven und lymphknotenpositiven postmenopausalen Patientinnen durchgeführt. Je nach Rezeptorstatus erfolgt bei Positivität von Her2neu eine gegen Her2neu gerichtete Therapie.

### Radiotherapie

Nach **brusterhaltender Operation** wird die **Bestrahlung** nach CT-gestützter Rechnerplanung über Tangentialfelder mit 4–15 MV Photonen, ggf. unter Verwendung von Keilfiltern, durchgeführt. Ziel ist die homogene Bestrahlung der Restbrust unter optimaler Schonung der Lunge und unter Vermeidung von Dosismaxima (Abb. **A-5.29**). Die Gesamtdosis beträgt 50-50,4 Gy. Bei alten Patientinnen ohne Risikofaktoren kann eine hypofraktionierte Radiotherapie mit 40-42 Gy in 15-16 Sitzungen erwogen werden. Die Dosisaufsättigung des Tumorbettes mit 10–16 Gy mittels Photonen oder Elektronen ist in den allermeisten Fällen indiziert. Alternativen für die Boost-Bestrahlung stellen die intraoperative Radiotherapie oder aber eine Radiotherapie mit simultan integriertem Boost dar. In diesem Fall wird während jeder Radiotherapiefraktion der Ganzbrust eine zusätzliche kleine Dosis auf das OP-Bett appliziert. Die Gesamtbehandlungszeit reduziert sich somit um 5-8 Tage. Bei großer Mamma, thoraxwandnahem Sitz oder R1/2-Status kann eine Boost-Bestrahlung mit Ir-192 im Afterloading-Verfahren (GD 18–20 Gy) vorteilhaft sein.

Radiotherapie

**Behandlungskonzept:** Brusterhaltende Therapie (Tumorektomie + Radiotherapie der Restbrust, Abb. **A-5.29**). Die Gesamtdosis beträgt 50-50,4 Gy + und Dosisaufsättigung im Tumorbett mit 10–16 Gy. Eine hypofraktionierte Radiotherapie mit 15-16 Fraktionen kann bei alten Patientinnen ohne Risikofaktoren erwogen werden.

**A-5.29** 3D-Bestrahlungsplan zur Radiatio der Restbrust bei Mammakarzinom.

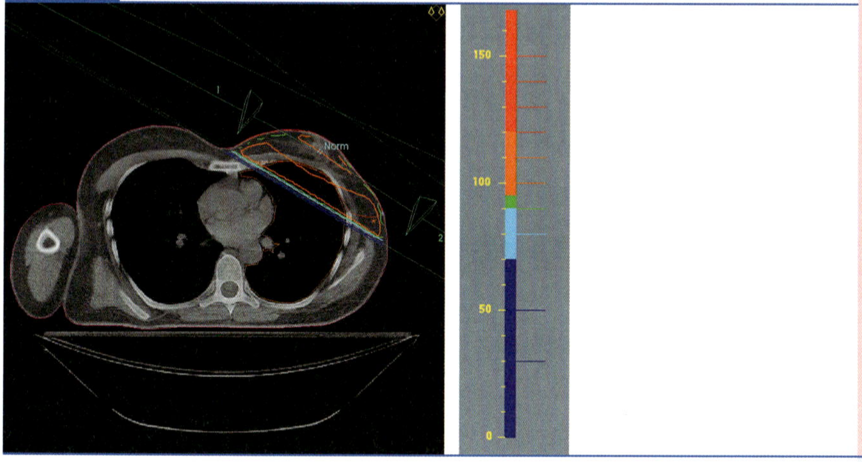


A-5.29

## 5.5.7 Ösophaguskarzinom

### Allgemeine Therapierichtlinien

Die Therapie wird meistens bei bereits fortgeschrittenem Stadium mit Überschreiten der Organgrenzen unter **palliativer** Zielsetzung durchgeführt. Lediglich in lokalisierten Stadien kommt unter Berücksichtigung der Ausbreitung, Lokalisation sowie des Allgemeinzustandes des Patienten eine Therapie unter kurativer Zielsetzung zur Anwendung. Als Therapieoptionen kommen chirurgische Maßnahmen, Radiotherapie sowie Chemotherapie in Frage.
Im Bereich des **zervikalen** Ösophagus ist die **kombinierte Radiochemotherapie** Therapie der Wahl.
Im **mittleren** und **kaudalen** Abschnitt wird häufig eine **kombinierte Radiochemotherapie** angewendet. Nach einer neoadjuvanten Radiochemotherapie erhöht eine Operation im Sinne einer **Ösophagusexstirpation** mit mediastinaler Lymphknotendissektion und Magen- bzw. Koloninterponat die lokoregionale Kontrollwahrscheinlichkeit. Da die multimodale Therapie jedoch mit einer **erhöhten Toxizität** einher-

5.5.7 Ösophaguskarzinom

Allgemeine Therapierichtlinien

**Behandlungskonzept:** OP nur bei kleinen Tumoren, sonst kombinierte Radiochemotherapie (50–60 Gy + 5-FU / Cisplatin).

geht, sollte sie Patienten in gutem Allgemeinzustand vorbehalten bleiben und die Indikation hierzu intersidziplinär gestellt werden. Als Chemotherapeutika kommen 5-FU und Cisplatin zur Anwendung.

Beim **proximalen** AEG erfolgt im neoadjuvanten Konzept entweder eine **neoadjuvante Chemotherapie** oder aber eine **neoadjuvante Radiochemotherapie**. Hierbei kommt eine Kombination aus 5-FU und Cisplatin oder aber Carboplatin und Paclitaxel in Frage.

Als **palliative Therapieoptionen** sind Stent-Implantation, Lasertherapie, Bougierung und Brachytherapie zu nennen.

Radiotherapie

Die Radiotherapie erfolgt in der Regel als **Mehrfeldertechnik** nach CT-gestützter Bestrahlungsplanung, vorzugsweise als intensitätsmodulierte Radiotherapie (Abb. **A-5.30**).

### Radiotherapie

Das Zielvolumen für die **perkutane Radiotherapie** umfasst den befallenen Ösophagus mit einem Sicherheitsabstand von je 5–8 cm nach proximal und distal (mögliche submuköse Ausbreitung) (Abb. **A-5.30**). Zusätzlich werden je nach Lokalisation die regionären Lymphknotenstationen eingefasst. Die Bestrahlungsplanung erfolgt meist CT-gestützt als **Mehrfeldertechnik**, vorzugsweise als intensitätsmodulierte Radiotherapie. Die Gesamtdosis beträgt bei kurativem Ansatz und bei Kombination mit Chemotherapie 50–60 Gy. Im Rahmen der Radiochemotherapie erfolgt nach 45 Gy ein Zwischenstaging. Bei Nichtansprechen oder Progression wird eine Operation angestrebt.

A-5.30

**A-5.30 3D-Bestrahlungsplan zur Bestrahlung eines Ösophaguskarzinoms (sagittale Ansicht der Dosisverteilung).**

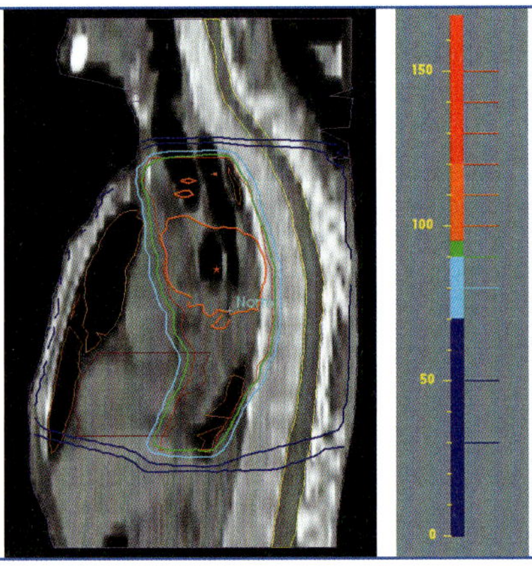


5.5.8 Pankreaskarzinom

## 5.5.8 Pankreaskarzinom

Im Folgenden werden ausschließlich die Karzinome des exokrinen Pankreas besprochen. Histologisch handelt es sich überwiegend um Adenokarzinome.

Allgemeine Therapierichtlinien

**Behandlungskonzept:**
- **kurativ:** partielle Duodenopankreatektomie, gefolgt von einer adjuvanten Chemotherapie mit Gemcitabin.
- **palliativ:** Radiotherapie +/− Chemotherapie oder alleinige Chemotherapie mit Gemcitabin oder Capecitabin. Bei Patienten in sehr gutem Allgemeinzustand Kombinationschemotherapie mit FOLFIRINOX oder Gemcitabin + nab-Paclitaxel.

### Allgemeine Therapierichtlinien

Die einzige **kurative** Therapie besteht in einer partiellen **Duodenopankreatektomie** (Whipple-OP), die jedoch meistens nur beim Papillenkarzinom oder bei Pankreaskopftumoren durchführbar ist. Die 5-Jahresüberlebensrate liegt bei ca. 10 %.

Bei **Inoperabilität** oder **unvollständiger Resektion** kann eine **Radiotherapie**, ggf. auch in Kombination mit einer Chemotherapie als palliative Maßnahme bei Schmerzen indiziert sein. Bei grenzwertig operablen Pankreaskarzinomen kann auch eine präoperative kombinierte Radiochemotherapie erwogen werden mit dem Ziel, sekundär Operabilität zu erreichen. Wirksame Chemotherapeutika sind 5-FU und Gemcitabine mit Ansprechraten von bis zu 25 %. Bei Patienten in sehr gutem Allgemeinzustand können toxischere Chemotherapie-Schemata wie FOLFIRINOX oder Gemcitabin und nab-Paclitaxel zur Anwendung kommen, die das Gesamtüberleben verlängern können.

### Radiotherapie

Bei **inoperablen** Pankreaskarzinomen wird die Radiatio mit palliativer oder neoadjuvanter Absicht bis zu einer Gesamtdosis von 45–50 Gy durchgeführt. Es kommen **Mehrfeldertechniken** nach 3-dimensionaler Bestrahlungsplanung zur Anwendung (Abb. **A-5.31**). Das Behandlungsvolumen beinhaltet den Primärtumor und die lokoregionären Lymphknoten. Es kommt vorzugsweise eine IMRT zur Schonung der umliegenden Risikoorgane zur Anwendung.

### Radiotherapie

Bei **inoperablen** Pankreaskarzinomen wird die Radiatio mit palliativer oder neoadjuvanter Absicht bis zu einer Gesamtdosis von 45–50 Gy durchgeführt. Zur Schonung der umgebenden Risikoorgane kommt vorzugsweise eine IMRT zur Anwendung (Abb. **A-5.31**).

**A-5.31** 3D-Bestrahlungsplanung beim Pankreaskarzinom.

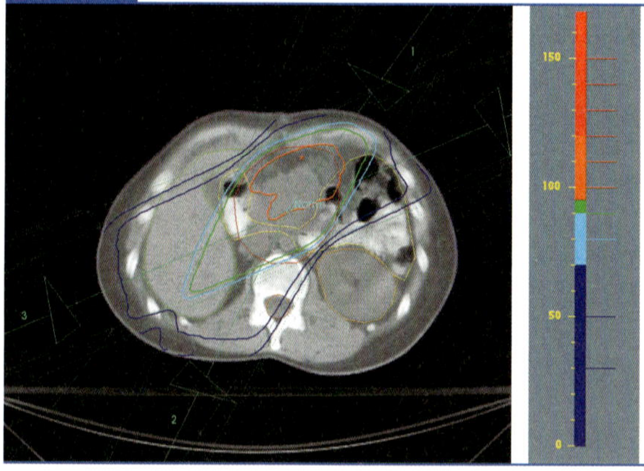


A-5.31

## 5.5.9 Vaginalkarzinom

### Allgemeine Therapierichtlinien

Eine radikale OP ist lediglich bei portio- bzw. introitusnahen Karzinomen in Frühstadien zu erwägen. In allen anderen Fällen steht die **Radiotherapie** im Vordergrund.

Die **Radiotherapie** steht bei fortgeschrittenen Stadien im Vordergrund.

### Radiotherapie

Es stehen die **perkutane Radiotherapie** sowie die **Brachytherapie** (S. 114) zur Verfügung. Während bei kleinen auf die Vagina beschränkten Tumoren eine Brachytherapie der gesamten vaginalen Mukosa ausreicht, erfolgt bei fortgeschritteneren Tumoren entweder eine kombinierte perkutane Radiotherapie des Beckens bis zu einer Gesamtdosis von 50 Gy und ein Brachytherapie-Boost, oder aber eine alleinige perkutane Radiotherapie des Beckens. Die Therapieentscheidung wird individuell entsprechend der Befundausdehnung getroffen. Bei Tumoren in den unteren ⅔ der Vagina müssen zusätzlich die inguinalen Lymphknoten bestrahlt werden. Bei fortgeschrittenen Plattenepithelkarzinomen sollte eine simultane Chemotherapie mit Cisplatin mono oder aber 5-FU und Mitomycin C erwogen werden.
Die Prognose ist in den lokalisierten Stadien mit 5-Jahres-Überlebensraten von 50–60 % noch gut, in fortgeschrittenen Stadien mit bis zu 25 % schlechter.

**Behandlungskonzept:**
- bei kleinen portionahen Tumoren: radikale OP
- bei Infiltration von Parametrien, Beckenwand oder Mukosa von Harnblase oder Rektum: definitive kombinierte Radiotherapie (perkutane RT des Beckens und Brachytherapie-boost) oder alleinige perkutane RT des Beckens mit ggf. anschließender Salvage-OP bei Resttumor.

## 5.5.10 Endometriumkarzinom

### Allgemeine Therapierichtlinien

Bei den **lokalisierten Stadien** ist die Therapie der Wahl die **abdominelle Hysterektomie** mit beidseitiger Adnexektomie. Ab einem Stadium pT 1b ist eine pelvine und paraaortale LK-Dissektion indiziert. In den Stadien FIGO IA G3, IB G1-2 und FIGO II G1-3 erfolgt zusätzlich eine HDR-Brachytherapie der Vagina zur Scheidenstumpfprophylaxe. In den Stadien FIGO II G1-3 und nicht erfolgter LK-Dissektion sowie in den Stadien FIGO III-IVA und bei allen serösen und klarzelligen Karzinomen erfolgt eine adjuvante percutane Radiotherapie der pelvinen Lymphabflusswege, zusätzlich wird eine sequentielle CHT mit Carboplatin und Paclitaxel erwogen.
Bei **Inoperabilität** aus internistischen Gründen erfolgt die **primäre Radiatio** oder eine **sequentielle Radiochemotherapie**. Dabei werden unter kurativem Ansatz perkutane Radiotherapie und Brachytherapie (S. 114) kombiniert.

**Behandlungskonzept:**
- **lokalisierte Stadien:** abdominelle Hysterektomie, zusätzlich pelvine und paraaortale LK-Dissektion ab Stadium pT 1b.
- **Stadien FIGO IA G3, IB G1-2 und II G1-3:** adjuvante Brachytherapie der Vagina.
- **Stadien FIGO II G1-3** bei nicht erfolgter LK-Dissektion: adjuvante percutane Radiotherapie +/- CHT, auch in den **Stadien FIGO III-IVA** sowie bei allen **serösen und klarzelligen Karzinomen**.
- Bei **Inoperabilität:** primäre Radiatio oder sequentielle Radiochemotherapie.

Radiotherapie

▶ Merke.

## Radiotherapie

▶ Merke. In den Stadien FIGO I G3- FIGO IB G1-2 sowie FIGO II G1-3 erfolgt **postoperativ** fast immer eine **vaginale Kontakttherapie** zur Minimierung des Scheidenstumpfrezidivrisikos.

Dabei wird unter Verwendung spezieller Vaginalapplikatoren eine Gesamtdosis von z. B. 4 · 5 Gy oder 3 · 7 Gy in HDR-Technik auf die Vagina in 5 mm Schleimhauttiefe appliziert.

Bei Vorliegen von **Risikofaktoren für Lymphknotenbefall** erfolgt eine postoperative percutane Radiotherapie des kleinen Beckens, vorzugsweise als IMRT.

Im **Stadium I-III** kann in Abhängigkeit von Risikofaktoren wie Grading, Histologie, Infiltrationstiefe, Lymphangiosis carcinomatosa und nach unzureichender Lymphknotendissektion eine zusätzliche perkutane Radiotherapie der pelvinen Lymphabflüsse erforderlich sein, vorzugsweise als IMRT. Es werden hierbei 50 Gy appliziert. Die Paraaortalregion wird nur bei Adnexbefall oder Nachweis von paraaortalen Lymphknotenmetastasen mitbestrahlt.

**Inoperabilität in den Stadien I-III:** primäre kombinierte Radiotherapie (Teletherapie und Brachytherapie, Abb. **A-5.32**).
**Stadium IV:** meist palliative Radiotherapie.

Bei **Inoperabilität in den Stadien I-III** wird die Durchführung einer **primären kombinierten Radiotherapie** (Teletherapie und Brachytherapie) unter kurativer Zielsetzung empfohlen. Die Brachytherapie erfolgt in HDR-Technik nach Einbringen von Plastikkapseln in das Uteruskavum (Abb. **A-5.32**). Diese werden im Afterloading-Verfahren mit $^{192}Ir$ beschickt. Meistens werden Gesamtdosen von 6 · 7 Gy auf die Uterusserosa verabreicht. Simultan zur Brachytherapie wird die perkutane Radiotherapie der pelvinen Lymphabflusswege durchgeführt, vorzugsweise als IMRT unter Berücksichtigung der Brachytherapie. Die Gesamtdosis für die perkutane Radiotherapie liegt bei 45–50 Gy.
Im **Stadium IV** erfolgt meist eine palliative Radiotherapie.
Im Stadium I können durch OP und postoperative Radiotherapie 5-Jahres-Überlebensraten von bis zu 90 %, im Stadium II ca. 60 % und im Stadium III ca. 30 % erreicht werden.

**A-5.32 Dosisverteilung für die intrakavitäre Brachytherapie des Endometriumkarzinoms.**

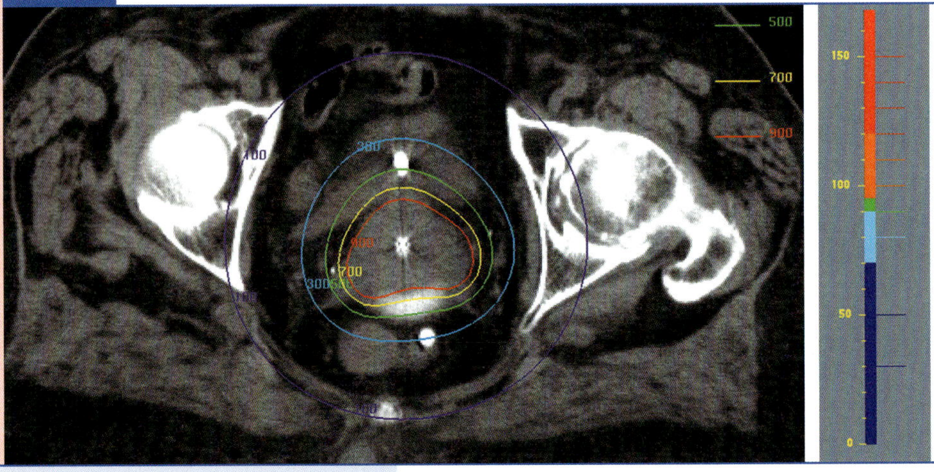


5.5.11 Zervixkarzinom

Allgemeine Therapierichtlinien

**Behandlungskonzept:**
- In **Frühstadien** radikale Hysterektomie nach Wertheim-Meigs.
- postoperative kombinierte Radiochemotherapie **bei LK-Befall** oder **Parametrienbefall** sowie bei R1/2.
- primäre kombinierte Radiochemotherapie in den **Stadien IIB + III** oder bei **internistischer Inoperabilität** (Abb. **A-5.33**)
- individuelle Therapie im **Stadium IV**.

## 5.5.11 Zervixkarzinom

### Allgemeine Therapierichtlinien

Die Therapie erfolgt stadiengerecht unter Berücksichtigung von individuellen Faktoren wie Alter, Kinderwunsch, Operabilität und internistischen Begleiterkrankungen. Neben der radikalen **Hysterektomie** nach Wertheim-Meigs mit pelviner Lymphknotendissektion steht die kombinierte **Radiochemotherapie** (Teletherapie und Brachytherapie mit simultaner Chemotherapie) zur stadiengerechten Therapie zur Verfügung.

- Im **Stadium IA** ist eine einfache Hysterektomie ausreichend, bei Kinderwunsch kann eine Konisation durchgeführt werden.
- Im **Stadium IB** ist die radikale Hysterektomie nach Wertheim-Meigs mit pelviner Lymphknotendissektion und vollständiger Entfernung der Parametrien Methode der Wahl.

**A-5.33** Dosisverteilung für die HDR-Brachytherapie beim Zervixkarzinom (HDR = high dose rate).

A-5.33

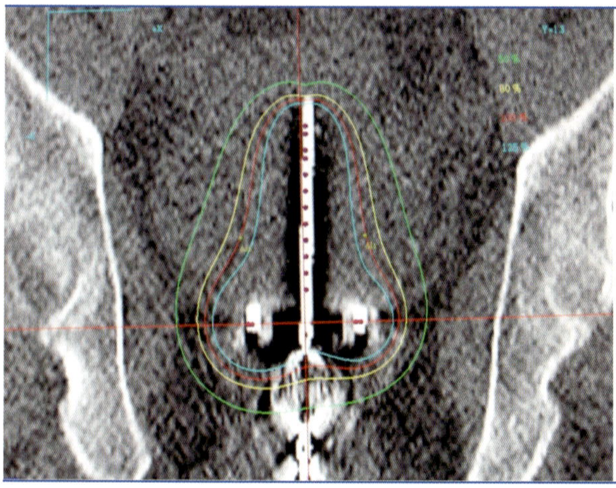

- Im **Stadium IIA** wird entweder eine OP nach Wertheim-Meigs oder aber eine kombinierte Radiochemotherapie empfohlen. Im Falle einer Operation ist eine postoperative Radiochemotherapie lediglich bei Befall der pelvinen Lymphknoten, unzureichender Lymphknotendissektion, R1/2-Situation, L 1 oder unzureichendem Sicherheitsabstand im Bereich der Scheidenmanschette erforderlich.
- In den **Stadien IIB und III A/B** erfolgt die primäre kombinierte Radiochemotherapie mit perkutaner Bestrahlung des kleinen Beckens und HDR-Brachytherapie der Primärtumorregion (Abb. **A-5.33**). Die simultane cisplatinhaltige Chemotherapie erfolgt in wöchentlichen Abständen.
- Im **Stadium IV** erfolgt die Therapie individuell in Abhängigkeit von Lokalbefund und Prognose.

### Radiotherapie

Das **Zielvolumen** für die perkutane Radiotherapie umfasst die primäre Tumorausdehnung, die Parametrien, Teile der Vagina sowie die regionären Lymphknotenstationen.

### Radiotherapie

Das **Zielvolumen** für die perkutane Radiotherapie umfasst die primäre Tumorausdehnung, die Parametrien, Teile der Vagina sowie die regionären Lymphknotenstationen. Das Zielvolumen der Brachytherapie umfasst die primäre Tumorausdehnung, die proximalen Parametrien sowie die portionahen Vaginalanteile.

Die **perkutane Radiotherapie** wird bevorzugt nach 3D-Bestrahlungsplanung als 4-Felder-Box oder IMRT mittels 10–25 MeV Photonen auf der Basis von CT- und MRT-Bildern durchgeführt. Bei der **definitiven Radiotherapie** (d. h. primärer Radiotherapie ohne vorherige OP) erfolgen eine perkutane Radiotherapie des Beckens sowie eine intrakavitäre HDR-Brachytherapie mit z. B. 3-5 · 7,5 Gy in wöchentlichen Abständen während der perkutanen Radiotherapie. Bei Befall der Parametrien erfolgt eine zusätzliche Boost-Bestrahlung der Parametrien unter Berücksichtigung der Afterloadingdosis.

Für die **intrakavitäre Brachytherapie** beim Zervixkarzinom stehen Ir-192-Quellen zur Verfügung. Nach gynäkologischer Untersuchung wird eine Sondierung des Zervikalkanals und des Cavum uteri vorgenommen und ein Afterloadingapplikator (z. B. Ring-/Stiftapplikator) eingelegt (S. 114). Die Distanzierung von Blase und Rektum und die Fixierung der Applikatoren erfolgt durch eine Tamponade. Zur Messung der Organdosen werden Blasen- und Rektumsonden eingebracht.

## 5.5.12 Seminom

### Allgemeine Therapierichtlinien

**Behandlungskonzept:** radikale inguinale Orchiektomie und adjuvante Radiotherapie oder Chemotherapie in Abhängigkeit vom Stadium (Tab. **A-5.3**).

## 5.5.12 Seminom

### Allgemeine Therapierichtlinien

Zunächst erfolgt die **radikale inguinale Orchiektomie** mit hoher Ligatur des Samenstranges. Über die weitere Therapie wird entsprechend dem Stadium entschieden (Tab. **A-5.3**).

Im klinischen **Stadium I** erfolgt häufig eine engmaschige Nachsorge, da die Rezidivrate 15-20 % beträgt. Alternativ kann eine CHT mit einem Zyklus Carboplatin durchgeführt werden. Die Langzeitfolgen werden als gering eingeschätzt. Die Radiotherapie der paraaortalen Lymphknoten mit einer Gesamtdosis von 20 Gy, stellt eine weitere Alternative dar, ist jedoch mit einem etwas höheren Sekundärmalignomrisiko behaftet.

**≡ A-5.3 Stadiengerechte Therapie beim Seminom**

| Stadium | Stadieneinteilung (Royal Marsden) | Therapie | Dosis | 5-Jahres-Überleben |
|---|---|---|---|---|
| I | Hodentumor ohne LK-Befall | watch and wait, Chemotherapie. Radiotherapie (RT) paraaortal | 20 Gy | 95–98 % |
| IIA | Befall retroperitonealer LK ≤ 2 cm | RT paraaortal + ipsilateral iliakal | 30 Gy | 90–95 % |
| IIB | Befall retroperitonealer LK 2–5 cm | RT paraaortal + ipsilateral iliakal | 36 Gy | 80–90 % |
| IIC | Befall retroperitonealer LK > 5 cm | Chemotherapie | – | 80–90 % |
| III/IV | III: Befall supradiaphragmaler LK<br>IV: extralymphatische Metastasen | Chemotherapie | – | 60–75 % |

In den klinischen **Stadien II A + B** wird eine postoperative Radiatio der paraaortalen sowie der ipsilateralen iliakalen Lymphknoten empfohlen. Die Verwendung einer Hodenkapsel ist hier obligat. Eine Hodenkapsel ist ein Behälter aus Blei zur Aufnahme des Hodens. Hierdurch wird der kontralaterale Hoden vor Streustrahlung geschützt. Im Stadium IIA wird eine GD von 30 Gy appliziert, im Stadium IIB werden 36 Gy verabreicht. Alternativ kann im Stadium IIB eine CHT mit 3 · PEB erfolgen.
Ab dem klinischen **Stadium IIC** werden Seminome bei hohem Metastasierungsrisiko chemotherapiert. Als Chemotherapeutika kommen Cisplatin, Bleomycin, Etoposid, Vinblastin und Ifosfamid zum Einsatz.
In ca. 5 % aller Fälle findet sich im kontralateralen Hoden eine testikuläre intraepitheliale Neoplasie (TIN), die sich in 50 % der Fälle innerhalb von 5 Jahren zu einem invasiven Malignom entwickelt. Therapie der Wahl ist hier die Radiotherapie des Hodens mit 20 Gy.
Nichtseminome können durch eine Radiatio nicht kuriert werden.

## 5.5.13 Prostatakarzinom

### Allgemeine Therapierichtlinien

**Therapieoptionen** sind Operation, Radiotherapie, Hormontherapie sowie in hormonrefraktären metastasierten Stadien die Chemotherapie.

Die Therapie erfolgt stadiengerecht unter Berücksichtigung von Patientenalter, Allgemeinzustand, Begleiterkrankungen, Lebenserwartung und Grading. Als **Therapieoptionen** stehen **Operation**, **Radiotherapie**, **Hormontherapie** sowie in hormonrefraktären metastasierten Stadien die **Chemotherapie** zur Verfügung.
Eine Therapieentscheidung sollte interdisziplinär getroffen und der Patient in die Diskussion mit einbezogen werden. Beim zufällig entdeckten Prostatakarzinom ohne klinische Symptome (incidental carcinoma) ist bei hohem Lebensalter und hohem Differenzierungsgrad eine abwartende Haltung mit engmaschiger PSA-Kontrolle vertretbar. Bei PSA-Anstieg sollte eine lokale Therapie unter kurativer Zielsetzung eingeleitet werden.

In **frühen Stadien** ist eine Heilung durch **radikale Prostatektomie** oder **primäre Radiotherapie** möglich.

In **frühen Stadien** kann entweder durch eine **radikale Prostatektomie** oder aber durch eine **primäre Radiotherapie** eine Heilung erreicht werden. Die Ergebnisse beider Verfahren sind vergleichbar, wobei randomisierte Studien fehlen.

Beim **disseminierten Prostatakarzinom** (N1–3, M0–1) bzw. T4-Tumor ist unter palliativer Zielsetzung die **hormonelle Therapie** vorzuziehen.

Beim **disseminierten Prostatakarzinom** (N1–3, M0–1) bzw. T4-Tumor ist eine lokale Therapie in der Regel nicht erfolgreich, so dass hier unter palliativer Zielsetzung die **hormonelle Therapie** vorzuziehen ist. Eine Hormonablation gelingt durch eine subkapsuläre Orchiektomie oder reversibel mit Gonadotropin-Releasing-Hormon-(GnRH)-Analoga. Bei Harnobstruktion in diesen Stadien kann eine palliative Tumorresektion Abhilfe schaffen.

### Radiotherapie

**Behandlungskonzept:**
- **T1–3N0M0:** radikale Prostatektomie oder Strahlentherapie (GD 74–80 Gy) als Kurativtherapie
- **T4 oder N1–3 oder M1:** palliative Hormontherapie, ggf. palliative Radiotherapie von Knochenmetastasen.

Die **perkutane Radiotherapie** ist indiziert als kurative primäre Therapie in den frühen Stadien T1–3N0M0. Bei nachgewiesenem Lymphknotenbefall kann die adjuvante Radiotherapie der Lymphabflusswege die lokale Kontrolle im Becken zwar erhöhen, ein Überlebensvorteil ist jedoch nicht zu erwarten, da bei lymphogener Metastasierung meistens auch eine hämatogene Metastasierung vorliegt. Ob in den frühen Stadien eine Kombination von Radiotherapie mit Hormontherapie vorteilhaft ist, ist noch nicht abschließend geklärt. Eine adjuvante Hormontherapie wird bei Patienten mit Risikofaktoren empfohlen.

**A-5.34 IMRT der Prostata unter Rektumschonung.**

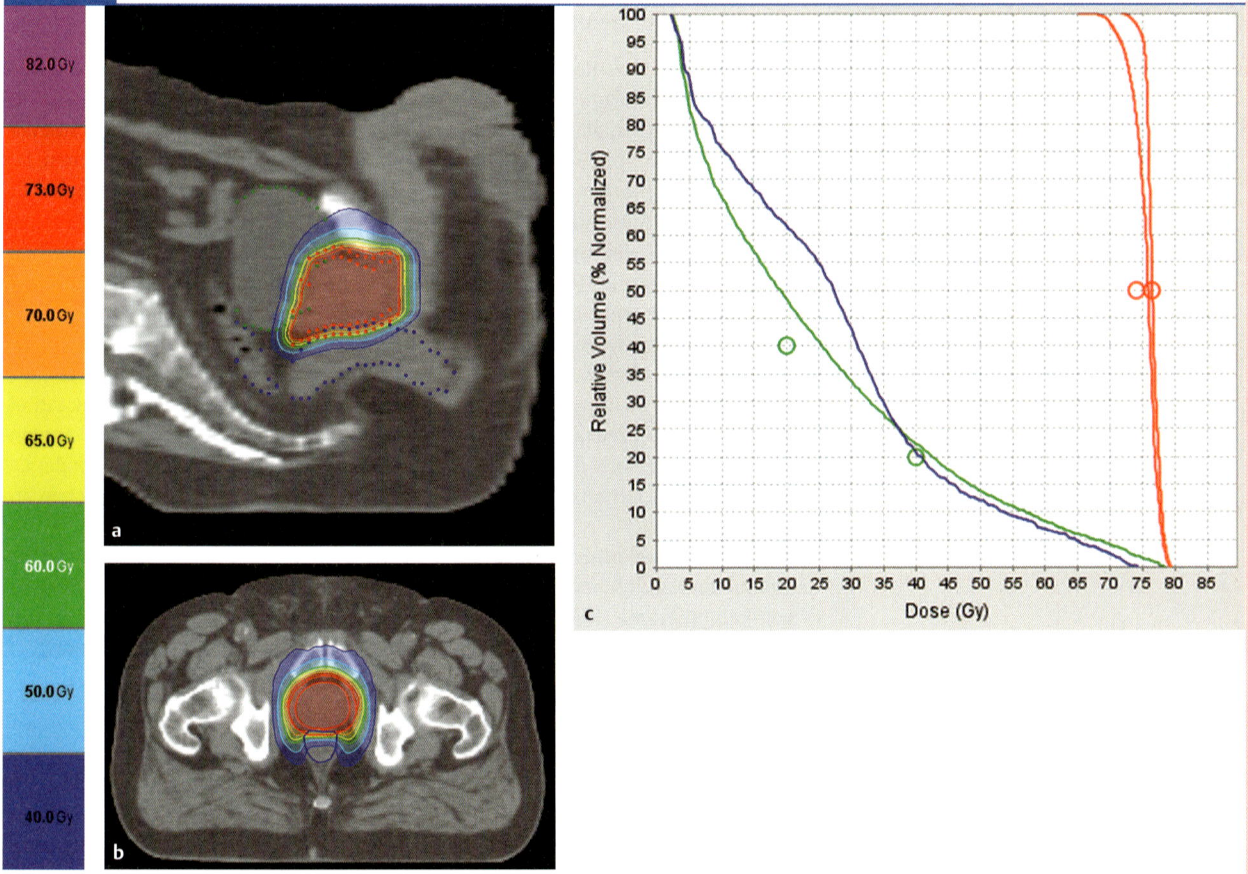


**a** IMRT der Prostata – sagittale Ansicht.
**b** IMRT der Prostata – axiale Ansicht.
**c** Dosis-Volumen-Histogramm (blau = Rektum, grün = Harnblase, rot = PTV und CTV).

Für eine langfristige lokale Tumorkontrolle nach primärer Radiotherapie ist eine Gesamtdosis von mindestens 74 Gy erforderlich. Bei T 1–2G1-Tumoren wird lediglich die Prostataloge mit geringem Sicherheitsabstand (klinisches Zielvolumen) bestrahlt. Lagerungsgenauigkeit und Organbewegungen sind zu berücksichtigen. Bei lokal fortgeschrittenen Tumoren werden die Samenblasen mit einbezogen.

Es sollte eine **Konformationsstrahlentherapie** unter Verwendung von mehreren isozentrischen Bestrahlungsfeldern oder aber eine **intensitätsmodulierte Radiotherapie** (IMRT) (Abb. **A-5.34**) durchgeführt werden. Die Bestrahlungsplanung erfolgt vorzugsweise CT-gestützt, wobei eine diagnostische MRT bei der Zielvolumendefinition zusätzliche Informationen liefern kann. Die irregulären Felder werden mit dem Multi-leaf-Kollimator eingeblendet. Bei Patienten mit lokal fortgeschrittenen bzw. undifferenzierten Tumoren ist eine Dosiseskalation über 74 Gy vorteilhaft. Durch die Verwendung moderner RT-Techniken wie der IMRT können Dosen über 74 Gy ohne eine Verstärkung der Nebenwirkungen erreicht werden.

Es sollte eine **Konformationsstrahlentherapie** unter Verwendung von mehreren isozentrischen Bestrahlungsfeldern oder aber eine IMRT (Abb. **A-5.34**) durchgeführt werden.

Nach erfolgreicher Radiotherapie kommt es im weiteren Verlauf zu einem Abfall des PSA-Wertes.

Die **postoperative Radiotherapie** ist indiziert nach inkompletter Resektion, bei kapselüberschreitendem Wachstum, Samenblaseninfiltration oder postoperativem PSA-Anstieg. Die lokale RT ist auch bei histologisch nachgewiesenem Lokalrezidiv sinnvoll, sofern eine Fernmetastasierung ausgeschlossen ist.

Die **postoperative Radiotherapie** ist indiziert nach inkompletter Resektion, kapselüberschreitendem Wachstum, Samenblaseninfiltration und bei postoperativem PSA-Anstieg.

Alternativ zur perkutanen Radiotherapie kann in frühen Stadien eine **alleinige interstitielle Radiotherapie** mit J-125 erfolgen. Hierzu werden vom Perineum aus ultraschallgesteuert über Hohlnadeln J-125-Seeds implantiert. Dieses Vorgehen eignet sich insbesondere für sehr alte Patienten, denen man eine Bestrahlungsserie über 7 Wochen nicht zumuten möchte.

Eine Alternative zur perkutanen Radiotherapie ist beim frühen Prostatakarzinom ohne Risikofaktoren die alleinige interstitielle Brachytherapie mit Jod-125-Seeds (z. B. bei sehr alten Patienten).

In den Stadien T 1/2 liegen die 10-Jahresüberlebensraten insgesamt bei 80 %, bei T 3-Tumoren bei 60 %.

## 5.5.14 Kolorektale Karzinome

### Allgemeine Therapierichtlinien

**Behandlungskonzept Kolonkarzinom:**
- radikale Tumorresektion
- Patienten in den UICC Stadien III + IV sowie im Stadium II mit Risikofaktoren: adjuvante Oxaliplatin-haltige Chemotherapie.

**Behandlungskonzept Rektumkarzinom:**
- OP (anteriore Rektumresektion oder abdominosakrale Rektumamputation)
- bei UICC-Stadium II + III: neoadjuvante kombinierte Radiochemotherapie (45-50,4 Gy + 5-FU), alternativ Kurzzeitradiotherapie (5 × 5 Gy)
- bei Inoperabilität: primäre Radiochemotherapie oder präoperative RCHT zum Downstaging.

Bei der Therapie des **Kolonkarzinoms** steht die **radikale Tumorexstirpation** im Vordergrund, bei Vorliegen der UICC-Stadien III oder IV sowie II mit Risikofaktoren wird eine **adjuvante Oxaliplatin-haltige Chemotherapie** durchgeführt. Bei Kontraindikationen gegen Oxaliplatin kann Fluoropyrimidin mono zur Anwendung kommen. Die Strahlentherapie kommt nur in Ausnahmefällen nach R1/2-Resektion oder bei Inoperabilität zur Anwendung.
Bei **Rektum-** und **Rektosigmoidkarzinomen** gilt die anteriore Rektumresektion bzw. die abdominosakrale Rektumamputation als Therapie der Wahl. Bei Tumoren im UICC-Stadium II und III erfolgt präoperativ eine kombinierte Radiochemotherapie mit 5-Fluoruracil. Bei Inoperabilität kann evtl. hierdurch ein Down-Staging und damit Operabilität erreicht werden.
Bei **cT3-** oder **cN+-Tumoren**, bei denen kein downsizing angestrebt wird, kann alternativ eine **Kurzzeitradiotherapie** zur Senkung der Lokalrezidivrate zur Anwendung kommen. Erfolgt die Diagnose eines Stadium II oder III erst im Rahmen der OP, wird eine Radiochemotherapie mit 5-FU nach einem Intervall von 4-6 Wochen angeschlossen.
Eine **palliative Radiotherapie** ist auch bei Patienten mit Fernmetastasen sinnvoll. Bei inoperablen Karzinomen besteht an einigen Zentren die Möglichkeit der intraoperativen Radiotherapie (IORT) mit Elektronen oder aber der Afterloadingtherapie, eine postoperative perkutane Dosisaufsättigung ist jedoch auch in diesen Fällen nötig.

### Radiotherapie

Die Radiotherapie erfolgt in **Mehrfeldertechnik**, die Gesamtdosis liegt bei 45–50,4 Gy in konventioneller Fraktionierung oder bei 5 · 5 Gy im Kurzzeitschema (Abb. **A-5.35**).

Das **Zielvolumen** für die postoperative Radiotherapie schließt die Primärtumorregion, das Sakrum sowie die regionären Lymphknoten ein. Um den Dünndarm optimal zu schonen, wird der Patient in Bauchlage auf ein Lochbrett gelagert. Die Radiotherapie erfolgt in **Mehrfeldertechnik** (S. 125), d. h. in 3- oder 4-isozentrischen Feldern, nach CT-gestützter Bestrahlungsplanung bei möglichst gefüllter Blase (Abb. **A-5.35**). Die Gesamtdosis liegt bei 45–50,4 Gy in konventioneller Fraktionierung oder bei 5 · 5 Gy im Kurzzeitschema.

A-5.35

**A-5.35 3D-Bestrahlungsplan zur Radiotherapie eines Rektumkarzinoms (Lagerung in Bauchlage im Lochbrett).**

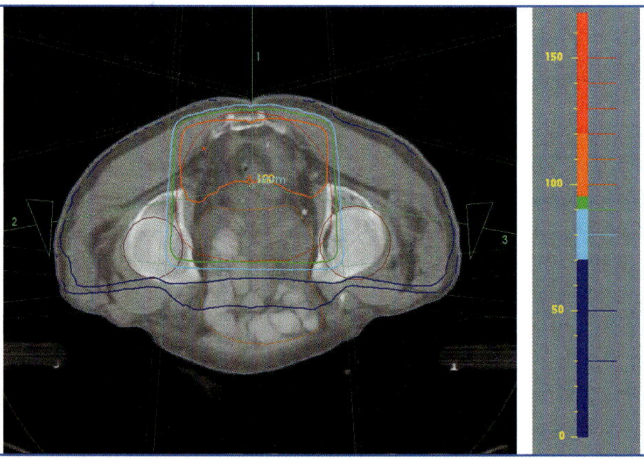


## 5.5.15 Analkarzinom

### Allgemeine Therapierichtlinien

**Behandlungskonzept:** primäre kombinierte Radiochemotherapie (50,4–55,8 Gy + 5-FU/Mitomycin C).

Die **kombinierte Radiochemotherapie** mit 5-Fluoruracil und Mitomycin C ist Therapie der Wahl mit Heilungsraten von ca. 80 %. Gegenüber der früher häufig durchgeführten Resektion hat dieses Vorgehen neben einer Steigerung der 5-Jahres-Überlebensraten den Vorteil des Kontinenzerhalts. Eine Operation wird lediglich bei Rezidiven nach Radiochemotherapie durchgeführt.

### Radiotherapie

Die Chemotherapie wird simultan zur Radiotherapie verabreicht. Bei der Radiotherapie werden 50,4–55,8 Gy appliziert. Die Erfassung der Analregion mit hohen Bestrahlungsdosen, bei gleichzeitiger Verabreichung von moderaten Dosen im Bereich der Lymphabflusswege und Schonung der Genitalregion, gelingt am besten bei der Verwendung von IMRT.

## 5.5.16 Harnblasenkarzinom

### Allgemeine Therapierichtlinien

In der primären Therapie kommen **OP**, **Radiotherapie** und **Chemotherapie** unter Berücksichtigung des Tumorstadiums alleine oder in Kombination zur Anwendung. Bei den operativen Verfahren unterscheidet man die transurethrale Tumorresektion (TUR), die Blasenteilresektion sowie die radikale Zysto-Prostato-Vesikulotomie. Die Chemotherapie erfolgt zumeist als cisplatinhaltige Polychemotherapie.

**Tis/T 1:** Meistens wird die **TUR** als alleinige Therapie durchgeführt. Zur Rezidivprophylaxe kann nachfolgend eine Instillation von Chemotherapeutika erfolgen.

**T 2–4:** Alternativ zur radikalen **Zysto-Prostato-Vesikulotomie** kann eine TUR mit nachfolgender definitiver **Radiochemotherapie** (54 Gy und Cisplatin) durchgeführt werden. Die Heilungsraten sind vergleichbar, bei der definitiven Radiochemotherapie kann die Harnblase jedoch in ca. 75 % der Fälle erhalten werden. Die Radiatio erfolgt nach CT-gestützter Rechnerplanung unter Einschluss der regionären Lymphknoten und wird über eine 4-Felder-Box in Shrinking-field-Technik durchgeführt. Die Blase sollte jeweils entleert werden, um das Bestrahlungsvolumen so klein wie möglich zu halten. Verbleiben nach kombinierter Radiochemotherapie Tumorreste, ist eine Zystektomie notwendig. Ist eine Chemotherapie aus internistischen Gründen kontraindiziert, kann auch eine alleinige Radiotherapie erfolgen, wobei die Gesamtdosis auf 60–66 Gy erhöht werden muss.

> **5.5.16 Harnblasenkarzinom**
>
> **Allgemeine Therapierichtlinien**
>
> Primär kommen **OP**, **Radiotherapie** und **Chemotherapie** unter Berücksichtigung des Tumorstadiums alleine oder in Kombination zur Anwendung.
>
> **Behandlungskonzept:**
> - Tis/T 1: TUR Blase
> - T 2–4: radikale Zystektomie oder TUR + primäre kombinierte RCHT (54 Gy + Cisplatin) bei Patienten mit Wunsch nach Organerhalt
> - Primäre Radiochemotherapie bei inoperablen Tumoren
>
> Die Radiatio erfolgt nach CT-gestützter Rechnerplanung und wird über eine 4-Felder-Box in Shrinking-field-Technik appliziert.

## 5.5.17 Weichteilsarkome

### Allgemeine Therapierichtlinien

Therapie der Wahl ist die **Tumorresektion** mit ausreichendem Sicherheitsabstand (wide excision) mit **adjuvanter postoperativer Stahlentherapie**. Bei diesem Vorgehen können ähnlich gute Ergebnisse erzielt werden wie durch eine Amputation, jedoch kann gerade im Extremitätenbereich häufig die Funktion erhalten werden. Die alleinige wide excision ist lediglich bei Tumoren im Stadium T 1 G1 ausreichend, in allen anderen Stadien ist die neoadjuvante bzw. adjuvante Radiatio obligat. Bei großen G3-Tumoren und CHT-sensiblem histologischem Subtyp kann zusätzlich eine Chemotherapie erwogen werden.

> **5.5.17 Weichteilsarkome**
>
> **Allgemeine Therapierichtlinien**
>
> **Behandlungskonzept:**
> - alleinige wide excision nur im Stadium T 1 G1 mit ausreichendem Sicherheitsabstand von 2-3 cm
> - wide excision + präoperative Radiotherapie mit 45-54 Gy oder postoperative Radiotherapie mit 60–66 Gy.

### Radiotherapie

Die **prä-** und **postoperative Radiatio** erfolgt nach 3D CT- und MRT-gestützter Bestrahlungsplanung meist als Konformationsstrahlentherapie über Gegenfelder in Shrinking-field-Technik (Abb. **A-5.36**). Das Zielvolumen umfasst hierbei das Tumorbett entsprechend der präoperativen Bildgebung sowie einen Sicherheitsabstand von 4-5 cm. Der Narbenbereich und Drainageaustrittsstellen sollten bei der postoperativen Radiotherapie immer mit eingeschlossen werden. Präoperativ erfolgt die Radiotherapie des Tumorbereichs mit einer GD von 45-54 Gy, postoperativ sind Gesamtdosen von 60-66 Gy erforderlich. Bei sehr großen Tumoren mit Risikofaktoren kann eine zusätzliche Chemotherapie erwogen werden. Bei marginal resektablen Tumoren kann vor OP eine isolierte Extremitätenperfusion (ILP) mit TNF-alpha und Melphalan sinnvoll sein. Bei inoperablen Tumoren kann eine primäre Radiotherapie erfolgen, jedoch muss hier die Gesamtdosis > 70 Gy gewählt werden. Bei intraabdominellen Tumoren mit fraglicher Operabilität erfolgt die Radiotherapie bevorzugt präoperativ.

> **Radiotherapie**
>
> Die **prä-** und **postoperative** Radiatio erfolgt nach 3D CT- und MRT-gestützter Bestrahlungsplanung meistens als Konformationsstrahlentherapie (Abb. **A-5.36**).

⊙ A-5.36

⊙ A-5.36 3D-Bestrahlungsplan zur Behandlung eines Weichteilsarkoms unter Verwendung von Gegenfeldern.

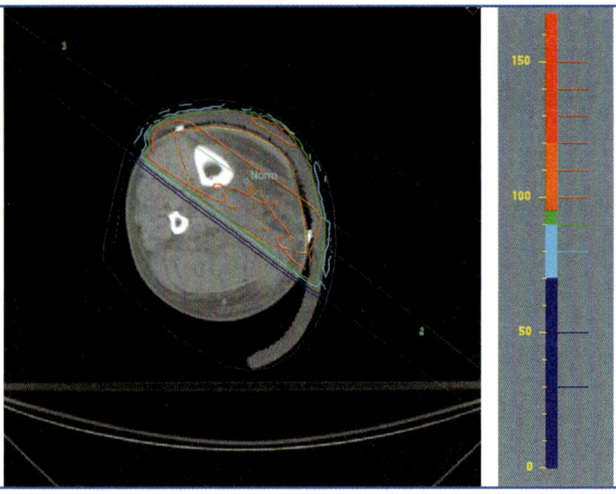

Bei **ungünstiger Tumorlokalisation** (z. B. retroperitoneal) kann eine **IMRT** oder eine **IORT** mit schnellen Elektronen hilfreich sein.

Bei **ungünstiger Tumorlokalisation** (Körperstamm, retroperitoneal) kann eine **IMRT** oder ggf. eine **intraoperative Radiotherapie** (IORT) mit schnellen Elektronen hilfreich sein. Hierbei wird eine Einzeldosis von 15–20 Gy appliziert, gefolgt von einer postoperativen perkutanen Dosisaufsättigung.

### 5.5.18 Ewing-Sarkom

#### Allgemeine Therapierichtlinien

Die Therapie besteht aus einer Kombination aus präoperativer Polychemotherapie, OP und Bestrahlung nach inkompletter Resektion.

Die Behandlung erfolgt meist im Rahmen von multizentrischen randomisierten Therapiestudien. Die Therapie besteht aus einer Kombination aus **präoperativer Polychemotherapie**, **OP** und **Bestrahlung nach inkompletter Resektion**. Bei Inoperabilität erfolgt nach der Chemotherapie die primäre Radiotherapie. Erfolgt die OP als wide excision nach gutem Ansprechen auf die Chemotherapie oder als radikale OP, kann auf eine postoperative Radiotherapie verzichtet werden.

#### Radiotherapie

**Behandlungskonzept:**
- CHT und OP bei operablen Tumoren
- RT bei Inoperabilität nach CHT oder postoperativ bei R1/2-Situation.

Das tumortragende Kompartiment erhält nach **kompletter Resektion** und **schlechtem Ansprechen auf die Chemotherapie** eine Gesamtdosis von 45 Gy. Die präoperative Radiotherapie erfolgt bei **Inoperabilität** mit einer GD von 54 Gy. Liegen Lungenmetastasen bei Diagnose vor, muss die zusätzliche konsolidierende Ganzlungenradiatio mit 15–18 Gy zur Vernichtung okkulter Lungenherde erwogen werden.

### 5.5.19 Strahlentherapie bei benignen Erkrankungen

Bei der Radiotherapie gutartiger Erkrankungen werden **Einzeldosen von 0,2–1 Gy** eingesetzt.

Bei der Radiotherapie gutartiger Erkrankungen werden **Einzeldosen von 0,2–1 Gy** eingesetzt. Bei den meisten Indikationen genügen Gesamtdosen von < 20 Gy. Der genaue Wirkungsmechanismus ist noch nicht vollständig geklärt. Als Komponenten der Bestrahlungswirkung werden neben einer **antiphlogistischen** und **antiproliferativen Wirkung** auch die Freisetzung von Mediatoren und Zytokinen und die Änderung von Gewebeperfusion und Gewebemilieu diskutiert.

**Indikationen** sind vor allem entzündliche, hyperproliferative und degenerative Erkrankungen (Tab. **A-5.4**).

**Indikationen** sind vor allem entzündliche, hyperproliferative und degenerative Erkrankungen. Ziel ist die Schmerzreduktion, der Erhalt der Organfunktion sowie die Verbesserung der Lebensqualität. Die Indikation ist bei jungen Patienten aufgrund des Risikos für Schäden der Erbsubstanz eng zu stellen.
Die Radiotherapie erfolgt entweder am **Orthovoltgerät** oder aber am **Linearbeschleuniger** mittels Photonen oder Elektronen. In Tab. **A-5.4** sind die wichtigsten Indikationen und die benötigten Einzel- und Gesamtdosen aufgelistet.

**A-5.4 Indikationen für die Bestrahlung von benignen Erkrankungen**

| Erkrankung | Indikation zur Radiotherapie | Fraktionen/Woche | Gesamtdosis |
|---|---|---|---|
| **akute Entzündungen** | akute Parotitis | 3 · 0.5 Gy | 3–5 Gy |
| **chronisch-rezidivierende Entzündungen** | Panaritium<br>Schweißdrüsenabszess<br>Furunkel | 3 · 0.3–1.0 Gy | 10–15 Gy |
| **degenerative Erkrankungen** | Schmerzlinderung bei Fersensporn<br>Periarthropathia humeroscapularis<br>Epicondylopathia humeri<br>Arthrose (möglichst akut) | 3 · 0.5–1.0 Gy<br>ggf. 2. Serie<br>nach 3 Mon. | 3–12 Gy |
| **hyperproliferative Erkrankungen** | Morbus Dupuytren (Frühstadium)<br>Morbus Ledderhose (Frühstadium)<br>Induratio penis plastica (Schmerzlinderung)<br>Pterygium (Rezidivprophylaxe postoperativ)<br>Keloid (Rezidivprophylaxe postoperativ)<br>Hämangiom<br>arteriovenöse Malformation | 3 · 2.0–3.0 Gy<br>3 · 2.0–3.0 Gy<br>3 · 2.0–3.0 Gy<br>3 · 2.0–3.0 Gy<br>3 · 2.0–3.0 Gy<br>1–3 · 4.0 Gy<br>1 · 20–25 Gy<br>1 · 15–20 Gy | 15–25 Gy<br>15–25 Gy<br>15–30 Gy<br>15–20 Gy<br>12–20 Gy<br>4–12 Gy<br>20–25 Gy<br>15–20 Gy |
| **funktionelle Erkrankungen** | endokrine Orbitopathie<br>Prophylaxe heterotoper Ossifikationen<br>Gynäkomastie (prophylaktisch/therapeutisch) | 5 · 2.0 Gy<br>1 · 7.0 Gy<br>5 · 3.0–4.0 Gy /<br>5 · 2.0–4.0 Gy | 12–20 Gy<br>7.0 Gy<br>12–20 Gy / 20–30 Gy |

## 5.5.20 Notfallindikationen

Ziel der notfallmäßigen Bestrahlung ist die Rückbildung einer akuten lebensbedrohlichen Symptomatik, die durch einen malignen Tumor verursacht wurde und noch nicht länger als 24 Stunden besteht. Die wichtigsten Indikationen für eine perkutane Notfallbestrahlung stellen die **akute Querschnittsymptomatik** und die **obere Einflussstauung** dar. Auch **akute Tumorblutungen** können durch eine sofortige Radiatio günstig beeinflusst werden.

### Akute Querschnittsymptomatik

Bei inkompletter und potenziell reversibler motorischer Querschnittsymptomatik ist die **sofortige Strahlentherapie** indiziert, sofern es sich bei dem die Symptomatik verursachenden Tumor um einen relativ **strahlensensiblen Tumor** handelt (z. B. Lymphom, kleinzelliges Bronchialkarzinom) und somit eine schnelle Rückbildung des Tumors und damit der Symptomatik möglich erscheint. Begleitend ist immer eine **antiödematöse Therapie** mit Dexamethason einzuleiten.
Liegt dagegen ein relativ **strahlenresistenter Tumor** vor (z. B. Nierenzellkarzinom, Sarkome), ist mit einer schnellen Rückbildung der Symptomatik durch eine Radiatio nicht zu rechnen, so dass eine **Laminektomie** (chirurgische Resektion eines Wirbelbogens mit Dornfortsatz) zur Entlastung des Rückenmarks angestrebt werden sollte. Die **perkutane Radiotherapie** wird in diesen Fällen postoperativ eingeleitet. Die täglichen Einzeldosen betragen an den ersten 3–4 Bestrahlungstagen 3–4 Gy, später erfolgt die Umstellung auf eine konventionelle Fraktionierung.

### Obere Einflussstauung

Bei tumorbedingter Kompression oder Verlegung der V. cava superior (z. B. zentral wachsendes Bronchialkarzinom, Lymphome) kommt es zum V.-cava-superior-Syndrom mit Stauung der Halsvenen sowie zur Ausbildung von Gefäßkollateralen und Gesichtsödem (Abb. **A-5.37**). Sofern keine akut lebensbedrohliche Situation vorliegt, sollte vor Einleitung der Strahlentherapie eine histologische Sicherung angestrebt werden. Zur schnellen Besserung der Atemnot erfolgt dann die **Radiotherapie über ventrodorsale Gegenfelder** unter Einschluss des Primärtumors mit erhöhten Einzeldosen von 3–4 Gy in den ersten 3–4 Tagen. Anschließend wird die Einzeldosis auf 2–3 Gy pro Tag reduziert. Die Gesamtdosis richtet sich nach dem ursächlichen Primärtumor. Begleitend erfolgt auch hier eine **antiödematöse Therapie** mit Dexamethason.

**5.5.20 Notfallindikationen**

**Akute Querschnittsymptomatik**

Bei potenziell reversibler motorischer Querschnittsymptomatik ist – sofern es sich um einen **strahlensensiblen Tumor** handelt – die **sofortige Strahlentherapie** indiziert (+ **antiödematöse Therapie** mit Dexamethason!).

Bei eher **strahlenresistenten Tumoren** sollte eine **Laminektomie** zur Entlastung des Rückenmarks erfolgen. Anschließend wird eine **perkutane Radiatio** eingeleitet.

**Obere Einflussstauung**

Die **Radiotherapie** erfolgt über ventrodorsale Gegenfelder unter Einschluss des Primärtumors mit erhöhten Einzeldosen von 3–4 Gy in den ersten 3–4 Tagen, danach mit 2–3 Gy pro Tag.

A-5.37

A-5.37 **Klinischer Aspekt bei oberer Einflussstauung.**

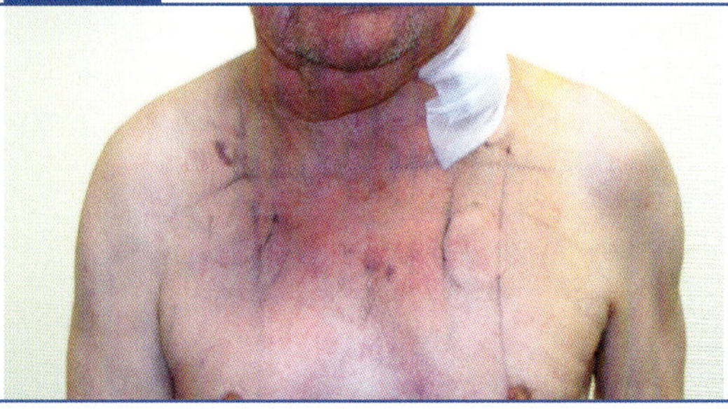

Stauung oberflächlicher Venen und Gesichtsrötung.

Tumorblutung

Hier kann eine **palliative Radiotherapie** bereits mit wenigen Fraktionen und niedriger Dosis einen blutstillenden Effekt haben.

## Tumorblutung

Manche Tumoren können zu Hb-wirksamen Sickerblutungen führen, die durch konservative Maßnahmen wie Koagulation, Tamponade oder Umspritzung nicht zu stoppen sind. Dies kommt vor allem bei Tumoren des Uterus, aber auch bei Harnblasentumoren, Magentumoren oder HNO-Tumoren vor. Hier kann eine **palliative Radiotherapie** bereits mit wenigen Fraktionen und niedriger Dosis einen hämostyptischen, d. h. blutstillenden Effekt haben.

5.6 Nebenwirkungen

Man unterscheidet **akute** und **späte Strahlenreaktionen** (Tab. **A-5.5**).

# 5.6 Nebenwirkungen

*D. Schulz-Ertner; F. Sterzing*

Man unterscheidet **akute** (Auftreten nach Tagen bis Wochen) und späte (Auftreten nach Monaten bis Jahren) **Strahlenreaktionen** (S. 49) (Tab. **A-5.5**). Die Wahrscheinlichkeit ihres Auftretens hängt von der eingestrahlten Dosis ab.

▶ Merke.

▶ Merke. Die Strahlenempfindlichkeit bzw. die Strahlentoleranz verschiedener Organe ist sehr unterschiedlich. Eine Abschätzung des Nebenwirkungsrisikos bei Verabreichung einer bestimmten Dosis kann anhand der TD 5/5 (S. 57) erfolgen.

Die Wahrscheinlichkeit des Auftretens eines **Zweitmalignoms** nach Strahlentherapie liegt **unter 1 %**.

Für **Zweitmalignome** besteht keine Schwellendosis, es handelt sich hierbei um ein stochastisches Risiko. Insgesamt beträgt die Wahrscheinlichkeit **unter 1 %**. Durch eine Kombination der Radiotherapie mit einer Chemotherapie erhöht sich das Zweitmalignomrisiko.

A-5.5 **Akute und späte radiogene Nebenwirkungen**

| Organ | akute Nebenwirkungen | späte Nebenwirkungen |
|---|---|---|
| **Knochenmark** | Leukozytopenie, Thrombozytopenie | Knochenmarkinsuffizienz |
| **Haut** | Erythem, Epilation, Ulkus | Fibrose, Ulkus, Teleangiektasien |
| **Herz** | Perikarditis | chronische Perikarditis |
| **Lunge** | Pneumonitis | Fibrose |
| **Gastrointestinaltrakt** | Mukositis mit Übelkeit, Erbrechen, Diarrhö, Ulzera, Fisteln, Proktitis | Strikturen, Stenosen, Ulzera |
| **Leber** | Leberenzymerhöhung | radiogene Hepatopathie |
| **Niere** | – | Nephropathie (Fibrose) mit Proteinurie, Hypertonie, Anämie |
| **Ureter, Blase** | akute Zystitis | Stenose, Striktur, Ulkus, chronische Zystitis, Schrumpfblase |
| **Hoden** | Sterilisation | Sterilisation |
| **Ovarien** | Sterilisation | Sterilisation |
| **Gehirn** | Hirnödem | Nekrose |
| **Rückenmark** | transitorische Myelopathie | chronisch progrediente Myelopathie mit sensorischen und/oder motorischen Ausfällen, Lhermitte-Zeichen |
| **periphere Nerven** | – | Plexusschädigung |
| **Auge** | Keratokonjunktivitis | Katarakt, Erblindung, Conjunctivitis sicca |
| **Ohr** | Otitis externa, Paukenerguss | Hörminderung, -verlust |
| **Speicheldrüse** | Xerostomie | Xerostomie |

# 6 Nuklearmedizin



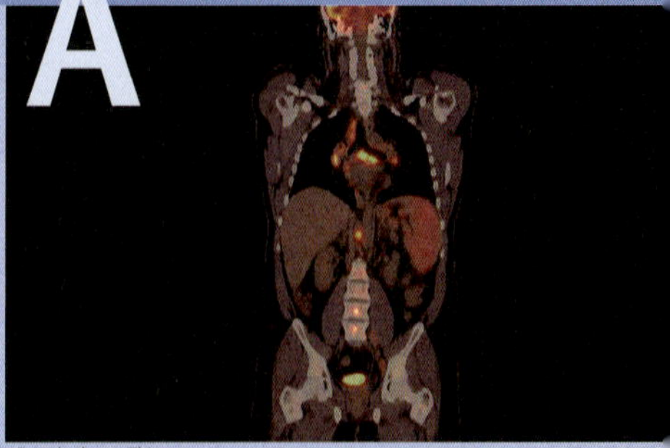


L. Freudenberg, Thieme


*A. Haug; P. Bartenstein*; R. Hünerbein**


## 6.1 Einleitung

Die Nuklearmedizin umfasst die Diagnostik und die Therapie mit offenen radioaktiven Substanzen **(offene Radionuklide)**. Im Gegensatz zur radiologischen Diagnostik, welche die reine Morphologie darstellt, werden bei den nuklearmedizinischen Methoden Stoffwechselvorgänge sichtbar gemacht **(Funktionsdiagnostik)**. Die in den Stoffwechsel eingeschleusten Radiopharmaka können im Rahmen der Diagnostik mittels geeigneter Messgeräte sichtbar gemacht werden oder bewirken eine **therapeutische Strahlenwirkung** an einem bestimmten Organ.

6.1 Einleitung

## 6.2 Herstellung von Radionukliden

Die überwiegende Mehrzahl der medizinisch eingesetzten Radionuklide wird künstlich erzeugt. Tab. **A-6.1** gibt eine Übersicht über die hierzu eingesetzten Methoden.

6.2 Herstellung von Radionukliden

Die meisten medizinisch eingesetzten Radionuklide werden künstlich erzeugt (Tab. **A-6.1**).

**A-6.1 Übersicht einiger klinisch genutzter Radionuklide und ihre Anwendung**

| Radionuklid | emittierte Strahlung | Halbwertszeit | Herstellung | klinische Anwendung |
|---|---|---|---|---|
| $^{99m}$Technetium (Tc) | γ | 6 Stunden | Generator | konventionelle szintigrafische Diagnostik von z. B. Skelett, Lungen, Nieren, Gehirn, Herz |
| $^{18}$Fluor (F) | β⁺ | 110 Minuten | Zyklotron | PET, z. B. Glukosemetabolismus für onkologische und neurologische Fragestellungen |
| $^{68}$Gallium (Ga) | β⁺ | 68 Minuten | Generator | PET, v. a. in der Diagnostik von neuroendokrinen Tumoren (Darstellung von Somatostatinrezeptor) |
| $^{11}$Kohlenstoff (C) | β⁺ | 20 Minuten | Zyklotron | PET, z. B. Aminosäurestoffwechsel für onkologische Fragestellungen (Prostatakarzinom, Gliome) |
| $^{131}$Jod (J) | γ, β | 8 Tage | Kernreaktor | Schilddrüsentherapie, MIBG-Therapie |
| $^{123}$Jod (J) | γ | 13 Stunden | Reaktor/Zyklotron | Schilddrüsendiagnostik, Dopaminrezeptor-Szintigrafie, Aminosäurestoffwechsel |
| $^{111}$Indium (In) | γ | 2,8 Tage | Zyklotron | Liquorszintigrafie, Somatostatinrezeptor-Szintigrafie |
| $^{90}$Yttrium (Y) | β | 2,7 Tage | Reaktor | Radiosynoviorthese, selektive interne Radiotherapie (SIRT), Radiopeptidtherapie, Radioimmunotherapie |
| $^{177}$Lutetium (Lu) | γ, β | 6,7 Tage | Reaktor | Radiopeptidtherapie |
| $^{153}$Samarium (Sm) | γ, β | 2 Tage | Reaktor | palliative Therapie von Skelettmetastasen |
| $^{89}$Strontium (Sr) | β | 50,5 Tage | Reaktor | palliative Therapie von Skelettmetastasen |
| $^{133}$Xenon (Xe) | γ | 5,2 Tage | Reaktor | Lungenfunktionsdiagnostik |

### 6.2.1 Isotopenherstellung im Kernreaktor

Durch die Bestrahlung stabiler Elemente mit **Neutronen** können diese in radioaktive Nuklide umgewandelt werden. Wegen der hohen Ausbeute sind Kernreaktoren für die Neutronenerzeugung besonders geeignet. Radioaktive Nuklide können hierbei durch den Einfang eines Neutrons durch den Atomkern oder durch eine Spaltung eines schweren Atomkerns entstehen.

6.2.1 Isotopenherstellung im Kernreaktor

Im Kernreaktor können durch Beschuss stabiler Kerne mit **Neutronen** radioaktive Kerne erzeugt werden. Zugrunde liegen folgende Mechanismen:

Beim **Neutroneneinfang** wird der Atomkern angeregt und emittiert γ-Strahlung.

Zur **Kernspaltung** kommt es z. B. bei Beschuss von $^{235}$Uran mit Neutronen. Es entsteht ein Gemisch von Isotopen.

Beim **Neutroneneinfang** entsteht ein angeregter Kern mit Neutronenüberschuss, der seine überschüssige Energie in Form von γ-Strahlung abgibt. Exemplarisch hierfür steht die Erzeugung von $^{177}$Lutetium (ein in der nuklearmedizinischen Therapie genutztes Nuklid) aus $^{176}$Ytterbium.
Eine weitere Methode der Nukliderzeugung ist die **Kernspaltung**, zu der es z. B. durch den Beschuss von $^{235}$Uran mit schnellen Neutronen kommt. Dabei entsteht ein Gemisch von Isotopen, die chemisch getrennt und gereinigt werden (Beispiel: $^{131}$Jod).

### 6.2.2 Isotopenherstellung im Nuklidgenerator

Der Nuklidgenerator liefert vor Ort kurzlebige radioaktive Nuklide. Durch Elution wird ein Tochternuklid vom langlebigen Mutternuklid getrennt.

Das am häufigsten verwendete Radionuklid ist $^{99m}$**Tc**. Es wird im **Molybdän-Technetium-Generator** erzeugt und hat eine Halbwertszeit von 6 Stunden (geringe Strahlenbelastung für den Patienten).

Der Nuklidgenerator dient der Erzeugung kurzlebiger radioaktiver Nuklide in Kliniken und Praxen für die nuklearmedizinische Diagnostik, so dass diese Nuklide vor Ort frei verfügbar sind. Funktionsprinzip ist die Trennung des jeweiligen Tochternuklids von seinem langlebigen Mutternuklid durch Elution.
Das am häufigsten verwendete Radionuklid ist 99m**Technetium**. Es wird im **Molybdän-Technetium-Generator** erzeugt. Das Mutternuklid $^{99}$Molybdän ($T_{½}$ = 67 Stunden) geht durch β-Zerfall in das metastabile Nuklid $^{99m}$Tc über. Mithilfe eines Ionenaustauschers wird aus $^{99}$Mo $^{99m}$Tc-Pertechnetat ($^{99m}TcO_4^-$) ausgewaschen. $^{99m}TcO_4^-$ dient als Ausgangssubstanz für die Herstellung der verschiedenen technetiumhaltigen Radiopharmaka vor Ort. $^{99m}$Tc hat eine Halbwertszeit von 6 Stunden, so dass die Strahlenbelastung des Patienten gering bleibt. Es emittiert γ-Strahlung einer Energie von 140 keV.
Ein weiterer, zunehmend verwendeter Generator ist der $^{68}$Germanium-$^{68}$Gallium-Generator zur Gewinnung des Positronenemitters $^{68}$Ga. Hierbei zerfällt das Mutternuklid $^{68}$Ge mit einer Halbwertszeit von 271 Tagen zu $^{68}$Ga mit einer Halbwertszeit von 68 Minuten.

### 6.2.3 Isotopenherstellung im Zyklotron

Im Zyklotron (S. 36) werden durch Beschuss mit schweren geladenen Korpuskeln vor allem $β^+$-Emitter (z. B. $^{18}$Fluor) für nuklearmedizinische Untersuchungen (PET) erzeugt.

Radioaktive Isotope können durch Beschuss stabiler Kerne mit schweren geladenen Korpuskeln (Protonen, Deuteronen, α-Teilchen) im Vakuum erzeugt werden. Dies setzt einen Teilchenbeschleuniger, einen sog. **Zyklotron** (S. 36), voraus. Aufgrund der geringen Ausbeuten sind die so erzeugten Isotope relativ teuer. Die erzeugten Kerne (z. B. $^{18}$Fluor) sind in der Regel **β+** (= Positronen) **-Emitter** für die positronenemissionstomografische (PET-)Diagnostik. Kompakte, sog. Niederstrom-Zyklotrone, sind teilweise auch an Kliniken installiert.

## 6.3 Nuklearmedizinische Diagnostik

### 6.3.1 Grundprinzip

In der nuklearmedizinischen Diagnostik kommen sog. **Radiopharmaka** zum Einsatz, d. h. chemische Subtanzen, an die **Radionuklide** gekoppelt sind.
Grundlage bildet das sog. **Tracerprinzip**: das biochemische Verhalten organischer Verbindungen bleibt unverändert, wenn stabile Atome durch entsprechende radioaktive Isotope ersetzt werden.
Radiopharmaka werden als sog. Tracer in geringsten Mengen in den menschlichen Stoffwechsel eingeschleust, um die Funktion von Organen zu überprüfen und **Stoffwechselvorgänge** bzw. den **Rezeptorbesatz** sichtbar zu machen.

In der nuklearmedizinischen Diagnostik kommen sog. **Radiopharmaka** zum Einsatz, d. h. chemische Subtanzen, an die **Radionuklide** gekoppelt sind. Die von den Radionukliden emittierte Strahlung wird mittels geeigneter Messsysteme detektiert.
Dabei machen sich die nuklearmedizinischen Verfahren das sog. **Tracerprinzip** zu Nutze, für dessen Entdeckung G. von Hevesy 1943 der Chemienobelpreis verliehen wurde. Das Tracerprinzip basiert auf der Erkenntnis, dass das biochemische Verhalten organischer Verbindungen unverändert bleibt, wenn stabile Atome durch entsprechende radioaktive Isotope ersetzt werden.
Bei der In-vivo-Diagnostik werden die Radiopharmaka als sog. Tracer in geringsten Mengen (mikro- bis pikomolar) in den menschlichen Stoffwechsel eingeschleust, um die Funktion von Organen zu überprüfen und **Stoffwechselvorgänge** bzw. den **Rezeptorbesatz** sichtbar zu machen. Da die applizierte Substanzmenge vernachlässigbar gering ist, besteht keine Dosiswirkungsbeziehung im pharmakologischen Sinne, d. h., die potenzielle Toxizität einer Substanz spielt keine Rolle und das zu untersuchende System wird durch die Gabe des Diagnostikums nicht beeinflusst. Als Radionuklide werden überwiegend reine **γ-Strahler** (konventionelle Diagnostik) sowie zunehmend auch **β+-Strahler** (PET-Diagnostik) verwendet.

▸ Merke.

▸ Merke. Die nuklearmedizinische In-vivo-Diagnostik ist vorwiegend **Funktionsdiagnostik**. Sie liefert nur wenige Informationen über anatomische Details.

**A-6.2 Wichtige konventionelle nuklearmedizinische Untersuchungen mit γ-Strahlern**

| Untersuchung | Radiopharmakon (Tracer) | Applikationsform | klinische Anwendung |
|---|---|---|---|
| ossäre Läsionen | $^{99m}$Tc-Mono- und Diphosphonate (DPD) | i. v. | Staging primärer und sekundärer Knochentumoren, Osteomyelitis/Osteitis, Prothesenlockerung, „battered child" |
| Myokardperfusion | $^{201}$Tl<br>$^{99m}$Tc-MIBI<br>$^{99m}$Tc-Tetrofosmin | i. v. | KHK, Identifikation und Quantifizierung belastungsinduzierter Ischämien und infarzierten Myokards, linksventrikuläre Pumpfunktion, regionale Wandbewegung |
| Nierenfunktion | $^{99m}$Tc-MAG3 | i. v. | Nierenperfusion, Nierenfunktion (tubuläre Extraktionsrate), Abflussverhältnisse aus dem Nierenbeckenkelchsystem, vesikorenaler Reflux |
| | $^{99m}$Tc-DTPA | i. v. | glomeruläre Filtrationsrate |
| Lungenperfusion | $^{99m}$Tc-Albuminmakropartikel (MAA) | i. v. | Lungenembolie, präoperative Abschätzung der regionalen Lungenfunktionsverteilung, obstruktive und restriktive Lungenerkrankungen |
| Lungenventilation | $^{99m}$Tc-markierte Aerosole (z. B. Technegas)<br>$^{133}$Xe | inhalativ | Lungenventilation; Differenzierung von primären und sekundären Perfusionsdefekten |
| Schilddrüsenfunktion | $^{99m}$Tc-Pertechnetat<br>$^{123}$J | i. v. | Schilddrüsenknoten, unklare Hypo- oder Hyperthyreose, V. a. ektopes Schilddrüsengewebe |
| Schilddrüsenkarzinom | $^{131}$J | oral | Re-Staging nach erfolgter Radiojodtherapie |
| Leberfunktion | $^{99m}$Tc-IDA | i. v. | unklare Raumforderung der Leber (Adenome, fokale noduläre Hyperplasie), Beurteilung Galleabfluss, V. a. postoperative Galleleckage |
| Hirnperfusion | $^{99m}$Tc-HMPAO<br>$^{99m}$Tc-ECD | i. v. | Epilepsie, Stenosen hirnzuführender Arterien, Demenzen |
| Nachweis des Wächter-Lymphknotens | $^{99m}$Tc-Schwefel-Mikrokolloid | s. c. | präoperative Darstellung des Wächter-Lymphknotens bei z. B. malignem Melanom, Mammakarzinom, Prostatakarzinom |
| Entzündungslokalisation | $^{99m}$Tc-Fab-Antikörper<br>$^{111}$In-Oxin-Leukozyten | i. v. | z. B. entzündliche/infektiöse Prozesse im Skelettsystem (Osteomyelitis) |
| Expression des Somatostatinrezeptors | $^{111}$In-Octreoscan | i. v. | Diagnostik von neuroendokrinen Tumoren |
| zerebrale Dopamin-$D_2$-Rezeptordichte | $^{123}$J-IBZM | i. v. | Frühdiagnose des Morbus Parkinson, Differenzialdiagnose des Parkinsonismus |
| präsynaptischer Dopamintransporter | $^{123}$J-FP-CIT | i. v. | Frühdiagnose des Morbus Parkinson, Differenzialdiagnose des Parkinsonismus |
| Expression des Noradrenalintransporters | $^{123}$J-MIBG | i. v. | Diagnostik von Neuroblastomen, Paragangliomen und Phäochromozytomen |

Die bildliche Darstellung der im Körper gemessenen Aktivitätsverteilung ist das **Szintigramm**. Besonders mit tomografischen Szintigrafien **(SPECT**, PET) lassen sich krankhafte Veränderungen topografisch zuordnen (Lokalisationsdiagnostik). In Tab. **A-6.2** sind einige wichtige konventionelle Untersuchungsmethoden dargestellt.

Die Aktivitätsverteilung zeigt sich im **Szintigramm**. Tomografische Szintigrafien **(SPECT, PET)** erlauben eine Lokalisationsdiagnostik.

## 6.3.2 Radiopharmazie

Die Radiopharmazie befasst sich u. a. mit den Eigenschaften und der Applikationsform von Radiopharmaka, die zur Diagnostik und Therapie von Erkrankungen eingesetzt werden. Für die Radiodiagnostika eignen sich vor allem reine, **mittelenergetische γ-Strahler** (z. B. $^{99m}$Tc), die über eine ausreichende Reichweite verfügen und deren verursachte Strahlenbelastung vergleichsweise gering ist, sowie zunehmend auch **β+-Emitter** (PET-Diagnostik).

Um als Diagnostikum geeignet zu sein, muss das Radionuklid meist mit einem **Trägermolekül** gekoppelt werden. Will man beispielsweise die Expression von Somatostatinrezeptoren von neuroendokrinen Tumoren messen, muss das Radionuklid an ein Somatostatinanalogon gekoppelt werden (S. 559), welches an die entsprechenden Rezeptoren bindet. Nur in der Schilddrüsendiagnostik (und Therapie) ist eine Koppelung mit einem Träger nicht notwendig, da das radioaktive Jodisotop von Schilddrüsenzellen genauso wie das natürlich vorkommende Jod aufgenommen und verstoffwechselt wird.

### 6.3.2 Radiopharmazie

Für die Radiodiagnostika eignen sich vor allem reine, **mittelenergetische γ-Strahler** (z. B. $^{99m}$Tc) sowie zunehmend auch **β+-Emitter** (PET-Diagnostik).

Das Radionuklid muss meist an ein **Trägermolekül** gekoppelt werden, welches sich im entsprechenden Gewebe anreichert. Eine Ausnahme bildet das radioaktive Jodisotop, das auch ohne Träger von der Schilddrüse aufgenommen wird.

### 6.3.3 Geräte- und Messtechnik

#### Gamma-Kamera

Die Gamma-Kamera misst mittels eines Szintillationskristalls die aus dem Körper austretende γ-Strahlung. Ihre hohe zeitliche Auflösung ermöglicht **dynamische Untersuchungen (Mehrphasen-** oder **Sequenzszintigrafie**, Abb. **A-6.1**). Der am häufigsten eingesetzte γ-Strahler ist $^{99m}$Tc.

**Kollimatoren** vor dem Szintillationsdetektor wirken wie ein Streustrahlenraster. Dadurch lässt sich der Ursprung jedes γ-Quants bestimmen und die Aktivitätsverteilung in einem Organ zu einem bestimmten Zeitpunkt darstellen (**statische Szintigrafie**, Abb. **A-6.2**).

## 6.3.3 Geräte- und Messtechnik

### Gamma-Kamera

Die Gamma-Kamera misst die aus dem Körper austretende γ-Strahlung. Die Strahlung löst in einem Szintillationskristall (S. 32) Lichtblitze aus. Diese werden mittels eines Photomultipliers um den Faktor $10^5$ verstärkt. Das so erhaltene elektrische Signal kann in hoher zeitlicher Auflösung (ms) aufgezeichnet werden. Diese gute zeitliche Diskriminierung des Signals wird vor allem für **dynamische Untersuchungen** wie die **Mehrphasen**- oder **Sequenzszintigrafie** genutzt (Abb. **A-6.1**). Der am häufigsten verwendete γ-Strahler ist $^{99m}$Tc mit einer Halbwertszeit von 6 Stunden.
Zur örtlichen Auflösung des Signals ist vor dem Szintillationsdetektor ein wabenartiges System von Bleilamellen **(Kollimatoren)** angebracht, die nach dem Prinzip des Streustrahlenrasters (S. 81) funktionieren. Nur die senkrecht auf den Detektor treffenden Photonen erreichen die Detektoroberfläche und tragen zur Signalgebung bei. Schräg eintreffende Photonen werden hingegen durch die Bleilamellen absor-

**A-6.1 Mehrphasen-Skelettszintigrafie.**

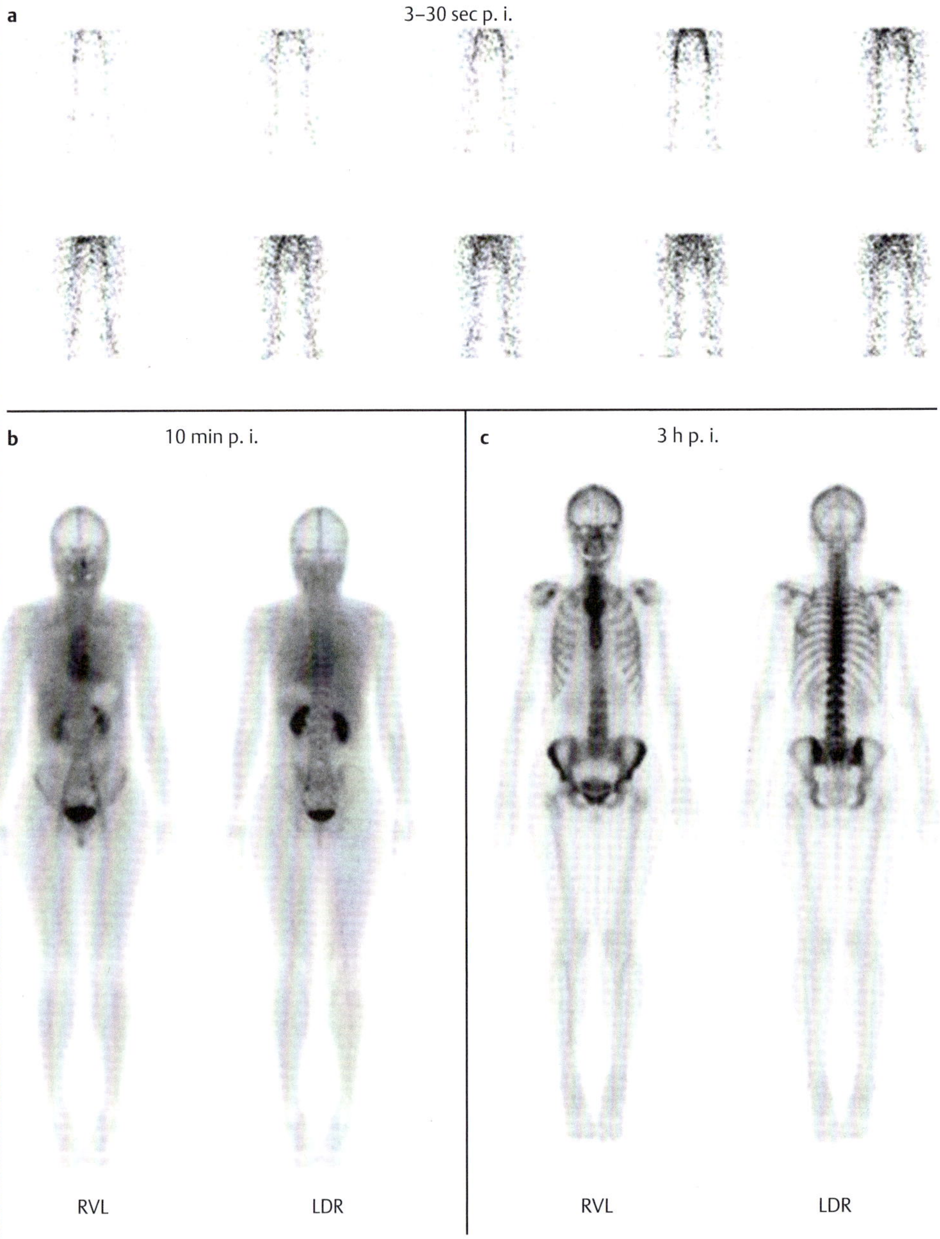


Physiologische Darstellung der arteriellen Durchblutung (**a**), des venösen Blutpools (frühe Phase, **b**) und der Mineralisationsphase (späte Phase, **c**) einer Mehrphasen-Skelettszintigrafie.

R = rechts, L = links, V = ventral, D = dorsal

biert. Somit lässt sich der Ausgangspunkt jedes γ-Quants bestimmt und die Aktivitätsverteilung in einem Organ zu einem bestimmten Zeitpunkt abbilden (**statische Szintigrafie**, Abb. **A-6.2**).

► Merke. Die Szintigrafie erlaubt eine Differenzierung zwischen funktionell **aktivem** und **inaktivem** Gewebe.

► Merke.

## SPECT (Single Photon Emission Computed Tomography)

Bei der SPECT **rotieren** eine oder meist mehrere Gamma-Kameraköpfe um den Körper und nehmen, ähnlich wie die Computertomografie, Messwerte aus unterschiedlichen Projektionen auf. Aus den Messwerten können **Schnittbilder in jeder beliebigen Ebene** – üblicherweise in transversaler, sagittaler und koronarer Ebene – rekonstruiert werden. Obwohl die räumliche Auflösung limitiert ist, hat die SPECT den Vorteil, dass Überlagerungen der Aktivitätsverteilung eines planaren Szintigramms vermieden werden. Eine weitere Verbesserung der Diagnostik konnte durch die Einführung und zunehmende Verbreitung der kombinierten **SPECT-CT** (Abb. **A-6.2**) erreicht werden, bei der Gamma-Kameras und eine CT in einem Gerät kombiniert und somit zeitgleich eingesetzt werden.

**SPECT (Single Photon Emission Computed Tomography)**
Bei der SPECT **rotieren** eine oder mehrere Gamma-Kameras um den Körper und nehmen Messwerte aus unterschiedlichen Projektionen auf, aus denen **Schnittbilder in 3 Ebenen** rekonstruiert werden. Die SPECT-CT (Abb. **A-6.2**) ist eine Kombination aus Gamma-Kameras und einer CT in einem Gerät.

**A-6.2 Statisches Ganzkörper-Skelettszintigramm und SPECT/CT eines Patienten mit Zustand nach Prostatakarzinom.**

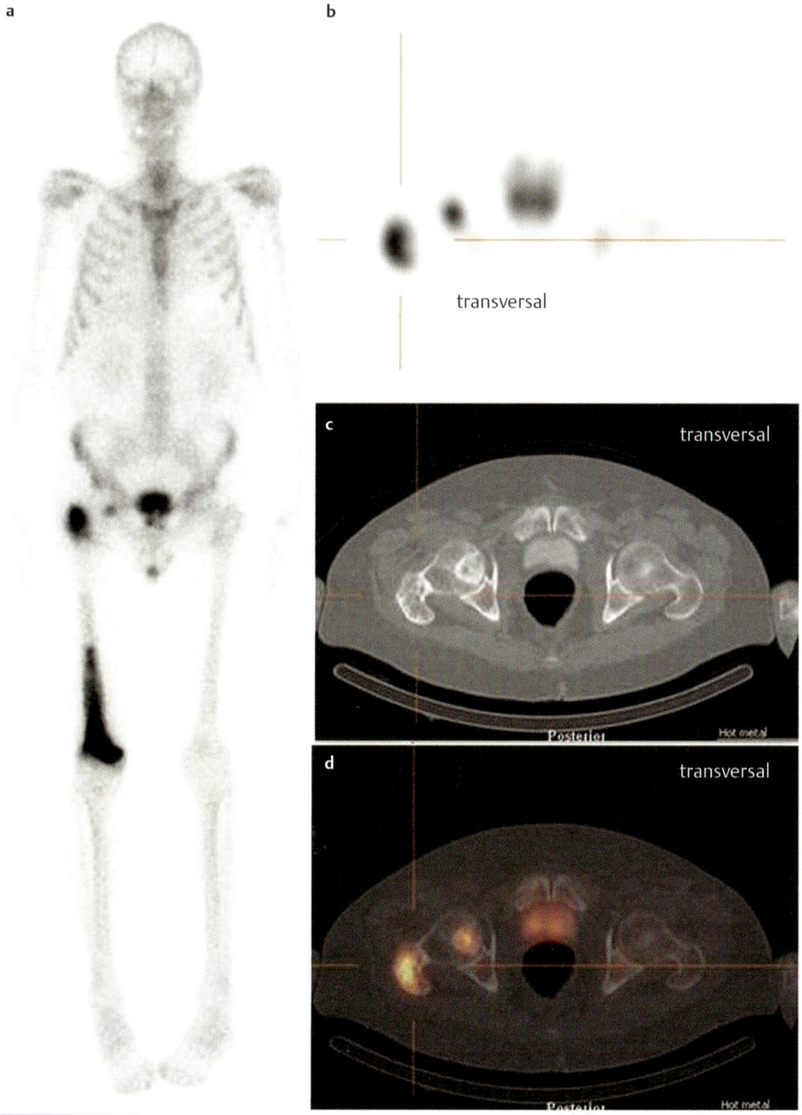


Im Ganzkörper-Skelettszintigramm (**a**) ist deutlich der pathologisch erhöhte Knochenstoffwechsel im rechten distalen Femur, dem rechten Trochanter major und dem rechten Femurkopf zu erkennen. Eine bessere Zuordnung dieser Knochenmetastasen gelingt mittels SPECT (**b**), CT (**c**) oder SPECT-CT (**d**).

## PET (Positronen-Emissionstomografie)

Sie basiert auf der Entstehung von **Vernichtungsstrahlung** beim **$\beta^+$-Zerfall**. Die dabei entstehenden 2 Photonen bewegen sich in entgegengesetzter Richtung (Abb. **A-6.3**). Registrieren zwei gegenüberliegende Detektoren nahezu zeitgleich die beiden Photonen, lässt sich auf den Ort der „Vernichtung" schließen. Daraus können **transversale, sagittale** und **koronare Schichtebene** rekonstruiert werden.

## PET (Positronen-Emissionstomografie)

Dieses moderne und an Verbreitung zunehmende Verfahren nutzt die Tatsache aus, dass die beim **$\beta^+$-Zerfall** entstehenden Positronen zusammen mit je einem Elektron unter Abgabe von 2 Photonen vernichtet werden **(Vernichtungsstrahlung)**. Diese 2 Photonen mit einer charakteristischen Energie von 511 keV bewegen sich mit Lichtgeschwindigkeit in diametral entgegengesetzter Richtung. Im Tomografen befindet sich ein geschlossener **Detektorring** (Abb. **A-6.3**). Die Detektoren sind in einer Konvergenzschaltung miteinander verbunden: Sich gegenüberliegende Detektoren registrieren nahezu zeitgleich (innerhalb von 10 ns) das Auftreten eines Photons. Dieses zeitgleiche Auftreffen zweier Photonen auf einer 180°-Ebene lässt auf den Ort der Vernichtung des Positronen-Elektronen-Paares und somit des $\beta^+$-Strahlers schließen. Aus einer Vielzahl von Ereignissen kann ein Aktivitätsverteilungsmuster in **transversaler, sagittaler** und **koronarer Schichtebene** rekonstruiert werden.

▶ Merke.

▶ Merke. Die **räumliche Auflösung** der PET liegt bei modernen Scannern mit ca. 3 mm deutlich über der SPECT.

A-6.3

**A-6.3 Prinzip einer PET.**

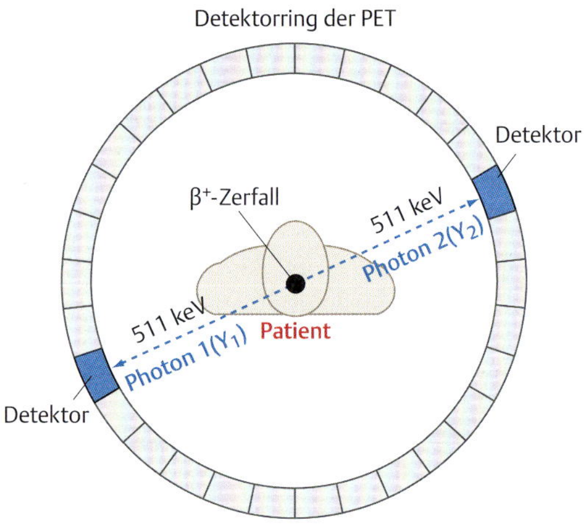


Häufig eingesetzte Positronenemitter sind $^{18}F$ (Halbwertszeit 109 min; meist in Form von Fluordesoxyglukose, FDG, um den Glukosestoffwechsel darzustellen), $^{68}Ga$ (Halbwertszeit 68 min) und $^{11}C$ (Halbwertszeit 20 min). Tab. **A-6.3** gibt einen Überblick über wichtige Radiopharmaka in der PET-Diagnostik. Eine Vielzahl weiterer Radiopharmaka, z. B. für die Darstellung von Apoptose oder Hypoxie, sind in Entwicklung.

Mit der **PET-CT** können pathologische Stoffwechselvorgänge (PET) der entsprechenden anatomischen Lokalisation (CT) exakt zugeordnet werden (Abb. **A-6.4**).

Mit der **PET-CT** werden die Vorteile der nuklearmedizinischen Funktionsdiagnostik mit der hohen Ortsauflösung anatomischer Strukturen der Computertomografie verbunden. Dabei werden in einem Hybridgerät PET- und CT-Aufnahmen in einem Untersuchungsgang generiert und einander zugeordnet. Somit können pathologische Stoffwechselvorgänge der entsprechenden anatomischen Lokalisation exakt zugeordnet werden (Abb. **A-6.4**). In einer Vielzahl von Studien konnte eine Erhöhung der Sensitivität und Spezifität durch die PET-CT im Vergleich zu PET und CT als Einzelmethoden nachgewiesen werden. Mittlerweile werden für klinische Fragestellungen fast ausschließlich PET-CT-Kombinationsgeräte verwendet.

▶ Merke.

▶ Merke. Die PET/CT verbindet die hohe Sensitivität für Läsionen mit pathologischem Stoffwechsel der **PET** mit der hohen räumlichen Auflösung der **CT** und erlaubt somit eine exakte anatomische Zuordnung.

**A-6.3 Wichtige Radiopharmaka in der PET-Diagnostik**

| Radiopharmakon (Tracer) | Anreicherungsmechanismus | klinische Anwendung |
|---|---|---|
| $^{18}$F-FDG (Fluorodesoxyglukose) | Glukosemetabolismus | onkologische Diagnostik (Staging, Therapiekontrolle, Rezidivdiagnsotik, Bestrahlungsplanung) von vielen Tumoren (Mamma-, Bronchial-, Ösophagus-, Pankreaskarzinom, Lymphome, HNO-Tumoren, Melanome, kolorektale und gynäkologische Karzinome)<br>Entzündungsdiagnostik<br>neurologische Diagnostik (v. a. Differenzialdiagnostik von Demenzen, Epilepsie) |
| $^{11}$C-Methionin | Aminosäuretransport, Proteinsynthese | Hirntumoren |
| $^{18}$FET (Fluorethyl-L-Tyrosin) | Aminosäuretransport | Hirntumoren (Gliome) |
| $^{68}$Ga-DOTATATE | Somatostatinrezeptoren | neuroendokrine Tumoren, Meningiome |
| $^{18}$F-DOPA (Dihydroxyphenylalanin) | Decarboxylase-Aktivität | serotoninproduzierende neuroendokrine Tumoren, Insulinome, medulläres Schilddrüsenkarzinom, Phäochromozytome, Paragangliome, Parkinson-Syndrome (Dopaminsynthese) |
| $^{18}$F-FLT (3´-Desoxy-3´-Fluorothymidin) | Thymidinkinase-Aktivität | Darstellung der Zellproliferation |
| $^{18}$F-Fluorcholin, $^{18}$F-FEC (Fluorethylcholin) und $^{11}$C-Cholin | Membransynthese | Diagnostik des Prostatakarzinoms |
| $^{18}$F-Natriumfluorid | Knochenstoffwechsel | Knochendiagnostik: Metastasensuche, Osteomyelitis, V. a. Lockerung einer Endoprothese |
| $^{68}$Ga-PSMA | PSA-Rezeptor | Diagnostik des Prostatakarzinoms |

**A-6.4 PET-CT der Leber zur Tumorsuche.**

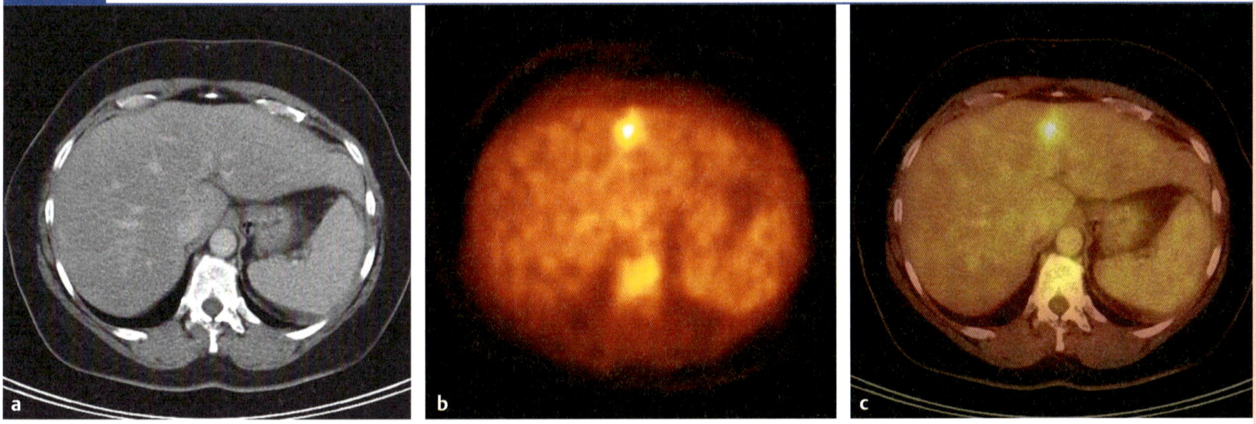

**a** Unauffälliges CT der Leber bei einem Patienten mit Karzinomerkrankung und ansteigenden Tumormarkern.
**b** Das PET-Bild zeigt eine eindeutige metastasenbedingte Mehranreicherung in der Leber. Die genaue anatomische Zuordnung ist eingeschränkt.
**c** Das Fusionsbild von PET und CT ermöglicht die exakte anatomische Zuordnung des pathologischen Befundes.
(Mit freundlicher Genehmigung von Herrn Prof. A. Bockisch, Nuklearmedizin, Universitätsklinikum Essen)

## 6.3.4 In-vitro-Diagnostik

Bei der In-vitro-Diagnostik werden **Körperproben** (Blut, Urin) mithilfe von Radionukliden auf kleinste Mengen von Hormonen oder anderen Substanzen hin untersucht. Der menschliche Organismus kommt dabei nicht mit Radioaktivität in Berührung.

Das zur In-vitro-Diagnostik eingesetzte Verfahren heißt **Radioimmunoassay** (RIA). Es nutzt die hohe Affinität und Spezifität der **Antigen-Antikörper-Reaktion:** Der Probe mit der nachzuweisenden Substanz (Antigen) wird eine definierte Menge derselben, radioaktiv markierten Substanz (Tracer) zugesetzt. Gibt man außerdem einen spezifischen Antikörper hinzu, konkurrieren die unmarkierten Moleküle in der Probe mit den markierten um eine begrenzte Anzahl an Antikörper-Bindungsstellen

### 6.3.4 In-vitro-Diagnostik

Die In-vitro-Diagnostik weist Substanzen in **Körperproben** mittels Radionukliden nach.

Eingesetzt wird der **Radioimmunoassay (RIA)**. Er nutzt die hohe Affinität und Spezifität der Antigen-Antikörper-Reaktion (Abb. **A-6.5**).

A-6.5

A-6.5 Prinzip des Radioimmunoassays.

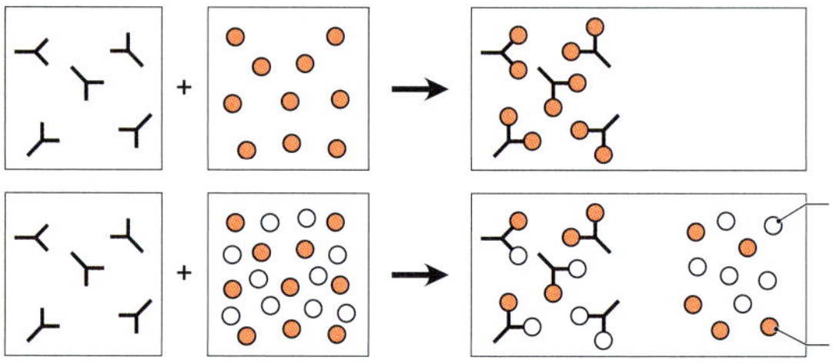


In der Probe kommt es zwischen dem radioaktiv markiertem Hormon (= markiertes Antigen) und dem unmarkiertem Hormon (= unmarkiertes Antigen) zur Kompetition um eine limitierte Antikörpermenge.

(nach Rassow J. et al. Duale Reihe Biochemie. Stuttgart: Thieme; 2016)

(Abb. **A-6.5**). Nach Trennung der gebundenen und der freien Fraktion ist die Radioaktivität der Antigen-Antikörper-Komplexe ein Maß für die Antigenmenge in der Probe. Die Aktivitätsmessung erfolgt an einem Bohrlochmessplatz, einem zur Reduktion der Umgebungsstrahlung bleiummantelten Szintilationsdetektor.

6.3.5 Stellenwert im Vergleich zu anderen diagnostischen Verfahren

Die nuklearmedizinische Diagnostik steht nicht in Konkurrenz zu anderen bildgebenden Verfahren, sondern ist in den meisten Fällen komplementär zu sehen und ergänzt sie somit.

### 6.3.5 Stellenwert im Vergleich zu anderen diagnostischen Verfahren

Die nuklearmedizinische Diagnostik steht nicht in Konkurrenz zu anderen bildgebenden Verfahren, sondern ist in den meisten Fällen komplementär zu sehen und ergänzt sie somit. Ein Beispiel hierfür ist die kombinierte FDG-PET/CT in der Therapiekontrolle von Malignomen. Im Falle eines Therapieansprechens (z. B. einer Chemotherapie bei Lymphomen) verbleiben oft größere Tumormassen, ohne dass mithilfe morphologischer Bildgebungsverfahren zwischen vitalen und avitalen Anteilen unterschieden werden kann. Erst mithilfe der FDG-PET kann differenziert werden, ob es sich im Falle von avitalen Tumormassen um eine erfolgreiche Therapie handelt oder ob hier noch vitale Lymphomanteile vorliegen, die weitere therapeutische Maßnahmen nötig machen.

Ein weiteres Beispiel ist die Schilddrüsenszintigrafie. Sie identifiziert hypofunktionelle Schilddrüsenareale, die mithilfe der Sonografie Strukturen wie Nodus oder Zyste zugeordnet werden können. Durch die kombinierte Beurteilung beider Befunde kann die Indikation für das weitere Procedere – z. B. Gewinnung eines zytologischen Befundes oder Verlaufsbeobachtung – gestellt werden.

6.4 Nuklearmedizinische Therapie

Für die Therapie sind in erster Linie **β-Strahler** geeignet. Zunehmend werden auch α-Strahler eingesetzt.

Man unterscheidet:
- **systemische** Nuklidtherapie: orale oder i. v.-Applikation
  - **metabolische** Anreicherung
  - Bindung an bestimmte **Rezeptoren** (Radioliganden- oder Radioimmuntherapie)
- **lokale** Nuklidtherapie: **intraartikuläre** (Radiosynoviorthese) oder **intrakavitäre** (z. B. Pleurahöhle) Applikation.

## 6.4 Nuklearmedizinische Therapie

Offene Radionuklide liegen im Gegensatz zu umschlossenen Nukliden als Kapsel oder in flüssiger Form vor. Für die Therapie sind in erster Linie **β-Strahler** geeignet, da sie sich durch eine geringe Reichweite, einen hohen linearen Energietransfer und somit eine hohe biologische Wirksamkeit auszeichnen. Eingesetzt werden vor allem $^{131}$J, $^{90}$Y und $^{177}$Lu. Tab. **A-6.4** zeigt die wichtigsten therapeutisch genutzten Radiopharmaka und ihre Anwendungsgebiete. Zunehmend werden auch α-Strahler mit einer sehr kurzen Reichweite, jedoch höherem linearen Energietransfer eingesetzt.

Je nach Verabreichung und Anreicherungsmechanismus des Nuklids unterscheidet man:
- **systemische Nuklidtherapie**: Nach oraler oder intravenöser Verabreichung entfalten Radionuklide ihre Wirkung durch unterschiedliche Mechanismen:
  - durch die **metabolische** Anreicherung im Zielgewebe, z. B. bei Radiojodtherapie
  - indem sie an bestimmte **Rezeptoren** des Zielgewebes binden, z. B. Therapie mit Rezeptorliganden (**Radioligandentherapie**/Radiopeptidtherapie, z. B. mit Somatostatinanaloga) oder markierten Antikörpern **(Radioimmuntherapie)**
- **lokale Nuklidtherapie**: Installation des Radiopharmakons in Gelenke **(Radiosynoviorthese)** und Körperhöhlen (z. B. Pleurahöhle oder Peritoneum).

**A-6.4 Wichtige Radiopharmaka in der nuklearmedizinischen Therapie**

| Radiopharmakon | emittierte Strahlung | Halbwertszeit | Indikation |
|---|---|---|---|
| $^{131}$Jod | β und γ | 8 Tage | differenzierte Schilddrüsenkarzinome, Morbus Basedow, Schilddrüsenautonomie, Strumaverkleinerung |
| $^{131}$J-MIBG | β und γ | 8 Tage | Phäochromozytom, Paragangliom, Neuroblastom, medulläres Schilddrüsenkarzinom |
| $^{89}$Strontiumchlorid<br>$^{153}$Samarium-EDTMP | β<br>β | 50,5 Tage<br>2 Tage | palliative (Schmerz-)Therapie von osteoplastischen Knochenmetastasen |
| $^{90}$Yttrium<br>$^{186}$Rhenium<br>$^{169}$Erbium | β<br>β und γ<br>β | 2,7 Tage<br>3,7 Tage<br>9,5 Tage | Radiosynoviorthese bei rheumatischen Arthritiden, villonodulärer Synovialitis, Hämarthros (bei Hämophilie), aktivierter Arthrose, Reizzustand nach TEP-Implantation |
| $^{90}$Y-Zevalin<br>$^{131}$J-Bexxar | β<br>β und γ | 2,7 Tage<br>8 Tage | Radioimmuntherapie von B-Zell-Lymphomen |
| $^{177}$Lu-DOTATATE<br>$^{90}$Y-DOTATOC | β und γ<br>γ | 6,7 Tage<br>2,7 Tage | Radioligandentherapie von neuroendokrinen Tumoren, Paragangliomen, nicht jodaviden (d. h. nicht jodspeichernden) Schilddrüsenkarzinomen |
| $^{90}$Y-SIR-Spheres<br>$^{90}$Y-Thera-Spheres | γ | 2,7 Tage | primäre Lebertumoren (hepatozelluläres Karzinom, cholangiozelluläres Karzinom), hepatische Metastasen |
| $^{223}$Radium | α | 11,4 Tage | ossär metastasiertes Prostatakarzinom |
| $^{177}$Lu-PSMA | β und γ | 6,7 Tage | metastasiertes Prostatakarzinom |

## 6.4.1 Radiojodtherapie

6.4.1 Radiojodtherapie

▶ Merke. Die Therapie benigner und maligner **Schilddrüsenerkrankungen** ist die am häufigsten angewandte nuklearmedizinische Therapie.

▶ Merke.

Das Prinzip der Radiojodtherapie ist die Aufnahme des Radiojods in das Schilddrüsenparenchym und die Verstoffwechselung im Rahmen der Hormonsynthese, in deren Folge das Schilddrüsenparenchyms selektiv bestrahlt wird.

**Indikationen** sind autonome Adenome, dissiminierte Autonomien, immunogene Hyperthyreose (Morbus Basedow) sowie euthyreote Struma. Die Erfolgsrate in der Beseitigung der Hyperthyreose liegt bei über 90 %. Eine weitere Indikation für die Radiojodtherapie ist das differenzierte Schilddrüsenkarzinom. Nach totaler Thyreoidektomie erfolgt hier eine ablative Radiojodtherapie mit dem Ziel, das verbliebene Schilddrüsenparenchym zu vernichten. Da die Jodaufnahme durch TSH stimuliert wird, ist ein hoher TSH-Spiegel erforderlich, so dass die Therapie ca. 4 Wochen nach der Operation ohne zwischenzeitliche Schilddrüsenhormonsubstitution erfolgt. Mit gutem Erfolg wird die Radiojodtherapie hochdosiert auch bei Metastasen eines differenzierten Schilddrüsenkarzinoms eingesetzt.

**Indikationen** sind: autonome Adenome, dissiminierte Autonomien, Morbus Basedow, euthyreote Struma, differenziertes Schilddrüsenkarzinom und dessen Metastasen.

▶ Merke. Aus Strahlenschutzgründen muss die Therapie stationär durchgeführt werden. Die Patienten dürfen während ihres Aufenthalts keine Besuche erhalten.

▶ Merke.

## 6.4.2 Selektive interne Radiotherapie (SIRT)

6.4.2 Selektive interne Radiotherapie (SIRT)

Die SIRT wird als **palliatives Verfahren** bei primären Lebertumoren oder hepatischen Metastasen verschiedenster Primärtumoren angewendet. Mit $^{90}$Yttrium beladene Glas- oder Harzsphären werden über einen Katheter in die A. hepatica infundiert, die dann im Kapillarbett **embolisieren**. Dabei wird die unterschiedliche Blutversorgung von normalem Leberparenchym (hauptsächliche Blutversorgung durch die Pfortader) und den Lebertumoren bzw. -metastasen (hauptsächlich arterielle Blutversorgung) ausgenutzt, so dass ein hoher Konzentrationsgradient zwischen malignem Gewebe und normalem Leberparenchym erreicht werden kann.

Die SIRT wird als **palliatives Verfahren** bei primären Lebertumoren oder hepatischen Metastasen verschiedenster Primärtumoren angewendet. Sie führt zu einer Embolisierung im Tumorgewebe.

6.4.3 Radioligandentherapie mit Somatostatinanaloga

Radioaktiv markierte **Somatostatinanaloga** ($^{177}$Lu-DOTATATE und $^{90}$Y-DOTATOC) werden zur Therapie neuroendokriner Tumoren und seltener auch bei Paragangliomen und nicht mehr jodspeichernden Schilddrüsenkarzinomen eingesetzt.

6.4.4 Therapie metastasierter Prostatakarzinome

Bei kastrationsresistenten, metastasierten Prostatakarzinomen kann eine Radiotherapie mit dem α-Strahler $^{223}$Radium (Xofigo™) oder mit $^{177}$Lu-PSMA erfolgen.

## 6.4.3 Radioligandentherapie mit Somatostatinanaloga

Neuroendokrine Tumoren zeichnen sich meist durch eine ausgeprägte Expression von Somatostatinrezeptoren aus. Diese Überexpression wird bei der Therapie mit den radioaktiv markierten **Somatostatinanaloga** $^{177}$Lu-DOTATATE und $^{90}$Y-DOTATOC ausgenutzt. Beide Radiopharmaka werden intravenös appliziert und binden an die Somatostatinrezeptoren auf der Oberfläche von neuroendokrinen Tumorzellen. Die selektive Bestrahlung der neuroendokrinen Tumoren erreicht eine Ansprechrate im Sinne einer signifikanten Größenreduktion der Tumoren von bis zu 46 % bei hohen Tumorstabilisierungsraten. Auch die häufig bestehende klinische Symptomatik (Durchfälle, Flush-Symptomatik) kann durch diese Therapie in den meisten Fällen positiv beeinflusst werden. Um die Nephrotoxizität der Therapie zu senken, werden zeitgleich Aminosäurelösungen infundiert.
Seltener wird diese Radioligandentherapie auch bei Paragangliomen und nicht mehr jodspeichernden Schilddrüsenkarzinomen eingesetzt.

## 6.4.4 Therapie metastasierter Prostatakarzinome

Gestützt auf die in einer Phase III Studie gezeigten lebensverlängernden Wirkung wurde bei kastrationsresistenten ossär metastasierten Prostatakarzinomen die Therapie mit dem α-Strahler $^{223}$Radium (Xofigo™) in den Therapiealgorythmus implementiert. $^{223}$Radium wird aufgrund der strukturellen Ähnlichkeit wie Kalzium im Bereich von Knochenmetastasen eingebaut und führt dort zu einer hohen lokalen Strahlendosis.
Zunehmend Verbreitung findet die Therapie mit $^{177}$Lu-PSMA, das an die membranständigen PSA-Rezeptoren von Prostatakarzinomen bindet. Diese Therapie wird eingesetzt bei metastasierten (ossär wie extraossär), kastrationsresistenten Prostatakarzinomen, die auf die leitlinienkonforme Chemotherapie mit Taxanen nicht mehr ansprechen.

# Spezielle Radiologie

# B

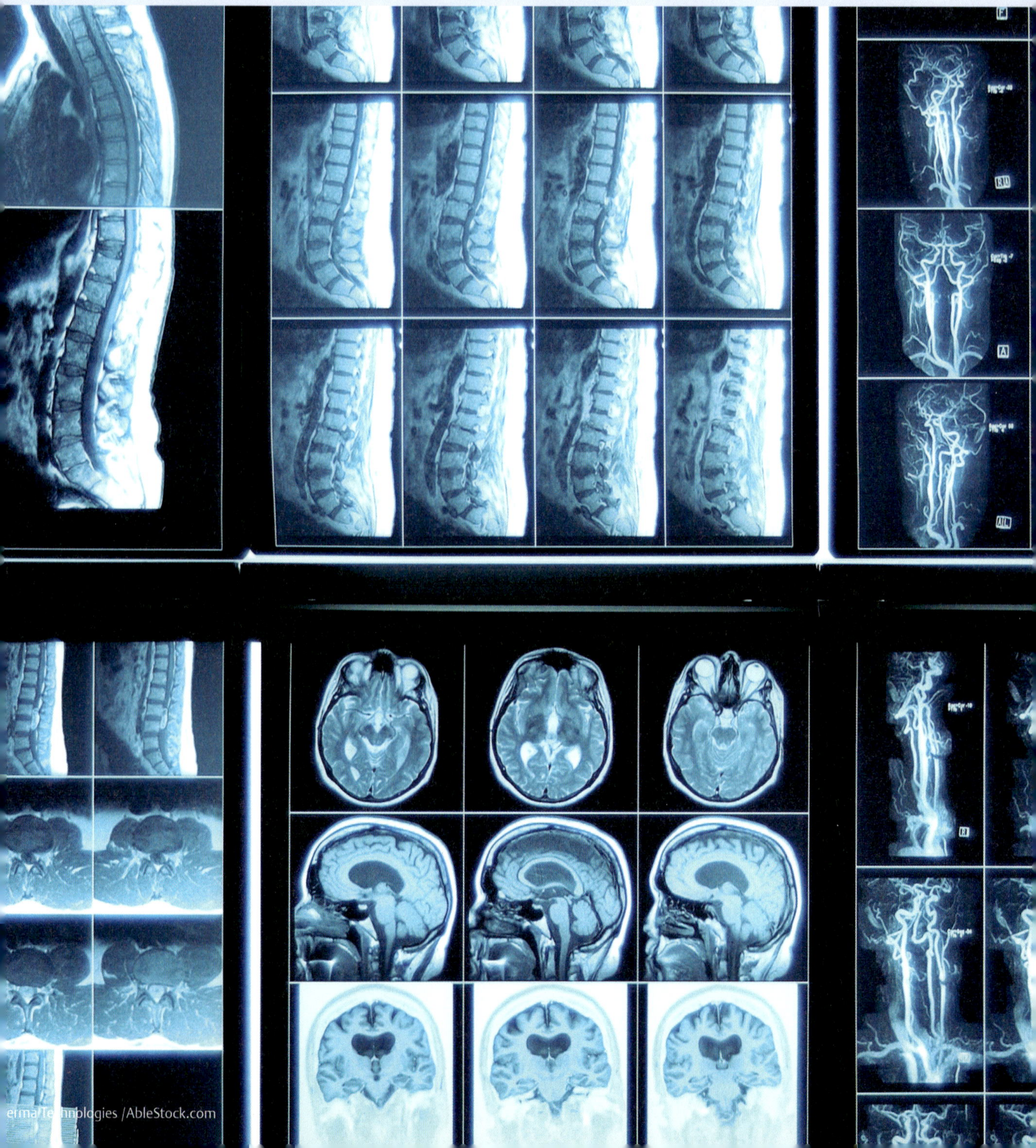

erma Technologies / AbleStock.com

# Spezielle Radiologie

# 1 Thorax



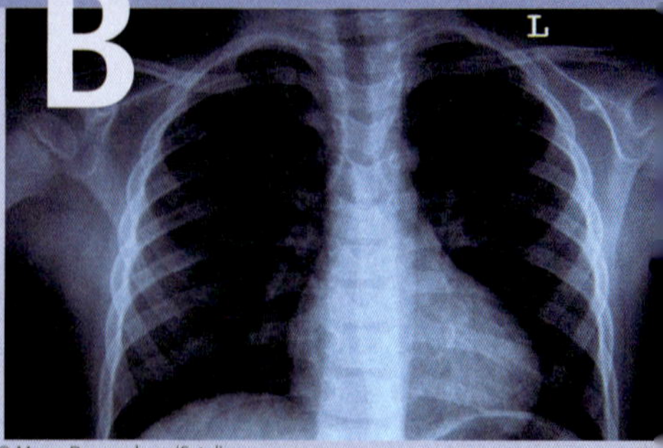



*S. Fritzsche*

## 1.1 Radiologische Methoden

### 1.1.1 Konventionelle Röntgendiagnostik

#### Dorsoventrale Thoraxübersichtsaufnahme

▸ Synonym. posterior–anteriore Aufnahme (p.-a.-Aufnahme)

**Methode:** Abb. **B-1.1** zeigt die Kriterien für eine standardmäßige Thoraxübersichtsaufnahme. Die Brustwand des Patienten liegt dem Aufnahmestativ an, die Röhre befindet sich hinter dem Rücken des Patienten, so dass die **Röntgenstrahlen** den Patienten **von „hinten" nach „vorne"** durchdringen. Die Aufnahmen werden bei geöffnetem Mund in inspiratorischem Atemstillstand – zentriert auf den 6. BWK – aufgenommen.

Um die Schulterblätter aus dem Lungenbild herauszudrehen, sind die Handrücken in die Hüfte gestützt und die Ellenbogen so weit wie möglich nach vorne gedreht. Bei einem Fokus-Film-Abstand von 2 m wird das Herz in annähernd richtiger Größe abgebildet. Der Fokus entspricht dabei dem Areal der Anode, wo Elektroden aufprallen und die Röntgenstrahlen entstehen. Die Verwendung harter Strahlung (100–150 kV) erlaubt kurze Belichtungszeiten und reduziert so die Bewegungsunschärfe. Zugleich wird der Kontrast zwischen Knochen und Weichteilen herabgesetzt, so dass die Rippenschatten, welche die Lunge überlagern, transparenter werden und die Beurteilung der Thoraxorgane kaum beeinträchtigen.

**Indikationen:** s. Tab. **B-1.1**.


1.1 Radiologische Methoden

1.1.1 Konventionelle Röntgendiagnostik

Dorsoventrale Thoraxübersichtsaufnahme

▸ Synonym.


**Methode:** Die Brustwand des Patienten liegt dem **Aufnahmestativ** an. Die Röhre befindet sich hinter dem Rücken, so dass die **Strahlen** den Thorax **von „hinten" nach „vorne"** durchdringen. Die Aufnahme erfolgt in inspiratorischem Atemstillstand (Abb. **B-1.1**).

Die Handrücken sind in die Hüfte gestützt, die Ellenbogen nach vorne gedreht. Bei einem Fokus-Film-Abstand von 2 m wird das Herz in richtiger Größe abgebildet. Harte Strahlung (100–150 kV) reduziert Bewegungsunschärfen und setzt den Kontrast zwischen Knochen und Weichteilen herab, so dass die Thoraxorgane gut beurteilt werden können.

**Indikationen:** s. Tab. **B-1.1**.

**B-1.1 Kriterien für eine standardmäßige Thoraxübersichtsaufnahme.**

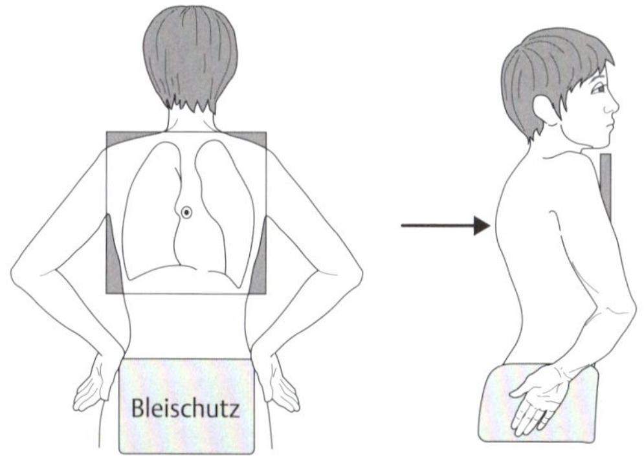


(nach Lange S. Radiologische Diagnostik der Thoraxerkrankungen. Stuttgart: Thieme; 2010)

B-1.1

**B-1.1 Hauptanwendungen des dorsoventralen Übersichtsbildes**

- Abklärung einer klinisch manifesten Lungenerkrankung
- Ausschluss/Nachweis einer Lungenbeteiligung unter anderem bei kardialen, renalen oder malignen Krankheitsprozessen
- Bestimmung von Herzgröße und -konfiguration (S. 245)
- Einsatz als Präventivuntersuchung (z. B. präoperativ, Einstellungsuntersuchung, Reihenuntersuchung bei Tbc-Exposition)
- Verlaufskontrolle bei bekannten Erkrankungen (z. B. Pneumonie, Stauung, Tumor/Metastasen)

### Seitaufnahme

**Methode:** Der Patient steht seitlich mit angehobenen Armen am Lungenstativ, seine linke Thoraxseite liegt dem Wandstativ an. Die Aufnahme erfolgt in tiefer Inspiration in Hartstrahltechnik.

Bariumsulfat erlaubt die Kontrastierung des Ösophagus (S. 469).

**Indikationen:** Für die dreidimensionale Herz- und Lungenbeurteilung werden Aufnahmen in 2 Ebenen benötigt: dorsoventral und **seitlich.**

## Seitaufnahme

**Methode:** Der Patient steht seitlich mit angehobenen Armen am Lungenstativ. Vereinbarungsgemäß liegt die linke Thoraxseite dem Wandstativ an, um bei geringem Organ-Film-Abstand das Herz möglichst ohne wesentlichen Vergrößerungseffekt durch das divergierende Röntgenstrahlenbündel abzubilden. Die Aufnahme erfolgt ebenfalls in tiefer Inspiration in Hartstrahltechnik (s. o.). Der Zentralstrahl trifft den Körper handbreit unter der Achselhöhle.
Eine Kontrastierung des Ösophagus kann durch orale Einnahme von Bariumsulfat erreicht werden (S. 469).

**Indikationen:** Für eine dreidimensionale Herz- und Lungenbeurteilung sind prinzipiell Aufnahmen in 2 unterschiedlichen Ebenen erforderlich. Meist schließt sich daher an die dorsoventrale (d. v.) Aufnahme eine **seitliche Aufnahme** an.

### Übersichtsaufnahme im Liegen

**Methode und Indikationen:** Bettlägerige Patienten werden im Liegen geröntgt (Abb. **B-1.2**). Der Fokus-Film-Abstand beträgt 1 m, die Kassette liegt unter dem Rücken des Patienten. Der Strahlengang erfolgt von anterior nach posterior (**a. p.-**).

Besonderheiten bei der Beurteilung von Bettaufnahmen:

- Zwerchfelle stehen höher, Herzgrößenbestimmung unsicher, basale Lungenpartien erschwert beurteilbar
- der Herzschatten erscheint größer
- das Mediastinum wirkt breiter
- die Lungenoberfelder werden stärker durchblutet, die Zeichnungsschärfe ist infolge verlängerter Belichtungszeit verringert.

## Übersichtsaufnahme im Liegen

**Methode und Indikationen:** Nicht stehfähige bzw. bettlägrige Patienten müssen im Liegen geröntgt werden (Abb. **B-1.2**). Die Aufnahmen werden auf Intensivstationen mit transportablen Röntgengeräten mit einem Fokus-Film-Abstand von 1 m (begrenzte Raumhöhe) durchgeführt. Die Kassette wird unter den Rücken des liegenden Patienten positioniert, der Strahlengang erfolgt im Gegensatz zum „normalen" Vorgehen im Stehen von anterior nach posterior (**a. p.-Aufnahme**).
Wichtig für die Beurteilung dieser Liegendaufnahmen (sog. Bettaufnahme im Vergleich zur Stehendaufnahme) sind folgende Besonderheiten:

- Aufgrund der liegenden Position des Patienten stehen die Zwerchfelle höher und das Herz weist eine vermehrte Querlagerung auf. Die Herzgrößenbestimmung ist unsicher und die Beurteilung der basalen Lungenpartien erschwert.
- Durch den verminderten Fokus-Film-Abstand und den anterior-posterioren Strahlengang mit größerem Film-Herz-Abstand resultiert bei divergierendem Strahlengang eine Größenzunahme des Herzschattens.
- Auch das Mediastinum stellt sich breiter als auf einer Stehendaufnahme dar.
- Im Liegen werden die Lungenoberfelder stärker durchblutet (basoapikale Blutumverteilung) mit Erweiterung der Oberlappengefäße und die Zeichnungsschärfe ist infolge der verlängerten Belichtungszeit verringert.

**B-1.2** Thoraxaufnahme a. p. im Liegen.

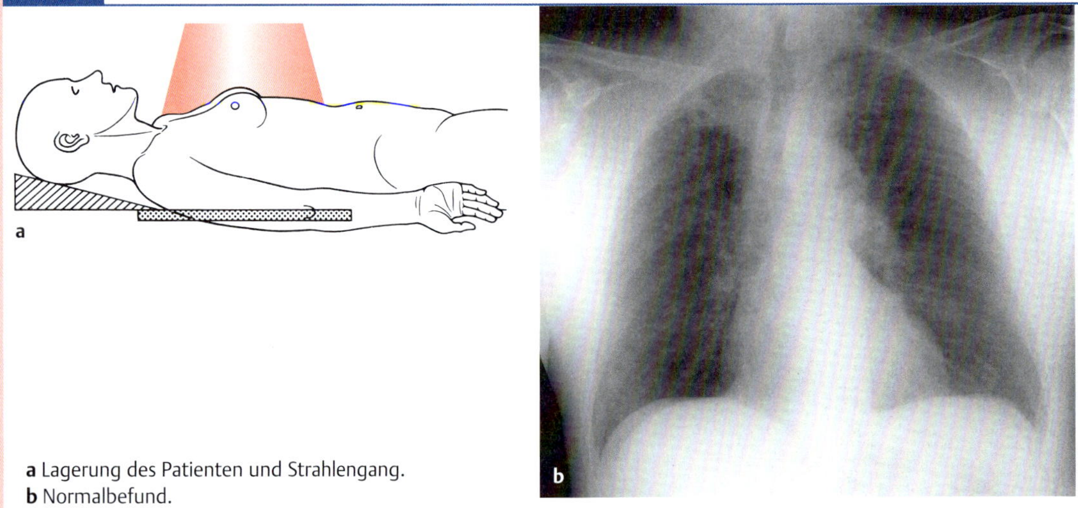


**a** Lagerung des Patienten und Strahlengang.
**b** Normalbefund.
(Teilabb. a nach Lange S. Radiologische Diagnostik der Thoraxerkrankungen. Stuttgart: Thieme; 2010. Teilabb. b aus Oestmann JW. Radiologie. Stuttgart: Thieme; 2005)

### Knöchener Thorax/Hemithorax

Thoraxaufnahmen mit 70 kV weisen Frakturen und knöcherne Läsionen nach **(Rippentechnik)**.

## Knöchener Thorax/Hemithorax

Thoraxübersichtsaufnahmen mit weniger harten Strahlen (70 kV, **Rippentechnik**, knöcherner Thorax) tragen zu einem verbesserten Nachweis von Frakturen und knöchernen Läsionen bei. Die betroffene Thoraxhälfte wird in ap.- und einer Schrägprojektion gerönгt.

### Aufnahme in Exspiration

**Aufnahmen in Exspiration** begünstigen den Nachweis eines kleinen Pneumothorax (S. 202) und werden bei Verdacht auf Fremdkörperaspiration eingesetzt. Auch die Überblähung eines Segmentes oder Lappens aufgrund eines Ventilmechanismus ist deutlicher zu erkennen.

Aufnahme in Exspiration

**Aufnahmen in Exspiration:** bei kleinem Pneumothorax (S. 202), Fremdkörperaspiration, Überblähung.

### Thoraxdurchleuchtung

Siehe auch Durchleuchtung (S. 83).

**Methode:** Die Thoraxdurchleuchtung ist weitestgehend von der CT ersetzt worden und wird noch bei der Bewegungsanalyse von Thoraxorganen eingesetzt. Durch die Anfertigung von Detailaufnahmen (Zielaufnahmen) ist eine präzise Befunddokumentation möglich. Zu berücksichtigen ist allerdings die Strahlenexposition, aus diesem Grund soll so kurz wie möglich und mit möglichst kleiner Blende durchleuchtet werden.

**Indikationen:** s. Tab. **B-1.2**.

Thoraxdurchleuchtung

**Methode:** Die Durchleuchtung erlaubt eine Bewegungsanalyse der Thoraxorgane. Detailaufnahmen (Zielaufnahmen) ermöglichen außerdem eine präzise Befunddokumentation. Aufgrund der Strahlenexposition sollte nur kurz und mit kleiner Blende durchleuchtet werden.

**Indikationen:** s. Tab. **B-1.2**.

**B-1.2 Indikationen für die Thoraxdurchleuchtung**

| | |
|---|---|
| **Beurteilung der Zwerchfellmotilität**<br>Indikation: einseitiger oder beidseitiger Zwerchfellhochstand (Phrenikusparese?) | Die Atembeweglichkeit des Zwerchfells wird bei tiefer Inspiration u. Exspiration und bei forcierter Inspiration (Hitzenberg-Schnupfversuch = ruckartiges Einatmen durch die Nase bei geschlossenem Mund) geprüft. |
| **Beurteilung der respiratorischen Lumenschwankungen der Trachea**<br>Indikationen: präoperativ vor Strumaresektion, Abklärung Tracheomalazie | Die Lumenschwankungen werden im sog. **Müller-Manöver** und **Valsalva-Manöver** erfasst und auf Zielaufnahmen dokumentiert. Beim Müller-Manöver versucht der Patient, bei zugehaltener Nase zu inspirieren und senkt damit den intrathorakalen Druck. Das Valsalva-Manöver erfolgt durch Pressen gegen die geschlossene Stimmritze, der intrathorakale Druck wird erhöht. |

## 1.1.2 Sonografie

**Methode** (S. 96)**:** Ultraschallwellen durchdringen Flüssigkeiten und Weichteilstrukturen, Luft und Knochen sind dagegen ein Schallhindernis. Die Untersuchung (mit 3,5–10-MHz-Sonden, je nach Fragestellung) kann unter Umgehung von Lunge und Rippen von abdominell-subkostal, interkostal, parasternal oder suprasternal erfolgen. Der Schallkopf sollte je nach Fragestellung gewählt werden. Bei oberflächlichen Veränderungen wird der 10-MHz-Schallkopf eingesetzt.

**Indikationen:** Ein Pleuraerguss stellt sich sonografisch echofrei dar (Abb. **B-1.3**). Bei Brustwandprozessen oder umschriebenen Raumforderungen der Pleura kann sonografisch entschieden werden, ob der Prozess solide oder liquide ist. Unter sonografischer Führung können Drainagen eingebracht und Biopsien vorgenommen werden.

1.1.2 Sonografie

**Methode:** Ultraschallwellen durchdringen Flüssigkeiten und Weichteilstrukturen, Luft und Knochen sind Schallhindernisse. Mit 3,5–10-MHz-Sonden kann der Thorax von abdominell-subkostal, interkostal, parasternal oder suprasternal untersucht werden.

**Indikationen:** Darstellung von Pleuraergüssen (Abb. **B-1.3**) sowie Unterscheidung von soliden und liquiden Raumforderungen. Unter sonografischer Führung können Drainagen eingebracht und Biopsien vorgenommen werden.

**B-1.3 Sonografischer Befund bei Pleuraerguss.**

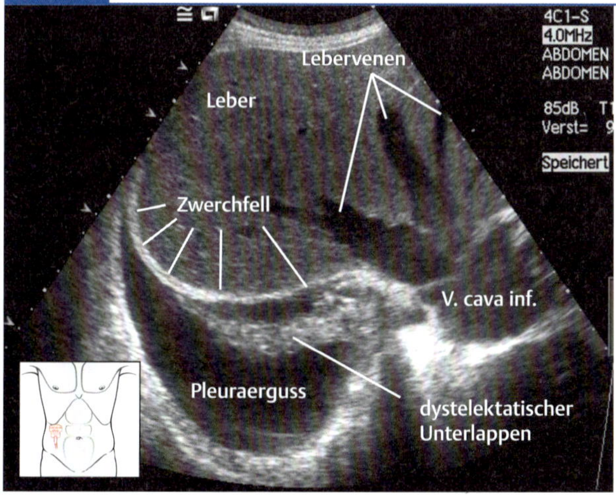


(aus Delorme S., Debus J. Duale Reihe Sonografie. Stuttgart: Thieme; 2012)

B-1.3

### 1.1.3 Computertomografie (CT)

Sie ermöglicht eine überlagerungsfreie Darstellung von Lunge, Hili, Mediastinum, Pleura und Thoraxwand in der axialen (transversalen) Schnittebene (Abb. **B-1.4**).

**Methode:** Der Patient liegt auf dem Rücken und hält während der Aufnahme den Atem an. Der Thorax wird von der oberen Thoraxapertur bis zu den Zwerchfellrippenwinkeln geschichtet. Intravenöse **KM-Gabe** verbessert die Abgrenzung von Mediastinum und Lungengefäßen und gibt Hinweise auf die Durchblutung pathologischer Strukturen. Für Lunge und Mediastinum werden unterschiedliche Fenstereinstellungen gewählt (Abb. **B-1.5**).

- **Hochauflösende Dünnschicht-CT (HR-CT):** Darstellung feiner Strukturdetails
- **Niedrigdosis-CT** oder **Low Dose CT:** Reicht häufig aus bei Darstellung des Lungenparenchyms
- **Bauchlage im CT:** zur Differenzierung Hypostase – Fibrose/Asbestose, Hypostase – Infiltrat
- **Untersuchung im End-Exspirium** bei obstruktiver Lungenerkrankung.

## 1.1.3 Computertomografie (CT)

Die CT nimmt heute in der weiterführenden radiologischen Diagnostik eine zentrale Stellung ein und ersetzt bei vielen Fragestellungen die konventionelle Tomografie, Bronchografie und Angiografie. Durch sie werden Lunge, Lungenhili, Mediastinum, Pleura und die Thoraxwand überlagerungsfrei primär in der axialen (transversalen) Schnittebene dargestellt (Abb. **B-1.4**). Aufgrund der Mehrzeilenspiral-CT-Technik sind sekundäre Rekonstruktionen in allen Raumebenen möglich.

**Methode** (S. 85)**:**

- Der Patient liegt auf dem Rücken und hält während der Aufnahme den Atem an. Die Arme sollten durch Elevation möglichst aus dem Untersuchungsbereich herausgenommen werden. Der Patient wird gleichmäßig durch die Gantry bewegt, während die Röhre kontinuierlich um den Patienten rotiert. Erfasst wird die Lungenspitze bis zur tiefsten Stelle der Zwerchfellrippenwinkel. Mit den heutzutage üblichen Spiral-CT's (Multislice-CT, MSCT) gelingt die lückenlose Untersuchung (Akquisation) des Thorax in einer Inspirationsphase. In der Standard-CT wird eine Schichtdicke von 5 mm, ein Tischvorschub von 8 oder 10 mm und ein Rekonstruktionsinkrement von 4 mm verwendet (S. 87). Aus sekundären axialen überlappenden Schichten können multiplanare Rekonstruktionen angefertigt werden. Moderne Multisclice-CTs arbeiten mit dünnsten Schichtdicken zwischen 1 und 3 mm (Volumen-Scan) und lassen isotrope sekundäre Bildrekonstruktionen zu.
- Die intravenöse **KM-Gabe** verbessert die Abgrenzung von Mediastinalstrukturen und Lungengefäßen und gibt Hinweise auf die Durchblutung pathologischer Thoraxstrukturen.
- Wegen des hohen Dichteumfangs (S. 90) der abgebildeten Strukturen (Luft: –1000 HE, Knochen: + 1000 HE; HE = Schwächungswerte gemessen in Hounsfield-Einheiten) werden für die optimale Beurteilung der Lunge und des Mediastinums jeweils unterschiedliche Fenstereinstellungen gewählt (Abb. **B-1.5**).
- Neben der Standartuntersuchung werden weitere spezielle Techniken eingesetzt: Die **hochauflösende Dünnschicht-CT (HR-CT)** hat sich zur Beurteilung feiner Strukturdetails bewährt. Bezieht sich die Abklärung rein auf das Lungenparenchym, ist eine Reduzierung der Dosis möglich (**Niedrigdosis-CT** oder **Low Dose CT**). Indikationen für eine **Bauchlage im CT** sind: Differenzierung Hypostase – subpleurale Fibrose /Asbestose, Differenzierung Hypostase – Infiltrat.
- Zur Diagnostik eines „Air-Trapping" bei obstruktiver Lungenerkrankung oder eines Ventilmechanismus ist die CT-Untersuchung statt in Inspiration in **Exspiration** möglich.

**B-1.4 Normaler Thorax im CT (Mediastinalfenster).**

**a** Längsschnitt-Anatomie: Die eingezeichneten Ebenen korrespondieren mit den Schnittebenen in **b** und **c**.
**b** Querschnittzeichnungen.
**c** CT-Querschnitte.
**d** Koronare und sagittale Rekonstruktion aus einem MSCT-Datensatz.
Das Mediastinum wird auf den axialen Schnitten durch Herz und große Gefäße strukturiert. Der Aortenbogen ist ein geeigneter Ausgangspunkt für die Bildanalyse. Auf tieferen Schnitten ist die Aorta ascendens ventral rechts, die Aorta descendens prävertebral links erkennbar. Oberhalb des Aortenbogens werden die brachiozephalen Gefäße getroffen. Die Trachea ist als lufthaltige, ringartige Struktur abgrenzbar, prävertebral liegt als Muskelschlauch der Ösophagus. Des Weiteren lassen sich insbesondere nach Kontrastmittelgabe die Pulmonalarterien, V. cava und V. azygos identifizieren. Die Feinbeurteilung der Lunge erfolgt in spezieller Lungenfenstereinstellung.
Im **MSCT** (**d**) lässt sich die Anatomie der (kontrastierten) Herzhöhlen und großen Gefäße nachvollziehen: Linker Ventrikel (LV) und Aorta (Ao); rechter Ventrikel (RV)und A. pulmonalis (PA) sowie rechter (RA) und linker Vorhof (LA). Die horizontalen, streifigen Artefakte entstehen durch die Kontraktionen des Herzens und Pulsationen der Gefäße während der CT-Aufnahme. ▶

**B-1.4 Normaler Thorax im CT (Mediastinalfenster).** (Fortsetzung)

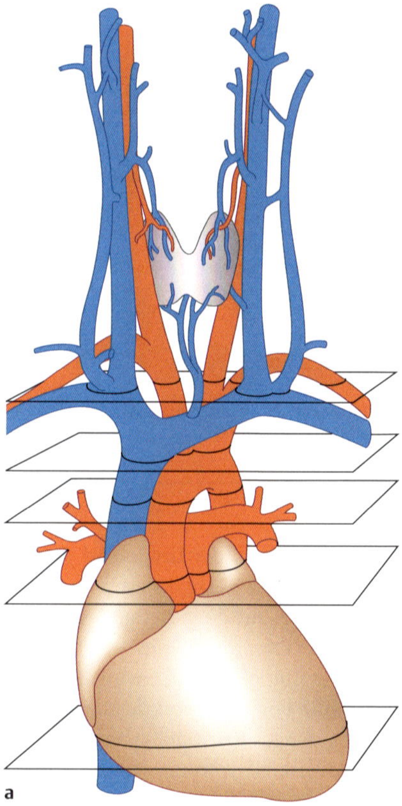

a

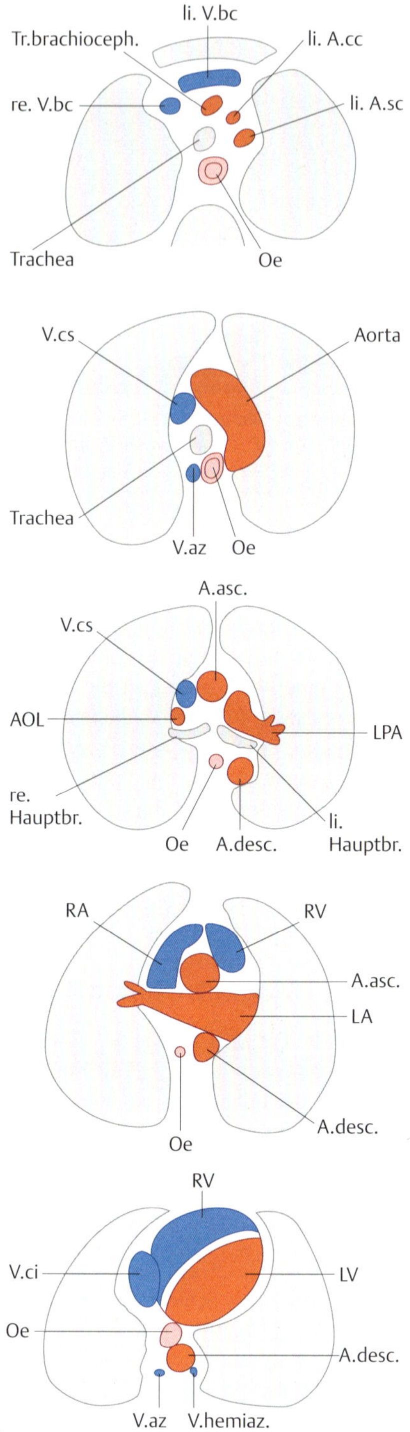


b

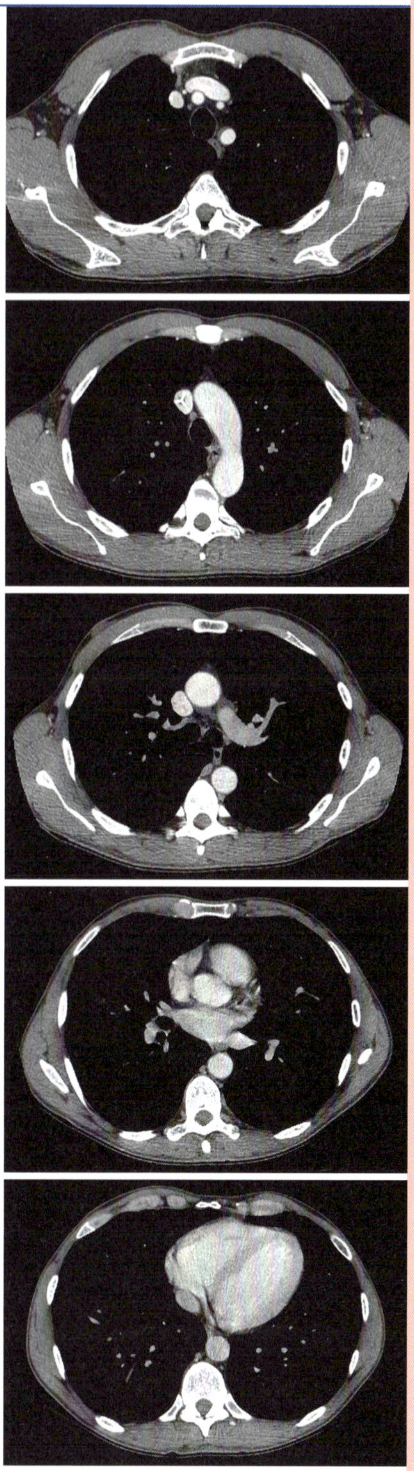

c

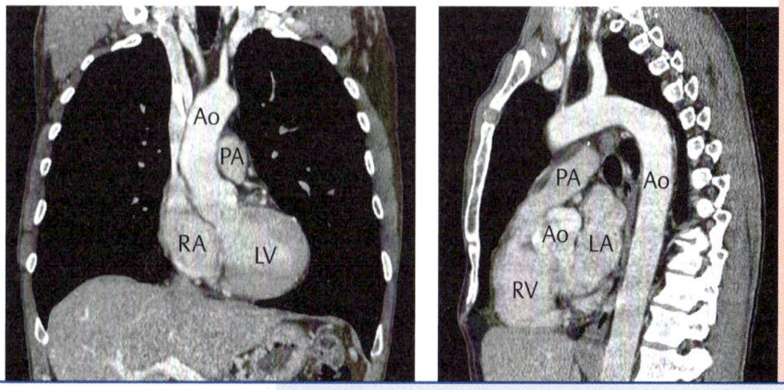


d

| | |
|---|---|
| A.asc. | Aorta ascendens |
| A.desc. | Aorta descendens |
| A.cc | Arteria carotis communis |
| A.sc | Arteria subclavia |
| AOL | Oberlappenarterie |
| Hauptbr. | Hauptbronchus |
| LA | linker Vorhof |
| LPA | linke Pulmonalarterie |
| LV | linker Ventikel |
| Oe | Ösophagus |
| RA | rechter Vorhof |
| RV | rechter Ventrikel |
| Tr.brachioceph. | Truncus brachiocephalicus |
| V.az | Vena azygos |
| V.bc | Vena brachiocephalica |
| V.ci | Vena cava inferior |
| V.cs | Vena cava sup. |
| V.hemiaz | Vena hemiazygos |

B-1.5 **Mediastinalfenster vs. Lungenfenster.**

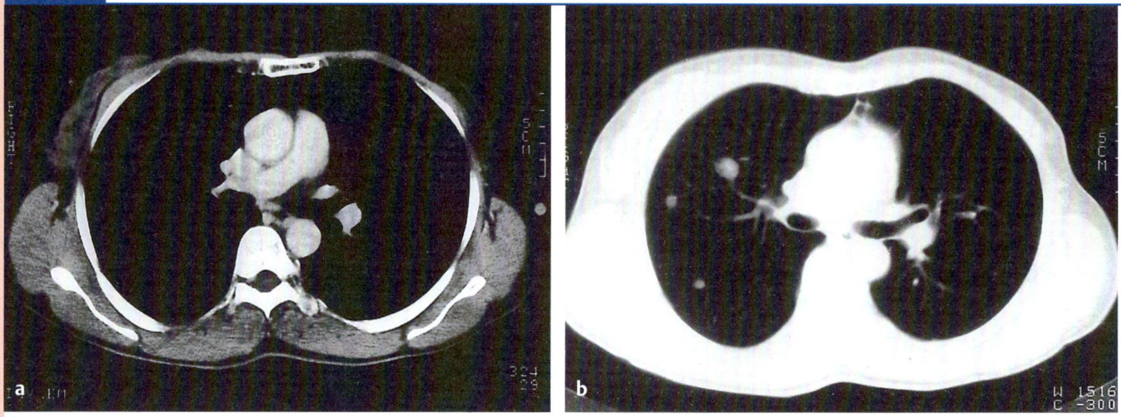

**a** Das Weichteilfenster bzw. Mediastinalfenster wird bei einem Center von ca. 35 HE und einem Window von ca. 300 erreicht.
**b** Beim Lungenfenster wird das Center (Fensterlage) auf –650 HE, das Window (Fensterbreite) auf 1500 HE eingestellt.
Die zahlreichen unterschiedlich großen Lungenrundherde bei metastasiertem Mamma-Karzinom sind teilweise nur im Lungenfenster erkennbar.

**Indikationen:** Die Thorax-CT ermöglicht den sicheren und schnellen Ausschluss bzw. Nachweis von **raumfordernden Prozessen im Mediastinum, der Lunge und der Thoraxwand**. Routinemäßig wird sie für die **Stadieneinteilung (Staging) von Tumorerkrankungen** eingesetzt. **Gefäßanomalien** oder **Aneurysmen** werden durch KM-Gabe sichtbar. Weiterhin dient sie der **Lungenemboliediagnostik**, dem Nachweis von **Rundherden, Lungengerüstveränderungen** und der **Planung von Radiotherapien**.

**Indikationen: Raumfordernde Prozesse des Mediastinums, der Lunge und der Thoraxwand** können wesentlich sicherer ausgeschlossen bzw. nachgewiesen werden als durch konventionelle Röntgendiagnostik. Lokalisation, Ausdehnung und Beziehung zu Nachbarorganen sind exakt bestimmbar. Die Dichtemessung gestattet in vielen Fällen eine Annäherung an die Artdiagnose eines Tumors. Die CT wird außerdem routinemäßig für die **Stadieneinteilung (Staging) von Tumorerkrankungen** (z. B. Lymphom, Bronchial- oder Ösophaguskarzinom) eingesetzt. **Gefäßanomalien oder Aneurysmen** können mit Bolusgabe von KM dargestellt werden. Bei der **Lungenemboliediagnostik** hat die CT die Lungenszintigrafie und die Pulmonalisangiografie weitestgehend abgelöst. Die CT ist zudem gegenwärtig die empfindlichste Methode zum Nachweis kleiner **Lungenrundherde** und einer **Lungengerüstveränderung** (Lungenfibrose, Lungenemphysem). Bei der **Planung einer Radiotherapie** ist sie ebenfalls nicht mehr wegzudenken.

### 1.1.4 Magnetresonanztomografie (MRT)

**Methode:** Vorteile gegenüber der CT sind: **multiplanare Abbildungstechnik, höherer Gewebekontrast, Gefäßdarstellung ohne KM-Gabe, fehlende Strahlenbelastung** (Abb. **B-1.6**).
Nachteile: **längere Untersuchungszeiten, Atemartefakte, Bewegungsartefakte**.

## 1.1.4 Magnetresonanztomografie (MRT)

**Methode:** Die MRT ist wie die CT ein Schnittbildverfahren. Zur Technik (S. 92). Vorteile gegenüber der CT sind die **multiplanare** (u. a. axial, frontal, sagittal) **Abbildungstechnik,** der **höhere Gewebekontrast,** die **Gefäßdarstellung auch ohne KM-Gabe** verbunden mit der **fehlenden Strahlenbelastung** (Abb. **B-1.6**).
Nachteile sind die **längeren Untersuchungszeiten,** die daraus resultierenden **Atemartefakte** mit Verschlechterung der Bildauflösung und die **Bewegungsartefakte** durch Herz- und Gefäßpulsationen, die jedoch durch EKG-Triggerung minimiert werden können.

**Indikationen:** Die MRT ist der CT überlegen bei der Untersuchung von **Spinalraum, Pleura und Thoraxwand**. Zunehmend wird sie zur Abklärung von **Gefäßanomalien** und **Aneurysmen** eingesetzt. Ihr Einsatz bei **kardialen Fragestellungen** wird intensiv untersucht (S. 251).

**Indikationen:** Als Schichtverfahren wird bei den meisten Fragestellungen weiterhin die CT eingesetzt. Die MRT ist der CT überlegen bei der Untersuchung von **Spinalraum, Pleura und Thoraxwand**. Sie wird außerdem zunehmend bei der Beurteilung mediastinaler Prozesse, v. a. bei der Abklärung von **Gefäßanomalien** und **Aneurysmen** eingesetzt. Darüber hinaus erlauben die verschiedenen Bewertungskriterien der MRT gegenüber der CT in unklaren Fällen differenzialdiagnostische Hinweise. Der Einsatz der MRT bei **kardialen Fragestellungen** (z. B. KHK, myokardiale Funktion) wird zur Zeit intensiv untersucht (S. 251).

**B-1.6 Normalbefund MRT Thorax.**

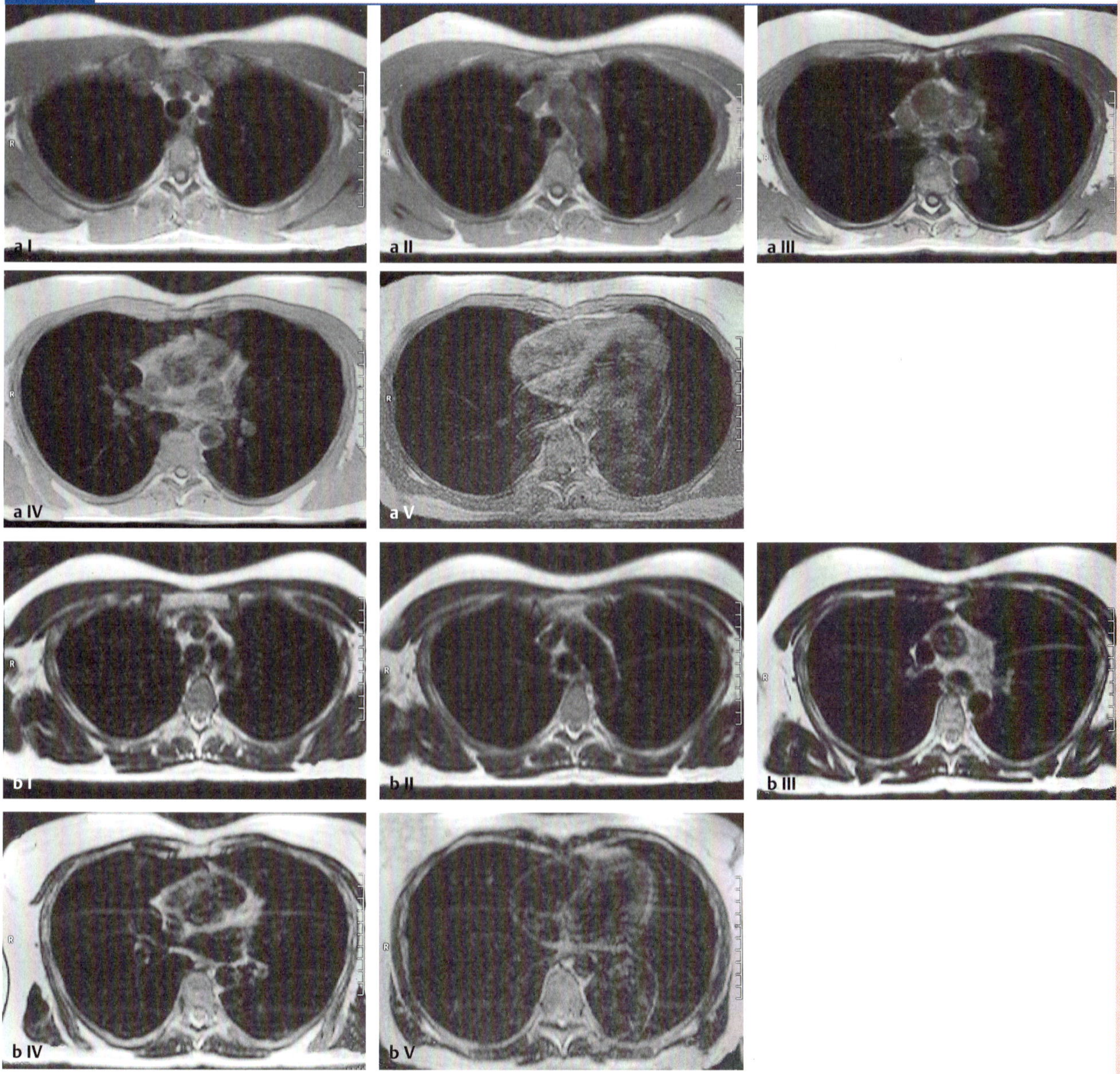


**a** Transversale, T 1-gewichtete Aufnahmen des Thorax.
**b** Transversale, T 2-gewichtete Aufnahmen des Thorax. Die Schnittebenen entsprechen den Ebenen in Abb. **B-1.4**.

## 1.1.5 Gefäßdarstellende Verfahren

Hierzu gehören die Pulmonalisarteriografie, die Aortografie und Kavografie. Die digitale Substraktionsangiografie (S. 426) bleibt der „Goldstandart" zur Gefäßdarstellung. Wegen der Invasivität werden zunächst MR- oder CT-Angiografie eingesetzt. Die digitale Subtraktionsangiografie kommt vor allem bei unklaren Befunden oder bei geplanten Interventionen zum Einsatz.

### 1.1.5 Gefäßdarstellende Verfahren

Pulmonalisarteriografie, Aortografie und Kavografie. Heute mittels digitaler Substraktionsangiografie (S. 426). Zunehmend werden CT- und MR-Angiografie initial eingesetzt.

## 1.1.6 Nuklearmedizinische Verfahren

Die szintigrafischen Methoden erfassen die **regionale Durchblutung der Lunge (Perfusionsszintigrafie)** oder die **regionale Ventilation (Inhalationsszintigrafie)**. Die Sensitivität der Lungenszintigrafie ist sehr hoch, allerdings werden Perfusionsdefizite auch von anderen Lungenerkrankungen verursacht, so dass zur Steigerung der Spezifität zusätzlich eine Ventilationsszintigrafie durchgeführt werden sollte.
Für eine Lungenembolie spricht ein keilförmiger Speicherdefekt im Perfusionsszintigramm bei unauffälligem Ventilationsszintigramm (**Mismatch-Befund**). Pulmonale

### 1.1.6 Nuklearmedizinische Verfahren

Sie erfassen **regionale Durchblutung (Perfusionsszintigrafie)** oder **regionale Ventilation** (Inhalationsszintigrafie). Bei der Emboliediagnostik sollte die Perfusionsszintigrafie mit der Ventilationsszintigrafie zur Steigerung der Treffsicherheit kombiniert eingesetzt werden.

**Mismatch-Befund:** Perfusionsdefekt und unauffällige Ventilation an gleicher Stelle (→ Lungenembolie).
**Match-Befund:** Perfusionsdefekt und reduzierte Ventilation an gleicher Stelle (→ pulmonale Raumforderungen, Infekte, Pleuraergüsse oder COPD).

Raumforderungen, Infekte, Pleuraergüsse oder COPD stellen sich aufgrund des Euler-Liljestrand-Reflexes überwiegend als **Match-Befunde** dar, also als Areale mit reduzierter Ventilation und Perfusion. Seltenere Indikationen für szintigrafische Verfahren sind: Vorhersage der postoperativen Lungenfunktion sowie Berechnung der Shuntgröße eines Rechts-links-Shunts. Dabei steht die Quantifizierung der Messdaten im Vordergrund.

### Perfusionsszintigrafie

**Methode:** Sie wird mit **i. v. applizierten** $^{99m}$Tc-Pertechnetat-markierten Albuminpartikeln durchgeführt, die Gammastrahlen emittieren. Die Verteilung ihrer Aktivität lässt auf die regionale Perfusion schließen. Normalbefund: zwei schwarze lungenförmige Schatten.

**Methode:** Die Perfusionsszintigrafie wird mit $^{99m}$Tc-Pertechnetat-markierten Albuminpartikeln (Durchmesser 10–40 µm), die **i. v. appliziert** werden, durchgeführt. Die radioaktiven Partikel setzen im normal perfundierten Lungenparenchym multiple kleinste Embolien. Die dabei emittierten Gammastrahlen werden von einer Gammakamera aufgezeichnet. Die Verteilung der Aktivität lässt Rückschlüsse auf die regionale Perfusion zu. Normalerweise entspricht das entstandene Bild dem zweier schwarz dargestellter lungenförmiger Schatten.

**Indikationen:** Bei Lungenembolien entsteht ein keilförmiger Speicherdefekt.

**Indikationen:** Hauptindikation ist der V. a. Lungenembolie. Da der Embolus einen arteriellen Ast verlegt hat, entsteht ein keilförmiger Speicherdefekt.

### Inhalationsszintigrafie

► Synonym.

► Synonym. Ventilationsszintigrafie

**Methode: Inhalation** von radioaktiven Edelgasen ($^{133}$Xenon) oder Aerosolen ($^{99m}$Tc-Mikrosphären), die sich an den Wänden von Trachea, Bronchien und Alveolen niederschlagen (s. Abb. **B-1.81**).

**Methode:** Die Darstellung der regionalen Lungenluftverteilung gelingt entweder mit der **Inhalation** von radioaktiven Edelgasen ($^{133}$Xenon) oder von Aerosolen ($^{99m}$Tc-Mikrosphären), die sich an der Trachealwand, den Bronchialwänden und den Alveolarwänden niederschlagen. Die Verteilung charakterisiert die regionale Ventilation, die mit externen Detektoren szintigrafisch dokumentiert wird (s. Abb. **B-1.81**).

**Indikationen:** Ventilationsstörungen, Bronchusstenosen, Lungenembolien.

**Indikationen:** Ventilationsstörungen (Restriktion, Obstruktion), Bronchusstenosen und als Ergänzung zur Perfusionsszintigrafie bei Lungenembolie. Wird das Szintigramm mehrere Stunden nach der Inhalation angefertigt, gibt es Auskunft über den Abtransport des Nuklids und damit über die Aktivität des mukoziliären Transportsystems.

## 1.1.7 Perkutane Interventionen

Sie umfassen **Nadelbiopsie, Drainage pathologischer Flüssigkeitsansammlungen, therapeutische Embolisation von Lungengefäßen** sowie Thrombusfragmentation oder lokale Lyse bei bedrohlicher **Lungenembolie.** Schmerzreduktion, z. B. bei Tumorinfiltration, gelingt durch **CT-gesteuerte Blockade** von Plexus brachialis, Ganglion stellatum oder einzelnen Nervenwurzeln.

Perkutane Interventionen im Bereich des Thorax umfassen die **Nadelbiopsie,** die **Drainage pathologischer Flüssigkeitsansammlungen,** die **therapeutische Embolisation von Lungengefäßen** (arteriovenöse Malformation, Lungenblutung) sowie Maßnahmen bei einer lebensbedrohlichen **Lungenembolie** (Thrombusfragmentation, lokale medikamentöse Lyse). Bei Tumorinfiltrationen der Plexus oder resistenten Schmerzzuständen kann eine **CT-gesteuerte Blockade oder Ausschaltung** erfolgen (d. h. unter CT-Kontrolle Infiltration des **Plexus brachialis**, des **Ganglion stellatum** oder **einzelner thorakaler Nervenwurzeln** mit einem Lokalanästhetikum oder konzentriertem Alkohol) und damit eine Schmerzreduktion erreicht werden.

### Perkutane Nadelbiopsie

**Methode:** Man unterscheidet zwischen Nadeln, mit denen Material zur **histologischen** Untersuchung ausgestanzt wird und Feinbiopsienadeln, die der Materialgewinnung für **zytologische** Untersuchungen dienen.

**Methode:** Ultraschall- und CT-gesteuerte Biopsien gehören zu den etablierten Techniken der nichtoperativen Diagnosestellung. Rein durchleuchtungsgesteuerte Methoden werden durch den Einsatz der CT zurückgedrängt. Man unterscheidet zwei Arten von Punktionsnadeln:
- Nadeln, mit denen Material zur **histologischen** Untersuchung aus der Lunge herausgestanzt werden kann.
- feinlumige Nadeln (Feinbiopsienadeln), die weniger traumatisch sind und deren gewonnenes Material jedoch lediglich zur **zytologischen** Untersuchung ausreicht.

► Merke.

► Merke. Voraussetzungen für die CT-gesteuerte Punktion sind wegen der Blutungsgefahr ein Quick-Wert von mindestens 50 % (< 1,5 INR) und eine Thrombozytenzahl von über 70 000/mm$^3$.

Der Patient wird so gelagert, dass ein optimaler Zugang gewährleistet ist. Zunächst wird ein Radiogramm der betroffenen Region durchgeführt. Am Monitor werden der Einstichwinkel und die Einstichtiefe geplant. Danach wird die Schichtebene auf den Patienten mit Filzstiftmarkierung übertragen und die Punktionsstelle markiert. Nach Oberflächenanästhesie erfolgt die Punktion in Atemstillstand des Patienten. **Die Punktionsstelle liegt zur Vermeidung von Blutungen und Nervenläsionen an der Rippenoberkante.** Das gewonnene Material wird teilweise auf Objektträgern ausgestrichen und teilweise in Formalinlösung fixiert. Zum Abschluss kann im CT ein Pneumothorax ausgeschlossen werden.
Die häufigste **Komplikation** ist das Auftreten eines Pneumothorax. Seltener sind Hautemphysem, Blutungen und Hämoptysen.

Die Punktion erfolgt nach Oberflächenanästhesie in Atemstillstand des Patienten. **Die Punktionsstelle liegt zur Vermeidung von Blutungen und Nervenläsionen an der Rippenoberkante.**
Häufigste **Komplikation** ist ein Pneumothorax.

**Indikationen:** Bei unklaren Befunden (unklarer peripherer Lungenrundherd, Pleura- oder Thoraxwandprozess, mediastinale Raumforderung), die durch bildgebende Verfahren nicht zu klären sind und eine Größe über 0,5 cm haben, kann eine diagnostische Punktion in Erwägung gezogen werden.

**Indikationen:** Bei unklaren Befunden (z. B. peripherer Lungenrundherd) über 0,5 cm.

▶ **Klinischer Fall.** Bei einer 53-jährigen Patientin mit systemischem Lupus erythematodes treten Thoraxschmerzen und Dyspnoe auf, zusätzlich bestehen rezidivierend Arthralgien und Fieberschübe. Die Thoraxübersichtsaufnahme (Abb. **B-1.7a**) zeigt eine Verbreiterung des Mediastinums nach rechts mit polyzyklischer Begrenzung. Auf der Seitaufnahme wird der Retrosternalraum größtenteils ausgefüllt. Der rechte Hilus ist auf der p.-a.-Aufnahme nicht mehr abgrenzbar, der linke ist unauffällig konfiguriert. Zusätzlich besteht ein kleinerer Erguss linksseitig. Die CT-Untersuchung (Abb. **B-1.7b**) stellt den raumfordernden Prozess im vorderen Mediastinum mit einer maximalen Ausdehnung von 4 · 4 · 10 cm dar. Der Tumor liegt dem Perikard breitbasig auf, es besteht ein Perikarderguss. Zusätzlich ist ein Pleuraerguss links vorhanden. Mittels Mediastinoskopie gelingt es nicht, geeignetes Material für die histologische Diagnostik zu gewinnen. Letztendlich kann durch CT-gesteuerte Punktion (Abb. **B-1.7b**) die Diagnose eines lymphozytenreichen Thymoms gestellt werden. Schon präoperativ besteht aufgrund des CT-Befundes der V. a. Perikardinfiltration. Das Thymom wird in toto reseziert mit Perikard-Teilresektion, Entfernung von rechten Lungenanteilen und des N. phrenicus rechts. Des Weiteren erfolgen eine Chemotherapie und eine konsolidierende Radiatio des Mediastinums, die zu einer kompletten Remission führen.

**B-1.7 Malignes Thymom.**
**a** Übersichtsaufnahmen (gestrichelte Linie = Thymom).
**b** CT-gesteuerte Punktion.

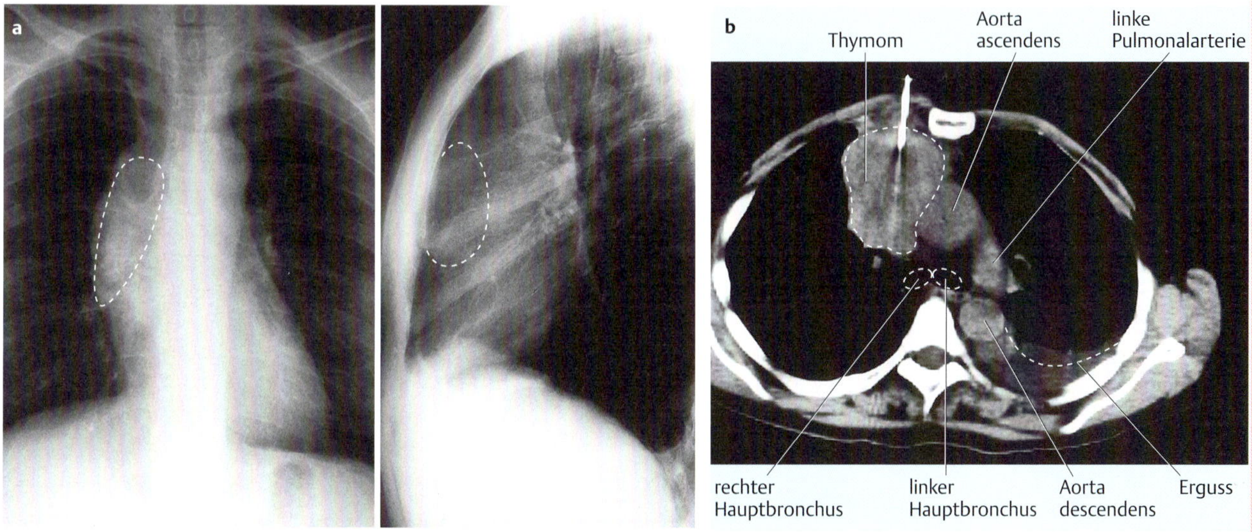


## Perkutane CT-gesteuerte Abszessdrainage

Die perkutane Abszessdrainage ermöglicht eine schonende, organerhaltende Therapie. Zunächst erfolgt zur Abszesslokalisation eine CT mit KM. Meist stellt sich ein **hyperdenser Ringsaum** dar, der der Abszessmembran entspricht. Nach Abszesslokalisation und Lokalanästhesie wird ein dicklumiger Drainage-Katheter (10–14F) in die Abszesshöhle platziert. Zusätzlich wird Sekret für die bakteriologische Untersuchung gewonnen.

**Perkutane CT-gesteuerte Abszessdrainage**

Im KM-CT zeigt sich meist ein **hyperdenser Ringsaum**, der der Abszessmembran entspricht. Nach Lokalanästhesie wird ein Drainage-Katheter in die Abszesshöhle platziert.

▶ Merke.

▶ Merke. Die perkutane Abszessdrainage darf bei Vorliegen von Gerinnungsstörungen (Blutungsgefahr) oder Echinokokkuszysten (Gefahr der Streuung) nicht angewendet werden.

**Komplikationen:** z. B. Blutungen und Pneumothorax.

**Komplikationen:** sind Blutungen, Pneumothorax, Verletzung und Kontamination benachbarter Organe sowie Fistelbildungen.

1.2 Anatomische Grundlagen und Normalbefunde

## 1.2 Anatomische Grundlagen und Normalbefunde

1.2.1 Anatomische Grundlagen und Normalbefunde in der Thoraxübersichtsaufnahme

Allgemeines

### 1.2.1 Anatomische Grundlagen und Normalbefunde in der Thoraxübersichtsaufnahme

#### Allgemeines

Die Bildanalyse erfolgt von außen nach innen: d. h. von der Thoraxwand zum Mediastinum (Abb. **B-1.8**).

Ein auffälliger Befund ist oft auf den ersten Blick erkennbar (Abb. **B-1.9**). Doch werden diskrete Veränderungen so leicht übersehen, deshalb ist **systematisches Vorgehen** wichtig.

Abb. **B-1.8** zeigt normale Thoraxübersichtsaufnahmen. Die Bildanalyse erfolgt am zweckmäßigsten von außen nach innen, d. h. von der Thoraxwand über das Zwerchfell, die Pleura, und die Lungen zum Mediastinum.
Häufig ist ein auffälliger pathologischer Befund im Thoraxbild schon auf den ersten Blick erkennbar (Abb. **B-1.9**). Es ist jedoch für den Patienten gefährlich, wenn sich der Beobachter mit diesem auffälligen Befund zufrieden gibt, da diskrete Veränderungen, die unter Umständen sogar wichtiger für die Diagnose sind, übersehen werden können. Um keine pathologischen Veränderungen zu übersehen, ist ein **systematisches Vorgehen** wichtig.

▶ Merke.

▶ Merke. Bei der Interpretation des Thoraxröntgenbildes ist eine systematische Analyse sämtlicher vorhandener Strukturen wichtig.

Zuerst soll die **Bildqualität** beurteilt werden. Gefragt wird nach folgenden Gesichtspunkten:

Als Erstes sollte die **Bildqualität** beurteilt werden, um Einschränkungen oder Besonderheiten der vorliegenden Aufnahme zu erkennen.
1. Vollständige Abbildung der Thoraxorgane?
2. Drehfehler?
3. Sind die Schulterblätter herausgedreht?
4. Ausreichende Inspiration?
5. Belichtung?
6. Zentrierung der Röhre?

zu **1.**: **Vollständige Abbildung** aller Thoraxorgane?

**zu 1.** – Auf einer Thoraxaufnahme soll der **gesamte** knöcherne Thorax einschließlich des Sinus phrenicocostalis abgebildet sein.

**B-1.8** Normale Thoraxübersichtsaufnahme in 2 Ebenen.

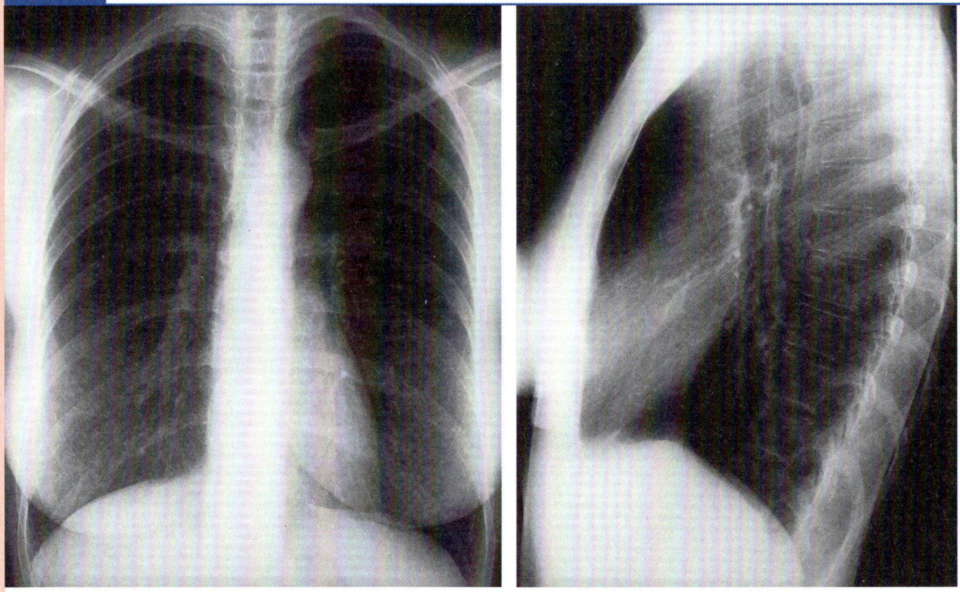

( aus Oestmann JW. Radiologie. Stuttgart: Thieme; 2005)

**B-1.9 Lungentumor mit Rippendestruktionen.**

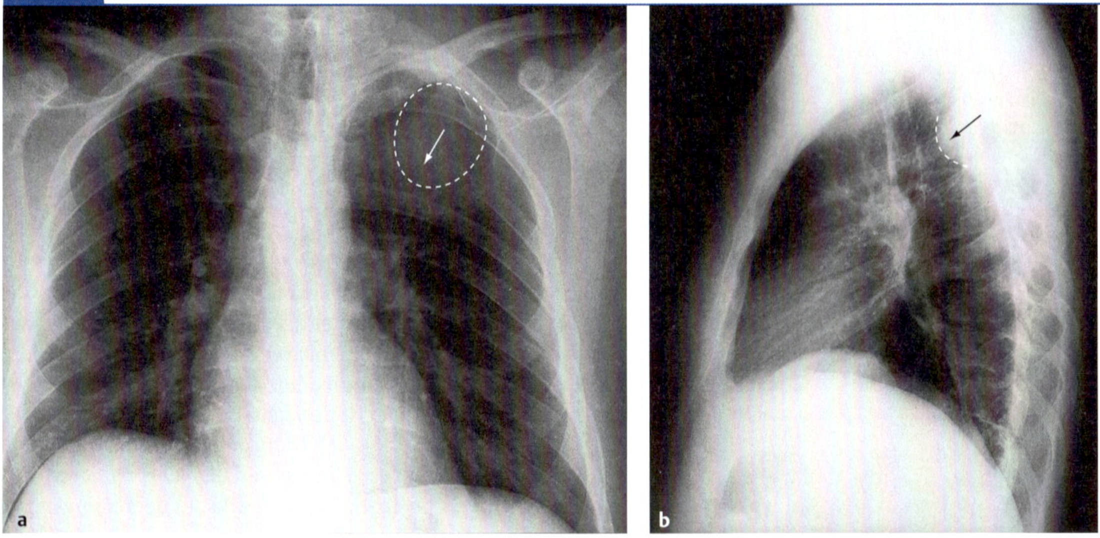


Verschattung im linken Lungenoberfeld (gestrichelte Linie), die sich auf der Seite dorsal wieder findet. Die Rippendestruktion (4. Rippe dorsal, Pfeil) weist auf einen malignen Tumor hin.

**zu 2.** – Der Thorax ist ohne **Drehfehler** abgebildet, wenn sich der Proc. spinosus des 3. BWK in die Mitte zwischen beide Sternoklavikulargelenke projiziert. Bei Drehfehlern werden Herz und Mediastinum schräg von den Röntgenstrahlen getroffen und ihre Schatten erscheinen auf der Aufnahme vergrößert.

**zu 3.** – Der Margo medialis des **Schulterblattes** kann mit der Pleura visceralis bei einem Pneumothorax verwechselt werden, wenn das Schulterblatt nicht herausgedreht wird. Die Innenränder sollten sich bei einer gut eingestellten Aufnahme außerhalb des knöchernen Thorax abbilden.

**zu 4.** – Es ist wichtig, die **Inspirationstiefe** einzuschätzen, da bei unzureichender Inspiration oder Exspiration das Mediastinum und das Herz durch das hochstehende Zwerchfell breiter abgebildet werden. Der Scheitelpunkt der rechtsseitigen Zwerchfellkuppel projiziert sich bei maximaler Inspiration auf die 10.–11. Rippe dorsal.

**zu 5.** – Die Beachtung der **Belichtung** ist aus folgendem Grund wichtig: Ist ein Bild unterbelichtet, stellen sich selbst kleine Lungengefäße dar; ist die Aufnahme jedoch überbelichtet, erscheint das Bild schwärzer und es werden feinere Strukturen wie z. B. beginnende Infiltrate nicht mehr abgebildet. Bei ausreichender Belichtung ist die Brustwirbelsäule im Herzschatten gerade noch erkennbar, die Lungengefäße sind im peripheren Lungenanteil zu sehen.

**zu 6.** – Bei **dezentrierter Röhre** erscheinen Bildanteile heller, dies kann eine Verschattung vortäuschen (Abb. **B-1.10**).

zu **2.**: **Drehfehler?** Proc. spinosus des 3. BWK soll sich in die Mitte zwischen beide Sternoklavikulargelenke projizieren.

zu **3.**: **Herausgedrehte Schulterblätter?** Sonst kann der Margo medialis mit der Pleura visceralis bei Pneumothorax verwechselt werden.

zu **4.**: **Ausreichende Inspiration?** Das Herz wird bei unzureichender In- oder Exspiration durch das hochstehende Zwerchfell breiter abgebildet.

zu **5.**: **Belichtung?** Auf überbelichteten Aufnahmen werden feinere Strukturen nicht mehr abgebildet. Bei ausreichender Belichtung ist die BWS im Herzschatten noch erkennbar, die peripheren Lungengefäße sind sichtbar.

zu **6.**: **Zentrierung der Röhre?** Hierdurch können Verschattungen vorgetäuscht werden (Abb. **B-1.10**).

**B-1.10 Dezentrierte Röhre.**

B-1.10

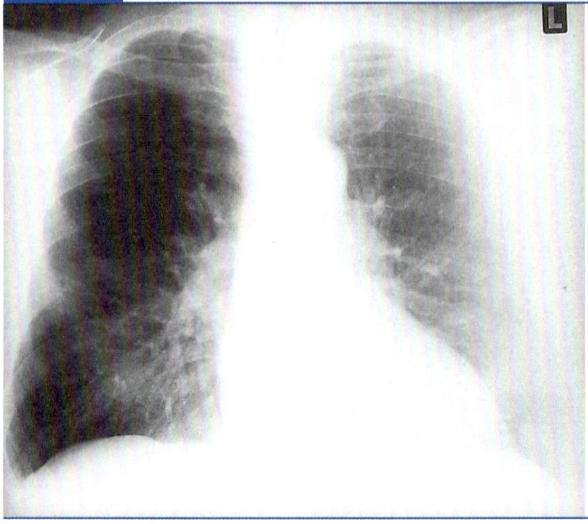


Deutlicher Transparenzunterschied zwischen rechter und linker Lunge. Hinweisend auf die Fehlbelichtung ist auch die hellere Abbildung der Thoraxweichteile links.

## Thoraxwand

Eine Thoraxaufnahme zeigt **knöcherne Strukturen** und **Weichteilschatten**. Mammaschatten und M. pectoralis major können die Lungenfelder weniger transparent erscheinen lassen. Die Mamillen projizieren sich als rundliche Verdichtungen auf die unteren Lungenfelder. Hautfalten können beim liegenden Patienten einen Pneumothorax vortäuschen (Abb. **B-1.11**).

Auf der Seitaufnahme sind die Schulterblätter als vertikale dichte Streifen auf oder vor der Wirbelsäule dargestellt. Die Schulterblätter ziehen horizontal über die Lungenspitzen. Die Rippen verlaufen im dorsalen Anteil fast horizontal. Ihr hinterer Anteil ist deutlicher sichtbar als die vorderen Abschnitte (Abb. **B-1.12**). Der Rippenknorpel wird erst bei zunehmender Verkalkung sichtbar.

Pathologische Schatten werden anhand der Rippen und Interkostalräume lokalisiert.

## Thoraxwand

Neben den **knöchernen Strukturen** sind auf einer Thoraxaufnahme Weichteilschatten erkennbar und zu beurteilen. Die **Weichteile** bilden die Kontur der Thoraxwand. Sie können sich aber auch als Verdichtungsstrukturen auf den Thorax projizieren. Der Mammaschatten und auch ein kräftiger M. pectoralis major können die Transparenz der Lungenfelder herabsetzen. Die Mamillen projizieren sich als rundliche Verdichtungen in die lateralen Anteile der unteren Lungenfelder. Hautfalten erscheinen beim liegenden Patienten als vertikale Verdichtungslinien auf der Übersichtsaufnahme und können einen Pneumothorax vortäuschen (Abb. **B-1.11**). Auf der Seitaufnahme sind die proximalen Anteile der Oberarme im ventroapikalen Anteil der Aufnahme abgebildet.
Zum **knöchernen Thorax** zählen Wirbelsäule, Skapula, Klavikula, Sternum und Rippen. Auf der Seitaufnahme sind die Schulterblätter als vertikale dichte Streifen auf oder vor der Wirbelsäule dargestellt. Die Schulterblätter ziehen horizontal über die Lungenspitzen. Das Sternum ist auf der p.-a.-Aufnahme nur unzureichend erkennbar. Die Rippen verlaufen im dorsalen Anteil fast horizontal. Im hinteren Anteil sind sie runder, dicker und kommen dadurch auf einer Thoraxaufnahme deutlicher zur Darstellung als die abgeplatteten, schräg nach unten verlaufenden vorderen Abschnitte (Abb. **B-1.12**). Der Rippenknorpel ist transparent und auf dem Röntgenbild nicht erkennbar. Mit zunehmendem Alter verkalken diese Knorpelanteile und werden röntgenologisch sichtbar.
Pathologische Schatten werden häufig anhand der Rippen näher lokalisiert. Es wird dann angegeben, auf welche Rippe bzw. auf welchen Interkostalraum sich der Befund projiziert.

B-1.11

**B-1.11 Thorax mit Hautfalten.**

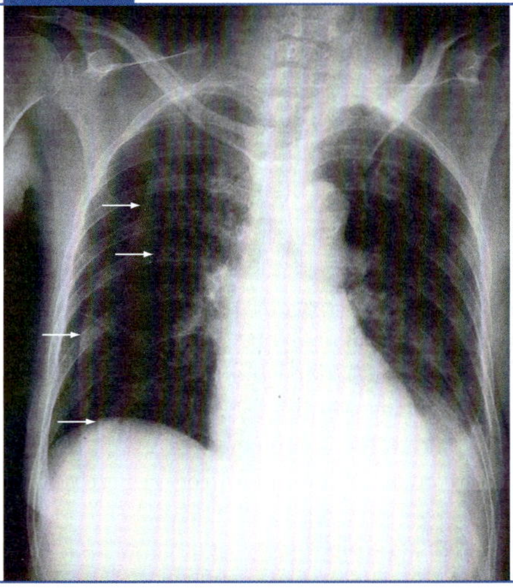

Auf der Liegendaufnahme (Thorax a. p.) sind rechts lateral Linienschatten (Pfeile) erkennbar, die mit einem Pneumothorax verwechselt werden können. Es handelt sich um Hautfalten, die sich durch Unterschieben der Kassette unter den Patienten bilden und sich auf den Thoraxaufnahmen in die Lunge projizieren. Im Gegensatz zum Pneumothorax ziehen Lungengefäße über diese Figuren hinweg in die Peripherie.

**B-1.12 Rippen auf der Thoraxaufnahme.**

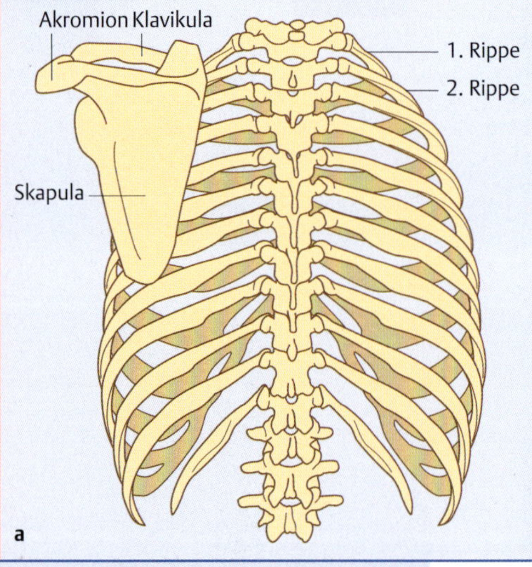


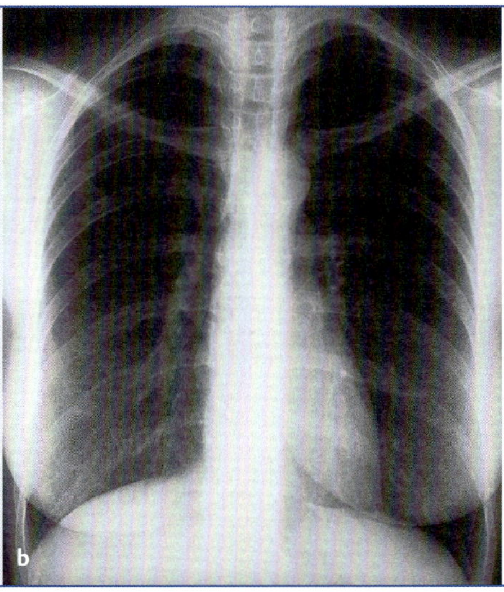


Der knöcherne Thorax wurde so gezeichnet, wie er auf einer Übersichtsaufnahme erscheint. Die dorsalen, horizontal verlaufenden Rippen sind deutlicher als die ventralen Anteile erkennbar.

(Teilabb. b aus Oestmann JW. Radiologie. Stuttgart: Thieme; 2005)

▸ Merke. Der **Interkostalraum (ICR)** bezeichnet immer den Raum zwischen den **posterioren** Anteilen zweier benachbarter Rippen, es sei denn, es wird ausdrücklich Bezug auf die vorderen Rippenteile genommen.

▸ Merke.

## Zwerchfell

Die **rechte** Zwerchfellkuppel steht wegen der darunter liegenden Leber meist etwas **höher** als die linke. Der Scheitelpunkt der rechten Zwerchfellkuppel befindet sich bei ausreichender Inspirationstiefe meist im 10. ICR; bei Exspiration heben sich die Zwerchfellkuppeln um 3–7 cm nach kranial. Der **dorsale Sinus phrenicocostalis** steht tiefer als der ventrale, so dass sich beim stehenden Patienten **geringe Flüssigkeitsansammlungen** zunächst hier wieder finden. Erst bei Ergussmengen ab ca. 200 ml verschatten sich die lateralen Sinus phrenicocostales. Direkt unterhalb des linken Zwerchfells ist beim stehenden Patienten die **Magenblase** erkennbar. Auf der Seitaufnahme kann man das linke vom rechten Zwerchfell dadurch unterscheiden, dass das linke meist etwas tiefer steht, unmittelbar unter diesem die Magenblase lokalisiert ist und die Kontur nur bis zum Herzschatten erkennbar ist (Abb. **B-1.13**).

Zwerchfell

Die **rechte** Zwerchfellkuppel steht etwas **höher** als die linke, ihr Scheitelpunkt befindet sich bei Inspiration im 10. ICR, bei Exspiration 3–7 cm mehr kranial. Der **dorsale Sinus phrenicocostalis** steht tiefer als der ventrale, deshalb zeigen sich **geringe Flüssigkeitsmengen** zuerst hier. Erst bei Ergüssen ab 200 ml verschatten sich die lateralen Sinus phrenicocostales. Unterhalb des linken Zwerchfells ist die **Magenblase** erkennbar (Abb. **B-1.13**).

**B-1.13 Röntgenmorphologie der Zwerchfellkuppeln.**

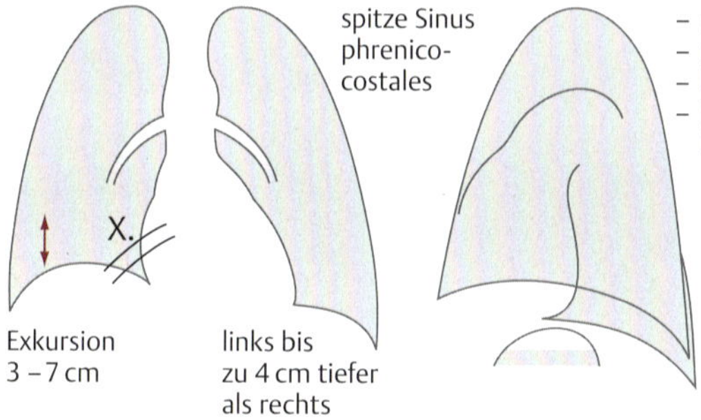


- rechts meist etwas höher als links
- rechte Kontur bis zum Sternum
- linke Kontur bis zum Herzen
- Magenblase unter dem linken Diaphragma

B-1.13

## Pleura

▸ Merke. Normalerweise ist die Pleura auf einer Übersichtsaufnahme nicht erkennbar, es sei denn, sie ist durch einen krankhaften Prozess verdickt oder der Pleuraspalt vergrößert. Pleuraduplikaturen oder Septen sind erkennbar, wenn sie tangential getroffen werden.

Pleura
▸ Merke.

In den Lungenspalten liegen 2 Schichten viszeraler Pleura eng aneinander an und bilden eine Duplikatur, das Interlobium oder Septum. Dieses ist dünner als 1 mm und wird auf dem Röntgenbild sichtbar, wenn es von den Röntgenstrahlen tangential getroffen wird. Die Interlobien trennen Lungenlappen voneinander. Zwischen Ober- und Unterlappen befindet sich das Hauptseptum, welches dorsal von etwa der Höhe des 5. BWK schräg nach kaudal und ventral zieht. Aufgrund dieses schrägen Verlaufs ist es meist nur auf einer Seitaufnahme erkennbar. Das Nebenseptum trennt den rechten Mittellappen vom Oberlappen. Da es horizontal verläuft, ist es meist sowohl auf einer Aufnahme im frontalen wie auch im seitlichen Strahlengang nachweisbar.

In einigen Fällen kann man als Normvariante noch weitere Septen, das Azygosseptum (Abb. **B-1.14**), das obere akzessorische oder das untere akzessorische Septum erkennen.

In den Lungenspalten liegen 2 Schichten viszeraler Pleura einander an und bilden die weniger als 1 mm dünnen Interlobien oder Septen. Das Hauptseptum trennt Ober- und Unterlappen. Es zieht dorsal vom 5. BWK schräg nach kaudal und ventral und ist auf Seitaufnahmen erkennbar. Das Nebenseptum trennt den rechten Mittellappen vom Oberlappen und wird im frontalen und seitlichen Strahlengang sichtbar.

Als Normvariante wird z. B. das Azygosseptum sichtbar (Abb. **B-1.14**).

**B-1.14 Akzessorische Septen: Lobus venae azygos.**

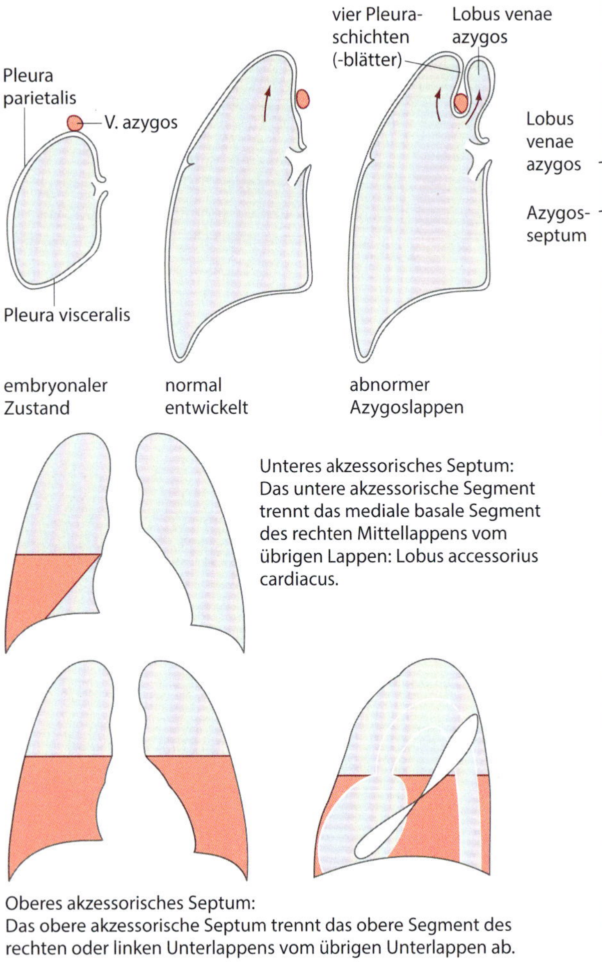


a Schematische Darstellung

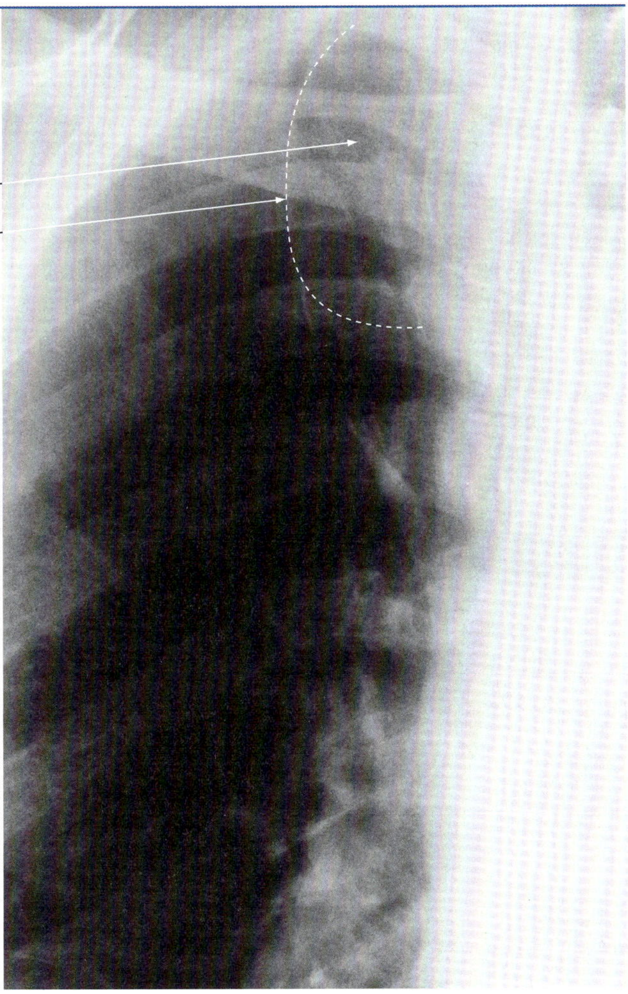

b Thoraxaufnahme (Ausschnitt)

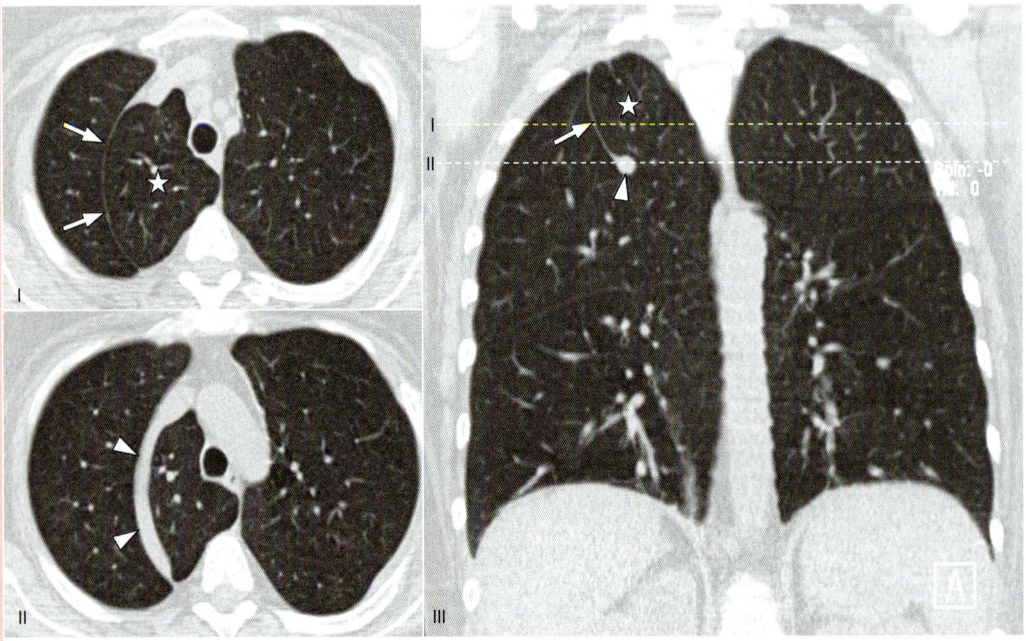


c Niedrigdosis-CT

**a, b** Der horizontale Teil der V. azygos senkt sich im Verlauf der Embryonalentwicklung normalerweise am medialen Lungenrand von der rechten Lungenspitze zum Tracheobronchialwinkel. Als Normvariante erfolgt dieser Deszensus durch die Lunge und es entsteht eine Pleuraduplikatur, das Azygosseptum. Der mediale, kleine Lungenanteil heißt Lobus venae azygos.

**c** Niedrigdosis-CT, axiale Schichten (I, II) und koronare Rekonstruktion (III) mit Schnittebenen von I, II (gestrichelte Linien). Die V. azygos (Pfeilspitzen) verläuft durch den rechten Oberlappen und bildet dabei das Azygosseptum (Pfeile), wodurch ein „Lobus venae azygos“ (Sterne) entsteht.

(oberer Bildteil nach Lange S. Radiologische Diagnostik der Thoraxerkrankungen. Stuttgart: Thieme; 2010)

## Lunge und Lungengefäße

Da das eigentliche Lungenparenchym, die Alveolen, lufthaltig sind und die zarten Wände Röntgenstrahlen nicht wesentlich schwächen, sind die Lungen **weitgehend strahlendurchlässig**. Das morphologische Substrat der pulmonalen Gefäßzeichnung sind die Lungenarterien und -venen. Der Pulmonalgefäßstamm verzweigt und verjüngt sich in der Lunge in alle Richtungen (Abb. **B-1.15**). Die Pulmonalarterienäste lassen sich normalerweise bis ca. 1–2 cm an die Lungenoberfläche heran verfolgen. Die baumartige Aufzweigung der Lungenarterien ist in einem **Pulmonalisangiogramm** deutlich erkennbar.

Meist ist die Differenzierung eines Gefäßschattens (Arterie oder Vene) nicht möglich. In der nachfolgenden Abbildung (Abb. **B-1.16**) werden einige Kriterien vorgestellt, anhand derer größere Arterien und Venen identifiziert werden können.

### Lunge und Lungengefäße

Die Lungen sind **weitgehend strahlendurchlässig**. Der Pulmonalgefäßstamm verzweigt und verjüngt sich in der Lunge baumartig in alle Richtungen, deutlich erkennbar im **Pulmonalisangiogramm** (Abb. **B-1.15**).

Kriterien für die Identifikation größerer Gefäße s. Abb. **B-1.16**.

**B-1.15 Normales Pulmonalisangiogramm.**

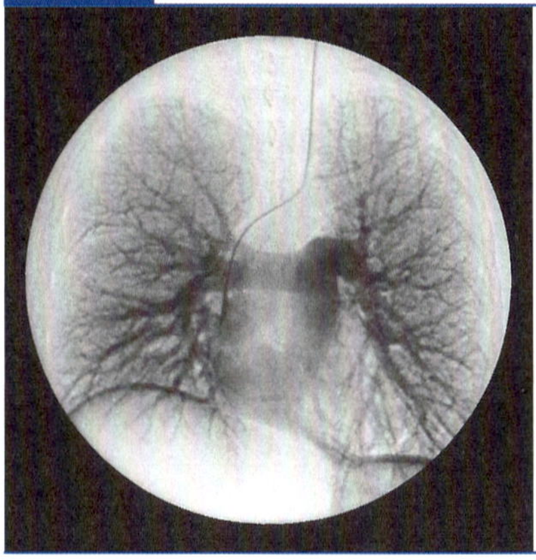

**B-1.15**

**B-1.16 Gefäße im Röntgenbild.**

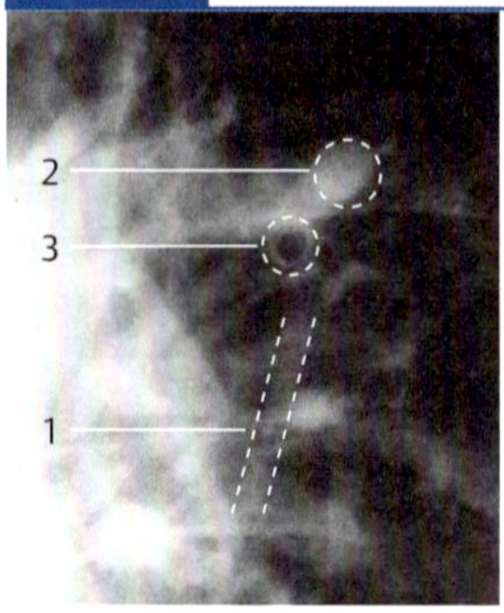


1 längs getroffenes Gefäß
2 quer getroffenes Gefäß
3 Bronchus

**a** Ausschnitt Lungengefäße:
Weit in der Peripherie, also thoraxwandnah, kann man normalerweise keine Gefäßschatten mehr erkennen. Gefäße, die parallel zum Film verlaufen, werden als streifige Strukturen wiedergegeben. Läuft das Gefäß in annähernd sagittaler Richtung durch das Lungengewebe und in etwa gleicher Richtung wie das Strahlenbündel, erscheint sein Schatten als dichter runder Fleck.

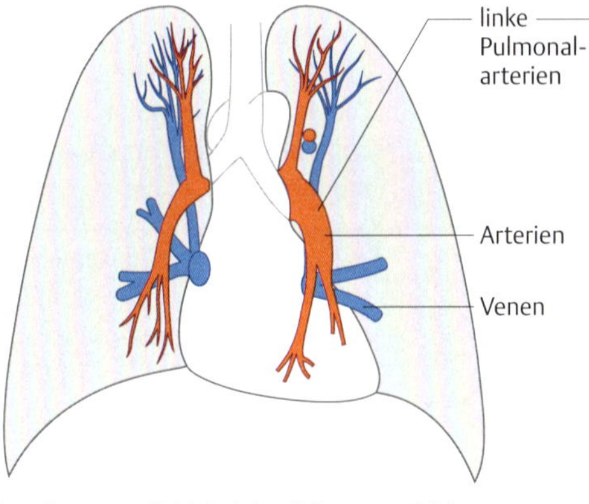


**b** Schema, Gefäßbündel auf dem p.-a. Bild.
- Arterie parabronchial
- apikal Arterien medial der Venen
- basal kreuzen horizontal verlaufende Venen die Arterien

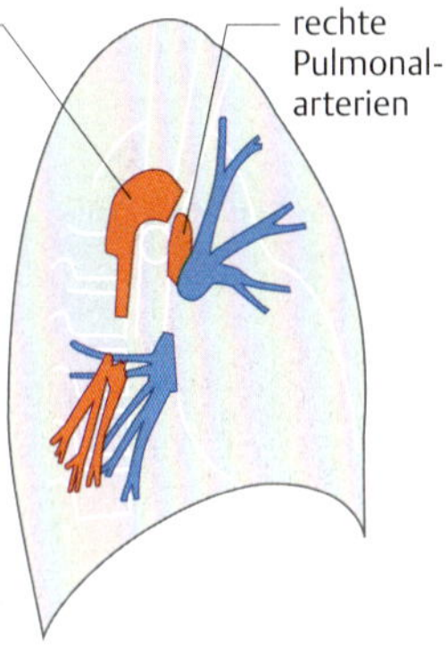


**c** Schema, Gefäßbündel im Seitbild.
- retrokardial verlaufen Venen ventral, Arterien dorsal

(Teilabb. b, c nach Lange S. Radiologische Diagnostik der Thoraxerkrankungen. Stuttgart: Thieme; 2010)

## Tracheobronchialsystem

Die Bronchien sind ebenso wie die Arterien ein sich baumartig verzweigendes System. Mit Ausnahme der zentralen Anteile sind die Bronchien normalerweise nicht sichtbar, da sie wie die umgebenden Alveolen lufthaltig sind und die Bronchialwände zu dünn sind, um schattengebend zu sein. Im Röntgenbild sind nur die Trachea, Haupt- und Lappenbronchien identifizierbar.

### Tracheobronchialsystem

Die Bronchien bilden ein sich baumartig verzweigendes System. Im Röntgenbild sind nur Trachea sowie Haupt- und Lappenbronchien identifizierbar.

▶ Merke.

Treffen die Röntgenstrahlen tangential auf Lappen- und Segmentbronchien, erscheinen diese als streifige Aufhellungen.

Aus dem **rechten** Hauptbronchus gehen 3 Lappenbronchien hervor: Oberlappen-, Mittellappen- und Unterlappenbronchus, die sich in Segmentbronchien verzweigen.

Der **linke** Hauptbronchus teilt sich in Oberlappen- und Unterlappenbronchus auf. Die Lingula entspricht dem rechten Mittellappen. Deren Segmentbronchien entwickeln sich aus dem Oberlappen heraus, ein **Mittellappenbronchus fehlt**.

▶ Merke. Eine leichte Verlagerung der Trachea nach rechts durch den anliegenden Aortenbogen ist physiologisch.

Die Trachea teilt sich in den rechten und linken Hauptbronchus. Wenn die Lappenbronchien und zum Teil Segmentbronchien tangential getroffen werden, erscheinen sie als streifige Aufhellungen, die von einem zarten Streifenschatten begrenzt werden. Bei orthograder (senkrecht angeschnittener) Abbildung resultieren Ringschatten mit zentraler Aufhellung.
Aus dem **rechten** Hauptbronchus gehen 3 Lappenbronchien hervor, Oberlappen-, Mittellappen- und Unterlappenbronchus. Nach Abgang des rechten Oberlappenbronchus wird der rechte Hauptbronchus Bronchus intermedius genannt. Der Oberlappenbronchus verzweigt sich in 3, der Mittellappenbronchus in 2 und der Unterlappenbronchus in 5 Segmentbronchien.
Der **linke** Hauptbronchus teilt sich in einen Oberlappen- und einen Unterlappenbronchus auf. Aus dem Oberlappenbronchus gehen zunächst 2 Bronchien hervor, der obere teilt sich in 2 Segmentbronchien des Oberlappens, der untere verzweigt sich in 2 Segmentbronchien der Lingula. Die Lingula entspricht dem rechten Mittellappen. Im Gegensatz zum rechten Lungenflügel entwickeln sich die Segmentbronchien der Lingula aus dem Oberlappenbronchus, ein **Mittellappenbronchus fehlt**. Der Unterlappenbronchus links verzweigt sich in 4 Segmentbronchien.

## Bronchopulmonale Segmente

▶ Definition.

Die **Lungensegmente** sind **keilförmig**. Sie werden nach den sie versorgenden Segmentbronchien benannt (Abb. **B-1.17**). Die Arterien verlaufen mit den Bronchien im Zentrum des Segmentes, die Venen liegen intersegmental.

▶ Definition. Lungenanteil, der von einem Segmentbronchus versorgt wird.

Die **Lungensegmente** sind **keilförmig,** die Basis liegt an der Lungenoberfläche, die Spitze ist gegen den Hilus gerichtet. Die Lungensegmente werden nach den sie versorgenden **Segmentbronchien** benannt. Der rechte Oberlappen besteht aus einem apikalen, anterioren und posterioren Segment. In der linken Lunge sind das apikale und posteriore Segment zum apikoposterioren Oberlappensegment zusammengefasst. Das obere und untere Lingulasegment sind dem linken Oberlappen zuzuordnen. Der rechte Mittellappen besteht aus einem medialen und lateralen Anteil. Die 5 Segmente des rechten Unterlappens heißen: apikales, basales mediales, basales vorderes, basales laterales und basales hinteres Segment. Das basale mediale Segment fehlt links. Die Lungensegmente sind schematisch in Abb. **B-1.17** dargestellt. Die Arterien verlaufen mit den Bronchien im Zentrum des Segmentes. Im Gegensatz dazu liegen die Venen intersegmental und beziehen ihr Blut aus benachbarten Segmenten.

▶ Merke.

▶ Merke. Die Segmenteinteilung bezieht sich auf die bronchiale Baueinheit der Lunge. Da sich bronchogene Lungenerkrankungen häufig auf Segmente beschränken, hat die Segmentanatomie für Radiologen und Pneumologen große Bedeutung.

## Lungenhili

Im Röntgenbild wird der Lungenhilus in erster Linie durch die **Pulmonalarterien** geformt. Der **rechte Hilus** steht 1–2 cm **tiefer als der linke,** Abweichungen weisen auf Volumenverminderung eines Lungenanteils hin. Die Gefäße des rechten Hilus erscheinen ausgeprägter als die des linken, weil ein Teil desselben vom linken Herzschatten überlagert wird.

Der Lungenhilus im Röntgenbild wird in erster Linie durch die **Pulmonalarterien** geformt. Pulmonalvenen und Lymphknoten haben beim Gesunden keinen wesentlichen Anteil an der Darstellung des Hilus. Die Bronchien sind hilär dann erkennbar, wenn sie orthograd getroffen werden. Der **rechte Hilus** steht normalerweise 1–2 cm **tiefer als der linke**. Deutliche Abweichungen von dieser Norm weisen auf eine Volumenverminderung eines Lungenanteiles hin. Die Gefäße des rechten Hilus erscheinen ausgeprägter als die des linken, ein Phänomen, das dadurch zustande kommt, dass ein Teil des linken Hilus vom linken Herzschatten überlagert wird. Auf der Seitaufnahme erscheint die rechte Pulmonalarterie als prätracheale runde Verdichtung. Die linke Pulmonalarterie zieht über den linken Hauptbronchus nach dorsokaudal und wird als retrotracheales, kommaförmiges Band abgebildet.

**B-1.17 Bronchienaufteilung und bronchopulmonale Segmente.**

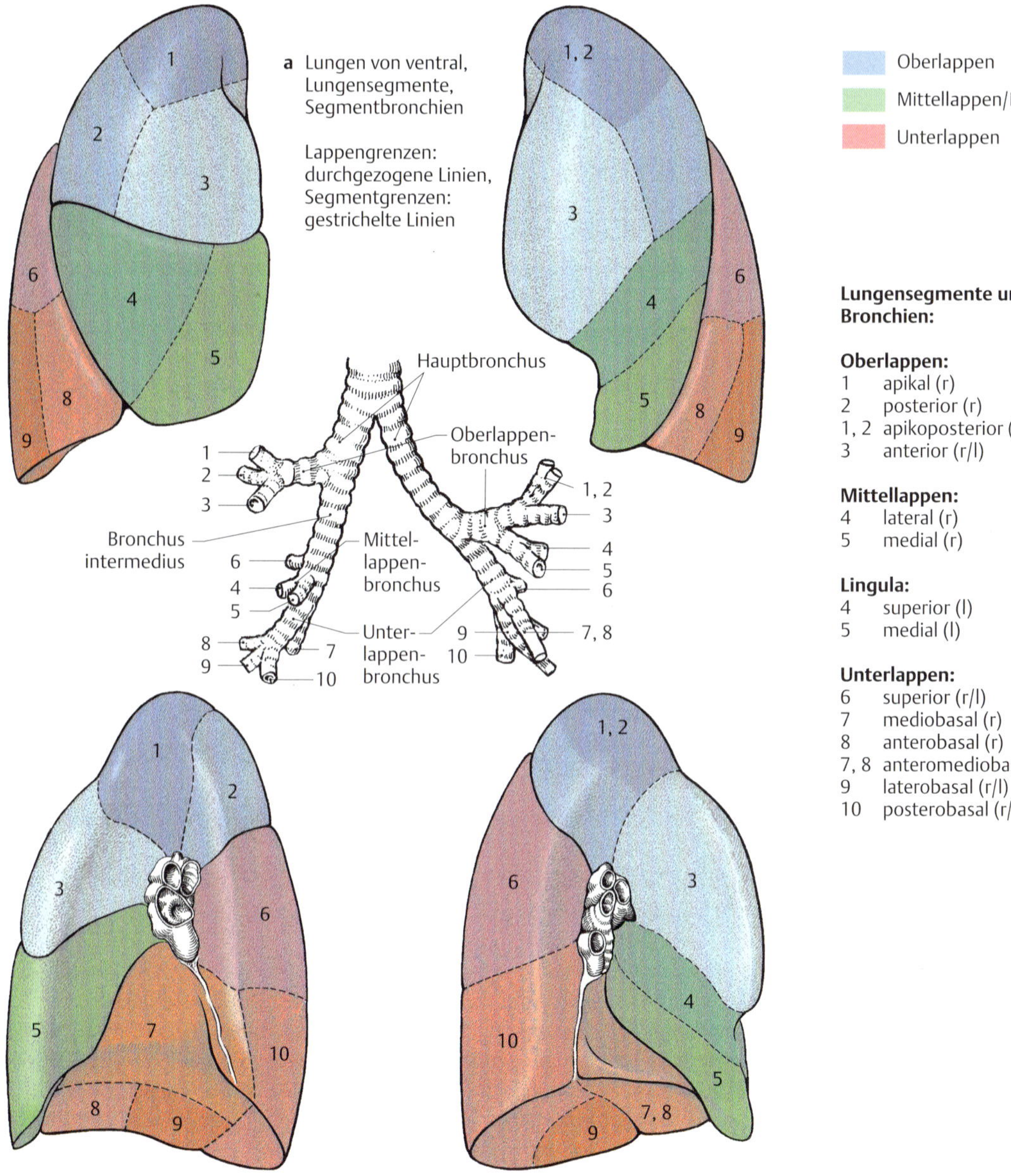


**b** Lungen von medial, Lungensegmente, Segmentbronchien

(nach Platzer W aus Fritzsch H, Kühnel W. Taschenatlas Anatomie – Innere Organe. Band 2. Stuttgart: Thieme; 2013)

**Lungensegmente und zugehörige Bronchien:**

**Oberlappen:**
1 apikal (r)
2 posterior (r)
1, 2 apikoposterior (l)
3 anterior (r/l)

**Mittellappen:**
4 lateral (r)
5 medial (r)

**Lingula:**
4 superior (l)
5 medial (l)

**Unterlappen:**
6 superior (r/l)
7 mediobasal (r)
8 anterobasal (r)
7, 8 anteromediobasal (l)
9 laterobasal (r/l)
10 posterobasal (r/l)

**Form und Größe des Hilus** sind auf dem p.-a.-Bild dadurch gekennzeichnet, dass die Hiluskontur nach **lateral konvex** ist und der Durchmesser der A. intermedia (rechte Pulmonalarterie nach Abgang des Oberlappenbronchus) rechts bei Männern 16 mm und bei Frauen 15 mm nicht überschreitet. Wegen der großen Variabilität der individuellen Gefäß- und Hiluskaliber haben sich weitere Standardwerte nicht durchsetzen können.

Auf dem p.-a.-Bild erscheint die Hiluskontur nach **lateral konvex**. Die individuellen Gefäß- und Hiluskaliber sind äußerst variabel.

Bei einer Vergrößerung ist es von Bedeutung, ob die ursprüngliche Form der gefäßbedingten Aufzweigung erhalten geblieben ist (Abb. **B-1.18**) (gefäßbedingte Vergrößerung) oder ob der Hilus polyzyklisch konfiguriert ist (z. B. Lymphome, Tumoren). Zu achten ist insbesondere auf das sogenannte **aortopulmonale Fenster**. Das ist die Region des Mediastinums zwischen Aortenbogen und Truncus pulmonalis, in der häufig Lymphknotenvergrößerungen auftreten. Die Taille zwischen Aortenbogen und linkem Hilus ist in diesem Fall nicht mehr nachweisbar.

Bei vergrößertem Hilus ist die Form der Gefäßaufzweigung erhalten (Abb. **B-1.18**) oder polyzyklisch konfiguriert (z. B. Lymphome, Tumoren). Das **aortopulmonale Fenster** ist die Region des Mediastinums zwischen Aortenbogen und Truncus pulmonalis, in der häufig Lymphknotenvergrößerungen auftreten. Die Taille zwischen Aortenbogen und linkem Hilus ist in diesem Fall nicht mehr nachweisbar.

B-1.18 **Ausschnitt normaler Hilus (p.-a. und seitlich).**

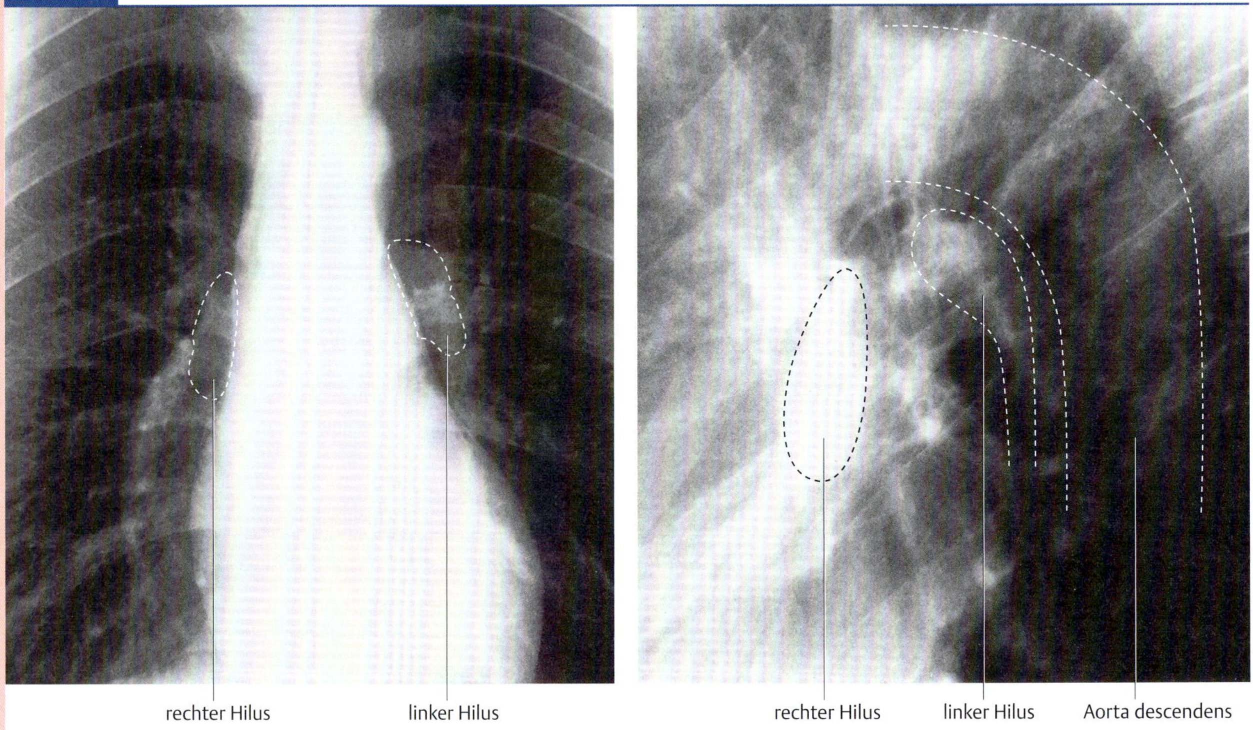


**Mediastinum**

Begrenzungen:
- **ventral** das Sternum
- **lateral** die Pleurablätter
- **kaudal** das Zwerchfell
- **dorsal** die Wirbelsäule.

Auf der **p.-a.-Aufnahme** erscheint das Mediastinum als Mittelschatten zwischen beiden Lungen. Der rechte Rand wird von brachiozephalen Gefäßen, V. cava superior und rechtem Vorhof gebildet. Links randbildend sind brachiozephale Gefäße, Aortenbogen, Pulmonalisbogen, linker Vorhof und linker Ventrikel. Das Herz ist zu ⅔ im linken, zu ⅓ im rechten Hemithorax gelegen. Seine Größe wird mit dem Herz-Thorax-Quotienten bestimmt, der maximal 1 : 2 betragen darf (S. 245).

Auf dem **Seitbild** wird die vordere Kontur des Mediastinums von brachiozephalen Gefäßen, Aorta ascendens, rechtem Vorhof und rechtem Ventrikel gebildet. Linker Vorhof und linker Ventrikel sind an der Herzhinterkante abgrenzbar, auf Zwerchfellhöhe auch die V. cava inferior (Abb. **B-1.19a**).

Innerhalb des Mediastinalschattens sind im p. a.-Bild die **Pleuraumschlagfalten** erkennbar. Ihre Verlagerung oder Auslöschung deutet auf pathologische Prozesse hin (Abb. **B-1.19b**). Das Mediastinum wird in **Kompartimente** eingeteilt (Abb. **B-1.19c**).

## Mediastinum

Das Mediastinum ist der intrathorakale, extrapleurale Raum zwischen beiden Lungenflügeln. Begrenzungen sind:
- **ventral** das Sternum
- **lateral** die Pleurablätter
- **kaudal** das Zwerchfell und
- **dorsal** die Wirbelsäule.

Auf der **p.-a.-Thoraxaufnahme** stellt sich das Mediastinum als Mittelschatten zwischen beiden Lungen dar. Im oberen Anteil sind das dunkle Band der lufthaltigen Trachea und die Aufzweigungen in die Hauptbronchien erkennbar. Der rechte Rand des Mediastinums wird kranial von den brachiozephalen Gefäßen gebildet. An diese schließt sich der Schatten der V. cava superior und der rechte Vorhof an. Die horizontal getroffene V. azygos bildet etwa in Höhe des Abganges des Oberlappenbronchus (im Tracheobronchialwinkel) rechts eine Vorwölbung des Mediastinums. Links sind kranial ebenfalls die brachiozephalen Gefäße randbildend, nach kaudal folgen Aortenbogen, Pulmonalisbogen, linker Vorhof und der linke Ventrikel. Das Herz ist zu ⅔ im linken Hemithorax und zu ca. ⅓ im rechten Hemithorax gelegen. Zur Herzgrößenbestimmung kann im p.-a.-Bild der Herz-Thorax-Quotient bestimmt werden, der maximal 1 : 2 betragen darf (S. 245).

Auf dem **Seitbild** wird die vordere Kontur des Mediastinums kranial von den brachiozephalen Gefäßen gebildet. An diese schließen sich die Aorta ascendens, der rechte Vorhof und der rechte Ventrikel an, der dem Sternum unmittelbar anliegt. Der Aortenbogen und die brachiozephalen Gefäße sind hingegen vom Sternum abgesetzt, der dadurch entstehende dreieckige retrosternale Raum ist normalerweise transparent. Linker Vorhof und linker Ventrikel sind an der Herzhinterkante abgrenzbar. Unmittelbar auf Zwerchfellhöhe ist an der hinteren Kontur des Herzschattens die V. cava inferior erkennbar (Abb. **B-1.19a**).

Neben den äußeren Konturen sind im p. a.-Bild weitere Linien innerhalb des Mediastinalschattens erkennbar, die sog. **Pleuraumschlagfalten**. Eine Verlagerung oder Auslöschung dieser Linien liefert Hinweise auf pathologische Prozesse innerhalb des Mediastinums, noch bevor die äußeren Grenzen erreicht sind (Abb. **B-1.19b**). Zur Lokalisation von Raumforderungen wird das Mediastinum in verschiedene **Kompartimente** eingeteilt (Abb. **B-1.19c**). Bei Kindern ist der Thymus oberhalb des Herzens als Schatten erkennbar, der ventral den großen Gefäßen unmittelbar anliegt.

**B-1.19 Mediastinum.**

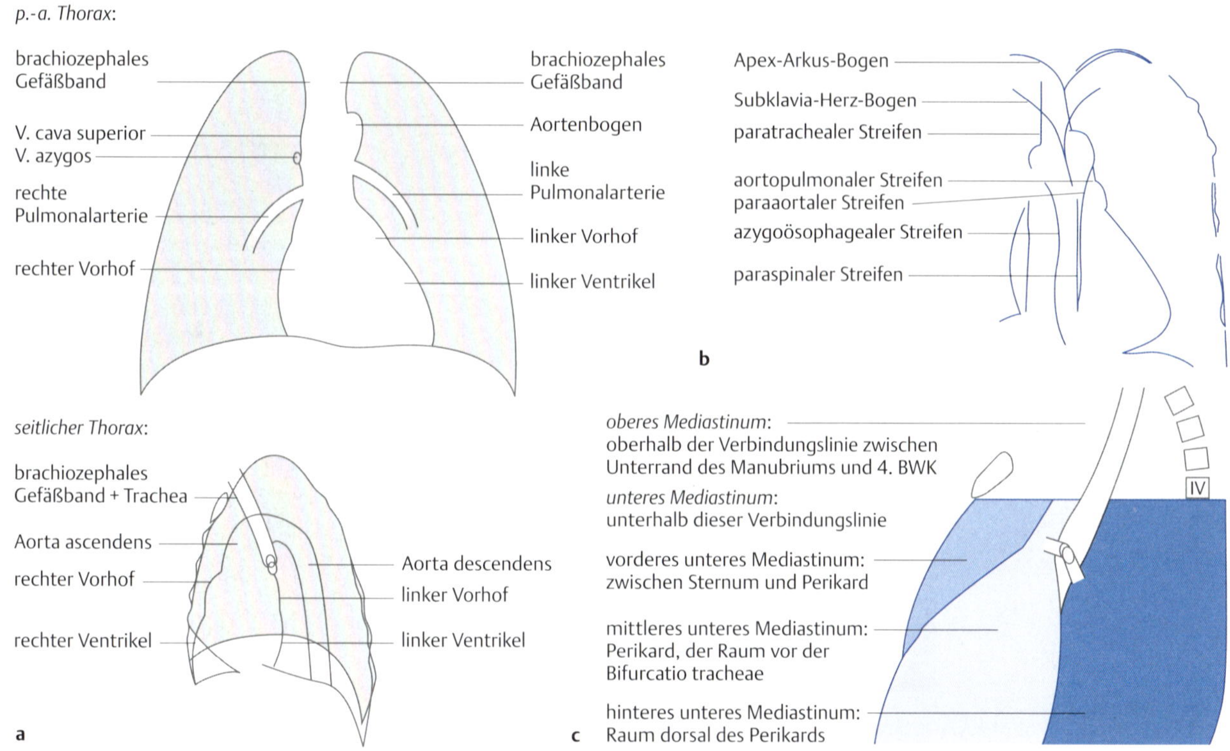


**a** Grenzen des Mediastinums.
**b** Pleuraumschlagfalten.
**c** Kompartimente des Mediastinums.
(nach Lange S. Radiologische Diagnostik der Thoraxerkrankungen. Stuttgart: Thieme; 2010)

## 1.2.2 Anatomische Grundlagen und Normalbefunde im CT

Die primäre Bildanalyse erfolgt anhand der axialen Schichten. Eine systematische Bildanalyse ist aufgrund der Vielzahl der abgebildeten Strukturen, die jeweils „scheibchenweise“ dargestellt sind, essenziell. Das Mediastinum mit den kontrastierten Gefäßen und die Thoraxweichteile werden im sogenannten **Mediastinalfenster**, die Lunge im sogenannten **Lungenfenster** beurteilt.

Die Leitstrukturen im Mediastinum sind am weitesten proximal die brachiocephalen Gefäße, anschließend der Aortenbogen, weiter kaudal die Aorta ascendens und Aorta descendens sowie der Truncus pulmonalis (Abb. **B-1.4**). Kaudal im Mediastinum ist das Herz und dorsal die Aorta descendens abgebildet. Der Aortenbogen verläuft in wenigen axialen Schichten angeschnitten schräg nach links laterodorsal und geht auf den Schichten kaudal in die ventral gelegene Aorta ascendens und in die dorsal gelegene Aorta descendens über.

Aus dem Aortenbogen geht, nach kranial verlaufend, anatomisch als erstes Gefäß rechts der Truncus brachiocephalicus ab, es folgt als mittleres Gefäß die linke A. carotis communis und links weiter kaudal die A. subclavia. Wenn man die Schichten vom Aortenbogen aus nach kranial durchmustert, erscheint meist links als erstes Gefäß die A. subclavia, gefolgt von der linken A. carotis comunis und anschließend der Truncus brachiocephalicus rechts.

Ventral der Arterien liegen kranial rechts die rechte Vena brachiocephalica und links die linke V. brachiocephalica, die in Höhe des Manubriums zur rechten Seite zieht und auf ein oder zwei Schichten als horizontale längliche Verdichtung hinter dem Manubrium zu sehen ist. In Höhe des Aortenbogens vereinigen sich beide zur V. cava superior, die rechts des Aortenbogens und der A. ascendens identifiziert werden kann.

**1.2.2 Anatomische Grundlagen und Normalbefunde im CT**

Das Mediastinum mit den kontrastierten Gefäßen und die Thoraxweichteile werden im sogenannten Mediastinalfenster, die Lunge im sogenannten Lungenfenster beurteilt.

Die Leitstrukturen im Mediastinum sind am weitesten proximal die brachiocephalen Gefäße, anschließend der schräg nach links laterodorsal verlaufende Aortenbogen, weiter kaudal die Aorta ascendens (ventral gelegen) und Aorta descendens (dorsal gelegen) sowie der Truncus pulmonalis (kaudal des Aortenbogens zwischen Aorta ascendens und descendens) (Abb. **B-1.4**). Kaudal im Mediastinum ist das Herz und dorsal die Aorta descendens abgebildet. Aus dem Aortenbogen geht, nach kranial verlaufend, anatomisch als erstes Gefäß rechts der Truncus brachiocephalicus ab, es folgt als mittleres Gefäß die linke A. carotis communis und links weiter kaudal die A. subclavia.

Ventral der Arterien liegen kranial rechts die rechte Vena brachiocephalica und links die linke V. brachiocephalica. In Höhe des Aortenbogens vereinigen sich beide zur V. cava superior, die rechts des Aortenbogens und der A. ascendens identifiziert werden kann.

**B-1.20 Normaler Thorax in der CT (Lungenfenster).**

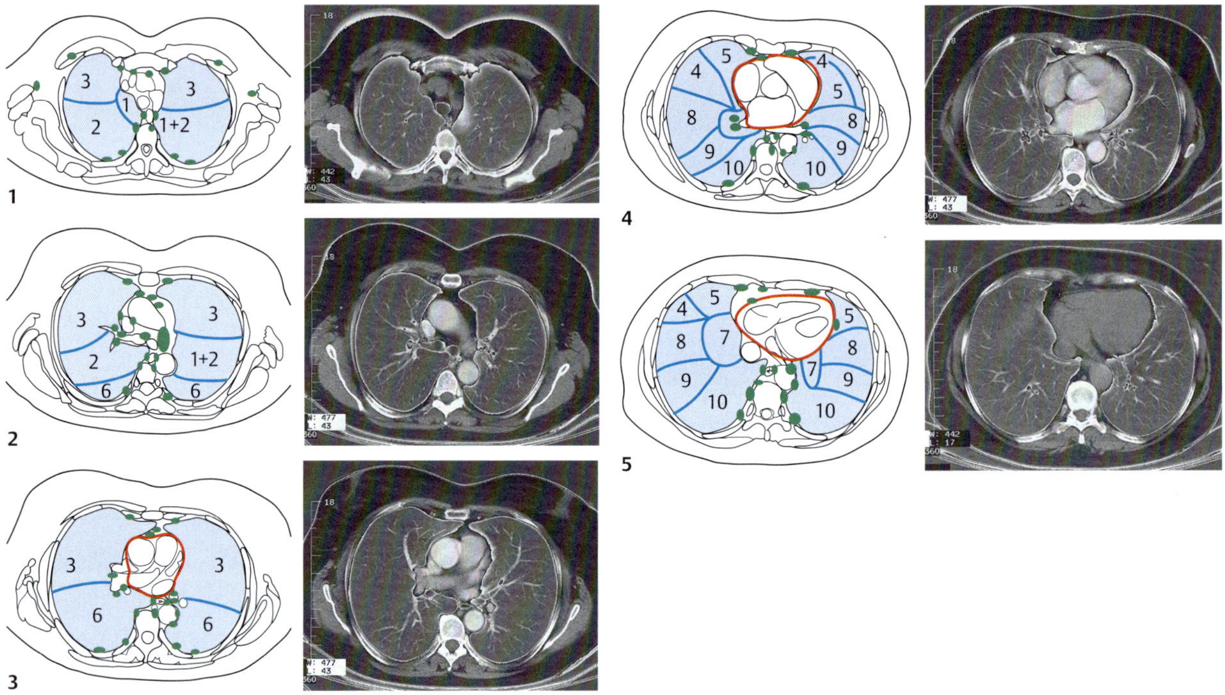


Fünf repräsentative Schichten von kranial nach kaudal (1–5). Schematische Darstellung der Lungensemente und zugehörige Computertomogramme. Grenze zwischen Ober- und Unterlappen durch Hauptsegment markiert. Segmentbezeichnung (1–10) s. Abb. **B-1.17**.

(nach Möller TB, Reif E. Taschenatlas der Schnittbildanatomie. Band II. Stuttgart: Thieme; 2010)

Kaudal des Aortenbogens ist in der Lücke zwischen Aorta ascendens und descendens der Truncus pulmonalis zu finden, der sich in die kurze linke A. pulmonalis und in die längere rechte A. pulmonalis aufzweigt. Letztere verläuft zwischen V. cava superior und rechtem Hauptbronchus nach rechts und teilt sich in die rechte Oberlappenarterie und den descendierenden Intermediärast. Die linke Pulmonalarterie zieht über den linken Hauptbronchus. Die weiteren Aufzweigungen erfolgen entsprechend der Segmentanatomie (Abb. **B-1.17**). Rechts ist kaudal des Azygosbogens prävertebral der azygoösophageale Recessus, dieser wird medial vom Ösophagus begrenzt. Raumforderungen in diesem prävertebralen Lungenabschnitt (Lungensegment 6 und 7) sind auf der Thoraxübersichtsaufnahme nur an einer Verlagerung der azygoösophagealen Linie erkennbar.

Die **Bronchien** dienen bei der **CT-Lokalisationsdiagnostik** als **Leitstruktur.**

Die **Bronchien** dienen bei der computertomografischen **Lokalisationsdiagnostik** (z. B. Segmentzuordnung einer Raumforderung vor Bronchoskopie) als **Leitstruktur**. Jeder Bronchus wird von der gleichnamigen Arterie begleitet.

Die **großen Lappenspalten** sind als Linien erkennbar. Die **Fissura minor** ist schwieriger zu identifizieren, da sie genau in der Schnittebene verläuft.

Die **großen Lappenspalten** sind insbesondere in der Dünnschnitttechnik (HR-CT) als Linien erkennbar. Die **Fissura minor** ist schwieriger zu identifizieren, da sie ebenfalls einen transversalen Verlauf aufweist und somit genau in der Schnittebene verläuft. Meist ist das an die Septen angrenzende Lungengewebe strukturärmer und weniger dicht, wodurch man indirekt die Lage der Septen vermuten kann.

**Feinbau des Lungenparenchyms:** Kleinste respiratorische Einheit ist der **Azinus** (6–8 mm). 3–12 Azini bilden einen **sekundären Lobulus**, der kleinste Anteil des Lungenparenchyms (Abb. **B-1.21**). Er ist mit **hochauflösenden Schichten** darstellbar.

**Feinbau des Lungenparenchyms:** Die kleinste respiratorische Einheit ist der **Azinus** mit einer Größe von 6–8 mm. Als Azinus wird das Lungengewebe bezeichnet, das von einem Bronchiolus terminalis versorgt wird. Ca. 3–12 Azini bilden zusammen einen **sekundären Lobulus** (Abb. **B-1.21**). Dieser ist der kleinste, von bindegewebigen Septen umgebene Anteil des Lungenparenchyms. Er hat eine polygonale Form mit einer Kantenlänge von 1–2,5 cm. Im Lobuluskern ist bei axialem Verlauf die A. lobularis als Punktfigur dargestellt, begleitet vom Bronchiolus lobularis. Die Venen und Lymphgefäße verlaufen in den Septen. Der **sekundäre Lobulus** ist mit **hochauflösenden Schichten** darstellbar.

**B-1.21** Schematische Darstellung zweier benachbarter sekundärer Lobuli.

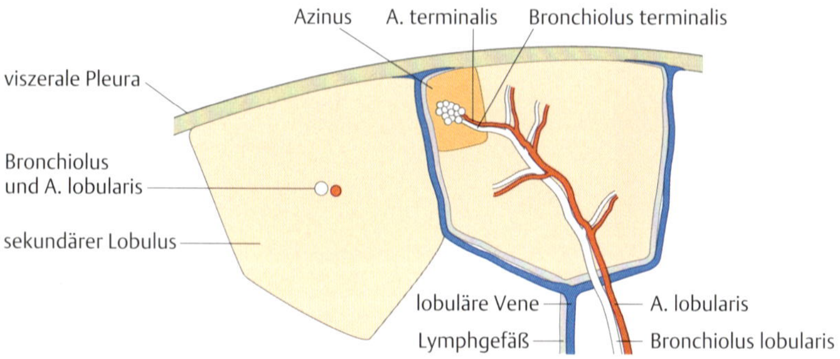


B-1.21

**B-1.22** Vergleich einer konventionellen CT- mit einer HR-CT-Aufnahme.

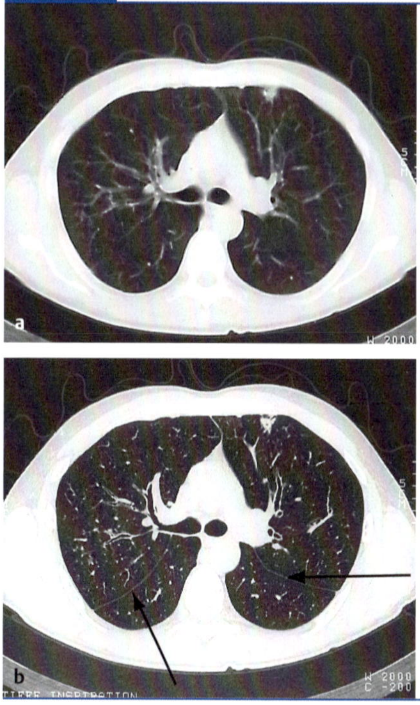

Die Lungenstruktur (Pfeil = großer Lappenspalt) ist in HRCT detaillierter abgebildet.
**a** Konventionelle CT (Lungenfenster).
**b** HR-CT (entsprechende Schnitthöhe).

B-1.22

Neben der Standarduntersuchung werden weitere spezielle Techniken eingesetzt:

- Bei der **HR-CT (High Resolution CT)** (Abb. **B-1.22**) werden dünnere Schichten (0,5–2 mm) mit hochauflösendem Faltungskern angefertigt. Die höhere Auflösung ermöglicht die Darstellung des sekundären pulmonalen Lobulus, also der kleinsten Baueinheit des Lungenparenchyms mit eigener bindegewebiger Umhüllung. Diskrete Lungenstruktur- oder Parenchymveränderungen lassen sich im HR-CT früher als im normalen CT erkennen und leichter topografisch zuordnen. Indikationen: Die HR-CT wird bei Asbestose und bei unklaren Lungenveränderungen eingesetzt.

Weitere spezielle Techniken:

- **HR-CT (High Resolution CT)** (Abb. **B-1.22**): Dünnere Schichten (0,5–2 mm) ermöglichen die Darstellung des sekundären Lobulus. Diskrete Lungenveränderungen lassen sich früher als im normalen CT erkennen. Indikationen: Asbestose, unklare Veränderungen.

## 1.3 Leitbefunde – vom radiologischen Befund zur Diagnose thorakaler Erkrankungen

### 1.3.1 Hilfen zur Lokalisation einer Veränderung

Für die Diagnosestellung ist die exakte Lokalisierung einer Veränderung wichtig. Die Thoraxübersichtsaufnahme stellt ein Summationsbild dar, bei dem das gesamte durchstrahlte Volumen auf einer Fläche abgebildet wird. Für eine weitere Zuordnung, ob der Prozess z. B. ventral oder dorsal liegt, ist eine **Seitaufnahme** nötig. Des Weiteren sind **Röntgenzeichen** für die Lokalisationsdiagnostik hilfreich:

1.3 Leitbefunde – vom radiologischen Befund zur Diagnose thorakaler Erkrankungen

1.3.1 Hilfen zur Lokalisation einer Veränderung

Damit ein Befund im konventionellen Thoraxbild räumlich lokalisiert werden kann, muss eine Seitaufnahme angefertigt werden. Zusätzlich sind **Röntgenzeichen** zur Lokalisation hilfreich:

**B-1.23 Silhouettenzeichen.**

*Thorax p. a.* *Thorax seitlich*

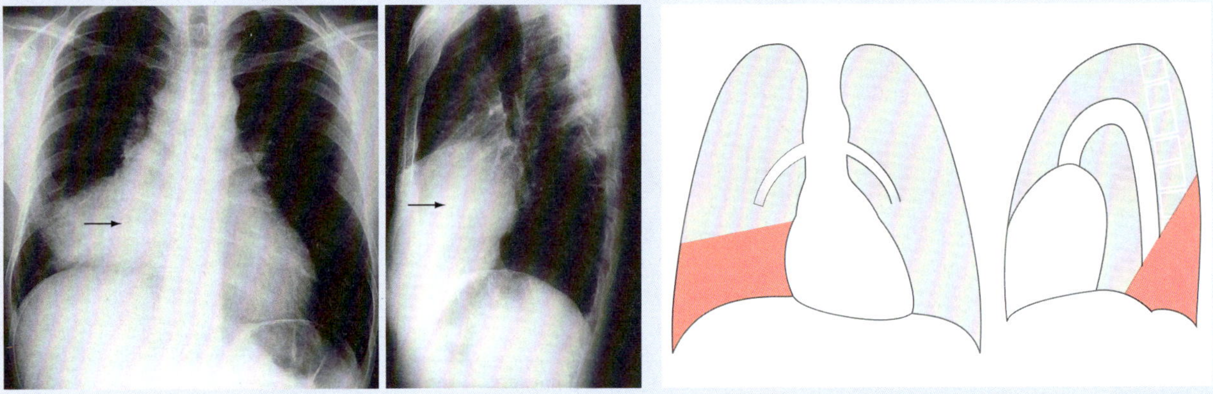

**a Verdichtung mit fehlender Abgrenzung („Auslöschung") der Herzkontur.**

Auslöschung der rechten Herzkontur auf der p. a.-Übersichtsaufnahme (Pfeil), d. h., die Verschattung muss, ebenso wie das Herz, ventral liegen. Die Seitaufnahme bestätigt die ventrale Lage der Verschattung (Pfeil).

| ausgelöschte Kontur | Lokalisation der Verschattung |
|---|---|
| rechter Herzrand | Mittellappen |
| rechter oberer Herzrand und Aorta ascendens | anteriores Segment rechter Mittellappen |
| Aortenbogen | apikoposteriores Oberlappensegment links |
| linker Herzrand | Oberlappen, Lingula |

**b „Verdichtung", bei der der Herzrand jedoch noch abgrenzbar bleibt.**

Eine Gewebsvermehrung des Unterlappens führt nicht zu einer Auslöschung der Herzkontur, da sich zwischen Herz und dem Unterlappen noch belüftete Lunge befindet, die die Abgrenzung des Herzrandes weiterhin ermöglicht.

- **Silhouettenzeichen** (Abb. **B-1.23**): Die Auslöschung der normalerweise vorhandenen Kontur beim Aneinandergrenzen zweier Medien gleicher Röntgendichte. Beispiel: Wenn dem Herzen statt der lufthaltigen Lunge ein Medium gleicher Dichte unmittelbar anliegt (z. B. Infiltrat, Tumor), so verschwindet in diesem Abschnitt die Herzkontur.

- **Silhouettenzeichen** (Abb. **B-1.23**): Eine Kontur (Silhouette) ist auf der Röntgenaufnahme dann erkennbar, wenn zwei Medien unterschiedlicher Dichte aneinandergrenzen. Unter dem Begriff Silhouettenzeichen versteht man eine Auslöschung der normalerweise vorhandenen Kontur beim Aneinandergrenzen zweier Medien gleicher Röntgendichte. Das Herz z. B. bildet normalerweise gegenüber der strahlendurchlässigeren Lunge eine deutliche Silhouette. Liegt dem Herzen jetzt an einer Stelle nicht mehr die lufthaltige Lunge, sondern ein Medium gleicher Dichte **unmittelbar** an (z. B. Infiltrat, Tumor), so verschwindet in diesem Abschnitt die Kontur des Herzens. Befindet sich hingegen belüftete Lunge zwischen dem Herzrand und einem pathologischen Prozess, kann man weiterhin den Herzrand abgrenzen.

- **Pneumobronchogramm:** Sichtbarwerden der Bronchiallumina innerhalb einer Verschattung. Normalerweise sind Bronchialwände zu dünn, um schattengebend zu sein (Abb. **B-1.24**).

- **Pneumobronchogramm**: Sichtbarwerden der Bronchiallumina innerhalb einer Verschattung. Normalerweise sind die Bronchien nur im Hilus sichtbar, da sie wie die umgebenden Alveolen lufthaltig sind und ihre Wand zu dünn ist, um schattengebend zu sein. Ein Bronchus bzw. sein lufthaltiges Lumen kommt dann zur Darstellung, wenn das umgebende Gewebe durch Dichtezunahme einen Kontrast zum lufthaltigen Lumen bildet (Abb. **B-1.24**).

B-1.24

**B-1.24 Pneumobronchogramm bei Pneumonie.**

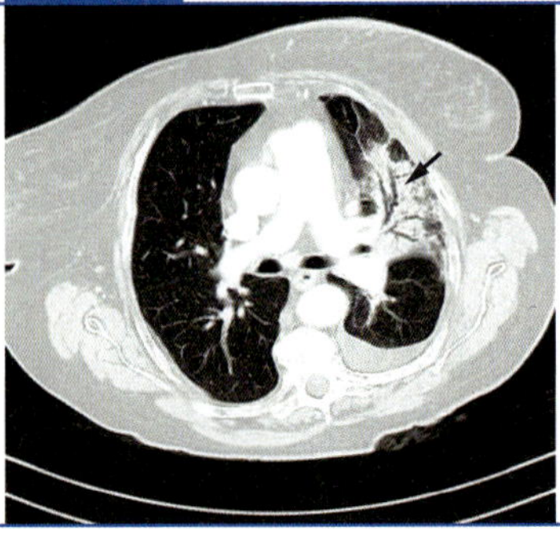

Durch die Infiltration des Parenchyms werden luftgefüllte Bronchien links sichtbar (Pfeil).

- **Air-Trapping**: Während der Exspiration kommt es aufgrund einer (in der Regel partiellen) Obstruktion der Atemwege zu einer übermäßigen Retention von Luft in den Alveolarräumen. Bei Fremdkörperaspiration mit Ventilmechanismus (meist rutscht der Fremdkörper in den rechten Hauptbronchus) resultiert im Thoraxröntgenbild eine Überblähung einer Lunge oder eines Lungenlappens mit Hypertransparenz und Volumenvermehrung. Das Air-Trapping bei Bronchiolitis obliterans führt im endexspiratorischen CT-Scan zu Arealen mit vermindertem Dichteanstieg, einem fehlendem Volumenverlust und schmäleren Lungenarterien.

- **Air-Trapping:** während der Exspiration übermäßige Retention von Luft in den Alveolarräumen aufgrund einer (in der Regel partiellen) Obstruktion der Atemwege.

## 1.3.2 Verschattungsmuster

Erkrankungen des Lungenparenchyms kann man primär entweder in den Alveolen bzw. Azini (terminale Luftwege) oder im Interstitium lokalisieren. Eine sog. **„Verschattung"** oder **„Transparenzminderung"** äußert sich im Thoraxröntgenbild in einem **„hellen" Areal**, da hier die Röntgenstrahlen durch die Parenchymverdichtung mehr geschwächt werden und das entsprechende Areal des Röntgenfilmes bzw. des Detektors weniger geschwärzt wird. Der Begriff „Lungeninfiltrate" beschreibt Veränderungen des Lungenparenchyms, ohne hinweisend auf die Genese zu sein.

Eine in der **Thoraxübersichtsaufnahme** erkennbare **Verschattung** stellt sich in der **CT als ein Areal mit vermehrter Dichte** dar. Dieses Areal erscheint im Vergleich zum umgebenden belüfteten Lungengewebe **hyperdens** (d. h., die Veränderung erscheint heller, die gemessenen CT-Werte sind höher). Die Ursache kann z. B. eine unzureichende Entfaltung der Alveolen sein oder das Vorliegen weichteildichten Materials (z. B. Flüssigkeit, Proteine, Zellmaterial) in den terminalen Luftwegen oder dem Interstitium.

Je nach **Intensität der Verdichtung** unterscheidet man in der hochauflösenden CT **Konsolidierung** und **milchglasartige Dichtezunahme (ground glass opacity)**. Bei der Konsolidierung (vor allem bei Pneumonien) liegt eine homogene flächige Dichteanhebung vor, das Lungengewebe erscheint im Röntgen und in der CT weichteildicht. Dies entsteht durch eine komplette Verdrängung der Luft aus den Alveolarräumen. Die Konsolidierung unterscheidet sich von einer Raumforderung bzw. dem Rundherd durch die fehlende rundliche Form.

Im Gegensatz zur Konsolidierung ist die Dichtezunahme bei der milchglasartigen Verdichtung nur gering, sodass Gefäße, Bronchialwände und Septen weiterhin abgegrenzt werden können. Sie ist häufig so diskret, dass sie unter Umständen nur im hochauflösenden CT nachgewiesen wird. Als Ursache können unterschiedliche alveoläre oder interstitielle akute Prozesse mit partieller Verdrängung der Luft vorliegen. Ist in der CT ein Rundherd, eine Raumforderung oder Konsolidierung von einer saumartigen Milchglastrübung (Halo) umgeben, spricht man vom **Halo-Zeichen**. Hervorgerufen wird dies durch begleitende Hämorrhagien und kommt vor allem bei der invasiven pulmonalen Aspergillose, aber auch bei anderen Erkrankungen vor.

### 1.3.2 Verschattungsmuster

Eine „Verschattung" oder „Transparenzminderung" wird als **„helles" Areal** sichtbar, weil Röntgenstrahlen durch die Parenchymverdichtung stärker geschwächt und der Film weniger geschwärzt wird.

Eine in der **Thoraxübersichtsaufnahme** erkennbare **Verschattung** stellt sich in der **CT als ein Areal mit vermehrter Dichte** dar: Es erscheint **hyperdens** im Vergleich zum belüfteten Lungengewebe.

Je nach **Intensität der Verdichtung** unterscheidet man in der CT **Konsolidierung** und **milchglasartige Dichtezunahme (ground glass opacity).** Bei Letzterer ist die Dichtezunahme nur diskret. Der Konsolidierung liegt eine komplette Verdrängung der Luft aus den Alveolarräumen zugrunde, der milchglasartigen Dichtezunahme nur eine partielle Verdrängung durch verschiedenste alveoläre oder interstitielle Prozesse.

Ist in der CT ein Rundherd, eine Raumforderung oder Konsolidierung von einer saumartigen Milchglastrübung (Halo) umgeben, spricht man vom **Halo-Zeichen**. Dieses entsteht durch eine umgebende Hämorrhagie.

### Azinäres Verschattungsmuster

Ist die Luft der terminalen Luftwege durch Flüssigkeit oder zelluläre Elemente ersetzt, führt die stärkere Strahlenschwächung zu **unscharf begrenzten, 5–8 mm großen Fleckschatten.** Diese haben die Tendenz zu **konfluieren** und sich in anatomisch vorgegebenen Einheiten wie Lobuli, Subsegmenten, Segmenten und Lappen auszubreiten. Dementsprechend resultieren azinäre, lobuläre Fleckschatten oder subsegmentale Schatten.

Innerhalb größerer Verschattungen sind belüftete Bronchien (**Pneumobronchogramm**) und belüftete Alveolen (**Pneumoalveologramm**) erkennbar. Typisch für eine Erkrankung der terminalen Luftwege (Alveolen, Azini) ist zusätzlich ein schneller Wechsel im Erscheinungsbild.

#### Azinäres Verschattungsmuster

Ist die Luft der terminalen Luftwege durch Flüssigkeit oder zelluläre Elemente ersetzt, resultieren **unscharf begrenzte, 5–8 mm große Fleckschatten**, die **konfluieren** und sich in größere Einheiten ausbreiten. Innerhalb größerer Verschattungen sind belüftete Bronchien (**Pneumobronchogramm**) und Alveolen (**Pneumoalveologramm**) erkennbar.

► Merke. Eine Erkrankung der terminalen Luftwege (z. B. bakterielle Pneumonie, alveoläres Lungenödem) ist gekennzeichnet durch unscharf begrenzte Fleckschatten unterschiedlicher Größe mit Neigung zur Konfluation, positivem Pneumobronchogramm und raschem Wechsel der Infiltrate.

► Merke.

### Interstitielles Verschattungsmuster

Bei interstitiellen Lungenerkrankungen führen Verdichtungen im Bindegewebe zu Streifen oder Rundschatten, die das normale Gefäßbild überlagern. **Häufig** symmetrisch in beiden Lungen.
**Formen:**

## Interstitielles Verschattungsmuster

Bei einer interstitiellen Lungenerkrankung sind die Alveolen weiterhin belüftet, die Verdichtungen lokalisieren sich ins Bindegewebe der Lunge. Der interstitielle Prozess führt zu Streifen oder Rundschatten, die das normale, radiär verlaufende Gefäßbild überlagern. Häufig spielen sich die Veränderungen symmetrisch in beiden Lungen ab. Die interstitiellen Verdichtungen lassen sich in verschiedene **Formen** unterteilen.

### Streifenschatten

**Verdickungen der interlobulären Septen: Kerley-B-Linien** (basal lateral, 1–2 cm lang, horizontal verlaufend) und **Kerley-A-Linien** (apikal, bis 5 cm lang, hilifugal verlaufend) (Abb. **B-1.25**).

### Streifenschatten

Charakteristisch für interstitielle Lungenerkrankungen sind **Verdickungen der interlobulären Septen**. Bei der Beurteilung des Thoraxübersichtsbildes unterscheidet man u. a. Kerley A, B und C-Linien. Basal lateral sind 1–2 cm lange, horizontal verlaufende Linien erkennbar, die sog. **Kerley-B-Linien**. Die **Kerley-A-Linien** treten in den oberen Lungenfeldern auf und sind schmale bis zu 5 cm lange hilifugale Linien (Abb. **B-1.25**).

**B-1.25 Kerley-Linien.**

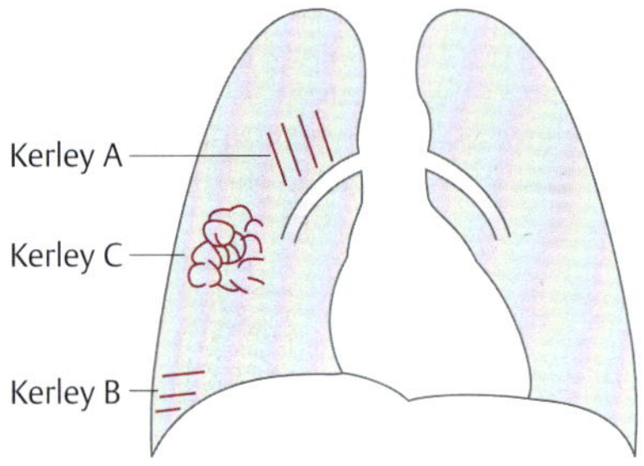


a

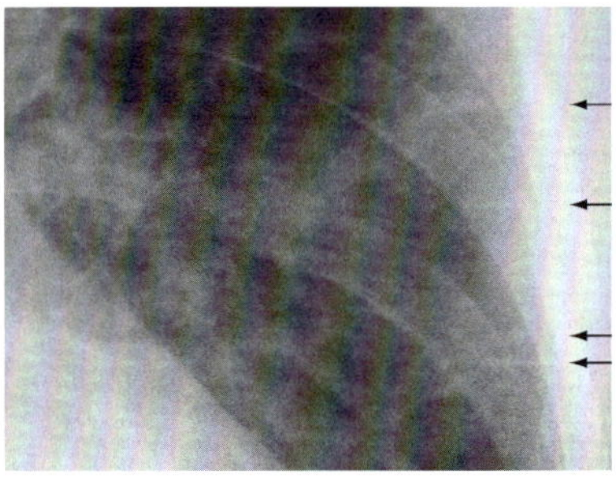

**b** Ausschnitt Kerley B-Linien (Pfeile)

**Kerley A-Linien:** schmale, bis zu 5 cm lange hilifugale Linien in den Lungenoberfeldern.
**Kerley B-Linien:** horizontal verlaufende, ca. 1 cm lange Linien, die v. a. in den lateralen Lungenabschnitten subpleural basal zu sehen sind.
**Kerley C-Linien:** feinmaschige Netzzeichnung, die sich diffus auf alle Lungenfelder erstrecken kann.
**Merke:**
Kerley-**A**-Linien in Lungenoberfeldern = **a**pikal
Kerley-**B**-Linien basal horizontal = **b**asal
Kerley-**C**-Linien zentral = **c**entral

### Retikuläre (netzartige) Verschattung

- **Feinretikuläre Verschattung** entsteht durch Projektion der verdickten Septen aufeinander, besonders zentral: Kerley-C-Linien (Abb. **B-1.25**).

### Retikuläre (netzartige) Verschattung

- **Feinretikuläre Verschattung:** feinmaschige Netzzeichnung, die durch Projektion der verdickten interlobulären Septen aufeinander resultiert. Diese auch als **Kerley-C-Linien** bezeichneten Linien (Abb. **B-1.25**) sind vor allem in den zentralen Lungenabschnitten zu sehen.

▶ Merke.

▶ Merke. Alle Kerley-Linien können sowohl beim **interstitiellen Lungenödem** als auch bei **entzündlichen Prozessen** oder einer **Lymphangiosis carcinomatosa** auftreten. Beim Lungenödem sind die Interlobularsepten glatt verdickt, wohingegen vor allem bei der Lymphangiosis carcinomatosa (seltener auch bei der Sarkoidose) **knotig und irregulär verdickte Interlobularsepten auftreten (beaded septum sign).**

- **Grobretikuläres Honigwabenmuster** (**honey-combing/Honigwabenmuster** Abb. **B-1.26**) entsteht durch Verschmelzung der Alveolen und Azini zu Bullae unter gleichzeitiger Fibrosierung des **Interstitiums**, besonders in Unterfeldern. Es kennzeichnet das Spätstadium der **Lungenfibrose**.

- **Grobretikulär** (**honey-combing/Honigwabenmuster**, Abb. **B-1.26**): Darunter versteht man eine grobmaschige Netzzeichnung, die sich zwar über alle Lungenfelder erstrecken kann, besonders jedoch in den Lungenunterfeldern zu erkennen ist. Das Honigwabenmuster entsteht aus einer Verschmelzung der Alveolen und Azini zu Bullae unter gleichzeitiger Fibrosierung des Interstitiums. Es kennzeichnet das Spätstadium einer interstitiellen Lungenerkrankung bzw. **Lungenfibrose.** Im CT ist das Ausmaß der bullösen und fibrosierenden Veränderungen mit Verziehung der Lungenstruktur als **Architekturstörung** besser ersichtlich. Zahlreiche aneinandergrenzende, glatt berandete, wandverdickte subpleurale Zysten rufen ein an Honigwaben erinnerndes polygonales Muster hervor **(Wabenlunge)**.

### Peribronchiale, perivaskuläre und subpleurale Verschattungen

Aus der Verbreiterung des peribronchialen, perivaskulären und subpleuralen Bindegewebes resultieren **„peribronchial cuffing“** (Verdickung der Bronchialwand über $^{1}/_{7}$ des Bronchusdurchmessers), unscharfe Gefäßstrukturen und verdickte Interlobien.

### Peribronchiale, perivaskuläre und subpleurale Verschattungen

Neben einer Verdickung der Interlobien führen Krankheitsprozesse (z. B. Lungenödem, Entzündungen) zu einer Verbreiterung des peribronchialen, perivaskulären und subpleuralen Bindegewebes. Daraus resultieren das sog. **„peribronchial cuffing“** (verbreiterte Bronchusmanschette), unscharfe Gefäßstrukturen und verdickte Interlobien, die dadurch deutlicher erscheinen. Das „peribronchial cuffing“ beschreibt eine Verdickung der Bronchialwand, die über $^{1}/_{7}$ des Bronchusdurchmessers beim orthograd getroffenen Bronchus hinausgeht.

**B-1.26** Wabenlunge als Endzustand einer chronischen Emphysembronchitis.

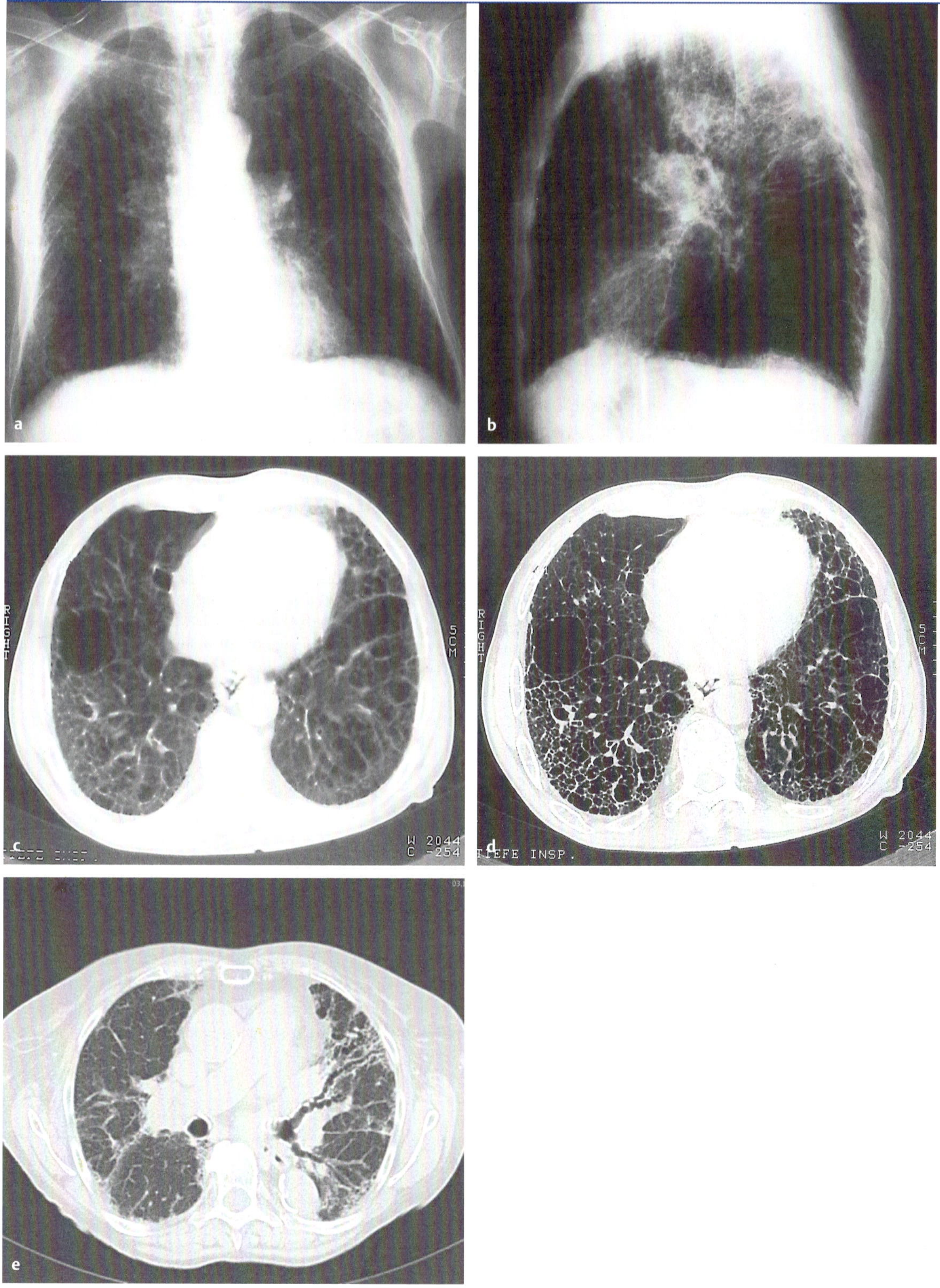


**a Thoraxübersichtsaufnahme p. a.:** Die Zwerchfellkuppeln sind abgeflacht und stehen tief, die Lungentransparenz ist durch Überblähung und Gefäßrarefizierung vermehrt. Es besteht ein Kalibersprung zwischen kräftigen Hili und enggestellten peripheren Gefäßen. In beiden Lungen ist zusätzlich eine teils retikuläre, teils streifige Zeichnungsvermehrung erkennbar.

**b Thoraxübersichtsaufnahme seitlich:** vgl. **a**.

**c CT:** In den ventralen Lungenanteilen sind dünnwandige Emphysemblasen erkennbar. Im Unterlappen finden sich kleinere Blasen, wobei die sie umgebenden Septen verdickt sind. Hier hat eine Verschmelzung von Alveolen und Azini zu Bullae unter gleichzeitiger Fibrosierung des Interstitiums stattgefunden = Wabenlunge.**c** zeigt einen Schnitt mit konventioneller CT-Technik.

**d CT:** Darstellung der entsprechenden Schnittebene mit hochauflösender Technik [HR-CT]. Sowohl die Waben als auch die verdickten Septen sind deutlicher als in **c** erkennbar.

**e Wabenlunge im MSCT:** Durch die fibrosierenden Veränderungen sind die Bronchien erweitert = Traktionsbronchiektasen.

### Noduläres Verschattungsmuster

Rundliche, scharf begrenzte, bis zu 1 cm große Verdichtungen über alle Lungenpartien.

- **mikronodulär (feinfleckig, miliar):** 1–3 mm große, scharf begrenzte Knötchen. Prototyp: Miliartuberkulose.
- **makronodulär (grobfleckig):** 0,5–1 cm groß, scharf begrenzt und nicht konfluierend. Bei Sarkoidose, Silikose, Metastasen, Histiozytosis X.

Häufig findet sich ein kombiniertes **retikulonoduläres** Muster.

### Noduläres Verschattungsmuster

Es finden sich rundliche, scharf begrenzte, maximal bis zu 1 cm große Verdichtungen, die über alle Lungenpartien verteilt sein können. Nach der Knötchengröße unterscheidet man:

- **mikronodulär (feinfleckig, miliar):** Die Lungen sind von kleinsten, ca. 1–3 mm großen Knötchen übersät, die scharf begrenzt sind und nicht konfluieren. Prototyp der Verschattungsform ist die Miliartuberkulose (Milium = Hirsekorn).
- **makronodulär (grobfleckig):** Die einzelnen Knötchen weisen einen Durchmesser von 0,5–1 cm auf. Im Gegensatz zu den azinären Fleckschatten sind sie schärfer begrenzt und zeigen keine Tendenz zu konfluieren. Diese kommen z. B. bei der Sarkoidose, Silikose, der Histiocytosis X oder bei Metastasen (z. B. Schilddrüsenkarzinom) vor.

Häufig sind die nodulären Verdichtungen mit retikulären Verdichtungen kombiniert (**retikulonoduläres Muster**).

### Crazy paving-Muster

CT-Muster mit landkartenartigen, scharf zum übrigen Lungenparenchym abgegrenzten Milchglastrübungen mit zusätzlichen polygonalen Verdickungen der Interlobularsepten.

## Crazy paving-Muster

CT-Muster mit landkartenartig angeordneten Milchglastrübungen, die zusätzlich polygonal angeordnete verdickte Interlobularsepten aufweisen, die die Milchglastrübungen überlagern. Die Milchglastrübungen sind scharf gegenüber normalen Parenchymanteilen abgegrenzt (Abb. **B-1.27**). Dieses Muster tritt vor allem bei der Alveolarproteinose, bei pulmonalen Hämorrhagien und der Lipoidpneumonie auf.

B-1.27

**B-1.27 Crazy-paving-Muster in der CT.**

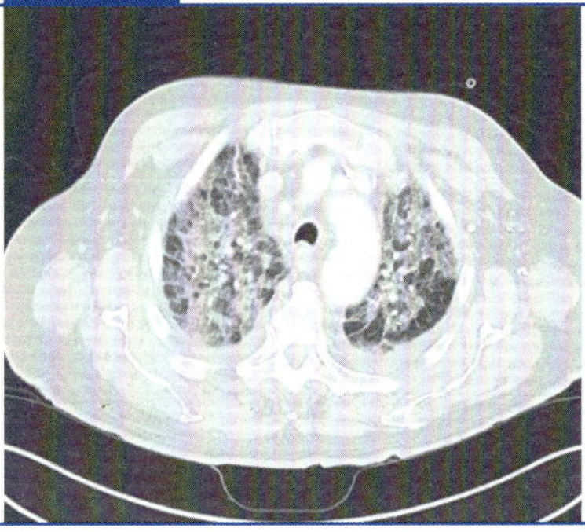

Verdickte Interlobärsepten und landkartenartige Milchglastrübungen in Kombination mit normalen Lungenparenchymabschnitten.

### Tree-in-Bud-Muster

CT-Muster mit kleinen streifigen and angrenzenden nodulären Verdichtungen. Diesen Veränderungen liegen entzündliche Erkrankungen der kleinen Atemwege (Bronchiolen) zugrunde.

## Tree-in-Bud-Muster

CT-Muster mit kleinen streifigen and angrenzenden nodulären Verdichtungen (Abb. **B-1.28**). Diesen Veränderungen liegen entzündliche Erkrankungen der kleinen Atemwege (Bronchiolen), d. h. eine Bronchiolitis, zugrunde. Im Deutschen hat sich der Begriff des „knospenden Baumes", der die Veränderungen am Besten beschreibt, nicht durchsetzten können.

B-1.28

**B-1.28 Tree-in-Bud-Muster in der CT.**

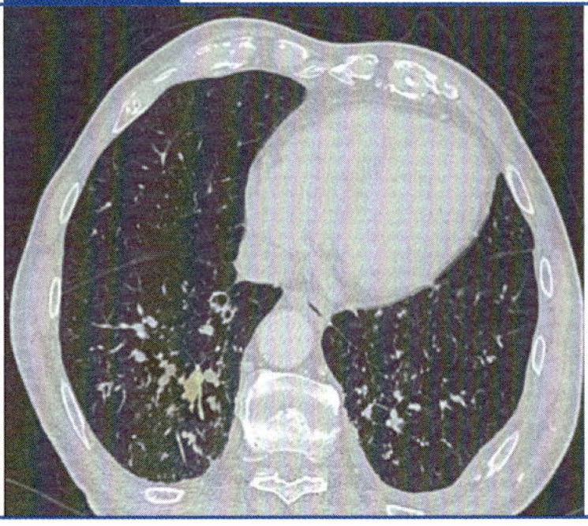

In beiden Unterlappen, rechtsbetont sind teils streifige, teils daran anheftende noduläre Verdichtungen erkennbar.

## Mosaikmuster

In der CT sind landkartenartige Dichteunterschiede des Lungenparenchyms erkennbar. Diese können durch unterschiedliche Veränderungen hervorgerufen werden:
Interstitielle Lungenerkrankungen mit landkartenartig verteilten Milchglastrübungen (hyperdense Areale = „kranke Areale“).
Pulmonale Gefäßverschlüsse mit resultierenden minderperfundierten Arealen, die hypodenser erscheinen (hyperdensere Areale = „normale Areale“) Die unterschiedliche Perfusion bezeichnet man als Mosaikperfusion.
Obstruktionen der kleinen Atemwege mit air trapping und hypodensen Arealen (hyperdense Areale = „normale Areale“).

Mosaikmuster

CT-Muster mit landkartenartigen Dichteunterschieden unterschiedlicher Ätiologie. Je nach Ursache ist mal das hypodensere, mal das hyperdensere Areal das „kranke Areal“.

## 1.3.3 Lungenrundherd

1.3.3 Lungenrundherd

▶ **Definition.** Unter einem Rundherd versteht man einen annähernd kugelförmigen, in der Lunge gelegenen Verdichtungsbezirk, der einen Durchmesser von ca. 1–3 cm aufweist (Tab. **B-1.3**).

▶ Definition.

**B-1.3 Mögliche Ursachen von Lungenrundherden**

| | |
|---|---|
| **maligne Tumoren** | Bronchialkarzinom, Metastasen, Lungensarkome |
| **sonstige Tumoren** | Adenome, Hamartome, Mesotheliome, Neurofibrome |
| **entzündliche Erkrankungen** | Tuberkulome, chronische Pneumonien, Abszesse, Echinokokkuszysten |
| **Autoimmunerkrankungen** | Rheumaknoten, Wegener-Granulomatose |
| **vaskulär** | Infarkt, Hämatom |
| **kongenital** | bronchogene Zyste, Sequestration |
| **Varia** | Rundatelektase |

B-1.3

Rundherde sind meist größer als azinäre Fleckschatten oder Noduli und weniger zahlreich.
**Gutartige Prozesse** sind häufig **scharf begrenzt**, **solitär** und weisen nicht selten **Verkalkungen** auf. Für **Malignität** sprechen neben einer raschen **Größenzunahme** (falls Verlaufskontrolle vorhanden) sowie einer Zunahme der Anzahl der Rundherde eine eher **unscharfe Begrenzung**, die **Corona radiata**, der **Pleurafinger** oder das **Rigler-Nabelzeichen** (Abb. **B-1.29**).
Sowohl die **Kontur** als auch die **Dichte eines Rundherdes** können mit der **CT** überlagerungsfrei und empfindlicher als mit der Übersichtsaufnahme dargestellt werden. Bei einem gemessenen **Dichtewert über 160 HE** wird eine **maligne Genese unwahrscheinlich** (Ausnahmen: verkalkte Metastasen bei Osteo- oder Chondrosarkomen, Ovarial-, Mamma-, Kolon- oder Schilddrüsenkarzinomen).

**Gutartige** Prozesse sind häufig **scharf begrenzt, solitär**, mit **Verkalkungen.** Für **Malignität** sprechen **rasche Größenzunahme, unscharfe Begrenzung, Corona radiata, Pleurafinger, Rigler-Nabelzeichen** (Abb. **B-1.29**).
Im **CT** machen **Dichtewerte über 160 HE** eine **maligne Genese unwahrscheinlich** (Ausnahme: verkalkte Metastasen).

Zusätzlich können in der CT wegen der überlagerungsfreien Darstellung häufig mehr Rundherde als in der Thoraxübersichtsaufnahme entdeckt werden. Bei der weiteren **artdiagnostischen Einordnung eines Rundherdes** sollte aus diesen Gründen die **CT als weiterführende Maßnahme** durchgeführt werden. Letztendlich kann die Röntgendiagnostik jedoch nur Hinweise auf die Ätiologie geben.

Zur **artdiagnostischen Einordnung eines Rundherdes** sollte eine **CT** durchgeführt werden. Wegen der überlagerungsfreien Darstellung werden häufig mehr Rundherde entdeckt als in der Thoraxübersichtsaufnahme.

Zur weiteren Differenzierung zwischen benignem und malignem Rundherd kann bei einem Durchmesser ab 0,7 cm eine **FDG-PET** (S. 156) durchgeführt werden. Maligne Herde zeigen eine vermehrte Aktivität im Gegensatz zu benignen Tumoren. Entzündliche Veränderungen wie Tuberkulose, Kryptokokkose, Histoplasmose, Sarkoidose, Granulome oder Entzündungen können jedoch ebenfalls eine vermehrte Aktivität aufweisen (falsch positive Ergebnisse).

Zur weiteren Differenzierung zwischen benignem und malignem Rundherd kann bei einem Durchmesser ab 0,7 cm eine **FDG-PET** durchgeführt werden.

Das weitere Vorgehen bei im CT zufällig erkannten Rundherden erfolgt in Abhängigkeit von deren Größe und dem Risiko des Patienten für ein Bronchialkarzinom oder sonstige Tumoren (Raucheranamnese etc) nach einem bestimmten Algorithmus (Fleischner Society). Bei kleinen Rundherden (< 4 mm) und fehlendem Risiko ist keine weitere Maßnahme nötig, bei Rundherden zwischen 4–6 mm wird eine Kontrolle in 6–12 Monaten, bei größeren Rundherden nach 3–6 Monaten empfohlen. Rundherde größer als 8 mm und hohem Risiko des Patienten sollten entweder engmaschig kontrolliert oder durch PET oder CT-gesteuerte Biopsie abgeklärt werden.

**B-1.29 Rundherde.**

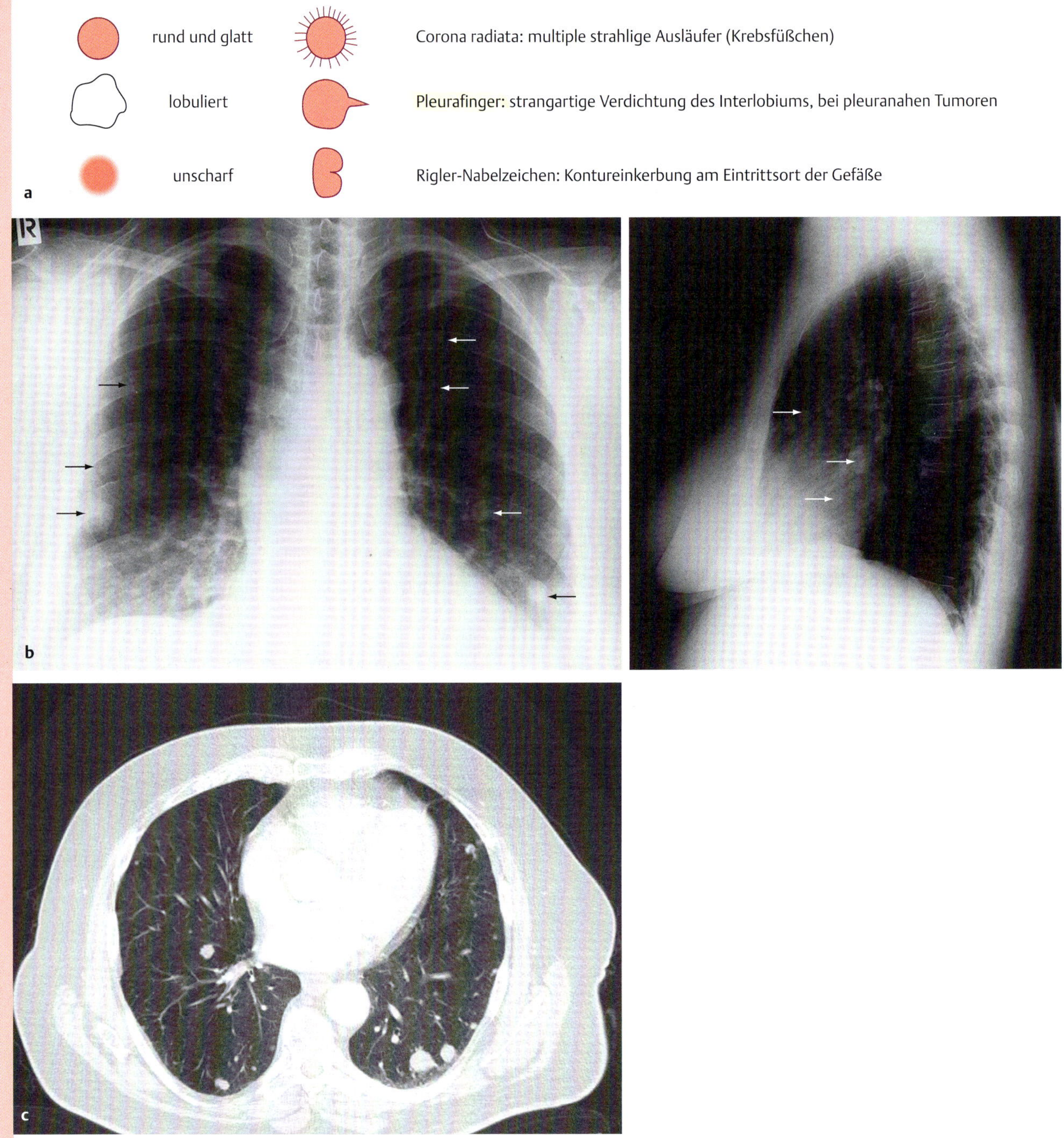


**a** Morphologische Charakteristika.
**b** Lungenmetastasen bei Schilddrüsenkarzinom: zahlreiche, unterschiedlich große Rundherde (Pfeile) in beiden Lungen.
**c** Lungenmetastasen bei Rektum-Ca: unterschiedlich große Rundherde in beiden Lungenflügeln.

## 1.3.4 Raumforderung

**▶ Definition.** Pulmonale oder pleurale Verdichtung bzw. Verschattung mit herdartiger Konfiguration und mindestens 3 cm Größe.

Als Rundherd werden kleinere Veränderungen bezeichnet. Der Begriff Raumforderung bezieht sich im Gegensatz zur Konsolidierung auf eine Veränderung, die wahrscheinlich tumoröser Genese ist.

1.3.4 Raumforderung

▶ Definition.

## 1.3.5 Ringschatten

**▶ Definition.** Ringschatten sind luftgefüllte, unterschiedlich große **Hohlräume**, die von belüftetem Lungengewebe umgeben sind.

Je nach Wanddicke und Entstehungsmechanismus unterscheidet man zwischen **Blasen** (Emphysembullae, dünnwandig), **Zysten** (durch Hemmungsmissbildung entstanden) und **Höhlenbildungen** (Kavernen) (Abb. **B-1.30**). Verflüssigt sich entzündliches oder tumoröses Gewebe und gewinnt es durch Perforation der Bronchuswand Anschluss an das Bronchialsystem, entsteht eine Kaverne. Wird die Flüssigkeit nicht vollständig entleert, entsteht ein Flüssigkeitsspiegel. Im Gegensatz zur Kaverne entsteht die **Pneumatozele** durch Nekrose von Lungengewebe bei Pneumonie oder Trauma und einem bronchialen Ventileffekt, der zur Vergrößerung des entstandenen Hohlraums führt.

1.3.5 Ringschatten

▶ Definition.

Man unterscheidet zwischen **Blasen** (dünnwandige Emphysembullae), **Zysten** (entstanden durch Hemmungsmissbildung) und **Höhlenbildungen** (Kavernen) (Abb. **B-1.30**).

**B-1.30 Pulmonale Ringschatten.**

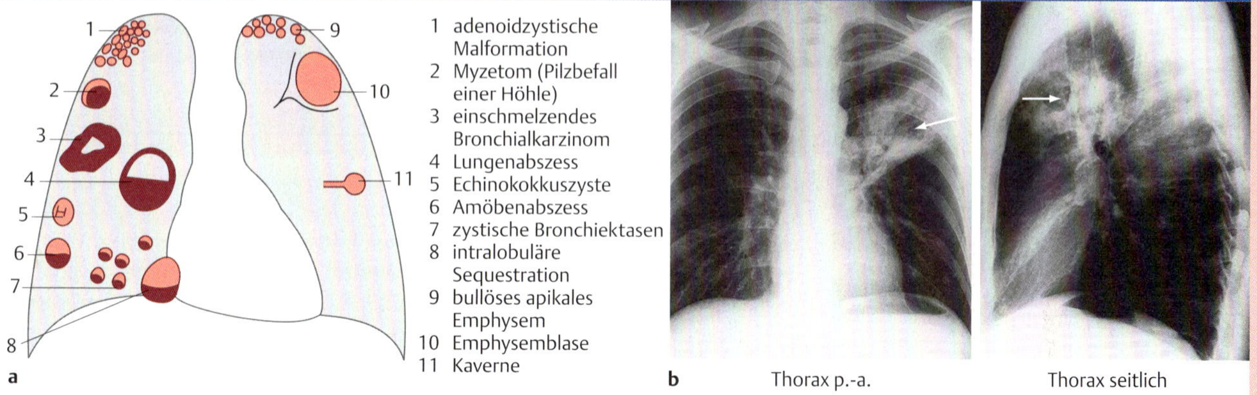


**a** Morphologisches Erscheinungsbild.
**b** Lungenabszess: Ringschatten mit dicker, unscharf begrenzter Wand im linken Oberlappen. Die Flüssigkeit ist über das Bronchialsystem drainiert, deshalb kein Spiegel (Erreger: Corynebacterium aequii bei einem HIV-Patienten).

## 1.3.6 Verkalkungen

Kalkschatten bzw. Kalzifikationen sind auf der Thoraxaufnahme häufig erkennbar. In den meisten Fällen sprechen Verkalkungen für abgelaufene und inaktive dystrophische Prozesse (z. B. Entzündungen, Hämatome). Mithilfe der CT oder alternativ der Durchleuchtungsuntersuchung wird im Bedarfsfall der Kalkschatten lokalisiert und der Thoraxwand, der Pleura, dem Mediastinum oder den Lungen zugeordnet. Abb. **B-1.31** zeigt häufige Ursachen thorakaler Kalzifikationen.
Befinden sich die Kalzifikationen in den Weichteilen, können sie Hinweise auf systemische Erkrankungen liefern (z. B. homogene größere periartikuläre Kalkablagerungen im Bereich des Schultergelenkes bei chronischer Niereninsuffizienz; subkutane, netzförmige Verkalkungen bei Dermatomyositis). Bei der Periarthropathia humeroscapularis treten zarte bandförmige Verkalkungen der Supraspinatussehne auf. Differenzialdiagnostisch kommen noch Brustwandnarben, Hämatome und die posttraumatische Myositis ossificans in Frage. Bei Lokalisation in der Mamma ist an Fibroadenome, Mastopathia cystica oder Fettgewebsnekrosen zu denken.

1.3.6 Verkalkungen

Kalkschatten bzw. Kalzifikationen sprechen für abgelaufene und inaktive dystrophische Prozesse wie Entzündungen oder Hämatome. Abb. **B-1.31** zeigt häufige Ursachen thorakaler Kalzifikationen.

Verkalkungen in Weichteilen weisen auf systemische Erkrankungen (chronische Niereninsuffizienz, Dermatomyositis) oder auch Brustwandnarben, Hämatome und posttraumatische Myositis ossificans hin. Bei Verkalkungen der Mamma ist an Fibroadenome, Mastopathia cystica oder Fettgewebsnekrosen zu denken.

**B-1.31 Thorakale Kalzifikationen.**

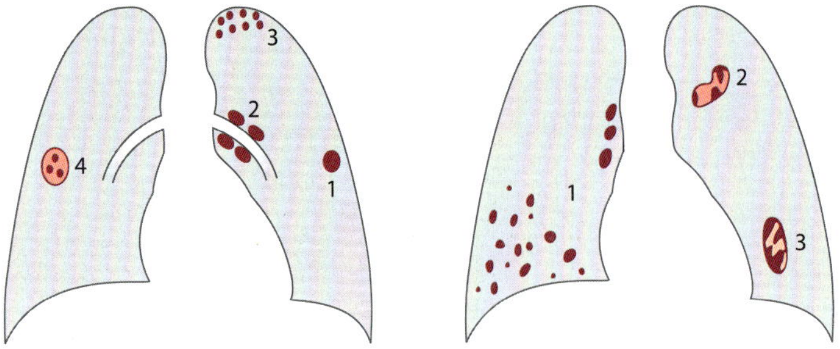

a

intrapulmonale Verkalkung
Tuberkulose:
- Ghon-Primäraffekt (1)
- Ranke-Primärkomplex (1 + 2)
- verkalkte Spitzentuberkulose (3)
- Tuberkulom (4)

weitere:
- verkalkte hiläre LK bei Silikose, silikotische Knötchen, 2/3 verkalkte Rundherde (1)
- Karzinom (2)
- Hamartom mit grobscholliger Verkalkung (3)

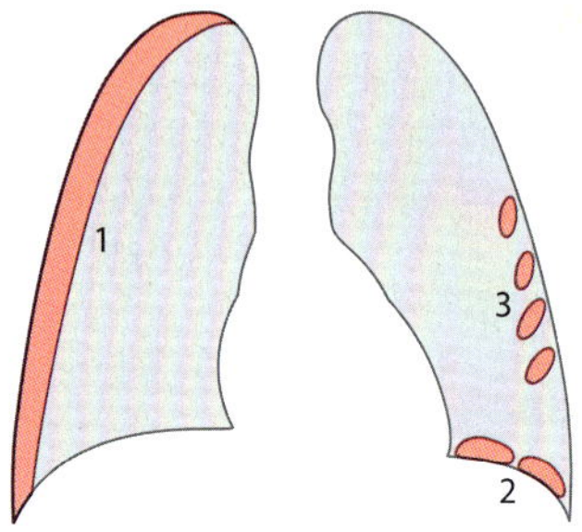

b

intrathorakale extrapulmonale Verkalkungen, pleurale Verkalkungen
- Pleuraschwarte (1)
- Pleuritis calcarea diaphragmatica (Asbestose) (2)
- Pleuraplaques (3)

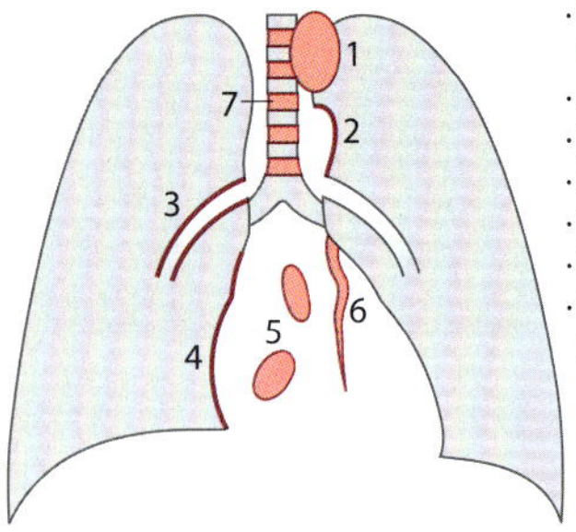

c

mediastinale Verkalkungen
- Struma, Teratome, Thymome (1)
- Aortenkalk (2)
- Pulmonalarterienkalk (3)
- Perikardverkalkung (4)
- Klappenverkalkung (5)
- Koronarienkalk (6)
- verkalkte Trachealknorpel (7)

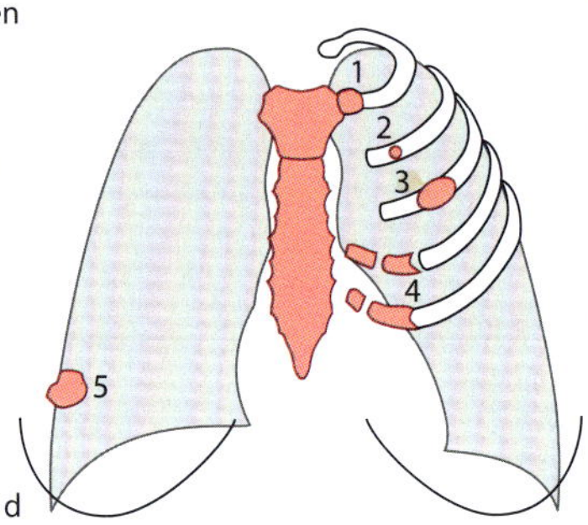

d

Verkalkungen der Thoraxwand
- degenerative Veränderungen des 1. Kostosternalgelenkes (1)
- Osteom der Rippe (2)
- Kallus-Bildung nach Rippenfraktur (3)
- Verkalkungen des Rippenknorpels (4)
- verkalktes Fibroadenom d. Mamma (5)

des Weiteren:
- posttraumatische Verkalkungen (Myositis ossificans, Brustwandhämatom)
- Weichteilverkalkungen bei Niereninsuffizienz

## 1.3.7 Atelektase

Bei einer Atelektase handelt es sich um einen luftleeren Lungenabschnitt. Wird ein Lungensegment oder -lappen nicht mehr belüftet, kollabiert das Lungengewebe. Das radiologische Korrelat ist eine Volumenminderung bei gleichzeitiger Verschattung (Konsolidierung) im Röntgenbild oder Verdichtung im CT. Je nach auslösender Ursache werden verschiedene Formen unterschieden:

- Die **Obstruktionsatelektase** (Resorptionsatelektase) entwickelt sich bei einem Verschluss der Bronchuslichtung mit Resorption der poststenotischen Luft. Ursache der Obstruktion können Tumoren, Schleimpfropfen, Fremdkörper und eine Kompression von außen (z. B. vergrößerte Lymphknoten) sein. Die Lappenbronchien sind am häufigsten betroffen.
- Bei der **Kompressionsatelektase** (Retraktionsatelektase) kann sich das Lungengewebe auf Grund eines raumfordernden Prozesses (z. B. Pleuraerguss, Pneumothorax) ungenügend ausdehnen und kollabiert.
- Die **Adhäsionsatelektase** wird durch einen Mangel an Surfactant hervorgerufen. Die erhöhte Oberflächenspannung bewirkt einen Kollaps der Alveolen. Diese Form der Atelektase entwickelt sich beim akuten Atemnotsyndrom des Säuglings (Hyaline Membranen), beim ARDS (adult respiratory distress syndrome = Schocklunge) und der Strahlenpneumonitis. Meist sind mehrere Segmente und größere Lungenareale diffus betroffen.

Die einzelnen röntgenologischen Atelektasezeichen sind in Abb. **B-1.32** dargestellt. Wenn einzelne Abschnitte des betroffenen Segmentes noch belüftet sind, ist ein positives Pneumobronchogramm erkennbar. Diese inkomplette Minderbelüftung heißt **Dystelektase**. Bei Kollaps eines Lobulus resultiert eine plattenförmige Verdichtung, die **Plattenatelektase**. Diese bilden sich vor allem bei Zwerchfellhochstand oder eingeschränkter Zwerchfellbeweglichkeit in den unteren Lungenpartien aus.

▶ Merke. Eine Atelektase ist röntgenologisch durch eine **homogene Verschattung** gekennzeichnet, die die Zeichen einer Volumenminderung aufweist.

### 1.3.7 Atelektase

Wird ein Lungensegment oder -lappen nicht mehr belüftet, kollabiert das Gewebe: Es kommt zur Atelektase. Formen:

- **Obstruktionsatelektase:** Bei Verschluss der Bronchuslichtung (z. B. durch Tumoren, Fremdkörper) mit Resorption der poststenotischen Luft.
- **Kompressionsatelektase:** Kollaps des Gewebes bei Raumforderungen (Pneumothorax, Pleuraerguss).
- **Adhäsionsatelektase:** Bei Surfactantmangel bewirkt die erhöhte Oberflächenspannung einen Kollaps der Alveolen, z. B. beim akuten Atemnotsyndrom des Säuglings, ARDS und Strahlenpneumonitis.

Röntgenologische Atelektasezeichen s. Abb. **B-1.32**. Zur **Dystelektase** kommt es bei inkompletter Minderbelüftung. Bei Kollaps eines Lobulus resultiert eine **Plattenatelektase.**

▶ Merke.

B-1.32 **Röntgenzeichen der Atelektase.**

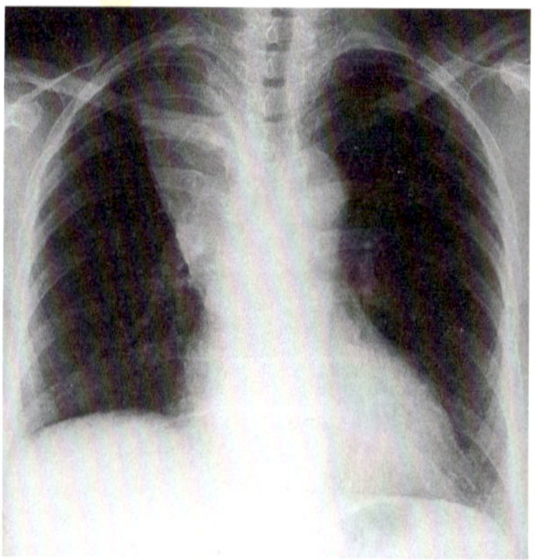

a Thoraxaufnahme p.-a. mit Oberlappenatelektase rechts.

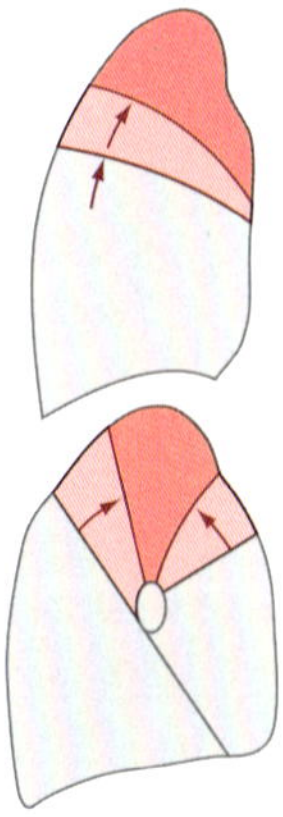

b Schema: Oberlappenatelektase

**a** Thoraxaufnahme p.-a. mit Oberlappenatelektase rechts.
**b** Schema: Oberlappenatelektase. **1. Verschattung:** Die Verschattungsfigur ist durch die Form und Topografie der betroffenen Segmente bzw. Lappen charakterisiert. Aufgrund des verminderten Luftgehaltes kommt es zu einer Volumenminderung mit konkaver Einziehung des Verschattungsrandes. Bei voll ausgebildeter Atelektase fehlt ein Pneumobronchogramm. Demzufolge ist die Verschattungsfigur meist homogen. **2. Zeichen der Volumenminderung:** Diese sind je nach Größe und Anzahl der betroffenen Segmente unterschiedlich ausgeprägt: Verlagerung der Interlobien – Höhertreten des Zwerchfells – Mediastinalverlagerung zur betroffenen Seite – kompensatorisches Emphysem der nicht betroffenen Seite – Hilusverlagerung – Engstellung der Rippen.

(Teilabb. b nach Lange S. Radiologische Diagnostik der Thoraxerkrankungen. Stuttgart: Thieme; 2010)

B-1.33 **Unterlappenatelektase in der CT.**

B-1.33

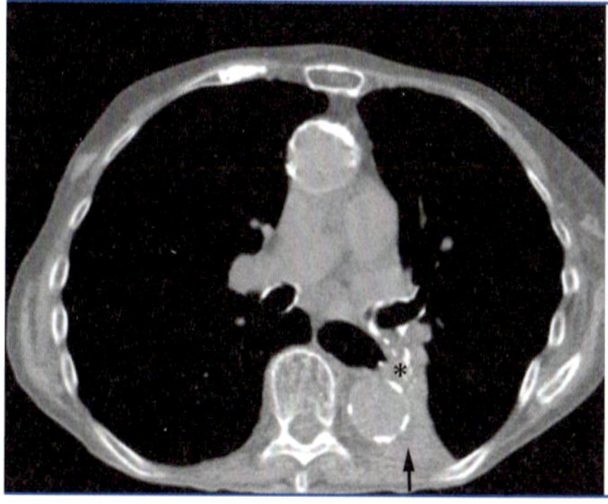

Wegen Niereninsuffizienz erfolgte das CT nativ. Es liegt eine Obstruktionsatelektase bei Verschluss des linken Unterlappenbronchus vor (*). Das atelektatische Lungengewebe schmiegt sich als weichteildichter Saum um die Aorta descendens (Pfeil).

Die **CT** zeigt bei einer Atelektase eine **Verdichtung**, die nach KM-Gabe aufgrund der eng aneinander liegenden Gefäße eine **kräftige Anreicherung** aufweist (Abb. **B-1.33**). Die Grenzen dieser Verdichtung sind **meist scharf** gegenüber dem umgebenden Lungengewebe **abgegrenzt**.

Die **CT** zeigt eine **Verdichtung,** die kräftig **KM anreichert** und **scharf abgegrenzt** ist.

Eine Sonderform ist die sogenannte **Rundatelektase**. Hierbei handelt es sich um eine pleuraständige rundliche Konsolidierung mit glatter Berandung und hiluswärts gerichteten kometenschweifartigen Ausläufern. Nach einem Erguss oder entzündlichen Veränderungen der Pleura kommt es zu einer Einfaltung des Lungengewebes mit Atelektase. Der kometenschweifartige Ausläufer entspricht dem bronchovaskulärem Bündel.

## 1.3.8 Totalverschattung einer Thoraxhälfte

Sieht man auf der Aufnahme im frontalen Strahlengang (p.-a./a. p.) eine Totalverschattung einer Thoraxhälfte, muss zunächst geklärt werden, ob es sich wirklich um eine solche handelt, oder ob diese nur vorgetäuscht wird. Eine Pneumonie des rechten Ober- und Mittellappens kann auf der p.-a.-Aufnahme eine Totalverschattung vortäuschen, obwohl noch der gesamte Unterlappen belüftet ist. Dies wird dann erst auf der **Seitaufnahme** ersichtlich. Ebenso kann eine ventral oder dorsal gelegene Pleuraschwarte als Verschattung imponieren, obwohl die Lunge vollständig belüftet ist.

1.3.8 Totalverschattung einer Thoraxhälfte

Zur Abklärung muss eine **Seitaufnahme** gemacht werden. Pneumonien des rechten Ober- und Mittellappens sowie ventral oder dorsal gelegene Pleuraschwarten können auf der p.-a.-Aufnahme eine Totalverschattung vortäuschen.

► Merke. Erst wenn sowohl auf der p. a.-Aufnahme als auch auf der seitlichen Aufnahme eine vollständige Verschattung erscheint, kann von einer Totalverschattung des Hemithorax gesprochen werden.

► Merke.

Aus der Beobachtung, ob die Verschattung mit einer Volumenkonstanz oder einer Zu- oder Abnahme des Thoraxvolumens einhergeht, lassen sich wichtige differenzialdiagnostische Schlussfolgerungen ziehen (Abb. **B-1.34**):

Volumenkonstanz bzw. Zu- oder Abnahme des Thoraxvolumens geben diagnostische Hinweise (Abb. **B-1.34**):

**B-1.34 Totalverschattung einer Thoraxhälfte.**

**Radiologische Zeichen**

**Volumenzunahme**

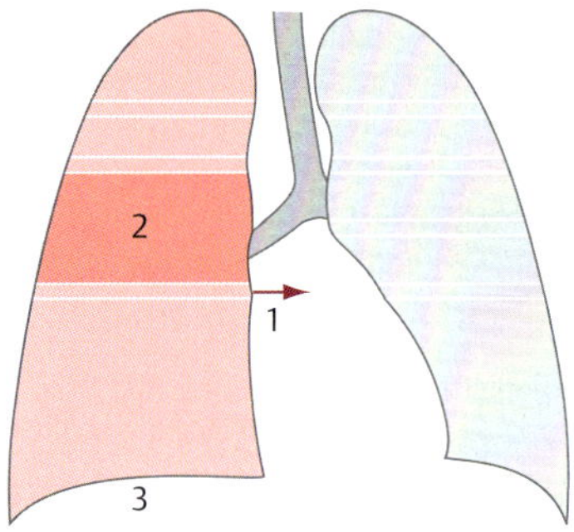


- Mediastinalverlagerung zur gesunden Seite (1)
- Verbreiterung der ICR (2)
- Zwerchfelltiefstand (3)

**Volumenkonstanz**

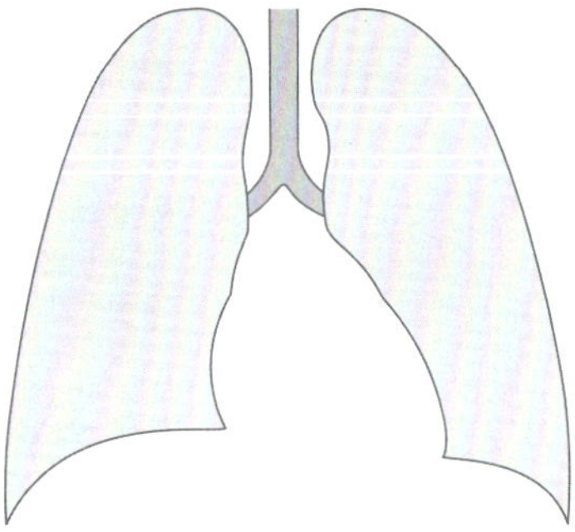

- Mediastinum mittelständig
- symmetrische ICR

**Volumenabnahme**

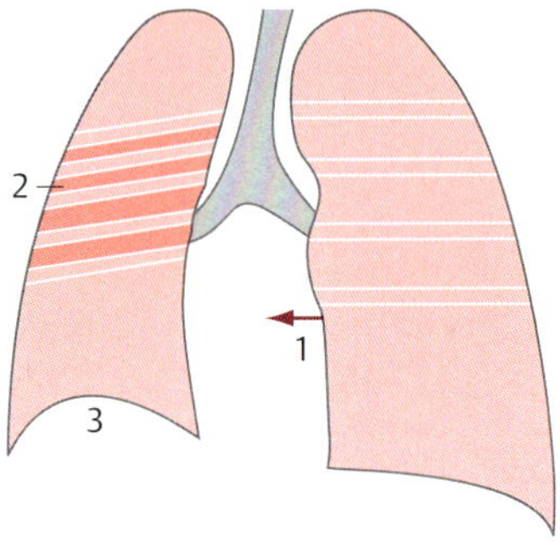


- Mediastinalverlagerung zur betroffenen Seite (1)
- Verschmälerung der ICR (2)
- Zwerchfellhochstand (3)

**Ursachen**

- Pleuraerguss (Sinus und Randpartien sind früh und besonders intensiv verschattet)

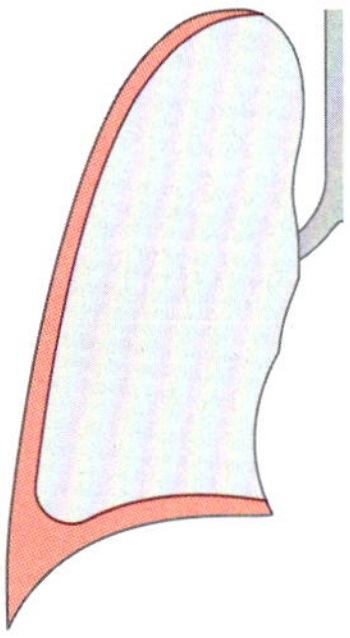

- Pneumonie (Randsinus häufig frei)

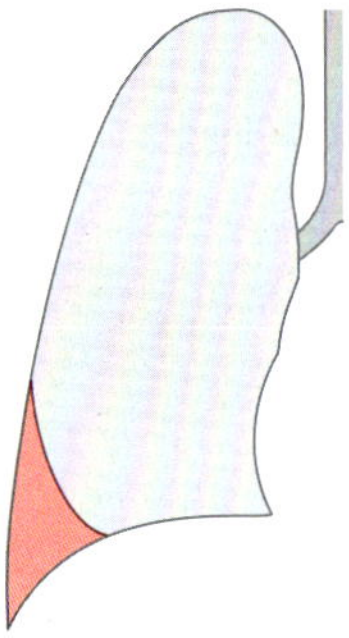

- Atelektase (s. Röntgenbild)
- Lungenagenesie
- Fibrothorax nach Pneumonektomie
- Pleuraschwarte
- Thorax-deformitäten

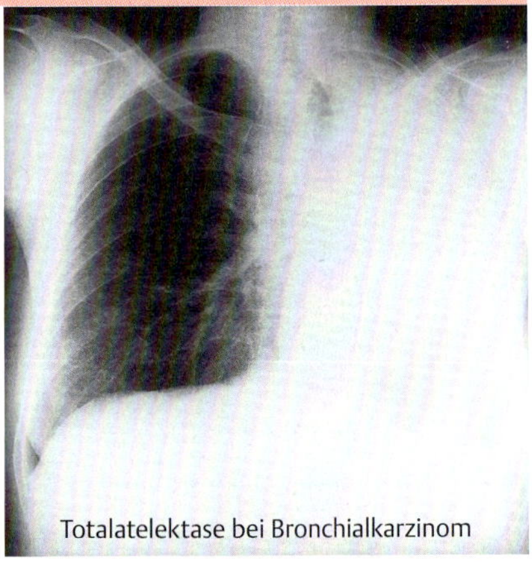
Totalatelektase bei Bronchialkarzinom

ICR - Intercostalräume

(nach Lange S. Radiologische Diagnostik der Thoraxerkrankungen. Stuttgart: Thieme; 2010)

- **Infiltrative Prozesse** dehnen sich nur selten auf gesamten Lungenflügel aus (z. B. Tuberkulose bei Kindern). **Volumenkonstanz**.
- **Totalatelektase:** ausgeprägte **Volumenabnahme** mit Mediastinalverlagerung zur betroffenen Seite.
- **Pleuraerguss:** deutliche **Volumenzunahme**, Mediastinalverlagerung zur gesunden Seite, Erweiterung der Intercostalräume (ICR), Zwerchfelltiefstand, verschattete Randsinus.

Erguss, Infiltration und Atelektase treten häufig kombiniert auf. Deshalb sollte die Belichtungstechnik der verschatteten Seite angepasst werden. Ergüsse werden mittels Sonografie nachgewiesen.

- **Infiltrative Prozesse** können sich in seltenen Fällen auf einen gesamten Lungenflügel ausdehnen (z. B. Tuberkulose bei Kindern). Das Mediastinum bleibt mittelständig, eine Volumenänderung erfolgt meist nicht **(Volumenkonstanz)**. Im Unterschied zum Pleuraerguss bleiben kleine Bereiche in den Sinus und den Randpartien frei.
- Die **Totalatelektase** dagegen bewirkt eine ausgeprägte **Volumenabnahme** mit Mediastinalverlagerung zur betroffenen Seite, Verschmälerung der Intercostalräume (ICR) und Zwerchfellhochstand.
- Mit einer deutlichen **Volumenzunahme** geht meist ein ausgeprägter **Pleuraerguss** einher. Die Volumenzunahme ist an einer Verlagerung des Mediastinums zur gesunden Seite, einer Erweiterung der Intercostalräume (ICR) und einem Zwerchfelltiefstand erkennbar. Die Randsinus sind beim Erguss besonders früh verschattet.

Die Klärung, welche Ursache im Einzelfall vorliegt, kann schwierig sein, da Erguss, Infiltration des Lungengewebes (Tumor, Entzündung) oder Atelektase häufig kombiniert auftreten. Es ist von Vorteil, die Belichtungstechnik der verschatteten Thoraxseite anzupassen. Auf diese Weise kann evtl. ein Tumorkernschatten oder noch belüftete Lunge abgegrenzt werden. Zum Nachweis eines Ergusses ist die Sonografie geeignet. Die genaueste Analyse der einer Verschattung zugrunde liegenden Ursache gelingt mithilfe der CT.

► Merke.

► Merke. Mithilfe der CT können Erguss, Atelektase und Infiltrationen oder Tumor differenziert werden.

Eine Atelektase zeigt sich als **keilförmige, scharf begrenzte Verdichtung** mit **kräftiger KM-Aufnahme**. Entzündliche Infiltrationen reichern KM meist etwas weniger stark (ein Tumor deutlich weniger stark) an als eine Atelektase. Ein Erguss ist anhand der Lokalisation (pleural, interlobär) und der fehlenden KM-Aufnahme diagnostizierbar.

Atelektasen nehmen **kräftig KM** auf, entzündliche Prozesse etwas weniger, Tumoren deutlich weniger. Ergüsse nehmen kein KM auf.

## 1.3.9 Hypertransparenz einer Thoraxhälfte

► Synonym. einseitig dunkle Lunge

Bei der einseitig dunklen Lunge besteht ein Transparenzunterschied zwischen beiden Lungenflügeln. Mögliche Ursachen s. Tab. **B-1.4**.

Ursachen s. Tab. **B-1.4**.

**B-1.4 Ursachen der einseitig dunklen Lunge**

| | |
|---|---|
| **extrapulmonale Faktoren** | defokussierter Röntgenstrahl<br>Thoraxasymmetrie<br>verdrehte Aufnahmeposition<br>Skoliose<br>Z. n. Mastektomie<br>kongenitale Pektoralisaplasie |
| **Pneumothorax** | s. Abb. **B-1.46** und Abb. **B-1.48** |
| **vaskulär bedingt** | Thromboembolie<br>Pulmonalarterienhypoplasie |
| **Swyer-James-Syndrom** | Der betroffene Lungenflügel ist aufgrund einer obstruktiven Ventilationsstörung mit verminderter Perfusion hypertransparent. Als Ursache wird eine frühkindlich durchgemachte Bronchiolitis obliterans angenommen. |
| **Z. n. Lobektomie** | |

## 1.3.10 Hilusvergrößerung

Auf den Übersichtsaufnahmen ist die Beurteilung, ob ein Lungenhilus normal konfiguriert oder pathologisch vergrößert ist, je nach Ausprägung schwierig. Zum einen stellt der Hilus ein Summationsbild von Gefäßen, Bronchien und Lymphknoten dar, zugleich besteht eine **große Schwankungsbreite** hinsichtlich der Form und Größe normaler Hili. Entsprechend der den Hilusschatten bildenden Strukturen ist eine Vergrößerung bedingt durch:

- erweiterte Gefäße bei Lungenstauung, Vitien etc.
- vergrößerte Lymphknoten (maligne Lymphome, Metastase, Sarkoidose)
- Bronchialtumoren.

Pathologische Veränderungen können sich im p.-a.-Bild auf die Hilusregion projizieren und eine **scheinbare Vergrößerung** vortäuschen. Hierzu zählen z. B. das Aortenaneurysma, Wirbelsäulendeformitäten (z. B. Spondylose), Brustwandprozesse und die hilusnahe Pneumonie.

Erste Hinweise kann die Beobachtung liefern, ob die Vergrößerung des Hilus **einseitig, beidseitig asymmetrisch** oder **beidseits symmetrisch** ist. Eine vorwiegend einseitige Verplumpung entsteht meist beim Bronchialkarzinom und der Hiluslymphknotentuberkulose. **Bilateral asymmetrische** Lymphknotenvergrößerungen kommen bei Lymphknotenmetastasen und malignen Lymphomen vor. Typisch für das maligne Lymphom sind massive Lymphknotenvergrößerungen mit polyzyklischer Begrenzung unter gleichzeitiger Beteiligung des Mediastinums (Abb. **B-1.35**). Ein **symmetrischer Befall** der Hili kann bei Sarkoidose, infektiöser Mononukleose und Silikose beobachtet werden. Auch bei den meisten vaskulären Ursachen sind die Hili symmetrisch verändert.

Die Größenbeurteilung ist schwierig, weil bereits bei normalen Hili eine **große Schwankungsbreite** besteht. Vergrößerungen sind bedingt durch:

- erweiterte Gefäße bei Lungenstauung, Vitien etc.
- vergrößerte Lymphknoten bei Lymphomen, Metastasen, Sarkoidose
- Bronchialtumoren.

**Scheinbare Vergrößerungen** werden vorgetäuscht durch Aortenaneurysmen, Wirbelsäulendeformitäten, Brustwandprozesse oder hilusnahe Pneumonien.

Zur **einseitigen** Hilusvergrößerung kommt es bei Bronchialkarzinom und Hiluslymphknoten-Tbc. **Bilateral asymmetrische** Vergrößerungen kommen bei Lymphknotenmetastasen und malignen Lymphomen vor (Abb. **B-1.35**). **Symmetrischer Hilusbefall** wird bei Sarkoidose, infektiöser Mononukleose, Silikose und vaskulären Ursachen beobachtet.

► Merke. Mit der **CT** lassen sich Hilusvergrößerungen früher und sicherer diagnostizieren.

B-1.35 **Hilusvergrößerung und Mediastinalverbreiterung bei CLL.**

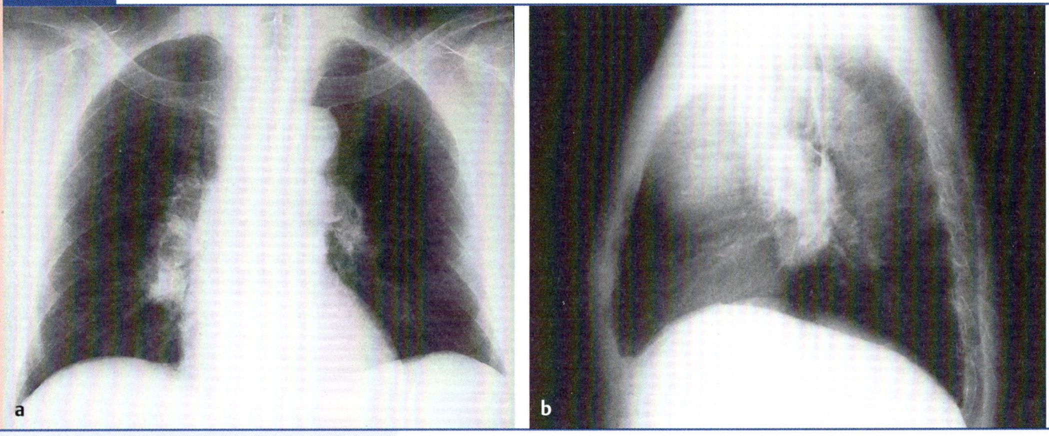

**a** Es besteht eine bilaterale asymmetrische Hilusvergrößerung mit polyzyklischer Konfiguration. Das Mediastinum ist ebenfalls verbreitert, das obere vordere Mediastinum auf der Seitaufnahme (**b**) transparenzgemindert.
**b** Seitaufnahme.

## 1.3.11 Veränderungen des Standes und der Beweglichkeit des Zwerchfells

Die Beweglichkeit des Zwerchfells wird **unter Durchleuchtungskontrolle** überprüft.
Bei einer **Zwerchfellparese** senkt sich das gesunde Zwerchfell in Inspiration, das paretische wird nach kranial verschoben. In Exspiration hebt sich das gesunde Zwerchfell, das paretische senkt sich **(Waagebalkenphänomen)**.
Häufigste Ursache: **Phrenikusparese** bei Ösophagus- oder Bronchialkarzinom (Abb. **B-1.36**).

## 1.3.11 Veränderungen des Standes und der Beweglichkeit des Zwerchfells

Veränderungen des Zwerchfellstandes werden häufiger durch thorakale oder abdominelle Erkrankungen als durch zwerchfelleigene Prozesse hervorgerufen (Tab. **B-1.5**). Diagnostisch ist eine **Überprüfung der Zwerchfellbeweglichkeit unter Durchleuchtungskontrolle** wichtig: Bei einer **Zwerchfellparese** senkt sich das gesunde Zwerchfell in Inspiration, das paretische wird durch die inspiratorische abdominelle Druckerhöhung nach kranial verschoben. In Exspiration hebt sich das gesunde Zwerchfell und das paretische senkt sich, d. h., beide bewegen sich gegenläufig zueinander (sog. **Waagebalkenphänomen**). Es kann bei ruckartigem Einatmen durch die Nase (Hitzenberg-Schnupfversuch) deutlicher in Erscheinung treten. Häufigste Ursache einer Zwerchfelllähmung ist die **Phrenikusparese** (meist bei Ösophagus- oder Bronchialkarzinom, Abb. **B-1.36**).

B-1.5 **Ursachen für einen Zwerchfellhochstand oder -tiefstand**

| Tiefstand | | Hochstand | |
|---|---|---|---|
| **beidseitig** | **einseitig** | **beidseitig** | **einseitig** |
| ▪ asthenischer Habitus<br>▪ Emphysem<br>▪ Status asthmaticus | ▪ einseitige Lungenüberblähung<br>▪ Spannungspneumothorax | ▪ Exspirationsstellung<br>▪ abdominale Raumforderung (z. B. Adipositas, Schwangerschaft, Aszites, Hepatosplenomegalie)<br>▪ restriktive Ventilationsstörung<br>▪ Pleuraschwarten | ▪ Lungenverkleinerung<br>▪ abdomineller Prozess (z. B. subphrenischer Abszess, Lebertumor)<br>▪ Zwerchfellparese |

**Merke:** Ein subpulmonaler Erguss kann einen Zwerchfellhochstand vortäuschen. Auf der Aufnahme in der entsprechenden Seitenlage ist dann die seitlich auslaufende Flüssigkeit erkennbar (s. Abb. **B-1.44**).

B-1.36

B-1.36 **Mediale Zwerchfellbuckelung rechts (Pfeil).**

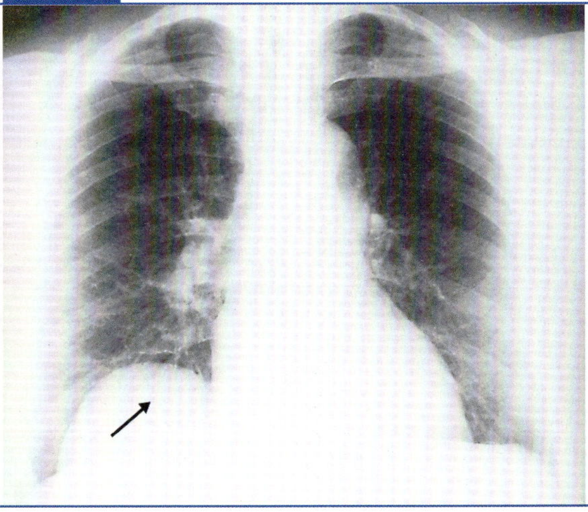

Als Ursache für den sog. **Zwerchfellbuckel** wird eine umschriebene Relaxation des Zwerchfells angenommen. Die Ursache ist meist unbekannt. Diskutiert werden Schädigungen des N. phrenicus oder entzündliche oder traumatische Veränderungen des Zwerchfells. Durch narbige Verziehungen des Zwerchfells, subdiaphragmale Raumforderungen, Zwerchfelltumoren oder -hernien kann ebenso eine bucklige Form hervorgerufen werden (Abb. **B-1.36**).

Zum **Zwerchfellbuckel** kommt es bei einer umschriebenen Relaxation des Zwerchfells. Ursache meist unbekannt (Abb. **B-1.36**).

## 1.3.12 Thoraxwand

Die Weichteilstrukturen und das Skelettsystem der Thoraxwand sollten grundsätzlich in die systematische Analyse des Thoraxbildes einbezogen werden. Weichteil- oder knöcherne Veränderungen der Thoraxwand können sich auf die Lunge projizieren und so intrapulmonale Veränderungen vortäuschen. Mithilfe der Durchleuchtungsuntersuchung oder CT kann die Veränderung lokalisiert und der Brustwand zugeordnet werden.

**1.3.12 Thoraxwand**

Weichteil- oder knöcherne Veränderungen können intrapulmonale Veränderungen vortäuschen. Mittels Durchleuchtung oder CT werden sie der Brustwand zugeordnet.

Die **Thoraxweichteile** führen zu einer symmetrischen Herabsetzung der Strahlentransparenz (Abb. **B-1.37**).
**Kalzifikationen** (S. 191) der Thoraxwand.
Streifige oder blasige Aufhellungsfiguren im Weichteilmantel treten beim **subkutanen Emphysem** auf (häufig nach thoraxchirurgischen Eingriffen oder Thoraxwandverletzungen mit Pneumothorax). Im Bereich des M. pectoralis wird dann die Muskelfiederung anhand typischer Aufhellungslinien erkennbar. Zu achten ist auf einen zusätzlichen Pneumothorax oder Pneumomediastinum (Abb. **B-1.38**).

Die **Thoraxweichteile** setzen die Strahlentransparenz herab (Abb. **B-1.37**).
**Kalzifikationen** (S. 191).
Beim **subkutanen Emphysem** (nach chirurgischen Eingriffen oder Verletzungen) treten streifige oder blasige Aufhellungsfiguren im Weichteilmantel auf (Abb. **B-1.38**).

Thoraxwandveränderungen und kardiopulmonale Funktion können sich gegenseitig beeinflussen, so dass bei der Beurteilung der Herzgröße und Lungenstrukturen die **Form des Thorax** beachtet werden sollte. Ein Emphysem führt durch den horizontalen Rippenverlauf und die Vergrößerung des Transversaldurchmessers zu einem **Fassthorax**. Bei der **Trichterbrust** ist dieser Durchmesser verringert, die verstärkte Querlagerung des Herzens täuscht in der p. a.-Aufnahme eine Herzverbreiterung vor (Abb. **B-1.39**). Je nach Ausprägung kann die kardiopulmonale Funktion jedoch auch beeinträchtigt werden. Ein **Glockenthorax** wird bei der Rachitis oder Osteomalazie beobachtet. Zusätzlich entwickelt sich hier eine perlartige Auftreibung der ventralen Rippenenden, der rachitische Rosenkranz. Bei der **Hühnerbrust** (Pectus carinatum) ist der Retrosternalraum durch die Vorwölbung des Sternums erweitert.

Ein Emphysem führt durch horizontalen Rippenverlauf und Vergrößerung des Transversaldurchmessers zum **Fassthorax.** Bei der **Trichterbrust** täuscht die verstärkte Querlagerung des Herzens eine Herzverbreiterung vor (Abb. **B-1.39**). **Glockenthorax** und rachitischer Rosenkranz werden bei Rachitis oder Osteomalazie beobachtet. Bei der **Hühnerbrust** ist der Retrosternalraum durch das vorgewölbte Sternum erweitert.

Eine **Skoliose der Brustwirbelsäule (BWS)** führt je nach Ausprägungsgrad zu einer Asymmetrie der Thoraxhälften, einer unterschiedlichen Strahlentransparenz im Röntgenbild und zu einer Verlagerung von Herz und Mediastinum (Abb. **B-1.40a**). **Pathologische Veränderungen der BWS** sind in Abb. **B-1.40b** dargestellt.

Veränderungen bei **Skoliose der BWS** s. Abb. **B-1.40a**, **pathologische Veränderungen der BWS** s. Abb. **B-1.40b**.

**B-1.37 Z. n. Mammaablatio rechts.**

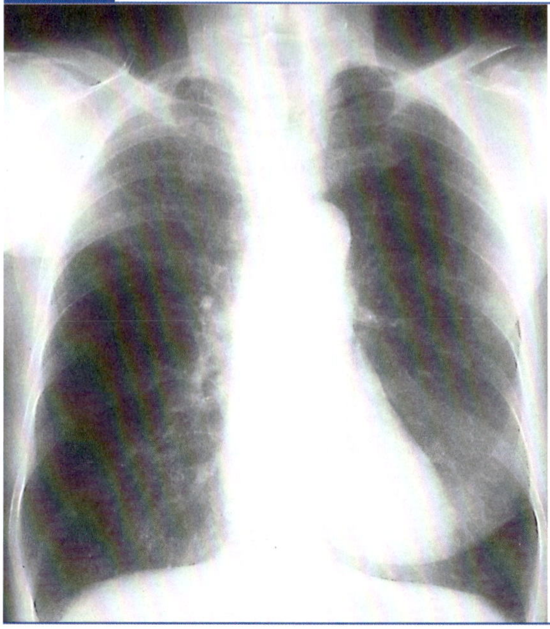

Bei fehlender Mamma rechts im Seitenvergleich deutliche Transparenzerhöhung des rechten Lungenunterfeldes.

B-1.37

B-1.38

B-1.38 **Radiologische Veränderungen der Thoraxwand.**

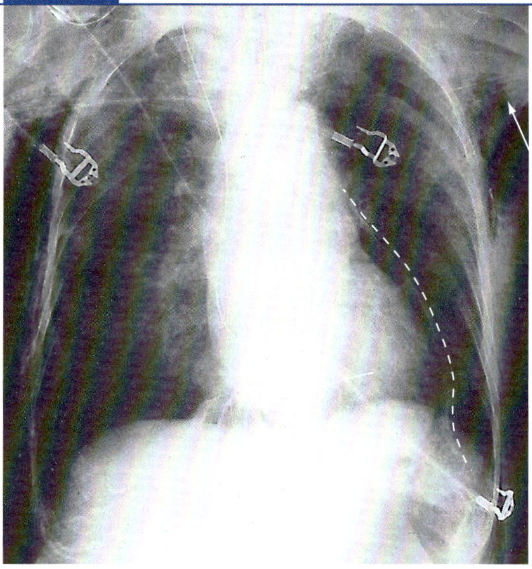

**Subkutanes Emphysem und Pneumoperikard:** Beidseits sind subkutane Aufhellungsfiguren axillär und im Bereich der Thoraxwand zu erkennen (Pfeil). Die Fiederung des M. pectoralis kommt deutlich hervor. Zusätzlich besteht ein Pneumoperikard mit Abhebung des parietalen Blattes (gestrichelte Linie).

B-1.39 **Scheinbare Herzvergrößerung bei Trichterbrust.**

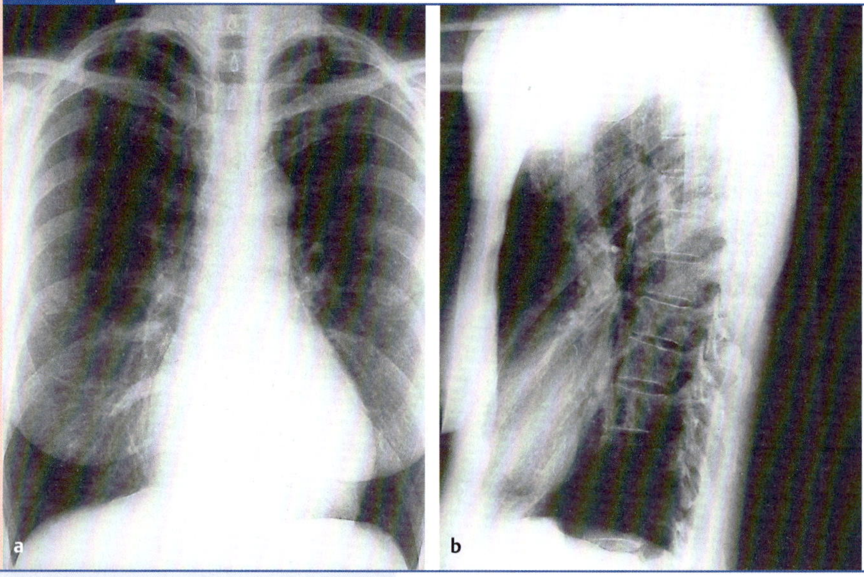


**a** **p.-a.-Aufnahme** mit scheinbarer Herzverbreiterung.
**b** **Seitliche Aufnahme:** keine Einengung des Retrosternal- und Retrokardialraumes, Verminderung des Transversaldurchmessers.

Veränderungen der **Rippen** s. Abb. **B-1.41**. Bei Halsrippe oder in Fehlstellung verheilter Klavikulafraktur kann es zum Thoracic-outlet-Syndrom kommen. Ossäre Destruktionen weisen auf maligne Prozesse hin. Rippenusuren (verstärkte Einkerbungen) zeigen sich z. B. bei der Aortenisthmusstenose.

Abb. **B-1.41** zeigt wichtige Veränderungen der **Rippen.** Eine Halsrippe oder eine in Fehlstellung verheilte Klavikulafraktur können durch Kompression des Gefäß-Nerven-Stranges ein Thoracic-outlet-Syndrom hervorrufen. Ossäre Destruktionen weisen auf einen ausgedehnten malignen Prozess hin. Rippenusuren (verstärkte Einkerbungen der Rippen) infolge dilatierter Intercostalarterien im Bereich des kaudalen Rippenrandes kommen am häufigsten bei einer Aortenisthmusstenose (S. 276) sowie bei venösen (z. B. Verschluss der V. cava superior) oder neuralen Erkrankungen (z. B. Neurofibromatose) vor.

**B-1.40 Pathologische Veränderungen der Wirbelsäule.**

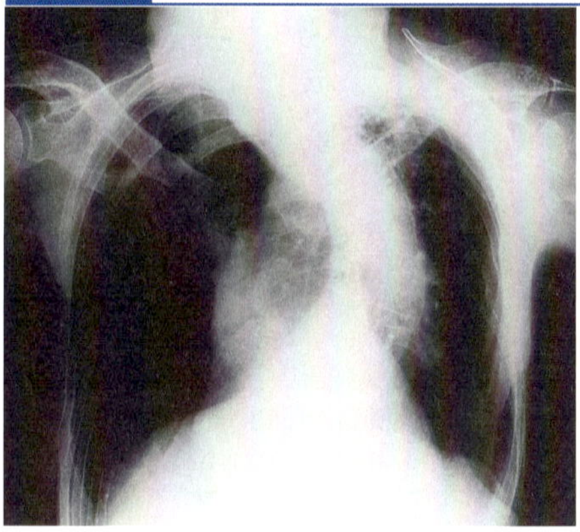

a Kyphoskoliose mit Mediastinalverlagerung und unterschiedlicher Lungentransparenz

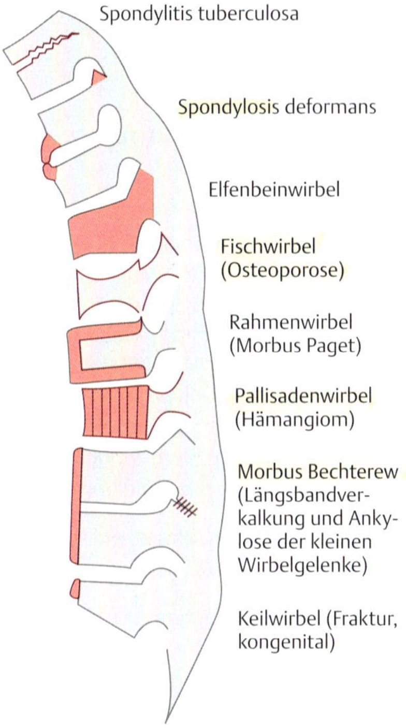


b Pathologische Veränderungen im Bereich der BWS.

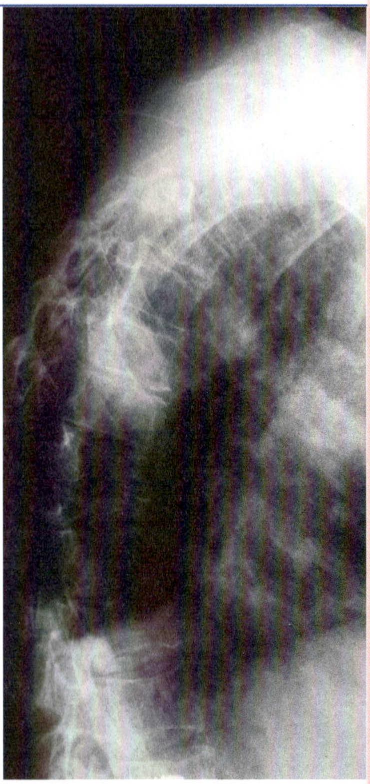

c Keilwirbel und Vertebra plana in der mittleren BWS bei Plasmozytom.

(Teilabb. b nach Lange S. Radiologische Diagnostik der Thoraxerkrankungen. Stuttgart: Thieme; 2010)

**B-1.41 Pathologische Veränderungen im Bereich der Rippen.**

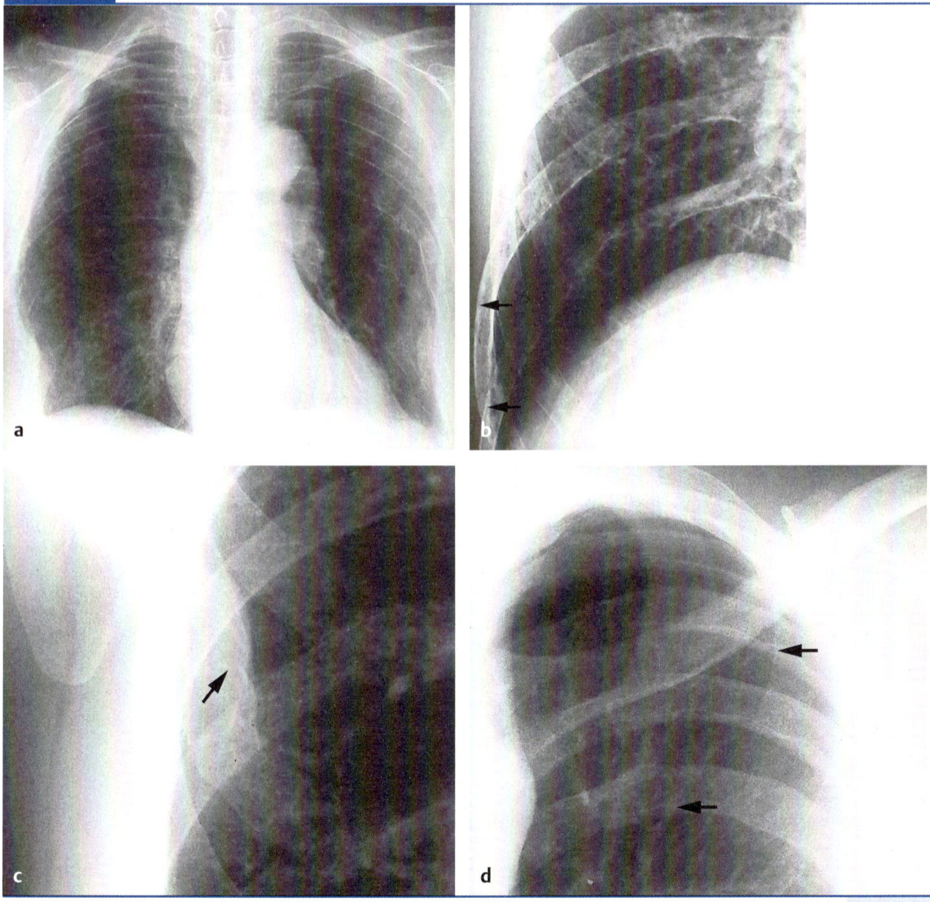

**a** Osteolysen bei multiplem Myelom,
**b** Ausschnittvergrößerung (Pfeile).
**c** Knöchern verheilte Rippenfraktur (Pfeil).
**d** Rippenusuren bei Aortenisthmusstenose (Pfeile).

1.4 Wichtige Krankheitsbilder – von der Diagnose zum Befund

# 1.4 Wichtige Krankheitsbilder – von der Diagnose zum Befund

1.4.1 Fehlbildungen

## 1.4.1 Fehlbildungen

Siehe Lungen- und Trachealfehlbildungen (S. 737).

1.4.2 Erkrankungen der Pleura

## 1.4.2 Erkrankungen der Pleura

Pleuraerguss

### Pleuraerguss

► Definition.

**► Definition.** Pathologische Flüssigkeitsansammlung in der Pleurahöhle, die über die physiologisch vorhandene Menge von etwa 20 ml hinausgeht. Ursächlich ist das Gleichgewicht zwischen Flüssigkeitsproduktion und -rückresorption gestört.

**Klinik:** Häufig begleitend bei Herzinsuffizienz, Pneumonien und Malignomen. Zunehmende Dyspnoe, abgeschwächtes oder fehlendes Atemgeräusch und gedämpfter Klopfschall.

**Klinik:** Ein Pleuraerguss tritt begleitend bei einer Vielzahl von Krankheiten auf. Die häufigsten Ursachen sind Herzinsuffizienz, Pneumonien und Malignome. In Abhängigkeit von der Ergussmenge kommt es zur zunehmenden Dyspnoe. Bei der körperlichen Untersuchung findet sich ein abgeschwächtes bis fehlendes Atemgeräusch sowie eine Klopfschalldämpfung.

**Diagnostisches Vorgehen:** Sonografie (ab 50 ml).

**Diagnostisches Vorgehen:** Der empfindlichste Nachweis eines Pleuraergusses gelingt mit der Sonografie (ab 50 ml).

**Radiologische Diagnostik:** Flüssigkeit sammelt sich zuerst im **dorsalen Recessus phrenicocostalis.** Geringe Mengen (15–150 ml) sind weder seitlich noch im p.-a.-Bild erkennbar. In der **Ergussaufnahme** im Liegen auf der Seite und horizontalem Strahlengang (Abb. **B-1.42**) fließt der Erguss aus und zeigt sich als **Pleurasaumverbreiterung**.

**Radiologische Diagnostik:** Auf der Röntgenthoraxaufnahme sammelt sich die Flüssigkeit unter dem Einfluss der Schwerkraft am aufrecht stehenden Patienten zunächst am tiefsten Punkt, dem **dorsalen Recessus phrenicocostalis**. Beträgt der Erguss wenige ml (15–150 ml), füllt er die hinteren paravertebralen Bereiche aus, wobei die normale Zwerchfellkontur erhalten bleibt, sodass er weder im seitlichen noch im p.-a.-Bild erkennbar ist. In der sog. **Ergussaufnahme** kommt es zu einem Ausfließen der geringen Ergussmenge und zu einer **Pleurasaumverbreiterung** (Abb. **B-1.42**). Bei dieser Aufnahme liegt der Patient auf der Seite des vermuteten Ergusses, die Aufnahme wird dabei im horizontalen Strahlengang angefertigt.

► Merke.

**► Merke.** Der dorsale Recessus phrenicocostalis wird beim **stehenden** Patienten bei einer Ergussmenge von ca. **150 ml** verschattet, die lateralen Winkel erst ab ca. 200 ml, sodass beim stehenden Patienten der Erguss auf der Seitaufnahme früher zu erkennen ist (Abb. **B-1.43**).

**B-1.42 Ergussaufnahme.**

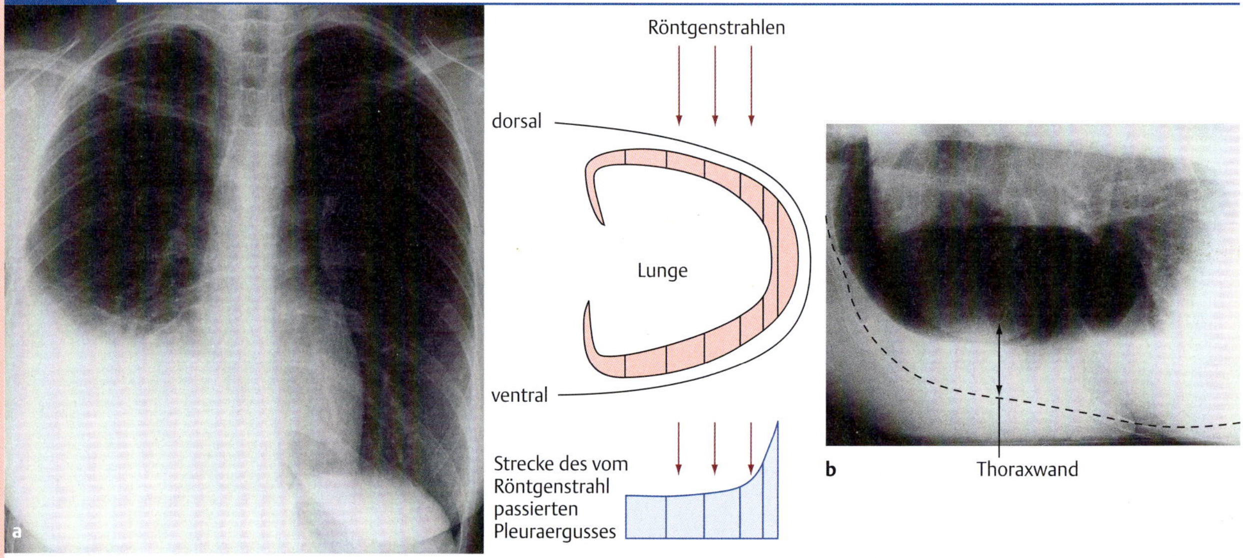


**a** Pleuraerguss rechts: basale homogene Verschattung mit meniskusartigem Anstieg. Obwohl der Erguss die gesamte Lungenbasis mantelförmig umspült, wird er besonders dort sichtbar, wo ihn der Röntgenstrahl tangential trifft (s. Grafik).
**b** Aufnahme in Rechtsseitenlage im horizontalen Strahlengang: deutliche Pleurasaumverbreiterung durch auslaufenden Erguss (Pfeil).
(nach Lange S. Radiologische Diagnostik der Thoraxerkrankungen. Stuttgart: Thieme; 2010)

**B-1.43 Dorsaler Pleuraerguss.**

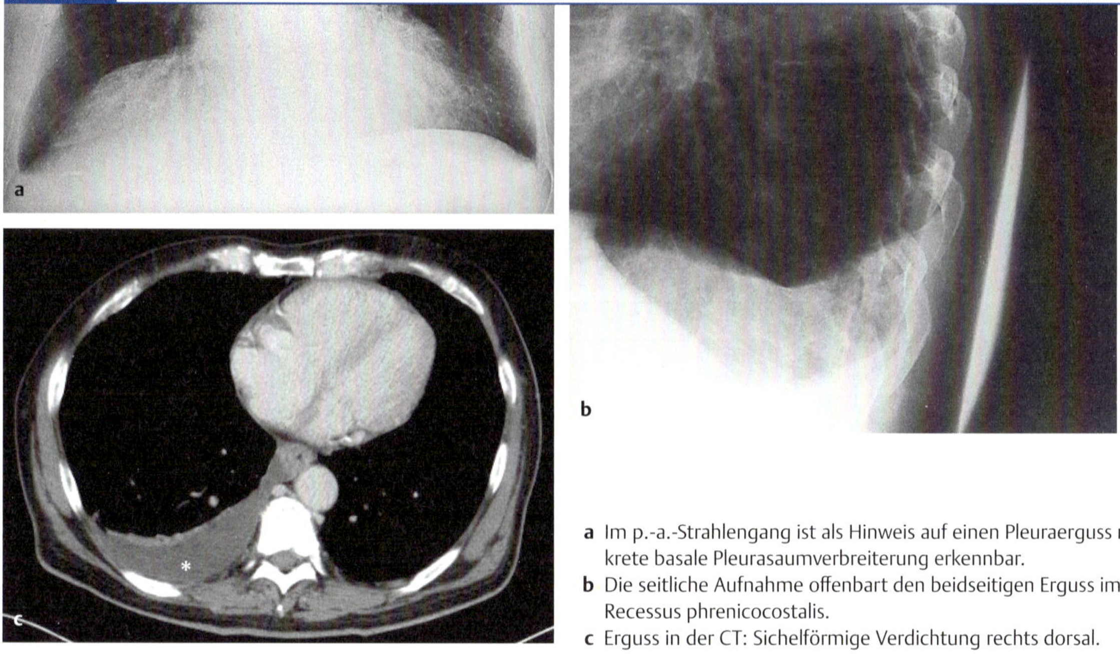

**a** Im p.-a.-Strahlengang ist als Hinweis auf einen Pleuraerguss nur eine diskrete basale Pleurasaumverbreiterung erkennbar.
**b** Die seitliche Aufnahme offenbart den beidseitigen Erguss im dorsalen Recessus phrenicocostalis.
**c** Erguss in der CT: Sichelförmige Verdichtung rechts dorsal.

**Beim liegenden Patienten** wird der **Erguss erst ab 500 ml** erkennbar. Auch hier sammelt sich die Flüssigkeit zunächst am tiefsten Punkt. Der Erguss läuft dabei über die gesamte dorsale Pleura aus, so dass zum Nachweis größere Mengen nötig sind. Dies äußert sich in der Aufnahme im Liegen durch eine diffuse Transparenzminderung der jeweiligen Thoraxhälfte. Die **röntgenologischen Zeichen** eines Ergusses beim liegenden Patienten sind:

- unscharfe Zwerchfellkontur
- Verschattung der lateralen Recessus
- Verbreiterung des Pleurasaums
- homogene Verminderung der Strahlentransparenz des gesamten Hemithorax.

Beim **liegenden Patienten** wird der **Erguss erst ab 500 ml** erkennbar, da er über die gesamte dorsale Pleura ausläuft. **Röntgenologische Zeichen:**

- unscharfe Zwerchfellkontur
- Verschattung der lateralen Recessus
- Verbreiterung des Pleurasaums
- homogene Verminderung der Strahlentransparenz des gesamten Hemithorax.

Ein Pleuraerguss kann auch noch an anderen Stellen lokalisiert sein (Tab. **B-1.6**). Mithilfe der **transdiaphragmalen** und **transthorakalen Sonografie** können geringere Ergussmengen sicherer als mit der Übersichtsaufnahme im Liegen nachgewiesen werden. Sie eignet sich auch bei abgekapselten, brustwandnahen Ergüssen, die auf der Übersichtsaufnahme nicht sicher von Tumoren unterschieden werden können. Die flüssigkeitsgefüllten Pleuraanteile erscheinen bei der Sonografie **echofrei**.

Atypische Lokalisationen s. Tab. **B-1.6**.
Ein sicherer Nachweis geringer Ergussmengen gelingt mit **transdiaphragmaler** und **transthorakaler Sonografie**. Flüssigkeitsgefüllte Pleuraanteile erscheinen **echofrei**.

Bereits geringste Flüssigkeitsmengen können mit der **CT** nachgewiesen werden. Der Erguss erscheint – je nach Ergussart – als Saum unterschiedlicher Dichte zwischen Lunge und Thoraxwand (Abb. **B-1.43**c). Wasser hat per definitionem einen CT-Wert von 0 HE. Aufgrund des engen Zusammenhangs zwischen physikalischer Dichte und CT-Wert kann die **Dichte von Flüssigkeiten computertomografisch abgeschätzt** werden. Als **Faustregel** kann dabei gelten: CT-Werte **unter 10 HE** sprechen für eine **Transsudat** (spezifisches Gewicht < 1018 mg/dl), Werte **über 25 HE für ein Exsudat** (spezifisches Gewicht > 1018 mg/dl) oder hämorrhagische Flüssigkeit. Bei ausgedehnten

Bereits geringste Mengen können mit der **CT** nachgewiesen werden. Der Erguss erscheint als Saum zwischen Lunge und Thoraxwand. Die **Dichte von Flüssigkeiten** kann **computertomografisch angeschätzt** werden. CT-Werte **unter 10 HE** sprechen für **Transsudat** (spez. Gewicht < 1018 mg/dl), Werte **über 25 HE** für **Exsudat** (spez. Gewicht > 1018 mg/dl) oder hämorrhagische Flüssigkeit.

**B-1.6 Atypische Lokalisationen eines Pleuraergusses**

| Ergussform | Lokalisation |
|---|---|
| **subpulmonaler Erguss** | Im Pleuraraum zwischen Lungenbasis und Zwerchfell sammelt sich Flüssigkeit an, **ohne** in den Recessus phrenicocostalis auszulaufen. Aus ungeklärten Gründen können auch größere Ergussmengen in dieser Position verbleiben. In der Thoraxübersichtsaufnahme wird ein Zwerchfellhochstand vorgetäuscht (S. 196). In Seitenlage läuft der subpulmonale Erguss aus (Abb. **B-1.44**). In Zweifelsfällen hilft die Sonografie bei der Differenzierung weiter. |
| **abgekapselter Erguss** (Abb. **B-1.45**) | **thoraxwandnah, parietal**<br>▪ Bei Pleuraverwachsungen kann der Erguss nicht frei ausfließen und bildet pseudotumoröse, umschriebene Verschattungen. Sammelt sich die Flüssigkeit über der Lungenoberfläche, d. h. entlang der Thoraxwand an, entsteht eine scharf begrenzte, sich in die Lunge konvex vorwölbende Verschattung, die stumpf gegen die Thoraxwand ausläuft.<br>**interlobär**<br>▪ Meist typische Verschattung in Spindelform, kann jedoch auch als Rundherd erscheinen. |

B-1.44

B-1.44 **Radiologische Zeichen des subpulmonalen Ergusses.**

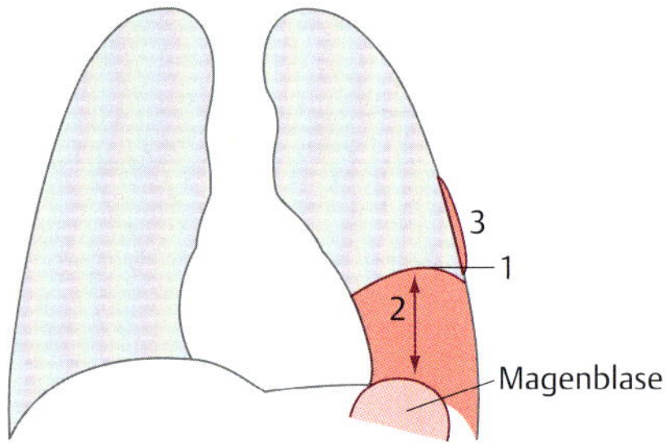


scheinbarer Zwerchfellhochstand, aber
- Verlagerung des Scheitelpunktes der Zwerchfellkuppel nach lateral (1)
- Verbreiterung des Abstandes zwischen Lungenunterrand und Magenfundus bei linksseitigem Erguss (2)
- Verdickung der Pleura an der lateralen Thoraxwand direkt oberhalb des Sinus (3)

B-1.45

B-1.45 **Differenzialdiagnose zwischen pulmonaler und extrapulmonaler Verschattung.**

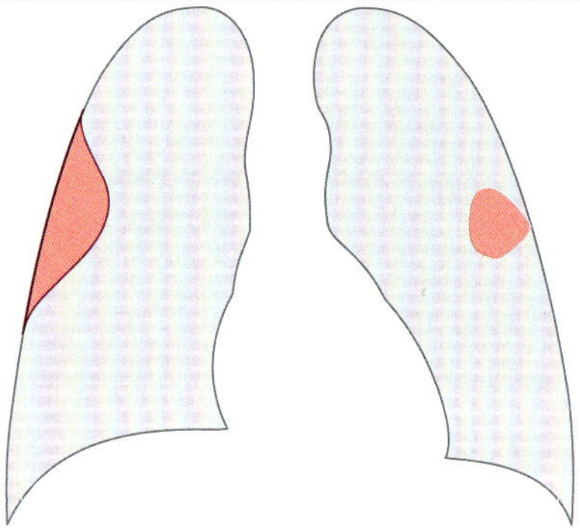

**extrapulmonal** (z. B. abgekapselter Pleuraerguss)
- scharfe Begrenzung
- stumpfer Winkel gegenüber der Thoraxwand

**pulmonal**
- unscharfe Begrenzung
- spitzer Winkel gegenüber der Thoraxwand

thorakalen Verschattungen kann mit der CT z. B. zwischen Erguss, Atelektase und Tumorgewebe unterschieden werden.

► Merke.

► Merke. Methode der Wahl zum Nachweis eines Pleuraergusses ist die **Sonografie**.

Pneumothorax

► Definition.

## Pneumothorax

► Definition. Eindringen von Luft in den Pleuraraum.

Unterscheidung nach Ursache:
- **Spontanpneumothorax:** bei vorbestehenden Veränderungen (z. B. Ruptur einer Zyste)
- **Iatrogen:** Läsion der Pleura visceralis z. B. nach Punktion oder Überdruckbeatmung.
- **traumatischer Pneumothorax:** offene (penetrierende Verletzung) oder geschlossene (Verletzung der Pleura visceralis) Form.

Manchmal entsteht durch einen Ventilmechanismus ein **Spannungspneumothorax** mit zunehmendem intrapleuralem Luftvolumen, Totalkollaps der Lunge und Mediastinalverlagerung.

**Klinik:** Von asymptomatisch bis zu Dyspnoe, Schmerzen, Hypoxämie. Der Spannungspneumothorax führt zum Schock und ist lebensbedrohlich.

Je nach Ursache werden unterschieden:
- Der **Spontanpneumothorax** entwickelt sich i. d. R. auf dem Boden vorbestehender Lungenveränderungen (z. B. Ruptur einer Lungenzyste, einer Emphysemblase oder einer tuberkulösen Kaverne).
- **Iatrogen** kann ein Pneumothorax durch eine Läsion der Pleura visceralis z. B. nach Pleurapunktion oder bei Überdruckbeatmung entstehen. Auch eine Bronchusinsuffizienz nach Lungenresektion führt zu einem Pneumothorax.
- Der **traumatische Pneumothorax** wird je nach Eintrittspforte der Luft in eine offene (als Folge einer penetrierenden Thoraxwandverletzung) oder geschlossene (durch Verletzung der Pleura visceralis) Form unterteilt.

Meist verschließt sich der Defekt der Pleura visceralis infolge des Lungenkollapses spontan. Gelegentlich wirkt die Pleuraläsion jedoch als Ventil, so dass die inspiratorisch in den Pleuraraum strömende Luft exspiratorisch nicht mehr entweichen kann. Es entsteht ein lebensbedrohlicher **Spannungspneumothorax** mit zunehmendem intrapleuralen Luftvolumen, Totalkollaps der betroffenen Lunge und fortschreitender Mediastinalverlagerung.

**Klinik:** Je nach Volumen kann der Pneumothorax asymptomatisch sein oder zu unterschiedlich stark ausgeprägter Dyspnoe, Schmerzen und Hypoxämie führen. Der Spannungspneumothorax mit Mediastinalverlagerung ist durch die rasch auftretende Zirkulationsstörung und Schocksymptomatik lebensbedrohlich.

**Diagnostisches Vorgehen:** Anamnese (z. B. Thoraxtrauma?), Perkussion und Auskultation (hypersonorer Klopfschall und abgeschwächtes Atemgeräusch auf der betroffenen Seite) und Röntgenthoraxaufnahmen sichern die Diagnose.

**Radiologische Diagnostik:** Bei verhältnismäßig schmalem Luftsaum auf der Röntgenthoraxaufnahme spricht man von einem **Mantelpneumothorax**. Hierbei ist die viszerale Pleura von der Thoraxwand abgehoben und als konvexe Linie parallel zur Thoraxwand sichtbar. Zwischen dieser **Haarlinie** und der Thoraxwand sind **keine Lungengefäße** erkennbar. Der lufthaltige Pleuraraum ist **transparenter** als die teilweise oder komplett kollabierte Lunge. Im Gegensatz zum Pleuraerguss, der sich am tiefsten Punkt ansammelt, steigt die pleurale Luft an und ist **besonders im Bereich der Lungenspitze** zu erkennen. Aus diesem Grund ist der Pneumothorax am leichtesten im Stehen, oder – falls nicht möglich – auf einer Aufnahme in Seitenlage zu erkennen. Bei geringerer Ausdehnung bildet sich eventuell nur ein **Spitzenpneumothorax** aus. Die Treffsicherheit erhöht sich bei Anfertigen der **Aufnahme in Exspiration** – bei gleichbleibendem Volumen des Pneumothorax nimmt bei Exspiration das Lungenvolumen ab, so dass der Pneumothorax leichter erkennbar wird (Abb. **B-1.46**).
Tritt neben Luft auch Flüssigkeit in den Pleuraspalt ein, entsteht ein **Seropneumothorax**, der neben den o. g. radiologischen Erscheinungen des Pneumothorax einen **Luft-Flüssigkeitsspiegel** zeigt. Der Spannungspneumothorax führt zu einem Kollaps der Lunge, Zwerchfelltiefstand, weiten Interkostalräumen und einer Mediastinalverlagerung zur Gegenseite (Abb. **B-1.47**).

▶ **Merke.** Hautfalten können pleurale Haarlinien imitieren. Die Lungenstruktur lässt sich jedoch in diesen Fällen bis zur Thoraxwand verfolgen. Zudem ziehen diese Linien oft über die Thoraxwand hinaus in das Weichteilgewebe.

**Diagnostisches Vorgehen:** Anamnese, Perkussion, Auskultation, Röntgenthoraxaufnahmen.

**Radiologische Diagnostik:** Beim **Mantelpneumothorax** ist die viszerale Pleura als konvexe Linie parallel zur Thoraxwand sichtbar. Zwischen dieser **Haarlinie** und der Thoraxwand sind **keine Lungengefäße** erkennbar. Der lufthaltige Pleuraraum ist **transparenter** als die kollabierte Lunge. Die pleurale Luft ist **besonders im Bereich der Lungenspitze** zu erkennen, bei geringer Ausdehnung bildet sich ein **Spitzenpneumothorax.** Bei **Aufnahme in Exspiration** wird der Pneumothorax leichter erkennbar (Abb. **B-1.46**).

Beim **Seropneumothorax** zeigt das Röntgenbild einen **Luft-Flüssigkeitsspiegel**. Radiologische Zeichen des Spannungspneumothorax s. Abb. **B-1.47**.

▶ **Merke.**

**B-1.46 Pneumothorax.**

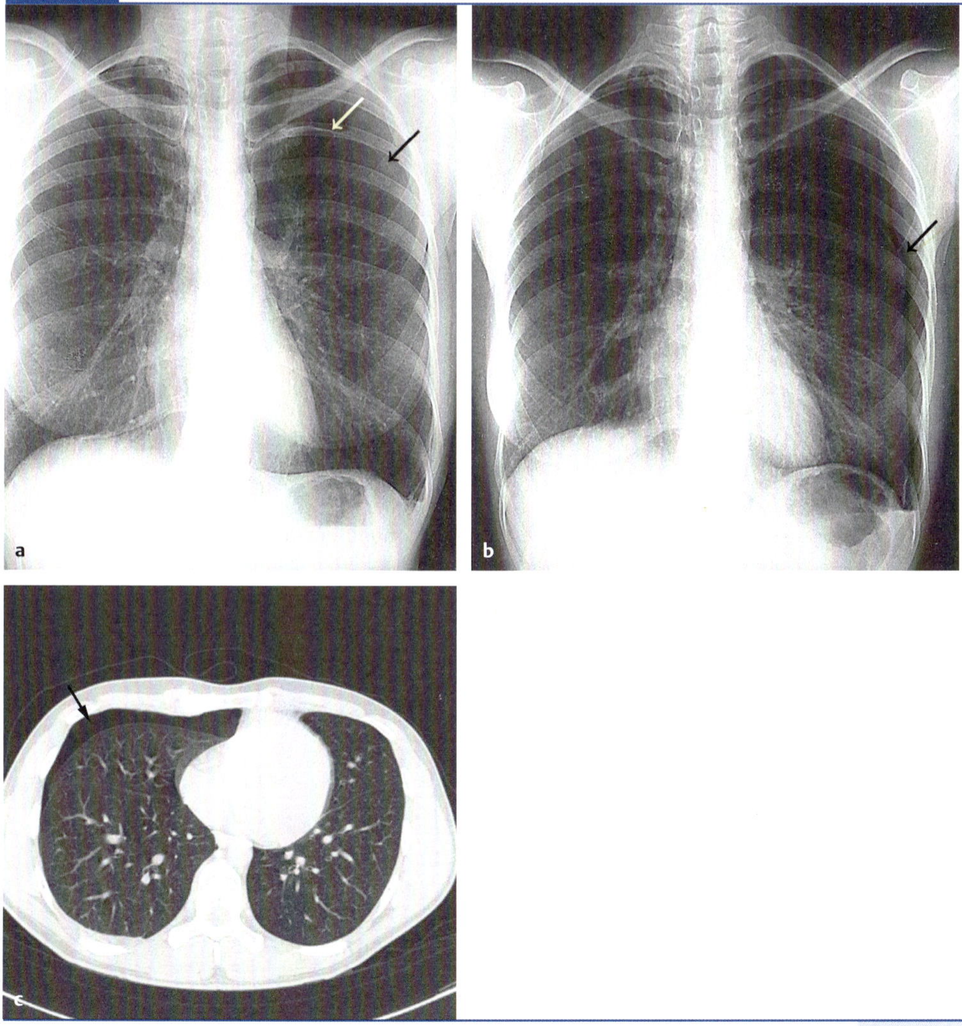


**a Inspiration:** Die Pleura visceralis ist als feine Haarlinie im 6. ICR erkennbar.
**b Exspiration:** Das Lungenvolumen nimmt ab, das Volumen des Pneumothorax nimmt im Verhältnis zu. Der Pneumothorax wird so oft leichter erkennbar.
**c Mantelpneumothorax in der CT:** Die abgehobene Pleura visceralis ist rechts ventral erkennbar (Pfeil).

**B-1.47 Formen des Pneumothorax.**

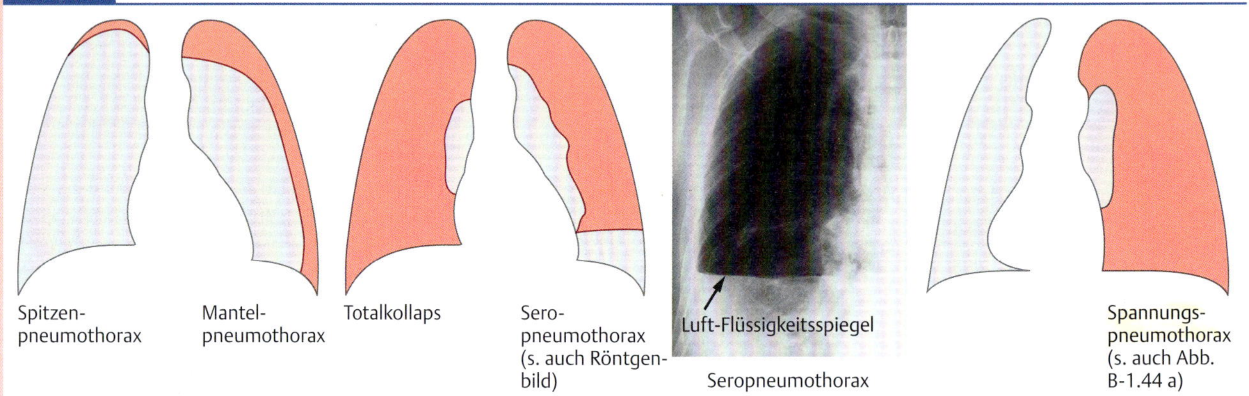


**▸ Klinischer Fall.** Ein 40-jähriger Patient klagt über plötzlich aufgetretene thorakale Schmerzen, die sich innerhalb von 3 Stunden auf den gesamten Brustkorb links ausbreiten. Zusätzlich besteht eine Belastungsdyspnoe. Eine pulmonale Grunderkrankung ist nicht bekannt. Die Thoraxübersichtsaufnahme (Abb. **B-1.48a**) zeigt einen Spannungspneumothorax links mit Verlagerung des Mediastinums zur Gegenseite, ipsilateralem Zwerchfelltiefstand und weitgestellten Interkostalräumen. Die linke Lunge ist vollständig kollabiert, die gesamte Thoraxhälfte deutlich hypertransparent. Es wurde eine Thoraxdrainage links installiert. Das Thorax-CT (Abb. **B-1.48b**) zeigt neben dem Pneumothorax links Emphysembullae rechts apikal und basal. Der spontan eingetretene Spannungspneumothorax ist wahrscheinlich durch Platzen einer Emphysembulla links entstanden. 4 Tage nach Einlegen der Thoraxdrainage ist die linke Lunge wieder entfaltet (Abb. **B-1.48c**).

**B-1.48 Spannungspneumothorax.**

**a Thoraxübersicht:** Spannungspneumothorax links.
**b Thorax-CT:** Pneumothorax links.
**c Thoraxübersicht nach Drainageneinlage:** vollständige Entfaltung der linken Lunge.

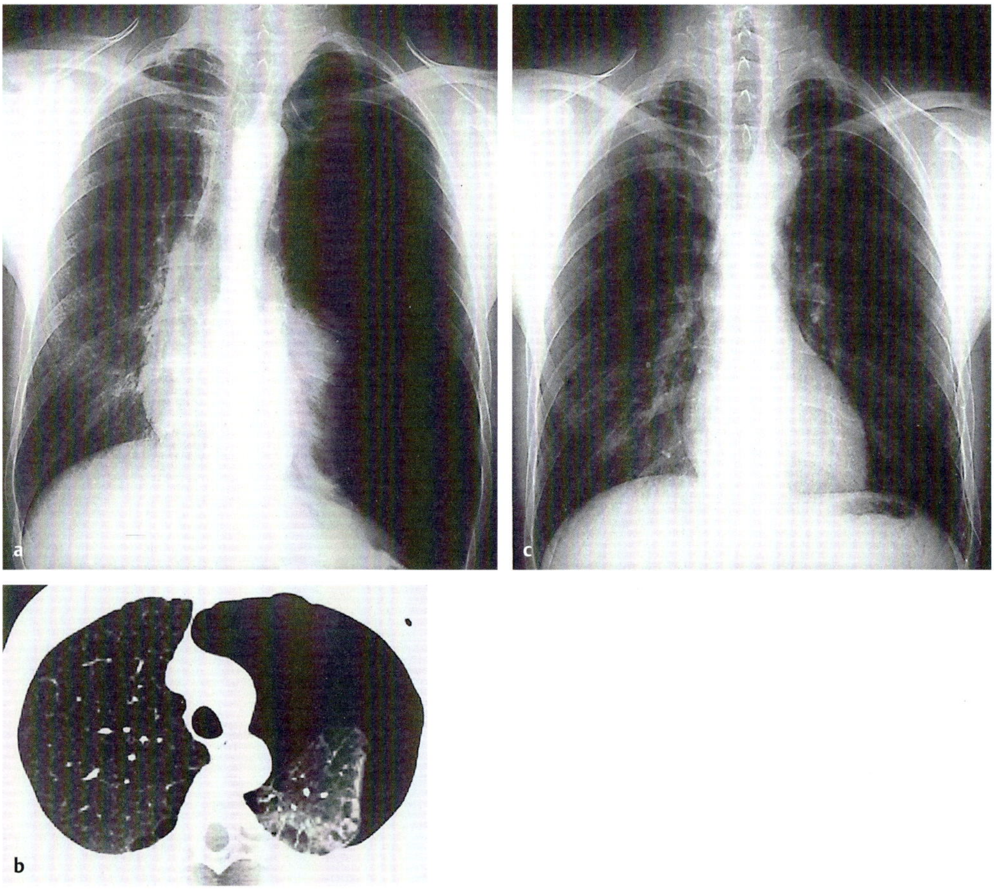

## Pleuraschwiele

▶ **Synonym.** Pleuraschwarte

▶ **Definition.** Fibrös-narbige Verdickung der Pleura, meist mit Verwachsung beider Blätter.

**Klinik:** Pleuraschwielen entstehen meist sekundär infolge Pleuritis, Hämatothorax, chronischem Pneumothorax oder primär bei Staublungenerkrankungen. Als Residuum der Lungenspitzentuberkulose treten häufig Pleurakuppenschwielen mit streifigen Verbindungen zum Lungenhilus auf. Typisch für eine Asbestexposition sind flächige, z. T. verkalkte Schwielen ventrolateral und diaphragmal. Je nach Ausprägung der narbigen Veränderungen können die Compliance der Lungen und die Zwerchfellbeweglichkeit eingeschränkt sein. Zusätzlich können Narbenemphysem und Thoraxdeformitäten zur respiratorischen Insuffizienz beitragen (Abb. **B-1.49**).

**Radiologische Diagnostik:** Kleinere basale Schwielen führen auf der **Röntgenaufnahme** zu einer Verschattung des Sinus phrenicocostalis und zipfligen Ausziehungen der Zwerchfellkontur (Zwerchfelladhärenz). Größere Schwielen, evtl. mit Verkalkungen, bewirken flächige oder bizarr geformte Transparenzminderungen der Lunge. Zusätzlich sind bei ausgedehnten Schwielen Folgeerscheinungen des narbigen Zuges auf die Umgebung wie Hochziehung des Zwerchfells oder Verkleinerung der Interkostalräume sichtbar.

▶ **Merke.** Die **Unterscheidung zwischen Pleuraerguss und Schwiele** bei einer laterobasalen Verschattung gelingt mit der Aufnahme im horizontalen Strahlengang in Seitenlage: Während ein nicht abgekapselter Erguss in Seitenlage entlang der Thoraxwand ausläuft, ändert sich die durch eine Schwarte hervorgerufene Verschattung auch bei Lageänderung nicht. Im Allgemeinen wird jedoch die Sonografie zur Unterscheidung eingesetzt.

**B-1.49 Pleuritis calcarea.**

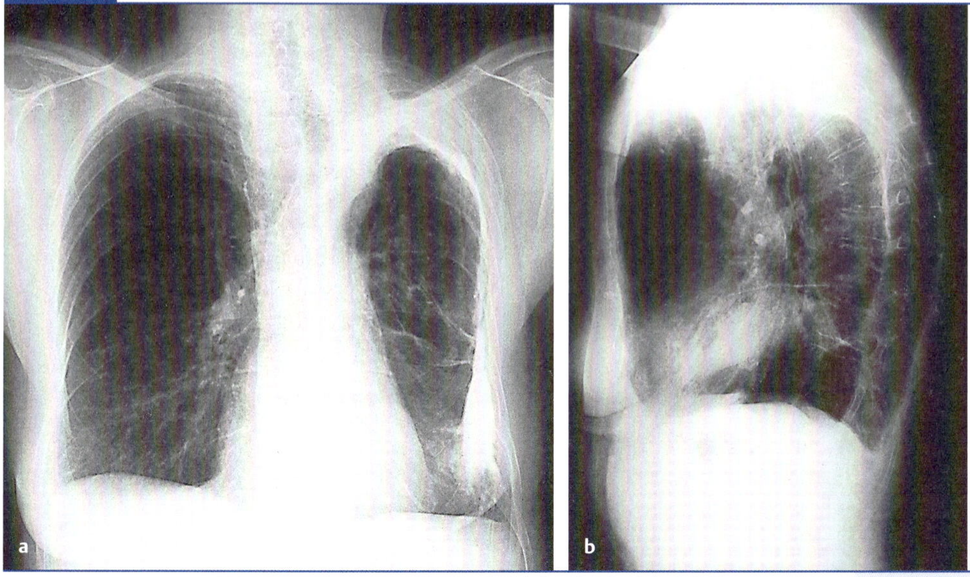

Die Patientin war vor 30 Jahren an einer Pleuritis erkrankt, die zu den ausgeprägten Veränderungen geführt hat. Links lateral und dorsal sind ausgedehnte verkalkte Pleuraschwielen sichtbar. Die linke Thoraxhälfte ist auf Grund der Schrumpfungsprozesse verkleinert, das obere Mediastinum nach links verzogen. Daneben besteht ein Lungenemphysem mit abgeflachten Zwerchfellkuppeln, rarifizierter Lungengefäßzeichnung und verbreitertem Retrosternalraum.

**a** Thorax p.-a.
**b** Thorax seitlich.

## Pleuramesotheliom

▶ **Definition.** Vom Mesothel der Pleura ausgehender maligner Tumor. Asbestexposition spielt eine entscheidende Rolle in der Ätiopathogenese (Berufskrankheit).

**Klinik:** Die klinische Symptomatik ist initial meist uncharakteristisch, im Verlauf ist das führende Symptom der bohrende und an Intensität zunehmende Thoraxschmerz.

**Pleuraschwiele**

▶ Synonym.

▶ Definition.

**Klinik:** Pleuraschwielen entstehen sekundär infolge Pleuritis, Hämatothorax und chronischem Pneumothorax oder primär bei Staublungenerkrankungen (z. B. Asbestexposition). Die Lungencompliance und Zwerchfellbeweglichkeit können eingeschränkt sein (Abb. **B-1.49**).

**Radiologische Diagnostik:** Kleine basale Schwielen führen zur Verschattung des Sinus phrenicocostalis, größere bewirken flächige Transparenzminderungen sowie Hochziehung des Zwerchfells und Verkleinerung der Interkostalräume.

▶ Merke.

**Pleuramesotheliom**

▶ Definition.

**Klinik:** Uncharakteristisch, im Verlauf zunehmend bohrender Thoraxschmerz.

**B-1.50 Pleuramesotheliom.**

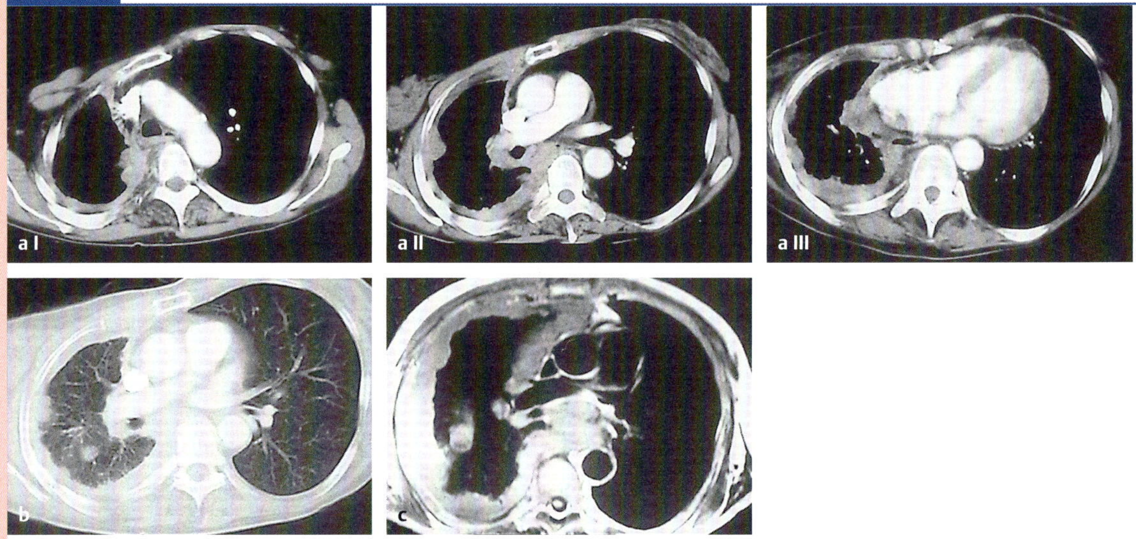


**a** CT-Aufnahmen nach KM-Gabe: Auffallend ist die deutliche Verkleinerung der rechten Thoraxhälfte bei erheblicher knotiger Verdickung der Pleura.
**b** Die Ausspielung im **Lungenfenster** zeigt, dass intrapulmonal ebenfalls Knoten nachweisbar sind, die von der Pleura aus in die Lunge vorgewachsen sind.
**c** Mit der **MRT** können die Schichten der Brustwand besser als mit der CT beurteilt werden, was für die Einschätzung der Ausdehnung wichtig ist.

**Diagnostisches Vorgehen:** Anamnese (Asbestexposition?), Röntgenthorax, Sonografie, CT, Thorakoskopie bzw. Pleurastanzbiopsie.

**Diagnostisches Vorgehen:** Anamnese (Asbestexposition?), Röntgenthorax, Sonografie, CT und histologischer Nachweis mittels Thorakoskopie bzw. Pleurastanzbiopsie sind die wegweisenden Untersuchungen.

**Radiologische Diagnostik:** Im Röntgenbild werden Pleuraerguss sowie ovaläre oder polyzyklische Verschattungen sichtbar. Im CT zeigen sich die tumorartige Verdickung der Pleura und die Tumorausdehnung (Abb. **B-1.50**).

**Radiologische Diagnostik:** Häufigste Manifestation in den bildgebenden Verfahren ist der Pleuraerguss. Im **Röntgenbild** stellen sich im fortgeschrittenen Stadium der Pleura aufsitzende ovaläre oder polyzyklische Verschattungen dar. Die **CT** spielt für die Diagnosestellung (tumorartige Verdickung der Pleura) und für die Beurteilung der Tumorausdehnung eine entscheidende Rolle (u. a. Infiltration von Brustwand, Lunge, Perikard?) (Abb. **B-1.50**).

### 1.4.3 Lungenemphysem

▶ **Definition.**

▶ **Definition.** Irreversible Vergrößerung des Luftraumes distal der terminalen Bronchiolen infolge Destruktion alveolärer Strukturen.

**Klinik:** Belastungsdyspnoe, Fassthorax, hypersonorer Klopfschall, wenig verschiebliche Atemgrenzen.

**Klinik:** Klinisch bestehen Belastungsdyspnoe, Fassthorax, sowie bei begleitender Bronchitis Husten. Perkutorisch fallen wenig verschiebliche Atemgrenzen und hypersonorer Klopfschall auf.

**Diagnostisches Vorgehen:** Frühdiagnose erfolgt durch **HR-CT**.

**Diagnostisches Vorgehen:** Anamnese (Raucher, pulmonale Grunderkrankungen?), Lungenfunktionsuntersuchung (Erhöhung von Residualvolumen und Vitalkapazität) und Röntgenthorax ermöglichen keine Frühdiagnose. Diese erfolgt durch die **HR-CT**.

**Radiologische Diagnostik:** Die Unterscheidung zwischen leichtem Emphysem und normaler Lunge ist schwierig. Radiologische Erscheinungen entstehen einerseits aus der chronischen Erweiterung der Lufträume, andererseits aus Gefäßveränderungen und pulmonaler Hypertonie.

**Radiologische Diagnostik:** Geringere Ausprägungsformen des Emphysems zeigen nur diskrete Veränderungen und können der radiologischen Erkennung entgehen. Aufgrund der großen Schwankungsbreite von Thoraxform, Weichteilmantel und Zwerchfellstand ist die Beurteilung, ob ein leichtes Emphysem vorliegt, oder die Lunge „normal" ist, unsicher. Die radiologischen Erscheinungen entstehen beim Emphysem zum einen aus der chronischen Erweiterung der Lufträume und den resultierenden Veränderungen an Lunge, Herz, Zwerchfell und Thoraxwand, zum anderen aus den Gefäßveränderungen und der pulmonalen Hypertonie.

Das **rarefizierte Gefäßbett** zeigt sich in weniger Gefäßschatten pro Flächeneinheit und dünneren Gefäßlinien. Das Kriterium der **vermehrten Lungentransparenz** ist unsicher.

Im Rahmen des Lungenumbaus wird das **Gefäßbett rarefiziert,** was sich auf der **Röntgenthoraxaufnahme** in einer verminderten Anzahl von Gefäßschatten pro Flächeneinheit und dünneren Gefäßlinien äußert. Das Kriterium der **vermehrten Lungentransparenz** ist unsicher, da die Lungentransparenz sehr stark von den Aufnahmeparametern und der Konstitution des Patienten abhängt.

**B-1.51 Röntgenzeichen des Lungenemphysems.**

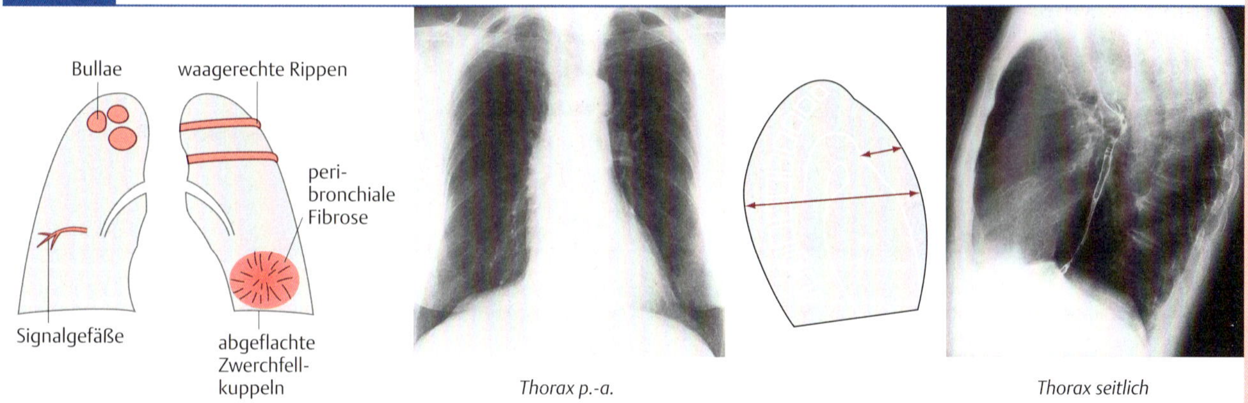


**Volumen auctum:**
- **Fassthorax:** verbreiterter Sagittaldurchmesser, breiter Retrosternalraum, waagerechte Rippen, Erweiterung der Interkostalräume
- **Zwerchfelltiefstand:** abgeflachte Zwerchfellkuppeln, Abstumpfung des Zwerchfellrippenwinkels, Insertionszacken

**Gefäßalteration:**
- Hypertransparenz durch Rarefizierung des Gefäßbettes und Überblähung
- Kalibersprung: Dilatierte Gefäße zentral gehen abrupt in verengte Gefäße über.
- Tropfenherz: Tiefertreten des Herzens durch Zwerchfelltiefstand
- Signalgefäßschatten: Die gesunden Lungenareale werden stärker durchblutet und die Gefäßschatten sind dort breiter.

**weitere Veränderungen:**
- Bullae: Ringschatten, besonders häufig in den Lungenspitzen und Oberfeldern mit einem Durchmesser von mehr als 1 cm. Tomografisch wird ein dünnwandig umschlossener lufthaltiger Hohlraum erkennbar.
- Pneumatozelen: Riesenzysten, die durch eine exspiratorische Ventilstenose bei Pneumonie oder Lungenkontusion entstehen.
- Bronchitische Streifenzeichnung („dirty chest")
- Pleuraschwielen und narbige Veränderungen beim Narbenemphysem

Als **sekundäre Veränderung** entwickelt sich ein **Fassthorax** mit einem vergrößerten Sagittaldurchmesser, waagrecht verlaufenden Rippen mit verbreiterten Interkostalräumen und einem vergrößerten Retrosternalraum. Zudem bildet sich ein **Zwerchfelltiefstand** mit abgeflachten, ungenügend atemverschieblichen Zwerchfellkuppeln aus, die Zwerchfellrippenwinkel sind abgestumpft. Zu achten ist auch auf Zeichen der **pulmonalen Hypertonie**, die sich durch den vorspringenden Pulmonalisbogen mit deutlichem Kalibersprung gegenüber den nachfolgenden Gefäßen äußert. Ein prominenter rechter Herzrand bestätigt den Verdacht der Druckerhöhung im kleinen Kreislauf. Von Bedeutung sind auch Veränderungen, die Hinweise zur Emphysemursache liefern können, z. B. ausgeprägte Narben, Thoraxwanddeformitäten oder eine „**bronchitische Streifenzeichnung**" („dirty chest"). Letzteres sind streifige bis kleinfleckige Verdichtungen in allen Lungenfeldern bei Patienten mit chronischer Bronchitis. Als Ursache wird eine Bronchitis infolge einer peribronchialen und perivasalen Fibrose angenommen (Abb. **B-1.51**).

Als **sekundäre Veränderung** entwickelt sich ein **Fassthorax** mit vergrößertem Sagittaldurchmesser, waagrechten Rippen und vergrößertem Retrosternalraum. Ein **Zwerchfelltiefstand** bildet sich aus. Die **pulmonale Hypertonie** äußert sich im vorspringenden Pulmonalisbogen und prominenten rechten Herzrand. Zu achten ist auf Narben, Wanddeformitäten und „**bronchitische Streifenzeichnung**" (Abb. **B-1.51**).

▸ Mere. Das Emphysem verändert das radiologische Erscheinungsbild von zusätzlichen Lungenerkrankungen.

▸ Mere.

Entwickelt sich z. B. zum vorbestehenden Emphysem eine Lungenstauung, so erfolgt die Transsudation dort, wo das Gefäßbett noch erhalten ist, so dass ein untypisches Verteilungsbild der Stauung entsteht. Auch pneumonische Infiltrate sind je nach Ausprägung und Verteilung des Emphysems untypisch lokalisiert und von blasenartigen Aufhellungen durchsetzt.

Bei zusätzlicher Lungenstauung erfolgt die Transsudation dort, wo das Gefäßbett noch erhalten ist: Es entsteht ein untypisches Verteilungsbild; ebenso bei pneumonischen Infiltraten.

In der **CT** können besonders unter Ausnutzung hochauflösender Techniken bullöse Veränderungen der Lunge sowie ein Gerüstumbau früher erfasst und sicherer lokalisiert werden als mit der Übersichtsaufnahme (Abb. **B-1.52**).

In der **CT** werden bullöse Veränderungen und Gerüstumbau früher erfasst als mit der Übersichtsaufnahme (Abb. **B-1.52**).

Auch die Einschätzung des **Schweregrades eines Emphysems** gelingt mit der CT zuverlässiger als mit der Röntgenübersichtsaufnahme.

Mit der CT kann der **Schweregrad eines Emphysems** zuverlässig eingeschätzt werden.

In der CT kann man ein zentrilobuläres, panlobuläres oder paraseptales Emphysem unterscheiden:

Man unterscheidet:

- Beim **zentrilobulären (zentroazinären) Emphysem** sind die Bronchioli respiratorii erweitert, die Läppchenperipherie bleibt intakt. In der CT findet man einzelne kleine Überblähungszonen im überwiegend normalen Parenchym. Diese Veränderungen sind im Oberlappen betont und kommen bei Rauchern vor (Abb. **B-1.52**).

- **zentrilobuläres (zentroazinäres) Emphysem:** V. a. im Oberlappen erweiterte Bronchioli respiratorii, Läppchenperipherie bleibt intakt (bei Rauchern) (Abb. **B-1.52**)

B-1.52 **Emphysem im HR-CT.**

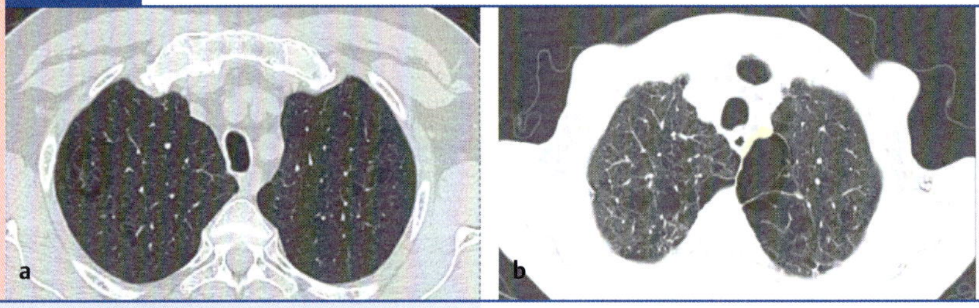

**a Zentrilobuläres Emphysem:** In beiden Lungenflügeln sind zahlreiche kleine Emphysemblasen bei sonst erhaltener Parenchymstruktur erkennbar.
**b Paraseptales Emphysem**: Gröbere Emphysemblasen subpleural betont.

- **panlobuläres (panazinäres) Emphysem:** Der gesamte sekundäre Lobulus ist betroffen, vor allem im Unterlappen (bei α-1-Antitrypsinmangel)
- **paraseptales oder subpleurales Emphysem** verursacht meist keine Funktionseinschränkung.

- Beim **panlobulären (panazinären) Emphysem** ist der gesamte sekundäre Lobulus betroffen. Die emphysematösen Veränderungen sind meist ausgeprägter als beim zentrilobulären Emphysem und vor allem in den Lungenunterlappen lokalisiert. Diese Form tritt auch bei α-1-Antitrypsinmangel auf.
- Beim **paraseptalen oder subpleuralen Emphysem** liegen einzelne Emphysemareale benachbart an pleuralen Strukturen oder am bronchovaskulären Bündel. Es verursacht meist keine Einschränkung der Lungenfunktion kann aber zu einem Spontanpneumothorax führen.

Bei der **Ventilations- und Perfusionsszintigrafie** zeigen sich eine fleckige Nuklidbelegung in emphysematösen Anteilen sowie Nuklidausfälle bei großen Bullae. Sie beurteilt außerdem die Funktionsfähigkeit des verbleibenden Parenchyms vor geplanter Lungenteilresektion.

Die **Ventilations- und Perfusionsszintigrafie** sind der Thoraxübersichtsaufnahme insbesondere beim Nachweis fokaler Emphyseme überlegen. Bei diesen Methoden zeigt sich eine fleckige Nuklidbelegung in den emphysematösen Lungenanteilen. Große Bullae führen zu Nuklidausfällen im Perfusionsszintigramm. Vor einer geplanten Lungenteilresektion erlauben szintigrafische Verfahren eine Abschätzung des verbleibenden funktionstüchtigen Lungenparenchyms.

▶ Merke.

▶ Merke. In der Regel ist jedoch die Kombination von Raucheranamnese, spirometrisch nachgewiesener Atemwegsobstruktion, niedriger Diffusionskapazität und röntgenologisch erkennbarem vergrößertem Lungenvolumen diagnostisch ausreichend.

CT und Szintigrafie werden zudem in unklaren Fällen, bei der Verlaufskontrolle oder präoperativ eingesetzt (z. B. vor geplanter Resektion von Bullae).

1.4.4 Bronchiektasen

## 1.4.4 Bronchiektasen

▶ Definition.

▶ Definition. Irreversible Erweiterungen von Bronchien.

**Klinik:** Rezidivierende bronchopulmonale Infekte.

**Klinik:** Rezidivierende bronchopulmonale Infekte. Maulvolle Expektorationen mit dreischichtigem Sputum sind zwar hinweisend, treten jedoch erst bei fortgeschrittenen Veränderungen auf.

**Diagnostisches Vorgehen:** Anamnese (täglicher Husten und Auswurf), Auskultation (grobblasige RG's, Giemen), Sputumuntersuchung.
**Radiologische Diagnostik:** Das Kaliber der Bronchien ist größer als das der begleitenden, normkalibrigen Pulmonalarterie oder die fehlende Verschmälerung des Bronchus nach peripher. Bei Bronchiektasen ohne Begleitentzündung kann die Übersichtsaufnahme unauffällig sein. Bei zusätzlicher Bronchitis zeigen sich typische Veränderungen:
- **Streifenzeichnung** durch chronische Bronchitis
- **„Tram lines" (Schienengleisphänomen):** verdickte Bronchialwände zylindrisch erweiterter Bronchien
- **Ringschatten** entsprechen sackförmig erweiterten Bronchien, evtl. mit Flüssigkeitsspiegeln durch Schleim oder Eiter (Abb. **B-1.53**).

**Diagnostisches Vorgehen:** Anamnese (täglicher Husten und Auswurf), klinische Untersuchung (grobblasige RG's, Giemen) und Sputumuntersuchung liefern neben der radiologischen Diagnostik Hinweise auf das Vorliegen von Bronchiektasen.

**Radiologische Diagnostik:** Das Kaliber der Bronchien ist größer als das der begleitenden, normkalibrigen Pulmonalarterie oder die fehlende Verschmälerung des Bronchus nach peripher. Bei Bronchiektasen ohne Begleitentzündung kann die Übersichtsaufnahme unauffällig sein, da die Bronchialwände zu dünn für eine Darstellung im Übersichtsbild sind. Meist besteht jedoch zusätzlich eine Bronchitis bzw. Peribronchitis mit Verdickung der Bronchialwände, Infiltration des peribronchialen Gewebes und flüssigkeitsgefüllten Lumina. Man unterscheidet zylindrische, variköse und sacciforme Bronchiektasen. Typische Veränderungen sind:
- **Streifenzeichnung** durch chronische Bronchitis
- **„Tram lines" (Schienengleisphänomen**): Schienenartige Schatten, die vom Hilus in die Peripherie ziehen und den verdickten Bronchialwänden zylindrisch erweiterter Bronchien entsprechen.
- **Ringschatten**, evtl. mit Flüssigkeitsspiegeln, entsprechen sackförmig erweiterten Bronchien. In den Hohlräumen können sich durch Schleim oder Eiter Flüssigkeitsspiegel bilden.

Bei komplett mit Sekret gefüllten Zysten entstehen Rundschatten (Abb. **B-1.53**).

**B-1.53 Bronchiektase.**

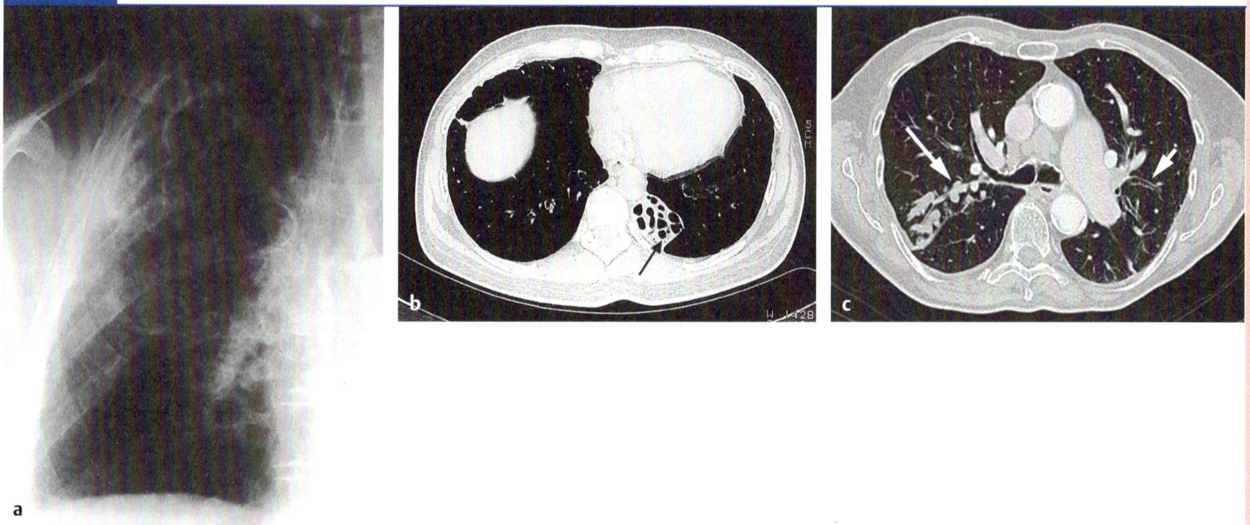

**a Übersichtsbild:** sakkiforme Bronchiektase im rechten Oberlappen.
**b CT** bei Bronchiektasen im linken Unterlappen (anderer Patient): erweiterte Bronchien mit verdickter Wand und Verdichtung des umgebenden Gewebes (Pfeil).
**c CT mit schleimgefüllten Bronchiektasen** (mucoid impaction), die als traubenförmige Verdichtungen imponieren (Pfeil rechts), links zylindrische Bronchiektasen mit verdickter Wand.

Die **Bronchografie** stellte über lange Zeit das Verfahren zur Abklärung von Bronchiektasen dar. Über Katheter bzw. Bronchoskope wird KM zur direkten Darstellung des Bronchialbaumes instilliert. Nachteile sind die Invasivität des Verfahrens, die Notwendigkeit der Sedierung bzw. Allgemeinnarkose und die Gefahr einer KM-Allergie. Sie wurde in den letzten Jahren zunehmend durch die **CT** ersetzt. Die computertomografische Diagnose von Bronchiektasen beruht auf dem Nachweis erweiterter Bronchien mit fehlender peripherer Kaliberverjüngung. Der dilatierte Bronchus (Ring), der von einer normkalibrigen Pulmonalarterie begleitet wird (Siegel), bildet das **Siegelringzeichen**, das charakteristisch für Bronchiektasen ist. Die CT kann neben der bronchialen Dilatation auch verursachende oder assoziierte Veränderungen des Lungenparenchyms darstellen (z. B. Lungennarben, -tumoren).

Bei der **Bronchografie** wird KM zur direkten Darstellung des Bronchialbaumes über Katheter bzw. Bronchoskop instilliert. Heute zunehmend Ersatz durch die **CT.** Hier werden erweiterte Bronchien mit fehlender peripherer Kaliberverjüngung nachgewiesen. Der dilatierte Bronchus (Ring), der von einer normkalibrigen Pulmonalarterie begleitet wird (Siegel), bildet das **Siegelringzeichen**, das charakteristisch für Bronchiektasen ist.

## 1.4.5 Pneumonien

### Allgemeines

1.4.5 Pneumonien

Allgemeines

**▸ Definition.** Akut oder chronisch verlaufende Entzündungen der Lunge mit vorwiegendem Befall des Alveolarraumes (**alveoläre** Pneumonie) und/oder des Interstitiums (**interstitielle** Pneumonie).

▸ Definition.

Man unterscheidet **primäre Pneumonien** (Auftreten ohne vorausgehende Erkrankung oder Lungenschädigung) und **sekundäre Pneumonien** (Folgekrankheit einer anderen pulmonalen oder systemischen Erkrankung, die die Abwehr des Patienten schwächt).
Nach morphologischen und radiologischen Kriterien unterscheidet man **Lobärpneumonie, Bronchopneumonie** (Herdpneumonie) und **interstitielle Pneumonie** (Abb. **B-1.54**).

Man unterscheidet **primäre Pneumonien** (ohne vorausgehende Erkrankung) und **sekundäre Pneumonien** (Folgekrankheit bei geschwächter Abwehr).

Zur Einteilung der primären Pneumonien s. Abb. **B-1.54**.

**Diagnostisches Vorgehen:** Die Diagnose der Lobär- und Bronchopneumonie lässt sich in der Regel aus den klinischen Symptomen und den typischen Veränderungen im Röntgenbild stellen. Bei der körperlichen Untersuchung finden sich ggf. eine Dämpfung des Klopfschalls, inspiratorische Rasselgeräusche und ein Bronchialatmen. Bei Verdacht auf infektiöse Genese sollte ein Nachweis des Erregers erfolgen (z. B. aus Sputum, Blutkultur).

**Diagnostisches Vorgehen:** Klinische Untersuchung: gedämpfter Klopfschall, inspiratorische RG's, Bronchialatmen. Erregernachweis bei Verdacht auf infektiöse Genese (Sputum, Blutkultur).

**Klinik:** Die **bakterielle lobäre Pneumonie** beginnt meist plötzlich mit Schüttelfrost und verläuft hochfebril. Neben Husten und Auswurf, der sich rostbraun färbt, können Thoraxschmerzen bestehen. Die **Bronchopneumonie** verläuft hingegen meist weniger stürmisch mit subfebrilen Temperaturen.

**Klinik:** Die **bakterielle lobäre Pneumonie** beginnt plötzlich und verläuft hochfebril, die **Bronchopneumonie** verläuft milder mit subfebrilen Temperaturen.

### Pilzpneumonien

**Klinik:** In Europa v. a. bei immunsupprimierten Patienten. Häufigste Erreger sind **Candida albicans** und **Aspergillus fumigatus.** Therapierefraktäre Lungeninfiltrate bei Soorinfektion des Rachens weisen auf eine **Candida-Pneumomykose** hin. Aspergillus fumigatus nutzt das Bronchialsystem als Eintrittspforte. Bei relativ guter Abwehr kann sich in Kavernen oder Bronchiektasen ein **Aspergillom** bilden, bei schlechter Abwehr kommt es zur **invasiven pulmonalen Aspergillose**.

**Diagnostisches Vorgehen:** Direkter Erregernachweis im Bronchialsekret oder transbronchiale Lungenbiopsie.

**Radiologische Diagnostik:**
- Bronchopneumonische Infiltrate bei bronchogener **Candida-Infektion**, Herde in allen Lungenpartien bei hämatogener Mykose.
- Das **Aspergillom** erscheint als homogener Rundschatten innerhalb einer Höhle (Abb. **B-1.57**)

## Pilzpneumonien

**Klinik:** In Europa werden Pilzinfektionen vor allem bei immunsupprimierten Patienten beobachtet. Häufigste Erreger einer Pilzpneumonie sind **Candida albicans** und **Aspergillus fumigatus**. Hinweisend auf eine **Candida-Pneumomykose** sind therapierefraktäre Lungeninfiltrate beim immungeschwächten Patienten mit manifester Soorinfektion des Rachens. **Aspergillus fumigatus** ist ubiquitär verbreitet (u. a. in der Mischflora beim Gesunden). Die wichtigste Eintrittspforte ist das Bronchialsystem, wobei eine herabgesetzte Immunabwehr meist Voraussetzung für eine Infektion ist. Bei relativ guter Abwehr kann sich in einer vorgegebenen Höhle (z. B. Kaverne, Bronchiektasen) ein umschriebener Pilzknoten (Fungusball) entwickeln, das **Aspergillom**. Bei schlechter Abwehrlage kann der Keim eine disseminierte bronchopulmonale nekrotisierende Pneumonie hervorrufen, die **invasive pulmonale Aspergillose**.

**Diagnostisches Vorgehen:** Die Diagnose erfolgt durch röntgenologische Feststellung der Pneumonie sowie durch direkten Erregernachweis im Bronchialsekret oder durch transbronchiale Lungenbiopsie.

**Radiologische Diagnostik:**
- Die bronchogen entstandene **Candida-Infektion** führt zu bronchopneumonischen Infiltraten. Bei der hämatogenen Mykose der Lunge sind die Herde gleichmäßig über alle Lungenpartien verteilt.
- Das **Aspergillom** erscheint als homogener Rundschatten innerhalb einer Höhle. Typisch ist eine ring- bzw. sichelförmige Luftansammlung zwischen Rundschatten und Höhlenwand, **Luftsichelzeichen** (**air crescent sign**) (Abb. **B-1.57**).

**B-1.57 Radiologische Befunde bei Aspergillom.**

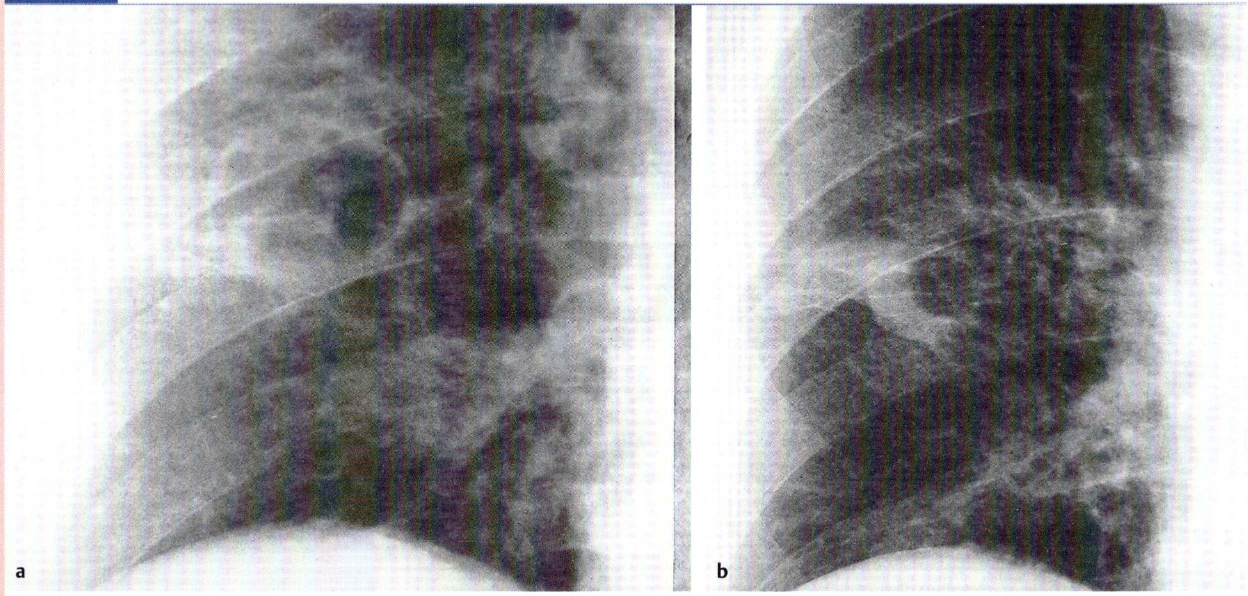


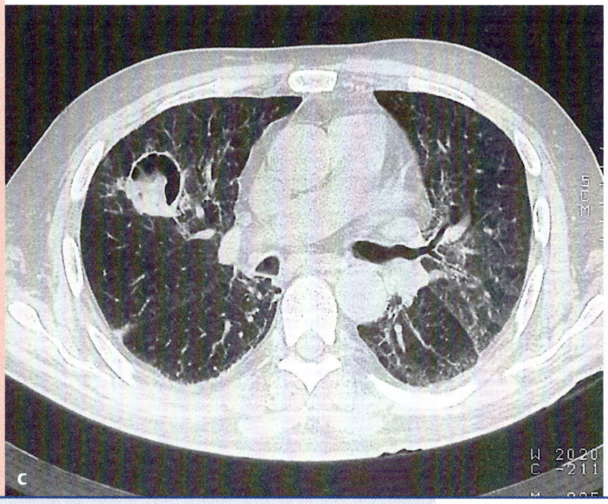


**a** Bei **a** lässt sich eine dünnwandige Kaverne erkennen.
**b** Im weiteren Verlauf sieht man eine ovaläre, lageabhängige Verdichtung innerhalb der Kaverne.
**c** Der Befund wird durch das CT untermauert.

▶ Klinischer Fall. 79-jährige Patientin mit ausgeprägten Ödemen, progredienter Kachexie und Hämaturie. Festgestellt wurde ein nephrotisches Syndrom bei chronischer Glomerulonephritis. Bei gleichzeitig bestehendem Husten bestand der Verdacht auf einen Morbus Wegener. Die Patientin wurde aus diesem Grund mit Immunsuppressiva behandelt. Die bronchopneumonischen Infiltrate (Abb. **B-1.58**) waren progredient. Trotz massiver antimykotischer und antibiotischer Therapie entwickelte sich eine schnell fortschreitende respiratorische Insuffizienz. Die Patientin verstarb bei pulmonalem Versagen auf dem Boden einer rasch progredienten Aspergillenpneumonie.

**B-1.58 Bronchopneumonische Infiltrate beidseits bei invasiver pulmonaler Aspergillose.** Übersichtsaufnahme p.-a.

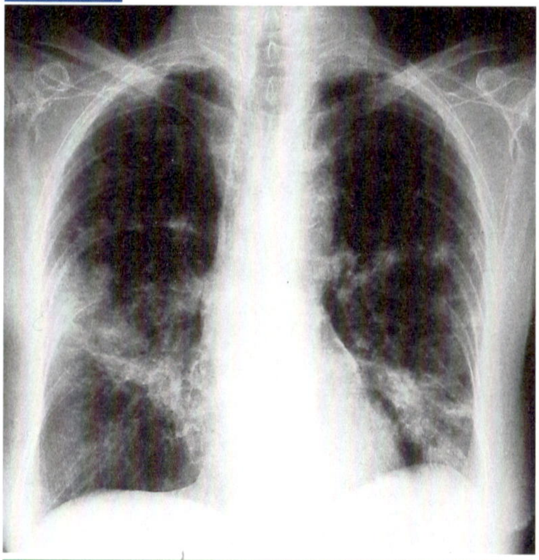

## Pneumocystis-jirovecii-Pneumonie

**Klinik:** Lange Zeit wurde Pneumocystis carinii für den Erreger dieser interstitiellen Lungenentzündung gehalten. Inzwischen wurde festgestellt, dass der Erreger dieser opportunistischen Lungenentzündung im Menschen sich geringfügig von Pneumocystis carinii unterscheidet. Der Erreger der menschlichen Lungenentzündung wurde Pneumocystis jirovecii genannt. Es handelt sich um einen Schlauchpilz, der von einer Schleimhülle überzogen ist.
Einem besonderen Erkrankungsrisiko unterliegen Frühgeborene und Säuglinge sowie immungeschwächte Patienten (Leukämie, AIDS, immunsuppressive Therapie). Im Kindesalter verläuft die Erkrankung sehr stürmisch mit rasch zunehmender Dyspnoe, Husten und Tachykardie. Bei Erwachsenen entwickeln sich Dyspnoe und trockener Husten schleichend.

**Radiologische Diagnostik:** In der frühen Phase der Erkrankung ist eine perihilär betonte interstitielle Zeichnungsvermehrung auf der **Röntgenthoraxaufnahme** sichtbar (Abb. **B-1.59**). Diese dehnt sich innerhalb von Stunden bis Tagen in die Mittel- und Unterfelder aus und führt zu flächigen Verschattungen.

### Pneumocystis-jirovecii-Pneumonie

**Klinik:** Besonderes Erkrankungsrisiko besteht für Frühgeborene, Säuglinge und immungeschwächte Patienten. Im Kindesalter verläuft die Pneumocystis-jirovecii-Pneumonie sehr stürmisch, beim Erwachsenen schleichend.

**Radiologische Diagnostik:** In der Frühphase perihilär betonte interstitielle Zeichnung, die sich rasch als flächige Verschattung in Mittel- und Unterfelder ausdehnt (Abb. **B-1.59**).

**B-1.59 Radiologischer Befund bei Pneumocystis-jirovecii-Pneumonie.**

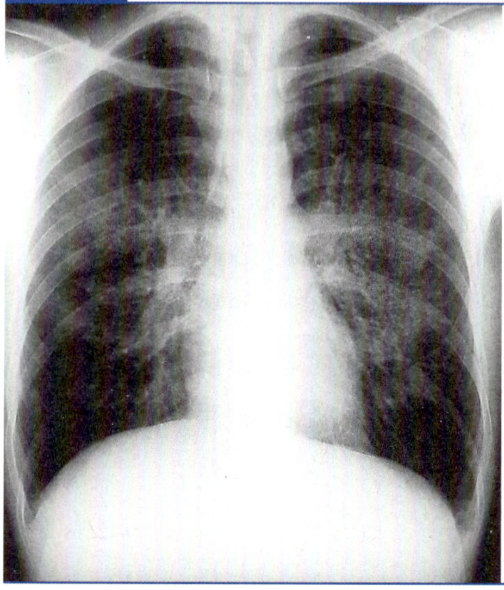

Der HIV-positive Patient stellt sich mit Fieber und Husten vor. Im Frühstadium der Pneumocystis-jirovecii-Pneumonie sind beidseits zarte, perihiläre Fleck- und Streifenschatten erkennbar.

B-1.59

1.4.6 Tuberkulose

▶ Definition.

Klinik: Die Primärtuberkulose verläuft klinisch oft stumm. **Stadieneinteilung** s. Abb. **B-1.60**.

**Diagnostisches Vorgehen:** Anamnese (Diabetes? Alkoholismus?), Röntgenthorax in 2 Ebenen, Tuberkulin-Test, Nachweis säurefester Stäbchen in Magensaft und Sputum.

**Radiologische Diagnostik:** Die Primärtuberkulose wird meist erst bei klinischen Komplikationen radiologisch erfasst.

B-1.60



## 1.4.6 Tuberkulose

**▶ Definition.** Infektionskrankheit, die am häufigsten durch Infektion mit Mycobacterium tuberculosis, seltener durch Mycobakterium bovis oder africanum hervorgerufen wird. Erkrankungen nach Infektion mit anderen Mykobakterien (z. B. Mycobacterium avium oder kansasii) werden als atypische Mykobakteriosen bezeichnet.

**Klinik:** Die Primärtuberkulose verläuft klinisch häufig stumm, evtl. bestehen subfebrile Temperaturen, Husten, Nachtschweiß, Appetitverlust und Thoraxschmerzen. Die einzelnen **Stadien** der Tuberkulose sind in Abb. **B-1.60** dargestellt.

**Diagnostisches Vorgehen:** Neben Anamnese (z. B. resistenzmindernde Faktoren wie Diabetes mellitus, Alkoholismus) und Klinik kommt der radiologischen Diagnostik (Röntgenthorax in 2 Ebenen), dem Tuberkulin-Test und der bakteriologischen Untersuchung (Nachweis säurefester Stäbchen in Magensaft und Sputum?) die größte Bedeutung zu. IFGN

**Radiologische Diagnostik:** Da die primäre Tuberkulose meist asymptomatisch verläuft, wird sie im Primärstadium selten radiologisch erfasst. Anlass der **Röntgenuntersuchung** sind meist klinisch apparente Komplikationen.

**B-1.60 Stadien der Tuberkulose.**

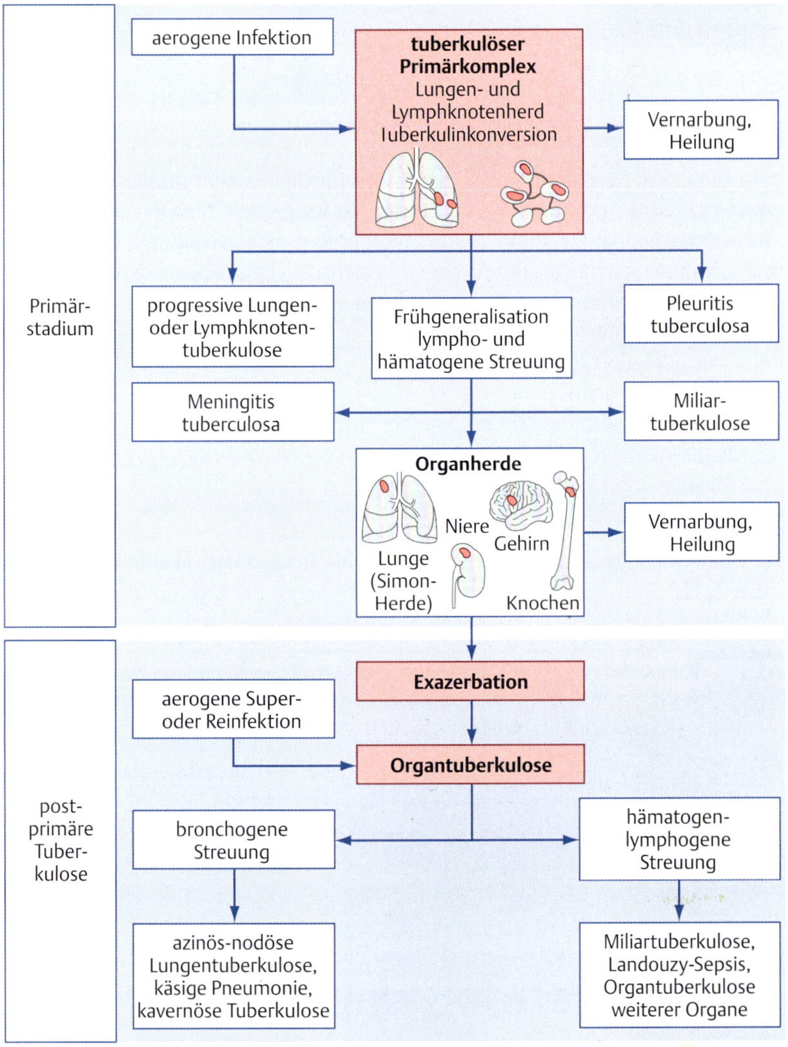


(aus Baenkler HW et al. Duale Reihe Innere Medizin. Stuttgart; Thieme; 2001)

**B-1.61 Radiologische Befunde bei Tuberkulose.**

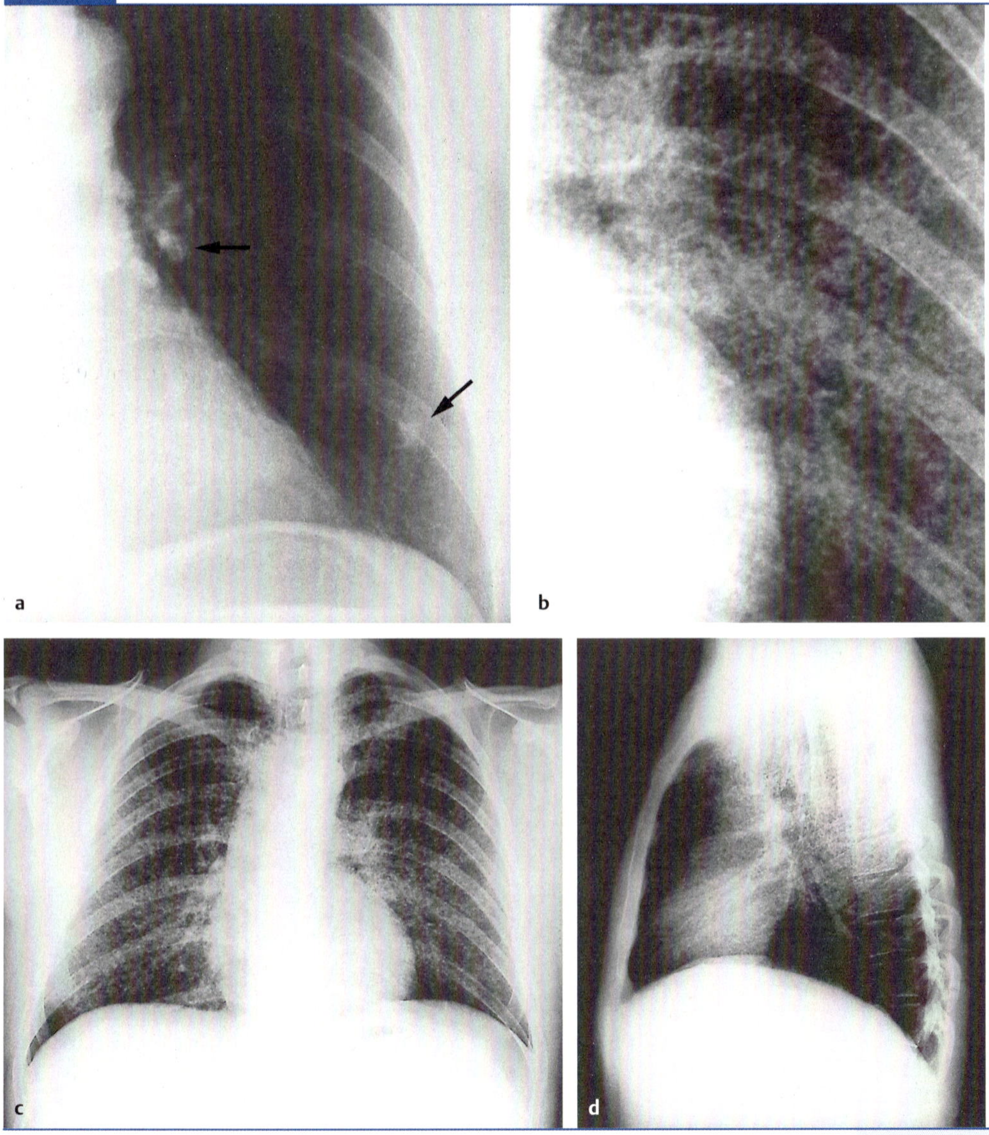


**a** Verkalkter Primärkomplex: subpleural gelegener verkalkter Herd, im gleichseitigen Hilus verkalkte Lymphknoten (Pfeile).
**b** Ausschnitt: Miliartuberkulose.
**c** Miliartuberkulose: Symmetrisch verteilte, hirsekorngroße Knötchen in der gesamten Lunge, Thorax p.-a. und
**d** Thorax seitlich.

**Primärstadium:** Nach der Inhalation des Mykobakteriums entwickelt sich mit einer Latenz von 5–6 Wochen der Primärherd (**Ghon-Herd**). Dieser tritt meist solitär im Oberlappen subpleural gelegen auf und erreicht Erbsen- bis Haselnussgröße. Über das regionäre Lymphabflussgebiet werden die zugehörigen ipsilateralen **Lymphknoten im Hilus** erfasst, die sich enorm **vergrößern** können. In den meisten Fällen heilt der Primärkomplex ab. Auf späteren Aufnahmen ist als Hinweis auf eine abgelaufene Tuberkulose der **verkalkte Primärkomplex** nachweisbar (Abb. **B-1.61a**).

**Komplikationen im Stadium des Primärkomplexes:**

- **Primärtuberkulose**: Bei schlechter Abwehrlage kann es zu einer Einschmelzung des Parenchymherdes und einem Einbruch ins Bronchialsystem mit Ausbildung einer Kaverne kommen. Zusätzlich kommt es zu einer bronchogenen Streuung. Im Röntgenbild sind segmental verteilte, flaue Verschattungen (Bronchopneumonie) und unter Umständen Ringschatten (Kavernen) erkennbar. Beim Verdacht auf Vorliegen einer Primärtuberkulose sollte unbedingt eine CT des Thorax durchgeführt werden, weil hier die Kavernen sicherer erkennbar sind.
- **Atelektase:** Besonders bei Kindern schwellen die Hiluslymphknoten sehr stark an. Diese können die Kompression eines Bronchus mit Atelektase des entsprechenden Lappens oder Segmentes bewirken. Im Röntgenbild (S. 192) ist eine segmentale homogene Verschattung mit Zeichen der Volumenminderung erkennbar.

**Primärstadium:** 5–6 Wochen nach Inhalation entwickelt sich der meist subpleural und solitär im Oberlappen gelegene, erbsengroße Primärherd **(Ghon-Herd)**. Die ipsilateralen **Hiluslymphknoten** können enorm **vergrößert** sein. Der **verkalkte Primärkomplex** weist auf eine abgelaufene Tuberkulose hin (Abb. **B-1.61a**).

**Komplikationen im Primärstadium:**

- **Primärtuberkulose:** Bei schlechter Abwehr kann der Parenchymherd einschmelzen und ins Bronchialsystem einbrechen. Im Röntgenbild zeigen sich segmentale Verschattungen (Bronchopneumonie) und Ringschatten (Kavernen).
- **Atelektase:** Sie entsteht besonders bei Kindern durch stark geschwollene Hiluslymphknoten, die einen Bronchus komprimieren. Röntgenbefund (S. 192).

- **Pleuritis exsudativa:** In allen Stadien. Häufig einziges Zeichen eines ablaufenden Primärinfektes.

- **Pleuritis exsudativa:** Die Pleuritis kann in allen Stadien der Tuberkulose auftreten. Häufig ist sie, vor allem bei Jugendlichen, das einzige Zeichen eines im Ablauf begriffenen Primärinfektes. Im Röntgenbild ist meist ein ausgedehnter einseitiger Pleuraerguss nachweisbar.

► Klinischer Fall.

► Klinischer Fall. Eine 22-jährige Arzthelferin stellt sich mit seit 2 Monaten bestehenden Thoraxschmerzen, Reizhusten, Nachtschweiß und zunehmender Abgeschlagenheit vor. Auf der Thoraxübersichtsaufnahme zeigen sich ein ausgeprägter Erguss rechts sowie eine zarte Zeichnungsvermehrung in der Lungenspitze. Voraufnahmen waren unauffällig. Die zytologische Untersuchung des Pleurapunktates ergibt eine Pleuritis tuberculosa, im Magensaft werden säurefeste Stäbchen nachgewiesen. Bei der Patientin besteht demzufolge ein tuberkulöser Pleuraerguss, ursächlich war eine Lungenspitzentuberkulose (Abb. **B-1.62**). Unter antituberkulöser Therapie kommt es zur kompletten Rückbildung des Ergusses. Suppulmonaler Erguss

**B-1.62** **Tuberkulöser Pleuraerguss rechts (Pfeil) bei Lungenspitzentuberkulose.** In der Lungenspitze ist eine zarte Zeichnungsvermehrung erkennbar (Doppelpfeil).

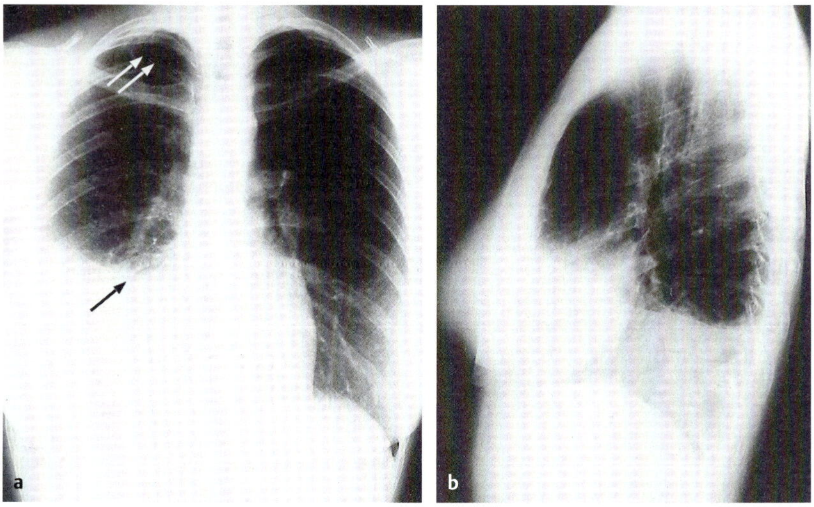


- **Organherde im Primärstadium** entstehen durch frühe hämatogene Streuung. **Simon-Spitzenherde** sind als doppelseitige **Fleckschatten in den Lungenspitzen** sichtbar.

- **Organherde im Primärstadium:** Schon während der Primärherdentwicklung gewinnen die Mykobakterien Anschluss an das Blutsystem und streuen in alle Organe. Bei guter Abwehrlage und geringer Virulenz entwickeln sich häufig die sog. **Simon-Spitzenherde**. Im Röntgenbild äußern diese sich in Form doppelseitiger diskreter **Fleckschatten in den Lungenspitzen**.

Die **postprimäre Lungentuberkulose** beginnt mit Reaktivierung der Simon-Spitzenherde und **Assmann-Frühinfiltraten** (flaue, infraklavikuläre Fleckschatten). Unterscheidung in:

- **exsudative Herde** (azinös-nodöse Tuberkulose)
- **produktive Infiltrate**

**Postprimäre Lungentuberkulose:** Die postprimäre Lungentuberkulose beginnt meist mit einer Reaktivierung der Simon-Spitzenherde, die einschmelzen und Anschluss an das Bronchialsystem finden. Häufig sind flaue, infraklavikuläre Fleckschatten im Röntgenbild erkennbar (**Assmann-Frühinfiltrat**). Je nach Gewebereaktion werden unterschieden.

- **exsudative Herde:** Sie entsprechen im Röntgenbild **unscharf begrenzten**, zum Teil **konfluierenden Fleckschatten (azinös-nodöse Lungentuberkulose**).
- **produktive Infiltrate:** typischerweise scharf konturierte, zum Teil verkalkte Rundherde.

**Kavernen** sind als lufthaltige rundliche Hohlräume erkennbar, im CT zeigt sich häufig der Drainagebronchus mit verdickter Wand.

Unscharf begrenzte fleckige Verdichtungen können zu größeren konfluieren (**käsige Pneumonie**) oder unter Ausbildung einer **Kaverne** in einen Bronchus einbrechen. Kavernen sind im Röntgenbild – oder zuverlässiger in der CT – als lufthaltige rundliche unterschiedlich große Hohlräume erkennbar. In der CT ist häufig der Drainagebronchus mit verdickter Wand nachweisbar.

Bei hämatogener Streuung kommt es zur **Miliartuberkulose** mit **zahlreichen hirsekorngroßen Knötchen in allen Arealen** (Abb. **B-1.61b-d**).
1–2 mm große scharf begrenzte Fleckschatten entsprechen **Tuberkeln, Tuberkulome** sind 0,5–4 cm groß und häufig verkalkt.

Bei hämatogener Streuung entwickelt sich das Bild der **Miliartuberkulose** mit radiologisch nachweisbaren **zahlreichen hirsekorngroßen Knötchen in allen Lungenarealen** (Abb. **B-1.61b-d**).

Die **Tuberkel**, 1–2 mm große, scharf begrenzte mikronoduläre Fleckschatten, entwickeln sich bei der produktiven Form. Größere, **glatt begrenzte Rundschatten** mit einem Durchmesser von **0,5–4 cm** entsprechen den **Tuberkulomen**. Diese weisen häufig Verkalkungen auf.

**B-1.63 Befunde nach abgelaufener Tuberkulose.**

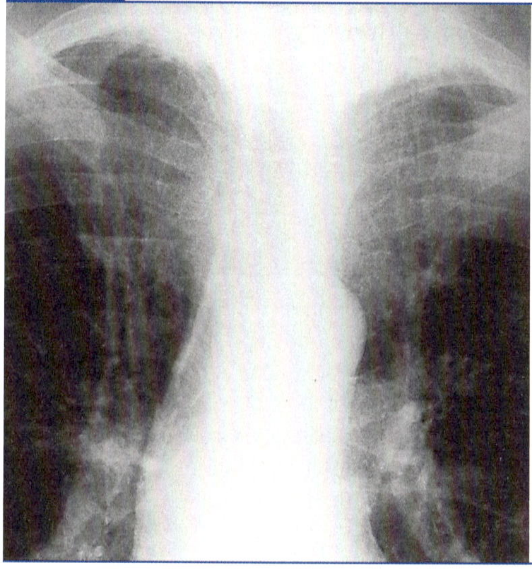

Narbige, streifige Veränderungen in beiden Oberfeldern, Kranialraffung und feinfleckige Verkalkungen beider Hili, unregelmäßige schwielige Verdickung der Pleurakuppen.

B-1.63

**B-1.64 Befunde bei Ölplombe.**

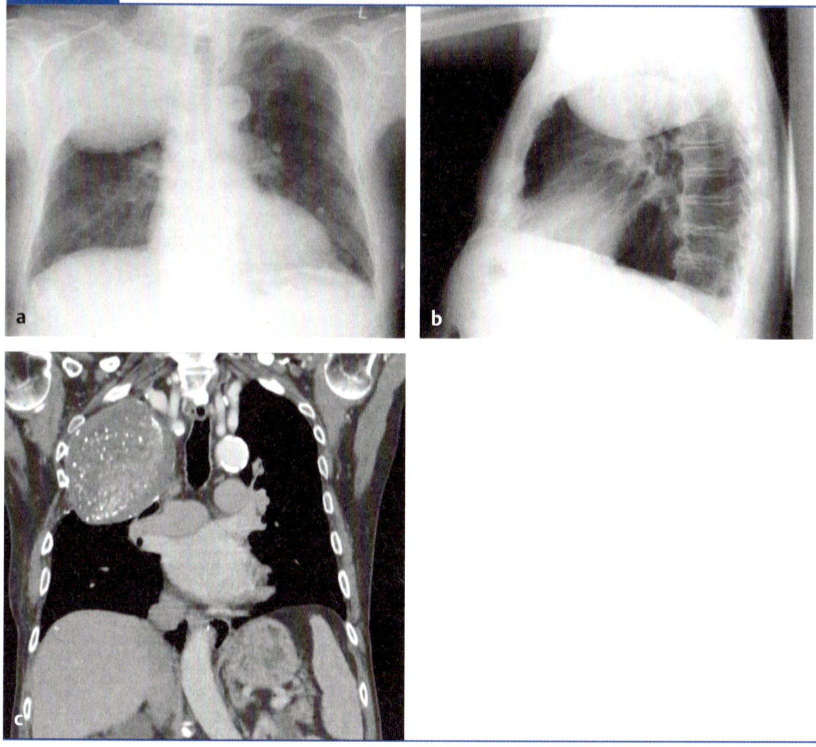

Es zeigt sich eine homogene, glatt begrenzte Verschattung auf der Übersichtsaufnahme. Da nur der Lungenoberlappen betroffen ist, sind die Zeichen der Volumenminderung nicht nachweisbar. In der CT sind die multiplen eingelagerten Verkalkungen und die Rippenverformungen postoperativ bzw. durch die narbigen Veränderungen besser erkennbar.

Für eine **abgelaufene Tuberkulose** sprechen auf der Übersichtsaufnahme **Pleurakuppenschwielen** mit **apikalen Narbensträngen**, eine verstärkte **apikohiläre Streifenzeichnung** und kleinere **Kalkherde** (Abb. **B-1.63**). Ausgeprägte narbige Veränderungen bewirken bei der fibrozirrhotischen Tuberkulose eine Verziehung der Hili nach kranial und narbige, streifige Verdichtungen und Verziehungen, die von emphysematisch umgebautem Lungengewebe begleitet werden. Nach einem tuberkulösen Pleuraerguss können pleuroperikardiale und pleurodiaphragmale Verschwielungen auftreten.

Nur noch selten sieht man Patienten, die im oder nach dem 2. Weltkrieg mit dem Anlegen einer **„Ölplombe"** behandelt wurden: Da es keine suffiziente Therapie der Tuberkulose gab, wurde die Lunge von der Thoraxwand gelöst, es entstand ein Pneumothorax mit Kollaps der infizierten Lungenanteile. Um den künstlichen Pneumothorax aufrechtzuerhalten, wurde der Pleuraraum mit Füllmaterialien wie z. B. Paraffin (Ölplombe) aufgefüllt (Abb. **B-1.64**) Es erscheint eine homogene, glatt begrenzte Verschattung, die meist einen ganzen Lappen oder eine ganze Lunge einnimmt und Zeichen der Volumenminderung aufweist.

Zeichen einer **abgelaufenen Tuberkulose** sind **Pleurakuppenschwielen** mit **apikalen Narbensträngen, verstärkte apikohiläre Streifenzeichnung** und **kleinere Kalkherde** (Abb. **B-1.63**).

„Ölplomben" als Therapie einer Tuberkulose stellen sich als flächige homogene Verschattungen mit Zeichen der Volumenminderung dar und sind nur noch selten bei älteren Patienten nachweisbar.

Mittels **CT** können Kavernen von Emphysembullae und frische Infiltrate von narbigen Residuen unterschieden werden.

Mithilfe der **CT** können Kavernen relativ sicher von Emphysembullae differenziert werden. Frische infiltrative Veränderungen können insbesondere im HR-CT von narbigen Residuen unterschieden werden, wodurch eine sichere Beurteilung der Krankheitsaktivität möglich ist.

### 1.4.7 Echinokokkose

▶ **Definition.**

▶ **Definition.** Parasitäre Infektion mit Echinococcus cysticus (Hundebandwurm, auch: Echinococcus granulosus) oder Echinococcus multilocularis (Fuchsbandwurm, auch: Echinococcus alveolaris).

**Klinik:** Finnen von E. cysticus finden sich häufig in Leber (60 %) und Lunge (20 %), E. multilocularis siedelt primär in der Leber und metastasiert sekundär in die Lunge. Symptome fehlen häufig lange, bei Ruptur der Lungenhydatide kommt es zu Schmerzen, Husten und Dyspnoe.

**Klinik:** Die Finnen von Echinococcus cysticus siedeln sich vor allem in der Leber (60 %) und nachfolgend in Lunge (20 %), Milz, Nieren und ZNS an. Echinococcus multilocularis findet sich zu 98 % primär in der Leber, sekundär kann eine Metastasierung in Lunge und andere Organe erfolgen. Der Befall bleibt möglicherweise jahrelang latent, Symptome fehlen oder sind uncharakteristisch. Große Hydatiden können Kompressionserscheinungen hervorrufen. Klinische Symptome wie Schmerzen, Husten und Dyspnoe treten bei Ruptur der Lungenhydatide auf.

**Diagnostisches Vorgehen:** Bildgebung und Antikörpernachweis.

**Diagnostisches Vorgehen:** Die Diagnose wird mithilfe radiologischer Methoden (Röntgen, CT, Sonografie) in Verbindung mit dem Antikörpernachweis durch serologische Untersuchung gestellt.

**Radiologische Diagnostik:** Wenige Millimeter bis 30 cm große, solitäre glatt berandete, homogene Rundherde bei Befall mit E. cysticus. Typisch sind **Meniskuszeichen** und **Wasserlilienzeichen** (Abb. **B-1.65**). Bei E. multilocularis finden sich kleinere multiple Rundherde.

**Radiologische Diagnostik:** Bei Befall mit Echinococcus cysticus sind auf dem **Röntgenbild** solitäre, glatt berandete, homogene Rundherde mit einem Durchmesser von wenigen Millimetern bis zu 30 cm sichtbar. Gelegentlich ist zwischen Lungenkapsel und Echinokokkusmembran eine schmale Luftsichel erkennbar **(Meniskuszeichen)**. Nach Ruptur der Zyste kann die Zystenwand auf der Restflüssigkeit schwimmen **(Wasserlilienzeichen)** (Abb. **B-1.65**). Bei Echinococcus multilocularis finden sich v. a. kleinere multiple Rundherde oder Zysten.

⊙ B-1.65

**⊙ B-1.65 Lungenveränderungen bei Echinococcus granulosus.**

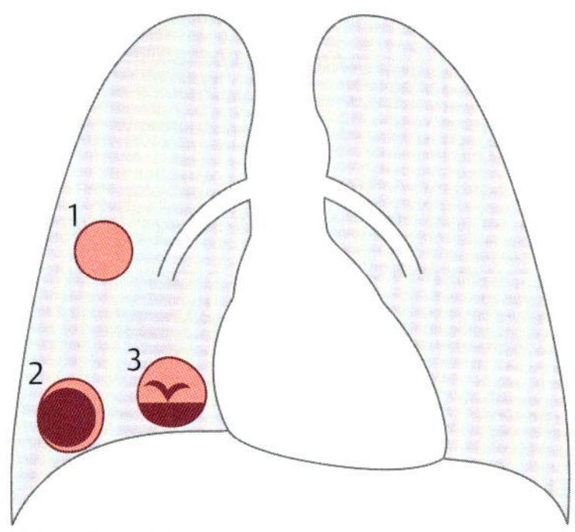


- Rundherd (1)
- Meniskuszeichen: Luft zwischen Lungenkapsel und Echinokokkusmembran (2)
- Wasserlilienzeichen: rupturierte Echinokokkuswand schwimmt auf Flüssigkeit (3)

### 1.4.8 Askaridose

▶ **Definition.**

▶ **Definition.** Ascaris lumbricoides (Spulwurm) ist ein weltweit verbreiteter Parasit. Die Ansteckung erfolgt durch Aufnahme von mit Eiern des Wurms kontaminierter Nahrung.

**Klinik:** Abdominalschmerzen, allergische Hauterscheinungen.

**Klinik:** Symptome eines grippalen Infekts, abdominelle Schmerzen, allergische Hautmanifestationen.

**Diagnostisches Vorgehen:** Wurmeier im Stuhl, Bluteosinophilie.

**Diagnostisches Vorgehen:** Nachweis der Askarideneier im Stuhl im Zusammenhang mit einer Bluteosinophilie.

**B-1.66 Eosinophiles Löffler-Infiltrat**

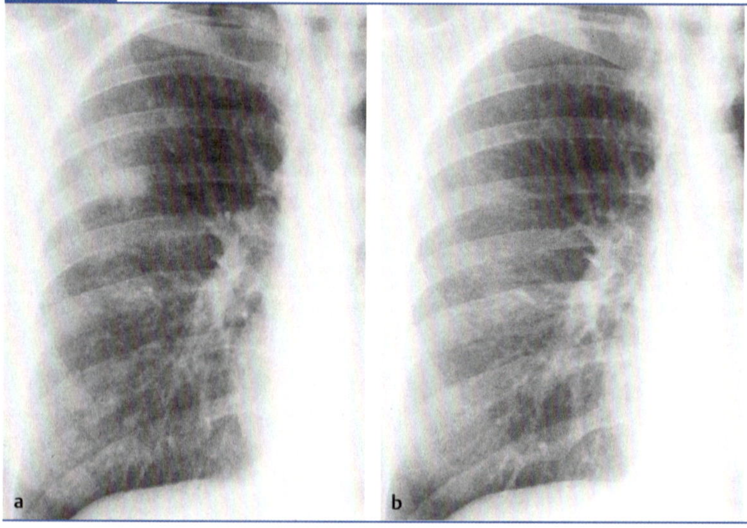


Einzelne Flächeninfiltrate im Ober- und Mittelfeld, die nach 1 Woche nicht mehr nachweisbar sind. Die Bluteosinophilie betrug 42 % (**a**). Eine Askarideninfestation wurde 6 Wochen später nachgewiesen (**b**).

(aus Lange S. Radiologische Diagnostik der Thoraxerkrankungen. Stuttgart: Thieme; 2010)

**Radiologische Diagnostik:** Das **Röntgenbild** zeigt Flächenschatten oder konfluierende Fleckschatten, wobei das Auftreten meist zeitlich versetzt ist, so dass die Infiltrate über die Lunge wandern. Man spricht dann von einem **Löffler-Infiltrat** (Abb. **B-1.66**).

**Radiologische Diagnostik:** Flächenschatten, die zeitlich versetzt über die Lunge wandern (**Löffler-Infiltrat,** Abb. **B-1.66**).

**▸ Merke.** Typisch für das **Löffler-Infiltrat** sind:
- **Flüchtigkeit:** Das Infiltrat darf nach max. 10 Tagen nicht mehr nachweisbar sein.
- **Bluteosinophilie**
- **Symptomarmut,** evtl. grippale Erscheinungen.

Das Löffler-Infiltrat wird am häufigsten durch Askariden hervorgerufen, es kommen jedoch auch Medikamente als Ursache in Betracht (z. B. Penizillin, Salicylsäure).

**▸ Merke.**

## 1.4.9 Interstitielle Lungenerkrankungen

Siehe auch Verschattunsmuster (S. 185).
Zahlreiche, größtenteils noch unbekannte Faktoren können zu einer diffusen interstitiellen Lungenerkrankung führen. Synonym wird zunehmend von diffusen Lungenparenchymerkrankungen gesprochen (Diffuse Parenchymal Lung Disease = DPLD). Entzündungen in den Alveolarwänden und/oder im Interstitium mit initialer Exsudation und nachfolgender Proliferation von Fibroblasten führen zu Fibrosierungen bis hin zum narbigen Endzustand, der Lungenfibrose mit sekundärer Wabenlunge. Tab. **B-1.7** zeigt eine Übersicht der nichtinfektiösen, diffusen interstitiellen Lungenerkrankungen.

**Klinik:** Meist liegen Belastungsdyspnoe, trockener Reizhusten, später Ruhedyspnoe mit subakutem bis chronischem Verlauf vor. Ein akutes Einsetzen tritt vor allem bei den allergischen Erkrankungen, der AIP (akute interstitielle Pneumonie) und der eosinophilen Pneumonie auf und ähneln den infektiösen atypischen Pneumonien. Fakultativ können Ruhedyspnoe, Gewichtsverlust, Schwäche, Fieber und Thoraxschmerzen auftreten.

**Diagnostik: Sorgfältige Anamneseerhebung**, Wertung der Symptomatik und der Befunde im Rahmen einer interdisziplinären Zusammenarbeit von Pneumologen, Radiologen und Pathologen sind von Bedeutung und erhöhen die definitive Diagnosestellung und Therapiefestlegung. Neben pulmonologischen Untersuchungen und Labor sowie Spezriallabor trägt insbesondere die CT bzw. HR-CT wesentlich zur Diagnose bei. In einigen Fällen ist zusätzlich die Lungenbiopsie für die endgültige Diagnose erforderlich.

### 1.4.9 Interstitielle Lungenerkrankungen

Zahlreiche, größtenteils noch unbekannte Faktoren können zu einer diffusen interstitiellen Lungenerkrankung oder einer diffusen Lungenparenchymerkrankung (Diffuse Parenchymal Lung Disease = DPLD) führen. Endzustand ist häufig die Lungenfibrose.

**Klinik:** Belastungsdyspnoe, trockener Reizhusten, später Ruhedyspnoe mit subakutem bis chronischem Verlauf sind häufig. Ein akutes Einsetzen tritt bei den allergischen Erkrankungen, der AIP (akute interstitielle Pneumonie) und der eosinophilen Pneumonie auf. Ruhedyspnoe, Gewichtsverlust, Schwäche, Fieber und Thoraxschmerzen sind fakultativ.

**Diagnostik: Sorgfältige Anamneseerhebung**, Wertung der Symptomatik und der Befunde im Rahmen einer interdisziplinären Zusammenarbeit von Pneumologen, Radiologen und Pathologen sind von Bedeutung und erhöhen die definitive Diagnosestellung und Therapiefestlegung. Die CT bzw. HR-CT trägt wesentlich zur Diagnose bei. In einigen Fällen ist die Lungenbiopsie erforderlich.

≡ B-1.7

≡ B-1.7 **Beispiele interstitieller Lungenerkrankungen und deren Ätiologie**

| Krankheitsbezeichnung | Ätiologie |
|---|---|
| Idiopathische interstitielle Pneumonien (IIP) | verschiedene Formen, s. Tab. **B-1.8**, z. T. Assoziation zum Zigarettenrauchen, Ätiologie unbekannt |
| Exogen-allergische Alveolitis | allergische Reaktion nach Inhalation von organischen Stäuben (Farmerlunge, Vogelhalterlunge etc.) |
| Fibrosierende Alveolitis bei Kollagenosen und Autoaggresionskrankheiten (LED, rheumatoide Arthritis, Sklerodermie, Panarteriitis, Dermatomyositis etc.) | unbekannt |
| Pulmonale Alveolarproteinose | unbekannt |
| Lymphangioleiomyomatose | unbekannt |
| Erbkrankheiten (tuberöse Sklerose, Neurofibromatose, Morbus Niemann-Pick, Morbus Gaucher) | unbekannt |
| Gastrointestinale oder Lebererkranungen (Morbus Crohn, Primäre Biliäre Zirrhose, chronische aktive Hepatitis, Colitis ulcerosa) | unbekannt |
| Amyloidose | unbekannt |
| medikamentös induzierte fibrosierende Alveolitis | Medikamente |
| Fibrosierende Alveolitis nach Inhalation toxischer Gase | Reizgase |
| Strahlenpneumonitis | thorakale Bestrahlung, ab 60 Gy obligat |
| Silikose | Inhalation siliziumhaltiger Stäube |
| Asbestose | Asbestexposition |
| Siderosilikose | Inhalation von Eisenoxiden und Silikaten |
| Berylliose | Inhalation von Beryllium |
| Hartmetalllunge | Inhalation von Hartmetallstäuben (Wolfram, Vanadium, Titan) |
| Sarkoidose | unbekannt, Immunregulationsstörung der Lunge auf einen unbekannten Reiz hin |
| Goodpasture-Syndrom | antialveoläre Basalmembranantikörper |
| Idiopathische Lungenhämosiderose | unbekannt |
| Granulomatose mit Polyangiitis (GPA, früher: Wegener-Granulomatose) | unbekannt |
| Allergische Granulomatose Churg-Strauss | unbekannt |

Idiopathische interstitielle Pneumonien (IIP)

## Idiopathische interstitielle Pneumonien (IIP)

Die idiopathischen interstitiellen Pneumonien sind eine heterogene Gruppe diffuser interstitieller Lungenerkrankungen, die den größten Anteil der diffusen interstitiellen Lungenerkrankungen ausmacht. Nach der Revision der Konsensusklassifikation der IIP 2013 (American Thoracic Society-ATS und der European Respiratory Society-ERS) werden 8 Entitäten als IIP zusammengefasst (Tab. **B-1.8**).

**B-1.8 Idiopathische interstitielle Pneumonien (IIP) – Revision Konsensusklassifikation 2013**

| Klinisches-idiopathisches Syndrom | Befundmuster (Pathologie/Radiologie) |
|---|---|
| **Chronisch fibrosierende IIP** | |
| **Idiopathische pulmonale Fibrose (IPF)**<br>▪ häufigste IIP, schlechte Prognose<br>▪ medizinische Überlebenszeit 3 Jahre<br>▪ m > w, > 50 Jahre<br>▪ Rauchen Risikofaktor | **Histologie:** UIP- gewöhnliche interstitielle Pneumonie<br>**CT:**<br>▪ Honeycombing, Parenchymdistorsion<br>▪ basale, subpleurale Prädominanz<br>**Retikuläres Muster, Traktionsbronchiektasen** |
| **Idiopathische nicht spezifische interstitielle Pneumonie (INSIP)**<br>▪ w > m, > 60 Jahre Nichtraucher<br>▪ NSIP-Muster auch bei Kollagenosen, Medikamententoxizität, Hypersensitivitätspneumonitis<br>▪ Kollagenose als zugrundeliegende Erkrankung muss ausgeschlossen werden | **Histologie:** Homogene Verdickung der Alveolarwände aufgrund entzündlicher bzw. fibrosierender Veränderungen<br>**CT:**<br>▪ Milchglastrübungen<br>▪ minimales/fehlendes Honeycombing<br>Symmetrisch, bilaterales, basales retikuläres Muster<br>In 20 % Aussparung der subpleuralen Abschnitte |
| **raucherassoziierte IIP** | |
| **Respiratorische bronchiolitisassoziierte interstitielle Lungenerkrankung (RBILD)**<br>▪ Bei klinischen Symptomen<br>▪ (Husten, Dyspnoe) 20–40 J, > 30 PY/Jahr<br>▪ Respiratosiche Bronchiolitis als Zufallsbefund bei jungen Rauchern ohne Symptome | **Histologie:** Akkumulation bräunlcher Makrophagen in den Bronchioli + Alveolen mit milder Entzündung der Wände<br>**CT: (diskret) respiratorische Bronchiolitis:**<br>▪ unscharf begrenzte Mikronoduli<br>▪ Milchglastrübungen<br>▪ Zusatzbefunde:<br>– Lobuli verminderter Dichte,<br>– verdickte interlobäre Septen,<br>– Bronchuswandverdickungen,<br>– zentrilobuläres Emphysem |
| **Desquamative interstitielle Pneumonie (DIP)**<br>(höherer Schweregrad der zigarettenbedingten Schädigung der Lunge)<br>▪ Raucher 40–50 Jahre<br>▪ Belastungsdyspnoe, trockener Husten, restriktive Ventilationsstörung, reduzierte Diff.-Kapazität<br>▪ **selten!** | **Histologie:** siehe RBILD + Fibrose + diffuse Verteilung der Makrophagen<br>**CT:**<br>▪ basal betonte Milchglastrübungen<br>▪ bilateral, symmetrisch<br>▪ Zusatzbefunde:<br>– retikuläres Muster<br>– Parenchymdistorsion<br>– Traktionsbronchiektasien<br>– periphere kleine Zysten |
| **akute und subakute IPP** | |
| **Akute interstitielle Pneumonie (AIP)**<br>▪ rapid progressive Form der IIP<br>▪ ARDS: diffuser Alveolarschaden bekannter Ursache<br>▪ häufig Prodromi einer viralen Infektion der oberen Atemwege<br>▪ hohe Mortalität (50 %) | **Histologie:** diffuser Alveolarschaden<br>**CT:**<br>▪ Fleckige bilaterale Milchglastrübungen mit Aussparung einzelner Lobuli<br>▪ Konsolidierung basaler Lungenabschnitte<br>▪ Organisierende Phase: Traktionsbronchiektasien, Parenchymdistorsion |
| **Kryptogene organisierende Pneumonie (COP)** (Ursache nicht bekannt)<br>Bei bekannter Ursache: Organisierende Pneumonie (OP) | **Histologie:** Granulationsgewebe, das sich von den Bronchiolen in die Alveolen ausdehnt (peribronchovaskulär verteilt)<br>**CT:**<br>▪ kann nahezu alle Befundmuster hervorrufen<br>▪ fleckförmige, oft migrierende Konsolidierungen, Milchglastrübungen mit subpleuraler oder peribronchovaskulärer Prädominanz |
| **selten** | |
| **Idiopathische lymphoide interstitielle Pneumonie (ILIP)**<br>▪ Die meisten lymphoiden Pneumonien weisen eine bekannte Ursache auf (EB-Virus, Kollagenosen, Immunsuppression)<br>▪ idiopathisch selten | **CT:**<br>▪ dünnwandige Zysten perivaskulär<br>▪ Milchglastrübungen<br>▪ kleine Noduli |
| **Idiopathische pleuroparenchymale Fibroelastose (IPPFE)**<br>▪ Fibrose subpleural des Oberlappens<br>▪ 6. LJ, Mortalität 40 % | **CT:**<br>▪ verdickte Pleura apikal<br>▪ oberlappenbetonte pleuroparenchymale Fibrose<br>▪ subpleurales retikuläres Muster<br>▪ Milchglastrübungen<br>▪ Traktionsbronchiektasen |

Die häufigste IIP ist die **idiopathische pulmonale Fibrose** (IPF), die den histopathologischen Befund einer „usual interstitial pneumonia“, UIP aufweist. Charakteristische Befunde in der CT sind ein retikuläres Muster, Traktionsbronchiektasen, Honeycombing mit basaler, peripherer und subpleuraler Prädominanz sowie eine Parenchymdistorsion. In diesem Fall kann in der CT von einem „typischen UIP-Muster“ gesprochen werden. Stimmen die CT-Befunde mit der Klinik überein, kann von einer Lungenbiopsie abgesehen werden. Bei unsicheren Befunden in der CT soll eine chirurgische Biopsie erfolgen.
Wie der Name schon impliziert, sind die idiopathischen Pneumonien Ausschlussdiagnosen, sodass eine sorgfältige Anamneseerhebung und Erhebung der Untersuchungsparameter essenziell ist:
Der Unterschied einer respiratorischen Bronchiolitis bei Rauchern und einer sog. **respiratorischen bronchiolitisassoziierten interstitiellen Lungenerkrankung** (RBILD) besteht darin, dass die respiratorische Bronchiolitis ein Zufallsbefund bei jungen, ansonsten gesunden Rauchern darstellt, während bei der RBILD klinische Symptome wie Husten und Dyspnoe vorliegen. Dementsprechend kann rein durch die CT die Differenzialdiagnose nicht gestellt werden.
Beim Muster einer INSIP sollte insbesondere eine Kollagenose ausgeschlossen werden.
Das Bild einer COP heißt bei bekannter Ursache OP = **organisierende Pneumonie**. Die akute interstitielle Pneumonie (AIP) entspricht vom Bild einem ARDS, bei dem die Ursache ebenfalls bekannt ist.

## Pneumokoniosen

**▸ Definition.** Lungenschäden, die durch Inhalation anorganischer oder organischer Stäube ausgelöst werden.

**Pathogenese:** Partikel von 0,5–5 µm Größe gelangen in die Alveolen, werden dort phagozytiert und im Parenchym abgelagert. Es kann zu **Fremdkörperreaktionen** oder **allergischen Entzündungen** kommen, die beide zur **Fibrosierung** führen.

**Pathogenese:** In die Lunge gelangen Partikel mit einem Durchmesser von 0,5–5 µm, größere Partikel bleiben im oberen Respirationstrakt hängen und werden vom mukoziliären Apparat wieder oralwärts transportiert. Der in die Alveolen gelangte Staub wird phagozytiert und im Lungenparenchym abgelagert. Diese Ablagerung kann einerseits reaktionslos bleiben, es kann jedoch auch zu **Fremdkörperreaktionen** mit diffuser und knotiger Bindegewebsbildung oder zu einer **allergischen Entzündung** kommen, die ebenfalls zu einer **Fibrosierung** führt.

**Arbeitsrecht:** Anerkennung als **Berufskrankheit** möglich. Radiologische Veränderungen werden nach der ILO-Klassifikation beschrieben: Sie erfasst Form, Größe und Häufung der Einzelschatten sowie reaktive Pleura-, Perikard- und Hilusveränderungen.

**Arbeitsrecht:** Pneumokoniosen werden als **Berufskrankheit** anerkannt, wenn zwischen der versicherten Tätigkeit und der Lungenerkrankung ein ursächlicher Zusammenhang wahrscheinlich ist. Zu den diagnostischen Methoden gehören die Erhebung einer genauen Arbeitsplatz- und Berufsanamnese, der Röntgenbefund und die spirometrisch erfasste Ventilationsstörung. Die radiologischen Veränderungen werden entsprechend der internationalen Klassifikation des International Labour Office in Genf (ILO-Klassifikation) beschrieben. Dabei werden Form, Größe und Häufung der Einzelschatten sowie reaktive Pleura-, Perikard- und Hilusveränderungen erfasst.

### Silikose

**▸ Definition.** Lungenerkrankung, die durch Inhalation freier kristalliner Kieselsäure ($SiO_2$), meist als Quarzstaub in der Teilchengröße von 0,5–5 µm hervorgerufen wird (Berufskrankheit).

Die am häufigsten betroffenen Berufsgruppen sind Sandstrahler, Arbeiter im Kohlebergbau, in der Steingewinnung, -bearbeitung und -verarbeitung sowie Arbeiter in der Putzmittel-, Keramik- und Porzellanindustrie.

**Klinik:** Nach 10- bis 20-jähriger Exposition kommt es zu rezidivierenden bronchopulmonalen Infekten und chronisch obstruktiver Bronchitis sowie in 10 % zur Reaktivierung einer Lungentuberkulose **(Silikotuberkulose).** Radiologische Veränderungen gehen klinischen Symptomen voraus. Auch nach Beendigung der Exposition schreitet die Krankheit fort.

**Klinik:** Die Silikose entwickelt sich meist erst nach 10- bis 20-jähriger Exposition, wobei die radiologischen Veränderungen den klinischen Symptomen vorausgehen. Langsam entwickelt sich Atemnot, zunehmende Belastungsdyspnoe und bronchitische Schübe. Der klinische Verlauf und die Prognose werden von den Komplikationen bestimmt: zum einen besteht eine erhöhte Infektanfälligkeit der Lunge mit rezidivierenden bronchopulmonalen Infekten und chronisch-obstruktiver Bronchitis. In etwa 10 % der Fälle führt die Silikose zu einer Reaktivierung einer Lungentuberkulose (**Silikotuberkulose**). Im Spätstadium kann sich ein Cor pulmonale mit Ruhedyspnoe, Zyanose und Rechtsherzinsuffizienz entwickeln. Typisch für die Silikose ist das Fortschreiten der Erkrankung auch nach Beendigung der Exposition.

**B-1.67 Röntgenbefunde bei Asbestose und Silikose.**

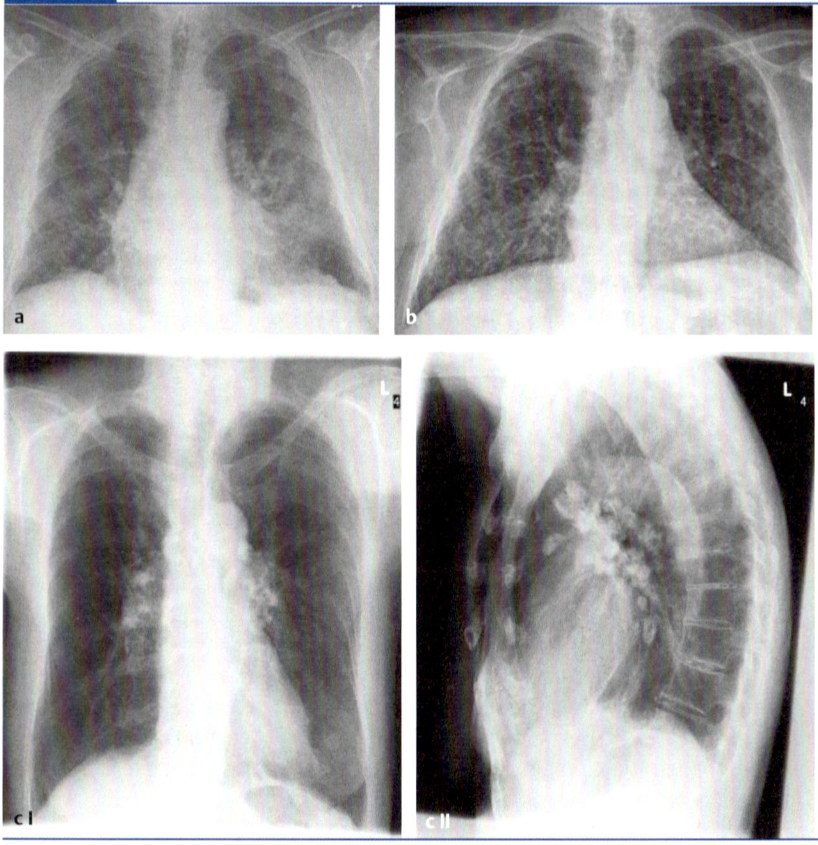

**a Asbestose:** Es zeigen sich beidseits in den Mittel- und Unterfeldern streifige fibrotische Verdichtungen. Dadurch ist der Herzrand nicht mehr abgrenzbar.
**b Silikose:** Auf dem Röntgenbild sind beidseits multiple, unterschiedlich große Fleckschatten erkennbar.
**c Eierschalensilikose:** Ringförmig verkalkte Hiluslymphknoten.

(Teilabb. a und b aus Krombach GA, Mahnken AH, Hrsg. Radiologische Diagnostik Abdomen und Thorax. Stuttgart: Thieme; 2015)

**Diagnostisches Vorgehen:** Die Diagnose wird anhand der Berufsanamnese und Röntgenverlaufskontrollen gestellt. Im Zweifelsfall kann eine Lungenbiopsie indiziert sein.

**Diagnostisches Vorgehen:** Berufsanamnese, Röntgenverlaufskontrollen, evtl. Biopsie.

**Radiologische Diagnostik:** Die **Röntgenthoraxaufnahme** (Abb. **B-1.67b**) zeigt zu Beginn eine uncharakteristische maschenförmige Verstärkung der Lungenzeichnung. Im weiteren Verlauf entstehen dichte, scharf begrenzte Fleckschatten, die Silikoseknötchen. Diese finden sich betont **in den Mittelfeldern und den unteren äußeren Anteilen der Oberfelder**. Die **Fleckschatten** werden nach ihrem Durchmesser in p = pinhead (ca. 1,5 mm), q = mikronodulär (1,5–3 mm) und r = nodulär (3–10 mm) eingeteilt. Die Ausdehnung der Streuung der röntgenologischen Veränderungen wird von 0–3 klassifiziert. Im Laufe der Zeit werden die Einzelschatten immer vielgestaltiger, es kommt zu zipfeligen Ausziehungen und zu Kalkeinlagerungen, das Bild erinnert an dicht stehende Schrotkörner (Schrotkornlunge). Die ausgeprägte Schrumpfungstendenz der Knötchen führt zur Ausbildung perifokaler Emphysemareale. Durch Konfluenz entstehen größere Schwielen, die entsprechend ihrer Größe mit A, B oder C beschrieben werden. Darüber hinaus oder auch isoliert kann die sog. „**Eierschalensilikose**" auftreten, die auf einer schalenförmigen Verkalkung der vergrößerten Hiluslymphknoten beruht. Diese Form der Verkalkung ist hinweisend auf die Silikose und muss nur gegen die seltene Verkalkung bei der Sarkoidose (S. 229) abgegrenzt werden.
Mithilfe der **CT** werden die Veränderung der Lungenstruktur und pleurale Schwielenbildungen früher und genauer als in der konventionellen Röntgenaufnahme erfasst.

**Radiologische Diagnostik (Abb. B-1.67b):** Zu Beginn maschenförmig verstärkte Lungenzeichnung. Im Verlauf entwickeln sich **in den Mittelfeldern und unteren äußeren Anteilen der Oberfelder** Silikoseknötchen. Diese **Fleckschatten** werden in p = pinhead (1,5 mm), q = mikronodulär (1,5–3 mm) und r = nodulär (3–10 mm) eingeteilt, die Ausdehnung der Streuung wird von 0–3 klassifiziert. Später kommt es zur Schrotkornlunge, perifokalen Emphysemarealen und größeren Schwielen (Einteilung nach Größe in A, B, C). Die **„Eierschalensilikose"** beruht auf einer schalenförmigen Verkalkung der vergrößerten Hiluslymphknoten.

## Asbestose

Asbestose

► Definition.

► Merke.

**Klinik:** Dyspnoe und Zyanose, später respiratorische Insuffizienz und Cor pulmonale.

**Diagnostisches Vorgehen:** Berufsanamnese, Röntgenverlaufskontrolle, Asbestfasern in bronchoalveolärer Lavage.

**Radiologische Diagnostik:** Im **Röntgenthorax** (Abb. **B-1.67a**) findet sich von kranial nach kaudal zunehmende **Fibrose der Mittel- und Unterfelder** mit grob netzförmiger, **streifiger** Zeichnung. Dagegen kontrastiert sich das Emphysem der oberen Lungenfelder. Herz und Zwerchfell sind nicht klar abgrenzbar. Auffällig sind **Pleuraplaques,** die sich meist ventrolateral unten und an der Pleura diaphragmatica finden.

Die **CT** kann Pleuraplaques und -verkalkungen früher aufdecken.

► **Definition.** Lungenerkrankung, die durch Inhalation asbesthaltigen Staubes hervorgerufen wird (Berufskrankheit). Asbest ist ein Sammelbegriff für faserförmig kristallisierte silikatische Materialien. Kritisch sind Fasern mit einer Länge > 5 µm und einem Durchmesser < 3 µm.

► **Merke.** Asbeststaub hat neben der **fibrogenen** Wirkung (Lungenfibrose, Pleuraplaques) auch **karzinogene** Wirkung und kann ein Bronchialkarzinom oder ein Mesotheliom induzieren. Bei der Kombination von Asbestexposition und Rauchen wird das Risiko, an einem Bronchialkarzinom zu erkranken, um ein Vielfaches potenziert. Die Malignome sind ebenfalls als **Berufskrankheit** anerkannt.

**Klinik:** Oft erst bis zu 20 Jahre nach der Exposition entwickeln sich Dyspnoe und Zyanose. Ein Fortschreiten der Erkrankungen führt zur respiratorischen Insuffizienz und zum Cor pulmonale.

**Diagnostisches Vorgehen:** Die Diagnose wird anhand der Berufsanamnese und Röntgenverlaufskontrollen gestellt. Gelegentlich ist der Nachweis von Asbestfasern in der bronchoalveolären Lavage möglich.

**Radiologische Diagnostik:** Der typische Asbestosebefund im **Röntgenthorax** (Abb. **B-1.67a**) ist die **Fibrose der Mittel- und Unterfelder,** wobei die Veränderungen von kranial nach kaudal zunehmen. Es finden sich nicht wie bei der Silikose knötchenförmige Strukturen, sondern grob netzförmige, **streifige** Zeichnungen. Gegen die Zeichnungsvermehrung der Unterfelder kontrastiert sich das Emphysem der oberen Lungenfelder. Herzkonturen und Zwerchfellkuppen sind nicht klar abzugrenzen, sondern durch die fibrotischen Strukturen zerfasert. Augenfälliger als die pulmonalen Veränderungen sind jedoch meist die **Pleuraplaques**, die häufig verkalken. Die pleuralen Veränderungen finden sich meist ventrolateral an der unteren Thoraxhälfte und der Pleura diaphragmatica.
Die **CT** (vor allem HR-CT) kann früher als die konventionellen Röntgenaufnahmen Pleuraplaques und Pleuraverkalkungen aufdecken und ist für die frühere und exaktere Erfassung der asbeststaubinduzierten Veränderungen unerlässlich.

## Pneumokoniosen durch organische Stäube

Pneumokoniosen durch organische Stäube

► Synonym.

► Definition.

**Klinik:** 4–12 Stunden nach Antigenexposition entwickeln sich Fieber, Husten und Dyspnoe. Wiederauftreten bei erneuter Exposition.

**Diagnostisches Vorgehen:** Zeitlicher Zusammenhang, Nachweis präzipitierender Antikörper.

**Radiologische Diagnostik:** Im Frühstadium oft trotz schweren Verlaufs unauffälliges **Röntgenbild**. Später findet man weiche konfluierende Infiltrate in Mittel- bis Unterfeldern, die wandern können, später aber fixiert werden. Nach Jahren kann es zur Fibrose kommen. In der **HR-CT** sind kleine peribronchial gelegene Herde charakteristisch.

► **Synonym.** exogen allergische Alveolitis

► **Definition.** Durch Inhalation verschiedener organischer Antigene ausgelöste Hypersensitivitätsreaktion der Lunge. Auslösende Noxen sind z. B. Vogelexkremente (Tauben, Wellensittiche), verschimmeltes Heu und Stroh (thermophile Aktinomyzeten), Schimmelpilze, pflanzliche Allergene und Enzyme.

**Klinik:** 4–12 Stunden nach Antigenexposition entwickeln sich Fieber, allgemeines Krankheitsgefühl, trockener Husten und Dys- bzw. Tachypnoe. Sofern keine weitere Exposition besteht, klingen die Beschwerden nach 1–2 Tagen ab, um bei erneuter Exposition wieder aufzutreten.

**Diagnostisches Vorgehen:** Der zeitliche Zusammenhang zwischen Exposition und Erkrankung lässt die Diagnose vermuten. Der Nachweis präzipitierender Antikörper und eventuell inhalative Provokationsteste sichern die Diagnose.

**Radiologische Diagnostik:** Im Frühstadium kann das **Röntgenbild** trotz eines schweren Krankheitsverlaufs noch unauffällig sein. Später findet man weiche konfluierende, miliare bis noduläre Infiltrate in den Mittel- bis Unterfeldern der Lunge. Die Infiltrate können migratorischen Charakter haben, werden jedoch im weiteren Verlauf örtlich fixiert. Nach jahrelanger wiederholter Exposition kann sich eine Lungenfibrose ausbilden. Bei unauffälligem Thoraxbild kann die **HR-CT** deutlich früher die pulmonalen Veränderungen zeigen. Charakteristisch sind hier kleine peribronchial gelegene Herde. Außerdem können im HR-CT aktive Entzündungsareale von narbigen Veränderungen differenziert werden.

▶ **Klinischer Fall.** Bei einem 30-jährigen Landwirt besteht seit 2 Jahren eine Belastungsdyspnoe, die sich im letzten halben Jahr verstärkt hat. Weitere Symptome sind Husten und weißlicher Auswurf; Fieber ist nicht vorhanden. Die Thoraxübersichtsaufnahme (Abb. **B-1.68**) zeigt eine teils netzartige, teils streifige Zeichnungsvermehrung in beiden Lungen mit Betonung des rechten Oberfeldes. Auf weiteren Kontrollaufnahmen ist diese Zeichnungsvermehrung konstant nachweisbar. Anamnestisch ist eine Allergie gegenüber Heu bzw. den darin enthaltenen Pilzsporen bekannt. In der Lungenfunktion werden eine Einschränkung der Atemreserve und eine Gasaustauschstörung festgestellt. Die Histologie zeigt eine interstitielle Pneumonie mit Fibrose, die mit einer sog. Farmerlunge vereinbar ist. Die Alveolitis-Antikörper-Bestimmung im Serum ergibt einen positiven Befund für thermophile Aktinomyzeten und darüber hinaus für Aspergillus fumigatus und Aspergillus nidulans. Nach Aufgabe des Berufes als Landwirt und Einleitung einer Therapie mit Kortikosteroiden und $H_2$-Antihistaminika kommt es zu einer subjektiven Befundbesserung und einer weitgehenden Normalisierung der Lungenfunktion. Die vorbeschriebene Zeichnungsvermehrung in der Lunge verbleibt, da bei Vorstellung des Patienten schon eine Fibrosierung eingetreten war.

▶ Klinischer Fall.

**B-1.68** **Farmerlunge.** Thoraxübersichtsaufnahme, Ausschnitt rechtes Oberfeld, streifige Zeichnungsvermehrung.

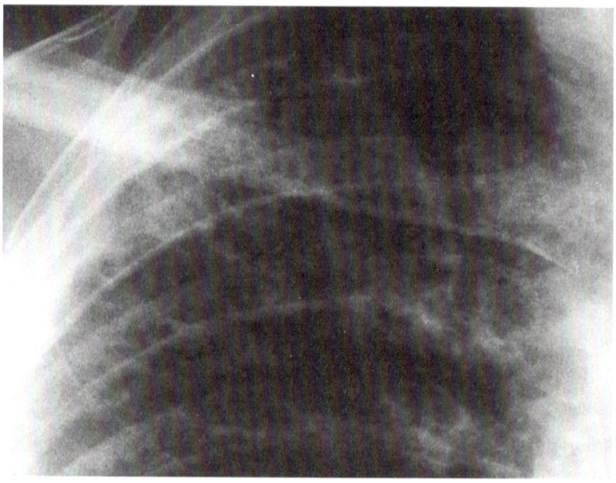

## 1.4.10 Durch Arzneimittel verursachte Lungenveränderungen

Im Vordergrund der durch Medikamente verursachten Erkrankungen stehen die **direkten toxischen** Wirkungen des Pharmakons und seiner Stoffwechselprodukte. Zudem können **immunologische** Reaktionen für pulmonale Veränderungen verantwortlich sein (Tab. **B-1.9**).

**1.4.10 Durch Arzneimittel verursachte Lungenveränderungen**

Sie entstehen sowohl durch **direkte toxische** Wirkungen als auch durch **immunologische** Reaktionen auf Pharmaka (Tab. **B-1.9**).

**B-1.9 Arzneibedingte Lungenveränderungen**

| Lungenveränderung | Arzneimittel |
|---|---|
| **akute Lungenveränderungen** | |
| ▪ alveoläre Ödeme/interstitielle Ödeme | Azetylsalizylsäure, Nitrofurantoin, Penizillin, Hydrochlorthiazid, Phenylbutazon, Indometazin |
| ▪ Bronchospasmen | β-Blocker, Azetylsalizylsäure |
| ▪ Typ-I-Allergie | z. B. nach Penizillin |
| ▪ pneumonische Infiltrate | Sulfonamide, Azulfidine, Penizillin, Nitrofurantoin, Procarbazin, Carbamazepin |
| **chronische Lungenveränderungen** | |
| ▪ interstitiell-proliferative Veränderungen<br>▪ Lungenfibrose | Nitrofurantoin, Busulfan, Cyclophosphamid, Bleomycin, Chlorambucil, Procarbazin, Methotrexat, Penicillamin, Amiodaron/Cordarex |

**Klinik:** Die Veränderungen treten entweder akut auf mit Fieber, Husten, Dyspnoe, Bronchospasmen und evtl. einem Lungenödem, oder beginnen langsam und schleichend. Bei chronischem Verlauf (bei Fortsetzung der Medikamenteneinnahme) bestehen meist nur geringe Beschwerden mit trockenem Husten und geringer Dypnoe.

**Klinik:** Akut mit Fieber, Husten, Dyspnoe, Bronchospasmen, evtl. Ödem oder langsam und schleichend. Bei chronischem Verlauf geringe Beschwerden.

**B-1.69 Arneimittelbedingte Lungenveränderung bei Patientin mit Mamma-Ca.**

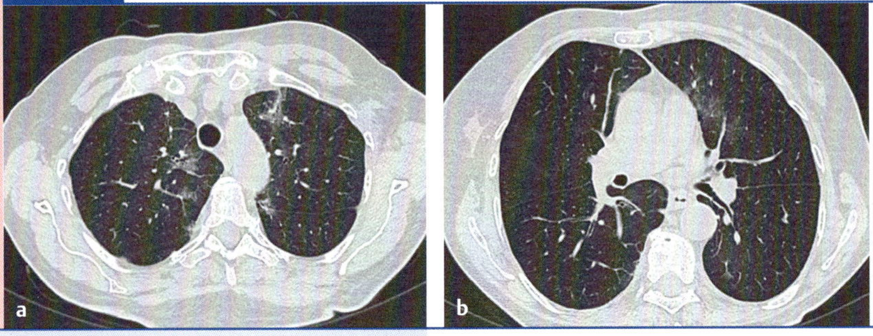


Unter Therapie mit Everolimus bekam sie trockenen Reizhusten und Dyspnoe. Die Thoraxübersichtsaufnahme zeigte eine leichte interstitielle Zeichnungsvermehrung. Im CT finden sich unter laufender Chemotherapie bds. Milchglastrübungen, vereinbar mit einer nicht infektiösen Pneumonitis. Everolimus wurde abgesetzt, es erfolgte eine Bronchiallavage, die den Befund bestätigte und eine Therapie mit Kortison.

**B-1.70 Lungenfibrose nach Therapie mit Amiodaron.**

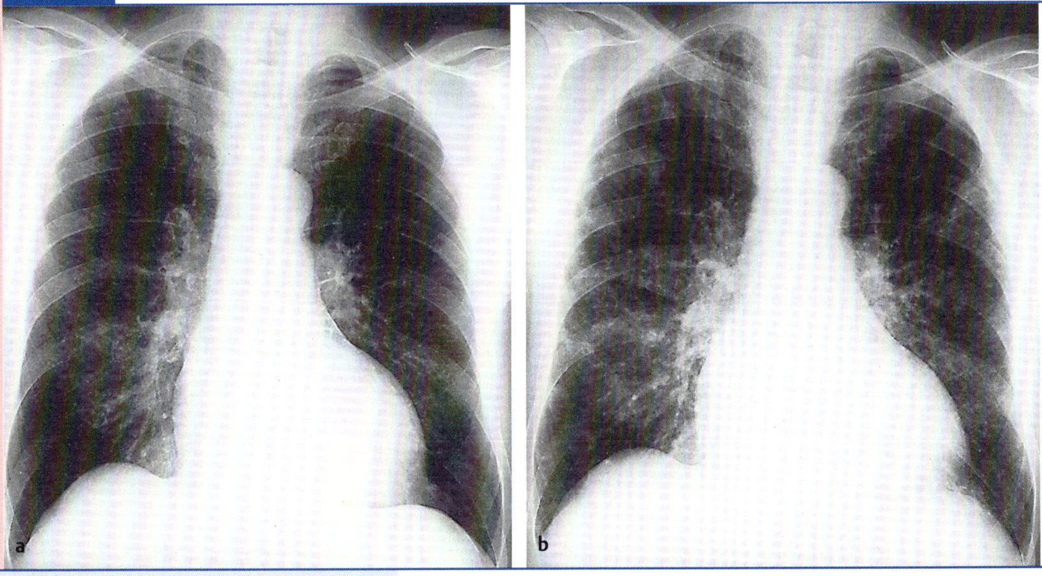


**a** Übersichtsaufnahme vor Therapie.
**b** Übersichtsaufnahme unter Therapie, Lungenfibrose.

**Radiologische Diagnostik:** Mögliche Veränderungen s. Abb. **B-1.70**. Azetylsalizylsäure oder Penizillin führen besonders zu alveolären Ödemen, v. a. symmetrisch im Lungenkern (Schmetterlingsschatten). Zytostatika verursachen interstitielle proliferative Prozesse, die v. a. basal als feinfleckige Zeichnungsvermehrung erscheinen.

**Radiologische Diagnostik:** Die möglichen intrapulmonalen Veränderungen sind in Abb. **B-1.70** dargestellt. Bestimmte Reaktionsformen werden bei den einzelnen Medikamenten bevorzugt beobachtet: Azetylsalizylsäure oder Penizillin führen besonders zu alveolären Ödemen, interstitielle proliferative Prozesse kommen vor allem nach Einnahme von Zytostatika vor. Die alveolären exsudativen Veränderungen entwickeln sich vor allem symmetrisch im Lungenkern (Schmetterlingsschatten). Ein medikamentenbedingtes oder allergisches Asthma bronchiale führt zu einer akuten Lungenüberblähung. Die chronischen interstitiell-proliferativen Veränderungen treten als feinfleckige und retikuläre Zeichnungsvermehrung mit Betonung der basalen Lungenabschnitte in Erscheinung (Abb. **B-1.69**).

### 1.4.11 Durch Strahlen verursachte Lungenveränderungen

Bei der Strahlentherapie von Tumoren im Thoraxbereich werden größere Strahlendosen absorbiert. Vorschädigungen des Gewebes setzen die Schwelle für Strahlenwirkungen herab. Diese werden relativ spät klinisch manifest und im Röntgenbild sichtbar: Nach Tagesdosen von 2–3 Gy sind sie nach 1–3 Monaten erkennbar, nach 60 Gy obligat.

## 1.4.11 Durch Strahlen verursachte Lungenveränderungen

Bei der Strahlentherapie von Tumoren im Bereich des Thorax werden in der Lunge größere Strahlendosen absorbiert. Die Wirkung hängt von der Gesamtdosis, der Strahlenart, der Fraktionierung und vom bestrahlten Volumen ab. Vorschädigungen des Lungengewebes z. B. durch zytostatische Medikamente oder sekundäre Infektionen setzen die Schwelle für Strahlenwirkungen herab. Die Lungenveränderungen nach Strahlentherapie benötigen eine relativ lange Zeit, bis sie klinisch manifest und im Röntgenbild erkennbar werden. Nach der üblichen Strahlenbehandlung mit Tagesdosen von 2–3 Gy und mehr sind Veränderungen nach 1–3 Monaten erkennbar. Die Grenzdosis beträgt 60 Gy.

**Klinik:** Zuerst entwickelt sich die **akute Strahlenpneumonitis**. 4–6 Monate nach Bestrahlungsende beginnt die **Spätphase** mit Fibrosierung und Schrumpfung des Gewebes, die in eine restriktive Ventilationsstörung münden kann.

**Klinik:** Es entwickelt sich die akute **Strahlenpneumonitis** mit Reizhusten, Dyspnoe und Pleuraschmerzen. 4–6 Monate nach Bestrahlungsende beginnt die **Spätphase** mit Fibrosierung und Schrumpfung des Lungengewebes, die meist nach 12–24 Monaten abgeschlossen ist. Je nach Vorschädigung der Lunge und Ausdehnung der strahlenbedingten Veränderungen der Lunge entwickelt sich eine ausgeprägte restriktive Ventilationsstörung.

**Radiologische Diagnostik:** In der akuten Phase (meist 4 - 6 Wochen nach Bestrahlungsende) zeigt sich auf der **Röntgenthoraxaufnahme** im Bestrahlungsfeld eine relativ transparente Verschattung, die zum umgebenden Lungengewebe entsprechend den Grenzen des Bestrahlungsfeldes scharf abgegrenzt ist. Im weiteren Verlauf nimmt die Dichte der Verschattungen deutlich zu, oft ist ein positives Pneumobronchogramm vorhanden. Im Fibrosestadium (beginnt 4–6 Monate nach Bestrahlungsende) bilden sich streifig-flächige Narben aus mit ausgeprägter Schrumpfungstendenz und einem umschriebenen Emphysem der angrenzenden Lunge. Darüber hinaus kann es zu einer Verziehung der Hili, zu einer Mediastinalverlagerung und einem Zwerchfellhochstand kommen.

**Radiologische Diagnostik:** In der akuten Phase (meist 4 - 6 Wochen nach Bestrahlungsende) zeigt sich eine transparente, scharf abgegrenzte Verschattung, deren Dichte deutlich zunimmt. Im Fibrosestadium bilden sich streifig-flächige Narben mit Schrumpfungstendenz und Emphysem der angrenzenden Lunge. Verziehung der Hili, Mediastinalverlagerung und Zwerchfellhochstand können folgen.

**▸ Merke.** Bei Auftreten pulmonaler Symptome und radiologischer Veränderungen im Rahmen einer Tumorerkrankung stellt sich häufig die Frage, ob eine **Strahlenpneumonitis**, ein **Tumorrezidiv oder** eine **Lymphangiosis carcinomatosa** vorliegt. Der typische zeitliche Ablauf der Lungenveränderungen und die lokal auf das Strahlenfeld begrenzten pulmonalen Veränderungen sprechen dann für eine Strahlenpneumonitis bzw. -fibrose. Um ein Tumorrezidiv handelt es sich häufig, wenn die Veränderungen länger als 12 Monate nach Abschluss der Strahlenbehandlung wieder zunehmen.

▸ Merke.

## 1.4.12 Maligne interstitielle Lungeninfiltration

1.4.12 Maligne interstitielle Lungeninfiltration

**▸ Synonym.** Lymphangiosis carcinomatosa

▸ Synonym.

**▸ Definition.** Ausfüllung der intrapulmonalen Lymphbahnen mit aus malignen Zellen bestehenden Strängen (v. a. bei Primärtumoren in Magen, Pankreas und Mamma sowie bei Lymphomen und Leukämien). Bei Übergreifen auf die Pleura (Pleuritis carcinomatosa) entsteht oft ein Erguss, in dem maligne Zellen nachgewiesen werden können.

▸ Definition.

**Radiologische Diagnostik:** Im **Röntgenbild** ist eine verstärkte Netz- und Streifenzeichnung nachweisbar (Abb. **B-1.71**). Lymphstränge in den Interlobularsepten erscheinen unter dem Bild der Kerley-Linien (S. 185). Übereinander projizierte, axial getroffene Stränge bilden sich als kleine Knötchen ab. Erscheinen Fleckschatten, spricht dies für eine karzinomatöse Invasion der betroffenen Alveolen. In ca. 50 % der Fälle sind Pleuraergüsse nachweisbar.

**Radiologische Diagnostik:** Verstärkte Netz- und Streifenzeichnung (Abb. **B-1.71**). Lymphstränge in Interlobularsepten erscheinen unter dem Bild der Kerley-Linien (S. 185). In 50 % sind Pleuraergüsse nachweisbar.

**⊙ B-1.71 Lymphangiosis carcinomatosa.**

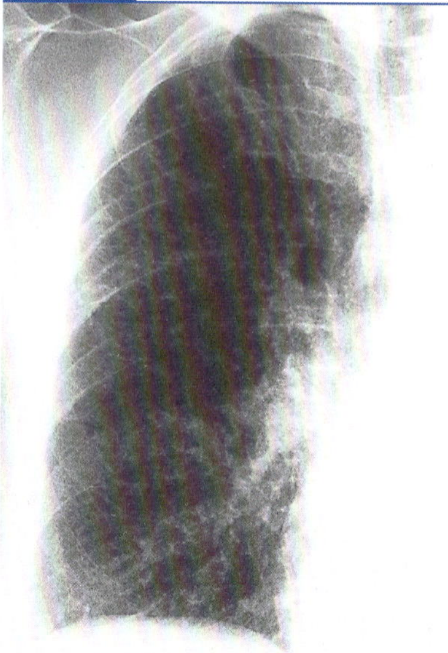

Verstärkte Netz- und Streifenzeichnung in der Übersichtsaufnahme.

⊙ B-1.71

In der **HR-CT** sind retikuläre Verdichtungen, z. T. kombiniert mit nodulären Verdickungen, erkennbar. Häufig resultieren **perlschnurartige Verdickungen der Septen (beaded septum sign)** und interlobären Spalten. Die pulmonale Architektur ist im Gegensatz zur Fibrose nicht gestört.

Computertomografisch **(HR-CT)** sind ebenfalls retikuläre Verdichtungen, teilweise kombiniert mit nodulären umschriebenen Verdickungen erkennbar. Häufig resultieren **perlschnurartige Verdickungen der Septen (beaded septum sign)** und der interlobären Spalten. Die pulmonale Architektur ist dabei im Gegensatz zur Lungenfibrose nicht gestört. Ist die Diagnosestellung der Lymphangiosis problematisch, kann somit das HR-CT zum Einsatz kommen und unter Umständen eine Lungenbiopsie vermeiden.

Differenzialdiagnose
- **Strahlenfibrosen:** nur in bestrahlten Feldern
- **Pneumokoniosen:** Fibrosen mit destruierter Gerüststruktur
- **Sarkoidose:** mediastinale LK-Vergrößerungen oder Lungenfibrose überwiegen, seltener Pleuraerguss
- **Miliartuberkulose:** symmetrische Fleckschatten mit Befall der Oberfelder
- **Lungenhämosiderose:** wandelndes Bild im blutungsfreien Intervall
- **Alveolarkarzinom:** Infiltrate bei der multifokalen/diffusen Form.

Differenzialdiagnostisch ist die Lymphangiosis abzugrenzen von
- **Strahlenfibrosen:** Die Strahlenfibrose beschränkt sich auf die bestrahlten Felder.
- **Pneumokoniosen:** Sie führen meist zu Fibrosen mit Destruktionen der Lungengerüststruktur, verkalkten Pleuraplaques oder verkalkten Hiluslymphknoten.
- **Sarkoidose:** Bei der Sarkoidose überwiegen – je nach Stadium – mediastinale Lymphknotenvergrößerungen oder die Lungenfibrose. Ein Pleuraerguss ist im Stadium der interstitiellen Lungenveränderungen seltener als bei der Lymphangiosis.
- **Miliartuberkulose:** Die Fleckschatten sind symmetrisch angeordnet mit vorwiegendem Befall der Oberfelder und apikokaudaler Abnahme.
- **Lungenhämosiderose**: Typisch sind Fleck- und Streifenschatten mit Wandel des Erscheinungsbildes im blutungsfreien Intervall.
- **Alveolarkarzinom:** Seltene Form der Bronchialkarzinome (1–5 %) mit bronchogener Ausbreitung der Tumorzellen. Bei der multifokalen/diffusen Form sind meist multiple retikulonoduläre Infiltrate in beiden Lungen möglich.

### 1.4.13 ARDS

▶ Synonym. acute respiratory distress syndrome, akutes Atemnotsyndrom des Erwachsenen, Schocklunge, Hyaline-Membranen-Syndrom des Erwachsenen

▶ Definition. Der Begriff ARDS beschreibt eine akut auftretende schwere und lebensbedrohliche Lungenfunktionsstörung, die als Folge unterschiedlicher Ursachen auftreten kann (z. B. Schock jeder Ätiologie, Sepsis, Aspiration von Flüssigkeiten).

**Pathogenese:**
- **Initialphase (bis 1 h):** interstitielles Lungenödem
- **Frühphase (1–24 h):** alveoläres Lungenödem
- **Intermediärphase (1.–7. Tag):** Mikroatelektasen und hyaline Membranen
- **Spätphase (ab 7. Tag):** fortschreitende Fibroblastenwucherung, Endzustand: irreversible Lungenfibrose.

**Diagnostisches Vorgehen:** Klinik, Blutgasanalyse, Röntgenthorax in 2 Ebenen.

**Pathogenese:**
- **Initialphase (bis 1 h):** Ausbildung eines interstitiellen Lungenödems
- **Frühphase (1–24 h):** Zunahme bis zum alveolären Lungenödem, Ausbildung von Mikrothromben in den Lungenkapillaren ↑ Gerinnungsneigung (Tumor)
- **Intermediärphase (1.–7. Tag):** Ausbildung von Mikroatelektasen und hyalinen Membranen, Beginn der Fibroblastenwucherung
- **Spätphase (ab 7. Tag):** Fortschreiten der Fibroblastenwucherung, der Zustand wird irreversibel. Endzustand ist die Lungenfibrose.

**Diagnostisches Vorgehen:** Die Diagnostik umfasst die Beurteilung der Klinik (Dyspnoe, Tachypnoe, Zyanose), Blutgasanalyse (Hypoxämie und Hyperkapnie) und die Röntgenthoraxaufnahme in 2 Ebenen.

**Radiologische Diagnostik:** Innerhalb der ersten 12 h ödembedingte Verbreiterung der hilusnahen Strukturen. Danach diffuse Trübung durch das interstitielle Ödem (Abb. **B-1.72**). Beim alveolären Ödem erscheinen unscharf begrenzte Fleckschatten. In der Intermediärphase lösen sich Ödem und Fleckschatten auf. Bei 50 % ist dieses Stadium reversibel, bei 50 % schreitet der Prozess fort: Die Lungenfelder fibrosieren.

**Radiologische Diagnostik:** Innerhalb der ersten 12 Stunden ist im **Röntgenthorax** eine ödembedingte Verbreiterung der hilusnahen perivaskulären und peribronchialen Strukturen erkennbar. Danach entwickelt sich durch das interstitielle Ödem eine diffuse Trübung der Lungenfelder (Abb. **B-1.72**). Nachfolgend erscheinen beim alveolären Ödem unscharf begrenzte Fleckschatten. Bei Befundprogredienz konfluieren diese Fleckschatten in den ersten Tagen. In der Intermediärphase bildet sich das alveoläre Ödem zurück, die konfluierenden Schatten lösen sich auf. Bei ca. 50 % der Patienten ist das Atemnotsyndrom in diesem Stadium reversibel, bei der anderen Hälfte schreitet der Krankheitsprozess fort. Die Lungenfelder bekommen dann ein netzigstreifiges, retikuläres Aussehen als Ausdruck der interstitiellen Fibrose.

▶ Merke. Das alveoläre Lungenödem bei ARDS geht im Gegensatz zum kardialen Lungenödem meist nicht mit einer Herzverbreiterung oder einem Pleuraerguss einher.

**B-1.72 Radiologische Befunde bei ARDS.**

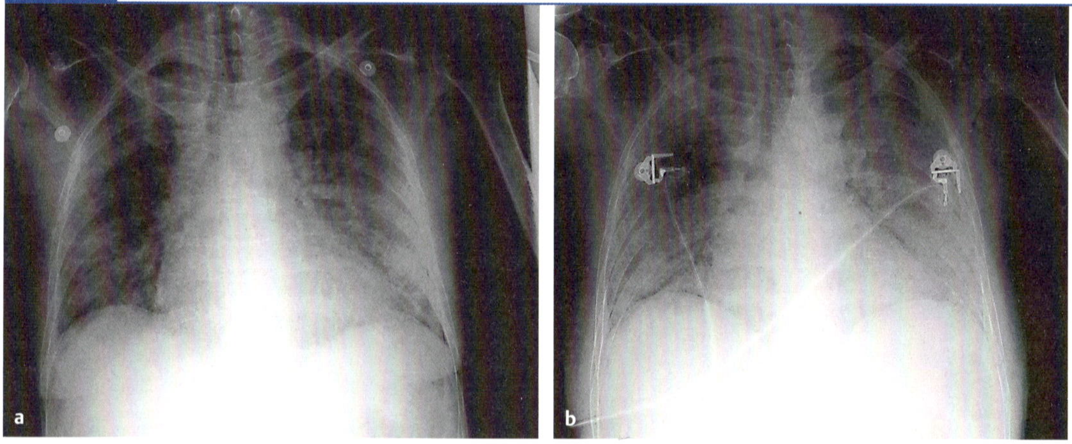

**a** Zu Beginn unscharfe Streifen- und Fleckschatten.
**b** Wenige Stunden später zeigt sich eine deutliche Befundverschlechterung mit Eintrübung der gesamten Lunge (Bild der sog. „weißen Lunge").

## 1.4.14 Sarkoidose

**▶ Synonym.** Morbus Boeck

**▶ Definition.** Generalisierte epitheloidzellige Granulomatose unklarer Ätiologie. Die epitheloidzelligen Granulome verkäsen im Gegensatz zur Tuberkulose nicht und sind nicht Sarkoidose-spezifisch. Die intrathorakalen Lymphknoten und das Lungenparenchym sind bevorzugt befallen.

**Klinik:** Die Sarkoidose tritt in zwei Verlaufsformen auf:
- **akute Verlaufsform (Löfgren-Syndrom)**: Beginnt fast immer mit deutlichen klinischen Symptomen. Im Vordergrund stehen das **Erythema nodosum** und **Gelenkbeschwerden** (meist Sprunggelenkarthritis). Gleichzeitig ist eine bihiläre **Adenopathie** (beidseitige hiläre Lymphknotenvergrößerung) nachweisbar. Diese Erscheinungen gehen mit einem katarrhalischen Infekt, Fieber und Abgeschlagenheit einher. Bevorzugt sind junge Frauen betroffen. Die Prognose ist gut, da die Erscheinungen meist spontan zurückgehen.
- **chronische Verlaufsform** (häufiger): Beginn meist ohne charakteristische Beschwerden. Die Erkrankung wird häufig zufällig bei einer Röntgenuntersuchung entdeckt. Pulmonale Symptome wie Reizhusten und Belastungsdyspnoe treten erst relativ spät auf. Sind daneben weitere Organsysteme betroffen, können z. B. Augensymptome (Iridozyklitis, Uveitis), Hauterscheinungen, Herzrhythmusstörungen, Muskelschmerzen oder Paresen (N. facialis) auftreten.

Meist heilt die Sarkoidose spontan aus, in ca. 10 % bildet sich jedoch eine Lungenfibrose aus. Folgen der Lungenfibrose sind respiratorische Insuffizienz oder Cor pulmonale.

**Diagnostisches Vorgehen:** Die Diagnose wird häufig klinisch und radiologisch vermutet und bioptisch gesichert (Mediastinum, Leber, Lymphknoten, Haut). Die Tuberkulinempfindlichkeit ist meist stark vermindert, in der bronchoalveolären Lavage ist meist eine Lymphozytose nachweisbar. Die üblicherweise vorhandene ACE-Erhöhung (Angiotensin converting enzyme) im Serum erlaubt Rückschlüsse auf die Krankheitsaktivität.

**Radiologische Diagnostik:** Aufgrund des radiologischen Erscheinungsbildes in **Röntgenbild** und CT wird die pulmonale Sarkoidose in die Stadien 0–4 eingeteilt (Abb. **B-1.73**).
- **Stadium 0:** Normalbefund der Lunge
- **Stadium 1:** (Meist) symmetrisch polyzyklisch vergrößerte Hili (bihiläre Lymphadenopathie) bei unauffälligem Lungenparenchym. Mediastinale Lymphknotenvergrößerungen sind teilweise vorhanden. Die vergrößerten Lymphknoten können gelegentlich verkalken.

**1.4.14 Sarkoidose**

**▶ Synonym.**

**▶ Definition.**

**Klinik:** Zwei Verlaufsformen:
- **akute Verlaufsform (Löfgren-Syndrom)**: Beginn mit deutlichen Symptomen wie Erythema nodosum und Gelenkbeschwerden sowie bihilärer Adenopathie. Bevorzugt sind junge Frauen betroffen, die Prognose ist gut.
- **chronische Verlaufsform** (häufiger): Oft Zufallsbefund, Reizhusten und Belastungsdyspnoe treten erst spät auf. Es kann außerdem zum Befall von Auge, Haut, Herz, Muskeln, Nerven kommen.

Meist spontane Ausheilung, in 10 % bildet sich jedoch eine Lungenfibrose.

**Diagnostisches Vorgehen:** Biopsie. Stark verminderte Tuberkulinempfindlichkeit. Lymphozytose in der bronchoalveolären Lavage. Erhöhtes ACE im Serum lässt auf die Krankheitsaktivität schließen.

**Radiologische Diagnostik:** Unterscheidung von 5 Stadien (Abb. **B-1.73**):
- **Stadium 0:** Normalbefund der Lunge
- **Stadium 1:** bihiläre Lymphadenopathie

**B-1.73 Sarkoidose.**

aI

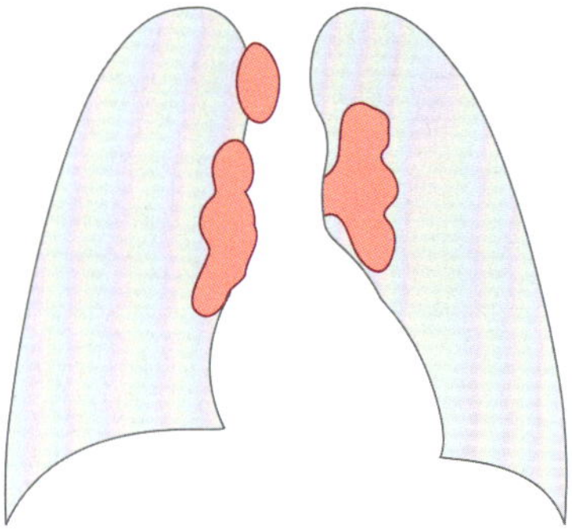

**Stadium I**

**a** bihiläre Adenopathie

aII

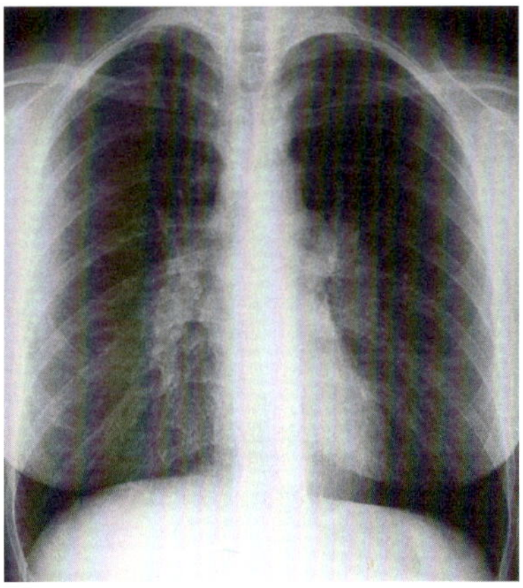

aIII

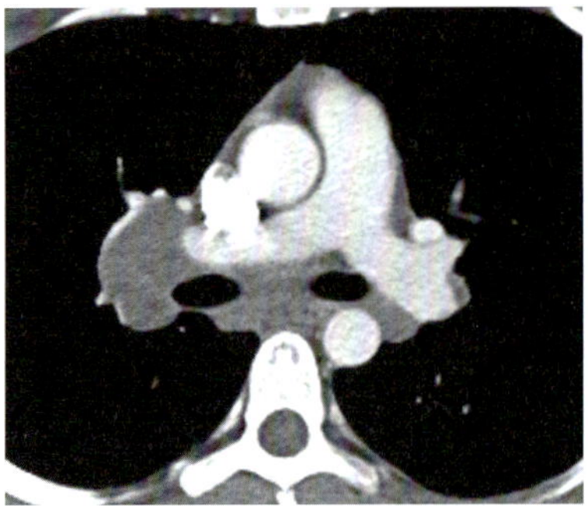

aII: Verplumpung beider Hili auf der Röntgenthoraxaufnahme
aIII: bihiläre Lymphadenopathie und rechts paratracheale Lymphknotenvergrößerungen

bI

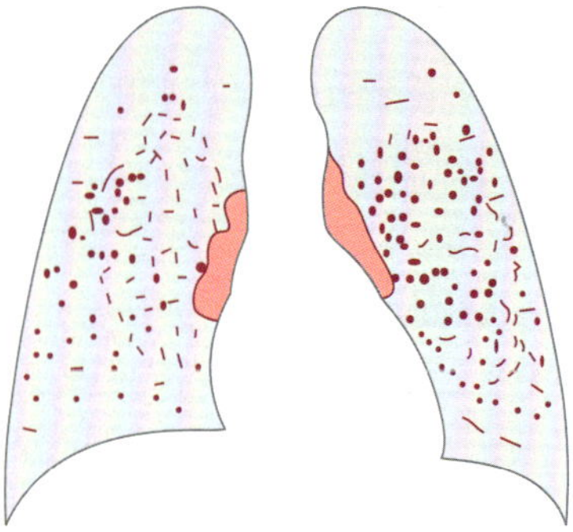

**Stadium II**

**b** bihiläre Adenopathie, Lungenbeteiligung

bII

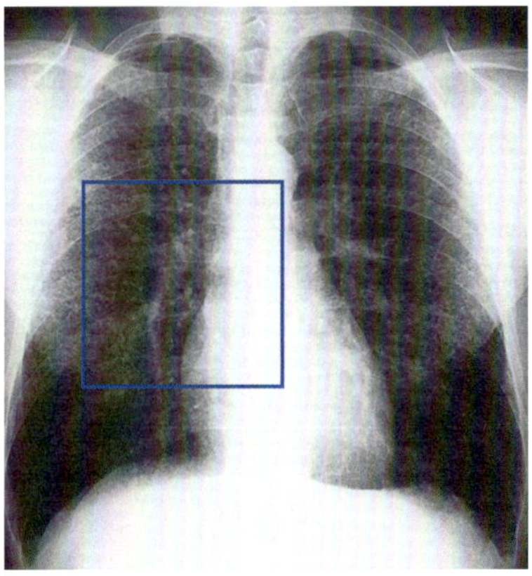

bIII

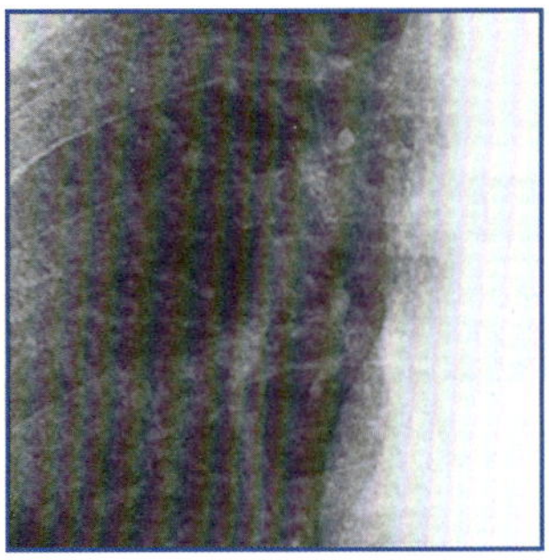

Interstitielle Zeichnungsvermehrung, plumpe Hili. In den Lungenober- und -mittelfeldern ist eine fleckige und streifige Zeichnungsvermehrung nachweisbar.

cI

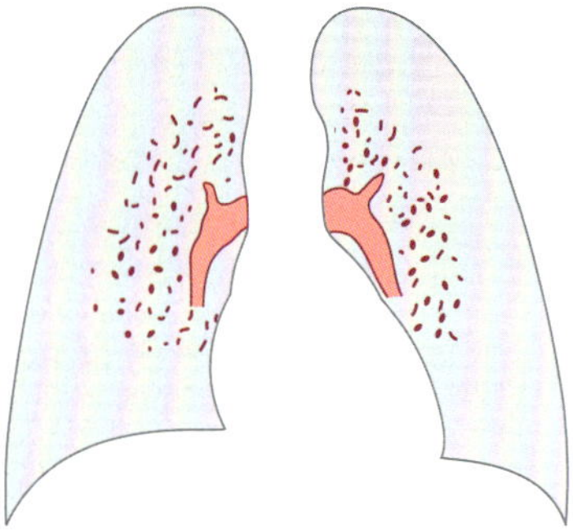

**Stadium III**

**c** Lungenbeteiligung, Rückbildung der Adenopathie

cII

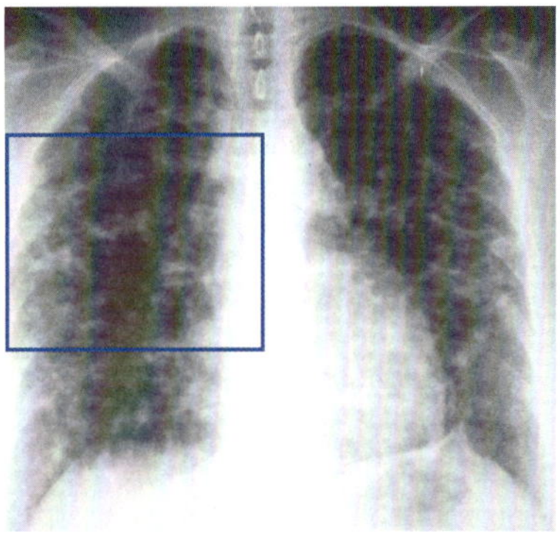

cIII

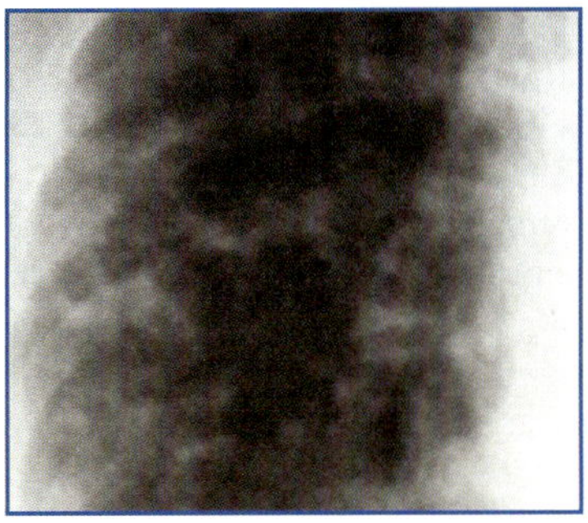

Retikulonoduläre Zeichnungsvermehrung ohne bihiläre Lymphadenopathie

dI

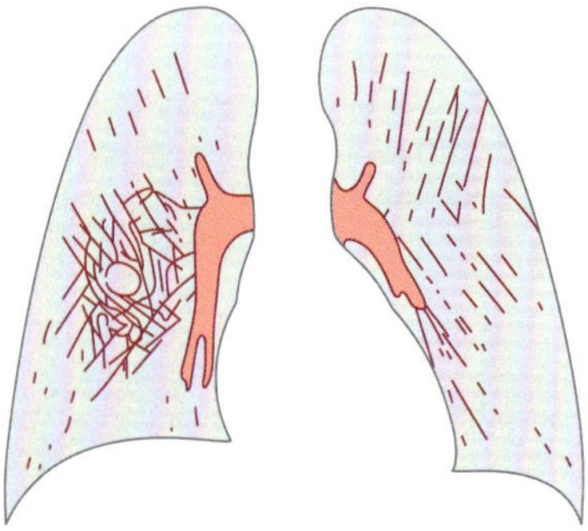

**Stadium IV**

**d** Fibrose, Narbenemphysem

dII

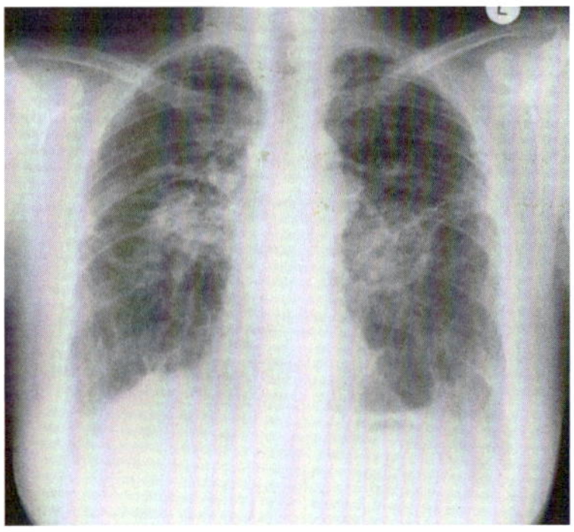

dIII

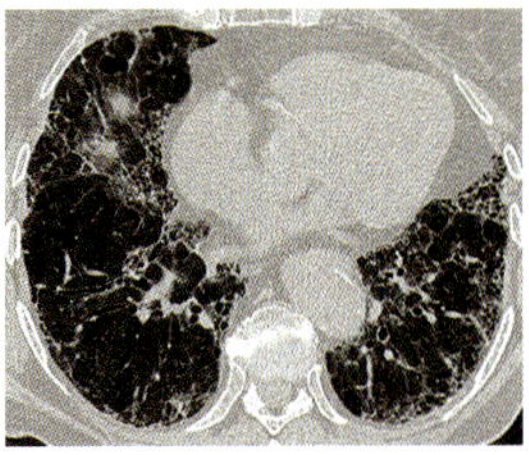

dII: Ausgeprägte hilifugale streifige Verdichtungen und Narbenstränge in den Lungenmittelfeldern. Narbenstränge auch bds. basal bei Fibrose
dIII: Fibrotische Lungenveränderungen im Bereich der Lungenoberfelder; basal betontes Honigwabenmuster

(Teilabb. a, d aus Horger M. Radiologische Diagnostik der thorakalen Sarkoidose. In: Fortschr Röntgenstr (RöFo) 2007; 179(8): 763-768. Teilabb. c aus Müller-Quernheim J. Interstitielle Lungenerkrankungen. Stuttgart: Thieme; 2003)

- **Stadium 2:** Zusätzliche Beteiligung des Lungenparenchyms erkennbar. Diese äußert sich in einer interstitiellen Zeichnungsvermehrung mit peribronchovaskulären und perilymphatischen Mikronoduli. Der Lungenkern und die Ober- und Mittelfelder sind bevorzugt betroffen.
- **Stadium 3:** Die Lymphadenopathie hat sich zurückgebildet und es ist nur noch ein **pulmonaler Befall sichtbar.**
- **Stadium 4:** Ausbildung einer Lungenfibrose. Es sind hilifugale streifige Verdichtungen und Narbenstränge in den Mittel- und Oberfeldern erkennbar. Im Spätstadium können sich eine grobretikuläre Zeichnungsvermehrung, das Honigwabenmuster oder emphysematisch umgewandelte Lungenareale entwickeln.

- **Stadium 2:** bihiläre Lymphadenopathie + pulmonaler Befall
- **Stadium 3: pulmonaler Befall ohne begleitende Lymphadenopathie**
- **Stadium 4:** Ausbildung einer Fibrose. Im Spätstadium können sich grobretikuläre Zeichnungsvermehrung, Honigwabenmuster oder emphysematische Areale entwickeln.

## 1.4.15 Tumoren der Lunge

### Benigne Tumoren

Gutartige Tumoren sind mit einer Häufigkeit von 1–5 % wesentlich seltener als das Bronchialkarzinom. Im Gegensatz zum Bronchialkarzinom wachsen sie i. d. R. außerordentlich langsam und weisen häufiger Kalkherde auf. Eine sichere Differenzialdiagnose ist jedoch meist nur durch Biopsie und Histologie möglich. **Hamartome** kommen mit ca. 55 % am häufigsten vor. Es sind Mischgeschwülste aus Knorpel-, Binde-, Fett- und Muskelgewebe mit epithelialen Anteilen. 80–90 % der Hamartome liegen peripher und intrapulmonal, in 10–20 % sind sie zentral und endobronchial gelegen. Sie erscheinen radiologisch meist als homogene Rundherde mit einem Durchmesser bis zu 4 cm. Die als pathognomonisch geltende schollige Verkalkung ist jedoch nur selten vorhanden. Häufig sind fokale Fettansammlungen im Tumor in der CT nachweisbar. Weitere gutartige Tumoren der Lunge sind z. B. **Karzinoid** und **benignes Mesotheliom**.

**1.4.15 Tumoren der Lunge**

**Benigne Tumoren**

Sie sind wesentlich seltener als das Bronchialkarzinom (Häufigkeit 1–5 %). Im Gegensatz zu diesem wachsen sie sehr langsam und sind häufig verkalkt. **Hamartome** sind Mischgeschwülste aus Knorpel-, Binde-, Fett- und Muskelgewebe. 80–90 % liegen peripher und intrapulmonal, 10–20 % zentral und endobronchial. Radiologisch erscheinen sie als bis zu 4 cm große homogene Rundherde. Weitere gutartige Lungentumoren sind **Karzinoid** und **benignes Mesotheliom**.

### Bronchialkarzinom

**▶ Definition.** Vom Bronchialepithel ausgehender maligner Tumor.

**Bronchialkarzinom**

**▶ Definition.**

Das Bronchialkarzinom ist in den westlichen Ländern zur häufigsten Krebstodesursache bei Männern geworden.
Kanzerogen wirken in erster Linie das Zigarettenrauchen (20er-Regel: Das Erkrankungsrisiko ist bei 20 Jahre langem Zigarettenkonsum von 20 Zigaretten täglich 20-fach erhöht; Ausnahme: Adenokarzinom). Demgegenüber treten andere Ursachen wie der Umgang mit bestimmten Arbeitsstoffen (v. a. Asbest, Arsenverbindungen, Nickel, polyzyklische aromatische Kohlenwasserstoffe sowie radioaktive Stoffe) zurück.

**Formen:** Je nach Lage und Ausbreitung unterscheidet man:
- **zentrales** Bronchialkarzinom (ca. 75 %)
- **peripheres** Bronchialkarzinom (ca. 25 %)
- **diffus wachsendes** Bronchialkarzinom (3 %).

Eine Sonderform des peripheren Bronchialkarzinoms ist der **Pancoast-Tumor**. Er greift früh von der Lungenspitze auf die Thoraxwand über und infiltriert den Plexus brachialis und den Grenzstrang. Klinisch entwickeln sich Brachialgien und ein Horner-Syndrom (Miosis, Ptosis und Enophthalmus).

**Klinik:** Die Symptomatik des Bronchialkarzinoms ist häufig uncharakteristisch und stellt sich in der Regel erst im fortgeschrittenen Stadium ein. Neben **allgemeinen Tumorzeichen** (Leistungsknick, Gewichtsverlust, Anämie) treten **Husten, Dyspnoe** und **Thoraxschmerz** auf. Rezidivierende und therapieresistente **poststenotische Pneumonien** sind möglich. Später können sich eine obere **Einflussstauung** (V. cava superior), **Dysphagie** (Ösophagus), **Heiserkeit** (N. laryngeus recurrens), **Dyspnoe** (N. phrenicus), **Horner-Syndrom** (Grenzstrang) und **Brachialgien** (Plexus brachialis) entwickeln. **Fernmetastasen** in Skelettsystem und Gehirn können Erstmanifestationen sein. Das kleinzellige Bronchialkarzinom kann zudem ACTH-, Insulin- und wachstumshormonähnliche Hormone produzieren und endokrine Syndrome imitieren (**paraneoplastische Syndrome**).
Nach WHO unterscheidet man 4 Haupttypen des Bronchialkarzinoms, die zusammen etwa 96 % der malignen Neoplasien ausmachen (Tab. **B-1.10**).

Das Bronchialkarzinom ist in den westlichen Ländern zur häufigsten Krebstodesurssache bei Männern geworden.
Kanzerogen wirkt in erster Linie Zigarettenrauchen (außer beim Adenokarzinom), 20er-Regel: 20 Jahre lang 20 Zigaretten täglich erhöhen das Risiko 20-fach.
Demgegenüber treten andere Ursachen wie der Umgang mit bestimmten Arbeitsstoffen zurück.
**Formen**
- **zentrales** Karzinom (75 %)
- **peripheres** Karzinom (25 %)
- **diffus wachsendes** Karzinom (3 %).
- Der **Pancoast-Tumor** der Lungenspitze infiltriert Plexus brachialis und Grenzstrang, es kommt zu Brachialgien und Horner-Syndrom.

**Klinik:** Symptome zeigen sich meist erst im fortgeschrittenen Stadium. Neben **allgemeinen Tumorzeichen** treten **Husten, Dyspnoe** und **Thoraxschmerz** auf. **Poststenotische Pneumonien** sind möglich. Später kommt es zu **oberer Einflussstauung, Dysphagie, Heiserkeit, Dyspnoe, Horner-Syndrom** und **Brachialgien** sowie **Fernmetastasen** in Skelett und Gehirn. Beim kleinzelligen Karzinom können **paraneoplastische Syndrome** auftreten. Histologische Typen s. Tab. **B-1.10**.

**Diagnostisches Vorgehen:** Lokalisationsdiagnostik durch Röntgenthoraxaufnahme in 2 Ebenen, CT, Bronchoskopie mit Zytologie und Biopsie.

**Diagnostisches Vorgehen:** Röntgenthorax in 2 Ebenen, CT, Bronchoskopie und Biopsie.

**B-1.10 Lokalisation, Wachstumsverhalten und Metastasierung von Bronchialkarzinomen**

| histologischer Typ | Häufigkeit | Lokalisation | Wachstum | Metastasen |
|---|---|---|---|---|
| 1. **kleinzelliges (SCLC) Karzinom** | ca. 25 % | zentral 85 % | sehr schnell<br>aggressivste Form, wächst entlang vorgeformter Gewebsräume | sehr frühe LK-Metastasen (massive Lymphadenopathie hilär und mediastinal)<br>Fernmetastasen (Leber, ZNS, Niere, Nebenniere, Skelett) |
| **nichtkleinzellige Karzinome (NSCLC), davon:** | | | | |
| 2. **Plattenepithelkarzinom**<br>(Subtyp: Pancoast-Tumor) | ca. 25–30 % | ⅔ zentral endobronchial<br>⅓ peripher | relativ langsam<br>beste Prognose | spät, lokale LK-Metastasen, Metastasen in Halslymphknoten |
| 3. **Adenokarzinom:** | ca. 30–35 % | peripher | mäßig schnell solitärer Herd, häufig groß und unregelmäßig | mäßig schnell |
| ▪ Sonderform: bronchoalveoläres Karzinom | 2–5 % | Parenchym | kann ein entzündliches Infiltrat vortäuschen | meist hämatogene Metastasen (v. a. zerebral) |
| 4. **großzelliges undifferenziertes Karzinom:** | ca. < 5 % | peripher | schnell<br>große Tumoren | früh<br>Leber, ZNS, Niere, Nebenniere, Skelett |
| ▪ großzelliges neuroendokrines Karzinom (LCNEC) | < 5 % | zentral 70 % | ausgedehnte Tumornekrosen | frühe LK-Metastasen |

**B-1.74 Bronchialkarzinom mit poststenotischer Pneumonie.**

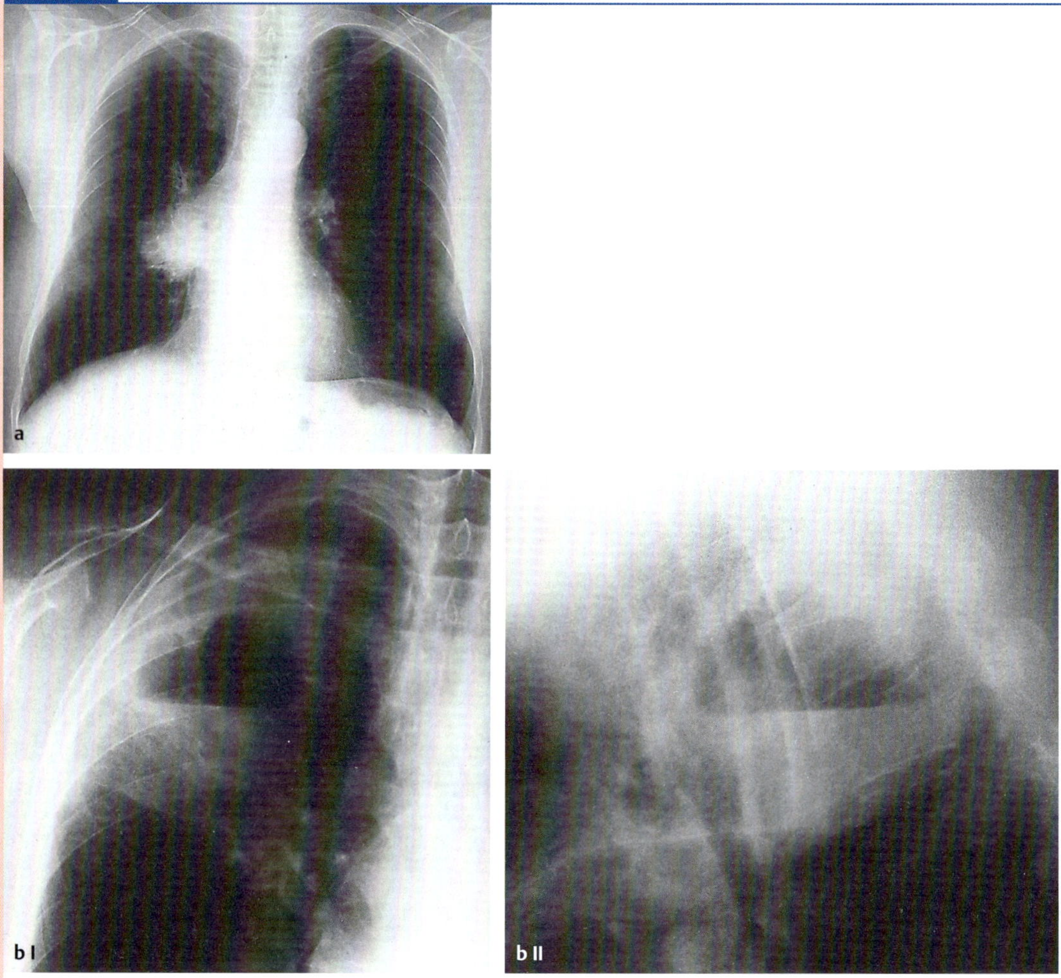


**a** Zentrales Bronchialkarzinom. Thorax p.-a.: deutlich verplumpter Hilus rechts.

**b** Abszedierte, poststenotische Pneumonie. Einschmelzung mit Luft-Flüssigkeitsspiegel. Thorax p.-a. (**b1**) und seitlich (**b2**), jeweils Ausschnittsvergrößerungen.

**Radiologische Diagnostik:** Bei zentral wachsenden Karzinomen ist die Bronchusstenose mit einer poststenotischen Belüftungsstörung und/oder Pneumonie häufig (Abb. **B-1.74** und Abb. **B-1.75**).

**Radiologische Diagnostik:** Je nach Primärlokalisation und Ausdehnung verursachen Bronchialkarzinome unterschiedliche Erscheinungsbilder im **Röntgenbild** (Abb. **B-1.74** und Abb. **B-1.75**). Da die meisten zentral wachsenden Karzinome im Bronchiallumen oder manschettenförmig in der Bronchialwand wachsen, ist die

**B-1.75 Radiologische Erscheinungsbilder des Bronchialkarzinoms.**

**I Bronchusstenose mit Folgen**
- Dys-/Atelektase:
  - Dystelektase: streifig-fleckige Verdichtungen
  - Atelektase (1) : homogene Schatten in segmentaler Anordnung, Zeichen der Volumenminderung
- poststenotische Pneumonie (2)
  - vermehrte Streifen- und Fleckzeichnung in segmentaler und lobärer Anordnung
- poststenotische Überblähung (3)
  - Hypertransparenz

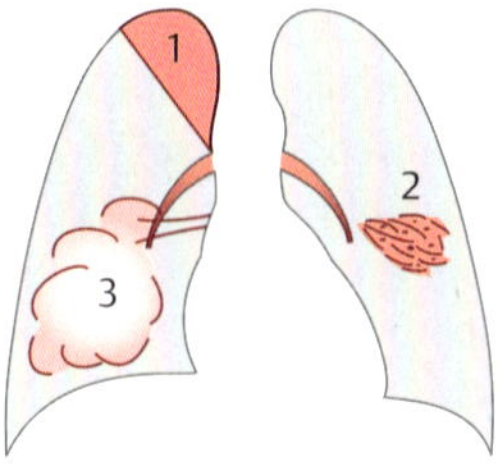


**II Hilärer Tumorschatten**
- verplumpter und aufgetriebener Hilus (1)

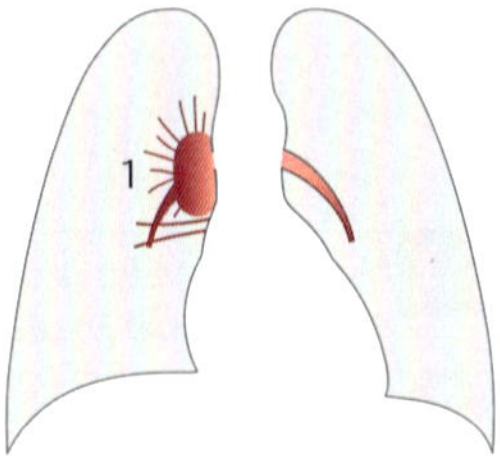


**III Peripherer Rundherd**
für Malignität sprechen:
- Durchmesser > 6 cm
- unscharfe Kontur (1)
- Rigler-Nabelzeichen (Einkerbung = vaskulärer Hilus des Tumors) (2)
- Corona radiata = radiäre Streifenzeichnung, zentrifugale Ausbreitung entlang Lymphangien (3)
- exzentrische Kaverne (4)
- Pleurafinger (5)

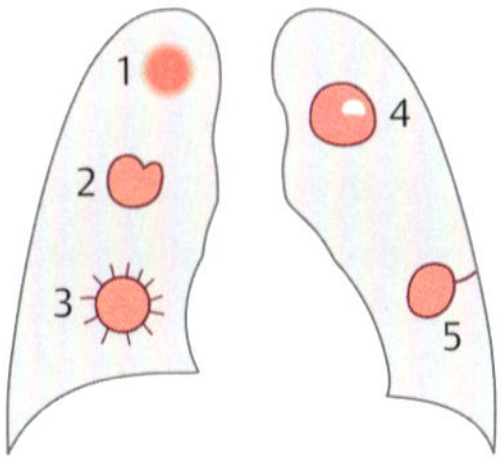


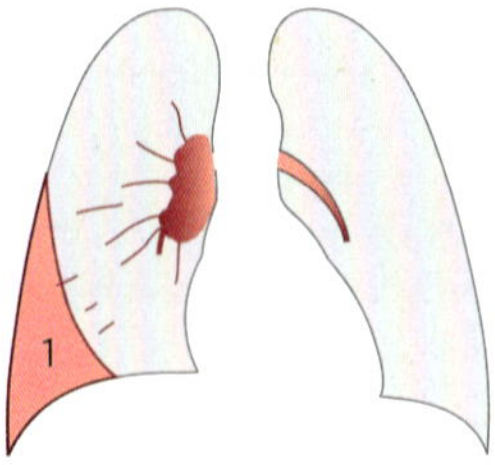


**IV Pneumonisches Karzinom**
- gleiches Erscheinungsbild wie entzündliches pneumonisches Infiltrat

**V Pleuraerguss (1)**
- durch Pleuritis carcinomatosa oder Lymphabflussstörung

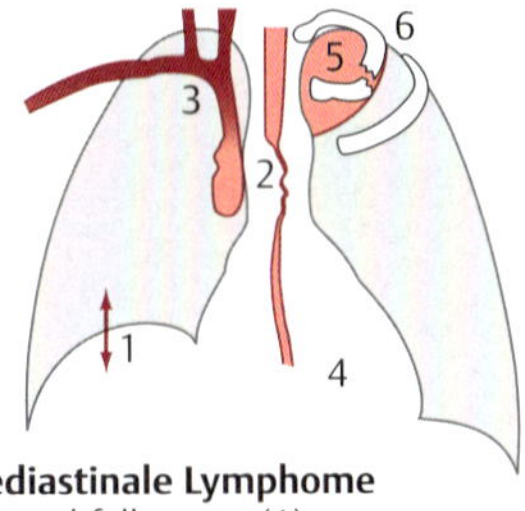


**VI Mediastinale Lymphome**
- Zwerchfellparese (1)
- Ösophagusstenose (2)
- Vena-cava-Kompression (3)
- Verbreiterung des Mediastinums (4)

**VII Pancoast-Tumor**
- einseitige Verschattung der Lungenspitze (5)
- Rippendestruktion (6)

(nach Lange S. Radiologische Diagnostik der Thoraxerkrankungen. Stuttgart: Thieme; 2010)

**B-1.76 Adenosquamöses Karzinom.**

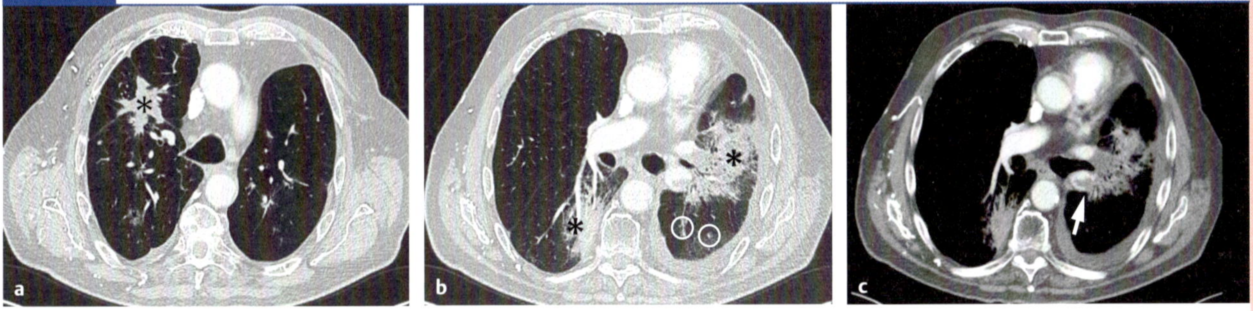


Adenosquamöses Karzinom im rechten Oberlappen (**a**; Stern) sowie im linken und rechten Unterlappen (**b**; Stern) und multiple Lungenmetastasen (**b**; Kreis). Zusätzlich Tumorzapfen in der Unterlappenarterie links (**c**; Pfeil).

Bronchusstenose mit einer poststenotischen Belüftungsstörung und/oder Pneumonie einer der häufigsten Befunde. Das zentral gelegene Karzinom muss dabei nicht unbedingt auf der Übersichtsaufnahme erkennbar sein.

Bei manchen, vorwiegend peribronchial wachsenden zentralen Bronchialkarzinomen ist eine Verplumpung des Hilus nachweisbar. Das periphere Bronchialkarzinom stellt sich meist als solitärer Rundherd dar, der insbesondere beim Plattenepithelkarzinom zentral einschmelzen kann.

Manchmal ist eine Verplumpung des Hilus nachweisbar. Das periphere Karzinom erscheint als solitärer Rundherd, der zentral einschmelzen kann.

► **Merke.** Das periphere Adenokarzinom und insbesondere das bronchoalveoläre Adenokarzinom (Lungenadenomatose) imitieren auf den Übersichtsaufnahmen häufig ein pneumonisches Infiltrat.

► **Merke.**

Die **CT** mit intravenöser Kontrastierung mit Einbeziehung des Oberbauchs und der Nebennieren erfolgt im Anschluss an die Übersichtsaufnahme zur Stadieneinteilung. Tumorausdehnung, Lymphknotenbefall und Metastasen lassen sich so mit einer Untersuchung beurteilen. Die Stadieneinteilung des nichtkleinzelligen Bronchialkarzinums erfolgt daraufhin anhand der TNM-Klassifikation.

Die **CT** mit intravenöser Kontrastierung mit Einbeziehung des Oberbauchs und der Nebennieren (Metastasenbeurteilung, M-Klassifikation) wird für die Stadieneinteilung des Bronchialkarzinoms im Anschluss an die Übersichtsaufnahme eingesetzt. Die mediastinalen und hilären Lymphknoten (N-Klassifikation) und die Ausdehnung des tumorösen Prozesses (T-Klassifikation) lassen sich so sicherer als in der konventionellen Diagnostik beurteilen. Auch vaskuläre Veränderungen (z. B. Gefäßinfiltration, Kompression der V. cava superior) lassen sich so in der CT nach intravenöser KM-Gabe darstellen. Die Stadieneinteilung des nichtkleinzelligen Bronchialkarzinoms erfolgt nach der TNM-Klassifikation. Problematisch ist die artdiagnostische Einordnung von Lymphknoten im CT. Nicht vergrößerte Lymphknoten können tumorös befallen sein, andererseits können vergrößerte Lympknoten entzündlich vergrößert sein. Als pathologisch gilt ein Lymphknoten mit einer Größe > 1 cm in der kurzen Achse. Allerdings weist dieses Kriterium nur eine Sensitivität von ca. 40–60 % und eine Spezifität von 50–80 % auf. Die Benennung vergrößerter Lymphknoten sollte nach dem IASLC-Schema erfolgen (Tab. **B-1.11**).

B-1.11

**B-1.11 Lymphknotenstationen des Mediastinums, modifiziert nach IASLC (International Association for the Study of Lung Cancer)**

| Stationen | Lage |
|---|---|
| 1 R/L | **untere Halslymphknoten**, kranial der Klavikula, Manubrium rechts/links |
| 2 R/L | **paratracheale kraniale Lymphknoten**, rechts/links, rechts kranial der V. brachiocephalica, links kranial des Aortenbogens |
| 3a | **prävaskuläre Lymphknoten**, kaudal bis Karina |
| 3b | **retrotracheale Lymphknoten**, kaudal bis Karina |
| 4 R/L | **paratracheale kaudale Lymphknoten**, rechts/links, rechts zwischen V. brachiocephlica und A. azygos, links zwischen Aortenbogen und linker Pulmonalarterie |
| 5 | **subaortale Lymphknoten**, aortales Fenster (Lig. arteriosum), T. pulmonalis |
| 6 | **Paraaortale Lymphknoten**, ventral/lateral von Aorta ascendens und Aortenborgen |
| 7 | **infrakarinale Lymphknoten** |
| 8 | **paraösophageale Lymphknoten** |
| 9 | **Lymphknoten des Lig. pulmonale** |
| 10 R/L | **hiläre Lymphknoten** |

Wegen der nur moderaten Treffsicherheit der computertomografischen Lymphknotenbeurteilung stellt die **FDG-PET** eine sinnvolle Ergänzung beim Lymphknotenstaging dar. Bei PET-positiven Befunden ist u. U. eine invasive Abklärung nötig. Bei PET-negativen Befunden kann eine Metastasierung mit hoher Genauigkeit ausgeschlossen werden.
Indikationen für eine PET-CT sind: solitäre Rundherde, die einer Biopsie nicht zugänglich sind, Staging des LK- und Metastasenstatus bei einem für eine Operation vorgesehenen Patienten, Verdacht bzw. Ausschluss eines N2/N3-Befalls im CT und bei geplanter radikaler Radiatio.
Die **MRT** ist beim Staging fast gleichwertig der CT bei fehlender Strahlenbelastung. Wegen des hervorragenden Weichteilkontrastes wird ein MRT des Thorax bei Verdacht auf eine Infiltration des Plexus brachialis, der Neuroforamina und der Wirbelkörper empfohlen.
Zum Einsatz kommen ebenfalls: Sonografie, Bronchoskopie mit Histologiegewinnung, ggf. CT-gesteuerte Stanzbiopsie, MRT des Schädels (bei kleinzelligem Bronchialkarzinom) und die Skelettszintigrafie.

Die **FDG-PET in Kombination mit einer CT (PET-CT)** kann mit einer hohen Sensitivität und moderaten Spezifität mediastinale Lymphknotenmetastasen darstellen und ist bzgl. der Treffsicherheit der reinen morphologischen Größenbeurteilung der CT und auch der MRT überlegen. Allerdings ist die Anzahl der falsch positiven Befunde mit bis zu 25 % (z. B. durch zusätzliche Entzündungen) sehr hoch, sodass u. U. eine invasive Diagnostik (Mediastinoskopie, Biopsie) bei PET-positiven Befunden notwendig ist. Bei PET-negativen Befunden kann eine Metastasierung mit hoher Genauigkeit ausgeschlossen werden.
Als Indikationen für eine PET-CT gelten solitäre Rundherde, die einer endobronchialen oder CT-gesteuerten Biopsie nicht zugänglich sind. Auch zum Staging bzgl. Lymphknoten- und Metastasenstatus vor einer Operation, bei Verdacht bzw. zum Ausschluss eines höhergradigen Lymphknotenbefalls im CT und bei geplanter radikaler Radiatio ist eine PET-CT indiziert.
Durch die Weiterentwicklung der **MRT** ist diese beim Staging der CT fast gleichwertig bei fehlender Strahlenbelastung. Wegen des hervorragenden Weichteilkontrastes wird ein MRT des Thorax bei Verdacht auf eine Infiltration des Plexus brachialis, der Neuroforamina und der Wirbelkörper empfohlen.
Zum Einsatz kommen ferner die Sonografie, ggf. mit Ergusspunktion und Darstellung der supraklavikulären, axillären und infraklavikulären Lymphknoten und vor allem die Bronchoskopie zur Histologiegewinnung. Bei negativem Befund oder peripheren Raumforderungen wird ggf. eine perkutane **CT-gesteuerte Stanzbiopsie** durchgeführt. Bei kleinzelligem Bronchialkarzinom sollte zum Ausschluss zerebraler Metastasen eine Bildgebung des Gehirns (vorzugsweise MRT) durchgeführt werden. Des Weiteren ist die Skelettszintigrafie mit Technetium Standart zur Diagnostik einer ossären Metastasierung. Die Sensitivität ist bei der Erstdiagnose mit ca. 60 % wegen der häufig rein osteolytischen Metastasen gering.

▶ **Klinischer Fall.** Ein 47-jähriger Patient kommt mit zunehmender Schwäche der rechten Körperhälfte, Sensibilitätsstörungen und sensomotorischen Jackson-Anfällen rechts mit zunehmender Frequenz in die Sprechstunde. Anamnestisch besteht ein Nikotinabusus. Computertomografisch werden hochgradig metastasenverdächtige intrazerebrale Herde gesichert. Auf der Thoraxübersichtsaufnahme (Abb. **B-1.77a**) findet sich eine rundliche Verdichtungsfigur oberhalb des rechten Hilus. In der Thorax-CT (Abb. **B-1.77b**) ist eine 3 · 3 · 3 cm große Raumforderung rechts suprahilär mit Kontakt zum rechten Hilus erkennbar. Die bronchoskopisch gewonnene PE liefert die Diagnose eines Plattenepithelkarzinoms. Im weiteren Verlauf entwickelt sich eine poststenotische Pneumonie (Abb. **B-1.77c**) mit fleckförmiger Zeichnungsvermehrung und Begleiterguss.

**B-1.77 Thoraxaufnahmen bei Bronchialkarzinom.**

a **Thoraxaufnahme p.-a.-Ausschnitt:** Verschattung suprahilär rechts.
b **CT-Befund:** Raumforderung oberhalb und dorsal des rechten Hilus (Pfeil).
c **Thorax-Ausschnitt:** Luft-Flüssigkeitsspiegel bei eingeschmolzener poststenotischer Pneumonie.

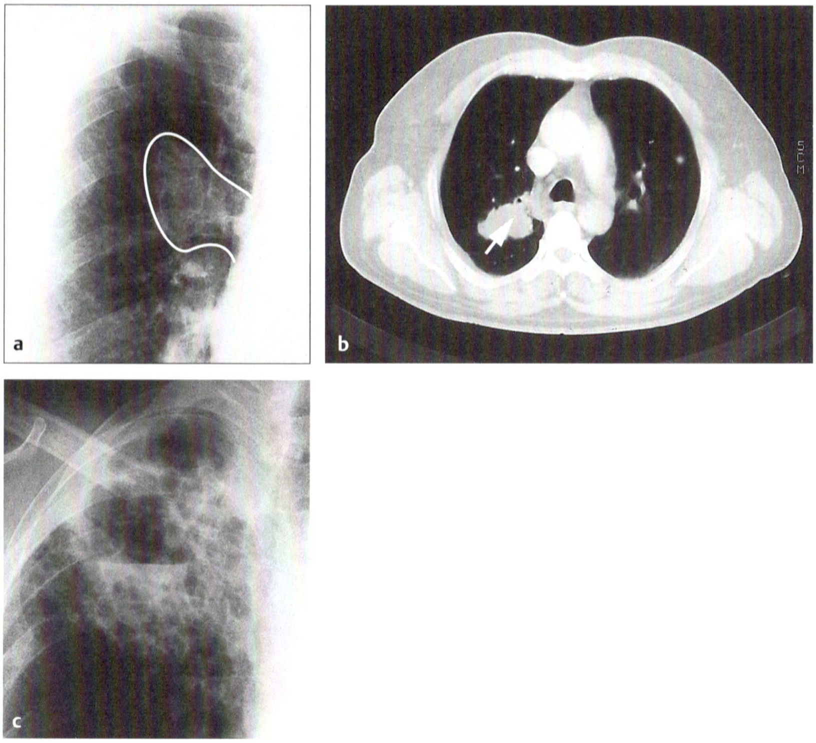


▶ Klinischer Fall.

## Lungenmetastasen

Bei 20–30 % aller Malignome werden Lungenmetastasen beobachtet. Sie werden radiologisch oft im Rahmen der routinemäßigen Staginguntersuchungen diagnostiziert. Häufig ist die **hämatogene** Einschwemmung über die V. cava und das rechte Herz in die Lunge, eine **lymphogene** Ausbreitung wird bei Magen-, Pankreas- und Mammakarzinom beobachtet. Eine **bronchogene** Aussaat in die Lunge wird bei bronchoalveolärem Karzinom und beim Larynxkarzinom (S. 227) vermutet.

**Radiologische Diagnostik:** Bei hämatogener Metastasierung können Metastasen im **Röntgenbild** als intrapulmonale Rundherde auftreten. Diese wachsen kugelförmig expansiv, ihre Größe kann zwischen wenigen Millimetern und mehreren Zentimetern variieren und sie können solitär oder multipel vorhanden sein. Metastasen unterschiedlicher Größe sprechen für verschiedene Metastasierungszeitpunkte. Breitet sich das Tumorgewebe strangartig in den Lymphspalten des Lungengerüstes aus, entwickelt sich eine **Lymphangiosis carcinomatosa** (S. 227). Eine **Pleurakarzinose**, d. h. eine tumoröse Infiltration der Pleura, äußert sich in einem Erguss oder als strangartige Pleuraverdickung. Bei der **pneumonischen Metastasierungsform** breiten sich die Tumorzellen in den anatomisch präformierten intraalveolären und intrabronchialen Räumen aus (Abb. **B-1.78**).

### Lungenmetastasen

Bei 20–30 % aller Malignome werden Lungenmetastasen beobachtet. Man unterscheidet zwischen **hämatogener** Einschwemmung (über V. cava und rechtes Herz), **lymphogener** Ausbreitung oder **bronchogener** Aussaat.

**Radiologische Diagnostik:** Bei hämatogener Metastasierung können Metastasen als intrapulmonale Rundherde auftreten. Bei **Lymphangiosis carcinomatosa** breitet sich das Tumorgewebe strangartig in den Lymphspalten aus (S. 227). Eine **Pleurakarzinose** äußert sich im Erguss oder als strangartige Pleuraverdickung. Bei **pneumonischer Metastasierung** breiten sich die Tumorzellen in intraalveolären und -bronchialen Räumen aus (Abb. **B-1.78**).

**B-1.78 Radiologische Befunde bei Lungenmetastasen.**

**I. Rundherdmetastase**

Röntgen:
- meist glatt und scharf begrenzte Rundherde
- selten Kalkeinlagerungen bei Osteo- und Chondrosarkommetastasen

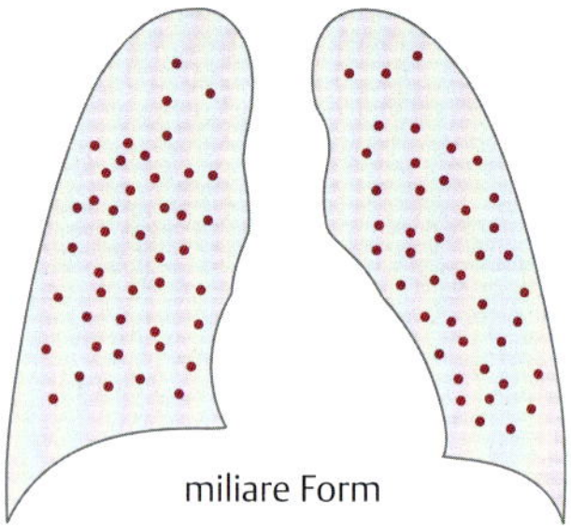


Primärtumor in: Schilddrüse, Lunge, Brust, Knochensarkom

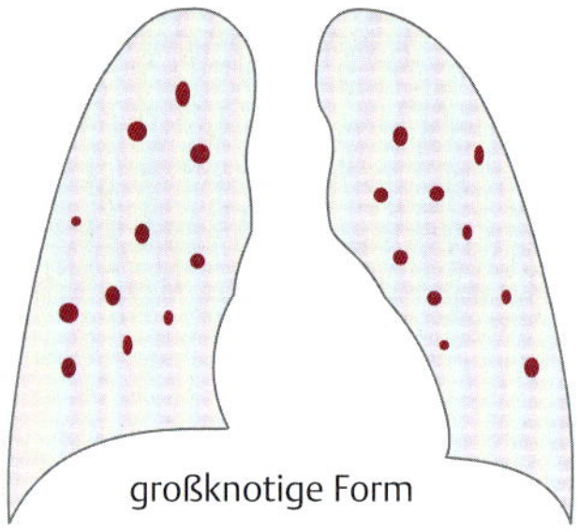


Primärtumor in: Oropharynx, Magen, Schilddrüse, weibliche Genitalorgane, Lymphosarkom, Chorionepitheliom

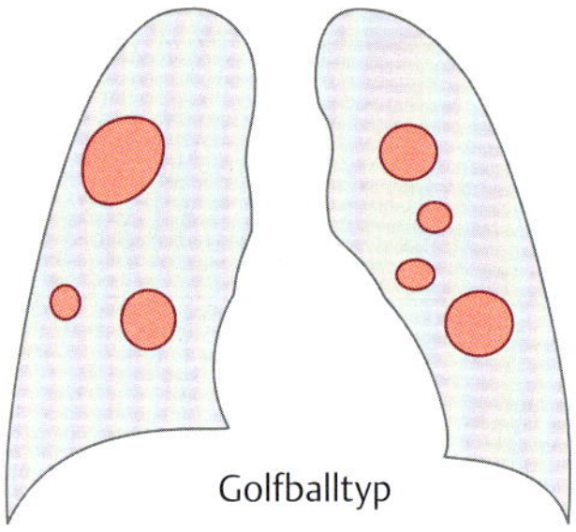


Primärtumor in: Sarkom, Karzinom, Seminom, Hypernephrom

**II. Lymphangiosis carcinomatosa**

Röntgen:
- verstärkte Netz- und Streifenzeichnung durch strangartige Ausbreitung des Tumorgewebes in den Lymphangien

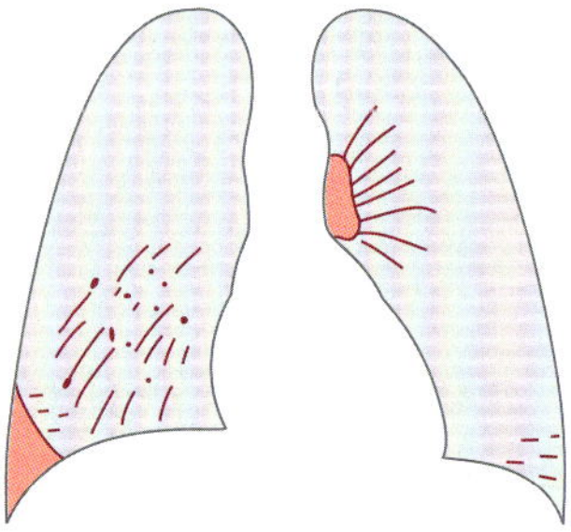

Primärtumor in: Mamma, Pankreas, Lunge, Prostata, Lymphom, Leukämie

**III. Pleurakarzinose**

Röntgen:
- Pleuraerguss oder Pleuraschwiele

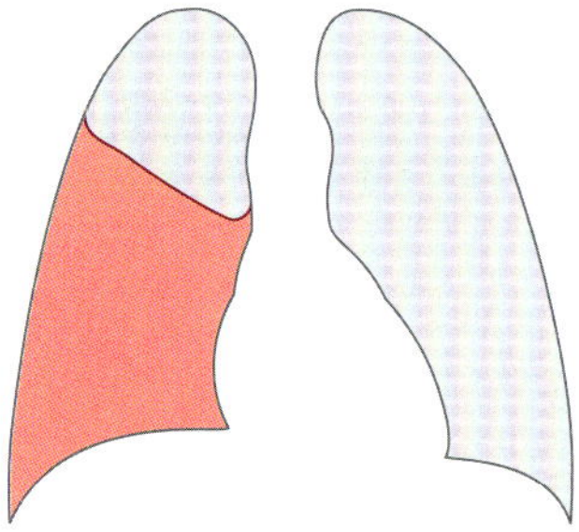

Primärtumor in: Mamma, Magen, Pleuraendotheliom

**IV. pneumonische Metastase**

Röntgen:
- unscharf berandete Flächenschatten und segmentale Atelektasen durch Ausbreitung der Tumorzellen in präformierten intraalveolären und intrabronchialen Räumen

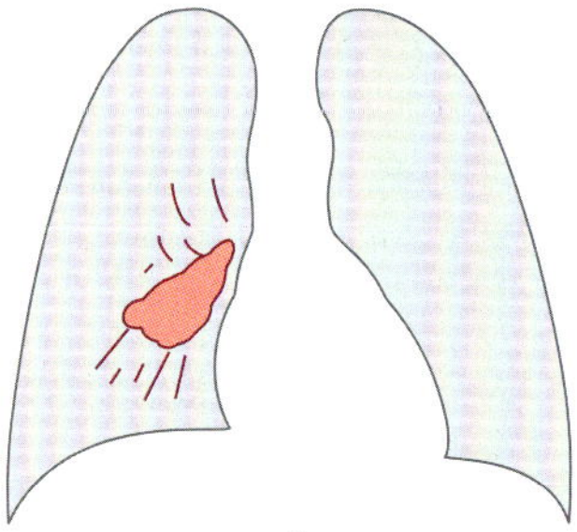

Primärtumor in: Ösophagus, Lunge, Brust

Die **CT** kann kleinere Rundherde und Lymphangiosis carcinomatosa früher als die Übersichtsaufnahme erfassen.

Die **CT** ist der Röntgenübersichtsaufnahme bei der Erfassung kleinerer Rundherde und dem Nachweis der Lymphangiosis carcinomatosa überlegen, denn sie erfasst sowohl kleine, subpleural gelegene Rundherde als auch die Verdickung des interstitiellen Gewebes bei der Lymphangiosis carcinomatosa früher als die Übersichtsaufnahme.

## Malignes Lymphom

## Malignes Lymphom

▶ Definition.

▶ **Definition.** Neoplastische Erkrankung des lymphatischen Systems. Die Lymphome manifestieren sich meist primär in Lymphknotenvergrößerungen, sie können jedoch auch andere Organe (z. B. Milz, Leber, Knochenmark, ZNS) befallen.

**Klinik:** Geschwollene Lymphknoten und B-Symptomatik. Husten, Dyspnoe und retrosternale Schmerzen bei massivem Befall.

**Klinik:** Klinische Leitsymptome sind Lymphknotenschwellungen und allgemeine Zeichen wie Fieber, Schwäche, Gewichtsverlust und Nachtschweiß (B-Symptomatik). Ein massiver intrathorakaler Befall kann Husten, Dyspnoe und retrosternale Schmerzen verursachen.

**Diagnostisches Vorgehen:** Biopsie oder Exstirpation befallener Lymphknoten.

**Diagnostisches Vorgehen:** Die histologische Sicherung erfolgt durch Biopsie oder Exstirpation befallener Lymphknoten.

**Radiologische Diagnostik:** In ca. 40–65 % der Fälle sind mediastinale und hiläre Lymphknotenschwellungen vorhanden. In der **Übersichtsaufnahme** ist der Hilus bilateral verplumpt und nach lateral polyzyklisch begrenzt, das Mediastinum verbreitert (S. 241). Bei ausgedehntem Befall zeigt das Mediastinum eine **schornsteinartige Verbreiterung**. Eine neoplastische Infiltration des Lungenparenchyms ist seltener. Das Tumorgewebe kann per continuitatem in die Lunge einwachsen und eine perihiläre oder paramediastinale konfluierende Fleck- oder Streifenzeichnung hervorrufen (Lymphangiosis blastomatosa: Infiltration des Interstitiums über Lymphbahnen bei malignen hämatologischen Erkrankungen). In diesen Fällen ist eine radiologische Unterscheidung zur Pneumonie schwierig. Die hämatogene pulmonale Metastasierung führt zur Ausbildung miliarer oder nodulärer Rundschatten.
Mit der **CT** kann die mediastinale und hiläre Lymphknotenbeteiligung sicherer beurteilt werden als mit der konventionellen Röntgendiagnostik.

**Radiologische Diagnostik:** Der Hilus ist bilateral verplumpt und nach lateral polyzyklisch begrenzt, das Mediastinum bei ausgedehntem Befall **schornsteinartig verbreitert.** Das Tumorgewebe kann per continuitatem oder über Lymphbahnen die Lunge infiltrieren (Lymphangiosis blastomatosa), die Unterscheidung zur Pneumonie ist schwierig. Die hämatogene Metastasierung führt zu miliaren oder nodulären Rundschatten.

Mit der **CT** kann die Lymphknotenbeteiligung sicher beurteilt werden.

▶ **Merke.** Lymphknoten mit einer Größe von über 2 cm sind als pathologisch zu werten. Als verdächtig gelten Lymphknoten, deren Durchmesser 1 cm überschreitet.

▶ Merke.

▶ **Klinischer Fall.** Ein 21-jähriger Patient bemerkt seit 3 Monaten eine Gewichtsabnahme von 12 kg, außerdem Schluckbeschwerden, Globusgefühl und Belastungsdyspnoe. Bei der körperlichen Untersuchung fallen mehrere vergrößerte Halslymphknoten auf. Die Thoraxübersichtsaufnahme (Abb. **B-1.79a**) zeigt eine eindrucksvolle Verbreiterung des oberen und mittleren Mediastinums, in der CT-Aufnahme (Abb. **B-1.79b**) zudem ausgeprägte mediastinale Lymphome, die die Gefäße teilweise ummauern. Die Diagnose eines lymphoblastischen Non-Hodgkin-Lymphoms vom T-Zell-Typ wird anhand eines entnommenen Halslymphknotens gestellt. Weitere Untersuchungen (KM-Punktion, Sono-Abdomen, CT-Abdomen, CT-Schädel, Liquor-Punktion und Skelettszintigrafie) waren unauffällig. Die weiteren Thoraxaufnahmen nach Chemotherapie (Abb. **B-1.79c**) zeigten eine Rückbildung der mediastinalen Lymphome.

**B-1.79 Lymphom vor und nach Chemotherapie.**

a **Thorax p.-a.:** Verbreiterung des oberen Mediastinums.
b **CT:** Große Raumforderung ventral der mediastinalen Gefäße (Pfeil).
c **Thorax p.-a. nach Chemotherapie:** Schmales oberes Mediastinum.

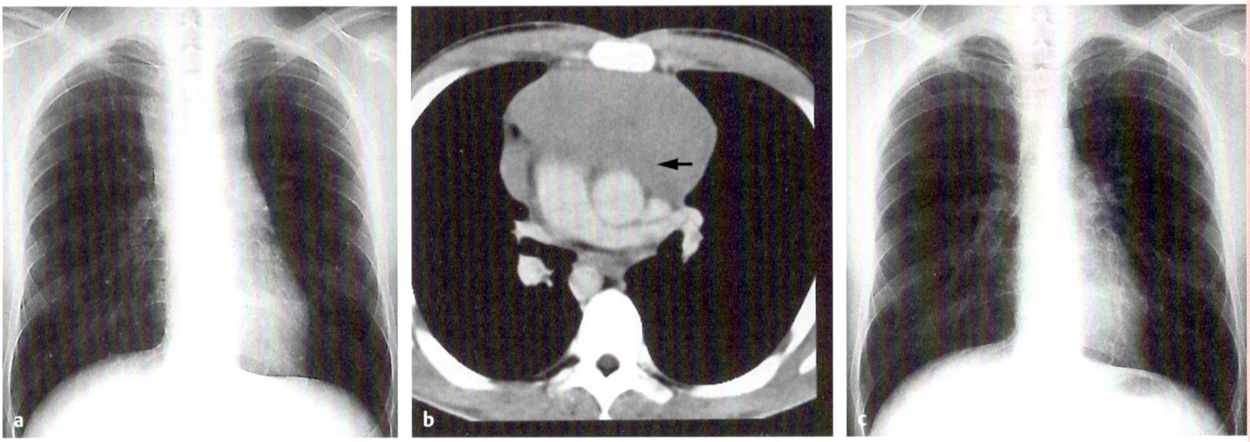


## 1.4.16 Erkrankungen des Lungenkreislaufs

### Pulmonale Hypertonie und Cor pulmonale

▶ **Definition.**

- **pumonale Hypertonie:** Erhöhung des Mitteldrucks der A. pulmonalis auf > 20 mmHg in Ruhe und > 32 mmHg unter Belastung.
- **chronisches Cor pulmonale:** Hypertrophie und/oder Dilatation des rechten Ventrikels. Ursache können u. a. parenchymale Erkrankungen der Lunge oder Erkrankungen des pulmonalen Gefäßbaumes sein.
- **akutes Cor pulmonale:** Rechtsherzbelastung durch akute Widerstandserhöhung im kleinen Kreislauf, meist durch akute Lungenembolie.

1.4.16 Erkrankungen des Lungenkreislaufs

Pulmonale Hypertonie und Cor pulmonale

▶ Definition.

**Klinik:** Belastungsdyspnoe und Müdigkeit, später Rechtsherzinsuffizienz mit Beinödemen, oberer Einflussstauung und Lebervergrößerung.

**Klinik:** Anamnestisch steht bei der chronischen pulmonalen Hypertonie Belastungsdyspnoe und Müdigkeit im Vordergrund. Im fortgeschrittenen Stadium entwickelt sich ein Cor pulmonale zunächst mit Rechtsherzhypertrophie und schließlich mit Rechtsherzdilatation. Bei manifester Rechtsherzinsuffizienz treten zusätzlich Beinödeme, eine obere Einflussstauung und eine Lebervergrößerung auf.

**Diagnostisches Vorgehen:** EKG, Herzecho, Druckmessung im kleinen Kreislauf.

**Diagnostisches Vorgehen:** Im EKG Zeichen der Rechtsherzbelastung, in der Echokardiografie Hypertrophie und/oder Dilatation des rechten Ventrikels. Die Druckmessung im kleinen Kreislauf (Rechtsherzkatheter) sichert meist die Diagnose.

**Radiologische Diagnostik:** Erstes Zeichen ist die **Dilatation des Pulmonalarterienhauptstammes** sowie die **Erweiterung der zentralen Lungenarterien**. Beim Übergang der erweiterten Lappenarterien zu den eingeengten Segmentarterien entsteht ein deutlicher **Kalibersprung**, der das Bild eines **amputierten Hilus** vermittelt. Der weiter periphere Gefäßbaum ist verschmälert, was **verstärkte Transparenz** bewirkt. Bei dekompensiertem Cor pulmonale sind eine Vergrößerung des rechten Herzens, ein rechtsseitiger Pleuraerguss und eine Verbreiterung des Kava- und Azygosschattens erkennbar. Typische Zeichen der pulmonalen Hypertonie s. Abb. **B-1.80**.

**Radiologische Diagnostik:** Im Niederdrucksystem der Lungenstrohmbahn sind die Arterien stärker dehnbar als die Arterien des großen Kreislaufs. Erstes Zeichen der pulmonal-arteriellen Hypertonie im **Röntgenbild** ist die **Dilatation des Pulmonalarterienhauptstammes.** Zudem **erweitern** sich die **zentralen Lungenarterien.** Bei der Lungenembolie erweitern sie sich direkt mit dem Emboliegeschehen, bei Lungenerkrankungen mit allmählicher Ausbildung der pulmonalen Hypertonie erweitern sie sich im Verlauf der Erkrankung. Ein Durchmesser der rechten absteigenden Pulmonalarterie in Höhe des rechten Zwischenbronchus über 18 mm ist sicher pathologisch. Die Lungenarterien sind bis zu den Lappenarterien erweitert. Beim Übergang der erweiterten Lappenarterien zu den eingeengten Segmentarterien entsteht ein deutlicher **Kalibersprung**, der auf der Aufnahme das Bild eines **amputierten Hilus** vermittelt. Der weiter peripher gelegene Gefäßbaum ist verschmälert, was eine **verstärkte Lungentransparenz** in der Peripherie bewirkt. Entwickelt sich ein Cor pulmonale, sind bei Dekompensation eine **Vergrößerung des rechten Herzens,** ein rechtsseitiger Pleuraerguss sowie eine Verbreiterung des Kava- und Azygosschattens erkennbar. Als Hinweis auf die Ätiologie der pulmonalen Hypertonie können zusätzliche Veränderungen wie z. B. Thoraxdeformitäten, Emphysem oder Lungenfibrose erkennbar sein. Die typischen Zeichen der pulmonal-arteriellen Hypertonie auf dem Übersichtsbild sind in Abb. **B-1.80** dargestellt.

Die **CT** wird zur Klassifikation der pulmonalen Hypertonie eingesetzt. Überlagerungsfrei ist die Dilatation der proximalen Pulmonalgefäße und des **proximalen Truncus pulmonalis** auf über 30 mm erkennbar. Charakeristische Veränderungen bei **chronisch thromboembolischer pulmonaler Hypertension** sind: **wandadhärente organisierte Thromben, intraluminale Bänder oder Septen, Wandunregelmäßigkeiten, Kaliberschwankungen und komplette Gefäßobstruktionen.** Im Parenchym sind trianguläre, der Pleura aufsitzende Konsolidierungen hinweisend auf abgelaufene Lungeninfarkte und es ist eine Mosaikperfusion nachweisbar.

Die **CT** wird als weiterführende Methode zur Klassifikation der pulmonalen Hypertonie eingesetzt. Eine **Erweiterung des Pulmonalishauptstammes** auf über 30 mm oder ein größerer Durchmesser des distalen Truncus pulmonalis als der der Aorta spricht für das Vorliegen einer pulmonal-arteriellen Hypertonie. Des Weiteren können Rechtsherzbelastungszeichen vorliegen. Primäre Lungenparenchymerkrankungen (z. B. Emphysem, interstitielle Lungenerkrankungen, Fibrose) sind zuverlässiger erkennbar als auf der Übersichtsaufnahme.

Charakeristische Veränderungen bei chronisch **thromboembolischer pulmonaler Hypertension (CTPH)** sind:

- wandadhärente organisierte Thromben
- intraluminale Bänder oder Septen
- Wandunregelmäßigkeiten
- Kaliberschwankungen und komplette Gefäßobstruktionen.

Im Parenchym sind trianguläre, der Pleura aufsitzende Konsolidierungen des Lungenparenchyms hinweisend auf abgelaufene Lungeninfarkte und es ist eine Mosaikperfusion nachweisbar. Als Zeichen der Kollateralisation sind die Bronchialarterien (normal etwa 1,5 mm) erweitert.

B-1.80

**B-1.80 Veränderungen bei pulmonal-arterieller Hypertonie.**

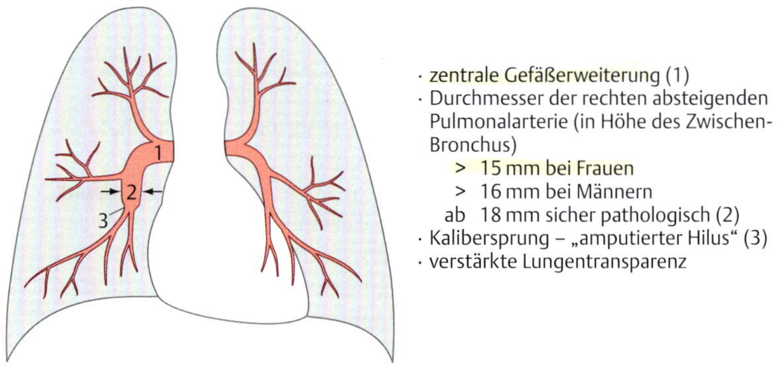

Die Diagnosestellung einer chronisch thromboembolischen pulmonalen Hypertension ist von Bedeutung, da diese Patienten u. U. einer chirurgisch pulmonalen Endarteriektomie zugeführt werden können.
Die **Perfusionsszintigrafie** ergibt bei rezidivierenden Lungenembolien als Ursache der pulmonalen Hypertonie mehrere (sub)segmentale Perfusionsausfälle.

Die **Perfusionsszintigrafie** zeigt (sub)segmentale Perfusionsausfälle bei rezidivierenden Embolien.

## Lungenembolie

Lungenembolie

▶ **Definition.** Embolischer Verschluss eines Lungenarterienastes durch einen verschleppten Thrombus, am häufigsten aus Becken- und Beinstrombahn stammend.

▶ Definition.

**Klinik:** Die Diagnose der Lungenembolie ist häufig schwierig, da in den meisten Fällen Symptome fehlen oder uncharakteristisch sind.

**Klinik:** Symptome fehlen oder sind uncharakteristisch.

▶ **Merke.** Nur bei ca. 5 % der Patienten ist die klassische Trias mit plötzlich einsetzendem Thoraxschmerz, Hämoptoe und Dyspnoe richtungsweisend.

▶ Merke.

**Diagnostisches Vorgehen:** Anamnese (z. B. postoperativ, Flugreise), Blutgasanalyse ($pO_2$ ↓, $pCO_2$ ↓), Klinik und der Nachweis einer Druckbelastung des rechten Herzens im EKG liefern wichtige Hinweise. Als weitere bildgebende Methode wird meist die **Farbdoppler-Echokardiografie** eingesetzt. Hier sind ebenfalls indirekte Zeichen der akuten Druckbelastung des rechten Ventrikels nachweisbar (S. 247). Ein zentral sitzender Thromboembolus (rechtes Herz, Truncus pulmonalis) ist eventuell erkennbar. Optimal dafür wäre eine transösophageale Echokardiografie, die jedoch invasiver ist. Evtl. sind Fibrinogen-Fibrin-Spaltprodukte (z. B. D-Dimere) als Folge der körpereigenen Spontanfibrinolyse bei der Laboruntersuchung erhöht. Der **sonografische oder phlebografische Nachweis** (S. 445) einer Phlebothrombose und eines Embolus im **Spiral-CT** bzw. ein positiver Befund in der Szintigrafie sichern die Diagnose.

**Diagnostisches Vorgehen:** Anamnese (z. B. postoperativ, Flugreise), Blutgasanalyse ($pO_2$ ↓, $pCO_2$ ↓), Klinik, EKG. In der Farbdoppler-Echokardiografie sind indirekt Zeichen der Rechtsherzbelastung nachweisbar (S. 247), ein zentral sitzender Thromboembolus evtl. erkennbar. Im Labor sind evtl. D-Dimere erhöht. Spiral-CT bzw. ein positiver Befund in der Szintigrafie sichern die Diagnose.

**Radiologische Diagnostik:** Bei der Lungenembolie ohne Infarzierung treten im **konventionellen Röntgenbild** gelegentlich folgende Veränderungen auf (Abb. **B-1.81**):
- **umschriebene Oligämie – Westermark-Zeichen**: Aus der embolischen Obstruktion und den begleitenden Gefäßspasmen resultiert eine regionale Minderdurchblutung mit Reduktion des Gefäßkalibers und sekundärer Transparenzerhöhung. Die diskrete Veränderung ist insbesondere bei vorhandenen Voraufnahmen mit noch stärkerer Vaskularisation verwertbar.
- **Hilusvergrößerung mit Kalibersprung – Knuckle-Sign:** Ballonierung der zentralen Arterie durch den Embolus mit deutlichem Kalibersprung gegenüber den enggestellten peripheren Gefäßen.
- **Zwerchfellhochstand und Plattenatelektasen**
- **Zeichen der Rechtsherzdekompensation:** Vergrößerung des Herzschattens, Verbreiterung des Kava- und Azygosschattens.
- **Verschattungsbezirk – Hampton hump**: Sehr charakteristisch für eine Lungenembolie ist eine halbkugelige, der Pleura breitbasig aufsitzende Verschattung, welche wahrscheinlich einer alveolären Hämorrhagie entspricht. Sie erscheint verzögert, frühestens nach einem Tag (mit einer Latenz von bis zu 4 Tagen) nach dem embolischen Ereignis. Begleitend ist häufig ein einseitiger Pleuraerguss vorhanden. Diese „Hampton humps" können sich im Verlauf von wenigen Tagen komplett zurückbilden oder – v. a. bei Patienten mit kardiovaskulären Vorerkrankungen – in einen Lungeninfarkt übergehen. Diese Nekrose bildet sich dann erst innerhalb von 3–5 Wochen unter Ausbildung einer Narbe zurück.

**Radiologische Diagnostik:** Zeichen der Lungenembolie im **konventionellen Röntgenbild** (Abb. **B-1.81**):
- **umschriebene Oligämie – Westermark-Zeichen:** regionale Minderdurchblutung mit Reduktion des Gefäßkalibers und sekundärer Transparenzerhöhung.
- **Hilusvergrößerung mit Kalibersprung – Knuckle-Sign**
- **Zwerchfellhochstand und Plattenatelektasen**
- **Zeichen der Rechtsherzdekompensation**
- **Verschattungsbezirk – Hampton hump:** Halbkugelige, der Pleura breitbasig aufsitzende Verschattung, die einer alveolären Hämorrhagie entspricht. Sie erscheint mit einer Latenz von 1–4 Tagen nach der Embolie, kann sich rasch komplett zurückbilden oder in einen Lungeninfarkt übergehen.

▶ **Merke.** In den meisten Fällen ist die Thoraxübersichtsaufnahme unauffällig oder zeigt nur diskrete Veränderungen, weshalb sie meist weder den Nachweis einer Embolisierung noch den sicheren Ausschluss erlaubt. Verfahren der ersten Wahl ist heute die Spiral-CT.
Die Thoraxaufnahme kann jedoch andere Ereignisse, die ebenfalls mit Thoraxschmerzen und Dyspnoe einhergehen können (z. B. Pneumothorax, Pleuraerguss) ausschließen.

▶ Merke.

**B-1.81 Radiologische Befunde bei Lungenembolie.**

**Thoraxübersichtsaufnahme**

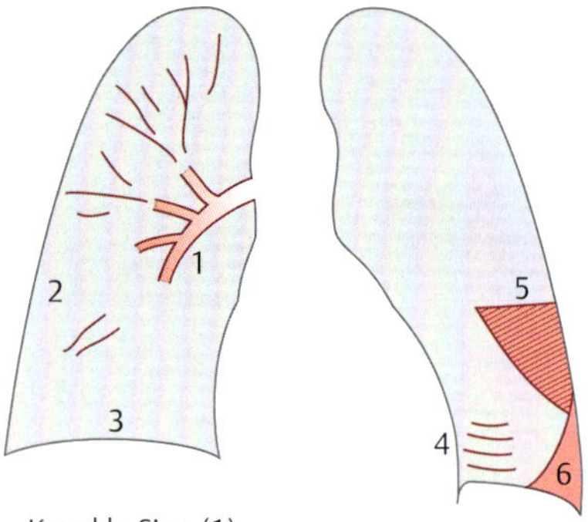


- Knuckle-Sign (1)
- Westermark-Zeichen (2)
- Zwerchfellhochstand (3)
- Plattenatelektasen (4)
- „Hampton hump" (Verschattungsbezirk) (5)
- Pleuraerguss (6)
- evtl. Zeichen der Rechtsherzdekompensation Zeichen der pulmonalen Hypertonie

**Pulmonalisangiografie**

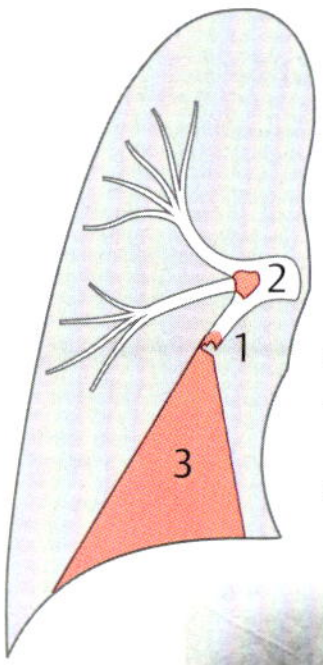


- Gefäßabbruch (1)
- Füllungsdefekt intravasal (2)
- segmentaler Parenchymdefekt (3)

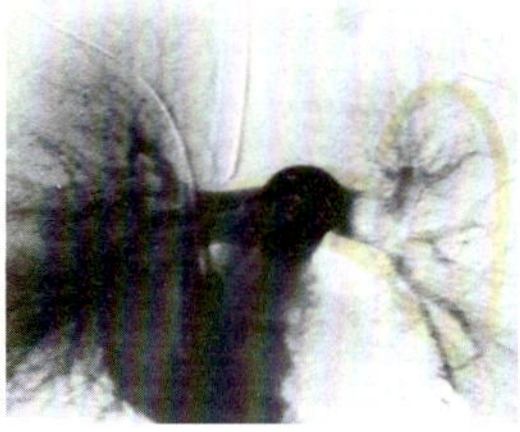

**Szintigrafie**

– Perfusionsszintigramm
  - keilförmige Perfusionsdefekte (1)

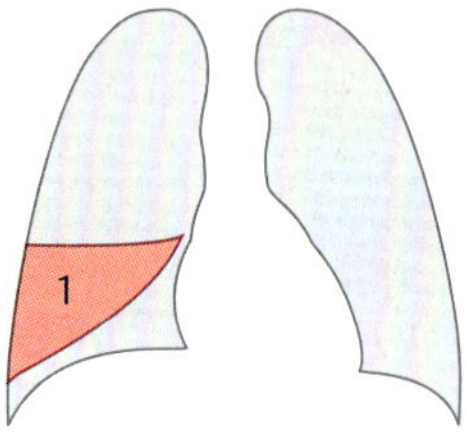


– Ventilationsszintigramm

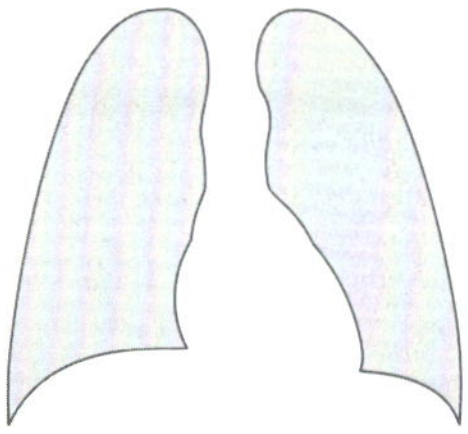

**Veränderungen bei akuter Lungenembolie im CT**

– direkte Zeichen:
  - partieller Füllungsdefekt (kontrastmittelumspülte, weichteildichte Strukturen im pulmonalarteriellen Gefäßbaum)
  - kompletter Füllungsdefekt (vollständige Ausfüllung des Gefäßlumens mit weichteildichtem Material, Abbruch der Kontrastmittelsäule)

– indirekte Zeichen:
  - Parenchymveränderungen
  - „Hampton hump" (peripheres, der Pleura breitbasig aufsitzendes Infiltrat)

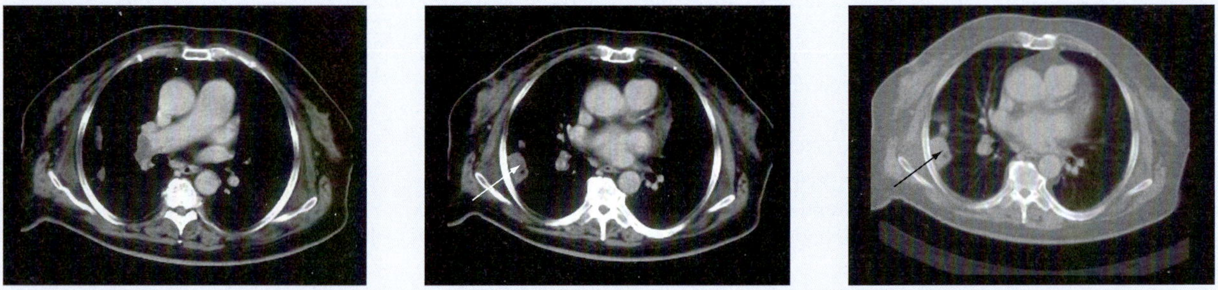

CT: Thrombose der rechten Pulmonalarterie, rechts lateral ist eine Verschattung erkennbar, die der Pleura breitbasig aufsitzt (⟶): „Hampton hump"

Zur weiteren Abklärung wird die **MSCT** eingesetzt, auch kleinere Emboli können bis Subsegmentebene zuverlässig erkannt werden.

**Szintigrafisch** sind keilförmige **Perfusionsausfälle bei unauffälligem Ventilationsszintigramm** pathognomonisch. Die Szintigrafie ist nichtinvasiv, aber nur bei einem Drittel der Patienten liefert sie ein eindeutiges Ergebnis.

Die **Angiografie** ermöglicht den direkten Nachweis des Embolus über einen Füllungsdefekt oder Abbruch der KM-Säule in den zentralen Gefäßen (Abb. **B-1.82**). Mit dem Katheter können zentral sitzende Emboli fragmentiert werden, zusätzlich kann eine lokale Lysetherapie erfolgen. Die Angiografie wird nur noch zur Behandlung einer Lungenembolie (Embolusfragmentation, lokale Lyse) eingesetzt.

Insbesondere die **MSCT** hat sich zu einer zentralen Methode für den Nachweis der Lungenembolie entwickelt, da auch kleine (segmentale und subsegmentale) Emboli mit hoher Sicherheit nachgewiesen werden können.

**Szintigrafisch** sind keilförmige **Perfusionsausfälle bei unauffälligem Ventilationsszintigramm** pathognomonisch. Beim gleichzeitig vorhandenen Emphysem ist auch die Ventilation gestört, wodurch die Diagnostik erschwert wird. Der Vorteil der Szintigrafie ist, dass sie nichtinvasiv und für den Patienten nur wenig belastend ist, von Nachteil ist ihre geringe Verfügbarkeit im Akutfall sowie die geringe Spezifität: Nur in etwa einem Drittel der Patienten mit klinischem V. a. eine akute Lungenembolie liefert sie ein eindeutiges Ergebnis.

Die **Angiografie** ermöglicht den direkten Nachweis des Embolus über einen Füllungsdefekt oder Abbruch der KM-Säule in den zentralen Gefäßen (Abb. **B-1.82**). Gleichzeitig bestehen therapeutische Möglichkeiten: Mit dem Katheter kann bei zentralem Sitz der Embolus fragmentiert werden, die kleineren Teile des Embolus werden weiter in die Lungenperipherie geschwemmt, wo sie jedoch eine geringere akute hämodynamische Belastung verursachen. Zusätzlich kann über den Pulmonaliskatheter eine lokale hochdosierte Lysetherapie erfolgen. Wegen der Invasivität und der hohen Treffsicherheit der MSCT wird die Angiografie nur noch zur Behandlung einer Lungenmbolie (Embolusfragmentation, lokale Lyse) eingesetzt. Zum Einsatz interventioneller Verfahren, wie z. B. Kavafiltern (S. 466).

**B-1.82 Lungenembolie.**

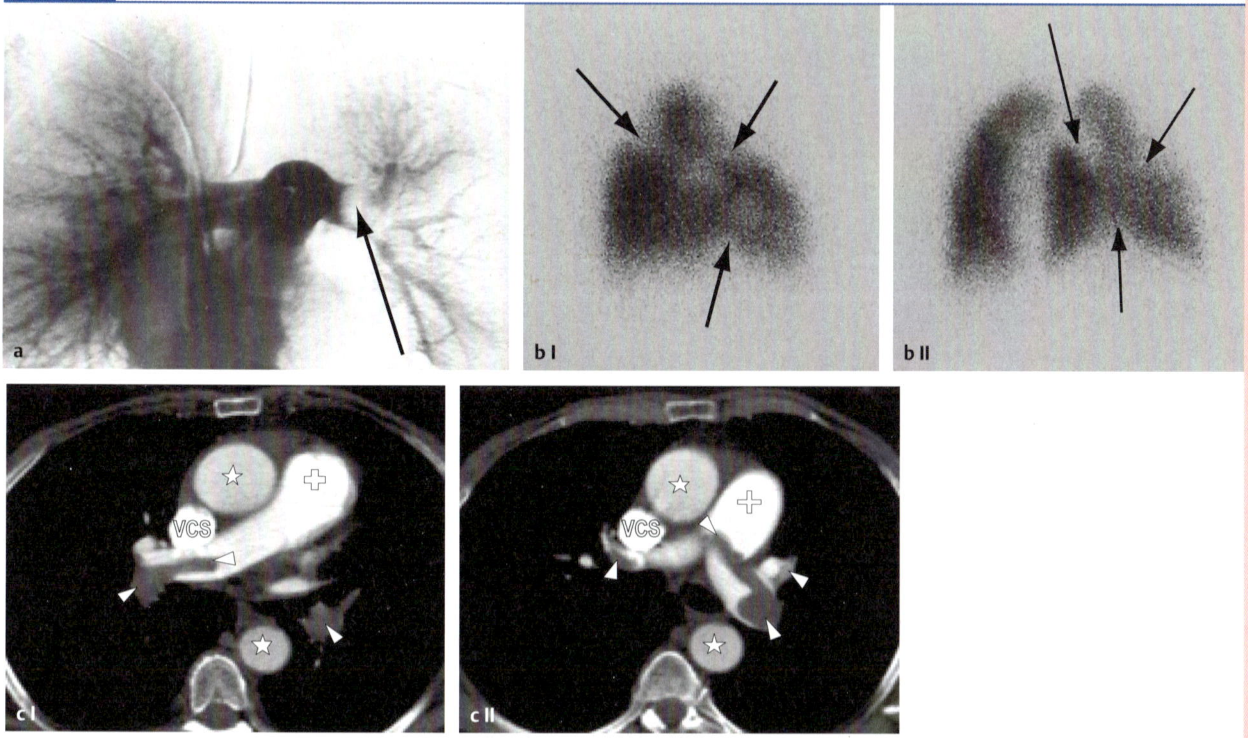


**a DSA:** Großer Thrombus in der linken Pulmonalisstrombahn (Pfeil), der zu einer KM-Aussparung führt. Das Ende wölbt sich kuppelartig in die A. pulmonalis vor. Die nachgeschalteten Lungenarterien sind überwiegend nicht kontrastiert.
**b Szintigrafie** (anderer Patient): Nachweis mehrerer keilförmiger Perfusionsausfälle in der rechten Lunge (Pfeile).
**c MSCT** (anderer Patient): Axiale Schichten einer kontrastmittelunterstützen CT-Untersuchung: Aorta (Sterne), V. cava superior (VCS), Pulmonalarterien (Kreuze). Die Gefäße sind durch die KM-Injektion hell dargestellt, thrombotisches Material stellt sich dunkel dar (Pfeilspitzen). Vollständige Verlegung beider Unterlappenarterien, partielle Verlegung von Mittellappenarterie und linker Oberlappenarterie sowie beider Hauptstämme.

## 1.4.17 Erkrankungen des Mediastinums

### Allgemeines

Erkrankungen des Mediastinums äußern sich auf Übersichtsaufnahmen durch Verlagerungen der Mediastinallinien, eine **Verbreiterung des Mediastinums** oder durch **mediastinale Lufteinschlüsse** (z. B. bei Pneumomediastinum, Ösophaguserkrankungen, Hernien, Zysten, Abszessen). Dabei können neben soliden mediastinalen Tumoren auch Zysten, zystische Tumoren, vaskuläre Veränderungen, mediastinale Blutungen oder Entzündungen raumfordernd wirken (Tab. **B-1.12**). Ca. 25–50 % der Mediastinaltumoren sind maligne.

**1.4.17 Erkrankungen des Mediastinums**

**Allgemeines**

Erkrankungen des Mediastinums äußern sich durch Verlagerungen der Mediastinallinien, **Verbreiterung des Mediastinums** oder **mediastinale Lufteinschlüsse.** Raumforderungen können verschiedenste Ursachen haben (Tab. **B-1.12**); ca. 25–50 % sind maligne.

**B-1.12 Raumfordernde Prozesse des Mediastinums**

| vorderes Mediastinum | mittleres Mediastinum | hinteres Mediastinum |
|---|---|---|
| ▪ Struma (Abb. **B-1.83**), Schilddrüsentumor | ▪ Parathyroideatumor | ▪ Neurofibrom |
| ▪ Thymom, Thymushyperplasie | ▪ maligne Lymphome | ▪ Neurinom |
| ▪ Parathyroideatumor | ▪ Lymphknoten-Metastasen | ▪ Phäochromozytom |
| ▪ Teratom | ▪ Vagusneurinom | ▪ Ganglioneurom |
| ▪ Epidermoidzyste | ▪ Phrenikusneurinom | ▪ Neuroblastom |
| ▪ Dermoidzyste | ▪ Ösophaguserkrankung | ▪ Ösophaguserkrankung |
| ▪ Perikarddivertikel, -tumor, -zyste | ▪ bronchogene Zyste | ▪ extramedulläre Blutbildung |
| ▪ Aneurysma der Aorta ascendens | ▪ Aneurysma des Aortenbogens oder der Bogenarterien | ▪ enterogene Zyste |
| ▪ erweiterte V. cava | ▪ erweiterte V. azygos | ▪ Ductus-thoracicus-Zyste |
| ▪ Ektasie (Ausbuchtung) der A. brachiocephalica | ▪ Hiatushernie | ▪ Aneurysma der Aorta descendens |
| ▪ Morgagni-Hernie | | ▪ Bochdalek-Hernie |

**Merke:** Mesenchymale Tumoren, Mediastinitis, Abszess und Fibrose kommen in allen 3 Kompartimenten vor.

**B-1.83 Retrosternale Struma.**

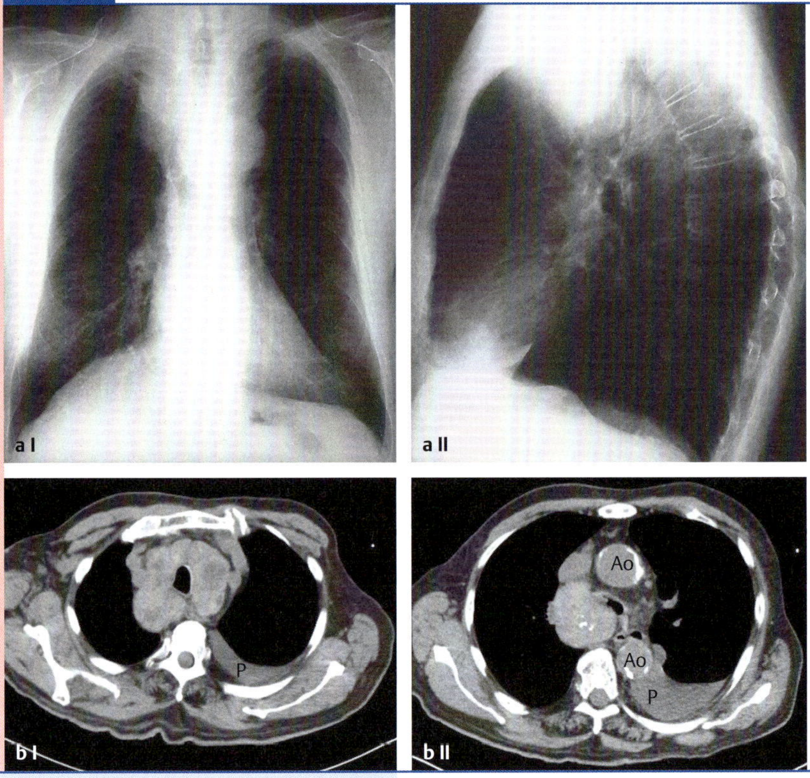


**a** Becherförmige Verbreiterung des oberen Mediastinums mit Verlagerung der Trachea nach rechts und Einengung der Trachea. Auf der Seitaufnahme Verschattung retrotracheal mit Ventralverlagerung der Trachea durch größeren retrotrachealen Strumaanteil.
**b** Anderer Patient: Retrosternale und retrotracheale Struma in der CT: Polylobulierte, glatt abgrenzbare Raumforderung ausgehend von der Schilddrüse mit inhomogenen Dichtewerten und zarten Verkalkungen. Rechts kaudal imprimiert die Struma die Trachea und verlagert sie nach ventral.

**Klinik:** Tumoren im vorderen und mittleren Mediastinum verursachen Atemnot, Stridor, Dysphagie und obere Einflussstauung. Tumoren im mittleren Mediastinum können Dysphagie und Rückenschmerzen hervorrufen. Eine **Verlagerung des gesamten Mediastinums** entsteht durch thorakale (Skoliose) oder pulmonale Erkrankungen.

**Klinik:** Die klinische Symptomatik wird meist durch die Lage und Größe des Tumors und die dadurch bedingte Verlagerung und Kompression der Nachbarorgane verursacht. Bei Tumoren des vorderen und mittleren Mediastinums können sich Atemnot, Stridor, eine Dysphagie und in Extremfällen eine obere Einflussstauung entwickeln. Prozesse des hinteren Mediastinums können eine Dysphagie und Rückenschmerzen (durch Arrosion von Wirbelkörpern oder Kompression von Interkostalnerven oder Plexus) verursachen. Eine **Verlagerung des gesamten Mediastinums** ist meist durch thorakale (Skoliose) oder pulmonale Erkrankungen (Pleuraschwarte, Atelektase, Erguss) bedingt.

**Radiologische Diagnostik:** Mit der **CT** können Lokalisation und Ausdehnung exakt dargestellt werden. Auch Dichtemessungen zur Einordnung der Gewebeart sowie Abklärung von Gefäßanomalien bei KM-Gabe sind möglich.

Die **MRT** wird bei unklaren Befunden in der CT und bei Gefäßveränderungen eingesetzt. Bei der Beurteilung des Spinalraumes, z. B. bei neurogenen Tumoren, ist sie der CT überlegen.

**Radiologische Diagnostik:** Bei der Beurteilung des Mediastinums spielt die **CT** eine entscheidende Rolle, da auf Grund der überlagerungsfreien Darstellung die Lokalisation und Ausdehnung exakt dargestellt werden kann und in begrenztem Maße auch Dichtemessungen mit einer Einordnung der Gewebeart möglich sind. Durch intravenöse Kontrastmittelgabe ist die Abklärung von Gefäßanomalien und pathologischen Gefäßprozessen (z. B. Aortenaneurysma) möglich.
Die **MRT** wird zunehmend bei mediastinalen Veränderungen, insbesondere bei unklaren Befunden in der CT und bei Gefäßveränderungen (aufgrund der Möglichkeit der Gefäßdarstellung ohne KM) eingesetzt. Mit der multiplanaren Abbildungstechnik kann die Ausdehnung der Prozesse leichter erkannt werden. Bei der Beurteilung des Spinalraumes, z. B. bei neurogenen Tumoren, ist sie der CT überlegen.

## Intrathorakale Struma

Intrathorakale Struma

Siehe Kap. 12.3.4

## Intrathorakale Epithelkörperchenadenome

Intrathorakale Epithelkörperchenadenome

Siehe Kap. Primärer Hyperparathyreoidismus (S. 356).

## Neurogene Tumoren

Neurogene Tumoren sind die häufigsten Tumoren des hinteren Mediastinums und befinden sich meist **paravertebral**. Während bei Erwachsenen häufiger Neurinome und Neurofibrome auftreten, kommen bei Kindern meist Ganglioneurome und Neuroblastome vor.

**Radiologische Diagnostik:** Auf der **Thoraxübersichtsaufnahme** ist eine paravertebrale, glatt begrenzte, homogene Raumforderung typisch, die meist rundlich oder längsoval konfiguriert ist. Die Paraspinallinie ist auf der Übersichtsaufnahme im p.-a.-Strahlengang verlagert oder obliteriert. Verkalkungen innerhalb des Tumors treten besonders beim Neuroblastom auf. Die **CT** erlaubt eine exakte Lokalisation und Dichtemessung der Raumforderung. Wichtig ist der Ausschluss oder Nachweis vertebraler Arrosionen und des Einbruchs in den Spinalkanal. Mit der **MRT** kann die Beziehung zum Spinalraum bzw. Foramen intervertebrale besser als mit der CT dargestellt werden (Abb. **B-1.84**). Die MRT ist der CT bei diesen Raumforderungen überlegen und sollte noch vor einer CT zum Einsatz kommen.

### Neurogene Tumoren

Sie sind die häufigsten Tumoren des hinteren Mediastinums und meist **paravertebral** gelegen.

**Radiologische Diagnostik:** Typisch ist eine paravertebrale, glatt begrenzte homogene Raumforderung, die meist rundlich oder längsoval konfiguriert ist. Die Paraspinallinie ist verlagert oder obliteriert. Wichtig ist Ausschluss oder Nachweis vertebraler Arrosionen oder eines Einbruchs in den Spinalkanal. Die **MRT** ist der CT hier überlegen (Abb. **B-1.84**).

**B-1.84 Neuroblastom.**

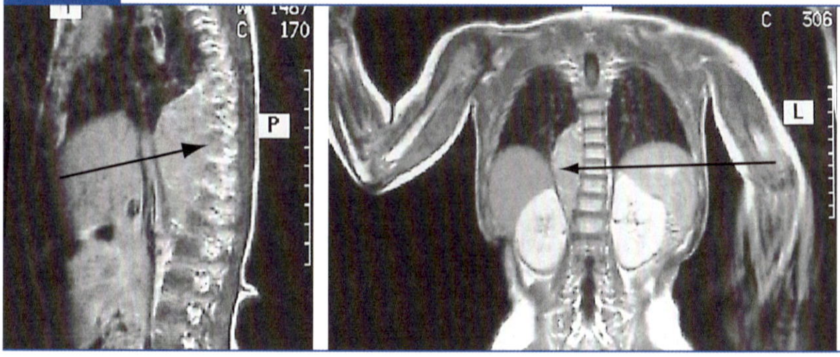


Stadium IV bei einem 16 Monate alten Kind.
**MRT:** Ausgedehnter tumoröser Prozess rechts paravertebral thorakal (Pfeil), der sich nach kaudal vorwölbt, jedoch nicht intraabdominell gelegen ist. Die kranio-kaudale Ausdehnung des Tumors kann im MRT sicherer beurteilt werden.

## 1.4.18 Zwerchfellhernien

▸ **Definition.** Angeborene oder erworbene Muskellücke des Zwerchfells, durch die die Baucheingeweide bei erhaltener pleuroperitonealer Membran als Bruchsack nach intrathorakal hindurchtreten.

Im Gegensatz dazu werden beim **Prolaps** die abdominellen Organe direkt, ohne von einem Bruchsack bedeckt zu sein, in den Thoraxraum verlagert. Je nach Bruchpforte werden **Hiatus**-, **Morgagni**- und **Bochdalek**-Hernie unterschieden (Abb. **B-1.85**).
Ein **traumatischer Zwerchfellbruch** kann als Folge eines Thorax- oder stumpfen Bauchtraumas auftreten. Nur in wenigen Fällen kommt es sofort zu einem Zwerchfellprolaps. Häufiger bildet sich der Prolaps nach einem zeitlichen Intervall im Bereich eines zunächst vernarbten, aber weniger belastbaren Zwerchfellrisses aus. Zwerchfellrisse kommen häufiger linksseitig vor, da die Leber bei einer abdominellen Gewalteinwirkung den Stoß bis zu einem gewissen Grade abfängt (Abb. **B-1.86**).

**Radiologische Diagnostik:** Bei der Hiatushernie sind im **Röntgenbild** folgende Zeichen nachweisbar:
- Flüssigkeitsspiegel im nach intrathorakal hernierten Magenabschnitt
- Verbreiterung der paraösophagealen Linie
- charakteristische Einschnürung des Magens an der Zwerchfellzwinge im Breischluck.

Die übrigen Zwerchfellhernien oder Zwerchfellrupturen zeigen sich meist in Form basaler, teilweise inhomogener Verschattungen (Darm) mit fehlender Abgrenzbarkeit der Zwerchfellkonturen oder des Herzrandes.
Die CT zeigt die Beziehung des Bruchsackes zum Zwerchfell oft besser als die Übersichtsaufnahme. Die **MRT** ist aufgrund des besseren Weichteilkontrastes und der Möglichkeit der koronaren Schnittebenen der CT überlegen. Aus diesem Grund sollte sie – falls möglich – als Schnittbildverfahren eingesetzt werden.

### 1.4.18 Zwerchfellhernien

▸ **Definition.**

Beim **Prolaps** werden die abdominellen Organe direkt in den Thoraxraum verlagert. Unterscheidung der Hernien nach Bruchpforte s. Abb. **B-1.85**.
Ein **traumatischer Zwerchfellbruch** kann als Spätfolge eines Thorax- oder stumpfen Bauchtraumas auftreten. Häufig bildet sich der Prolaps in einem zunächst vernarbten, aber weniger belastbaren Zwerchfellriss aus (Abb. **B-1.86**).

**Radiologische Diagnostik:** Zeichen der Hiatushernie
- Flüssigkeitsspiegel im hernierten Magenabschnitt
- verbreiterte paraösophageale Linie
- Mageneinschnürung im Breischluck.

Die übrigen Hernien zeigen sich als basale, teils inhomogene Verschattungen mit fehlender Zwerchfellkontur.

Die **MRT** ist aufgrund des besseren Weichteilkontrastes und der koronaren Schnittebenen der CT überlegen.

**B-1.85 Zwerchfellhernien.**

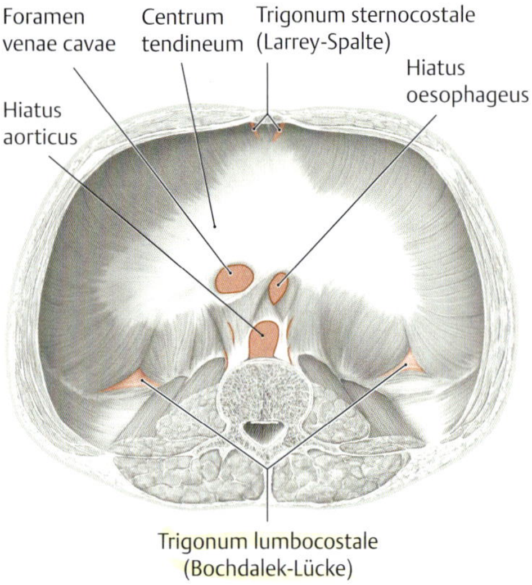


**a** Anatomie des Zwerchfells mit Durchtrittsstellen.

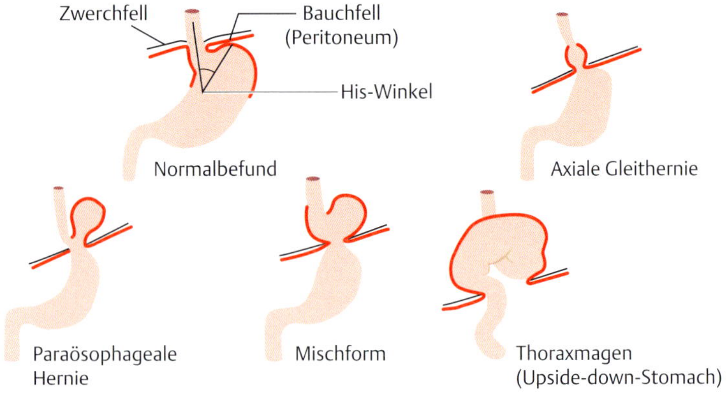


**b** Hiatushernien: Hernierung von Magenanteilen durch den Hiatus oesophagei nach intrathorakal
- axiale Gleithernie: Verlagerung der Kardia nach intrathorakal
- paraösophageale Hernie: Verlagerung des Magenfundus bei normaler fixierter Kardia nach intrathorakal
- Mischform: Sowohl Kardia als auch Magenfundus sind nach kranial verlagert
- Upside-down-Magen: Extremvariante der paraösophagealen Hernie mit kompletter Verlagerung des Magens nach intrathorakal bei weithin fixierter Kardia

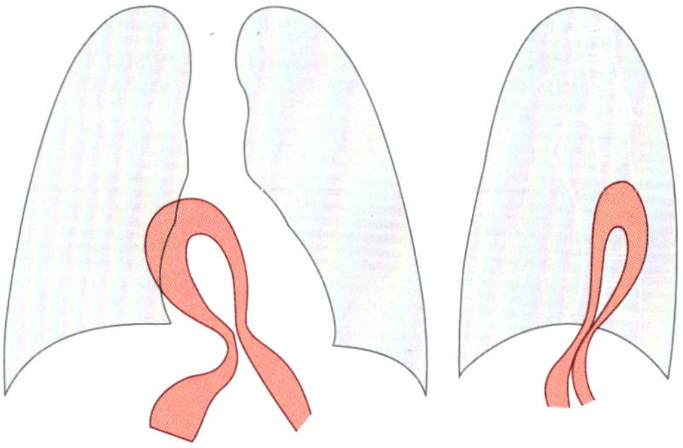

**c** Bochdalek-Hernie: Verlagerung von Darm durch das dorsal gelegene Trigonum lumbocostale nach intrathorakal.

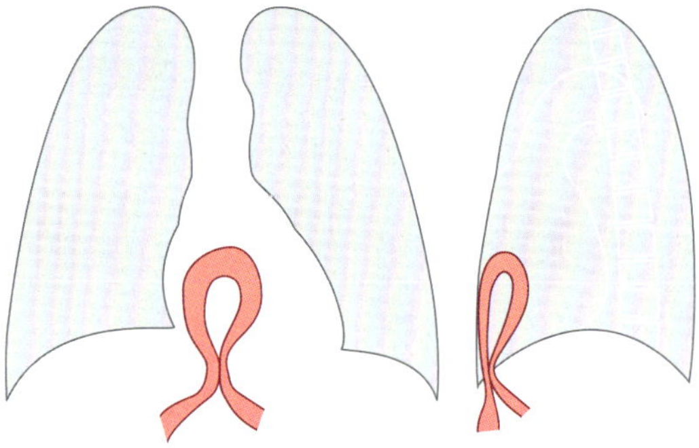

**d** Morgagni-Hernie: Verlagerung von Darm durch das retrosternal gelegene Trigonum sternocostale nach intrathorakal.

(Teilabb. a aus Schünke M, Schulte E, Schumacher U. Prometheus Innere Organe. Stuttgart: Thieme; 2015. Teilabb. b nach I care Krankheitslehre. Stuttgart: Thieme; 2015. Teilabb. c, d nach Lange S. Radiologische Diagnostik der Thoraxerkrankungen. Stuttgart: Thieme; 2010)

**B-1.86 Zwerchfellhernien - Enterothorax.**

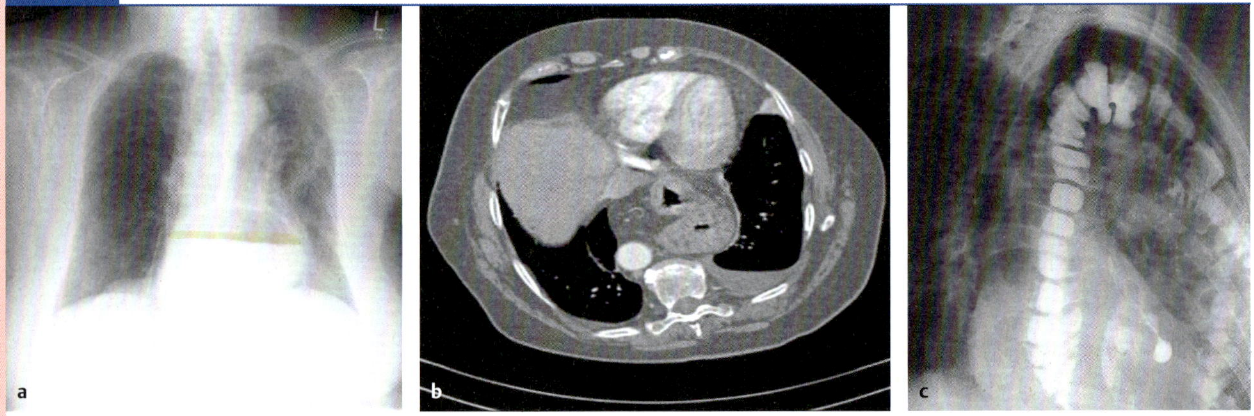


**a** **Röntgen:** Im pa-Bild erkennt man eine retrokardiale Verschattung mit Luft-Flüssigkeitsspiegeln (nebenbefundlich Residuen einer Pneumonie im linken OF).
**b** **CT-Befund.**
**c** **Magen-Darm-Passage:** Weit nach intrathorakal links verlagerter, kontrastierter Dickdarm; auch Dünndarmabschnitte befinden sich intrathorakal.

# 2 Herz



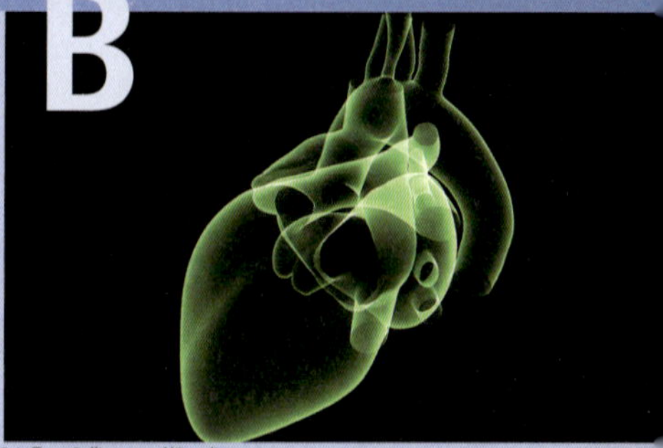



*F. Schwarz; H. Hetterich; J. Malms**

## 2.1 Einleitung

Für die Abklärung kardialer Pathologien steht eine Vielzahl an invasiven und nichtinvasiven diagnostischen Verfahren zur Verfügung. Neben den elektrokardiografischen Methoden sind die bildgebenden Verfahren einer der tragenden Pfeiler der kardiologischen Diagnostik. Konventionelle Radiologie, Sonografie, CT, MRT und nuklearmedizinische Methoden wie SPECT und PET ermöglichen neben einer exakten morphologischen Beurteilung auch eine gezielte Untersuchung der kardialen Pumpfunktion sowie der Durchblutung des Myokards (in Ruhe und unter Belastung). Oft ergänzen sich verschiedene Untersuchungsmethoden.

**2.1 Einleitung**

Bildgebende Verfahren sind tragende Pfeiler der kardiologischen Diagnostik.

## 2.2 Radiologische Methoden

### 2.2.1 Konventionelle Röntgendiagnostik

#### Verfahren

**2.2 Radiologische Methoden**

**2.2.1 Konventionelle Röntgendiagnostik**

**Verfahren**

► Merke. Die röntgenologische Basisdiagnostik des Herzens erfolgt mit der **Thoraxübersichtsaufnahme** (Herzfernaufnahme) **im Stehen in 2 Ebenen:**
- posterior-anteriorer Strahlengang (**p.-a.- Bild**)
- seitlicher Strahlengang (**Seitbild**).

Bei beiden Projektionen wird das Herz wegen seiner Nähe zur Filmebene ohne relevanten Projektionsfehler in „Normalgröße“ abgebildet (s. a. S.152 ff.).

► Merke.

#### Posterior-anteriorer Strahlengang

**Methode:** Siehe dorsoventrale Thoraxübersichtsaufnahme (S. 163).

**Indikation:** Abschätzung der Herzgröße (Transversaldurchmesser).

**Beurteilung:** Die anatomischen Herz- und Mediastinalstrukturen sind in Abb. **B-2.1** schematisch dargestellt. Der Herzschatten imponiert im Röntgenbild als homogene Fläche, so dass nur über eine sorgfältige Analyse der Konturen und der Größe Rückschlüsse auf Veränderungen einzelner Herzhöhlen möglich sind.

**Posterior-anteriorer Strahlengang**

**Methode:** Siehe dorsoventrale Thoraxübersichtsaufnahme (S. 163).
**Indikation:** Abschätzung der Herzgröße.

**Beurteilung:** s. Abb. **B-2.1**. Der Herzschatten imponiert als homogene Fläche.

**Bestimmung des Transversaldurchmessers:** Die röntgenmorphologische Analyse der Herzsilhouette in der Herzfernaufnahme beginnt mit der Größenbeurteilung des Herzens im Vergleich zum Thorax. Beim stehenden Patienten in tiefer Inspiration darf der Herztransversaldurchmesser höchstens halb so groß wie der Thorax-Innendurchmesser sein (**CT-Quotient** ≤ 0,5).
Der Transversaldurchmesser der **Herzsilhouette** ist dabei die Summe der größten Distanz des äußersten rechten und linken Herzrandes von der Mittellinie. Die Größenbestimmung des Herzens im Röntgenbild hat orientierenden Charakter; Volumenberechnungen unter Zuhilfenahme der Seitaufnahme sind angesichts der sehr präzisen Echokardiografie heute obsolet.

**Bestimmung des Transversaldurchmessers:** Beim stehenden Patienten in tiefer Inspiration darf er höchstens halb so groß wie der Thorax-Innendurchmesser sein (**CT-Quotient ≤ 0,5**).

Der Transversaldurchmesser der **Herzsilhouette** ist die Summe der größten Distanz des äußersten rechten und linken Herzrandes von der Mittellinie.

► Merke. Ein CT-Quotient (cardiothoracic ratio) > 0,5 weist auf eine pathologische Herzvergrößerung hin.

► Merke.

**B-2.1 Röntgenologische Basisdiagnostik des Herzens: Herzfernaufnahme in 2 Ebenen.**

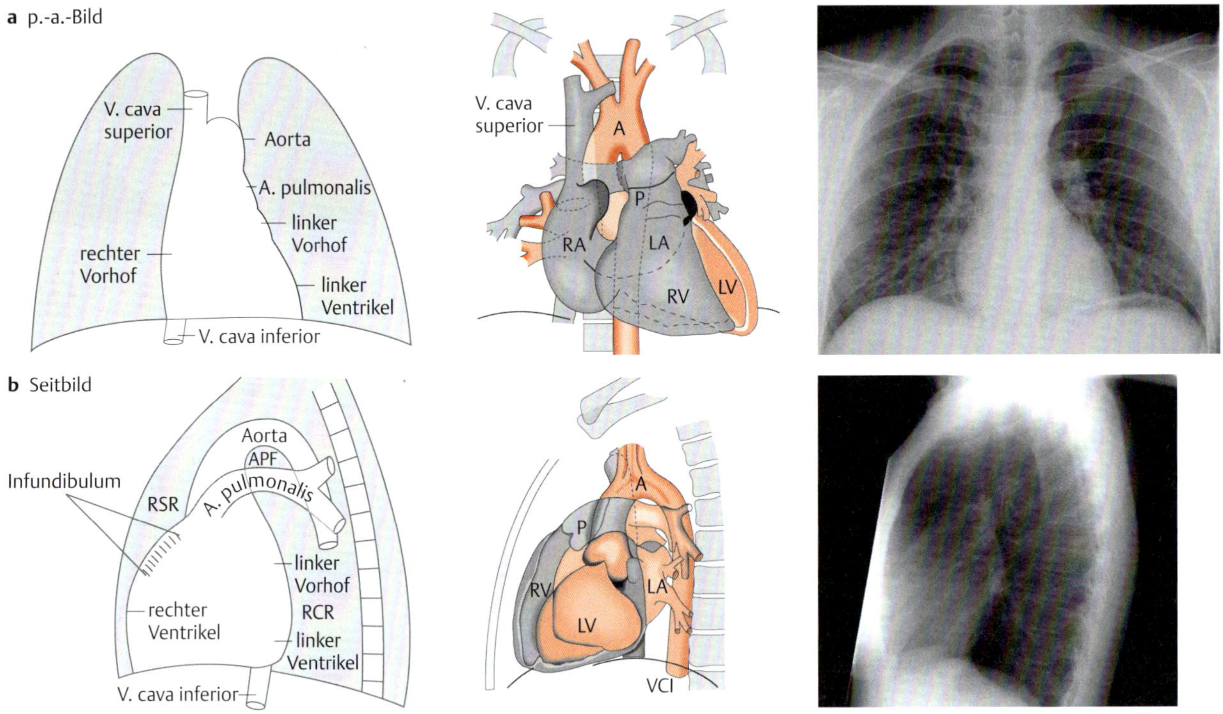


**a** gibt die anatomischen Strukturen im p.-a.-Bild und **b** im linken Seitbild wieder. Beachte, dass der rechte Ventrikel im p.-a.-Bild nicht randbildend ist.
(A = Aorta, LA = linker Vorhof, LV = linker Ventrikel, P = Truncus pulmonalis, RA = rechter Vorhof, RV = rechter Ventrikel, VCS = Vena cava sup., RSR = Retrosternalraum, RCR = Retrokardialraum, APF = aortopulmonales Fenster).

Bei älteren Patienten ist häufig eine **Dilatation und Elongation der Aorta** im Röntgenbild sichtbar. Der Abstand zwischen Aortenbogen und linker Klavikula ist verringert.

Bei nahezu jedem über 50-jährigen Patienten ist infolge physiologischer Alterungsprozesse eine **Dilatation und Elongation** der Aorta im Röntgenbild zu beobachten. Die Aorta ascendens überragt den Schatten der V. cava superior und wird an dieser Stelle rechtsseitig randbildend. Diese Aortenelongation ist zudem an einer Verringerung des Abstandes zwischen Aortenbogen und der linken Klavikula zu erkennen, der normalerweise über 2 cm liegt.

Zu pädiatrischen Thoraxaufnahmen (S. 730).

Zur Beurteilung pädiatrischer Thoraxaufnahmen (S. 730).

### Seitlicher Strahlengang und Ösophagogramm

**Methode:** Der Brustkorb liegt dem Stativ linksseitig an. Beide Arme werden über Kopf angehoben. Die Aufnahme erfolgt in maximaler Inspiration (S. 164). Die Seitaufnahme kann mit einem Bariumbreischluck kombiniert werden.

**Indikation:** Bestimmung von Herzgröße sowie Vergrößerungen von rechtem oder linkem Ventrikel (s. Abb. **B-2.1**).

**Beurteilung:** Aorta ascendens, Pulmonalarterie und rechter Ventrikel bilden den **ventralen** Rand, linker Vorhof, linker Ventrikel und V. cava inferior bilden den **dorsalen** Rand (Abb. **B-2.1**).

**Bestimmung des Herztiefendurchmessers:** Dieser wird 2 cm oberhalb der Kreuzungsstelle zwischen V. cava inferior und der Kontur des linken Ventrikels gemessen. Nimmt er an Größe zu, verkleinert sich im Seitbild der **Retrokardialraum** (Abb. **B-2.2**).

### Seitlicher Strahlengang und Ösophagogramm

**Methode:** Der Brustkorb des Patienten liegt dem Stativ linksseitig an, um eine vergrößerte Abbildung des Herzens zu vermeiden. Beide Arme werden über den Kopf angehoben, die Aufnahme erfolgt in maximaler Inspiration (S. 164). Für kardiologische Fragestellungen kann die Seitaufnahme mit einem Bariumbreischluck zur Darstellung des Ösophagus und damit indirekt des linken Vorhofs und linken Ventrikels (Ösophagogramm) kombiniert werden.

**Indikation:** Bestimmung der Herzgröße (Herztiefendurchmesser), Unterscheidung von Größenveränderungen des rechten oder linken Ventrikels (s. Abb. **B-2.1**).

**Beurteilung:** In kraniokaudaler Reihenfolge wird der **ventrale** Rand der Herzsilhouette von Aorta ascendens, Hauptstamm der Pulmonalarterie und rechtem Ventrikel gebildet; der **dorsale** Herzrand von linkem Vorhof, linkem Ventrikel und V. cava inferior (Abb. **B-2.1**).

**Bestimmung des Herztiefendurchmessers**: Gemessen wird der Herztiefendurchmesser 2 cm oberhalb der Kreuzungsstelle zwischen V. cava inferior und der Kontur des linken Ventrikels.

Bei Größenzunahme des **Herztiefendurchmessers** im Seitbild verkleinert sich der **Retrokardialraum**. Die dorsale Kontur des linken Ventrikels überragt die hintere Begrenzung der V. cava inferior um mehr als 1,5 cm.

**B-2.2** Schematische Darstellung des Ösophagogramms im linken Seitbild.

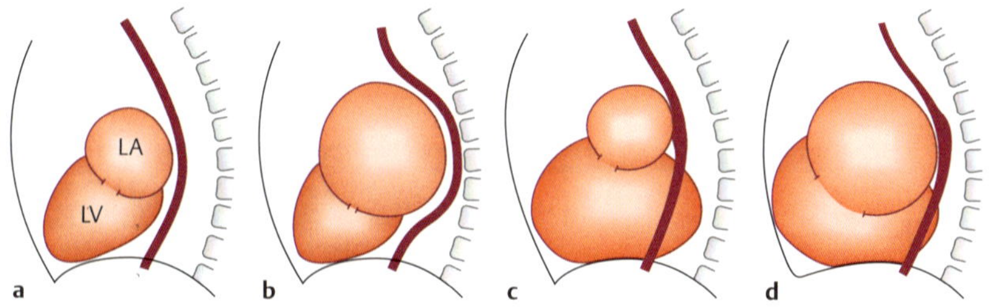


Beachte die Verkleinerung des Retrokardialraums (b, c, d), die Verlagerung der Speiseröhre auf Vorhofebene (b) und die Ausbuchtung des linken Ventrikels hinter dem kontrastmittelmarkierten Ösophagus (c). Letzteres ist bei linksatrioventrikulärer Herzhöhlenvergrößerung weniger ausgeprägt (LA = linker Vorhof, LV = linker Ventrikel).
**a** Normal.
**b** Linksatriale Hypertrophie.
**c** Linksventrikuläre Hypertrophie.
**d** Kombinierte linksatrioventrikuläre Hypertrophie.

Eine Einengung des Retrokardialraumes kann durch einen vergrößerten oder dorsal verlagerten linken Ventrikel oder/und Vorhof verursacht sein (Abb. **B-2.2**).
Bei linksventrikulärer Herzvergrößerung überragt die linke Herzkammer die kontrastierte Speiseröhre nach dorsal; seltener tritt eine Dorsalverlagerung des Ösophagus auf. Eine Vergrößerung des linken Vorhofs wird an einer umschriebenen Dorsalverlagerung der Speiseröhre in Vorhofhöhe erkannt (Abb. **B-2.2**). Auch Verlaufsanomalien der Aorta und der supraaortalen Gefäße gehen mit Verlagerungen und Impressionen der Speiseröhre einher.
Einengungen des **Retrosternalraumes** weisen auf eine Vergrößerung des rechten Ventrikels hin.

Bei linksventrikulärer Herzvergrößerung überragt die linke Herzkammer die kontrastierte Speiseröhre nach dorsal. Bei Vergrößerung des linken Vorhofs verlagert sich der Ösophagus auf Vorhofhöhe nach dorsal (Abb. **B-2.2**).

Einengungen des **Retrosternalraums** weisen auf eine Vergrößerung des rechten Ventrikels hin.

## 2.2.2 Echokardiografie

**Methoden und Indikationen:** Die Echokardiografie zählt zu den Standarduntersuchungsverfahren in der Diagnostik von Herzerkrankungen. Folgende Verfahren sind zu unterscheiden (Abb. **B-2.3**):

- **M-Mode** (M = Motion): eindimensionale Ultraschallmessung in Beziehung zur Zeit, ermöglicht die Darstellung charakteristischer Klappenbewegungen sowie Messung der Herzwanddicke und der Größe der Herzhöhlen abhängig vom Herzzyklus. Hauptindikation ist die **Funktionsanalyse der Klappen**.
- **B-Mode**: zweidimensionale Echtzeitsonografie; dieses Verfahren erlaubt eine (flächenhafte) Beurteilung sämtlicher kardialer Strukturen, wobei die morphologische Beurteilung im Vordergrund steht. Rippen-, Muskel-, Fettanteile, aber auch pulmonale Erkrankungen (z. B. Emphysem) können die **transthorakale** US-Diagnostik beeinträchtigen. Bei der **transösophagealen** Echokardiografie **(TEE)** wird die Ultraschallsonde in den mittleren Ösophagusabschnitt vorgeführt. Mit diesem Verfahren gelingt eine genaue und hochauflösende Darstellung v. a. der dorsalen Herzabschnitte (z. B. bei V. a. **Endokarditis** oder **Vorhofthromben**).
- **Doppler-Methode**: Nachweis und Quantifizierung von **Klappenfehlern** sowie intrakardialer **Blutfluss**- und **Druckverhältnisse**.
  - **CW**-(continous-wave-)Doppler: Analyse hoher Flussgeschwindigkeiten (z. B. bei Aortenstenose), jedoch keine Aussage über die Entstehungstiefe möglich.
  - **PW**-(pulsed-wave-)Doppler: Tiefenbereich ist wählbar, eine exakte Bestimmung hoher Flussgeschwindigkeiten ist jedoch nicht möglich.
- **Farb-Doppler**: Simultane Abbildung von zweidimensionalem Ultraschallbild und Doppler-Effekt des strömenden Blutes. Dabei wird der Blutfluss abhängig von der Flussrichtung und -geschwindigkeit farbcodiert sichtbar gemacht. So können **Klappeninsuffizienzen** und **Shuntvitien** besser erkannt werden.
- **Kontrastmittelechokardiografie**: Ultraschallkontrastmittel bestehen aus Mikrobläschen, welche Ultraschallwellen stark reflektieren. Durch i. v.-Applikation während der Echokardiografie wird die Kontrastierung des Herzens erheblich verbessert. Bei Verwendung nicht lungengängiger KM wird im linken Herzen normalerweise kein Echokontrast sichtbar, da die Mikrobläschen die kapillare Lungenstrombahn nicht passieren können. Der Nachweis reflektierender Mikrobläschen in beiden Ventrikeln bedeutet dann z. B., dass ein Septum-Defekt mit Rechts-Links-Shunt besteht. Indikation: v. a. zum Nachweis von **Shuntvitien** bzw. komplexer **kongenitaler Vitien**. Seltener kommen bei bestimmten Fragestellungen (z. B. Abgrenzung von Raumforderungen im linken Ventrikel) auch lungengängige KM zur Anwendung.

### 2.2.2 Echokardiografie

**Methoden und Indikationen:** Verfahren der Echokardiografie (Abb. **B-2.3**):

- **M-Mode:** eindimensionale Ultraschallmessung in Beziehung zur Zeit. Hauptindikation: Funktionsanalyse der Klappen.
- **B-Mode:** zweidimensionale Echtzeitsonografie; erlaubt die morphologische Beurteilung sämtlicher kardialer Strukturen. Bei der **transösophagealen** Echokardiografie **(TEE)** wird die Sonde in den mittleren Ösophagus eingeführt. Dadurch gelingt eine genaue Darstellung v. a. der dorsalen Herzabschnitte.
- **Doppler-Methode:** Zum Nachweis und zur Quantifizierung von Klappenfehlern und intrakardialer Blutfluss- und Druckverhältnisse. Man unterscheidet den **CW**-(continous-wave-)Doppler zur Analyse hoher Flussgeschwindigkeiten vom **PW**-(pulsed-wave-) Doppler mit wählbarem Tiefenbereich.
- **Farb-Doppler:** Simultane Abbildung von zweidimensionalem Ultraschallbild und Doppler-Effekt des strömenden Blutes, das farbcodiert sichtbar gemacht wird.
- **Kontrastmittelechokardiografie:** Zum Nachweis von Shuntvitien bzw. komplexen kongenitalen Vitien. Meist werden nicht lungengängige KM verwendet, die die kapillare Lungenstrombahn nicht passieren können. Deshalb wird im linken Herzen nur dann ein Echokontrast sichtbar, wenn ein Rechts-links-Shunt besteht.
- **Belastungs-(Stress-)Echokardiografie:** Zur Beurteilung regionaler Wandbewegungsstörungen, v. a. Ausschluss einer KHK.

**B-2.3 Echokardiografische Verfahren.**

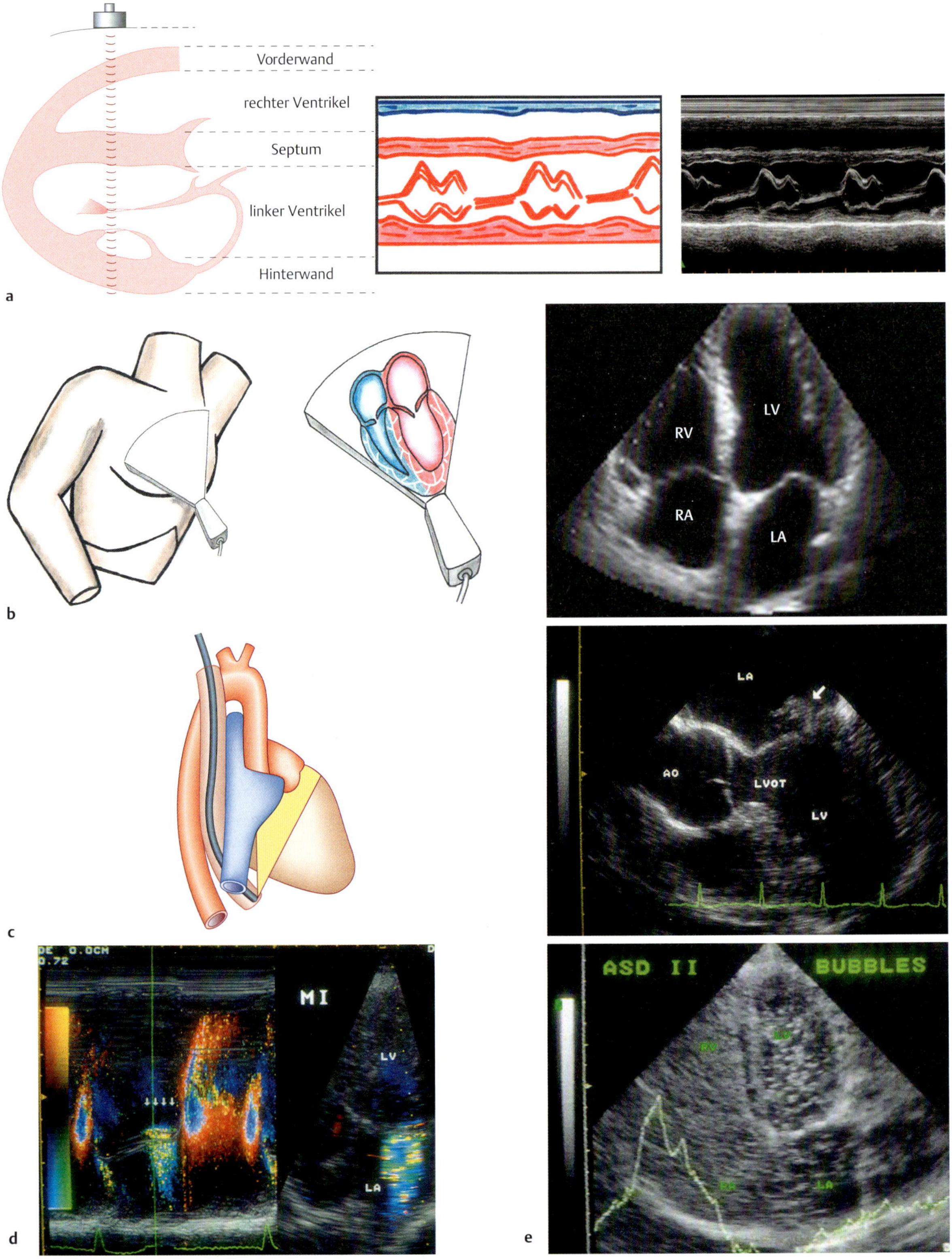


**a** Eindimensionale M-Mode-Echokardiografie. Die X-Achse entspricht der Zeit, die Y-Achse der räumlichen Position der untersuchten Strukturen.
**b** Zweidimensionales transthorakales echokardiografisches Bild (sog. „apikaler Vierkammerblick"). LA = linker Vorhof, RA = rechter Vorhof, LV = linker Ventrikel, RV = rechter Ventrikel. Die AV-Klappen sind geschlossen.
**c** Zweidimensionales transösophageales echokardiografisches Bild. Patient mit partiellem Abriss des subvalvulären Halteapparates des hinteren Mitralklappensegels (Pfeil), das in den linken Vorhof prolabiert.
**d** Farbcodierte Dopplerechokardiografie mit Nachweis eines deutlichen systolischen transmitralen Refluxes in den linken Vorhof.
**e** Kontrastmittelechokardiografie bei einem Patienten mit einem Vorhofseptumdefekt vom Sekundum-Typ (ASD II) mit Kontrastmittelübertritt vom rechten (RA) in den linken (LA) Vorhof und konsekutiver echoreicher Signalreflexion durch das KM auch im linken Ventrikel.
(Teilabb. a [Mitte/rechts], b aus Böhmeke T, Schmidt A. Checkliste Echokardiografie. Stuttgart: Thieme; 2015)

- **Belastungs-(Stress-)Echokardiografie**: Echokardiografie unter gleichzeitiger Steigerung der Herzarbeit (z. B. Fahrradergometrie, pharmakologisch) zur Beurteilung regionaler Wandbewegungsstörungen. Hauptindikation ist der **Ausschluss einer KHK**.

▸ **Klinischer Fall.** Bei einem 44-jährigen Patienten wurden aufgrund eines IgM-Plasmozytoms Plasmapheresen durchgeführt (zur Akutbehandlung eines Hyperviskositätssyndroms infolge des hohen IgM-Paraproteins). Hierzu wurden wiederholt Sheldon-Katheter über die rechte und linke V. jugularis interna implantiert. Ein zunächst foudroyant verlaufendes Krankheitsbild erzwang eine gleichzeitige intensive Chemotherapie. Die Gesamtsituation konnte gebessert werden. In der 7. Woche nach Aufnahme entwickelte der Patient jedoch septische Fieberschübe. In der Echokardiografie zeigten sich erhebliche Vegetationen auf der Trikuspidalklappe im Sinne einer Trikuspidalklappenendokarditis (Abb. **B-2.4a**). Der Patient verstarb wenige Tage später. Der Sektionsbefund der Trikuspidalklappe ist in Abb. **B-2.4b** dargestellt. Die Trikuspidalklappe wird im Vergleich zur Mitral- und Aortenklappe selten durch eine Endokarditis befallen. Bei i. v.-Drogenabhängigen, Dialysepatienten oder Patienten mit lange verweilendem zentralvenösen Zugang kommen Endokarditiden der Trikuspidalklappe gehäuft vor. Bei diesem Patienten wurden die Keime über den Sheldon-Katheter eingeschleppt.

**B-2.4 Endokarditis der Trikuspidalklappe.**
**a** In der Echokardiografie deutlich sichtbare Vegetationen auf der Trikuspidalklappe.
**b** Sektionsbefund.

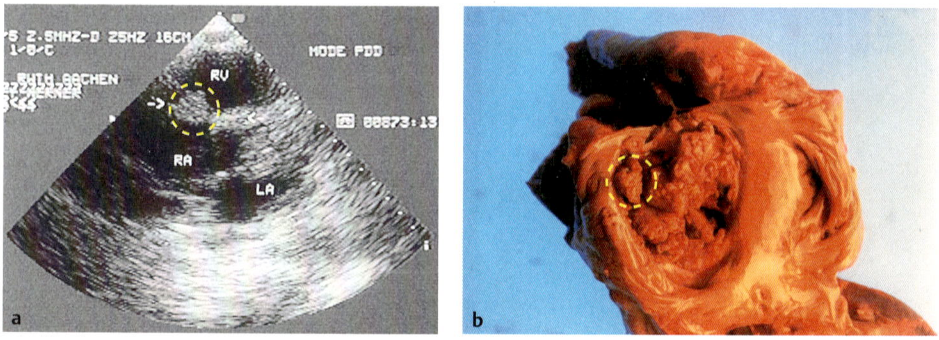


## 2.2.3 Computertomografie

**Methode** (S. 85)**:** Die kardiale CT hat sich durch die rasanten technischen Weiterentwicklungen der letzten 20 Jahre, die zu deutlichen Verbesserungen der örtlichen und zeitlichen Auflösung sowie zu einer starken Reduktion der effektiven Strahlendosis führten, zu einem elementaren Pfeiler der modernen kardialen Diagnostik entwickelt. Um die rasche Eigenbewegung des Herzens für die CT-Aufnahme quasi virtuell „einzufrieren", ist die Erfassung des EKG-Signals durch den Scanner während der Untersuchung Voraussetzung („**EKG-Synchronisation**"). Zusätzlich wird in der Regel versucht, vor der Untersuchung durch Gabe von **β-Blockern** die Herzfrequenz in einen Zielbereich von ca. 60–70/min zu senken.
Je nach gewähltem Scanprotokoll wird das abgeleitete EKG-Signal dazu benutzt, nur CT-Projektionen, die während der Diastole angefertigt wurden, zur Bildrekonstruktion zu verwenden (sog. „retrospektives EKG-Gating") oder nur während der Diastole CT-Projektionen zu akquirieren (sog. „prospektive EKG-Triggerung") und die CT-Röhre während der übrigen Phasen des Herzzyklus auszuschalten.
**Ohne i. v.-Kontrastmittelgabe („nativ")** erlaubt die Herz-CT-Untersuchung die Darstellung und Quantifizierung von Verkalkungen in den Koronararterienwänden, womit der sog. „Kalziumscore" (nach dem Erstbeschreiber auch „Agatston-Score" genannt) als quantitativer Parameter bestimmt werden kann. Dieser dient der Abschätzung des Schweregrades einer koronaren Herzerkrankung (KHK), da er mit der Gesamt-Plaquelast korreliert. Auch die Darstellung von Verkalkungen der Aorten- oder Mitralklappe sowie von Verkalkungen des Peri- oder Myokards sind mittels nativer Herz-CT eindeutig möglich. Auch für die Darstellung eines Perikardergusses ist ein natives Herz-CT ausreichend.
Nach **i. v.-Kontrastmittelgabe** wird die Herz-CT-Untersuchung (Abb. **B-2.5**) fast immer in arterieller Phase durchgeführt (kardiale CT-Angiografie). Diese ermöglicht eine genaue morphologische Beurteilung der Koronararterien (verkalkte und nicht verkalkte Plaques mit oder ohne Stenosen), der Herzhöhlen sowie der großen Gefä-

### 2.2.3 Computertomografie

**Methode** (S. 85)**:** Mittels **EKG-Synchronisation** wird die Eigenbewegung des Herzens für die Herz-CT virtuell „eingefroren". Außerdem wird durch die Gabe von **β-Blockern** vor der Untersuchung meist versucht, die Herzfrequenz in einen Zielbereich von ca. 60–70/min zu senken. Eine CT-Untersuchung ohne **Kontrastmittel** dient u. a. der Quantifizierung von Koronarkalk, eine CT-Untersuchung nach i. v.-KM-Gabe ermöglicht die genaue morphologische Beurteilung der Koronararterien.

B-2.5 **Typische Rekonstruktionen einer Herz-CT-Untersuchung.**

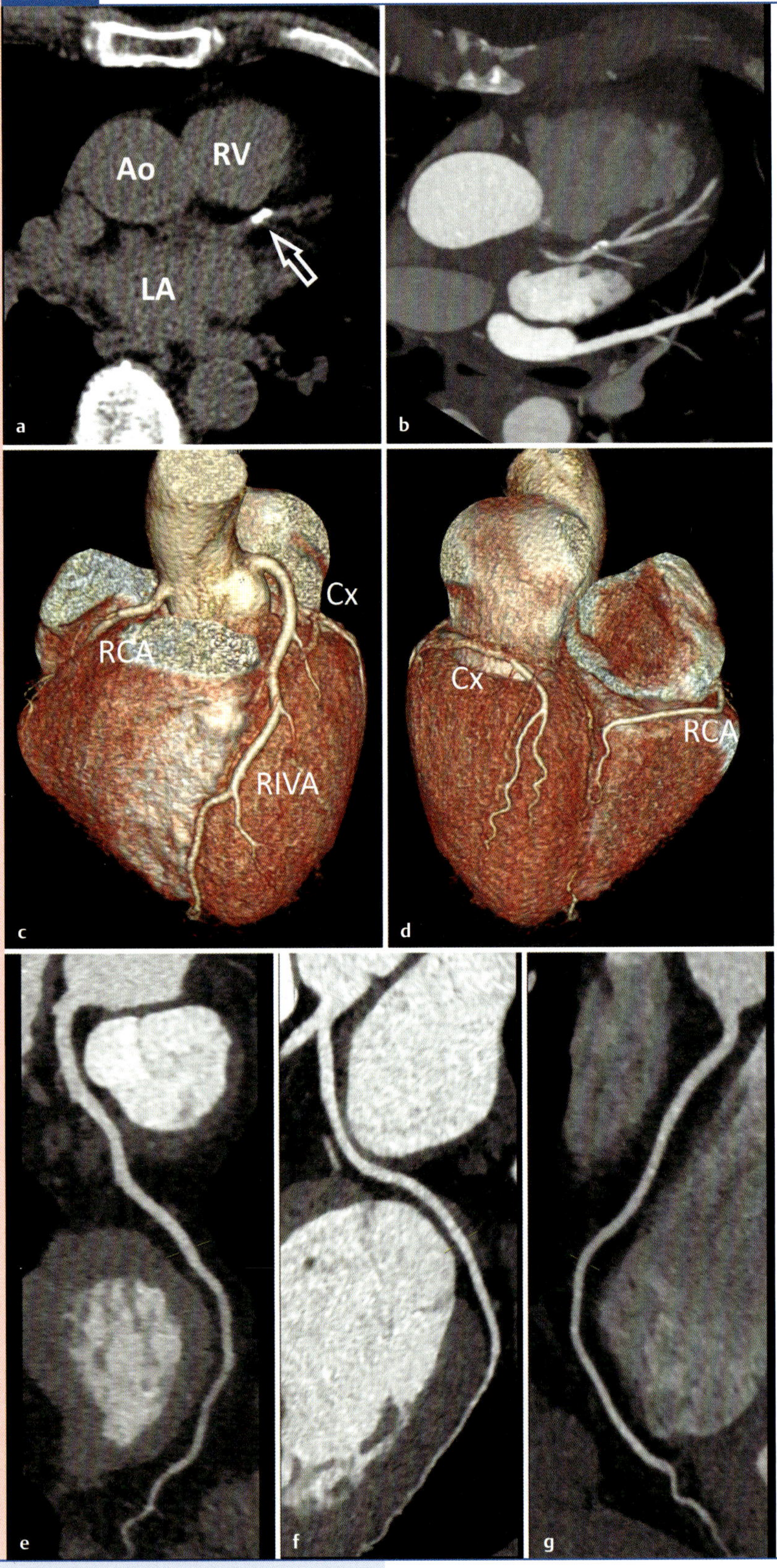


**a** Axiale Rekonstruktion einer nativen CT-Untersuchung des Herzens zur Quantifizierung des Koronarkalks („Kalziumscore"). Verkalkungen in den Koronararterienwänden sind hier eindeutig abzugrenzen (Pfeil = verkalkter Plaque in der RIVA; Ao = Aorta ascendens, RV = rechtsventrikulärer Ausflusstrakt, LA = linkes Atrium).
**b** Axiale 5 mm Maximum-Intensity-Projektion (MIP) einer CT-Koronarangiografie desselben Patienten wie unter A lässt das Lumen der Koronararterien erkennen, die RIVA erscheint hier deutlich eingeengt.
**c** Sog. „Volume-Rendering"-Technik (VRT) Rekonstruktion eines CT-Koronarangiografie-Datensatzes mit Blick auf das Herz von apikal (RIVA = Ram. interventricularis ant.; RCA = rechte Koronararterie; Cx = Ram. circumflexus).
**d** VRT-Rekonstruktion desselben Datensatzes mit Blick auf das Herz von inferior (Cx = Ram. circumflexus; RCA = rechte Koronararterie).
**e** Sog. „Curved-Planar"-Rekonstruktion (CPR) des linken Hauptstamms und des Ram. interventricularis anterior aus einem CT-Koronarangiografie-Datensatz (Normalbefund).
**f** CPR des linken Hauptstamms und des Ram. circumflexus bei demselben Patienten wie unter **e** (Normalbefund).
**g** CPR der rechten Koronararterie bei demselben Patienten wie unter E (Normalbefund).

ße. Eher selten werden Untersuchungen in venöser Phase durchgeführt. Indikationen hierfür können z. B. die Beurteilung kardialer Tumoren oder intrakardialer Thromben oder die Darstellung der kardialen Venen vor Implantation eines Resynchronisierungsschrittmachers (CRT-Schrittmacher) sein.

**Typische Indikationen (exemplarisch):**
- Nachweis von **Verkalkungen** des Peri- und Myokards (z. B. bei konstriktiver Perikarditis)
- Quantifizierung von Koronarkalk (Kalziumscore) zur Abschätzung des **Schweregrads einer KHK** bei niedriger oder mittlerer Vortestwahrscheinlichkeit
- genaue morphologische Darstellung der **Koronararterien** inkl. nicht verkalkter Plaques sowie möglicher Stenosen (Ausschluss oder Nachweis KHK)
- **Ausschluss stenosierende KHK** bei akutem Koronarsyndrom **ohne** kardiale Marker und **ohne** infarkttypische EKG-Veränderungen (bei niedriger und mittlerer Vortestwahrscheinlichkeit)
- Darstellung angeborener Koronaranomalien (anomaler Ursprung oder Verlauf)
- Beurteilung von koronararteriellen Bypass-Grafts bei Z. n. Bypass-Versorgung
- Beurteilung von Hauptstamm-Stents mit Lumen > 3 mm
- Beurteilung komplexer kongenitaler **Herz- oder Gefäßfehlbildungen**
- Darstellung der Anatomie der **Pulmonalvenen** vor Radiofrequenz-Ablation
- Darstellung **kardialer Venen** vor Implantation eines biventrikulären Schrittmachers
- Abklärung von **intrakardialen Raumforderungen** (Tumor vs. Thrombus) oder perikardialen Raumforderungen, falls MRT nicht möglich
- Darstellung und Quantifizierung der **links- oder rechtsventrikulären Funktion**, falls MRT nicht möglich.

**Typische Indikationen (verkürzt):**
- Nachweis von Perikardverkalkungen
- Quantifizierung von Koronarkalk (Kalziumscore)
- genaue morphologische Darstellung der Koronararterien (incl. Plaques + Stenosen)
- Darstellung angeborener Koronaranomalien
- Beurteilung von Bypass-Grafts und Hauptstamm-Stents
- Beurteilung kongenitaler Herz- oder Gefäßfehlbildungen
- Darstellung Pulmonalvenenanatomie
- Darstellung kardialer Venen

## 2.2.4 Magnetresonanztomografie

**Methode:** Die kardiale MRT wurde erst durch verschiedene technische Entwicklungen möglich, die v. a. eine schnelle Aufzeichnung der Bilddaten erlauben. Diese technischen Entwicklungen haben in den letzten Jahren zu einer deutlichen Ausweitung des Indikationsspektrums und zu einer Verankerung in nationalen und internationalen Leitlinien geführt. Voraussetzung für eine MRT des Herzens sind moderne 1,5- oder 3-Tesla-Geräte mit geeigneten Spulensystemen. Die Bewegung des Herzens stellt hohe Anforderungen an Hard- und Software, da sowohl eine hohe zeitliche als auch räumliche Auflösung gefordert werden. Um die aufgenommenen Daten einer bestimmten Phase des Herzzyklus zuzuordnen, erfolgt eine parallele **Aufzeichnung des EKG**. Die MRT erlaubt es Aufnahmen in jeder beliebigen Raumrichtung aufzunehmen, sodass das Herz in unterschiedlichen Ansichten dargestellt werden kann. Die Schnittführungen orientieren sich dabei an der Echokardiografie (z. B. 2-Kammerblick, 3-Kammerblick, 4-Kammerblick und kurze Achse). Neben einer exakten morphologischen Darstellung der Ventrikel, der Vorhöfe und der großen intrathorakalen Gefäße sind auch eine ausführliche qualitative und quantitative Evaluation der Pumpfunktion des Herzens und der Klappen möglich. Durch die Anwendung von **Kontrastmittel** kann die Durchblutung des Herzmuskels untersucht werden. Des Weiteren zeichnet sich die Methode durch exzellente Möglichkeiten zur **Gewebecharakterisierung** aus, beispielsweise bei der Abklärung von Tumoren und ischämischen oder entzündlichen Herzerkrankungen. Die **fehlende Strahlenbelastung** macht die Methode insbesondere für junge Patienten wie Kinder mit angeborenen Herzfehlern interessant. Es stehen unterschiedliche Sequenzen zur Verfügung, die je nach Indikation miteinander kombiniert werden können:

### 2.2.4 Magnetresonanztomografie

**Methode:** Die MRT hat sich als ein Standardverfahren der Kardiodiagnostik etabliert. Sie ermöglicht eine kardiale **Morphologie- und Funktionsdiagnostik**. Hierbei kommen unterschiedliche Sequenzen zur Anwendung:

**Cine-Sequenzen**

Hierbei handelt es sich um **schnelle Sequenzen** die sich durch eine hohe zeitliche Auflösung auszeichnen. Die Daten werden über mehrere Herzzyklen aufgenommen und anhand des EKG-Signals der entsprechenden Phase zugeordnet. So entstehen **bewegte Bilder**, die zur qualitativen und quantitativen **Funktionsdiagnostik** der Ventrikel, der Vorhöfe und der Klappen Verwendung finden.

- **Cine-Sequenzen:** Funktionsdiagnostik von Ventrikeln, Vorhöfen und Kammern.

**T 1-gewichtete Sequenzen**

Diese Sequenzen bieten einen guten **Kontrast** zwischen Myokard, Blut und dem perikardialen Fettgewebe und werden daher v. a. für die morphologische Darstellung komplexer Vitien, perikardialer Erkrankungen und (mit und ohne Kontrastmittel) zur Charakterisierung von Tumoren verwendet.

- **T 1-gewichtete Sequenzen:** Morphologische Darstellung des Perikards und komplexer Herzvitien.

⊙ B-2.7

⊙ B-2.7 **Kardio-MRT: Verschiedene Muster von myokardialem Late Enhancement.**

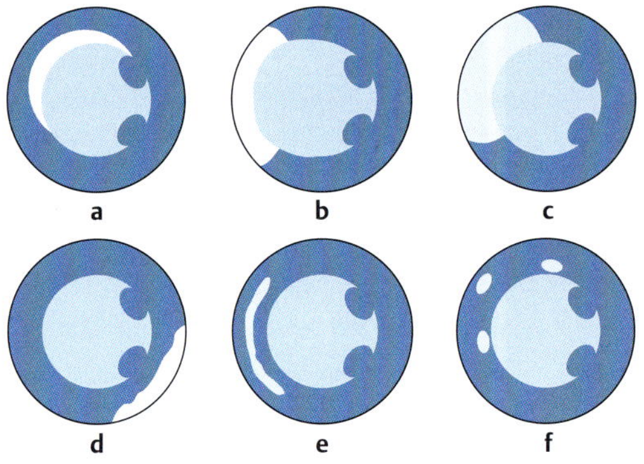


**a–c Ischämiebedingte Muster:** Bei chronischem Myokardinfarkt stellt sich die Infarktnarbe als scharf begrenztes hyperintenses Areal dar, je nach Ausdehnung (**a**) subendokardial oder (**b**) transmural. Bei akutem/subakutem Myokardinfarkt (**c**) zeigt sich ein transmurales, nicht scharf abgrenzbares Late Enhancement.
**d-f Nicht-ischämiebedingte Muster:** Ein subepikardiales Late Enhancement findet sich z. B. bei chronischer Peri-/Myokarditis (**d**), ein mittmyokardiales Enhancement z. B. bei dilatativen Kardiomyopathien (**e**), und ein fleckiges, wenig hyperintenses Late Enhancement z. B. bei Myokarditis oder einer Sarkoidose (**f**).
(aus Thelen M, Erbel R, Debatin J. Bildgebende Kardiodiagnostik. Stuttgart: Thieme; 2010)

2.2.5 Angiokardiografie

► Definition.

**Methode:** Beim **Linksherzkatheter** wird über die A. femoralis oder A. brachialis ein Katheter an die Abgänge der Koronararterien oder das linke Herz **(Koronarangiografie)** vorgeschoben. Beim **Rechtsherzkatheter** wird der Katheter über die V. femoralis oder V. brachialis eingeführt und in das rechte Herz oder die Pulmonalarterien vorgeschoben.

Die **Ventrikulografie** gibt Auskunft über Größe, Form und Kontraktionsverhalten der Ventrikel. Die **Koronarangiografie** erlaubt die selektive Darstellung der Koronararterien.
Über den Katheter können **Gewebebiopsien** vorgenommen oder das Reizleitungssystem überprüft werden **(elektrophysiologische Untersuchung, EPU)**.

**Indikationen:** s. Abb. **B-2.8**.

**Kontraindikation:** Vor allem **Kontrastmittelallergie.**

## 2.2.5 Angiokardiografie

► **Definition.** Röntgenkontrastdarstellung der Herzbinnenräume, ihrer Größe und Funktion, der großen Gefäßstämme, Nachweis und Bestimmung ggf. vorhandener Shuntvolumina, Darstellung der Koronararterien.

**Methode:** Unterschieden werden der venöse Rechtsherzkatheterund der arterielle Linksherzkatheter. Beim **Linksherzkatheter** wird perkutan von der Leiste oder Ellenbeuge aus über die A. femoralis bzw. A. brachialis ein Katheter bis an die Abgänge der Koronararterien, den linken Vorhof oder die Kammer **(Koronarangiografie)** vorgeschoben. Beim **Rechtsherzkatheter** wird der Katheter über die V. femoralis oder V. brachialis in den rechten Vorhof, Kammer oder Pulmonalarterien eingeführt. Nach Injektion eines Kontrastmittels wird dessen Verteilung und Fluss unter Durchleuchtung digital aufgezeichnet.
Die **Ventrikulografie** gibt Auskunft über Größe, Form und Kontraktionsverhalten des linken **(Laevokardiografie)** oder rechten Herzens **(Dextrokardiografie)**. Die **Koronarangiografie** erlaubt die selektive Darstellung der Koronararterien.
Bei speziellen Fragestellungen können über den Katheter **Gewebebiopsien** des Myokards vorgenommen oder das Reizleitungssystem durch gezielte Applikation von Stromimpulsen überprüft werden **(elektrophysiologische Untersuchung, EPU)**. Außerdem bestehen **therapeutische** Anwendungsmöglichkeiten (z. B. Ballondilatation stenosierter Koronararterien).

**Indikationen:** s. Abb. **B-2.8**.

**Kontraindikation:** Kontraindikationen sind **Kontrastmittelallergien,** Hyperthyreose, dekompensierte Herzinsuffizienz, Gerinnungsstörungen sowie die Ablehnung durch den Patienten.

**B-2.8 Angiokardiografische Verfahren und Indikationen.**

**venöser Herzkatheter (Rechtsherzkatheter)**
über V. femoralis communis
oder V. brachialis

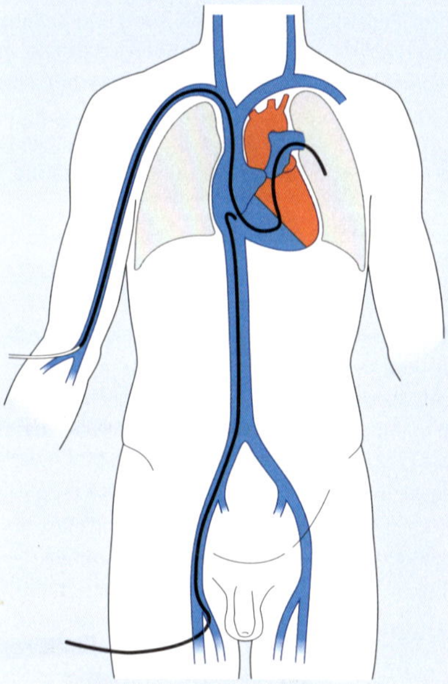

**Anatomie der Kranzarterien**

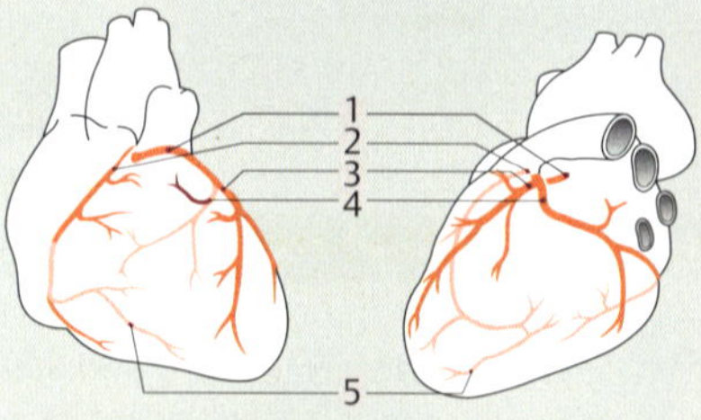


1 A. coronaria sinistra
2 A. coronaria dextra
3 R. interventricularis anterior
4 R. circumflexus
5 R. interventricularis posterior

**Indikationen**

**Pulmonalisangiografie**
- arteriovenöse Lungenfisteln
- Pulmonalisklappeninsuffizienz
- Fragestellungen bei Patienten mit Mitral- oder Aortenklappenersatz
- Patientenüberwachung auf Intensivstationen (Monitoring: HMV, Druck)

**Dextrokardiografie**
- Pulmonal- und Trikuspidalklappenfehler
- Rechts-links-Shuntvitien
- Vorhofseptumdefekt
- Lungenvenenfehleinmündung

**Angeborene Herzfehler**
- Transposition der großen Gefäße
- Pseudotruncus arteriosus communis
- Truncus arteriosus communis

**Levokardiografie**
- fakultativ bei Koronarangiografie (Myokardfunktionsanalyse)
- Aorten- und Mitralklappenfehler
- Rechts-links-Shuntvitien
- Canalis atrioventricularis communis
- Kardiomyopathien
- Aneurysmabildungen der linken Kammer
- linksventrikuläre Dys- oder Akinesien

**Koronarangiografie**
- bei koronarer Herzerkrankung
- vor Herzoperationen bei Erwachsenen
- zum Ausschluss anatomischer Verlaufsanomalien (vor Herzoperationen)

**arterieller Herzkatheter (Linksherzkatheter)**
über A. femoralis communis
oder A. brachialis

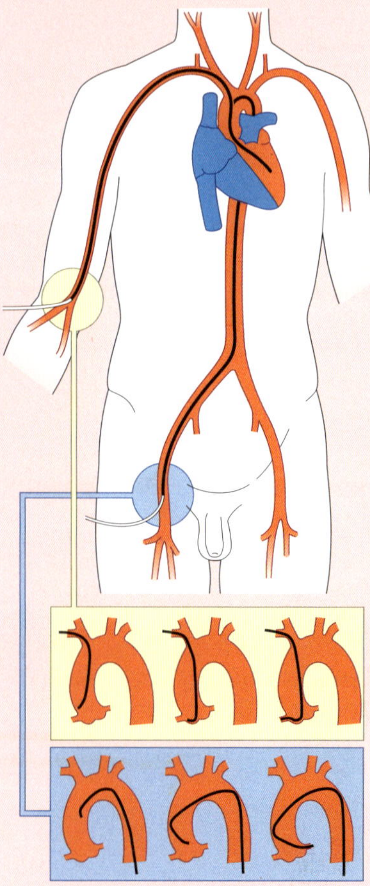

Sondierungstechnik für die rechte bzw. linke Koronararterie bei transbrachialem Zugang (obere Reihe) oder transfemoralem Zugang (untere Reihe)

## 2.2.6 Nuklearmedizinische Verfahren

**Methode** (S. 151): Nuklearmedizinische Verfahren ermöglichen prinzipiell die Darstellung und Beurteilung
- vitalen Myokardgewebes
- Narbengewebe nach Myokardinfarkt der linksventrikulären Funktion
- der Stoffwechselaktivität des Herzmuskels

sowohl in Ruhe als auch unter Belastung. Die Belastung kann entweder durch Ergometrie (Fahrradergometer) oder pharmakologisch erzeugt werden (meist durch Vasodilatatoren, z. B. Adenosin).

Neben der herkömmlichen Gamma-Kamera (S. 154), die die gesamte abgegebene Strahlung eines Nuklides aus einer Körperregion auf einem Bild wiedergibt, erlauben technische Weiterentwicklungen eine überlagerungsfreie Darstellung mit schichtweiser Abbildung der Radionuklidverteilung im Herzen. Bei der Untersuchung des Herzens ist dabei eine EKG-gegatete Aufnahme erforderlich, um die Eigenbewegung des Herzens zu berücksichtigen. Auf diese Weise können dann auch Aussagen zur linksventrikulären Funktion getroffen werden. Diese schnittbildgebenden Verfahren, die in Analogie zur CT mittels um die Körperachse rotierender Detektoren die vom Nuklid emitierte Strahlung erfassen, werden i. A. als **Emissionscomputertomografie (ECT)** bezeichnet (S. 155). Hierzu gehören die **Single-Photon-Emissionscomputertomografie (SPECT)** und die **Positronen-Emissionscomputertomografie (PET)**.

### 2.2.6 Nuklearmedizinische Verfahren

**Methode** (S. 151): Nuklearmedizinische Verfahren ermöglichen prinzipiell die Darstellung und Beurteilung
- vitalen Myokardgewebes
- Narbengewebe nach Myokardinfarkt der linksventrikulären Funktion
- der Stoffwechselaktivität des Herzmuskels.

Die **Emissionscomputertomografie (ECT)** erlaubt eine überlagerungsfreie Darstellung mit schichtweiser Abbildung der Radionuklidverteilung im Herzen. Zu ihr gehören die **Single-Photon-Emissionscomputertomografie (SPECT)** und die **Positronen-Emissionscomputertomografie (PET)**.

**Indikationen und typische Befunde:** s. Tab. **B-2.1**.

**Indikationen und typische Befunde:** s. Tab. **B-2.1**.

**B-2.1 Wichtige nuklearmedizinische Methoden und ihre Indikationen**

| Methode | Nuklid/Substanz | Durchführung | Indikation | Befund |
|---|---|---|---|---|
| **Myokardperfusionsszintigrafie** | $^{99m}$Technetium-Isonitril ($^{99m}$Tc-MIBI Früher: $^{201}$Thallium-Chlorid (Nachteil: lange HWZ) | Dem Patienten wird nach Belastung (z. B. durch Fahrradergometrie) das Radionuklid injiziert und die Aktivität gemessen. 3–4 h danach wird ein Ruheszintigramm durchgeführt, wobei hier höhere Aktivität appliziert werden muss i. d. R. in SPECT-Technik (S. 155). | Darstellung der Perfusionsverhältnisse (vor allem bei V. a. koronare Herzerkrankung) | Ein unter Belastung und in Ruhe bestehender **Speicherdefekt** deutet auf eine **Narbe** hin; ein unter Belastung auftretender Defekt, der in Ruhe verschwindet, spricht für eine **Ischämie**. |
| **Radionuklidventrikulografie** (Herzbinnenraumszintigrafie) | $^{99m}$Technetium-markierte Erythrozyten oder Humanalbumin | Durchführung EKG-getriggert in Ruhe oder unter Belastung | Verlaufskontrolle bei primären und sekundären Myokarderkrankungen, Klappenfehlern | Darstellung der Herzkammern in Bewegung durch die markierten Herzbinnenräume. Beurteilung der **Pumpfunktion** des Herzens (regionale Wandbewegungsstörungen, linksventrikuläre Ejektionsfraktion). |
| **Immunszintigrafie** (s. a. Abb. **B-2.9a**, sehr seltene Untersuchung) | $^{111}$In-Antimyosin ($^{111}$Indium-markierte monoklonale Antikörper gegen Myosin) | wegen der sehr langsamen Blutclearance lange Wartezeit (24–72 h) bis zur Bildakquisition | Myokarditis, Transplantatabstoßung | $^{111}$In-Antimyosin akkumuliert in Muskelgewebe, in dem Myosin aufgrund von Zellmembrandefekten exponiert ist. Die **Anreicherung** gibt direkt das Ausmaß einer **Schädigung** wieder. |
| **Positronen-Emissions-Tomografie (PET)** | multiple Radiopharmaka, i. d. R. Glukoseanalogon 18-Fluorodeoxyglukose (18-FDG-PET) | | Beurteilung der Myokardvitalität, Risikostratifizierung eines operativen kardialen Eingriffes, Nachweis/Ausschluss einer KHK | Die FDG-PET ist für die Vitalitätsdiagnostik hochsensitiv und erlaubt die spezifische Beurteilung der **Gewebevitalität** durch die **Glukoseaufnahme**. Hierdurch wird bei Patienten mit stark erniedrigter linksventrikulärer Funktion oder KHK die individuelle Entscheidung für eine Revaskularisation, Herztransplantation oder eine medikamentöse Therapie möglich. |

## 2.3 Leitbefunde – vom radiologischen Befund zur Diagnose kardialer Erkrankungen

2.3 Leitbefunde – vom radiologischen Befund zur Diagnose kardialer Erkrankungen

s. Tab. **B-2.2**.

Prinzipiell hat die Betrachtung isolierter Herzhöhlenvergrößerungen (Tab. **B-2.2**) vor allem didaktische Gründe. Häufig liegen komplexe Veränderungen vor, bei deren Analyse auch die Beurteilung der Lungengefäßzeichnung sehr bedeutsam ist (S. 177).

**B-2.2 Typische Befunde bei Herzerkrankungen**

| Befunde | Abbildung | Röntgen | | mögliche Ursachen |
|---|---|---|---|---|
| **Vergrößerung des linken Ventrikels** | 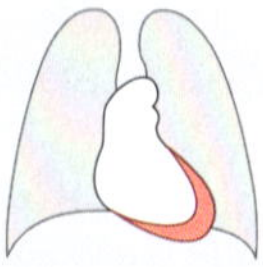 | p.-a. | aortal konfiguriertes Herz:<br>▪ Herzspitze nach lateral und unten verlagert<br>▪ linksbetonte Größenzunahme des Transversaldurchmessers<br>▪ vermehrt gerundete linke Herzkontur<br>▪ Herzbucht konkav betont | ▪ Aortenklappenfehler (S. 266)<br>▪ Mitralinsuffizienz (S. 270)<br>▪ Kardiomyopathie<br>▪ Herzinsuffizienz (s. unten)<br>▪ chronische arterielle Hypertonie (S. 260). |
| | | Seitbild | ▪ Einengung des Retrokardialraums | |
| **Vergrößerung des rechten Ventrikels** | 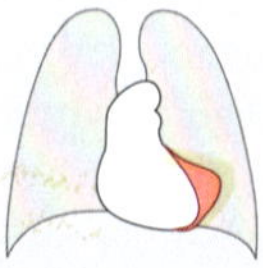 | p.-a. | ▪ rechter Ventrikel wird an der linken Herzkontur randbildend<br>▪ Herzspitze scheint angehoben | ▪ Cor pulmonale (S. 237)<br>▪ Pulmonalstenose<br>▪ Fallot-Tetralogie (S. 275)<br>▪ Trikuspidalatresie<br>▪ Herzfehler mit Links-Rechts-Shunt |
| | | Seitbild | ▪ Einengung des Retrosternalraums | |
| **Vergrößerung des linken Vorhofs** | 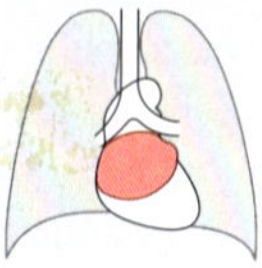 | p.-a. | ▪ Vergrößerung nach links lateral mit prominentem linken Herzohr<br>▪ rechte Herzkontur verdoppelt durch den Vorhofkernschatten<br>▪ Spreizung des Karinawinkels > 60, linker Hauptbronchus angehoben | ▪ Mitralklappenfehler (S. 269)<br>▪ Vorhofseptumdefekt (S. 271)<br>▪ Ventrikelseptumdefekt (S. 272)<br>▪ Tumoren des linken Vorhofs<br>▪ offener Ductus arteriosus (S. 274). |
| | | Seitbild | ▪ Dorsalverlagerung der Speiseröhre (Ösophagogramm) | |
| **Vergrößerung des rechten Vorhofs** | 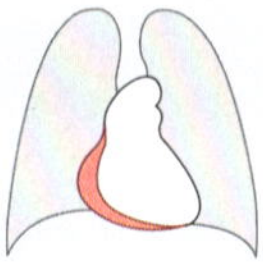 | p.-a. | ▪ tritt selten isoliert auf, schwer beurteilbar<br>▪ rechte Herzkontur nach lateral verlagert<br>▪ evtl. verbreiterter Schatten der Vv. cavae | ▪ Trikuspidalklappenfehler<br>▪ Ebstein-Anomalie<br>▪ Vorhofseptumdefekt (S. 271) |
| **globale Herzvergrößerung** | | p.-a. | ▪ Herzschatten ist nach allen Seiten verbreitert | ▪ Kardiomyopathie<br>▪ Myokarditis<br>▪ Perikarderguss (S. 277)<br>▪ multivalvuläre Vitien |
| **intrakardiale Verkalkungen** | 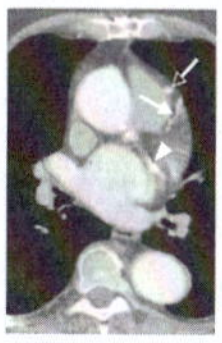 | CT | ▪ Durch das CT überlagerungsfreie Darstellung kardialer Kalzifikationen.<br>▪ Kalzifikation der Kranzarterien, des Perikards, Herzklappenkalzifikationen oder Parenchymkalzifikationen nach Myokarditis oder Myokardinfarkt (Pfeil auf RIVA, Pfeilspitze auf R. circumflexus, offener Pfeil auf perfundiertem RIVA-Bypass). | ▪ verkalkter Thrombus<br>▪ Aortenwand, Aneurysma<br>▪ Koronararterien (S. 261), z. B. KHK<br>▪ Perikard (S. 277)<br>▪ Aortenstenose (S. 267)<br>▪ Mitralstenose (S. 269) |

**Struktur und Gefäßzeichnung der Lunge** (S. 177)

# 2.4 Wichtige Krankheitsbilder – von der Diagnose zum Befund

## 2.4.1 Herzinsuffizienz

► Definition. Der Begriff „Herzinsuffizienz" bezeichnet ein klinisches Syndrom unterschiedlicher Ätiologie. Das Herz ist dabei nicht in der Lage, trotz ausreichendem venösen Blutangebot und Füllungsdrücken ein für den Bedarf des Organismus ausreichendes Herzzeitvolumen zu fördern.
Klinisch wird die Herzinsuffizienz als ein Syndrom definiert, bei dem die Patienten typische Symptome (z. B. Luftnot, Knöchel-Ödeme und Müdigkeit) und Untersuchungsbefunde (z. B. Rasselgeräusche über der Lunge, hepatojugulärer Reflux) aufweisen, die auf eine Störung der kardialen Struktur oder Funktion zurückzuführen sind.
Nach dem Ausmaß der Einschränkung der linksventrikulären Ejektionsfraktion (LVEF) werden Herzinsuffizienz-Formen mit reduzierter und erhaltener LVEF unterschieden. Letztere umfassen Formen mit relevanter struktureller Herzerkrankung (z. B. LV-Hypertrophie) oder diastolischer Funktionsstörung (z. B. pathologische ventrikuläre Relaxation).

**Klinik:** Die klinische Symptomatik ist unspezifisch. Je nach verursachender Herzhälfte wurden traditionell Symptome unterschieden, die einer Pumpfunktionseinschränkung des linken bzw. des rechten Ventrikels zuzuordnen sind:

- **Symptome der „Linksherzinsuffizienz":** Belastungs- und/oder Ruhe-Dyspnoe, Orthopnoe, paroxysmale nächtliche Dyspnoe, Asthma cardiale, Lungenödem, Leistungsminderung,
- **Symptome der „Rechtsherzinsuffizienz":** Halsvenenstauung, Gewichtszunahme, Ödeme, Stauungsleber, Aszites.

Gemeinsame Symptome der Links- und Rechtsherzinsuffizienz sind demnach Nykturie, Tachykardie, sowie evtl. Rhythmusstörungen. Für Fälle, bei denen gleichzeitig Symptome der Links- und der Rechtsherzinsuffizienz auftraten, war im deutschen Sprachraum der Begriff „globale Herzinsuffizienz" geläufig. Eine strenge Unterscheidung zwischen Links- und Rechtsherzinsuffizienz ist außer der sog. „isolierten rechtsventrikulären Insuffizienz" in aktuellen Guidelines jedoch verlassen worden.
Die symptomatische Einschränkung der Patienten wird anhand der Schweregrade der New York Heart Association (NYHA) in vier Grade bzw. Klassen eingestuft (NYHA Klasse I–IV):

- **NYHA Klasse I:** Keine Einschränkung der körperlichen Aktivität. Keine Dyspnoe bei normaler körperlicher Belastung.
- **NYHA Klasse II:** Leichte Einschränkung der körperlichen Aktivität. Dyspnoe bei normaler körperlicher Belastung.
- **NYHA Klasse III:** Deutliche Einschränkung der körperlichen Aktivität. Dyspnoe bei leichter körperlicher Belastung.
- **NYHA Klasse IV:** Unfähigkeit, körperliche Aktivität ohne Beschwerden auszuüben. Ruhedyspnoe.

**Diagnostisches Vorgehen:** Die Diagnose einer Herzinsuffizienz wird durch entsprechende **Anamnese** (Vorerkrankungen, Beschwerden) und **klinischen Befund** suggeriert. Folgende Untersuchungen sind zudem bei allen Patienten in Erwägung zu ziehen: transthorakale Echokardiografie, 12-Kanal-Oberflächen-EKG, laborchemische Blutuntersuchungen (Elektrolyte, Kreatinin, Leberenzyme, Ferritin, Schilddrüsenfunktionsparameter sowie natriuretische Peptide, v. a. BNP), Blutbild und Röntgen-Thorax-Aufnahme.
Weiterhin sollte unter bestimmten Voraussetzungen folgende Diagnostik in Erwägung gezogen werden: kardiale MRT zur Funktionsuntersuchung (v. a. falls Echokardiografie inadäquat oder uneindeutig), Koronarangiografie (bei zusätzlicher Angina pectoris), myokardialer Ischämienachweis (bei V. a. zusätzliche KHK und prinzipieller Revaskularisierungsmöglichkeit: Stress-Echokardiografie, kardiale MRT, SPECT oder PET).

2.4 Wichtige Krankheitsbilder – von der Diagnose zum Befund

2.4.1 Herzinsuffizienz

► Definition.

**Klinik:** Die Symptome wurden traditionell nach der verursachenden Herzhälfte eingeteilt:

- **Linksherzinsuffizienz:** Belastungs- und/oder Ruhedyspnoe, Orthopnoe, paroxysmale nächtliche Dyspnoe, Asthma cardiale, Lungenödem, Leistungsminderung
- **Rechtsherzinsuffizienz:** Halsvenenstauung, Gewichtszunahme, Ödeme, Stauungsleber, Aszites.

Die symptomatische Einschränkung der Patienten wird anhand der Schweregrade der New York Heart Association in vier Klassen eingeteilt (NYHA I–IV).

**Diagnostisches Vorgehen:** Anamnese, klinischer Befund, transthorakale Echokardiografie, 12-Kanal-EKG, laborchemische Blutuntersuchungen (incl. natriuretische Peptide, v. a. BNP), Blutbild, Röntgen-Thorax
Ggf. ergänzend kardiale MRT, Koronarangiografie, myokardialer Ischämienachweis.

**Radiologische Diagnostik:**

**Konventionelle Röntgendiagnostik (Röntgen-Thorax in 2 Ebenen):** Sie dient primär dem Ausschluss pulmonaler Erkrankungen mit ähnlicher Symptomatik (z. B. Bronchialkarzinom, Lungenfibrose), ermöglicht aber auch die ergänzende Abschätzung der Herzgröße (hier ist die Echokardiografie jedoch viel genauer) und den Nachweis einer akuten oder chronischen pulmonalvenösen Stauung im Lungenkreislauf. Besondere Bedeutung kommt der Röntgen-Thorax-Untersuchung zu bei V. a. akute bzw. dekompensierte Herzinsuffizienz zum Ausschluss oder Nachweis eines Lungenödems.

Typische radiografische Befunde bei **chronischer Linksherzsinsuffizienz**:

- Vergrößerte Herzsilhouette (CT-Quotient > 0,5) – bei deutlicher Dilatation des linken Ventrikels nimmt diese eine sog. „Holzschuhform" an. Im Seitbild zunehmende Ausdehnung nach dorsal (Herztiefendurchmesser). Bei
- Zeichen der pulmonalvenösen Stauung (in Reihenfolge zunehmender Stauung):
  - **„Basoapikale Umverteilung"** bzw. „**Kranialisation**" der Lungendurchblutung: Erweiterung der pulmonalen Gefäße (v. a. der Lungenvenen) in den Oberlappen.
  - **Interstitielles Lungenödem**: Unschärfe der pulmonalen Gefäßzeichnung, Kerley-B-Linien, prominente Darstellung der interlobären Fissuren (horizontale und schräge Fissur), peribronchiales „Cuffing".
  - **Alveoläres Lungenödem:** zunächst perihiläre und unterlappenbetonte, später diffuse milchglasartige Verschattungen der Lunge. Auftreten von Pleuraergüssen (Transsudat).

Hinsichtlich der Bewertung der Herzgröße ist zu berücksichtigen, dass keine feste Korrelation zwischen der Herzgröße und der Ejektionsfraktion besteht und ein normal großes Herz eine Herzinsuffizienz nicht ausschließt.

Eine chronische **Rechtsherzinsuffizienz** geht häufig mit einer Vergrößerung von rechtem Ventrikel und rechtem Vorhof einher. Dies zeigt sich insbesondere im Seitbild durch eine Verschattung des Retrosternalraums durch den ausladenden Herzschatten bzw. eine sehr weit kraniale Ablösung der Kontur des rechtsventrikulären Ausflusstrakts vom Sternum.

Analog zur Halsvenenstauung zeigt sich am stehenden Patienten eine Verbreiterung des oberen Mediastinums v. a. nach rechts (sog. „Vascular Pedicle") vornehmlich durch erhöhten Füllungszustand der V. cava superior. Aus demselben Grund stellt

**Radiologische Diagnostik:**

**Konventionelle Röntgendiagnostik (Röntgen-Thorax in 2 Ebenen):** Sie dient primär dem Ausschluss pulmonaler Erkrankungen (Bronchialkarzinom, Lungenfibrose), ermöglicht aber auch die (ergänzende) Abschätzung der Herzgröße und den Nachweis einer akuten oder chronischen pulmonalvenösen Stauung. Besonders sinnvoll ist die Röntgenuntersuchung zum Ausschluss eines Lungenödems (bei V. a. akute/dekompensierte Herzinsuffizienz).

Bei chronischer **Linksherzinsuffizienz** (S. 258) fällt häufig eine vergrößerte Herzsilhouette auf. In der p.-a.-Aufnahme nimmt bei linksventrikulärer Dilatation der Herzschatten eine **„Holzschuhform"** an (Abb. **B-2.9**). Typische weitere radiografische Befunde umfassen Zeichen der pulmonalvenösen Stauung, z. B. basoapikale Umverteilung, interstitielles und alveoläres Lungenödem.

Bei chronischer **Rechtsherzinsuffizienz** sind häufig eine Vergrößerung von rechtem Vorhof und rechtem Ventrikel nachweisbar, letztere vor allem im Seitbild. Weitere Zeichen sind eine Verbreiterung des oberen Mediastinums nach rechts sowie (selten) ein Zwerchfellhochstand rechts als Folge einer stauungsbedingten Hepatomegalie.

**B-2.9 Chronische Linksherzinsuffizienz.**

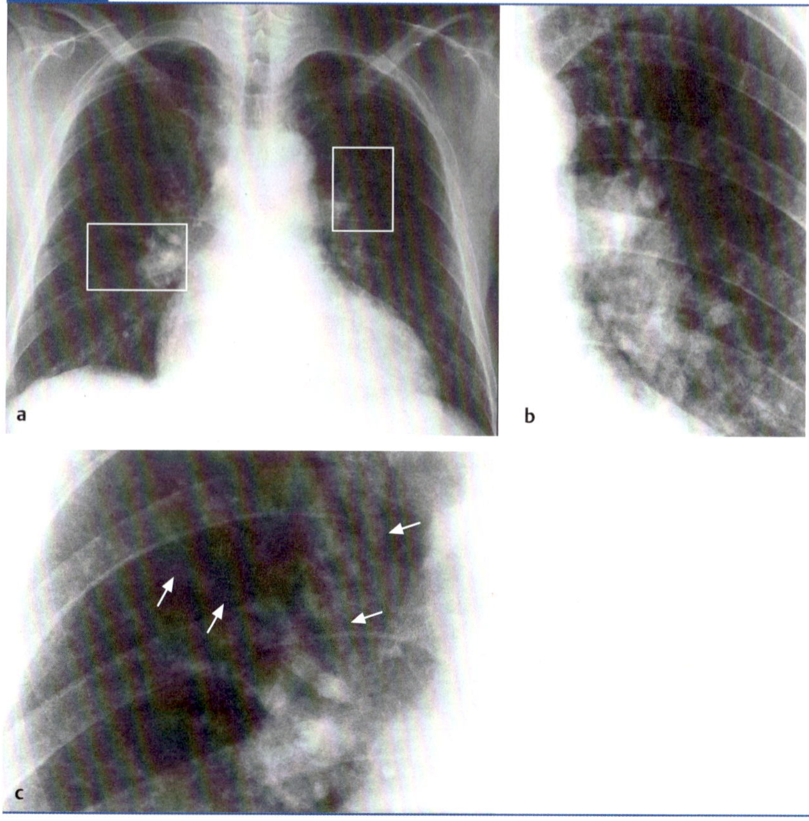


Beachte die nach links verbreiterte Herzsilhouette als Ausdruck einer linksventrikulären Dilatation. Die Ausschnittsvergrößerungen zeigen vermehrte Gefäße sowohl im beidseitigen Hilusbereich als auch in der Lungenperipherie, wobei besonders hilusnahe Lungenvenen (Pfeile) deutlich zur Darstellung kommen. Die Gefäßzeichnung ist unscharf, Kerley-B-Linien (Zeichen eines interstitiellen Lungenödems, s. Abb. **B-1.25**) sind angedeutet erkennbar.

sich dann auch die V. azygos sehr prominent dar. Selten ist die Leberstauung so ausgeprägt, dass es im Rahmen der stauungsbedingten Hepatomegalie zu einem Zwerchfellhochstand rechts kommt.
Da bei führender Rechtsherzinsuffizienz häufig auch pathologische Veränderungen der Lungenstrombahn vorliegen, sollte hierauf besonderes Augenmerk gelegt werden.

**Echokardiografie:** Standarddiagnostik bei Herzinsuffizienz. Beurteilung der systolischen und diastolischen linksventrikulären Funktion sowie der genauen Ventrikelgrößen.

**Echokardiografie:** Muss bei allen Patienten durchgeführt werden und ermöglicht eine präzise Beurteilung der Ventrikelgrößen sowie der systolischen und diastolischen linksventrikulären Funktion – sowohl global als auch regional. Zudem kann die Myokarddicke exakt bestimmt und mögliche Klappenvitien festgestellt und dargestellt werden.
Je nach vermuteter Ursache werden außerdem Koronarangiografie, kardiale MRT, nuklearmedizinische Ischämie- und Vitalitätsdiagnostik oder (sehr selten) eine endomyokardiale Biopsie durchgeführt.

Zusätzlich werden Koronarangiografie, kardiale MRT, nuklearmedizinische Ischämie- und Vitalitätsdiagnostik oder (sehr selten) eine endomyokardiale Biopsie eingesetzt.

## 2.4.2 Arterielle Hypertonie

▸ **Definition.** Wiederholt gemessene systolische Blutdruckwerte ≥ 140 mmHg und/oder diastolische Werte ≥ 90 mmHg.

**Klinik:** Man unterscheidet **primäre** (essenzielle) Hypertonie mit unbekannter Ursache und **sekundäre** Hypertonie (z. B. endokrin oder renal bedingt).

**Klinik:** Ätiologisch werden eine **primäre** (essenzielle) Hypertonie mit unbekannter Ursache und eine **sekundäre** Hypertonie (symptomatische) Form (z. B. renale Hypertonie, endokrine Hypertonie) unterschieden. Häufig bestehen über lange Zeit kaum Symptome (ggf. Kopfschmerzen, Schwindel, Dyspnoe).

**Diagnostisches Vorgehen:** Anamnese, klinische Untersuchung (z. B. wiederholte RR-Messungen); weiterführend Echokardiografie und Röntgenthorax.

**Diagnostisches Vorgehen:** Zur Basisdiagnostik bei Verdacht auf arterielle Hypertonie gehören Anamnese (Risikofaktoren) und klinische Untersuchung (wiederholte RR-Messungen, Auskultation, Gefäßstatus, Fundoskopie). Erst im Rahmen der weiterführenden Diagnostik zur Abklärung kardialer Folgeschäden wie der hypertensiven Kardiomyopathie werden Echokardiografie und Röntgenthorax angefertigt. Die MRT oder CT kommen nur in Ausnahmefällen zur Abgrenzung anderer Erkrankungen zur Anwendung.

**Radiologische Diagnostik:**
**Konventionelle Röntgendiagnostik:** Der Herzschatten ist linksseitig verbreitert, es bildet sich eine aortal konfigurierte Herzsilhouette aus (s. Tab. **B-2.2** und Abb. **B-2.10**). Die Aorta ist elongiert und sklerosiert. Später bildet sich eine pulmonal arterielle Hypertonie (S. 237) aus, die zentralen Pulmonalarterien sind erweitert. Im Seitbild füllt die erweiterte Ausflussbahn den Retrosternalraum aus. Pleuraergüsse signalisieren eine zusätzliche Rechtsherzinsuffizienz.

**Radiologische Diagnostik:**
**Konventionelle Röntgendiagnostik:** Erst wenn der Ventrikel dilatiert, ist eine linksseitige Verbreiterung des Herzschattens festzustellen. Die Herzbucht bleibt erhalten, es bildet sich eine aortal-konfigurierte Herzsilhouette aus (s. Tab. **B-2.2** und Abb. **B-2.10**). Die systemische Druckbelastung führt häufig zu einer Elongation und Sklerose der Aorta (prominenter Aortenknopf). Bei fortbestehender Druckbelastung und zunehmender linksventrikulärer Dilatation sind pulmonal-venöse Stauungszeichen Ausdruck der eingetretenen Linksherzinsuffizienz.

⊙ B-2.10

**⊙ B-2.10 Arterielle Hypertonie.**

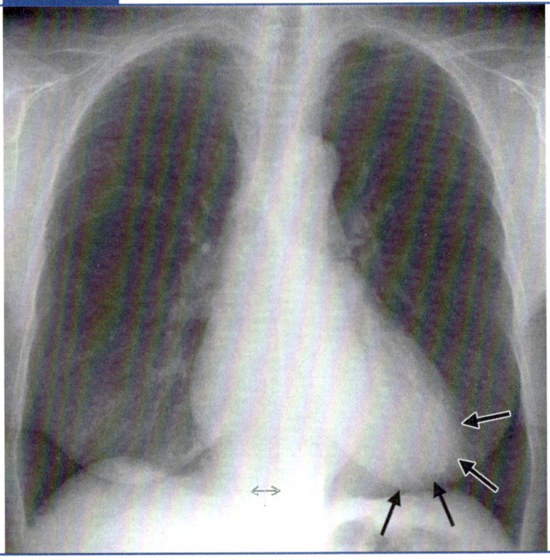

Röntgen-Thorax p. a. einer 63-jährigen Patientin. Man erkennt eine schlanke Herzsilhouette mit angehobener Herzspitze (Pfeile) durch die Myokardhypertrophie.
(aus Claussen C, Miller S, Fenchel M, Kramer U, Riessen R. Pareto-Reihe Radiologie Herz. Stuttgart: Thieme; 2006)

**Echokardiografie:** Evtl. Nachweis und Verlaufskontrolle einer linksventrikulären Hypertrophie sowie Abgrenzung von Differentialdiagnose der Hypertrophie (z. B. Aortenstenose). Ab einer Septumwanddicke von 10 mm oder mehr liegt eine Myokardhypertrophie vor.

**Echokardiografie:** Evtl. Evaluation einer linksventrikulären Hypertrophie.

**MRT:** In Ausnahmefällen kann die MRT zur Abgrenzung anderer Erkrankungen, die zur Myokardhypertrophie führen, eingesetzt werden (z. B. hypertrophe Kardiomyopathie, Amyloidose). Bei der hypertensiven Kardiomyopathie zeigt sich meist eine gleichmäßige, konzentrische Myokardverdickung mit erhaltener Pumpfunktion ohne Kontrastmittelaufnahme im LGE.

**MRT:** Nur in Ausnahmefällen zur Unterscheidung anderer Myokarderkrankungen.

## 2.4.3 Stabile koronare Herzerkrankung (stabile KHK)

### 2.4.3 Stabile koronare Herzerkrankung (stabile KHK)

**▸ Definition.** Die stabile KHK ist durch Episoden einer reversiblen Fehlanpassung zwischen dem myokardialen Energiebedarf und der Energiebereitstellung charakterisiert. Diese Episoden sind bei entsprechender körperlicher oder emotionaler Belastung reproduzierbar, können aber auch spontan auftreten. Häufigste Ursache sind atherosklerotische epikardiale Stenosen, jedoch auch Vasokonstriktion im Bereich dynamischer Stenosen oder eine mikrovaskuläre Dysfunktion.

**▸ Definition.**

**Klinik:** Leitsymptom ist der Brustschmerz, der nach folgenden drei Kriterien weiter klassifiziert werden kann:

- Retrosternaler Brustdruck charakteristischer Qualität und Dauer
- ausgelöst durch körperliche oder emotionale Belastung
- Besserung durch Ruhe und/oder Nitrate innerhalb von Minuten

**Typische Angina Pectoris** (KHK klinisch sicher): alle drei Kriterien erfüllt
**Atypische Angina Pectoris** (KHK klinisch wahrscheinlich): zwei Kriterien erfüllt
**Nicht anginöser Brustschmerz:** erfüllt kein oder nur ein Kriterium
AP-Schmerz wird meist retrosternal beschrieben, kann jedoch nach epigastrisch, zum Unterkiefer, interskapulär oder in den Arm ausstrahlen. Meistens hält der Schmerz nur wenige Minuten an (< 10 Minuten).
Der Schweregrad des Brustschmerzes wird traditionell nach der Klassifikation der Canadian Cardiovascular Society (CCS) beschrieben:

- Klasse I: Normale körperliche Aktivitäten führen nicht zu Angina
- Klasse II: Leichte Einschränkung bei normalen körperlichen Aktivitäten
- Klasse III: Deutliche Einschränkung normaler körperlicher Aktivitäten
- Klasse IV: Keine körperliche Aktivität kann ohne Symptome durchgeführt werden. Ruheangina möglich.

Bei der Mehrheit der betroffenen Patienten kann über die Anamnese bereits die Diagnose zuverlässig gestellt werden. Häufig ist jedoch eine weitere Diagnostik sinnvoll, um alternative Diagnosen auszuschließen und den Schweregrad der KHK zu bestimmen.
Schwerwiegendste Komplikation einer KHK ist der Myokardinfarkt.

**Klinik:** Leitsymptom ist die **Angina pectoris** mit retrosternalem oder linksthorakalem Schmerz. Der charakterische Schmerz hält dabei meist nur wenige Minuten an und bessert sich durch Ruhe und/oder Nitratgabe. Der Schweregrad des Brustschmerzes wird nach der Canadian Cardiovascular Society in vier Klassen eingeteilt. Trotz oft eindeutiger Anamnese ist eine weitere Diagnostik zum Ausschluss von Differzialdiagnosen und zur Bestimmung des Schweregrades der KHK sinnvoll. Schwerwiegendste Komplikation ist der Myokardinfarkt.

**Diagnostisches Vorgehen:** Ist die Diagnose der stabilen KHK gesichert, beruhen die weiteren Managemententscheidungen überwiegend auf dem Schweregrad der Symptomatik, dem generellen Risiko des Patienten, ein kardiales Ereignis zu erleiden sowie der Patientenpräferenz. Prinzipiell bietet sich eine präventive therapeutische Risikofaktoreinstellung (z. B. Cholesterinsenkung) mit symptomatischer pharmakologischer Therapie (z. B. Nitrate) oder eine zusätzliche myokardiale Revaskularisierung (Bypass-OP oder Stent-Revaskularisierung) an.
Die **grundlegende Diagnostik** umfasst ein Blutbild, laborchemische Blutuntersuchungen (Kreatinin, Lipidprofil inkl. HDL und LDL, Nüchternglukose, HbA1c, Schilddrüsenfunktionswerte, falls Statintherapie geplant: Leberwerte + Kreatin-Kinase; BNP falls zusätzlich Herzinsuffizienz vermutet), 12-Kanal-Oberflächen EKG in Ruhe, Ruhe-Echokardiografie (oder kardiale MRT, falls Echo nicht auswertbar). Röntgenbild in 2 Ebenen, falls atypische Angina oder V. a. zusätzliche relevante pulmonale Pathologie oder V. a. begleitende Herzinsuffizienz.
Um das richtige spezielle diagnostische Vorgehen zu finden, muss die auf der Grundlage der epidemiologischen Parameter und klinischen Symptomatik abschätzbare **Vortest-Wahrscheinlichkeit** (VTW) ermittelt werden. Entsprechend dieser VTW wird dann entweder angenommen, dass keine stenosierende KHK vorliegt (bei

**Diagnostisches Vorgehen:** Basisdiagnostik: Blutbild, laborchemische Blutuntersuchungen (Kreatinin, Lipidprofil, HbA1c, Leberwerte, CK, BNP), 12-Kanal-EKG, Echokardiografie, Röntgen in 2 Ebenen.

Die weitere Diagnostik (z. B. Belastungs-EKG, CT-Koronarangiografie) erfolgt in Abhängigkeit von der Vortest-Wahrscheinlichkeit für eine stenosierende KHK.

B-2.11

**B-2.11 Klinische Vortestwahrscheinlichkeit (in %) bei stabiler KHK.**

| | Typische Angina | | Atypische Angina | | Nicht-anginöser Brustschmerz | |
|---|---|---|---|---|---|---|
| Alter | Männer | Frauen | Männer | Frauen | Männer | Frauen |
| 30–39 | 59 | 28 | 29 | 10 | 18 | 5 |
| 40–49 | 69 | 37 | 38 | 14 | 25 | 8 |
| 50–59 | 77 | 47 | 49 | 20 | 34 | 12 |
| 60–69 | 84 | 58 | 59 | 28 | 44 | 17 |
| 70–79 | 89 | 68 | 69 | 37 | 54 | 24 |
| >80 | 93 | 76 | 78 | 47 | 65 | 32 |

(Deutsche Gesellschaft für Kardiologie- Herz- und Kreislaufforschung e.V. (2015) ESC Pocket Guidelines. Management der stabilen koronaren Herzkrankheit (KHK). Börm Bruckmeier Verlag, Grünwald Kurzfassung der "2013 ESC Guidelines on the management of stable coronary artery disease (European Heart Journal (2013) 34, 2949–3003 - doi:10.1093/eurheartj/eht296 )

sehr niedriger VTW), dass eine stenosierende KHK vorliegt (bei sehr hoher VTW) oder es werden bei mittleren Vortest-Wahrscheinlichkeiten (15–85 %) geeignete weitere Untersuchungen durchgeführt, um eine stenosierende KHK nachzuweisen oder auszuschließen (Abb. **B-2.11**). Bezüglich des häufig angewandten Belastungs-EKGs sollte berücksichtigt werden, dass dieses nur eine Sensitivität von knapp unter 50 % bei hoher Spezifität (85–90 %) aufweist. Im europäischen Raum wird das Belastungs-EKG bis Vortest-Wahrscheinlichkeiten von 65 % noch als initialer Test erlaubt, wobei auch hier mittlerweile die Empfehlungen hin zu einem Verfahren mit direktem Nachweis der Myokardischämie unter Belastung übergehen (z. B. Stress-Echo- oder Rest-/Stress-Myokardperfusionsszintigrafie).
Eine CT-Koronarangiografie wird für den Vortest-Wahrscheinlichkeitsbereich von 15–50 % als mögliche Diagnostik empfohlen.

**Radiologische Diagnostik:**
**Konventionelle Röntgendiagnostik: Röntgen-Thorax in 2 Ebenen** empfohlen bei atypischer Angina, bei V. a. relevante pulmonale Pathologie oder V. a. begleitende Herzinsuffizienz (Abb. **B-2.12**). Gelegentlich ist besonders ausgeprägter Koronarkalk direkt in der Röntgen-Thorax-Aufnahme abgrenzbar.

**Radiologische Diagnostik:**
**Konventionelle Röntgendiagnostik:** Eine Röntgen-Thorax-Untersuchung in 2 Ebenen wird bei atypischer Angina, bei V. a. zusätzliche relevante pulmonale Pathologie oder V. a. begleitende Herzinsuffizienz empfohlen. Im Vordergrund steht dabei eine Beurteilung der Lungenstruktur sowie möglicher Zeichen der pulmonalvenösen Stauung als Hinweis auf eine Linksherzinsuffizienz. Gelegentlich lassen sich besonders ausgeprägte koronare Verkalkungen in der Röntgen-Thorax-Aufnahme direkt abgrenzen. Kommt es nach einem großen Herzinfarkt zur Ausbildung eines linksventrikulären Aneurysmas, entwickelt dies gelegentlich eine schalenförmige Verkalkung der äußeren Wandschichten, die ebenfalls im Röntgenbild nachweisbar ist (Abb. **B-2.12**).

**Echokardiografie:**
**In Ruhe:** Untersuchung der globalen und regionalen linksventrikulären Funktion. Beurteilung regionaler Wandbewegungsstörungen. Ausschluss relevanter valvulärer und myokardialer Pathologien. Eine direkte Untersuchung der Koronararterien ist echokardiografisch nicht möglich.
**Unter Belastung (Stress-Echokardiografie):** Dient dem Nachweis belastungsinduzierter regionaler Wandbewegungsstörungen und damit dem indirekten Ischämienachweis. Mittels Sono-KM kann neuerdings die Perfusion direkt dargestellt werden.

**Echokardiografie:** Die Echokardiografie in Ruhe dient der Untersuchung der globalen und regionalen linksventrikulären Funktion. Der Nachweis regionaler Wandbewegungsstörungen unterstützt die Diagnose der KHK. Zudem können relevante valvuläre Pathologien mit ähnlicher Symptomatik (z. B. Aortenstenose) und myokardiale Pathologien (z. B. HCM) ausgeschlossen werden. Liegen bereits linksventrikuläre Aneurysmen nach abgelaufenen Infarkten vor, so können intraventrikuläre Thromben ausgeschlossen werden. Eine direkte Beurteilung der Koronararterien ist echokardiografisch nicht möglich.
Die Echokardiografie unter Belastung („Stress-Echo", ergometrisch oder mittels Dobutamin) beruht auf dem Nachweis belastungsinduzierter regionaler Wandbewegungsstörungen als indirekter Hinweis auf eine relative Myokardischämie und damit mögliche Koronarstenosen. Neuerdings kann mittels Sono-Kontrastmittel auch die myokardiale Perfusion unter Belastung direkt dargestellt werden („Kontrast-Stress-Echo"). Die Methode wird zum Ischämienachweis bei mittleren Vortest-Wahrscheinlichkeiten empfohlen (15–85 %).

**Myokardiale Perfusionsszintigrafie (SPECT oder PET)** (S. 255)**:** Nachweis belastungsabhängiger, reversibler oder irreversibler Speicherdefekte.

**Myokardiale Perfusionsszintigrafie (SPECT oder PET)** (S. 255)**:** Meistens werden 99m-Tc-Radiopharmazeutika eingesetzt (z. B. 99m-Tc-MIBI) in Kombination mit EKG-gegateten SPECT-Verfahren – diese ermöglichen die direkte Visualisierung der myokardialen Perfusion unter Belastung bzw. in Ruhe. So lassen sich belastungsabhängige, reversible (Ischämie) oder irreversible (Infarktnarben) Speicherdefekte darstellen.

**B-2.12 CT-Bildgebung bei stabiler KHK.**

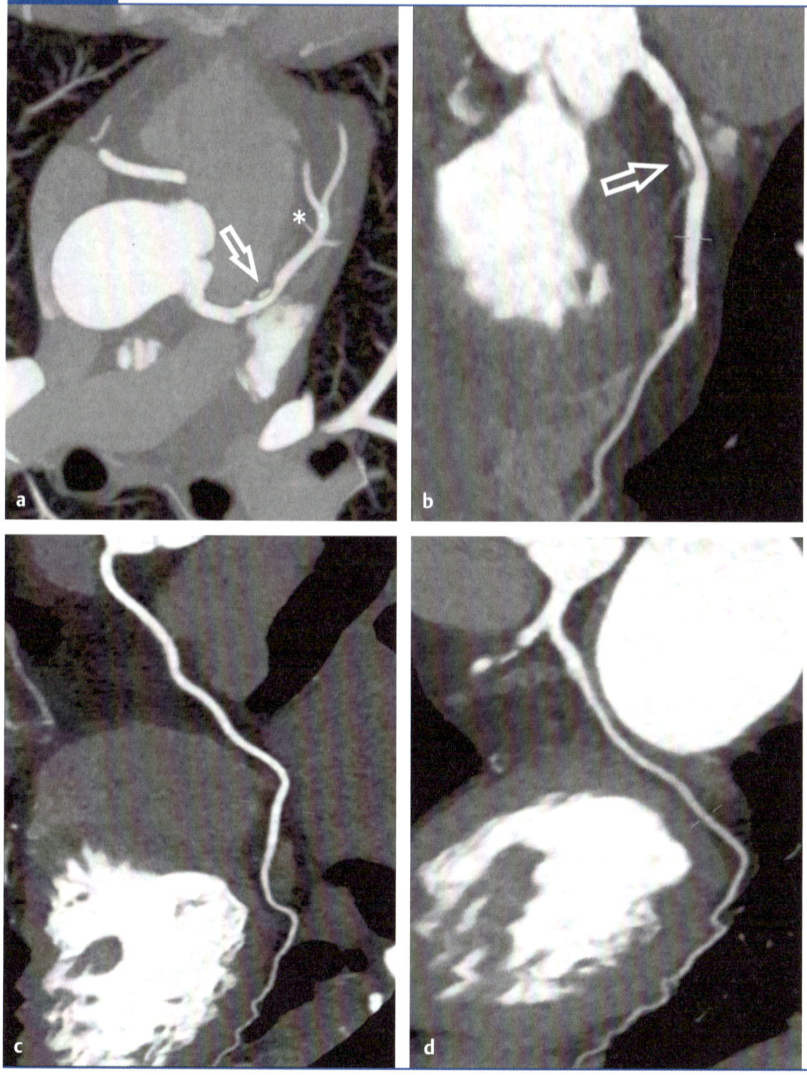


1-Gefäß-KHK bei einer 55-jährigen Patientin.

**a** 5 mm axiale MIP-Rekonstruktion einer CT-Koronarangiografie zeigt eine knapp über 50%-ige, teils verkalkte Stenose des proximalen RIVA-Asts (Pfeil). Im mittleren RIVA-Segment zeigen sich punktförmige Verkalkungen ohne relevante Stenose (Stern).

**b** Curved-Planar-Reformation (CPR) des RIVA-Astes lässt die proximale Stenose ebenfalls eindeutig nachweisen.

**c** Die rechte Koronararterie derselben Patientin zeigt keine atherosklerotischen Wandveränderungen.

**d** Auch der Ramus circumflexus stellt sich ohne Hinweise auf Plaques dar.

**Kardiale MRT (Perfusionssequenzen unter Belastung sowie in Ruhe):** Darstellung der First-Pass-Perfusion unter pharmakologischer Belastung sowie unter Ruhebedingungen kann ebenfalls mit hoher diagnostischer Genauigkeit ischämietypische Perfusionsdefekte unter Belastung visualisieren.

**Kardiale MRT (Perfusionssequenzen unter Belastung sowie in Ruhe):** Darstellung von Ischämie-typischen Perfusionsdefekten unter pharmakologischer Belastung

**CT Koronarangiografie:** Kann als Bildgebungsmodalität zur Darstellung und Quantifizierung von Stenosen im niedrigen und mittleren Vortest-Wahrscheinlichkeits-Bereich eingesetzt werden (VTW: 15–50 %). Die CT-Koronarangiografie ermöglicht bei geeigneten Patienten den sicheren Nachweis oder Ausschluss von Koronarstenosen. Darüberhinaus können regelmäßig die Koronarwände beurteilt werden und zumindest visuell die Gesamtplaquelast abgeschätzt werden.
Prädiktoren einer diagnostischen Bildqualität sind ein langsamer Sinusrhythmus sowie möglichst wenig Koronarkalk. Eine kardiale CT-Untersuchung ohne Kontrastmittel zur Quantifizierung des Koronarkalks wird bei stabiler KHK als alleinige CT-Untersuchung nicht mehr empfohlen. Häufig wird diese jedoch unmittelbar vor der CT-Koronarangiografie durchgeführt.

**CT-Koronarangiografie:** Empfohlen bei Patienten mit niedriger bis mittlerer Vortest-Wahrscheinlichkeit (VTW: 15–50 %). Geeignet bei Patienten mit langsamem Sinusrhythmus. Wird häufig kombiniert mit einer nativen Herz-CT zur Quantifizierung des Koronarkalks (Agatston-Score). Ermöglicht den Nachweis oder Ausschluss von Stenosen sowie eine visuelle Abschätzung der Gesamtplaquelast.

**Koronarangiografie:** Goldstandard der morphologischen Koronardiagnostik, erlaubt Darstellung von Stenosen mit höchster räumlicher und zeitlicher Auflösung. Präzise Darstellung von Lokalisation, Grad und Morphologie der Stenosen (S. 255). Zusätzlich kann die Flussgeschwindigkeit des Kontrastmittels über die Stenose als weiterer Hinweis auf den Stenosegrad beurteilt werden.

**Koronarangiografie:** Darstellung der Koronararterien (S. 255).

▸ Klinischer Fall. Der 52-jährige Patient stellte sich mit den Symptomen einer stabilen Angina pectoris vor. Die Anamnese ergab als einzigen Risikofaktor einen Nikotinabusus. Herzfernaufnahmen, Labordiagnostik und Ruhe-EKG zeigten keinen pathologischen Befund, das **Belastungs-EKG** musste jedoch wegen Schmerzsymptomatik bereits bei 75 W abgebrochen werden, ohne dass im EKG sichere Zeichen einer Koronarinsuffizienz erkennbar waren. Richtungsweisend war die Beobachtung, dass der Schmerz auf sublinguale Gabe eines Nitroglyzerinpräparates schnell nachließ.
Unter dem Verdacht auf eine Koronarinsuffizienz wurde eine **Myokardszintigrafie** durchgeführt (Abb. **B-2.13a–c**) und die Diagnose KHK gesichert. Die anschließend durchgeführte Angiokardiografie zeigte eine bereits fortgeschrittene 2-Gefäßerkrankung mit erheblichen Lumeneinengungen im RIVA und RCX (Ramus interventricularis anterior und Ramus circumflexus der linken Koronararterie). Dem Patienten wurde zur Operation geraten. Bei der Operation wurden zwei aortokoronare Venenbypässe implantiert und eine Revaskularisationsoperation mit Bildung einer Anastomose zwischen A. thoracica interna (Syn.: A. mammaria interna) und RIVA durchgeführt. Eine Kontrolle auf Funktionstüchtigkeit erfolgte 10 Tage nach der Operation durch **Angiografie** in DSA-Technik (Abb. **B-2.13d–f**).

**B-2.13** **Patient mit Koronarinsuffizienz. a–c Präoperative Myokardperfusionsszintigrafie** (SPECT-Technik) nach Belastung. In **b** ist Piktogramm Nr. 7 vergrößert dargestellt. Auffallend ist eine deutliche Minderdurchblutung der Hinterwand und der posterolateralen Abschnitte. **c** zeigt den gleichen Bildausschnitt aufgenommen nach einer Ruhepause mit Nuklidredistribution in das zuvor ischämische Areal. Die jetzt homogene Anreicherung ist Ausdruck einer gleichmäßigen Myokarddurchblutung unter Ruhebedingungen.

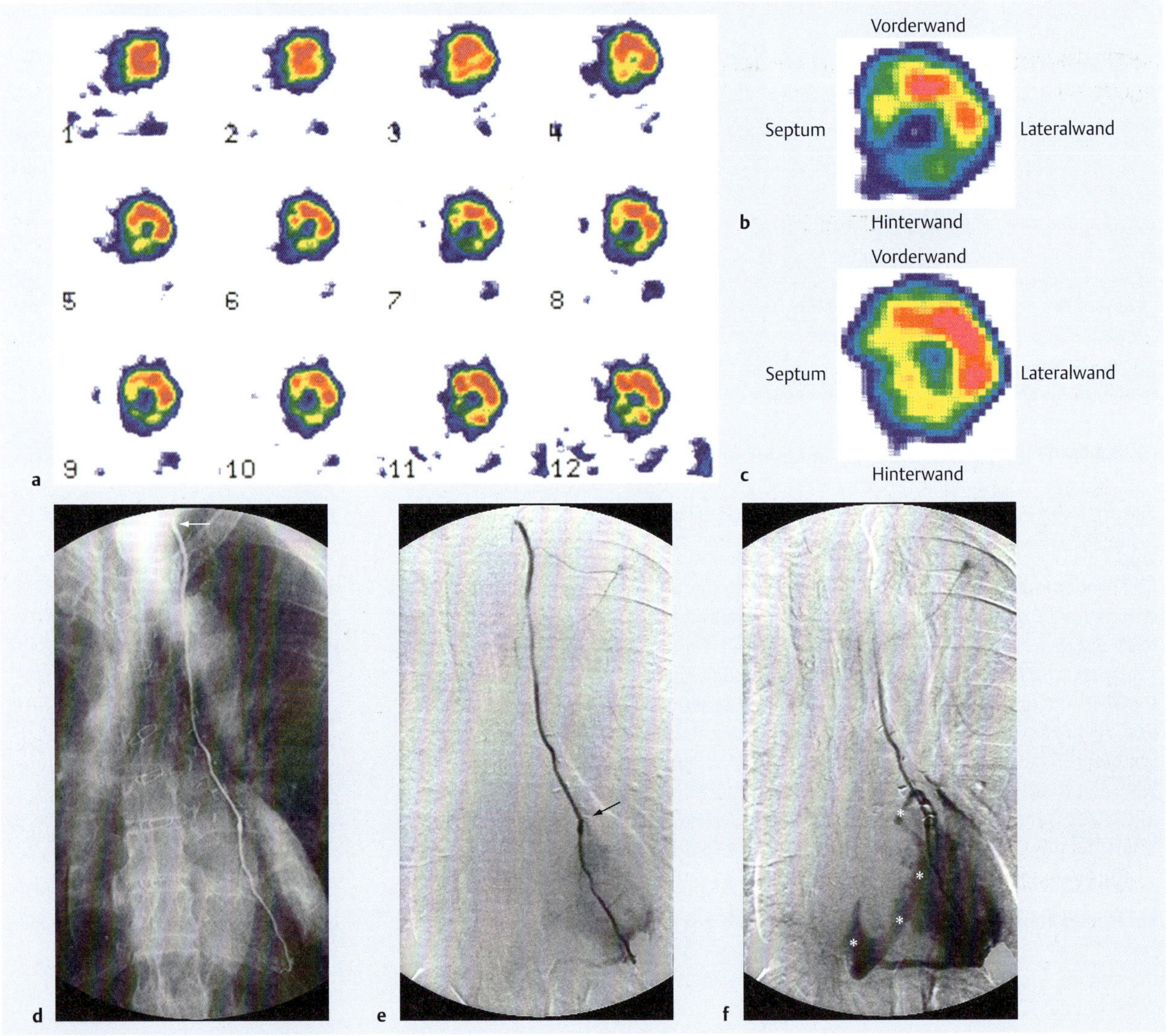

## 2.4.4 Weitere Pathologien der Koronararterien

Neben der koronaren Herzerkrankung gibt es weitere seltene Pathologien der Koronararterien, von denen im Folgenden exemplarisch Koronaranomalien, Koronaraneurysmen und die Beteiligung der Koronararterien an Vaskulitiden dargestellt werden.

### Koronaranomalien

**▶ Definition.** Unter Koronaranomalien werden kongenitale Anomalien des Ursprungs und Verlaufs der Koronararterien, Anomalien der normalen Koronararterien-Konfiguration (z. B. kongenitale Ostiumstenosen) oder anomale Koronararterien-Insertionen (z. B. Koronarfisteln) verstanden.
Am häufigsten treten dabei anlagebedingte Anomalien des Ursprungs und Verlaufs der Koronararterien auf. Besonders diejenigen mit Ursprung vom gegenseitigen Koronarostium und Verlauf **zwischen** Truncus pulmonalis und Aorta ascendens gelten dabei als problematisch, da sie mit plötzlichem Herztod unter körperlicher Belastung assoziiert sind.

**Klinik:** Koronaranomalien (Abb. **B-2.14**) sind normalerweise asymptomatisch und zahlreiche Formen sind Anlagevarianten ohne pathologischen Wert. Problematisch gestalten sich diejenigen Varianten mit Ursprung einer Koronararterie vom gegenseitigen Ostium und Verlauf zwischen Truncus pulmonalis und Aorta ascendens. Typischerweise liegt bei diesen Varianten ein partiell intramuraler Verlauf des betroffenen Gefäßes vor (in der Wand der Aorta ascendens). Hierdurch kann es bei körperlicher Belastung zu einer relevanten Stenose und in der Folge zu einer Myokardischämie kommen. Dies kann dann durch maligne Rhythmusereignisse zum plötzlichen Herztod unter Belastung führen.

**Diagnostisches Vorgehen:** Meist werden Koronaranomalien zufällig im Rahmen einer aus anderem Grund durchgeführten Bildgebung diagnostiziert. Goldstandard der Diagnostik ist die kardiale CT-Angiografie, die in allen Fällen einen eindeutigen Nachweis bzw. einen Ausschluss einer Koronaranomalie ermöglicht. Auch in der kardialen MR-Angiografie kann der Verlauf der proximalen Koronararterien abgegrenzt werden. Prinzipiell kann eine Koronaranomalie auch in der Herzkatheteruntersuchung erkannt werden.
Für die Festlegung des therapeutischen Managements sollten betroffene Patienten an Schwerpunktzentren überwiesen werden.

2.4.4 Weitere Pathologien der Koronararterien

Koronaranomalien

▶ Definition.

**Klinik:** Koronaranomalien (Abb. **B-2.14**) sind fast immer asymptomatisch. Anomalien mit Ursprung vom gegenseitigen Ostium und Verlauf zwischen Aorta ascendens und Truncus pulmonalis sind mit plötzlichem Herztod bei jungen Sportlern assoziiert.

**Diagnostisches Vorgehen:** Goldstandard der Diagnostik ist die kardiale CT-Angiografie, die in allen Fällen den eindeutigen Nachweis oder Ausschluss einer Koronaranomalie ermöglicht.

**B-2.14 Koronaranomalie.**

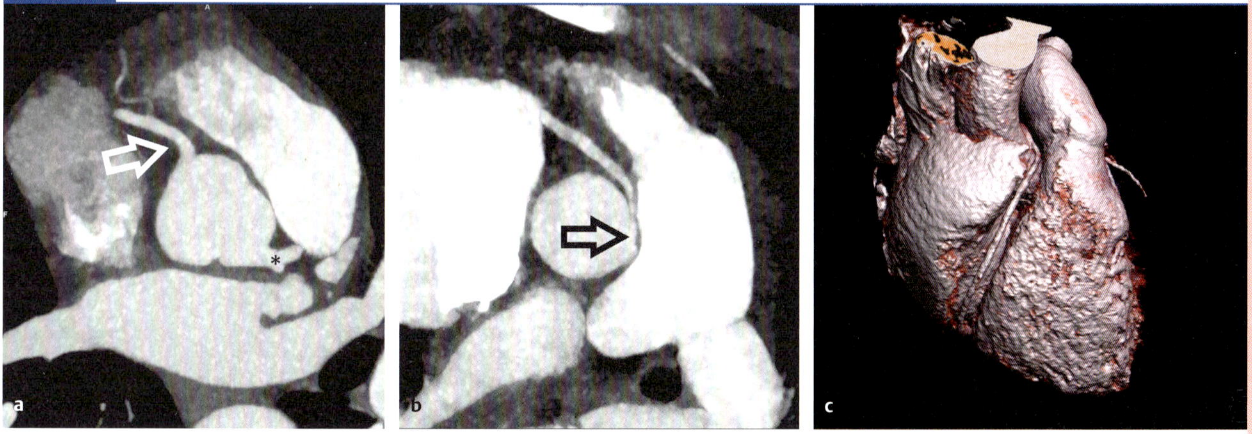


**a** Die axiale **5 mm MIP-Rekonstruktion** einer CT-Koronarangiografie stellt einen Normalbefund dar: Ursprung der rechten Koronararterie vom rechten Ostium (weißer Pfeil), Ursprung des linken Hauptstamms vom linken Ostium (schwarzer Stern).
**b** Axiale **5 mm MIP-Rekonstruktion** einer CT-Koronarangiografie bei einem Patienten mit problematischer Koronaranomalie: Hier entspringt die rechte Koronararterie am linken Ostium (schwarzer Pfeil) und verläuft zwischen Truncus pulmonalis und Aortenwurzel in den Sulcus atrioventricularis dexter.
**c** Die **Volume-Rendered-Technique (VRT)-Rekonstruktion** desselben Patienten wie in **b** demonstriert ebenfalls den anomalen Verlauf der rechten Koronararterie.

Koronaraneurysmen

▸ Definition.

Klinik: Meist symptomlos, belastungsabhängiger Brustschmerz möglich. Selten Herzinfarkt, plötzlicher Herztod, spontane Ruptur oder Kompression benachbarter vaskulärer Strukturen.

Diagnostisches Vorgehen: Häufig Zufallsbefund bei Abklärung der Koronararterien mittels Koronarangiografie oder CT-Koronarangiografie. Beim Kawasaki-Syndrom ist die Beteiligung der Koronararterien so typisch, dass diese unmittelbar bei Verdacht auf die Erkrankung abzuklären ist.

2.4.5 Häufige erworbene Herzklappenerkrankungen

Hauptursachen sind **degenerative Herzklappenerkrankungen**, die erst im höheren Lebensalter manifest werden. Die früher weit verbreitete chronisch-rheumatische (Poststreptokokken-)Endokarditis ist heute in Industrienationen durch konsequenten Antibiotikaeinsatz selten geworden.
Häufig bestehen **multivalvuläre Vitien** mit gleichzeitiger Pathologie mehrerer Klappen.

Diagnostisches Vorgehen: Bei der Diagnostik der erworbenen valvulären Vitien geht es neben der eigentlichen Beurteilung der Pathologie bei den oftmals hochbetagten Patienten um die Entwicklung eines therapeutischen Gesamtkonzepts, das die durch Therapie erwartete Verbesserung der Lebensqualität und v. a. die Patientenpräferenz miteinbezieht.
Hauptmodalität zur Beurteilung valvulärer Vitien ist die Echokardiografie. Diese erlaubt die morphologische und funktionelle Beurteilung der Klappen inkl. Bestimmung des

## Koronaraneurysmen

**▸ Definition.** Unter einem Koronaraneurysma versteht man die luminale Erweiterung eines Abschnitts einer Koronararterie auf die ca. 1.5-fache Weite der angrenzenden Koronarabschnitte. Ab einer Erweiterung des Lumens auf ca. 2 cm wird von sog. „Giant Coronary Artery Aneursma" gesprochen. Am häufigsten treten Koronaraneurysmen als Komplikation von atherosklerotischen Gefäßwandveränderungen auf. Seltenere weitere mögliche Ätiologien sind Vaskulitiden (v. a. das sog. „Kawasaki-Syndrom"), Infektionen (z. B. mykotisch) oder genetisch bedingte Bindegewebserkrankungen (Ehlers-Danlos-Syndrom).

**Klinik:** Koronaraneurysmen werden meist bei diesbezüglich symptomlosen Patienten diagnostiziert. Betroffene Patienten können sich jedoch auch mit belastungsabhängiem Brustschmerz vorstellen und eine belastungsinduzierte myokardiale Ischämie aufweisen ohne Nachweis einer erklärenden Koronarstenose. Ferner kann es durch Thrombenbildung innerhalb des Aneurysmas mit nachfolgender Embolisation zum Herzinfarkt oder sogar plötzlichen Herztod kommen. Bei sehr großen Aneurysmen besteht die Gefahr der spontanen Ruptur oder der Kompression benachbarter vaskulärer Strukturen.

**Diagnostisches Vorgehen:** Koronaraneurysmen werden meist zufällig diagnostiziert bei der Abklärung der Koronararterien mittels Koronarangiografie oder CT-Koronarangiografie. Die CT-Koronarangiografie hat dabei den Vorteil, neben dem eigentlichen Lumen auch thrombosierte Anteile des Aneurysmasacks direkt darzustellen. Beim Kawasaki-Syndrom (mukokutanes Lymphknotensyndrom, betrifft in 80 % Kinder < 5 Jahre) ist die Beteiligung der Koronararterien so typisch, dass diese unmittelbar bei Verdacht auf die Erkrankung echokardiografisch abzuklären ist. Sehr große Koronaraneurysmen fallen auch bei Erwachsenen bereits in der Echokardiografie auf (meistens als epikardiale Raumforderungen im Sulcus atrioventricularis dexter). Länger bestehende, große Koronaraneurysmen neigen zu Verkalkung der thrombosierten Aneurysmaanteile. Diese sind dann als schalenförmige Kalzifikationen im nativen CT oder sogar im Röntgen-Thorax nachweisbar.

## 2.4.5 Häufige erworbene Herzklappenerkrankungen

Bei den erworbenen Herzklappenerkrankungen lässt sich eine deutliche Verschiebung der Krankheitsätiologien beobachten. Durch frühen und adäquaten Einsatz von Antibiotika bei Streptokokkenerkrankungen ist es in den modernen Industrienationen zu einem weitgehenden Verschwinden der früher weit verbreiteten chronisch-rheumatischen (Poststreptokokken-)Klappenerkrankungen gekommen.
Vordergründig sind jetzt **degenerative Herzklappenfehler** (v. a. Mitralinsuffizienz und die Aortenstenose), die erst im höheren Lebensalter symptomatisch werden. Unabhängig von dieser veränderten Epidemiologie verbleibt hingegen die hohe kardiale Morbidität mit den Folgen einer Herzinsuffizienz oder komplexen Arrhythmien.
Mehrere Klappen können gleichzeitig und unterschiedlich stark geschädigt sein **(multivalvuläre Vitien)**. Folgende Kombinationen sind typisch:
- Mitral- und Trikuspidalfehler
- Mitral- und Aortenfehler
- Aorten-, Mitral- und Trikuspidalfehler.

**Diagnostisches Vorgehen:** Klinisch stellen sich die Patienten häufig mit ersten Symptomen einer Herzinsuffizienz vor. Folgende Fragestellungen sollten durch die diagnostische Abklärung beantwortet werden:
- Objektive Quantifizierung des Klappenvitiums (z. B. Schweregrad der Stenose)
- Abschätzung der Wahrscheinlichkeit, mit der die klinische Symptomatik des Patienten auf das Klappenvitium zurückzuführen ist
- Abschätzung der Gesamt-Lebenserwartung des Patienten sowie der erwarteten Lebensqualität nach erfolgreichem operativem oder interventionellem Eingriff
- Abwägung der Vorteile eines chirurgischen oder interventionellen Eingriffs mit den sich ergebenden Risiken
- Ermitteln des Patientenwunsches bzgl. eines operativen oder interventionellen Eingriffs

**Standarddiagnostik:**
- 12-Kanal-EKG
- Röntgen-Thorax in 2 Ebenen
- transthorakale Echokardiografie

Die Echokardiografie ist der Goldstandard in der Diagnostik von Klappenvitien. Diese können echokardiografisch nachgewiesen, der Schweregrad objektiv quantifiziert (morphologische Beurteilung der Klappen, des Druckgradienten sowie Darstellung von Insuffizienzjets) und die Prognose eingeschätzt werden. Falls eine Echokardiografie nicht durchführbar ist oder keine adäquate Bildqualität liefert, erlaubt auch die kardiale MRT eine Klappendiagnostik.
Die Röntgenthorax-Untersuchung dient der ergänzenden Abschätzung der Herzgröße sowie eine Beurteilung der Lungenstrombahn.

Druckgradienten. Prinzipiell werden im **Röntgenthorax** die Beteiligung benachbarter Strukturen beurteilt. Die **Echokardiografie** ermöglicht morphologische Beurteilung der Klappen sowie Messung des Druckgradienten.

## Aortenklappenstenose

**Aortenklappenstenose**

**▶ Definition.** Die Aortenklappenstenose (AS) ist die häufigste erworbene Herzklappenerkrankung in Europa und Nordamerika und betrifft 2 – 7 % der > 65-Jährigen. Eine schwere AS liegt bei einer echokardiografisch bestimmten Klappenöffnungsfläche von < 1,0 cm² vor (kritische Stenose: < 0,8 cm²). Leichte und mittlere Stenosegrade haben eine exzellente Prognose und sind nicht korrekturbedürftig. Sobald jedoch Symptome auftreten, verschlechtert sich die Prognose erheblich – das 5-Jahres-Überleben beträgt dann nur noch 15 – 50 %. In diesen Patienten kann ein operativer Klappenersatz oder eine perkutane Aortenklappenimplantation (TAVI: Transcatheter Aortic Valve Implantation) die Prognose dramatisch verbessern und sollte unbedingt angestrebt werden.
Die degenerative AS ist eine **valvuläre AS.** Im Gegensatz dazu zeichnet sich die hypertrophe Kardiomyopathie (HCM) mit obstruktiver Komponente (früher: HOCM) durch eine **subvalvuläre AS** durch Hypertrophie des Septums im Ausflusstrakt aus. Diese tritt wesentlich seltener auf. Eine Rarität ist die sog. **supravalvuläre AS** mit Einengung der Aorta kranial des Aortenbulbus (z. B. beim Williams-Beuren-Syndrom).

**▶ Definition.**

**Klinik:** Trotz progredienter Stenosegrade sind die Patienten oft lange Zeit beschwerdefrei. Beim Auftreten von Symptomen (klassische Trias: Belastungsdyspnoe, Angina pectoris, Synkope) besteht bereits eine hochgradige Stenose. Auskultatorisch hört man ein raues, spindelförmiges Systolikum, das in die Karotiden fortgeleitet wird.

**Klinik:** Symptome sind Belastungsdyspnoe, Leistungsminderung, Schwindel, Synkopen. Auskultatorisch hört man ein Systolikum.

**Radiologische Diagnostik:**
**Konventionelle Röntgendiagnostik:** Sie spielt für die **Früherkennung** eine untergeordnete Rolle, da trotz deutlicher Zunahme der Muskelmasse primär keine Vergrößerung des Herzens sichtbar ist. Allenfalls kann eine **Abrundung der Herzspitze** Zeichen der Hypertrophie sein. Erst mit Verbreitung der Herzsilhouette infolge der myokardialen Dilatation kommt es zur Ausbildung der typischen **Aortenkonfiguration** (Abrundung der Herzspitze infolge der Muskelhypertrophie, Vergrößerung des Herz-Transversaldurchmessers nach links aufgrund der linksventrikulären Dilatation). Eventuell ist eine Verkalkung der Aortenklappe sichtbar. Der charakteristische Röntgenbefund der **poststenotischen Dilatation** der Aorta ascendens ist an einem **prominenten Aortenbogen** in der p.-a.-Aufnahme und der Dilatation der Aorta ascendens in der Seitaufnahme erkennbar (Abb. **B-2.15**).

**Radiologische Diagnostik:**
**Konventionelle Röntgendiagnostik:** Für die Früherkennung spielt sie nur eine untergeordnete Rolle, allenfalls wird eine **Abrundung der Herzspitze** sichtbar. Später bildet sich die typische **Aortenkonfiguration** aus. Der charakteristische Röntgenbefund der **poststenotischen Dilatation** der Aorta ascendens ist an einem **prominenten Aortenbogen** in der p.-a.-Aufnahme und der Dilatation der Aorta ascendens in der Seitaufnahme erkennbar (Abb. **B-2.15**).

**Echokardiografie:** Nachweis der fibrotisch verdickten und/oder verkalkten Aortenklappen mit verminderter Klappenbeweglichkeit. Bestimmung der Klappenöffnungsfläche und des transvalvulären Druckgradienten. Bestimmung der linksventrikulären Pumpfunktion, Quantifizierung der linksventrikulären Hypertrophie (im Rahmen der Druckbelastung), evtl. ergeben sich Hinweise auf eine poststenotische Dilatation der Aorta ascendens.

**CT-Koronarangiografie:** Ermöglicht die bewegungsfreie Darstellung der Aortenklappe und macht die Aortenwurzelanatomie einschließlich der Klappentaschen exakt abgrenzbar. Ermöglicht eine hochpräzise Bestimmung verschiedener Aortenwurzelmaße (langer und kurzer Diameter, Umfang und Fläche des Aortenannulus, Abstand der Koronarostien von der Annulusebene), die für die Planung eines TAVI-Eingriffs erforderlich sind (für die Wahl der richtigen Prothesengröße und Ausschluss eines zu niedrigen Abstands der Koronarostien von der Annulusebene). Gleichzeitig kann mit demselben Kontrastmittelbolus eine weitstreckige CT-Angiografie der Karoti-

**Echokardiografie:** Nachweis der fibrotisch verdickten und/oder verkalkten Aortenklappen mit verminderter Klappenbeweglichkeit. Bestimmung der Klappenöffnungsfläche und des transvalvulären Druckgradienten. Bestimmung der LV-Pumpfunktion sowie Abschätzung des Ausmaßes der linksventrikulären Hypertrophie.
**CT-Koronarangiografie:** Ermöglicht eine hochpräzise Bestimmung verschiedener Aortenwurzelmaße zur Eingriffsplanung vor Transkatheter-Aortenklappenersatz (TAVI). Kann mit CT-Angiografie von Thorax und Abdomen zur Beurteilung des Katheter-Zugangswegs kombiniert werden ohne erneute KM-Gabe.

**B-2.15 Aortenklappenstenose.**

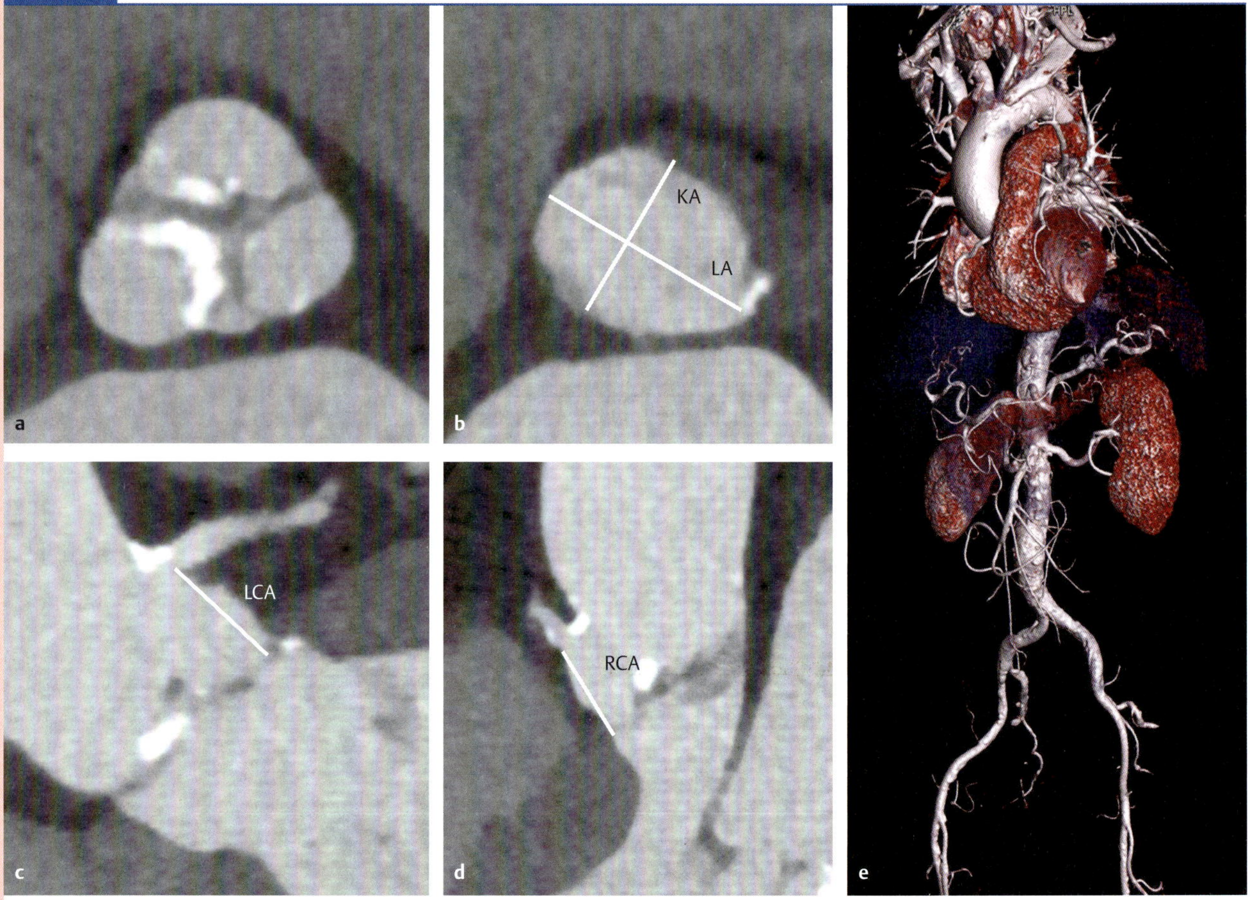


**a** Multi-planare Reformation eines CT-Koronarangiografie-Datensatzes durch die Aortenklappe bei einem 80-jährigen Patienten mit AS: man erkennt deutliche Verkalkungen an den Klappentaschen (Pfeil).
**b** Etwas weiter in Richtung Herzspitze liegt der sog. Aortenannulus, hier lassen sich die Diameter der langen und kurzen Achse präzise vermessen. Zudem können Umfang und Fläche bestimmt werden.
**c** Multi-planare Reformation parallel zur Längsachse der Aorta: hier kann der Abstand des linken Koronarostiums von der Annulusebene bestimmt werden.
**d** In anderer Orientierung kann der Abstand des Ostiums der rechten Koronararterie von der Annulusebene ausgemessen werden.
**e** Wird der Scan auf den ganzen Thorax und das Abdomen aufgezogen, so kann gleichzeitig der Katheter-Zugangsweg durch die Aorta abgeklärt werden. Eine erneute Kontrastmittelgabe ist dann nicht mehr erforderlich.

den, der thorakalen und abdominalen Aorta sowie der Femoralarterien angefertigt werden, zum Ausschluss von Stenosen der Beckenstrombahn oder Aorta, die einer möglichen Klappenimplantation im Wege stehen würden.

**Linksherzkatheter:** Eventuell ergänzend zur Bestimmung des Druckgradienten und der Klappenöffnungsfläche.

**Linksherzkatheter:** Bestimmung des Druckgradienten und der Klappenöffnungsfläche, Koronarangiografie. Sollte zur eigentlichen Klappendiagnostik nur durchgeführt werden, wenn die nicht invasive Diagnostik nicht eindeutig ist.

### Aortenklappeninsuffizienz (AI)

Aortenklappeninsuffizienz (AI)

▶ Definition.

▶ Definition. Eine Aortenklappeninsuffizienz (AI) kann durch Erkrankung der eigentlichen Aortenklappentaschen (z. B. im Rahmen einer Endokarditis) oder durch pathologische Erweiterung der Aortenwurzel entstehen. Auch im Rahmen einer bikuspiden Anlage der Aortenklappe tritt die AI gehäuft auf. Im Rahmen der AI kommt es zum diastolischen Rückstrom von Blut in den linken Ventrikel. Daraus ergeben sich der typische Abfall des diastolischen Blutdrucks sowie eine Volumenbelastung des linken Ventrikels.

**Klinik:** Wie bei der Aortenstenose treten Symptome erst spät auf und äußern sich in Form von Belastungsdyspnoe und Leistungsminderung. Typisch sind ein diastolisches (Decrescendo) Herzgeräusch sowie eine hohe Blutdruckamplitude.

**Klinik:** Symptome treten erst spät auf und äußern sich vor allem unspezifisch in Form von Dyspnoe und Leistungsminderung. Bei der klinischen Untersuchung typisch sind ein diastolisches (Decrescendo) Herzgeräusch sowie eine hohe Blutdruckamplitude mit hohem systolischen und niedrigem diastolischem Blutdruck.

**B-2.16 Aortenklappeninsuffizienz.**

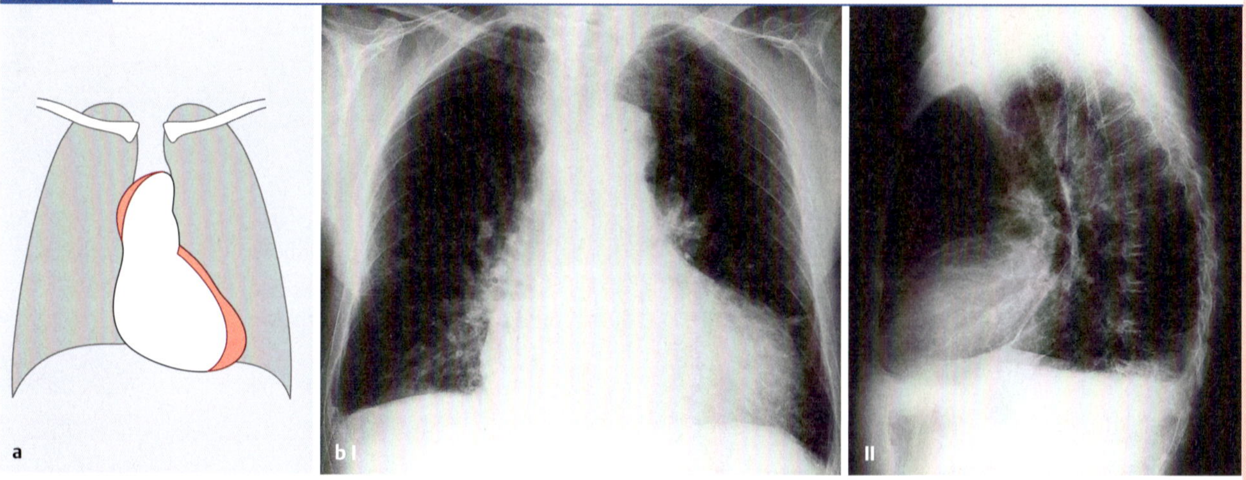


**a** Schematische Darstellung.
**b** Deutlich linksvergrößerter Herzschatten (**I**) mit Einengung des retrokardialen Raumes (**II**). Die Herzspitze ist deutlich abgerundet. Elongierter Aortenbogen (rechts mediastinal randbildend).

**Radiologische Diagnostik:**
**Konventionelle Röntgendiagnostik:** Die **linksventrikuläre Dilatation** ist häufig in der seitlichen Projektion durch die Einengung des Retrokardialraumes besser erkennbar als in der p.-a.-Aufnahme (Abb. **B-2.16**). Mit zunehmendem Schweregrad kommt es zur **Aortenkonfiguration** mit Linksverbreiterung der Herzsilhouette, Betonung der Herztaille durch die **Dilatation** der volumenbelasteten **Aorta ascendens** und des Aortenbogens bei nicht veränderter A. pulmonalis.

**Radiologische Diagnostik:**
**Konventionelle Röntgendiagnostik:** Untergeordnete Bedeutung. Die **linksventrikuläre Dilatation** ist in der seitlichen Projektion am besten erkennbar (Abb. **B-2.16**). Es kommt zur typischen **Aortenkonfiguration** durch die **Dilatation** der volumenbelasteten **Aorta ascendens** und des Aortenbogens.

**Echokardiografie:** Die Echokardiografie ist der Goldstandard zum Nachweis der AI und deren Quantifizierung. Im Echo kann auch die Aortenklappenmorphologie beurteilt werden und somit Rückschlüsse auf den Mechanismus der AI gezogen werden. Essenziell ist zudem die Beurteilung der linksventrikulären Funktion und LV-Geometrie (LV-Dilatation?).

**Echokardiografie:** Goldstandard zum AI-Nachweis und deren Quantifizierung. Beurteilung der Aortenklappen-Morphologie und der linksventrikulären Funktion und LV-Geometrie (Dilatation?).

**Kardiale CT-Angiografie/kardiale MRT:** Die kardiale CT-Angiografie kann zur präzisen dreidimensionalen Darstellung der Aortenwurzelgeometrie, z. B. zur Planung eines Klappenersatzes oder zur Darstellung der anatomischen Verhältnisse bei anlagebedingten bikuspiden Aortenklappen, ergänzend hilfreich sein. Auch die kardiale MRT/MRA vermag die Aortenwurzelgeometrie hinreichend genau darzustellen. Zudem kann in der kardialen MRT der Insuffizienzjet dargestellt werden.

**Kardiale CT-Angiografie/kardiale MRT:** Kann zur exakten Darstellung der Aortenwurzelgeometrie verwendet werden und somit auch dazu beitragen, den Insuffizienzmechanismus zu klären. Auch die echokardiografisch teilweise schwierige Darstellung einer anlagebedingten bikuspiden Klappe ist hiermit einfach möglich.

## Mitralklappenstenose (MS)

**▶ Definition.** Die Mitralklappenstenose tritt typischerweise im Rahmen des rheumatischen Fiebers auf (Poststreptokokken) und war lange Zeit der häufigste erworbene Klappenfehler. Durch die konsequente antibiotische Behandlung der Streptokokkenerkrankungen ist diese heute jedoch in Industrienationen selten geworden und längst von der degenerativ bedingten Aortenklappenstenose „überholt" worden. Andere Ätiologien der MS, z. B. Raumforderungen, die den Einstrom behindern (z. B. Myxom), sind selten.
Bei der MS ist aufgrund einer Verkleinerung der Klappenöffnungsfläche der diastolische Bluteinstrom in die linke Herzkammer erschwert. Es kommt zur Druckbelastung von linkem Vorhof und Lungenkreislauf.
Die Therapie der rheumatischen MS mittels perkutaner (Ballon-)Mitralklappensprengung (percutaneous mitral commissurotomy – PMC) ist üblicherweise sehr erfolgreich.

**Klinik:** Patienten mit hochgradiger MS (Klappenöffnungsfläche < 1,0 $cm^2$) sind oft jahrelang asymptomatisch und fallen dann mit plötzlicher, progressiver Leistungsminderung und Belastungsdyspnoe oder durch neu aufgetretenes Vorhofflimmern oder Embolien in dem Systemkreislauf (z. B. Stroke) auf.
Als Folge der Drucksteigerung und Vergrößerung des linken Vorhofs besteht häufig eine absolute Arrhythmie mit der Gefahr der Bildung von Vorhofthromben und arteriellen Embolien ! Auskultatorisch ist diastolisches Decrescendogeräusch typisch.

**Klinik:** Patienten mit hochgradiger MS (Klappenöffnungsfläche < 1,0 $cm^2$) sind oft jahrelang symptomlos und fallen dann mit plötzlicher, progressiver Leistungsminderung und Belastungsdyspnoe oder durch Vorhofflimmern oder Embolien (z. B. Stroke) auf.
Auskultatorisch ist ein diastolisches Decrescendo typisch.

B-2.17 **Mitralklappenstenose.**

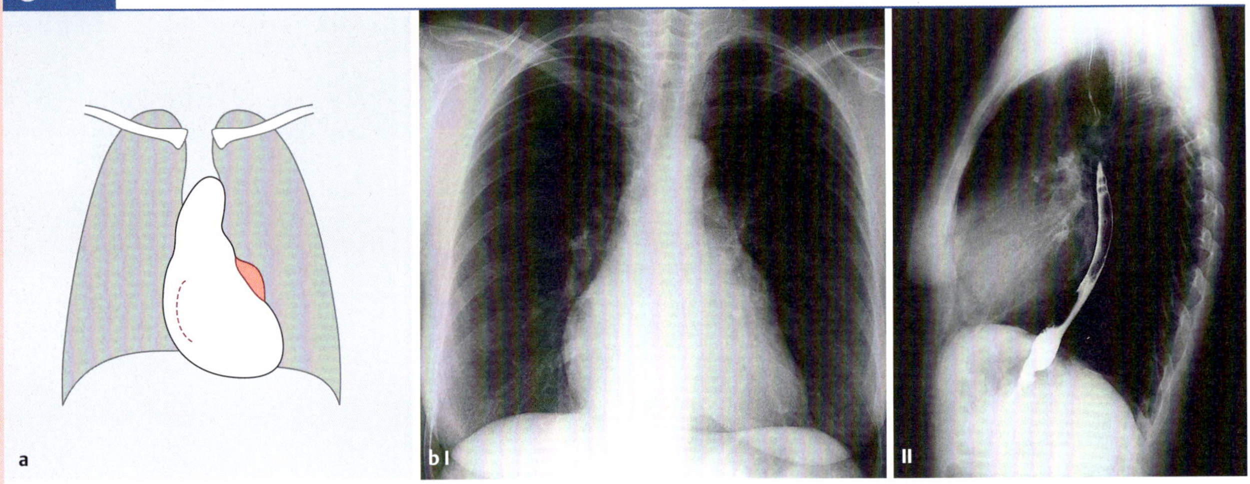

**a** Schematische Darstellung.
**b** Charakteristische Veränderung der Herzsilhouette (**I**) mit hervorgehobener Ausfüllung der Herzbucht. Verlagerung des Ösophagus in Vorhofebene nach dorsal (**II**).

**Radiologische Diagnostik:**
**Konventionelle Röntgendiagnostik:** Im p.-a.-Bild ist die Vergrößerung des linken Vorhofs erkennbar an der Spreizung der Trachealbifurkation, einer Ausfüllung der Herzbucht und einer Doppelkontur im Schatten des rechten Vorhofs („Vorhofkernschatten"). Im Seitbild ist früh eine Einengung des Retrokardialraumes sichtbar (Abb. **B-2.17**). Zudem treten Zeichen der chronischen pulmonalvenösen Stauung auf.

**Radiologische Diagnostik:**
**Konventionelle Röntgendiagnostik:** Im p.-a.-Bild ist die Vergrößerung des linken Vorhofs erkennbar an der Spreizung der Trachealbifurkation und einer Doppelkontur im Schatten des rechten Vorhofs (sog. Vorhofkernschatten). Der linke Vorhof kann rechtsseitig randbildend werden. Im Seitbild ist frühzeitig eine Einengung des Retrokardialraumes und eine Dorsalverlagerung des kontrastmittelmarkierten Ösophagus erkennbar (Abb. **B-2.17**). Zudem stellen sich mögliche Verkalkungen des Mitralklappenapparats direkt im Röntgenbild dar. Bei länger bestehender MS kann es auch zu Verkalkungen der Vorhofwand kommen.
Es finden sich Zeichen der chronischen pulmonalvenösen Stauung (S. 259).

**Echokardiografie:** Goldstandard des Nachweises und der Quantifzierung der MS. Morphologische Beurteilung der Mitralklappe, der Öffnungsfläche und des transvalvulären Gradienten. Ergänzende Beurteilung des pulmonalarteriellen Drucks und der Größe des linken Vorhofs. Zum Ausschluss von Vorhofthromben ist ggf. die TEE geeignet.

**Echokardiografie:** Goldstandard für den Nachweis und die Quantifizierung einer MS. Gleichzeitige morphologische Beurteilung der Mitralklappe, Quantifizierung der Klappenöffnungsfläche und des transvalvulären Druckgradienten. Ausschluss einer möglichen, gleichzeitig vorliegenden Mitralinsuffizienz. Beurteilung der Größe des linken Vorhofs. Gleichzeitige Beurteilung des Drucks in der Pulmonalarterie möglich. Zum Ausschluss von Vorhofthromben ggf. ergänzende transösophageale Echokardiografie (TEE).

### Mitralklappeninsuffizienz (MI)

▸ Definition.

### Mitralklappeninsuffizienz (MI)

▸ **Definition.** In Europa ist die MI die zweithäufigste korrekturbedürftige erworbene Herzklappenerkrankung. Man unterscheidet die **primäre MI**, für die Schädigungen der Mitralklappenstrukturen ursächlich sind (z. B. akut bei Herzinfarkt mit Papillarmuskel-Abriss, chronisch post-endokarditisch/nach rheumatischem Fieber oder chronisch-degenerativ bedingt) von **sekundären MI-Formen**, die bei intakten Klappenstrukturen auf eine Erweiterung des Mitralannulus zurückzuführen sind (z. B. bei Dilatation im Rahmen einer dilatativen oder ischämischen Kardiomyopathie).
Bei beiden Entitäten kommt es infolge einer (funktionellen) Schlussunfähigkeit der Klappe systolisch zum Blutrückstrom in den linken Vorhof. Es entsteht ein Pendelblutvolumen mit Volumenbelastung von linkem Vorhof und Ventrikel.

**Klinik:** Die primäre MI kann akut beim Herzinfarkt auftreten und führt zum schweren Lungenödem. Chronische Formen der primären MI werden durch langsam progrediente Dyspnoe/Leistungsminderung symptomatisch. Sekundäre MI-Formen führen meist zur Aggravierung der Symptomatik der Grunderkrankung (z. B. ischämische Kardiomyopathie).

**Klinik:** Die primäre MI kann akut beim Herzinfarkt durch Papillarmuskelausriss auftreten und führt durch den plötzlichen starken Anstieg des postkapillären Drucks in der Lungenstrombahn zum schweren Lungenödem. Chronische Formen der primären MI werden durch langsam progrediente Dyspnoe/Leistungsminderung symptomatisch. Sekundäre MI-Formen führen meist zur Aggravierung der Symptomatik der Grunderkrankung (z. B. ischämische Kardiomyopathie).
Auskultatorisch hört man ein holosystolisches Geräusch mit Fortleitung in die Axilla.

**B-2.18 Mitralklappeninsuffizienz.**

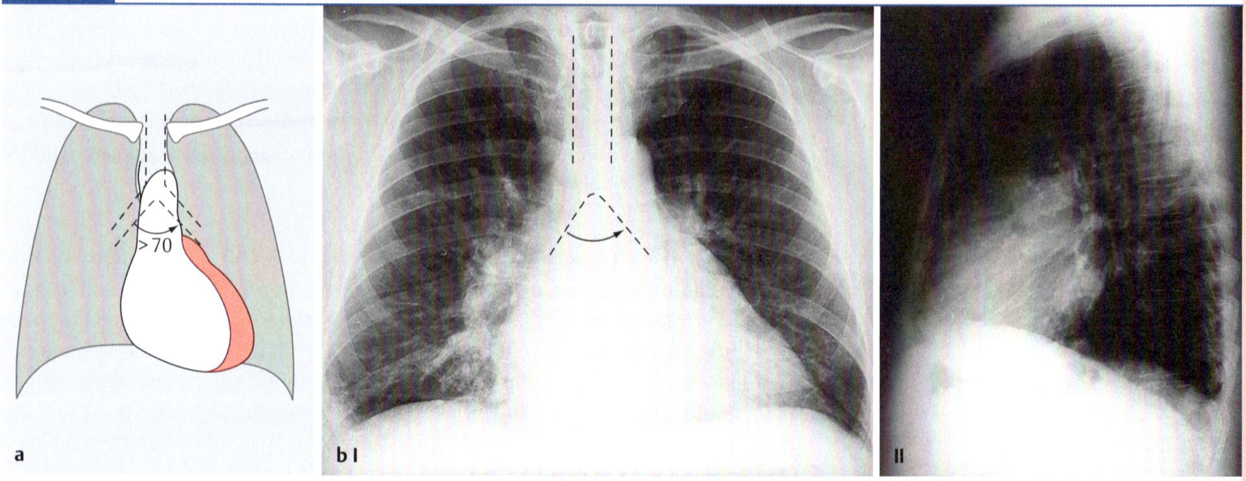


**a** Schematische Darstellung.
**b** Linksbetonte Vergrößerung der Herzsilhouette (**I**) bedingt durch eine bereits eingetretene Vergrößerung des linken Vorhofs und linken Ventrikels. Im Seitbild (**II**) Verkleinerung des Retrosternal- und Retrokardialraums. Perihiläre Gefäßzeichnungsvermehrung bedingt durch einen Rückstau.

**Radiologische Diagnostik:**
**Konventionelle Röntgendiagnostik:** Bei leichter Insuffizienz sind meist keine Veränderungen erkennbar. Erst mit zunehmendem Schweregrad zeigt sich die Vergrößerung des linken Vorhofs im p.-a.-Bild an einer Doppelkontur rechtsseitig im Herzschatten (**Vorhofkernschatten**). Meist betreffen die Veränderungen **linken Vorhof und Ventrikel** weitgehend gleichzeitig und in gleichem Ausmaß. Der Karinawinkel ist über 70 Grad gespreizt (Abb. **B-2.18b**). Durch den dilatierten linken Ventrikel wird der Herzschatten nach links verbreitert. Im Seitbild mit Ösophagogramm ist der **Retrokardialraum** sowohl auf Vorhof- als auch Ventrikelebene **eingeengt,** die Speiseröhre wird nach dorsal verlagert.

**Radiologische Diagnostik:**
**Konventionelle Röntgendiagnostik:** Die Vergrößerung des linken Vorhofs zeigt sich an der zunehmenden **Ausfüllung der Herzbucht** sowie einem **Vorhofkernschatten.** Meist betreffen die Veränderungen **linken Vorhof und Ventrikel** gleichzeitig. Der Karinawinkel ist über 70 Grad gespreizt (Abb. **B-2.18b**).
Im Seitbild ist der **Retrokardialraum eingeengt.**

**Echokardiografie:** Diagnostischer Goldstandard des Nachweises und der Quantifizierung einer MI. Abklärung der Klappenmorphologie sowie der Geometrie der Herzhöhlen. Abklärung der prinzipiellen chirurgischen Reparationsfähigkeit der Klappe (erfordert erfahrenen Untersucher!). Wird häufig durch TEE ergänzt.

**Echokardiografie:** Diagnostischer Goldstandard des Nachweises und der Quantifizierung einer MI. Abklärung der Klappenmorphologie sowie der Geometrie der Herzhöhlen. Abklärung der prinzipiellen chirurgischen Reparationsfähigkeit der Klappe. Wird häufig durch TEE ergänzt.

## 2.4.6 Häufige angeborene Herzfehler

**Diagnostisches Vorgehen:** Angeborene Herzklappenfehler werden i. d. R. im Rahmen der klinischen Untersuchung (Inspektion, Auskultation) diagnostiziert. Durch das **Thorax-Röntgenbild** kann eine erste Beteiligung der Herzhöhlen und eine Belastung des Lungenkreislaufs beurteilt werden. Die **Echokardiografie** ermöglicht eine genauere morphologische Beurteilung sowie wichtige funktionelle Informationen wie beispielsweise Ventrikelfunktion sowie Messung von Shuntvolumina. Diese Informationen liefert auch die **MRT.** Die **MRT** ist Methode der Wahl zur Evaluation der rechtsventrikulären Morphologie und Funktion, die in der Echokardiografie häufig nicht ausreichend darstellbar ist. Mittels **MR-Angiografie** können auch die großen intrathorakalen Gefäße beurteilt werden, die bei komplexen Vitien oft pathologisch verändert sind. Die **CT** liefert ebenfalls exakte anatomische Informationen, allerdings mit entsprechender Strahlenexposition. Die invasive **Angiografie** erlaubt neben der direkten Darstellung von Gefäßpathologien und Shunts auch zusätzlich intraluminale Druckmessungen.

### 2.4.6 Häufige angeborene Herzfehler

**Diagnostisches Vorgehen:** Erste Hinweise auf das Vorliegen angeborener Herzfehler liefert die klinische Untersuchung und das **Thorax-Röntgen-Bild**. Die genaue Abklärung erfolgt durch Echokardiografie, MRT, CT und invasive Angiografie.

### Vorhofseptumdefekt (ASD)

### Vorhofseptumdefekt (ASD)

▶ **Definition.** Angeborene offene Verbindung zwischen linkem und rechtem Vorhof. Infolge des **Links-Rechts-Shunts** kommt es zu einer Volumenbelastung des rechten Vorhofs und des rechten Ventrikels.

▶ **Definition.**

**Klinik:** Am häufigsten besteht ein **ASD II** (**zentral** sitzender Ostium-secundum-Defekt, Abb. **B-2.19a**). Seltenere Formen sind der ASDI und der Sinus-venosus-Defekt. Bei kleinem ASD oft erst spät Symptome wie Leistungseinschränkung, Dyspnoe, Palpitationen.

**Klinik:** Am häufigsten besteht ein **ASD II** (**zentral** sitzender Ostium-secundum-Defekt, Abb. **B-2.19a**). Am zweithäufigsten ist ein tiefer, nahe der Mitral- und Trikuspidalklappe gelegener ASD I. Ein Sinus-venosus-Defekt ist selten. Dieser ist meist nahe der Einmündung der V. cava superior gelegen und oft mit einer partiellen Lungenvenenfehleinmündung in den rechten Vorhof assoziiert. Bei kleinem ASD haben die Patienten oft bis ins Erwachsenenalter hinein keine Beschwerden. Dann kommt es evtl. zu einer zunehmenden Leistungseinschränkung, Belastungsdyspnoe, Palpitationen und bronchopulmonalen Infekten.

**Radiologische Diagnostik:**
**Konventionelle Röntgendiagnostik:** Bei relevantem Shunt vermehrte Lungengefäßzeichnung. Im Spätstadium Zeichen der pulmonal-arteriellen Hypertonie (Abb. **B-2.19b**).

**Radiologische Diagnostik:**
**Konventionelle Röntgendiagnostik:** Ein kleiner ASD bleibt häufig unentdeckt. Bei relevantem Shunt kommt es zu einer vermehrten Lungengefäßzeichnung und Vergrößerung des rechten Vorhofs mit Verbreiterung des Herzschattens nach rechts sowie des rechten Ventrikels mit Einengung des Retrosternalraums. Durch das verbreiterte Pulmonalissegment kommt es zu einer zunehmenden Ausfüllung der Herzbucht. Im Spätstadium Zeichen der pulmonal-arteriellen Hypertonie (Abb. **B-2.19b**). Bei Durchleuchtung kommt es zum Bild der „tanzenden Hili" durch ausgeprägte Weitenänderung der Pulmonalarterien zwischen Systole und Diastole aufgrund der hohen rechtsventrikulären Schlagvolumina.

**Echokardiografie:** Zur Darstellung des Defekts ist die TEE am besten geeignet. Im Farbdoppler kann der Shunt nachgewiesen werden (Abb. **B-2.19c**).

**Echokardiografie:** Die Echokardiografie ist die Methode der Wahl. Bei relevantem Shunt ist der rechte Vorhof und Ventrikel vergrößert und es kommt zu einer paradoxen Bewegung des interventrikulären Septums (diastolische Verlagerung des Ventrikelseptums nach rechts) durch die Volumenbelastung. Zur Darstellung des Defekts ist die transösophageale Echokardiografie am besten geeignet. Im Farbdoppler kann der Shunt nachgewiesen werden (Abb. **B-2.19c**).

**CT:** Dreidimensionale Darstellung des Defekts und Evaluation von Gefäßfehlbildungen.

**CT:** Die CT kommt bei echokardiografisch unklaren Befunden zur exakten dreidimensionalen Darstellung der Lage und Ausdehnung des Defekts zur Anwendung. Des Weiteren können assoziierte Gefäßfehlbildungen wie beispielsweise eine Lungenvenenfehlmündung detektiert werden.

**MRT:** Darstellung des Defekts, Shuntvolumenbestimmung, Messung der rechtsventrikulären Größe und Funktion.

**MRT:** Mit der MRT ist sowohl eine morphologische Darstellung des Defekts als auch eine Bestimmung funktioneller Parameter möglich. Die Bestimmung des Shuntvolumens erfolgt durch eine Phasenkontrastflussmessung direkt am Defekt oder indirekt aus der Differenz der Flussvolumina über die Pulmonalarterie und Aorta ascendens. Weitere wichtige Fragestellungen an die MRT sind die Evaluation der rechtsventrikulären Größe und Pumpfunktion sowie eine Gefäßdarstellung zum Nachweis assoziierter Fehlbildungen.

**Herzkatheter:** Evaluation der Druckverhältnisse, Bestimmung von Defektgröße und Shuntvolumen.

**Herzkatheter:** Eine Herzkatheter Untersuchung dient v. a. der Evaluation der Druckverhältnisse. Des Weiteren ist eine Defektdarstellung und Bestimmung von Defektgröße und Shuntvolumen möglich, in vielen Fällen erfolgt ein interventioneller Verschluss mittels Okkluder.

### Ventrikelseptumdefekt (VSD)

► Definition.

### Ventrikelseptumdefekt (VSD)

► Definition. Es besteht eine Kurzschlussverbindung zwischen linker und rechter Herzkammer mit **Links-Rechts-Shunt** und Volumenbelastung des rechten Ventrikels.

**Klinik:** Bei großem VSD kommt es bereits im Säuglingsalter zur Herzinsuffizienz. Auskultatorisch ist ein holosystolisches „Pressstrahlgeräusch" typisch.

**Klinik:** Die Symptomatik ist abhängig vom Shuntvolumen, bei kleinem VSD bestehen keine Symptome, bei großem VSD kommt es bereits im Säuglingsalter zur Herzinsuffizienz. Auskultatorisch ist ein holosystolisches „Pressstrahlgeräusch" typisch (je kleiner der VSD desto lauter) mit p. m. im 3./4. ICR links parasternal. Eine Zyanose tritt erst im Rahmen einer Eisenmenger-Reaktion auf.

**Radiologische Diagnostik:**
**Konventionelle Röntgendiagnostik:** Bei mittelgroßem VSD ist im p.-a.-Bild der Herzquerdurchmesser nach links verbreitert. Der prominente Pulmonalisbogen füllt die Herzbucht zusätzlich aus (Abb. **B-2.20**). Die Lungengefäßzeichnung zeigt pulmonale Hyperämie, später pulmonal arterielle Hypertonie (S. 237). Im Seitbild ist der Retrokardialraum eingeengt.

**Radiologische Diagnostik:**
**Konventionelle Röntgendiagnostik:** Bei kleinem VSD ist der Röntgenbefund unauffällig. Bei mittelgroßem VSD ist im p.-a.-Bild der Herzquerdurchmesser durch die Größenzunahme der linken Kammer nach links verbreitert. Am linken Herzschattenrand ist der Vorhofbogen betont. Der prominente Pulmonalisbogen füllt die Herzbucht zusätzlich aus (Abb. **B-2.20**). Die Lungengefäßzeichnung zeigt zunächst das Bild der pulmonalen Hyperämie, später dann der pulmonal arteriellen Hypertonie (S. 237). Im Seitbild sind die Verlagerung der Speiseröhre nach dorsal und die Einengung des Retrokardialraumes auf Vorhof- und Ventrikelebene typisch. Bei Durchleuchtung fallen „tanzende Hili" auf.

**B-2.19 Vorhofseptumdefekt.**

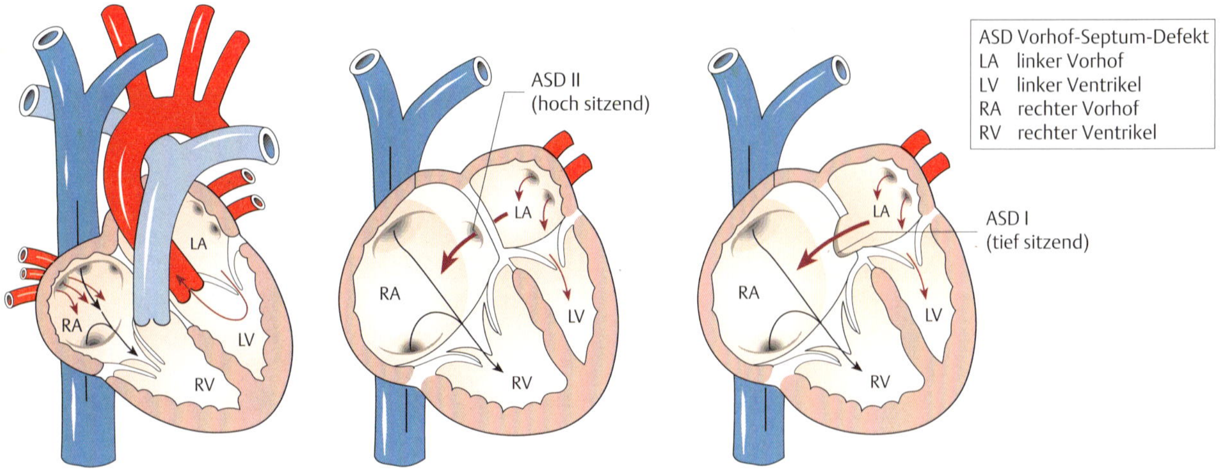


**a Sinus-venosus-Defekt.** Fehleinmündung der rechten Lungenvenen in den rechten Vorhof.

**b Ostium-secundum-Defekt (ASD II).** Da der Defekt weiter posterior liegt, ist die Schnittebene im Vergleich zu **a** und **c** nach dorsal verlagert.

**c Ostium-primum-Defekt (ASD I).**

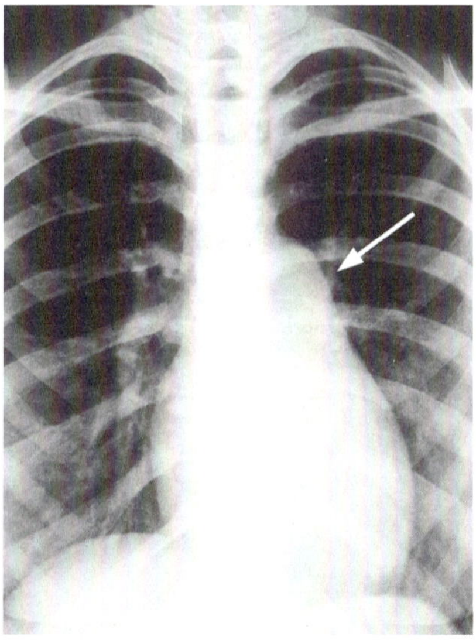

**b** Herz im oberen Größennormbereich, leicht vermehrte Gefäßzeichnung, prominenter Pulmonaliskopf (→), schmale Aorta.

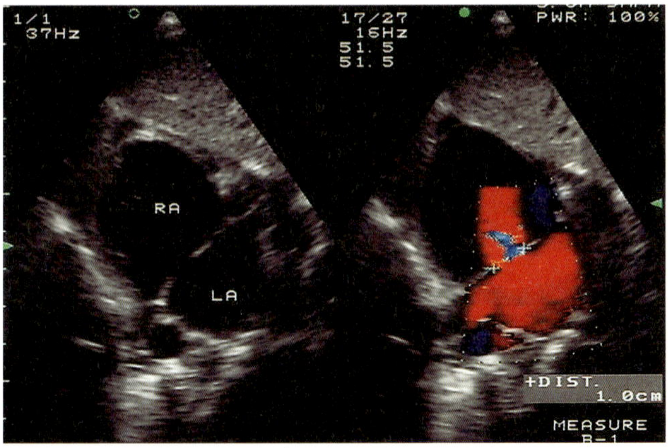


**c** Echokardiogramm bei Vorhofseptumdefekt in Secundum-Position. Farbdopplersonografische Darstellung des Shuntflusses nom linken (LA) in den rechten (RA) Vorhof (Beschallung von subkostal). Der Defekt misst etwa 1 cm.

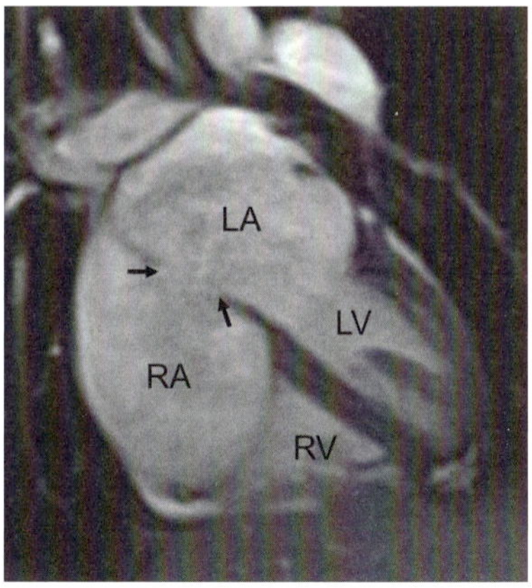


**d** f-MRT mit Cine-Aufnahme im Vierkammerblick. Die Pfeile zeigen einen großen ASD II. (LA: linker Vorhof; RA: rechter Vorhof; RV: rechter Ventrikel; LV: linker Ventrikel )

(Teilabb. a nach Henne-Bruns D. Duale Reihe Chirurgie. Stuttgart: Thieme; 2012. Teilabb. b aus Gortner L, Meyer S, Sitzmann FC, Hrsg. Duale Reihe Pädiatrie. Stuttgart: Thieme; 2012)

**B-2.20 Ventrikelseptumdefekt**

1 membranöser VSD
2 muskulärer VSD
3 doubly committed VSD

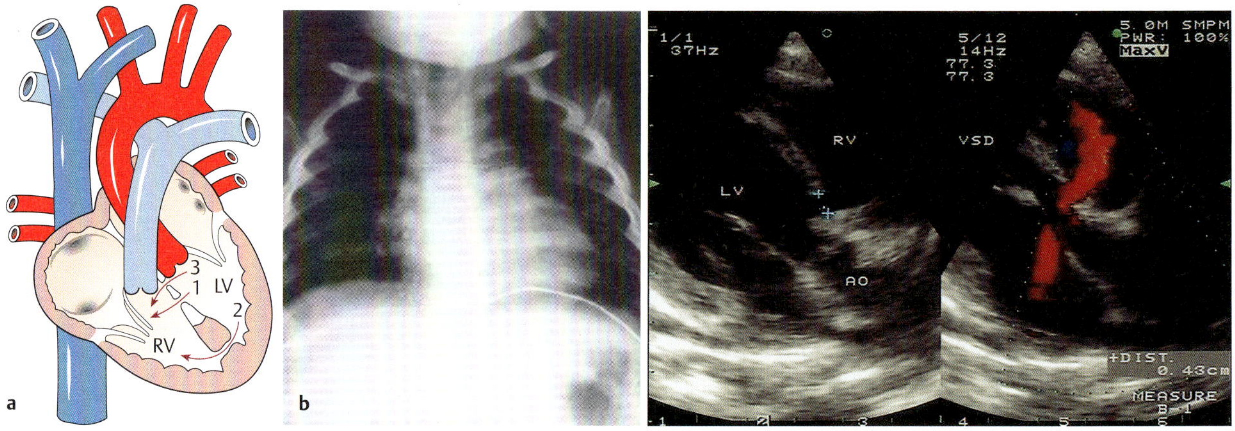


**a** Schemazeichnung.
**b** Reifes neugeborenes Kind mit der echokardiografisch gesicherten Diagnose eines perimembranösen Ventrikelseptumdefektes. Im **Röntgenbild** fällt die links verbreiterte Herzsilhouette, besonders aber die unscharfe und vermehrte zentrale Lungengefäßzeichnung als Ausdruck der vermehrten Lungenperfusion auf dem Boden des Links-rechts-Shunts auf. Im **Echokardiogramm** ist der Blutfluss vom linken (LV) in den rechten (RV) Ventrikel nachweisbar.
(Teilabb. a nach Henne-Bruns D. Duale Reihe Chirurgie. Stuttgart: Thieme; 2012. Teilabb. b nach Gortner L, Meyer S, Sitzmann FC, Hrsg. Duale Reihe Pädiatrie. Stuttgart: Thieme; 2012)

**Echokardiografie:** Darstellung des Defekts sowie von vergrößertem Ventrikel und Vorhof.

**Echokardiografie:** Die Echokardiografie ist die Methode der Wahl. Sie ermöglicht eine Darstellung des vergrößerten Ventrikels, Vorhofs sowie des Defekts. Im Farbdoppler kann der Shunt nachgewiesen werden.

**CT:** Sonderfälle.

**CT:** Die CT ist Sonderfällen zur morphologischen Darstellung des Defekts vorbehalten.

**MRT:** Defektdarstellung, Shuntvolumenbestimmung, Evaluation der links- und rechtsventrikulären Größe und Funktion.

**MRT:** Die MRT wird zur morphologischen Darstellung des Defekts sowie zur Shuntvolumenbestimmung und Evaluation der links- und rechtsventrikulären Größe und Funktion eingesetzt. Eine MR-Angiografie kann Gefäßfehlbildungen aufzeigen.

**Herzkatheter:** Evaluation der Druckverhältnisse, Bestimmung von Defektgröße und Shuntvolumen.

**Herzkatheter:** Defektdarstellung und Bestimmung von Defektgröße und Shuntvolumen sowie der Drücke im kleinen und großen Kreislauf.

### Persistierender Ductus arteriosus (PDA)

## Persistierender Ductus arteriosus (PDA)

▶ Definition.

▶ Definition. Ausbleiben der postpartalen Obliteration der fetalen Gefäßverbindung zwischen A. pulmonalis und Aortenbogen (Ductus arteriosus Botalli). Es kommt zu einem **Links-Rechts-Shunt** zwischen Aorta und Pulmonalarterien mit Volumenbelastung des Lungenkreislaufs, linkem Vorhof und linkem Ventrikel.

**Klinik:** Bei großem PDA Leistungseinschränkung, Belastungsdyspnoe, Palpitationen, bronchopulmonale Infekte. Auskultatorisch ist ein systolisch-diastolisches Maschinengeräusch typisch.

**Klinik:** Die Symptomatik ist abhängig vom Shuntvolumen; ein kleiner PDA ist häufig asymptomatisch, bei mittelgroßem bis großem PDA zunehmende Leistungseinschränkung, Belastungsdyspnoe, Palpitationen, bronchopulmonale Infekte. Auskultatorisch ist ein systolisch-diastolisches Maschinengeräusch im 2. ICR links medioklavikulär typisch.

**Radiologische Diagnostik:**
**Konventionelle Röntgendiagnostik:** Bei größerem Shunt kommt es zur Volumenbelastung von Lungenkreislauf sowie linkem Vorhof und Ventrikel (Abb. **B-2.21**). Typisch sind die Herzvergrößerung nach links, ein prominenter Pulmonalisbogen und Aortenbogen sowie pulmonale Hyperämie bzw. pulmonalarterielle Hypertonie.

**Radiologische Diagnostik:**
**Konventionelle Röntgendiagnostik:** Ein kleiner und nicht mit anderen Gefäßanomalien assoziierter PDA ist röntgenologisch unauffällig. Erst bei größerem Shuntvolumen kommt es zu einer Volumenbelastung von Lungenkreislauf, linkem Vorhof und linkem Ventrikel (Abb. **B-2.21**). Typisch ist die Herzvergrößerung nach links, ein prominenter, die Herzbucht ausfüllender Pulmonalisbogen, vermehrte Lungengefäßzeichnung (pulmonale Hyperämie) sowie ein kräftiger Aortenbogen. Im Spätstadium evtl. Zeichen der pulmonal-arteriellen Hypertonie. Sehr große Shuntvolumina führen bereits beim Neugeborenen zur Kardiomegalie.

B-2.21 **Ductus arteriosus Botalli persistens.**

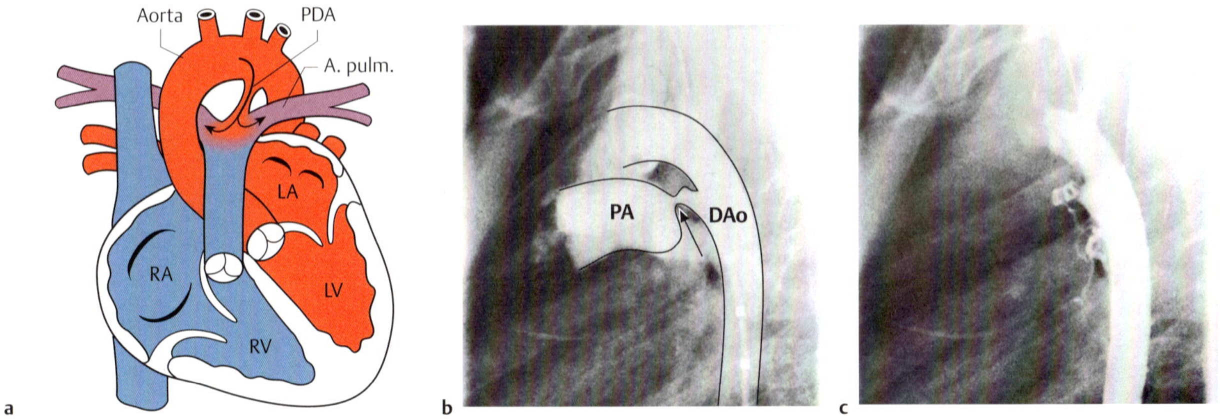


**a** PDA (→) mit Links-rechts-Shunt, der - je nach Lumenweite - zu einer konsekutiven Volumenbelastung von linkem Vorhof und Ventrikel sowie pulmonalem Gefäßbett führt. **b** Angiografie mit Darstellung der deszendierenden Aorta (DAo) (seitliche Projektionebende): Über den persistierenden Ductus arteriosus (↑) wird die Pulmonalarterie (PA) angefärbt. **c** Kontrollangiografie nach Ductus-Verschluss mit einer Metallspirale: nicht mehr nachweisbarer Kontrastmittelübertritt in die Pulmonalarterie

(Teilabb. a nach Claussen C, Miller S, Fenchel M, Kramer U, Riessen R. Pareto-Reihe Radiologie Herz. Stuttgart: Thieme; 2006. Teilabb. b, c nach Gortner L, Meyer S, Sitzmann FC, Hrsg. Duale Reihe Pädiatrie. Stuttgart: Thieme; 2012)

**Echokardiografie:** Mit der 2-D-Echokardiografie sind die Darstellung des PDA und die Messung seines Durchmessers meist möglich. Im Farbdoppler erfolgt die Abschätzung des Shuntvolumens.

**CT:** Mit der CT ist eine Darstellung des PDA, der Aorta sowie der Pulmonalarterien möglich.

**MRT:** In der MR-Angiografie kann der PDA direkt dargestellt werden. Cine-Aufnahmen und Phasenkontrastflussmessungen erlauben eine Bestimmung des Shuntvolumens sowie der Größe und Pumpfunktion von rechtem und linkem Ventrikel.

**Echokardiografie:** Darstellung und Ausmessung des PDA; im Farbdoppler Abschätzung des Shuntvolumens.

**CT:** Darstellung des PDA, der Aorta und der Pulmonalarterien.

**MRT:** Morphologische und funktionelle Evaluation des PDA, der Aorta, der Pulmonalarterien sowie der Ventrikelfunktion.

## Fallot-Tetralogie

**▶ Definition.** Komplexe Herzfehlbildung mit den Komponenten
- infundibuläre und/oder valvuläre Pulmonalstenose
- Ventrikelseptumdefekt
- verlagerte, über dem Septumdefekt „reitende" Aorta ascendens
- rechtsventrikuläre Hypertrophie.

Durch die Pulmonalstenose kommt es zum einen zu einer Druckbelastung des rechten Ventrikels mit konsekutiver Hypertrophie, zum anderen zu einer verminderten Durchblutung des Lungenkreislaufs. Das venöse Blut aus dem Körperkreislauf gelangt stattdessen über den VSD in die Aorta, es liegt also ein Rechts-Links-Shunt vor.

**Fallot-Tetralogie**

**▶ Definition.**

**Klinik:** Die Symptomatik wird vom Ausmaß der Lungendurchblutung bestimmt. Häufig treten erst im Lauf des 1. Lebensjahres Symptome auf (Dyspnoe, hypoxämische Anfälle). Typisch ist die zentrale Zyanose mit Trommelschlägelfingern/-zehen und Uhrglasnägeln. Auskultatorisch ist ein raues spindelförmiges Systolikum (Pulmonalstenose) über dem 3./4. ICR rechts parasternal zu hören.

**Radiologische Diagnostik:**
**Konventionelle Röntgendiagnostik** Im p.-a.-Bild zeigt die Herzsilhouette eine abgerundete und angehobene Herzspitze (durch den hypertrophierten rechten Ventrikel, „Holzschuhherz") und eine eingezogene Herztaille (durch das Fehlen des Pulmonalarterienbogens). Der Transversaldurchmesser des Herzens ist nur selten vergrößert. In Abhängigkeit von der Obstruktion der rechtsventrikulären Ausflussbahn ist die arterielle Lungengefäßzeichnung vermindert. Die Hili kommen symmetrisch klein zur Darstellung. Die Fallot-Tetralogie ist häufig mit einem rechtsseitig verlaufenden Aortenbogen und einer rechtsseitig deszendierenden Aorta kombiniert. In diesem Fall ist der Mediastinalschatten nach rechts verbreitet, und der Aortenbogen ist rechts mediastinal randbildend (Abb. **B-2.22**).

**Klinik:** Typisch ist die zentrale Zyanose mit Trommelschlägelfingern/-zehen und Uhrglasnägeln. Auskultatorisch ist ein raues spindelförmiges Systolikum (Pulmonalstenose) zu hören.

**Radiologische Diagnostik:**
**Konventionelle Röntgendiagnostik:** Im p.-a.-Bild zeigt sich ein „Holzschuhherz" sowie eine eingezogene Herztaille (durch das Fehlen des Pulmonalarterienbogens). Die arterielle Lungengefäßzeichnung ist vermindert. Die Fallot-Tetralogie ist häufig mit einem rechtsseitig verlaufenden Aortenbogen und einer rechtsseitig deszendierenden Aorta kombiniert (Abb. **B-2.22**).

**B-2.22 Fallot-Tetralogie.**

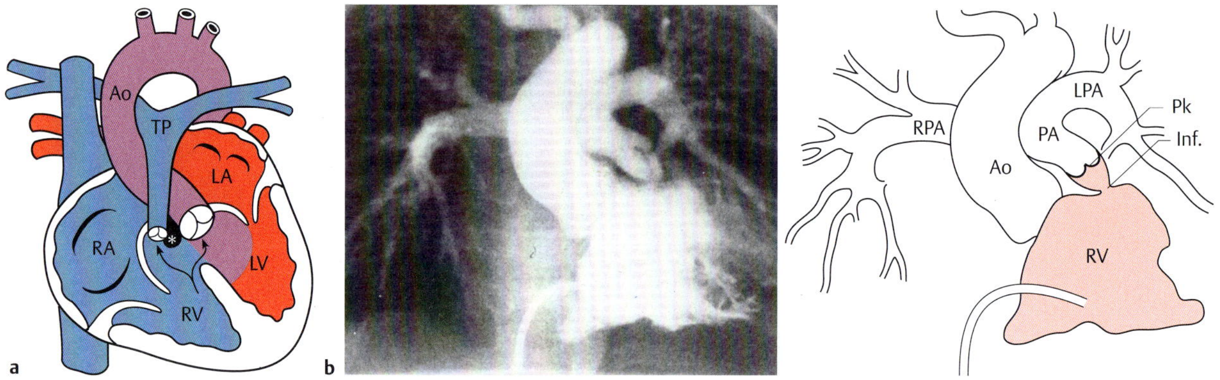


**a** Kombination aus ASD, VSD mit überreitender Aorta, valvulärer und infundibulärer Pulmonalstenose und/oder Hypertrophie des rechten Ventrikels. Sowohl über dem ASD als auch über dem VSD findet ein überwiegender Rechts-links-Shunt statt. **b** Angiokardiogramm eines 2-jährigen Kindes mit Fallot-Tetralogie. Kontrastmittelinjektion in den rechten Ventrikel (p. a. Strahlengang): der rechte Ventrikel ist leicht vergrößert und vermehrt trabekuliert außerdem weist er während der Systole eine fast komplette Abschnürung des hypertrophierten Infundibulums auf. Es färben sich gleichzeitig die dextroponierte Aorta und die Pulmonalarterien an; die Pulmonalklappe ist ebenfalls leicht verdickt.

Ao - Aorta
RPA/LPA - rechte/linke Pulmonalarterie
PA - Pulmonalarterie
Pk - Pulmonalklappe
RV - rechter Ventrikel
LV - linker Ventrikel
RA - rechter Vorhof
LA - linker Vorhof
Inf - Infundibulum

(Teilabb. a nach Claussen C, Miller S, Fenchel M, Kramer U, Riessen R. Pareto-Reihe Radiologie Herz. Stuttgart: Thieme; 2006. Teilabb. b aus Gortner L, Meyer S, Sitzmann FC, Hrsg. Duale Reihe Pädiatrie. Stuttgart: Thieme; 2012)

**Echokardiografie:** Darstellung der typischen Defekte.

**CT:** Darstellung der Morphologie in speziellen Fällen zur Therapieplanung.

**MRT:** Darstellung der Morphologie, Shunt- und Funktionsbeurteilung.

**Echokardiografie:** Darstellung von Pulmonalstenose, VSD, „reitender Aorta“ und rechtsventrikulärer Hypertrophie.

**CT:** Alle Defekte der Fallot'schen Tetralogie können in der CT dargestellt werden. Die CT kommt meist nur in Sonderfällen zur Therapieplanung zum Einsatz.

**MRT:** Morphologisch lassen sich alle Defekte in der MRT gut abbilden. Zusätzlich ist eine Shuntvolumenbestimmung, eine Evaluation der Ventrikelfunktion sowie eine exakte Gefäßdarstellung möglich.

## Aortenisthmusstenose

▶ Synonym. Coarctatio aortae

▶ Definition. Durch eine Stenose im Aortenverlauf kommt es zu einer Druckbelastung des linken Ventrikels. Bei der **präduktalen** (infantilen) Form liegt die Stenose proximal des Abgangs des offenen Ductus arteriosus Botalli. Es kommt zu einer Druckbelastung des linken Ventrikels. Der Ductus arteriosus bleibt meist offen, es kommt zu einem Rechts-Links-Shunt. Bei der **postduktalen** „Erwachsenen-Form“ ist die Stenose distal vom Abgang des meist obliterierten Ductus arteriosus Botalli lokalisiert. Es tritt kein Shunt auf.

**Klinik:** Bei **präduktaler** Stenose im Säuglingsalter Dyspnoe, Tachypnoe und Trinkschwäche.
Bei **postduktaler** Stenose zeigen sich erst im Schulalter Symptome. Typisch ist die Hypertonie der oberen Körperhälfte bei Hypotonie der unteren Körperhälfte.

**Klinik:** Bei **präduktaler** Stenose fallen im Säuglingsalter Dyspnoe, Tachypnoe, Zyanose der unteren Körperhälfte und Trinkschwäche auf.
Bei der **postduktalen** Form besteht häufig Beschwerdefreiheit bis zum Schulalter, dann kommt es u. a. zu Kopfschmerzen, Schwindel, Nasenbluten. Typisch ist bei dieser Form die Hypertonie der gesamten oberen Körperhälfte bei gleichzeitiger Hypotonie der unteren Körperhälfte.

**B-2.23 Aortenisthmusstenose.**

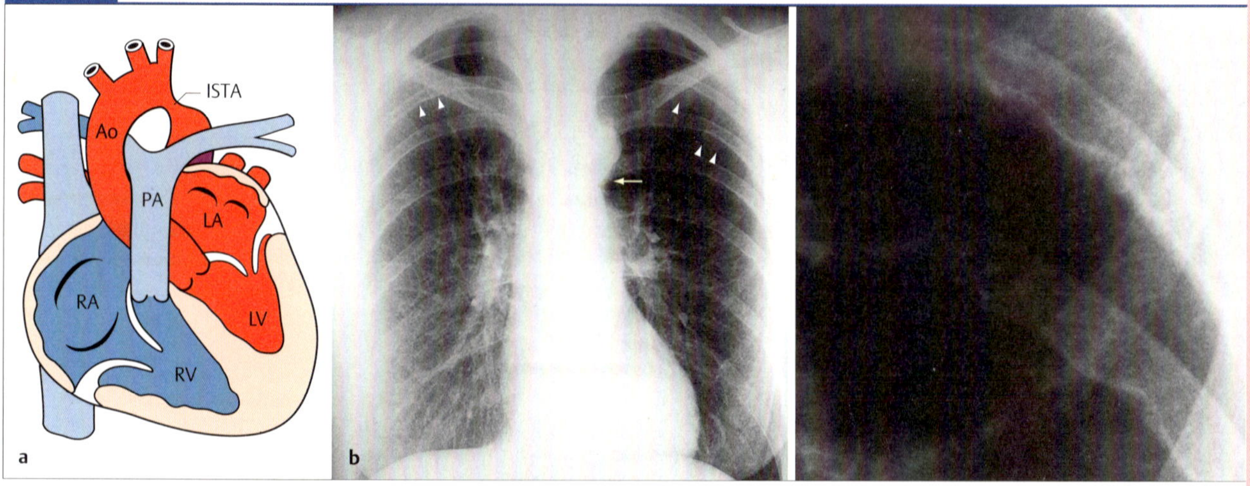


**a** Schemazeichung: Einengung der Aorta distal des Abgangs der Arm- und Halsgefäße.
**b** Röntgenbild: Es fallen die Einkerbungen des Aortenbogenschattens an typischer Stelle (Pfeil) sowie Rippenusuren (Pfeilspitzen, s. a. Ausschnittsvergrößerung) auf.
(Ao - Aorta; ISTA - Aisthmusstenose; PA- Pulmonalarterie; LA- linker Ventrikel; RV - rechter Ventrikel; LA - linker Vorhof; RA - rechter Vorhof)
(Teilabb. a nach Claussen C, Miller S, Fenchel M, Kramer U, Riessen R. Pareto-Reihe Radiologie Herz. Stuttgart: Thieme; 2006)

**Radiologische Diagnostik:**
**Konventionelle Röntgendiagnostik:** Im p.-a.-Bild ist primär keine oder nur eine geringe Linksvergrößerung der Herzsilhouette erkennbar. Die thorakale Aorta kann typische Konturveränderungen zeigen (dilatierte Aorta ascendens und Kerbe in der äußeren Kontur der Aorta auf Höhe der Stenose, sog. „Epsilon-Zeichen"). Die untere Körperhälfte wird in Abhängigkeit vom transstenotischen Druckgradienten über Kollateralgefäße versorgt (v. a. Interkostalarterien 2–8). Deren Dilatation und Elongation führen zu einer Auswalzung der Sulcus costae im dorsalen Rippenanteil, die im Röntgenbild als Rippenusuren erscheinen (Abb. **B-2.23**).

**Radiologische Diagnostik:**
**Konventionelle Röntgendiagnostik:** Die thorakale Aorta zeigt typische Konturveränderungen („Epsilon-Zeichen"). Die untere Körperhälfte wird über Kollateralen versorgt. Diese führen zu Rippenusuren im Röntgenbild (Abb. **B-2.23**).

**Echokardiografie:** Nachweis einer linksventrikulären Hypertrophie sowie evtl. bestehender assoziierter Fehlbildungen (bikuspide Aortenklappe). Die Darstellung der Stenose ist bei Erwachsenen nur bedingt möglich.

**Echokardiografie:** Nachweis einer linksventrikulären Hypertrophie sowie assoziierter Fehlbildungen.

**CT:** Die Aortenisthmusstenose ist in der CT-Angiografie exakt darstellbar.

**CT:** Darstellung der Stenose

**MRT:** Darstellung der Aorta mit Fluss- und Gradientenbestimmung. Zusätzlich können die Auswirkungen der Druckbelastung auf den linken Ventrikel untersucht werden.

**MRT:** Fluss- und Gradientenbestimmung in der Aorta, Evaluation der linksventrikulären Hypertrophie.

**Herzkatheter und Aortografie:** Nachweis der Stenose sowie Messung des Druckgradienten über der Stenose. Eine Therapieoption ist eine Stentimplantation und Dilatation der Stenose.

**Herzkatheter und Aortografie** zur Messung des Druckgradienten.

## 2.4.7 Perikarditis und Perikarderguss

2.4.7 Perikarditis und Perikarderguss

**▸ Definition.** Entzündung des Herzbeutels unterschiedlicher Ätiologie (z. B. infektiös, immunologisch, posttraumatisch). Man grenzt eine **fibrinöse** (trockene) von einer **exsudativen** (feuchten), mit einem Perikarderguss einhergehenden Form ab. Das physiologische Volumen der Perikardflüssigkeit beträgt ca. 40 ml. Ab einem Volumen > 50 ml spricht man von einem Perikarderguss.

**▸ Definition.**

**Klinik:** Bei trockener Perikarditis besteht typischerweise ein stechender, retrosternaler, atemabhängiger Schmerz sowie Perikardreiben bei Auskultation. Bei feuchter Perikarditis verschwinden Schmerz und Perikardreiben, die Herztöne werden leiser. Als gefürchtete Komplikation einer akuten exsudativen Perikarditis kann durch einen sich schnell entwickelnden Perikarderguss (ab 200 ml) eine Herztamponade auftreten. Die zunehmende Drucksteigerung im Herzbeutel behindert die diasto-

**Klinik:** Typisch bei trockener Perikarditis sind ein stechender, retrosternaler, atemabhängiger Schmerz sowie Perikardreiben. Bei feuchter Perikarditis verschwinden Schmerz und Perikardreiben, die Herztöne werden leiser. Als Komplikation kann ein Perikarderguss mit Herztamponade auftreten.

lische Ventrikelfüllung, Folgen sind obere und untere Einflussstauung und zunehmende Schocksymptomatik.

► Merke.

► Merke. Nicht die gesteigerte Flüssigkeitsmenge, sondern der erhöhte intraperikardiale Druck wirkt sich bei einem Perikarderguss ungünstig auf die hämodynamischen Verhältnisse aus.

**Diagnostisches Vorgehen:** Klinisch durch Auskultation, im Labor Anstieg der Entzündungsparameter, typische EKG-Veränderungen.

**Diagnostisches Vorgehen:** Die Diagnose einer Perikarditis erfolgt in erster Linie klinisch durch Auskultation. Im Labor zeigt sich häufig ein Anstieg der Entzündungsparameter, das EKG weist oft typische Veränderungen auf (konkav nach oben gerichtete ST-Strecke). Ein Perikarderguss wird mithilfe der Echokardiografie nachgewiesen.

**Radiologische Diagnostik:**
**Konventionelle Röntgendiagnostik:** Ergussmengen > 200 ml führen zur typischen dreiecks- oder bocksbeutelförmigen Herzvergrößerung im p.-a.-Bild (Abb. **B-2.24**).

**Radiologische Diagnostik:**
**Konventionelle Röntgendiagnostik:** Eine trockene oder mit geringem **Erguss** einhergehende Perikarditis wird nicht erfasst. Erst größere Ergussmengen (> 200 ml) führen zu der typischen dreiecks- oder bocksbeutelförmigen Herzvergrößerung im p.-a.-Bild (Abb. **B-2.24**). Die Herzsilhouette verliert ihre normale Gliederung. In der Durchleuchtung sind die Herzrandpulsationen abgeschwächt.
Bei der **chronisch konstriktiven Perikarditis** handelt es sich um den narbigen Folgezustand einer akuten Perikarderkrankung. Häufig verkalken die Perikardschwielen und werden so im konventionellen Röntgenbild sichtbar (Panzerherz oder Pericarditis calcarea). Diese Veränderungen führen zu einer Behinderung sowohl der diastolischen Ventrikelfüllung als auch der Ventrikelkontraktion. Je nach Ausmaß und Lokalisation der Perikardkonstriktion ist das klinische Bild durch eine Rechtsherz- oder Linksherzinsuffizienz charakterisiert.

Bei **chronisch konstriktiver Perikarditis** werden verkalkte Perikardschwielen im Röntgenbild sichtbar (Panzerherz, s. Abb. **B-2.24d, e**). Das klinische Bild ist durch Rechts- oder Linksherzinsuffizienz charakterisiert.

**Echokardiografie:** Sie dient der Diagnose, Verlaufsbeurteilung und Evaluation der hämodynamischen Wirksamkeit von Perikardergüssen, deren Darstellung ab 50 ml möglich ist.

**Echokardiografie:** Methode der Wahl zur Diagnose und Verlaufsbeurteilung bei Perikardergüssen. Die Darstellung auch kleiner Ergussmengen ab 50 ml ist möglich. Des Weiteren lässt sich die hämodynamische Wirksamkeit eines Perikardergusses evaluieren, meist ist zunächst eine Kompression der Vorhöfe zu beobachten.

**CT:** Diagnose von Perikarderguss, Perikardverdickungen und -verkalkungen.

**CT:** Die CT ist in der Lage einen Perikarderguss sicher zu diagnostizieren. Die Dichte des Perikardergusses gibt Aufschluss über seine Zusammensetzung (z. B. serös oder hämorrhagisch). Des Weiteren ist die CT die Methode der Wahl um perikardiale Verkalkungen und Verdickungen bei der Pericarditis constrictiva zu beurteilen. Präoperativ sind CT und MRT wichtig um die Möglichkeit und das Ausmaß einer Perikardektomie zu planen.

**MRT:** Darstellung des Perikardergusses, entzündlicher Perikardveränderungen sowie einer myokardialen Beteiligung.

**MRT:** Auch in der MRT ist ein Perikarderguss leicht zu diagnostizieren (Abb. **B-2.24d, e**). Darüberhinaus ist ähnlich wie in der Echokardiografie eine Beurteilung der hämodynamischen Relevanz durch das Füllungsverhalten der Vorhöfe und Ventrikel möglich. Nach Kontrastmittelgabe zeigt eine Anreicherung innerhalb des Perikards oder des Myokards entzündliche Veränderungen an. Bei einer Perikarditis constrictiva kommt es zu einer paradoxen Septumbewegung bei tiefer Inspiration.
Bei Pericarditis constrictiva erlaubt die MRT die Beurteilung des Myokards, während die CT Perikardverkalkungen eindeutig darstellt. Die charakteristische Verbreiterung des Periepikards bei Perikarderguss kann durch CT und MRT frühzeitig erkannt werden.

**B-2.24 Erkrankungen des Perikards.**

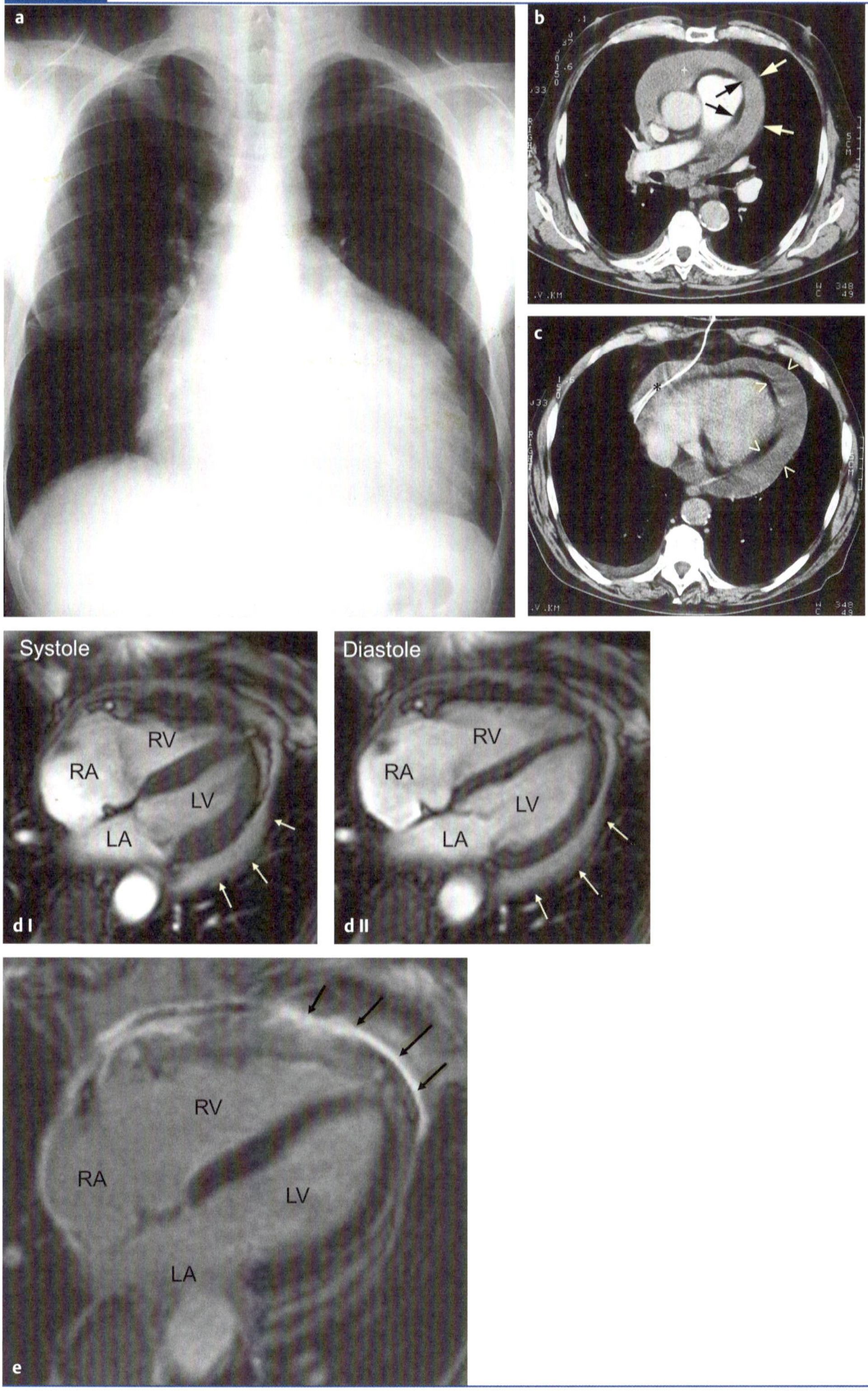


**a–c Perikarderguss**: Das Röntgenbild (**a**) zeigt die bocksbeutelförmige Vergrößerung der Herzsilhouette. Die CT-Bilder zeigen einen Perikarderguss in Höhe des Truncus pulmonalis (**b**, Pfeile) und in Ventrikelhöhe (**c**, offene Pfeile) nach Anlage eines Drainagekatheters (Stern).

**d**: MRT Cine-Aufnahme im Vierammerblick. Ausgeprägter hyperintenser Perikarderguss (Pfeile) bei Perikarditis.

**e**: MRT late Enhancement Aufnahmen im Vierkammerblick. Deutliche Kontrastmittelanreicherung (Pfeile) des entzündeten Perikards.

(RA - rechter Vorhof; LA - linker Vorhof; RV - rechter Ventrikel; LV - linker Ventrikel)

2.4.8 Myokarditis

▸ Definition.

**Klinik:** Typisch sind retrosternale Schmerzen, Dyspnoe sowie andere Zeichen der Herzinsuffizienz. Oft geht ein viraler Infekt voraus.

**Diagnostisches Vorgehen:** In der körperlichen Untersuchung Zeichen der Herzinsuffizienz, im Labor oft erhöhte Entzündungsparameter, im EKG ST-Hebungen.

**Radiologische Diagnostik:**
**Konventionelle Röntgendiagnostik: Oft unauffällig,** Zeichen der pulmonalvenösen Stauung.

**CT:** Meist keine Indikation.

**MRT:** Fleckige, spmubepikardiale oder midmyokardiale **Signalerhöhung in den T 2w-Aufnahmen und KM-Aufnahme im LGE. Evtl. eingeschränkte Pumpfunktion.**

B-2.25

## 2.4.8 Myokarditis

▸ Definition. Entzündung des Herzmuskels unterschiedlicher Ätiologie (z. B. infektiös, immunologisch).

**Klinik:** Viele Patienten werden aufgrund akuter retrosternaler Schmerzen symptomatisch, die klinisch oft nicht von einem akuten Infarkt zu unterscheiden sind. Bei schleichendem Beginn klagen die Patienten über verminderte Belastbarkeit und Dyspnoe, es können auch Zeichen einer fortgeschrittenen Herzinsuffizienz mit Lungenödem und Beinödemen vorliegen. Oft geht den kardialen Symptomen ein unspezifischer viraler Infekt mit allgemeinem Krankheitsgefühl voraus. Eine begleitende Perikarditis ist möglich (Perimyokarditis).

**Diagnostisches Vorgehen:** Bei schwerem Verlauf liegen Zeichen der Herzinsuffizienz vor. Entzündungsparameter wie Leukozyten und CRP sind oft erhöht, das EKG weist typischerweise ST-Hebungen über den Extremitäten und Brustwandableitungen auf, die sich nicht einem koronaren Versorgungsgebiet zuordnen lassen.

**Radiologische Diagnostik:**
**Konventionelle Röntgendiagnostik:** Die Röntgenaufnahmen des Thorax sind in vielen Fällen unauffällig. Bei eingeschränkter Pumpfunktion kommt es zu einer pulmonalvenösen Stauung mit apikaler Umverteilung, unscharfer, vermehrter Gefäßzeichnung sowie evtl. zu fleckigen Verdichtungen im Rahmen eines Lungenödems.

**CT:** Meist besteht keine Indikation zur CT, außer bei der Abklärung von Differenzialdiagnosen wie einem akuten Koronarsyndrom.

**MRT:** Die MRT ist die Methode der Wahl zum Nachweis einer Myokarditis. In den T2 gewichtete-Aufnahmen (T2w-Aufnahme) zeigt eine Signalerhöhung ein Myokardödem und somit eine akute Myokarditis an (Abb. **B-2.25a**). Eine Kontrastmittelaufnahme-Aufnahme im LGE (late glandolinium enhancement - Kontrastmittelspätanreicherung) besteht bei Infiltraten durch Entzündungszellen, Nekrosen und Narben, also sowohl bei akuter als auch bei abgelaufener Myokarditis (Abb. **B-2.25b**). Eine fehlende KM-Aufnahme im LGE bei Myokarditis ist prognostisch günstig. Beide Veränderungen sind meist subepikardial oder midmyokardial lokalisiert, eine transmurale Ausdehnung ist möglich. Die Veränderungen sind oft fleckig diffus oder auf eine Region beschränkt, lassen sich jedoch typischerweise nicht einem koronaren Versorgungsgebiet zuordnen. Regionale Wandbewegungsstörungen oder eine global reduzierte Pumpfunktion lassen sich in den Cine-Aufnahmen nachweisen.

B-2.25 **Myokarditis**

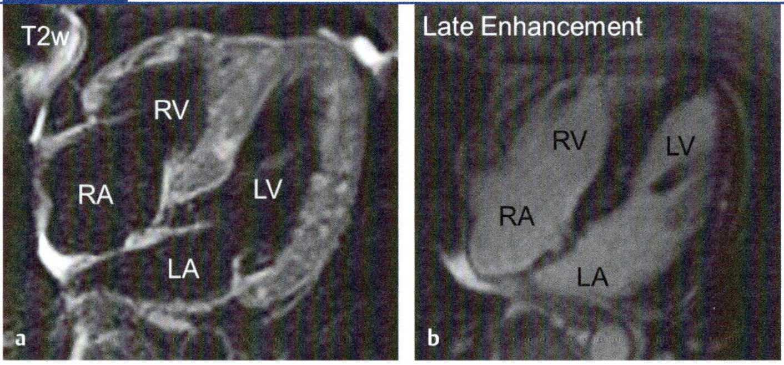


**a** T 2 gewichtete Aufnahme. **b** Kontrastmittel-Aufnahme mit Kontrastmittelspätanreicherung (late glandolinium enhancement). MRT-Aufnahmen im Vierkammerblick. In der T 2 gewichteten Aufnahme (a) kommt das ödematöse Mykard hyperintens zur Darstellung. In den late Enhancement-Aufnahmen (b) zeigt sich eine fleckige Anreicherung. (RV - rechter Ventrikel; LV - linker Ventrikel; RA - rechter Vorhof; LA - linker Vorhof)

## 2.4.9 Häufige Kardiomyopathien

2.4.9 Häufige Kardiomyopathien

**▸ Definition.** Kardiomyopathien sind eine heterogene Gruppe von angeborenen oder erworbenen Erkrankungen des Herzmuskels welche mit mechanischen oder elektrophysiologischen Funktionsstörungen einhergehen und oft mit einer Dilatation oder Hypertrophie des Herzmuskels assoziiert sind. Es gibt eine Vielzahl an Kardiomyopathien, im Folgenden sollen nur einige wichtige Krankheitsbilder dargestellt werden.

▸ Definition.

**Diagnostisches Vorgehen:** Die Patienten werden meist aufgrund einer progredienten Herzinsuffizienz oder durch oft schwere Rhythmusstörungen bis hin zum (überlebten) plötzlichen Herztod symptomatisch. An erster Stelle steht in der Diagnostik die körperliche Untersuchung. Im EKG zeigen sich oft unspezifische Veränderungen, teils kann die Erkrankung allerdings auch anhand spezifischer EKG-Veränderungen diagnostiziert werden (z. B. arrhythmogene rechtsventrikuläre Kardiomyopathie). Im Thorax-Röntgenbild kann eine Dilatation der Herzhöhlen oder eine pulmonalvenöse Stauung erkannt werden. In der **Echokardiografie** können Hypertrophien oder Dilationen der Kammern ebenso wie Funktionseinschränkungen diagnostiziert werden. Die **CT** spielt eher eine untergeordnete Rolle. Die **MRT** erlaubt eine Darstellung und Quantifizierung von Hypertrophien, Dilatationen und Funktionseinschränkungen ebenso wie eine Darstellung von Gewebeveränderungen im Sinne von Fetteinlagerungen oder Narben.

**Diagnostisches Vorgehen:** Erste Hinweise auf das Vorliegen einer Kardiomyopathie liefert die klinische Untersuchung und das **Thorax-Röntgen-Bild**. Die genaue Abklärung erfolgt durch Echokardiografie und MRT.

### Hypertrophe Kardiomyopathie

Hypertrophe Kardiomyopathie

**▸ Definition.** Die hypertrophe Kardiomyopathie (HCM) ist eine angeborene Erkrankung und oft durch eine asymmetrische Verdickung des linksventrikulären Myokards charakterisiert. Führt die Hypertrophie zu einer Einengung des linksventrikulären Ausflusstrakts spricht man von einer hypertrophen obstruktiven Kardiomyopathie (HOCM).

▸ Definition.

**Klinik:** Viele Patienten klagen über eine im Verlauf progrediente Dyspnoe unter Belastung. Es können auch teils gefährliche Rhythmusstörungen wie Kammerflimmern oder -flattern auftreten. Bei der obstruktiven Form der Erkrankung kommt es auskultatorisch zu einem spindelförmigen Systolikum ohne Fortleitung in die Karotiden.

**Klinik:** Typisch sind eine progrediente Belastungsdyspnoe sowie Rhythmusstörungen. Auskultatorisch ist ein Systolikum über der Aortenklappe ohne Fortleitung in die Karotiden typisch für eine HOCM.

**Radiologische Diagnostik:**
**Konventionelle Röntgendiagnostik:** Die Röntgenaufnahmen des Thorax sind in vielen Fällen unauffällig. In manchen Fällen kommt es zu einem aortal konfigurierten Herz mit Verbreiterung der Herzkontur nach links.

**Radiologische Diagnostik:**
**Konventionelle Röntgendiagnostik: Oft unauffällig,** Zeichen der linksventrikulären Hypertrophie.

**Echokardiografie:** Die Echokardiografie stellt die hypertrophierten Myokardabschnitte sowie eine Einengung des linksventrikulären Ausflusstrakts dar. Die Doppler-Sonografie erlaubt eine Abschätzung des Druckgradienten über die Einengung.

**Echokardiografie:** Darstellung der hypertrophierten Myokardabschnitte sowie einer möglichen Einengung des linksventrikulären Ausflusstrakts mit Messung des Druckgradienten.

**MRT:** Neben einer Darstellung der hypertrophierten Myokardabschnitte, der Pumpfunktion des linken Ventrikels und einer Einengung des linksventrikulären Ausflusstrakts kann die MRT auch Narben durch KM-Anreicherung im LGE (late glandolinium enhancement) anzeigen (Abb. **B-2.26**). Narben innerhalb der hypertrophierten Myokardabschnitte stellen einen Risikofaktor für schwerwiegende Rhythmusstörungen dar.

**MRT:** Darstellung der hypertrophierten Myokardabschnitte sowie einer möglichen Einengung des linksventrikulären Ausflusstrakts mit Messung des Druckgradienten. Darstellung von Narben.

B-2.26

**B-2.26 Hypertrophe obstruktive Kardiomyopathie - HOCM**

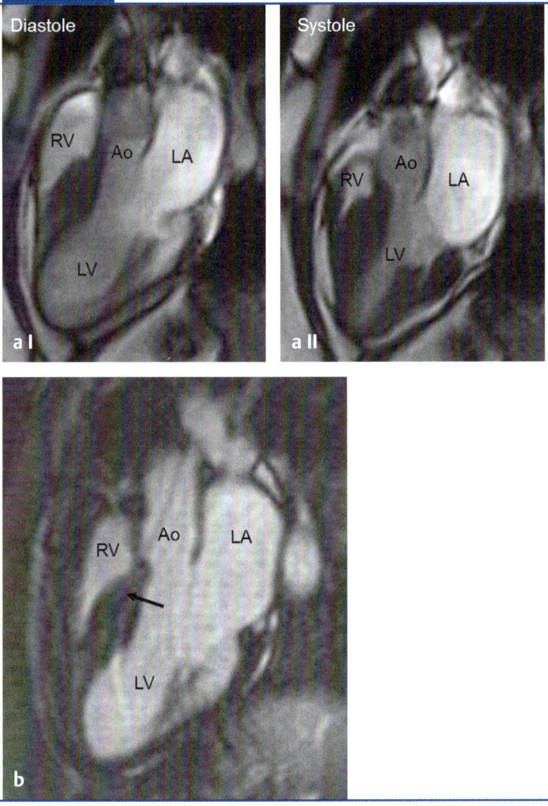


MRT im Dreikammerblick. (Ao - Aorta; RV - rechter Ventrikel; LA - linker Vorhof; RA - rechter Vorhof)

**a** Die Cine-Aufnahmen zeigen die Einengung des linksventrikulären Ausflusstrakts in der Systole.

**b** Die late Enhancement-Aufnahme zeigt eine Narbenbildung im hypertrophierten septalen Myokard.

Dilatative Kardiomyopathie

▶ Definition.

## Dilatative Kardiomyopathie

▶ **Definition.** Die dilatative Kardiomyopathie (DCM) ist eine angeborene oder erworbene Erkrankung und durch eine progrediente Dilatation des linken und oft auch des rechten Ventrikels mit schwerer Einschränkung der Pumpfunktion charakterisiert.

**Klinik:** Typisch sind eine progrediente Belastungsdyspnoe, Beinödeme sowie Rhythmusstörungen.

**Klinik:** Initialsymptome sind progrediente Dyspnoe und Beinödeme. Rhythmusstörungen treten meist erst später im Krankheitsverlauf auf. Im Verlauf der Erkrankung kommt es zu einer schweren Herzinsuffizienz.

**Radiologische Diagnostik:**
**Konventionelle Röntgendiagnostik:** Ausgeprägte Verbreiterung des Herzschattens.

**Radiologische Diagnostik:**
**Konventionelle Röntgendiagnostik:** Die Röntgenaufnahme des Thorax zeigt meist eine massive, globale Verbreiterung des Herzschattens im p. a.-Bild. In der Seitaufnahme sind der Retrostenal- und Retrokardialraum eingeengt.

**Echokardiografie:** Darstellung der vergrößerten Herzhöhlen, der eingeschränkten Globalfunktion sowie assoziierter Klappeninsuffizienzen.

**Echokardiografie:** Die Größe der dilatierten Herzkammern kann ebenso wie die meist mittel- bis hochgradig eingeschränkte Pumpfunktion quantifiziert werden. Oft kommt es zu einer Dilatation des Mitral- und Trikuspidalklappenrings mit konsekutiver Insuffizienz.

**MRT:** Darstellung der vergrößerten Herzhöhlen, der eingeschränkten Globalfunktion sowie assoziierter Klappeninsuffizienzen. Ätiologische Einordnung durch Verteilung des LGE.

**MRT:** Auch in der MRT können die Ventrikeldilatation, die eingeschränkte Pumpfunktion sowie Insuffizienzen der Klappen dargestellt werden. Die KM-Verteilung im LGE erlaubt Rückschlüsse auf die Ätiologie der DCM und Abgrenzung gegenüber anderen Erkrankungen (z. B. ischämische Kardiomyopathie). Nach KM-Gabe zeigt sich bei der DCM oft eine ubiquitäre mid-myokardial gelegene strichförmige Signalsteigerung im LGE (Abb. **B-2.27**).

**B-2.27 Dilatative Kardiomyopathie - DCM**

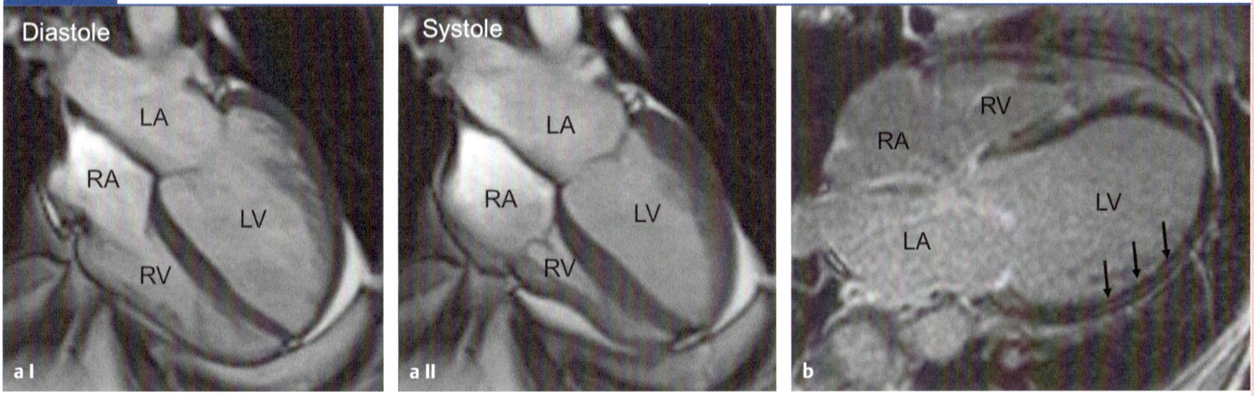


MRT im Vierkammerblick.
(RV - rechter Ventrikel; LV - linker Ventrikel; LA - linker Vorhof; RA - rechter Vorhof)
**a** Deutlich eingeschränkte Pumpfunktion in den Cine-Aufnahmen.
**b** Midmyokardiale Anreicherung im late Enhancement.

## Arrhythmogene rechtsventrikuläre Kardiomyopathie

**▶ Definition.** Die arrhythmogene rechtsventrikuläre Kardiomyopathie (ARVC) ist eine angeborene Erkrankung mit forschreitendem Ersatz des rechtsventrikulären Myokards durch Fett und narbiges Bindegewebe. Hierdurch kommt es zu einer zunehmenden Dilatation und Funktionseinschränkungen des rechten Ventrikels sowie zu Rhythmusstörungen.

**Klinik:** Viele Patienten werden durch Rhythmusstörungen bis hin zum (überlebten) plötzlichen Herztod symptomatisch. Darüberhinaus kommt es zu einer progredienten Rechtsherzinsuffizienz mit erhöhtem zentralvenösem Druck (Jugularvenenstauung) und Beinödemen. Viele Patienten zeigen typische EKG-Veränderungen (z. B. Epsilonwelle).

**Radiologische Diagnostik:**
**Konventionelle Röntgendiagnostik:** Die Röntgenaufnahme des Thorax zeigt meist eine rechtsseitige Verbreiterung des Herzschattens im p. a.-Bild. In der Seitaufnahme ist der Retrokardialraum eingeengt.

**Echokardiografie:** Der rechte Ventrikel ist echokardiografisch oft schwer beurteilbar. Es zeigen sich eine Größenzunahme des rechten Ventrikels und eine Einschränkung der Pumpfunktion.

**MRT:** Die MRT ist die Methode der Wahl zum Nachweis einer ARVC (Abb. **B-2.28**). Die MRT-Kriterien beinhalten eine rechtsventrikuläre Dilatation, regionale Wandbewegungsstörungen (Hypokinesien, Akinesien, Dyskinesien, rechtsventrikuläre Aneurysmen) sowie eine eingeschränkte Globalfunktion. Im LGE zeigt sich eine diffuse KM-Anreicherung im rechtsventrikulären Myokard. Ein Nachweis von Fett innerhalb des rechtsventrikulären Myokards in T1w-Sequenzen ist typisch, jedoch häufig schwierig und nicht obligat. Eine linksventrikuläre Beteiligung ist möglich.

**Arrhythmogene rechtsventrikuläre Kardiomyopathie**

**▶ Definition.**

**Klinik:** Rhythmusstörungen bis hin zum plötzlichen Herztod. Rechtsherzinsuffizienz mit Stauung der Vena jugularis und Beinödemen.

**Radiologische Diagnostik:**
**Konventionelle Röntgendiagnostik:** Verbreiterung des Herzschattens nach rechts, Einengung des Retrokardialraums.

**Echokardiografie:** Darstellung des vergrößerten rechten Ventrikels sowie der eingeschränkten Pumpfunktion.

**MRT:** Darstellung und Quantifizierung des vergrößerten rechtsventrikulären Volumens sowie der verminderten Pumpfunktion. Regionale Wandbewegungsstörungen und Ventrikelaneurysmen. Nachweis von Fetteinlagerungen und Narben.

**B-2.28 Arrhythmogene rechtsventrikuläre Kardiomyopathie - ARVC**

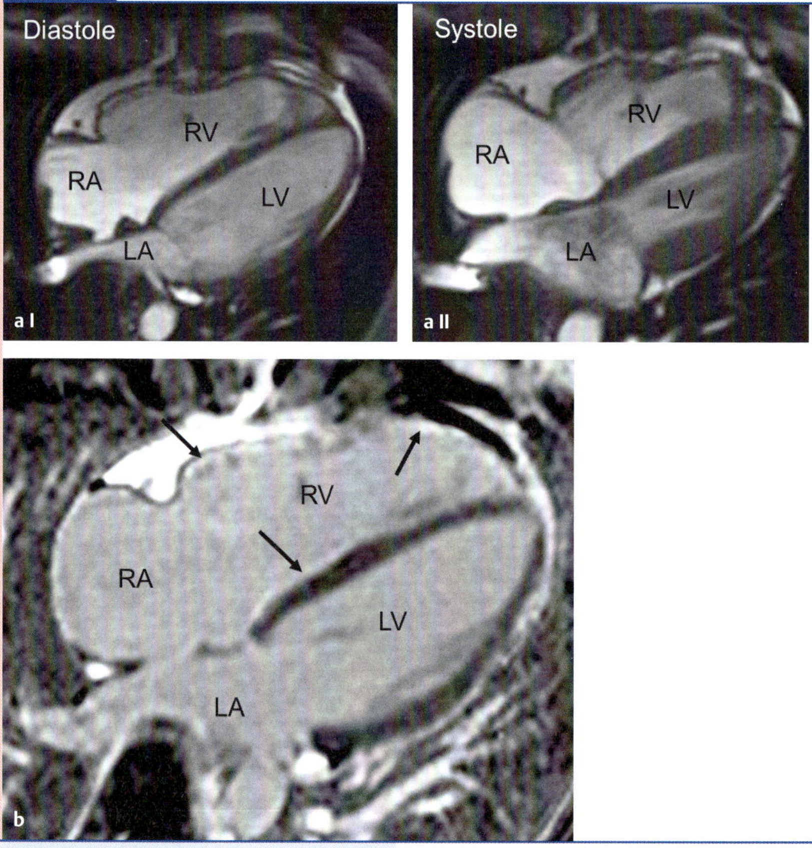


(RV - rechter Ventrikel; LV - linker Ventrikel; LA - linker Vorhof; RA - rechter Vorhof)

**a** MRT-Cine-Aufnahme im Vierkammerblick. Irreguläre Konfiguration der RV-Wand mit multiplen Aneurysmata.

**b** Deutliche Kontrastmittelaufnahme der RV-Wand sowie des Septums (Pfeile).

2.4.10 Herzbeteiligung bei Systemerkrankungen

## 2.4.10 Herzbeteiligung bei Systemerkrankungen

Bei zahlreichen Multisystem-Erkrankungen kann es zu einer Mitbeteiligung des Herzens kommen, die teilweise eine erhebliche Aggravierung des Erkrankungsverlaufs bedeuten oder sogar die klinisch führende bzw. prognosebestimmende Manifestation der Erkrankung darstellen. Beispielhaft werden hier die Beteiligung der Koronararterien an Vaskulitiden und die Beteiligung des Myokards bei der Amyloidose beschrieben.

Beteiligung der Koronararterien an Vaskulitiden

► Definition.

### Beteiligung der Koronararterien an Vaskulitiden

**► Definition.** Vaskulitiden der Koronararterien sind seltene Erkrankungen, die entweder zu diffusen, längerstreckigen Koronarstenosen oder zu Koronaraneurysmen führen können. Besonders hervorzuheben ist hierbei das Kawasaki-Syndrom. Daneben können die Takayasu-Arteriitis, die eosinophile Vaskulitis, das Churg-Strauss-Syndrom und die Granulomatose mit Polyangiitis (früher: „Wegener“-Granulomatose) Beteiligungen der Koronararterien zeigen. Zudem kommen selten Begleit-Arteriitiden der Koronararterien bei systemischem Lupus erythematodes (SLE), rheumatoider Arthritis, ankylosierender Spondylitis oder Morbus Behçet vor.

**Klinik:** Breites Spektrum klinischer Symptomatik: von Symptomlosigkeit bis hin zu akutem Brustschmerz.

**Klinik:** Angesichts der sehr vielen unterschiedlichen möglichen Ätiologien koronarer Vaskulitiden verwundert es nicht, dass die Symptomatik sehr variabel ist und von Symptomlosigkeit über Belastungsdyspnoe bis hin zu akutem Brustschmerz reichen kann.

**Diagnostisches Vorgehen:** Laborchemische Blutuntersuchungen zur Abklärung von Entzündungsparametern; Nachweis oder Ausschluss von Koronarstenosen mittels CT-Koronarangiografie oder Angiografie. Ausführliche Diagnostik möglicher weiterer Vaskulitis-Manifestationen.

**Diagnostisches Vorgehen:** Untersuchung der Koronararterien mittels CT-Koronarangiografie oder Koronarangiografie zum Nachweis bzw. Ausschluss von Stenosen bzw. vaskulitistypischen Wandunregelmäßigkeiten. Bei der CT-Koronarangiografie können mögliche Wandverdickungen der Koronararterien unmittelbar dargestellt werden. Bei sehr florider entzündlicher Aktivität kann gelegentlich eine KM-Anreicherung in der Koronararterienwand auftreten.

Außerdem sollte eine ausgedehnte Umfelddiagnostik möglicher sonstiger Vaskulitis-Manifestationen erfolgen (Ganzkörper-18F-FDG-PET-CT, HRCT, ggf. CT der NNH). Ergänzende laborchemische Blutuntersuchungen dienen ebenfalls dazu, das Ausmaß der entzündlichen Aktivität zu quantifizieren (CRP, Leukozyten, Blutsenkungsgeschwindigkeit).

## Amyloidose

**▶ Definition.** Bei der Amyloidose kommt es zur Ablagerung von abnormen Proteinen in verschiedenen Organsystemen mit konsekutiver Funktionseinschränkung. Die Erkrankung kann idiopathisch, genetisch, altersbedingt oder im Rahmen von Tumor- oder chronisch entzündlichen Erkrankungen auftreten.

**Klinik:** Erste Symptome sind progrediente Dyspnoe und Beinödeme. Rhythmusstörungen sind häufig. Im Verlauf der Erkrankung kommt es zu einer schweren diastolischen Herzinsuffizienz durch Versteifung des Ventrikels und dadurch bedingte Relaxationsstörung.

**Radiologische Diagnostik:**
**Konventionelle Röntgendiagnostik:** Die Röntgenaufnahme des Thorax ist bezüglich des Herzschattens initial meist unauffällig. Durch die gestörte Ventrikelfüllung kommt es zu einer Vergrößerung der Vorhöfe mit verstrichener linker Herztaille im p. a.-Bild sowie zu einer Verbreiterung der rechten Herzsilhouette. Im Verlauf kommt es häufig zu einer pulmonalvenösen Stauung mit apikaler Umverteilung, unscharfer Gefäßzeichnung und Fleckschatten im Rahmen eines Lungenödems.

**Echokardiografie:** Die Kammern sind meist normal groß, die systolische Pumpfunktion ist meist erhalten. Das Myokard ist konzentrisch verdickt. In der Dopplermessung über die AV-Klappen zeigt sich ein gestörtes Relaxationsverhalten. Hierdurch kommt es im Verlauf zu einer oft massiven Dilatation der Vorhöfe.

**MRT:** Die MRT liefert die gleichen Informationen wie die Echokardiografie. Zusätzlich zeigt sich im LGE eine typische diffuse Signalsteigerung innerhalb des Myokards beider Ventrikel und Vorhöfe (Abb. **B-2.29**). Die Signalunterdrückung des Myokards gelingt nicht.

### Amyloidose

**▶ Definition.**

**Klinik:** Bei kardialer Beteiligung kommt es zu einer progredienten Dyspnoe, Beinödemen und Rhythmusstörungen.

**Radiologische Diagnostik:**
**Konventionelle Röntgendiagnostik:** Initial meist unauffällig, Vergrößerung der Vorhöfe, im Verlauf Zeichen der pulmonalvenösen Stauung.

**Echokardiografie:** Darstellung des verdickten Myokards, die systolische Pumpfunktion ist meist erhalten. Vergrößerung der Vorhöfe, Zeichen der Relaxationsstörung.

**MRT:** Morphologische Darstellung der Ventrikel und Vorhöfe, Evaluation der systolischen und diastolischen Funktion. Typische, diffuse Signalsteigerung im LGE.

**B-2.29 Amyolidose**

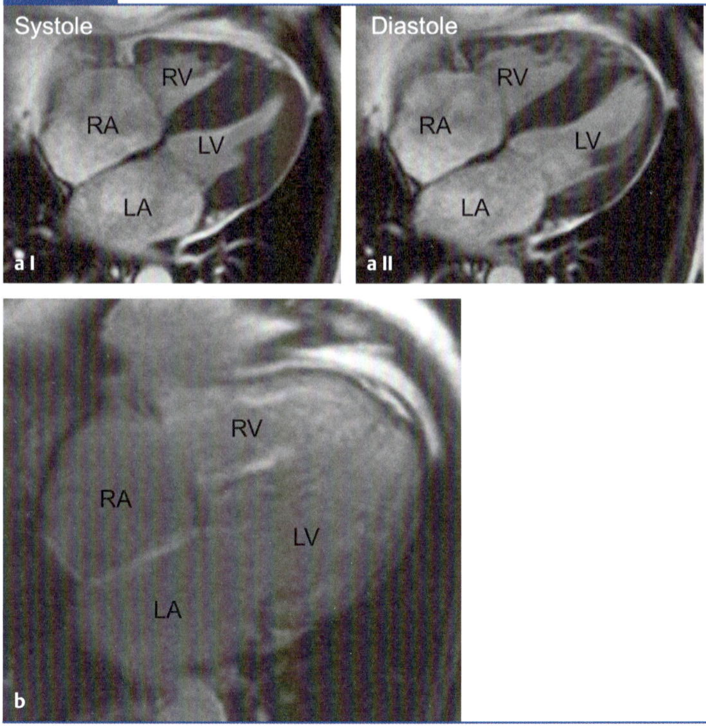


(RV - rechter Ventrikel; LV - linker Ventrikel; LA - linker Vorhof; RA - rechter Vorhof)

**a** MRT-Cine-Aufnahme im Vierkammerblick. Bild einer restriktiven Kardiomyopathie mit vergrößerten Vorhöfen bei normaler ventrikulären Pumpfunktion.

**b** Diffuse Signalsteigerung des gesamten Myokards im late Enhancement.

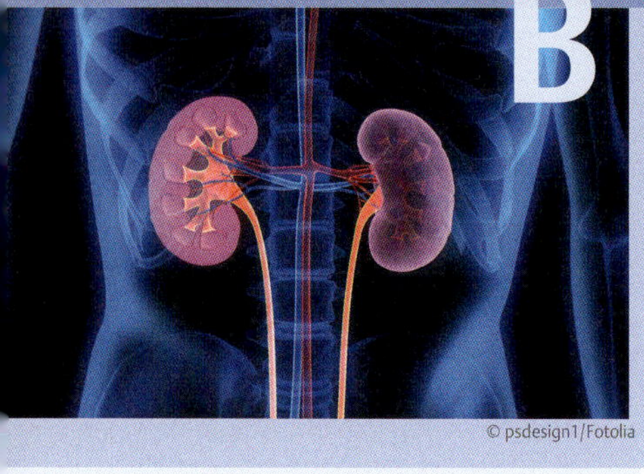


B

# 3 Urogenitaltrakt und Retroperitoneum



*V. Engelbrecht*


3.1 Niere und ableitende Harnwege

3.1.1 Radiologische Methoden

Abdomenübersichtsaufnahme


## 3.1 Niere und ableitende Harnwege

### 3.1.1 Radiologische Methoden

#### Abdomenübersichtsaufnahme

**Methode:** Der Bereich von den Zwerchfellkuppeln bis zur Symphyse wird abgebildet.

**Methode:** Bei auf dem Rücken liegenden Patienten wird eine Übersichtsaufnahme des Abdomens angefertigt, die den Bereich von den Zwerchfellkuppeln bis zur Symphyse abbildet.

**Indikation:** Nachweis von röntgendichten Konkrementen in Nieren und ableitenden Harnwegen.

**Indikation:** Die Aufnahme dient dem Nachweis von röntgendichten Konkrementen im Bereich der Nieren und der ableitenden Harnwege. Diese sind nach KM-Gabe oft nicht mehr eindeutig sichtbar, da sie dann vom kontrastierten Hohlraumsystem überlagert werden. Zusätzlich sollte eine orientierende Beurteilung der Weichteilschatten von Leber und Milz sowie eine Beurteilung der Darmgasverteilung vorgenommen werden.

**Beurteilung: Lage, Größe** und **Kontur der Nieren**. Sie liegen zwischen dem 12. BWK und 3. LWK. Ihre normale Größe beträgt 13 · 6 cm. Die Organachsen divergieren nach kaudal. Die rechte Niere, kaudal der Leber gelegen, steht meist 2–3 cm tiefer als die linke.
Die **Psoasmuskeln** stellen sich als Weichteilschatten dar. Die **Ureteren** sind nicht abgrenzbar, die flüssigkeitsgefüllte **Harnblase** ist als rundliche Struktur erkennbar.

**Beurteilung:** Das Röntgenbild (Abb. **B-3.1**) reicht von den Nierenobergrenzen bis zur Symphyse. **Lage, Größe** und **Kontur der Nieren** lassen sich so orientierend beurteilen. Beide Nieren liegen retroperitoneal neben der Wirbelsäule zwischen dem 12. BWK und dem 3. LWK. Die normale Nierengröße beträgt 13 · 6 cm. Ihre Form ist bohnenförmig, die Organachsen divergieren nach kaudal. Die rechte Niere, kaudal der Leber gelegen, steht in der Regel 2–3 cm tiefer als die linke. Störend wirken sich Überlagerungen durch Darmgas und -inhalt aus.
Die **Psoasmuskeln** stellen sich als beidseits der Wirbelsäule gelegene Weichteilschatten dar. Die **Ureteren** sind im Nativbild nicht abgrenzbar. Die flüssigkeitsgefüllte **Harnblase** ist im kleinen Becken als rundliche, weichteildichte Struktur zu erkennen.

B-3.1

**B-3.1 Abdomenleeraufnahme.**

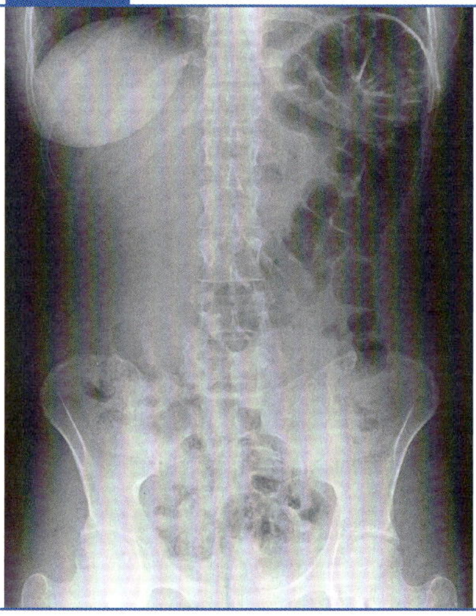

Im Bereich der Nieren und der ableitenden Harnwege finden sich keine röntgendichten konkrementverdächtigen Strukturen.
(aus Oestmann JW. Radiologie. Stuttgart: Thieme; 2005)

## Ausscheidungsurografie

**▸ Synonym.** i. v.-Pyelografie, i. v.-Urografie

**▸ Merke.** Die Bedeutung der intravenösen Urografie ist deutlich rückläufig. Die Harntraktdiagnostik beginnt heute meist mit der Sonografie. Zum Nachweis von Nierensteinen ist die native Niedrigdosis-CT geeignet.

**Methode:** Zur **Vorbereitung** auf die Untersuchung empfiehlt sich am Vortag eine leichte schlackenarme Kost. Bei Obstipation sind ggf. abführende Maßnahmen indiziert. Der Patient sollte nüchtern zu der Untersuchung kommen.
Vor KM-Gabe wird eine Abdomenleeraufnahme in Rückenlage angefertigt.
Bei erwachsenen Patienten werden nach i. v.-Applikation von 80–100 ml eines nierengängigen KM's (S. 102) Nieren und ableitende Harnwege (Nierenbeckenkelchsystem, Harnleiter und Harnblase) kontrastiert dargestellt. Die Kontrastdichte hängt im Wesentlichen von der applizierten Jodmenge ab, daher ist dieser Wert neben der Jodkonzentration auf den Kontrastmittelfläschchen angegeben (z. B. 30 g Jod in einem 100-ml-Fläschchen eines KM's mit 300 mg Jod pro ml).

- Die erste Röntgenaufnahme nach KM-Gabe wird nach **5 Minuten** angefertigt. Auf diesem Bild erfolgt vornehmlich die **Beurteilung des Nierenparenchyms**. Nierenbeckenkelchsystem, Ureteren und Harnblase sind zu diesem Zeitpunkt allenfalls gering gefüllt. Wegen der besseren sonografischen Beurteilbarkeit des Nierenparenchyms wird auf diese Aufnahme meistens verzichtet.
- **10 Minuten** nach KM-Gabe wird eine zweite Röntgenaufnahme angeschlossen. **Nierenbeckenkelchsystem, Harnleiter** und die **Harnblase** sind im Normalfall jetzt optimal kontrastiert (Abb. **B-3.2**).

**Indikationen:** Durch die vielfach höhere Aussagekraft von Sonografie und Niedrigdosis-CT ist die Zahl der Ausscheidungsurografien deutlich zurückgegangen. Die Ausscheidungsurografie dient fast nur noch zur Konkrementlokalisation und zur Beurteilung einer evtl. resultierenden Harnabflussbehinderung. Harnwegsanomalien lassen sich zuverlässig nachweisen. Harnabflussbehinderungen durch retroperitoneale oder pelvine Raumforderungen sollten besser direkt mit der CT dargestellt werden. Dies gilt auch für tumoröse Erkrankungen der Niere.

**B-3.2 i. v.-Urografie: Normalbefund 10 min nach Kontrastmittelgabe.**

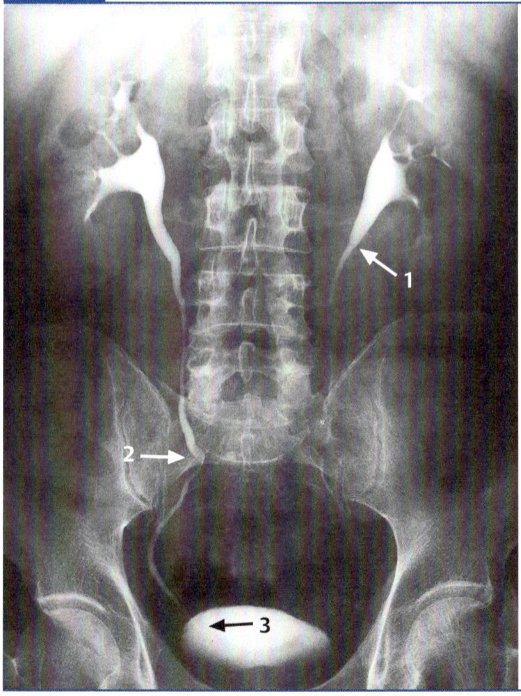


Das Nierenbeckenkelchsystem ist zu diesem Zeitpunkt kontrastmittelgefüllt.
Im Bereich der kontrastierten Ureteren gibt es 3 physiologische Engstellen, an denen es zur vorübergehenden Urinstase kommen kann:

- – pyeloureteraler Übergang (1)
- – Kreuzung mit den Vasa iliacae communes an der Linea terminalis (2)
- – Einmündungsstelle in die Harnblase (3).

**Ausscheidungsurografie**

**▸ Synonym.**

**▸ Merke.**

**Methode:** Der Patient sollte nüchtern kommen. Vor Kontrastmittelgabe wird eine Abdomenübersichtsaufnahme angefertigt.
Nach i. v.-Applikation eines nierengängigen KM's (S. 102) werden Nieren und ableitende Harnwege kontrastiert dargestellt.

- Nach **5 Minuten** entsteht die erste Aufnahme, die eine Beurteilung des Nierenparenchyms ermöglicht. Im Normalfall wird diese Aufnahme durch eine vorangegangene Sonografie ersetzt.
- Nach **10 Minuten** erfolgt die zweite Aufnahme. **Nierenbeckenkelchsystem, Harnleiter** und **Harnblase** sind optimal kontrastiert (Abb. **B-3.2**).

**Indikationen:** Harnwegsanomalien lassen sich zuverlässig nachweisen. Harnabflussbehinderungen durch Raumforderungen sowie Tumoren der Niere sollten besser direkt mit der CT dargestellt werden. Bei Steinleiden werden eher Sonografie und Niedrigdosis-CT durchgeführt.

**B-3.2**

Eine Einschränkung der Nierenfunktion mit einer Serumkreatininkonzentration über 2,0 mg% stellt eine Kontraindikation dar, ebenso KM-Allergie und Schilddrüsenüberfunktion.

Eine Einschränkung der Nierenfunktion mit einer Serumkreatininkonzentration über 2,0 mg% stellt eine Kontraindikation dar, da die Nierenfunktion durch die KM-Gabe weiter verschlechtert werden kann und bei Niereninsuffizienz keine befriedigende Harnwegskontrastierung zu erzielen ist. Weitere Kontraindikationen sind eine bekannte KM-Allergie und eine Schilddrüsenüberfunktion. Relative Kontraindikationen bestehen bei Patienten mit einem Plasmozytom oder einer Makroglobulinämie. Das orale Antidiabetikum Metformin sollte vorher abgesetzt werden.

**Beurteilung:** Der **Normalbefund** ergibt eine **zeitgerechte seitengleiche Kontrastierung beider Nieren.**

**Beurteilung:** Der **Normalbefund** ergibt eine **zeitgerechte seitengleiche Kontrastierung beider Nieren** ohne Auffälligkeiten hinsichtlich Lage, Form und Größe. Beidseits kommt es zur regulären Kontrastierung der Nierenbeckenkelchsysteme, der KM-Abstrom über die Ureteren zur Harnblase ist unbehindert. Die Blase ist bezüglich Konfiguration und Größe normal.

Je nach Fragestellung werden **Zusatzaufnahmen** angefertigt:
- Auf **Spätaufnahmen** ist die Beurteilung des Hohlraumsystems bei Abflussbehinderungen möglich.
- Eine **Zielaufnahme der Harnblase nach Miktion** wird bei prävesikalen Uretersteinen durchgeführt.

In Abhängigkeit von der Fragestellung werden **Zusatzaufnahmen** angefertigt:
- Harnabflussbehinderungen führen zu einer verzögerten Kontrastierung der Nieren und der ableitenden Harnwege. Eine Beurteilbarkeit des Hohlraumsystems ist dann auf sog. **Spätaufnahmen** möglich (20 min bis 24 h nach KM-Gabe).
- Eine **Zielaufnahme der Harnblase nach Miktion** wird bei prävesikal gelegenen Uretersteinen durchgeführt.

Retrograde Ureteropyelografie

**Methode:** Über ein Zystoskop wird ein Katheter bis in das Nierenbecken vorgeschoben. Nierenbeckenkelchsystem und Ureter werden so direkt kontrastiert (Abb. **B-3.3**). Der Vorteil gegenüber der intravenösen Urografie liegt in der **besseren Kontrastierung der ableitenden Harnwege.**

**Indikationen:** V. a. Tumoren, Stenosen oder Konkremente der ableitenden Harnwege. Bei bekanntem Harnwegsinfekt ist die Untersuchung nur bei zwingender Indikation durchzuführen.

## Retrograde Ureteropyelografie

**Methode:** Über ein transurethral in die Harnblase eingebrachtes Zystoskop wird (unter Durchleuchtungskontrolle) ein Katheter in das Ureterostium eingeführt und je nach Befund bis in das Nierenbecken vorgeschoben. Durch diesen Katheter werden das Nierenbeckenkelchsystem und der Ureter direkt kontrastiert (Abb. **B-3.3**). Zur Dokumentation werden unter Durchleuchtung Zielaufnahmen angefertigt. Der Vorteil gegenüber der intravenösen Urografie liegt in der **besseren Kontrastierung der ableitenden Harnwege**.

**Indikationen:** V. a. Abflussbehinderungen durch Konkremente, Tumore oder anderweitige Stenosen mit unzureichender Beurteilbarkeit durch i. v.-Urografie und Computertomografie. Bei Harnleitersteinen erfolgt die retrograde Darstellung im Rahmen der Steintherapie, z. B. bei Schlingenextraktion. Wegen der potenziellen Infektionsgefahr wird diese Untersuchung häufig unter einer kurzzeitigen oralen Antibiotikatherapie durchgeführt. Bei bekanntem Harnwegsinfekt ist die Untersuchung nur bei strenger Indikation durchzuführen, z. B. wenn gleichzeitig eine urologische Intervention erforderlich ist.

**B-3.3 Retrograde Ureteropyelografie.**

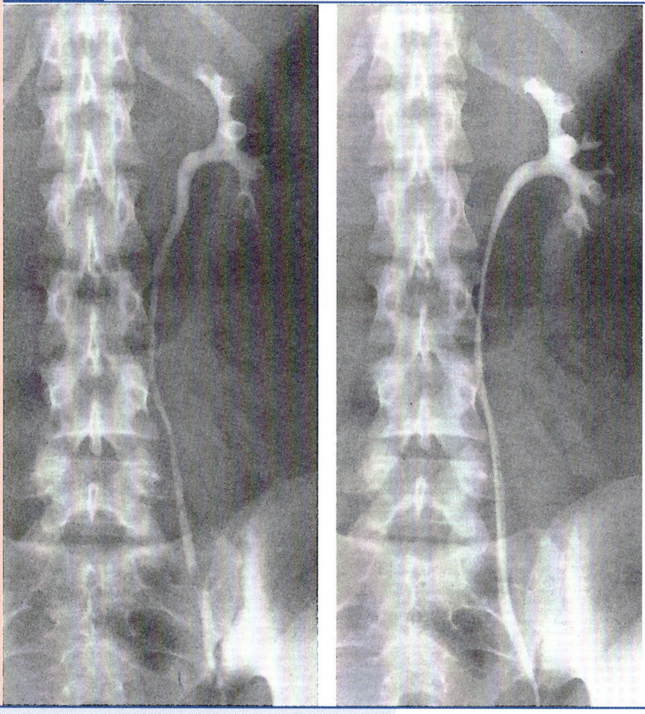

Durch KM-Injektion in einen transvesikal in den linken distalen Ureter eingebrachten Katheter erfolgt die retrograde Kontrastierung des Harnleiters und des Nierenbeckenkelchsystems. Es finden sich keine Einengungen im Bereich der ableitenden Harnwege und keine steinbedingten KM-Aussparungen.

(aus Lange S. Lehratlanten der radiologischen Diagnostik, Bd. Niere und ableitende Harnwege. Stuttgart: Thieme; 1993)

**Beurteilung:** Im Normalfall kommt es zu einer retrograden Kontrastierung des Ureters, wobei das KM ohne erkennbare Obstruktion bis in das Nierenbecken fließt.

**Beurteilung:** Im Normalfall wird der Ureter retrograd bis ins Nierenbecken kontrastiert.

## Miktionszystourethrografie

**Methode:** Die Harnblase wird unter sterilen Bedingungen katheterisiert und vollständig entleert, der gewonnene Urin bakteriologisch untersucht. Über den Katheter wird anschließend die Harnblase mit einer Kontrastmittel-Kochsalzlösung aufgefüllt. Unter Durchleuchtung werden Zielaufnahmen der gefüllten Harnblase angefertigt. Bei älteren Kindern und Erwachsenen wird der Katheter bei subjektivem Vorliegen von Harndrang entfernt, bei Neugeborenen und Kleinkindern ist die Miktion bei liegendem Katheter praktikabler. Während der Miktion erfolgen Aufnahmen der Urethra, der Harnblase und des gesamten Harntraktes.

**Methode:** Die Harnblase wird katheterisiert, entleert und mit KM gefüllt. Unter Durchleuchtung werden Zielaufnahmen angefertigt. Während der Miktion erfolgen Aufnahmen der Urethra, der Harnblase und des gesamten Harntraktes.

**Indikationen:** V. a. Vorliegen eines vesikoureteralen Refluxes oder bei Erkrankungen der Harnröhre. Bei Vorliegen eines Harnwegsinfektes sollte die Untersuchung unterbleiben.

**Indikation:** V. a. vesikoureteralen Reflux oder Erkrankungen der Harnröhre.

**Beurteilung:** Es zeigt sich eine kugelig konfigurierte und glatt begrenzte Harnblase ohne Verlagerung und Pelottierung. Unter Miktion kontrastiert sich eine normal weite Urethra. Die Harnblase entleert sich zügig ohne vermehrte Restharnbildung. Ein KM-Reflux in die Ureteren kommt nicht zur Darstellung (Abb. **B-3.4**).

**Beurteilung:** Unter Miktion kontrastiert sich eine normal weite Urethra. Die Harnblase entleert sich zügig ohne Restharnbildung.
Ein KM-Reflux in die Ureteren besteht nicht.

**B-3.4 Miktionszystourethrografie.**

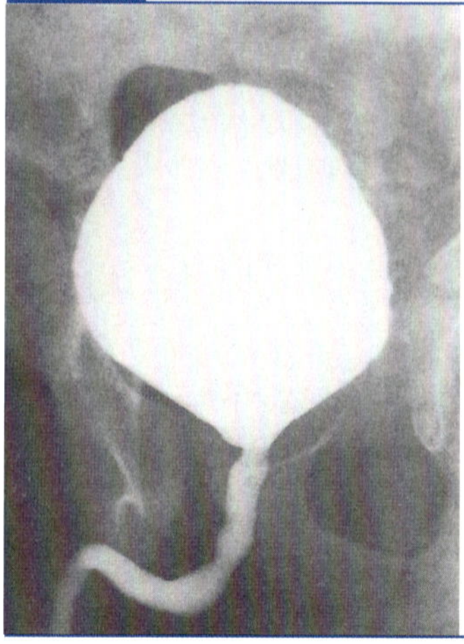

Normalbefund. Die Harnblase des Jungen wurde zuvor über einen Blasenkatheter mit KM gefüllt. Unter der Spontanmiktion kommt es zur regelrechten Kontrastierung der Harnröhre. Ein KM-Reflux in die Ureteren zeigt sich nicht.

B-3.4

## Sonografie

**Methode:** Beide **Nieren** werden in der longitudinalen und transversalen Organachse durchgemustert. Die **Untersuchung** erfolgt in Abhängigkeit von der Nierenlage und evtl. Darmgasüberlagerungen von **ventral, lateral oder dorsal** (Abb. **B-3.5**). Die **Harnblase** kann bei ausreichender Flüssigkeitsfüllung durch suprapubische Schallkopfplatzierung untersucht werden.
Zum Thema farbkodierte Duplexsonografie (S. 597).

**Methode:** Die Untersuchung beider **Nieren** erfolgt von **ventral, lateral oder dorsal** (Abb. **B-3.5**). Die **Harnblase** wird durch suprapubische Schallkopfplatzierung untersucht.
Zur farbkodierten Duplexsonografie (S. 597).

▶ Merke. Ein normaler Ureter ist sonografisch nicht darstellbar. Dilatierte Ureteren lassen sich als tubuläre, echoarme Strukturen abgrenzen. Wegen der störenden Darmgasüberlagerungen ist auch die Beurteilung von erweiterten Ureteren oft auf die proximalen und retrovesikalen Abschnitte begrenzt.

▶ Merke.

**Indikationen:** Bei V. a. Nierenerkrankungen ist die Sonografie die **Erstuntersuchungs- und Screeningmethode der Wahl**. Sie ist das häufigste Untersuchungsverfahren bei der Abklärung von Erkrankungen des Harntraktes. Die farbkodierte Duplexsonografie dient zur Beurteilung der Nierenarterien.

**Indikationen:** Bei V. a. Nieren- und Harnwegserkrankungen ist die Sonografie die **Erstuntersuchungs- und Screeningmethode** der Wahl.

**Beurteilung:** s. Abb. **B-3.5**.

**Beurteilung:** s. Abb. **B-3.5**.

B-3.5

B-3.5 **Sonografischer Normalbefund der rechten Niere.**

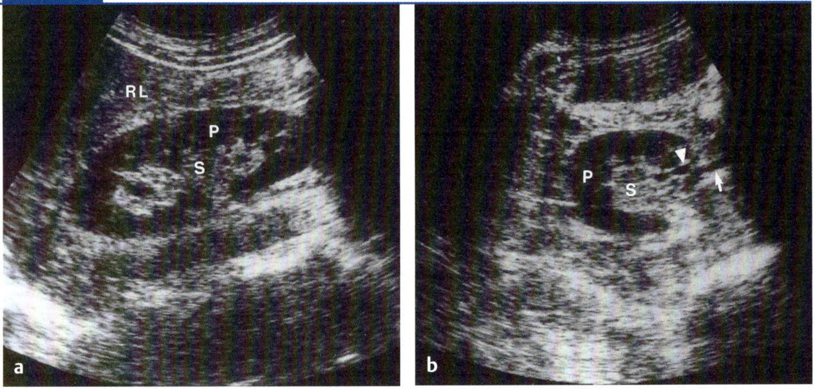


Die Niere stellt sich als bohnenförmiges Organ dar. Die Größe beträgt 13 · 6 · 4 cm. Deutlich kann zwischen dem echoarmen Parenchym und dem reflexreichen Sinus renalis differenziert werden. Die äußeren Organkonturen sind glatt. Im Querschnitt sind die großen Gefäße des Nierenstiels sichtbar.

**a Längsschnitt:** RL rechter Leberlappen, P Nierenparenchym, S Sinus renalis.

**b Querschnitt:** P Nierenparenchym, S Sinus renalis, V. renalis (Pfeilspitze), A. renalis (Pfeil).

**Sonografische Restharnbestimmung:** Der Harnblasendurchmesser wird in allen 3 Ebenen gemessen, woraus das Harnblasenvolumen näherungsweise nach der Formel V = 0,5 · x · y · z bestimmt wird. Restharnmengen bis 50 ml sind normal.

**Sonografische Restharnbestimmung:** Unmittelbar nach vorangegangener Miktion kann das Volumen einer evtl. vorhandenen Restharnmenge bestimmt werden. Dazu wird die Blase bei suprapubischer Schallkopfposition im Transversal- und Longitudinalschnitt dargestellt. Der Harnblasendurchmesser wird in allen 3 Ebenen gemessen, woraus dann das Harnblasenvolumen näherungsweise nach der Formel: V = 0,5 · x · y · z bestimmt wird. Restharnmengen bis 50 ml liegen im Normbereich.

### Computertomografie

**Methode** (S. 85)**:** Nativ lassen sich auch in **Niedrigdosistechnik** Konkremente im Nierenbeckenkelchsystem, den Ureteren und der Harnblase gut erkennen. Nach Kontrastmittelgabe können innerhalb der Niere Rinde, Mark und Sinus renalis abgegrenzt werden (Abb. **B-3.6**). Darmluft und -inhalt führen zu **keinen störenden Bildüberlagerungen.**

## Computertomografie

**Methode** (S. 85)**:** Als Verfahren mit hoher Aussagekraft und geringer Strahlenexposition wird die **Niedrigdosis-CT** von Nieren und ableitenden Harnwegen sehr häufig zur Suche nach Konkrementen durchgeführt. Erst nach KM-Gabe können innerhalb der Nieren die Strukturen der Rinde, des Markes und des Sinus renalis voneinander abgegrenzt werden (Abb. **B-3.6**). Im Gegensatz zu konventionellen Röntgenaufnahmen und der Sonografie führen Darmluft und -inhalt zu **keinen störenden Bildüberlagerungen**. Spätaufnahmen, die meist 10 min nach der Kontrastmittelgabe erfolgen, erleichtern die Abgrenzung von Tumoren im Nierenbeckenkelchsystem, im Bereich der Ureteren und in der Harnblase.

**Indikationen:** Die **native Niedrigdosis-CT** wird bei V. a. Steinleiden eingesetzt. Die kontrastunterstützte CT dient der Abklärung raumfordernder Prozesse des Urogenitaltraktes. Sie zeigt pararenales Gewebe und Nachbarorgane sowie Thrombosen und Aneurysmen.

**Indikationen:** Sehr häufig wird die Nativ-CT zur Suche nach Konkrementen im Bereich der Nieren und der ableitenden Harnwege eingesetzt. Dazu genügt eine Untersuchung in Niedrigdosistechnik. Die CT nach i. v. KM-Gabe ist indiziert zur Abklärung benigner, maligner und entzündlicher Prozesse des Urogenitaltraktes mit raumforderndem Charakter. Sie erlaubt eine Beurteilung des pararenalen Gewebes und der benachbarten Organe sowie die Diagnose von Thrombosen der Nierenvenen und der V. cava inferior oder eines Aortenaneurysmas (Siehe (S. 430).

**Beurteilung:** s. Abb. **B-3.6**.

**Beurteilung:** s. Abb. **B-3.6**.

**B-3.6** CT der Nieren (Normalbefund).

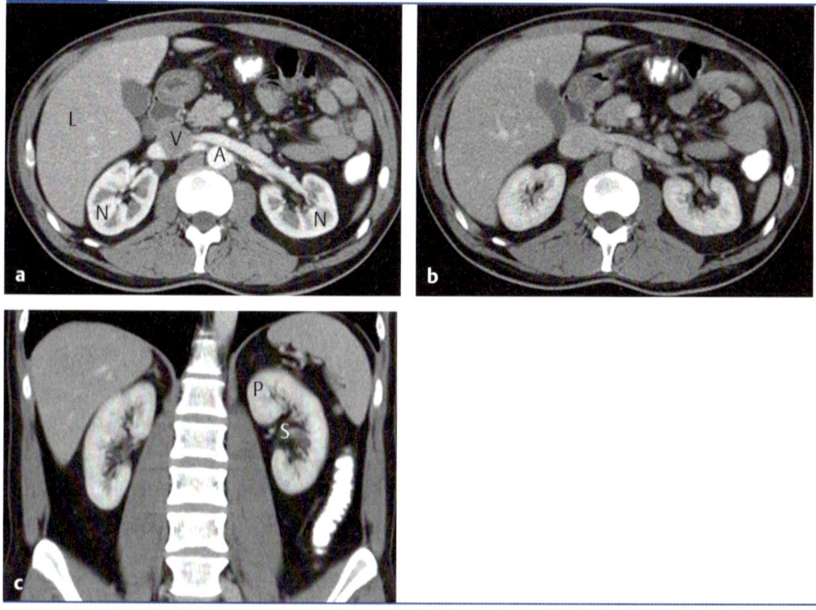


Die CT stellt die Nieren (N) in der Transversalebene (a, b) beidseits der Wirbelsäule dar. Durch die KM-Gabe lassen sich die Gefäße gut abgrenzen.

- **a** CT in der **arteriellen KM-Phase** auf Höhe der Nierenhili. Deutliche Differenzierung zwischen der Nierenrinde und den hypodens abgrenzbaren Markpyramiden. Leber (L), Aorta abdominalis (A), V. cava inf. (V).
- **b** CT in der **venösen KM-Phase** auf gleicher Höhe wie a. Die Dichte von Nierenrinde und Markpyramiden hat sich weitgehend angeglichen.
- **c** In den **koronaren Sekundärrekonstruktionen** ist gut zwischen dem Nierenparenchym (P) und dem Sinus renalis (S) mit dem noch nicht kontrastierten Nierenbeckenkelchystem zu differenzieren.

## Magnetresonanztomografie

**Methode** (S. 92)**:**

**Indikationen:** Die MRT ist indiziert bei tumorösen Raumforderungen der Nieren, deren Dignität in der Sonografie und der CT nicht zweifelsfrei zu klären ist. Hierzu zählen insbesondere die sog. komplizierten, also nicht eindeutig benignen, Nierenzysten. Bei bereits nachgewiesenem Nierentumor erfolgt die MRT zur Ausdehnungsbeurteilung, insbesondere zum Nachweis eines Gefäßeinbruchs oder einer venösen Thrombose. Die MRT ist das Untersuchungsverfahren der Wahl bei kindlichen Tumoren der Nieren und Nebennieren. Tumoren der weiblichen Geschlechtsorgane lassen sich kernspintomografisch am genauesten in ihrer Ausdehnung beurteilen. Gleiches gilt für Raumforderungen der Harnblase und Prostata.

**Beurteilung:** s. Abb. **B-3.7**.

Magnetresonanztomografie

**Methode** (S. 92)**:**

**Indikation:** Tumoröse Raumforderungen der Niere, deren Dignität in der CT unklar ist, z. B. nicht eindeutig benigne Nierenzysten. Ausdehnungsbeurteilung von Nierenkarzinomen, kindlichen Tumoren der Nieren und Nebennieren, Tumoren der weiblichen Geschlechtsorgane, der Harnblase und Prostata.

**Beurteilung:** s. Abb. **B-3.7**.

**B-3.7** MRT der Nieren (Normalbefund).

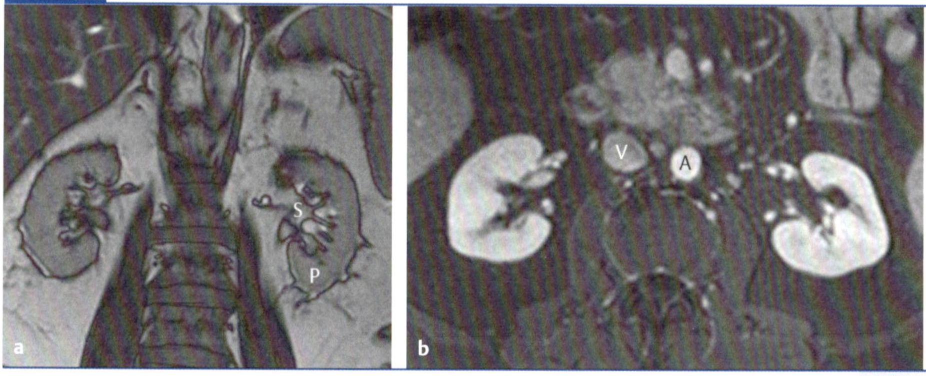


- **a** **Koronares Bild** mit Differenzierung von Parenchym (P) und Sinus renalis (S).
- **b** **Axiales T1-Bild** nach KM-Gabe. Gleichmäßig Kontrastierung des Nierenparenchyms. Aorta abdominalis (A), V. cava inf. (V).

## Angiografie

Siehe (S. 423)

## Kavografie

Siehe Abb. **B-5.46**

## Lymphografie

Siehe (S. 455)

Angiografie

Kavografie

Lymphografie

## Nuklearmedizinische Untersuchungsverfahren

Nuklearmedizinische Untersuchungsverfahren

Grundprinzip ist die Messung der Aktivität von intravenös injizierten, nierengängigen, radioaktiven Substanzen über den Nierenlagern. Heute wird meist $^{99m}$Tc-MAG$_3$ eingesetzt.

Grundprinzip der nuklearmedizinischen Untersuchungsverfahren ist die Messung der Aktivität von intravenös injizierten, nierengängigen, radioaktiven Substanzen über den Nierenlagern (s. u.). Die verwendeten Radiopharmaka werden tubulär sezerniert und unterliegen keiner weiteren Metabolisierung. Als Tracer wird heute ausschließlich $^{99m}$Tc-MAG$_3$ eingesetzt.

▸ Merke.

> **▸ Merke.** Zum Schutz der Schilddrüse gegenüber den Isotopen muss diese zuvor mit Perchlorat blockiert werden.

### Renale Funktionsszintigrafie

Renale Funktionsszintigrafie

**Methode:** Nach i. v.-Injektion von 50–100 MBq $^{99m}$Tc-MAG3 erfolgt die Aktivitätsregistrierung mit einer Gammakamera über der Harntraktregion.

**Indikation:** Seitengetrennte Funktionsbestimmung, Kontrolluntersuchungen bei Transplantatnieren.

**Beurteilung:** In der **Frühphase** (5–60 sec post injectionem) wird die Nierendurchblutung beurteilt. In der **Parenchymphase** (1–3 min p. i.) kommt es zur Aktivitätskonzentration im Kelchsystem. In der **Exkretions- und Entleerungsphase** nimmt die Aktivität über den Nieren ab. Über sog. **Regions of interest** werden Aktivitäts-Zeitkurven verrechnet, die krankheitstypische Veränderungen zeigen können. Mithilfe der **Zeit-Aktivitäts-Kurven** und der **Ganzkörperkurve** werden die Gesamtclearance und seitengetrennte Clearancewerte ermittelt. Erst nach i. v. Injektion von Furosemid ist eine genauere Beurteilung einer eventuellen Harnwegsobstruktion möglich.

**Methode:** Die Nierenfunktion wird mittels dynamischer Sequenzszintigrafie und computergestützter Auswertung qualitativ (visuelle Beurteilung der Szintigramme) und quantitativ (computergestützte Berechnung von Funktionsparametern) erfasst. Nach i. v.-Injektion von 50–100 MBq $^{99m}$Tc-MAG3 erfolgt die fortlaufende Aktivitätsregistrierung mit einer Gammakamera über der Harntraktregion.

**Indikationen:** Seitengetrennte Nierenfunktionsbestimmung, Kontrolluntersuchungen, Harnabflussstörungen und Funktionskontrolle bei Transplantatnieren.

**Beurteilung:** Die normale Nierensequenzszintigrafie zeigt in der **Frühphase** (5–60 sec p. i.; p. i. = post injectionem) eine seitengleiche Aktivitätsanflutung und erlaubt die Beurteilung der Nierendurchblutung. In der **Parenchymphase** (1–3 min p. i.) führen Infarkte oder raumfordernde Prozesse zu Speicherdefekten. Ca. 4–6 min p. i. kommt es zur zunehmenden Aktivitätskonzentration im Nierenbeckenkelchsystem; mit fortschreitendem Abstrom in die Blase nimmt dann die Aktivität über den Nieren ab **(Exkretions- und Entleerungsphase)**. Über ausgewählten Arealen **(Regions of interest)** werden Aktivitäts-Zeitkurven errechnet. Diffuse Parenchymerkrankungen, akute und chronische Abflussbehinderungen sowie Nierenfunktionseinschränkungen führen zu typischen Veränderungen dieser Kurven. Mithilfe der **Zeit-Aktivitäts-Kurven** über den Nieren und der sog. **Ganzkörperkurve** werden nach zweimaliger Blutentnahme und Plasmaaktivitätsbestimmung die Gesamtclearance sowie die seitengetrennten Clearancewerte ermittelt. Die Aktivität wird insgesamt 30 min über den Nieren gemessen. Im Falle einer Abflussbehinderung erfolgt die i. v.-Injektion von 20 mg Furosemid mit anschließend weiterer Messung für 20 min. Erst der Kurvenverlauf nach Furosemidgabe erlaubt die sichere Beurteilung einer eventuellen Harnwegsobstruktion.

### Szintigrafische Refluxmessung

Szintigrafische Refluxmessung

**Methode:** Wird nur noch selten durchgeführt, da sich der vesikoureterale Reflux mit der MCU (S. 289) oder sonografisch nach Blasenfüllung mit einem Ultraschallkontrastmittel besser beurteilen lässt. Eine Refluxmessung kann jedoch nach einer renalen Funktionsszintigrafie angeschlossen werden.

**Indikation:** Vor allem als Kontrolluntersuchung bei Kindern mit gesichertem Reflux.

**Methode:** Eine szintigrafische Refluxprüfung wird heute nur noch selten durchgeführt, da sich der vesikoureterale Reflux mit der Miktionszystourethrografie, MCU (S. 289), oder sonografisch nach Harnblasenfüllung mit einem Ultraschallkontrastmittel besser beurteilen lässt. Eine Refluxprüfung kann jedoch im Anschluss an eine renale Funktionsszintigrafie in Ruhe und unter Miktion durchgeführt werden. Im Falle eines Refluxes kommt es zu einem erneuten Aktivitätsanstieg über den Nieren.

**Indikationen:** Die szintigrafische Refluxmessung wird bei vesikoureteralem Reflux durchgeführt. Dieses Verfahren wird aufgrund der geringen Strahlenbelastung insbesondere als Kontrolluntersuchung bei Kindern mit gesichertem Reflux eingesetzt, sofern dieser nicht sonografisch ausreichend zu beurteilen ist.

## 3.1.2 Leitbefunde – vom radiologischen Befund zur Diagnose

3.1.2 Leitbefunde – vom radiologischen Befund zur Diagnose

Tab. **B-3.1**.

Tab. **B-3.1**.

**B-3.1 Radiologische Leitbefunde**

| Befund | mögliche Ursache | geeignete Methoden (Methode der Wahl steht an 1. Stelle) |
|---|---|---|
| **Niere** | | |
| **beidseitige Nierenvergrößerung** | ▪ bilaterale Hydronephrose | Sonografie, CT |
| | ▪ akute Glomerulonephritis | Sonografie |
| | ▪ Amyloidose | Sonografie, CT |
| | ▪ tubuläre/kortikale Nekrose | Sonografie |
| | ▪ akute interstitielle Nephritis | Sonografie |
| | ▪ Uratnephropathie | Sonografie, CT |
| | ▪ Akromegalie | Sonografie |
| | ▪ Zystennieren | Sonografie, CT |
| | ▪ Lymphom | CT |
| **einseitige Nierenvergrößerung** | ▪ Nierenvenenthrombose | CT, Dupplexsonografie |
| | ▪ Hydronephrose | Sonografie, CT |
| | ▪ akute Pyelonephritis | Sonografie |
| | ▪ benigner Tumor | CT, MRT |
| | ▪ maligner Tumor | CT, MRT, Sonografie |
| | ▪ Abszess | CT, Sonografie |
| | ▪ Zyste | Sonografie, CT, MRT |
| **beidseitig kleine Niere** | ▪ generalisierte Arteriosklerose | Sonografie, Angiografie |
| | ▪ Nephrosklerose | Sonografie |
| | ▪ chronische Glomerulonephritis | Sonografie |
| | ▪ kongenitale Hypoplasie | Sonografie, CT |
| | ▪ Refluxatrophie | MCU, Sonografie |
| | ▪ chronische Pyelonephritis | Sonografie |
| **KM-Anflutung verzögert/vermindert** | ▪ Niereninsuffizienz | i. v.-Urografie oder CT |
| | ▪ Pyelonephritis | |
| | ▪ Nierenabszess | |
| | ▪ obstruktive Uropathie | |
| | ▪ Urolithiasis | |
| | ▪ Zystennieren (Potter II) | |
| | ▪ Niereninfarkt | |
| | ▪ (Arterienstenose) | |
| **Parenchymeinziehungen** | ▪ chronische Pyelonephritis | Sonografie, CT |
| | ▪ Niereninfarkt | Angiografie, CT, Sonografie |
| **lokale Vorwölbung** | ▪ Zyste | Sonografie, CT, MRT |
| | ▪ maligner Tumor | CT, MRT, Sonografie |
| | ▪ benigner Tumor | CT, MRT, Sonografie |
| | ▪ Abszess | CT, Sonografie |
| **Kalkherde** | ▪ Urogenitaltuberkulose | i. v.-Urografie, CT |
| | ▪ Urolithiasis | Sonografie, Niedrigdosis-CT |
| | ▪ Markschwammniere | i. v.-Urografie |
| | ▪ polyzystische Nierenerkrankung vom Erwachsenentyp | Sonografie, CT |

**B-3.1 Radiologische Leitbefunde** (Fortsetzung)

| Befund | mögliche Ursache | geeignete Methoden (Methode der Wahl steht an 1. Stelle) |
|---|---|---|
| **Füllungsdefekte** | ▪ nicht schattengebende Konkremente | Sonografie, Niedrigdosis-CT, i. v.-Urografie |
| | ▪ Zysten | Sonografie, CT, MRT |
| | ▪ Tumoren | CT, MRT, Sonografie |
| **vergrößerter Nierenschatten** | ▪ Nierenzellkarzinom | CT, MRT, Sonografie |
| | ▪ Hydronephrose | Sonografie, Szintigrafie, CT |
| | ▪ akute Pyelonephritis | Sonografie |
| **Rundherd** | ▪ Abszess | Sonografie (echoarm), CT |
| | ▪ Zyste | Sonografie (echofrei, dorsale Schallverstärkung), CT, MRT |
| | ▪ benigne Tumoren | CT, MRT, Sonografie (echoreich) |
| | ▪ Nieren-Ca | CT, MRT, Sonografie (inhomogen) |
| **deformiertes Organ** | ▪ Urogenitaltuberkulose | Sonografie, i. v.-Urografie |
| | ▪ chronische Pyelonephritis | Sonografie |
| **erweitertes Kelchsystem** | ▪ obstruktive Uropathie | Sonografie, CT, Szintigrafie |
| | ▪ Urogenitaltuberkulose | Sonografie, CT |
| **Harnblase** | | |
| **Füllungsdefekte** | ▪ kongenitale Septen | Sonografie |
| | ▪ Ureterozele | i. v.-Urografie, Sonografie |
| | ▪ Endometriose | Sonografie, MRT, CT |
| | ▪ Tumor, Metastase | Sonografie, MRT, CT |
| | ▪ Konkrement | Sonografie, Niedrigdosis-CT |
| | ▪ Luft | CT |
| | ▪ Koagel, Hämatom | CT, Sonografie |
| | ▪ Trauma | Sonografie, CT |
| | ▪ Fremdkörper | Sonografie, CT |
| | ▪ vergrößerte Prostata | Sonografie, CT, MRT |
| | ▪ externe RF Becken | CT, Sonografie |
| | ▪ Blasenfistel | Zystografie |
| **Dilatation** | ▪ Obstruktion Blasenausgang | Zystografie |
| | ▪ Blasenprolaps | Zystografie |
| | ▪ neurogene Blase | neurologische Abklärung |
| | ▪ Diabetes insipidus | endokrinologische Untersuchung |
| **kleine Blase** | ▪ Übergangszell-Karzinom | CT, Zystoskopie, MRT |
| | ▪ Zystitis | Klinik, Labor |
| | ▪ Tuberkulose | Klinik, Labor |
| | ▪ neurogene Blase | neurologische Untersuchung |
| | ▪ „ausgeschaltete“ Blase | klinische Angaben |
| | ▪ Druck von extern | CT |

## 3.1.3 Wichtige Krankheitsbilder – von der Diagnose zum Befund

### Angeborene Fehlbildungen im Kindesalter

Siehe Wichtige Krankheitsbilder (S. 747).

### Pyelonephritis

**▶ Definition.** Durch eine bakterielle Infektion des oberen Harntrakts entsteht eine akute interstitielle Nephritis. Persistiert diese über längere Zeit, kommt es zur narbigen Deformierung des Nierenbeckenkelchsystems und zur Schrumpfung des Nierenparenchyms.

**Klinik, diagnostisches Vorgehen:** Die Diagnose der akuten Pyelonephritis wird in der Regel durch die typische Klinik mit **Fieber, (Klopf-)Schmerzen im Nierenlager** und **Dysurie** bei gleichzeitigem Nachweis von Bakterien und Leukozyten im Urin gestellt.

**Radiologische Diagnostik:** Die Bedeutung der Röntgendiagnostik liegt weniger in der Diagnosestellung als in der **Ursachensuche** bei gehäuft auftretenden Harnwegsinfekten. Bei Kindern lässt sich vielfach eine Anomalie der ableitenden Harnwege nachweisen.

- **Akute Pyelonephritis: Sonografisch** sind die Nieren aufgrund des Begleitödems **leicht vergrößert,** die Echogenität des Parenchyms ist vermindert.
- **Chronische Pyelonephritis:** Charakteristischerweise liegen in der **Ausscheidungsurografie** narbige **Nierenparenchymeinziehungen** in unmittelbarer Nachbarschaft zu den Nierenkelchen vor. Die **Fornices** der Kelche sind **verplumpt** oder keulenförmig deformiert, wobei die Veränderungen auf Schichtaufnahmen am deutlichsten zur Darstellung kommen (Abb. **B-3.8a, b**).
- In **MRT** und **CT** zeigen sich umschriebene Nierenparenchymeinziehungen mit Erweiterung der benachbarten Kelche. Bei einer länger andauernden chronischen Pyelonephritis nimmt die Nierengröße ab, bis als Endzustand eine funktionslose **pyelonephritische Schrumpfniere** vorliegt.

**3.1.3 Wichtige Krankheitsbilder – von der Diagnose zum Befund**

**Angeborene Fehlbildungen im Kindesalter**

**Pyelonephritis**

**▶ Definition.**

**Klinik, diagnostisches Vorgehen:** Typisch sind Fieber, (Klopf-)Schmerzen im Nierenlager und Dysurie.

**Radiologische Diagnostik:** Ihre Bedeutung liegt in der Ursachensuche bei gehäuften Harnwegsinfekten.

- **Akute Pyelonephritis: Sonografisch** sind die Nieren leicht vergrößert.
- **Chronische Pyelonephritis:** In der **Ausscheidungsurografie** liegen narbige **Nierenparenchymeinziehungen** vor. Die **Fornices** der **Kelche** sind verplumpt (Abb. **B-3.8a, b).** Die funktionslose **pyelonephritische Schrumpfniere** liegt als Endzustand einer chronischen Pyelonephritis vor.

**B-3.8 Chronische Pyelonephritis.**

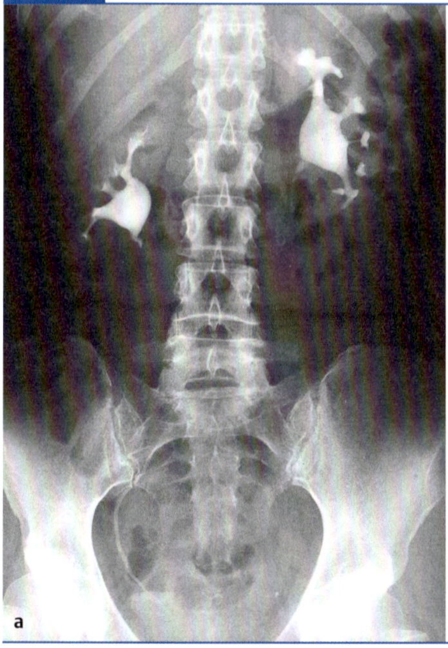


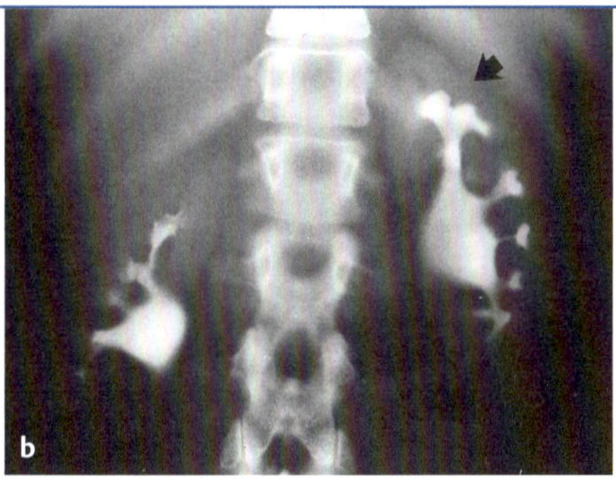


**a** In der Ausscheidungsurografie zeigt die Aufnahme nach 20 min linksseitig in der oberen Nierenhälfte eine Parenchymverschmälerung mit Verplumpung und keulenförmiger Deformierung der benachbarten Kelche.
**b** Das zum gleichen Zeitpunkt angeschlossene Tomogramm verdeutlicht die entzündlich bedingte narbige Nierenkontureinziehung (Pfeil). In der unteren Nierenhälfte sind Parenchymbreite und Kelche normal.

Nierenabszess

► Definition.

## Nierenabszess

► **Definition.** Nierenabszesse entstehen durch eine kanalikulär oder hämatogen eingeschleppte bakterielle Infektion. Häufig begünstigt eine Abwehrschwäche die Abszessbildung.

**Klinik, diagnostisches Vorgehen** (S. 295):

**Radiologische Diagnostik: Sonografisch** stellen sich Abszesse als meist echoarme rundliche intrarenale Raumforderungen dar. In der **CT zeigt sich eine hypodense Raumforderung mit oder ohne randständige Anreicherung** (Abb. **B-3.9**).

**Klinik, diagnostisches Vorgehen** (S. 295):
**Radiologische Diagnostik: Sonografisch** stellen sich Nierenabszesse abhängig vom Reifungsgrad und der Zusammensetzung des Inhaltes als echoarme, selten auch echoreiche, rundliche intrarenale Raumforderungen dar. In der **CT** kontrastiert sich die betroffene Niere häufig insgesamt geringer. Der Abszess ist als hypodense Raumforderung abgrenzbar, wobei bei längerer Erkrankungsdauer die Abszesswand ringförmig anreichern kann (Abb. **B-3.9**).

**B-3.9** **CT einer linksseitigen Pyelonephritis mit beginnender Abszedierung.**

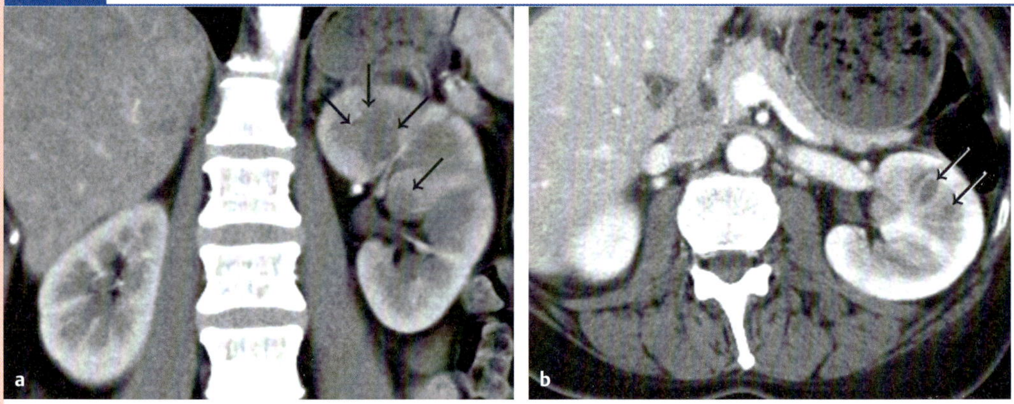


**a** **Koronare Ebene:** Deutliche Vergrößerung der linken Niere. Die hauptsächlich betroffenen Nierenbezirke im oberen und mittleren Drittel reichern wegen der Funktionsstörung des Parenchyms das KM verzögert an (Pfeile).
**b** **Axiale Ebene:** Innerhalb der vermindert kontrastiert zur Darstellung kommenden Parenchymbezirke lassen sich zwei rundliche hypodense Bezirke mit randständigem Enhancement abgrenzen (Pfeile). Dieser Befund spricht für eine beginnende Abszedierung.

Urogenitaltuberkulose

► Definition.

## Urogenitaltuberkulose

► **Definition.** Hämatogene Infektion beider Nieren (meist der Nierenrinde, bevorzugt in der Papillen-Mark-Region) durch Mycobacterium tuberculosis, meist ausgehend von einer Lungentuberkulose (S. 214). Die Nierentuberkulose ist häufig mit einer Tuberkulose der Ureteren, der Harnblase und der Genitalorgane vergesellschaftet **(Urogenitaltuberkulose)**. Durch fibröse Reaktionen entstehen besonders in den distalen Harnleiterabschnitten Stenosen. Die Erkrankung ist heute in den entwickelten Ländern eine Rarität.

Entzündliche Einschmelzungen des Parenchyms führen zu **Markkavernen** und Schrumpfung der Kelche. Im Endstadium liegt eine **tuberkulotische Schrumpfniere** oder eine **Mörtel- oder Kittniere** vor.

Entzündliche Einschmelzungen des befallenen Nierenparenchyms führen zu **Markkavernen** und Papillenerosionen. Sekundär gelangen damit Tuberkelbakterien in das Hohlraumsystem. Die dort fortschreitende Entzündung führt zur Schrumpfung der Kelche, das Nierenparenchym fibrosiert und verkalkt. Im Endstadium liegt eine **tuberkulotische Schrumpfniere** oder eine verkalkte Pyonephrose (**Mörtel- oder Kittniere**) vor.

Obstruktive Uropathie

► Synonym.

► Definition.

## Obstruktive Uropathie

► **Synonym.** Harnstauung

► **Definition.** Eine Harnstauung entsteht, wenn infolge eines Abflusshindernisses in den ableitenden Harnwegen die von den Nieren produzierte Harnmenge nicht im selben Ausmaß abfließen kann. Die daraus resultierende Druckerhöhung führt zur Dilatation der vorgeschalteten Harnwege und im weiteren Verlauf zur Nierenfunktionseinschränkung.

**B-3.10 Harnabflussstörungen.**

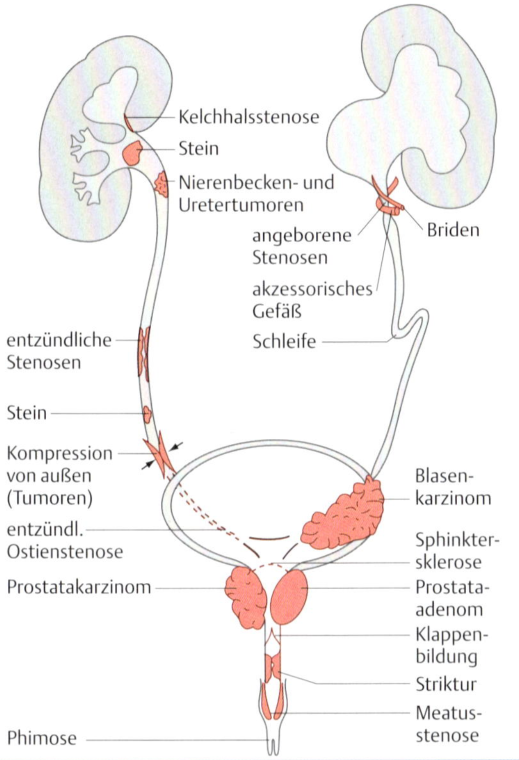


Zusammengefasste Darstellung möglicher Ursachen.

(aus Bücheler E, Lackner KJ, Thelen M. Einführung in die Radiologie. Stuttgart: Thieme; 2005, nach Alken und Sökeland)

B-3.10

Häufige **Ursachen** einer Harnstauung sind Harnleitersteine, aber auch Tumoren der Blase und der Harnwege, Prostatatumoren (S. 315), Strikturen, Stenosen des Ureterabgangs, neurologische Erkrankungen (z. B. Querschnittslähmung) oder ein Morbus Ormond, d. h. eine retroperitoneale Fibrose (S. 334), kommen infrage.
Je nach Sitz des Hindernisses liegt die Harnstauung ein- oder beidseitig vor (Abb. **B-3.10**). Es kommt zur Ausbildung einer **Hydrokalix** (dilatierte Kelchgruppe), einer **Hydronephrose** (dilatiertes Nierenbeckenkelchsystem) oder eines **Hydroureters** (dilatierter Harnleiter).
Die Harnstauung wird in eine **akute** und eine **chronische Form** unterteilt. Die akute Harnstauungsniere ist nach Beseitigung der Ursache reversibel. Jede länger andauernde Abflussbehinderung führt jedoch zur Entstehung einer chronischen Harnstauungsniere. Durch den erhöhten Druck im Hohlraumsystem kommt es zur zunehmenden **Atrophie des angrenzenden Parenchyms**.

Häufige **Ursachen** sind Harnleitersteine, Tumoren von Blase, Harnwegen oder Prostata, Strikturen, Stenosen des Ureterabgangs, Querschnittslähmung oder ein Morbus Ormond.
Die Harnstauung kann ein- oder beidseitig vorliegen (Abb. **B-3.10**). Mögliche Folgen sind **Hydrokalix, Hydronephrose** oder **Hydroureter.**
Die Harnstauung wird in die **akute** und die **chronische** Form unterteilt. Die akute Form ist reversibel, die chronische führt zur **Atrophie des angrenzenden Parenchyms**.

▸ **Merke.** Den Endzustand einer chronischen Harnstauung mit sackförmig erweitertem Nierenbeckenkelchsystem und hochgradig verschmälertem Parenchymmantel bezeichnet man als **Hydronephrose (Sackniere).**

▸ Merke.

**Diagnostisches Vorgehen:** Meist wird die Sonografie als erstes diagnostisches Verfahren zur weiteren Abklärung einer Harnstauung eingesetzt.

**Diagnostisches Vorgehen:** Erstuntersuchungsverfahren der Wahl ist die Sonografie.

**Radiologische Diagnostik (Abb. B-3.11): Sonografisch** bilden sich erweiterte Kelche als echofreie Areale im Sinus renalis ab, das Nierenbeckenkelchsystem wirkt aufgespreizt. Bei einer chronischen Harnstauung ist der Parenchymsaum verschmälert (Abb. **B-3.11**).
In der **Ausscheidungsurografie** ist die Kontrastierung der Nieren auf der betroffenen Seite meist verzögert. Eine ausreichende Kontrastierung des Hohlraumsystems ist dann erst auf Spätaufnahmen (1–24 h) zu erzielen. Das Nierenbeckenkelchsystem ist erweitert, die Kelche sind verplumpt. Ureteranteile vor dem Abflusshindernis weisen ebenfalls eine Erweiterung auf.
Im Falle der Steinsuche mit einer **nativen Niedrigdosis-CT** lässt sich das Ausmaß einer Abflussbehinderung orientierend beurteilen. In der **CT nach i. v.-KM-Gabe** imponiert das erweiterte Nierenbeckenkelchsystem als **hypodense Zone** mit wasseräquivalenten Dichtewerten innerhalb des Sinus renalis. Das Ausmaß einer mäßiggradigen Stauung kann mit der CT im Vergleich zur Sonografie gelegentlich unterschätzt werden.

**Radiologische Diagnostik: Sonografisch** bilden sich erweiterte Kelche ab. Bei einer chronischen Stauung ist der Parenchymsaum verschmälert (Abb. **B-3.11**).
In der **Ausscheidungsurografie** ist eine ausreichende Kontrastierung des Hohlraumsystems erst auf Spätaufnahmen zu erzielen.
In der **CT** imponiert das erweiterte Nierenbeckenkelchsystem als **hypodense Zone** innerhalb des Sinus renalis.
In der **Nierenfunktionsszintigrafie** zeigt sich ein verzögerter Aktivitätsabfall in der Exkretionsphase. Die Szintigrafie mit Gabe von Lasix ermöglicht die Unterscheidung zwischen einer funktionellen Abflussbehinderung und einer echten Obstruktion.

⊙ B-3.11 **Harnstauung.**

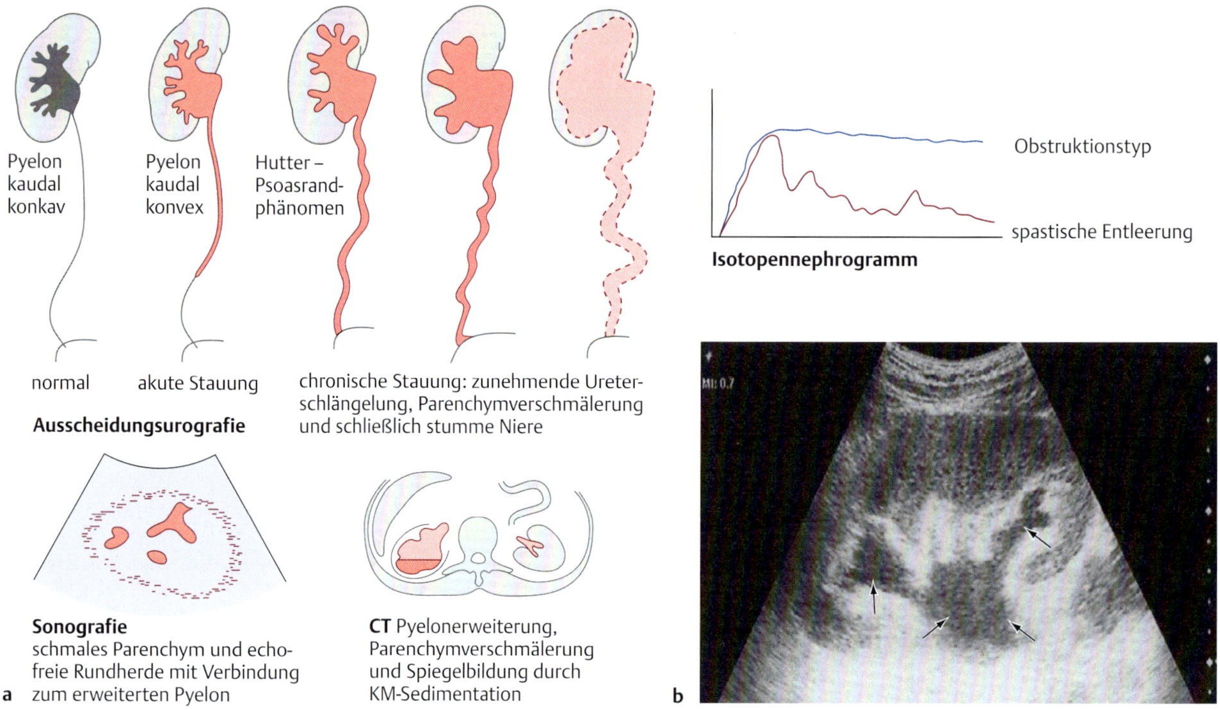


**a** Schematisch zusammengefasste Darstellung der bildgebenden und nuklearmedizinischen Diagnostik.
**b** Sonografie der rechten Niere bei Harnstauung (Längsschnitt): Innerhalb des echoreichen Sinus renalis kommt das erweiterte Nierenbeckenkelchsystem echofrei zur Darstellung (Pfeile). Eine druckbedingte Parenchymatrophie liegt nicht vor.

Das KM sedimentiert innerhalb des dilatierten Nierenbeckenkelchsystems und führt zu Spiegelbildungen. Der umgebende Parenchymmantel ist auf den Querschnittbildern exakt beurteilbar und kommt bei chronischer Stauung verschmälert zur Darstellung. Ein dilatierter Ureter ist auch bei geringer oder fehlender Kontrastierung meist als rundliche, wasserdichte Struktur bis zum obstruierenden Hindernis verfolgbar.
In der **Nierenfunktionsszintigrafie** wird das Nuklid verzögert ausgeschieden, so dass in der Exkretionsphase ein verzögerter Aktivitätsabfall zu verzeichnen ist. Insbesondere bei leichten Hohlraumsystemerweiterungen ermöglicht die Szintigrafie mit Gabe von Lasix die Unterscheidung zwischen einer funktionellen Abflussbehinderung und einer echten Obstruktion.

Urolithiasis

## Urolithiasis

► Definition.

► **Definition.** Harnwegskonkremente bestehen aus Mineralien und organischen Substanzen. Sie entstehen meist im Nierenbeckenkelchsystem und treten einzeln oder multipel, einseitig oder doppelseitig in den Kelchen, im Nierenbecken, den Ureteren und der Harnblase auf. Seltener kommen intraparenchymatös gelegene Papillensteine vor.

**Klinik:** Beschwerdefreiheit, diskrete lumbale Schmerzen, aber auch schwere Koliken bei Steinabgang sind möglich.

**Klinik:** Die Symptome sind vielfältig. Völlige Beschwerdefreiheit, diskrete lumbale Schmerzen, aber auch schwere Koliken bei Steinabgang sind möglich. Steine der ableitenden Harnwege führen regelmäßig zur Hämaturie.

► Merke.

► **Merke.** Ca. 80 % der Steine sind kalkdicht und damit auf der Abdomenübersicht schattengebend (Kalziumoxalat-, Magnesiumphosphat- und Kalziumphosphatsteine). In 20 % liegen übersichtsradiologisch nicht schattengebende Konkremente (Harnsäure- und Cystinsteine) vor. In der CT sind alle Konkremente hyperdens.

**Diagnostisches Vorgehen:**

**Radiologische Diagnostik:** Bei Erstmanifestation eines Harnsteines erfolgt die laborchemische Bestimmung von Kalzium, Phosphat, Kreatinin, Harnsäure i. S., Urin-pH, Urinstatus und -sediment sowie die mikrobiologische Untersuchung des Harns, außerdem die Durchführung einer **Sonografie**. Konkremente im Nierenbecken oder in den Nierenkelchen lassen sich durch ihre hohe Echogenität mit dorsalem Schallschatten gut nachweisen (Abb. **B-3.12**). Ein obstruierender Harnleiterstein führt zur sonografisch sichtbaren Harnstauung mit Nierenbeckenkelchsystemerweiterung. Das Harnleiterkonkrement selbst ist sonografisch nur in Ausnahmefällen sichtbar.
Nieren- und Harnleitersteine lassen sich gleichermaßen gut mit der nativen **Niedrigdosis-CT** darstellen (Abb. **B-3.13**). Auch das Ausmaß einer eventuell begleitenden Abflussbehinderung ist erkennbar. Nur größere schattengebende Konkremente sind auf der Abdomenübersichtsaufnahme gut zu sehen.

**Abdomenleeraufnahme** und **Ausscheidungsurografie** sind nur noch selten notwendig. **Konkremente** führen dann zu **Füllungsdefekten** im kontrastierten Hohlraumsystem. Harnblasensteine führen zu Kalkschatten im kleinen Becken. Die Aufnahmen nach KM-Gabe geben Aufschluss über das Ausmaß der Abflussbehinderung, die vor allem bei Uretersteinen zu erwarten ist (Abb. **B-3.14**). Harnleitersteine mit höhergradigen Abflussbehinderungen führen zu einer Funktionseinschränkung der betroffenen Niere. In diesen Fällen kommt es erst auf **Spätaufnahmen** zu einer ausreichenden Kontrastierung des Hohlraumsystems, welches oberhalb des Konkrementes dilatiert ist.
Bei unzureichender Steinlokalisation hilft die **retrograde Ureteropyelografie** (S. 288) weiter. Durch die direkte KM-Injektion in den Harnleiter lassen sich Obstruktionshindernisse vor allem bei eingeschränkter Nierenfunktion besser lokalisieren. In gleicher Sitzung besteht die Möglichkeit, über das Zystoskop eine Schlinge zur Steinextraktion in den Harnleiter einzubringen.

**Diagnostisches Vorgehen:**
**Radiologische Diagnostik:** Harnuntersuchung und Sonografie. Nierensteine sind in der **Sonografie** gut nachweisbar (Abb. **B-3.12**). Bei obstruierenden Harnleitersteinen zeigt sich sonografisch der **Harnstau**. Der Stein selbst ist häufig nicht sichtbar. Konkremente der ableitenden Harnwege lassen sich unabhängig von ihrer Lokalisation zuverlässig mit einer nativen **Niedrigdosis-CT** nachweisen (Abb. **B-3.13**).

**Abdomenübersichtsaufnahme** oder **Ausscheidungsurografie** werden nur noch selten durchgeführt. Im Nierenbeckenkelchsystem führen die Konkremente dann zu einem **Füllungsdefekt.** Harnleitersteine führen zur Obstruktion (Abb. **B-3.14**). Ist die Nierenfunktion obstruktionsbedingt vermindert kommt es erst auf **Spätaufnahmen** zur ausreichenden Kontrastierung des Hohlraumsystems, das oberhalb des Konkrementes dilatiert ist.
Bei unzureichender Steinlokalisation hilft die **retrograde Ureteropyelografie** (S. 288) weiter. In gleicher Sitzung kann über das Zystoskop eine Schlinge zur Steinextraktion in den Harnleiter eingebracht werden.

**B-3.12 Nierenstein links.**

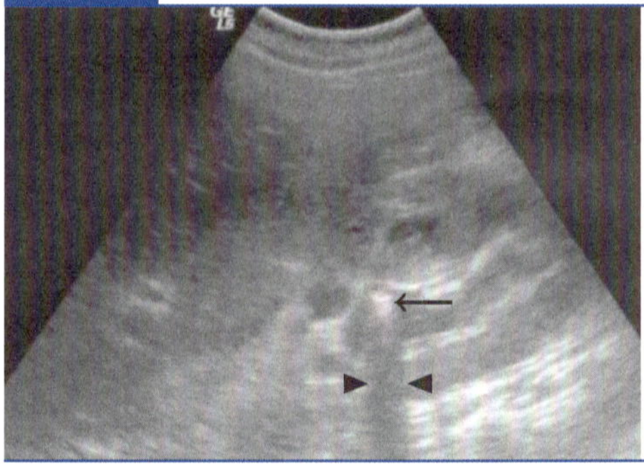

Sonografisch zeigt sich im Sinus renalis ein reflexreiches Konkrement (Pfeil) mit dorsalem Schallschatten (Pfeilspitzen). Eine begleitende Harnstauung liegt nicht vor.

B-3.12

**B-3.13 Niedrigdosis-CT bei Urolithiasis.**

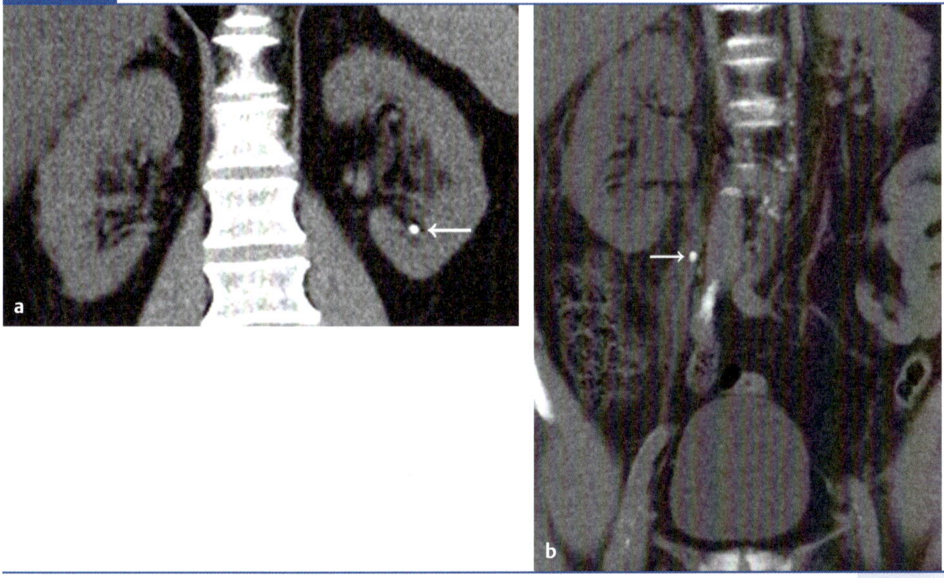


**a** Kleiner Stein in einer unteren Kelchgruppe der linken Niere (Pfeil).
**b** Rechtsseitiges Ureterkonkrement mit vorgeschalteter Harnstauung (Pfeil). Das rechte Nierenbeckenkelchsystem ist mittelgradig erweitert.

B-3.14

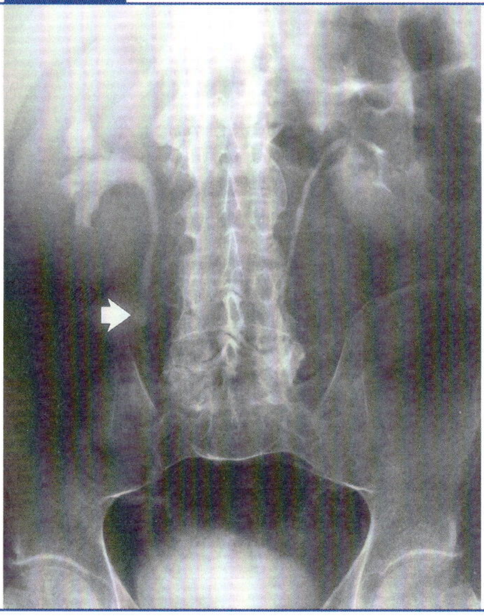

**B-3.14 Harnstauung durch Harnleiterstein.**

Im mittleren Anteil des rechten Ureters zeigt sich 20 min nach KM-Gabe ein röntgendichter Harnleiterstein (Pfeil). Das Nierenbeckenkelchsystem und der oberhalb des Konkrementes gelegene Ureterabschnitt sind im Vergleich zur gesunden Gegenseite mäßiggradig erweitert.

Zystische Nierenerkrankungen

Markschwammniere

▶ Definition.

## Zystische Nierenerkrankungen

### Markschwammniere

▶ **Definition.** Die Markschwammniere ist eine nicht erbliche Form angeborener zystischer Fehlbildungen der Niere. Sie ist durch das Auftreten erweiterter Sammelrohre und kleiner Zysten gekennzeichnet, die oft mit den Sammelrohren in Verbindung stehen. Diese Veränderungen betreffen nur das Nierenmark und geben ihm ein schwammiges Aussehen. Innerhalb der ektatischen Sammelrohre lagert sich Kalk ab.

**Klinik:** Viele Patienten leiden an einer Hyperkalziurie mit Steinbildung und **Nephrokalzinose** (Ablagerung von Kalksalzen im Nierengewebe).

**Klinik:** Viele der Patienten leiden an einer Hyperkalziurie (erhöhte Kalziumausscheidung im Urin). Aufgrund dieser Hyperkalziurie bei renal tubulärer Azidose bilden sich in den erweiterten Sammelrohren sowie in den Zysten Steine (Konkremente), die aus Kalziumoxalat und/oder Kalziumphosphat bestehen. Die Folge ist eine **Nephrokalzinose** (Ablagerung von Kalksalzen im Nierengewebe).

**Diagnostisches Vorgehen:** Meist Zufallsbefund.

**Diagnostisches Vorgehen:** Bei fehlender klinischer Symptomatik wird diese Anomalie meist zufällig entdeckt.

**Radiologische Diagnostik:** In der **Ausscheidungsurografie** zeigen sich in den **Markkegeln gruppierte stecknadelkopfgroße Kalkherde. Sonografisch** finden sich aufgrund der Kalkansammlungen in den Sammelröhrchen echoreiche Pyramiden (Abb. **B-3.15**).

**Radiologische Diagnostik:** In der **Ausscheidungsurografie** zeigen sich nativdiagnostisch im Bereich der **Markkegel gruppierte stecknadelkopfgroße Kalkherde**. Nach KM-Gabe bilden sich die ektatischen Sammelröhrchen fächer- oder traubenförmig in der Markregion ab. **Sonografisch** finden sich aufgrund der Kalkansammlungen in den Sammelröhrchen echoreiche Pyramiden. Wegen der geringen Größe der Verkalkungen verursachen sie meist keine Schallschatten (Abb. **B-3.15**).

**B-3.15 Markschwammniere.**

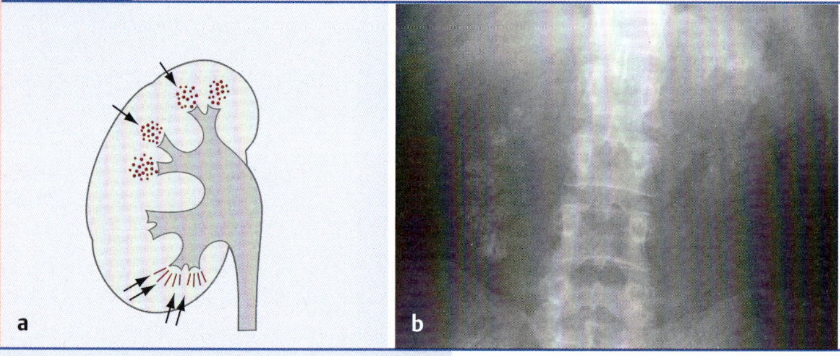


**a** Bei der Ausscheidungsurografie zeigen sich nativdiagnostisch papillennahe Kalkherde (Pfeile). Nach KM-Gabe kontrastieren sich fächerförmig angeordnete ektatische Sammelröhrchen (Doppelpfeil).
**b** Die Schichtaufnahme (Zonografie) der Nieren zeigt beidseits multiple Kalkherde die in den papillennahen Markpyramiden lokalisiert sind.

(Teilabb. b aus Straub M. Steinartspezifische Konzepte. In: Jocham D, Miller K. Praxis der Urologie. Stuttgart: Thieme; 2007)

## Infantile polyzystische Nierendegeneration

► **Synonym.** autosomal-rezessive Zystennierenerkrankung, ARPKD

**Klinik:** Bereits beim Säugling sind beide Nieren deutlich vergrößert und mit **multiplen kleinsten Zysten** durchsetzt. Die Erkrankung ist oft mit zystisch erweiterten Gallengängen und einer Leberfibrose vergesellschaftet. Bei gleichzeitiger Lungenhypoplasie ist die Erkrankung meist bereits in den ersten Lebenstagen letal.

**Radiologische Diagnostik:** Einzelne Zysten können aufgrund ihres geringen Durchmessers weder sonografisch noch computertomografisch abgegrenzt werden. Bei bilateral vergrößerten Nieren stellt sich **sonografisch** das Nierenparenchym echoreich und inhomogen dar (**Pfeffer- und Salz-Muster**). Gleichzeitig findet sich eine periportale Leberfibrose.

Infantile polyzystische Nierendegeneration

► Synonym.

**Klinik:** Bereits beim Säugling sind beide Nieren vergrößert und mit **multiplen kleinsten Zysten durchsetzt.** Bei gleichzeitiger Lungenhypoplasie ist die Erkrankung meist in den ersten Lebenstagen letal.

**Radiologische Diagnostik: Die Erkrankung wird sonografisch erkannt. Die vergrößerten Nieren zeigen ein** inhomogen echoreiches Parenchymbild, das sog. **Pfeffer- und Salz-Muster**.

## Multizystische Nierendysplasie

**Klinik:** Diese nicht erbliche, meist einseitig auftretende Nierenfehlbildung ist nach der Hydronephrose die häufigste Form einer einseitigen Nierenvergrößerung der ersten Lebenswoche (Abb. **B-3.16**). Man nimmt an, dass diese Nierenfehlbildung Folge einer frühzeitig intrauterinen Atresie oder Obstruktion des Ureters ist.

**Radiologische Diagnostik:** Die Erkrankung wird meist zufällig bei einer Sonografie entdeckt. Falls die Differenzierung von einer Hydronephrose sonografisch nicht gelingt, kann diese szintigrafisch erfolgen, da eine multizystisch dysplastische Niere keine Funktion aufweist.

Multizystische Nierendysplasie

**Klinik:** Diese nicht erbliche, meist einseitige Fehlbildung ist wahrscheinlich Folge einer frühzeitig intrauterin aufgetretenen Harnwegsobstruktion.

**Radiologische Diagnostik:** Meist Zufallsbefund. Die multizystisch dysplastische Niere weist keine Funktion auf.

**B-3.16 Sonografischer Befund bei multizystischer Nierendysplasie.**

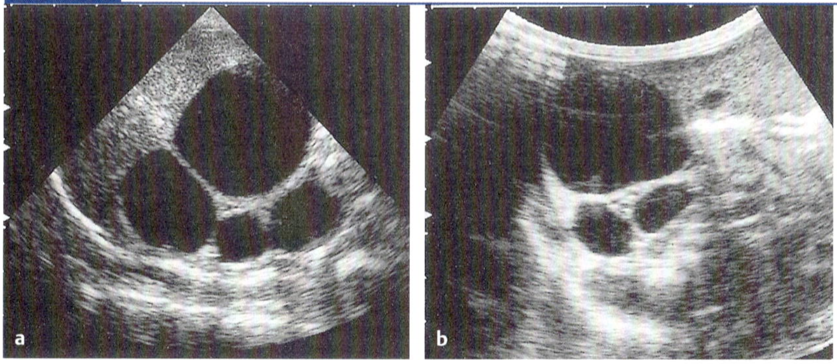


**a** Längsschnitt der rechten Niere. Vergrößertes von Zysten durchsetztes Organ.
**b** Querschnitt der rechten Niere mit unterschiedlich großen Zysten und fehlendem Parenchymsaum.

B-3.16

## Adulte Form der Zystennieren

► **Synonym.** autosomal-dominante Zystennierenerkrankung, ADPKD

► **Definition.** Dieses autosomal-dominant erbliche Leiden beider Nieren führt zu einer fortschreitenden **Durchsetzung beider Nieren mit multiplen unterschiedlich großen Zysten.**

Adulte Form der Zystennieren

► Synonym.

► Definition.

**Klinik:** Während erste Zysten bereits im Kindesalter entstehen, manifestiert sich die Erkrankung meist ab dem 3. Lebensjahrzehnt durch eine **fortschreitende Niereninsuffizienz**. Häufig bestehen gleichzeitig **Zysten in der Leber und im Pankreas** sowie **Hirnbasisarterienaneurysmen**. Klinische Symptome sind Hypertension, Flankenschmerz und Hämaturie sowie Zeichen einer fortschreitenden Niereninsuffizienz.

**Radiologische Diagnostik:** Eine Ausscheidungsurografie ist bei Zystennieren nicht indiziert. **Sonografisch** und **computertomografisch** zeigen sich in unterschiedlichem Ausmaß vergrößerte Nieren, die von multiplen Zysten durchsetzt sind (Abb. **B-3.17**).

**Klinik:** Ab dem 3. Lebensjahrzehnt zeigt sich **fortschreitende Niereninsuffizienz.** Häufig bestehen gleichzeitig **Leber- und Pankreaszysten** sowie **Hirnbasisarterienaneurysmen.**

**Radiologische Diagnostik: Sonografisch** und im **CT** zeigen sich multiple Zysten innerhalb der deutlich vergrößerten Nieren (Abb. **B-3.17**).

**B-3.17 Adulte Form der polyzystischen Nierendegeneration.**

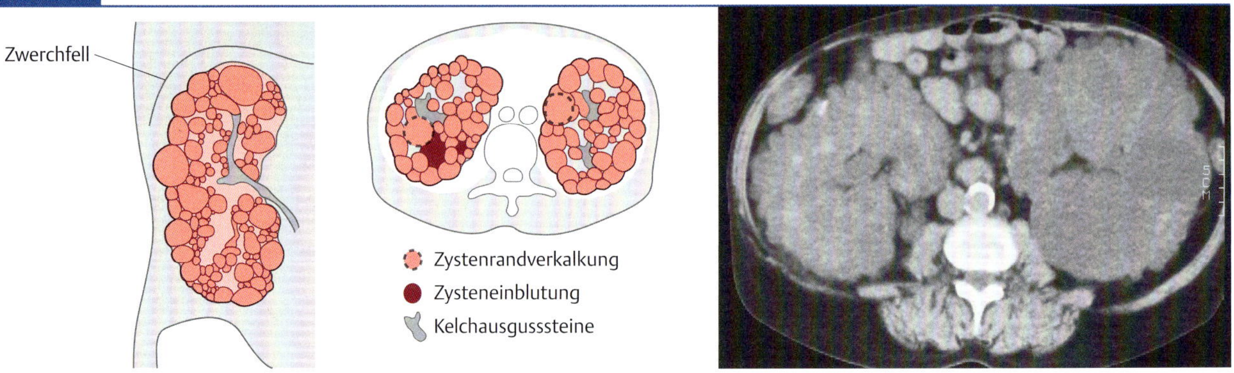


**a** Innerhalb der deutlich vergrößerten Nieren lassen sich sonografisch und computertomografisch multiple Zysten nachweisen.

**b** In der CT sind teilweise Zystenverkalkungen oder -einblutungen und eine ausgeprägte beidseitige Organvergrößerung zu erkennen. Die Nieren sind mit zahlreichen unterschiedlich großen Zysten durchsetzt. Die Darmschlingen liegen zusammengedrängt im Mittelbauch. Nebenbefundlich zeigt sich eine sichelförmige Verkalkung der Aorta abdominalis.

## Nierenzysten

▶ Definition.

▶ **Definition.** Es handelt sich um flüssigkeitsgefüllte Hohlräume, die von einer dünnen Kapsel umgeben sind. Die meisten Zysten befinden sich im Nierenparenchym. In der Nachbarschaft des Nierenbeckens gelegene Zysten werden als **parapelvine Zysten** bezeichnet.

**Klinik:** Solitäre Nierenzysten sind besonders im fortgeschrittenen Alter häufig.

**Klinik:** Solitäre Nierenzysten sind eine der häufigsten Veränderungen der Nieren. Insbesondere im fortgeschrittenen Lebensalter werden sie bei bis zu 50 % der Bevölkerung diagnostiziert.

▶ Definition.

▶ **Definition.** In der Regel sind solitäre Nierenzysten asymptomatisch. Sie werden oft als Zufallsbefund diagnostiziert und bedürfen meist keiner Therapie.

Mögliche **Komplikationen** sind selten.

Mögliche **Komplikationen** durch Nierenzysten wie Abflussbehinderungen durch Verlagerung oder Kompression des Nierenbeckenkelchsystems sind selten. Zysteneinblutungen und maligne Entartungen stellen eine Rarität dar.

**Radiologische Diagnostik: Sonografisch** imponieren Zysten als **echofreie, glatt berandete** Raumforderungen mit **dorsaler Schallverstärkung** (Abb. **B-3.18a**).

**Radiologische Diagnostik: Sonografisch** imponieren Zysten als rundliche, **echofreie** und **glatt berandete** Raumforderungen. **Dorsal** kommt es aufgrund der hohen Schalldurchlässigkeit zur typischen **Schallverstärkung** (Abb. **B-3.18a**).

▶ Definition.

▶ **Definition.** Unregelmäßige Wandverdickungen sind verdächtig auf eine maligne Entartung.

In der **Urografie** zeigen sich Zysten indirekt durch bogige Verlagerung und Kompression des Kelchsystems.
In der **CT** sind Zysten **rundlich konfiguriert** und **glatt berandet.** Die wasseräquivalenten Dichtewerte liegen bei 0 HE (Abb. **B-3.18b**). Zysteneinblutungen führen zu erhöhten Dichtewerten (40–60 HE).
In der **MRT** sind Zysten als glatt begrenzte flüssigkeitsisointendes Raumforderungen sichtbar (Abb. **B-3.18c**). Die MRT hilft insbesondere bei der **Abgrenzung der harmlosen Nierenzysten gegenüber zystischen Nierentumoren.**

Nierenzysten zeigen sich in der **Urografie** meist indirekt durch ihre raumfordernde Wirkung mit bogiger Verlagerung und Kompression des Nierenbeckenkelchsystems. Die seltenen Zystenwandverkalkungen lassen sich bereits auf der Leeraufnahme abgrenzen.
In der **CT** sind Zysten **rundlich konfiguriert** und **glatt berandet**. Die wasseräquivalenten Dichtewerte liegen bei 0 HE (Abb. **B-3.18b**). Zysteneinblutungen führen zu erhöhten Dichtewerten (40–60 HE).
Die weitere Abklärung von renalen Raumforderungen, die sono- oder computertomografisch nicht eindeutig einer Zyste zuzuordnen sind, erfolgt zunehmend mittels **MRT**. Harmlose Zysten stellen sich als flüssigkeitsisointense glatt begrenzte Raumforderungen dar (Abb. **B-3.18c**). Als **potenziell maligne** Zeichen von Zysten gelten:
- inhomogene Signalintensität des Zysteninhalts
- irreguläre Wandbegrenzung
- dickere oder körnige Verkalkungen
- Kontrastmittelanreicherung
- breite Septen (Abb. **B-3.19**).

**Die Bewertung der Nierenzysten erfolgt nach der Bosniak-Klassifikation** (Tab. **B-3.2**).

Die Einteilung der Nierenzysten erfolgt nach der **Bosniak-Klassifikation** (Tab. **B-3.2**).

**B-3.18 Nierenzysten.**

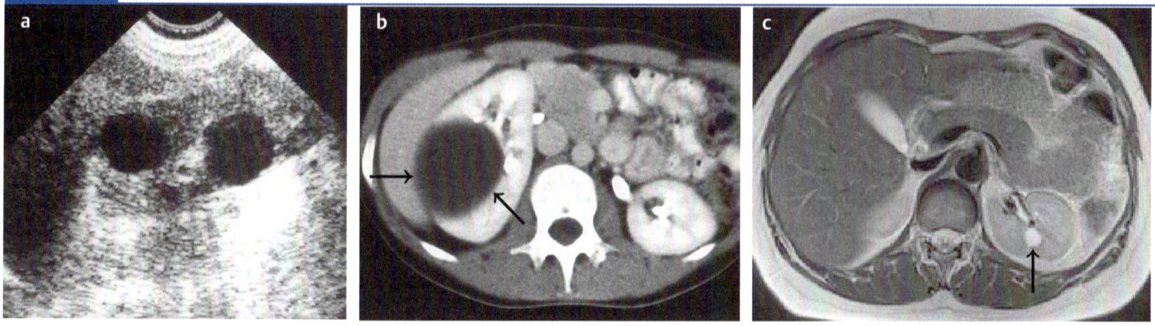

**a Sonografisch** kommen zwei echofreie Nierenzysten zur Darstellung. Typisch ist die relative Schallverstärkung hinter den Zysten, da diese die Schallenergie weniger als das benachbarte Nierenparenchym reflektieren.
**b** In der **CT** imponiert die abgebildete solitäre rechtsseitige Nierenzyste als glatt berandete Raumforderung bei Dichtewerten um 0 HE als wasserisodens. Gut erkennbar ist die Verdrängung der benachbarten Anteile des Nierenparenchyms und des Nierenbeckenkelchsystems.
**c** In der **MRT** zeigt sich die linksseitige Nierenzyste (Pfeil) als flüssigkeitsisointense, glatt begrenzte Raumforderung.

**B-3.19 Komplizierte Zysten im CT.**

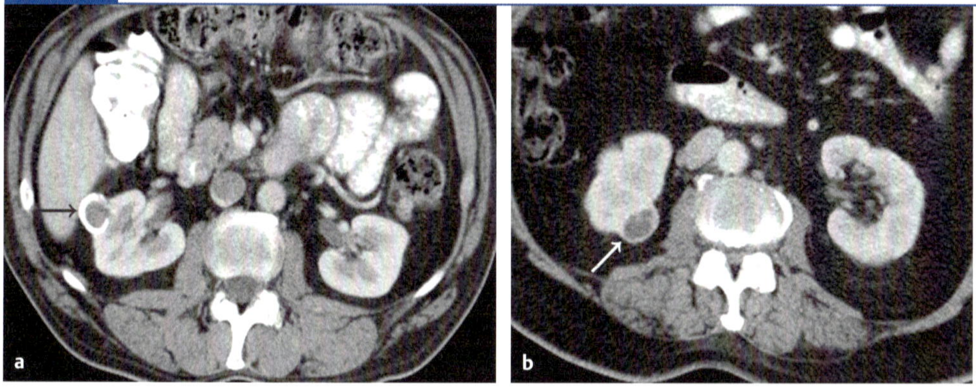

**a** CT eines 50-jährigen Patienten mit einer 2,5 cm großen Zyste der rechten Niere. Die Zyste hat eine breite, sichelförmige randständige Verkalkung (Pfeil). Keine Kontrastmittelanreicherung (Bosniak II).
**b** CT einer 68-jährigen Patientin, bei der als Zufallsbefund die Raumforderung am rechten unteren Nierenpol auffiel (Pfeil). Der kontrastmittelanreichernde Randsaum und die Binnenseptierung sprechen für ein Malignom und bedingen die Einstufung nach Bosniak IV. Die Resektion bestätigte das Karzinom.

**B-3.2 Vorgehen bei zystischen Nierenläsionen (nach Bosniak)**

| Typ | Merkmale |
|---|---|
| **einfache Zysten (keine Verlaufskontrolle erforderlich)** | |
| I | **Gutartige (benigne) Nierenzyste:**<br>▪ flüssigkeitsgefüllt, keine oder sehr dünne Zystenwand<br>▪ sonografisch Schallverstärkung hinter der Zyste, keine Septen, keine Zystenwandkalzifizierungen, keine soliden Anteile in der Zystenwand, keine festen Anteile<br>▪ in der Computertomografie und der Magnetresonanztomografie keine Kontrastmittelanreicherung |
| II | **Benigne, minimal komplizierte Zyste:**<br>▪ wenige, dünne Septen<br>▪ diskrete, feine Kalzifizierungen in Septen oder Zystenwand<br>▪ erhöhte aber homogene Dichte des Zysteninhalts<br>▪ scharf begrenzte Wand ohne Kontrastmittelaufnahme |
| **komplizierte Zysten (Verlaufskontrollen erforderlich)** | |
| IIF | ▪ minimale Verdickung von Zystenwand oder Septen<br>▪ dicke oder körnige Verkalkungen<br>▪ keine Kontrastmittelaufnahme<br>▪ Verlaufskontrollen sind erforderlich, um eine Änderung der Zysteneigenschaften oder ein Größenwachstum auszuschließen. |
| **komplizierte Zysten (Operation empfohlen)** | |
| III | ▪ Verdickung der Zystenwand oder der Septen<br>▪ unregelmäßig oder körnig Verkalkungen<br>▪ Septen mit Kontrastmittelaufnahme im CT |
| IV | ▪ eindeutig zystisches Nierenkarzinom mit irregulären, soliden, kontrastmittelaufnehmenden Anteilen als sicherer Hinweis auf eine Malignität |

Tumoren der Niere und ableitenden Harnwege
Benigne Nierentumoren

**Klinik:** Gutartige Nierentumoren werden in der Regel zufällig entdeckt. Ihre Abgrenzung gegenüber den malignen Nierentumoren ist mit Ausnahme der **Angiomyolipome** problematisch. Beim **Nierenadenom** ist fraglich, ob es sich um eine Präkanzerose mit Übergang zum Nierenzellkarzinom handelt. Deshalb werden auch benigne imponierende Nierentumoren meistens durch eine Tumorenukleation reseziert.
**Radiologische Diagnostik: Angiomyolipome** imponieren **sonografisch** als echoreiche Raumforderungen. In der **CT** sind sie hypodens. In der **MRT** zeigt sich eine fettäquivalente Signalintensität (Abb. **B-3.20**).

Intrarenale solide Raumforderungen ohne fetthaltige Anteile sind mit der Bildgebung nicht in benigne oder maligne zu differenzieren. Die häufigsten benignen Tumore sind **Adenome**. Sie können sonografisch echoreich sein, in der CT sind sie nach KM-Gabe hypodens abgrenzbar. Die Tumoren werden durch Enukleation entfernt.

## Tumoren der Niere und ableitenden Harnwege

### Benigne Nierentumoren

**Klinik:** Gutartige Nierentumoren werden bei fehlender Symptomatik meistens zufällig entdeckt. Ihr Nachweis ist sonografisch oder mit der CT unproblematisch, mit Ausnahme der fetthaltigen **Angiomyolipome** ist die Abgrenzung zwischen benignen und malignen Nierentumoren jedoch schwierig. Unklar ist, ob es sich beim **Nierenadenom** um eine eigenständige Tumorentität oder um eine Präkanzerose mit Übergang zum Nierenzellkarzinom handelt. Benigne Nierentumoren werden meistens durch eine Tumorenukleation reseziert.

**Radiologische Diagnostik:** Insbesondere durch die verbesserte Bildqualität der Mehrschicht-CT werden häufig kleine renale Raumforderungen als Zufallsbefund entdeckt. Das **Angiomyolipom** ist wegen seiner fetthaltigen Bestandteile gut zu diagnostizieren. Die lipomatösen Anteile sind in der **Sonografie** als intraparenchymatöse echoreiche Raumforderung sichtbar. In der **CT** sind die fetthaltigen Tumoranteile hypodens. In der **MRT** hat das Fettgewebe im Tumor in allen Wichtungen die gleiche Signalintensität wie subkutanes Fettgewebe (Abb. **B-3.20**).
Intrarenale solide Raumforderungen ohne fetthaltige Anteile sind durch die Bildgebung nicht exakt zu bewerten, insbesondere die Differenzierung zwischen benigne und maligne ist mit keinem Untersuchungsverfahren möglich. Der häufigste benigne intrarenale Nierentumor ist das Adenom. Adenome können sonografisch echoreich imponieren. In der nativen CT sind sie oft kaum vom gesunden Nierenparenchym zu differenzieren, nach Kontrastmittelgabe sind sie im Vergleich zum Nierenparenchym hypodens. Mit der bildgebenden Diagnostik ist die Abgrenzung eines **Adenoms** von einem kleinen Nierenzellkarzinom nicht immer möglich. Die Tumoren werden durch Enukleation entfernt. Nur bei sehr kleinen Raumforderungen (< 1,5 cm) ist unter bestimmten Bedingungen (z. B. Alter > 75 Jahre) eine abwartende Haltung mit Größenkontrolle akzeptabel.

B-3.20

**B-3.20 MRT eines Angiomyolipoms.**

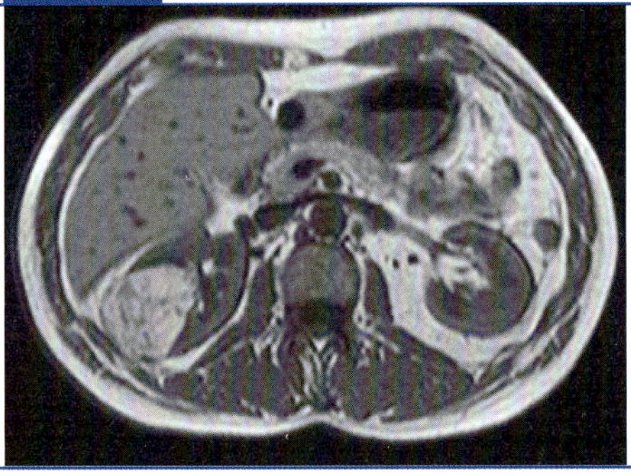

Tumoröse Raumforderung der rechten Niere. Das T 1-gewichtete Kernspintomogramm zeigt den glatt begrenzten Tumor in der rechten Niere. Die hohe Signalintensität der Raumforderung wird durch das Fettgewebe im Tumor verursacht.

Nierenzellkarzinom

▸ Synonym.

**Klinik:** Das Nierenzellkarzinom ist der häufigste Nierentumor des Erwachsenen. Im Frühstadium sind die Patienten meist asymptomatisch. Erstes Krankheitszeichen ist die **schmerzlose Hämaturie.** Im Verlauf kommt es zu ziehenden Schmerzen im Nierenlager. Die Metastasierung erfolgt in Lunge und Skelett.
**Diagnostisches Vorgehen:** Karzinome > 2 cm sind **sonografisch** oft erkennbar. Die **CT** ist das Verfahren der Wahl zum **Tumorstaging. Vaskuläre Komplikationen** lassen sich besser mit der **MRT** erkennen.

**Radiologische Diagnostik:** s. Abb. **B-3.21**.

### Nierenzellkarzinom

▸ Synonym. Hypernephrom

**Klinik:** Das Nierenzellkarzinom ist mit ca. 80 % der häufigste Nierentumor im Erwachsenenalter. Da Nierenkarzinome im Nierenparenchym entstehen und zunächst keine Verbindung zum Hohlraumsystem aufweisen, sind sie klinisch lange Zeit stumm. Erstes Krankheitszeichen ist meist eine **schmerzlose Hämaturie**. Im weiteren Verlauf kommt es zu ziehenden Schmerzen im Nierenlager. Die Metastasierung erfolgt meist in Lunge und Skelettsystem.

**Diagnostisches Vorgehen:** Bei guten Untersuchungsbedingungen lassen sich Nierenzellkarzinome > 2 cm **sonografisch** erkennen. Zur Beurteilung von Tumorgröße, Umgebungsinfiltration, Lymphknotenmetastasierung und Fernmetastasierung ist die **CT** das **Untersuchungsverfahren der Wahl. Tumorassoziierte vaskuläre Komplikationen** wie eine Thrombose von Nierenvene und/oder V. cava inferior bzw. ein direkter Tumoreinbruch in das Gefäßsystem lassen sich besser mit der **MRT** nachweisen.

**Radiologische Diagnostik:** siehe Abb. **B-3.21**.

**B-3.21 Nierenzellkarzinom.**

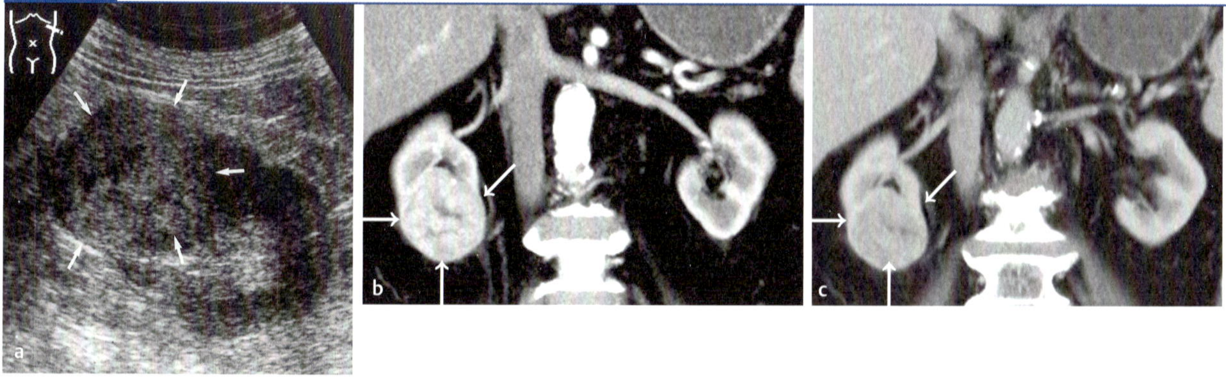


**a Sonografisch** kommt ein echoarmer intrarenaler Tumor der linken Niere zur Darstellung (Pfeile).
**b CT** eines 5 cm großen Nierenzellkarzinoms am rechten unteren Nierenpol (Pfeile). Die koronare Sekundärrekonstruktion zeigt in der arteriellen Phase den hypervaskularisierten Tumor.
**c** In der portalen KM-Phase grenzt sich der Tumor (Pfeile) hypodens gegen das benachbarte Nierenparenchym ab.

**Sonografisch** weist das Karzinom eine unterschiedliche, inhomogene Echostruktur auf und imponiert im Vergleich zum umgebenden Nierenparenchym stärker oder geringer echogen. Bei entsprechender Tumorgröße zeigt sich je nach Lage eine Auftreibung oder Vorwölbung der Nierenoberfläche, bei zentraler Ausdehnung eine Verdrängung des Pyelonreflexes (Abb. **B-3.21a**). Gelegentlich ist sonografisch ein Tumoreinbruch in die V. renalis oder V. cava inf. nachweisbar. Das vergrößerte Gefäßlumen ist dann von echogenem Tumorgewebe ausgefüllt.
Die **Ausscheidungsurografie** ist bei Nierenkarzinomen heute nicht mehr indiziert. Der Bezug des Tumors zum Nierenbeckenkelchsystem lässt sich besser auf einer späten Serie (10 min nach i. v.-KM-Gabe) in der CT beurteilen (Abb. **B-3.21c**). Dabei helfen insbesondere multiplanare Sekundärrekonstruktionen.

**Sonografisch** weist das Karzinom eine inhomogene Echostruktur auf. Eine Auftreibung oder Vorwölbung der Nierenoberfläche kann sichtbar sein. Bei zentraler Ausdehnung zeigt sich eine Verdrängung des Pyelonreflexes (Abb. **B-3.21a**).
Eine **Ausscheidungsurografie** ist bei Nierenkarzinomen heute nicht mehr indiziert. Das Hohlraumsystem kann besser mit einer Spätserie im Rahmen der CT dargestellt werden (Abb. **B-3.21c**).

Präoperativ ist die **CT** das am besten geeignete Verfahren, um die Tumorausdehnung und eine eventuell bereits vorliegende Metastasierung zu beurteilen. Karzinome haben nativ eine ähnliche oder leicht geringere Dichte als das benachbarte Parenchym. Nach KM-Injektion reichern Nierenzellkarzinome insgesamt weniger als das Nachbarparenchym an und sind dadurch gut abzugrenzen. Entsprechend der unterschiedlichen Tumorzusammensetzung zeigen sich neben hypodensen, nekrotischen Bezirken auch gut perfundierte, deutlicher kontrastmittelanreichernde Tumorareale (Abb. **B-3.21b, c**). Ein organüberschreitendes Wachstum führt zum Tumoreinbruch in den Peri- und Pararenalraum. Gleichzeitig erfolgt die Diagnostik der regionären Lymphknoten und eine Beurteilung von Lungen und Knochen auf eventuell vorliegende Metastasen.

Präoperativ ist die **CT** am besten geeignet, um Tumorausdehnung und eventuelle Metastasierung zu beurteilen. Nativ haben Karzinome eine ähnliche Dichte wie das Parenchym. Nach KM-Injektion zeigen sich neben hypodensen nekrotischen Bezirken auch gut perfundierte Tumorareale (Abb. **B-3.21b, c**).

Eine **Thrombosierung bzw. ein Tumoreinbruch in die Nierenvene und/oder die V. cava inferior** lässt sich insbesondere mit der MRT nachweisen. Aufgrund von Flussphänomenen sind Gefäße in der Kernspintomografie normalerweise signalfrei. Mit diesem Verfahren lassen sich deshalb venöse Gerinnungs- oder Tumorthrombosen besonders gut als signalreiche Areale im aufgetriebenen Gefäß erkennen (Abb. **B-3.22**).

Eine **Thrombosierung bzw. ein Tumoreinbruch in die Nierenvene und/oder die V. cava inferior** lässt sich insbesondere mit der MRT gut nachweisen (s. Abb. **B-3.22**).

**B-3.22 MRT eines Nierenzellkarzinoms mit Tumoreinbruch in die Venen.**

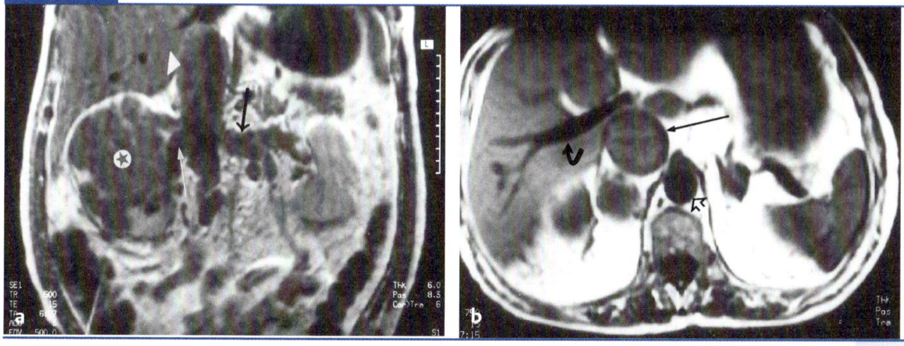


**a** Das **koronare T1-Bild** nach KM-Gabe zeigt den großen rechtsseitigen Nierentumor (Stern) mit Tumoranteilen in beiden Nierenvenen (Pfeile) und der V. cava inferior (Pfeilkopf).
**b** Im **axialen T1-Bild** ist die V. cava inferior aufgetrieben und von signalgebendem Tumorgewebe ausgefüllt (Pfeil). Signalfrei dagegen sind Aorta (offener Pfeil) und V. portae (gebogener Pfeil).

Die **MRT** eignet sich zur Beurteilung der Tumorausdehnung noch besser als die **CT**. Die Differenzierung zwischen einem kleinen Karzinom (s. o.) und einem benignen Nierentumor ist aber mit der Bildgebung insgesamt nicht möglich.

In der **MRT** ergeben sich bei der Beurteilung der Tumorausdehnung Vorteile gegenüber der **CT**. Neben der **multiplanaren Darstellung** ist insbesondere der **höhere Weichteilkontrast** dieser Untersuchungsmethode von Vorteil. Die Differenzierung zwischen einem kleinen Karzinom oder einem benigen Nierentumor (z. B. Adenomen) gelingt auch kernspintomografisch nicht. Unter Berücksichtigung der allgemeinen Situation des Patienten erfolgt dann in der Regel die Tumorenukleation mit histologischer Untersuchung.

Vor Einführung der Schnittbildverfahren war die **Angiografie** das einzige Verfahren zur Erkennung von Karzinomen. Heute ist sie nur noch **selten notwendig.**

Vor Einführung der Schnittbildverfahren war die **Angiografie** das einzige Verfahren, um Nierenkarzinome in einem hohen Prozentsatz zu erkennen. Heute ist die Gefäßdarstellung nur noch **selten notwendig.** Gelegentlich erfolgt sie vor einer geplanten Nierenteilresektion.

**Präoperativ** ist die **Abklärung der Gefäßversorgung** nur in Ausnahmefällen erforderlich.

**Präoperativ** ist die **Abklärung der Gefäßversorgung** nur in Ausnahmefällen notwendig, dies gilt vor allem für geplante Tumorexstirpationen oder Nierenteilresektionen mit Erhalt der Restniere. Tumoreigene Gefäße sind unregelmäßig im Kaliber und Verlauf, häufig sind lakunäre und aneurysmatische Erweiterungen zu beobachten. Die intensivste KM-Anreicherung zeigt sich in der kapillären Phase. Infolge arteriovenöser Kurzschlüsse kommt es zur frühen Venenfüllung.

▸ **Klinischer Fall.** Ein 56-jähriger Patient klagt über seit Wochen zunehmende Rückenschmerzen. In einer daraufhin durchgeführten Skelettszintigrafie fanden sich multiple mehranreichernde Herde, so dass der Verdacht auf eine diffuse Skelettmetastasierung bei unbekanntem Primärtumor geäußert wird. Die im Rahmen der Primärtumorsuche durchgeführte kontrastmittelunterstützte CT (Abb. **B-3.23a**) ergab ein ausgedehntes, organüberschreitendes Nierenzellkarzinom (T), welches keine Beschwerden verursachte. Ein weiter kaudal gelegener CT-Schnitt (Abb. **B-3.23b**) zeigte neben Tumoranteilen (T) eine metastatische Knochendestruktion der Wirbelsäule (Pfeile). Die Therapie erfolgte mit einer rechtsseitigen Nephrektomie und anschließender palliativer Chemotherapie.

**B-3.23** **Nierenzellkarzinom der rechten Niere.**

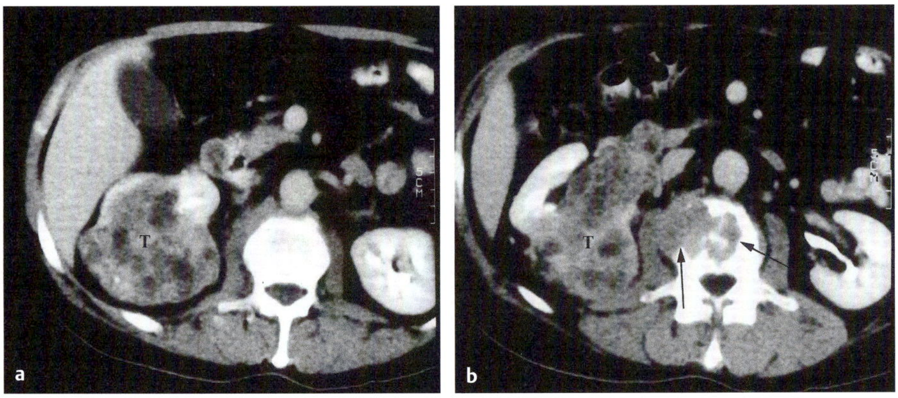


## Nierenbeckenkarzinom

▸ **Synonym.**

▸ **Synonym.** Urothelkarzinom

**Klinik:** Ca. 10 % der primären malignen renalen Raumforderungen sind Nierenbeckenkarzinome. Typische Erstmanifestation ist eine Hämaturie.

**Klinik:** Nierenbeckenkarzinome sind mit ca 10 % der primären malignen renalen Raumforderungen selten. Typischerweise manifestieren sie sich durch eine Hämaturie, selten durch Schmerzen im Rahmen einer renalen Obstruktion. Zu 90 % handelt es sich um Übergangszellkarzinome. Männer sind häufiger als Frauen betroffen. Bei fast der Hälfte der Patienten finden sich gleichzeitig Tumore in der Harnblase.

**Diagnostisches Vorgehen:** Sonografie, CT mit Spätserie, retrograde Urografie.

**Diagnostisches Vorgehen:** Die Erstuntersuchung erfolgt in der Regel sonografisch. Die exakte Beurteilung der Tumorausdehnung gelingt mit einer CT, die eine Spätserie mit Bildern beinhaltet, welche 10 – 15 min nach der i. v. KM-Gabe erstellt werden. Die retrograde Urografie dient der ergänzenden Beurteilung des Hohlraumsystems.

B-3.24 Nierenbeckentumor.

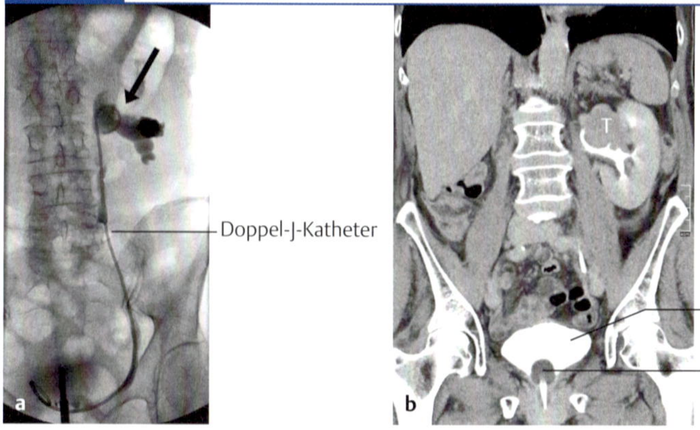


**a** In der retrograden Urografie führt der Tumor zur Kontrastmittelaussparung im Hohlraumsystem (Pfeile).
**b** Die **CT** zeigt 15 min nach i. v. KM-Gabe eine Kontrastierung des Nierenbeckens mit dem gut abgrenzbaren Karzinom (T).

B-3.24

**Radiologische Diagnostik: Sonografisch** zeigt sich eine Erweiterung des Nierenbeckens, gelegentlich lässt sich der Tumor als echogene Raumforderung erkennen. In der **CT** kommt es auf den Bildern einer **Spätserie**, die ca. 10 – 15 min nach der i. v. KM-Gabe erfolgen, im Normalfall zu einer gleichmäßigen Kontrastierung des Hohlraumsystems. Nierenbeckenkarzinome lassen sich dann als Kontrastmittelaussparung gut abgrenzen. Ggf. erfolgt ergänzend eine **retrograde Urografie** (Abb. **B-3.24a**). Auch hier führt der Tumor zu einer Aussparung innerhalb des kontrastierten Nierenbeckenkelchsystems (Abb. **B-3.24b**).

**Radiologische Diagnostik:** In der **Spätserie einer CT** zeigen sich Nierenbeckenkarzinome als **Aussparung innerhalb des kontrastierten Nierenbeckenkelchsystems** (Abb. **B-3.24a**). Die retrograde Urografie erlaubt eine sehr gute Kontrastierung des Hohlraumsystems und damit eine gute Tumordetektion (Abb. **B-3.24b**).

## Wilms-Tumor

▸ Synonym. Nephroblastom

**Klinik:** Dieser mesenchymale Tumor ist der häufigste Nierentumor im Kindesalter. Die meisten Tumoren treten vor Erreichen des 7. Lebensjahres auf (Häufigkeitsgipfel zwischen dem 3. und 4. Lebensjahr). In 4 % der Fälle sind Nephroblastome beidseitig lokalisiert. Überwiegend werden die Tumoren klinisch durch eine **palpable abdominelle Raumforderung** erkannt, gelegentlich sind sie zum Diagnosezeitpunkt bereits so groß, dass eine sichtbare Vorwölbung der Bauchdecke vorliegt.

**Diagnostisches Vorgehen:** Die Erstuntersuchung erfolgt in der Regel sonografisch. Zur exakten Beurteilung der Tumorausdehnung schließt sich dann eine MRT (CT) des Abdomens und eine CT des Thorax an. Eine Ausscheidungsurografie ist heute nicht mehr indiziert.

**Radiologische Diagnostik: Sonografisch** manifestieren sich Wilms-Tumoren als im Nierenlager gelegene irregulär strukturierte Raumforderungen mit scharfer Abgrenzung zum Nierengewebe (Abb. **B-3.25a**). Der Tumor enthält meist echoreiche und echoarme Areale, Verkalkungen sind selten. Das benachbarte gesunde Nierenparenchym und das Hohlraumsystem sind verlagert. Insbesondere große Wilms-Tumoren lassen sich im Ultraschall nicht immer sicher von Neuroblastomen (S. 333) abgrenzen.
In der **MRT** und der **CT** lässt sich die Tumorausdehnung exakter als in der Sonografie beurteilen (Abb. **B-3.25b**). Der Tumor enthält oft größere nekrotische Areale, die isodens imponieren. Solide Tumorareale reichern KM an. Gleichzeitig lassen sich Lymphknotenfiliae und Lebermetastasen erkennen.
Bei fehlender Strahlenbelastung und multiplanarer Darstellungsmöglichkeit wird im Rahmen der präoperativen Diagnostik und der Verlaufskontrollen nach präoperativ durchgeführter Chemotherapie meist die **MRT** eingesetzt.

Wilms-Tumor

▸ Synonym.

**Klinik:** Der häufigste Nierentumor im Kindesalter tritt meist vor dem 7. Lebensjahr auf. Er zeigt sich durch eine **palpable abdominelle Raumforderung** oder gar Vorwölbung der Bauchdecke.

**Diagnostisches Vorgehen:** Sonografie, MRT, CT.

**Radiologische Diagnostik: Sonografisch** zeigen sich irregulär strukturierte Raumforderungen im Nierenlager mit scharfer Abgrenzung zum Nierengewebe (Abb. **B-3.25a**). Der Tumor enthält echoreiche und echoarme Areale.
Die weitere Abklärung erfolgt wegen der fehlenden Strahlenbelastung heute meist mit einer **MRT**. Zur exakten Beurteilung der Tumorausdehnung sind **CT** und MRT gleichermaßen geeignet (Abb. **B-3.25b**). Der Tumor enthält oft größere nekrotische, isodense Areale, aber auch solide Anteile mit KM-Anreicherung.

B-3.25

**B-3.25 Wilms-Tumor der linken Niere.**

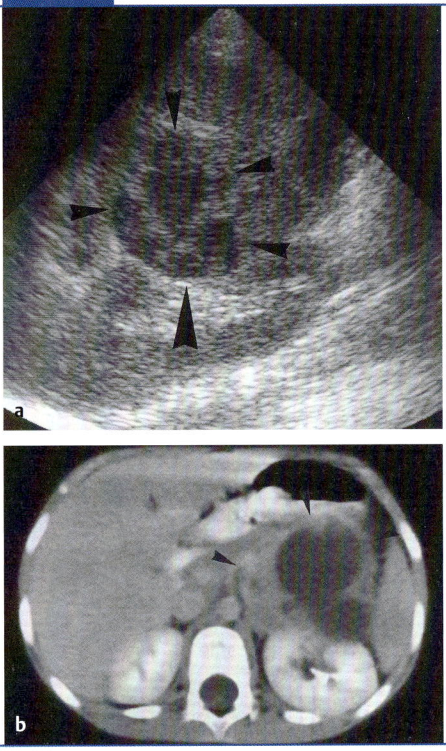

**a** **Sonografisch** kommt eine große echoarme Raumforderung zur Darstellung (Pfeilspitzen), die vom benachbarten Parenchym der linken Niere nicht abzugrenzen ist.
**b** In der **CT** mit KM zeigt sich ein großer Tumor, der mehrere hypodens imponierende nekrotisch zerfallene Areale enthält (Pfeilspitzen).

## Vaskuläre Erkrankungen

### Nierenarterienstenose

**Klinik:** Sie entstehen oft bei **Arteriosklerose** oder selten bei **fibromuskulärer Dysplasie** (Abb. **B-3.26**). Mögliche Folgen sind eine **renovaskuläre Hypertonie und/oder eine Nierenfunktionseinschränkung.**

## Vaskuläre Erkrankungen

### Nierenarterienstenose

**Klinik:** Häufigste Ursache der Nierenarterienverengung ist die **Arteriosklerose**. Die Stenose liegt typischerweise am Abgang der Nierenarterien oder in den proximalen 2 cm des Gefäßes. Insbesondere bei Frauen im Alter zwischen 15 und 50 Jahren ist differenzialdiagnostisch an die deutlich seltenere **fibromuskuläre Dysplasie** als Ursache der Nierenarterienstenose zu denken (Abb. **B-3.26**). Die Nierenarterienstenose kann zur **renovaskulären Hypertonie und/oder zur Nierenfunktionseinschränkung führen.**

**Diagnostisches Vorgehen:** Die **Farbduplexsonografie** erlaubt oft die Verdachtsdiagnose.

**Diagnostisches Vorgehen:** Es ist wichtig an die Diagnose zu denken (Hypertonie bei jungen Patienten). Evtl. ist paraumbilikal ein Stenosegeräusch auskultierbar. Die **Farbduplexsonografie** erlaubt in vielen Fällen die Verdachtsdiagnose einer Stenose.

**Radiologische Diagnostik:** Gefäßverkalkungen auf der **Übersichtsaufnahme und** verzögerte Kontrastierung der betroffenen Niere in der **Ausscheidungsurografie** sind diagnostisch unsichere Zeichen.
**Sonografisch** imponiert eine einseitige Organverkleinerung. Mit der **Duplexsonografie** lassen sich Stenosen lokalisieren und orientierend quantifizieren. Zur exakten Beurteilung ist eine **Angiografie** notwendig (Abb. **B-3.26**).
**ACE-Inhibitionsszintigrafie (Captoprilszintigrafie):** Nicht jede Nierenarterienstenose führt zu einem Hypertonus. Ein geeignetes Kriterium für die Diagnose eines renovaskulären Hochdrucks und insbesondere für die Vorhersage, ob ein Patient mit nachgewiesener Nierenarterienstenose von deren Beseitigung profitiert, ist die Nierenperfusionsszintigrafie vor und nach Gabe eines ACE-Hemmers. Im positiven Fall kommt es nach Gabe des ACE-Hemmers zu einer signifikanten Perfusionsminderung der von der Stenose betroffenen Niere.

**Radiologische Diagnostik:** Nierengefäßverkalkungen auf der **Übersichtsaufnahme** oder eine verzögerte Kontrastierung der betroffenen Niere auf der ersten Aufnahme nach KM-Gabe in der **Ausscheidungsurografie** sind diagnostisch unsichere Zeichen, so dass diese Verfahren nicht mehr zur Nierenarteriendiagnostik eingesetzt werden.
**Sonografisch** imponiert bei länger bestehender Stenose eine einseitige Organverkleinerung. Mit der (farbkodierten) **Duplexsonografie** lassen sich bei günstigen Untersuchungsbedingungen zentrale Nierenarterienstenosen lokalisieren und orientierend quantifizieren. Zur exakten Beurteilung von Gefäßstenosen ist die Durchführung einer **Angiografie in Subtraktionstechnik (DSA)** notwendig. Diese erfolgt als Übersichtsangiografie, ggf. mit zusätzlicher selektiver Darstellung der einzelnen Nierenarterien (Abb. **B-3.26**).
**ACE-Inhibitionsszintigrafie** (Captoprilszintigrafie): Da nicht jede Nierenarterienstenose zu einem Hypertonus führt und nicht jeder Patient mit einer Nierenarterienstenose von deren Therapie profitiert, ist für die Therapie die Differenzierung zwischen Nierenarterienstenose (morphologisches Kriterium) und renovaskulärem Hochdruck (funktionelles Kriterium) entscheidend. Hierfür eignet sich die Nierenperfusionsszintigrafie vor und nach Gabe eines ACE-Hemmers (Captopril). Szintigrafische Kriterien für einen renovaskulären Hypertonus sind ein verlängerter Nieren-Uptake und eine signifikante Perfusionsminderung der von der Nierenarterienstenose betroffenen Niere.

**B-3.26 Nierenarterienstenose.**

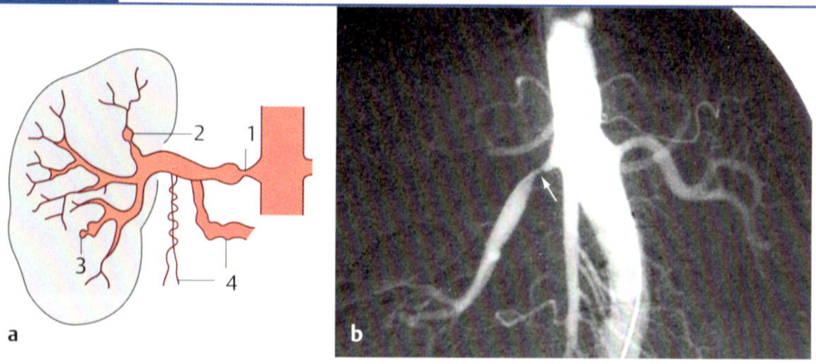


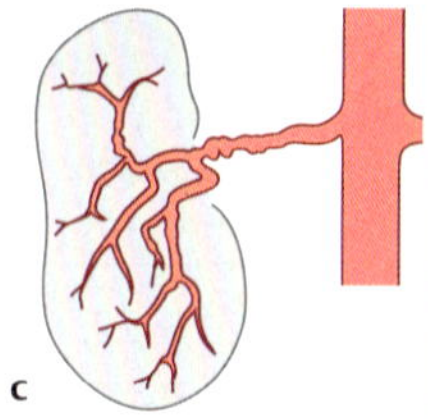


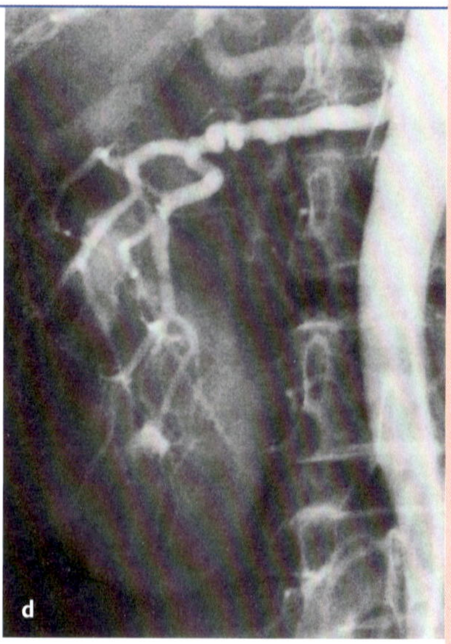


**a** Arteriosklerotische Nierenarterienstenose
1 – Abgangsnahe Stenose der Nierenarterie mit poststenotischer Dilatation
2 – Segmentarterienstenose mit poststenotischer Dilatation
3 – Embolischer Segmentarterienverschluss
4 – Kollateralgefäße
**b** DSA mit Nierenarterienstenose rechts (Pfeil).
**c** Nierenarterienstenose bei fibromuskulärer Dysplasie: perlschnurartig aneinander gereihte Gefäßeinengungen.
**d** Fibromuskuläre Dysplasie (FMD) der rechten Nierenarterie.

Behandlungsmethode der Wahl bei der Nierenarterienstenose ist heute eine radiologisch interventionell durchgeführte **Gefäßdilatation.** Dieses Verfahren wird als **perkutane transluminale Angioplastie** (PTA) bezeichnet. Nach Überwinden der Stenose mit einem Führungsdraht wird über diesen ein Ballonkatheter in die Nierenarterie eingebracht. Der in der Stenose positionierte Ballon wird expandiert, wodurch es zu einer Zunahme/Normalisierung des Gefäßdurchmessers kommt (Abb. **B-3.27**). In den meisten Fällen wird nach der Gefäßdilatation eine Gefäßstütze, ein sog. **Stent**, eingebracht. Nur in Ausnahmefällen erfolgt eine Operation durch einen aortorenalen Venenbypass.

Primäre Behandlungsmethode bei der Nierenarterienstenose ist heute die radiologisch interventionelle **Gefäßdilatation, die sog. perkutane transluminale Angioplastie (PTA). Dabei** wird die Nierenarterie durch einen in der Stenose platzierten Ballon dilatiert und meist mit einer Gefäßstütze **(Stent)** versorgt (Abb. **B-3.27**). Nur in Ausnahmefällen erfolgt eine Operation durch einen aortorenalen Venenbypass.

**B-3.27 Dilatation und Stentimplantation bei rechtsseitiger Nierenarterienstenose.**

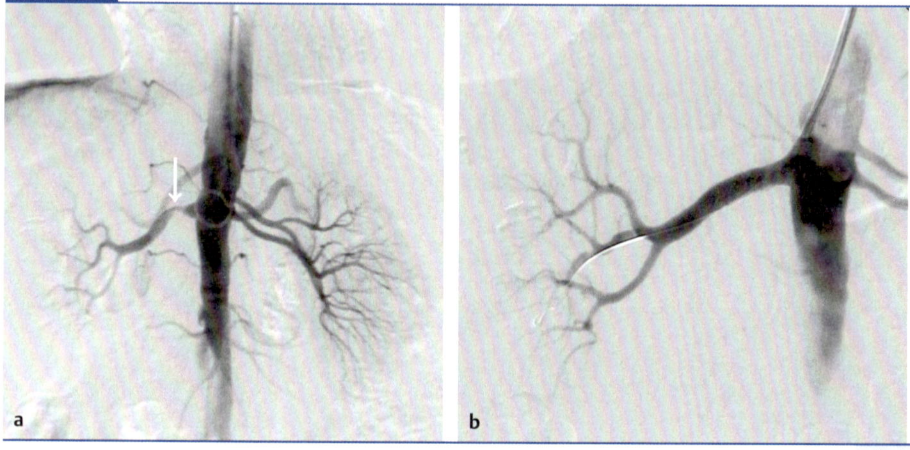


**a** Die transbrachial durchgeführte Übersichtsaortografie zeigt eine hochgradige Stenose im proximalen Anteil der rechten A. renalis (Pfeil). Als Normvariante zeigen sich links zwei Nierenarterien.
**b** Nach Ballondilatation und Einlage einer Gefäßstütze (Stent) mit einem Durchmesser von 7 mm zeigt die rechte Nierenarterie einen vollständig normalisierten Gefäßdurchmesser.

## Niereninfarkt

**Klinik:** Ein plötzlicher Verschluss der A. renalis führt zum akuten Niereninfarkt mit potenziellem Funktionsverlust der betroffenen Niere. Nierensegmentarterienverschlüsse führen zum Parenchymuntergang innerhalb des versorgten Segmentes. Ursächlich liegen mehrheitlich Embolien der Nierenarterien durch eingeschwemmtes thrombotisches Material vor (v. a. bei Vorhofflimmern). Auch eine akute Thrombose der Nierenarterie auf dem Boden einer vorbestehenden Atherosklerose kann Ursache sein.

▶ **Merke.** Typisch sind plötzlich auftretende Flankenschmerzen, teilweise begleitet von einer Hämaturie.

## Niereninfarkt

**Klinik:** Ein plötzlicher Verschluss der A. renalis führt zum Infarkt mit potenziellem Funktionsverlust der Niere. Ursache sind meist Embolien oder Thrombosen der Nierenarterien (z. B. bei Vorhofflimmern oder Atherosklerose).

▶ **Merke.**

B-3.28

**B-3.28 Periphere Niereninfarkte.**

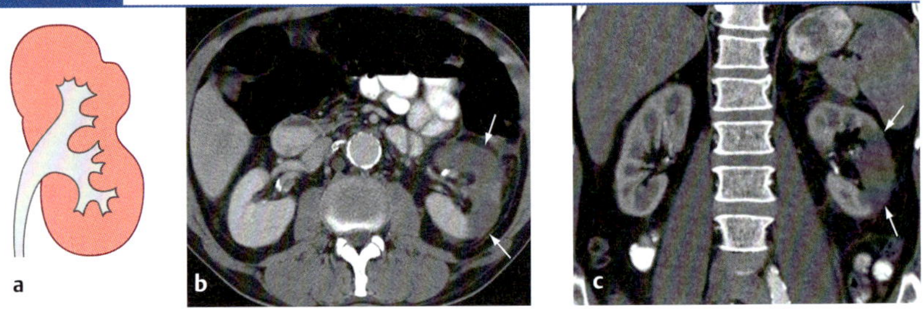

**a** Der Zustand nach einem segmentalen Niereninfarkt führt zu narbigen Einziehungen der Nierenkontur. Die Nierenkelche stellen sich hier normal dar, was eine Abgrenzung gegenüber pyelonephritischen Narben ermöglicht, die üblicherweise in der Nachbarschaft zu keulenförmig deformierten Kelchen liegen.
**b, c CT** bei Zustand nach segmentalem Niereninfarkt links. In der Parenchymphase zeigt sich auf den **axialen** (**b**) und **koronaren** (**c**) Bildern eine verminderte/fehlende Kontrastierung des infarzierten Nierenparenchyms (Pfeile).

**Diagnostisches Vorgehen:** CT mit CT-Angiografie. Bei interventioneller Therapieoption primär die DSA.

**Diagnostisches Vorgehen:** Bei klinischem Verdacht auf einen Niereninfarkt wird notfallmäßig eine CT mit CT-Angiografie durchgeführt. Sofern eine interventionelle Therapieoption besteht (lokale Lyse oder mechanische Rekanalisation), kann auch die primäre Diagnostik mit der DSA erfolgen.

**Radiologische Diagnostik:** Die **CT** (Abb. **B-3.28**) zeigt einen Perfusionsausfall. Die **CT-Angiografie** dokumentiert wie die DSA den Gefäßabbruch in der betroffenen Arterie.
Der Perfusionsausfall lässt auch mit der **Duplexsonografie** nachweisen. In der **DSA** sieht man den Gefäßabbruch und keilförmige Bezirke ohne Durchblutung.

**Radiologische Diagnostik:** Die **CT** (Abb. **B-3.28**) zeigt einen Perfusionsausfall mit fehlender Parenchymkontrastierung. Dieser betrifft beim Hauptstammverschluss das gesamte Organ. Beim Segmentarterienverschluss ist die fehlende Kontrastmittelanreicherung auf das betroffene, vom verschlossenen Gefäß versorgte Nierenparenchym begrenzt. Die **CT-Angiografie** dokumentiert wie die DSA den Gefäßabbruch in der betroffenen Arterie. Als Spätfolge eines Segmentarterienverschlusses resultieren narbige Parenchymeinziehungen.
Der Perfusionsausfall lässt auch mit der **Duplexsonografie** nachweisen. In der **DSA** sieht man den Gefäßabbruch und keilförmige Bezirke ohne Durchblutung.

### Nierenarterienaneurysma

s. Abb. **B-3.29**

### Nierenarterienaneurysma

Die sackförmig, gelegentlich auch spindelig konfigurierte aneurysmatische Erweiterung der Nierenarterie ist selten und meist asymptomatisch. Sehr selten ist das Aneurysma so groß, dass es zur Verlagerung benachbarter Anteile des Nierenbeckenkelchsystems kommt. Die Diagnosestellung erfolgt durch eine **CT-Angiografie** (Abb. **B-3.29**) oder eine **MR-Angiografie.** Häufig handelt es sich um einen Zufallsbefund.

**B-3.29 Nierenarterienaneurysma.**

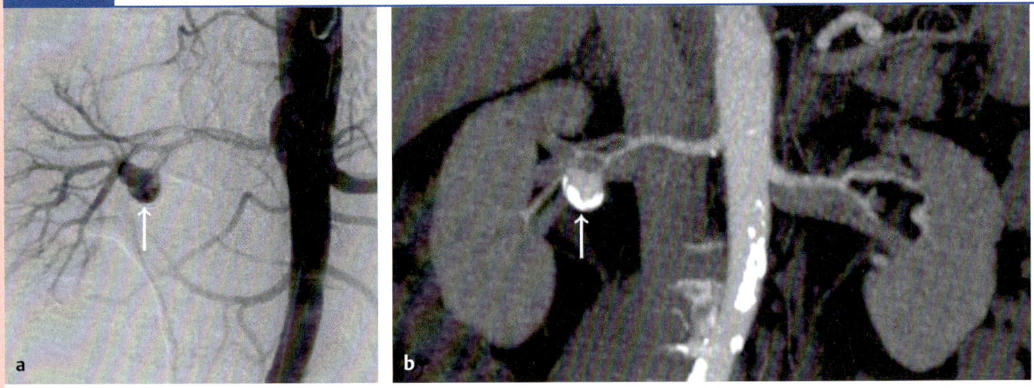

**a** Die selektive **DSA** zeigt auf der rechten Seite ein 2,5 cm großes Aneurysma (Pfeil) an der Aufzweigung der unteren Segmentarterien.
**b** Eine 2 Jahre später mit einer **CT-Angiografie** durchgeführte Kontrolluntersuchung dokumentiert die identische Größe des Aneurysmas (Pfeil).

### Nierenvenenthrombose

**Klinik:** Die akute Nierenvenenthrombose führt zur hämorrhagischen Organinfarzierung mit hochgradiger Funktionseinschränkung bis zum Organausfall. Klinisch stehen Flankenschmerzen und eine Hämaturie im Vordergrund.

**Radiologische Diagnostik: Sonografisch** ist das Organ bei reduzierter Echogenität geschwollen. Größere Thromben lassen sich bei guten Untersuchungsbedingungen innerhalb der meist aufgetriebenen Vena renalis nachweisen. Die Duplexsonografie bestätigt bei fehlendem Flusssignal der Nierenvene den Befund. Im **Ausscheidungsurogramm ist die Niere nativdiagnostisch vergrößert**, die KM-Ausscheidung ist deutlich reduziert oder fehlt vollständig. **Computertomografisch** lässt sich, bei noch erhaltener Restperfusion, neben der Organvergrößerung nach bolusförmiger KM-Injektion, ein umflossener Thrombus in der Nierenvene darstellen (Abb. **B-3.30**). Da Thromben **kernspintomografisch** eine höhere Signalintensität als fließendes Blut aufweisen, lassen sich Nierenvenenthrombosen mit diesem Verfahren zuverlässig nachweisen. Besonders vorteilhaft ist, dass hierzu keine KM-Gabe notwendig ist. Mit der arteriellen Angiografie gelingt bei einer Nierenvenenthrombose meist keine ausreichende Venenkontrastierung.

#### Nierenvenenthrombose

**Klinik:** Flankenschmerzen und Hämaturie.

**Radiologische Diagnostik: Sonografisch** zeigt sich eine Nierenvergrößerung und bei guten Untersuchungsbedingungen der Thrombus. **Computertomografisch** lässt sich nach KM-Gabe bei erhaltener Restperfusion ein umflossener Thrombus in der Nierenvene darstellen (Abb. **B-3.30**). Mit der **MRT** gelingt ein zuverlässiger Nachweis, da Thromben eine höhere Signalintensität als fließendes Blut aufweisen.

**B-3.30 Nierenvenenthrombose rechts.**

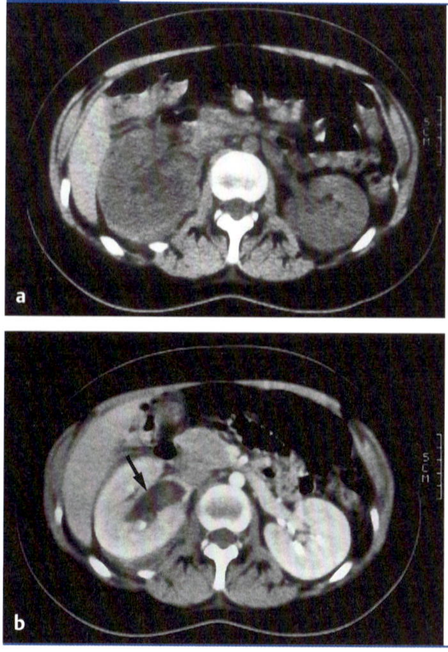

**a** Das native CT zeigt rechtsseitig eine leicht vergrößerte und unscharf berandete Niere.
**b** Nach KM-Gabe grenzt sich innerhalb der kräftig kontrastierten Nierenvene ein Thrombus ab (Pfeil).

B-3.30

## Niereninsuffizienz

**► Definition.** Eingeschränkte Fähigkeit der Nieren zur Ausscheidung harnpflichtiger Substanzen. Es wird zwischen einer **akuten und einer chronischen Niereninsuffizienz** unterschieden. In Abhängigkeit von der Ursache erfolgt zusätzlich die Differenzierung in eine **prärenale, renale oder postrenale Form** (Tab. **B-3.3**).

#### Niereninsuffizienz

**► Definition.**

**B-3.3 Einteilung und Ursachen der Niereninsuffizienz**

| | chronisch | akut |
|---|---|---|
| **prärenal** | ∅ | ▪ Schock (z. B. hypovolämisch) |
| **renal-vaskulär** | ▪ Nierenarterienstenose | ▪ Nierenarterienverschluss<br>▪ Nierenvenenthrombose |
| **renal-entzündlich** | ▪ chronische Pyelonephritis<br>▪ chronische Glomerulonephritis<br>▪ Phenacetin-Niere | ▪ akute Glomerulonephritis |
| **postrenal** | ▪ chronische bilaterale Harnwegsobstruktion | ▪ akute Harnstauung |

B-3.31

B-3.31 **Niereninsuffizienz.**

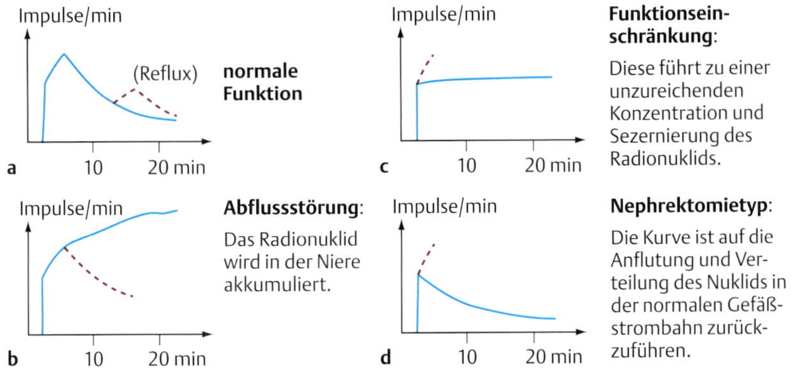


Charakteristische Kurvenverläufe der Funktionsszintigrafie bei unterschiedlichen Nierenfunktionsstörungen.

**Klinik:** Typisch sind Leistungsschwäche, Polyurie, Nykturie und Ödeme.

**Klinik:** Die Symptome sind vielfältig. Häufig klagen die Patienten über Leistungsschwäche, Polyurie, Nykturie und Ödeme. Weiterhin können gastrointestinale (Übelkeit, Appetitlosigkeit) und/oder kardiovaskuläre Symptome bestehen (Hypertonie).

**Diagnostisches Vorgehen:** Erhöhte Harnstoff- und Kreatininwerte im Serum.

**Diagnostisches Vorgehen:** Laborchemisch ist u. a. eine Erhöhung der Harnstoff- und Kreatininkonzentration i. S. nachweisbar.

▸ Definition.

▸ Definition. Radiologisches Erstuntersuchungsverfahren der Wahl ist die Sonografie. Eine **akute** Niereninsuffizienz geht meist mit einer **Organvergrößerung** einher, eine **chronische** Insuffizienz führt zur **Organschrumpfung**.

**Radiologische Diagnostik:** Die **Nierenfunktionsszintigrafie** ermöglicht eine **seitengetrennte Quantifizierung der Funktionseinschränkung** (S. 292). Die Aktivität-Zeit-Kurven geben Hinweise zur Genese (Abb. **B-3.31**). Eine **MR-Perfusionsuntersuchung** führt zu vergleichbaren Aussagen.

**Radiologische Diagnostik:** Die **Nierenfunktionsszintigrafie** ermöglicht eine **seitengetrennte Quantifizierung der Funktionseinschränkung** (S. 292). Die über den Nierenlagern gemessenen Aktivität-Zeit-Kurven geben zusätzliche **Hinweise zur Genese** (Abb. **B-3.31**). Eine Abflachung der Perfusionsphase spricht für eine Nierendurchblutungsstörung. Ein horizontaler Kurvenverlauf im Anschluss an die Frühphase ist Ausdruck einer fehlenden Konzentrationsfähigkeit der Niere und bei renal-parenchymatös bedingter Niereninsuffizienz zu finden. Ein Aktivitätsanstieg in der Exkretionsphase ist Folge einer Abflussbehinderung. Vergleichbare Aussagen lassen sich auch mit einer **kernspintomografischen Perfusionsuntersuchung** treffen.

## Verletzungen der Nieren

Man unterscheidet zwischen **geschlossenen** und **offenen** Traumen.

## Verletzungen der Nieren

Man unterscheidet zwischen **geschlossenen**, meist nach stumpfer Gewalteinwirkung auftretenden Verletzungen und **offenen Traumen**, deren Ursache häufig Schuss- oder Stichverletzungen oder schwere Verkehrsunfälle mit einer perforierenden Nierenverletzung durch die Rippen sind.

▸ Merke.

▸ Merke. Kombinationsverletzungen sind häufig.

**Klinik:** Hämaturie, Bauchdeckenspannung, Flankenschmerz und -hämatom, Schock. Traumatisch bedingte Nierenveränderungen s. Abb. **B-3.32**.
**Diagnostisches Vorgehen:** Untersuchungsverfahren der Wahl ist insbesondere bei polytraumatisieren Patienten die **Mehrzeilen-CT**. Bei leichteren Verletzungen beginnt die Diagnostik mit der **Sonografie**, gefolgt von **CT** oder **MRT**.

**Klinik:** Leitsymptome schwerer Nierenverletzungen sind Hämaturie, Bauchdeckenspannung, Flankenschmerz, Schock und Flankenhämatom. Eine Übersicht über traumatisch bedingte Nierenveränderungen gibt Abb. **B-3.32**.

**Diagnostisches Vorgehen, radiologische Diagnostik:** Während der Erstversorgung von **lebensbedrohlich** verletzten Patienten wird an manchen Zentren eine orientieren **Sonografie** durchgeführt, die als **RUSH** (= Rapid Ultrasound for Shock and Hypotension) bezeichnet wird. Unmittelbar anschließend oder auch bereits am Beginn der radiologischen Diagnostik steht eine **CT**. Voraussetzung ist das Vorhandensein eines schnellen Mehrzeilencomputertomografen. Bei diesen polytraumatisierten Patienten (z. B. Verkehrsunfall) werden die Nieren im Rahmen der **Mehrzeilen-CT**-Untersuchung von Schädel, Gesichtsschädel, Thorax, Abdomen und Becken mit Sekundärrekonstruktion der Skelettanteile dargestellt. Eine **Abdomenübersichtsaufnahme** ist **nicht indiziert.**

**B-3.32 Verletzungsfolgen der Nieren.**

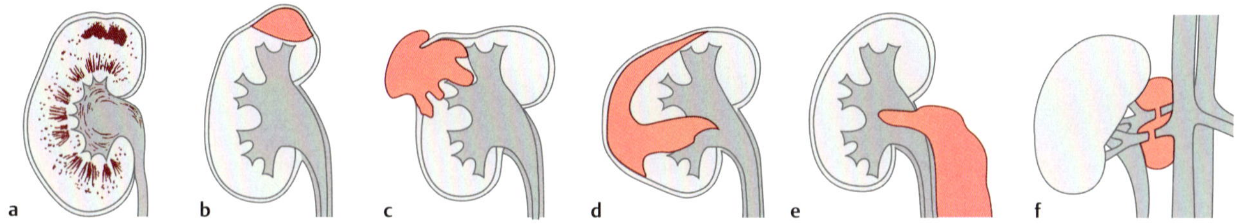


**a** Nierenkontusion mit kleiner Parenchymeinblutung.
**b** Subkapsuläres Nierenhämatom.
**c** Parenchymblutung und perirenales Hämatom nach Parenchymriss.
**d** Subkapsuläres und intrarenales Hämatom mit Einriss des Hohlraumsystems.
**e** Isolierter Einriss des Hohlraumsystems mit Urinombildung.
**f** Nierenstielabriss.

Bei **nicht lebensbedrohlichen** Verletzungen des Abdomens steht meist die **Sonografie** am Beginn der Diagnostik. Zur exakten Beurteilung des Ausmaßes der Verletzung wird dann eine **CT oder** eine **MRT** angeschlossen.

**Radiologische Diagnostik: Sonografisch** manifestiert sich eine Nierenkontusion durch eine Organvergrößerung. Subkapsulär, intraparenchymatös oder perirenal gelegene **Hämatome** imponieren sonografisch **im Akutstadium als echoreiche, später als echoarme Flüssigkeitsansammlungen**. Parenchymrupturen führen bei Beteiligung der Organkapsel zur Unterbrechung der Organkontur.

Zur besseren Beurteilung des Gefäßsystems und zur Darstellung von Parenchymverletzungen erfolgt die **CT** meist primär nach i. v.-KM-Gabe. Zum Nachweis von Verletzungen der ableitenden Harnwege kann eine Spätserie (ca. 10–20 min nach KM-Gabe) angeschlossen werden. In der **CT** lässt sich das Ausmaß der Verletzungsfolgen mit den dadurch bedingten Hämatomen exakter als in der Sonografie beurteilen. **Frische Blutungen sind hyperdens**, innerhalb von Tagen und Wochen nach der Verletzung nehmen die Dichtewerte mit zunehmender Hämatomresorption ab (Abb. **B-3.33a**). Es wird zwischen intraparenchymatösen, subkapsulären und perirenalen Blutungen differenziert. Nach KM-Gabe reichern funktionstüchtige, perfundierte Parenchymanteile an und sind damit von traumatisch geschädigten, funktionslosen Arealen abgrenzbar. Blutkoagel im Nierenbeckenkelchsystem führen zu KM-Aussparungen.

Die Angiografie ist wegen der guten Gefäßdarstellung in der **CT** nur noch selten zur Diagnostik einer Nierenverletzung indiziert. Sie wird hauptsächlich im Rahmen einer interventionellen Embolisation zur Therapie der Blutung durchgeführt. Die DSA gibt Aufschluss über traumatisch bedingte Nierengefäßschäden. Parenchymrisse mit partieller Durchtrennung arterieller Gefäße lassen sich in ihrem Ausmaß angiografisch zuverlässig erkennen (Abb. **B-3.33b**). Mögliche Ursachen eines posttraumatischen Verschlusses einer Nierenhaupt- oder Segmentarterie sind ein Gefäßspasmus, eine traumatisch induzierte Gefäßthrombose oder eine Gefäßverlegung bei vorliegender Teilruptur. Eine angiografisch diagnostizierbare Spätkomplikation nach einem Nierentrauma sind neu ausgebildete arteriovenöse Fisteln.

Eine **Urografie** wird beim Nierentrauma wegen der fehlenden Aussagekraft nicht mehr durchgeführt. Sinnvoll kann jedoch eine sog. **Spätaufnahme**, eine Abdomenübersicht der Nieren und des ableitenden Harnwegs nach einer CT mit i. v.-KM-Gabe sein. Diese, in Abhängigkeit von Verletzungsausmaß und Nierenfunktion 15–60 min nach der CT durchgeführte Aufnahme, kann perforierende Verletzung der ableitenden Harnwege durch den Kontrastmittelaustritt nachweisen.

**Radiologische Diagnostik: Sonografisch** imponieren **Hämatome** im Akutstadium als **echoreiche, später als echoarme Flüssigkeitsansammlungen.**

Zur besseren Beurteilung des Gefäßsystems und zur Darstellung von Parenchymverletzung erfolgt die **CT** meist primär nach i. v.-KM-Gabe. Eine Spätserie (ca. 10–20 min nach KM-Gabe) dient zum Nachweis von Verletzungen der ableitenden Harnwege. In der CT sind **frische Blutungen hyperdens,** im Verlauf nehmen die Dichtewerte mit zunehmender Hämatomresorption ab (Abb. **B-3.33a**). Funktionstüchtige Parenchymanteile reichern im Gegensatz zu traumatisch geschädigten, funktionslosen Arealen das KM an.

Da das Gefäßsystem mit der **CT** meist sehr gut darstellbar ist, erfolgt eine Angiografie nur noch in Ausnahmefällen. Hiermit lassen sich Parenchymrisse mit partieller Durchtrennung arterieller Gefäße gut erkennen (Abb. **B-3.33b**).

Eine **Urografie** wird beim Nierentrauma wegen der fehlenden Aussagekraft nicht mehr durchgeführt. Sinnvoll kann jedoch eine sog. **Spätaufnahme** der Nieren und des ableitenden Harnwegs nach einer CT mit i. v.-KM-Gabe sein.

B-3.33

**B-3.33 Radiologische Befunde bei Verletzungen der Niere.**

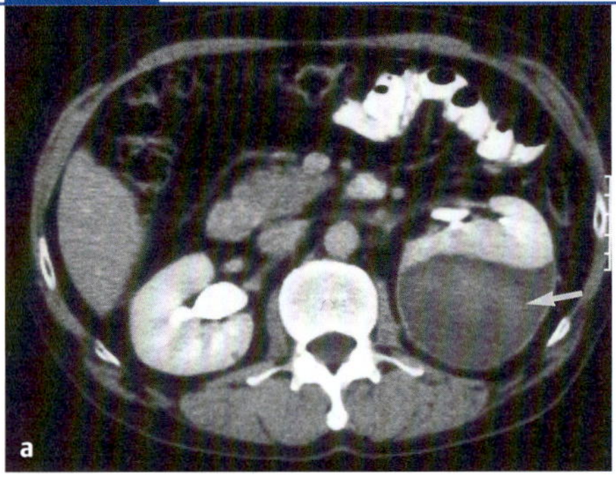

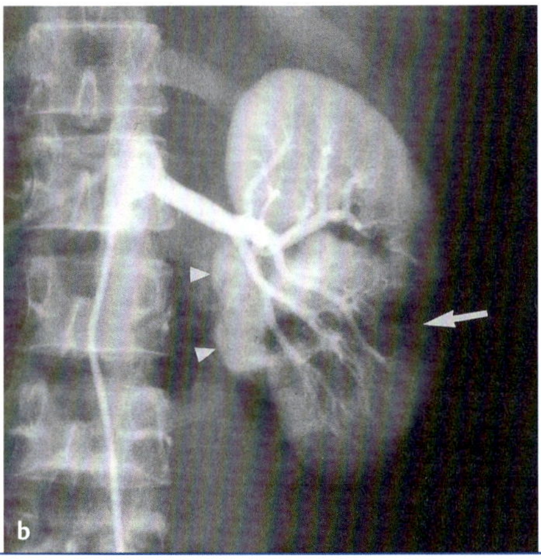

**a Subkapsuläres Nierenhämatom**: In der **CT** zeigt sich nach intravenöser KM-Gabe ein großes, subkapsuläres Hämatom der linken Niere (Pfeil). Bei einem Hämatomalter von etwa 5 Tagen sind die Dichtewerte vornehmlich wasserisodens, da die festen Blutbestandteile bereits partiell resorbiert wurden.

**b Nierenparenchymruptur**: Die selektive **Angiografie** der linken Niere zeigt einen Parenchymriss (Pfeil) mit Durchtrennung kleinerer arterieller Gefäße. Die großen intrarenalen Gefäße sind intakt. Mediokaudal des Sinus renalis findet sich ein KM-Extravasat (Pfeilspitzen).

▶ **Klinischer Fall.** Bei einer 35-jährige Patientin mit V. a. Glomerulonephritis kommt es nach der sonografisch durchgeführten Punktion zu einer **massiven Parenchymblutung**. Die **CT** (Abb. **B-3.34a)** zeigt das große **Hämatom** (Pfeile) mit Arealen von ausgetretenem kontrastierten Blut als Hinweis auf die aktuell noch bestehende Blutung. Die **DSA** (Abb. **B-3.34b**) zeigt die wolkige Kontrastmittelansammlung durch das aus den Gefäßen ausgetretene kontrastierte Blut. Nach Lokalisation der Segmentarterie, die das verletzte Nierenparenchym versorgt, wird diese mit mehreren Spiralen (Coils) verschlossen. Das Abschlussbild nach Embolisation (Abb. **B-3.34c**) zeigt die **verschlossene Segmentarterie mit den Coils**. Im nachgeschalteten Parenchym kam es danach zu einem kleinen segmentalen Niereninfarkt, das Organ konnte jedoch auf diese Weise erhalten werden.

**B-3.34 Radiologische Embolisationstherapie einer massiven Nierenparenchymblutung.**

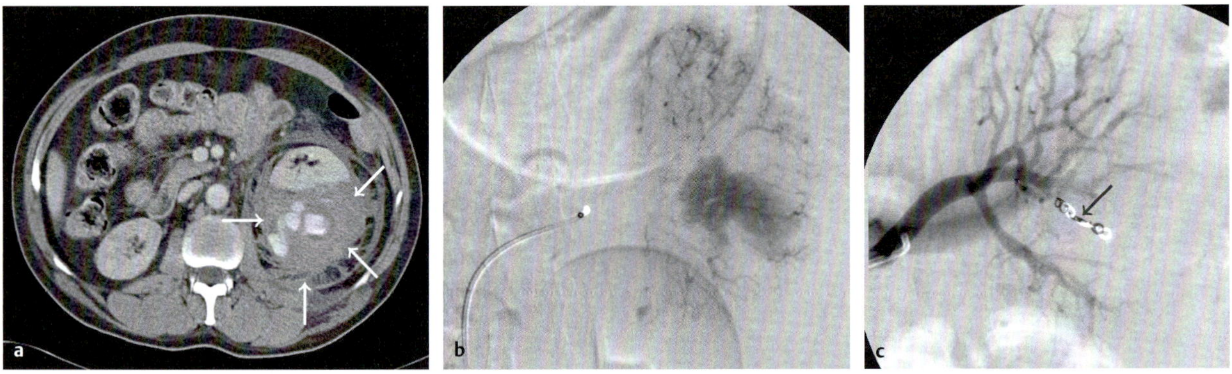

# 3.2 Männliche Geschlechtsorgane

## 3.2.1 Radiologische Methoden

### Sonografie

Die Sonografie von Prostata (Abb. **B-3.35**), Hoden (Abb. **B-3.36**) und Samenblase kann transabdominal (suprapubisch) oder auch transrektal bzw. endovesikal durchgeführt werden. Sie ist bei der Untersuchung der o. g. Organe das bildgebende **Verfahren der Wahl**.

3.2 Männliche Geschlechtsorgane

3.2.1 Radiologische Methoden

Sonografie

Die Sonografie ist das bildgebende **Verfahren der Wahl** zur Darstellung von Prostata (Abb. **B-3.35**), Hoden (Abb. **B-3.36**) und Samenblase. Sie kann suprapubisch oder transrektal bzw. endovesikal durchgeführt werden.

**B-3.35 Sonografie der Prostata.**

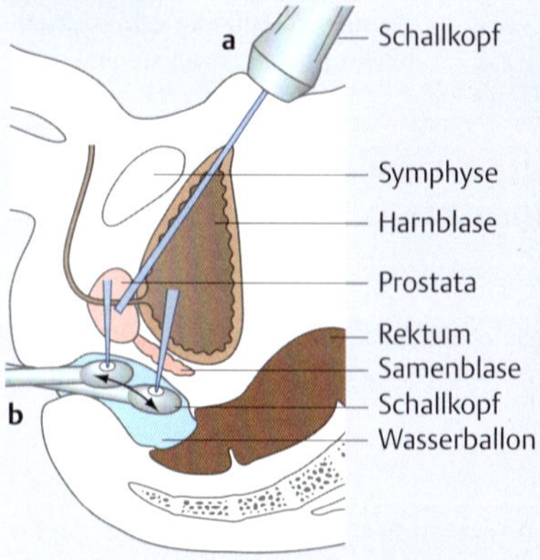


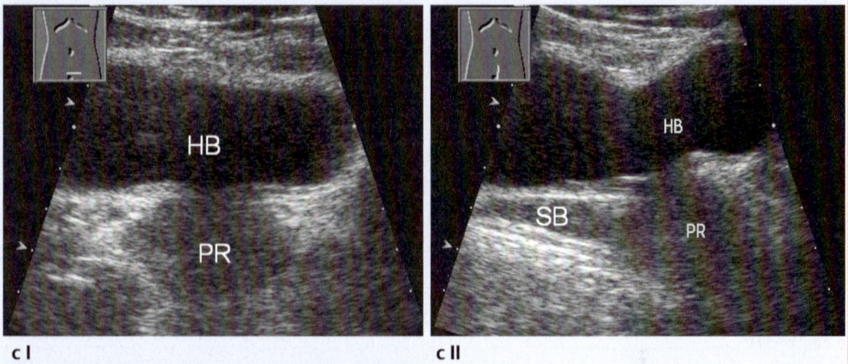


**a** Die **transvesikale** Organdarstellung gelingt nur bei ausreichend gefüllter Harnblase. Bei suprapubischer Schallkopfpositionierung wird das Organ in der transversalen und longitudinalen Ebene durchgemustert. Das Volumen der normalerweise etwa kastaniengroßen Prostata kann näherungsweise nach der Formel $V = 0{,}523 \cdot a \cdot b \cdot c$ bestimmt werden, wobei a, b und c die Organdurchmesser in den drei Raumebenen darstellen.
**b** Die **transrektale** Sonografie der Prostata ermöglicht eine differenzierte Beurteilung der Organstruktur und erleichtert den Nachweis eines beginnenden organüberschreitenden Karzinomwachstums.
**c Sonografie der Prostata, Normalbefund.** Die perkutan transvesikal durchgeführte Sonografie zeigt im (I) Querschnitt und im (II) Längsschnitt eine normal große Prostata mit regelrechter, homogener Organechogenität. (Teilabb. c I und c II aus Schmidt G. Kursbuch Ultraschall. Stuttgart: Thieme; 2015)

**B-3.36 Sonografie des Hodens.**

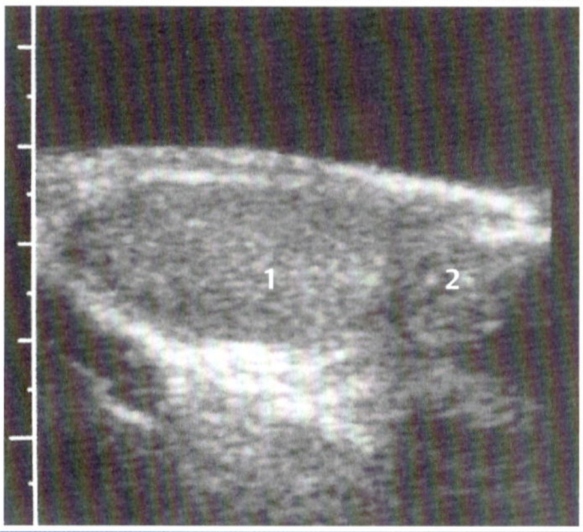


Normalbefund. Der Längsschnitt zeigt einen normal großen Hoden mit normaler und homogener Echogenität (1), darüber kommt der etwas echoreichere Nebenhoden (2) zur Darstellung.

B-3.36

### CT und MRT

Die **CT** von Abdomen und Becken erfolgt bei Hodentumoren und Prostatakarzinomen zur Ausdehnungsbeurteilung des Primärtumors und zum Lymphknotenstaging. Die **MRT** des Beckens wird zunehmend zur Ausdehnungsbeurteilung von Prostatakarzinomen eingesetzt. Neuere MR-Methoden wie die MR-Perfusion und die Diffusion lassen sich im Rahmen einer sogenannten multimodalen Prostata-MRT zur Primärdiagnostik von Prostatakarzinomen einsetzen.
Einen Normalbefund der **Prostata** und der **Samenbläschen** zeigt Abb. **B-3.37**.

CT und MRT

Die **CT** erfolgt bei Hodentumoren und Prostatakarzinomen zur Ausdehnungsbeurteilung des Primärtumors und zum Lymphknotenstaging. Die **MRT** wird zur Ausdehnungsbeurteilung von Prostatakarzinomen eingesetzt. Normalbefunde von **Prostata** und **Samenbläschen** s. Abb. **B-3.37**.

B-3.37 MRT-Normalbefund von Prostata und Samenbläschen.

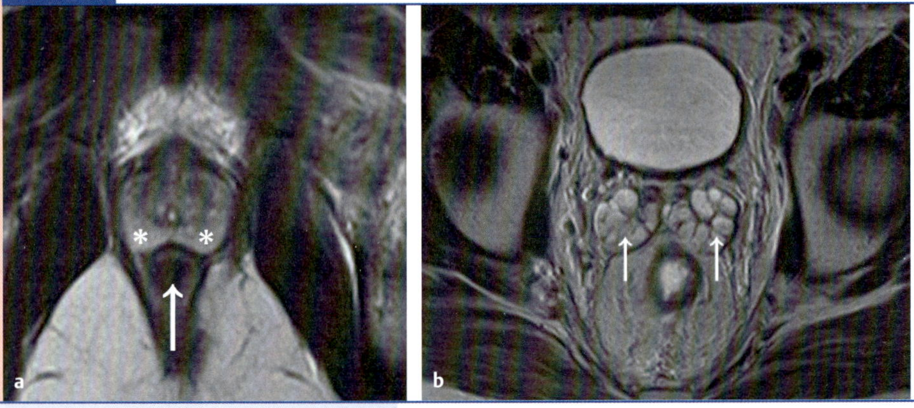


**a MRT der Prostata:** Unmittelbar ventral vom Rektum (Pfeil) liegt die rundliche, glatt berandete und normal große Prostata. Im T 2-Bild ist gut zwischen der signalreichen peripheren Zone (*) und der und der signalarmen zentralen Zone zu differenzieren. Als heller Punkt ist die zentral durch die Prostata verlaufende Urethra erkennbar.
**b MRT der Samenblasen:** Dorsal der flüssigkeitsgefüllten Harnblase sind die gelappt konfigurierten Samenblasen (Pfeile) zu erkennen.

3.2.2 Leitbefunde – vom radiologischen Befund zur Diagnose

Typische Befunde und Differenzialdiagnosen s. Tab. **B-3.4**.

## 3.2.2 Leitbefunde – vom radiologischen Befund zur Diagnose

In der nachfolgenden Tabelle sind einige typische Befunde und ihre Differenzialdiagnosen aufgeführt (Tab. **B-3.4**).

B-3.4 Radiologische Leitbefunde

| Befund | mögliche Ursache | geeignete Methoden (Methode der Wahl steht an 1. Stelle) |
|---|---|---|
| **Vergrößerung der Prostata** | ▪ benigne Prostatahyperplasie | Sonografie |
| | ▪ Prostatitis | Sonografie |
| | ▪ Prostatakarzinom | Sonografie, MRT, CT |
| **Vergrößerung des Hodens** | ▪ Hodentorsion | Duplex-Sonografie |
| | ▪ Orchitis / Epididymitis | Sonografie |
| | ▪ Hodentumor | Sonografie, CT (Lymphknoten-Staging) |

3.2.3 Wichtige Krankheitsbilder – von der Diagnose zum Befund

Benigne Prostatahyperplasie

▶ Synonym.

▶ Definition.

## 3.2.3 Wichtige Krankheitsbilder – von der Diagnose zum Befund

### Benigne Prostatahyperplasie

▶ **Synonym.** Prostataadenom

▶ **Definition.** Die benigne Organvergrößerung entsteht durch eine Wucherung der drüsigen (**glanduläre** Form) oder mesenchymalen Organanteile (**fibromuskuläre** Form). Betroffen sind vorzugsweise **Areale in der Umgebung der Harnröhre.** Durch deren Kompression kommt es zur fortschreitenden Harnblasenentleerungsstörung.

**Klassifikation:**
- **Stadium I:** typische Beschwerden (z. B. Pollakisurie) ohne Restharnbildung
- **Stadium II:** typische Beschwerden und Restharnbildung
- **Stadium III:** typische Beschwerden, Restharnbildung und Niereninsuffizienz durch **Überlaufblase.**

**Klinik:** Dünner Harnstrahl, erhöhte Miktionsfrequenz, vermehrtes Pressen, Pollakisurie.

**Diagnostisches Vorgehen:** Anamnese und rektale Palpation sowie **Sonografie** (Abb. **B-3.35**).

**Klassifikation:** In Abhängigkeit vom Ausmaß der Entleerungsstörung wird zwischen drei Stadien unterschieden.
- **Stadium I:** typische Beschwerden (z. B. Pollakisurie) ohne Restharnbildung
- **Stadium II:** typische Beschwerden (z. B. Pollakisurie) + Restharnbildung
- **Stadium III:** typische Beschwerden (z. B. Pollakisurie) + Restharnbildung + Niereninsuffizienz (durch **Überlaufblase** mit zunehmender Ausbildung einer beidseitigen Dilatation der Harnleiter und des Nierenbeckenkelchsystems).

**Klinik:** Je nach Wachstumsrichtung der Prostatahyperplasie klagen die Patienten u. a. über einen dünnen Harnstrahl, das Gefühl der inkompletten Harnblasenentleerung, eine zunehmende Miktionsfrequenz, vermehrtes Pressen und Pollakisurie.

**Diagnostisches Vorgehen:** Anamnese (typische Beschwerden?) und rektale Palpation (prall vergrößerte, gut abgrenzbare Prostata) helfen bei der Diagnosesicherung. Mithilfe der **Sonografie** können die Größe der Prostata und die Restharnmenge bestimmt werden (Abb. **B-3.35**).

**B-3.38** **Sonografische Befunde bei benigner Prostatahyperplasie.**

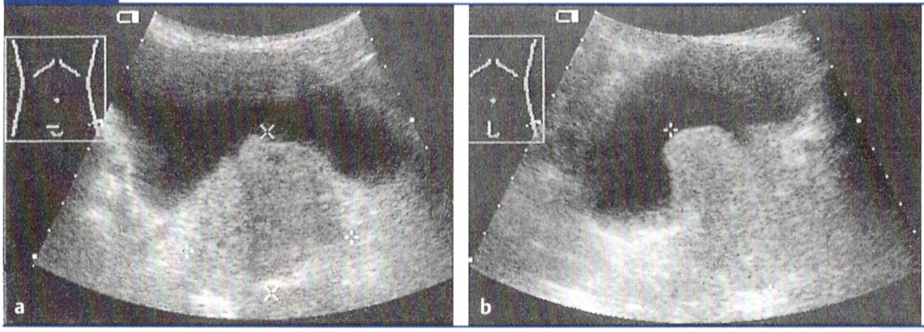


**a** Im Querschnitt und
**b** Längsschnitt kommt das vergrößerte Organ mit einer deutlichen Anhebung des Harnblasenbodens zur Darstellung.

**Radiologische Diagnostik:** Mit zunehmender Vergrößerung der Prostata fällt in der **Sonografie** (Abb. **B-3.38**) eine kugelige Organumformung auf. Die Echostruktur ist in typischen Fällen homogen, kann bei gleichzeitig vorhandenen Verkalkungen oder fibrotischen Veränderungen jedoch auch heterogen imponieren. Zentral lokalisierte hyperplastische Areale lassen sich meist nur mit der **transrektalen Sonografie** abgrenzen. Durch eine Kompression des benachbarten Drüsengewebes entsteht ein echoarmer Saum, der als Pseudokapsel bezeichnet wird. Die begleitende Blasenentleerungsstörung führt zur sonografisch sichtbaren **muskulären Hypertrophie der Harnblasenwand**.
In fortgeschritteneren Stadien kann das Ausmaß der **Restharnerhöhung** (S. 289) unmittelbar nach vorangegangener Miktion durch eine sonografische Harnblasenausmessung (Formel wie bei der Prostatavolumenbestimmung) objektiviert werden (> 50 ml sind pathologisch).
V. a. die Vergrößerung des Prostatamittellappens führt zu einer Anhebung des Harnblasenbodens. Die **Ausscheidungsurografie** zeigt die dadurch bedingte, in der Mitte gelegene Pelottierung der kaudalen Harnblasenberandung.
Im **Stadium III** sind **sonografisch** neben der vergrößerten Prostata eine erheblich **vergrößerte Harnblase** und eine **Harnstauung** zu erkennen.

**Radiologische Diagnostik:** In der **Sonografie** (Abb. **B-3.38**) fällt eine kugelige Organumformung auf. Zentrale hyperplastische Areale lassen sich mit der **transrektalen Sonografie abgrenzen**. Durch Kompression des Drüsengewebes entsteht ein echoarmer Saum (Pseudokapsel). Die Blasenentleerungsstörung führt zur **muskulären Hypertrophie der Harnblasenwand.**

Das Ausmaß der **Restharnerhöhung** kann direkt nach Miktion durch eine sonografische Harnblasenausmessung bestimmt werden (> 50 ml sind pathologisch).
Die **Ausscheidungsurografie** zeigt eine Pelottierung der kaudalen Harnblasenberandung.

In **Stadium III** sind **sonografisch** eine **vergrößerte Harnblase** und **Harnstauung** zu erkennen.

## Prostatakarzinom

**Klinik:** Das Prostatakarzinom entwickelt sich vor allem in den **peripheren, dorsalen, harnröhrenfernen** Organanteilen. Deshalb führt es im Gegensatz zur adenomatösen Hyperplasie der Prostata erst relativ spät zu Miktionsbeschwerden.

**Diagnostisches Vorgehen:** Die Vorsorgeuntersuchung besteht in der transrektalen Palpation der Prostata. Dabei lässt sich die Verdachtsdiagnose beim Nachweis eines derben, nicht druckdolenten Knotens stellen. Beim Prostatakarzinom ist die Serumkonzentration des **PSA** (prostataspezifisches Antigen = Tumormarker) erhöht. Erhöhte PSA-Werte sind die häufigste Indikation zur **sonografisch gesteuerten transrektalen Nadelbiopsie**. Die Sonografie dient dabei weniger zum Tumornachweis, vielmehr sollen ultraschallkontrolliert gezielt Biopsien aus allen Anteilen der Prostata entnommen werden. Nach einem festen Schema werden meist 12 Proben entnommen. Bei weiterhin erhöhten oder im Verlauf ansteigenden PSA-Werten und negativer sonografischer Biopsie wird zunehmend eine **MRT** zur Lokalisation des Karzinoms eingesetzt.

**Klinik:** Beim Prostatakarzinom kommt es spät zu Miktionsbeschwerden, weil es sich vor allem in den **dorsalen, harnröhrenfernen** Organanteilen entwickelt.
**Diagnostisches Vorgehen:** Rektaler Tastbefund, Bestimmung des **PSA** und **sonografisch gesteuerte transrektale Prostatabiopsie**.
Bei erhöhtem PSA und negativer Biopsie erfolgt eine **MRT** zur Lokalisation des Tumors.

**Radiologische Diagnostik: In der transrektalen Sonografie** sind ca. 60 % der Karzinome im Vergleich zum normalen Prostatagewebe **echoarm**. Häufig lässt sich der Tumor jedoch nicht abgrenzen oder es findet sich lediglich tumorbedingt eine **inhomoge echogebende Binnenstruktur**. Auch echoreiche, teilweise sogar verkalkte Tumoranteile sind möglich (Abb. **B-3.39**). Insgesamt ist die Sonografie zum primären Tumornachweis eher ungeeignet. Ihre Bedeutung liegt in der kontrollierten Biopsie.
Die **CT** kann bei vergrößerter Prostata zunächst nicht zwischen einem Adenom und einem intrakapsulären Karzinom differenzieren. Die Differenzierung der Organbinnenstruktur gelingt schlechter als mit der Sonografie oder der MRT. Die Indikation zur CT liegt im Nachweis eines **organüberschreitenden Wachstums** mit Infiltration von Nachbarorganen sowie der Darstellung eines metastatischen Befalls von iliakalen, inguinalen und retroperitonealen Lymphknoten (Abb. **B-3.40a**). Gleichzeitig lässt sich das Skelettsystem der Untersuchungsregion rekonstruieren.

**Radiologische Diagnostik: In der transrektalen Sonografie** sind die Karzinome eher echoarm, häufig jedoch innerhalb einer **inhomogenen echogebenden Binnenstruktur** kaum abgrenzbar (Abb. **B-3.39**). Zum primären Tumornachweis ist die Sonografie eher ungeeignet.
In der **CT** kann zunächst nicht zwischen Adenom und intrakapsulärem Karzinom differenziert werden. Die Indikationen liegen im Erkennen einer Infiltration der Nachbarorgane und einer Lymphknotenmetastasieurung (Abb. **B-3.40a**).

B-3.39

**B-3.39 Prostatakarzinom.**

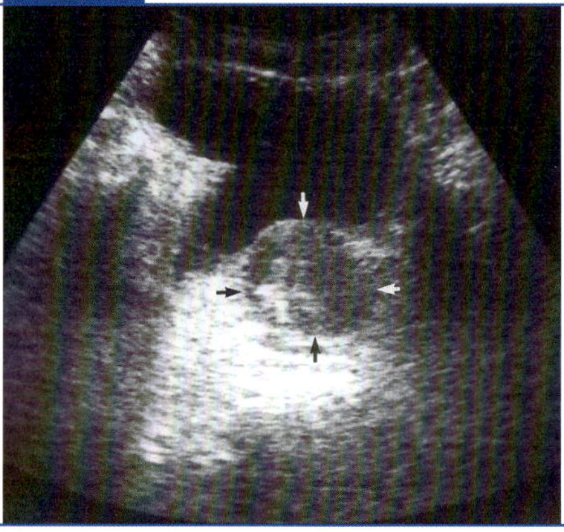

Sonografisch zeigt sich eine vergrößerte, inhomogen strukturierte Prostata (Pfeile) mit Pelottierung des Harnblasenbodens. Innerhalb des Organs finden sich reflexreiche Areale, die fokalen Verkalkungen entsprechen.

**B-3.40 Metastasierendes Prostatakarzinom.**

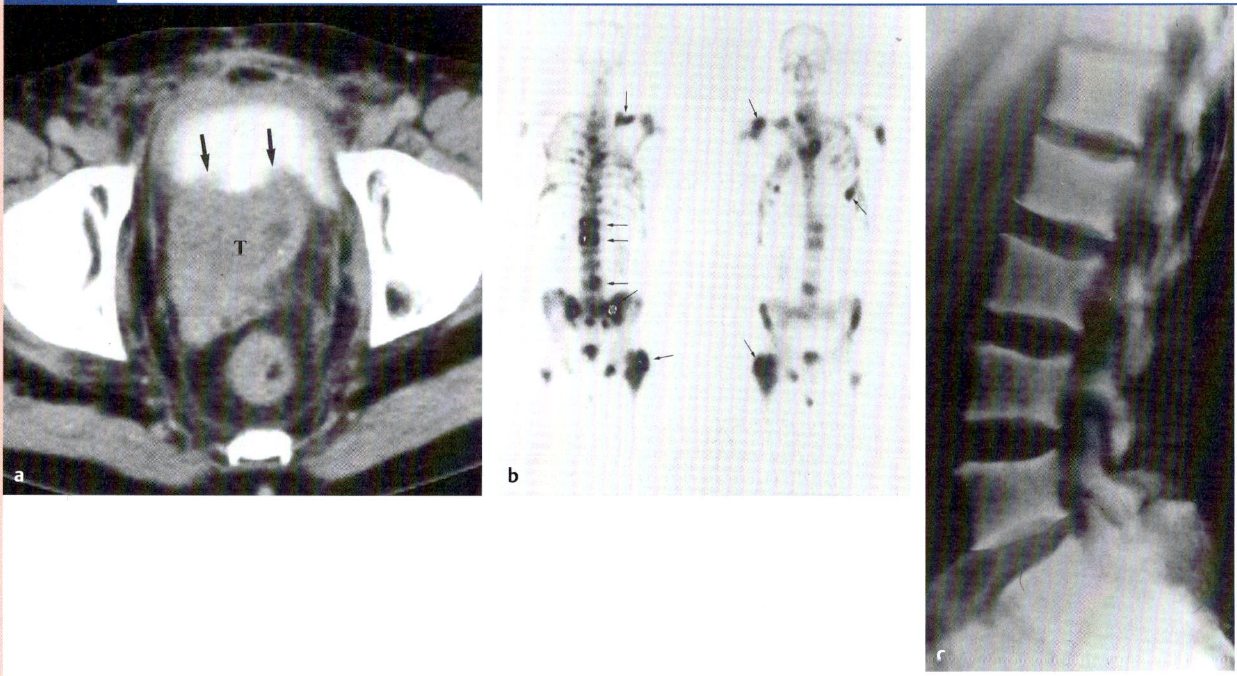


a **CT:** Tumoröse, die Organkonturen der Prostata überschreitende Raumforderung (T) mit Infiltration der ventral gelegenen kontrastmittelgefüllten Harnblase (Pfeile).

b **Skelettszintigrafie:** Zahlreiche fokale Mehranreicherungen im Skelettsystem, die z. T. mit Pfeilen markiert sind und einer diffusen Knochenmetastasierung entsprechen.

c **Röntgenaufnahme der LWS:** Diffuse osteoplastische Metastasierung mit daraus resultierender fleckiger Dichteerhöhung der Knochenfeinstruktur.

Mit der **multimodalen MRT lassen sich Prostatakarzinome gut nachweisen**. Diese Tumorlokalisation hilft bei der erneuten sonografisch gesteuerten transrektalen Biopsie. Da Prostatakarzinome frühzeitig ins Skelett metastasieren, wird eine **Skelettszintigrafie** sowie Röntgenaufnahmen von schmerzhaften und verdächtigen Skelettregionen durchgeführt (Abb. **B-3.40b**, **c**).

Die **MRT** erlangt zunehmende Bedeutung bei der Prostatabildgebung. Mit der sogenannten **multimodalen MRT**, die neben der morphologischen Darstellung auch die Diffusionswichtung, die Perfusionsdarstellung und die MR-Spektroskopie beinhaltet, lassen sich Karzinome frühzeitig lokalisieren. Auf der Basis der kernspintomografischen Tumorlokalisation erfolgt dann eine erneute sonografisch gesteuerte transrektale Biopsie. Dabei ist auch die Bildfusion von MRT und Sonografie möglich. Die Strahlentherapie kann am besten auf den Lokalisationsdaten einer MRT geplant werden.
Da Prostatakarzinome bereits frühzeitig ins Skelett metastasieren, werden im Rahmen der Staginguntersuchungen eine **Skelettszintigrafie** und Röntgenaufnahmen von schmerzhaften und szintigrafisch verdächtigen Skelettregionen angefertigt (Abb. **B-3.40b**, **c**).

► Merke.

► Merke. Typischerweise führen Prostatakarzinome zur osteoplastischen Knochenmetastasierung. Diese sind insbesondere im Bereich von Becken und Lendenwirbelsäule lokalisiert.

## Prostatitis

**▶ Definition.** Meist bakteriell verursachte Entzündung der Prostata, die i. d. R. aszendierend über die Harnröhre oder intrakanalikulär über den Ductus deferens entsteht.

**Klinik:** Bei Vorliegen einer akuten Prostatitis treten neben Fieber und Schüttelfrost zusätzlich Dysurie, Pollakisurie und Defäkationsschmerzen auf.

**Diagnostisches Vorgehen:** Neben der klinischen Symptomatik fällt bei der rektalen Untersuchung eine z. T. extrem druckschmerzhafte, ödematös geschwollene Prostata auf. Im Urin sind Leukozyten und Bakterien nachweisbar, das PSA kann erhöht sein.

**Radiologische Diagnostik:**

- **Akute Prostatitis:** Sie manifestiert sich **sonografisch** durch eine symmetrische **Organvergrößerung** bei **diffus verminderter Echogenität** (Abb. **B-3.41a**). **Abszedierungen** führen zu umschriebenen echoarmen oder echofreien Arealen.
  Die Durchführung einer **retrograden Urethrografie** oder **Miktionszystourethrografie** ist nur bei rezidivierenden Entzündungen für den Nachweis begünstigender Faktoren wichtig (z. B. Strikturen).
- **Chronische Prostatitis:** Die Organgröße ist **sonografisch** meist normal. Das **Binnenechomuster** imponiert **inhomogen** (Abb. **B-3.41b**), wobei Verkalkungen zu fokalen reflexreichen Arealen führen, die teilweise einen Schallschatten aufweisen. Wegen des ähnlichen sonografischen Bildes ist die Abgrenzung von einem nicht organüberschreitenden Prostatakarzinom auch mit der CT nicht möglich. In diesen Fällen hilft die multimodale MRT weiter oder es muss eine Prostatastanzbiopsie durchgeführt werden.
  Für eine retrograde Urethrografie und Miktionszystourethrografie ergeben sich die gleichen Indikationen wie bei der akuten Prostatitis (s. o.).

**Prostatitis**

**▶ Definition.**

**Klinik:** Fieber, Schüttelfrost, Dysurie, Pollakisurie, Defäkationsschmerzen.

**Diagnostisches Vorgehen:** Druckschmerzhafte, ödematöse Prostata, Leukozyten und Bakterien im Urin, evtl. erhöhtes PSA.

**Radiologische Diagnostik:**

- **Akute Prostatitis: Sonografisch** zeigt sich eine symmetrische **Organvergrößerung** bei **diffus verminderter Echogenität** (Abb. **B-3.41a**). **Abszedierungen** führen zu echofreien Arealen.
- **Chronische Prostatitis:** Die Organgröße ist **sonografisch** meist normal. Das **Binnenechomuster** imponiert **inhomogen** (Abb. **B-3.41b**). Eine Abgrenzung vom Karzinom ist auch mit der CT nicht sicher möglich. Hier muss eine Stanzbiopsie durchgeführt werden.

**B-3.41 Sonografie bei Prostatitis.**

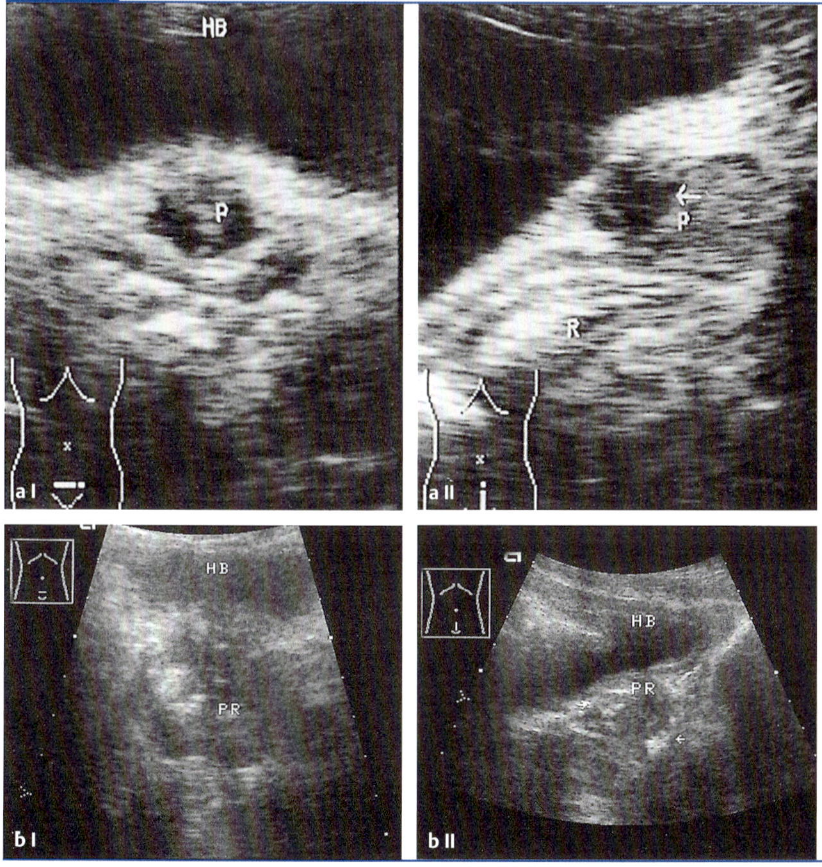


**a Akute Prostatitis:** Querschnitt (I) und Längsschnitt (II) zeigen eine entzündlich bedingte Echogenitätsabsenkung der Prostata (P). R = Rektum.
**b Chronische Prostatitis:** Querschnitt (I) und Längsschnitt (II) zeigen ein deutlich inhomogenes Echomuster der Prostata (PR). HB = Harnblase.

Hodentorsion

▶ Definition.

Klinik: Heftige Schmerzen in der Leistenregion, Schwellung und Rötung des Skrotums. Bei Palpation ist der Hoden stark druckdolent, das **Prehn-Zeichen** ist positiv (Schmerzverstärkung bei Anheben des Hodens). Die operative Beseitigung muss innerhalb von Stunden durchgeführt werden, sonst droht eine irreversible Organnekrose.

**Radiologische Diagnostik:** Die **farbkodierte Duplexsonografie** ist die Methode der Wahl (Abb. **B-3.42**).

▶ Merke.

B-3.42

## Hodentorsion

**▶ Definition.** Bei der Hodentorsion verdrehen sich die Hoden in der Längsachse (z. B. bei sportlicher Betätigung). Durch die Torsion der versorgenden Blutgefäße kommt es zunächst zur venösen Stase, dann zum arteriellen Gefäßverschluss und zur hämorrhagischen Infarzierung des Hodens.

**Klinik:** Klinisch werden heftige Schmerzen vornehmlich in der Leistenregion angegeben. Begleitend zeigt sich eine Schwellung und Rötung des Skrotums. Bei der Palpation ist der Hoden stark druckdolent, das **Prehn-Zeichen** ist positiv (d. h. der Schmerz verstärkt sich bei Anheben des Hodens – DD zur akuten Epididymitis: Abnahme der Schmerzen).

Die operative Beseitigung der Torsion muss innerhalb weniger Stunden durchgeführt werden, da es sonst zur irreversiblen Organnekrose kommt.

**Radiologische Diagnostik:** Bei der klinisch oft problematischen Abgrenzung zur akuten Nebenhodenentzündung ist die **farbkodierte Duplexsonografie** die Untersuchungsmethode der Wahl (Abb. **B-3.42**).

**▶ Merke.** Typisch für die Hodentorsion ist eine deutlich **verminderte oder fehlende Organperfusion**. Hoden und Nebenhoden sind vergrößert und echoarm, oft findet sich eine mäßige Zunahme der peritestikulären Flüssigkeit. Bei der akuten Nebenhodenentzündung (s. u.) ist die Durchblutung dagegen deutlich vermehrt.

**B-3.42 Duplexbefund bei Hodentorsion.**

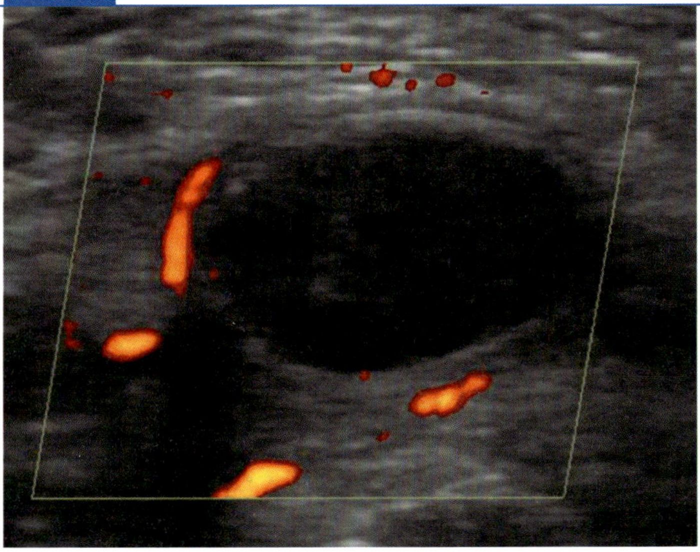

Als Hinweis auf die torsionsbedingte fehlende Durchblutung zeigen sich im echoarmen Hoden dopplersonographisch keine Flusssignale. Im Nebenhoden ist der Blutfluss erhalten.

(aus Krombach GA, Mahnken AH, Hrsg. Radiologische Diagnostik Abdomen und Thorax. Stuttgart: Thieme; 2015)

Entzündungen von Hoden und Nebenhoden

▶ Definition.

**Radiologische Diagnostik:** Bei der **akuten Orchitis** ist der Hoden **sonografisch diffus vergrößert** (Abb. **B-3.43**).

Die **akute Epididymitis** zeigt sich in einem **sonografisch** vergrößerten, im akuten Stadium echoarmen Nebenhoden. **Dopplersonografisch** lässt sich vermehrte Durchblutung erkennen.

## Entzündungen von Hoden und Nebenhoden

**▶ Definition.** Entzündungen von Hoden **(Orchitis)** und Nebenhoden **(Epididymitis)** entstehen i. d. R. durch aszendierende Infektionen über den Ductus deferens oder hämatogen (z. B. bei Mumps).

**Radiologische Diagnostik:** Die **akute Orchitis** entwickelt sich meist durch Ausbreitung einer Nebenhodenentzündung. **Sonografisch** ist der Hoden **diffus vergrößert** (Abb. **B-3.43**), die Echogenität des Parenchyms ist reduziert, wobei sich Abszedierungen als echoarme bis echofreie Areale darstellen.

Die **akute Epididymitis** führt klinisch zu einer schmerzhaften Schwellung des Nebenhodens. **Sonografisch** ist dieser vergrößert, im akuten Stadium typischerweise echoarm. Im weiteren Krankheitsverlauf kommt es bei zunehmender Fibrosierung zum Anstieg der Echogenität. Oft liegt begleitend eine Hydrozele (s. u.) vor. **Dopplersonografisch** lässt sich eine vermehrte Durchblutung des betroffenen Nebenhodens erkennen.

**B-3.43** **Sonografie bei akuter Orchitis.**

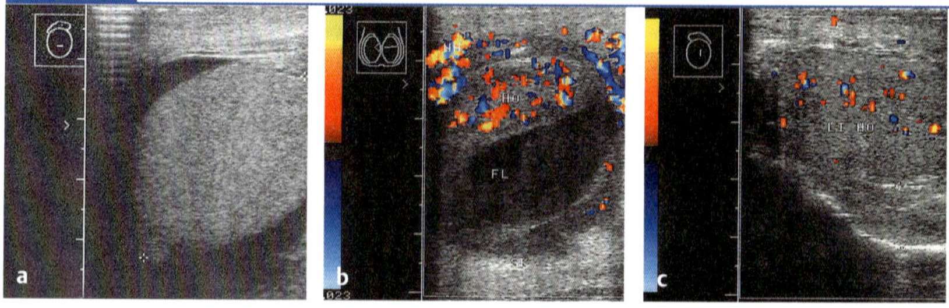


**a** Eine akute Orchitis kann zu einer Vergrößerung des Hodens bei homogener Echogenität führen.
**b** Im Falle einer bakteriell abszedierenden Orchitis findet sich zusätzlich eine abszessbedingte Flüssigkeitsansammlung (FL). Die Vaskularisation ist entzündungsbedingt deutlich vermehrt, dies zeigt sich besonders im Unterschied zur gesunden Gegenseite (**c**).
**c** Gesunde Gegenseite.
(aus Schmidt G. Sonografische Differenzialdiagnose. Stuttgart: Thieme; 2013)

B-3.43

## Hydrozele

Hydrozele

▶ **Definition.** Als Hydrozele wird eine pathologische Flüssigkeitsansammlung im Skrotum bezeichnet (innerhalb der Tunica vaginalis communis testis).

▶ Definition.

**Klinik:** Langsam zunehmende, prallelastische Schwellung intraskrotal, meist ohne Schmerzen. Gelegentlich besteht ein lokales Druck- oder Schweregefühl. Bei der Palpation ist ein glatter, indolenter, gegen die Skrotalhaut gut verschieblicher Tumor tastbar.

**Klinik:** Langsam zunehmende, prallelastische Schwellung intraskrotal, meist ohne Schmerzen.

**Radiologische Diagnostik:** Untersuchungsmethode der Wahl ist die **Sonografie** mit dem Nachweis von **peritestikulär gelegener echofreier Flüssigkeit**. Der Hoden liegt innerhalb der umgebenden Flüssigkeit im dorsalen Abschnitt des Skrotums (Abb. **B-3.44**).

**Radiologische Diagnostik:** Die Sonografie weist **peritestikulär gelegene echofreie Flüssigkeit** nach, die den Hoden umgibt (Abb. **B-3.44**).

**B-3.44** **Hydrozele.**

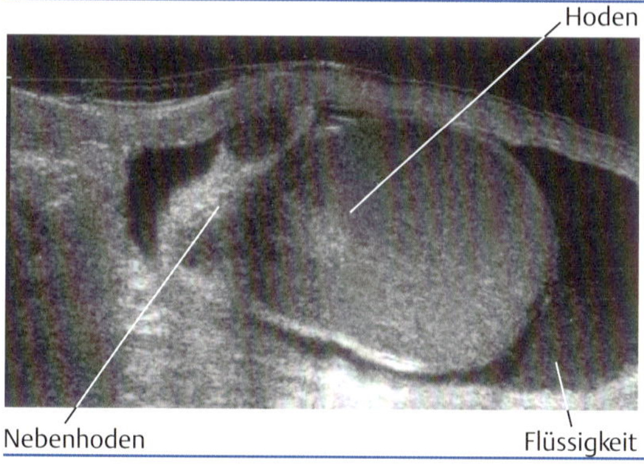


Sonografische Darstellung der echofreien Flüssigkeit im Skrotum, die den Hoden umgibt.

B-3.44

## Varikozele

Varikozele

▶ **Definition.** Der Varikozele liegt eine abnorme Dilatation und Elongation der Venen des Plexus pampiniformis innerhalb des Skrotums zugrunde. Ca. 90 % der Varikozelen sind linksseitig lokalisiert. Sie sind eine häufige Ursache für die männliche Infertilität.

▶ Definition.

**Klinik:** In der Regel bestehen keine Beschwerden. Oft erfolgt die Diagnose im Rahmen einer Infertilitätsdiagnostik. Bei der Inspektion am stehenden Patienten fallen die gestauten, geschlängelten Venenkonvolute intraskrotal und entlang des Samenstranges auf.

**Klinik:** Selten Beschwerden. Intraskrotal und entlang des Samenstrangs fallen gestaute, geschlängelte Venenkonvolute auf.

**B-3.45 Phlebografie und Verödung einer linksseitigen Varikozele.**

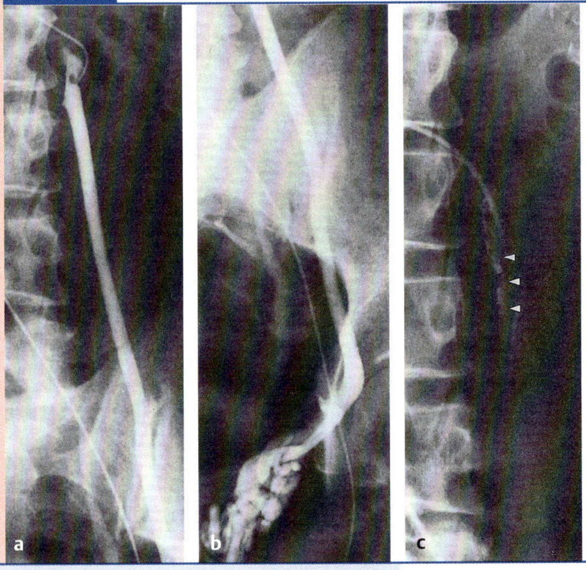


Phlebografie und Skerosierung einer linksseitigen Varikozele, KM-Injektion in die pathologisch erweiterte Vena spermatica interna (**a**). Kontrastierung der varikös erweiterten Venen des Plexus pampiniformis (**b**). Nach Injektion des Sklerosierungsmittels ist die Vena spermatica interna verschlossen, im oberen Anteil des Gefäßes zeigen sich einzelne von KM umflossene Thromben (**c**, Pfeilspitzen).

**Radiologische Diagnostik:** Sonografisch imponieren die dilatierten Venen als echofreie Strukturen nahe des Samenstranges. **Dopplersonografisch** lässt sich ein retrograder Blutstrom erkennen.
Bei der **phlebografischen Darstellung** wird die V. spermatica interna durch KM-Injektion aus einem Katheter in der V. renalis retrograd dargestellt. Im Anschluss lässt sich eine **Verödung der Varikozele** durchführen (Abb. **B-3.45**).

**Radiologische Diagnostik: Sonografisch** imponieren die dilatierten Venen als tubuläre, echofreie Strukturen in der Region des Samenstranges. **Dopplersonografisch** lässt sich intermittierend, besonders unter Valsalvabedingungen, ein retrograder Blutstrom erkennen. Bei kleinen Varikozelen empfiehlt sich die Untersuchung im Stehen, da die Venen dann deutlicher blutgefüllt sind.
Zur **phlebografischen Darstellung,** im Rahmen der unten genannten Verödungstherapie, wird ausgehend von einer Leistenvene ein vorgeformter Katheter in die V. renalis vorgeschoben. Nach KM-Injektion kommt es zur retrograden Darstellung der V. spermatica interna. Gleichzeitig kontrastieren sich eventuell vorliegende, atypisch ausgebildete Kollateralvenen.
Nach selektiver Katheterisierung der V. spermatica interna lässt sich eine **Verödung der Varikozele** durch Injektion eines Sklerosierungsmittels durchführen (Abb. **B-3.45**). Diese interventionelle Therapiemaßnahme stellt eine effektive Alternative zur Operation dar.

## Hodenretention

▸ Synonym.

▸ Synonym. Kryptorchismus, Maldescensus testis

▸ Definition.

▸ Definition. Ausbleiben des physiologischen Deszensus des Hodens in das Skrotum. Je nach Lokalisation werden der **Bauchhoden** (Retentio testis abdominalis), der **Leistenhoden** (Retentio testis inguinalis), der **Gleithoden** (Testis mobilis) und der **ektope Hoden** unterschieden.

**Diagnostisches Vorgehen:** Klinische und sonografische Untersuchung. Eine operative Korrektur sollte in jedem Fall erfolgen.

**Diagnostisches Vorgehen:** Die Diagnose ergibt sich aufgrund der klinischen und sonografischen Untersuchung.
Eine operative Korrektur sollte in jedem Fall erfolgen, da das Risiko für Infertilität, Malignome und Hodentorsion deutlich erhöht ist.

**Radiologische Diagnostik: Sonografisch** wird die Lokalisation des retinierten Hodens versucht (Abb. **B-3.46a**). Innerhalb des Leistenkanals **(Retentio testis inguinalis)** ist der Hoden als echoarme, ovale Struktur zu erkennen. Intraabdominell **(Retentio testis abdominalis)** gelingt dies meist nicht, kernspintomografisch dagegen zumindest teilweise (Abb. **B-3.46b, c**).

**Radiologische Diagnostik:** Liegt der Hoden wegen einer Störung des Deszensus nicht im Skrotum, wird **sonografisch** versucht, den oder die retinierten Testis zu lokalisieren (Abb. **B-3.46a**). Innerhalb des Leistenkanals **(Retentio testis inguinalis)** ist der Hoden als echoarme, ovale Struktur zu erkennen. Intraabdominell **(Retentio testis abdominalis)** gelingt die sonografische Lokalisation meist nicht. Die **CT** führt zu keinen besseren Ergebnissen und ist wegen der zusätzlichen Strahlenbelastung nicht indiziert. **Kernspintomografisch** gelingt häufig die Lokalisation des Hodens im Becken oder Retroperitonealraum, dabei sind insbesondere koronare Schichten hilfreich (Abb. **B-3.46b, c**).

**B-3.46 Leistenhoden links.**

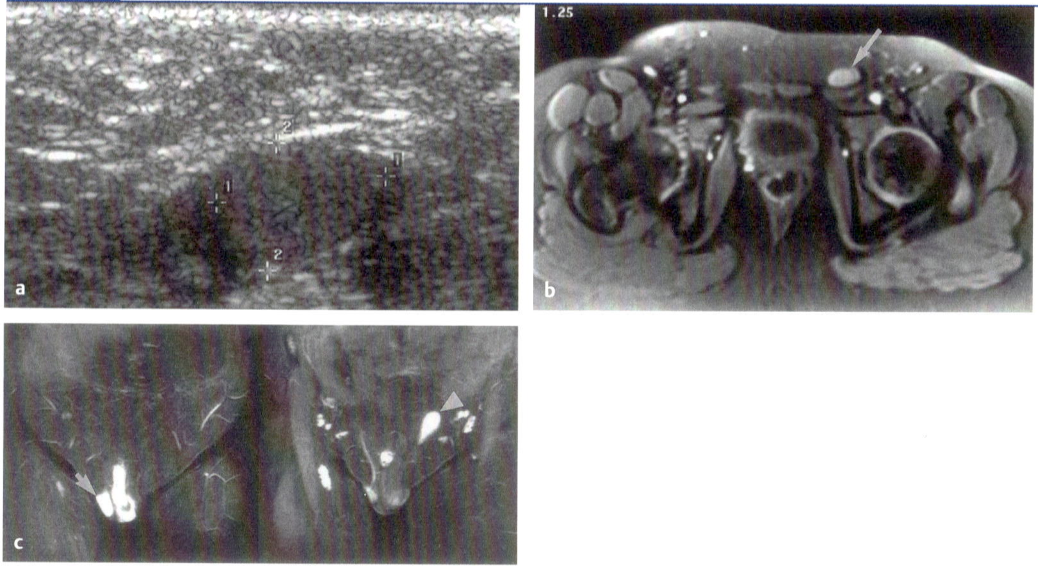


**a** **Sonografischer** Nachweis des echoarmen, durch Kreuze markierten Hodens in der linken Leistenregion.
**b** **Axiales, $T_2$-gewichtetes MRT-Bild:** Darstellung des Hodens in der linken Leistenregion (Pfeil).
**c** **Koronare, $T_2$-gewichtete MRT-Bilder:** orthotop gelegener rechter Hoden (Pfeil) und Leistenhoden links (Pfeilspitze).

## Maligne Hodentumoren

Maligne Hodentumoren

Bei einem Häufigkeitsgipfel zwischen dem 20. und 40. Lebensjahr sind Hodenmalignome in dieser Altersklasse die häufigsten soliden Tumoren. Histologisch handelt es sich in > 90 % der Fälle um Keimzelltumoren (u. a. Seminom, Teratokarzinom).

**Klinik:** Klinisch steht eine meist **schmerzlose Hodenvergrößerung** im Vordergrund. Wegen der frühzeitigen Metastasierung, die lymphogen in die retroperitonealen Lymphknoten und hämatogen in die Lunge erfolgt, liegt zum Zeitpunkt der Diagnosestellung bereits bei 10 % der Patienten eine Fernmetastasierung vor.

**Klinik:** Eine **schmerzlose Hodenvergrößerung** steht im Vordergrund. Bei Diagnose besteht bereits bei jedem zehnten Patienten eine Fernmetastasierung.

**Diagnostisches Vorgehen:** Bei Palpation eines vergrößerten, harten Hodens besteht immer Verdacht auf einen Hodentumor. Die Verdachtsdiagnose wird durch die Sonografie gestützt und muss Anlass zur operativen Freilegung des Hodens geben. Wichtig ist auch die Bestimmung verschiedener Tumormarker (u. a. α-Fetoprotein, β-HCG). Bei gesichertem Tumor muss eine Staginguntersuchung u. a. mit Röntgen-Thorax-Aufnahme, Abdomen- und Thorax-CT sowie ggf. eine Skelettszintigrafie erfolgen.

**Diagnostisches Vorgehen:** Auf die Palpation eines vergrößerten harten Hodens erfolgen die Sonografie sowie die Bestimmung von Tumormarkern. Zum Staging gehören Röntgen-Thorax, Abdomen- und Thorax-CT sowie ggf. Skelettszintigrafie.

**Radiologische Diagnostik: Sonografisch** besteht meist eine tumorbedingte Vergrößerung des Hodens. Der Tumor stellt sich als **unregelmäßig begrenztes, echoarmes Areal** innerhalb des Hodenparenchyms dar. Teratome weisen im Vergleich zu Seminomen eine inhomogenere Binnenstruktur im Tumor auf. Die lokale Tumorausdehung ist mit der MRT gut beurteilbar. Da der betroffene Hoden grundsätzlich entfernt wird, ist dieses Verfahren derzeit nur von begrenzter Bedeutung. Teilweise ist eine Zunahme der peritestikulären Flüssigkeit im Sinne einer kleinen Hydrozele nachweisbar.
Im Rahmen des **prätherapeutischen Stagings** erfolgt eine **CT** von Thorax, Abdomen und Beckenregion. Hiermit lassen sich vergrößerte Lymphknoten und intrapulmonale Metastasen nachweisen (Abb. **B-3.47**).

**Radiologische Diagnostik: Sonografisch** stellt sich der Tumor als **unregelmäßig begrenztes, echoarmes** Areal innerhalb des Hodenparenchyms dar.
Beim **prätherapeutischen Staging** erfolgt eine **CT** von Thorax, Abdomen und Beckenregion (Abb. **B-3.47**).

B-3.47 **Metastasierender Hodentumor links.**

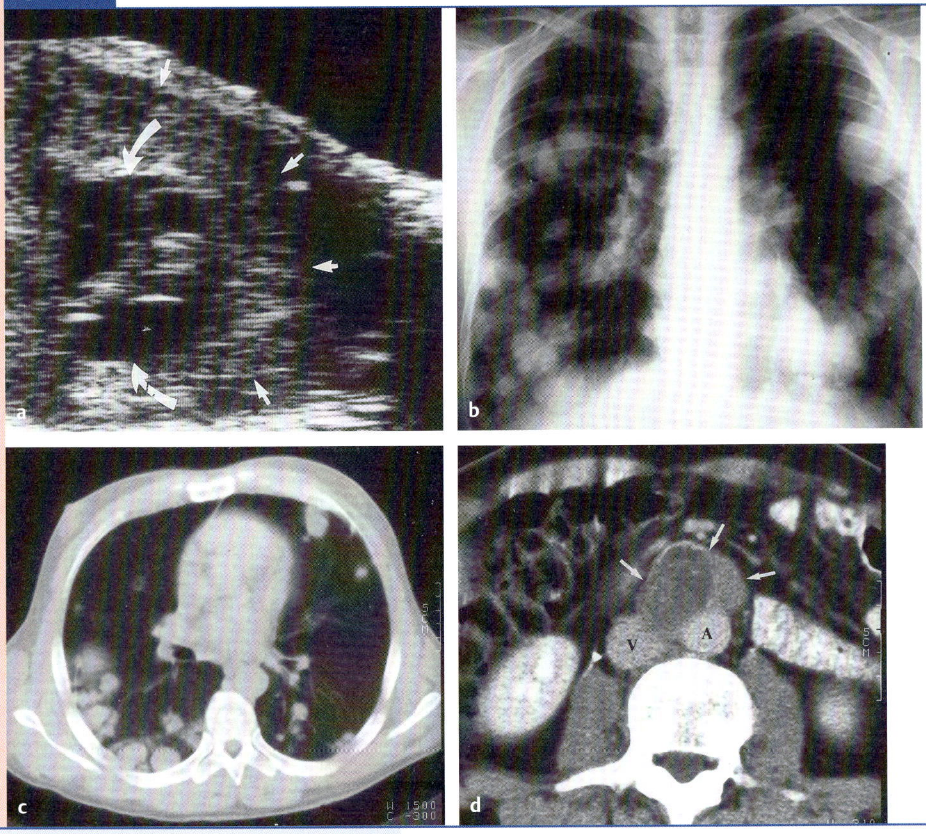


Histologisch fanden sich innerhalb des operativ entfernten linken Hodens Anteile eines Teratokarzinoms.

- **a** Die **Sonografie** dokumentiert innerhalb des Hodens (Außenkonturen durch Pfeile markiert) eine echoarme Raumforderung (gebogener Pfeil).
- **b** Die **Thoraxübersichtsaufnahme** zeigt multiple Lungenrundherde.
- **c** In der **CT des Thorax** lässt sich das erhebliche Ausmaß der Lungenmetastasierung noch besser erkennen.
- **d** Die **CT des Abdomens** dokumentiert zahlreiche, metastatisch bedingt vergrößerte retroperitoneale Lymphknoten (Pfeile). Aorta (A), V. cava inferior (V).

3.3 Weibliche Geschlechtsorgane

3.3.1 Radiologische Methoden

Sonografie

In der Gynäkologie und Geburtshilfe kann die Sonografie **perkutan** oberhalb der Symphyse (Abb. **B-3.48**) oder **transvaginal** erfolgen.

# 3.3 Weibliche Geschlechtsorgane

## 3.3.1 Radiologische Methoden

### Sonografie

Die Sonografie ist in der Gynäkologie und Geburtshilfe das Erstuntersuchungsverfahren der Wahl. Die Untersuchung kann **perkutan** bei Schallkopfposition oberhalb der Symphyse (Abb. **B-3.48**) oder mit speziellen Schallköpfen **transvaginal** erfolgen.

B-3.48

B-3.48 **Sonografie der weiblichen Geschlechtsorgane.**

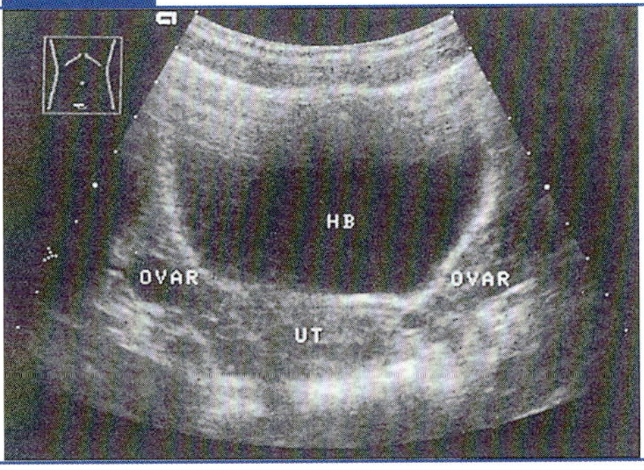


Sonografischer Normalbefund des weiblichen inneren Genitals. Dorsal der Harnblase (HB) stellt sich ein normal großer Uterus (UT) dar. Lateral davon kommen die Ovarien zur Abbildung.

CT und MRT

Mit der **MRT** wird die lokale Ausdehnung von Zervix- und Korpuskarzinomen am besten beurteilt. Die **CT** erfolgt im Rahmen einer Staginguntersuchung, zur Tumornachsorge und bei tuboovariellen Abszessen.

### CT und MRT

Für die lokale Ausdehnungsbeurteilung von Zervix- und Korpuskarzinomen ist die **MRT** das Untersuchungsverfahren mit der höchsten Aussagekraft. Die **CT** wird im Rahmen einer Staginguntersuchung bei gynäkologischen Tumoren durchgeführt, um die Frage nach einer extrauterinen Tumorausdehnung, einer Peritonealkarzinomatose, Lymphknotenmetastasen und Fernmetastasen zu beantworten. Weitere Indikationen zur CT sind Nachsorgeuntersuchungen nach einer gynäkologischen Tumorerkrankung und tuboovarielle Abszesse.

## Hysterosalpingografie

Im Rahmen einer Infertilitätsdiagnostik kann zur Darstellung des Cavum uteri und zur Prüfung der Tubendurchgängigkeit eine **Hysterosalpingografie** durchgeführt werden. Nach Desinfektion von Vagina und Zervix erfolgt die Injektion eines wasserlöslichen Röntgenkontrastmittels in das Cavum uteri. Unter Durchleuchtungskontrolle werden Aufnahmen des Uterus sowie der Tuben angefertigt. Im Normalfall tritt bei durchgängigen Tuben das KM beidseits in die Bauchhöhle über (Abb. **B-3.49**). Entwicklungsstörungsbedingte Missbildungen des Uterus, beispielsweise ein Uterus bicornis, lassen sich durch das atypisch konfigurierte, kontrastmittelgefüllte Lumen erkennen.

Hysterosalpingografie

Im Rahmen einer Infertilitätsdiagnostik wird zur Darstellung des Cavum uteri und zur Prüfung der Tubendurchgängigkeit eine **Hysterosalpingografie** durchgeführt. Im Normalfall tritt bei durchgängigen Tuben das KM beidseits in die Bauchhöhle über (Abb. **B-3.49**).

**B-3.49 Hysterosalpingografie.**

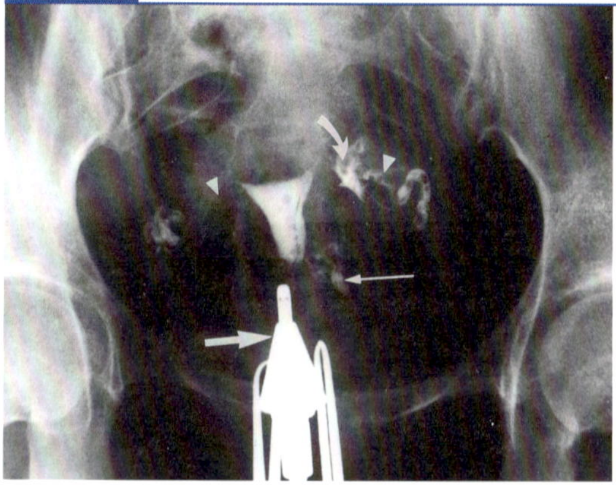

Über das mit der Spitze in die Portio eingeführte Schultz-Gerät (Pfeil) wurde das KM in die Gebärmutter injiziert. Der Uterus stellt sich normal konfiguriert dar, links ist es zu einer diskreten Venenfüllung gekommen (Pfeil). Die Tuben sind beidseits kontrastiert (Pfeilspitzen). Während rechts KM an den Fimbrien austritt, ist es links bereits innerhalb der Bauchhöhle zu sehen (gebogener Pfeil). Artifiziell bedingt sieht man kleine Luftbläschen im Cavum uteri und der linken Tube.

B-3.49

## 3.3.2 Wichtige Krankheitsbilder – von der Diagnose zum Befund

3.3.2 Wichtige Krankheitsbilder – von der Diagnose zum Befund

### Adnexitis

Adnexitis

► **Synonym.** Pelvic inflammatory disease (PID)

► Synonym.

► **Definition.** Sammelbegriff für die akute und chronische Salpingitis (Entzündung der Tube), die Salpingoophoritis (Entzündung von Tube und Ovar) und ihre Komplikationen (z. B. Tuboovarialabszess, Pelveoperitonitis) sowie die Parametritis.

► Definition.

**Klinik:** Bei der akuten Adnexitis treten meist wechselnd starke, oft seitenbetonte Unterbauchschmerzen auf, evtl. auch Fieber und Meteorismus.

**Klinik:** Wechselnd starke, oft seitenbetonte Unterbauchschmerzen.

**Diagnostisches Vorgehen:** Palpatorisch besteht ein starker Druckschmerz, evtl. ist die Auftreibung der Tube zu tasten (prallelastischer Adnextumor). Laborchemisch sind die Entzündungsparameter meist pathologisch verändert (BKS, CRP, Leukozyten).

**Diagnostisches Vorgehen:** Palpatorisch besteht starker Druckschmerz, die Entzündungsparameter sind erhöht.

**Radiologische Diagnostik: Sonografisch** lässt sich die Sekretansammlung im Eileiter als echofreie Flüssigkeit innerhalb der aufgetriebenen, häufig girlandenförmig verlaufenden Tube nachweisen. Kommt es zur Abkapselung des Entzündungsvorganges mit Dilatation der Tube durch eitriges Sekret, liegt eine **Pyosalpinx** vor. Der Inhalt der erweiterten Tube ist in der Sonografie detritusbedingt leicht echogen. Durch Austreten von Keimen durch das Tubenostium in die Bauchhöhle kann eine **Pelveoperitonitis** entstehen, als deren Folge sich abgekapselte **tuboovariale Abszesse** ausbilden. Sonografisch manifestieren sie sich als häufig septierte, echofreie Flüssigkeits- oder echogene Detritusansammlungen enthaltende rundliche Raumforderungen.
In der **CT** (Abb. **B-3.50**) sind abgekapselte Sekretansammlungen mit kräftig kontrastmittelanreichernder Abszessmembran zu erkennen. Bei fortgeschrittenen Entzündungsprozessen kann die Differenzialdiagnose gegenüber einer Appendizitis mit Abszessbildung (rechter Unterbauch) bzw. einer Divertikulitis mit Abszessbildung (linker Unterbauch) schwierig sein.
Alternativ kann insbesondere bei jüngeren Patientinnen aus Strahlenschutzgründen auch eine **MRT** erfolgen.

**Radiologische Diagnostik: Sonografisch** lässt sich die Sekretansammlung im Eileiter als echofreie Flüssigkeit innerhalb der aufgetriebenen Tube nachweisen. Kommt es zur Dilatation der Tube durch eitriges Sekret, liegt eine **Pyosalpinx** vor. Als Folge kann eine **Pelveoperitonitis** mit **tuboovarialen Abszessen** entstehen.
In der **CT** (Abb. **B-3.50**) sind abgekapselte Sekretansammlungen mit kontrastmittelanreichernder Abszessmembran erkennbar.

⊙ B-3.50

⊙ B-3.50 **Adnexitis.**

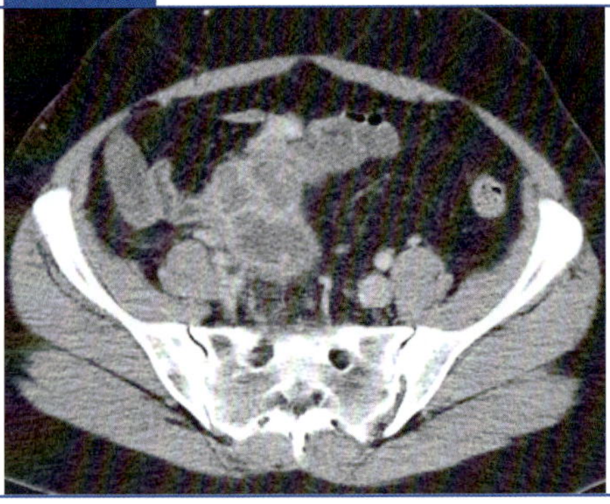

Computertomografisch zeigt sich ein walzenförmig erweiterter, mit hypodenser eitriger Flüssigkeit gefüllter Eileiter im mittleren und rechten Unterbauch.

**Uterusmyom**

▸ Definition.

## Uterusmyom

▸ **Definition.** Gutartiger Tumor der Gebärmutter bestehend aus glatten Muskelzellen.

**Klinik:** Ca. 20–30 % aller Frauen haben Gebärmuttermyome. Subseröse Myome sind meist asymptomatisch, intramurale und submuköse Myome manifestieren sich durch **Hypermenorrhö** bzw. Zusatzblutungen.

**Klinik:** Ca. 20–30 % aller Frauen haben Gebärmuttermyome. Das Wachstum ist an die ovarielle Funktion gebunden, sodass es in der Menopause zu keinem weiteren Größenprogress kommt. Subseröse Myome sind meist asymptomatisch (evtl. druck- oder verdrängungsbedingte Beschwerden der Nachbarorgane). Intramurale und submuköse Myome manifestieren sich meist durch eine **Hypermenorrhö** bzw. Zusatzblutungen.
Etwa ⅓ der Myome weist hyaline oder fettige Degenerationen, Nekrosen oder Verkalkungen auf.

**Diagnostisches Vorgehen:** Anamnese, gynäkologische Untersuchung, vaginaler Ultraschall.

**Diagnostisches Vorgehen:** Das diagnostische Vorgehen umfasst u. a. die Anamnese (Blutungsstörungen?), die gynäkologische Untersuchung (bimanuelle Palpation) und die Durchführung eines vaginalen Ultraschalls.

**Radiologische Diagnostik: Sonografisch** zeigen sich Myome als **echoarme Raumforderungen.** In der **CT** imponieren sie als **hypodense** scharf abgrenzbare runde Tumoren (Abb. **B-3.51b**). Verkalkte Myome führen zu Verschattungen auf der **Beckenübersichtsaufnahme** (Abb. **B-3.51a**). Am besten ist die Größe und Lage von Uterusmyomen in der **MRT** zu beurteilen (Abb. **B-3.51c**).

**Radiologische Diagnostik: Sonografisch** lassen sich Myome als **echoarme Raumforderungen** nachweisen.
In der **CT** (mit KM) imponieren sie als **hypodense,** meist scharf abgrenzbare runde Tumoren innerhalb der Gebärmutter (Abb. **B-3.51b**).
Verkalkte Myome führen zu Verschattungen auf der **Beckenübersichtsaufnahme** (Abb. **B-3.51a**).
Größe und Lage von Uterusmyomen lassen sich am besten in der **MRT** beurteilen (Abb. **B-3.51c**).

**Radiologische Therapie:** Neben der Operation sind die angiografische gezielte Myomembolisation und die MR-gesteuerte fokussierte Ultraschallablation (MRgFUS) etablierte Behandlungsmethoden.

⊙ B-3.51 **Uterusmyom.**

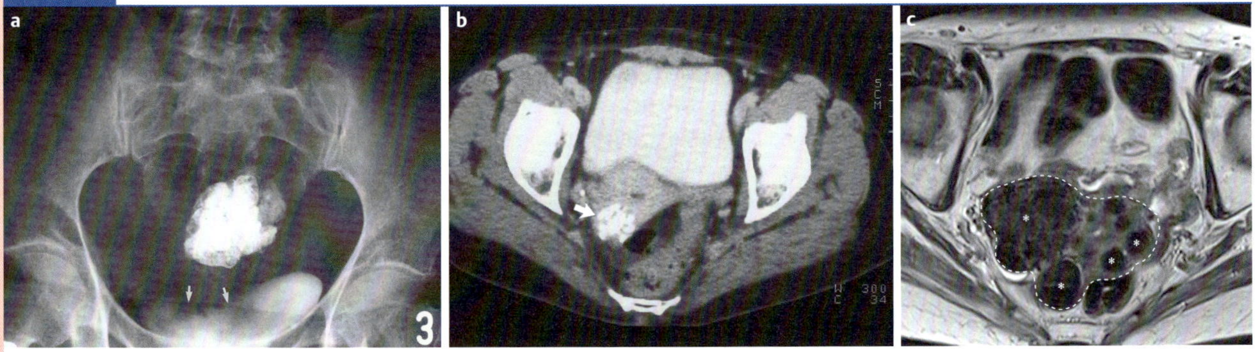


**a Beckenübersichtsaufnahme:** Oberhalb der Harnblase gelegene grobschollige Verkalkung eines Uterusmyoms. Die vergrößerte Gebärmutter pellotiert die Harnblase (Pfeile).
**b CT** bei einer anderen Patientin: Im dorsalen Anteil des Uterus gelegenes verkalktes Myom (Pfeil).
**c MRT** einer Patientin mit multiplen Uterusmyomen. Die Gebärmutter ist vergrößert (gestrichelte Umrisslinie) und enthält zahlreiche Myome; diese sind als signalabgesenkte Tumoren (Sterne) abzugrenzen.

## Zervixkarzinom

**▸ Synonym.** Gebärmutterhalskrebs

**Klinik:** In frühen Stadien bestehen i. d. R. keine Symptome. Meist wird das Zervixkarzinom im Rahmen der Vorsorgeuntersuchung in einem frühen Tumorstadium erfasst. Wichtigstes Symptom des fortgeschrittenen Zervixkarzinoms ist die **abnorme Blutung** (Schmier- oder Zwischenblutung). Das diagnostische Vorgehen umfasst neben der Anamnese (Blutungsstörungen?) gynäkologische und zytologische Untersuchungen sowie die Kolposkopie.

**Radiologisches Vorgehen:** Als Erstuntersuchung zur Bestimmung der intrauterinen **Tumorausdehnung** und zur orientierenden **Lymphknotendiagnostik** erfolgt eine Sonografie. Insbesondere bei fortgeschrittenen Karzinomen ist die weitere Therapie entscheidend vom TNM-Tumorstadium abhängig. Dieses wird durch eine ergänzende **CT und MRT** festgelegt.
**Sonografisch** zeigen sich Zervixkarzinome als **echoarme Raumforderungen**. Größere Karzinome mit partieller Verlegung des Zervixkanals führen zum sichbaren Sekretstau im Corpus uteri. Bereits kleine Zervixkarzinome lassen sich in der **MRT** zuverlässig als **signalarme Raumforderung** erkennen (Abb. **B-3.52**). Die Eindringtiefe des Tumors innerhalb des Bindegewebes vom Zervixkanal ist wegen des hohen Weichteilkontrastes gut beurteilbar. Die **CT** dient insbesondere zum Nachweis des **organüberschreitenden Wachstums** mit der dann auffälligen **Unschärfe der äußeren Organkontur.** Noch weiter fortgeschrittene Stadien führen zu strangförmigen Ausläufern im parametralen Fettgewebe, zum Tumorwachstum bis zur Beckenwand und zu Organinfiltrationen (Rektum, Harnblase).

### Zervixkarzinom

**▸ Synonym.**

**Klinik:** Im Frühstadium asymptomatisch, beim fortgeschrittenen Karzinom ist die **abnorme Blutung** das wichtigste Symptom. Die Diagnose erfolgt mittels Anamnese, gynäkologische und zytologische Untersuchungen und Kolposkopie.

**Radiologisches Vorgehen:** Als Erstuntersuchung zur Bestimmung der intrauterinen **Tumorausdehnung** und zur orientierenden **Lymphknotendiagnostik** erfolgt eine **Sonografie**. Das für die weitere Therapie entscheidende Tumorstadium wird insbesondere bei fortgeschrittenen Karzinomen durch eine ergänzende MRT und CT festgelegt.
**Sonografisch** zeigen sich Zervixkarzinome als **echoarme Raumforderungen**. Bereits kleine Zervixkarzinome lassen sich in der **MRT** zuverlässig als **signalarme Raumforderung** erkennen (Abb. **B-3.52**). Die **CT** dient insbesondere zum Nachweis des **organüberschreitenden Wachstums** mit der dann **auffälligen Unschärfe der äußeren Organkontur**. Später finden sich strangförmige Ausläufer im parametralen Fettgewebe.

**B-3.52 MRT bei Zervixkarzinom.**

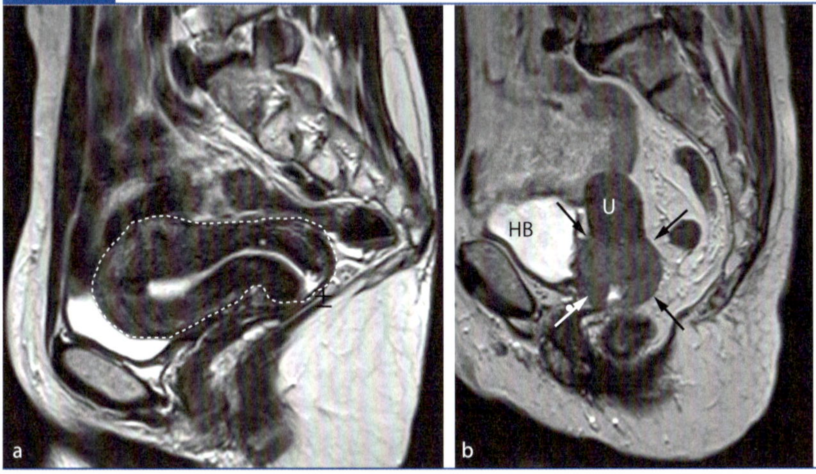


**a Normalbefund:** Sagittales T 2-gewichtetes Bild einer 50-jährigen Frau mit anteflektiertem Uterus (Lagevariante) (gestrichelte Linie). Durch die leicht vermehrte Schleimfüllung ist der Zervixkanal gut abgrenzbar. Portio (Pfeil).
**b Fortgeschrittenes Zervixkarzinom:** Der im sagittalen T 2-Bild gegenüber der normalen Zervix hyperintens zur Darstellung kommende Tumor (Pfeile) reicht bis in das obere Drittel der Vagina. Harnblase (HB), Corpus uteri (U).

## Korpuskarzinom

**▸ Synonym.** Endometriumkarzinom

**Klinik:** Karzinome des Gebärmutterkörpers manifestieren sich klinisch durch irreguläre vaginale Blutungen und Schmerzen im Unterbauch.

**▸ Merke.** Blutungen in der Menopause sind – v. a. bei größerem Abstand zum Sistieren der Regelblutung – verdächtig auf ein Korpuskarzinom.

**Diagnostisches Vorgehen:** Die Diagnose wird nach Tumorbiopsie oder durch die histologische Aufarbeitung des Materials nach Korpusabrasio gestellt. Da die weitere Therapie vom Tumorstadium abhängt, ist ein exaktes Tumorstaging erforderlich.

### Korpuskarzinom

**▸ Synonym.**

**Klinik:** Irreguläre vaginale Blutungen und Schmerzen im Unterbauch.

**▸ Merke.**

**Diagnostisches Vorgehen:** Die Diagnose wird meist nach einer Korpusabrasio gestellt.

**B-3.53 CT bei Korpuskarzinom.**

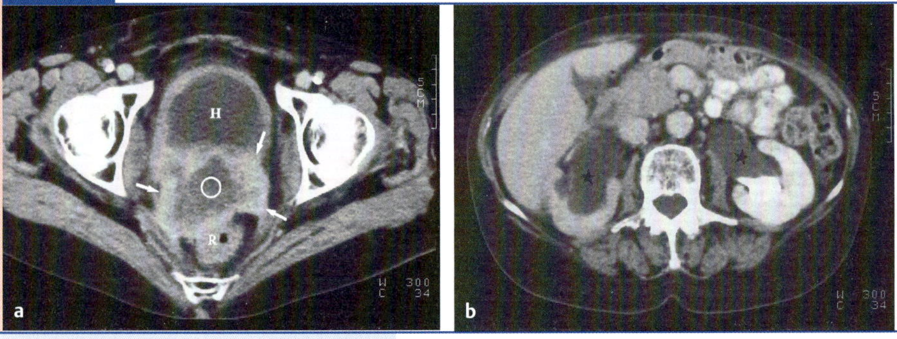


**a** Auftreibung des Corpus uteri mit Sekretverhalt (Kreis) zwischen Harnblase (H) und Rektum (R). Tumorbedingt sind die Gebärmutterwände irregulär verdickt (Pfeile).
**b** Weiter kranial zeigt sich bei derselben Patientin eine beidseitige Harnstauung mit Erweiterung der Nierenbeckenkelchsysteme (Sterne). Die Funktion der rechten Niere ist bei geringer Kontrastierung bereits deutlich eingeschränkt.

**Radiologische Diagnostik:** Frühestes sonografisches Zeichen ist eine **Verbreiterung des Endometriums**, dass sich echoreich gegen das Myometriums abgrenzt. Größere Tumoren führen zu **irregulär konfigurierten, echogenen Raumforderungen** im Cavum uteri.
Die **CT** ermöglicht eine genauere Beurteilung der Tumorausdehnung (Abb. **B-3.53**). Kleine Korpuskarzinome verursachen eine **Verformung und Auftreibung der Gebärmutter**; eine Abgrenzung zu Myomen kann schwierig sein. Organüberschreitendes Tumorwachstum führt zu soliden Raumforderungen mit Invasion des parametralen Bindegewebes.
Auch in der **MRT** ist die **Verbreiterung des Endometriums** als frühes Tumorzeichen sichtbar. Die lokale Tiefenausdehung mit der Infiltration ins Myometrium ist gut beurteilbar.

**Radiologische Diagnostik: Frühestes sonografisches Zeichen** ist eine **Verbreiterung des Endometriums,** dass sich **echoreich** gegen das Myometriums abgrenzt. **Größere Tumoren** führen zu **irregulär konfigurierten, echogenen Raumforderungen** im Cavum uteri. Ein organüberschreitendes Wachstum ist sonografisch nur teilweise erkennbar.
Die **CT** ermöglicht dagegen eine genauere Beurteilung der **Tumorausdehnung** (Abb. **B-3.53**). Kleine Korpuskarzinome verursachen eine **Verformung und Auftreibung der Gebärmutter**. Eine Differenzierung gegenüber Myomen ist in diesem Stadium schwierig. Ein organüberschreitendes Tumorwachstum führt zum Nachweis von soliden, die Gebärmutterwand überschreitenden Raumforderungen mit Invasion des parametralen Bindegewebes. Gleichzeitig lassen sich oft metastasenbedingte Vergrößerungen der regionalen Lymphknoten nachweisen. Eine zusätzlich vorliegende Harnstauung ist in der Regel Folge einer Tumorummauerung der Harnleiter.
In der **MRT** ist **Verbreiterung des Endometriums** als frühes Tumorzeichen ebenfalls sichtbar. Die Tumorinfiltration ins Myometrium und bei fortgeschrittenen Karzinomen in Parametrien und umgebendes Fettgewebe ist mit der MRT zuverlässiger als mit der CT zu beurteilen.

## Ovarialtumoren

Ovarialtumoren

Ovarialtumoren werden in zystische, epitheliale, bindegewebige und gonadale Tumoren unterteilt.

**Klinik:** Ovarialtumoren verursachen erst Beschwerden, wenn Druck- und Verdrängungserscheinungen in Nachbarorganen auftreten. Mögliche Ursachen ovarieller Raumforderungen s. Tab. **B-3.5**.

**Klinik:** In der Regel verursachen Ovarialtumoren unabhängig von ihrer Dignität erst dann Beschwerden, wenn sie so groß geworden sind, dass Druck- und Verdrängungserscheinungen benachbarter Organe auftreten. Es handelt sich dann meist um fortgeschrittene Tumoren, die schwieriger zu behandeln sind.
Mögliche Ursachen ovarieller Raumforderungen s. Tab. **B-3.5**.

B-3.5

**B-3.5 Ovarielle Raumforderungen**

| mögliche Ursachen | geeignete Methoden (Methode der Wahl steht an 1. Stelle) |
|---|---|
| Zyste | Sonografie, CT, MRT |
| solider Tumor | Sonografie, CT, MRT |
| solide-zystischer Tumor | Sonografie, CT, MRT |
| zystisch-solider Tumor | Sonografie, CT, MRT |

**Diagnostisches Vorgehen:** Eine anerkannte Screeningmethode ist nicht bekannt. Regelmäßige Sonografien können jedoch helfen, ein Ovarialkarzinom frühzeitig zu entdecken.

**Diagnostisches Vorgehen:** Eine Frühdiagnose ist bestenfalls durch regelmäßige kli nische und sonograpahische Untersuchungen möglich. Ein allgemein anerkanntes Screeningverfahren – ähnlich dem Mammografiescreening – gibt es nicht.

► Merke.

► **Merke.** Bis zum Beweis des Gegenteils sind solide und zystisch-solide Raumforderungen des Ovars als maligne anzusehen.

**Radiologische Diagnostik:** Die häufigen **Follikelzysten** lassen sich **sonografisch** ab 2–3 cm Durchmesser nachweisen. Sie sind **glatt berandet bei dünnen Wandungen und echofreiem Inhalt.** In der **CT** weisen sie wasserisodense Dichtewerte auf (Abb. **B-3.54a**).

**Radiologische Diagnostik:** Sowohl benigne als auch maligne Porzesse des Ovars haben eine große Variabilität im Erscheinungsbild.
Die häufig vorkommenden **Follikelzysten** lassen sich **sonografisch** ab einem Durchmesser von 2–3 cm nachweisen. Sie sind **glatt berandet bei dünnen Wandungen und echofreiem Inhalt**. Typisch für den flüssigen Inhalt ist die dorsale Schallverstär-

**B-3.54 Ovarialtumoren.**

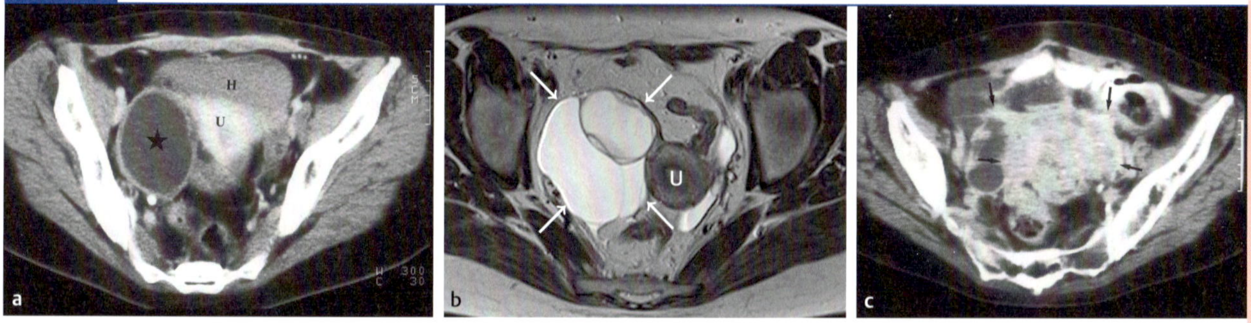


**a CT einer Follikelzyste:** Im rechten Ovar zeigt sich eine rundliche, glatt abgrenzbare Raumforderung mit wasserisodensen Dichtewerten (Stern). Der angrenzende Uterus (U) ist nach links verlagert. H – Harnblase.
**b MRT eines Zystadenoms des Ovars:** Im T 2-Bild zeigt sich eine große, hyperintense, mehrfach septierte zystische Raumforderung, die vom rechten Ovar ausgeht (Pfeile). Der Uterus (U) wird nach links verdrängt. Operativ bestätigte sich die Diagnose eines benignen Zystadenoms.
**c CT eines Ovarialkarzinoms:** Im linken Unterbauch kommt eine große, inhomogen strukturierte tumoröse Raumforderung zur Darstellung, die dem Ovar zuzuordnen ist. Die unscharfe Berandung und die streifig konfigurierten Tumorausläufer (Pfeile) in die Umgebung sind sichere Zeichen eines organüberschreitenden Wachstums.

kung. In der **CT und der MRT** werden Ovarialzysten häufig zufällig entdeckt. Sie sind rundlich, glatt berandet und weisen wasserisodense Dichtewerte auf (Abb. **B-3.54a**). Voraussetzung für die Abgrenzbarkeit von benachbarten Darmschlingen ist eine ausreichende orale Darmkontrastierung.

Muzinöse und seröse **Zystadenome** sind primär benigne, können aber im Verlauf maligne entarten. **Sonografisch** finden sich zystische, häufig septierte ovarielle Raumforderungen. Die Binnenstruktur ist bei serösen Zystadenomen meist echofrei, bei den muzinösen Adenomen teilweise geringgradig echogen. Die Tumorgröße selbst ist kein Malignitätskriterium, da sowohl Zystadenome als auch Zystadenokarzinome über 15 cm groß werden können. In der **CT** bestehen benigne Zystadenome aus wasserisodensen Zysten. Die Dichtewerte schwanken zwischen serösem (ca. 15 HE) und muzinösem (ca. 25 HE) Inhalt. In der MRT kommen Zystadenome als flüssigkeitsisointense Raumforderungen zur Darstellung. Zystadenokarzinome enthalten in CT und MRT zusätzlich solide, kontrastmittelanreichernde Tumorareale.

Muzinöse und seröse **Zystadenome** sind primär benigne, können aber maligne entarten. **Sonografisch** finden sich zystische, häufig septierte Raumforderungen. Die Tumorgröße selbst ist kein Malignitätskriterium. In der **CT** und **MRT** stellen sich benigne Zystadenome als wasserisodense/-isointense Zysten dar (Abb. **B-3.54b**).

**Ovarialkarzinom**: Wegen der großen Variabilität im Erscheinungsbild ist kein verlässlicher Schluss auf die Malignität einer ovariellen Raumforderung möglich. Als Malignomhinweise gelten: solide Tumoranteile (Abb. **B-3.54c**), Tumorgröße > 5 cm, verdickte Septen mit einer KM-Anreicherung innerhalb der Septen und Aszites. Bei vorliegendem Ovarialkarzinom ist der Nachweis von Aszites verdächtig auf eine **Peritonealkarzinose**. Die aus der peritonealen Aussaat der Ovarialkarzinome resultierenden soliden Tumorknötchen lassen sich ab einer Größe von 5 mm an glatten peritonealen Flächen nachweisen.

**Ovarialkarzinom** (Abb. **B-3.54c**)**:** Als Malignomhinweise gelten: solide Tumoranteile, Tumorgröße > 5 cm, verdickte, kontrastmittelanreichernde Zystensepten und Aszites. Letzterer ist verdächtig auf eine **Peritonealkarzinose.** Deren Tumorknötchen lassen sich ab 5 mm nachweisen.

## 3.4 Nebenniere

3.4 Nebenniere

### 3.4.1 Radiologische Methoden

3.4.1 Radiologische Methoden

**► Merke.** Nebennierenerkrankungen werden bei der CT und der MRT des Oberbauchs erkannt.

► Merke.

Innerhalb des perirenalen Fettgewebes lassen sich die Organe mit dieser Untersuchung gut abgrenzen (Abb. **B-3.55a**). Tumoröse Raumforderungen werden im Rahmen von Staginguntersuchungen (z. B. Bronchialkarzinom), aber auch zufällig entdeckt. Die Dignitätsbeurteilung erfolgt meist nach morphologischen und funktionellen Kriterien in der CT und MRT. Selten ist eine **CT-gesteuerte Punktion** zur Gewinnung histologischen Materials erforderlich.

Innerhalb des perirenalen Fettgewebes lassen sich die Nebennieren gut abgrenzen (Abb. **B-3.55a**). Die Dignitätsbeurteilung der häufig zufällig entdeckten Nebennierentumoren erfolgt nach morphologischen und funktionellen Kriterien in der CT und MRT.

In der **MRT** stellen sich die Nebennieren innerhalb des retroperitonealen Fettgewebes in direkter Nachbarschaft zu den Nieren dar (Abb. **B-3.55b**). Dieses Untersuchungsverfahren hat insbesondere bei der Differenzierung zwischen Nebennierenadenomen und malignen Prozessen seine Bedeutung.

Die **MRT** dient v. a. der Differenzierung zwischen Adenomen und malignen Prozessen (Abb. **B-3.55b**).

**B-3.55 Nebennieren in CT und MRT.**

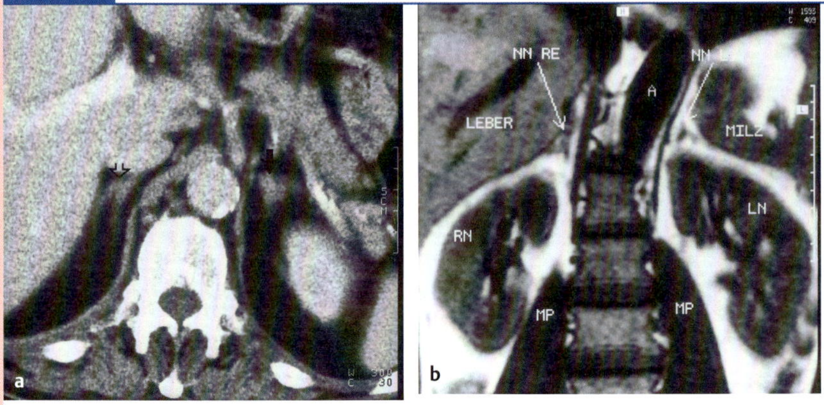


**a CT:** Die beiden Nebennieren liegen beidseits innerhalb der Fascia renalis in direkter Nachbarschaft zu den oberen Nierenpolen. Die rechte, einem umgedrehten V ähnelnde Nebenniere (offener Pfeil) ist dem oberen Nierenpol aufgelagert, sie grenzt dorsal unmittelbar an die V. cava inferior. Die linke, mehr dreieckig konfigurierte Nebenniere (geschlossener Pfeil) ist etwas tiefer lokalisiert, sie ist dem linken oberen Nierenpol vorgelagert.
**b MRT:** Normalbefund in $T_1$-Wichtung bei koronarer Schichtführung. Innerhalb des signalreichen retroperitonealen Fettgewebes zeigen sich beidseits die Nieren und die kranial davon gelegenen Nebennieren (NN). MP – M. psoas, A – Aorta abdominalis, RN – rechte Niere, LN – linke Niere.

Auf der **Abdomenübersichtsaufnahme** lassen sich normale Nebennieren nicht vom Weichteilschatten der Nieren differenzieren.

Auf der **Abdomenübersichtsaufnahme** lassen sich normal große Nebennieren nicht vom benachbarten Weichteilschatten der Nieren differenzieren. Größere expansive Prozesse manifestieren sich als weichteildichte Raumforderungen. Darüber hinaus können Organ- oder Tumorverkalkungen erfasst werden.

Im **Kindesalter** lassen sich die noch relativ großen Nebennieren **sonografisch gut darstellen**, im Erwachsenenalter ist dies **nur selten möglich.**

Im **Kindesalter** sind die Nebennieren noch relativ groß und lassen sich mit der **Sonografie** meist gut darstellen. Im **Erwachsenenalter** ist eine beidseitige Beurteilung der relativ kleinen Nebennieren dagegen **sonografisch nur selten möglich**, daher hat die Sonografie hier nur eine eingeschränkte Aussagekraft. Abhängig von den Untersuchungsbedingungen lassen sich Raumforderungen ab einer Größe von ca. 2 cm abgrenzen.

Die **angiografische Darstellung** der Nebennierenvenen mit **selektiver Venenblutentnahme** wird selten durchgeführt.

Die **angiografische Darstellung** der Nebennierenvenen mit **selektiver Venenblutentnahme** wird selten bei Verdacht auf einen hormonaktiven Prozess in der Nebenniere, der sich mit anderen Methoden nicht eindeutig nachweisen lässt, durchgeführt.

### Nebennierenszintigrafie

### Nebennierenszintigrafie

Siehe J-MIBG-Szintigrafie (S. 332).

## 3.4.2 Wichtige Krankheitsbilder – von der Diagnose zum Befund

## 3.4.2 Wichtige Krankheitsbilder – von der Diagnose zum Befund

### Nebennierenadenom

### Nebennierenadenom

▸ **Definition.**

▸ **Definition.** Nebennierenadenome sind gutartige Raumforderungen der Nebenniere\u00adn. Hormonell inaktive Adenome kommen häufig vor, sie sind i. d. R. rundlich, glatt berandet, haben eine homogene Dichte und sind im Durchmesser selten mehr als 2,5 cm groß.

**Klinik, diagnostisches Vorgehen:** Die meisten Nebennierenadenome werden zufällig mit der **CT** diagnostiziert. Der hormonell inaktive und zufällig entdeckte Nebennierentumor wird **Inzidentalom** genannt. Morphologische Kriterien und das Kontrastmittelverhalten helfen bei der Differenzierung zwischen einem Inzidentalom und einem Malignom der Nebenniere. Unklare Befunde werden mit der **MRT** abgeklärt.
**Radiologische Diagnostik: Das typische Inzidentalom ist in der** CT < 3,0 cm, rundlich konfiguriert, glatt begrenzt und hat eine homogene Dichte. In der Nativ-CT liegt die Dichte meist < 10 HE (Abb. **B-3.56a**). Adenome reichern Kontrastmittel an. Auf Spätaufnahmen haben sie niedrigere Dichtewerte als Malignome. In der **MRT** lassen sich die meisten Inzidentalome mit speziellen phasen-

**Klinik, diagnostisches Vorgehen:** Die meisten Nebennierenadenome sind klinisch asymptomatisch und werden zufällig bei einer **CT** des Abdomens diagnostiziert. Solche zufällig entdeckten und hormonell inaktiven Nebennierentumoren werden als **Inzidentalom** bezeichnet. Morphologische Kriterien (wie Größe und Organhomogenität) und das Kontrastmittelverhalten helfen bei der Differenzierung zwischen einem Inzidentalom und einem Malignom der Nebenniere. Unklare Befunde werden mit der **MRT** abgeklärt. In Abhängigkeit von der klinischen Gesamtkonstellation werden größere Tumoren (> 3 cm) operativ entfernt.

**Radiologische Diagnostik: Als morphologische** Benignitätskriterien im Sinne eines Inzidentaloms gelten in der **CT** ein Durchmesser < 3,0 cm, eine rundliche Form, eine glatte Begrenzung und eine homogene Organdichte. Wegen des vergleichsweise hohen intrazytoplasmatischen Fettgehaltes haben Inzidentalome in der nativen CT meist Dichtewerte < 10 HE (Abb. **B-3.56a**). Nach KM-Gabe kommt es zu einer **Kontrastierung.** Inzidentalome zeigen im Vergleich zu Malignomen ein rascheres KM-Auswaschverhalten, so dass sie auf Spätaufnahmen (nach 10–20 min) niedrigere Dichtewerte als Malignome haben. Bleibt die Differenzierung zwischen Inzidentalom und Malignom nach der CT unklar, erfolgt eine **MRT**. Mit speziellen Sequenzen

**B-3.56 Nebenniereninzidentalome.**

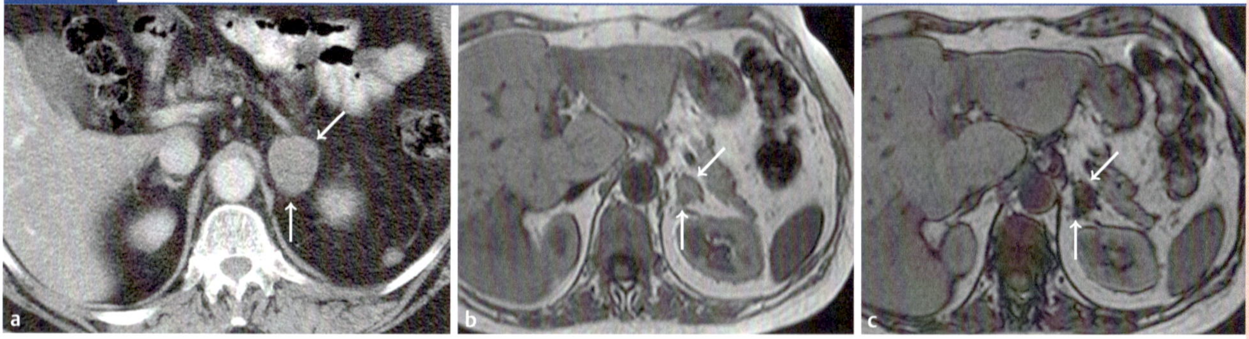


**a** Die **CT** zeigt einen 2,7 cm großen, glatt begrenzten, rundlichen Tumor mit homogener niedriger Dichte in der rechten Nebenniere (Pfeile), der damit sämtliche Kriterien eines benignen Nebenniereninzidentaloms erfüllt.
**b, c MRT** mit phasensensitiven Sequenzen bei einem anderen Patienten mit zuvor unklarer Raumforderung der linken Nebenniere. In der Gegenphasebildgebung (c) nimmt die Signalintensität deutlich ab. Es handelt sich damit um eine fetthaltige benigne Raumforderung, ein typisches Nebenniereninzidentalom (Pfeile).

(In-Phase- und Opposed-Phase-Messungen) lassen sich die Inzidentalome meist sicher erkennen (Abb. **B-3.56b**, **c**). Weiterhin unklare Tumoren, z. B. atypische fettarme Inzidentalome, müssen **CT-gesteuert biopsiert werden**.
Die meisten hormonell aktiven Nebennierentumoren produzieren Aldosteron und werden als **Conn-Adenome** bezeichnet. Beim Hyperaldosteronismus (Conn-Syndrom) erfolgt die Suche nach dem ursächlichen Nebennierenadenom mittels CT oder MRT. Conn-Adenome sind meist klein (< 2 cm).

sensitiven Sequenzen sicher erkennen (Abb. **B-3.56b**, **c**). Atypische Nebenierentumoren werden CT-gesteuert biopsiert.
Aldosteronproduzierende Nebennierentumoren nennt man **Conn-Adenome**. Sie sind meist < 2 cm und lassen sich in CT und MRT nachweisen.

## Nebennierenkarzinom und Nebennierenmetastasen

**Klinik: Nebennierenmetastasen** sind häufig. Typische Primärtumoren sind das Bronchialkarzinom und das maligne Melanom. Nebennierenmetastasen verursachen meist keine Beschwerden. Der einzige und vergleichsweise seltene primäre Nebennierentumor des Erwachsenen ist das **Nebennierenkarzinom**. Es führt erst spät zu Beschwerden und ist deshalb zum Diagnosezeitpunkt meist groß (> 5 cm).

**Radiologische Diagnostik:** Die **Sonografie** ist zur **Suche von Nebennierenmetastasen ungeeignet,** da sich die Nebennieren meist nicht ausreichend beurteilen lassen. **Große Nebennierenkarzinome** sind als **inhomgene Raumforderung darstellbar.**
In der **CT** sind Nebennierenmetastasen meist > 2,5 cm, irregulär begrenzt und entrundet, wobei sie meist eine inhomogene Dichte zeigen (Abb. **B-3.57a**). Die Organdichte beträgt nativ > 10 HE, Metastasen reichern Kontrastmittel an und speichern dieses länger als Inzidentalome. Das Nebennierenkarzinom führt zu einer großen Raumforderung mit einer **kräftigen und inhomogenen KM-Anreicherung** (Abb. **B-3.57b**).
In der **MRT** stellen sich Metastasen auf flüssigkeitsbetonten Bildern oft signalreich dar und sind mit phasensensitiven Sequenzen vom Inzidentalom zu unterscheiden. Nebennierenkarzinome führen ähnlich wie in der CT zu einer großen Raumforderung mit zentralen Nekrosen.

### Nebennierenkarzinom und Nebennierenmetastasen

**Klinik: Nebennierenmetastasen** sind häufig. Der einzige maligne primäre Nebennierentumor des Erwachsenen ist das **Nebennierenkarzinom**. Diese Tumoren sind zum Diagnosezeitpunkt meist > 5 cm.

**Radiologische Diagnostik:** Die **Sonografie** ist **ungeeignet**.
In der **CT** sind Nebennierenmetastasen meist > 2,5 cm, irregulär begrenzt und zeigen eine inhomogene Dichte (Abb. **B-3.57a**). Das Nebennierenkarzinom führt zu einer großen Raumforderung mit einer **kräftigen und inhomogenen KM-Anreicherung** (Abb. **B-3.57b**).
In der **MRT** sind Metastasen mit phasensensitiven Sequenzen vom Inzidentalom zu unterscheiden.

**B-3.57 Maligne Tumoren der Nebenniere.**

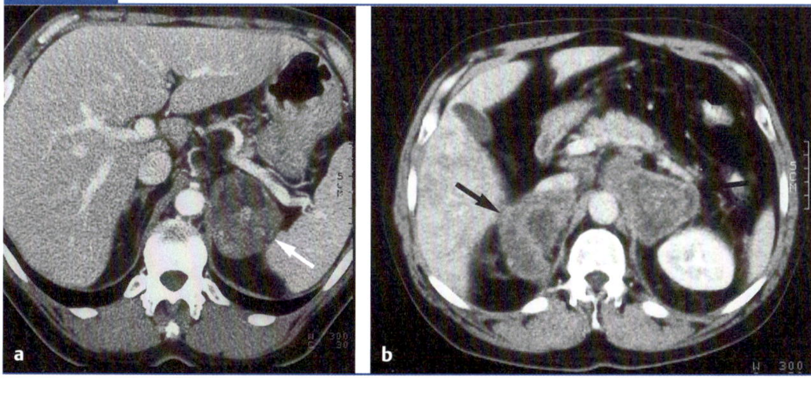


**a CT eines Nebennierenkarzinoms:** Im Bereich der linken Nebenniere kommt ein inhomogen strukturierter, partiell kontrastmittelanreichernder Tumor (Pfeil) zur Darstellung. Die Diagnose wurde operativ gesichert.
**b CT bei Nebennierenmetastasen:** Bei bekanntem Bronchialkarzinom finden sich in beiden Nebennieren metastatisch bedingte tumoröse Raumforderungen (Pfeile).

Phäochromozytom

## Phäochromozytom

▶ **Definition.** Phäochromozytome sind katecholaminproduzierende Tumoren, die meist von den chromaffinen Zellen des Nebennierenmarks ausgehen (**adrenale** Phäochromozytome). In 90 % der Fälle sind sie gutartig. Sie manifestieren sich meist im 3.–5. Lebensjahrzehnt. Die seltenen (10 %) **extraadrenalen** Phäochromozytome nehmen ihren Ursprung von Paraganglien des Grenzstranges und werden als **Paragangliome** bezeichnet.

**Klinik:** Arterielle Hypertonie mit paroxysmalen Blutdruckkrisen, Palpitationen, Kopfschmerzen.

**Klinik:** Klinisch besteht eine arterielle Hypertonie, wobei persistierende Hypertonien und paroxysmale Blutdruckkrisen beobachtet werden. Häufig werden Palpitationen und Kopfschmerzen angegeben.

**Diagnostisches Vorgehen:** Klinische Befunde und Laborchemie, insbesondere der Nachweis einer erhöhten Katecholaminausscheidung im 24-h-Urin.

**Radiologische Diagnostik:** Eine **unauffällige Sonografie** kann ein **Phäochromozytom nicht ausschließen. Große Tumoren** führen zu **rundlichen Raumforderungen unterschiedlicher Echogenität**.

Zum Nachweis eventueller extraadrenaler Tumoren muss das **CT** von den Nebennieren bis zum Beckenboden reichen. Phäochromozytome sind meist rundliche Raumforderungen mit einer **deutlichen KM-Anreicherung** (Abb. **B-3.58a**).

In der **MRT** stellen sich Phäochromozytome und Paragangliome als flüssigkeitsreiche Tumoren mit **kräftiger KM-Anreicherung** dar.

**Nuklearmedizinisch** eignet sich die **Szintigrafie mit** 131**J-MIBG** zum Nachweis von Tumoren des chromaffinen Gewebes. Auch multiple und metastasierende Formen sind so erkennbar (Abb. **B-3.58b**).

**Diagnostisches Vorgehen:** Die Verdachtsdiagnose ergibt sich aus den klinischen Befunden und verschiedenen laborchemischen Untersuchungen, insbesondere dem Nachweis einer erhöhten Katecholaminausscheidung im 24-h-Sammelurin.

**Radiologische Diagnostik:** Die **alleinige Sonografie** ist zur **Phäochromozytomdiagnostik ungeeignet,** da ein Tumor nicht sicher ausgeschlossen werden kann. **Große Tumoren,** etwa ab einer Größe von 3 cm, führen zu **rundlichen Raumforderungen unterschiedlicher Echogenität.** Grenzstrangtumoren sind nur in Ausnahmefällen darstellbar.

Bei der Fragestellung nach einem Phäochromozytom sollte die **CT** von den Nebennieren bis zum Beckenboden reichen, um die gesamte Grenzstrangregion mit abzubilden. Die Tumoren stellen sich als glatt begrenzte, kugelig oder ovalär konfigurierte Raumforderungen der Nebenniere oder der Grenzstrangregion dar. Wegen der guten Vaskularisierung ist eine **deutliche KM-Anreicherung** zu beobachten (Abb. **B-3.58a**).

In der **MRT** stellen sich Phäochromozytome und Paragangliome auf flüssigkeitsbetonten Bildern als hyperintense Raumforderungen dar. Nach Kontrastmittelgabe zeigen sie eine **kräftige Anreicherung**.

**Nuklearmedizinisch** eignet sich die **Szintigrafie mit** 131**J-MIBG** zum Nachweis von Tumoren des chromaffinen Gewebes. Die radioaktive Substanz nimmt denselben Transportweg wie Noradrenalin und lagert sich in den chromaffinen Speichergranula ab. Während sich normale Nebennieren nicht darstellen, führt eine pathologische Indikatorspeicherung zum Nachweis adrenaler und extradrenaler Phäochromozytome. So lassen sich auch multiple und metastasierende Formen erkennen (Abb. **B-3.58b**).

⊙ B-3.58

**⊙ B-3.58 CT eines malignen Phäochromozytoms.**

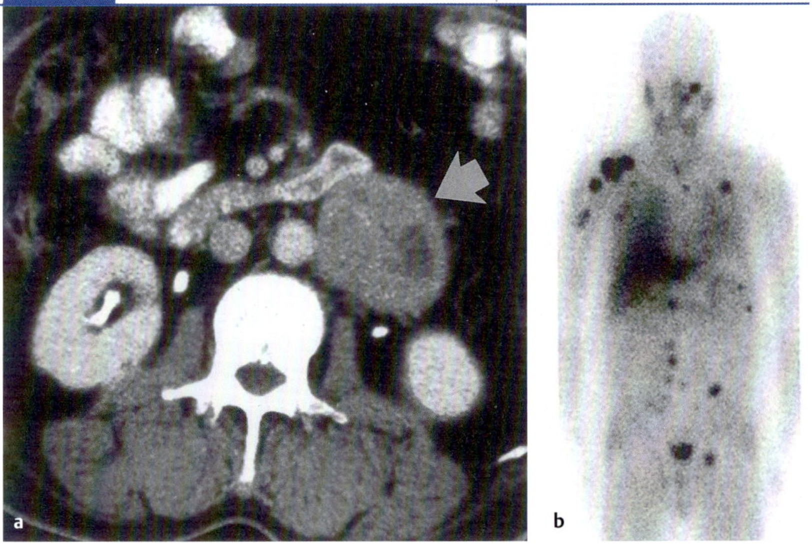

**a** Nachweis des vom linken Grenzstrang ausgehenden Tumors (Pfeil). Operativ fand sich ein partiell nekrotisches, maligne entartetes Phäochromozytom.
**b** 6 Monate später Darstellung von multiplen Skelettmetastasen in der $^{131}$J-MIBG-Szintigrafie.

► Klinischer Fall. Ein 25-jähriger Mann fällt durch wechselnde, z. T. krisenhafte Blutdrucksteigerungen auf. Die CT (Abb. **B-3.59 a**) zeigte eine retroperitoneale Raumforderung mit verstärkter KM-Anreicherung und einer kleinen eingelagerten Verkalkung (Pfeile). Die MRT bestätigt den Befund und zeigt insbesondere, dass der Tumor (Pfeil) deutlich hypervaskularisiert ist (Abb. **B-3.59b**). Klinik und Bildgebung sind verdächtig auf einen dem Grenzstrang zuzuordnenden, katecholaminproduzierenden Tumor, ein Paragangliom. Der Patient lehnt die primäre Operation ab, willigt jedoch in eine Biopsie ein. Zur Vermeidung der krisenhaften Hormonausschüttung durch die Punktion erfolgt zuvor die medikamentöse α-Rezeptorblockade mit Phenoxybenzamin. Die anschließende CT-gesteuert in Bauchlage durchgeführte Punktion verläuft komplikationslos (Abb. **B-3.59c**). Die Punktionsnadel ist als helle Linie zu erkennen (Pfeile); diese endet unmittelbar vor dem Tumor (Kreis). Die Histologie ergibt die Diagnose eines Paraganglioms. Der Patient lässt sich dann operieren und ist seitdem beschwerdefrei.

**B-3.59 Paragangliom.**

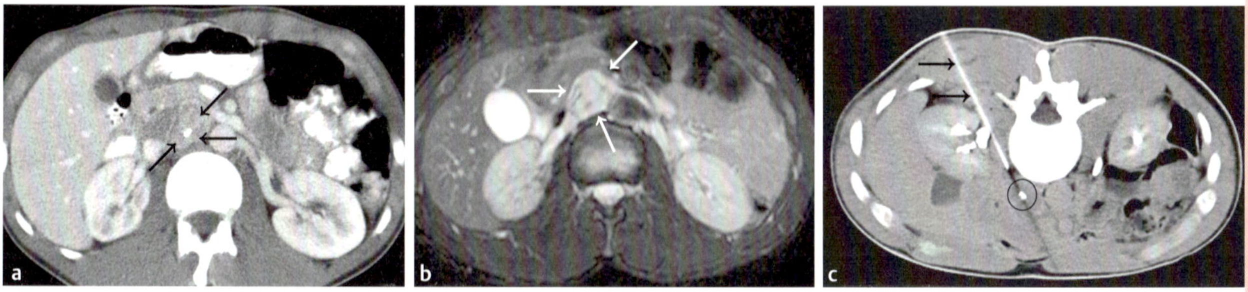


## Neuroblastom

► Definition. Hochgradig bösartiger, vom sympathischen Nervengewebe ausgehender Tumor. 60 % der Neuroblastome manifestieren sich in den ersten beiden Lebensjahren. Häufigste Lokalisation ist das Nebennierenmark, der Tumor kann aber auch entlang des Grenzstrangs (zervikal, thorakal, abdominal) und damit im Thorax, am Hals oder im Becken auftreten. Nach dem Wilms-Tumor ist das Neuroblastom der zweithäufigste solide Tumor bei Kindern.

**Klinik:** Neuroblastome sind oft lange Zeit klinisch asymptomatisch. Allgemeine Tumorsymptome wie Fieber, Schmerzen und Gewichtsverlust sind der Anlass zu einer Tumorsuche. Gelegentlich ist die Geschwulst zum Diagnosezeitpunkt als Raumforderung palpabel.

**Diagnostisches Vorgehen:** Es kommt zur vermehrten Ausscheidung von Metaboliten des Katecholaminstoffwechsels (Vanillinmandelsäure, Homovanillinsäure). Der Nachweis erhöhter Werte in Urin und Serum ist hochgradig verdächtig auf ein Neuroblastom. Die Sonografie erhärtet dann den Tumorverdacht.

**Radiologische Diagnostik:** In der **Sonografie** stellt sich eine solide, inhomogen strukturierte, echoarme und echoreiche Anteile enthaltende Raumforderung dar. Die **MRT** erleichtert aufgrund der multiplanaren Darstellung die Zuordnung des Tumors zur Nebenniere. Neuroblastome sind in $T_1$-Wichtung signalarm und reichern KM an (Abb. **B-3.60**). In der **CT** imponieren Neuroblastome als große, inhomogen strukturierte Raumforderungen mit kleineren nekrotischen Arealen und Verkalkungen. Eine Verdrängung der Nachbarorgane ist die Regel. Die Abgrenzung zum Nephroblastom (S. 307) ist bei fortgeschrittenen Neuroblastomen schwierig.
Abdomenübersichtsaufnahme und Urografie sind heute nicht mehr indiziert.
Zur **Szintigrafie** mit $^{131}$J-Meta-Benzylganidin s. o.

### Neuroblastom

► Definition.

**Klinik:** Neuroblastome sind lange asymptomatisch. Allgemeine Tumorsymptome führen zur Tumorsuche. Gelegentlich ist die Raumforderung perkutan im Abdomen tastbar.

**Diagnostisches Vorgehen:** Neben der laborchemisch nachweisbaren vermehrten Urinausscheidung von Metaboliten des Katecholaminstoffwechsels führt der sonografische Tumornachweis zur Verdachtsdiagnose.
**Radiologische Diagnostik: Sonografisch** stellt sich eine solide, inhomogen strukturierte Raumforderung dar. In der **MRT** sind Neuroblastome in $T_1$-Wichtung signalarm und KM-anreichernd (Abb. **B-3.60**). In der **CT** imponieren sie als große Raumforderungen mit kleineren nekrotischen Arealen. Eine Abgrenzung zum Nephroblastom (S. 307) ist schwierig.
Abdomenübersichtsaufnahme und Ausscheidungsurografie sind nicht mehr indiziert.
Zur **Szintigrafie** mit $^{131}$J-Meta-Benzylganidin s. o.

B-3.60 **MRT eines Neuroblastoms der rechten Nebenniere.**

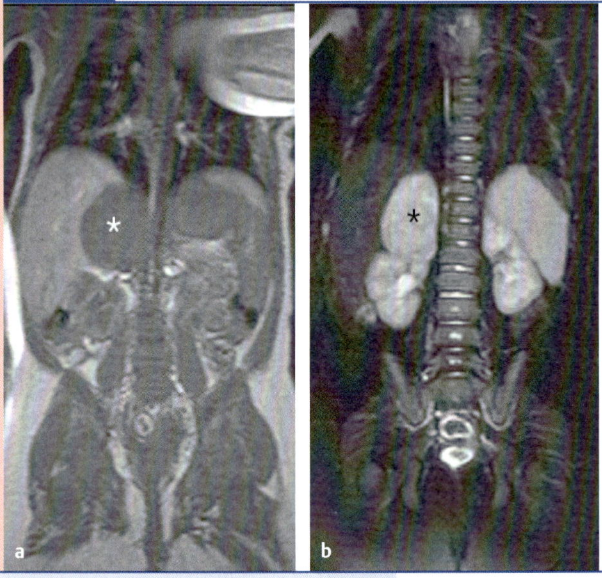


**a** Das koronare $T_1$-gewichtete MRT zeigt eine im Vergleich zur Muskulatur isointense, mehrere cm große Raumforderung in der rechten Nebennierenregion (Stern).
**b** Koronares $T_1$-gewichtetes Bild mit Fettunterdrückung. Nach Kontrastmittelgabe findet sich innerhalb der Raumforderung eine kräftige Anreicherung. Der Tumor (Stern) führt zu einer deutlichen Verdrängung des oberen Nierenpols nach kaudal.

3.5 Erkrankungen des Retroperitonealraums
3.5.1 Radiologische Methoden

## 3.5 Erkrankungen des Retroperitonealraums

### 3.5.1 Radiologische Methoden

▸ Merke.

▸ Merke. Da die sonografische Beurteilung des retroperitonealen Raumes nur unzureichend gelingt, sind **CT** und **MRT** die **Untersuchungsmethode der Wahl**, um retroperitoneale Erkrankungen weiter abzuklären.

Auf der **Abdomenübersichtsaufnahme** sind die Weichteilschatten der Psoasmuskeln die wichtigsten Leitstrukturen: Tumoren oder Blutungen des Retroperitonealraums führen zu ihrem Verstreichen; Entzündungen verursachen eine Verbreiterung.

Auf der **Abdomenübersichtsaufnahme** sind die Weichteilschatten der Psoasmuskeln die wichtigsten Leitstrukturen für die Beurteilung von Erkrankungen des retroperitonealen Raumes. Größere Tumoren oder retroperitoneale Blutungen führen zum Verstreichen der Psoasrandschatten. Entzündliche Prozesse des Retroperitoneums, die meist ihren Ausgangspunkt von einer Spondylodiszitis nehmen und entlang des M. iliopsoas nach kaudal wandern, verursachen eine Verbreiterung des Psoasschattens.

3.5.2 Wichtige Krankheitsbilder – von der Diagnose zum Befund

Retroperitoneale Fibrose

### 3.5.2 Wichtige Krankheitsbilder – von der Diagnose zum Befund

#### Retroperitoneale Fibrose

▸ Definition.

▸ Definition. Bei der retroperitonealen Fibrose kommt es zu einer knollig- bis plattenförmigen, tumorartigen Bindegewebsneubildung im Retroperitoneum. Nerven, Gefäße und Ureteren werden eingescheidet. In ⅔ der Fälle bleibt die Genese unklar. Von dieser **idiopathischen** Form (Morbus Ormond) werden **sekundäre** retroperitoneale Fibrosen unterschieden (ausgelöst z. B. durch Medikamente oder Bestrahlungen).

**Klinik, diagnostisches Vorgehen:** Rücken- und Bauchschmerzen stehen im Vordergrund.

**Klinik, diagnostisches Vorgehen:** Klinisch stehen Rücken- und Bauchschmerzen im Vordergrund. Zur exakten Beurteilung der Ausdehnung ist die Durchführung einer **CT** notwendig. Die Diagnose wird durch eine offene oder perkutane Biopsie verifiziert.

**Radiologische Diagnostik: Urografisch** kommt es zur **Medialverlagerung der Ureteren,** später zur **Harnstauung.**
**Sonografisch** stellt sich das proliferierende Bindegewebe als unregelmäßige echoarme Raumforderung dar.
In der **CT und der MRT** manifestiert sich die retroperitoneale Fibrose als **KM aufnehmende Raumforderung** (Abb. **B-3.61**).

**Radiologische Diagnostik: Urografisch** kommt es typischerweise zu einer **Medialverlagerung der Ureteren**. Im weiteren Verlauf findet sich ein- oder beidseitig eine segmentale, durch externe Kompression bedingte Harnleiterstenosierung mit daraus resultierender **Harnstauung**.
**Sonografisch** stellt sich das proliferierende Bindegewebe als unregelmäßig geformte, echoarme, prä- und paravertebral gelegene Raumforderung dar.
In der **CT** und der **MRT** manifestiert sich die retroperitoneale Fibrose als weichteildichte, **KM aufnehmende Raumforderung** (Abb. **B-3.61**).

**B-3.61** Retroperitonealfibrose.

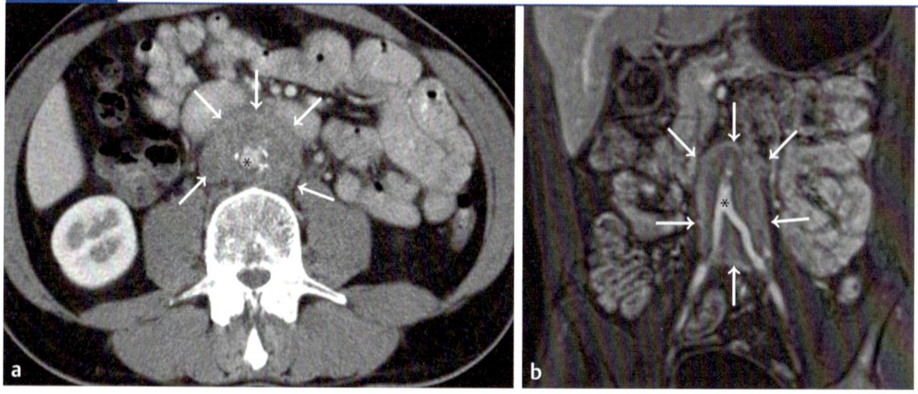


**a** In der **CT** zeigt sich die fibrosebedingte Gewebsvermehrung (Pfeile) in der Nachbarschaft der Aorta (Stern).
**b** Die **MRT** verdeutlicht das Ausmaß der Retroperitonealfibrose (Pfeile), welche Aorta (Stern) und proximale Beckenarterien umgibt.

## Retroperitoneales Hämatom

**Klinik:** Retroperitoneale Hämatome befinden sich am häufigsten innerhalb oder in direkter Nachbarschaft des M. iliopsoas. Als Ursachen kommen u. a. Traumen, angiografische Punktionen der Leistenarterien, operative Eingriffe oder eine hämorrhagische Diathese in Betracht. Typische Beschwerden sind Schmerzen im Unterbauch und Rücken bei gleichzeitiger schmerzbedingter Beugekontraktur des Hüftgelenks.

**Radiologische Diagnostik:** Große retroperitoneale Hämatome führen auf der **Abdomenübersichtsaufnahme** zum Verstreichen des Psoasrandschattens und zur Verlagerung der Niere.
Die **Sonografie** wird vielfach als Erstuntersuchungsmethode bei vorliegendem klinischen Verdacht auf eine retroperitoneale Blutung eingesetzt. Verdächtig sind **Flüssigkeitsansammlungen mit geringer oder fehlender Echogenität** innerhalb oder angrenzend eines Psoasmuskels.
Zur Bestätigung der Diagnose und zur definitiven Ausdehnungsbeurteilung wird in der Regel eine **CT** angeschlossen, mit der sich das Ausmaß der Blutung am besten beurteilen lässt (Abb. **B-3.62**). Bei Verlaufskontrollen kommt es durch die allmähliche Resorption der festen Blutanteile zu einem Abfall der anfänglich hyperdensen Dichtewerte (S. 90).

### Retroperitoneales Hämatom

**Klinik:** Retroperitoneale Hämatome befinden sich häufig innerhalb oder in der Nähe des M. iliopsoas. Typisch sind Schmerzen im Unterbauch und Rücken und eine Beugekontraktur des Hüftgelenks.

**Radiologische Diagnostik:** Auf der **Abdomenübersichtsaufnahme** zeigt sich ein Verstreichen des Psoasrandschattens.
In der **Sonografie** finden sich **Flüssigkeitsansammlungen mit geringer oder fehlender Echogenität.**
Mit der **CT** lässt sich das Ausmaß der Blutung am besten beurteilen (Abb. **B-3.62**). Durch die Resorption des Blutes kommt es zum Abfall der anfänglich hyperdensen Dichtewerte (S. 90).

**B-3.62** CT-Befunde.

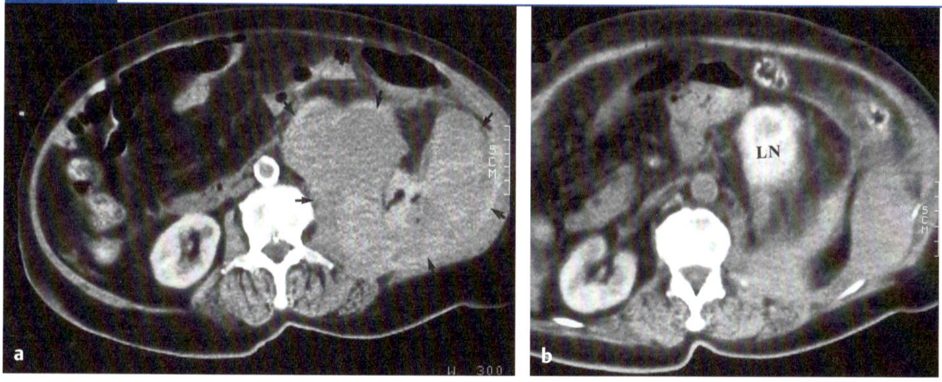


Retroperitoneale Blutung bei Z. n. vorangegangener Herzkatheteruntersuchung mit Punktion der linken Leistenarterie.
**a** Ausgedehnte Blutansammlungen (Pfeile) links retroperitoneal. Die Dichtewerte sind teils iso-, teils hyperdens entsprechend der partiellen Resorption von Blutbestandteilen.
**b** Weiter kranial, auf Höhe des rechten Nierenhilus, erkennt man eine erhebliche Verlagerung der linken Niere (LN) nach ventral, bedingt durch die retroperitoneale Blutansammlung.

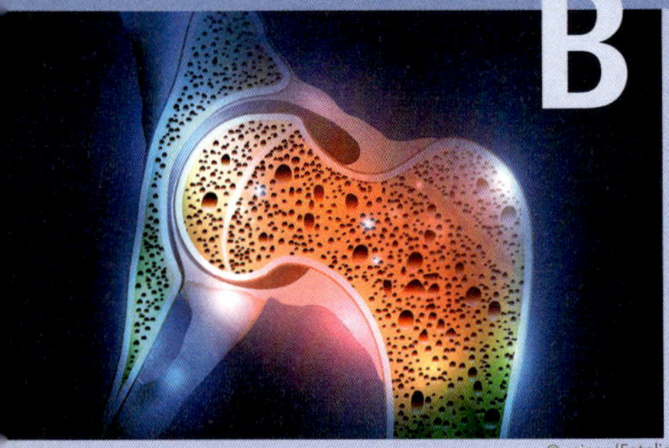


# B

# 4 Skelett



*J. D. Moritz; K. Beitzel*

## 4.1 Radiologische Methoden

4.1 Radiologische Methoden

→ Wirbelsäule (S. 656), Schädel (S. 697).

### 4.1.1 Spezielle Anatomie

4.1.1 Spezielle Anatomie

Im Röntgenbild sind vorwiegend die kalksalzhaltigen Knochenstrukturen erkennbar. Die **Kompakta** der Diaphysen stellt sich als homogenes kalkdichtes Band dar; sie geht an den Metaphysen in die dünnere **Kortikalis** über.

Im Röntgenbild sind vorwiegend die kalksalzhaltigen Knochenstrukturen erkennbar: Die **Kompakta** stellt sich als homogenes kalkdichtes Band dar. Ihre Dicke ist an den Diaphysen in der Schaftmitte am größten und nimmt zu den Metaphysen hin ab. Sie geht an den Metaphysen in die **Kortikalis** über, die mikroskopisch identisch aufgebaut, aber wesentlich dünner als die Kompakta ist. Kortikalis findet sich auch an den Epiphysen, den subchondralen Knochenabschnitten, den kurzen Röhrenknochen und den Wirbelkörpern.

Die **Spongiosa** bildet ein dreidimensionales Gitterwerk aus Knochentrabekeln, zwischen denen Fettgewebe, Blutgefäße und blutbildendes Gewebe angeordnet sind. Die Gefäßkanäle der Vasa nutricia verlaufen als glatte Aufhellungen ins Knocheninnere und müssen von Fissuren abgegrenzt werden.

Die **Spongiosa** bildet ein regelmäßiges dreidimensionales Gitter- und Maschenwerk aus längs- und quer verstrebten Knochentrabekeln, zwischen denen Fettgewebe, Blutgefäße und blutbildendes Gewebe angeordnet sind. Die Ausrichtung der immer scharf begrenzten Trabekelzüge erfolgt nach ihrer statischen und funktionellen Beanspruchung. Die Gefäßkanäle mit den Vasa nutricia verlaufen als glatte, linienförmige Aufhellungen von der Kompakta bzw. Kortikalis in das Knocheninnere der Röhrenknochen und müssen von Fissuren abgegrenzt werden.

Der Knochen wird vom Weichteilgewebe durch das **Periost** getrennt, das im Röntgenbild nicht von der benachbarten Muskulatur differenziert werden kann.

Der Knochen wird vom umgebenden Weichteilgewebe durch das **Periost** getrennt. Das Periost kann ebenso wie der Gelenkknorpel und der Kapselbandapparat im Röntgenbild nicht vom benachbarten Weichteilgewebe (Muskulatur) differenziert werden, da diese Strukturen ähnliche Absorptionswerte besitzen.

► Merke.

► Merke. Der **röntgenologisch** sichtbare **Gelenkspalt** (Abb. **B-4.1**) entspricht dem Raum zwischen den im Röntgenbild sichtbaren Knorpel-Knochen-Grenzen, den röntgenologischen Gelenkflächen. Er umfasst die unverkalkten Gelenkknorpel sowie den mit Synovia gefüllten anatomischen Gelenkspalt.

**B-4.1 Röntgenologischer und anatomischer Gelenkspalt (Kniegelenk).**

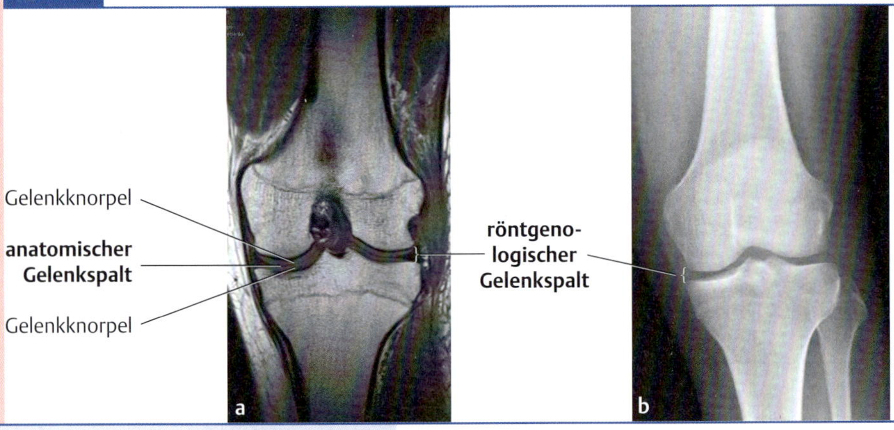


Das MRT-Bild (**a**) zeigt den anatomischen Gelenkspalt zwischen den Gelenkknorpeln, die zusammen den im Röntgenbild erkennbaren radiologischen Gelenkspalt (**b**) darstellen.

Unter **physiologischen Bedingungen** finden am Knochen ständig **An-, Ab- und Umbauvorgänge** statt. Bis ca. zum 40. Lebensjahr herrscht der Knochenanbau vor, der Knochen erreicht seine größte Masse. Anschließend überwiegen die Abbauvorgänge vor allem des spongiösen Knochens, da er im Vergleich zur Kompakta und Kortikalis eine wesentlich größere Oberfläche besitzt. Die verbleibenden Knochenstrukturen werden durch Anbau verstärkt, um die statische und mechanische Belastbarkeit zu erhalten.

Unter **physiologischen Bedingungen** finden am Knochen ständig **An-, Ab- und Umbauvorgänge** statt. Ab dem 40. Lebensjahr überwiegen die Abbauvorgänge vor allem des spongiösen Knochens.

## Knochenentwicklung

Das **Längenwachstum** der Röhrenknochen erfolgt durch enchondrale Ossifikation im Bereich der Epiphysenfugen, also durch Umwandlung von proliferierendem Knorpel in Knochen. Im Zentrum der Epiphysen treten **Epiphysenkerne** auf, die eine regelmäßige Knochenstruktur und eine glatte Außenkontur zeigen, bei schnellem Wachstum jedoch auch ein zerklüftetes Aussehen annehmen können. Gelegentlich finden sich auch zwei oder mehrere Knochenkerne in den Epiphysen.

Knochenentwicklung

Das **Längenwachstum** der Röhrenknochen erfolgt durch **enchondrale Ossifikation** im Bereich der Epiphysenfugen. Im Zentrum der Epiphysen treten **Epiphysenkerne** auf.

► **Merke.** Da die Epiphysen v. a. aus unverkalktem Knorpel aufgebaut sind, ist der röntgenologische Gelenkspalt bei Säuglingen und Kleinkindern breiter als bei Erwachsenen (Abb. **B-4.2**).

► **Merke.**

**B-4.2 Anatomie und Physiologie der Wachstumszone.**

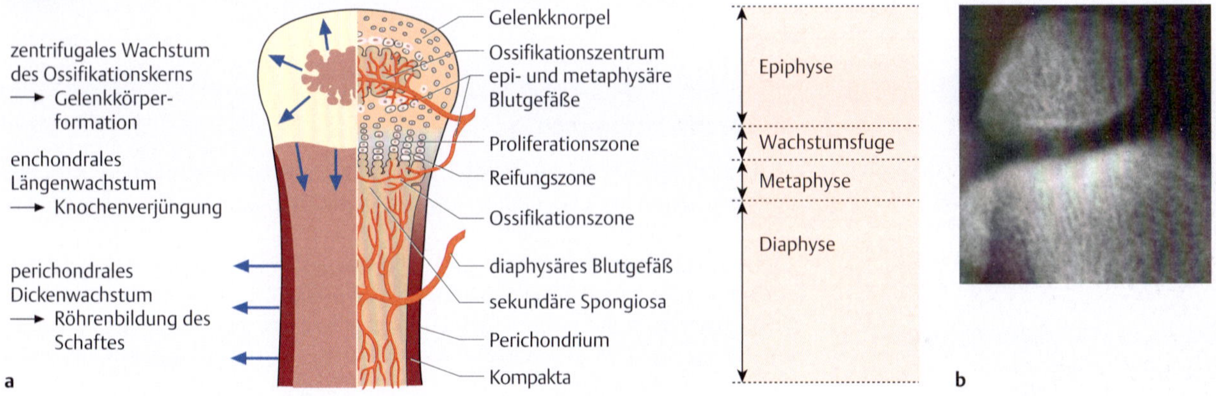


Schematische Darstellung (**a**) und Röntgenbild (**b**) des Hüftgelenkes eines 6 Monate alten Kindes.
(aus Gortner L, Meyer S, Sitzmann FC, Hrsg. Duale Reihe Pädiatrie. Stuttgart: Thieme; 2012)

Mit Abschluss des Längenwachstums schließen sich die Epiphysenfugen, wobei feine Verdichtungslinien zurückbleiben können (sog. **Epiphysennarben**). Diese Verdichtungslinien müssen von sog. Wachstumslinien differenziert werden, die bei vorübergehenden Störungen des Längenwachstums entstehen können.

Nach Schluss der Epiphysenfugen können feine Verdichtungslinien (sog. **Epiphysennarben**) zurückbleiben.

Neben Epiphysenkernen finden sich noch **Apophysenkerne**, die nach Abschluss des Wachstums Knochenvorsprünge oder -höcker bilden, so z. B. den Trochanter major. Unterbleibt die Fusion von Apophysen- oder Epiphysenkernen mit dem Hauptknochen, so werden sie als akzessorische Knochen mit eigenem Namen belegt oder als persistierende Apophysen bezeichnet.

**Apophysenkerne** bilden nach Abschluss des Wachstums Knochenvorsprünge oder -höcker.

Das **Alter des wachsenden Skeletts** wird mithilfe von **Röntgenaufnahmen der linken Hand** im dorsovolaren Strahlengang abgeschätzt. Als Beurteilungskriterien dienen dabei das Ausmaß der Verknöcherung der Epiphysenkerne von Radius, Ulna und kleinen Röhrenknochen, Form und Größe der Handwurzelknochen sowie Breite der Epiphysenfugen. Durch einen Vergleich mit Standardröntgenaufnahmen in Atlanten lässt sich das „Skelettalter" relativ genau bestimmen. Sind die aktuelle Körpergröße und das Skelettalter bekannt, kann anhand von statistisch ermittelten Tabellen die zu erwartende Endkörpergröße abgeschätzt werden (Abb. **B-4.3**).

Das **Alter des wachsenden Skeletts** wird mithilfe von **Röntgenaufnahmen der linken Hand** abgeschätzt. Durch einen Vergleich mit Standardröntgenaufnahmen lässt sich das „Skelettalter" relativ genau bestimmen. Daraus und aus der aktuellen Körpergröße lässt sich die zu erwartende Endkörpergröße abschätzen (Abb. **B-4.3**).

Bei **Neugeborenen** und Säuglingen werden im **Ultraschall** die transversalen und vertikalen Durchmesser der distalen Femur- und proximalen Tibiaepiphysenkerne bestimmt und anhand von Normwerten das Skelettalter ermittelt. Reifezeichen bei Neugeborenen sind Ossifikationskerne in den Wirbelkörpern und -bögen, im Talus, Kalkaneus und Kuboid sowie in den distalen Femur- und proximalen Tibiaepiphysen.

Bei **Neugeborenen** wird das Skelettalter im **Ultraschall** aus den Durchmessern der distalen Femur- und proximalen Tibiaepiphysekerne ermittelt.

B-4.3 Skelettalterbestimmung.

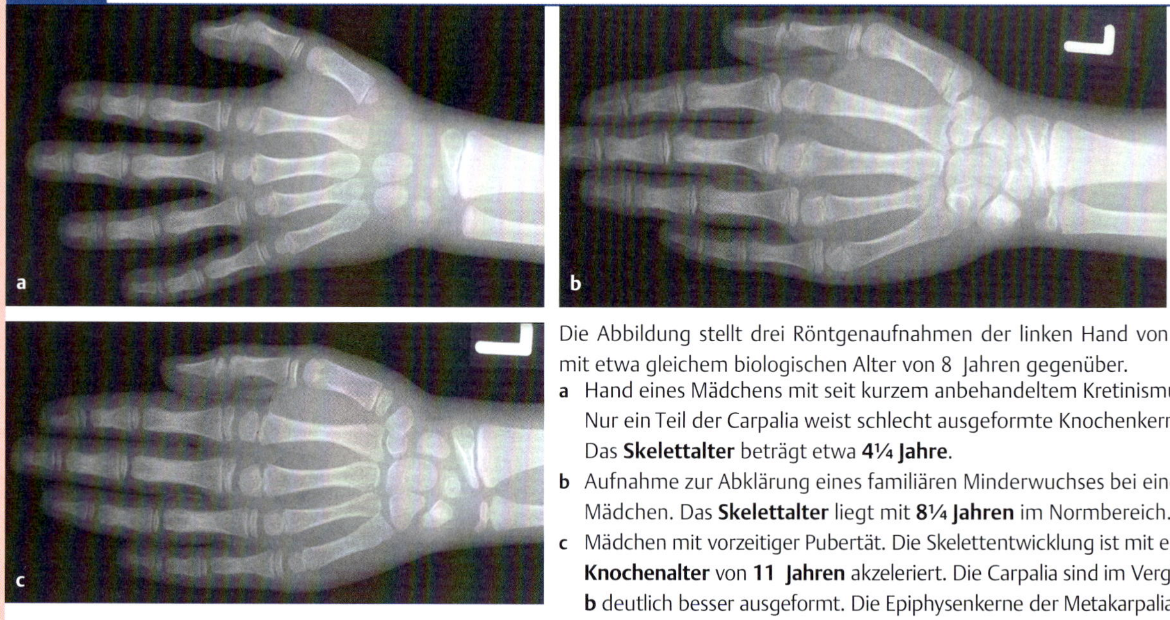

Die Abbildung stellt drei Röntgenaufnahmen der linken Hand von Kindern mit etwa gleichem biologischen Alter von 8 Jahren gegenüber.

**a** Hand eines Mädchens mit seit kurzem anbehandeltem Kretinismus. Nur ein Teil der Carpalia weist schlecht ausgeformte Knochenkerne auf. Das **Skelettalter** beträgt etwa **4¼ Jahre**.

**b** Aufnahme zur Abklärung eines familiären Minderwuchses bei einem Mädchen. Das **Skelettalter** liegt mit **8¼ Jahren** im Normbereich.

**c** Mädchen mit vorzeitiger Pubertät. Die Skelettentwicklung ist mit einem **Knochenalter** von **11 Jahren** akzeleriert. Die Carpalia sind im Vergleich zu **b** deutlich besser ausgeformt. Die Epiphysenkerne der Metakarpalia und Phalangen sind größer und ebenfalls besser ausgeformt. Das Sesambein am Köpfchen des Os metacarpale I ist verknöchert.

### Akzessorische Knochen

Es handelt sich um **Normvarianten ohne pathologische Bedeutung** (Abb. **B-4.4**).
Sie müssen von traumatisch bedingten knöchernen Absprengungen abgegrenzt werden. Da akzessorische Knochen **häufig multipel und symmetrisch** an beiden Extremitäten vorkommen, kann in Ausnahmefällen die Gegenseite untersucht werden.

## Akzessorische Knochen

Es handelt sich um **Normvarianten ohne pathologische Bedeutung**. Sie entstehen aus persistierenden Epi- und Apophysen, zusätzlich embryonal angelegten Knochen, überzähligen Knochenfortsätzen, Sehnenansatzverknöcherungen, verknöcherten Sehnenbögen, Sesamoiden, Verdoppelungen, Spaltungen, Verschmelzungen, Spongiosavariationen sowie Schaltknochen am Schädel (aus einem selbständigen Knochenzentrum mit eigenen Nähten umgebende Knochenteile in der Schädelkalotte, meist zwischen Os occipitale, Mastoid und Os parietale gelegen) (Abb. **B-4.4**). Sie müssen von traumatisch bedingten knöchernen Absprengungen abgegrenzt werden. Da akzessorische Knochen **häufig multipel und symmetrisch** an beiden Extremitäten vorkommen, kann in Ausnahmefällen die Gegenseite untersucht werden. Außerdem fehlen die für ein Trauma typischen klinischen Symptome (lokaler Druckschmerz).

B-4.4

B-4.4 Akzessorischer Knochen (Os subfibulare).

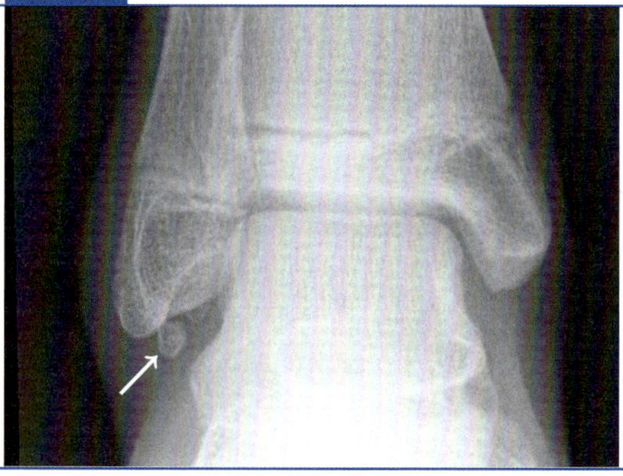

Distal des Malleolus lateralis gelegener rundlicher Knochen: Os subfibulare (Pfeil).

## 4.1.2 Konventionelle Röntgendiagnostik

### Konventionelle Projektionsradiografie

4.1.2 Konventionelle Röntgendiagnostik

Konventionelle Projektionsradiografie

▶ **Merke.** Generell sollten bei der Röntgenuntersuchung eines Skelettabschnitts Aufnahmen in zwei aufeinander senkrechten Ebenen (Abb. **B-4.5**, Abb. **B-4.6**) angefertigt werden.

▶ Merke.

Aufnahmen in nur einer Ebene sind Ausnahmen, z. B. anterior–posteriore Aufnahme des Beckens oder dorsovolare Aufnahme der Hand zur Skelettalterbestimmung (S. 337). Bei speziellen Fragen können zusätzliche Projektionen erforderlich sein, z. B. Zielaufnahmen, Schrägaufnahmen oder Funktionsaufnahmen (seitenvergleichende Aufnahmen aufgrund der Strahlenexposition nur in Ausnahmefällen).

Die Beurteilung folgender Strukturen ist wichtig:

- **Kompakta, Kortikalis:** glatt begrenzt, normale Dicke und Dichte, keine Konturunterbrechung
- **Spongiosa:** Struktur und Ausrichtung der Trabekel, Anzahl und Dicke der Trabekel, keine Defekte
- **Gelenkflächen:** glatt begrenzt, kongruent, keine Konturunterbrechung
- **Weichteilstrukturen:** regelrechte Dichte, keine Verlagerung der Fettlinien, Verkalkungen.

Bei speziellen Fragen können zusätzliche Projektionen erforderlich sein (z. B. Zielaufnahmen, Schrägaufnahmen, Funktionsaufnahmen).

Folgende Strukturen werden beurteilt:

- **Kompakta, Kortikalis:** glatt begrenzt, keine Konturunterbrechung
- **Spongiosa:** Struktur und Dicke der Trabekel
- **Gelenkflächen:** glatt begrenzt, kongruent
- **Weichteilstrukturen:** regelrechte Dichte, Verkalkungen.

**Indikationen:** Trauma, Schmerzen, Schwellung/Tumor, Entzündung, Fehlbildung, Stoffwechselstörung.

**Indikationen:** Trauma, Schmerzen, Schwellung/Tumor, Entzündung, Fehlbildung, Stoffwechselstörung.

**B-4.5 Kniegelenk in 2 Ebenen (Kind).**

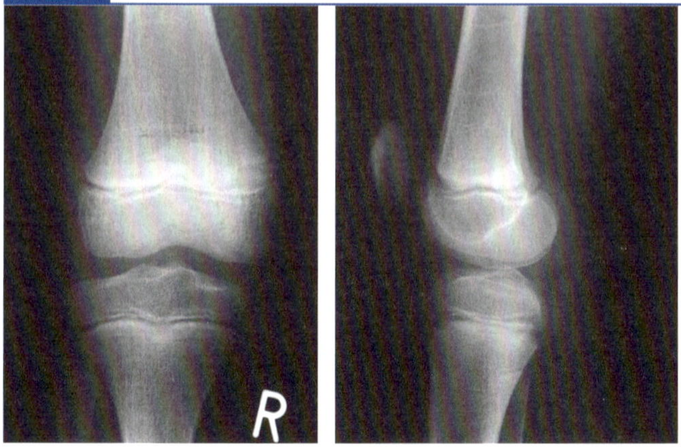


Normalbefund bei einem Kind mit noch abgrenzbaren Epiphysenfugen.

B-4.5

**B-4.6 Kniegelenk in 2 Ebenen (Erwachsener).**

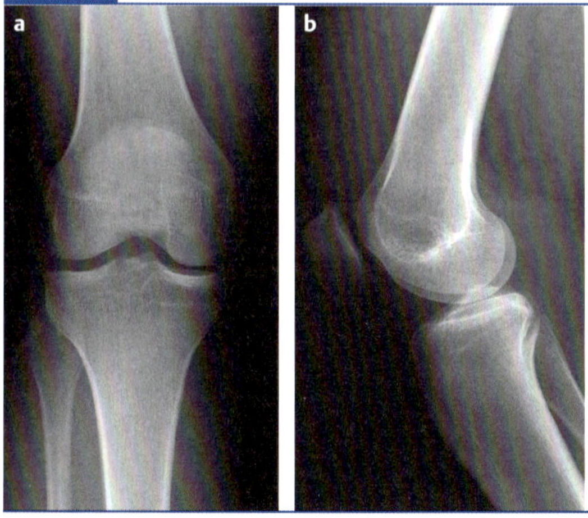


Normalbefund bei einem Erwachsenen mit verschlossenen Epiphysenfugen.

B-4.6

### Gehaltene Aufnahmen

**Methode:** Die Stabilität eines Gelenkes kann durch Belastung mit einer definierten Kraft überprüft werden. Diese Methode kommt nur noch in Ausnahmefällen im subakuten/chronischen und schmerzfreien Intervall zum Einsatz.

**Indikationen:** Selten, im subakuten Stadium zur Beurteilung ligamentärer Verletzungen z. B. des Akromioklavikulargelenks, des Kniegelenks oder des oberen Sprunggelenks (Abb. **B-4.7**).

## Gehaltene Aufnahmen

**Methode:** Die Stabilität eines Gelenkes und damit indirekt dessen Bandapparates kann durch Belastung mit einer definierten Kraft (meist 15 kp) überprüft werden. Diese Methode kommt nur noch in Ausnahmefällen im subakuten/chronischen und schmerzfreien Intervall zum Einsatz. Gehaltene Aufnahmen des Akromioklavikulargelenks werden beispielsweise mit Gewichten in beiden Händen durchgeführt, die des oberen Sprunggelenkes (OSG) und des Kniegelenkes mit speziellen Haltevorrichtungen, in die das Gelenk eingespannt wird.
Aufgrund der heute besseren Verfügbarkeit der MRT mit hoher Bildauflösung und damit direkter Beurteilbarkeit der Binnenstrukturen eines Gelenkes ist diese Methode jedoch in den Hintergrund gerückt.

**Indikationen:** Selten, im subakuten Stadium zur Beurteilung ligamentärer Verletzungen z. B. des Akromioklavikulargelenks, des Kniegelenks oder des oberen Sprunggelenks (Abb. **B-4.7**).

**B-4.7 Gehaltene Aufnahmen.**

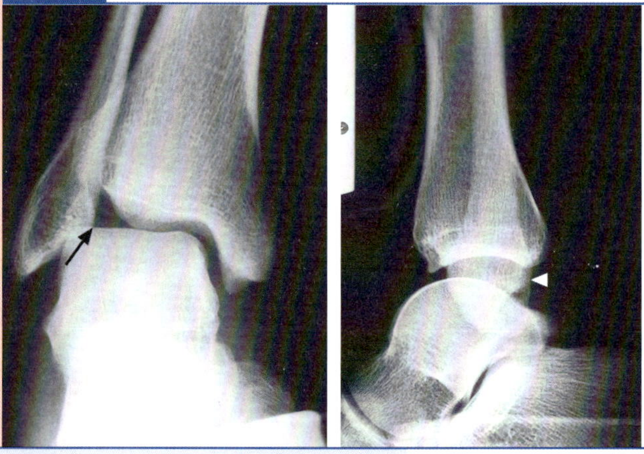

Gehaltene Aufnahmen des rechten oberen Sprunggelenks mit pathologischer lateraler Aufklappbarkeit (Pfeil) und pathologischem Talusvorschub (Pfeil).

### 4.1.3 Sonografie

**Methode** (S. 96)**:** An der Knochenoberfläche werden die Ultraschallwellen total reflektiert. Somit sind Destruktionen oder Konturunterbrechungen der Kortikalis auch sonografisch nachweisbar.

**Vorteil:** fehlende Strahlenexposition. **Nachteil:** Erfahrungs- und Untersucherabhängigkeit.

**Indikationen:** Die Sonografie eignet sich vor allem bei Kindern zur Fraktursuche (Abb. **B-4.8**). Weitere Einsatzmöglichkeiten stellen Gelenkerkrankungen (Ergussausmaß) oder rheumatoide Erkrankungen (Ausmaß der Arthritis und der Pannusbildung) dar. Sie ist die Methode der Wahl für das Hüft-Screening bei Neugeborenen (Hüftdysplasie).

## 4.1.3 Sonografie

**Methode** (S. 96)**:** An der Knochenoberfläche werden die Ultraschallwellen total reflektiert. Dadurch lässt sich zwar die Knochenstruktur sonografisch nicht darstellen, aber die Knochenoberfläche sehr gut beurteilen. Somit sind Destruktionen oder Konturunterbrechungen der Kortikalis auch sonografisch nachweisbar. Daneben können auch Veränderungen der umgebenden Weichteile erfasst werden. (Abb. **B-4.8**)
**Vorteil** dieser Methode ist die fehlende Strahlenexposition. Die zusätzliche 3D-Information der Real-Time-Untersuchung wird zunehmend im Rahmen der digitalen Befunddokumentation durch gespeicherte Videos dokumentiert. Haupt**nachteile** sind die Erfahrungs- und Untersucherabhängigkeit der Methode.

**Indikationen:** Vor allem bei Kindern mit unklarer Schmerzsymptomatik nach einem fraglichen Trauma kann die Sonografie zur Fraktursuche eingesetzt werden. Da die für eine Therapieplanung erforderliche dreidimensionale Information über Frakturtyp und -stellung anhand von Ultraschallbildern nur unzureichend wiederzugeben ist, werden in der Regel anschließend gezielte Röntgenaufnahmen angefertigt. Besteht der Verdacht auf eine Kindesmisshandlung, werden aus forensischen Gründen zusätzlich zu einer eventuellen Ultraschalluntersuchung zwingend Röntgenbilder

**B-4.8 Sonografie.**

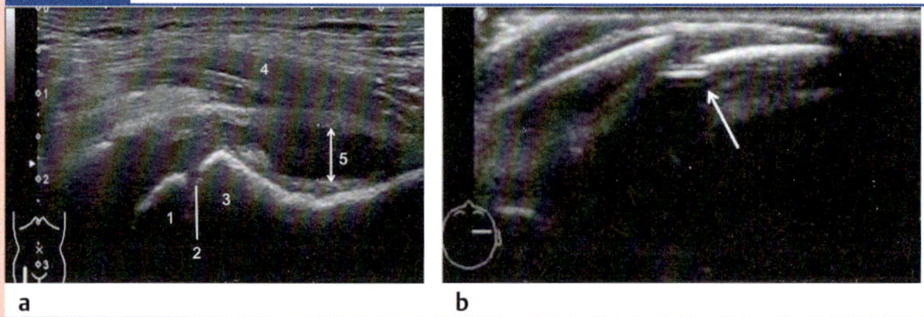


**a** Sonografie des rechten Hüftgelenks mit Ergussnachweis.
1 Epiphysenkern
2 Epiphysenfuge
3 Metaphyse
4 Muskulatur
5 Erguss (Pfeil)
**b** Kalottenfraktur links parietal mit Impression und kortikaler Stufe (Pfeil).

erforderlich; zum genauen Vorgehen bei Verdacht auf Kindesmisshandlung (S. 398). Im gezielten Nachweis von Sternum- und Rippenfrakturen kann die Sonografie dem konventionellen Röntgen überlegen sein.
Ferner können Verletzungen der Weichteile, insbesondere auch Sehnenrupturen (z. B. Achilles-, Quadrizeps-, Patellar-, Bizepssehne) inkl. deren Quantifizierung, Hämatome und Gelenkergüsse erfasst werden. Bei Tumoren kann die Größenausdehnung der Weichteilkomponente beurteilt werden. Bei Gelenkerkrankungen können sonografisch die Größe des Ergusses, Veränderungen der Synovialmembran sowie bei rheumatoiden Erkrankungen Pannusausbildungen dargestellt werden.
Beim Neugeborenen-Hüftgelenksscreening (S. 351) ist die Sonografie Methode der Wahl.

## 4.1.4 Computertomografie

**Methode** (S. 85)**:** Die CT ermöglicht gleichzeitig die Beurteilung von Knochen und umgebendem Weichteilgewebe sowie eine überlagerungsfreie Darstellung dieser Strukturen. Verkalkungen und Verknöcherungen sowie knöcherne Destruktionen werden durch die CT besonders empfindlich dargestellt. Die Akquisition erfolgt in der transversalen Schnittebene mit multiplanaren Rekonstruktionsmöglichkeiten (Standard: koronar, sagittal) sowie 3D-Darstellungsoptionen (Abb. **B-4.9**).
Gegenüber der konventionellen Röntgentechnik zeichnet sich die CT vor allem durch eine wesentlich höhere Kontrast-(Dichte-)Auflösung und eine überlagerungsfreie Darstellung aus. Die CT ist der MRT hinsichtlich der Beurteilung von **Verkalkungen** und **Knochenstrukturen** überlegen, bei der Beurteilung von Weichteilstrukturen und Gelenk-Binnenstrukturen jedoch unterlegen. Darüber hinaus hat die MRT den Vorteil der fehlenden Strahlenbelastung.

**Indikationen:** Die CT wird eingesetzt zur Diagnostik und ggf. Verlaufsbeurteilung von Frakturen, beispielsweise der Schädelbasis und des Gesichtsschädels (S. 710), der Wirbelsäule (S. 678) und des Beckens, von Luxationen und von Knochentumoren (Beurteilung der Knochendestruktion). Sie wird bei komplexen (Trümmer-) Frakturen zur präoperativen Planung, postoperativen Beurteilung sowie zur Evaluation der Konsolidierung einer Fraktur respektive einer Ausbildung einer Pseudarthrose (S. 402) durchgeführt. Durch Anfertigung einzelner Schichten benachbarter Gelenke können Rotationsfehler bei Frakturen exakt ermittelt werden. Eine quantitative Messung der Absorptionswerte (meist an Wirbelkörpern) ermöglicht eine Messung der Knochendichte.
Aufgrund der schnellen Akquisitionszeit und hohen Verfügbarkeit ist die CT in der **Akut- und Notfalldiagnostik,** insbesondere bei Polytraumata, das am häufigsten eingesetzte diagnostische Schnittbildverfahren.
Durch den Einsatz von Multislice-CTs mit geringer Schichtdicke lassen sich 3D-Datensätze erzielen, aus denen 3D-Oberflächenrekonstruktionen oder Schnittbilder in beliebiger Richtung (Abb. **B-4.9**c) berechnet werden können. Dadurch wird eine exakte und plastische Darstellung knöcherner Veränderungen ermöglicht. Nach Injektion von KM und ggf. Luft in ein Gelenkkavum kann ein sog. Arthro-CT, z. B. zur Beurteilung des Gelenkknorpels, angefertigt werden.

### 4.1.4 Computertomografie

**Methode** (S. 85)**:** Die CT ermöglicht gleichzeitig die Beurteilung von Knochen und umgebendem Weichteilgewebe.
CT besser als konventionelles Röntgen: höhere Kontrast-(Dichte-)Auflösung, überlagerungsfreie Darstellung (Abb. **B-4.9**).
CT besser als MRT bei der Beurteilung von **Verkalkungen** und **Knochenstrukturen**.
MRT besser als CT bei der Beurteilung von Weichteilstrukturen (Differenzierung), Gelenkbinnenstrukturen (Bänder, Sehnen, Menisci), zudem keine Strahlenbelastung.

**Indikationen:** Die CT wird muskuloskelettal eingesetzt zur Diagnostik und ggf. Verlaufsbeurteilung von Frakturen, z. B. der Schädelbasis und des Gesichtsschädels (S. 710), komplexer (Trümmer-)Frakturen zur präoperativen Planung, der Wirbelsäule (S. 678) und des Beckens, von Luxationen und von Knochentumoren.
Aufgrund der schnellen Akquisitionszeit und hohen Verfügbarkeit kommt die CT am häufigsten in der **Akut- und Notfalldiagnostik** zur Anwendung.

Durch den Einsatz von Multislice-CTs lassen sich 3D-Oberflächenrekonstruktionen oder Schnittbilder in beliebiger Richtung berechnen. Dadurch wird eine plastische Darstellung knöcherner Veränderungen möglich (Abb. **B-4.9**c).

**B-4.9 Konventionelles Röntgen und CT.**

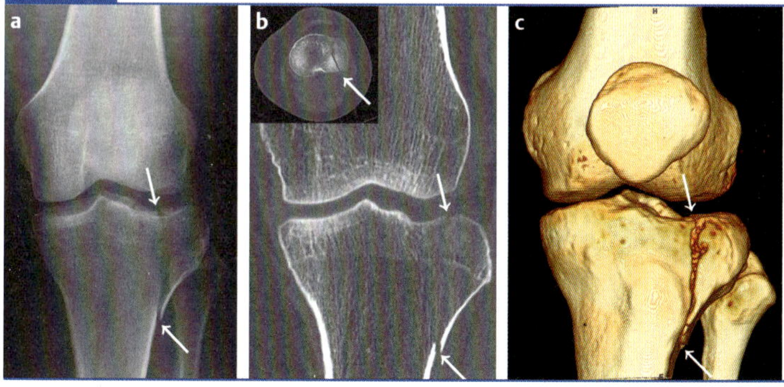

**a Konventionelles Röntgenbild a. p.** mit lateraler Tibiaplateaufraktur (Pfeile).
**b CT:** abgrenzbare Fraktur und detaillierte Abbildung der Knochenbälkchen in koronarer Ebene (kleines Bild: transversale Darstellung).
**c 3D-Rekonstruktion** der Fraktur.

## 4.1.5 Magnetresonanztomografie

**Methode** (S. 92):
**Indikationen:** Tumoren, Entzündungen und Nekrosen von Knochen und Weichteilen, Gelenkverletzungen (Gelenk-Binnenstrukturen), okkulte Frakturen und komplexe Frakturen im Kindesalter.
**Vorteil:** hoher Weichteilkontrast (Abb. **B-4.10**), keine Strahlenbelastung. **Nachteil:** knöcherne Strukturen und Verkalkungen besser im CT erkennbar, längere Untersuchungsdauer.

**Methode** (S. 92):
**Indikationen:** Bei Tumoren, Entzündungen und Nekrosen des Knochens und der Weichteile sowie bei Schäden des Kapsel-Band-Apparates der Gelenke und Gelenkbinnenverletzungen ist die MRT den übrigen bildgebenden Verfahren häufig deutlich überlegen. Auch okkulte Frakturen können anhand des Ödems und der Frakturlinie sicher erkannt werden. Bei Frakturen im Kindesalter können neben den Frakturen im Knochen auch Verletzungen der knorpligen Skelettanteile (Epiphyse und Epiphysenfuge) sicher beurteilt werden.
Der **Vorteil** der MRT liegt im hohen Weichteilkontrast (Abb. **B-4.10**). Zudem entsteht durch das Magnetfeld keine Strahlenbelastung. **Nachteil:** Knöcherne Strukturen und Verkalkungen können häufig besser im CT dargestellt werden. Methodisch bedingt entstehen längere Untersuchungszeiten. Kontraindikationen sind, insbesondere bei starken Magnetfeldern (z. B. 3 Tesla), inkorporiertes Metall (außer Titan, aus dem das meiste Osteosynthesematerial gefertigt ist), Herzschrittmacher, sonstige Stimulationssonden.

**B-4.10 MRT rechtes Kniegelenk (Normalbefund).**

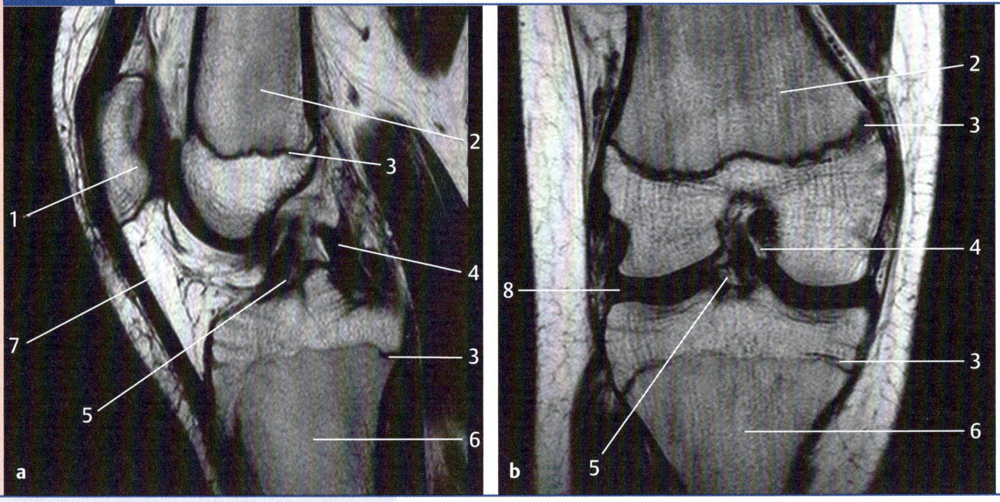


T 1-gewichtete Sequenzen in sagittaler und koronarer Schichtführung.
1 Patella
2 Femur
3 Wachstumsfuge (bei Kindern und Jugendlichen)
4 hinteres Kreuzband
5 vorderes Kreuzband
6 Tibia
7 Hoffa-Fettkörper
8 Außenmeniskus

## 4.1.6 Arthrografie

**Methode:** Heutzutage fast ausschließlich in **Kombination mit MRT** (oder CT). Ein positives gadolinium- (MRT) oder jodhaltiges (CT) KM oder ein negatives (Luft) KM wird in das Gelenkkavum injiziert. Währenddessen und danach werden die gewünschten Untersuchungen angefertigt (Abb. **B-4.11**).
**Vorteil:** besserer Kontrast, Distension des Gelenkspaltes und bessere Darstellung kleiner Risse (Labrum, Knorpel), KM-Übertritt zwischen den Kompartimenten als Hinweis auf ligamentäre Verletzungen (z. B. skapholunär).
**Nachteil:** invasive Diagnostik mit seltenen Risiken wie Infektion, Blutung etc.

**Methode:** Bei der Arthrografie wird unter sterilen Bedingungen ein positives gadolinium- (MRT) oder jodhaltiges (CT) KM oder ein negatives (Luft) KM in das Gelenkkavum injiziert. Heutzutage wird diese Methode fast ausschließlich in **Kombination mit** einer Schnittbildgebung durchgeführt, meist **MRT** (oder CT): Die Untersuchung erfolgt in der Regel in Mono-, seltener in Doppelkontrasttechnik. Während und unmittelbar nach Injektion des Kontrastmittels werden Zielaufnahmen des entsprechenden Gelenkes angefertigt (Abb. **B-4.11**).
**Vorteil:** Das Kontrastmittel bewirkt einen besseren Kontrast in der Schnittbildgebung. Die Distension des Gelenkspaltes führt zu einer besseren Darstellung kleiner Risse (Labrum, Knorpel), die sonst ggf. aufgrund des engen Kontaktes der Strukturen nicht sichtbar sind. Zudem ermöglicht die Arthrografie während der Injektion die direkte, durchleuchtungsgesteuerte Darstellung von Kontrastmittelübertritt zwischen den Kompartimenten als Hinweis auf ligamentäre Verletzungen (z. B. skapholunär).
**Nachteil:** Wie bei jedem invasivem Verfahren können, jedoch in einem nur sehr geringen Anteil, Komplikationen wie Infektion, Blutung etc. auftreten.

**Indikationen:** Ligamentäre und Knorpelverletzungen der Hand, Rotatorenmanschettenrupturen, Verletzungen des Knorpels oder des Labrum glenoidale der Schulter, Labrum- oder Knorpelläsionen der Hüfte, Knorpelläsionen des OSG, Knorpelläsionen oder Meniskusrisse des Kniegelenks. Postoperative Diagnostik.

**Indikationen:** Die häufigsten Indikationen zur Arthrografie-unterstützten Schnittbildgebung stellen folgende Verletzungsmuster dar: Knorpelläsionen in allen Gelenken, ligamentäre Verletzungen in allen Gelenken (insbesondere in der Hand), Rotatorenmanschettenrupturen, Labrumverletzungen der Schulter und der Hüfte, Knorpelläsionen des OSG, Knorpelläsionen oder Meniskusrisse des Kniegelenks. Postoperative Diagnostik.

B-4.11 Arthrografien (oben) und assoziierte Untersuchungen (unten).

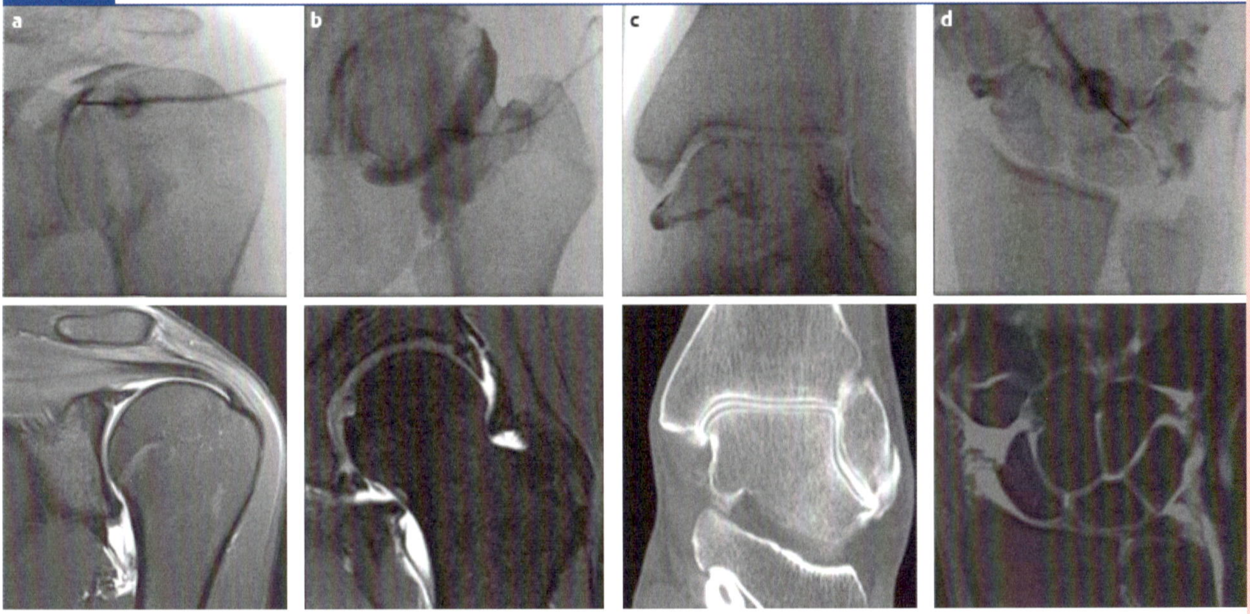

**a** Schulter links (mit MRT), **b** Hüfte links (mit MRT), **c** OSG links (mit CT), **d** Handgelenk rechts (mit MRT).

## 4.1.7 Nuklearmedizinische Verfahren

### Skelettszintigrafie/Knochenszintigrafie

**Methode** (S. 152)**:** Die Skelettszintigrafie (Abb. **B-4.9**) kann aufgrund der geringen Ortsauflösung nicht zu der Erkennung morphologischer Veränderungen beitragen. Sie ermöglicht jedoch eine Beurteilung des Knochenstoffwechsels. Als Radiopharmazeutikum werden $^{99m}$Tc-markierte Phosphonate eingesetzt, die nach i. v.-Injektion am Knochen absorbiert werden. Die Durchblutung, die Dicke des Knochens und die osteoplastische Aktivität bestimmen die Intensität der Anreicherung. Die Untersuchungen werden als statische Szintigrafie (v. a. bei Metastasensuche) oder als Mehrphasenszintigrafie durchgeführt, bei der die Perfusionsphase (unmittelbar nach Injektion), die Blutpoolphase (nach 5 Minuten) und die Knochenphase (nach 3–4 Stunden) erfasst werden.

**Vorteil:** Die Skelettszintigrafie hat eine sehr hohe Sensitivität für die Detektion pathologischer (osteoplastischer oder osteolytischer) Prozesse des Skeletts. Zudem ist eine Ganzkörperabbildung möglich. Dadurch können ggf. pathologische Prozesse detektiert werden, um anschließend das morphologische Korrelat durch weiterführende Bildgebung (konventionelle Röntgendiagnostik, CT, MRT) zu bestimmen.

**Nachteil:** Aufgrund der geringen Spezifität und geringen Bildauflösung ist für die Interpretation der Befunde die Korrelation mit Röntgenbildern oder anderen radiologischen Verfahren erforderlich.

**Indikationen:** Die Szintigrafie wird bei der Metastasensuche von extraossären Tumoren (Abb. **B-4.12b**) bzw. bei der Suche nach Skip lesions bei Knochentumoren eingesetzt. Sie kann bei der Charakterisierung, Aktivitäts- und Dignitätsbeurteilung von Knochentumoren Zusatzinformationen liefern. Sie wird zur Frühdiagnose und Verlaufskontrolle von Osteitis und Osteomyelitis, Arthritiden sowie bei der Abklärung einer Protheseninfektion oder -lockerung eingesetzt. Auch der Nachweis einer Osteonekrose und die Differenzierung zwischen einer alten oder frischen Kompressionsfraktur sind mit der Szintigrafie möglich.
Ihr Einsatzbereich umfasst die Therapieplanung und/oder -kontrolle.

4.1.7 Nuklearmedizinische Verfahren

Skelettszintigrafie/Knochenszintigrafie

**Methode** (S. 152)**:** Die Skelettszintigrafie (Abb. **B-4.9**) dient der Beurteilung des Knochenstoffwechsels mittels eines osteotropen Radiopharmazeutikums (z. B. $^{99m}$Tc-markierte Phosphonate). Nach i. v.-Injektion wird dieses am Knochen absorbiert. Die Intensität der Anreicherung im Knochen wird bestimmt von Durchblutung, Dicke des Knochens und osteoplastischer Aktivität. Sie erlaubt so eine funktionelle Beurteilung des Gewebes hinsichtlich Aktivität/Inaktivität.

**Vorteil:** hohe Sensitivität (osteoplastische/osteolytische Prozesse), Ganzkörperabbildung möglich, ggf. Detektion pathologischer Prozesse vor morphologischem Korrelat.

**Nachteil:** geringe Spezifität und geringe Bildauflösung.

**Indikationen:** Die Szintigrafie wird bei der Metastasensuche von extraossären Tumoren (Abb. **B-4.12b**), bei der Suche nach Skip lesions bei Knochentumoren, zur Frühdiagnose und Verlaufskontrolle von Osteitis und Osteomyelitis sowie bei V. a. Protheseninfektion oder -lockerung eingesetzt. Ihr Einsatzbereich umfasst die Therapieplanung und/oder -kontrolle.

B-4.12 **Skelettszintigrafie.**

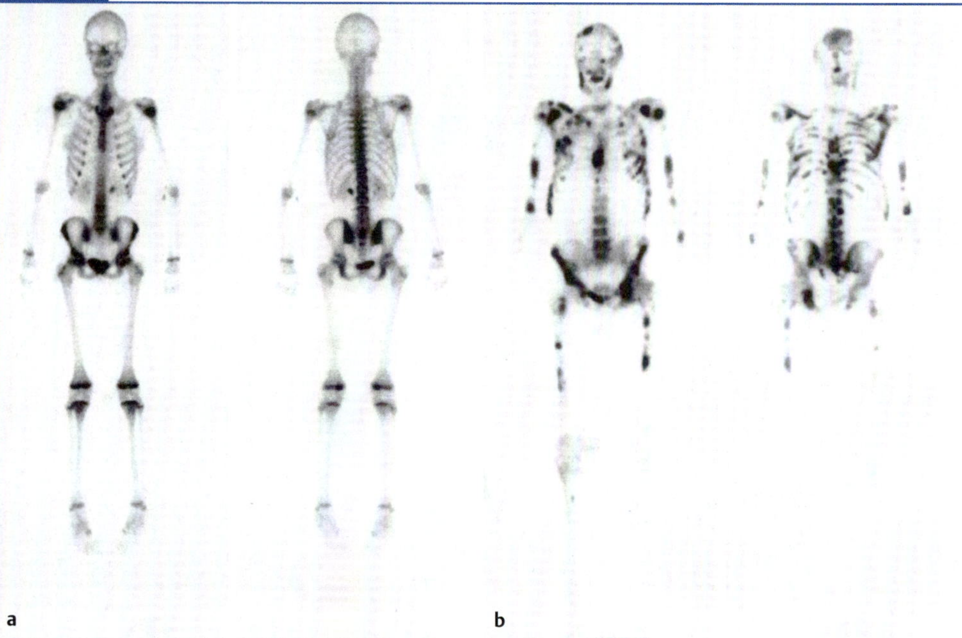

a **Normales Skelettszintigramm** eines 18-jährigen Patienten. Erhöhte Aktivität an den Epiphysenfugen, in diesem Alter noch physiologisch (links anteriore Aufnahme, rechts posteriore Aufnahme).

b **Skelettszintigramm** eines Patienten **mit multiplen Skelettmetastasen**, erkennbar an vorwiegend rundlichen Herden mit erhöhter Aktivität (links anteriore Aufnahme, rechts posteriore Aufnahme).

Positronenemissionstomografie (PET)

**Methode** (S. 156)**:** Die PET ermöglicht eine Beurteilung biochemischer und physiologischer Funktionen durch die Verteilung bestimmter Radiopharmaka im Organismus. In Kombination mit CT und MRT können die Bilddaten fusioniert werden, so dass Morphologie und Funktion korreliert werden können.
**Indikationen:** Die häufigsten Indikationen der PET sind stoffwechselbezogene bzw. aktivitätsbezogene Fragestellungen in der Onkologie, der Neurologie und der Kardiologie.

### Positronenemissionstomografie (PET)

**Methode** (S. 156)**:** Bei der PET werden Radionuklide verwendet, die Positronen emittieren (β-Strahlung). Die PET ermöglicht eine Beurteilung biochemischer und physiologischer Funktionen durch die Verteilung bestimmter Radiopharmaka im Organismus. In Kombination mit CT und MRT können die Bilddaten fusioniert werden, so dass Morphologie und Funktion korreliert werden können.

**Indikationen:** Die häufigsten Indikationen der PET sind stoffwechselbezogene bzw. aktivitätsbezogene Fragestellungen in der Onkologie (z. B. Differenzierung zwischen vitalem Tumorgewebe und Narbengewebe/avitalem Tumorgewebe), der Neurologie (z. B. Demenz-Diagnostik) und der Kardiologie.
Sie wird angewendet zur Tumorlokalisation (z. B. bei unklarem Primärtumor), zur allgemeinen Diagnostik, zum Staging und Re-Staging im Therapieverlauf bzw. zur Differenzierung zwischen Resttumor/Rezidiv und Narbengewebe.

4.2 Leitbefunde – vom radiologischen Befund zur Diagnose

4.2.1 Periostale Reaktionen

Eine Periostreaktion entsteht durch Ödem, Kortikalisdestruktion, Periostabhebung, Hyperämie oder Freisetzung von Substanzen, die die Knochenneubildung induzieren.
Im Röntgenbild werden sie erst erkennbar, wenn sie verkalken.
**Kontinuierliche Periostreaktionen** mit Kortikalisdestruktion finden sich bei expansiven Knochentumoren. Kontinuierliche Periostreaktionen mit intakter Kortikalis werden durch ein Ödem oder passive Hyperämie ausgelöst.
**Solide Periostreaktionen** mit verdickter Kortikalis entstehen bei chronischen Prozessen.
Eine lamellen- oder zwiebelschalenartige Periostreaktion ist Ausdruck eines aggressiven benignen oder malignen Prozesses. Parallele Spikulae sprechen für hohe Aggressivität.

## 4.2 Leitbefunde – vom radiologischen Befund zur Diagnose

### 4.2.1 Periostale Reaktionen

Eine Periostreaktion entsteht durch Ödem, Kortikalisdestruktion, Periostabhebung, Hyperämie oder Freisetzung von Substanzen, die die Knochenneubildung induzieren. Im Röntgenbild werden sie erst erkennbar, wenn sie verkalken. Die Art der periostalen Reaktion wird bestimmt durch die Aggressivität und die Wachstumsgeschwindigkeit der zugrunde liegenden Knochenerkrankung.
**Kontinuierliche Periostreaktionen** – keine Unterbrechung des Periosts – mit Kortikalisdestruktion finden sich bei expansiven, mit geringer bis mittlerer Geschwindigkeit wachsenden Knochentumoren. Kontinuierliche Periostreaktionen mit intakter Kortikalis werden durch eine nur mikroskopisch nachweisbare Penetration der Kortikalis, ein Ödem oder eine passive Hyperämie ausgelöst. Solide Periostreaktionen, bei denen im Röntgenbild eine verdickte Kortikalis zu sehen ist, entstehen bei chronischen Prozessen wie chronischer Osteomyelitis oder Osteoidosteom. Bei einer Osteomyelitis oder bei Knochentumoren kann gelegentlich eine einzelne Periostlamelle gefunden werden. Eine lamellen- oder zwiebelschalenartige Periostreaktion ist Ausdruck eines aggressiven benignen oder malignen Prozesses (z. B. akute Osteomyelitis, Ewing-Sarkom oder Osteosarkom). Parallele Spikulae (hair on end) sprechen für eine hohe Aggressivität.

B-4.13 Periostale Reaktionen.

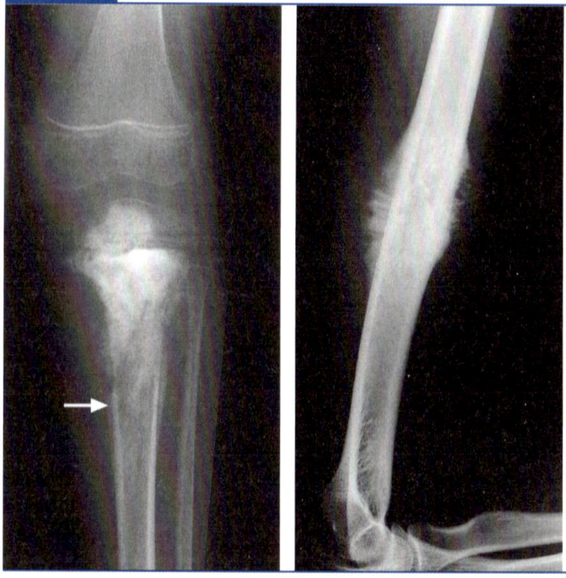

**a** 4-jährige Patientin mit Osteosarkom der proximalen Tibia links. Neben ausgedehnten knöchernen Destruktionen und Durchbruch des Periosts zeigen sich im kaudalen Anteil des Tumors deutliche Periostreaktionen, an der medialen Tibia das typische Codman-Dreieck (Pfeil).
**b** Osteosarkom mit spikulärer Periostreaktion im mittleren Abschnitt des Humerus. Im dorsalen Anteil „sunburst"-artige Periostreaktion.

B-4.13

Eine unterbrochene Periostreaktion entsteht entweder durch sekundäre, tumorbedingte Destruktion einer ursprünglich kontinuierlichen Periostreaktion oder durch einen schnell wachsenden Tumor. Die hohe Aggressivität ist in der Regel Ausdruck einer malignen Erkrankung. Das sog. **Codman-Dreieck** (Abb. **B-4.13**) findet sich häufig bei Osteosarkomen und Ewing-Sarkomen. Eine unterbrochene lamelläre Periostreaktion zeigt eine gesteigerte Aggressivität an, während die unterbrochene, spikuläre Form bei einem ausgedehnten extraossären Tumorwachstum zu finden ist.
Bei den komplexen Periostreaktionen werden periostale Reaktionen mit divergierenden Spikulae und kombinierte Periostreaktionen unterschieden. Beide Formen treten bei hochmalignen Knochentumoren auf.

Eine **unterbrochene Periostreaktion** entsteht entweder durch sekundäre, tumorbedingte Destruktion einer ursprünglich kontinuierlichen Periostreaktion oder durch einen schnell wachsenden Tumor. Das sog. **Codman-Dreieck** (Abb. **B-4.13**) findet sich häufig bei Osteosarkomen und Ewing-Sarkomen.

## 4.2.2 Veränderungen der Knochendichte

### Zunahme der Knochendichte – Transparenzverminderung

Die **Osteosklerose** ist definiert als eine Zunahme der Knochendichte, bedingt durch gesteigerte Osteoblastenaktivität, Produktion von knochenähnlichem Gewebe durch osteo- oder chondrogene Tumorzellen oder Kalzifikation anderer Gewebe im Knochen oder in seiner Peripherie (Tab. **B-4.1**).

4.2.2 Veränderungen der Knochendichte

Zunahme der Knochendichte – Transparenzverminderung

Die **Osteosklerose** ist definiert als eine Zunahme der Knochendichte verschiedenster Ursachen (Tab. **B-4.1**).

B-4.1 Ursachen der Osteosklerose

| solitäre oder multiple disseminierte osteosklerotische Läsionen | generalisierte diffuse Osteosklerose |
|---|---|
| ▪ Kompaktainsel | ▪ physiologische Osteosklerose des Neugeborenen |
| ▪ Osteopoikilie | ▪ angeborene Syphilis |
| ▪ Osteom (multipel z. B. bei Gardner-Syndrom) | ▪ infantile kortikale Hyperostose |
| ▪ benigne und maligne Knochentumoren, osteoplastische Metastasen | ▪ Hypoparathyreoidismus |
| ▪ chronische oder ausgeheilte Osteomyelitis, Brodie-Abszess | ▪ Osteopetrose (Marmorknochenkrankheit) |
| ▪ Kallus nach Fraktur, Ermüdungsfraktur, abgeheilte Knochenläsion | ▪ ausgedehnte ossäre Metastasen (Abb. **B-4.14a**) |
| ▪ ältere Knocheninfarkte | ▪ Osteomyelofibrose |
| ▪ Strahlenosteonekrose | ▪ Morbus Paget |
| ▪ avaskuläre Epiphysennekrosen | ▪ fibröse Dysplasie |
| ▪ Morbus Perthes | ▪ Fluorose |
| ▪ fibröse Dysplasie | |

▶ Merke.

▶ Merke. Die häufigsten Ursachen der diffusen Osteosklerose sind („**3M-PROFS**"):
- **M** – Metastasen (osteoplastisch)
- **M** – Mastozytose
- **M** – Myelofibrose
- **P** – Paget oder Pyknodystose
- **R** – renale Osteodystrophie
- **O** – Osteopetrose
- **F** – Fluorose
- **S** – Sichelzellanämie.

**Herabsetzung der Knochendichte – Transparenzvermehrung**

Die **Osteopenie** (Tab. **B-4.2**) ist eine Herabsetzung der Knochendichte. Sie wird auf dem Röntgenbild erst sichtbar, wenn der Kalksalzgehalt um mind. 30 % reduziert ist.

## Herabsetzung der Knochendichte – Transparenzvermehrung

Die **Osteopenie**, eine Herabsetzung der Knochendichte, resultiert aus einer verminderten Knochenbildung und/oder einer gesteigerten Knochenresorption (Tab. **B-4.2**). Die Osteopenie wird auf dem Röntgenbild erst sichtbar, wenn der Kalksalzgehalt des Knochens um mindestens 30 % reduziert ist (quantitative Messung), s. a. DXA (S. 353).

**B-4.2 Ursachen der Osteopenie**

| lokalisierte Osteopenie | generalisierte Osteopenie |
|---|---|
| ▪ Inaktivitätsosteoporose | ▪ Osteoporose, Inaktivitätsosteoporose |
| ▪ Entzündung (rheumatoide Arthritis, Osteomyelitis, Tuberkulose) | ▪ Osteogenesis imperfecta |
| ▪ Tumor, osteolytische Metastasen | ▪ Anämie |
| ▪ Plasmozytom | ▪ Knochenmarksinfiltration (multiples Myelom, Karzinomatose) |
| ▪ Morbus Paget | ▪ rheumatoide Arthritis und andere Kollagenosen |
| ▪ fibröse Dysplasie | ▪ endokrine Störungen (Cushing-Syndrom, Diabetes mellitus, Hyperthyreose) |
| | ▪ Medikamente (Steroide, Heparin, s. Abb. **B-4.14b**) |
| | ▪ Osteomalazie, Rachitis |
| | ▪ Defekte im renal-tubulären oder intestinalen Kalziumtransportsystem |
| | ▪ Hyperparathyreoidismus |

B-4.14

**B-4.14 Veränderungen der Knochendichte.**

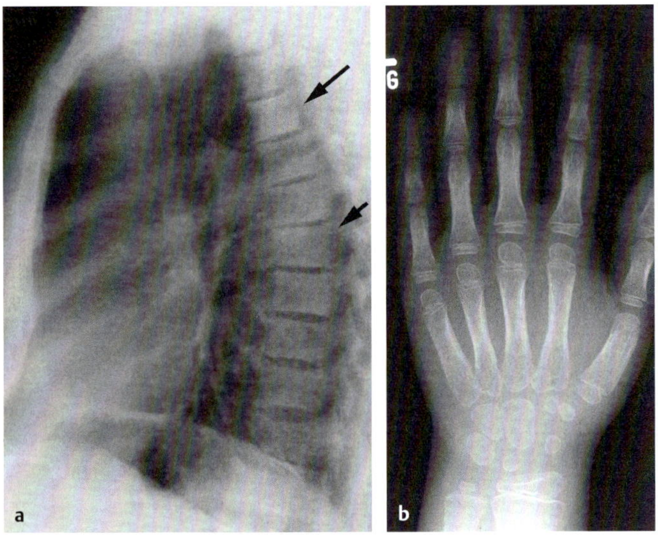

**a** **Transparenzverminderung** bei diffusen sklerotischen Metastasen (Pfeile) der gesamten Brustwirbelsäule bei Prostatakarzinom.

**b** **Transparenzvermehrung** bei 9-jährigem Jungen nach längerer Kortisonbehandlung. Ausgeprägte Transparenzvermehrung der knöchernen Strukturen im Rahmen einer kortisoninduzierten Osteoporose. Skelettalter mit 6,5 Jahren deutlich retardiert.

## 4.2.3 Weichteile

4.2.3 Weichteile

▶ Merke. Sonografie, CT und v. a. die MRT erlauben eine bessere Differenzierung verschiedener Weichteilgewebe als das konventionelle Röntgen. Inbesondere für die Diagnostik der Weichteiltumoren ist die **MRT** besonders aussagekräftig, da eine exakte Beurteilung der Tumorausdehnung, v. a. auch hinsichtlich der Frage einer Infiltration des Gefäß-Nerven-Bündels und der Muskulatur, möglich ist.

▶ Merke.

### Veränderungen mit erniedrigter Röntgendichte

#### Fett

Da Fettgewebe weniger strahlendicht, und damit transparenter ist als die übrigen Weichteile, lässt es sich in der Regel auf Röntgenaufnahmen gut erkennen. Die bei Lipomen entstehenden Aufhellungen sind vom umgebenden dichteren Weichteilschatten meist gut abgrenzbar, sofern die Lipome nicht eine größere fibrotische Komponente aufweisen oder, wie beim Liposarkom, einen hohen Zellgehalt besitzen (Abb. **B-4.15a**).

Veränderungen mit erniedrigter Röntgendichte
Fett

Fettgewebe lässt sich auf Röntgenaufnahmen i. d. R. gut erkennen. Die bei Lipomen entstehenden Aufhellungen sind meist gut abgrenzbar (Abb. **B-4.15a**).

#### Gas

Gasansammlungen in den Weichteilen können verschiedene Ursachen haben:
- **Physiologisch** vorkommende Luft an unphysiologischer Stelle, z. B. luftgefüllte Darmschlingen in einer Leistenhernie.
- Nach **Operationen** oder **penetrierenden Verletzungen:** Nach Frakturen der Nasennebenhöhlen (NNH) kann sich Luft in die Gesichtsweichteile ausdehnen. Ein subkutanes Emphysem der Thoraxwand kann nach Rippenfrakturen mit Verletzung der Lunge entstehen. Im Röntgenbild imponieren streifige oder auch blasige Lufteinschlüsse in den Weichteilen, durch die z. B. die Faserung des M. pectoralis major sichtbar wird. Die Luft kann sich bis in die Hals- und Gesichtsweichteile ausdehnen.
- **Infektionen** mit gasbildenden Erregern, v. a. Clostridien (Gasbrand), oder in Abszessen (Abb. **B-4.15b**).
- **„Vakuumphänomen"** bei fortgeschrittener Bandscheiben- oder Gelenkdegeneration durch intradiskale Stickstoffansammlung (Abb. **B-4.15c**).

Gas

Ursachen für Gasansammlungen in den Weichteilen:
- **physiologisch** vorkommende Luft an unphysiologischer Stelle (z. B. Leistenhernie)
- nach **Operationen** oder **penetrierenden Verletzungen** (z. B. Luft in den Gesichtsweichteilen nach NNH-Fraktur)
- **Infektionen** mit gasbildenden Erregern oder in Abszessen (Abb. **B-4.15b**).
- **„Vakuumphänomen"** bei fortgeschrittener Bandscheiben- oder Gelenkdegeneration (Abb. **B-4.15c**)

**B-4.15 Weichteilveränderungen mit niedriger Röntgendichte.**

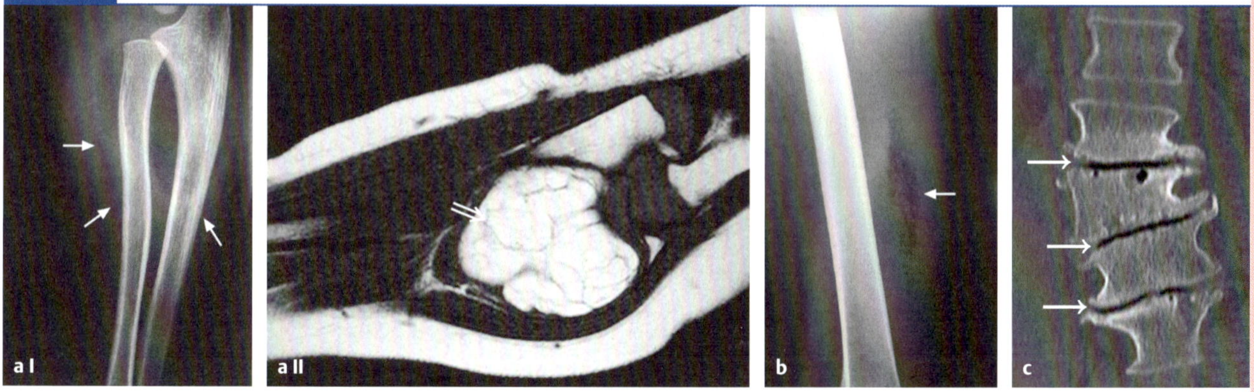


a **Ausgedehntes Lipom** am proximalen Unterarm (Pfeile) bei einem 5-jährigen Jungen. Der entsprechende MRT-Schnitt in T 1-Wichtung in koronarer Schichtführung zeigt eine hyperintense, mit Septen durchzogene Raumforderung (Doppelpfeil).
b **Weichteilabszess** an der Oberschenkelinnenseite rechts. Luftansammlung in den paraossären Weichteilen an der medialen Seite des Femurs etwa im mittleren Drittel (Pfeil).
c **Vakuumphänomen** der Lendenwirbelsäule mit Gasnachweis in den Bandscheibenfächern in der CT (Pfeile).

Veränderungen mit hoher Röntgendichte

Verkalkungen

- **Gefäße: Arteriosklerose** findet sich vor allem bei älteren Patienten und Diabetikern. Typische Stellen sind **Karotisbifurkation**, **Aortenbogen**, **Bauchaorta** und **A. lienalis**. 3–4 mm große Kalkherde in thrombosierten Venen werden **Phleboliten** genannt.

## Veränderungen mit hoher Röntgendichte

### Verkalkungen

- **Gefäße:** Verkalkungen der Arterienwände (**Arteriosklerose**) sind ein häufiger Befund bei älteren Patienten. Die größeren Arterien sind bevorzugt betroffen. Typische Lokalisationen sind die **Karotisbifurkation**, der **Aortenbogen**, die **Bauchaorta** und die **A. lienalis**. Ausgeprägte Verkalkungen peripherer Arterien finden sich besonders bei Diabetikern (Mediasklerose). Bei jüngeren Patienten treten arterielle Verkalkungen bei Stoffwechselstörungen, wie Hyperkalzämie oder Hypercholesterinämie auf. Die parallele Verkalkungsstruktur wird auch als „tram track sign“ bezeichnet. 3–4 mm große runde Kalkherde in thrombosierten Venen werden **Phleboliten** genannt. Sie entstehen bevorzugt im Becken, aber auch in varikös veränderten Venen und venösen Angiomen.

- **Stoffwechselerkrankungen:** Weichteilverkalkungen entstehen z. B. bei Hyperkalzämie und chronischer Niereninsuffizienz.

- **Stoffwechselerkrankungen:** Weichteilverkalkungen entstehen oft bei Stoffwechselstörungen, die mit einer Hyperkalzämie einhergehen (z. B. Hyperparathyreoidismus, Hypervitaminose D, idiopathische Hyperkalzämie). Auch andere Stoffwechselerkrankungen (chronische Niereninsuffizienz, Hypo- und Pseudohypoparathyreoidismus) gehen häufig mit Weichteilverkalkungen einher. Weichteilverkalkungen in Gichttophi und bei der Alkaptonurie sind Sekundärphänomene.

- **Weichteilverletzungen:** Hämatome können häufig mit einem zirkulären, manchmal auch mit einem atypisch bizarr konfigurierten Muster verkalken. Nach Injektionen (z. B. Chinin, Penicillin) können sich am Injektionsort Verkalkungen bilden.

- **Weichteilverletzungen**: Hämatome können häufig mit einem zirkulären, manchmal auch mit einem atypisch bizarr konfigurierten Muster verkalken. Diese Verkalkungen können bei Kindern bereits innerhalb weniger Tage entstehen, z. B. beim Kephalhämatom. Auch nach Injektionen, besonders von Chinin und Penicillin können sich am Injektionsort (v. a. in der Glutäalmuskulatur) Verkalkungen bilden, ferner bei Frostbeulen und chronischen Stauungsödemen der unteren Extremität.

- **Bindegewebserkrankungen:** Mit ausgedehnten Weichteilverkalkungen gehen Sklerodermie, Dermatomyositis (Abb. **B-4.16a**) und Polymyositis einher. Degenerative Veränderungen in Sehnen und Bändern rufen häufig Verkalkungen hervor.

- **Bindegewebserkrankungen:** Typischerweise gehen Sklerodermie, Dermatomyositis (Abb. **B-4.16a**) und Polymyositis mit ausgedehnten Weichteilverkalkungen einher. Feinfleckige Verkalkungen treten beim Ehlers-Danlos-Syndrom, beim Pseudoxanthoma elasticum und bei der Weber-Christian-Erkrankung auf. Degenerative Veränderungen in Sehnen und Bändern rufen häufig Verkalkungen hervor, die in angrenzende Bursen einbrechen können. Ein typisches Beispiel dafür sind Verkalkungen in der Rotatorenmanschette bei der Periarthritis humeroscapularis.

- **Infektionen:** Verkalkungen häufig bei Tuberkulose und einigen parasitären Erkrankungen (z. B. Zystizerkose, Taenia solium).

- **Infektionen:** Häufig finden sich Verkalkungen bei einer Tuberkulose, meist in Lymphknoten oder Senkungsabszessen. Ferner können bei einigen parasitären Erkrankungen (z. B. Zystizerken und Filarien) Weichteilverkalkungen entstehen.

Verknöcherungen

- Röntgenologisch werden Verknöcherungen beispielsweise bei der **Myositis ossificans** beobachtet (Abb. **B-4.16b**). Aus wolkigen bis netzartigen Weichteilverdichtungen entstehen spongiöse und kortikale Knochenstrukturen in Muskeln und Sehnen. In der CT sind das Zonenphänomen (dichte Kapsel und weniger dichtes Zentrum) und der geschichtete Aufbau besser zu erkennen.

### Verknöcherungen

- Verknöcherungen werden beispielsweise bei der **Myositis ossificans** (Abb. **B-4.16b**) beobachtet, die nach ihrer Ursache in drei Gruppen eingeteilt wird: Myositis ossificans congenita, traumatica oder neuropathica. Röntgenologisch werden initial wolkige bis netzartige Weichteilverdichtungen beobachtet, aus denen im weiteren Verlauf organisierte spongiöse und kortikale Knochenstrukturen entstehen. Sie dehnen sich normalerweise entlang der Achse der betroffenen Muskeln und Sehnen aus und können den benachbarten Knochen arrodieren oder auch fest mit ihm verwachsen. In der CT sind das Zonenphänomen (dichte Kapsel und weniger dichtes Zentrum) und der gelegentlich geschichtete Aufbau besser zu erkennen. Histologisch/zytologisch ist die Myositis ossificans mitunter nur schwer von einem Osteosarkom zu differenzieren.

- **Heterotope Ossifikationen** (Abb. **B-4.16c**) stellen Verknöcherungen an verschiedenen, atypischen Lokalisationen im Körper dar. Sie entstehen postoperativ, posttraumatisch oder spontan.

- **Heterotope Ossifikationen** (Abb. **B-4.16c**) sind Verknöcherungen an verschiedenen, atypischen Lokalisationen im Körper. Sie entstehen postoperativ, posttraumatisch oder spontan, häufig z. B. nach Hüft-Totalendoprothese (TEP). Ätiologisch wird eine entzündliche Veränderung angenommen, die eine Freisetzung von Wachstumsfaktoren und die Verknöcherung induziert.

Fremdkörper

Die Nachweisbarkeit von Fremdkörpern im Weichteilgewebe wird durch ihre Röntgendichte bestimmt. Gut zu erkennen sind **metallische Fremdkörper** (Abb. **B-4.16d**) und größere **Glassplitter**.

### Fremdkörper

Die Nachweisbarkeit von Fremdkörpern im Weichteilgewebe wird durch ihre Röntgendichte bestimmt. In der Regel gut zu erkennen sind **metallische Fremdkörper** (Abb. **B-4.16d**) und größere **Glassplitter**. Holzsplitter, sehr feine Glassplitter, Porzellan und Plastik sind im Röntgenbild meist nicht abgrenzbar. In Zweifelsfällen lässt sich mithilfe eines vergleichbaren Testobjektes die Röntgendichte ermitteln. Bei

**B-4.16 Weichteilveränderungen mit hoher Röntgendichte.**

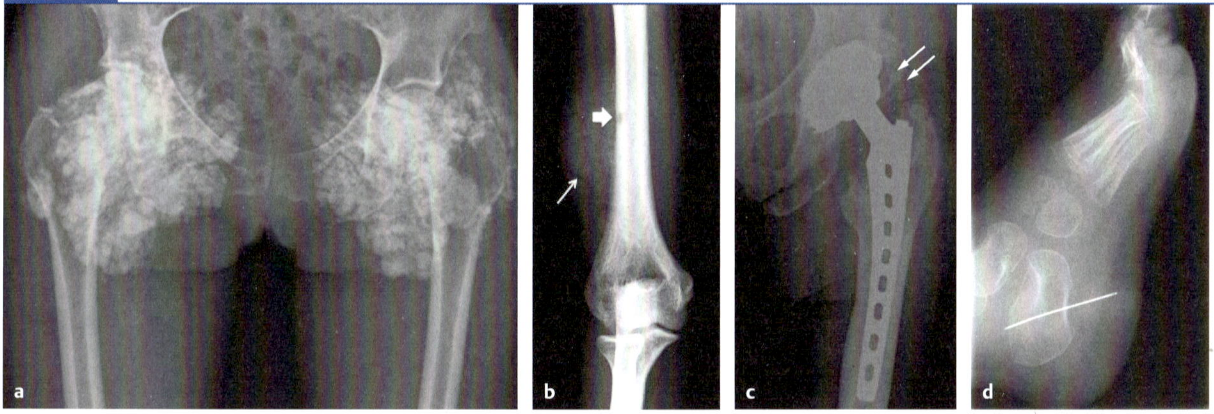


a **Dermatomyositis** mit ausgedehnten Verkalkungen gluteal beidseits.
b **Myositis ossificans** am distalen Humerus. Scharf begrenzte Verknöcherung (Pfeil) vor allem dorsal des Humerus. Die kortikale Destruktion (dicker Pfeil) ist durch eine Biopsie bedingt, die aufgrund diagnostischer Unsicherheit durchgeführt wurde.
c **Heterotope Ossifikation** nach Hüft-TEP (Pfeile).
d **Fremdkörper:** 2-jähriges Mädchen, das sich eine Nähnadel in den linken Fuß getreten hat.

nicht oder wenig röntgendichten Fremdkörpern kann, vor allem oberflächennah, ggf. auch die Sonografie zur weiteren Diagnostik und Fremdkörperlokalisation beitragen. Sonst sind mit der CT oft auch Fremdkörper nachweisbar, die mit konventionellen Röntgenaufnahmen nicht dargestellt werden können.

► Merke. Zink-, jod-, silber-, barium-, wismut- oder kalziumhaltige Salben und Medikamente sind sehr röntgendicht und dürfen nicht mit Fremdkörpern verwechselt werden.

► Merke.

Injektionen von Wismut, Jodoform oder Glycerin in die Glutäalmuskulatur sind ebenfalls röntgenologisch nachweisbar.

# 4.3 Wichtige Krankheitsbilder – von der Diagnose zum Befund

4.3 Wichtige Krankheitsbilder – von der Diagnose zum Befund

## 4.3.1 Entwicklungsstörungen

4.3.1 Entwicklungsstörungen

### Achondroplasie

Achondroplasie

► Definition. Autosomal-dominant vererbte, generalisierte Skeletterkrankung, der eine Störung von Knorpelaufbau und -proliferation in den Röhrenknochen zugrunde liegt. Die Mineralisation des Knorpels ist dabei nicht beeinträchtigt.

► Definition.

**Klinik:** Disproportionierter Zwergwuchs mit verkürzten Extremitäten bei annähernd normaler Länge des Stammskeletts.

**Klinik:** Disproportionierter Zwergwuchs.

**Diagnostisches Vorgehen:** Anfertigung konventioneller Röntgenbilder: Schädel seitlich, Wirbelsäule seitlich, ggf. auch a. p., Beckenübersicht, linke Hand d. v., Knie a. p., ggf. Arm a. p. Mithilfe molekulargenetischer Untersuchungen (Nachweis der Gendefekte) lässt sich die Diagnose sichern.

**Diagnostisches Vorgehen:** Konventionelle Röntgenbilder und molekulargenetische Untersuchungen.

**Radiologische Diagnostik:** Auf dem **Röntgenbild** (Abb. **B-4.17**) ist charakteristischerweise eine Verbiegung, Verkürzung und Verbreiterung der Röhrenknochen mit **aufgetriebenen Metaphysen** zu sehen. Neben einer Deformierung der Epiphysenfugen, die am Knie V-förmig sein kann, finden sich eine **unregelmäßige Konturierung der Kortikalis** und häufig eine **weitmaschige Transformation der Spongiosa**. Der durch einen nicht progredienten Hydrozephalus bei kleinem Foramen magnum hervorgerufene Makrozephalus ist durch ein **prominentes Stirnbein** und eine **steilgestellte Schädelbasis** charakterisiert. Die Wirbelkörper sind deutlich höhengemindert oder auch keilförmig deformiert, die Zwischenwirbelräume konsekutiv verbreitert. Die Interpedikularabstände der LWS nehmen von kranial nach kaudal ab, die Pedikel selbst sind kurz. Neben einer lordotischen Knickbildung lumbosakral kann eine ver-

**Radiologische Diagnostik:** Auf dem **Röntgenbild** (Abb. **B-4.17**) sind eine Verbiegung, Verkürzung und Verbreiterung der Röhrenknochen mit **aufgetriebenen Metaphysen** zu sehen. Es finden sich eine **unregelmäßige Konturierung der Kortikalis** und häufig eine **weitmaschige Transformation der Spongiosa**. Der Makrozephalus ist durch ein **prominentes Stirnbein** und eine **steilgestellte Schädelbasis** charakterisiert. Am Becken findet sich ein **hypoplastisches Os ileum mit flachem Acetabulum**.

**B-4.17 Neugeborenes mit Achondroplasie.**

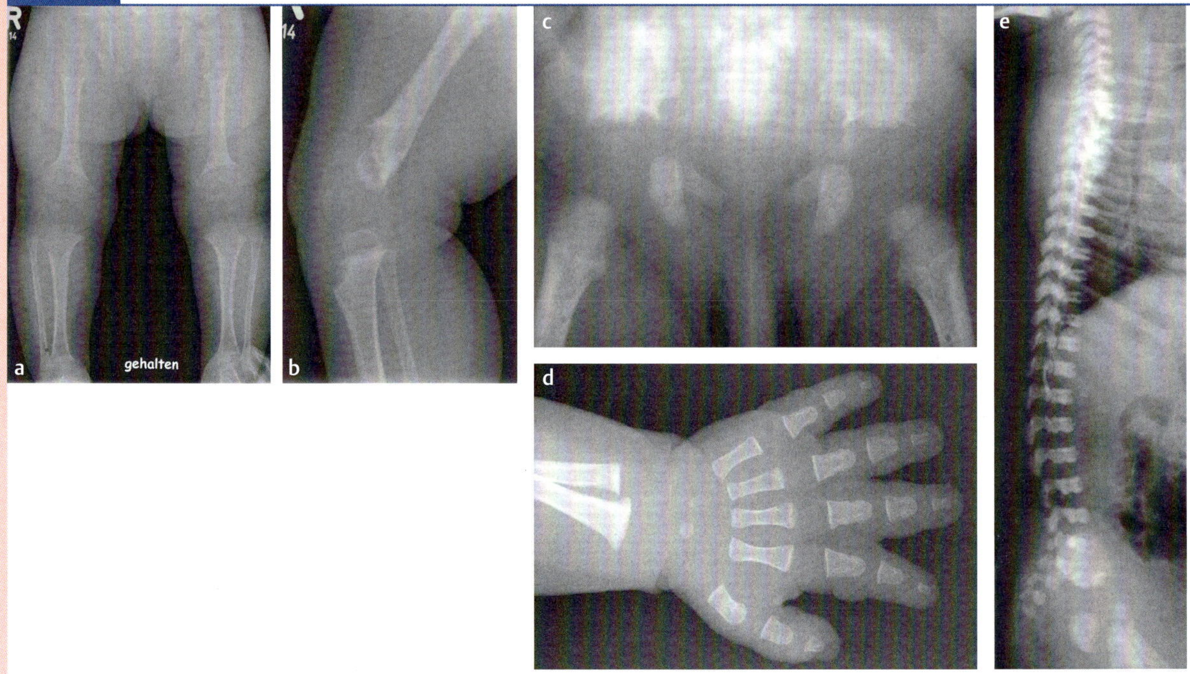


Verkürzte und verplumpte Röhrenknochen der Beine. Die Metaphysen sind kolbenförmig verbreitert (**a**, **b**). Das Becken ist abgeplattet, das Os ileum abgerundet. Die Pfannendächer der Hüftgelenke verlaufen nahezu horizontal (**c**). Die tubulären Knochen der Hand sind auffallend kurz und plump (Tatzenhand) (**d**). Die Wirbelkörper sind höhengemindert, der Spinalkanal eingeengt (**e**).

stärkte Kyphose thorakolumbal zur Gibbusbildung führen. Ein **hypoplastisches Os ileum** mit **flachem Acetabulum**, annähernd horizontal verlaufendem Pfannendach und medialer Spornbildung charakterisieren die Veränderungen am Becken.

Osteogenesis imperfecta

## Osteogenesis imperfecta

▶ Synonym.

▶ **Synonym.** Glasknochenkrankheit

▶ Definition.

▶ **Definition.** Erblich bedingte Skeletterkrankung, der eine Störung der Kollagensynthese in den Osteoblasten zugrunde liegt. Diese führt zu einer unzureichenden periostalen und endostalen Knochenneubildung mit Osteoporose und erhöhter Knochenbrüchigkeit.

**Klinik:** 5 Subtypen sind klassifiziert. Der autosomal-dominante Typ I geht mit erhöhter Knochenbrüchigkeit bereits im ersten Lebensjahr, blauen Skleren und Innenohrschwerhörigkeit einher.

**Klinik:** Man unterscheidet 5 Subtypen mit unterschiedlicher Prognose und Symptomausprägung. Der autosomal-dominante Typ I ist der Prototyp der Osteogenesis imperfecta. Er geht mit erhöhter Knochenbrüchigkeit bereits im ersten Lebensjahr, blauen Skleren und zunehmender Innenohrschwerhörigkeit einher. Sekundäre Skelettveränderungen resultieren aus häufigen Frakturen mit übermäßiger Kallusbildung. Schlaffe Bänder können eine Gelenkinstabilität zur Folge haben.

**Diagnostisches Vorgehen:** Siehe Achondroplasie (S. 349).

**Diagnostisches Vorgehen:** Siehe Achondroplasie (S. 349). Statt einer Röntgenaufnahme des Knies kann eine Aufnahme des ganzen Beins angefertigt werden.

**Radiologische Diagnostik:** Die grazilen, schmächtigen Knochen weisen im **Röntgenbild** (Abb. **B-4.18**) eine **dünne und porotische Kompakta**, besonders in den **Diaphysen**, auf. Multiple Knochenbrüche führen zu **sekundären Verformungen und Verbiegungen** sowie zum Minderwuchs. Durch Kompressionsfrakturen der Wirbelkörper entstehen sog. Fischwirbel (S. 661). Am Schädel finden sich multiple Schaltknochen und eine basiläre Impression.

**Radiologische Diagnostik:** Die grazilen, schmächtigen Knochen weisen im **Röntgenbild** (Abb. **B-4.18**) eine **dünne und porotische Kompakta**, besonders ausgeprägt in den **Diaphysen**, auf. Durch die äußerst rarefizierte Spongiosa mit sehr zarten Knochenbälkchen entsteht das Bild des „Glasknochens“. Die daraus resultierenden multiplen Knochenbrüche führen zu **sekundären Verformungen und Verbiegungen** sowie zum Minderwuchs. Eine überschießende Kallusbildung verstärkt die Deformierung der Extremitätenknochen weiter. Durch Kompressionsfrakturen der Wirbelkörper entstehen sog. Fischwirbel (S. 661). Eine Verknöcherung der Membrana interossea zwischen Radius und Ulna ist häufig. Am Schädel finden sich multiple Schaltknochen (S. 338) und eine basiläre Impression (S. 663). Daneben finden sich schwere Verformungen des Beckens, eine Protrusio acetabuli ist dabei häufig.

▶ **Klinischer Fall.** Bei der hier vorgestellten Patientin wurde eine Osteogenesis imperfecta Typ III diagnostiziert. Das Mädchen fiel nach der Geburt durch einen dreieckförmigen Kopf mit weiten Fontanellen sowie kurzen, deformierten Extremitäten auf. Bereits im Neugeborenenalter traten die ersten Frakturen auf. Die Röntgenaufnahme beider Beine, die im Alter von 10 Monaten angefertigt wurde (Abb. **B-4.18a**), zeigt eine schwere Osteopenie der Knochen („Glasknochen"). Die langen tubulären Knochen sind kurz und deformiert. Beide Femora weisen in Schaftmitte verheilte Frakturen auf. Alle Wirbelkörper (Abb. **B-4.18b**) sind erheblich abgeflacht, an der LWS auch dreieckförmig deformiert durch ventral betonte Kompressionsfrakturen. Das im Alter von 14 Jahren angefertigte Röntgenbild des linken Beins (Abb. **B-4.18c**) zeigt deutlich aufgetriebene Metaphysen und Epiphysen mit sehr grazielen Diaphysen. Die distale Femurmetaphyse weist eine inhomogene Mineralisation auf (Honigwaben- oder Popkornverkalkungen). Femur und Tibia sind mit Marknägeln stabilisiert. Die Fibula ist distal deformiert. An der Wirbelsäule (Abb. **B-4.18d**) besteht eine ausgeprägte Kyphoskoliose. Die Wirbelkörper sind höhengemindert.

**B-4.18** **Osteogenesis imperfecta.**

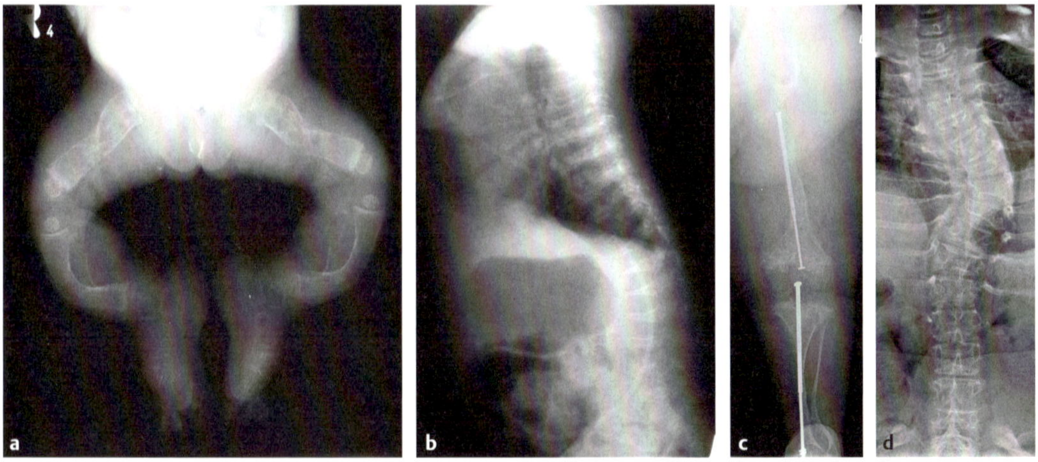

## Angeborene Hüftgelenksdysplasie

Der Begriff angeborene Hüftgelenksdysplasie ist nicht korrekt, denn in den meisten Fällen handelt es sich um eine **Hüftreifungsverzögerung** bzw. **-störung**. Bei etwa 2 % aller Säuglinge kann eine Hüftreifungsstörung diagnostiziert werden, Mädchen sind 5-mal häufiger als Jungen betroffen. Die Erkrankung tritt familiär gehäuft auf. Bei Neugeborenen aus Beckenend-/Steißlage ist das Risiko einer Hüftreifungsstörung 10-mal höher als bei Neugeborenen aus Kopflage.

**Klinik:** Typisch ist eine **Lateral- und Kranialverlagerung des Hüftkopfes** mit sekundärer Ausbildung eines abgeflachten, dysplastischen Azetabulums. In schweren Fällen luxiert der Hüftkopf nach dorsokranial. Klinische Zeichen sind Beinlängendifferenz, Abspreizhemmung, Asymmetrie der Glutealfalten und das positive Ortolani-Zeichen in den ersten Lebenstagen, bei dem ein intraartikuläres Schnapp-Phänomen durch Bewegung des Hüftkopfes über den Sekundärlimbus auftritt. Für die Prognose entscheidend ist die rechtzeitige Diagnose. Eine konservative Therapie mit Breitwickeln oder Spreizhose ermöglicht dann eine regelrechte Gelenkentwicklung. Andernfalls entsteht frühzeitig eine Coxarthrose.

**Radiologische Diagnostik:** Das Hüftgelenk des Neugeborenen und jungen Säuglings ist im Wesentlichen noch knorpelig, so dass Röntgenuntersuchungen eine nur sehr geringe Aussagefähigkeit haben. Alle Neugeborenen werden in Deutschland einem **sonografischen** Screening der Hüften zugeführt, um eine rechtzeitige Diagnose der Hüftdysplasie zu ermöglichen. Das Gelenk wird dabei in Seitenlage des Säuglings im Längsschnitt mit einem Linearschallkopf untersucht (Abb. **B-4.19**). Die nach Graf definierte Ebene zeigt das Os ileum in einem gradlinigen Verlauf (Grundlinie), das durch das Os ileum gebildete Pfannendach sowie das Labrum acetabulare. Zur quantitativen Auswertung müssen dabei der **Winkel α** zwischen Grundlinie und Pfannendachlinie sowie der **Winkel β** zwischen Grundlinie und Ausstellungslinie bestimmt werden (Abb. **B-4.19**). Die Einteilung des Hüfttyps wird durch den Winkel α bestimmt (Tab. **B-4.3**). Therapeutische Konsequenzen ergeben sich ab einem Hüfttyp IIb, in einigen Fällen schon ab Typ IIa.

### Angeborene Hüftgelenksdysplasie

Meist handelt es sich um eine **Hüftreifungsverzögerung** bzw. **-störung**. Sie wird bei etwa 2 % aller Säuglinge diagnostiziert, Mädchen sind 5-mal häufiger betroffen. Die Erkrankung tritt familiär gehäuft auf.

**Klinik:** Typisch ist eine **Lateral- und Kranialverlagerung des Hüftkopfes** mit sekundärer Ausbildung eines abgeflachten, dysplastischen Azetabulums. Klinische Zeichen sind Beinlängendifferenz, Abspreizhemmung, Asymmetrie der Glutealfalten und das positive Ortolani-Zeichen. Die Therapie ist konservativ mit Breitwickeln oder Spreizhose.

**Radiologische Diagnostik:** Weil das Hüftgelenk des Neugeborenen noch knorpelig ist, wird die Säuglingshüfte **sonografisch** im Rahmen des Neugeborenenscreenings erfasst. Das Gelenk wird dabei in Seitenlage des Säuglings im Längsschnitt mit einem Linearschallkopf untersucht (Abb. **B-4.19**). Dabei wird der Winkel α zwischen Grundlinie und Pfannendachlinie sowie der Winkel β zwischen Grundlinie und Ausstellungslinie bestimmt (Abb. **B-4.19**). Die Einteilung des Hüfttyps wird durch den Winkel α bestimmt (Tab. **B-4.3**).

B-4.19 **Angeborene Hüftgelenksdysplasie.**

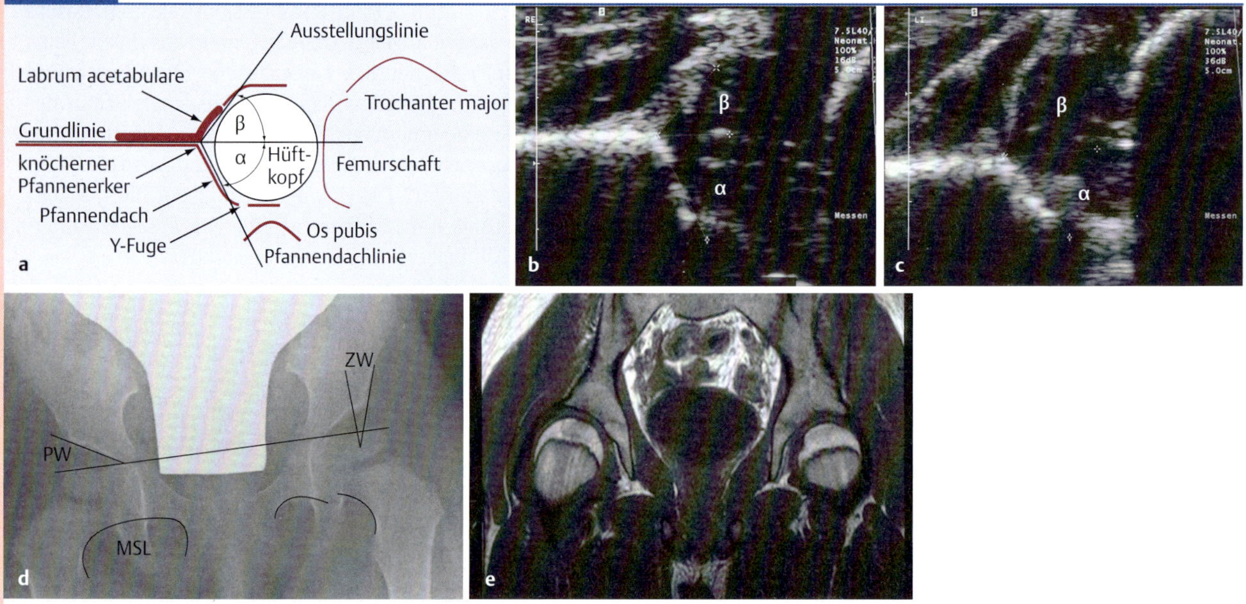


**a** Schematische Darstellung eines Sonografiebildes mit Hilfslinien.
**b** **Sonografie** des rechten Hüftgelenks bei einem Neugeborenen: Normalbefund (α-Winkel 64°, β-Winkel 46°).
**c** **Sonografie** des linken Hüftgelenks bei einem Neugeborenen: unreife Hüfte TypII a nach Graf (α-Winkel 55°, β-Winkel 71°).
**d** **Röntgenbild** einer Einjährigen mit beidseitiger Hüftdysplasie: Die Pfannendächer sind zu steil. Der linke Hüftkopf steht in Subluxationsstellung, die Ménard-Shenton-Linie (MSL) ist unterbrochen (normalerweise harmonisch halbkreisförmige Linie zwischen Foramen obturatum und medialer Schenkelhalsbegrenzung). PW = Pfannendachwinkel nach Hilgenreiner, ZW = Zentrumeckenwinkel nach Wiberg.
**e** **MRT** eines 13-Jährigen mit angeborener Hüftgelenksdysplasie rechts. Das Pfannendach ist zu steil, die knöcherne Überdachung des Hüftkopfes nur unzureichend.

B-4.3

B-4.3 **Einteilung des Hüfttyps**

| Typ | Winkel α | Winkel β |
|---|---|---|
| **ausgereifte Hüfte** | | |
| I a | ≥ 60° | < 55° |
| I b | ≥ 60° | ≥ 55° |
| **physiologische Verknöcherungsverzögerung** | | |
| II a (bis 12. Lebenswoche) | 50°–59° | |
| **pathologische Verknöcherungsverzögerung** | | |
| II b (ab 12. Lebenswoche) | 50°–59° | |
| **gefährdete oder kritische Hüfte** | | |
| II g oder c | 43°–49° | ≤ 77° |
| **Hüfte am Dezentrieren** | | |
| D | 43°–49° | > 77° |
| **mobile Hüfte** | | |
| M | > 43°–59° | 55°–77° |
| **dezentrierte Hüfte** | | |
| III a | < 43° | > 77° |
| III b (mit Strukturstörung des knorpeligen Erkers) | < 43° | > 77° |
| **luxierte Hüfte** | | |
| IV | < 43° | > 77° |

Eine Beckenübersichtsaufnahme ist frühestens ab dem 3. Lebensmonat indiziert.

Röntgenbilder haben bei Neugeborenen und jungen Säuglingen nur eine geringe Aussagefähigkeit, da der Hüftkopf noch vollständig aus Knorpel aufgebaut und daher nicht röntgendicht ist. Frühestens ab dem 3. Lebensmonat sind Beckenübersichtsaufnahmen indiziert. Ihre Auswertung erfolgt unter Verwendung einiger Hilfslinien: Für Pfannendachwinkel und Zentrumeckenwinkel nach Wiberg gibt es altersabhängige Normwerte. Die Ménard-Shenton-Linie hat normalerweise einen glatten Bogen von der medialen Schenkelhalsbegrenzung zum Foramen obturatum und ist bei einer Hüftluxation unterbrochen.

## 4.3.2 Systemische erworbene Knochenerkrankungen

### Osteoporose

**▶ Definition.** Mit Frakturen einhergehende Verminderung der Knochenmasse, -struktur und -funktion. Das Verhältnis von Kalkgehalt zu kollagener Grundsubstanz bleibt dabei in der abnehmenden Knochenmasse konstant.

**Einteilung: Primäre (idiopathische) Osteoporose** (> 90 %):
- **Postmenopausale** Osteoporose (Typ I): Sie tritt v. a. bei Frauen zwischen dem 50. und 65. Lebensjahr auf, wobei der Östrogenmangel einen gesteigerten Knochenumbau (high turnover) besonders in den ersten 5 postmenopausalen Jahren verursacht. Frakturen werden v. a. an den Wirbelkörpern beobachtet.
- **Senile** Osteoporose (Typ II): Zugrunde liegt ein langsamer Knochenumsatz (low turnover). Der Verlust von Knochenmasse betrifft sowohl den spongiösen als auch den kortikalen Knochen. Frakturen treten v. a. am peripheren Skelett auf.

Die **sekundäre Osteoporose** kommt deutlich seltener vor (< 10 %) und kann verschiedenste Ursachen haben, z. B. Hyperthyreose, Morbus Cushing, medikamentös (z. B. bei Langzeit-Kortisontherapie), Inaktivität.

**Klinik:** Die Osteoporose selbst verursacht i. d. R. keine Beschwerden. Diagnostiziert wird sie meist beim Auftreten von Frakturen v. a. der Wirbelkörper. In der Folge kommt es zu einer Verstärkung der Kyphose und Abnahme der Körpergröße verbunden mit Rückenschmerzen. Eine weitere typische osteoporosebedingte Fraktur ist die Schenkelhalsfraktur.

**Diagnostisches Vorgehen:** Bei Verdacht auf eine Osteoporose sollte eine quantitative Messung der Knochendichte erfolgen, für die verschiedene Methoden entwickelt wurden. Bei der **dualen Röntgenabsorptiometrie** (DXA, Dual energy X-ray absorptiometry) wird die Absorption von Röntgenstrahlen für zwei differente Energien ermittelt und mit Referenzwerten verglichen. Mithilfe der **quantitativen Computertomografie** (QCT) werden Absorptionskoeffizienten von Wirbelkörpern bestimmt und mit Referenzwerten verglichen (Abb. **B-4.20b**). Diese beiden Verfahren werden am häufigsten verwendet. Je nach Verfügbarkeit kommt die QCT oder die DXA zur Anwendung, wobei die genaueren Ergebnisse mit der QCT zu erzielen sind.

4.3.2 Systemische erworbene Knochenerkrankungen
Osteoporose
▶ Definition.

**Einteilung: Primäre (idiopathische) Osteoporose** (> 90 %):
- **Postmenopausale** Osteoporose (Typ I): Sie tritt v. a. bei Frauen zwischen 50 und 65 Jahren aufgrund des gesteigerten Knochenumsatzes bei Östrogenmangel auf.
- **Senile** Osteoporose (Typ II): Ihr liegt ein langsamer Knochenumsatz zugrunde.

Die **sekundäre Osteoporose** kommt seltener vor (< 10 %). Sie ist z. B. endokrin oder medikamentös bedingt.

**Klinik:** Die Osteoporose selbst verursacht keine Beschwerden. Sie wird meist beim Auftreten von Frakturen (v. a. der Wirbelkörper oder des Schenkelhalses) diagnostiziert.

**Diagnostisches Vorgehen:** Es sollte eine quantitative Messung der Knochendichte erfolgen, initial meist mittels der **dualen Röntgenabsorptiometrie** (DXA). Zur weiterführenden Diagnostik wird die **quantitative Computertomografie** (QCT) (Abb. **B-4.20b**) angewendet.

**B-4.20 Osteoporose.**

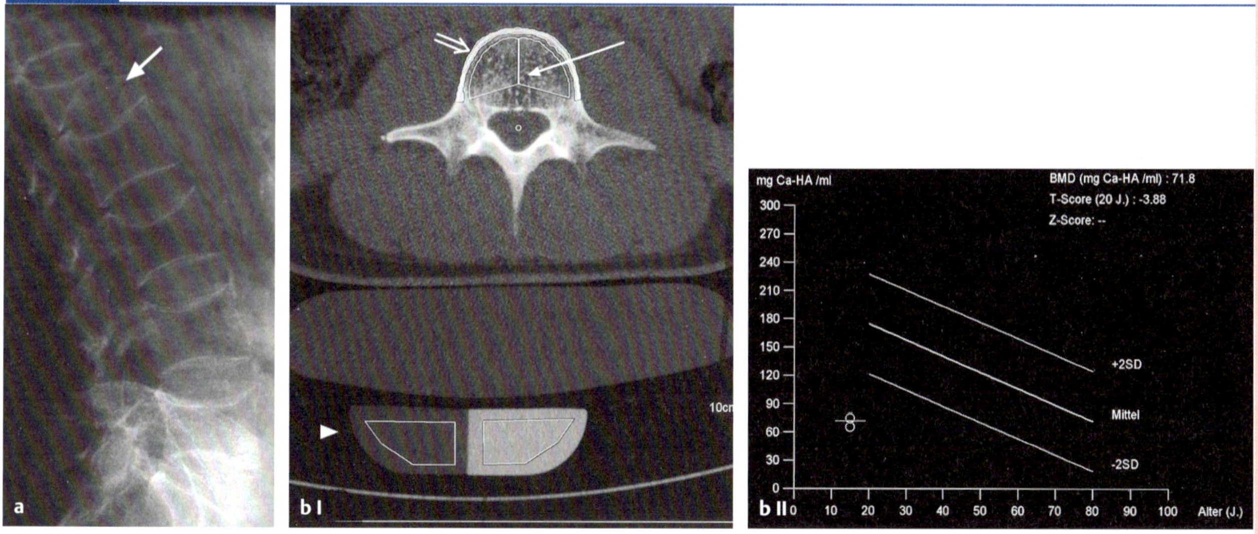


**a** **Seitliche Röntgenaufnahme der LWS:** Transparenzerhöhung der Knochen mit deutlicher Rarefizierung der Trabekel und strähnigem Aussehen. Die Grund- und Deckplatten der Wirbelkörper sind eingebrochen (Fischwirbel). LWK 1 (Pfeil) ist höhengemindert, ventral stärker als dorsal (Keilwirbel).

**b** **QCT** bei einem 15-jährigen Patienten mit juveniler Osteoporose. Transversale Schicht durch den Wirbelkörper L 2. Messbereiche für die Dichte des spongiösen (Pfeil) sowie des kortikalen (Doppelpfeil) Knochens auf dem Transversalschnitt eingezeichnet. In der Unterlage Referenzfelder mit bekannter Dichte (Pfeilspitze). Auftragung der mittleren kortikalen Knochendichte in einer Kurve, in der die altersabhängigen Normalwerte eingetragen sind. Messwerte bei diesem Patienten deutlich unterhalb des Normalbereichs als Zeichen der schweren Osteoporose.

**Radiologische Diagnostik:**

▶ Merke.

**Radiologische Diagnostik:**

▶ **Merke.** Die Osteoporose ist durch eine **diffuse Transparenzerhöhung** des Knochens gekennzeichnet, die auf Röntgenaufnahmen allerdings erst ab einer Kalksalzminderung von ca. 30 % zu erkennen ist. Die Knochenstruktur selbst bleibt scharf abgrenzbar.

Die **Röntgenaufnahme** zeigt typische Veränderungen der **Spongiosa:** Die Dicke nimmt ab, statisch wenig belastete Trabekel rarefizieren, während statisch hoch belastete Trabekel prominent erscheinen. Dadurch entsteht ein **strähniges Aussehen**. Durch die Dichteabnahme der Spongiosa erscheint die **Kortikalis prominent**. Dieses Phänomen wird Rahmenwirbelbildung genannt.

Die **Röntgenaufnahme** zeigt typische **Veränderungen der Spongiosa:** Es kommt zu einer Abnahme der Dicke sowie zu einer Rarefizierung der statisch weniger wichtigen Trabekel, während die einer statisch größeren Belastung ausgesetzten Trabekel prominent erscheinen. Dadurch erhält der Knochen ein **strähniges Aussehen** (sog. hypertrophische Atrophie). Als Folge der Spongiosararefizierung breitet sich der freie Markraum metaphysenwärts aus. An den Wirbelkörpern erscheint durch die Dichteabnahme der Spongiosa die **Kortikalis prominent**. Dieses Phänomen wird Rahmenwirbelbildung genannt.

▶ Merke.

▶ **Merke.** Die Kompaktadicke der Röhrenknochen nimmt ab.

Von der Markhöhle ausgehend finden sich **lakunäre Kompaktadefekte**. Es können **girlandenförmige Ausdünnungen** entstehen (enostales scallopping).

Die Veränderungen führen zu einer **Betonung der längstrabekulären Zeichnung der Wirbelkörper**. Durch Kompressionsfrakturen entstehen **Keilwirbel**, durch Grund- und Deckplatten-Einbruch bikonkave **Fischwirbel** (Abb. **B-4.20a**). Aufgrund verminderter Kallusbildung ist die Heilung verzögert.

Die Erweiterung der inneren Havers-Kanäle verursacht eine Längsstreifung (Tunnelierung), die Kompakta wird „spongiosiert". Von der Markhöhle ausgehend finden **sich lakunäre Kompaktadefekte**. Es können **girlandenförmige Ausdünnungen** entstehen (enostales scallopping).

Die Veränderungen führen zu einer **Betonung der längstrabekulären Zeichnung der Wirbelkörper**. Durch die herabgesetzte Stabilität kommt es zu Kompressionsfrakturen mit Ausbildung von **Keilwirbel** (v. a. thorakal) und entsprechender Zunahme der Kyphose. Durch Einbruch der Grund- und Deckplatten entstehen bikonkave Fischwirbel (v. a. an der LWS) (Abb. **B-4.20a**). Die komplette Höhenminderung der Wirbelkörper wird Plattwirbel-Bildung (Vertebra plana) genannt. An den Extremitätenknochen treten gehäuft spontane oder durch geringe Traumata verursachte Frakturen auf. Prädilektionsstelle ist der Schenkelhals. Durch die verminderte Kallusbildung ist die Heilung verzögert.

Gelegentlich kann eine Osteoporose auch einen malignen Prozess vortäuschen. Eine Differenzierung gelingt durch den Nachweis von normalem Fettmark (CT oder MRT), das bei malignen Tumoren verdrängt ist.

Gelegentlich kann eine Osteoporose auch einen malignen Prozess durch mottenfraßartiges oder permeatives (ausschließlich im kompakten Knochen auftretende ovaläre oder streifenartige Aufhellungen) Aussehen vortäuschen. Diese Formen werden v. a. bei umschriebenen Inaktivitätsosteoporosen beobachtet. Eine Differenzierung gelingt durch den Nachweis von normalem Fettmark mittels CT oder MRT, das bei malignen Tumoren verdrängt ist.

Zur Abgrenzung von der Osteomalazie und dem Hyperparathyreoidismus s. Tab. **B-4.4**.

Die Abgrenzung der Osteoporose von der Osteomalazie und dem Hyperparathyreoidismus erfolgt v. a. anhand der typischen Laborparameter (Tab. **B-4.4**).

B-4.4

**B-4.4 Differenzialdiagnose verschiedener Knochenerkrankungen anhand typischer Laborveränderungen und Röntgenbefunde**

| | Kalzium | Phosphat | alkalische Phosphatase | Röntgen |
|---|---|---|---|---|
| **Osteoporose** | n | n | n–↑ | Wirbelfrakturen (Fischwirbel, Keilwirbel), Rahmenstruktur der Wirbel |
| **Osteomalazie** (S. 355) | n–↓ | n–↓ | ↑ | Fischwirbel, Keilwirbel |
| **primärer HPT** (S. 356) | ↑ | ↓ | ↑ | subperiostale Usuren, Zysten, braune Tumoren |
| **Morbus Paget** (S. 385) | n | n | ↑↑ | grobmaschige Knochenstruktur, herdförmiger Befall |
| **Malignome**(z. B. Plasmozytom, Metastasen) | ↑ | n | ↑ | lokalisiert, osteoklastisch oder osteoplastisch |
| **Osteoporose** | n | n | n–↑ | Wirbelfrakturen (Fischwirbel, Keilwirbel), Rahmenstruktur der Wirbel |

→ **Allgemein:** bei unklarer Diagnose Knochenstanze, Probebiopsie und histologische Untersuchung.

## Osteomalazie und Rachitis

**▶ Definition.** Gestörte Knochenmineralisation durch Mangel an 1,25-$(OH)_2$-Vitamin $D_3$ beim Erwachsenen, wodurch ein Überschuss an unverkalktem, pathologischem Osteoid entsteht. Bei Kindern wird die Erkrankung als Rachitis bezeichnet, hier bestehen zusätzlich Störungen der normalen Knochenentwicklung.

**Allgemeines:**
- Ein **ernährungsbedingter Vitamin-D-Mangel** wird nur bei gleichzeitig bestehender Unterernährung und ungenügender UV-Lichtexposition beobachtet. Er kommt vorwiegend bei Kindern vom 10.–15. Lebensmonat vor.
- **Störungen der Resorption** des fettlöslichen Vitamin D treten bei unzureichender Sekretion von Gallensäuren, Steatorrhö, totaler (gelegentlich auch partieller) Gastrektomie sowie bestimmten Formen der Malabsorption auf.
- **Störungen des Vitamin-D-Stoffwechsels:** renale (z. B. familiäre Hypophosphatämie, Fanconi-Syndrom) und hepatische Ursachen können der Osteomalazie zugrunde liegen. So können z. B. bestimmte Antiepileptika die Bildung hepatischer Enzyme induzieren, die Vitamin D in weniger aktive Metaboliten umwandeln.

**Klinik:** Das klinische Bild der **Osteomalazie** wird durch **Rückenschmerzen**, vorsichtige Bewegungen mit Vermeidung aller Erschütterungen, schmerzhafte Muskelschwäche sowie Druck- und Kompressionsschmerz von Symphyse und Becken geprägt. **Ermüdungsfrakturen** sind häufig.

**Diagnostisches Vorgehen:** s. Tab. **B-4.4**. Die typischen radiologischen Zeichen der Rachitis lassen sich auf **Röntgenaufnahmen** des Handgelenks, des Unterschenkels mit Knie, des OSG und des Thorax erkennen. Charakteristische Veränderungen der Osteomalazie sind auf Röntgenaufnahmen der Wirbelsäule (seitlich), des Femurs und des Beckens nachweisbar.

**Radiologische Diagnostik:**
**Rachitis:** Infolge einer Zunahme des osteokartilaginären Gewebes bei reger Osteoblastentätigkeit kommt es zur **axialen Verbreiterung der Epiphysen** (Abb. **B-4.21a**). Auf dem Röntgenbild entsteht die typische **„Becherung" der Metaphysen**, deren Ränder durch die gestörte Mineralisation unregelmäßig begrenzt sind (**„besenreiser-** oder **pinselartige**" Struktur). Die Auftreibungen an den Knorpel-Knochen-Grenzen führen an den Rippen zum Bild des sog. **rachitischen Rosenkranzes**.

Osteomalazie und Rachitis

▶ Definition.

**Allgemeines:**
- **Ernährungsbedingter Vitamin-D-Mangel** nur bei Unterernährung und ungenügender UV-Exposition bei Kindern vom 10.–15. Lebensmonat.
- **Störungen der Vitamin-D-Resorption** treten bei unzureichender Gallensäuresekretion, Steatorrhö, Gastrektomie und Malabsorption auf.
- **Störungen des Vitamin-D-Stoffwechsels** können renale und hepatische Ursachen haben.

**Klinik:** Typisch für die **Osteomalazie** sind vor allem **Rückenschmerzen**; **Ermüdungsfrakturen** sind häufig.

**Diagnostisches Vorgehen:** s. Tab. **B-4.4**.

**Radiologische Diagnostik:**
**Rachitis: axiale Verbreiterung der Epiphysen** (Abb. **B-4.21a**), typische **„Becherung" der Metaphysen** mit besenreiserartiger Begrenzung, Auftreibungen an den Knorpel-Knochen-Grenzen der Rippen (sog. **rachitischer Rosenkranz**).

**B-4.21 Rachitis und Osteomalazie.**

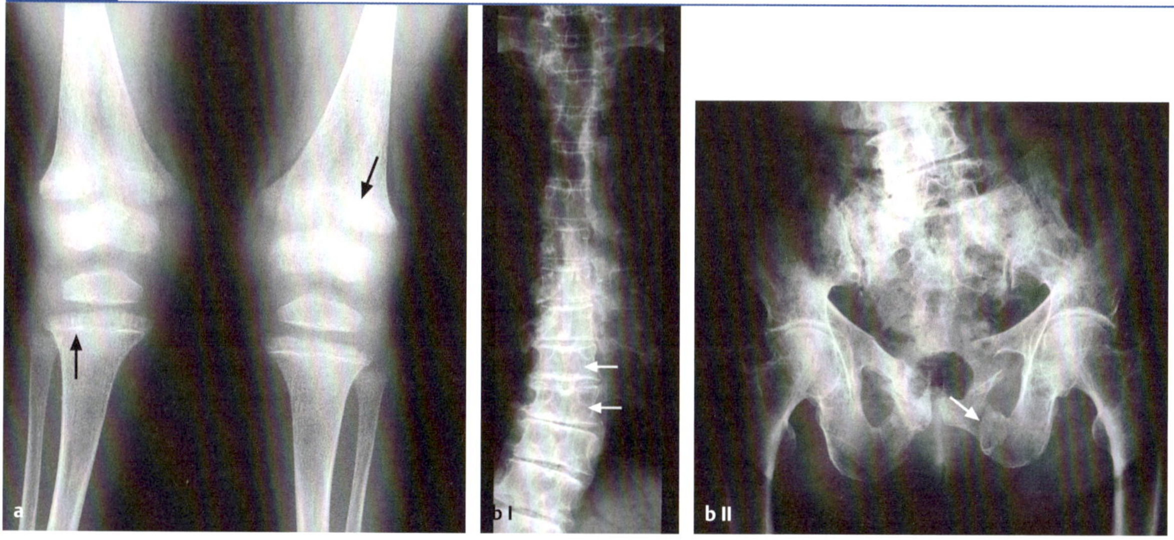


**a Rachitis** (3-jähriges Mädchen): Unregelmäßig begrenzte Metaphysenränder mit weiten Aufhellungslinien („besenreiser- oder pinselartiger" Übergang der Metaphyse in die Diaphyse, Pfeil). Die Metaphysen und die Epiphysen sind in axialer Richtung verbreitert (sog. Becherung), der Abstand von Meta- und Epiphyse ist vergrößert.

**b Osteomalazie:** Die Spongiosa ist rarefiziert und erscheint verwaschen und unscharf (Mattglasphänomen). Die BWS weist eine deutliche Skoliose auf, mehrere Wirbelkörper sind infolge von Kompressionsfrakturen höhengemindert (Pfeile). Die Beckenübersichtsaufnahme zeigt Frakturen der Ossa pubia mit vor allem linksseitiger Dislokation (Pfeil).

Charakteristische **Deformierungen** sind Kraniotabes, basiläre Impression, Glockenthorax mit Harrison-Furche, kartenherzartiges Beckenskelett, gleichmäßige bikonkave Verformung aller Wirbelkörper, Genu valgum sowie **Verbiegungen** der langen Extremitätenknochen.

Die Belastung der Knochen induziert **Deformierungen**. Charakteristische Formen sind Kraniotabes, gelegentlich basiläre Impression, Glockenthorax mit Harrison-Furche, kartenherzartiges Beckenskelett, gleichmäßige bikonkave Verformung aller Wirbelkörper, Genu valgum sowie **Verbiegungen** der langen Extremitätenknochen. Skelettreifung und epiphysäre Fusion sind insgesamt verzögert. Daneben können auch alle röntgenologischen Veränderungen der Osteomalazie beobachtet werden (s. u.).

► Merke.

► Merke. Kennzeichen der **Rachitis** sind metaphysäre Becherungen, ein pinselartiger Übergang der Metaphyse in die Epiphyse und das Bild des rachitischen Rosenkranzes.

**Osteomalazie: Transparenzerhöhung** des Knochens sowie **verwaschene, unscharfe Spongiosastruktur** (Abb. **B-4.21b**).

**Osteomalazie:** Typisch ist eine generalisierte **Transparenzerhöhung** des Knochens, bei der im Gegensatz zur Osteoporose die **Spongiosastruktur verwaschen und unscharf** erscheint (Radiergummiphänomen, **Mattglasphänomen**, Abb. **B-4.21b**). In ausgeprägten Fällen stellt sich der Knochen röntgenologisch strukturlos mit unscharf begrenzter **verdünnter Kompakta** dar.

Kennzeichen sind sog. **„Looser-Umbauzonen“:** belastungsinduzierte kortikale Frakturen mit ungenügenden Reparationszeichen.

Kennzeichen der Osteomalazie sind sog. **„Looser-Umbauzonen“** (initial schlecht abgrenzbare, schmale Aufhellungslinie in der Kortikalis, die senkrecht zur Längsachse des Knochens verläuft, im Verlauf angrenzende Sklerosierung möglich). Es handelt sich um belastungsinduzierte kortikale Frakturen mit weitgehend fehlenden Zeichen der Reparation. Charakteristische Lokalisationen sind Rippen, Scham- und Sitzbein, Femurhals und -schaft, Metatarsalia, lateraler Skapularand und lange Röhrenknochen.

Das **Milkman-Syndrom** bezeichnet das Auftreten mehrerer Looser-Zonen.

Unter dem Begriff **Milkman-Syndrom** wird das Auftreten mehrerer Looser-Zonen verstanden. Oft kommt es sekundär zu vollständigen Frakturen an den betroffenen Stellen.

**Osteoidansammlungen** verursachen lokale Aufhellungen.

**Osteoidansammlungen**, insbesondere an Wirbelsäule und Becken, verursachen lokale Aufhellungen, die oft als strukturlose Areale imponieren.

In späten Stadien entstehen **Skelettverformungen** (z. B. kartenherzförmiges Becken mit Protrusio acetabuli, Kyphoskoliose, Glockenthorax).

Als Ausdruck einer statischen Insuffizienz der Knochen entstehen in späten Stadien **Skelettverformungen**. Typische Veränderungen sind das kartenherzförmige Becken mit Protrusio acetabuli, Kyphoskoliose, Glockenthorax, bikonkave Fischwirbel, grobbogige Verbiegungen der proximalen Extremitätenknochen sowie basiläre Impression.

► Merke.

► Merke. Die **Osteomalazie** ist durch eine generalisierte Transparenzerhöhung des Knochens mit unscharfer, verwaschener Spongiosastruktur gekennzeichnet. Typisch sind Looser-Umbauzonen und Skelettverformungen.

### Primärer Hyperparathyreoidismus (pHPT)

## Primärer Hyperparathyreoidismus (pHPT)

► Definition.

► Definition. Beim primären Hyperparathyreoidismus sezernieren eine oder mehrere Nebenschilddrüsen unkontrolliert Parathormon.

**Allgemeines:** Ursache ist in > 90 % ein Adenom der Nebenschilddrüse.

**Allgemeines:** Ursache ist in > 90 % ein Adenom der Nebenschilddrüse. Die gesteigerte Parathormonbildung führt zur Aktivierung von Osteoklasten und Osteozyten, als Folge werden Kalziumsalze verstärkt aus der verkalkten Knochenmatrix mobilisiert.

**Klinik:** Die Hyperkalzämie führt zu Störungen der Nierenfunktion (Polyurie, Nierensteine), des Gastrointestinaltrakts (Verdauungsstörungen, Ulzera) und des kardiovaskulären Systems (Rhythmusstörungen). Auch ZNS-Symptome und Skelettveränderungen können auftreten.

**Klinik:** Das klinische Bild wird durch die Hyperkalzämie bestimmt. Störungen der Nierenfunktion (Polyurie und Polydipsie, Nierensteine, Niereninsuffizienz), des Gastrointestinaltraktes (Verdauungsstörungen, Erbrechen, Anorexie, Ulzera) und des kardiovaskulären Systems (Rhythmusstörungen, Hypertonie) können ebenso auftreten wie Symptome vonseiten des ZNS (Muskelschwäche, Müdigkeit, Persönlichkeitsänderungen) und des Skelettsystems (Knochen- und Gelenkschmerzen, pathologische Frakturen, Deformierungen).

**Diagnostisches Vorgehen:** Laborchemisches Leitsymptom des pHPT ist die **Hyperkalzämie** (s. Tab. **B-4.4**). Im Urin ist Hydroxyprolin vermehrt. Die Röntgendiagnostik spielt eine untergeordnete Rolle.

**Diagnostisches Vorgehen:** Laborchemisches Leitsymptom des pHPT ist die **Hyperkalzämie** (s. Tab. **B-4.4**). Der erhöhte Knochenkatabolismus äußert sich zudem in einer deutlich vermehrten Ausscheidung von Hydroxyprolin im Urin. Auch der Parathormonspiegel selbst lässt sich im Blut bestimmen. Die Röntgendiagnostik spielt eine untergeordnete Rolle. Für Frühdiagnose und Verlaufsbeobachtungen werden konventionelle oder digitale Vergrößerungsaufnahmen der Hand angefertigt.

**B-4.22 Primärer Hyperparathyreoidismus.**

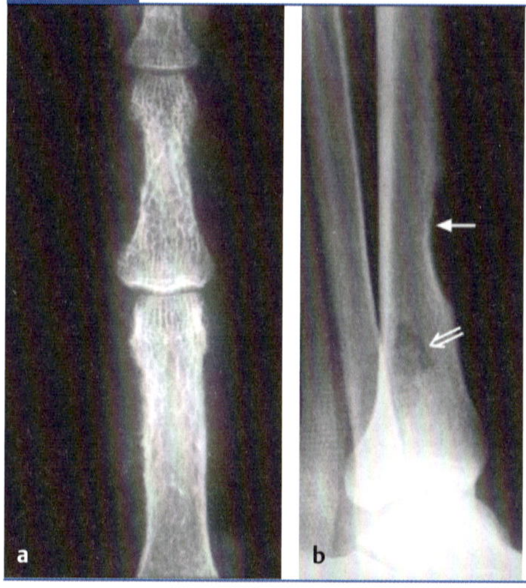

**a** d. v. Röntgenaufnahme des 2. Fingers der rechten Hand: unscharfe und ausgefranste Außenkontur der Kortikalis infolge von subperiostalen Resorptionen. Intrakortikale Resorptionen führen zu einer „Aufblätterung" der Kortikalis. Die Spongiosastruktur erscheint netzförmig, wabig.
**b** Seitaufnahme des linken Unterschenkels: knöcherner Defekt an der ventralen Tibiakante (Pfeil) nach „Tumor"-Entfernung vor 2 Wochen. Distal davon zwei scharf begrenzte Osteolysen in der Tibia, bei denen es sich um braune Tumoren handelt (Doppelpfeil).

B-4.22

**Radiologische Diagnostik:** Nur bei ca. 20 % der Patienten ist das Skelett (initial meist Handknochen) radiologisch verändert. Typische Veränderungen im **Röntgenbild** (Abb. **B-4.22**):

- **Subperiostale Resorptionen** verursachen eine unscharfe und ausgefranste Außenkontur der Kortikalis.
- Durch **intrakortikale Resorption** entstehen multiple lineare Streifungen der Kortikalis (erscheint wie „aufgeblättert").
- Bei **endostalen Resorptionen** erscheint die Kontur des Endosts zerfranst und undulierend.
- **Subchondrale Resorptionen** verursachen Pseudoerweiterungen des Gelenkspalts.
- **„Braune Tumoren"** werden normalerweise erst in fortgeschrittenen Krankheitsstadien beobachtet (Osteodystrophia cystica generalisata von Recklinghausen). Es handelt sich dabei um scharf begrenzte, bis zu mehreren Zentimetern große Osteolysen. Sie stellen Prädilektionsorte für pathologische Frakturen dar.
- Eine generalisierte **Osteoporose** tritt nur bei floriden Formen auf.
- Relativ selten findet sich eine **Osteosklerose** (lokalisierte oder generalisierte Verdichtung des spongiösen Knochengewebes mit evtl. Verdickung der Kortikalis).

**Radiologische Diagnostik:** Typische Veränderungen im **Röntgenbild** sind (Abb. **B-4.22**):

- **subperiostale Resorptionen** (kortikale Außenkontur erscheint ausgefranst)
- **intrakortikale Resorptionen** (Kortikalis erscheint aufgeblättert)
- **endostale Resorptionen** (Kontur des Endosts scheint zerfranst)
- **subchondrale Resorptionen** (verursachen Pseudoerweiterungen des Gelenkspalts)
- **„Braune Tumoren"** sind scharf begrenzte Osteolysen (Osteodystrophia cystica generalisata von Recklinghausen)
- generalisierte **Osteoporose** (nur bei floriden Formen).

► Merke. Der **primäre HPT** ist durch subperiostale und intrakortikale Resorptionen, vor allem an den tubulären Handknochen, sowie sog. braune Tumoren gekennzeichnet.

► Merke.

## Renale Osteopathie

Renale Osteopathie

► Definition. Sammelbegriff für verschiedene im Rahmen einer chronischen Niereninsuffizienz auftretende ossäre Veränderungen.

► Definition.

**Allgemeines:** Im Verlauf der chronischen Niereninsuffizienz entwickeln sich eine Hyperphosphatämie, Hypokalzämie und ein gestörter Vitamin-D-Stoffwechsel. Dies induziert einen **sekundären Hyperparathyreoidismus** (HPT). Unter einem tertiären HPT versteht man die autonome PTH-Sekretion durch langfristige Stimulation der Nebenschilddrüsen und Hyperplasie derselben als Folge eines sekundären HPT.

**Allgemeines:** Im Verlauf der chronischen Niereninsuffizienz entwickeln sich eine Hyperphosphatämie, Hypokalzämie und ein **sekundärer HPT**, dieser kann einen **tertiären HPT** induzieren.

**Diagnostisches Vorgehen:** s. Tab. **B-4.5**. Skelettveränderungen sind wie beim primären Hyperparathyreoidismus insbesondere auf Vergrößerungsaufnahmen der Hand nachzuweisen. Zusätzlich sind subchondrale Resorptionen v. a. am Akromioklavikulargelenk zu erkennen.

**Diagnostisches Vorgehen:** s. Tab. **B-4.5**

**Radiologische Diagnostik:** Im **Röntgenbild** treten die Zeichen des Hyperparathyreoidismus (S. 357), der Osteomalazie (S. 356) und der Osteosklerose (S. 357) auf.

**Radiologische Diagnostik:** Im **Röntgenbild** Zeichen des HPT, der Osteomalazie und der Osteosklerose.

B-4.23

B-4.23 **Sekundärer Hyperparathyreoidismus.**

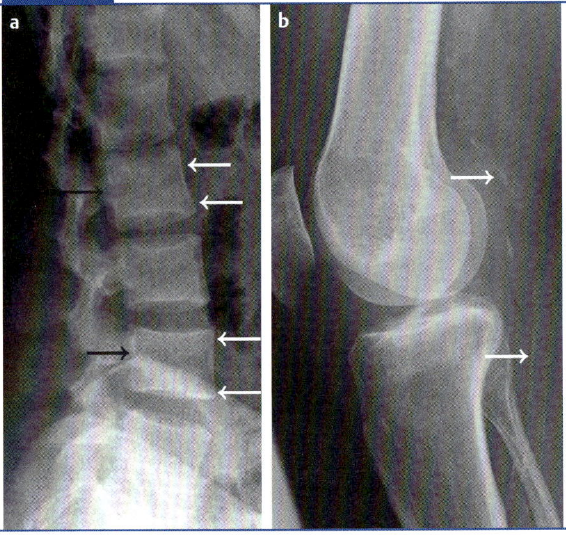


**a** Sandwichwirbelkörper („rugger-jersey-spine") mit Verdichtungen der Wirbelkörperendplatten (weiße Pfeile) und Hypertransparenz der zentralen Wirbelkörper (schwarze Pfeile).
**b** Popliteale Mediaverkalkungen (weiße Pfeile).

B-4.5

B-4.5 **Differenzialdiagnose von primärem und sekundärem Hyperparathyreoidismus**

| Merkmal | primärer HPT | sekundärer HPT |
|---|---|---|
| **braune Tumoren** | relativ häufig | selten |
| **Osteosklerose** | selten | häufig |
| **Chondrokalzinose** | häufig | selten |
| **periostale Knochenneubildung** | selten | relativ häufig |

An der **Wirbelsäule** entstehen sog. Sandwichwirbel (**„rugger-jersey-spine"**, Abb. **B-4.23**a) mit unscharf begrenzten Verdichtungen der Grund- und Deckplatten. Die **Schädelkalotte** zeigt eine Diploesklerose und eine granuläre Atrophie (**Salz- und Pfeffer-Schädel**).
**Extraossäre Verkalkungen** treten nach langer Erkrankung auf (Abb. **B-4.23**b).

An der **Wirbelsäule** entsteht das typische Bild der sog. Sandwichwirbel (**„rugger-jersey-spine"**,Abb. **B-4.23**a) mit unscharf begrenzten Verdichtungen der Grund- und Deckplatten und dazwischenliegender Aufhellung. Die **Schädelkalotte** zeigt eine Diploesklerose (Mattglasphänomen) und eine granuläre Atrophie (**Salz- und Pfeffer-Schädel**).
**Extraossäre Verkalkungen**, wie Mediaverkalkungen der Arterien (Abb. **B-4.23**b) und periartikuläre Weichteilverkalkungen sowie Chondrokalzinosen, treten insbesondere bei längerer Dauer der Erkrankung auf. Periostale Knochenneubildungen sind bevorzugt an Metatarsalia, Tibia, Femur und Becken lokalisiert.

4.3.3 Vaskulär bedingte Knochenerkrankungen
Knocheninfarkt

## 4.3.3 Vaskulär bedingte Knochenerkrankungen

### Knocheninfarkt

**Allgemeines:** Ursachen von Knocheninfarkten sind z. B. Gefäßverschlüsse, erhöhte Blutviskosität, Erfrierungen, Verbrennungen, Bestrahlungen oder die Caisson-Krankheit. Am häufigsten finden sich Knocheninfarkte in den **Metaphysen der langen Röhrenknochen**.

**Allgemeines:** Knocheninfarkte treten als Folge von Zirkulationsstörungen im Knochen auf. Ursachen können z. B. Gefäßverschlüsse, eine Erhöhung der Blutviskosität (z. B. bei Polycythaemia vera) oder physikalische Faktoren wie Erfrierungen, schwere Verbrennungen, Bestrahlungen oder die Caisson-Krankheit (Taucherkrankheit, Stickstoff-Gasembolien) sein. Die meisten Knocheninfarkte finden sich in den **Metaphysen der langen Röhrenknochen** (besonders in Femur, Tibia und Humerus). In einigen Fällen erstrecken sie sich bis weit in die Diaphyse, rein epiphysär gelegene Infarkte sind selten.

**Klinik:** Sie sind meist asymptomatisch und radiologische Zufallsbefunde.

**Klinik:** Sie sind in der Regel asymptomatisch und radiologische Zufallsbefunde. Selten klagen die Patienten über uncharakteristische Gliederschmerzen.

**Diagnostisches Vorgehen:** Konventionelles Röntgenbild; das MRT kann Fett in der Läsion nachweisen.

**Diagnostisches Vorgehen:** In den meisten Fällen ist das konventionelle Röntgenbild auf Grund der typischen Morphologie diagnostisch wegweisend. In Zweifelsfällen kann der Fettnachweis in der Läsion mit der MRT entscheidend sein.

**Radiologische Diagnostik:** Im Frühstadium zeigt die Röntgenaufnahme **fleckförmige Sklerosierungen** (Abb. **B-4.24a**).

**Radiologische Diagnostik:** Im **Frühstadium** zeigt die **Röntgenaufnahme** Strukturaufhellungen und Spongiosararefizierungen mit umgebender Randsklerose. Durch Zusammensintern von nekrotischem Knochen und reaktive Kochenneubildungen entstehen **fleckförmige Sklerosierungen** (Abb. **B-4.24a**).

**B-4.24** Knocheninfarkte.

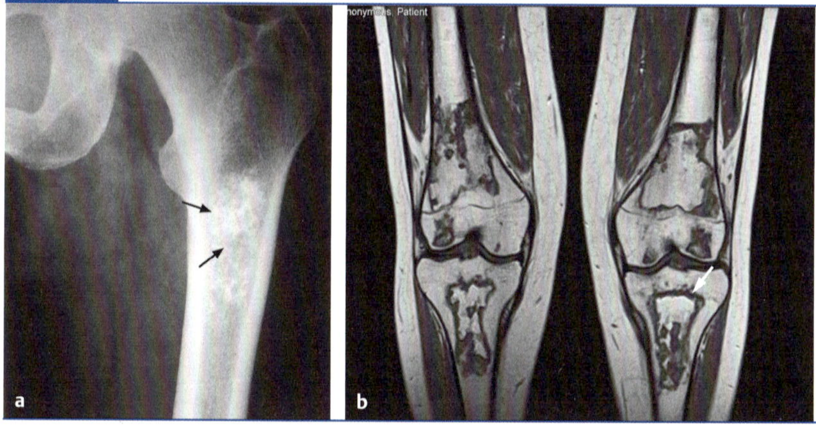


**a Röntgen:** fleckförmige Sklerosierungen in der Femurmeta- und -diaphyse (Pfeile).
**b MRT koronar, T1 Wichtung:** große girlandenförmig begrenzte Läsionen beidseits im distalen Femur und in der proximalen Tibia mit scharf begrenzten hypointensen Demarkationslinien und zentral fettäquivalenten Signalintensitäten.

In **späteren Stadien** findet sich die typische Röntgenmorphologie mit meist **ungleichmäßigen und fleckförmigen Dichtezunahmen in den Metaphysen**, oder **kiesel-, trauben-, ketten- oder ringförmigen Verkalkungsfiguren**. Epiphysäre Infarkte weisen zungen- oder keilförmige Verdichtungen mit Basis an der Gelenkfläche auf. Die Gelenkkontur kann einbrechen und zum Bild der osteochondralen Läsion, sog. Osteochondrosis dissecans (S. 363), führen.

In **späteren Stadien** finden sich **ungleichmäßige, fleckförmige Dichtezunahmen in den Metaphysen** oder **kiesel-, trauben-, ketten- oder ringförmige Verkalkungsfiguren**.

In der **MRT** ist im Frühstadium ein **signalreiches Ödem** auf T2-gewichteten Bildern zu sehen. Im späteren Stadium zeigt die Randzone typischerweise in der T1-Wichtung eine hypointense **Demarkationslinie** (Abb. **B-4.24b**), in der T2-Wichtung eine nekroseseitig hyperintense Linie (Granulationsgewebe) und zum gesunden Knochen hin eine hypointense Linie (Sklerosierung, Fibrosierung). Die Randzone weist nach KM-Gabe ein deutliches Enhancement auf. Die Nekrosezone selbst zeigt fettäquivalente Signalintensitäten. In der Szintigrafie zeigt sich initial eine verminderte Anreicherung der Nekrose (cold spot), im weiteren Verlauf in der Randzone zusätzlich eine vermehrte Anreicherung (cold in hot spot).

In der **MRT** ist im Frühstadium ein **signalreiches Ödem** auf T2-gewichteten Bildern zu sehen. Im Spätstadium zeigt die Randzone eine hypointense **Demarkationslinie** in der T1-Wichtung (Abb. **B-4.24b**) bzw. eine nekroseseitig hyperintense, zum gesunden Knochen hin hypointense Linie in der T2-Wichtung. Die Randzone weist nach KM-Gabe ein deutliches Enhancement auf.

▸ Merke. Hilfreich bei der **Differenzialdiagnose** gegenüber knorpelbildenden Tumoren (Enchondrom, Chondrosarkom) ist die Lokalisation von evtl. bestehenden **Verkalkungen**, die beim **Knocheninfarkt vorwiegend peripher**, beim **Enchondrom jedoch zentral** lokalisiert sind. Wegen der Gefahr der malignen Entartung von Enchondromen muss im Zweifelsfall, insbesondere bei stammnahen oder multiplen Läsionen mit erhöhtem Entartungsrisiko, immer eine Klärung durch Biopsie oder Entfernung erfolgen (S. 370).

▸ Merke.

## Aseptische Knochennekrosen

**Allgemeines:** Pathogenetisch liegen diesen Erkrankungen **lokale** persistierende oder rezidivierende **Durchblutungsstörungen** zugrunde. Die Veränderungen werden vorwiegend an den Epi- und Apophysen der Röhrenknochen sowie an den enchondral verknöchernden Hand- und Fußwurzelknochen beobachtet.
Die Ätiologie ist vielfältig und häufig nicht eindeutig zuzuordnen.

### Aseptische Knochennekrosen

**Allgemeines:** Zugrunde liegen **lokale Durchblutungsstörungen**, bevorzugt an Epi- und Apophysen der Röhrenknochen sowie an Hand- und Fußwurzelknochen.

▸ Merke. Ätiologie der aseptischen Nekrosen („**ASEPTIC**"):
- **A** – Alkoholismus
- **S** – Sichelzellanämie, Steroidtherapie, SLE (systemischer Lupus erythematodes)
- **E** – Erlenmeyer-Kolben-Deformität (z. B. bei Morbus Gaucher)
- **P** – Pankreatitis
- **T** – Trauma (Hüfte, Scaphoid, Talus)
- **I** – idiopathisch, Infektion
- **C** – Caissonkrankheit (Dekompressionskrankheit, Taucherkrankheit).

▸ Merke.

Je nach Lokalisation der Nekrose unterscheidet man verschiedene Krankheitsbilder. In Tab. **B-4.6** sind häufige Formen der aseptischen Knochennekrose beschrieben.

Häufige Formen der aseptischen Knochennekrose s. Tab. **B-4.6**.

**≡ B-4.6 Beispiele aseptischer Knochennekrosen**

| Erkrankung | betroffene Skelettpartien | Klinik | typische radiologische Befunde | Röntgenbild |
|---|---|---|---|---|
| **Lunatummalazie** (Morbus Kienböck) | Mondbein (Os lunatum) v. a. nach chronischer Traumatisierung (Presslufthammer) oder nach Unterarmfrakturen mit relativer Verkürzung oder Verlängerung der Ulna | uncharakteristische Beschwerden über der Streckseite des Handgelenks, Kraftminderung | initial radialseitig gelegene subchondrale Aufhellungen, anschließend Abflachung des Knochens in Verbindung mit einer Verdichtung (Sklerose) und zystenähnlichen Aufhellungen; selten totale Auflösung des Os lunatum | 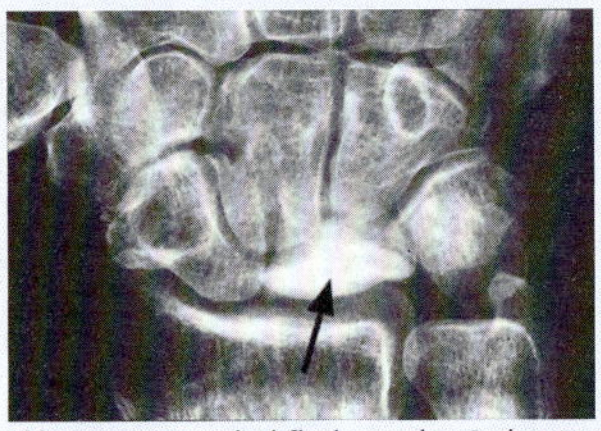 Sklerosierung und Abflachung des Os lunatum (Pfeil) |
| **Morbus Perthes** (Morbus Legg-Calvé-Perthes, idiopathische kindliche Hüftkopfnekrose) | Femurkopfepiphyse | in der Frühphase Schmerzen und Hinken, später Muskelatrophie des betroffenen Beines, Abduktion und Innenrotation eingeschränkt | Nur die **MRT** erlaubt eine Frühdiagnose durch Nachweis eines Ödems in der Epiphyse. Sie ermöglicht auch in späteren Stadien durch Darstellung des Gelenkknorpels eine Beurteilung der Stellung der Epiphyse in der Gelenkpfanne. Zu den typischen Veränderungen im **Röntgenbild** s. Abb. **B-4.25** | 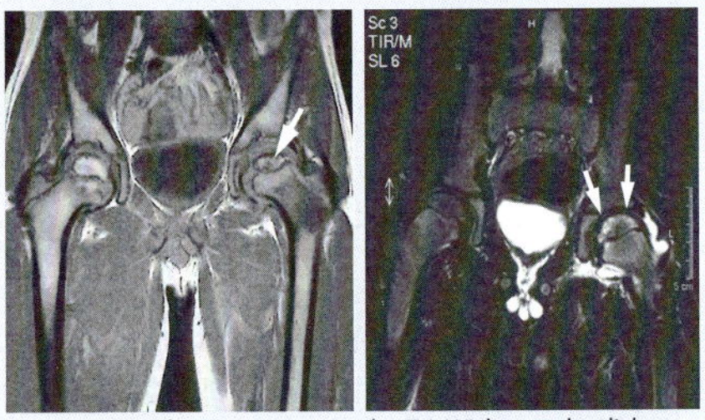 MRT eines 3-jährigen Jungen: in der T 1-Wichtung deutlich reduziertes Knochenmarksignal im Hüftkopf links (I, Pfeil). In der T 2-Wichtung (II) findet sich ein Ödem in den Randbereichen des Hüftkopfes (Pfeile) sowie ein Hüftgelenkserguss (Pfeilspitze). |
| **Morbus Osgood-Schlatter** | Tibiaapophyse | schmerzhafte Schwellung im Bereich der Tuberositas tibiae | irreguläre Begrenzung der Tuberositas tibiae, Apophysenkern vergrößert mit Aufhellungen und Verdichtungen, evtl. verdickte Patellarsehne | 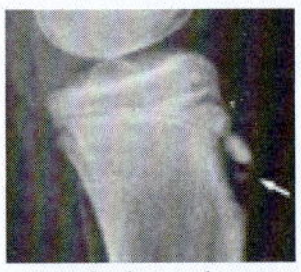 Seitaufnahme des Knies: Fragmentation und Abhebung der Tuberositas tibiae (Pfeil) (aus Pfeil J, Biberthaler P, Niethard FU. Duale Reihe Orthopädie und Unfallchirurgie. Stuttgart: Thieme; 2014) |
| **Morbus Köhler I** | Os naviculare pedis (Kahnbein) | Schmerzen im Bereich des Fußinnenrandes | Os naviculare pedis verkleinert und verdichtet | 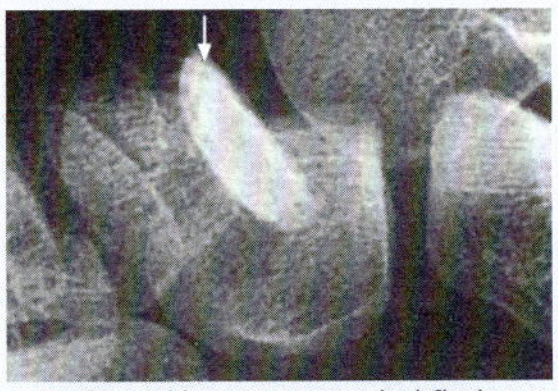 vermehrte Sklerosierung und Abflachung des Os naviculare (Pfeil) (aus Bohndorf K, Imhof H, Wörtler K, Hrsg. Radiologische Diagnostik der Knochen und Gelenke. Stuttgart: Thieme; 2013) |
| **Morbus Köhler II** (Morbus Freiberg-Köhler) | Metatarsalköpfchen II, III oder IV (meist II) | geringgradige klinische Symptomatik | betroffenes Metatarsalköpfchen verdichtet und abgeflacht | 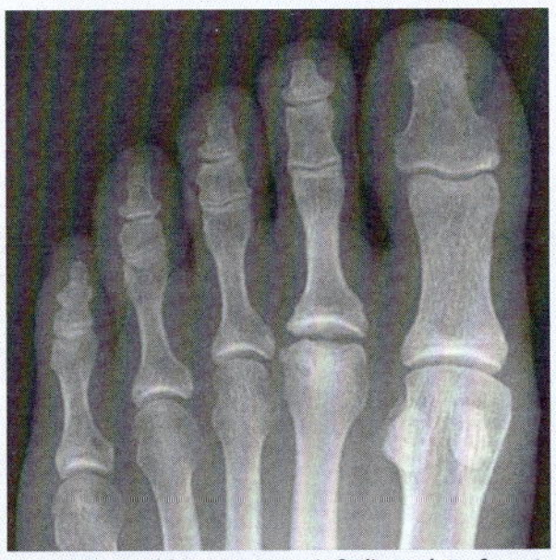 vermehrte Sklerosierung (Pfeil) und Deformierung (langer Pfeil) des Metatarsalköpfchens III, sowie leichte Abflachung des Metatarsalköpfchens II (weißer Pfeil) (aus Elsner A, Pagenstert G. „Fußübel". In: Ruchholtz S, Wirtz DC. Orthopädie und Unfallchirurgie. Stuttgart: Thieme; 2012) |

**Klinik:** In der Frühphase sind die Beschwerden uncharakteristisch. Später kann es zu **Schmerzen**, **Bewegungseinschränkungen** und zu einer **Arthrose** kommen.

**Klinik:** In der Frühphase der Erkrankung sind die Beschwerden meist uncharakteristisch, oft wird ein lokalisierter Schmerz angegeben. Entwickeln sich Infraktionen, insbesondere im subchondralen Bereich, kann es nachfolgend zu einer Zunahme der **Schmerzen** bzw. **Bewegungseinschränkungen** und schließlich zu einer **Arthrose** des betroffenen Gelenkes kommen.

**B-4.25 Pathogenese und Verlauf des Morbus Perthes.**

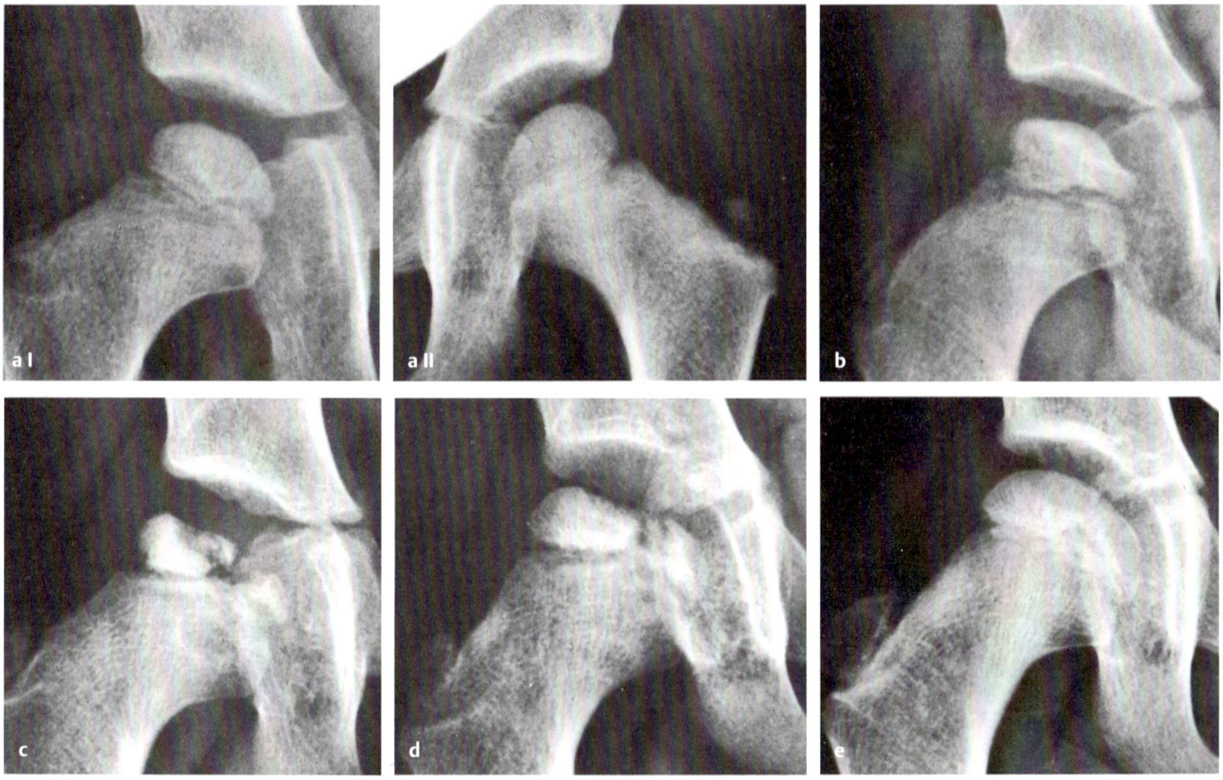


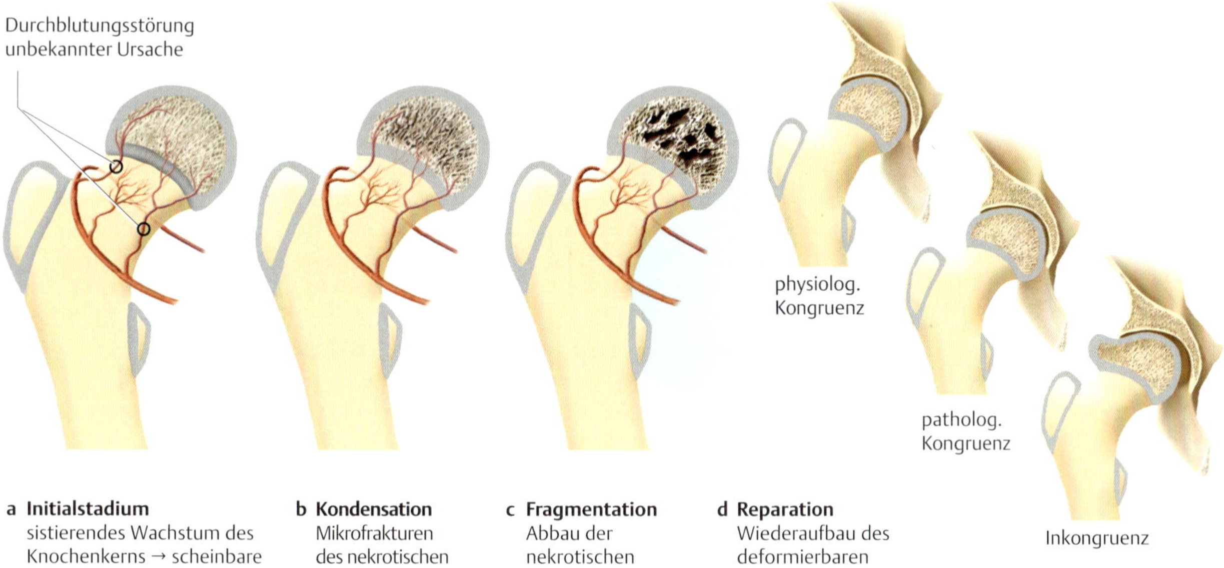


**a Initialstadium** sistierendes Wachstum des Knochenkerns → scheinbare Gelenkspalerbreiterung

**b Kondensation** Mikrofrakturen des nekrotischen Kopfkernes

**c Fragmentation** Abbau der nekrotischen Knochenbälkchen

**d Reparation** Wiederaufbau des deformierbaren Hüftkopfes

**e Ausheilung**

Im Initialstadium zeigt das Röntgenbild einen unauffälligen Befund. Erstes Zeichen kann eine Erweiterung des Gelenkspaltes (Waldenström-Zeichen) sein (**a I**, zum Vergleich s. gesunde Gegenseite, **a II**). Als erste ossäre Veränderungen entstehen bandförmige subchondrale Aufhellungszonen, die zu einer unscharfen Konturierung des Femurkopfes führen. Im weiteren Verlauf kommt es zur Abflachung, Verdichtung (**b**) und Fragmentierung (**c**) eines Teils oder des gesamten Epiphysenkerns. Im Reparationsstadium und im Endstadium (**d, e**) kann der Femurkopf eine sog. Pilz- oder Walzenform annehmen. Daneben kann sich eine Coxa vara mit Hochstand des Trochanter major und eine Verkürzung des Schenkelhalses ausbilden.

(aus Pfeil J, Biberthaler P, Niethard FU. Duale Reihe Orthopädie und Unfallchirurgie. Stuttgart: Thieme; 2014)

**Diagnostisches Vorgehen:** Im Initialstadium bei noch unauffälligem Röntgenbild zeigt das MRT bereits sehr sensitiv die typischen Veränderungen (hyperintens in T2, s. u.). In späteren Stadien können konventionelle Röntgenbilder die Diagnose bestätigen.

**Diagnostisches Vorgehen:** Im Initialstadium zeigt allein das MRT typische Veränderungen.

**B-4.26 Idiopathische Hüftkopfnekrose des Erwachsenen beidseits (rechts mehr als links).**

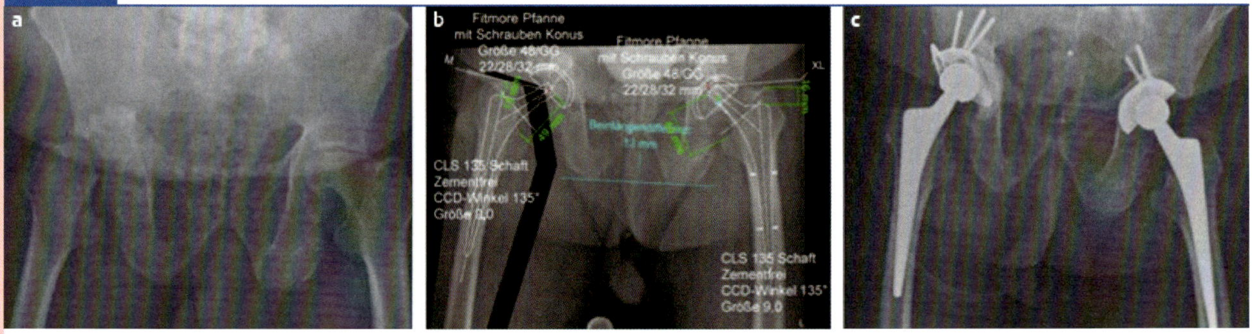


**a** Die Röntgen-Beckenübersicht zeigt eine Entrundung des Femurkopfes links und einen vollständig destruierten Femurkopf rechts (Girdlestone-Situation).
**b** Digitale OP-Planung.
**c** Postoperativ nach Hüft-Totalendoprothese beidseits.

**Radiologische Diagnostik:** Es werden **5 Stadien** unterschieden:
- **1. Initialstadium**
- **2. Kondensationsstadium**
- **3. Fragmentationsstadium**
- **4. Resorptionsstadium**
- **5. Endstadium**.

Auf dem **Röntgenbild** ist eine Zunahme der Dichte des betroffenen Knochenabschnittes im Kondensationsstadium charakteristisch. Im **MRT** sind bereits Signalalterationen im Frühstadium abgrenzbar.

**Radiologische Diagnostik:** Es werden **5 Stadien** unterschieden:
- **1. Initialstadium:** Abgrenzbar nur im MRT (hyperintens in T2), noch nicht detektierbar im Röntgenbild (reversibel).
- **2. Kondensationsstadium:** Charakteristische Zunahme der Dichte des betroffenen Knochenabschnittes auf dem Röntgenbild. Diese beruht auf der vermehrten Einlagerung von Kalksalzen in die Nekrosezone (irreversibel). Im MRT demarkiert sich die Nekrose mit einem Nekrosesaum (in T1 hypointens, in T2 hyperintens) und später mit subchondralen Frakturlinien.
- **3. Fragmentationsstadium:** In Röntgen und MRT finden sich Formveränderungen (Sinterungen) und Fragmentationen der betroffenen Knochen (Spätstadium), durch einwachsende Gefäße mit Resorption der Nekrose.
- **4. Reparationsstadium:** Wiederaufbau des Knochens mit hoher Formvariabilität, die den weiteren Verlauf des Gelenks bestimmt.
- **5. Endstadium:** Die Form des wiederaufgebauten Knochens entscheidet über sekundäre Veränderungen: Bei sphärischer Kongruenz beider Gelenkflächen (Gelenkflächen passen zusammen) bleibt diese meist aus, im Fall der asphärischen Kongruenz (Gelenkpartner passen sich an) zeigt sich ein erhöhtes Arthroserisiko, meist jedoch im späteren Verlauf; bei der asphärischen Inkongruenz entsteht häufig schon frühzeitig eine **Arthrose** des betroffenen Gelenkes.

Die 4 ersten, typischen Stadien sind besonders gut beim **Morbus Perthes** (Kindesalter 4.–7. Lebensjahr) (Abb. **B-4.25**) oder im Erwachsenenalter bei der **idiopathischen Hüftkopfnekrose** zu beobachten (Abb. **B-4.26**).

Im **Skelettszintigramm** ist initial eine fehlende Radionuklidanreicherung kennzeichnend.

In der 3-Phasen-**Skelettszintigrafie** zeigt sich im Initialstadium eine verminderte Anreicherung (cold-spot), im weiteren Verlauf zusätzlich eine vermehrte Anreicherung im reaktiven Randbereich (cold-in-hot-spot).

4.3.4 Epiphyseolysis capitis femoris

## 4.3.4 Epiphyseolysis capitis femoris

► Definition.

► **Definition.** In der Pubertät v. a. bei männlichen übergewichtigen Jugendlichen auftretende Erkrankung, bei der der Schenkelhals sich nach ventral–lateral–kranial gegenüber der im Verhältnis nur wenig ihre Position ändernden Kopfepiphyse verschiebt.

**Klinik:** Hinken, Schmerzen in Hüfte und/oder Knie, eingeschränkte Innenrotation, fixierte Außenrotation.

**Klinik:** Klinisch fallen die Patienten durch Hinken und Schmerzen in der Hüfte und/oder dem Knie sowie eine eingeschränkte Innenrotation und eine fixierte Außenrotation auf.

**Diagnostisches Vorgehen:** a. p.-Beckenübersichts- und Lauensteinaufnahme.

**Diagnostisches Vorgehen:** Zur Diagnosestellung sind eine a. p.-Beckenübersichtsaufnahme und eine Lauensteinaufnahme (90° Oberschenkelbeugung, 45° Abduktion und 10° Innenrotation) erforderlich. In ca. 50 % findet sich auch auf der Gegenseite eine Epiphyseolysis capitis femoris, so dass diese immer mit untersucht werden muss.

**B-4.27 Epiphyseolysis capitis femoris.**

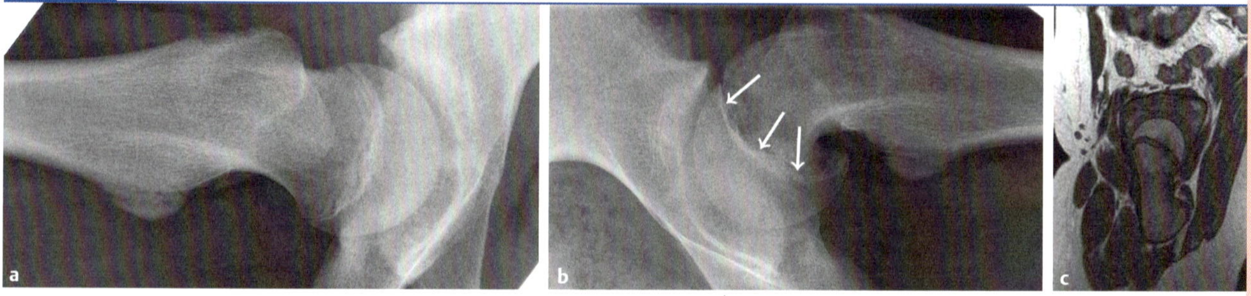


**a** Die rechte Epiphyse steht regelrecht, die Epiphysenfuge hat eine normale Weite.
**b** Die linke Epiphyse ist nach dorsal abgerutscht, die Epiphysenfuge ist aufgeweitet und irregulär begrenzt (Pfeile).
**c** Das T 1-gewichtete MRT-Bild zeigt ebenfalls die nach dorsal abgerutschte Epiphyse.

**Radiologische Diagnostik:** Initial kommt es im Röntgenbild zu einer **Strukturauflockerung** oder **Verbreiterung der Epiphysenfuge**. Im weiteren Verlauf findet sich ein allmähliches **Abkippen und Abscheren der Epiphyse gegenüber der Metaphyse** meist nach dorsal, medial und distal (Abb. **B-4.27**). Nach Fusion der Epiphyse mit der Metaphyse resultiert häufig eine charakteristische Schrägstellungsdeformierung (Coxa vara epiphysaria), die als präarthrotische Deformität zu werten ist.

**Radiologische Diagnostik:** Initial kommt es zu einer **Strukturauflockerung** oder **Verbreiterung der Epiphysenfuge**. Im weiteren Verlauf findet sich ein allmähliches **Abkippen und Abscheren der Epiphyse gegenüber der Metaphyse** (Abb. **B-4.27**).

## 4.3.5 Osteochondrosis dissecans (OD)

4.3.5 Osteochondrosis dissecans (OD)

▶ **Definition.** Fortgeschrittenes Stadium der „osteochondralen Läsion". Umschriebene Knorpel-Knochen-Fragmentation im Bereich einer Gelenkfläche, die u. a. durch Ischämien, rezidivierende Mikrotraumen, mechanische Fehl- oder Überbelastungen und Ossifikationsstörungen verursacht sein kann.

▶ **Definition.**

**Klinik:** Vorwiegend erkranken Jugendliche und junge Erwachsene unter Bevorzugung des männlichen Geschlechts. Am häufigsten betroffen sind das Kniegelenk, besonders der laterale Anteil des medialen Femurkondylus und die Trochlea tali. Weitere Lokalisationen sind das Ellenbogen- und das Hüftgelenk. Im Vordergrund der klinischen Symptomatik stehen Schmerzen, Gelenkerguss, Bewegungseinschränkungen und Gelenkblockierungen.

**Klinik:** Vorwiegend erkranken männliche Jugendliche. Am häufigsten sind der laterale Anteil des medialen Femurkondylus im Kniegelenk und die Talusschulter betroffen, seltener das Ellbogengelenk. Neben Schmerzen können Gelenkblockierungen auftreten.

**Diagnostisches Vorgehen:** In den Initialstadien ist die Osteochondrosis dissecans nur im MRT erkennbar. Im weiteren Verlauf ist sie auch auf konventionellen Röntgenaufnahmen nachzuweisen. Die MRT erlaubt die Beurteilung des Knorpels über dem Dissekat.

**Diagnostisches Vorgehen:** Röntgen und MRT.

**Radiologische Diagnostik:** Die radiologische Diagnostik stützt sich auf die **MRT-Befunde** (Abb. **B-4.28a–e**) und die **konventionellen Befunde**. Als Erstmanifestation auf dem Röntgenbild wird eine zarte **subchondral gelegene halbkreisförmige Aufhellung** beobachtet. Im Verlauf kann sich das gelenknahe Segment als **Fragment ablösen** (Gelenkmaus). Der an der Gelenkkontur verbleibende Defekt wird Mausbett genannt.
Es existieren diverse Klassifikationen. Die am häufigsten verwendete MRT-Einteilung erfolgt nach Kramer. In Tab. **B-4.7** ist diese mit der korrespondierenden Röntgenmorphologie dargestellt.

**Radiologische Diagnostik:** Die radiologische Diagnostik stützt sich auf die **MRT-Befunde** (Abb. **B-4.28a–e**) und die **konventionellen Befunde**. Die am häufigsten verwendete MRT-Einteilung erfolgt nach Kramer (Tab. **B-4.7**).

**B-4.7 Klassifikation nach Kramer (MRT) und korrespondierende Röntgenmorphologie**

| Stadium | MRT | Röntgen |
|---|---|---|
| I | Knochenmarködem (Abb. **B-4.28a**) | nicht abgrenzbar |
| II | Demarkierung (Abb. **B-4.28b**) | zarte subchondral gelegene halbkreisförmige Aufhellung |
| III | partielle osteochondrale Spaltbildung (Abb. **B-4.28c**) | zunehmende Verdichtung der Spongiosa, ggf. abgrenzbare partielle osteochondrale Spaltbildung |
| IV | komplette osteochondrale Spaltbildung, aber Dissekat in situ (Abb. **B-4.28d**) | komplette osteochondrale Spaltbildung, aber Dissekat in situ |
| V | Dislokation des Dissekats (Abb. **B-4.28e**) | Dislokation des Dissekats („Dislokation der Gelenkmaus aus dem Mausbett") |

**B-4.28 Osteochondrosis dissecans.**

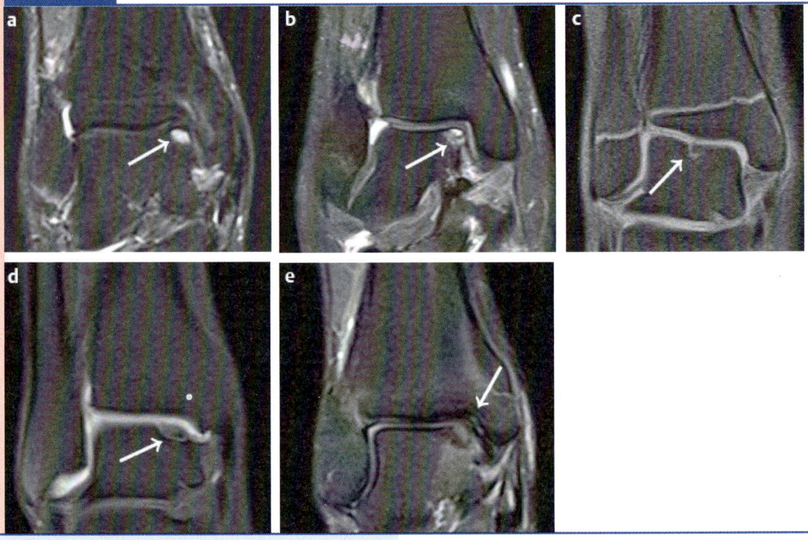


MRT-Aufnahmen koronar: Talus rechts (a, b) und links (c, d, e).
**a** Knochenmarködem
**b** Demarkationslinie >
**c** partielle osteochondrale Spaltbildung
**d** komplette osteochondrale Spaltbildung, aber Dissekat in situ
**e** Dislokation des Dissekats.

4.3.6 Entzündliche Knochenerkrankungen

Osteomyelitis

**Allgemeines:** Die akute hämatogene Osteomyelitis wird durch **hämatogene Aussaat** von Eitererregern aus einem entfernt liegenden Entzündungsherd verursacht. Eine besondere Form ist die **akute Säuglingsosteomyelitis**, die v. a. die Femurmetaphysen betrifft.

## 4.3.6 Entzündliche Knochenerkrankungen

### Osteomyelitis

**Allgemeines:** Die akute hämatogene Osteomyelitis wird durch **hämatogene Aussaat** von Eitererregern aus einem entfernt liegenden Entzündungsherd (z. B. Tonsillitis, Zahnabszess, Harnwegsinfekt) verursacht. Sie tritt v. a. bei Kindern infolge der besonderen Gefäßversorgung des Knochens oder bei Erwachsenen mit geschwächter Abwehrlage auf. Eine besondere Form der akuten hämatogenen Osteomyelitis ist die **akute Säuglingsosteomyelitis**, die vor allem die Femurmetaphysen betrifft und sich bis in die Epiphysen ausbreiten kann.

▸ Merke.

▸ Merke. Häufigster Erreger sind **Staphylokokken**, seltener werden Streptokokken, Proteus und Pseudomonas aeruginosa nachgewiesen.

Häufiger sind jedoch **exogene Infektionen** (**posttraumatisch** oder **postoperativ**).
Eine **sekundäre Osteomyelitis** geht von umgebenden Weichteilen aus.

Die **juvenile hämatogene Osteomyelitis** befällt die **Metaphysen.** Die **hämatogenen Osteomyelitiden der Erwachsenen** befallen bevorzugt die **Diaphysen** der Röhrenknochen, **Wirbelsäule** und **Beckenknochen.**

Häufiger wird die pyogene Osteomyelitis jedoch durch eine **exogene Infektion** (**posttraumatisch** bei offenen Frakturen oder **postoperativ** nach Osteosynthese) ausgelöst. Eine **sekundäre Osteomyelitis** geht vom umgebenden Weichteilgewebe aus (Hautabszesse, Dekubitus oder gangränöse Ulzera).
Die **juvenile hämatogene Osteomyelitis** befällt die **Metaphysen.** Die Entzündung breitet sich in den Subperiostalraum, auf Grund von verschlossenen Gefäßen jedoch nicht über die Epiphysenfuge in die Epiphysen aus. Die **hämatogenen Osteomyelitiden der Erwachsenen** befallen bevorzugt die **Diaphysen** der langen Röhrenknochen, die **Wirbelsäule** und die **Beckenknochen.**

**Klinik:** Bei kleinen **Kindern** kommt es zu plötzlich einsetzendem **Fieber**, lokalem **Schmerz** und **Rötung** sowie Berührungsempfindlichkeit. Bei Erwachsenen ist die Symptomatik weniger akut.

**Klinik:** Bei kleinen **Kindern** kommt es typischerweise zu plötzlich einsetzendem **Fieber** verbunden mit lokalem **Schmerz** und Berührungsempfindlichkeit. Wenig später treten ein Ödem und eine **Rötung** der umgebenden Weichteile durch entzündliche Mitreaktion auf. Je nach Virulenz der Erreger und Abwehrlage des Organismus ist die Symptomatik bei Erwachsenen meist weniger akut. Es sind Reaktivierungen der Osteomyelitis auch nach mehreren Jahren möglich.

**Diagnostisches Vorgehen:** Für die Diagnose sind klinische Befunde entscheidend. Im Röntgen sind erst nach 2–3 Wochen Veränderungen nachweisbar, in **MRT** und **Skelettszintigrafie** wesentlich früher.

**Diagnostisches Vorgehen:** Die klinischen Befunde mit Fieber, Leukozytose und BKS-Beschleunigung sowie Schmerzen sind richtungsweisend für die Diagnose. Röntgenologische Skelettveränderungen sind meist erst 2–3 Wochen nach Einsetzen der klinischen Symptomatik nachweisbar. Durch **MRT** und **Skelettszintigrafie** ist der Nachweis wesentlich früher möglich.

**Radiologische Diagnostik bei akuter Osteomyelitis:**

▸ Merke.

**Radiologische Diagnostik bei akuter Osteomyelitis:**

▸ Merke. Bei der akuten Osteomyelitis können bis ca. 14 Tage nach dem akuten Beginn der klinischen Symptomatik röntgenologisch nachweisbare Skelettveränderungen fehlen.

In dieser Phase können jedoch bereits eine **entzündlich ödematöse Schwellung** und **Verdichtung der paraossalen Weichteile** erkennbar sein. Die Fettschichten zwischen Muskel, Sehnen und Knochen sind oft nicht mehr abgrenzbar.
Nach 2–3 Wochen sind im **Röntgenbild Destruktionen des spongiösen Knochens** erkennbar, die geografisch begrenzt, mottenfraßartig oder permeativ sein können (Abb. **B-4.29a**). Wenn der Entzündungsprozess durch die Kortikalis in den Subperiostalraum einbricht, entstehen **lamelläre oder spikuläre Periostreaktionen** und **kortikale Knochendestruktionen**. Durch den Entzündungsprozess wird die Durchblutung von Anteilen der Kortikalis über die intramedullären und periostalen Gefäße unterbrochen, so dass sich Knochennekrosen entwickeln können, aus denen **Sequester** (abgestorbenes Gewebe) entstehen. Diese Sequester nehmen nicht an der entzündungsbedingten Entkalkung des übrigen Knochens teil (Unterbrechung der Durchblutung), so dass sie als dichte Verschattung imponieren. Wird ein Knochensequester von einer periostalen Knochenmanschette umgeben, so spricht man von einer „**Totenlade**". Der Entzündungsprozess kann auf die paraossären Weichteile übergreifen und schließlich durch die Haut brechen, so dass eine **Fistel** entsteht.

Eine **entzündliche Schwellung** und **Verdichtung der paraossalen Weichteile** können bereits in den ersten 2 Wochen erkennbar sein.
Nach 2–3 Wochen sind im **Röntgenbild Destruktionen des spongiösen Knochens** erkennbar (Abb. **B-4.29a**). Wenn die Entzündung durch die Kortikalis in den Subperiostalraum einbricht, entstehen **lamelläre oder spikuläre Periostreaktionen** und **kortikale Knochendestruktionen**. Durch Durchblutungsunterbrechung der Kortikalis entwickeln sich Knochennekrosen, aus denen **Sequester** entstehen. Wird ein Knochensequester von einer periostalen Knochenmanschette umgeben, so spricht man von einer „**Totenlade**".

Die **postoperative Ostitis** bzw. Osteomyelitis im Gefolge von komplizierten Frakturen zeichnet sich durch eine **Unschärfe der Frakturränder** und **fortschreitende Destruktion** der angrenzenden Knochenabschnitte aus. Um die Schraubenkanäle und Osteosyntheseplatten entstehen **unscharfe Aufhellungssäume**.

Typisch für die **postoperative Ostitis bzw. Osteomyelitis** sind **Unschärfe der Frakturränder** und **fortschreitende Destruktion** der angrenzenden Knochenabschnitte.

Im **Initialstadium** der Erkrankung bei noch fehlenden röntgenologischen Veränderungen zeigen **MRT und Szintigrafie** bereits positive Befunde. In der **MRT** (Abb. **B-4.29c, d**) stellt sich die Osteomyelitis in den wassersensitiven STIR- (Short Tau Inversion Recovery) und T 2-gewichteten Sequenzen als hyperintense, in der T 1-Wichtung als hypointense Läsion dar, die deutlich **Kontrastmittel** anreichert. Immer findet sich auch ein **periossäres Ödem.** In der Mehrphasenszintigrafie mit $^{99m}$Tc-markierten Diphosphonaten findet sich sowohl in der arteriellen Frühphase als auch in der Blutpoolphase und der statischen Phase eine Mehranreicherung. Die Leukozytenszintigrafie zeigt eine vom physiologischen Verteilungsmuster abweichende Traceranreicherung.

**MRT und Szintigrafie** zeigen schon im **Initialstadium** positive Befunde. In der **MRT** (Abb. **B-4.29c, d**) stellt sich die Osteomyelitis in der T 2-Wichtung als hyperintense, in der T 1-Wichtung als hypointense Läsion dar. Nach KM-Applikation zeigt sich ein **deutliches Enhancement**. Immer findet sich auch ein **periossäres Ödem.** In der Mehrphasenszintigrafie zeigt sich eine Mehranreicherung.

**Radiologische Diagnostik bei chronischer Osteomyelitis:** Der Übergang von der akuten zur chronischen Osteomyelitis ist fließend. Kennzeichnend für die chronische Osteomyelitis ist das **Nebeneinander von Destruktionen**, **Sklerosierungen** und **periostalen Knochenneubildungen** auf dem **Röntgenbild** (Abb. **B-4.29b**). Durch die periostalen Knochenappositionen entsteht eine Verdickung und unregelmäßige Konturierung des betroffenen Knochens.

**Radiologische Diagnostik bei chronischer Osteomyelitis:** Kennzeichnend ist das Nebeneinander von **Destruktionen**, **Sklerosierungen** und **periostalen Knochenneubildungen** auf dem Röntgenbild (Abb. **B-4.29b**).

**B-4.29 Osteomyelitis.**

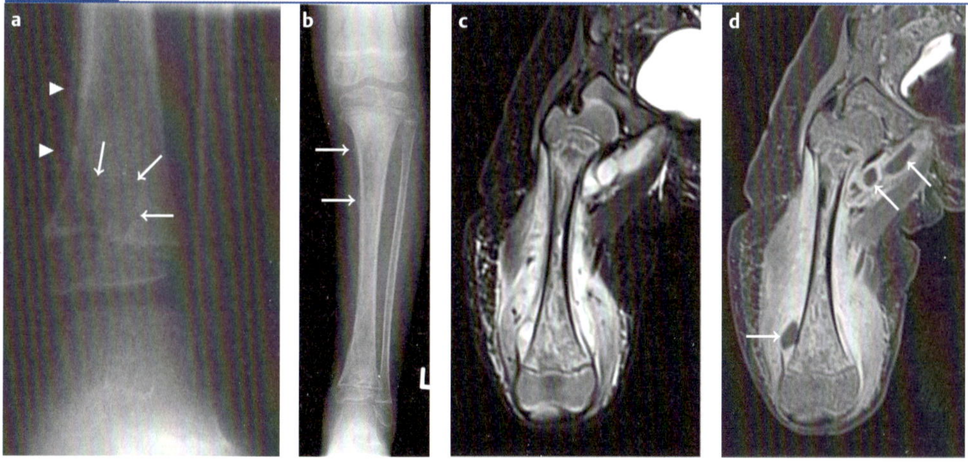

**a Akute Osteomyelitis:** unscharf begrenzte osteolytische Destruktion der distalen medialen Tibiametaphyse, die die Epiphysenfuge nicht überschreitet (Pfeile). An der medialen distalen Tibia ist eine deutliche schalenförmige Periostreaktion zu erkennen (Pfeilspitzen).
**b Chronische Osteomyelitis:** ausgedehnte Destruktionen und Sklerosierungen des gesamten Tibiaschaftes. An der medialen Tibia diskret ausgebildete Periostreaktionen (Pfeile).
**c, d MRT bei akuter Osteomyelitis des rechten Femurs**. Die fettgesättigte T 2-Wichtung zeigt eine inhomogene Signalsteigerung (Ödem) im gesamten Femurschaft. Zusätzlich besteht eine ausgedehnte Entzündung der umgebenden Weichteile (**c**). Nach Kontrastmittelgabe kommt es zu einer inhomogenen Anreicherung im Femurschaft (**d**). In der deutlich kontrastmittelaufnehmenden Entzündung der umgebenden Weichteile können distal ein und proximal 2 nicht kontrastmittelaufnehmende Areale erkannt werden, die Abszessen entsprechen (Pfeile).

► Merke.

► Merke. Oft ist es schwierig, aus den radiologischen Befunden auf die Aktivität einer chronischen Osteomyelitis zu schließen. Von entscheidender Bedeutung ist der Vergleich mit älteren Röntgenaufnahmen. Fortschreitende oder neu aufgetretene Destruktionen weisen auf einen floriden Prozess hin.

Neue Entzündungsherde lassen sich am besten mit der **MRT** oder **Szintigrafie** nachweisen.

Die Sekretion aus einer Fistel und der Nachweis eines Sequesters weisen immer auf einen aktiven Entzündungsprozess hin. Neue Entzündungsherde lassen sich am besten mit der **MRT** oder **Szintigrafie** nachweisen. In extrem seltenen Fällen kann sich bei langjähriger Osteomyelitis mit chronischer Fistelung ein Plattenepithelkarzinom im Fistelgang entwickeln, das zu einer fortschreitenden Destruktion des Knochens führt.

Eine Sonderform im Kindes- und Jugendalter ist die **chronisch-rekurrierende multifokale Osteomyelitis (CRMO)**.

Eine Sonderform im Kindes- und Jugendalter ist die **chronisch-rekurrierende multifokale Osteomyelitis** (CRMO). Typischerweise finden sich multifokale, am häufigsten metaphysär lokalisierte Knochenläsionen, die zeitgleich oder nacheinander auftreten. Neben Remissionen werden Lokalrezidive und neue Herde beobachtet. Als Ursache wird eine immunologische Erkrankung angenommen, Erreger können nicht nachgewiesen werden. Im Röntgenbild stellen sich die Zeichen der akuten Osteomyelitis dar, gefolgt von einem variablen Erscheinungsbild und einer zunehmenden Randsklerose und schließlich nach Jahren einer Restitutio ad integrum. In der MRT zeigen sich in der Frühphase die Veränderungen einer akuten Osteomyelitis und im weiteren Verlauf zunehmende sklerotische Anteile.

## Weitere Osteomyelitis-Formen

### Primär chronische Osteomyelitiden

- **Plasmazellenosteomyelitis:** Betrifft v. a. Kinder und Jugendliche. Klinisch stehen Schmerzen im Vordergrund (kein Fieber). Auf dem **Röntgenbild** (Abb. **B-4.30a**) zeigen sich **Periostreaktionen** sowie **polyzyklische Destruktionen** mit **sklerotischer Begrenzung** in den Metaphysen. Charakteristisch ist eine starke Plasmazelleninfiltration des Knochens.
- **Brodie-Abszess:** v. a. bei Kindern und Jugendlichen auftretende chronische Osteomyelitis mit geringen Symptomen. Hauptlokalisation sind proximale Tibia- und distale Radiusepi- und -metaphyse. Die **runden** oder **ovalen Destruktionen** sind von einer mäßigen **Randsklerose** umgeben (Abb. **B-4.30b**).
- **Chronisch-sklerosierende Osteomyelitis Garré:** Bevorzugt sind die NNH und die langen Röhrenknochen befallen. Auf der Röntgenaufnahme (Abb. **B-4.30c**) ist eine **extrem dichte Sklerosierung** und eine **Verdickung des Knochens** festzustellen.

- **Plasmazellenosteomyelitis**: Subakut bis chronisch verlaufende Form der durch wenig virulente Mikroorganismen ausgelösten Osteomyelitis. Sie betrifft v. a. Kinder und Jugendliche. Klinisch stehen Schmerzen im Vordergrund; Fieber und eine deutlich beschleunigte BKS fehlen. Auf dem **Röntgenbild** (Abb. **B-4.30a**) fallen **Periostreaktionen** in Form von schalenförmigen Verknöcherungen und Appositionen auf. Daneben finden sich **polyzyklische Destruktionen** mit **sklerotischer Begrenzung** in den Metaphysen, Sequester fehlen. In den perifokalen Knochenabschnitten ist oft eine ausgeprägte Demineralisation nachweisbar. Die Knochenherde enthalten eine schleimige, eiweißreiche Substanz mit hohem Gammaglobulinanteil. Charakteristisch ist eine starke Plasmazelleninfiltration des Knochens.
- **Brodie-Abszess**: Diese vor allem bei Kindern und jüngeren Erwachsenen auftretende chronische Osteomyelitis entsteht bei weniger virulenten Keimen und/oder guter Abwehrlage. Hauptlokalisation sind proximale Tibia- und distale Radiusepi- und -metaphyse. Die klinischen Symptome sind meist nur gering ausgeprägt. Die bis zu pflaumengroßen, **runden** oder **ovalen Destruktionen** sind von einer mäßigen **Randsklerose** umgeben. In der MRT findet sich ein nicht KM aufnehmender Hohlraum, der in der STIR- oder T2-gewichteten Sequenz hyperintens ist. Der Sklerosesaum ist signalarm (Abb. **B-4.30b**).
- **Chronisch-sklerosierende Osteomyelitis Garré**: Diese seltene Form der primär-chronischen Osteomyelitis zeigt einen blanden Verlauf. Sie tritt häufig nach einer Streptokokkensepsis vor dem 25. Lebensjahr auf. Bevorzugt sind die knöchernen Wände der Nasennebenhöhlen und die langen Röhrenknochen befallen. Charakteristische **Röntgenzeichen** (Abb. **B-4.30c**) sind eine **extrem dichte Sklerosierung** verbunden mit einer **Verdickung des Knochens**. Destruktionen und Sequestrierungen fehlen.

### Tuberkulöse Osteomyelitis

**Allgemeines:** Ursache ist die hämatogene Streuung aus einer Organtuberkulose (meist Lunge). Am häufigsten ist die Wirbelsäule betroffen **(tuberkulöse Spondylitis)**.

**Klinik:** Subakute Entzündungszeichen mit lokalem Schmerz und Schwellung.

**Allgemeines:** Aus einer Organtuberkulose, vorwiegend der Lunge, können Erreger hämatogen auch in den Knochen streuen. Am häufigsten ist die Wirbelsäule (**tuberkulöse Spondylitis**) betroffen, gefolgt von den epimetaphysären Abschnitten der Röhrenknochen, sehr oft in Verbindung mit einer sekundären Gelenkbeteiligung.

**Klinik:** Klinisch imponieren Zeichen einer subakuten Entzündung mit reduziertem Allgemeinzustand, Gewichtsverlust, subfebrilen Temperaturen sowie lokalem Schmerz und Schwellung.

**B-4.30 Primär chronische Osteomyelitiden.**

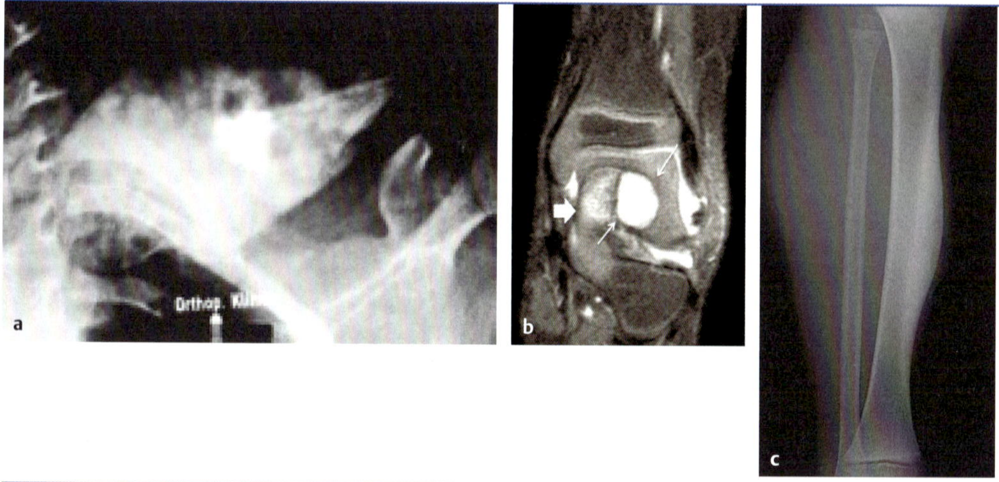

a **Plasmazellenosteomyelitis** mit spindelförmiger Auftreibung der Klavikula. (aus Pfeil J, Biberthaler P, Niethard FU. Duale Reihe Orthopädie und Unfallchirurgie. Stuttgart: Thieme; 2014)
b **Brodie-Abszess** des Talus (Pfeile) mit umgebendem Ödem (dicker Pfeil), MRT, PD koronar.
c **Chronisch-sklerosierende Osteomyelitis Garré:** homogene Sklerosierung des Tibiaschaftes mit spindelförmiger Auftreibung.

▸ **Merke.** Kennzeichnend für die tuberkulösen Knochen- und Gelenkerkrankungen ist ein deutlich protrahierter Verlauf.

▸ **Merke.**

**Diagnostisches Vorgehen:** Die Diagnose wird durch den **Erregernachweis** aus dem Krankheitsherd gesichert (S. 214). Am Anfang der bildgebenden Diagnostik steht in aller Regel das konventionelle Röntgenbild (Abb. **B-4.31**), ergänzt durch eine MRT-Untersuchung.

**Diagnostisches Vorgehen:** Die Diagnose wird durch den **Erregernachweis** aus dem Krankheitsherd gesichert (S. 214). Dazu kommen ein konventionelles Röntgenbild und MRT (Abb. **B-4.31**).

**Radiologische Diagnostik:** Anfangs überwiegt im **Röntgenbild** eine ausgeprägte **perifokale Osteoporose**, die weit über den eigentlichen Entzündungsherd hinausreichen kann. Vor allem an der BWS und LWS entwickeln sich **ausgedehnte Abszesse**, die sich in Form von Senkungsabszessen im M. psoas ausbreiten können (mit dann typischer spindelförmiger Auftreibung der paravertebralen Weichteile) und zur Fistelbildung neigen. Eiterherde in den Weichteilen neigen zur Verkalkung, die als Hinweis auf die tuberkulöse Genese gewertet werden kann.

**Radiologische Diagnostik:** Im **Röntgenbild** überwiegt anfangs eine ausgeprägte **perifokale Osteoporose**. Vor allem an der BWS und LWS entwickeln sich ausgedehnte Abszesse.

▸ **Klinischer Fall.** Es stellt sich eine 41-jährige Patientin vor, die vor 20 Jahren an einer Lungentuberkulose erkrankt war. Sie fühlt sich seit einigen Monaten abgeschlagen und hat häufiger leicht erhöhte Temperaturen. Zusätzlich klagt sie über ein schmerzhaftes Ziehen im linken Knie. Die konventionelle Tomografie a. p. (Abb. **B-4.31**) zeigt eine vermehrte gelenknahe Sklerosierung von medialem Femur- und Tibiakondylus (Pfeile). Die Gelenkfläche des Femurkondylus weist eine unregelmäßige Begrenzung auf. Der mediale Kniegelenksspalt ist deutlich verschmälert.
Bei der Patientin wird eine tuberkulostatische Therapie eingeleitet und das Kniegelenk ruhig gestellt. Damit kommt es zur Ausheilung der tuberkulösen Entzündung. Als Folge der Gelenkspaltverschmälerung hat die Patientin allerdings weiter belastungsabhängige Kniegelenkschmerzen.

**B-4.31 Tuberkulöse Osteomyelitis.**

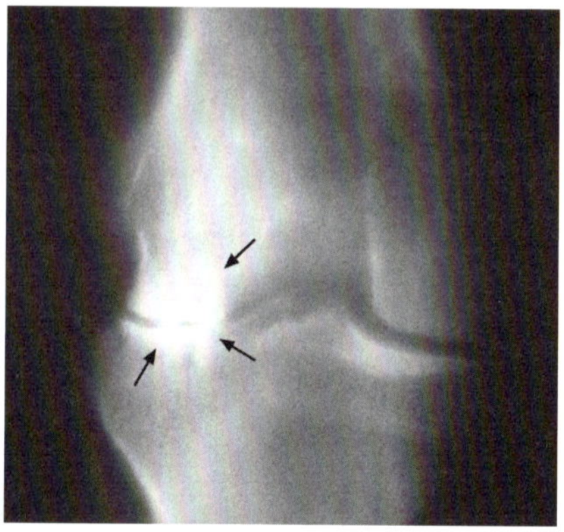

▸ **Klinischer Fall.**

4.3.7 Knochentumoren und tumorähnliche Veränderungen
Allgemeines

**Einteilung:** Knochentumoren werden nach **histogenetischen Kriterien** eingeteilt. Primäre Knochentumoren sind insgesamt selten (ca. 1 % aller malignen Tumoren).

Von den **primär** malignen Knochentumoren müssen die **sekundären** Knochentumoren **(Metastasen)** und die sekundäre Malignisierung abgegrenzt werden.

**Klinik:** Die Symptome sind unspezifisch, im Vordergrund stehen lokale Schmerzen, Überwärmung und Bewegungseinschränkung. Bei fehlenden Beschwerden werden sie gelegentlich auch als Zufallsbefund bei posttraumatischer Diagnostik entdeckt.

**Diagnostisches Vorgehen:** Am Anfang steht eine **Röntgenaufnahme** in 2 Ebenen. Zur exakten Bestimmung der Tumorausdehnung dienen **MRT** und/oder **CT**. Diagnosesicherung durch **Biopsie**!

Die **Skelettszintigrafie** und die **PET** werden zum Nachweis eines multilokulären Befalls bzw. zur Metastasensuche, zur Verlaufskontrolle und Rezidivdiagnostik eingesetzt. Die PET ermöglicht eine biochemische und physiologische Funktionsdiagnostik und erleichtert häufig die Differenzierung zwischen Rezidiv- und Narbengewebe.
Bei malignen Knochentumoren sind immer Lungenmetastasen mittels Thorax-CT auszuschließen.

**Allgemeine Beurteilungskriterien:**
- **Alter** zum Zeitpunkt der Manifestation und **Geschlecht**
- **Lokalisation**
- **morphologische Charakteristika** (Abb. **B-4.32**)
- **Ausdehnung**.

## 4.3.7 Knochentumoren und tumorähnliche Veränderungen

### Allgemeines

**Einteilung:** Knochentumoren und tumorähnliche Veränderungen werden entsprechend der WHO-Empfehlung nach **histogenetischen Kriterien** eingeteilt. Innerhalb der einzelnen Gruppen werden benigne, maligne und semimaligne Tumoren unterschieden. Primäre Knochentumoren sind insgesamt selten (ca. 1 % aller malignen Tumoren).
Von den **primär** malignen Knochentumoren müssen die **sekundären** Knochentumoren **(Metastasen)** und die sekundäre Malignisierung abgegrenzt werden, die durch eine sarkomatöse Entartung primär benigner Tumoren oder Tumor-like-lesions entsteht (z. B. osteogenes Sarkom bei Ostitis deformans Paget, Chondrosarkom bei Enchondrom bzw. Osteochondrom). Metastasen sind ca. 35-mal häufiger als die primären Knochentumoren.

**Klinik:** Die klinische Symptomatik bei Knochentumoren ist in der Regel unspezifisch. Im Vordergrund stehen lokale oder regionäre Schmerzen, Schwellungen, Bewegungseinschränkung und lokale Überwärmung. Die Symptome werden einzeln oder auch gemeinsam beobachtet. Bei fehlenden Beschwerden werden sie gelegentlich auch als Zufallsbefund bei posttraumatischer Diagnostik entdeckt.

**Diagnostisches Vorgehen:** Zur Abklärung ist eine **Röntgenaufnahme** in 2 Ebenen zu veranlassen. Meist muss die Diagnose mittels einer **Biopsie** gesichert werden. Die Röntgenübersichtsaufnahmen können durch Zielaufnahmen ergänzt werden. Zur exakten Bestimmung der Tumorausdehnung ist die Durchführung der **MRT** und/oder **CT** angezeigt. Bei der Abgrenzung von Knochenmark-, Gelenk- und Weichteilinfiltration ist die MRT der CT überlegen, bei der Beurteilung der kortikalen Strukturen dagegen ist die CT Mittel der Wahl.
Die **Skelettszintigrafie** besitzt eine sehr hohe Sensitivität bei geringer Spezifität. Sie wird in erster Linie zum Nachweis eines multilokulären Befalls, zur Suche von Metastasen bei malignen Knochentumoren sowie zur Verlaufskontrolle unter Therapie eingesetzt. Tumoren zeigen in der Regel eine Aktivitätssteigerung, wobei allerdings eine Dignitätsbeurteilung nur eingeschränkt möglich ist. Die **PET** (Positronenemissionstomografie) weist ebenso multilokulären Befall und Metastasierung nach. Zudem ermöglicht sie eine biochemische und physiologische Funktionsdiagnostik und erleichtert häufig die Differenzierung zwischen Rezidiv- und Narbengewebe. Mit der PET-MRT und PET-CT ist eine Korrelation zwischen Morphologie und Funktion möglich.
Die meisten malignen Knochentumoren breiten sich per continuitatem und hämatogen aus. Daher müssen immer Lungenmetastasen mittels Thorax-CT ausgeschlossen werden.

**Allgemeine Beurteilungskriterien:** Bei der Diagnostik der Knochentumoren sind folgende Kriterien zu berücksichtigen:
- **Alter** zum Zeitpunkt der Manifestation und **Geschlecht**
- **Lokalisation:**
  - Befall eines Knochens (monostotisch) oder Befall mehrerer Knochen (polyostotisch)
  - hinsichtlich des Knochenquerschnittes (transversal): zentral/medullär, exzentrisch, kortikal, juxtakortikal
  - hinsichtlich des Knochenlängsschnittes (longitudinal): diaphysär, metaphysär, epiphysär
- **morphologische Charakteristika** (Abb. **B-4.32**):
  - Begrenzung: scharfe oder unscharfe Berandung, nicht vorhandene oder vorhandene Randsklerose
  - Befallsmuster: geografisch (landkartenartig/zusammenhängend), permeativ (den Kortex infiltrierend/auflockernd) oder mottenfraßartig
  - Periostreaktion
  - Matrix: nicht mineralisiert oder mineralisiert
- **Ausdehnung:** ossär (medullär/kortikal), in Weichteile inkl. Muskulatur, neurovaskuläre Bündel, Sub-/Kutis oder Gelenke.

**B-4.32 Morphologie und Differenzierung von Knochentumoren.**

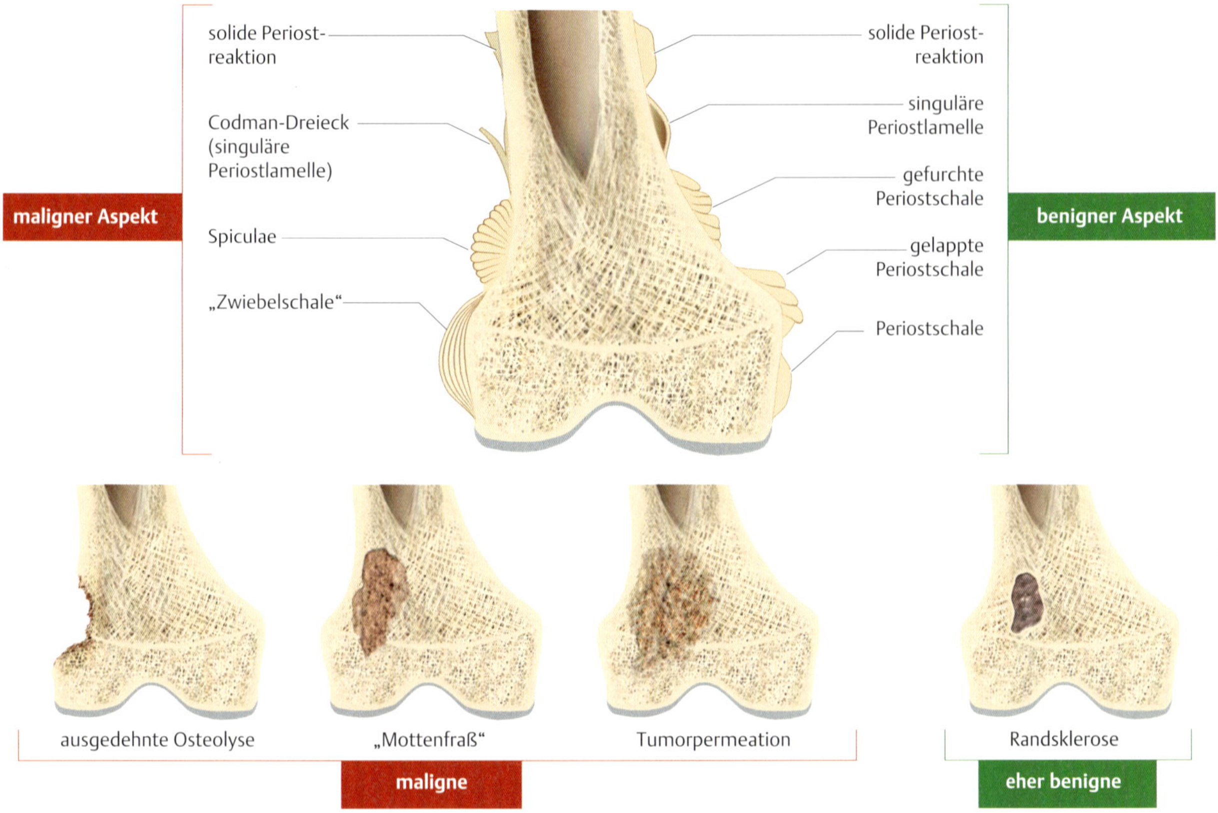


(aus Pfeil J, Biberthaler P, Niethard FU. Duale Reihe Orthopädie und Unfallchirurgie. Stuttgart: Thieme; 2014)

**Gutartige Tumoren** zeichnen sich durch **glatte und scharfe Konturen** (gelegentlich mit **Randsklerose**), schmale Übergangszone zum umgebenden Knochen und ein mehr „geordnetes Bild" mit Kammerungen und Septierungen sowie durch ein langsames Wachstum aus. Die Knochenkonturen bleiben in der Regel erhalten.

**Gutartige Tumoren** zeigen **glatte** und **scharfe Konturen** sowie ein langsames Wachstum.

**Maligne Tumoren** sind durch eine **unscharfe**, verwaschene **Randbegrenzung**, inhomogene Strukturen, Zerstörung der Kompakta, **mottenfraßähnliche** Spongiolysen und eine rasche Größenzunahme gekennzeichnet. Maligne Knochentumoren mit einem hoch aggressiven Wachstum können ein **permeatives Destruktionsmuster** mit multiplen, kleinen, uniformen und linearen Osteolysen zeigen. Häufig sind **periostale Knochenreaktionen** (lamellär, zwiebelschalenartig, spikulär, komplex, Codman-Dreieck, Abb. **B-4.32** oben) und eine **extraossäre Tumorinfiltration** nachweisbar.

**Maligne Tumoren** sind durch eine **unscharfe Begrenzung** und rasche Größenzunahme gekennzeichnet. Häufig sind **periostale Knochenreaktionen** (Abb. **B-4.32** oben) und eine **extraossäre Tumorinfiltration** nachweisbar.

► Merke. **Periostale Reaktionen** können auf dem Röntgenübersichtsbild der einzige Hinweis auf einen malignen Knochentumor (z. B. Osteosarkom) sein. Da Periostreaktionen **auch bei anderen Läsionen** auftreten können (z. B. Osteomyelitis, Stressfraktur, subperiostales Hämatom) muss immer eine sehr sorgfältige Abklärung erfolgen.

► Merke.

## Benigne und semimaligne Knochentumoren

### Osteochondrom

Benigne und semimaligne Knochentumoren

Osteochondrom

► Synonym. kartilaginäre Exostose

► Synonym.

► Definition. Osteochondrome entstehen, wenn enchondrale Ossifikationskeime aus der Epiphysenfuge unter das metaphysäre Periost versprengt werden. Sie führen zu einer Knochenneubildung mit Spongiosa, Kortikalis und einer Knorpelkappe.

► Definition.

B-4.33 **Osteochondrom.**

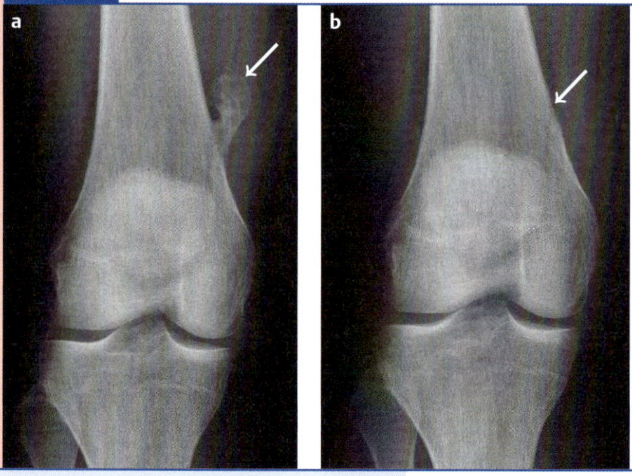


**a** Typisches Osteochondrom (Pfeil) am medialen Femurkondylus (präoperativ).
**b** Postoperativ (noch diskrete kortikale Irregularität, Pfeil).

**Allgemeines:** Mit einem Anteil von 40–45 % sind sie die **häufigsten benignen Knochentumoren**.

**Allgemeines:** Mit einem Anteil von 40–45 % sind sie die **häufigsten benignen Knochentumoren**. Bei der familiär auftretenden kartilaginären Exostosenkrankheit finden sich multiple Osteochondrome. Ihr malignes Entartungsrisiko beträgt 5–10 %, während einzelne Osteochondrome sehr viel seltener entarten.

► Merke.

► Merke. Die Tumoren sind im metaphysären und diametaphysären Bereich der **langen Röhrenknochen** lokalisiert (kniegelenksnahe Abschnitte von Femur und Tibia, proximale Humerus- und distale Radiusmetaphyse), seltener am Becken und den übrigen platten Knochen.

**Klinik:** Die meist asymptomatischen Osteochondrome führen zu Vorwölbungen und Verformungen der betroffenen Knochen und je nach Lokalisation zu Schmerzen.
**Diagnostisches Vorgehen** (S. 368):
**Radiologische Diagnostik:** Im **Röntgenbild** (Abb. **B-4.33**) sitzen Osteochondrome dem Knochen **breitbasig** auf oder sind **gestielt**. Die Spongiosa ist vom Knochen bis in die Raumforderung meist durchgehend abgrenzbar ohne abgrenzende Sklerosezone/Berandung. Das eigentliche Wachstum der Exostosen findet im Bereich der Knorpelkappe statt, die in der **Sonografie** und **MRT** gut zu erkennen ist und häufig **Verkalkungen** aufweist.
Das Wachstum der Exostosen sistiert gewöhnlich mit der Pubertät. Erneutes Wachstum im Erwachsenenalter, häufige Rezidive und/oder eine Zunahme der Knorpelkappenbreite auf über 1,5–2 cm weisen u. a. auf eine maligne Entartung hin.

**Klinik:** Die meist asymptomatischen Osteochondrome führen zu Vorwölbungen und Verformungen der betroffenen Knochen. Bei Kompression von benachbarten Nerven und Gefäßen können Parästhesien und Schmerzen auftreten.

**Diagnostisches Vorgehen** (S. 368):
**Radiologische Diagnostik:** Im **Röntgenbild** (Abb. **B-4.33**) sitzen Osteochondrome dem Knochen **breitbasig** auf oder sind **gestielt**. Spongiosa und Kortikalis gehen direkt aus dem Mutterknochen hervor und auch die Spongiosastruktur ist der des Mutterknochens vergleichbar. Die Spongiosa ist vom Knochen bis in die Raumforderung meist durchgehend abgrenzbar ohne abgrenzende Sklerosezone/Berandung.
Das eigentliche Wachstum der Exostosen findet im Bereich der Knorpelkappe statt, die in der **Sonografie** (bei oberflächlich gelegenen Osteochondromen) und **MRT** gut erkennbar ist. Die Knorpelkappe weist häufig **Verkalkungen** auf. Ausgedehnte Osteochondrome im Wachstumsalter können zu erheblichen Knochenverformungen führen.
Das Wachstum der Exostosen sistiert gewöhnlich mit der Pubertät. Eine Resektion (sofern möglich) ist dann erst sinnvoll, da die Rezidivhäufigkeit geringer ausfällt. Ein erneutes Wachstum im Erwachsenenalter, häufige Rezidive, eine unregelmäßige Begrenzung und Dickenzunahme der Knorpelkappe auf über 1,5–2 cm sowie ein zunehmender Weichteiltumor weisen auf eine maligne Entartung hin.

## Chondrom

► Synonym.

► Synonym. Enchondrom

► Definition.

► Definition. Chondrome entstehen aus versprengten Knorpelkeimen und sind aus reifem hyalinem Knorpel aufgebaut.

**Allgemeines:** Nach ihrer Lage unterscheidet man **Enchondrome** (Markraum) und periostale **Chondrome** (innere Periostschicht). Benigne Chondrome machen 10 % aller benignen Knochentumoren aus. Prädilektionsstellen sind die Phalangen der **Hände**.

**Allgemeines:** Nach ihrer Lage unterscheidet man **Enchondrome** (Markraum) und periostale **Chondrome** (innere Periostschicht). Bei multiplem Auftreten der Chondrome spricht man von Enchondromatose oder Morbus Ollier, bei zusätzlichen Hämangiomen vom Maffucci-Syndrom. Benigne Chondrome haben einen Anteil von 10 % an allen benignen Knochentumoren. Sie kommen am häufigsten in der 2.–5. Lebensdekade ohne bevorzugte Geschlechtsverteilung vor. Prädilektionsstellen sind die Phalangen der **Hände** (ca. 50 %). In den langen Röhrenknochen wird die Meta-/Diaphysenregion bevorzugt.

B-4.34 Enchondrom.

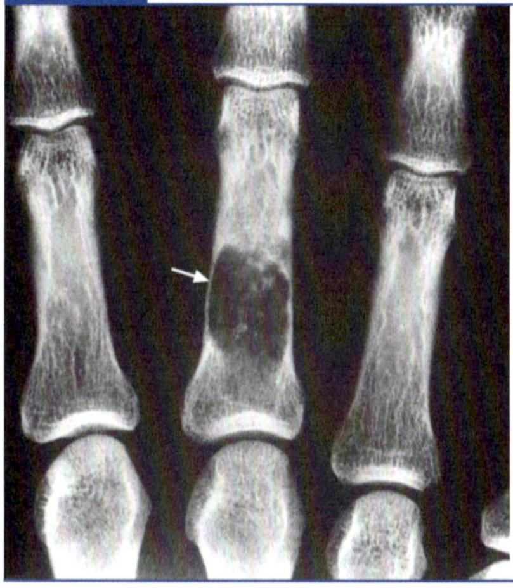

Scharf begrenzte Destruktion in der proximalen Phalanx von D III, die zu einer Verdünnung der Kortikalis geführt hat (enostales „scalloping"). Innerhalb der Läsion sind fleckförmige, z. T. bogenförmige Verkalkungen zu erkennen, die kennzeichnend sind (Pfeil).

B-4.34

**Merke.** Das **Risiko einer sekundären Malignisierung** zum Chondrosarkom beträgt etwa 4 % bei solitären Chondromen wobei das Risiko in den kleinen Röhrenknochen der Hand geringer ist als in den langen Röhrenknochen! Bei der Enchondromatose ist das Risiko einer malignen Entartung ebenfalls deutlich erhöht (25–40 %).

Merke.

**Klinik:** Enchondrome wachsen sehr langsam und werden meist als Zufallsbefund entdeckt. Durch schmerzlose Verformungen und Auftreibungen oder Spontanfrakturen können sie symptomatisch werden.

**Klinik:** Enchondrome wachsen sehr langsam und werden meist zufällig entdeckt.

**Diagnostisches Vorgehen** (S. 368):
**Radiologische Diagnostik:** Im **Röntgenbild** (Abb. **B-4.34**) werden meist relativ **scharf begrenzte Destruktionen** mit **polyzyklischer Begrenzung** beobachtet. Bei weiterem Wachstum kommt es zu einer Auftreibung des Knochens mit Verdünnung der Kortikalis („scalloping"), besonders an den tubulären Hand- und Fußknochen. Kennzeichnend sind **intratumorale Verkalkungen**, die im Gegensatz zum Knocheninfarkt (S. 358) eher zentral lokalisiert sind und amorph, feinfleckig („Popcorn-artig") oder ringförmig/bogenförmig („rings and arcs") erscheinen. Die Verkalkungen nehmen mit dem Alter und der Größe der Enchondrome zu.
In der **MRT** sind Enchondrome in der T 1-Wichtung hypointens. In der T 2-Wichtung ist das Signal abhängig vom Verkalkungsgrad, bei unverkalkten Chondromen ist es hyperintens und dem Signal von Zysten vergleichbar. Nach i. v.-KM-Gabe findet sich eine typische **Lobulierung mit Septierungen**.

**Diagnostisches Vorgehen** (S. 368):
**Radiologische Diagnostik:** Im **Röntgenbild** (Abb. **B-4.34**) werden meist relativ **scharf begrenzte Destruktionen** mit **polyzyklischer Begrenzung** beobachtet. Kennzeichnend sind **intratumorale Verkalkungen**, die zentral lokalisiert sind und amorph erscheinen (S. 358).

In der **MRT** sind Enchondrome in der T 1-Wichtung hypointens, in der T 2-Wichtung hyperintens. Nach KM-Gabe findet sich eine typische **Lobulierung mit Septierungen**.

**Merke.** Intratumorale Verkalkungen weisen auf knorpelbildende Knochentumoren hin. Ein Tumordurchmesser von über 4 cm, unscharfe Randkonturen, ein rasches Wachstum und insbesondere neu aufgetretene Schmerzen können auf eine maligne Entartung hinweisen.

Merke.

Die **differenzialdiagnostische** Abgrenzung zum primären und sekundären Chondrosarkom (S. 378) ist röntgenologisch meist schwierig. Knochenzysten (S. 377) weisen die typischen Verkalkungen nicht auf, Knocheninfarkte (S. 358) enthalten peripher betonte Verkalkungen und verursachen keine Auftreibung des Knochens.

Die **differenzialdiagnostische** Abgrenzung zum primären und sekundären Chondrosarkom (S. 378) ist röntgenologisch meist schwierig.

## Chondroblastom

Chondroblastom

**Synonym.** Codman-Tumor

Synonym.

**Definition.** Das Chondroblastom ist ein seltener, partiell knorpelbildender Tumor.

Definition.

**Merke.** Das Chondroblastom ist in den **Epiphysen** lokalisiert, v. a. im proximalen Humerus, im distalen Femur und in der proximalen Tibia. Ein weiterer Tumor mit epiphysärer Lokalisation ist der Riesenzelltumor (S. 374).

Merke.

B-4.35

**B-4.35 Chondroblastom.**

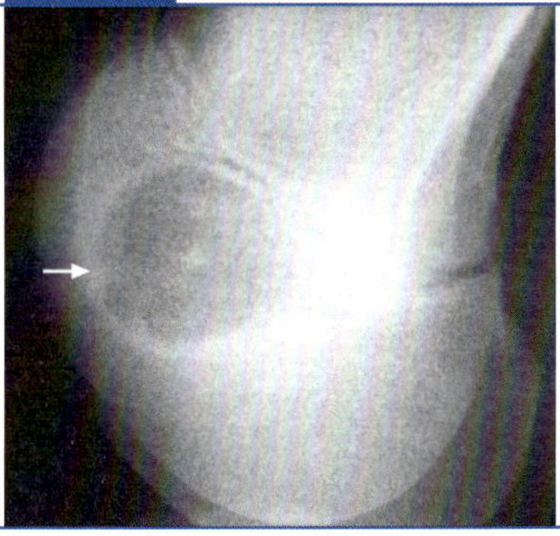

Scharf begrenzte Knochendestruktion in der distalen Femurepiphyse (Pfeil). Die Läsion reicht bis an die Epiphysenfuge und ist von einem schmalen Sklerosesaum umgeben. Innerhalb der Veränderung sind fleckförmige Verkalkungen zu erkennen.

**Klinik:** Betrifft meist Männer in der 2. Lebensdekade. Es werden länger bestehende gelenkbezogene Schmerzen angegeben.

**Klinik:** Der Tumor tritt bevorzugt in der 2. Lebensdekade auf, das männliche Geschlecht ist häufiger betroffen. Es werden über längere Zeit bestehende gelenkbezogene Schmerzen angegeben, die oft von einer Bewegungseinschränkung und einem Gelenkerguss begleitet sind.

**Diagnostisches Vorgehen** (S. 368):
**Radiologische Diagnostik:** Im **Röntgenbild** zeigt sich eine scharf begrenzte, epiphysär exzentrisch gelegene Destruktion mit feinem Sklerosesaum (Abb. **B-4.35**).

**Diagnostisches Vorgehen** (S. 368):
**Radiologische Diagnostik:** Üblicherweise zeigt sich im **Röntgenbild** eine ca. 1–7 cm große, scharf begrenzte, epiphysär oder apophysär exzentrisch gelegene Destruktion, die von einem feinen Sklerosesaum umgeben ist (Abb. **B-4.35**). **Intratumoral** finden sich häufig amorphe **Verkalkungen**. Ein Übergreifen auf die Metaphyse und in das Gelenk ist möglich.
Im **MRT** erscheint das Chondroblastom in T 1 hypointens und in T 2 hyperintens mit z. T. Signalauslöschungen im Bereich der Verkalkungen.

**Differenzialdiagnostisch** abgegrenzt werden muss vor allem der Riesenzelltumor (S. 374).

**Differenzialdiagnostisch** abgegrenzt werden muss der Riesenzelltumor (S. 374). Dieser enthält keine Verkalkungen und ist weniger scharf begrenzt. Daneben müssen aseptische Knochennekrosen (S. 359), Brodie-Abszesse (S. 366) und eosinophile Granulome berücksichtigt werden.

## Osteom

▶ Definition.

▶ **Definition.** Kompakte oder spongiöse, gutartige Neubildung des reifen Knochengewebes und des Knochenmarks.

**Allgemeines:** Betrifft meist Männer im 4. und 5. Lebensjahrzehnt. Häufige Lokalisationen sind die **NNH** sowie die **platten Knochen**.

**Allgemeines:** Das Osteom tritt besonders in der 4. und 5. Lebensdekade unter Bevorzugung des männlichen Geschlechts auf. Häufige Lokalisationen sind die **Nasennebenhöhlen** (NNH) sowie die **platten Knochen**, besonders an Schädel und Gesichtsschädel.

**Klinik:** Der Tumor ist meist asymptomatisch.

**Klinik:** Der Tumor ist in der Regel asymptomatisch. Bei Verschluss des Ductus frontonasalis treten Kopfschmerzen oder eine chronische Sinusitis auf. Beim sog. Gardner-Syndrom finden sich multiple Osteome kombiniert mit intestinalen Polypen.

**Diagnostisches Vorgehen** (S. 368):
**Radiologische Diagnostik:** Typische Osteome erscheinen im **Röntgenbild** als **glatt begrenzte**, homogene Verschattungen von 2–3 cm Durchmesser (Abb. **B-4.36**).

**Diagnostisches Vorgehen** (S. 368):
**Radiologische Diagnostik:** Typische Osteome erscheinen im **Röntgenbild** als **glatt begrenzte**, runde oder polyzyklische, sehr dichte und homogene Verschattungen mit einem Durchmesser von 2–3 cm (Abb. **B-4.36**). Kompaktainseln (medulläre Osteo-

B-4.36

**B-4.36 Osteom der rechten Stirnhöhle.**

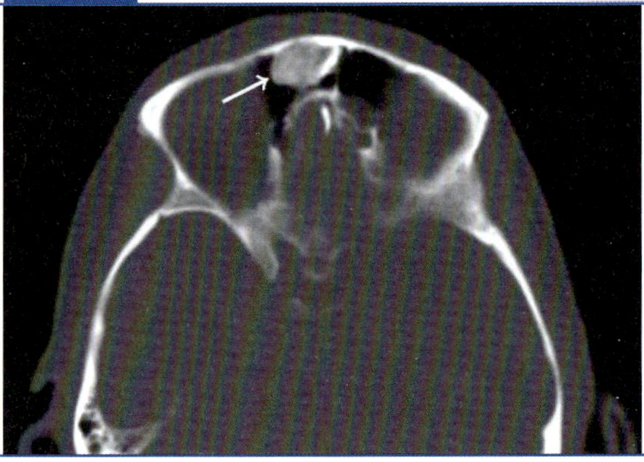

CT: sehr dichte, homogene, scharf begrenzte Verschattung im rechten Sinus frontalis (Pfeil).

me) sind bis 3 cm große polymorphe, dichte Strukturen mit feinen Ausläufern. Sie können in allen Knochen vorkommen.

**Differenzialdiagnostisch** abzugrenzen sind hyperostotische Meningeome (S. 608), Osteochondrome (S. 369) und die Osteomyelitis Garré (S. 366).

**Differenzialdiagnostisch** abzugrenzen sind hyperostotische Meningeome (S. 608), Osteochondrome (S. 369) und die Osteomyelitis Garré (S. 366).

### Osteoidosteom und Osteoblastom

**► Definition.** Gutartige osteoblastische Tumoren mit röntgenologisch erkennbarer zentraler Aufhellung (Nidus).

- Das **Osteoidosteom** ist vorwiegend in der **Kortikalis** lokalisiert und erreicht eine Größe bis zu 2 cm. Häufigste Lokalisation ist die **untere Extremität**, bevorzugt Femur und proximale Tibia.
- Das **Osteoblastom** tritt dagegen überwiegend im **spongiösen** Bereich auf und kann eine Größe von 2–10 cm erreichen. In > 50 % der Fälle ist die **Wirbelsäule** betroffen (v. a. Gelenk- und Dornfortsätze, Wirbelbögen), seltener die Diaphysen der langen Röhrenknochen.

**Klinik:** Charakteristisches Symptom des **Osteoidosteoms** ist der lokalisierte, nachts zunehmende **Schmerz**, der sich **durch Azetylsalizylsäure** deutlich **abschwächen** oder sogar vollständig unterdrücken lässt. Intrakapsuläre Osteoidosteome verursachen oft eine sekundäre entzündliche Synovitis, die für Gelenkschmerzen und eine eingeschränkte Beweglichkeit verantwortlich ist.

Beim **Osteoblastom** ist die Schmerzsymptomatik weniger intensiv als beim Osteoidosteom und Azetylsalizylsäure bewirkt keine ausgeprägte Besserung.

**Klinik:** Charakteristisches Symptom des **Osteoidosteoms** ist der lokalisierte, nachts zunehmende **Schmerz**, der sich **durch Azetylsalizylsäure abschwächen** oder unterdrücken lässt.

Beim **Osteoblastom** ist der Schmerz weniger intensiv, Azetylsalizylsäure bewirkt keine ausgeprägte Besserung.

**Diagnostisches Vorgehen** (S. 368):

**Radiologische Diagnostik des Osteoidosteoms:** Man unterscheidet zwischen kortikalen, spongiösen und subperiostal gelegenen Osteoidosteomen. Im **Röntgenbild** zeigt sich typischerweise eine **runde** oder ovaläre, gut abgrenzbare und bis **maximal 2 cm große Aufhellung** (Nidus), die von einer meist ausgedehnten **Sklerose** bzw. Hyperostose umgeben ist (Abb. **B-4.37a**). Bei kortikalem und periostalem Sitz werden erhebliche Mengen reaktiven Knochens gebildet, die eine endostale und periostale Verdickung der Kortikalis verursachen können. Innerhalb des Nidus finden sich in 25–30 % der Fälle Verkalkungen oder Verknöcherungen. Die exakte Abgrenzung des Nidus erfolgt in der Regel mit der CT bei ansonsten gleichem Bild wie im Röntgenbild.

In der **MRT** ist der Nidus signalarm in T 1-, von unterschiedlicher Signalintensität in T 2-gewichteten Bildern. Es findet sich ein ausgedehntes **perifokales Ödem** unter Einbeziehung der Weichteile. Mithilfe der **Szintigrafie** ist schon sehr früh, oft vor Auftreten radiologischer Veränderungen, eine intensive, lokal gut begrenzte Aktivitätsanreicherung nachweisbar. Da zur Vermeidung von Rezidiven eine vollständige Entfernung des Nidus erforderlich ist, empfiehlt sich eine Röntgenuntersuchung des Operationspräparates. Die computertomografisch gesteuerte Radiofrequenz-Ablation ist eine effektive, minimal-invasive Methode zur Behandlung des Osteoidosteoms.

**Diagnostisches Vorgehen** (S. 368):

**Radiologische Diagnostik des Osteoidosteoms:** Im **Röntgenbild** zeigt sich typischerweise eine **runde** oder ovaläre, gut abgrenzbare und bis **max. 2 cm große Aufhellung (Nidus)** (Abb. **B-4.37a**). Die bei kortikalem und periostalem Sitz erheblich gebildeten Mengen reaktiven Knochens erscheinen als Verdickung der Kortikalis.

In der **MRT** ist der Nidus in T 1-gewichteten Bildern signalarm. Es findet sich ein ausgedehntes **perifokales Ödem**. Mit der **Szintigrafie** ist sehr früh eine intensive Aktivitätsanreicherung nachweisbar.

**B-4.37 Osteoidosteom und Osteoblastom.**

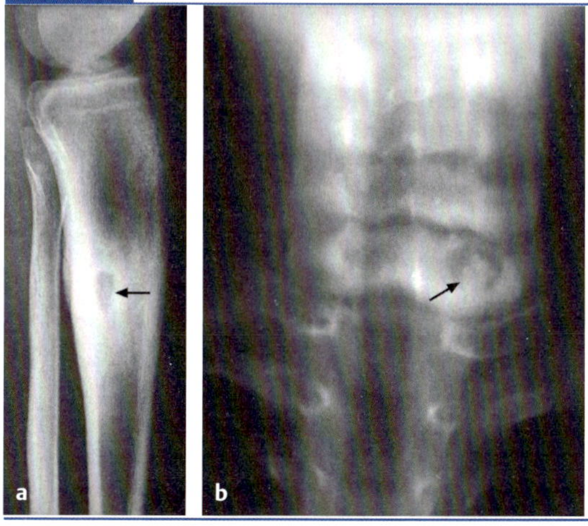


**a Osteoidosteom**: Ovaläre, relativ scharf begrenzte Aufhellung (Nidus, Pfeil) im linken proximalen Unterschenkel, die von einem ausgedehnten Sklerosesaum umgeben ist.

**b Osteoblastom**: Konventionelle Tomografie der Halswirbelsäule (heute oft durch CT- oder MRT-Aufnahmen ersetzt): innerhalb einer Auftreibung des linken Wirbelbogens von HWK 7 scharf begrenzte Destruktion (Nidus, Pfeil) mit zentraler Verkalkung und umgebender leichter Randsklerose.

► Merke.

► Merke. Bei ausgedehntem, unklarem ossärem Ödem differenzialdiagnostisch immer an ein Osteoidosteom denken und gezielt (in mindestens 2 Ebenen) danach suchen!

**Radiologische Diagnostik des Osteoblastoms:** Beim Osteoblastom **(> 2 cm)** finden sich Knochendestruktionen mit **ausgeprägten Verkalkungen**. Osteoblastome der Wirbelsäule zeigen häufig **blasige Destruktionen** mit relativ geringer Randsklerose (Abb. **B-4.37b**). Die Szintigrafie zeigt eine starke Anreicherung.

**Radiologische Diagnostik des Osteoblastoms:** Beim Osteoblastom **(> 2 cm)** finden sich in den Röhrenknochen Knochendestruktionen mit **ausgeprägten Verkalkungen**. Besonders nach längerem Krankheitsverlauf können ausgedehnte reaktive Randsklerosen und eine Auftreibung des Knochens beobachtet werden. Osteoblastome der Wirbelsäule zeigen häufig **blasige Destruktionen** mit relativ geringer Randsklerose sowie Deformierungen und Auftreibungen der betroffenen Knochenbereiche (Abb. **B-4.37b**). In der Szintigrafie zeigt das Osteoblastom wie das Osteoidosteom eine starke Anreicherung.

### Riesenzelltumor

### Riesenzelltumor

► Synonym.

► Synonym. Osteoklastom

► Definition.

► Definition. Semimaligner, an den Epi- und Metaphysen der langen Röhrenknochen lokalisierter Tumor aus vaskularisiertem Gewebe mit Riesenzellen.

**Allgemeines:** Lokal zeigt der Tumor ein unterschiedlich aggressives Wachstum. Häufigste Lokalisationen sind **distaler Femur** und **proximale Tibia**.

**Allgemeines:** Lokal zeigt der Tumor ein unterschiedlich aggressives Wachstum. Absiedlungen von benignen Tumorzellnestern („Implantate“) in der Lunge und in den Weichteilen sind ebenso möglich wie die maligne Entartung des Tumors (v. a. nach Strahlentherapie). Ca. 50 % der Tumoren entsteht im **distalen Femur** und in der **proximalen Tibia**. Weitere häufige Lokalisationen sind distaler Radius, distale Ulna und proximaler Humerus.

**Klinik:** Unspezifische Beschwerden; Spontanfrakturen sind häufig.

**Klinik:** Im Vordergrund stehen unspezifische Beschwerden mit lokalen Schmerzen und Schwellungen sowie Bewegungseinschränkungen des angrenzenden Gelenks. Spontanfrakturen sind häufig.

**Diagnostisches Vorgehen** (S. 368):
**Radiologische Diagnostik:** Das **Röntgenbild** (Abb. **B-4.38**) zeigt geografisch begrenzte, teilweise trabekulierte Destruktionen, die in ⅔ der Fälle exzentrisch und in ⅓ zentral in der Epiphyse liegen. Ein Übergreifen auf die Metaphyse ist häufig.

**Diagnostisches Vorgehen** (S. 368):
**Radiologische Diagnostik:** Das **Röntgenbild** (Abb. **B-4.38**) zeigt gewöhnlich geografisch begrenzte, teilweise trabekulierte (infolge residualer Knochenbälkchen) Destruktionen, die in ⅔ der Fälle exzentrisch und in ⅓ zentral in der Epiphyse liegen. Ein Übergreifen auf die Metaphyse ist häufig. Die Übergangszone vom Tumor zum gesunden Knochen zeigt einen allmählichen Dichteanstieg, eine reaktive Randsklerose fehlt meist. Bei rasch wachsenden Tumoren können die Grenzen unscharf und irregulär sein. Die Kompakta um den Tumor ist häufig verdünnt und aufgetrieben oder destruiert.

Im **MRT** erscheint der Tumor in T 1 hypointens, in T 2/PD hyperintens und mit deutlicher KM-Anreicherung.

Im **MRT** finden sich die klassischen Zeichen eines Tumors: in T 1 hypointens, in T 2/PD hyperintens und deutliche KM-Anreicherung. Der Tumor ist meist homogen, seltener inhomogen. Aufgrund intratumoraler Einblutungen kann beim T 2-gewichteten Bild auch eine niedrigere Signalintensität beobachtet werden (Hämosiderin).

### Hämangiom

### Hämangiom

► Definition.

► Definition. Gutartige Neubildung der Blutgefäße im Knochen.

**Allgemeines:** Meist radiologische Zufallsbefunde; häufige Lokalisationen sind **BWS** und **Schädelkalotte**.
**Klinik:** Häufig keine Beschwerden, an der Wirbelsäule können Schmerzen und neurologische Symptome auftreten.

**Allgemeines:** Hämangiome werden meist als radiologische Zufallsbefunde entdeckt. Bevorzugte Lokalisationen sind Wirbelsäule (v. a. **BWS**) und **Schädelkalotte**.

**Klinik:** Meist verursachen Hämangiome keine klinischen Beschwerden. An der Wirbelsäule können sie jedoch, v. a. bei Kompressionsfrakturen und extraspinaler Ausdehnung (selten), zu Schmerzen und neurologischen Symptome führen.

**Diagnostisches Vorgehen** (S. 368):
**Radiologische Diagnostik: Wirbelkörperhämangiome** zeigen auf der **Röntgenaufnahme** eine typische **vertikale Streifung** der rarefizierten Trabekel (Abb. **B-4.39a**). In der **CT** zeigen Teile oder auch der gesamte Wirbelkörper eine **wabig oder fleckig** veränderte Struktur (Abb. **B-4.39b**).

**Diagnostisches Vorgehen** (S. 368):
**Radiologische Diagnostik: Wirbelkörperhämangiome** zeigen auf der **Röntgenaufnahme** eine typische **vertikale Streifung** der rarefizierten Trabekel (Abb. **B-4.39a**). Die Form des Wirbelkörpers bleibt meist erhalten. Differenzialdiagnostisch muss das Hämangiom von der Osteoporose abgegrenzt werden, bei der jedoch alle Wirbel von den Veränderungen befallen sind (s. Abb. **B-4.20**). In der **CT** zeigen Teile oder auch der gesamte Wirbelkörper eine **wabig oder fleckig** veränderte Struktur (Abb. **B-4.39b**). Die Dichtemessung erlaubt in einzelnen Arealen den Fettnachweis.

**B-4.38 Riesenzelltumor.**

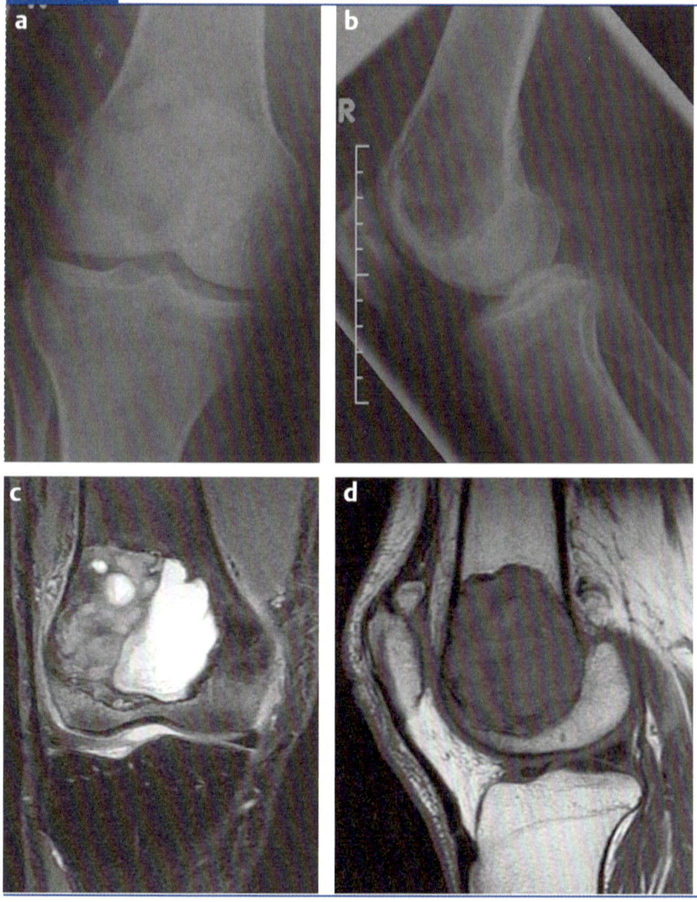


Große epiphysäre bis nach metaphysär reichende geografische Destruktion im rechten distalen Femur. Die Kompakta ist insbesondere anterior verdünnt.

**a, b Röntgen a. p.** und **seitlich**.

**c MRT koronar** (PD-Wichtung, fettsupprimiert) mit teils zystischen (hyperintensen) Arealen, teils mit soliden (hypointensen) Arealen.

**d MRT sagittal** (T 1-Wichtung).

**B-4.39 Hämangiome.**

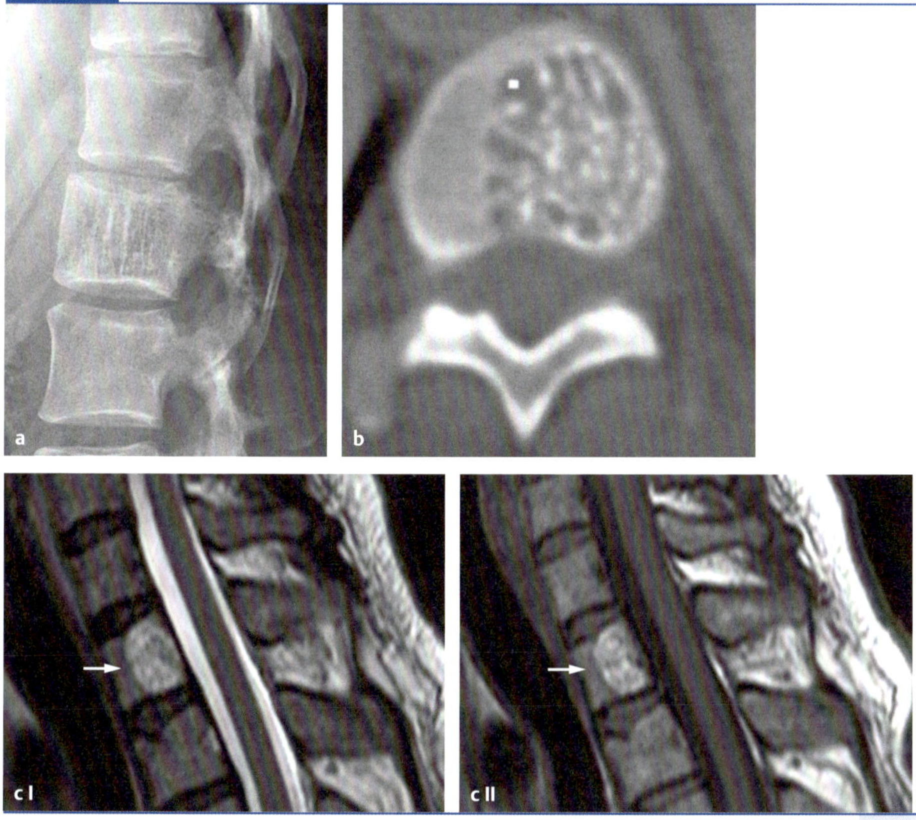


a **Seitaufnahme der Wirbelsäule**: Strähniges Trabekelmuster bei intraossärem Hämangiom.

b **CT-Bild** eines Hämangioms im BWK 10. Zu erkennen ist eine wabige Struktur des linken und mittleren Anteils des Wirbelkörpers. Die Räume zwischen den verplumpten Trabekeln weisen fettäquivalente Dichtewerte auf.

c **MRT** eines Hämangioms in der HWS, hyperintens in T 2 (links) und T 1 (rechts).

(Teilabb. a aus Bohndorf K, Imhof H, Wörtler K, Hrsg. Radiologische Diagnostik der Knochen und Gelenke. Stuttgart: Thieme; 2013)

Am **Schädel** manifestiert sich das Hämangiom bevorzugt am Os frontale mit wabigen, sonnenstrahl- oder wagenradähnlichen Destruktionen.

In der **MRT** sind Hämangiome sowohl in T 1- als auch in T 2-gewichteten Sequenzen **signalreich** (Abb. **B-4.39c**).

Am **Schädel** manifestiert sich das Hämangiom bevorzugt am Os frontale. Es entstehen große Destruktionen, die wabig, sonnenstrahl- oder wagenradähnlich erscheinen. Oft ist eine größere zuführende Vene in der Schädelkalotte als bandförmige Aufhellung erkennbar.
In der **MRT** sind Hämangiome charakteristischerweise sowohl in T 1- als auch in T 2-gewichteten Sequenzen **signalreich** (bedingt durch den Fettanteil) (Abb. **B-4.39c**). Nach KM-Applikation zeigt sich nur ein geringes Enhancement.

## Tumorähnliche Läsionen („Tumor-like lesions")

### Juvenile Knochenzyste

► Synonym. solitäre Knochenzyste

► Definition. Einkammerige, mit seröser Flüssigkeit gefüllte, expansiv wachsende Zyste unklarer Ätiologie.

**Allgemeines:** Häufig sind Männer vor dem 20. Lebensjahr betroffen. Bevorzugte Lokalisation sind die **Metaphysen der langen Röhrenknochen**.
**Klinik:** Symptome treten erst bei größeren Zysten durch Infraktionen oder Spontanfrakturen auf.
**Diagnostisches Vorgehen** (S. 368):
**Radiologische Diagnostik:** Das **Röntgenbild** (Abb. **B-4.40a**) zeigt charakteristischerweise eine expansive, **einkammerige, ovaläre Aufhellung** mit **sklerotischem Randsaum**. Die maximale Größe wird vor Abschluss des Knochenwachstums erreicht.

**Allgemeines:** Der Altersgipfel liegt vor dem 20. Lebensjahr. Das männliche Geschlecht ist etwa doppelt so häufig betroffen. Bevorzugte Lokalisation sind die **Metaphysen der langen Röhrenknochen** (v. a. proximaler Humerus und Femur).

**Klinik:** Meist bestehen keine Beschwerden. Symptome treten gewöhnlich erst auf, wenn es bei größeren Zysten zu Infraktionen oder Spontanfrakturen kommt.

**Diagnostisches Vorgehen** (S. 368):
**Radiologische Diagnostik:** Das **Röntgenbild** (Abb. **B-4.40a**) zeigt charakteristischerweise eine expansive, **einkammerige, ovaläre Aufhellung**, die primär zentral metaphysär liegt und später wachstumsbedingt nach diaphysär auswandert. Ein **sklerotischer Randsaum** ist regelmäßig nachzuweisen. Die Kortikalis wird häufig endostal resorbiert und ist verdünnt. Gelegentlich werden Trabekulierungen beobachtet, echte Kammerungen sind jedoch sehr selten. Die maximale Größe wird vor Abschluss des Knochenwachstums erreicht. Periostale Reaktionen weisen auf eine vorausgegangene pathologische Fraktur hin.

► Merke. Nahezu pathognomonisch ist ein sog. **„fallen fragment"**, d. h. ein Knochenfragment, das nach pathologischer Fraktur in der Zyste „schwimmt".

Mit der **MRT** (Abb. **B-4.40b**) sind Knochenzysten durch den Flüssigkeitsnachweis sicher zu diagnostiziern.

Mit der **MRT** (Abb. **B-4.40b**) sind Knochenzysten durch den Flüssigkeitsnachweis (in der T 2-Wichtung signalreich) sicher zu diagnostizieren. Sowohl der Zystenrand als auch die Zystenauskleidung entlang der Septen reichert KM an.

**B-4.40 Juvenile Knochenzyste.**

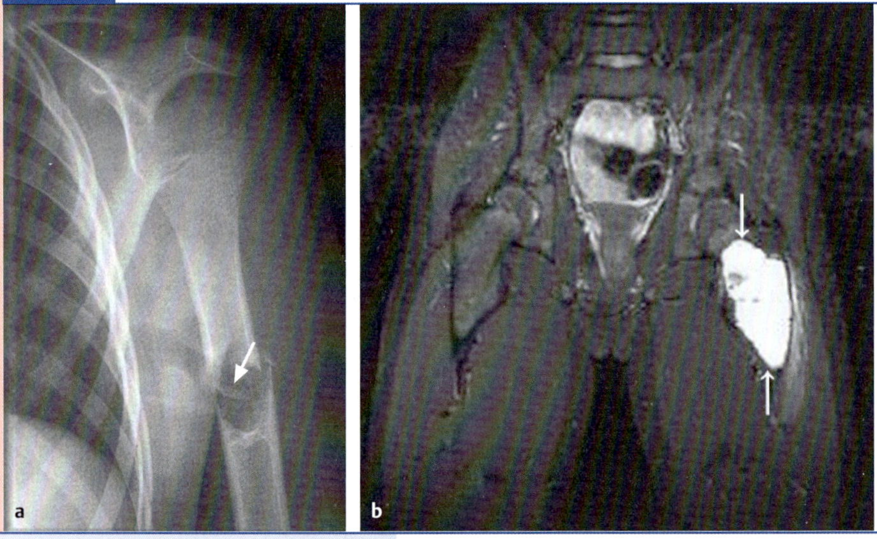

**a** **Röntgenaufnahme** einer juvenilen Knochenzyste im linken Humerus. Nach Sturz kam es zur pathologischen Fraktur durch die Zyste. Innerhalb der Zyste ist ein „fallen fragment" erkennbar (Pfeil).
**b** **MRT** einer großen juvenilen Knochenzyste in der proximalen Femurdiaphyse bis an die Metaphyse heranreichend. Die Zyste umfasst nahezu den gesamten Schaftquerschnitt. In der wassersensitiven TIRM-Sequenz stellt sie sich signalintensiv dar (Pfeile).

## Aneurysmatische Knochenzyste

▶ **Definition.** Expansive osteolytische Läsion, die entweder als primäre Form oder in Verbindung mit benignen oder malignen Knochentumoren (sekundäre Form) entsteht.

**Allgemeines:** Aneurysmatische Knochenzysten entstehen v. a. im 2. Lebensjahrzehnt. Mehr als 50 % sind exzentrisch **metaphysär in den langen Röhrenknochen** lokalisiert, am häufigsten in **Femur** und **Tibia**. Weitere Prädilektionsorte sind Wirbelsäule (v. a. in den Wirbelkörpern und Processus) und Becken.

**Klinik:** Im Vordergrund stehen akut einsetzende Schmerzen und Schwellungen. Bei vertebraler Lokalisation können neurologische Ausfälle auftreten.

▶ **Merke.** Bei sehr schnellem Wachstum kann die aneurysmatische Knochenzyste einen malignen Tumor vortäuschen.

**Radiologische Diagnostik** (S. 368): Typischerweise ist auf dem **Röntgenbild** (Abb. **B-4.41**) eine metaphysär **exzentrisch gelegene, mehrkammerige Aufhellung** sichtbar, die meist eine scharfe Begrenzung zeigt und sehr schnell wachsen kann. Die Osteolyse ist teilweise von einem **Sklerosesaum** umgeben. Die **Kompakta** ist **verdünnt** und oft **seifenblasenartig aufgetrieben**, in anderen Fällen nicht mehr vom umgebenden Weichteilgewebe abzugrenzen. Häufig fällt ein großer parossaler Geschwulstanteil auf. Ein Überschreiten der Epiphysenfuge wird nur ausnahmsweise beobachtet.
In der **MRT** sind in den mehrkammerigen Zysten (multiple) **Flüssigkeitsspiegel** auf Grund der unterschiedlichen Zusammensetzung der Zystenflüssigkeiten klassische Befunde. T2-gewichtete Sequenzen sind am aussagefähigsten. Nach KM-Gabe findet sich ein **starkes Enhancement** der Zystensäume. Zusätzlich sind solide weichteildichte Areale mit KM-Anreicherung innerhalb der Zyste nachweisbar. Auch in der **CT** lassen sich Flüssigkeitsspiegel erkennen.

Aneurysmatische Knochenzyste

▶ Definition.

**Allgemeines:** Sie entstehen v. a. im 2. Lebensjahrzehnt. Mehr als 50 % sind exzentrisch **metaphysär in den langen Röhrenknochen** lokalisiert, am häufigsten in **Femur** und **Tibia**.

**Klinik:** Akute Schmerzen und Schwellungen.

▶ Merke.

**Diagnostisches Vorgehen** (S. 368):
**Radiologische Diagnostik:** Auf dem **Röntgenbild** (Abb. **B-4.41**) ist eine metaphysär **exzentrisch gelegene, mehrkammerige Aufhellung** mit scharfer Begrenzung typisch. Die Osteolyse ist teilweise von einem **Sklerosesaum** umgeben. Die **Kompakta** ist **verdünnt** und oft **seifenblasenartig aufgetrieben**.

In der **CT** und **MRT** können in den mehrkammerigen Zysten (multiple) **Flüssigkeitsspiegel** nachgewiesen werden. Nach KM-Gabe findet sich ein starkes Enhancement der Zystensäume.

**B-4.41 Aneurysmatische Knochenzyste.**

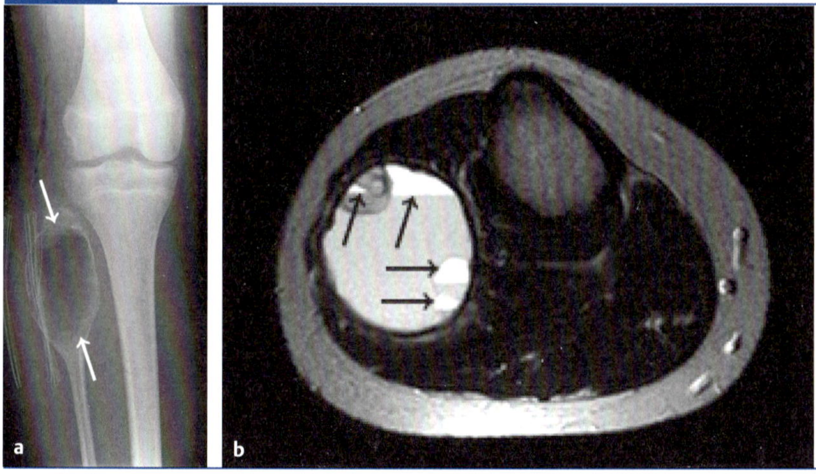


**a Röntgenaufnahme** des rechten proximalen Unterschenkels: mehrkammrige zystische Läsion in der erheblich aufgetriebenen proximalen Fibula (Pfeile). Die Läsion ist scharf begrenzt, die darüber liegende Kompakta blasig aufgetrieben. Nach Probebiopsie findet sich Luft innerhalb der aneurysmatischen Knochenzyste.
**b T2-gewichtetes MRT-Bild** des proximalen Unterschenkels in axialer Schichtführung: Mehrkammrige Läsion der proximalen Fibula, die durch den Prozess massiv aufgetrieben ist. In mehreren Zysten sind Flüssigkeitsspiegel erkennbar (Pfeile).

## Nichtossifizierendes Knochenfibrom (NOF)

▶ **Definition.** Das nichtossifizierende Knochenfibrom (fibröser Kortikalisdefekt) stellt eine Wachstumsstörung im epiphysennahen kortikalen und subkortikalen Bereich dar.

**Allgemeines:** Die Inzidenz liegt bei etwa 1 % in der 1. und 2. Lebensdekade. Das männliche Geschlecht ist deutlich häufiger betroffen. In über 50 % ist die Läsion in der **distalen Femur**- und der **proximalen Tibiametaphyse** lokalisiert, gefolgt von den distalen Tibia- und Fibulametaphysen. Das asymptomatische NOF wird radiologisch meist als Zufallsbefund entdeckt.

Nichtossifizierendes Knochenfibrom (NOF)

▶ Definition.

**Allgemeines:** Häufiges Auftreten in der 1. und 2. Lebensdekade, v. a. bei Jungen. In > 50 % ist die Läsion in der **distalen Femur**- und der **proximalen Tibiametaphyse** lokalisiert.

⊙ B-4.42

⊙ B-4.42 **Nicht-ossifizierendes Knochenfibrom. Röntgenaufnahme a. p. und seitlich.**

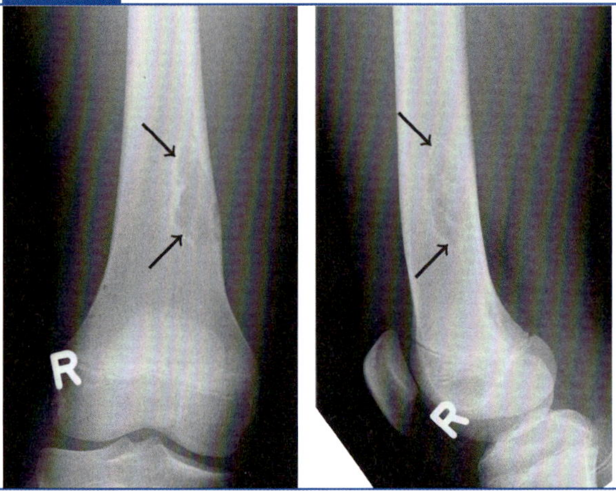


In der distalen medialen Femurdiaphyse gelegener Aufhellungsbezirk, der von einem polyzyklischen Sklerosesaum begrenzt wird (Pfeile).

**Radiologische Diagnostik:** Auf dem **Röntgenbild** (Abb. **B-4.42**) breitet sich der zunächst in der Kompakta gelegene rundliche Aufhellungsbezirk im weiteren Verlauf in die subkortikale Spongiosa der Metaphysen aus. Er ist typischerweise von einem **polyzyklischen** oder **girlandenartigen Sklerosesaum** umgeben. Die Kortikalis kann vorgewölbt und verdünnt sein.

**Radiologische Diagnostik:** Auf dem **Röntgenbild** (Abb. **B-4.42**) breitet sich der zunächst in der Kompakta gelegene rundliche Aufhellungsbezirk im weiteren Verlauf in die subkortikale Spongiosa der Metaphysen aus. Er ist typischerweise von einem **polyzyklischen** oder **girlandenartigen Sklerosesaum** umgeben. Die Kortikalis kann vorgewölbt und verdünnt sein. Mit fortschreitendem Knochenwachstum verlagert sich der Prozess diaphysenwärts. Nach Abschluss des Wachstums wird die Läsion von normalem Knochen durchbaut, gelegentlich verbunden mit einer vorübergehenden Sklerosierung. Die Röntgenbefunde sind meist pathognomonisch für das NOF. Bisweilen erreichen die NOF eine erhebliche Größe, so dass pathologische Frakturen auftreten können.

► Merke.

► Merke. Das nicht-ossifizierende Fibrom imponiert als kortikale, sklerotisch begrenzte Knochendestruktion mit traubenartiger, girlandenförmiger Anordnung. Meist ist es ein Zufallsbefund, der keiner Therapie bedarf. Anhand der pathognomonischen Röntgensymptomatik ist es in den meisten Fällen sicher von anderen Knochentumoren zu differenzieren.

Maligne primäre Knochentumoren

Chondrosarkom

## Maligne primäre Knochentumoren

### Chondrosarkom

► Definition.

► Definition. Das Chondrosarkom ist ein überwiegend aus knorpeligen Elementen aufgebauter, sarkomatöser Tumor.

**Allgemeines:** Primäre Chondrosarkome gehen vom Markraum aus. Sekundäre Chondrosarkome entwickeln sich aus benignen Enchondromen oder Osteochondromen (S. 369).

**Allgemeines:** Primäre Chondrosarkome haben ihren Ausgangspunkt im Markraum und sind in 75 % im Stammskelett sowie proximalem Humerus und Femur lokalisiert. Sekundäre Chondrosarkome entwickeln sich aus benignen Enchondromen (S. 370) der langen Röhrenknochen oder der platten Knochen sowie aus Osteochondromen (S. 369) (v. a. wenn sie multipel auftreten).

**Klinik:** Lokalisierter Schmerz und Schwellung, jedoch weniger heftig und länger dauernd als bei anderen Tumoren.

**Klinik:** Wie auch bei den anderen malignen Knochentumoren werden als uncharakteristische Symptome lokalisierter Schmerz und Schwellung beobachtet. Sie sind beim Chondrosarkom jedoch gewöhnlich weniger heftig und von längerer Dauer als bei anderen Tumoren.

**Diagnostisches Vorgehen** (S. 368)**:**

**Diagnostisches Vorgehen** (S. 368)**:**

► Merke.

► Merke. Bei Knochentumoren mit endotumoraler, insbesondere ring- oder bogenförmiger Verkalkung („rings and arcs“) muss immer an knorpelbildende Tumoren gedacht werden. Treten bei einem bekannten Enchondrom Schmerzen auf, so ist immer an eine maligne Entartung zu denken. Dies trifft auch zu, wenn die Destruktion zunimmt oder endostale Resorptionen festzustellen sind.

**B-4.43** Chondrosarkom.

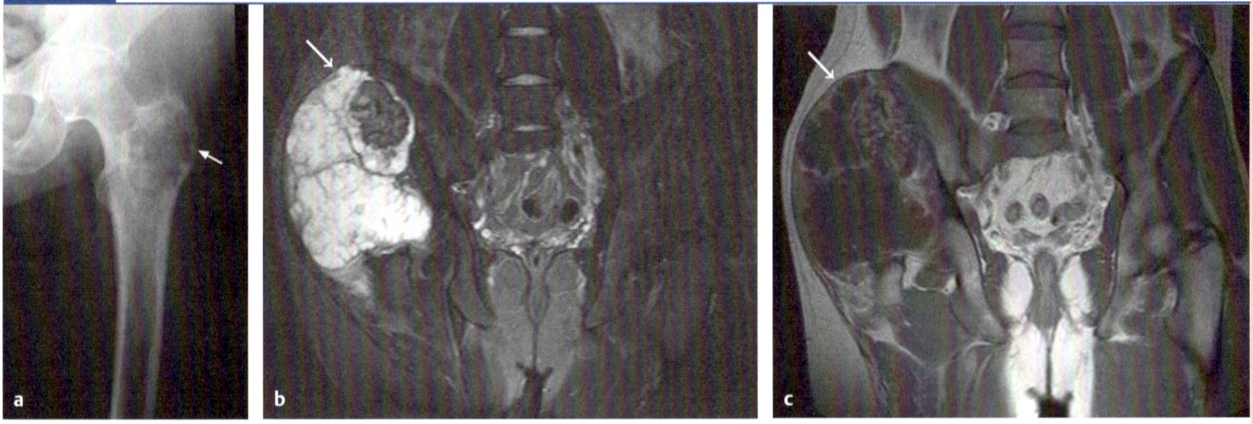


a **Röntgenaufnahme:** Große, unscharf begrenzte Destruktion (Pfeil) im Bereich des Trochanter major, die im proximalen und lateralen Anteil die Kortikalis durchbrochen und die Weichteile infiltriert hat. Innerhalb des Tumors sind fleckförmige Verkalkungen zu erkennen.
b **MRT koronar:** (STIR) Großes Chondrosarkom am Os ilium rechts.
c **MRT koronar:** (T1 mit Kontrastmittel) Großes Chondrosarkom am Os ilium rechts mit randständig betontem, irregulärem Enhancement.

**Radiologische Diagnostik:** Üblicherweise entstehen zentral **vom Markraum ausgehende Destruktionen** mit meist breiter und unscharfer Grenze (Abb. **B-4.43**). Die Destruktionen umfassen Spongiosa und Kortikalis und sind häufig von einem ausgedehnten paraossären Tumoranteil begleitet. In über 50 % der Fälle werden auf der Röntgenaufnahme **intratumorale Verkalkungen** beobachtet. Häufig finden sich **periostale Knochenappositionen**. Bei Sitz in den flachen Knochen treten ausgedehntere Destruktionen auf und die Weichteilkomponente des Tumors erreicht oft eine erhebliche Größe. Zur exakten Größenbestimmung werden **MRT** oder auch **CT** eingesetzt. In der CT können die knöchernen Destruktionen und Verkalkungen, in der MRT die Weichteilkomponente besser beurteilt werden. Der Tumor zeigt ein deutliches KM-Enhancement (Abb. **B-4.43**). Bei exzentrischen Chondrosarkomen kann im MRT die Knorpelkappe exakt bestimmt werden.

**Radiologische Diagnostik:** Es entstehen **zentral vom Markraum ausgehende Destruktionen** mit meist breiter und unscharfer Grenze (Abb. **B-4.43**). Die Destruktionen umfassen Spongiosa und Kortikalis, häufig sind sie von einem ausgedehnten paraossalen Tumoranteil begleitet. In > 50 % zeigen sich auf der Röntgenaufnahme **intratumorale Verkalkungen**, häufig finden sich auch **periostale Knochenappositionen**.

## Osteosarkom

Osteosarkom

► **Merke.** Das Osteosarkom ist ein hochmaligner Knochentumor mit ungünstiger Prognose. Kennzeichnend ist die Produktion von Knochengrundsubstanz (Osteoid) durch die malignen mesenchymalen Zellen, der Tumor kann aber auch vorwiegend Knorpel oder Bindegewebe enthalten. Sekundäre Osteosarkome können sich z. B. aus einer Ostitis deformans Paget (S. 385) entwickeln.

► **Merke.**

**Allgemeines:** 60 % der Patienten sind jünger als 25 Jahre. Ein zweiter Altersgipfel liegt in der 7. Lebensdekade. Der Tumor betrifft überwiegend die Metaphysen der **langen Röhrenknochen** vor allem in der Region um das **Kniegelenk** (50 %). Andere Manifestationsorte sind proximaler Humerus, Becken- und Kieferknochen.

**Allgemeines:** Häufig sind die Metaphysen der **langen Röhrenknochen** befallen, v. a. in Nachbarschaft zum **Kniegelenk**. 60 % der Patienten sind jünger als 25 Jahre.

**Klinik:** Die Patienten klagen über unspezifische, lokalisierte Knochenschmerzen, die mit einer Schwellung verbunden sein können. Häufig kommt es zu einer frühzeitigen hämatogenen Metastasierung in die Lunge.

**Klinik:** Unspezifische Knochenschmerzen. Häufig frühzeitige hämatogene Metastasierung in die Lunge.

**Diagnostisches Vorgehen** (S. 368):
**Radiologische Diagnostik:** Ein vorwiegend osteolytischer Prozess besteht, wenn bindegewebige oder knorpelige Elemente im Tumor überwiegen. Sklerosierungen beherrschen das Bild, wenn die Neubildung von Knochen überwiegt.

- Der **osteolytische Typ** des Osteosarkoms ist im **Röntgenbild** gekennzeichnet durch geografische Destruktionen mit unscharfer Begrenzung, meist jedoch durch **mottenfraßartige** oder **permeative Destruktionen** (Abb. **B-4.44a**). Die Kortikalis wird destruiert, es entwickelt sich eine paraossale Infiltration in die Weichteile. Wenn große Knochenabschnitte destruiert sind, können pathologische Frakturen auftreten.
- Beim **sklerosierenden Typ** stehen **unregelmäßige**, diffuse oder mehr umschriebene dichte **Sklerosen** im Vordergrund (Abb. **B-4.44**). Auch in den extraossären Tumoranteilen können ausgedehnte Verknöcherungen nachweisbar sein.
- Der **gemischte Typ** ist die häufigste Form, die sowohl mottenfraßartige Destruktionen als auch inhomogene Sklerosierungen enthält.

**Diagnostisches Vorgehen** (S. 368):
**Radiologische Diagnostik:**

- Der **osteolytische Typ** ist im **Röntgenbild** meist durch **mottenfraßartige** oder **permeative Destruktionen** (Abb. **B-4.44a**) gekennzeichnet.
- Beim **sklerosierenden Typ** stehen **unregelmäßige**, diffuse oder umschriebene dichte **Sklerosen** im Vordergrund (Abb. **B-4.44d**).
- Der **gemischte Typ** ist die häufigste Form.

B-4.44 Osteosarkom.

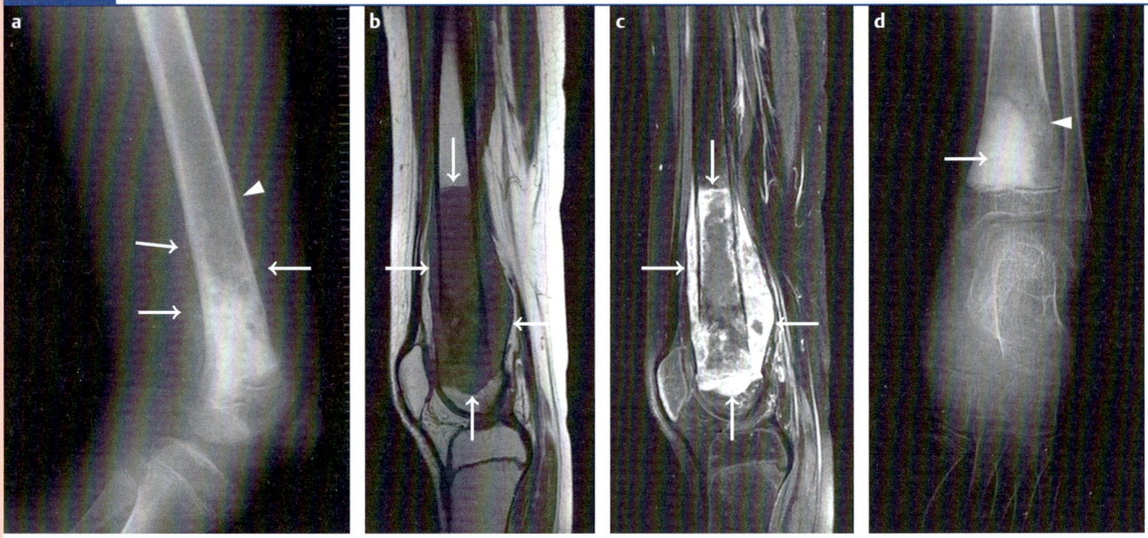


**a Röntgenaufnahme** bei Osteosarkom vom **osteolytischen Typ:** unscharf begrenzte, teils osteolytische, teils osteosklerotische Destruktionen der distalen Femurdiaphyse und -metaphyse bis an die Epiphysenfuge heranreichend. Der Tumor hat die Kortikalis destruiert. Eine große, teilweise sklerosierte Raumforderung findet sich in den umgebenden Weichteilen (Pfeile). Im proximalen Anteil des Tumors ist ventral deutlich ein Codman-Dreieck zu erkennen (Pfeilspitze).
**b, c MRT** bei Osteosarkom des distalen Femurs: Die T 1-Wichtung in sagittaler Schichtführung zeigt eine signalarme, unscharf begrenzte Läsion (Pfeil), die über die Epiphysenfuge in die Epiphyse sowie durch die Kortikalis in die umgebenden Weichteile einbricht (**b**). Nach KM-Gabe (T 1-Wichtung mit Fettsättigung) ist eine KM-Anreicherung vor allem in den Randbereichen des Tumors und in den umgebenden Weichteilen mit unscharfer Begrenzung zu erkennen. Zentral im Tumor findet sich nur eine geringe inhomogene Kontrastmittelaufnahme infolge der zentral stark sklerosierten Tumoranteile (**c**).
**d Röntgenaufnahme bei** Osteosarkom vom **sklerosierenden Typ:** unregelmäßig begrenzte Raumforderung der distalen Tibiadiaphyse und -metaphyse. Die Epiphysenfuge wird nicht überschritten. Die Kortikalis ist destruiert, ein umgebender Weichteiltumor noch nicht nachweisbar. Der Tumor weist im medialen Anteil eine sehr starke, relativ homogene Sklerosierung auf (Pfeil), im lateralen Anteil eine mehr fleckförmige Sklerosierung (Pfeilspitze). Die vom Tumor nicht betroffenen Skelettanteile weisen eine erhebliche Demineralisation auf.

► Merke.

► Merke. **Periostale Knochenreaktionen** sind ein häufiges, wenngleich unspezifisches Röntgenzeichen des Osteosarkoms. Sie treten immer dann auf, wenn der Tumor makroskopisch oder mikroskopisch die Kortikalis penetriert hat und das Periost alteriert. Es können radiäre, spikuläre, lamelläre **(zwiebelschalenartige)** oder komplexe Periostreaktionen entstehen. Häufig kommt auch das sog. **„Codman-Dreieck“** vor (Abb. **B-4.44a**), d. h. in den Randbereichen des Tumors ist eine dreieckige Periostreaktion erkennbar, während unmittelbar über dem Tumor die Periostreaktionen durch einen massiven Geschwulstausbruch destruiert werden.

Das **periostale Osteosarkom**, eine spezielle Form des Osteosarkoms, dehnt sich in der Kortikalis und den angrenzenden Weichteilen aus.
Es können sich weitere Tumormanifestationen im gleichen oder benachbarten Knochen entwickeln (sog. **Skip-lesions**).

Für die Operationsplanung ist die exakte Bestimmung der Tumorausdehnung sehr bedeutsam.

Das **periostale Osteosarkom**, eine spezielle Form des Osteosarkoms, zeichnet sich durch eine Tumorausdehnung in der Kortikalis und in den angrenzenden Weichteilen aus, während der Markraum nicht infiltriert wird.
Beim Osteosarkom und beim Ewing-Sarkom (S. 381) können sich zudem sog. **Skip-lesions** entwickeln: Es handelt sich hierbei um weitere Tumormanifestationen im gleichen oder in einem benachbarten Knochen. Sie können synchron oder nacheinander auftreten.
Für die Operationsplanung ist die exakte Bestimmung der Tumorausdehnung sehr bedeutsam, d. h. Ausdehnung im Knochenmark, in die paraossalen Weichteile, Infiltration in das Gefäß-Nerven-Bündel und in das Gelenk.

► Merke.

► Merke. Methode der Wahl zum Staging der Läsion an den Röhrenknochen ist die **MRT** (Abb. **B-4.44b, c**). Die Signalveränderungen hängen vom Ausmaß der Mineralisation der Matrix ab.

Zum Nachweis evtl. bestehender **Lungenmetastasen** ist die **Thorax-CT** wesentlich sensitiver als Thorax-Übersichtsaufnahmen.

Zum Nachweis evtl. bestehender **Lungenmetastasen** ist die **Thorax-CT** wesentlich sensitiver als Thorax-Übersichtsaufnahmen. Lungenmetastasen des Osteosarkoms können Verknöcherungen aufweisen. Aufgrund ihrer subpleuralen Lage können sie zu einem Spontanpneumothorax (S. 202) führen.

## Parossales (juxtakortikales) Osteosarkom

**Allgemeines:** Diese seltenere Form des Osteosarkoms entwickelt sich in Periost oder parossalem Bindegewebe und hat eine wesentlich bessere Prognose. Es entsteht bevorzugt in der 3. und 4. Lebensdekade, Frauen erkranken häufiger. Hauptlokalisationen sind die **Metaphysen der langen Röhrenknochen**, besonders am distalen Femur, daneben auch an Tibia und Humerus.

**Klinik:** Häufig besteht eine über Jahre zunehmende schmerzlose Schwellung, die als harte Masse tastbar ist.

**Radiologische Diagnostik:** Der parossal gelegene Tumor zeichnet sich durch eine **kräftige Verknöcherung** aus, die im Gegensatz zur Myositis ossificans vom Zentrum zur Peripherie an Dichte abnimmt (Abb. **B-4.45**). Mit der Kortikalis ist der Tumor über einen Tumorstiel verbunden, von dem in späteren Stadien, besonders bei Rezidiven, eine Infiltration der Spongiosa ausgehen kann. Neben diesen pilzartigen Formen können auch zirkulär um den Knochen wachsende Tumoren entstehen. Auf Tomogrammen zeigt sich gelegentlich eine regelrechte Trabekulierung des Tumors.

### Parossales (juxtakortikales) Osteosarkom

**Allgemeines:** Diese seltenere Form des Osteosarkoms entwickelt sich in Periost oder parossalem Bindegewebe und hat eine bessere Prognose. Hauptlokalisationen sind die **Metaphysen der langen Röhrenknochen**.

**Klinik:** Häufig über Jahre zunehmende schmerzlose Schwellung.

**Radiologische Diagnostik:** Der parossal gelegene Tumor zeichnet sich durch eine **kräftige Verknöcherung** aus, die vom Zentrum zur Peripherie an Dichte abnimmt (Abb. **B-4.45**).

**B-4.45 Juxtakortikales Osteosarkom.**

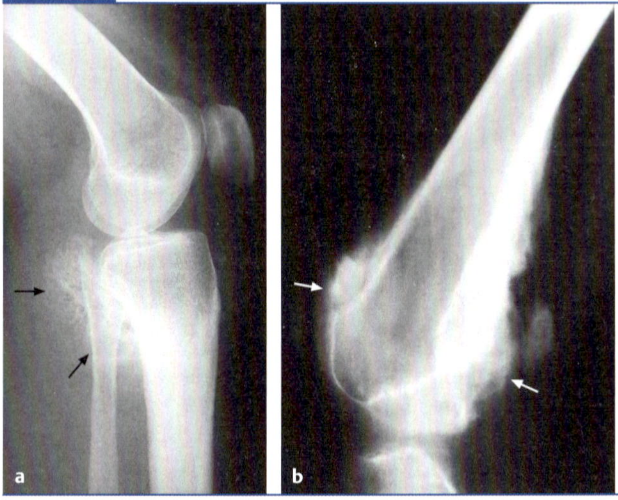


**a** Von der Tibiametaphyse nach dorsal in die Weichteile infiltrierende Raumforderung (Pfeile). Der Tumor weist inhomogene streifige und kleinfleckige Verkalkungen auf.
**b** Seitliches Tomogramm des distalen Femurs bei zirkulär wachsendem parossalem Osteosarkom: sowohl ventral als auch dorsal gelegene randständige unregelmäßig begrenzte Verknöcherung (Pfeile), deren Dichte zur Peripherie hin abnimmt. Im Bereich der Verknöcherung ist die normale Knochenstruktur zerstört.

## Ewing-Sarkom

**► Definition.** Das Ewing-Sarkom ist ein hochmaligner primärer Knochentumor des Kindes- und Jugendalters, der sich im Knochenmark entwickelt. Er zeigt ein sehr aggressives Destruktionsmuster (mottenfraßartig, permeativ) und frühzeitig Periostverknöcherungen.

**Allgemeines:** Der Tumor tritt bevorzugt in den **Diaphysen der langen Röhrenknochen**, v. a. im **Femur** und etwas seltener in Humerus, Tibia und Fibula auf. Becken und Rippen können ebenfalls befallen sein.

**Klinik:** Neben lokalen Schmerzen und einem häufig nachweisbaren Weichteiltumor treten beim Ewing-Sarkom im Gegensatz zu anderen Knochentumoren nicht selten **Allgemeinsymptome** wie Fieber, Leukozytose, Anämie und BKS-Erhöhung auf.

**Diagnostisches Vorgehen** (S. 368):
**Radiologische Diagnostik:** Der zentral im Knochenmark entstehende Tumor verursacht auf dem Röntgenbild **mottenfraßartige** oder **permeative Destruktionen** mit einer breiten Übergangszone zum gesunden Knochen (Abb. **B-4.46a**). Die Kortikalis wird irregulär zerstört. Frühzeitig entwickeln sich **periostale Reaktionen** mit Spikulae und Codman-Dreieck (S. 380). Die als typisch beschriebenen konzentrischen, zwiebelschalenartigen Periostverknöcherungen werden relativ selten beobachtet. Häufig findet sich ein großer extraossärer Tumoranteil in den angrenzenden Weichteilen. Für die Beurteilung der exakten Größenausdehnung, insbesondere auch des Weichteilanteils, wird die MRT eingesetzt, die die typischen Signalveränderungen (hypointens in T1- und hyperintens in T2-gewichteten Bildern) sowie eine starke KM-Anreicherung zeigt (Abb. **B-4.46c**).

### Ewing-Sarkom

**► Definition.**

**Allgemeines:** Der Tumor tritt bevorzugt in den **Diaphysen der langen Röhrenknochen**, v. a. im **Femur** auf.

**Klinik:** Häufig – im Gegensatz zu anderen Tumoren – **Allgemeinsymptome** wie Fieber, Leukozytose, Anämie und BKS-Erhöhung.

**Diagnostisches Vorgehen** (S. 368):
**Radiologische Diagnostik:** Der zentral im Knochenmark entstehende Tumor verursacht auf dem Röntgenbild mottenfraßartige oder **permeative Destruktionen** mit einer breiten Übergangszone zum gesunden Knochen (Abb. **B-4.46a**). Die Kortikalis wird irregulär zerstört, es entwickeln sich frühzeitig **periostale Reaktionen**, z. B. Spikulae, Codman-Dreieck (S. 380). Die **MRT** wird zur exakten Größenbestimmung eingesetzt und zeigt eine starke KM-Anreicherung (Abb. **B-4.46c**).

B-4.46 Ewing-Sarkom.

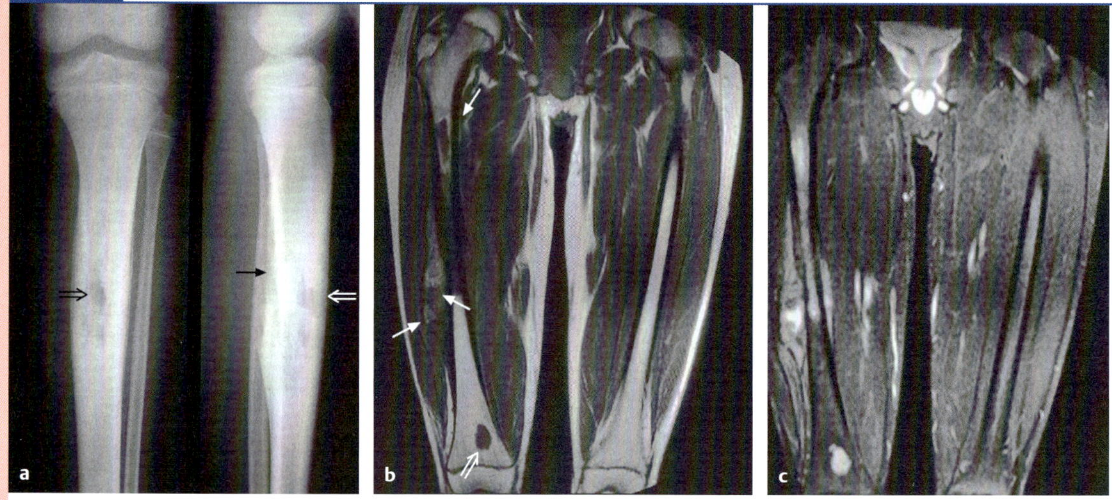


**a** **Röntgenaufnahmen** mit irregulärer Sklerosierung in der proximalen Tibiadiaphyse. An der Tibiahinterkante ist die Kortikalis destruiert (Pfeil). Im proximalen und distalen Bereich der Kortikalisdestruktion sind Codman-Dreiecke zu erkennen. Der Tumor hat die dorsalen Weichteile infiltriert. Die zentral im Tumor (Doppelpfeil) gelegene zylinderförmige Aufhellung entspricht einem Defekt nach Biopsie.
**b** **MRT** bei Ewing-Sarkom des rechten Femurs. Die T1-Wichtung (**b**) zeigt eine hypointense Raumforderung im proximalen und mittleren Schaft und einen großen Tumoranteil in den Weichteilen (Pfeile). Ein zweiter kleiner Herd ist in der distalen Femurmetaphyse erkennbar (Doppelpfeil).
**c** Nach KM-Gabe zeigt sich ein deutliches, etwas inhomogenes Enhancement.

Eine **Differenzierung** von Ewing-Sarkom und akuter hämatogener Osteomyelitis ist oft nur mit der MRT möglich.

Klinisch und röntgenologisch ist eine **Differenzierung** von Ewing-Sarkom und akuter hämatogener Osteomyelitis oft nicht möglich. Mit der MRT ist das Ödem bzw. der Abszess der Osteomyelitis meist gut von der soliden Raumforderung des Ewing-Sarkoms abzugrenzen.

## Plasmozytom (multiples Myelom)

▶ Definition.

## Plasmozytom (multiples Myelom)

▶ Definition. Das Plasmozytom entsteht durch eine maligne **Proliferation von monoklonalen B-Lymphozyten** v. a. im roten Knochenmark. In der Folge kommt es zur Infiltration des Knochenmarks, Verdrängung der normalen Blutbildung und Knochendestruktion, wobei zunächst die Spongiosa und im weiteren Verlauf auch die Kompakta zerstört wird. Häufig werden die Begriffe Plasmozytom und multiples Myelom synonym verwendet. Per definitionem spricht man jedoch beim **solitären** Befall vom **Plasmozytom**, beim **multifokalen** Befall vom **multiplen Myelom**.

**Allgemeines:** Der häufigste maligne Knochentumor tritt meist zwischen 5. und 7. Lebensdekade auf. Es werden **solitäres** Plasmozytom (unifokal) und **multiples** Myelom (multifokal) unterschieden.

**Allgemeines:** Mit einem Anteil von ca. 40 % ist das Plasmozytom der häufigste maligne Knochentumor. Der Altersgipfel liegt zwischen der 5. und 7. Lebensdekade. Es wird zwischen der primär **solitären** (eigentliches Plasmozytom) und der häufigeren **multilokulären**-polyostotischen (multiples Myelom) Form unterschieden.

▶ Merke.

▶ Merke. Entsprechend der Verteilung des hämatopoetischen Knochenmarks ist das **Stammskelett** bevorzugt befallen: Wirbelsäule (35 %), Becken (14 %), Schädel (12 %), Rippen sowie die proximalen Anteile der langen Röhrenknochen.

**Klinik:** Knochenschmerzen, Anämie, reduzierter Allgemeinzustand.

**Klinik:** Die Patienten leiden unter lokalen oder diffusen Knochenschmerzen. Der Allgemeinzustand ist reduziert, es besteht eine Anämie.

**Diagnostisches Vorgehen:** Charakteristisch sind eine extrem beschleunigte **BKS** und **monoklonale Immunglobuline** im Serum und/oder Urin. Die **Knochenmarkpunktion** zeigt eine Plasmazellinfiltration. Im **Röntgenbild** lassen sich osteolytische Herde nachweisen. Die Diagnostik stützt sich aber zunehmend auf die **Ganzkörper-MRT**.

**Diagnostisches Vorgehen:** Laborchemisch sind eine extrem beschleunigte **BKS** und der Nachweis **monoklonaler Immunglobuline** im Serum und/oder Urin charakteristisch. In fortgeschrittenen Stadien können Hyperkalzämie und Nephrokalzinose auftreten. Die **Knochenmarkpunktion** mit Zytologie und Histologie zeigt eine Erhöhung des Plasmazellanteils und/oder Plasmazellinfiltration. Im **Röntgenbild** lassen sich osteolytische Herde nachweisen. Die Diagnostik stützt sich aber zunehmend auf die **Ganzkörper-MRT** mit deutlich erhöhter Sensitivität und Spezifität, auch bei der Verlaufs- und Therapiebeurteilung.

**Radiologische Diagnostik:** Die **solitäre Form** des Plasmozytoms zeichnet sich durch eine geografische Destruktion aus. Oft findet sich ein Weichteiltumor in der Umgebung.

**Radiologische Diagnostik:** Die **solitäre Form** des Plasmozytoms zeichnet sich durch eine geografische Destruktion aus, die teilweise Septierungen enthalten kann und eine mehr oder weniger scharfe Randbegrenzung besitzt. Oft findet sich ein teilweise großer Weichteiltumor in der Umgebung der Knochendestruktion.

Beim **multiplen Myelom** sind verschiedene Manifestationsformen möglich (Abb. **B-4.47**). Diese lassen sich anhand der **MRT** unterscheiden:

- Normal erscheinendes Knochenmark mit geringer interstitieller Infiltration.
- **fokaler Befall:** Multiple, scharf begrenzte Osteolysen verursachen ein fleckiges, wabiges Erscheinungsbild. Die Größe dieser Osteolysen ist relativ einheitlich.
- **diffuser Befall:** Grobsträhniges Bild des Knochens. Im MRT wird ein diffuses Kontrastmittelenhancement des Knochens von > 40 % als suspekt gewertet.
- **Kombination** aus **diffusem** und **fokalem** Befall.
- **Salz-und-Pfeffer-Struktur** mit fleckig inhomogenem Knochenmark mit umschriebenen Fetteinlagerungen.
- Formen mit **fleckförmigen**, **mottenfraßähnlichen**, **unscharfen** Destruktionen (sprechen für eine schnelle Infiltration).

Das **multiple Myelom** kann sich (Abb. **B-4.47**) manifestieren als:

- **fokaler Befall** (fleckiges, wabiges Erscheinungsbild)
- **diffuser Befall** (grobsträhniges Bild)
- **Salz-und-Pfeffer-Struktur** (inhomogen fleckig)
- **fleckförmige, mottenfraßähnliche, unscharfe** Destruktionen.

In der MRT zeigen die Läsionen in der T 2-Wichtung ein unterschiedliches Signalverhalten, in der T 1-Wichtung sind sie signalarm. In der Regel findet sich eine homogene Durchsetzung des Knochenmarks, insbesondere am Achsenskelett.

Bei Befall der Wirbelsäule kann es relativ rasch zu **Kompressionsfrakturen** mit Kyphose und Skoliose kommen. Bei generalisiert in der Schädelkalotte auftretenden Osteolysen entsteht das Bild des **„Schrotschussschädels“** (Abb. **B-4.47a**). Osteosklerotische Veränderungen werden meist infolge der Therapie beobachtet.

In mehr als der Hälfte der Fälle fehlt eine Anreicherung im Szintigramm, die normalerweise nur bei reaktiver Knochenneubildung bzw. aggressivem Wachstum auftritt.

In der MRT sind die Läsionen in der T 1-Wichtung signalarm. Meist findet sich eine homogene Durchsetzung des Knochenmarks.

Bei Befall der Wirbelsäule kann es rasch zu **Kompressionsfrakturen** kommen. Bei generalisierten Osteolysen in der Schädelkalotte entsteht das Bild des **„Schrotschussschädels“** (Abb. **B-4.47a**).

Eine Anreicherung im Szintigramm fehlt häufig.

▶ **Merke.** Wenn im Röntgenbild eine Osteolyse erkennbar ist, aber eine Anreicherung im Skelettszintigramm fehlt, ist das Plasmozytom die häufigste Ursache.

▶ **Merke.**

▶ **Klinischer Fall.** 67-jährige Patientin in deutlich reduziertem Allgemeinzustand mit diffusen Knochenschmerzen. Die BKS war mit 140/185 stark erhöht, im Serum konnten monoklonale Antikörper nachgewiesen werden. Die Seitaufnahme des Schädels (Abb. **B-4.47a**) zeigt multiple scharf begrenzte Osteolysen in nahezu allen Anteilen der Schädelkalotte („Schrotschussschädel“). Die Struktur der Wirbelkörper im Röntgen erscheint grobsträhnig. Im MRT zeigt sich hier eine diffuse Infiltration der BWS (Abb. **B-4.47b,** Abb. **B-4.47c**).

**B-4.47** **Plasmozytom.**

**a** **„Schrotschussschädel“** mit generalisiert in der Schädelkalotte auftretenden Osteolysen.
**b** **Kombinierter diffuser und fokaler Befall der Brustwirbelsäule:** Dieser lässt sich oft im konventionellen **Röntgen** nicht oder nur schlecht abgrenzen,
**c** in der **MRT** hingegen sehr gut (weiße Pfeile), auch in den Processus spinosi (offener Pfeil).

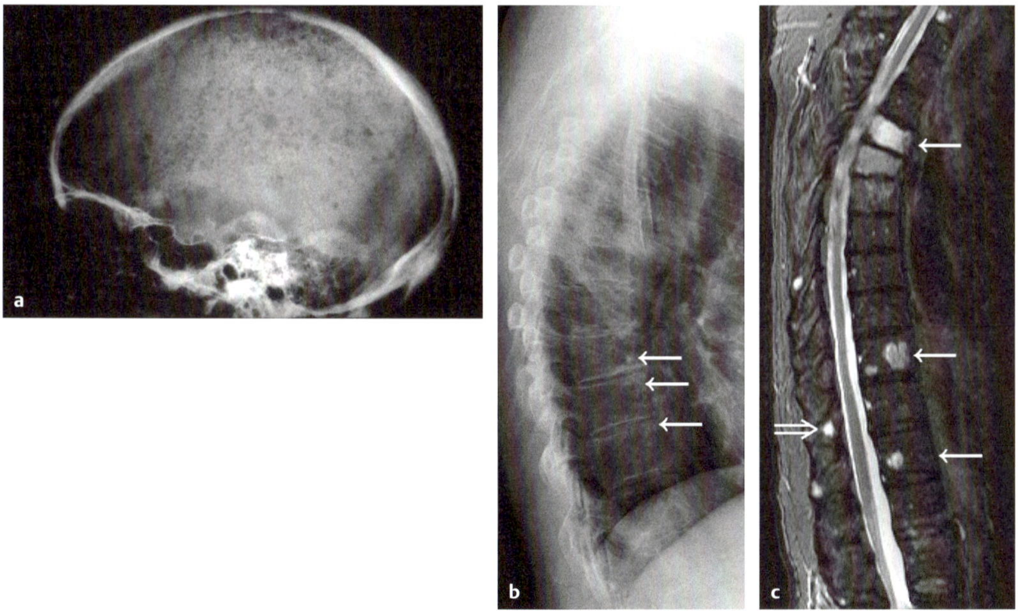

## Knochenmetastasen

Knochenmetastasen

► Merke.

► Merke. Knochenmetastasen als „sekundäre Knochentumoren" stellen die bei weitem **häufigste maligne Skeletterkrankung** dar.

Sie treten bei etwa 25 % aller Malignome auf. Die ossäre Metastasierung erfolgt überwiegend auf **hämatogenem** Weg. Bevorzugt entstehen Metastasen in Skelettbereichen, die rotes Knochenmark enthalten. Besonders betroffen sind daher **Wirbelsäule**, **Rippen**, **Becken** und **Schädel**. Nur 10 % der Skelettmetastasen sind primär solitär.

Sie treten bei etwa 25 % aller Malignome auf. Die ossäre Metastasierung erfolgt überwiegend auf **hämatogenem** Weg, z. T. auch unter Umgehung von Leber und Lungen direkt über das sog. Batson'sche vertebrale Venensystem in die Wirbelsäule (vertebraler Metastasierungstyp). Bevorzugt entstehen Metastasen in Skelettbereichen, die rotes Knochenmark enthalten. Besonders betroffen sind daher **Wirbelsäule** (etwa 64 %), **Rippen**, **Becken** und **Schädel**, seltener auch der proximale Humerus und Femur. Vor allem bei fortgeschrittenem Tumorleiden können Metastasen aber prinzipiell in allen Knochen auftreten. Nur 10 % der Skelettmetastasen sind primär solitär.

**Klinik:** Häufig symptomlos; Schmerzen treten bei pathologischen Frakturen sowie Kompression oder Infiltration von Nerven, Plexus oder Rückenmark auf.

**Klinik:** Relativ häufig sind Skelettmetastasen symptomlos. Schmerzen treten v. a. bei pathologischen Frakturen, Kompression oder Infiltration von Nerven, Plexus oder Rückenmark auf. Kompressionsfrakturen der Wirbelkörper können zu einer Fehlstellung (Kyphose, Skoliose) oder Verkürzung der Wirbelsäule führen.

**Diagnostisches Vorgehen:** Als Suchmethode wird die **Skelettszintigrafie** und zunehmend auch die **Ganzkörper-MRT** eingesetzt. Dort nachgewiesene Herde werden ggf. gezielt weiter radiologisch abgeklärt.

**Diagnostisches Vorgehen:** Als Suchmethode wird üblicherweise zunächst die **Skelettszintigrafie** eingesetzt, zunehmend jedoch auch die **Ganzkörper-MRT**. Dort nachgewiesene Herde werden ggf. gezielt weiter radiologisch abgeklärt. Die Diagnose und Abgrenzung von Skelettmetastasen ist schwierig. Laborchemisch fällt evtl. eine erhöhte alkalische Phosphatase auf. Auch die Bestimmung von Tumormarkern kann weiterhelfen.

Die **Skelettszintigrafie** ist sehr sensitiv und zeigt üblicherweise eine Aktivitätsmehranreicherung. Sie führt in ca. 5 % der Fälle zu falsch positiven Befunden, z. B. durch degenerative und posttraumatische Veränderungen.

Die **Skelettszintigrafie** ist sehr sensitiv für den Nachweis von Skelettmetastasen (v. a. osteoplastische und gemischtförmige Metastasen) und zeigt üblicherweise eine Aktivitätsmehranreicherung. Kleine, rein osteolytische Metastasen können dagegen dem szintigrafischen Nachweis entgehen. Als Sonderform kann bei einer massiven, diffusen Metastasierung eine homogene Mehranreicherung im Skelett (Overscan) entstehen. Diese ist z. B. klassisch bei der Metastasierung des Prostatakarzinoms. Die Szintigrafie führt in ca. 5 % der Fälle zu falsch positiven Befunden, z. B. durch degenerative und posttraumatische Veränderungen.

Die **MRT** ist die **sensitivste Methode** zur Detektion von Skelettmetastasen. Es finden sich die typischen Signalalterationen von tumorösen Veränderungen. Nahezu alle Skelettmetastasen nehmen KM auf.

Die **MRT** ist die **sensitivste Methode** zur Detektion von Skelettmetastasen. Gegen ihren generellen Einsatz, insbesondere als Screeningmethode, sprach früher die fehlende Darstellbarkeit aller Skelettabschnitte in einer Untersuchung. Dies ist heutzutage jedoch mit der Ganzkörper-MRT möglich. Allerdings ist diese Methode deutlich kostenaufwendiger als die Szintigrafie. Es finden sich die typischen Signalalterationen von tumorösen Veränderungen (signalhypointens in der T1) und je nach Verkalkungsgrad signalhypo- oder -hyperintens in der T2-Wichtung. Nahezu alle Skelettmetastasen nehmen KM auf.

**Radiologische Diagnostik:** Unterschieden wird zwischen **osteolytischen**, **osteoplastischen** (osteosklerotischen) und **gemischt** osteolytisch-osteoplastischen Metastasen (Tab. **B-4.8**).

**Radiologische Diagnostik:** Radiologisch wird zwischen **osteolytischen**, **osteoplastischen** (osteosklerotischen) und **gemischt** osteolytisch-osteoplastischen Metastasen unterschieden. Verschiedene Primärtumoren neigen zu bestimmten Metastasentypen (Tab. **B-4.8**).

**B-4.8 Häufigkeit von Knochenmetastasen**

| Organ/Tumor | Inzidenz | relativer Anteil an allen Metastasen | osteolytisch | osteoplastisch | gemischt |
|---|---|---|---|---|---|
| Mamma-Karzinom | 60 % | 35 % | (+) | + | + |
| Prostata-Karzinom | 50 % | 30 % | | + | (+) |
| Bronchial-Karzinom | 35 % | 10 % | + | + | |
| Nieren-Karzinom | 47 % | 5 % | + | | |
| Schilddrüsen-Karzinom | 15 % | 2 % | + | | + |
| Kolon-Karzinom | 10 % | 1 % | + | (+) | |

**B-4.48 Knochenmetastasen.**

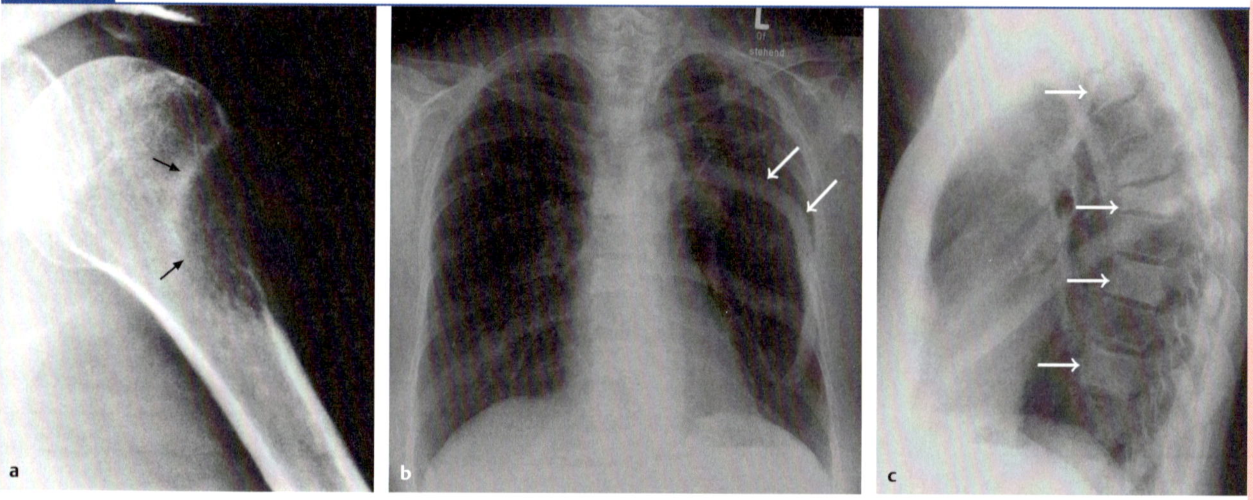

**a Osteolytische Metastase** bei Hypernephrom: Im Skelettszintigramm hatte sich eine Mehranreicherung im proximalen linken Humerus gefunden. Im Röntgenbild große unscharf begrenzte osteolytische Destruktion im proximalen Humerus (Pfeile).
**b Osteoplastische Metastasen** bei Mammakarzinom: Thorax a. p. mit disseminiertem Befall der Rippen (Pfeile).
**c Osteoplastische Metastasen** bei Mammakarzinom: Thorax seitlich mit disseminiertem Befall der Wirbelsäule (Pfeile).

- **Osteolytische Metastasen** zeichnen sich durch unterschiedlich große, unscharf begrenzte Destruktionen aus, die zunächst in der Spongiosa, später auch in der Kompakta auftreten (Abb. **B-4.48a**). Bisweilen sind auch sehr aggressive Destruktionsmuster nachweisbar. Randsklerosen oder periostale Reaktionen fehlen meist.
- Bei **osteoplastischen Metastasen** finden sich meist unscharf begrenzte Bereiche erhöhter Dichte, in denen die normale Knochenstruktur nicht mehr erkennbar ist (Abb. **B-4.48b**). Die knöchernen Grenzen können sich auflösen. Ursache ist eine Ablagerung von neugebildetem metaplastischem Knochen.
- Die **gemischt** osteolytisch-osteoplastischen **Metastasen** zeigen ein fleckförmiges Bild mit einem Nebeneinander von osteolytischen und osteoplastischen Veränderungen.

- **Osteolytische Metastasen** zeichnen sich durch unterschiedlich große, unscharf begrenzte Destruktionen aus (Abb. **B-4.48a**).
- Bei **osteoplastischen Metastasen** finden sich unscharf begrenzte Bereiche erhöhter Dichte, in denen die normale Knochenstruktur nicht mehr erkennbar ist (Abb. **B-4.48b**).
- Die **gemischten Metastasen** zeigen ein fleckförmiges Bild.

▸ **Merke.** Selbst bei einer Destruktion von mehr als 30 % der Spongiosa eines Wirbelkörpers können röntgenologische Veränderungen fehlen. Andererseits führen schon kleine Metastasen bei Ausdehnung in die Kortikalis zu röntgenologisch erkennbaren Zeichen. Daher ist an der Wirbelsäule sorgfältig auf Destruktionen der Bogenwurzeln zu achten, die sich als Unterbrechung oder vollständige Auflösung der Bogenovale auf der a. p.-Aufnahme manifestieren. Dies ist oft das erste und einzige Zeichen von Wirbelmetastasen ! Bei klinischem Verdacht auf eine Metastasierung, respektiven persistierenden Beschwerden und fehlendem Nachweis im Röntgenbild ist daher eine weitere bildgebende Abklärung mittels MRT oder CT indiziert.

▸ **Merke.**

## 4.3.8 Ostitis deformans Paget

4.3.8 Ostitis deformans Paget

▸ **Synonym.** Morbus Paget

▸ **Synonym.**

▸ **Definition.** Störung des Knochenab- und -anbaus ungeklärter Ätiologie.

▸ **Definition.**

**Allgemeines:** Die Erkrankung beginnt meist nach dem 40. Lebensjahr. Prinzipiell können alle Skelettabschnitte befallen sein. Eine maligne Entartung (Paget-Sarkom, sekundäres osteogenes Sarkom) wird in ca. 1 % der Fälle beobachtet. Es liegt jedoch 30 % aller Sarkome jenseits des 50. Lebensjahres eine Ostitis deformans zugrunde.

**Allgemeines:** Beginn nach dem 40. Lebensjahr; alle Skelettabschnitte können befallen sein. Eine maligne Entartung ist selten (1 %).

▸ **Merke.** Der Morbus Paget kann mono-, oligo- oder polyostotisch auftreten.

▸ **Merke.**

**Klinik:** Verbiegungen der langen Röhrenknochen, Skelettschmerzen, Zunahme des Kopfumfangs und Spontanfrakturen sind hinweisend.

**Klinik:** Häufig wird die Erkrankung als Zufallsbefund entdeckt. Verbiegungen der langen Röhrenknochen, Skelettschmerzen (v. a. bei Befall von Schädel, Knie und Hüfte), eine Zunahme des Kopfumfangs oder Spontanfrakturen können hinweisend sein.

**Diagnostisches Vorgehen:** Laborchemisch ist eine starke **Erhöhung der alkalischen Phosphatase** kennzeichnend.

**Diagnostisches Vorgehen:** Neben der Klinik ist laborchemisch eine **starke Erhöhung der alkalischen Phosphatase** infolge einer erheblich gesteigerten Aktivität der Osteoblasten kennzeichnend. Typische Veränderungen der klinisch betroffenen Knochen in Röntgenbild und Knochenszintigrafie sichern die Diagnose.

**Radiologische Diagnostik:** Es werden 3 Stadien unterschieden, die röntgenologisch meist nebeneinander gefunden werden.

**Radiologische Diagnostik:** Beim Morbus Paget werden 3 Stadien unterschieden, die röntgenologisch nicht isoliert, sondern meist nebeneinander entweder an mehreren Stellen des Skeletts oder gleichzeitig an einem Knochen gefunden werden.

► Merke.

► Merke. Bevorzugt betroffen sind **Schädel**, **Wirbelsäule**, **Becken** und **lange Röhrenknochen**, wobei die Fibula charakteristischerweise meist ausgespart bleibt.

- **Stadium I** (osteolytisches Stadium): Typisch sind ausgedehnte Osteolysen, die ein **aggressives Destruktionsmuster** zeigen können.
- **Stadium II** (kombiniertes Stadium): **Destruktionen** und **produktive Vorgänge** kommen nebeneinander vor. Die Außenkontur des Knochens wird wellig.

- **Stadium I** (osteolytisches Stadium): Typisch sind mehr oder weniger ausgedehnte Osteolysen, die röntgenologisch ein **aggressives Destruktionsmuster** zeigen können, das an maligne Knochentumoren erinnert. Die Läsionen beginnen gelenknah und breiten sich diaphysenwärts aus.
- **Stadium II** (kombiniertes Stadium): **Destruktionen** und **produktive Vorgänge** kommen nebeneinander vor. Neuer, von der Kompakta ausgehender Knochen wächst in die Spongiosa ein. Appositionen führen zu einer Zunahme des Knochenumfangs. Die Kompakta wirkt aufgeblättert und strähnig, die trabekuläre Spongiosastruktur erweitert und verdickt. Die Außenkontur des Knochens wird wellig.

► Merke.

► Merke. Die **Verdickung des** betroffenen **Knochens** mit **strähniger Aufblätterung der Kompakta** ist ein besonders kennzeichnender Befund beim Morbus Paget.

- **Stadium III** (Sklerosestadium): Der Knochen zeigt eine **homogene Sklerosierung**.

Am **Schädel** finden sich rundliche Aufhellungsbezirke in der Schädelkalotte **(zirkumskripte Osteoporose)**. Im Stadium II nehmen Diploe und Tabula externa an Umfang zu **(Leontiasis ossea)**. Im Stadium III können die **NNH obliterieren**, ein Befall der Okzipitalregion kann zur **basilären Impression** (S. 663) führen.

An der **Wirbelsäule** können im Stadium I die Osteolysen zu einer Sinterung des Wirbelkörpers führen. Im Stadium II zeigen die Wirbelkörper eine Rahmenstruktur, im Stadium III eine dichte Sklerosierung.

An den **langen Röhrenknochen** (Abb. **B-4.49**) kommt es neben einer Volumenzunahme zur **Verbiegung** der betroffenen Knochen (Femur hirtenstabartig, Tibia säbelartig).

Die **Skelettszintigrafie** zeigt schon im Frühstadium eine deutliche Mehranreicherung.

- **Stadium III** (Sklerosestadium): Der transformierte Knochen nimmt an Volumen und Dichte zu, bis eine relativ **homogene Sklerosierung** erreicht ist.

Am **Schädel** beginnt der Morbus Paget mit einzelnen oder mehreren rundlichen, gut begrenzten Aufhellungsbezirken in der Schädelkalotte **(zirkumskripte Osteoporose)**. Dabei bleibt die Tabula interna charakteristischerweise intakt. Im Stadium II geht die Sklerose von der Tabula interna aus, Diploe und Tabula externa nehmen an Umfang zu **(Leontiasis ossea)**. Durch die dichte Sklerose im Stadium III wird die Dreischichtung der Schädelkalotte aufgehoben. Die **Nasennebenhöhlen** können **obliterieren**. Die verminderte Knochenstabilität führt bei Befall der Okzipitalregion zu einer **basilären Impression** (S. 663).
An der **Wirbelsäule** können im Stadium I die Osteolysen zu einer Sinterung des Wirbelkörpers führen. Im Stadium II kommt es zur Volumenzunahme des befallenen Wirbelkörpers und zur Verdickung der Kompakta mit Ausbildung einer Rahmenstruktur. Im Stadium III ist eine weitgehend homogene, dichte Sklerosierung des Wirbelkörpers zu beobachten. Bei Beteiligung eines Wirbelbogens wird der Spinalkanal eingeengt.
An den **langen Röhrenknochen** (Abb. **B-4.49**) kommt es neben einer Volumenzunahme zur **Verbiegung** der betroffenen Knochen (Femur hirtenstabartig, Tibia säbelartig). Als typische Komplikationen treten **Ermüdungsbrüche** auf. Infraktionen und Looser-Umbauzonen werden häufig an der Konvexität der verbogenen Röhrenknochen beobachtet.
Die **Skelettszintigrafie** zeigt charakteristischerweise eine deutliche Mehranreicherung, die schon im Frühstadium der Erkrankung auftritt (noch vor den röntgenologischen Veränderungen).

► Klinischer Fall.

► Klinischer Fall. Ein 69-jähriger Patient erhielt einen Schlag gegen den rechten Unterschenkel und stellt sich mit Schmerzen in der Notaufnahme vor. Der untersuchende Arzt bemerkt eine Deformität des Unterschenkels und lässt eine Röntgenaufnahme anfertigen. Im Röntgenbild zeigt sich eine Auftreibung und antekurvatorische Deformierung der Tibia mit unregelmäßigen Sklerosen und Verdichtungen der Kortikalis, die nach außen wellig begrenzt ist. Die Spongiosastruktur ist vergröbert. Die Diagnose Morbus Paget wird als Zufallsbefund gestellt und eine symptomatische Therapie eingeleitet.

B-4.49 Morbus Paget.

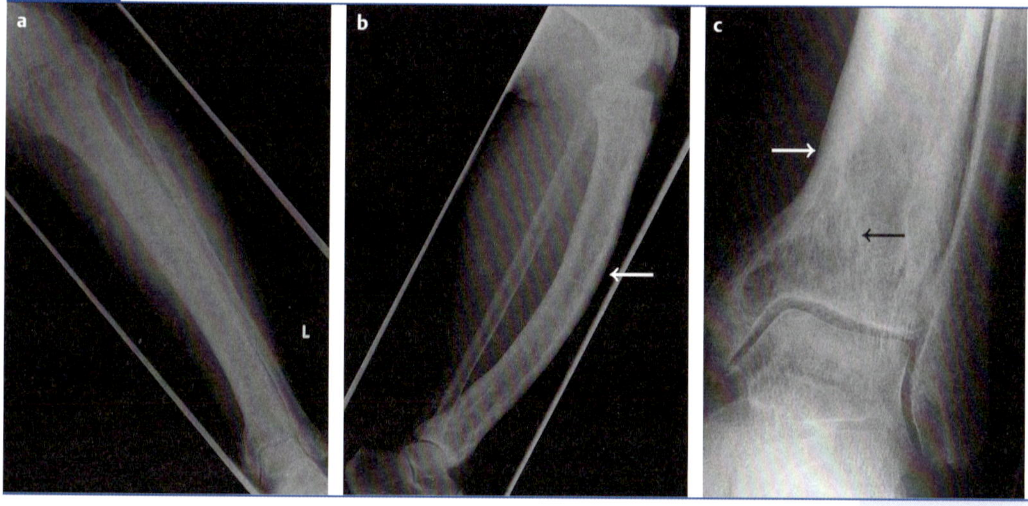


Säbelscheidendeformität der Tibia a. p. (**a**) und seitlich (**b**). In der Vergrößerung des OSG (**c**) sieht man eine kortikale Verdickung (weißer Pfeil) und eine Vergröberung der Trabekel (schwarzer Pfeil).

## 4.3.9 Fibröse Dysplasie (Jaffé-Lichtenstein)

▶ **Definition.** Bindegewebiger Ersatz des spongiösen Knochens sowie des Knochenmarkes mit Faserknochenbildung ungeklärter Ätiologie. Auch die Kortikalis kann partiell durch Faserknochen ersetzt werden.

**Allgemeines:** Das Manifestationsalter liegt meist in der 1. und 2. Lebensdekade. Hauptlokalisationen sind die **langen Röhrenknochen**, besonders der Femur, sowie der **Schädel**, der **knöcherne Thorax** und das **Becken**. Die Erkrankung tritt entweder monostotisch oder oligoostotisch mit **bilateralem** Befall unter Bevorzugung einer Seite auf. Die Kombination aus oligoostotischer Form, Pubertas praecox und Café-au-Lait-Flecken wird als McCune-Albright-Syndrom bezeichnet.

**Klinik:** Als häufigstes Symptom werden **Knochenschmerzen** angegeben. Weiterhin können Verformungen der befallenen Skelettabschnitte auffallen. In der Regel sistiert der Prozess mit dem Abschluss der Skelettreifung, eine weitere Größenzunahme einzelner Herde ist jedoch auch noch im Erwachsenenalter möglich.

**Radiologische Diagnostik:** Im **Röntgenbild** (Abb. **B-4.50**) ist ein Knochenumbau mit Strukturverlust, der mit mattglasartigem Aussehen und **seifenblasenähnlichen wabig-zystischen Destruktionen** einhergeht, kennzeichnend. Die Umbauzonen sind häufig von einem scharf begrenzten **Sklerosesaum** umgeben. Die verdünnte Kompakta kann sich nach außen vorwölben, seltener tritt eine Dickenzunahme der Kompakta auf. Echte Zysten können durch Nekrosen und Einblutungen entstehen. Knochenneubildungen gehen in der Regel von der Spongiosa aus, die dadurch ein unregelmäßiges fleckiges Muster annimmt. Der Faserknochen ist kalkarm und weich, so dass Verbiegungen der langen Röhrenknochen (Hirtenstabform des Femurs, Crus antecurvatum und varum), Ermüdungsbrüche und Looser-Umbauzonen auftreten.

Bei der **monostotischen Form** finden sich solitäre Herde mit unterschiedlich stark sklerosiertem, scharf begrenztem Rand. Bei der **oligoostotischen Form** zeigen sich mehr mattglasartige Herde, die mit Deformierungen, Volumenzunahme oder stärkerer Verbiegung einhergehen.

Am **Schädel** entstehen gemischtförmige Veränderungen aus Abbau und Knochenneubildungen mit watteähnlichem Bild. Für die vordere Schädelbasis ist ein pagetoider Typ aus sklerosierenden Veränderungen mit Volumenzunahme charakteristisch. Bei einem schweren Befall des Gesichtsschädels entwickelt sich das Bild der Leontiasis ossea.

Das **Szintigramm** spiegelt die Vaskularisation und den Grad der Knochenbildung wider, so dass die Mehrheit der Läsionen eine erhöhte Radionuklidanreicherung zeigt. Das Milchglasphänomen wird am besten in der **CT** erkannt.

#### 4.3.9 Fibröse Dysplasie (Jaffé-Lichtenstein)

▶ **Definition.**

**Allgemeines:** Manifestationsalter meist in der 1. und 2. Lebensdekade. Hauptlokalisationen sind die **langen Röhrenknochen**, **Schädel**, **knöcherner Thorax** und **Becken**. Die Erkrankung tritt monostotisch oder oligoostotisch mit **bilateralem** Befall auf.

**Klinik:** Häufig sind **Knochenschmerzen**.
In der Regel sistiert der Prozess mit dem Abschluss der Skelettreifung.

**Radiologische Diagnostik:** Im **Röntgenbild** (Abb. **B-4.50**) ist ein Knochenumbau mit Strukturverlust, mattglasartigem Aussehen und **seifenblasenähnlichen wabig-zystischen Destruktionen** kennzeichnend.
Die Umbauzonen sind oft von einem scharf begrenzten **Sklerosesaum** umgeben. Der Faserknochen ist kalkarm und weich, so dass es zu Verbiegungen der langen Röhrenknochen und Ermüdungsbrüchen kommt.

Bei der **monostotischen Form** finden sich solitäre Herde mit sklerosiertem, scharf begrenztem Rand, bei der **oligoostotischen Form** mehr mattglasartige Herde mit Deformierungen.
Am **Schädel** entstehen gemischte Veränderungen aus Abbau und Knochenneubildungen mit watteähnlichem Bild.

Im **Szintigramm** zeigen die meisten Läsionen eine erhöhte Radionuklidanreicherung. Das Milchglasphänomen wird in der **CT** erkannt.

B-4.50 **Fibröse Dysplasie.**

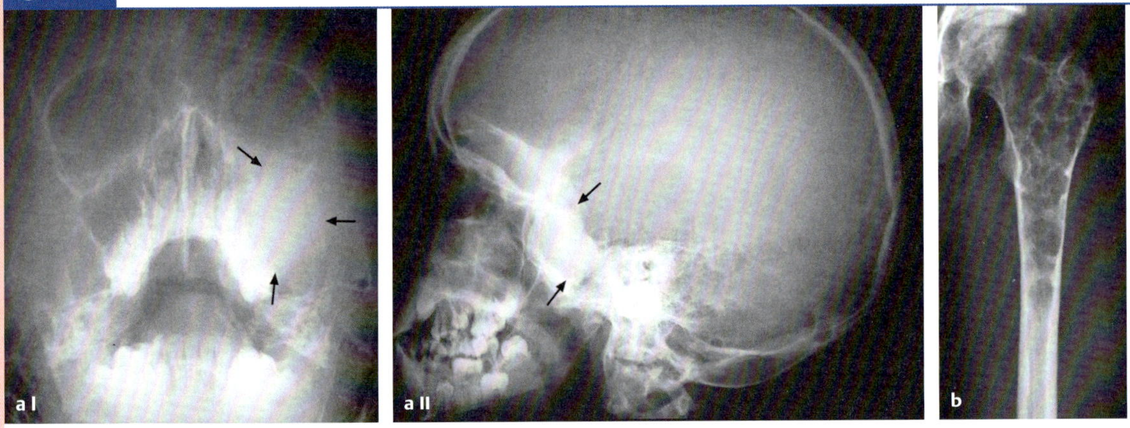


**a** Stark sklerosierte Raumforderung (Pfeile) im Bereich der linken vorderen Schädelbasis, die den linken Sinus maxillaris, das Keilbein und das Jochbein erfasst hat.
**b** Seifenblasenähnliche wabig-zystische Destruktionen im proximalen Femur. Die Läsion ist von einem scharf begrenzten Sklerosesaum umgeben.

4.3.10 Gelenkerkrankungen

Degenerative Gelenkerkrankung

► Synonym.

► Definition.

## 4.3.10 Gelenkerkrankungen

### Degenerative Gelenkerkrankung

► **Synonym.** Arthrosis deformans, Arthrose

► **Definition.** Bei der Arthrosis deformans handelt es sich um Verschleißerscheinungen in einem Gelenk durch ein Missverhältnis zwischen Belastung und Belastbarkeit des Gelenkknorpels.

**Allgemeines:** Man unterscheidet primäre und sekundäre Arthrosen (z. B. als Frakturfolge). Bevorzugte Lokalisationen sind **Wirbelsäule**, z. B. Spondylarthrosis deformans (S. 667), **Hüftgelenk** (Koxarthrose) und **Kniegelenk** (Gonarthrose).

**Allgemeines:** Man unterscheidet primäre und sekundäre Arthrosen (z. B. als Frakturfolge). Bevorzugte Lokalisationen sind **Wirbelsäule**, z. B. Spondylarthrosis deformans (S. 667), **Hüftgelenk** (Koxarthrose, Abb. **B-4.51a**) und **Kniegelenk** (Gonarthrose). Häufig betroffen sind außerdem distale Interphalangealgelenke (Heberden-Arthrose, Abb. **B-4.51b**), proximale Interphalangealgelenke (Bouchard-Arthrose), Daumensattelgelenk (Rhizarthrose), Metakarpophalangealgelenk, Talonavikulargelenk, Akromioklavikulargelenk und Schultergelenk (Omarthrose).

**Klinik:** Bewegungsabhängige Schmerzen, später Bewegungseinschränkung.

**Klinik:** Die klinische Symptomatik wird bestimmt durch bewegungsabhängige Schmerzen. In fortgeschrittenen Stadien findet sich eine Bewegungseinschränkung.

**Diagnostisches Vorgehen:** Die röntgenologischen Veränderungen hinken der klinischen Symptomatik oft Jahre hinterher. Die initialen Knorpelschäden können mit knorpelsensitiven Sequenzen in der **MRT** nachgewiesen werden.

**Diagnostisches Vorgehen:** Zur Diagnosebestätigung und Verlaufskontrolle wird die Bildgebung eingesetzt. Die röntgenologischen Veränderungen hinken der klinischen Symptomatik oft Jahre hinterher. Eine eindeutige Korrelation zwischen röntgenologischem und klinischem Befund ist nicht immer gegeben. Die initialen im Rahmen der Arthrose auftretenden Knorpelschäden können mit knorpelsensitiven Sequenzen in der **MRT** nachgewiesen werden.

**Radiologische Diagnostik:** Die Destruktion und Degeneration des Knorpels führt zu typischen Zeichen auf der **Röntgenaufnahme** (Abb. **B-4.51**), v. a. **Gelenkspaltverschmälerung**, subchondrale Sklerosierung **(Spongiosaverdichtungen)** und Aufhellungen **(Geröllzysten)** entwickeln. An den Gelenkrändern entstehen **Osteophyten**. Schließlich kommt es zur Verformung der Artikulationsflächen bis hin zum knöchernen Durchbau des Gelenks **(Ankylose)**. Klassifikation der Arthrose im Röntgenbild s. Tab. **B-4.9**.

**Radiologische Diagnostik:** Die Destruktion und Degeneration des Knorpels führt zu typischen Zeichen auf der **Röntgenaufnahme** (Abb. **B-4.51**). Hierzu zählen die **Gelenkspaltverschmälerung**, besonders in den am stärksten belasteten Gelenkanteilen, die subchondrale Sklerosierung und subchondrale Aufhellungen **(Geröllzysten)**. An den Gelenkrändern entwickeln sich Osteophyten, d. h. reaktive knöcherne Randwülste und Randausziehungen in den Bereichen der Druckentlastung. Schließlich kommt es zur Verformung der Artikulationsflächen. Durch die zunehmende Destruktion des Gelenkknorpels entstehen an den Knochen Schliffflächen, die die Artikulation übernehmen. Folge hiervon können Gelenkinstabilitäten und Subluxationen sein. In fortgeschrittenen Stadien entsteht, besonders an der Wirbelsäule, das sog. „Vakuumphänomen“, bei dem zerstörtes Bandscheibengewebe durch Gas ersetzt wurde (Abb. **B-4.15c**). In besonders schweren Fällen werden die Gelenke knöchern durchbaut **(Ankylose)**.
Zur Klassifikation der Arthrose im Röntgenbild s. Tab. **B-4.9**.

⊙ B-4.51 Arthrose.

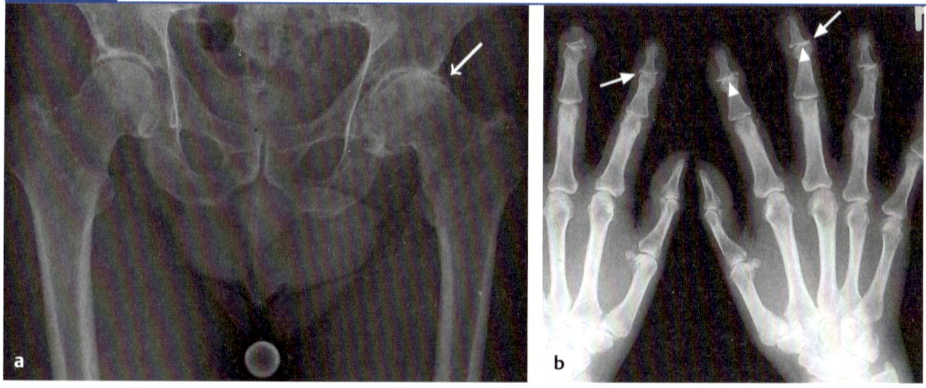


a **Koxarthrose beideits:** links Stadium 4 mit subchondraler Sklerose und Osteophyten am Azetabulumdach (Pfeil) sowie subchondralen Zysten und Gelenkspaltverschmälerung, rechts Stadium 2.

b **Heberden-Polyarthrose**: Verschmälerung der Gelenkspalte der distalen Interphalangealgelenke beidseits mit ausladend verbreiterten und begradigten Gelenkflächen. Es finden sich marginale Osteophyten (Pfeile) und bandförmige subchondrale Spongiosaverdichtungen (Pfeilspitzen). In den distalen Interphalangealgelenken zeigt sich eine Deviation der artikulierenden Knochen nach radial. Die Veränderungen sind rechts stärker ausgeprägt als links.

≡ B-4.9 **Allgemeine Klassifikation der Arthrose im Röntgenbild (nach Kellgren und Lawrence)**

| Stadium | Röntgenmorphologie |
|---|---|
| 1 | geringe subchondrale Sklerosierung, keine Osteophyten, keine Gelenkspaltverschmälerung |
| 2 | geringe Gelenkspaltverschmälerung, beginnende Osteophytenbildung, angedeutete Unregelmäßigkeit der Gelenkfläche |
| 3 | ausgeprägte Osteophytenbildung, Gelenkspaltverschmälerung, deutliche Unregelmäßigkeit der Gelenkfläche |
| 4 | ausgeprägte Gelenkspaltverschmälerung bis zur vollständigen Destruktion, subchondrale Zysten, Deformierung/Nekrose der Gelenkpartner |

Auch **Synovialmembran** und **Gelenkkapsel** sind betroffen. Abgeschilferter und abgeschliffener Gelenkknorpeldetritus kann eine entzündliche Reaktion der Synovialmembran (Synovialitis chondrodetritica, aktivierte Arthrose) verursachen. Dabei kommt es zur Fibrosierung und Verdickung der Gelenkkapsel, die meist exzentrisch schrumpft und dadurch zu Gelenkfehlstellungen und Bewegungsbehinderungen beiträgt.

Auch **Synovialmembran** und **Gelenkkapsel** sind betroffen. Abgeschilferter Knorpeldetritus verursacht eine Entzündung der Synovialmembran (aktivierte Arthrose): Es kommt zur Verdickung und Schrumpfung der Gelenkkapsel.

▸ Merke. Die wichtigsten Zeichen der Arthrose im Röntgenbild sind: asymmetrische Verschmälerung des Gelenkspalts, subchondrale Sklerose, osteophytäre Ausziehungen und Geröllzysten.

▸ Merke.

## Arthritis urica

Arthritis urica

▸ Definition. Reizerscheinungen im Gelenk sowie im periartikulären Gewebe durch Urateinlagerungen.

▸ Definition.

**Allgemeines:** Zugrunde liegende Erkrankung der Arthritis urica ist die Gicht. Sie wird durch die **Hyperurikämie** verursacht, die als primäre Form bei erhöhter Harnsäureproduktion oder verminderter renaler Ausscheidung familiär gehäuft zu finden ist oder – sekundär – durch einen gesteigerten Blutzellumsatz (z. B. bei Leukämie), chronische Nierenerkrankungen oder bestimmte Medikamente hervorgerufen wird. Es erkranken vorwiegend Männer (m : w = 10 : 1) nach dem 40. Lebensjahr. Das **Großzehengrundgelenk** ist in 50 % als Erstmanifestation und insgesamt in 75 % aller Fälle betroffen. Weitere Lokalisationen sind Zehen- und Fingergelenke, Fuß- und Handwurzelgelenke, obere Sprunggelenke, Ellbogen- und Kniegelenk.

**Allgemeines:** Zugrunde liegende Erkrankung ist die Gicht. Sie wird durch die primäre oder sekundäre **Hyperurikämie** verursacht. Es erkranken vorwiegend Männer nach dem 40. Lebensjahr. Das **Großzehengrundgelenk** ist in 50 % als Erstmanifestation betroffen.

**Klinik:** Die Erkrankung beginnt anfallsartig mit **Überwärmung** und **schmerzhafter Schwellung** des Großzehengelenkes (Podagra). In fortgeschrittenen Fällen sind schwere Gelenkdeformierungen möglich. Die Uratablagerungen können sich bis in das Weichteilgewebe ausdehnen und zu Hautulzerationen führen.

**Klinik:** Anfallsartiger Beginn mit **Überwärmung** und **schmerzhafter Schwellung** des Großzehengelenkes (Podagra). Schwere Gelenkdeformierungen und Hautulzerationen sind möglich.

**Diagnostisches Vorgehen:** Die Diagnose Gicht wird bei typischem Gelenkbefall und einer laborchemisch nachweisbaren Hyperurikämie vermutet. Radiologische Skelettveränderungen sind meist erst nach mehreren Gichtanfällen nachweisbar.

**Diagnostisches Vorgehen:** Typischer Gelenkbefall und laborchemisch nachweisbare Hyperurikämie führen zur Diagnose.

⊙ B-4.52

⊙ B-4.52 **Arthritis urica.**

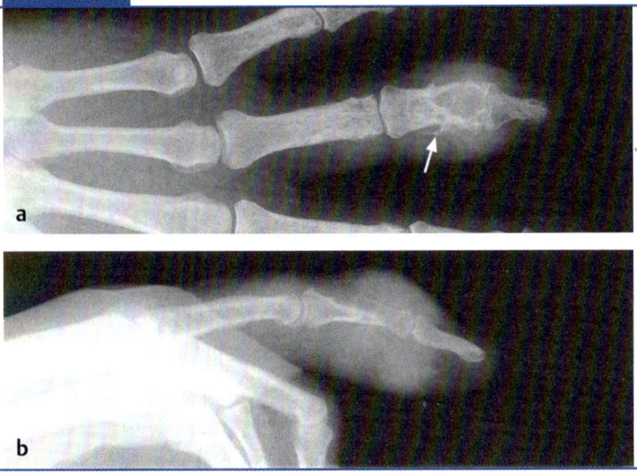

Scharf begrenzte, polygonale Osteolyse in der Epi- und Metaphyse bis in die Diaphyse reichend an der Mittelphalanx des Ringfingers. Tophusstachel (Pfeil) am proximalen Rand der Läsion nach radial hin. Außerdem ausgedehnte umgebende Weichteilschwellung und Gelenkspaltverschmälerung als Ausdruck der Entzündung.

**Radiologische Diagnostik:** Charakteristika im **Röntgenbild** (Abb. **B-4.52**) sind die durch intraossäre Uratablagerungen **(Tophi)** verursachten scharf begrenzten, **polygonalen Osteolysen** in der Epi- und Metaphyse, der **überhängende Knochenrand** und der **Tophusstachel**. Zeichen der Entzündung sind:
- exzentrische Weichteilschwellung
- Gelenkspaltverschmälerung
- Zerstörung der subchondralen Grenzlamelle
- Usuren.

In der **MRT** zeigt der Tophus in der T 2-Wichtung zentral hohe Signalintensitäten.

**Radiologische Diagnostik:** Charakteristika im **Röntgenbild** (Abb. **B-4.52**) sind die durch intraossäre Uratablagerungen **(Tophi)** verursachten, zumeist scharf begrenzten, **polygonalen Osteolysen** in der Epi- und Metaphyse, die bis in die Diaphysen reichen können. Weiterhin charakteristisch sind der sog. **überhängende Knochenrand** im Randbereich eines eingebrochenen Tophus, becherförmige artikuläre Mutilationen und der sog. **Tophusstachel**, bei dem es sich um eine periostale Reaktion am Tophusrand handelt. Daneben finden sich die Zeichen der Entzündung:
- exzentrische Weichteilschwellung
- Gelenkspaltverschmälerung
- Zerstörung der subchondralen Grenzlamelle und
- Usuren

In der **MRT** zeigt der Tophus in der T 2-Wichtung zentral hohe Signalintensitäten, in der T 1-Wichtung nach KM-Gabe ein Enhancement im umgebenden Granulationsgewebe.

▸ Merke.

▸ Merke. Kennzeichen der Arthritis urica sind epi- und metaphysäre Osteolysen, die durch intraossäre Uratablagerungen (Tophi) entstehen. Prädilektionsort ist das Großzehengrundgelenk.

## Chondrokalzinose

Chondrokalzinose

▸ Synonym.

▸ Synonym. Pyrophosphatarthropathie, Pseudogicht

▸ Definition.

▸ Definition. Der Chondrokalzinose liegt eine Ablagerung von Kalziumpyrophosphatkristallen in den Gelenken zugrunde, die zu einer Entzündung der Synovia und zu einer Knorpelschädigung führen kann.

**Allgemeines:** Bevorzugt befallen sind Knie, Handgelenk, Schulter, Hüfte und Symphyse.

**Allgemeines:** Die Erkrankung befällt bevorzugt Knie, Handgelenk, Schulter, Hüfte und Symphyse. Auch Bursen und Sehnenscheiden können betroffen sein.

**Klinik:** Akuter Schmerz und Schwellung im betroffenen Gelenk (Pseudogicht).

**Klinik:** Charakteristisch sind der akute Schmerz und die Schwellung im Bereich des betroffenen Gelenks. Durch wiederholte Anfälle kann die klinische Symptomatik der Gicht simuliert werden (Pseudogicht).

**Diagnostisches Vorgehen:** Nachweis von Kalziumpyrophosphatkristallen in der Synovia, Diagnosesicherung röntgenologisch.

**Diagnostisches Vorgehen:** Der Nachweis von Kalziumpyrophosphatkristallen in der Synovia erhärtet die Diagnose. Der Harnsäurespiegel im Serum ist normal. Die typischen radiologischen Zeichen sichern die Diagnose.

**Radiologische Diagnostik:** Im **Röntgenbild** (Abb. **B-4.53**) weist der Faserknorpel (Menisci und Disci) punktförmige, grobschollige oder lineare **Verkalkungen** auf. Im hyalinen Gelenkknorpel entstehen strich- und bandförmige, parallel zur Gelenkkontur sich anordnende Kalkeinlagerungen.

**Radiologische Diagnostik:** Im Röntgenbild (Abb. **B-4.53**) weist der Faserknorpel (Menisci und Disci) punktförmige, grobschollige oder lineare **Verkalkungen** auf, während im hyalinen Gelenkknorpel strich- und bandförmige, parallel zur Gelenkkontur sich anordnende Kalkeinlagerungen entstehen. Daneben können Verkalkungen in Gelenkkapsel, Bursen und Sehnenscheiden gefunden werden. In fortgeschrittenen Krankheitsstadien entwickeln sich degenerative Gelenkveränderungen. In seltenen Fällen können reaktionslose Destruktionen größerer Skelettanteile (z. B. Hüftkopf) auftreten.

**B-4.53 Chondrokalzinose des lateralen Meniskus.**

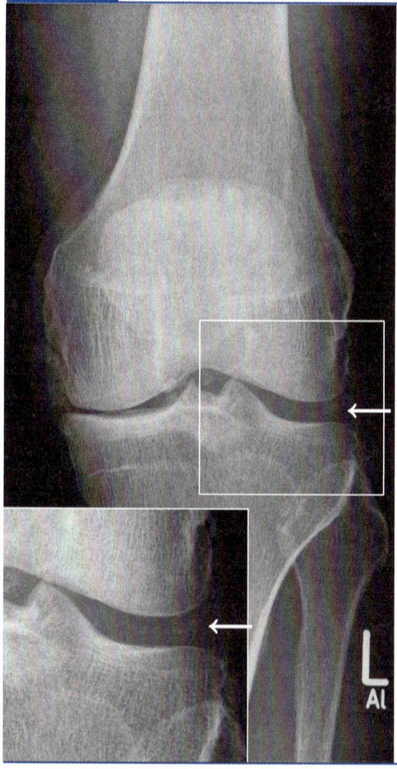


Streifige Verkalkungen im Bereich des lateralen Meniskus des linken Kniegelenks (Pfeile).

B-4.53

## Rheumatoide Arthritis

Rheumatoide Arthritis

► **Synonym.** chronische Polyarthritis

► Synonym.

► **Definition.** Chronisch-entzündliche Erkrankung mit bevorzugtem Befall der Synovialmembran der Gelenke.

► Definition.

**Allgemeines:** Die Synovia proliferiert und bildet ein Granulationsgewebe (Pannus), das Gelenkknorpel, angrenzende Knochenstrukturen, Gelenkkapsel, Sehnen, Sehnenscheiden und Bursen zerstört. Häufig besteht ein **bilateral-symmetrischer**, meist **polyartikulärer** Befall. Betroffen sind bevorzugt die **Finger**- und **Handgelenke**, besonders Metakarpophalangeal-, distale und proximale Interphalangealgelenke. Prädilektionsstellen der Erosionen sind die sog. „bare areas", die nicht vom Knorpel überzogenen Gelenkanteile.

**Allgemeines:** Die Synovia bildet ein Granulationsgewebe (Pannus), das den Gelenkknorpel zerstört. Häufig besteht ein **bilateral-symmetrischer**, meist **polyartikulärer** Befall. Betroffen sind bevorzugt die **Finger**- und **Handgelenke**.

► **Merke.** Typischerweise **beginnt** die Erkrankung **an den kleinen Gelenken**, besonders der Hand, und schreitet zentripetal fort. Im Verlauf sind dann zunehmend die großen Gelenke und auch die HWS betroffen.

► Merke.

**Klinik:** Meist stehen unspezifische Allgemeinsymptome und die Gelenkbeschwerden im Vordergrund. Die betroffenen Gelenke sind schmerzhaft geschwollen und in der Bewegung eingeschränkt. Es können schwere Fehlstellungen, Subluxationen sowie fibröse und ossäre Ankylosen (z. B. das Os carpale mit Fusion einiger oder aller Carpalia) entstehen. Die **ulnare Deviation der Finger** durch Subluxationen in den Metakarpophalangealgelenken ist klinisch kennzeichnend. Der Krankheitsverlauf ist von Exazerbationen und Remissionen gekennzeichnet. Die rheumatoide Arthritis kann selten auch mit schweren allgemeinen Krankheitszeichen, Fieber und Beteiligung innerer Organe einhergehen.

**Klinik:** Die betroffenen Gelenke sind schmerzhaft geschwollen und in der Bewegung eingeschränkt. Es können schwere Fehlstellungen, Subluxationen sowie fibröse und ossäre Ankylosen (z. B. Os carpale) entstehen. Die **ulnare Deviation der Finger** ist kennzeichnend. Typisch für den Verlauf sind Exazerbationen und Remissionen.

**Diagnostisches Vorgehen:** s. Tab. **B-4.10**.

**Diagnostisches Vorgehen:** s. Tab. **B-4.10**.

**B-4.10 Diagnostische Kriterien der ACR (American College of Rheumatology)**

| Kriterium | Ausprägung |
|---|---|
| ▪ **Morgensteifigkeit** | mindestens 1 Stunde andauernd |
| ▪ **Arthritis** (Schwellung) an **mindestens 3 Gelenkregionen** | 14 Gelenkregionen (bds.): Metakarpophalangealgelenke, proximale Interphalangealgelenke, Hand-, Ellenbogen-, Knie-, Sprung- und Metatarsophalangealgelenke |
| ▪ **Arthritis** (Schwellung) an **Hand- und Fingergelenken** | Befall mindestens eines Hand-, Metakarpophalangeal- oder proximalen Interphalangealgelenks |
| ▪ **symmetrische Arthritis** | bds. Befall der gleichen Gelenkregion |
| ▪ **subkutane Rheumaknoten** | über Knochenvorsprüngen oder gelenknahen Streckseiten |
| ▪ **Rheumafaktornachweis** | im Serum |
| ▪ **typische Röntgenveränderungen** | dorsovolare Handaufnahme: gelenknahe Osteoporose und/oder Erosionen der betroffenen Gelenke |

Rheumatoide Arthritis: mindestens 4 der 7 Kriterien erfüllt, wobei die Kriterien 1–4 über 6 Wochen bestehen müssen.

**Radiologische Diagnostik:** Initial fehlen im **Röntgenbild** nachweisbare Skelettveränderungen. Die Befunde werden in 3 Gruppen eingeteilt:
- Weichteilschwellung
- arthritische Kollateralphänomene
- Direktzeichen.

Die **MRT** besitzt jedoch eine **höhere Sensitivität** und kann sehr früh entsprechende Veränderungen nachweisen. Zudem wird sie zur Therapie- und Verlaufsevaluation eingesetzt.

**Synoviale Proliferationen** und **Gelenkerguss** können mittels **Ultraschall** und **MRT** direkt dargestellt werden.

Die synovialen Proliferationen führen zu **marginalen Usuren** (Abb. **B-4.54**). Fortschreitende **Destruktion der gelenknahen Knochenabschnitte** verursachen ausgedehnte Mutilationen, Luxationen und Subluxationen. Aus den Gelenkdestruktionen können **fibröse** oder **knöcherne Ankylosen** resultieren.

Der **Befall der HWS** ist durch die rheumatische Diszitis mit Verschiebung der HWK **(Treppenleiter-Phänomen)**, atlantoaxiale Dislokation und pseudobasiläre Impression gekennzeichnet.

Die 3-Phasen-Skelettszintigrafie kann einen Überblick über die Befallstopik von Entzündungsherden liefern.

**Radiologische Diagnostik:** Initial fehlen im konventionellen **Röntgenbild** nachweisbare Skelettveränderungen. Nach W. Dihlmann werden die röntgenologischen Befunde entzündlicher Gelenkerkrankungen in 3 Gruppen eingeteilt:
- unspezifische Zeichen der **Weichteilschwellung** (Gelenkerguss, Synovitis)
- **arthritische Kollateralphänomene** (bandförmige, gelenknahe Osteoporosen)
- **Direktzeichen:** Hierzu zählen Gelenkspalterweiterungen und symmetrische Gelenkspaltverschmälerungen, Erosionen (kleine Konturdefekte am Gelenkrand) und Destruktionen. Ankylosen sind als Endzustand der Arthritis zu werten und zählen ebenfalls zu den Direktzeichen.

Die **MRT** besitzt jedoch eine **höhere Sensitivität** und kann sehr früh entsprechende Veränderungen nachweisen. Zudem wird sie zur Therapie- und Verlaufsevaluation eingesetzt.

**Synoviale Proliferationen** und **Gelenkerguss** können mittels **Ultraschall** und **MRT** direkt dargestellt werden.

Die Schädigung des Gelenkknorpels spiegelt sich in einer symmetrischen Verschmälerung des radiologischen Gelenkspalts wider. Frühe Zeichen der knöchernen Destruktionen im Röntgenbild sind Unterbrechungen der subchondralen Grenzlamelle.

Die synovialen Proliferationen führen im weiteren Verlauf zu **marginalen Usuren**, die durch Arrosion der intraartikulären, nicht von Knorpel bedeckten Knochenanteile („bare areas") entstehen (Abb. **B-4.54**). Fortschreitende **Destruktion der gelenknahen Knochenabschnitte** verursachen teilweise ausgedehnte Mutilationen, die zusammen mit der Schädigung des Kapselbandapparates zu Luxationen und Subluxationen führen können. Aus den Gelenkdestruktionen können **fibröse** oder **knöcherne Ankylosen** resultieren. Bei langsam progredientem Verlauf entwickeln sich bisweilen Veränderungen, die denen der Arthrose entsprechen (S. 388).

Der **Befall der HWS** ist durch die rheumatische Diszitis mit Verschiebung der HWK **(Treppenleiter-Phänomen)**, atlantoaxiale Dislokation und pseudobasiläre Impression gekennzeichnet. Die Kompression der Medulla oblongata und des oberen Zervikalmarkes, die sensitiv in der MRT darstellbar ist, kann zu schwerwiegenden neurologischen Komplikationen und sogar zum plötzlichen Tod führen. Klassisch ist die Pannusbildung (geschwulstartiges Weichteilgewebe), die im Verlauf Knorpel, Knochen und andere Strukturen destruiert.

Die 3-Phasen-Skelettszintigrafie gibt einen Überblick über die Befallstopik von Entzündungsherden und kann damit bei Verdacht auf eine rheumatoide Arthritis und noch nicht erfüllten ACR-Kriterien und negativem Röntgenbefund wichtige differenzialdiagnostische Kriterien liefern. Darüber hinaus können andere, den Knochen betreffende Zweiterkrankungen ausgeschlossen werden. Sie wird jedoch von der MRT abgelöst, die ohne Strahlenbelastung eine höhere Detailgenauigkeit ermöglicht.

▶ Merke.

▶ Merke. Bei der rheumatoiden Arthritis entwickelt sich ein spezifisches Granulationsgewebe der Synovia, sog. Pannus, der zur Destruktion der Gelenkstrukturen bevorzugt an den kleinen Gelenken der Hand führt. Typische Röntgenzeichen sind gelenknahe Osteoporosen, marginale Usuren, subchondrale Zysten, Subluxationen mit ulnarer Deviation der Finger sowie im Endstadium Ankylosen (Abb. **B-4.54**).

B-4.54 **Rheumatoide Arthritis.**

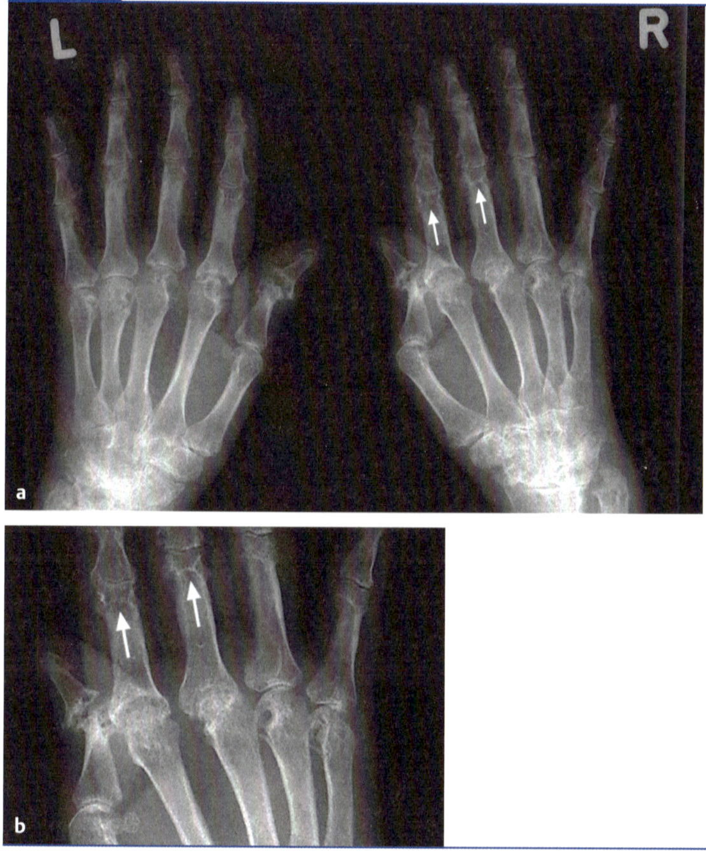


Deutliche Gelenkspaltverschmälerungen mit gelenknahen Osteoporosen (Pfeile). Die Gelenkflächen weisen teilweise marginale Usuren auf. Ausgedehnte Mutilationen der Gelenkflächen der Interphalangealgelenke von D I beidseits, rechts besteht eine Subluxationsstellung. An den Phalangen V, rechts deutlicher als links, finden sich ulnare Deviationen.

## Arthritis psoriatica

**▸ Definition.** Die Arthritis psoriatica kann sowohl zusammen mit Hautveränderungen als auch bei minimalen oder fehlenden Zeichen der Psoriasis auftreten. Die Erkrankung ist charakterisiert durch das Nebeneinander von erosiv-destruktiven Gelenk- und proliferativen Knochenveränderungen.

**Klinik:** Bevorzugt betroffen sind die tubulären Knochen von Händen und Füßen, das Handgelenk, die Iliosakralgelenke (ISG) und die Wirbelsäule. Typisch sind schmerzhafte Schwellungen und Bewegungseinschränkungen. In Spätstadien kommt es zu schweren Gelenkdeformierungen.

**Diagnostisches Vorgehen:** Typisch ist ein charakteristisches und diagnostisch wegweisendes Befallsmuster. An Händen und Füßen treten die Veränderungen besonders an den distalen Interphalangealgelenken mehrerer oder aller Finger **(Transversaltyp)** oder an den Interphalangeal- und Metakarpophalangealgelenken eines Strahls (**Axialtyp**, „Wurstfinger") auf. Daneben gibt es auch Mischformen.

**Radiologische Diagnostik:** Das **Röntgenbild** zeigt initial periartikuläre Weichteilschwellungen und Erosionen der Gelenkflächen. Im Gegensatz zur rheumatoiden Arthritis fehlt meist eine gelenknahe Osteoporose. Rascher als bei der rheumatoiden Arthritis tritt eine Destruktion der Gelenkflächen mit **Mutilation** oder knöcherner **Ankylose** auf. Eine bleistiftartige Destruktion der Epiphyse einer Phalanx in Kombination mit einer konkaven Verformung der benachbarten Phalanx wird als „Pencil-in-cup-Konfiguration" bezeichnet.
Häufiger entstehen **periostale Verknöcherungen** und **proliferative Veränderungen im Kapsel-, Band- und Sehnenansatzbereich**, die eine kolbenförmige Auftreibung an der Basis der Phalangen hervorrufen (Abb. **B-4.55**). Die Iliosakralgelenke sind überwiegend bilateral und symmetrisch betroffen. Die Veränderungen ähneln dem „bunten Bild" (S. 674) der ankylosierenden Sakroiliitis. Bei Befall der Wirbelsäule (Psoriasisspondylitis) imponieren Parasyndesmophyten wie beim Reiter-Syndrom (S. 394).

**Arthritis psoriatica**

**▸ Definition.**

**Klinik:** Bevorzugt betroffen sind die tubulären Knochen von Händen und Füßen, die ISG und die Wirbelsäule. Typisch sind schmerzhafte Schwellungen und Bewegungseinschränkungen.

**Diagnostisches Vorgehen:** Das charakteristische Befallsmuster zeigt sich an den distalen Interphalangealgelenken der Finger **(Transversaltyp)** oder an den Interphalangeal- und Metakarpophalangealgelenken eines Strahls **(Axialtyp)**.

**Radiologische Diagnostik:** Das **Röntgenbild** zeigt initial periartikuläre Weichteilschwellungen und Erosionen der Gelenkflächen. Im Gegensatz zur rheumatoiden Arthritis fehlt meist eine gelenknahe Osteoporose. Dafür treten **Mutilation** und **Ankylose** rascher auf.

Häufig entstehen **periostale Verknöcherungen** und **proliferative Veränderungen im Kapsel-, Band- und Sehnenansatzbereich**, die eine kolbenförmige Auftreibung an der Basis der Phalangen hervorrufen (Abb. **B-4.55**). Der Befall der Iliosakralgelenke zeigt ein symmetrisch ausgeprägtes „buntes Bild" (S. 674).

**B-4.55 Arthritis psoriatica.**

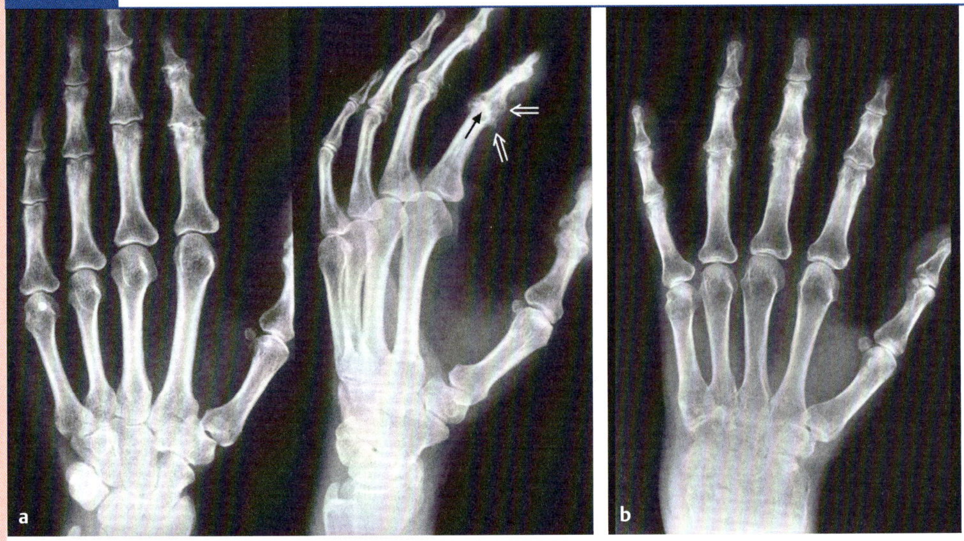


**a Psoriasis, axialer Typ:** deutliche Einengung und Destruktion der Gelenkflächen der Interphalangealgelenke von D II. Periostale Verknöcherungen (Pfeil) sowie knöcherne Anbauten (Doppelpfeile) im Bereich der Kapsel- und Bandansätze haben zu einer kolbenförmigen Auftreibung der Basen von Mittel- und Endphalanx geführt.

**b Psoriasis, transversaler Typ:** verschmälerte proximale Interphalangealgelenke von D II bis V. Knöcherne Anbauten im Kapsel- und Bandansatzbereich bei D IV und deutlicher noch bei D III. Im Bereich der Handwurzelknochen sowie der distalen Radius- und Ulnaepiphysen inhomogene Sklerosierungen, die zu einer Aufhebung der normalen knöchernen Struktur geführt haben. Die Gelenke sind erheblich verschmälert.

▶ Merke.

▶ Merke. Für die Arthritis psoriatica ist das Befallsmuster charakteristisch: Transversal- oder Axialtyp. Im Vergleich zur rheumatoiden Arthritis verlaufen die Destruktionen rascher und es entstehen ausgedehnte Mutilationen und Ankylosen. Ossifizierende Periostitiden und Fibroostitiden sowie ein Befall von Sakroiliakalgelenken und Wirbelsäule weisen auf die Psoriasisarthritis hin.

Reiter-Syndrom

▶ Definition.

## Reiter-Syndrom

▶ Definition. Entzündliche Gelenkerkrankung, die als Zweiterkrankung nach gastrointestinalen oder urogenitalen Infektionen auftritt.

**Klinik:** Klinische Trias aus unspezifischer **Urethritis**, **Konjunktivitis** und **Arthritis**. Betroffen sind fast nur Männer. Der Verlauf ist selbstlimitierend. Die mono-, oligo- oder polyarthritische Erkrankung befällt bevorzugt die **untere Extremität**.

**Klinik:** Die klinische Trias besteht aus unspezifischer **Urethritis**, **Konjunktivitis** und **Arthritis**. Betroffen sind fast ausschließlich Männer. Die arthritischen Symptome setzen meist akut oder subakut ein und verlaufen in der Regel milder als bei der rheumatoiden Arthritis. Der Verlauf ist häufig selbstlimitierend. Die mono-, oligo- oder polyarthritische Erkrankung befällt bevorzugt die **untere Extremität**: Interphalangeal- und Metatarsophalangealgelenke der Füße, Fußwurzelgelenke und Kniegelenk. Die Hände sind seltener betroffen.

**Diagnostisches Vorgehen:** Unspezifische Erhöhung der Entzündungsparameter; **HLA-B27** ist in 80 %, radiologisch sichtbare Gelenkveränderungen bei 60–80 % nachweisbar.

**Diagnostisches Vorgehen:** Laborchemisch besteht eine unspezifische Erhöhung der Entzündungsparameter. Das **HLA-B27** ist in 80 % der Fälle nachweisbar. Ggf. gelingt der Erregernachweis. Radiologisch nachweisbare Gelenkveränderungen finden sich bei 60–80 % der Patienten.

**Radiologische Diagnostik:** Im **Röntgenbild** (Abb. **B-4.56**) zeigt sich meist eine **asymmetrische** Verteilung des Gelenkbefalls. Es finden sich die typischen Arthritiszeichen. An den Metatarsalia und an den Phalangen sind häufig **periostale Knochenappositionen** nachweisbar. In den gelenknahen Knochenabschnitten besteht nur eine **geringe Osteoporose**. Im Spätstadium oft einseitige **Sakroiliitis**.

**Radiologische Diagnostik:** Im **Röntgenbild** (Abb. **B-4.56**) ist meist eine **asymmetrische** Verteilung des Gelenkbefalls nachweisbar. Wie bei rheumatoider Arthritis (S. 391) und Arthritis psoriatica (S. 393) finden sich die typischen Arthritiszeichen. An den Metatarsalia und an den Phalangen sind jedoch häufig deutliche **periostale Knochenappositionen** nachweisbar. In den gelenknahen Knochenabschnitten besteht nur eine **geringe Osteoporose**. Gelenkdestruktionen werden nur bei chronischem Verlauf beobachtet. Im Spätstadium kann es zu einer oft einseitigen Sakroiliitis mit Gelenkspaltverschmälerung, marginalen Erosionen und Sklerosen kommen. Bei Befall der Wirbelsäule finden sich Parasyndesmophyten.

▶ Merke.

▶ Merke. Häufig entwickelt sich eine Calcaneopathia rheumatica mit Erosionen und Spornbildungen am Ansatz des Lig. plantare longum am Kalkaneus.

**B-4.56 Reiter-Syndrom.**

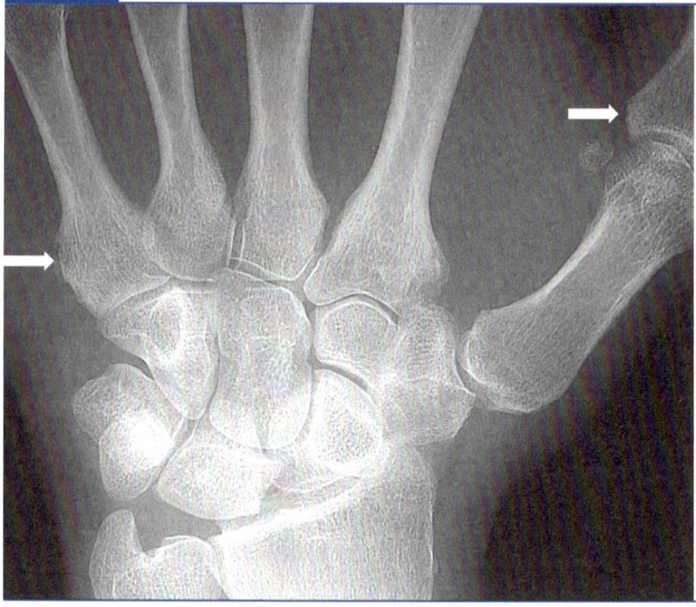

Periostale Knochenneubildung und Weichteilschwellung an der Grundphalanx D IV (Pfeil).

(aus Lingg G, Klauser A. Spondylarthritiden. In: Schmitt R, Lanz U. Bildgebende Diagnostik der Hand. Stuttgart: Thieme; 2014)

## Spondylitis ankylosans

Siehe Schädelbasisfrakturen (S. 710).

Spondylitis ankylosans

# 4.3.11 Allgemeine Traumatologie

## Frakturen

Wirbelsäule (S. 678), Schädel (S. 710).

4.3.11 Allgemeine Traumatologie

Frakturen

### Frakturformen

**Traumatische Frakturen:** Werden bei direkter oder indirekter Gewalteinwirkung die Elastizitätsgrenzen des Knochens überschritten, so resultiert eine Kontinuitätsunterbrechung des Knochens, eine Fraktur. Durch **direkte Gewalteinwirkung** (Schlag, Stoß, Schuss) entsteht die Fraktur am Ort der Gewalteinwirkung. Bei **indirekten Gewalteinwirkungen** durch Biegung, Drehung oder Stauchung kommt es zu einem Wechselspiel zwischen Zug- und Kompressionskräften, die zu einer Knochenverformung führen. An der Stelle, an der die größte Differenz zwischen Stabilität und Verformungskräften auftritt, bricht der Knochen. Ort und Art der Fraktur werden vom Traumamechanismus und dem Zustand des Knochens bestimmt.

Rein bildmorphologisch werden nach dem Verlauf der Frakturlinien folgende **komplette Frakturformen** unterschieden: **Schräg-, Quer-, Spiral-, Längs-, Y-, T-** oder **V-Frakturen** (Abb. **B-4.57**). Weiterhin wird zwischen **Splitter-, Stück-** (> 2 Fragmente) und **Trümmerfrakturen** (> 6 Fragmente) differenziert. Bei einer Impressionsfraktur werden Fragmente einer Kalottenfraktur des Schädels nach innen verlagert. Eine Stauchungs- oder Kompressionsfraktur liegt vor, wenn die Spongiosa durch eine axiale Druckkraft komprimiert wird. Diese Frakturform findet sich besonders an Wirbelkörpern, die meist keilförmig deformiert werden.

Frakturformen

**Traumatische Frakturen:** Durch **direkte Gewalteinwirkung** (Schlag, Stoß, Schuss) entsteht die Fraktur am Ort der Gewalteinwirkung. Bei **indirekten Gewalteinwirkungen** durch Biegung, Drehung oder Stauchung kommt es zu einem Wechselspiel zwischen Zug- und Kompressionskräften, die zu einer Knochenverformung führen.

Rein bildmorphologisch werden nach dem Verlauf der Frakturlinien folgende **komplette Frakturformen** unterschieden: **Schräg-, Quer-, Spiral-, Längs-, Y-, T-** oder **V-Frakturen** (Abb. **B-4.57**). Weiterhin wird zwischen **Splitter-, Stück-** (> 2 Fragmente) und **Trümmerfrakturen** (> 6 Fragmente) differenziert.

**B-4.57 Frakturformen.**

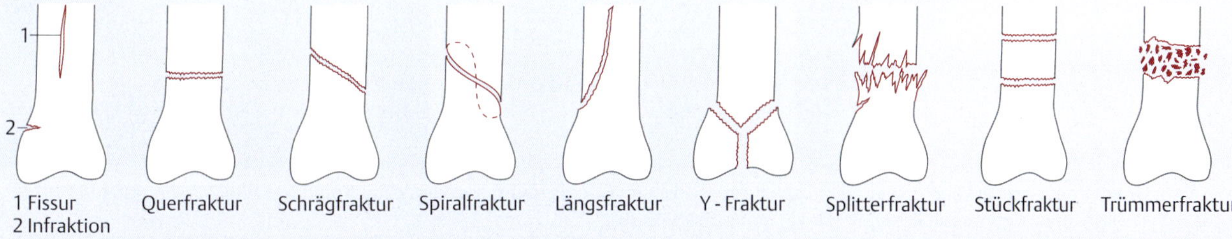

► Exkurs.

► Exkurs. Die **AO-Klassifikation** (AO = Arbeitsgemeinschaft für Osteosynthesefragen) benutzt einen **5-stelligen** alphanumerischen **Code** zur exakten Frakturklassifikation. Dieser setzt sich wie folgt zusammen:

- 1. Körperregion (z. B. 1 = Oberarm, 2 = Unterarm, 3 = Oberschenkel, 4 = Unterschenkel, 5 = Wirbelsäule, 6 = Becken, 7 = Hand, 8 = Fuß, 9 = Schädel und Unterkiefer)
- 2. Positionierung innerhalb der Region (1 = proximal, 2 = diaphysär, 3 = distal, 4 = Patella, Malleolus)
- 3. Bewertung der Fraktur nach Kompliziertheit, Prognose etc. (z. B. A = einfache Fraktur, B = Keilfraktur, C = komplexe Fraktur; bei gelenknahen Frakturen: A = extraartikulär, B = partielle Gelenkfraktur, C = vollständige Gelenkfraktur)
- 4. und 5. Fragmentbeschaffenheit und spezielle Untergruppen. In der Regel: 1 = leicht, 2 = mittel, 3 = schwer.

Daneben gibt es **inkomplette Frakturen:**

- **Fissur:** längs zur Knochenachse verlaufender Frakturspalt.
- **Infraktion:** Fraktur verläuft durch die Kompakta einer Seite und durch die Spongiosa, die gegenüberliegende Kompakta wird nicht erreicht.

Bei komplizierten Brüchen werden die umgebenden Weichteile verletzt. Bei diesen **offenen Frakturen** ist das Risiko einer Osteomyelitis (S. 364) erhöht.

Neben den beschriebenen kompletten Frakturformen gibt es auch **inkomplette Frakturen**:

- Eine **Fissur** ist ein längs zur Knochenachse verlaufender Frakturspalt, der weder eine vollständige Trennung noch eine Dislokation der Fragmente verursacht.
- Bei einer **Infraktion** verläuft die Fraktur durch die Kompakta der einen Seite und durch die Spongiosa, ohne die gegenüberliegende Kompakta zu erreichen.

Bei komplizierten Brüchen werden zusätzlich zur Knochenfraktur die umgebenden Weichteile verletzt. Dabei kann ein Gegenstand von außen eindringen oder ein Knochenfragment durchspießt von innen die Haut. Diese sog. **offenen Frakturen** gelten immer als bakteriell kontaminiert, so dass das Risiko einer Osteomyelitis (S. 364) erhöht ist. Offene Frakturen werden nach Gustilo in verschiedene Grade eingeteilt: I Komplikationswunde < 1 cm, II Komplikationswunde > 1 cm, III schwere Weichteilzerreißung.

Zwei Sonderformen von Frakturen sind:

- **Ermüdungsfrakturen** (**Stressfrakturen**, Abb. **B-4.58**) entstehen, wenn ein gesunder Knochen lange innerhalb der Elastizitätsgrenzen belastet wird. Das Röntgenbild zeigt einen unscharf begrenzten Frakturspalt mit Sklerosesaum, verdickter Kompakta und endostaler und periostaler Kallusbildung.

Von den traumatisch bedingten Frakturen müssen zwei Sonderformen differenziert werden:

- **Ermüdungsfrakturen** (**Stressfrakturen**, Abb. **B-4.58**): Sie entstehen, wenn ein gesunder Knochen über längere Zeit innerhalb der Elastizitätsgrenzen belastet wird. Das Röntgenbild zeigt im Bereich der Spannungs- und Druckspitzen einen unscharf begrenzten Frakturspalt mit Sklerosesaum, verdickter Kompakta und unterschiedlich starker endostaler und periostaler Kallusbildung. Typische Beispiele sind die sog. **Marschfrakturen** des Os metatarsale II oder III.

**B-4.58 Besondere Frakturformen.**

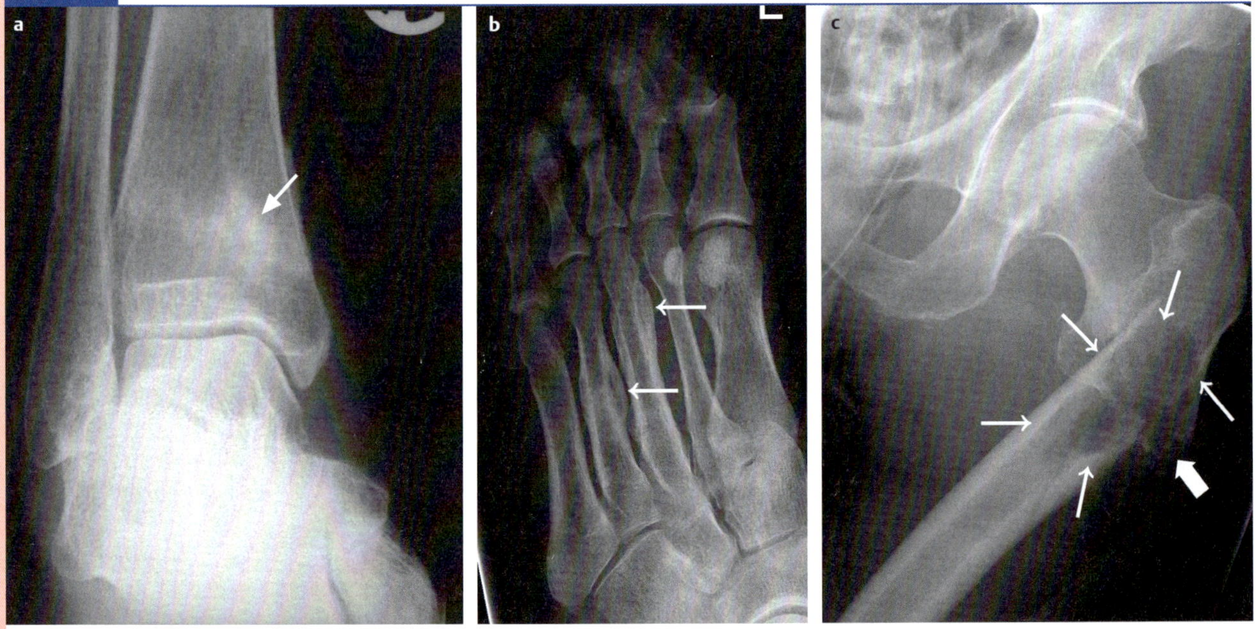


**a, b Stressfrakturen:** Unscharf begrenzter Frakturspalt mit deutlichem Sklerosesaum und verdickter Kompakta (Pfeil) in der distalen Tibia (**a**). Konsolidierte Frakturen Metatarsale III und IV (Pfeile) im Vorfuß links (**b**).
**c Pathologische Fraktur:** Subtrochantäre Femurfraktur (dicker Pfeil) bei großer Osteolyse im proximalen Femurschaft (kleine Pfeile).

- **Pathologische Frakturen**: Sie entstehen im erkrankten Knochen, z. B. bei metabolischen und endokrinen Erkrankungen, primären Knochentumoren oder Metastasen. Die Stabilität des Knochens ist so stark reduziert, dass er durch Bagatelltraumen oder die physiologische Belastung bereits frakturiert. Im Röntgenbild (Abb. **B-4.58c**) finden sich neben den typischen Frakturzeichen die Veränderungen der Grunderkrankung. Looser-Umbauzonen sind Ermüdungsfrakturen im erkrankten Knochen (z. B. bei renaler Osteopathie, Morbus Paget oder Osteomalazie).

- **Pathologische Frakturen** (Abb. **B-4.58c**) entstehen, wenn die Stabilität des kranken Knochens so stark reduziert ist, dass er durch Bagatelltraumen oder physiologische Belastung frakturiert.

## Besonderheiten im Kindesalter

Der kindliche Knochen zeichnet sich durch eine hohe Elastizität aus. Bei einem Kompressionstrauma langer Röhrenknochen in der Längsachse findet sich eine umschriebene Vorwölbung des Periosts und der Kortikalis in Metaphysennähe (sog. **Wulstbruch**). Eine **Grünholzfraktur** ist durch einen Bruch der Kortikalis auf der Spannungsseite des Röhrenknochens und Verbiegung auf der Kompressionsseite (Konkavität) bei **intaktem Periost** charakterisiert (Abb. **B-4.59**). Bei **Biegungsfrakturen** ist die Kortikalis auch auf der Spannungsseite nicht unterbrochen, es kommt nur zu einer traumatischen Verbiegung des Röhrenknochens.

Eine Abtrennung der Epiphyse wird als **Epiphysiolyse** bezeichnet. Sie führt zu einer abnormen Erweiterung der Epiphysenfuge oder/und zu einer Dislokation der Epiphyse. Die auf Röntgenbildern oft nur schwer nachweisbare Epiphysiolyse kann im **Ultraschall** oder in der **MRT** sicher diagnostiziert werden. Wachstumsstörungen entstehen in der Regel nicht, da die Proliferationszone normalerweise intakt bleibt. Dagegen sind Kompressionsverletzungen der Epiphysenfuge durch Stauchung fast immer mit Wachstumsstörungen und konsekutiven Fehlstellungen verbunden.

**Frakturen mit Epiphysenbeteiligung** werden nach Aitken oder Salter-Harris eingeteilt (Abb. **B-4.60** und Tab. **B-4.11**).

### Besonderheiten im Kindesalter

Bei einem Kompressionstrauma langer Röhrenknochen in der Längsachse findet sich eine Vorwölbung des Periosts und der Kortikalis in Metaphysennähe (sog. **Wulstbruch**). Eine **Grünholzfraktur** ist durch einen Bruch der Kortikalis auf der Spannungsseite und Verbiegung auf der Kompressionsseite (Konkavität) bei **intaktem Periost** charakterisiert (Abb. **B-4.59**).

Eine Abtrennung der Epiphyse wird als **Epiphysiolyse** bezeichnet. Sie führt zu einer abnormen Erweiterung der Epiphysenfuge oder/und zu einer Dislokation der Epiphyse. Der Nachweis gelingt oft nur im direkten Seitenvergleich.

Zur **Fraktureinteilung mit Epiphysenbeteiligung** s. Abb. **B-4.60** und Tab. **B-4.11**.

**B-4.11 Fraktureinteilung nach Salter-Harris und Aitken**

| | |
|---|---|
| **Salter-Harris I** | Epiphysenlösung ohne Knochenbeteiligung |
| **Salter-Harris II = Aitken I** | partielle Epiphysenlösung mit einem metaphysären Fragment |
| **Salter-Harris III = Aitken II** | partielle Epiphysiolyse mit Fraktur durch den Epiphysenkern |
| **Salter-Harris IV = Aitken III** | durch die Epiphysenfuge ziehende Fraktur der Epi- und Metaphyse |
| **Salter-Harris V** | Kompressionsverletzung der Epiphysenfuge |

B-4.11

**B-4.59 Frakturen im Kindesalter**

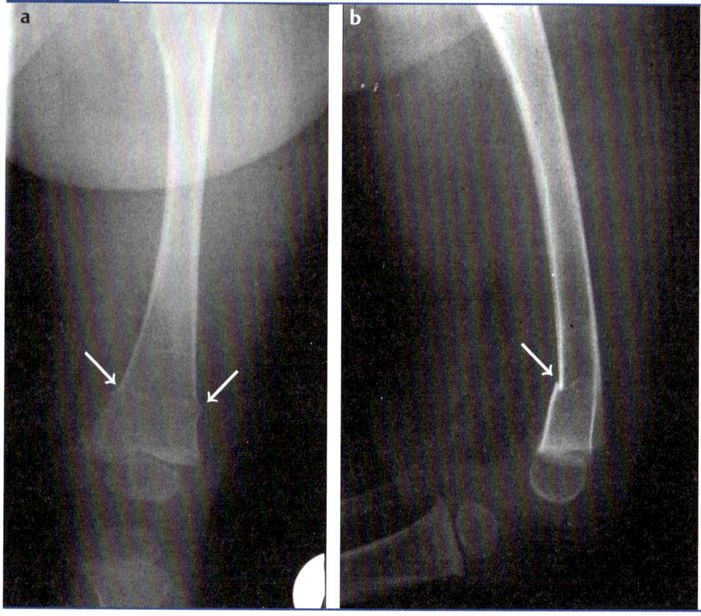


3-jähriges Mädchen mit Grünholzfraktur des distalen Femurs. Wulstbildung (**a**) medial und lateral (Pfeile), Kortikalisunterbrechung (**b**) dorsal (Pfeil).

B-4.60 **Einteilung der Frakturen mit Beteiligung der Wachstumsfuge.**

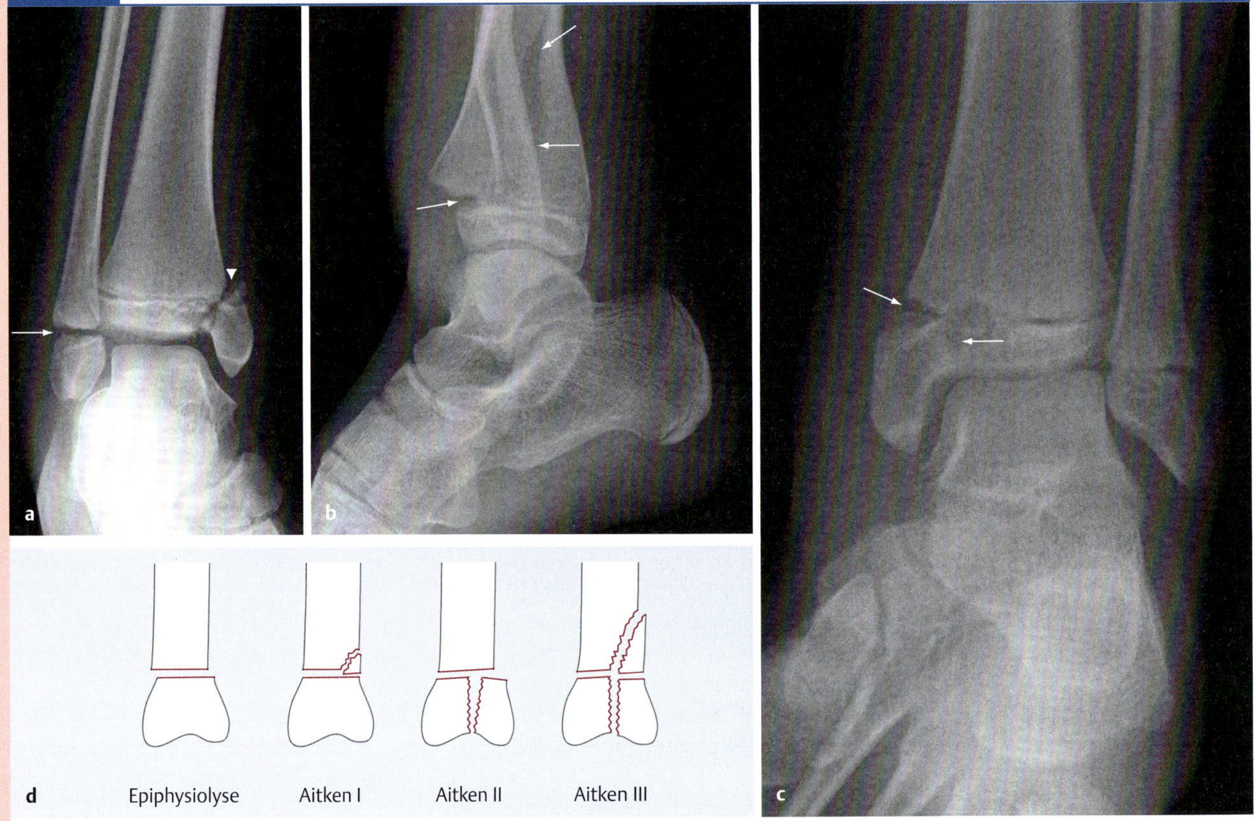


**a Epiphysiolyse** der distalen Fibula (Pfeil) sowie **Aitken-III**-(Salter-Harris-IV-)Fraktur des Malleolus medialis (Pfeilspitze).
**b Aitken-I**-(Salter-Harris-II-)Fraktur der distalen Tibia (Pfeile).
**c Aitken-II**-(Salter-Harris-III)Fraktur der distalen Tibia (Pfeile).
**d** Schematische Darstellung der Frakturen.

Frakturen Typ Aitken II und III erfordern eine exakte Reposition der Knochenfragmente, um Wachstumsstörungen zu verhindern.

Bei der radiologischen Frakturdiagnostik im Kindesalter erlaubt die **Sonografie** einen sensitiven Nachweis von Frakturen und ermöglicht so bei unklarer Schmerzlokalisation gezielte Röntgenuntersuchungen. Unnötige Aufnahmen lassen sich vermeiden.

Schon geringfügige Traumen können bei Kindern periostale Kontusionen verursachen, die zu subperiostalen Blutungen führen. Häufig sind diese Verletzungen bei **Kindesmisshandlungen** (**Battered-Child-Syndrom**, Abb. **B-4.61**). Weitere Hinweise sind:
- metaphysäre Kantenabsprengungen
- unterschiedliches Alter der Skelettverletzungen
- typische Lokalisationen.

Bei Frakturen Typ Aitken II und III ist eine besonders exakte Reposition der Knochenfragmente erforderlich, um eine vorzeitige Verknöcherung der Epiphysenfuge mit Wachstumsstörungen und Fehlstellungen zu verhindern.

Die radiologische Frakturdiagnostik im Kindesalter entspricht der bei Erwachsenen. Allerdings ist es häufig schwierig, klinisch eine exakte Schmerzlokalisation vorzunehmen. In diesen Fällen stellt die **Sonografie** eine wertvolle Ergänzung zum Röntgen dar. Sie erlaubt ähnlich sensitiv den Nachweis von Frakturen und ermöglicht dadurch eine gezielte Röntgenuntersuchung der Fraktur. Unnötige Röntgenaufnahmen lassen sich vermeiden.

Schon geringfügige Traumen können bei Kindern periostale Kontusionen verursachen, die zu subperiostalen Blutungen mit konsekutiv ausgedehnten Ossifikationen führen. Diese Verletzungsform findet sich häufig bei **Kindesmisshandlungen** (**Battered-Child-Syndrom**, Abb. **B-4.61**). Hinweise auf Misshandlung sind außerdem:
- metaphysäre Kantenabsprengungen durch ruckartiges Zerren oder Verdrehen einer Extremität
- unterschiedliches Alter der Skelettverletzungen
- typische Lokalisationen der Frakturen (z. B. Rippen, Skapula, Sternum).

Bei Verdacht auf Kindesmisshandlung muss das Kind stationär aufgenommen werden. Eine umfassende Diagnostik mit Röntgen, ggf. auch MRT, ist erforderlich, um weitere Verletzungen nachzuweisen, die den Verdacht erhärten. Bei Bestätigung des Verdachts erfolgt eine Anzeige.

▶ Klinischer Fall. Ein 9 Monate altes Baby wird von seinen Eltern in der Ambulanz vorgestellt, es sei nach Angaben der Eltern vom Wickeltisch gefallen. Die Röntgenaufnahme der rechten Schulter (Abb. **B-4.61a**) zeigt eine deutliche Periostabhebung im Bereich der proximalen Humerusmetaphyse (Pfeile). Im proximalen Anteil sind unregelmäßig begrenzte Verkalkungen zu erkennen (Doppelpfeile). Im Bereich der distalen Femurmetaphyse rechts (Abb. **B-4.61b**) finden sich ebenfalls periostale Ossifikationen mit Abhebung des Periosts nach subperiostalen Blutungen (Pfeile). In der medialen Hälfte der Wachstumsfuge stellt sich eine frische knöcherne Absprengung aus der Metaphyse dar (Pfeilspitze).
Der Arm wird mittels einer Gipsbehandlung ruhig gestellt, um ein Ausheilen der Fraktur zu ermöglichen. Das Baby wird stationär aufgenommen, um neuen Verletzungen vorzubeugen. Es werden Röntgenaufnahmen der verschiedenen Abschnitte des gesamten Skelettsystems angefertigt. Diese zeigen mehrere unterschiedlich alte Rippenfrakturen und subperiostale Blutungen am linken Humerus und rechten distalen Femur. Eine Misshandlung durch die Mutter kann nachgewiesen werden, das Kind wird deshalb in einer Pflegefamilie untergebracht.

**B-4.61** **Radiologische Befunde am Knochen bei Misshandlung.**

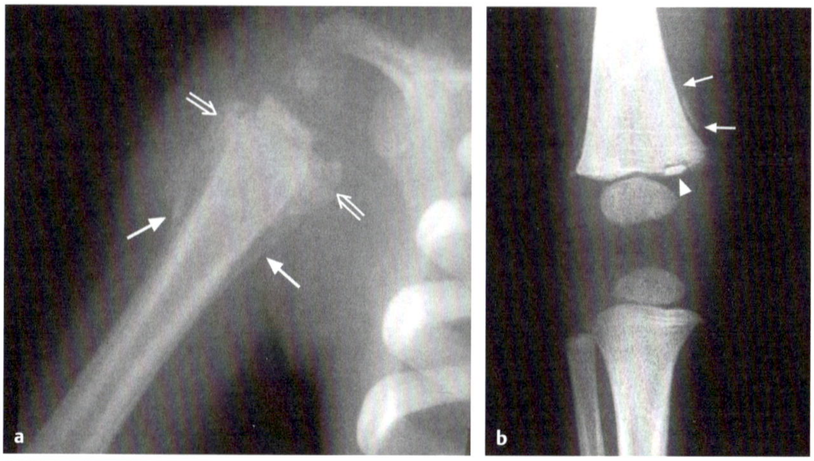


▶ Klinischer Fall.

## Fraktursymptomatik

Man unterscheidet sichere und unsichere Frakturzeichen. Zu den **sicheren Frakturzeichen** gehören Fehlstellung, abnorme Beweglichkeit, Krepitationen (Knochenreiben) und – bei offenen Frakturen – die erkennbaren Knochenfragmente. Schmerzen, Hämatombildung, Schwellung und eingeschränkte Funktion zählen hingegen zu den **unsicheren Frakturzeichen**.

**Sichere Frakturzeichen:** Fehlstellung, abnorme Beweglichkeit, Krepitationen, erkennbare Knochenfragmente bei offenen Frakturen.
**Unsichere Frakturzeichen:** Schmerzen, Hämatombildung, Schwellung, eingeschränkte Funktion.

▶ Merke. Bei jeder Fraktur ist es notwendig, **Sensibilität**, **Motorik** und **Durchblutung** der entsprechenden Extremität zu **überprüfen!**

▶ Merke.

## Radiologische Diagnostik

▶ Merke. Zur Diagnostik von Frakturen sind grundsätzlich **Röntgenaufnahmen in 2 senkrecht aufeinander stehenden Ebenen** anzufertigen (Abb. **B-4.62**), um Art und Ausmaß möglicher Dislokationen beurteilen zu können und Frakturen, die manchmal in einer Ebene nur als Verdichtungslinie erkennbar sind, nicht zu übersehen. Essenzielle Angaben bei der Röntgenanmeldung sind: Knochen/Körperabschnitt, der geröntgt werden soll, Seitenangabe, Klinik (Lokalisation Schmerzen, Schwellung, Hämatom etc.) und Traumamechanismus.

▶ Merke.

Ist eine Aufnahme in 2 Ebenen nicht möglich (z. B. Schulter und Becken), werden **Aufnahmen in schrägen Projektionen** angefertigt. Fehlen bei klinischem Verdacht auf den Übersichtsaufnahmen Zeichen einer frischen Fraktur, werden ergänzende Untersuchungen durchgeführt oder Kontrollaufnahmen nach einer Woche Ruhigstellung angefertigt. Durch Resorption an den Frakturrändern und ggf. minimale Dislokation demarkiert sich der Frakturspalt besser.

Ist eine Aufnahme in 2 Ebenen nicht möglich (z. B. Schulter und Becken), werden **Aufnahmen in schrägen Projektionen** angefertigt. Bei Kontrollaufnahmen nach einer Woche Ruhigstellung demarkiert sich der Frakturspalt oft besser.

B-4.62

**B-4.62 Röntgenologische Darstellung einer Fraktur in 2 Ebenen.**

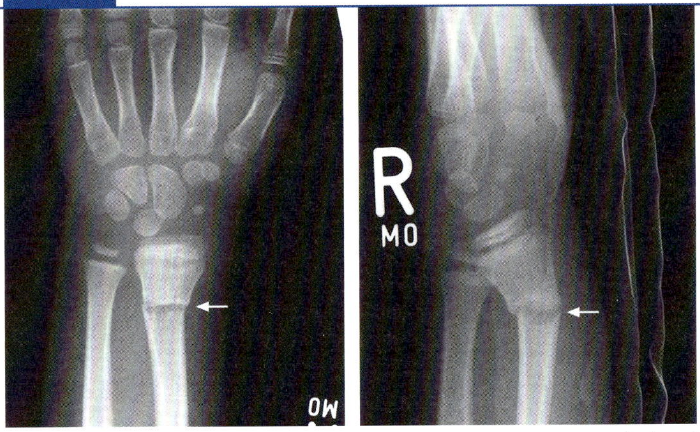


7-jähriger Junge mit distaler Radiusfraktur (Pfeil), Achsknick um 30° nach dorsal und 5° nach radial.

**B-4.63 Darstellung von Frakturen im MRT.**

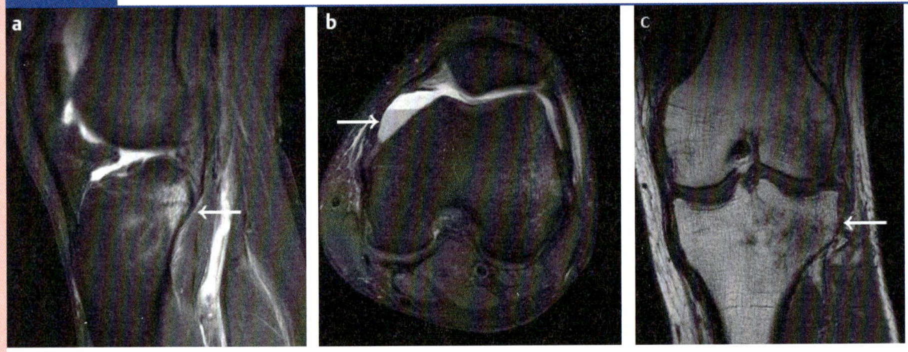


MRT einer proximalen Tibiafraktur mit abgrenzbarer Frakturlinie (Pfeile in **a** und **c**) und deutlichem Ödem (hyperintens in der STIR-Sequenz in **a**), außerdem Hämarthros (blutiger Gelenkerguss) mit sichtbarem Flüssigkeitsspiegel (Pfeil in **b**).

▸ Merke.

▸ Merke. Bei Frakturen der **langen Röhrenknochen** bedarf es immer der **Darstellung der benachbarten Gelenke** zum Ausschluss von Rotationsfehlern oder Kombinationsfrakturen (Monteggia-Fraktur, distale Tibia- und proximale Fibulafraktur).

Bei komplexen oder intraartikulären Frakturen wird **ergänzend** zu den Röntgenaufnahmen in den meisten Fällen eine **Schnittbilddiagnostik**, in der Regel die CT (ggf. MRT), durchgeführt. Mit der **MRT** (Abb. **B-4.63**) können radiologisch okkulte Frakturen und Knochenkontusionen nachgewiesen werden.

Bei komplexen oder intraartikulären Frakturen wird **ergänzend** zu den Röntgenaufnahmen in den meisten Fällen eine **Schnittbilddiagnostik**, in der Regel die CT (ggf. MRT), durchgeführt, um den exakten Frakturverlauf und die Stellung der einzelnen Fragmente zueinander beurteilen zu können. Mithilfe der **MRT** (Abb. **B-4.63**) können sowohl radiologisch okkulte Frakturen als auch Knochenkontusionen (bone bruises) duch ihr Ödem (erhöhtes Signal in T2-gewichteten Bildern) sensitiv nachgewiesen werden.

▸ Merke.

▸ Merke. Röntgenologische Kriterien der Fraktur sind:

- Die Kontinuität der Knochenkontur ist unterbrochen. Dabei entsteht häufig eine Aufhellungslinie im Knochen, oft auch eine Stufe in der Kortikalis.
- Die trabekuläre Zeichnung der Spongiosa ist zerstört.
- Knochenteile können abgetrennt sein und dabei scharf begrenzte oder irreguläre Fragmente bilden, die sich überlagern oder verkeilen können.
- Die Fragmente können gegeneinander verschoben, verdreht oder verkippt sein (Dislokation).
- Bei Einstauchung von Fragmenten entstehen Spongiosaverdichtungen.
- Ein Hämatom im Frakturbereich ist an einer Weichteilschwellung und -verdichtung erkennbar.

Der radiologische Befund beschreibt die Stellung der einzelnen Fragmente **(Dislokation)** (Tab. **B-4.12**).

Der radiologische Befund muss auch die Stellung der einzelnen Fragmente **(Dislokation)** beschreiben. Die Art der Dislokation wird durch die Stellung des distalen gegenüber dem proximalen Fragment charakterisiert (Tab. **B-4.12**).

**B-4.12 Dislokationsformen**

| | |
|---|---|
| **Dislocatio ad latus** | Parallelverschiebung zur Seite |
| **Dislocatio ad longitudinem** (cum contractione/cum distractione) | Längsverschiebung mit Verkürzung (cum contractione) oder Verlängerung (cum distractione) |
| **Dislocatio ad axim** | Abknickung der Knochenlängsachse, z. B. nach innen (Varusstellung) oder außen (Valgusstellung) |
| **Dislocatio ad peripheriam** | Rotationsfehlstellung der Fragmente |

▶ Merke. Bei der Beschreibung von Dislokationen und Luxationen ist die Stellung des distalen gegenüber dem proximalen Fragment bzw. Knochen maßgeblich.

▶ Merke.

## Frakturheilung

Verlauf und Art der Knochenbruchheilung werden durch die Lokalisation der Fraktur, das Ausmaß der Knochen- und Weichteilverletzungen, den Grad der Dislokation, das Alter und den klinischen Zustand des Patienten, die Nebenverletzungen und die Art der Frakturversorgung (konservativ oder operativ) bestimmt.

**Primäre Frakturheilung:** Kennzeichen der primären Frakturheilung ist die **knöcherne Durchbauung** des Frakturspaltes ohne Bildung von Ersatz- oder Überbrückungsknochen (Kallus). Voraussetzung ist eine exakte Adaptation der Fragmente sowie die Ausschaltung von Bewegungen durch eine stabile Osteosynthese. Im **Röntgenbild** zeigt sich eine **zunehmende Verdichtung** und **Unschärfe des Frakturspaltes**. Knöcherne Resorptionen und Kallusbildungen fehlen weitgehend.

**Sekundäre Frakturheilung:** Verbleibt eine geringe Instabilität, wie bei konservativer Behandlung, Stabilisierung durch Marknagelung oder Fixateur externe, kommt es zur sekundären Frakturheilung. Zwischen beiden Frakturenden entsteht initial ein **Frakturhämatom**. Innerhalb der ersten Woche tritt eine zelluläre Proliferation ein, die einen bindegewebigen **Kallus** bildet, der schließlich verknöchert.
Das **Röntgenbild** (Abb. **B-4.64**) zeigt anfangs eine **Entkalkung und Auflockerung der Fragmentenden**, der **Frakturspalt** tritt **deutlicher** in Erscheinung. Innerhalb der nächsten Wochen wird der bindegewebige Kallus in einen provisorischen Kallus aus **Geflechtknochen** umgebaut (sog. Fixationskallus). Der Frakturspalt wird zunehmend unschärfer und im weiteren Verlauf knöchern überbrückt. Durch periostale Knochenbildungen entsteht der sog. Spindel- oder Kugelkallus, der jedoch nur eine untergeordnete Bedeutung für die Stabilisierung der Fraktur besitzt. Er wird später wieder resorbiert. Für die Stabilisierung der Fraktur ist primär der endostale Kallus verantwortlich, der im Röntgenbild oft vom normalen Knochen und periostalen Kallus überlagert wird. Unter mechanischer Belastung wird der Kallus aus Geflechtknochen zunehmend durch lamellären Knochen ersetzt.

### Frakturheilung

Die Frakturheilung wird durch Lokalisation, Ausmaß der Verletzung, Grad der Dislokation, Alter und Zustand des Patienten, Nebenverletzungen und Art der Frakturversorgung bestimmt.

**Primäre Frakturheilung:** Kennzeichen ist die **knöcherne Durchbauung** des Frakturspaltes ohne Kallusbildung. Voraussetzung ist eine exakte Fragmentadaptation sowie eine stabile Osteosynthese. Im **Röntgenbild** zeigt sich eine **zunehmende Verdichtung** und **Unschärfe des Frakturspaltes**.

**Sekundäre Frakturheilung:** Verbleibt eine geringe Instabilität (bei konservativer Behandlung, Marknagelung und Fixateur externe), kommt es zur sekundären Frakturheilung mit **Frakturhämatom** und **Kallusbildung** innerhalb der ersten Woche.
Das **Röntgenbild** (Abb. **B-4.64**) zeigt eine **Entkalkung und Auflockerung der Fragmentenden**, der **Frakturspalt** tritt **deutlicher** in Erscheinung. Innerhalb der nächsten Wochen wird der bindegewebige Kallus in einen provisorischen Kallus aus **Geflechtknochen** umgebaut (sog. Fixationskallus). Der Frakturspalt wird zunehmend unschärfer und im weiteren Verlauf knöchern überbrückt.

**B-4.64 Verschiedene Stadien der regelrechten Frakturheilung.**

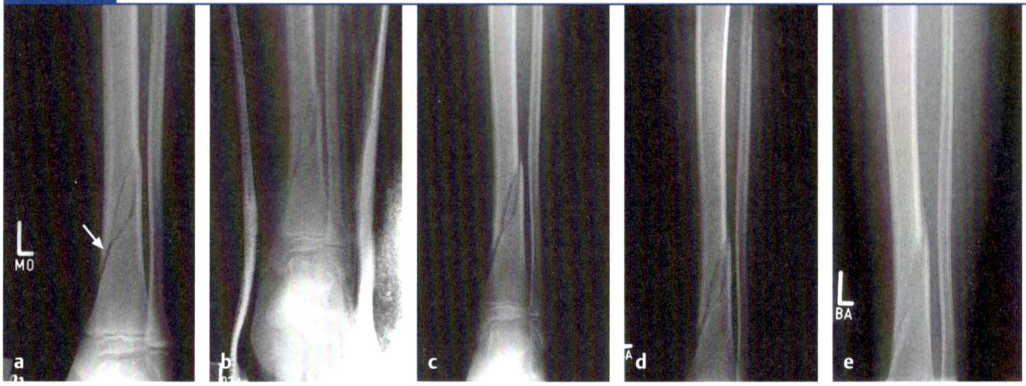


8-jähriger Junge mit distaler Tibiaschaftspiralfraktur:
**a** Unfallaufnahme: Die Fraktur (Pfeil) zeigt sich ohne signifikante Dislokation.
**b** Aufnahme im Gips 5 Tage später: Der Frakturspalt ist infolge der Entkalkung an den Fragmentenden deutlicher erkennbar.
**c** Aufnahme 4 Wochen nach Trauma: der Frakturspalt ist durch die endostale Kallusbildung unscharf begrenzt, am medialen Frakturrand hat sich periostaler Kallus gebildet.
**d** Aufnahme 7 Wochen nach Trauma: zunehmende knöcherne Durchbauung des Frakturspalts, der jetzt flau zur Darstellung kommt.
**e** 3 Monate nach Trauma: die Fraktur ist knöchern konsolidiert, der Frakturspalt ist nur noch an einzelnen Stellen schemenhaft abgrenzbar.

B-4.65

**B-4.65 Zeichen bei Prothesenlockerung.**

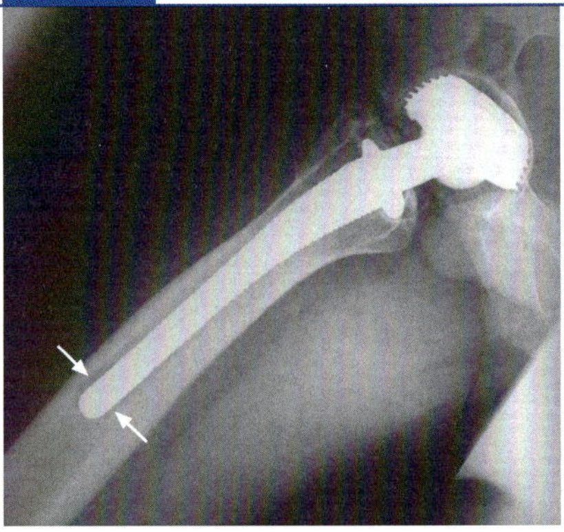

Typische radiologische Zeichen bei Osteosynthesen- oder Prothesenlockerung sind:

- Aufhellungen (Resorptionen) entlang des Osteosynthesematerials
- Dislokationen des Osteosynthesematerials
- Kallusbildungen
- persistierende Frakturlinien
- im Szintigramm intensive Nuklidanreicherung entlang der Implantate.

**Röntgenaufnahme der rechten Hüfte** in Lauensteinstellung: schmale Resorptionszone um die Spitze der Prothese im Femurschaft (Pfeile) als Zeichen einer Prothesenlockerung.

Der Frakturspalt ist bei Erwachsenen nach etwa **6–12 Wochen** mit lamellärem Knochen durchbaut und die **Heilung abgeschlossen**.

Je nach betroffenem Knochen ist der Frakturspalt bei Erwachsenen nach etwa **6–12 Wochen** mit lamellärem Knochen vollständig durchbaut und die **Heilung abgeschlossen**.

► Merke.

► Merke. Die definitive Frakturheilung ist im Röntgenbild an der Ausbildung einer trabekulären Spongiosazeichnung im Frakturbereich erkennbar.

Die **operative Osteosynthese** ermöglicht eine schnelle mechanische Stabilisierung von Frakturen. Die Fragmente können exakt adaptiert werden. Wichtig ist dies bei Frakturen mit Beteiligung der Gelenkflächen.
Die Röntgenuntersuchung dient der Kontrolle der Stellungsverhältnisse und der Heilung der Fraktur. Zu typischen Zeichen für eine **Lockerung der Osteosynthese** s. Abb. **B-4.65**.
Von **verzögerter Frakturheilung** spricht man, wenn nach 3 Monaten noch keine Heilung eingetreten ist. Im Röntgenbild ist sie an einer **Abrundung**, progredienten **Frakturrandsklerose** und **zunehmenden Diastase der Fragmentenden** durch Resorptionen zu erkennen. Bei ungenügender Ruhigstellung entsteht ein **Reizkallus** durch vermehrte periostale Knochenneubildung.
Von einer **Pseudarthrose** spricht man, wenn nach 6 Monaten noch keine knöcherne Durchbauung eingetreten ist:

- **Hypertrophe Pseudarthrosen** (Abb. **B-4.66**) beruhen auf einer mangelnden Ruhigstellung mit überschießender Knochenneubildung.
- **Atrophe Pseudarthrosen** sind die Folge von ausgedehnten Knochennekrosen oder Mangeldurchblutungen.

Die **operative Osteosynthese** ermöglicht eine schnelle mechanische Stabilisierung von Frakturen. Die Fragmente können exakt adaptiert werden. Dies ist insbesondere bei Frakturen mit Beteiligung der Gelenkflächen wichtig, um eine vorzeitige Arthrose zu vermeiden. Das Risiko einer iatrogenen Osteomyelitis und der erforderliche Zweiteingriff zur Materialentfernung sind Nachteile der operativen Frakturbehandlung.
Die Röntgenuntersuchung dient der Kontrolle der Stellungsverhältnisse und der Heilung der Fraktur sowie ggf. dem Nachweis einer **Lockerung** (Abb. **B-4.65**), Dislokation oder Fraktur des Osteosynthesematerials oder auch einer Infektion.
Tritt nach 3 Monaten noch keine Frakturheilung ein, spricht man von einer **verzögerten Frakturheilung**. Sie droht bei ungenügender Stabilisierung der Fraktur, Infektionen, Osteoporose oder Einnahme von Medikamenten (z. B. Kortikoide, Zytostatika oder Antikoagulanzien). Eine verzögerte oder fehlende Frakturheilung ist im Röntgenbild zunächst an einer **Abrundung**, progredienten **Frakturrandsklerose** und **zunehmenden Diastase der Fragmentenden** durch Resorptionen zu erkennen. Bei ungenügender Ruhigstellung entsteht ein **Reizkallus** durch vermehrte periostale Knochenneubildung. Um das Osteosynthesematerial finden sich knöcherne Resorptionen.
Von einer **Pseudarthrose** spricht man, wenn nach 6 Monaten noch keine knöcherne Durchbauung eingetreten ist. Es werden verschiedene Formen unterschieden:

- **Hypertrophe Pseudarthrosen** (Abb. **B-4.66**) beruhen auf einer mangelnden Ruhigstellung und sind durch überschießende Knochenneubildung, Verbreiterung der Frakturenden, Pseudogelenkspalt und Randsklerosen gekennzeichnet. Konsequente Ruhigstellung führt meist zur Ausheilung. Gegebenenfalls muss eine Reoperation mit Anfrischen der Frakturränder und Reosteosynthese erfolgen.
- **Atrophe Pseudarthrosen** sind die Folge von ausgedehnten Knochennekrosen oder Mangeldurchblutungen (z. B. nach großflächiger Denudierung bei Osteosynthese). Sie zeichnen sich durch verjüngte Knochenenden, ossäre Defekte und fehlende Kallusbildung aus. Fehlt auch eine bindegewebige Überbrückung des Frakturspaltes und bildet sich ein Gelenk aus, liegt ein sog. Neoarthros vor.

Eine Schädigung knochenversorgender Gefäße kann zur **Nekrose einzelner Fragmente führen** (S. 359).
Beim **komplexen regionalen Schmerzsyndrom** (CRPS) Typ I (**Morbus Sudeck**, Reflexdystrophie) besteht eine schwere, schmerzhafte Osteoporose, die von einer Weichteilschwellung oder -atrophie begleitet wird. Meist tritt sie nach Frakturen in den distalen, gelenknahen Extremitätenknochen auf, ein adäquates Trauma kann jedoch auch fehlen. In frühen Stadien steht im **Röntgenbild** eine fleckige Demineralisation der gelenknahen

Bei Schädigung der den Knochen versorgenden Gefäße kann es zur **Nekrose einzelner Fragmente** (S. 359) kommen.
Beim **komplexen regionalen Schmerzsyndrom** (CRPS) Typ I (**Morbus Sudeck**, Reflexdystrophie) besteht eine schwere, schmerzhafte Osteoporose, die von einer Weichteilschwellung oder -atrophie begleitet wird. Meist tritt sie nach Frakturen in den distalen, gelenknahen Extremitätenknochen auf, ein adäquates Trauma kann jedoch auch fehlen. Zu Beginn werden eine ödematöse Weichteilschwellung, eine blaulivide verfärbte, überwärmte Haut und ein starker Dauerschmerz beobachtet. Nach etwa 2–4 Monaten treten trophische Störungen auf, die im chronischen Stadium zu einer Dys- und Atrophie aller beteiligten Strukturen führen. In frühen Stadien steht im **Röntgenbild** eine fleckige Demineralisation der gelenknahen Knochenabschnitte im Vordergrund. Im chronischen Stadium entwickelt sich in diesen Bereichen eine dif-

**B-4.66 Radiologische Befunde bei verzögerter Frakturheilung.**

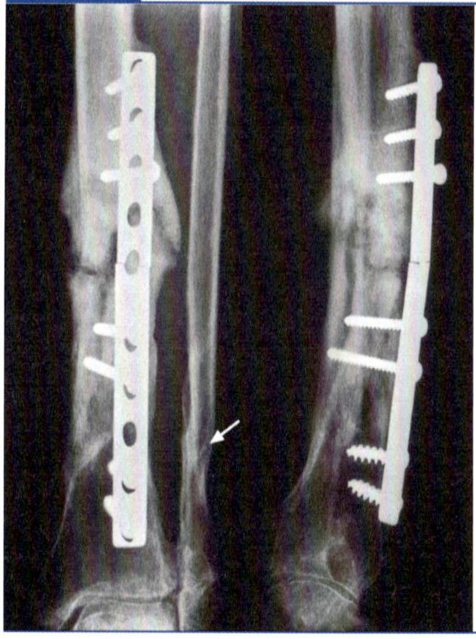

**Hypertrophe Pseudarthrose:** 70-jährige Patientin, die sich vor 7 Monaten den distalen linken Unterschenkel gebrochen hat. Die Tibiafraktur wurde mittels Plattenosteosynthese stabilisiert. Auf der Kontrollaufnahme ist der Frakturspalt noch immer deutlich zu erkennen. Die Frakturenden sind verbreitert und vermehrt sklerosiert. Ursache dafür ist eine mangelnde Ruhigstellung der Fraktur infolge eines Bruchs der Osteosyntheseplatte in Höhe der Fraktur. Die Fibulafraktur (Pfeil) ist bei minimaler Dislokation knöchern durchbaut. Der ehemalige Frakturspalt imponiert als schmale Skleroselinie.

B-4.66

fuse, schwere Osteoporose mit bleistiftartiger Konturzeichnung der Kortikalis. Oft schwindet die subchondrale Grenzlamelle, während die Gelenkspaltweite unverändert bleibt. In der **MRT** sind das Weichteilödem und eine KM-Anreicherung in den Weichteilen nachzuweisen, Knochenmarkveränderungen sind dagegen selten. Die CRPS Typ II (Kausalgie) ist eine Sonderform der Reflexdystrophie mit besonders ausgeprägter Schmerzsymptomatik.

Knochenabschnitte im Vordergrund, im chronischen Stadium entwickelt sich eine diffuse Osteoporose mit bleistiftartiger Zeichnung der Kortikalis. In der **MRT** sind das Weichteilödem und eine KM-Anreicherung in den Weichteilen nachweisbar.

## Luxationen

Luxationen

▸ Definition.

- **vollständige Luxation:** Zwischen den Gelenkflächen der artikulierenden Knochen besteht kein Kontakt mehr.
- **Subluxation:** Es besteht noch partieller Kontakt der Gelenkflächen.
- **Diastase**: Abnorme Trennung von normalerweise nur gering beweglichen Gelenken wie distale tibiofibulare Syndesmose, Symphysis pubis oder Sakroiliakalgelenke.
- **Luxationsfraktur:** Kombination von Luxation und Fraktur.
- **offene Luxation:** Der Gelenkraum wird durch Weichteilverletzungen eröffnet und erhält Verbindung zur Hautoberfläche.

▸ Definition.

Die Luxationsrichtung und begleitende Frakturen werden anhand von **Röntgenaufnahmen in 2 Ebenen** nachgewiesen. Die Art bzw. Richtung der Luxation wird immer durch die Stellung des distalen Gliedes bestimmt. Man unterscheidet folgende Formen

- **kongenitale** Luxation (z. B. kongenitale Hüftgelenksluxation)
- **habituelle** Luxation (rezidivierende Luxationen ohne adäquaten Anlass bei dysplastischer Gelenkanlage oder nach Verletzungen)
- **pathologische** Luxation (Folge einer Gelenkerkrankung)
- **paralytische** Luxation (bei Muskelparesen)
- **traumatische** Luxation.

Prinzipiell kann es bei entsprechendem Trauma in allen Gelenken zu einer Luxation kommen. Bevorzugt betroffen sind Schulter-, Ellbogen-, Sprung-, Hüft- und Interphalangealgelenke.

Die Luxationsrichtung und begleitende Frakturen werden mit **Röntgenaufnahmen in 2 Ebenen** nachgewiesen. Man unterscheidet: **kongenitale**, **habituelle** (ohne adäquaten Anlass), **pathologische** (Folge einer Gelenkerkrankung), **paralytische** und **traumatische Luxationen**.

Bevorzugt betroffen sind Schulter-, Ellbogen-, Sprung-, Hüft- und Interphalangealgelenke.

**Radiologische Diagnostik:** Luxationen (Abb. **B-4.67**) werden häufig von Verletzungen der Bänder und der Gelenkkapsel begleitet, die im Röntgenbild an einen **verbreiterten Weichteilschatten** oder einer **Verlagerung von Fettstreifen** durch ein Hämatom oder einen Gelenkerguss zu erkennen sind. Sie können später als Weichteilverkalkungen imponieren.
Band- und Kapselläsionen sowie Läsionen des Gelenkknorpels und der Menisci lassen sich mit (ggf. arthrografisch unterstützter) CT und MRT nachweisen.

**Radiologische Diagnostik:** Luxationen (Abb. **B-4.67**) werden häufig von Verletzungen der Bänder und der Gelenkkapsel begleitet, die im Röntgenbild an einem **verbreiterten Weichteilschatten** oder einer **Verlagerung von Fettstreifen** durch ein Hämatom oder einen Gelenkerguss zu erkennen sind.

B-4.67 **Luxationen.**

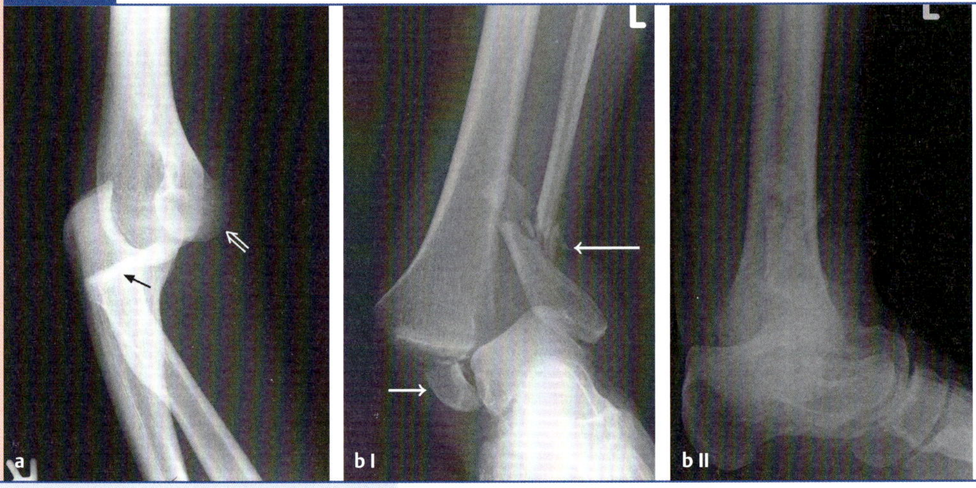


**a** **Luxation des Radiusköpfchens** bei einem 28-jährigen Patienten. Zwischen Radiusköpfchen (Pfeil) und Capitulum humeri (Doppelpfeil) besteht kein Kontakt mehr.
**b** **OSG-Luxationsfraktur** links mit mehrfragmentärer distaler Fibulafraktur (langer Pfeil) und abgerissenem Malleolus medialis (kurzer Pfeil), der noch mit dem Talus artikuliert (**I** a. p.- und **II** laterale Projektion).

4.3.12 Spezielle Traumatologie

Klavikulafraktur

**Allgemeines:** Klavikulafrakturen werden meist durch ein indirektes Trauma verursacht und treten am häufigsten im **mittleren Drittel** auf.
**Radiologische Diagnostik:** Dislokationen lassen sich am besten im **kaudokranial gekippten Strahlengang** darstellen (Abb. **B-4.68**).

## 4.3.12 Spezielle Traumatologie

### Klavikulafraktur

**Allgemeines:** Klavikulafrakturen werden mehrheitlich durch ein indirektes Trauma verursacht und treten am häufigsten im **mittleren Drittel** der Klavikula auf, seltener im akromialen Drittel und kaum im sternalen Drittel.

**Radiologische Diagnostik:** Dislokationen um mehr als Schaftbreite, typischerweise in Bajonettstellung, lassen sich röntgenologisch am besten im **kaudokranial gekippten Strahlengang** darstellen. Durch den Zug des M. sternocleidomastoideus wird das proximale Fragment nach dorsal und oben gezogen, das distale Fragment durch den Zug des M. pectoralis und die Schwerkraft nach unten (Abb. **B-4.68**).

B-4.68

B-4.68 **Klavikulamehrfragmentfraktur.**

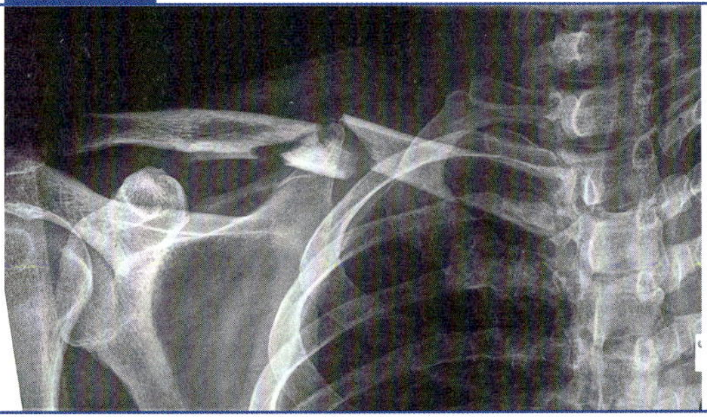

Akromioklavikularluxation

**Allgemeines:** Das laterale Klavikulaende ist nach kranial, seltener nach dorsal verlagert. **Einteilung nach Rockwood** (Tab. **B-4.13**).

**Radiologische Diagnostik:** Initial werden Aufnahmen in 2 Ebenen angefertigt. Anschließend werden beide Gelenke mit einer Belastung von 5–10 kp in beiden Händen (Panoramaaufnahme) geröntgt (Abb. **B-4.69**). Charakteristische Befunde zeigt Tab. **B-4.13**.

### Akromioklavikularluxation

**Allgemeines:** Das laterale Klavikulaende wird durch ein direktes oder indirektes Trauma nach kranial, seltener nach dorsal verlagert. Das Gelenk ist auf Druck und die Elevation des Armes über die Horizontale schmerzhaft. Die ursprüngliche **Einteilung** von **Tossy wurde von der erweiterten Rockwood-Klassifikation abgelöst** (Tab. **B-4.13**).

**Radiologische Diagnostik:** Zum Ausschluss einer Fraktur werden initial Röntgenaufnahmen der betroffenen Schulter in 2 Ebenen angefertigt. Zum Nachweis bzw. Ausschluss einer Schultergelenksverletzung werden anschließend beide Gelenke seitenvergleichend mit einer Belastung von 5–10 kp in beiden Händen (Panoramaaufnahme) geröntgt (Abb. **B-4.69**). Charakteristische Befunde zeigt Tab. **B-4.13**.

**B-4.69 Akromioklavikularluxation.**

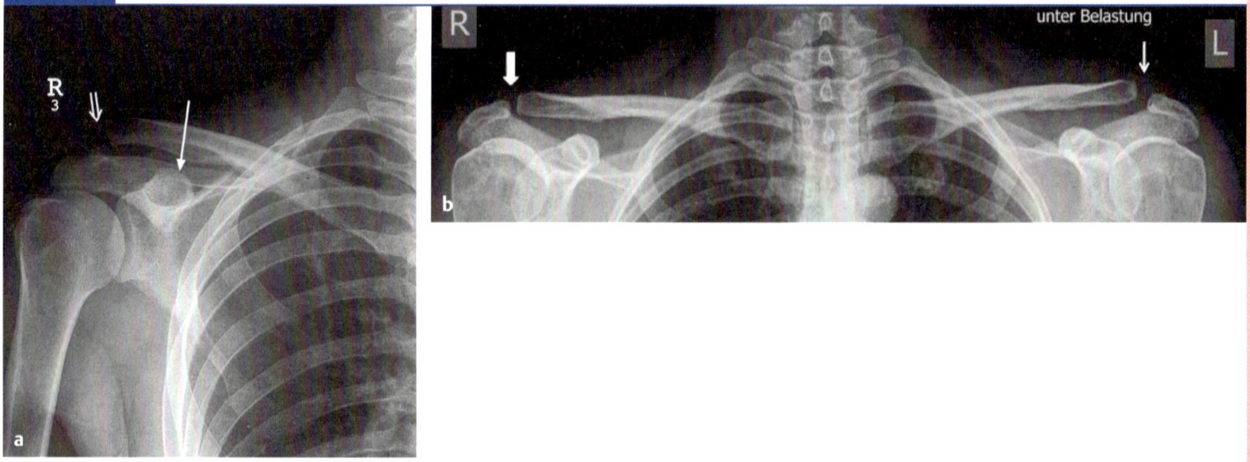


**a** Bereits ohne Belastung Hochstand der Klavikula (Doppelpfeil) sowie geringe Vergrößerung des Abstands zum Korakoid (Pfeil).
**b** Gehaltene Aufnahmen der Akromioklavikulargelenke im Seitenvergleich („Panoramaaufnahme"). Rockwood-III-Verletzung im linken AC-Gelenk (dünner weißer Pfeil) im Vergleich zum gesunden AC-Gelenk rechts (dicker weißer Pfeil).

**B-4.13 Einteilung nach Tossy bzw. Rockwood und Befunde bei Akromioklavikularluxation**

| Rockwood | (Tossy) | Pathologie | Röntgenbefund |
|---|---|---|---|
| I | (I) | Zerrung Akromioklavikulagelenk (= Kapselläsion ohne Bandruptur) | normaler Röntgenbefund auch unter Belastung (AC-Gelenk-Spaltbreite 0,3–0,8 cm, AC-Gelenkstufe < 0,8 cm, Spaltbreite Korakoid-Klavikula 1,0–1,4 cm) |
| II | (II) | Ruptur von Gelenkkapsel und Lig. acromioclaviculare | Dehiszenz im Akromioklavikulargelenk (1,0–1,5 cm) mit Hochstand der Klavikula um max. eine halbe Gelenkhöhe (> 0,8 cm) und Vergrößerung des Abstandes zum Korakoid um bis zu 50 % |
| III | (III) | Ruptur des Lig. acromio- und coracoclaviculare, Dislokation um Schaftbreite | Schulterhochstand mit größerer Dehiszenz als bei Typ II (> 1,5 cm) sowie Vergrößerung des Abstandes zum Korakoid um mehr als 50 % (Abb. **B-4.69b**) |
| IV | | posteriore Dislokation der Klavikula (M. trapezius) | posteriore Dislokation der Klavikula |
| V | | zusätzlich zu Rockwood III: Muskelabriss | Dehiszenz im Akromioklavikulargelenk mit Hochstand der Klavikula um deutlich mehr als eine Schaftbreite |
| VI | | Dislokation der Klavikula unter den Proc. coracoideus | Klavikula kaudal des Proc. coracoideus |

## Schultergelenkluxation

**Allgemeines:** Es wird unterschieden zwischen der **vorderen** Luxation (Luxatio subcoracoidea, häufigste Form), der **hinteren** Luxation (Luxatio posterior) sowie der Luxation nach **unten** (Luxatio erecta).

**Klinik:** Klinisch bestehen **massive Schmerzen** im Bereich des Schultergelenks mit Bewegungsunfähigkeit und federnd fixierter Zwangshaltung des Armes.

**Radiologische Diagnostik:** Basis der radiologischen Abklärung sind die **a. p.-Aufnahme** (mit zur erkrankten Schulter gedrehtem Patienten) und die **Aufnahme nach Neer** (Scapula seitlich). Bei der Beurteilung des Röntgenbildes (Abb. **B-4.70**) ist auf folgende Befunde zu achten:

- Richtung der Luxation (z. B. subkorakoidal, subglenoidal)
- Impressionsfraktur: Sie entsteht bei der vorderen Luxation durch die Impression des dorsolateralen Humeruskopfes durch den vorderen Pfannenrand **(Hill-Sachs-Läsion)**.
- Abriss des Labrums im Sinne einer **Bankart-Läsion** (Verletzung des vorderen Kapsel-Labrum-Komplexes bzw. Abrissfraktur des vorderen unteren Glenoidrandes). Die ossäre Bankart-Läsion lässt sich am besten in der CT, die labrale Bankart-Läsion dagegen am besten im **MRT** abgrenzen.

### Schultergelenkluxation

**Allgemeines:** Unterschieden wird zwischen **vorderer** (häufigste Form) und **hinterer** Luxation und Luxation nach **unten**.

**Klinik: Massive Schmerzen** mit Bewegungsunfähigkeit und federnd fixierter Zwangshaltung des Armes.

**Radiologische Diagnostik:** Basis sind die **a. p.-Aufnahme** (mit zur erkrankten Schulter gedrehtem Patienten) und die **Aufnahme nach Neer** (Scapula seitlich). Bei der Beurteilung des Röntgenbildes (Abb. **B-4.70**) ist zu achten auf:

- Richtung der Luxation
- Impressionsfraktur **(Hill-Sachs-Läsion)**
- Abriss des Labrums **(Bankart-Läsion)**.

**B-4.70 Schultergelenkluxation.**

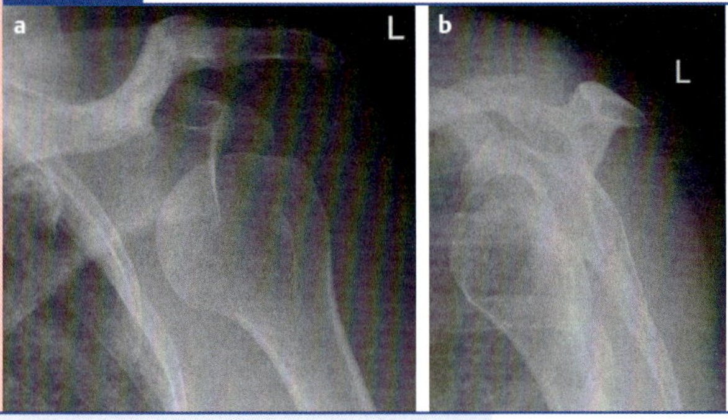


**a Aufnahme a. p.:** Die Gelenkfläche des linken Humeruskopfes hat den Kontakt zur Gelenkfläche des Glenoids vollständig verloren. Es handelt sich um eine vordere (anteromediale) Luxation des Schultergelenkes ohne abgrenzbare Fraktur. **b Aufnahme nach Neer:** Die zweite Ebene beweist die anteriore Deviation des Humeruskopfes gegenüber dem Glenoid (im Bild links/in Projektion auf die Rippen: anterior, im Bild rechts: posterior).

Mithilfe der **CT** können Hill-Sachs- und Bankart-Läsion sowie weitere ossäre Verletzungen nachgewiesen werden. Insbesondere zur Beurteilung der Weichteile wird die **MRT** eingesetzt. Bei Fehlen eines Gelenkergusses ist die Beurteilung des Labrums und der Gelenkkapsel eingeschränkt. In diesen Fällen wird zusätzlich eine **MR-Arthrografie** (Abb. **B-4.11a**) durchgeführt.

Mithilfe der **CT** können Hill-Sachs- und Bankart-Läsion sowie weitere ossäre Verletzungen nachgewiesen werden. Die relevanten Weichteilstrukturen (Labrum, Gelenkkapsel, glenohumerale Ligamente) werden am besten mittels **MRT** beurteilt. Üblicherweise werden axiale, parakoronare (senkrecht zum glenohumeralen Gelenk) und parasagittale (parallel zum glenohumeralen Gelenk) Ebenen verwendet. Gradienten-Echo-Sequenzen und T 2-gewichtete Sequenzen (v. a. beim akuten Trauma) werden bevorzugt eingesetzt. Bei Fehlen eines Gelenkergusses ist die Beurteilung des Labrums und der Gelenkkapsel eingeschränkt. In diesen Fällen kann eine **MR-Arthrografie** (Abb. **B-4.11a**) durchgeführt werden.

Humerusfrakturen

Proximale Humerusfraktur

**Allgemeines:** Die Fraktur tritt v. a. nach Sturz auf die ausgestreckte Hand oder den Ellbogen auf. Bei älteren Menschen entsteht meist eine subkapitale Humerusfraktur mit Verlauf durch das Collum chirurgicum und Abriss des Tuberculum majus.

**Klinik:** Schmerzen im Schulterbereich, schmerzhafte Bewegungseinschränkung.
**Radiologische Diagnostik:** Darstellung aller Fragmente in 2 Ebenen mit einer a. p. und einer axialen Aufnahme der Schulter mit proximalem Oberarm (Abb. **B-4.71a**).

## Humerusfrakturen

### Proximale Humerusfraktur

**Allgemeines:** Die Fraktur tritt v. a. nach Sturz auf die ausgestreckte Hand oder den Ellbogen auf. Relativ häufig kommt es zum Abriss des Tuberculum majus. Bei älteren Menschen tritt meist eine subkapitale Humerusfraktur auf, die durch das Collum chirurgicum verläuft und mit einem Abriss des Tuberculum majus kombiniert sein kann. Der Schweregrad der Fraktur wird durch den Grad der Dislokation und Fragmentrotation sowie die Anzahl der Fragmente bestimmt (nach Neer).

**Klinik:** Schmerzen im Schulterbereich und schmerzhafte Bewegungseinschränkung.

**Radiologische Diagnostik:** Erforderlich ist eine Darstellung aller Fragmente in 2 Ebenen. Üblicherweise wird eine a. p.-Aufnahme und eine zweite axiale, transthorakale oder schräge (Neer) Aufnahme der Schulter mit proximalem Oberarm angefertigt (Abb. **B-4.71a**).

Humerusschaftfraktur

**Allgemeines:** Es handelt sich um diaphysäre Frakturen. In ca. 25 % finden sich Begleitverletzungen der Schulter und des Unterarms.

**Radiologische Diagnostik:** Röntgenaufnahme des Humerus mit angrenzenden Gelenken in 2 Ebenen (Abb. **B-4.71b**).

### Humerusschaftfraktur

**Allgemeines:** Es handelt sich um diaphysäre Frakturen. Die Klassifikation erfolgt nach dem Frakturverlauf mit Beschreibung der Dislokation, die abhängt von der Frakturhöhe und den ansetzenden Muskeln. In ca. 25 % finden sich Begleitverletzungen der Schulter und des Unterarms.

**Radiologische Diagnostik:** Röntgenaufnahme des Humerus mit angrenzenden Gelenken in 2 Ebenen (Abb. **B-4.71b**).

Distale Humerusfraktur

**Allgemeines:** Bei Erwachsenen ist in 90 % der Fälle das Ellbogengelenk beteiligt. Bei Kindern ist die häufigste Form die **suprakondyläre Humerusfraktur**.

**Radiologische Diagnostik:** Röntgenaufnahmen a. p. (Abb. **B-4.71c**, Abb. **B-4.71d**) und seitlich mit Beugung im Ellbogengelenk um 90° (wenn möglich) sind obligat Im Zweifelsfall MRT.

### Distale Humerusfraktur

**Allgemeines:** Bei Erwachsenen ist in 90 % der Fälle das Ellbogengelenk beteiligt. Bei Kindern ist die häufigste Form die **suprakondyläre Humerusfraktur**. Bei nicht dislozierten Frakturen sind indirekte Frakturzeichen – Abhebung des vorderen und hinteren Fettpolsters am distalen Humerus als Zeichen des Hämarthros – oft die einzigen Hinweise auf eine Fraktur. Bei Kindern sind die Verletzungen oft nur anhand der Verlagerung der Knochenkerne (S. 337) zu differenzieren.

**Radiologische Diagnostik:** Röntgenaufnahmen a. p. (Abb. **B-4.71c**, Abb. **B-4.71d**) und seitlich mit Beugung im Ellbogengelenk um 90° sind (wenn möglich) obligat
In Zweifelsfällen kann eine MRT angefertigt werden. Zur Ermittlung der korrekten Stellung des Capitulum humeri kann die anteriore Humeruslinie hilfreich sein, die das Capitulum im mittleren Drittel schneiden sollte. Bei einer Epiphysiolyse ist das Capitulum meist nach dorsal disloziert.

**B-4.71 Humerusfrakturen.**

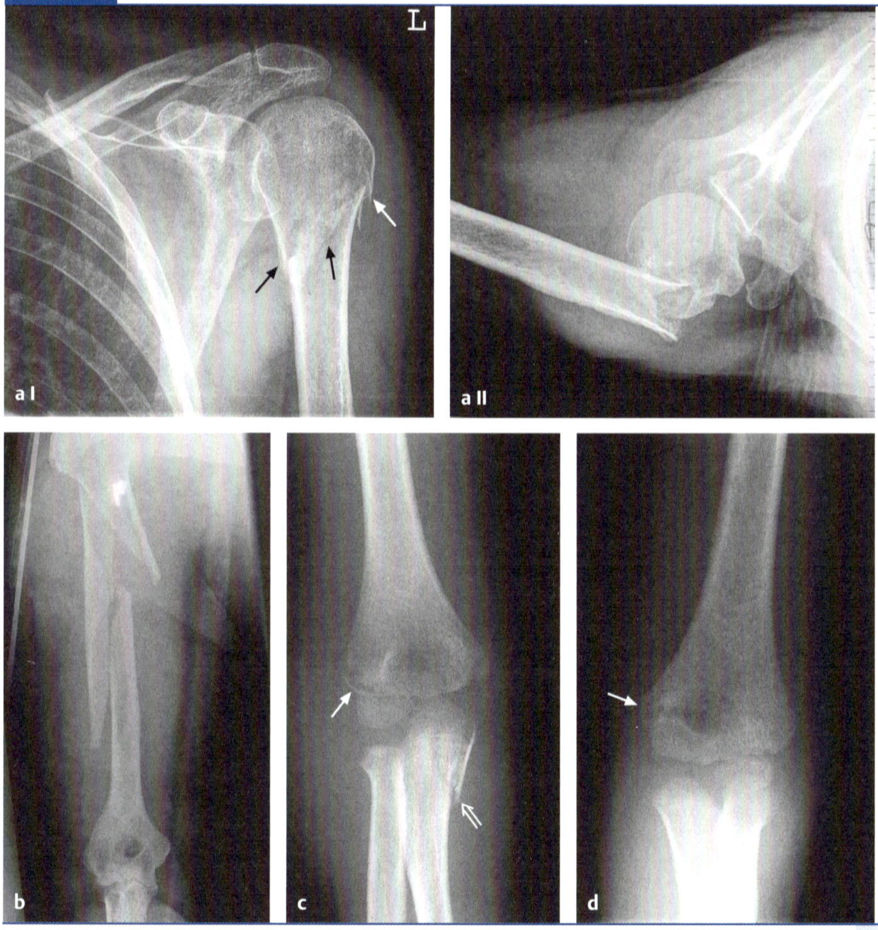


**a** **Proximale (subkapitale) Humerusfraktur** (Pfeile) (a. p. und axial): Humeruskopf nach dorsal abgekippt.
**b** **Humerusschaftfraktur:** spiralförmige Fraktur mit 3 Fragmenten.
**c** **Distale Humerusfraktur** (Pfeil): schalenförmige Absprengung am radialen Humeruskondylus mit Einstrahlung in die Epiphysenfuge und Verlauf durch den knorpligen Anteil der Epiphyse – Fraktur des Condylus radialis humeri. Zusätzlich Olekranonfraktur (Doppelpfeil).
**d** Nicht dislozierte **suprakondyläre Humerusfraktur** (Pfeil).

### Subluxation des Radiusköpfchens (Chassaignac)

Diese Verletzung tritt häufig bei Kindern bis zum 5. Lebensjahr auf. Durch abrupten Zug am Unterarm disloziert das Radiusköpfchen aus dem Lig. anulare radii mit konsekutiver Blockade der Pronation. Die Reposition ist normalerweise leicht. Klinik und Anamnese sind pathognomonisch. Das Röntgenbild zeigt keinen pathologischen Befund und dient bei klinischen Unklarheiten dem Ausschluss einer Fraktur.

**Subluxation des Radiusköpfchens (Chassaignac)**
Häufig bei Kindern bis zum 5. Lebensjahr. Durch abrupten Zug am Unterarm disloziert das Radiusköpfchen aus dem Lig. anulare radii mit konsekutiver Blockade der Pronation. Das Röntgenbild ist unauffällig.

## Unterarmfrakturen

### Proximale Unterarmfraktur

**Allgemeines:**
- Bei **Olekranonfrakturen** tritt meist eine Dehiszenz bzw. Dislokation der Fraktur durch den Zug des M. triceps brachii auf. Die Patella cubiti, ein Sesambein in der Trizepssehne, ist von einer Olekranonfraktur zu differenzieren.
- Frakturen des **Proc. coronoideus** ulnae entstehen meist bei dorsaler Ellbogenluxation.
- **Radiusköpfchen**- und -halsfrakturen sind die häufigsten Ellbogenverletzungen der Erwachsenen. Sie treten meist nach Sturz auf den ausgestreckten Arm auf. Neben Impressionsfrakturen mit geringer Gelenkstufe finden sich sagittale Frakturen durch Köpfchen und Hals (sog. **Meißelfrakturen**). Radiushalsfrakturen sind extraartikulär. Trümmerfrakturen können mit einer Achsenverkürzung einhergehen. Bei Radiusköpfchenfrakturen können zusätzlich kleine Absprengungen aus dem Capitulum humeri auftreten.

**Radiologische Diagnostik:** Röntgenaufnahmen des Ellbogengelenks a. p. und seitlich mit 90° Beugung im Ellbogengelenk (Abb. **B-4.72a**, Abb. **B-4.72b**). Bei Radiusköpfchen- und -halsfrakturen können ergänzend Radiusköpfchenzielaufnahmen (45°-Schrägaufnahme) angefertigt werden.

**Unterarmfrakturen**

**Proximale Unterarmfraktur**

**Allgemeines:**
- Bei **Olekranonfrakturen** tritt meist eine Dehiszenz bzw. Dislokation der Fraktur durch den Zug des M. triceps brachii auf.
- Frakturen des **Proc. coronoideus** ulnae entstehen meist bei dorsaler Ellbogenluxation.
- **Radiusköpfchen- und -halsfrakturen** treten meist nach Sturz auf den ausgestreckten Arm auf und sind die häufigsten Ellbogenverletzungen des Erwachsenen.

**Radiologische Diagnostik:** Röntgenaufnahmen des Ellbogengelenks a. p. und seitlich mit 90° Beugung im Ellbogengelenk (Abb. **B-4.72a**, Abb. **B-4.72b**); evtl. ergänzend Radiusköpfchenzielaufnahmen.

**B-4.72 Unterarmfrakturen.**

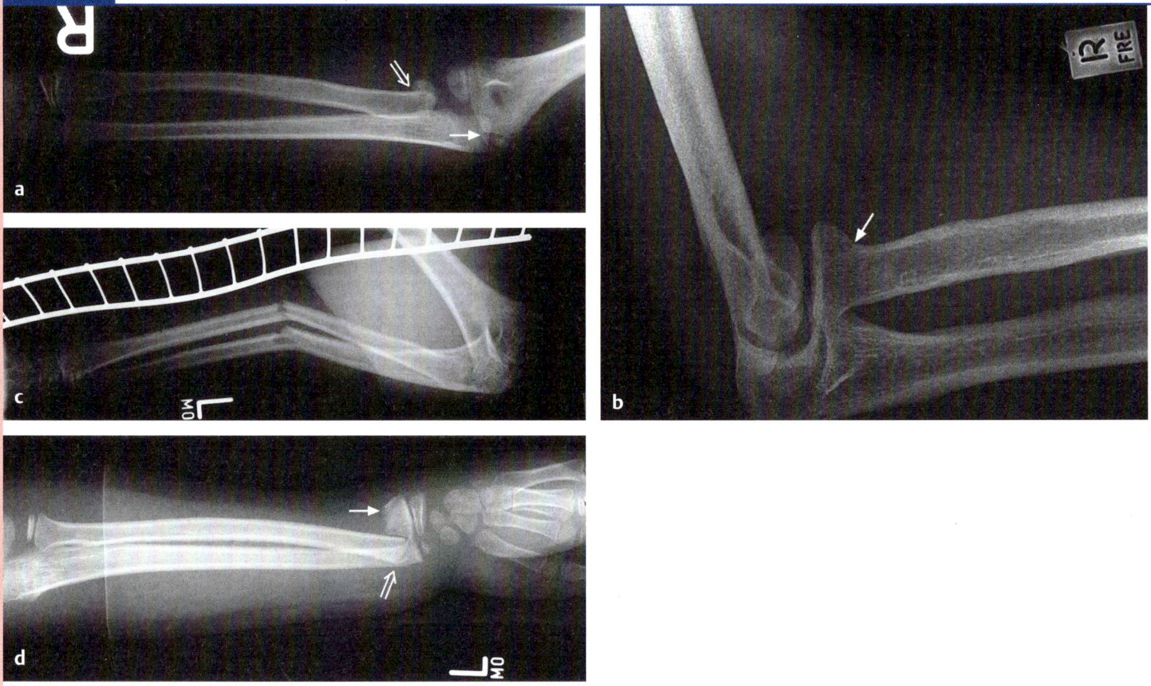


**a Proximale Unterarmfraktur:** nicht dislozierte Olekranonfraktur (Pfeil) sowie nach radial abgekippte proximale Radiusfraktur (Doppelpfeil).
**b Proximale Unterarmfraktur:** nicht dislozierte Radiusköpfchenmeißelfraktur (Radiusköpfchenzielaufnahme, Pfeil).
**c Komplette Unterarmschaftfraktur:** Achsknick um 30° nach dorsal.
**d Distale Unterarmfraktur:** Radiusfraktur mit Versatz um Schaftbreite nach radial und Verkürzung, distales Fragment mit zusätzlicher Längsfraktur (Pfeil), die in die Epiphysenfuge einstrahlt (Aitken I). Ulnafraktur mit Achsknick nach radial (Doppelpfeil).

## Unterarmschaftfraktur

**Allgemeines:** Meist komplette Unterarmschaftfraktur (Ulna + Radius), seltener isolierte Fraktur. Sonderformen:

- **Monteggia-Fraktur:** proximale Ulnaschaftfraktur mit Radiusköpfchenluxation.
- **Galeazzi-Fraktur:** isolierte Radiusschaftfraktur mit Ruptur der Membrana interossea und Ulnasubluxation oder -luxation im distalen Radioulnargelenk.
- **Essex-Lopresti:** Trümmerfraktur des Radiushalses/-köpfchens mit Einstauchung und (Sub-) Luxation im distalen Radioulnargelenk.

**Radiologische Diagnostik:** Röntgenaufnahmen des Unterarms a. p. (Abb. **B-4.72c**) und exakt seitlich.

## Unterarmschaftfraktur

**Allgemeines:** Meist handelt es sich um eine komplette Unterarmschaftfraktur (Ulna + Radius), seltener um eine isolierte Fraktur von Ulna oder Radius. Die Luxationsfrakturen angrenzender Gelenke werden unterteilt in:

- **Monteggia-Fraktur**: proximale Ulnaschaftfraktur mit Radiusköpfchenluxation
- **Galeazzi-Fraktur**: isolierte Radiusschaftfraktur mit Ruptur der Membrana interossea und Ulnasubluxation oder -luxation im distalen Radioulnargelenk
- **Essex-Lopresti**: Trümmerfraktur des Radiushalses/-köpfchens mit Einstauchung und (Sub-)Luxation im distalen Radioulnargelenk.

**Radiologische Diagnostik:** Röntgenaufnahmen des Unterarms mit angrenzenden Gelenken a. p. (Abb. **B-4.72c**) und exakt seitlich.

## Distale Unterarmfraktur

**Allgemeines:** Es handelt sich um distale Radiusfrakturen mit oder ohne Beteiligung der Ulna (meist Proc. styloideus ulnae). Häufig besteht eine Hyperextensionsverletzung.
Es werden **sichere** und **unsichere Instabilitätskriterien** unterschieden.

Ein Hyperextensionstrauma führt typischerweise zu einer **Colles-Fraktur** mit dorsaler Fragmentabkippung. Bei der **Barton-Fraktur** findet sich ein dorsales, intraartikuläres Kantenfragment. Folge eines Hyperflexionstraumas ist die **Smith-Fraktur** mit volarer Fragmentabkippung. Ein volares, intraartikuläres Kantenfragment wird als **Reversed Barton-Fraktur** bezeichnet.

## Distale Unterarmfraktur

**Allgemeines:** Es handelt sich um distale Radiusfrakturen mit oder ohne Beteiligung der Ulna (meist Proc. styloideus ulnae), isolierte Frakturen der Ulnaepiphyse werden fast nie beobachtet. In 85 % der Fälle handelt es sich um eine Hyperextensionsverletzung.
**Sichere Instabilitätskriterien** sind Fraktur des Proc. styloideus ulnae, radioulnare (Sub-)Luxation, Fraktur im distalen Radioulnargelenk, metaphysäre Trümmerzone und Abscher- bzw. Luxationsfraktur. **Unsichere Instabilitätskriterien** stellen eine Verkürzung des Radius um mehr als 3 mm und eine dorsale Abkippung des distalen Radiusfragmentes um mehr als 20° dar.
In der alten Einteilung der Frakturen wird im Wesentlichen nach der Art der Gewalteinwirkung und der Dislokationsrichtung klassifiziert. Ein Hyperextensionstrauma führt typischerweise zu einer **Colles-Fraktur** mit dorsaler Fragmentabkippung. Bei der **Barton-Fraktur** findet sich ein dorsales, intraartikuläres Kantenfragment. Folge eines Hyperflexionstraumas ist die **Smith-Fraktur** mit volarer Fragmentabkippung. Ein volares, intraartikuläres Kantenfragment wird als **Reversed Barton-Fraktur** bezeichnet.

**Radiologische Diagnostik:** Röntgenaufnahmen des Handgelenks a. p. (Abb. **B-4.72d**) und seitlich.

**Radiologische Diagnostik:** Röntgenaufnahmen des Handgelenks a. p. (Abb. **B-4.72d**) und seitlich.

## Kahnbeinfraktur

**Kahnbeinfraktur**

**Allgemeines:** Die Fraktur des **Os scaphoideum** ist die häufigste Handwurzelfraktur. Ursache ist meist der Sturz auf das extendierte Handgelenk. Meist handelt es sich um Querfrakturen (zu 80 % im mittleren Drittel). Scaphoidfrakturen können mit Frakturen v. a. des Proc. styloideus radii, des Os lunatum oder Os capitatum sowie mit ligamentären Verletzungen wie scapholunärer Dissoziation oder perilunärer Luxation kombiniert sein.

**Allgemeines:** Die Fraktur des **Os scaphoideum** ist die häufigste Handwurzelfraktur. Ursache ist meist der Sturz auf das extendierte Handgelenk. Meist handelt es sich um Querfrakturen (zu 80 % im mittleren Drittel).

**Radiologische Diagnostik:** Radiologisch wird neben der **Röntgenaufnahme** des Handgelenks **in 2 Ebenen** oft die sog. Scaphoidserie angefertigt (Carpalia d. v., 45° radial, 45° ulnar, 15° distal angehoben, Abb. **B-4.73a**). Da die Fraktur trotz der Spezialeinstellungen häufig nicht erkannt wird, ist bei klinischem Verdacht und negativem Röntgenbefund eine weitere Abklärung zwingend erforderlich.
Mit der hochauflösenden **CT** (Abb. **B-4.73b**) können radiologisch oft nur **schwer nachweisbare Frakturen** dargestellt werden. Auch kleinste intraartikuläre Fragmente sowie (Sub-)Luxationsfehlstellungen sind diagnostizierbar. Die CT ist zudem Methode der Wahl zur Diagnostik komplexer Verletzungen der Handwurzelknochen.
Auch mit der **MRT** (Abb. **B-4.73c**) lassen sich Frakturen sicher diagnostizieren. Sie erlaubt zusätzlich den Nachweis von **Knochenmarksödemen** (bone bruise), ligamentärer Begleitverletzungen und die Überprüfung der Vitalität der proximalen Scaphoidfragmente.

**Radiologische Diagnostik:** Neben der **Röntgenaufnahme** des Handgelenks **in 2 Ebenen** wird oft die sog. Scaphoidserie angefertigt (Carpalia d. v., 45° radial, 45° ulnar, 15° distal angehoben, Abb. **B-4.73a**).

Mit der **CT** (Abb. **B-4.73b**) können radiologisch oft nur **schwer nachweisbare Frakturen** dargestellt werden. Sie ist Methode der Wahl zur Diagnostik komplexer Verletzungen der Handwurzelknochen. Auch mit der **MRT** (Abb. **B-4.73c**) lassen sich Frakturen sicher diagnostizieren.

**B-4.73 Nicht dislozierte Scaphoidfrakturen.**

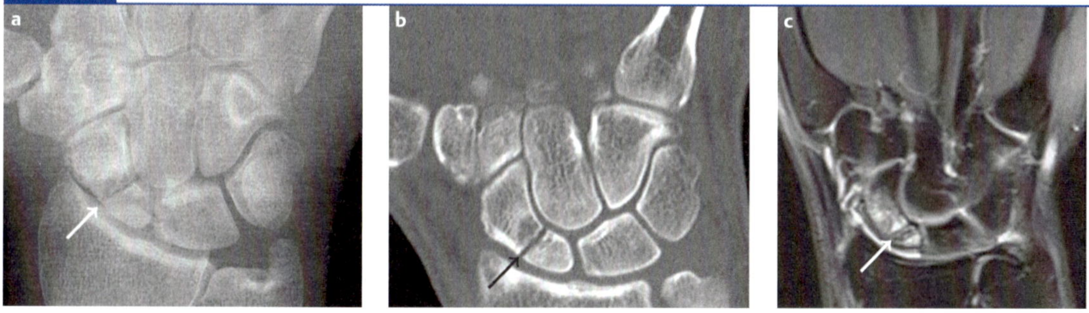


**a** Röntgen, **b** CT und **c** MRT (mit umgebendem Ödem).

## Karpometakarpale Verletzungen

**Karpometakarpale Verletzungen**

**Allgemeines:** Meist handelt es sich um karpometakarpale, intraartikuläre Luxationsfrakturen oder Luxationen. Eine Sonderstellung nehmen die Frakturen am **Sattelgelenk des Metakarpale I** ein:
- **Bennett-Fraktur**: intraartikuläre Luxationsfraktur mit schräg verlaufender Fraktur
- **Rolando-Fraktur**: intraartikuläre Luxationsfraktur mit Y-förmiger oder Trümmerfraktur
- **Winterstein-Fraktur**: extraartikuläre Fraktur an der Basis des Metakarpale I.

**Allgemeines:** Meist handelt es sich um karpometakarpale, intraartikuläre Luxationsfrakturen oder Luxationen.

**Radiologische Diagnostik: Röntgenaufnahmen** der Mittelhand (d. v. und schräg, ggf. zusätzlich lateral) bzw. am ersten Strahl der Daumen **in 2 Ebenen** (Abb. **B-4.74**). Im Röntgenbild kann das Ausmaß der Verletzungen durch die unvermeidbaren Überlagerungen durch die benachbarten Metakarpalia unterschätzt werden. Wichtiges Kriterium der regelrechten Artikulation ist die „M"-förmige Verbindungslinie der karpometakarpalen Gelenkflächen in der d. v.-Projektion. Bei komplexeren Verletzungen gibt die **CT** eine exaktere Darstellung der Läsionen.
Neben basisnahen Frakturen werden an den Metakarpalia Schaft-, subkapitale, intraartikuläre und Metakarpalköpfchenfrakturen differenziert. Der „Skidaumen" bildet eine Sonderform, bei der eine Ruptur des ulnaren Kollateralbandes, auch mit knöchernem Ausriss, im Metakarpophalangealgelenk I vorliegt.

**Radiologische Diagnostik: Röntgenaufnahmen** der Mittelhand (d. v. und schräg, ggf. zusätzlich lateral) bzw. am ersten Strahl der Daumen in 2 Ebenen (Abb. **B-4.74**). Das Ausmaß der Verletzungen kann durch die Überlagerung durch die Metakarpalia unterschätzt werden. Bei komplexeren Verletzungen gibt die **CT** eine exaktere Darstellung der Läsionen.

**B-4.74 Karpometakarpale Verletzungen.**

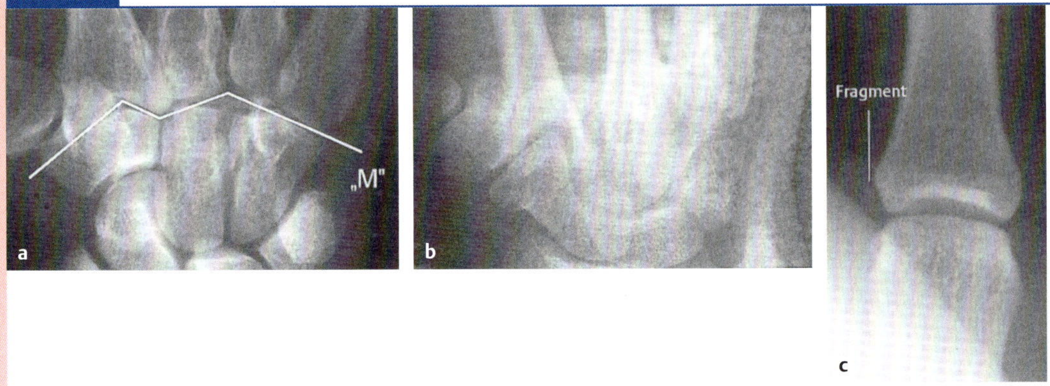


**a Normalbefund** mit eingezeichneter „M"-Linie.
**b Luxation** in den Metakarpophalangealgelenken 2–5.
**c „Skidaumen"** mit Ausriss eines Knochenfragments.
(aus Zentner J. Handgelenk. In: Bohndorf K, Imhof H, Wörtler K, Hrsg. Radiologische Diagnostik der Knochen und Gelenke. Stuttgart: Thieme; 2013)

### Becken und Hüftgelenk

#### Beckenfraktur

**Allgemeines:** Die Klassifikation erfolgt nach der Instabilität:
- **Typ A:** Beckenring stabil
- **Typ B:** Beckenring partiell instabil
- **Typ C:** dorsaler Beckenring komplett instabil.

**Radiologische Diagnostik:** Die obligate **Beckenübersichtsaufnahme** (Abb. **B-4.75a**) muss oft durch Ala- und Obturatoraufnahmen sowie durch Inlet- und Outletaufnahmen ergänzt werden. Die **CT** (Abb. **B-4.75b**) ist oft erforderlich, da viele Frakturen auf Übersichtsaufnahmen nicht erkannt werden. Zudem können Organ- und Gefäßverletzungen dargestellt werden. Bei schweren Ringfrakturen wird eine sofortige **Sonografie** des Abdomens noch im Schockraum durchgeführt, um begleitende Organverletzungen zu erkennen.

## Becken und Hüftgelenk

### Beckenfraktur

**Allgemeines:** Die Klassifikation erfolgt durch eine Einteilung nach Vorhandensein und Richtung der Instabilität.
- **Typ A:** Beckenring stabil
- **Typ B:** Beckenring partiell instabil (rotationsinstabil)
- **Typ C:** dorsaler Beckenring komplett instabil (rotations- und vertikal instabil). Bevorzugte Frakturstellen sind die Iliosakralgelenke und die Foramina sacralia.

**Radiologische Diagnostik:** In der radiologischen Diagnostik muss die obligate **Beckenübersichtsaufnahme** (Abb. **B-4.75a**) oft durch Ala- und Obturatoraufnahmen (gesunde bzw. frakturierte Seite um 45° angehoben) sowie durch Inlet- und Outletaufnahmen (Röntgenröhre um 40° kranial oder kaudal gekippt) ergänzt werden.
Die **CT** (Abb. **B-4.75b**) ist in vielen Fällen als Ergänzung zur konventionellen Röntgendiagnostik erforderlich, da z. B. 50 % der Sakrumfrakturen und ⅔ der Ileosakralgelenkverletzungen primär auf Röntgenübersichtsaufnahmen nicht erkannt werden.
Zusätzlich können in der CT bei schweren Beckenringfrakturen begleitende intraabdominelle und retroperitoneale Organverletzungen sowie Gefäßverletzungen detektiert werden. Deshalb wird die CT ergänzend zur routinemäßig angefertigten **Sonografie** des Abdomens im Schockraum (FAST-Sonografie = Focused Assessment with Sonografy for Trauma) durchgeführt, um freie Flüssigkeit und Organläsionen frühzeitig zu erkennen.

#### Azetabulumfraktur

**Allgemeines:** Knöcherne Verletzungen der Hüftpfanne entstehen meist durch schwere Gewalteinwirkung (Verkehrsunfälle).

**Radiologische Diagnostik:** Neben der **a. p.-Beckenübersichtsaufnahme** können Ala- und Obturatoraufnahmen angefertigt werden Die **CT** erlaubt eine exaktere Diagnostik (Abb. **B-4.76b**).

### Azetabulumfraktur

**Allgemeines:** Knöcherne Verletzungen der Hüftpfanne entstehen in der Regel durch schwere Gewalteinwirkung (Verkehrsunfälle). Es besteht eine schmerzhafte Einschränkung der Hüftbeweglichkeit, das Bein kann nicht belastet werden. Die Klassifikation erfolgt nach Judet und Letournel.

**Radiologische Diagnostik:** Zur Beurteilung sind neben der **a. p.-Beckenübersichtsaufnahme** Ala- und Obturatoraufnahmen möglich. Eine exaktere Diagnostik erlaubt die **CT** (Abb. **B-4.76b**), die häufig bereits in der Primärdiagnostik bei Polytraumata (Polytrauma-Spiral-CT) durchgeführt wird. Sie erlaubt den Nachweis von kleinen, freien knöchernen Dissekaten im Gelenkspalt, Frakturen in der gewichtstragenden Zone des Gelenkes, Femurkopffrakturen und Größe und Dislokationsgrad eines dorsalen Pfannenrandfragmentes. Zudem erlaubt sie die Evaluation möglicher Begleitverletzungen der Weichteile.

**B-4.75 Beckenfraktur.**

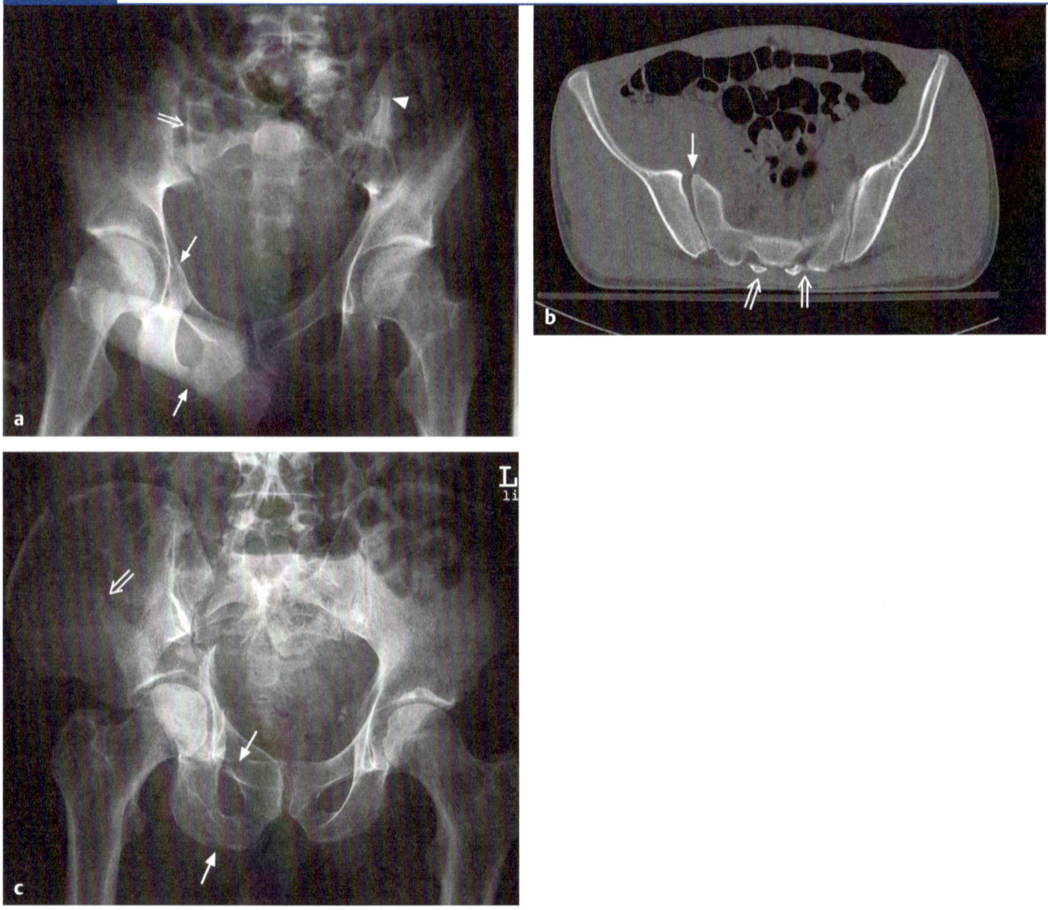

**a Beckenfraktur Typ C:** Frakturverlauf durch den Ramus ossis ischii und medial des Azetabulums durch das Corpus ossis ischii rechts (Pfeile). Sprengung des rechten Iliosakralgelenkes (ISG) (Doppelpfeil) sowie Fraktur durch die Massa lateralis des Os sacrum in Höhe der Foramina sacralia beidseits. Zusätzlich Fraktur durch den dorsalen Anteil der linken Beckenschaufel (Pfeilspitze).
**b CT-Schnitt** zu **a**: Sprengung ISG rechts (Pfeil), Frakturen durch die Foramina sacralia (Doppelpfeile).
**c Vordere Beckenringfraktur** rechts (Pfeile) und Fraktur der rechten Beckenschaufel (Doppelpfeil).

**B-4.76 Azetabulumfraktur.**

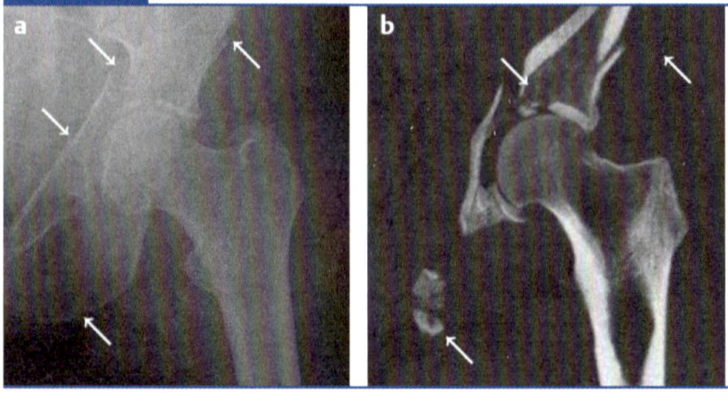

Röntgen- (**a**) und CT-Aufnahme (**b**) mit Frakturen des Azetabulums und des Os ischiadicum der linken Hüfte (Pfeile).

B-4.76

## Hüftgelenkluxation

**Allgemeines:** Hüftluxationen entstehen in der Regel durch Einwirkung massiver Gewalt (z. B. bei Sturz aus großer Höhe). Sie werden in dorsale und ventrale Formen eingeteilt. Die zentrale Form in Richtung des kleinen Beckens erfolgt durch den frakturierten Pfannengrund. Klinisch bestehen starke Schmerzen, eine Fehlstellung des Beines und die Unfähigkeit, dieses aktiv zu bewegen. Häufig sind Hüftgelenkluxationen mit Azetabulumfrakturen, insbesondere mit Absprengungen des dorsalen Pfannenrandes, kombiniert.

### Hüftgelenkluxation

**Allgemeines:** Hüftluxationen entstehen in der Regel durch Einwirkung massiver Gewalt (z. B. bei Sturz aus großer Höhe). Sie werden in dorsale und ventrale Formen sowie eine zentrale Form eingeteilt. Klinisch bestehen starke Schmerzen, eine Fehlstellung des Beines und die Unfähigkeit, dieses aktiv zu bewegen.

**B-4.77 Hüftgelenkluxation.**

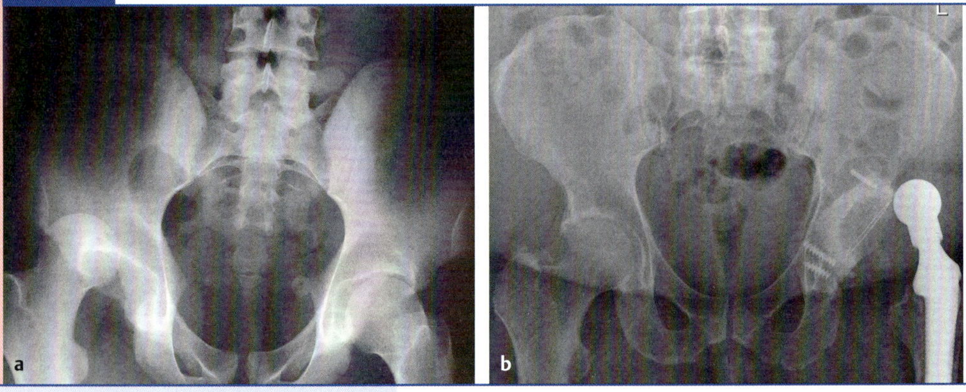

**a Hüftgelenkluxation** rechts nach ventral kranial. Im Seitenvergleich steiler stehendes Pfannendach rechts als Zeichen der angeborenen Hüftgelenksdysplasie, die eine Hüftgelenkluxation erleichtert.
**b Hüftprothesenluxation** links nach kranial.

**Radiologische Diagnostik:** In der Regel ist eine **Beckenübersicht** ausreichend (Abb. **B-4.77**).

**Radiologische Diagnostik:** In der Regel ist eine **Beckenübersicht** ausreichend (Abb. **B-4.77**). Ggf. kann eine Obturator-Aufnahme ergänzend angefertigt werden.

## Femurfrakturen

### Proximale Femurfraktur

**Allgemeines:** Die **mediale** Schenkelhalsfraktur ist im Gegensatz zur **lateralen Schenkelhalsfraktur** noch intrakapsulär gelegen und die häufigste proximale Femurfraktur. Sie entsteht meist durch Sturz auf die Hüfte v. a. bei älteren Menschen. Die **Einteilung** nach Pauwels erfolgt **nach** dem **Neigungswinkel** gegenüber der Horizontalen, die Einteilung nach Garden **nach** der **Fragmentdislokation** (Tab. **B-4.14**).

**Allgemeines:** Die **mediale** Schenkelhalsfraktur ist im Gegensatz zur **lateralen Schenkelhalsfraktur** noch intrakapsulär gelegen und die häufigste proximale Femurfraktur. Sie entsteht meist durch Sturz auf die Hüfte v. a. bei älteren Menschen. Die **Einteilung** nach Pauwels erfolgt nach dem **Neigungswinkel** der Fraktur gegenüber der Horizontalen: Je steiler der Winkel, umso größer ist die Gefahr der Pseudarthrose oder Hüftkopfnekrose durch Dislokation. Bei der Einteilung nach Garden ist das Kriterium die **Fragmentdislokation** (Tab. **B-4.14**).

**B-4.14**

**B-4.14 Einteilung der Schenkelhalsfrakturen**

| Typ | nach Pauwels (Neigungswinkel) | nach Garden (Fragmentdislokation) |
|---|---|---|
| Typ I | 0–30° | eingestauchte Fraktur |
| Typ II | 30–70° | vollständige Fraktur ohne Dislokation |
| Typ III | > 70° | Fragmentdislokation, aber noch partieller Kontakt der Fragmente |
| Typ IV | – | komplette Dislokation |

**Radiologische Diagnostik:** Dislozierte Frakturen sind bereits auf **Röntgenbildern** der Hüfte a. p. leicht zu diagnostizieren (Abb. **B-4.78a**). Bei nicht dislozierten oder Ermüdungsfrakturen gelingt der Nachweis mit der **MRT**.

**Radiologische Diagnostik:** Dislozierte Frakturen sind in der Regel bereits auf **Röntgenbildern** der Hüfte a. p. leicht zu diagnostizieren (Abb. **B-4.78a**). Falls erforderlich, kann als 2. Ebene eine axiale Aufnahme mit seitlich angestellter Kassette angefertigt werden. Nicht dislozierte und Ermüdungsfrakturen können oft nur an einer Unterbrechung der Trabekel oder einer zarten Verdichtungslinie erkannt werden. In diesen Fällen gelingt der Frakturnachweis am sichersten mit der MRT.

### Femurschaftfraktur

**Allgemeines:** Diese Frakturen entstehen unter erheblicher Gewalteinwirkung und werden meist von zusätzlichen Verletzungen und erheblichem Blutverlust begleitet. Häufig bestehen sog. **Mehretagenfrakturen**.

**Allgemeines:** Diese Frakturen entstehen unter erheblicher Gewalteinwirkung und werden meist von zusätzlichen Verletzungen und erheblichem Blutverlust begleitet. Häufig bestehen sog. **Mehretagenfrakturen**. Subtrochantäre Frakturen stehen durch Zug der pelvitrochantären Muskulatur meist in Varusfehlstellung. Frakturen im mittleren und distalen Schaftdrittel können durch die Adduktoren eine Valgusfehlstellung aufweisen. Durch die Wadenmuskulatur wird das distale Fragment bei suprakondylären Frakturen nach dorsal rotiert.

**Radiologische Diagnostik:** Röntgenaufnahmen des Femur a. p. und seitlich (Abb. **B-4.78d**).

**Radiologische Diagnostik:** Röntgenaufnahmen des Femur a. p. und seitlich (Abb. **B-4.78d**).

**B-4.78** Proximale Femurfrakturen (a–c), Femurschaftfrakturen (d) und distale Femurfraktur (e).

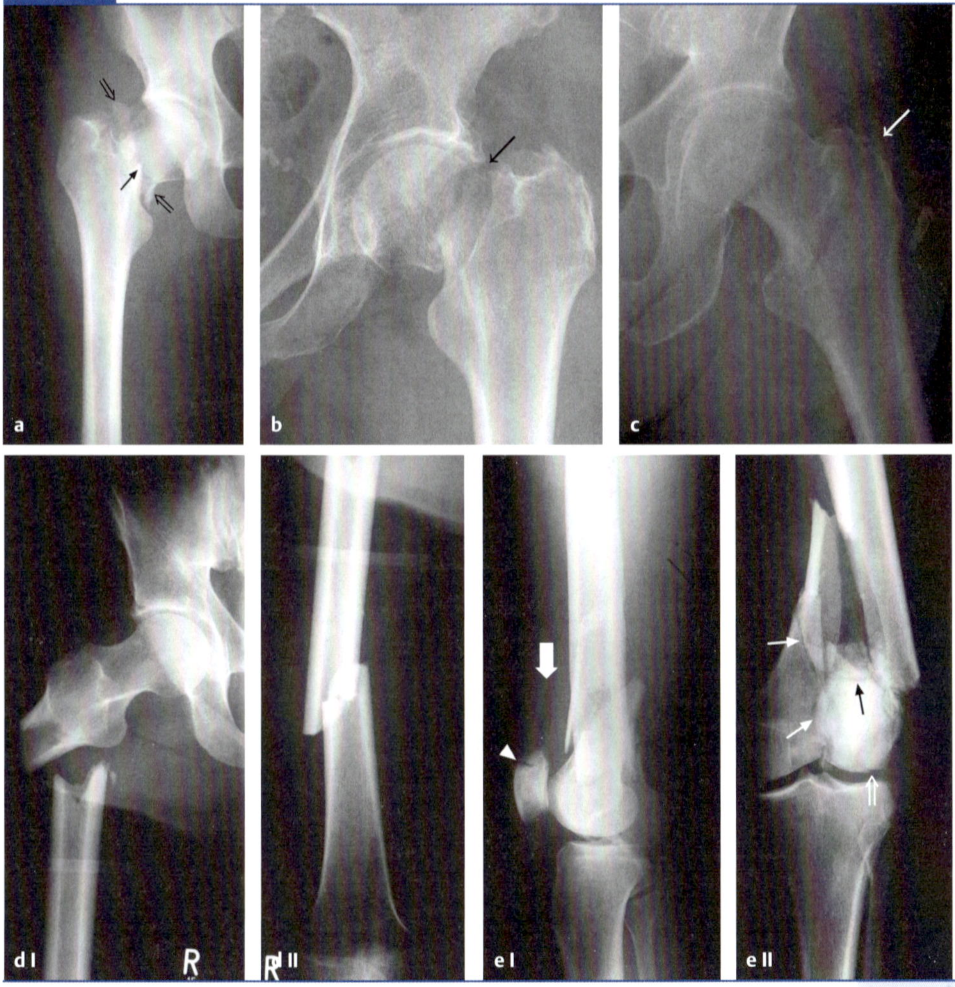


**a Laterale Schenkelhalsfraktur** mit Dislocatio ad latus (Pfeil). Zusätzlich Absprengung von zwei knöchernen Fragmenten (Doppelpfeile).
**b Mediale Schenkelhalsfraktur** mit geringer Dislokation des Schaftes nach kranial.
**c Pertrochantäre Femurfraktur** mit Frakturlinie durch die Trochanterebene (Pfeil).
**d Stückfraktur des Femurschaftes** (proximal subtrochantär und mittleres Schaftdrittel).
**e Distale Femurfraktur:** Y-förmige interkondyläre Femurtrümmerfraktur (Pfeile). Zusätzlich Längsfraktur durch den lateralen Femurkondylus (Doppelpfeil) sowie Querfraktur durch den oberen Patellapol (Pfeilspitze). Abgrenzbares „FBI"-Zeichen (fat-blood-interface) suprapatellär (dicker Pfeil) als Hinweis auf einen Hämarthros.

### Distale Femurfraktur

**Allgemeines:** Als distale Femurfrakturen werden alle Frakturen im Bereich der Oberschenkelgelenkrollen mit oder ohne Beteiligung des Kniegelenks bezeichnet.

- **Suprakondyläre** Frakturen liegen extraartikulär, zeigen einen queren oder leicht schrägen Verlauf und können aus vielen Fragmenten bestehen.
- **Interkondyläre** Frakturen bestehen aus suprakondylären Frakturen in Kombination mit einer vertikalen ins Kniegelenk verlaufenden Frakturlinie (T- oder Y-Form) oder aus einer ausschließlich vertikalen Frakturlinie.
- **Kondyläre** Frakturen sind sagittale oder koronare Frakturen durch einen Kondylus.

Ursache ist meist eine erhebliche Gewalteinwirkung, z. B. bei Verkehrsunfall.

**Radiologische Diagnostik:** Röntgenaufnahme des Kniegelenks mit distalem Femur a. p. und seitlich (Abb. **B-4.78e**).

## Verletzungen des Kniegelenks

- **Patellafraktur**: Ursache ist meist ein direktes Anpralltrauma. Die häufigste Form ist die **Querfraktur**, gefolgt von der Längsfraktur. Auch Mehrfragment- und Trümmerfrakturen sind möglich. Differenzialdiagnostisch abzugrenzen ist die Patella bipartita/multipartita mit randsklerosierten, meist abgerundeten Fragmenten. Zur Diagnostik werden Röntgenaufnahmen des Knies a. p. und seitlich (Abb. **B-4.78e**) sowie eine tangentiale Aufnahme der Patella angefertigt.
- **Meniskusläsionen**: Sie entstehen primär traumatisch vor allem durch Körperdrehung auf einem Bein bei gebeugtem Kniegelenk und fixiertem Fuß. Der Innenmeniskus ist häufiger betroffen als der Außenmeniskus, Längsrisse sind häufiger als Querrisse (v. a. **Korbhenkelriss**). Untersuchungsmethoden der Wahl sind die **MRT** (nicht invasiv, Abb. **B-4.79a**) und die **Arthroskopie** (invasiv).

### Distale Femurfraktur

**Allgemeines:** Als distale Femurfrakturen werden alle Frakturen im Bereich der Oberschenkelgelenkrollen mit oder ohne Beteiligung des Kniegelenks bezeichnet. Man unterscheidet **suprakondyläre**, **interkondyläre** und **kondyläre** Frakturen. Ursache ist meist eine erhebliche Gewalteinwirkung, z. B. bei Verkehrsunfall.

**Radiologische Diagnostik:** Röntgenaufnahme des Kniegelenks mit distalem Femur a. p. und seitlich (Abb. **B-4.78e**).

### Verletzungen des Kniegelenks

- **Patellafraktur:** Meist durch direktes Anpralltrauma; häufigste Form ist die **Querfraktur**. Zur Diagnostik werden Röntgenaufnahmen des Knies a. p. und seitlich (Abb. **B-4.78e**) sowie eine tangentiale Aufnahme angefertigt.
- **Meniskusläsionen:** primär traumatisch v. a. durch Körperdrehung auf einem Bein bei gebeugtem Kniegelenk und fixiertem Fuß. Untersuchungsmethoden der Wahl: **MRT** (nicht invasiv, Abb. **B-4.79a**) und **Arthroskopie** (invasiv).

B-4.79 **Verletzungen des Kniegelenks.**

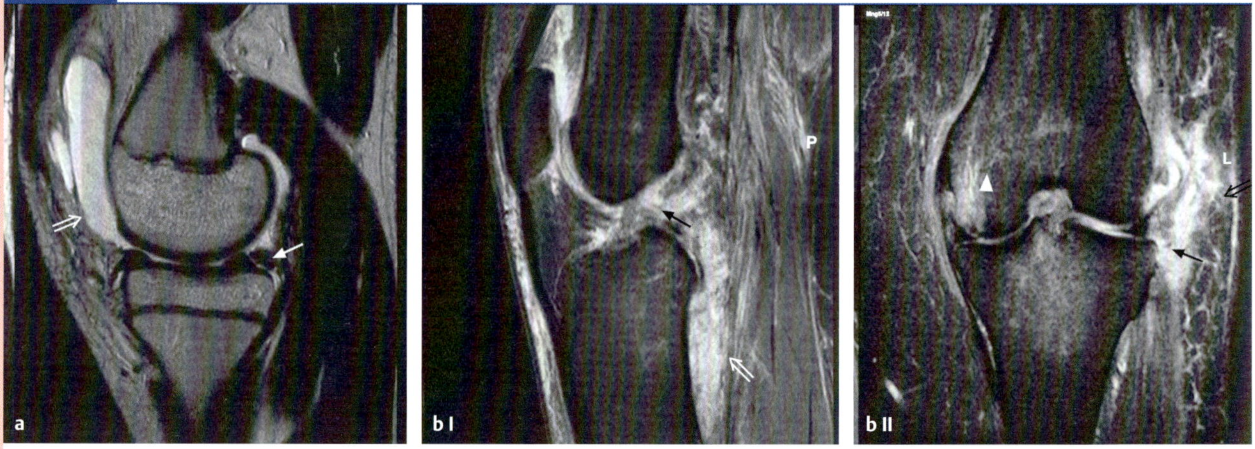


**a** **Korbhenkelriss**: Längsriss durch das Hinterhorn des Innenmeniskus (Pfeil). T 2-gewichtetes MRT in sagittaler Schichtrichtung. Zusätzlich Hämarthros im Kniegelenk (Doppelpfeil), erkennbar an signalreichem Material mit Schichtung im vorderen Gelenkrezessus.

**b** **Riss beider Kreuz- und Kollateralbänder:** Die T 2-gewichteten MRT mit Fettsättigung in sagittaler und koronarer Schichtung zeigen neben dem Riss der Bänder (Pfeil) eine ausgedehnte Einblutung in die umgebenden Weichteile (signalreich, Doppelpfeil), wenig Hämarthros im Kniegelenk sowie bone bruise (Pfeilspitze) im medialen Femurkondylus und Tibiakopf.

- **Läsionen der Kreuzbänder** sind oft mit Meniskus-, Kollateralbandläsion, osteochondralen oder Impressionsfrakturen kombiniert. Die Darstellung erfolgt mit der **MRT** (Abb. **B-4.79b**). Zeichen der Ruptur sind komplette Kontinuitätsunterbrechung, abnormer Verlauf und Hämatom im Verlauf des Bandes.

- **Läsionen der Kreuz- und Kollateralbänder:** Das vordere Kreuzband zieht vom vorderen Kreuzbandhöcker der Tibia zum lateralen Femurkondylus, das hintere Kreuzband verläuft vom hinteren Kreuzbandhöcker zum medialen Femurkondylus. Verletzungen sind häufig mit Meniskus-, Kollateralbandläsion, osteochondralen oder Impressionsfrakturen kombiniert. Die medialen bzw. lateralen Kollateralbänder verhindern ein medial- bzw. lateralseitiges Aufklappen des Kniegelenkes. Die Darstellung erfolgt mit der **MRT** (Abb. **B-4.79b**). Die Kreuzbänder werden am besten in schräg koronarer Schichtführung abgebildet. Zeichen der Ruptur sind komplette Kontinuitätsunterbrechung, abnormer Verlauf und Hämatom im Verlauf des Bandes.

## Unterschenkelfrakturen

### Tibiakopffraktur

**Allgemeines:** Ursache kann eine Kombination aus axialer Kompression durch die Femurkondylen und Valgus- oder Varusstress oder ein direktes Anpralltrauma sein. Frakturen ohne Luxation werden in **monokondyläre** und **bikondyläre Formen** unterschieden, daneben gibt es **Luxationsfrakturen**.

**Allgemeines:** Ursache kann eine Kombination aus axialer Kompression durch die Femurkondylen und Valgus- oder Varusstress oder ein direktes Anpralltrauma sein. Frakturen ohne Luxation werden in **monokondyläre Formen** (Spaltfraktur, Impressionsfraktur, Kombination aus Impressions- und Spaltfraktur), bei denen in der Regel der laterale Kondylus betroffen ist, und **bikondyläre Formen** (Y- oder T-Frakturen) unterschieden. Daneben gibt es **Luxationsfrakturen**, die von knöchernen Ausrissen der Kniebänder begleitet werden können und zum Zeitpunkt der Röntgenuntersuchung meist bereits spontan reponiert sind.

**Radiologische Diagnostik:** In der Primärdiagnostik sind normalerweise Röntgenaufnahmen in 2 Ebenen ausreichend (Abb. **B-4.80a**).

**Radiologische Diagnostik:** In der Primärdiagnostik sind Röntgenaufnahmen in 2 Ebenen normalerweise ausreichend (Abb. **B-4.80a**). CT oder MRT werden in schwierigen Fällen ergänzend eingesetzt, insbesondere auch präoperativ zur genauen Bestimmung der Lage und des Depressionsgrads der Fragmente.

### Unterschenkelschaftfraktur

**Allgemeines:** Meist liegen gemeinsame Frakturen von Tibia und Fibula vor. Ursachen sind z. B. Sport- oder Verkehrsunfälle.

**Allgemeines:** Meist liegen gemeinsame Frakturen von Tibia und Fibula vor. Als Ursache kommen direkte und indirekte Traumen aller Art in Frage (z. B. Sportunfall, Verkehrsunfall).

**Radiologische Diagnostik:** Röntgenaufnahmen des Unterschenkels a. p. (Abb. **B-4.80b**, Abb. **B-4.80c**) und seitlich.

**Radiologische Diagnostik:** Röntgenaufnahmen des Unterschenkels a. p. (Abb. **B-4.80b**, Abb. **B-4.80c**) und seitlich.

**B-4.80** Unterschenkelfrakturen.

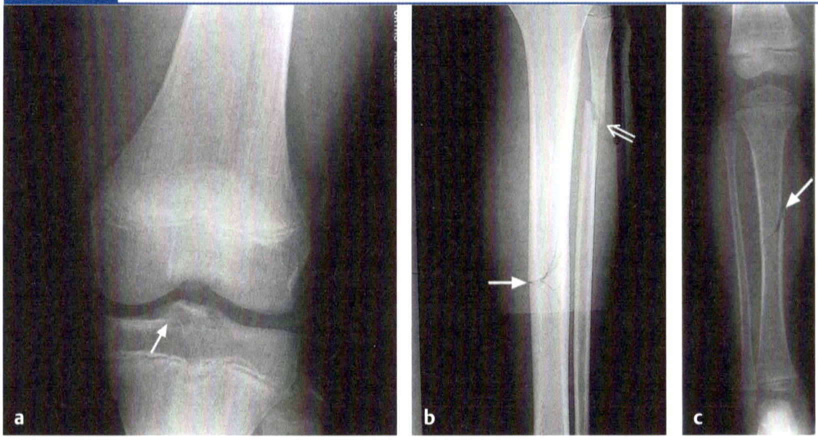


**a Tibiakopffraktur:** Ausriss der Eminentia intercondylaris (Pfeil).
**b Komplette Unterschenkelfraktur links:** Tibiafraktur im mittleren Schaftdrittel (Pfeil) und proximale Fibulafraktur (Doppelpfeil). Aufnahmen mit noch anliegender Vakuumschiene angefertigt.
**c Unterschenkelschaftspiralfraktur** (Pfeil).

B-4.80

### Distale intraartikuläre Tibiafraktur (Pilon-Tibial-Fraktur)

**Allgemeines:** Es handelt sich um eine Fraktur der distalen Tibiametaphyse mit Gelenkbeteiligung. Ursache ist ein axiales Stauchungstrauma. Meist besteht ein ausgeprägter Weichteilschaden. Bei dieser Verletzung besteht immer die Gefahr der posttraumatischen Arthrose.

**Radiologische Diagnostik:** Eine Röntgenaufnahme des Unterschenkels und Sprunggelenks in 2 Ebenen ist anzufertigen (Abb. **B-4.81**), evtl. ist die Durchführung einer CT nötig.

**Distale intraartikuläre Tibiafraktur (Pilon-Tibial-Fraktur)**

**Allgemeines:** Es handelt sich um eine Fraktur der distalen Tibiametaphyse mit Gelenkbeteiligung. Ursache ist ein axiales Stauchungstrauma.

**Radiologische Diagnostik:** Röntgenaufnahme des Unterschenkels und Sprunggelenks in 2 Ebenen (Abb. **B-4.81**).

**B-4.81** Pilon-Tibial-Fraktur.

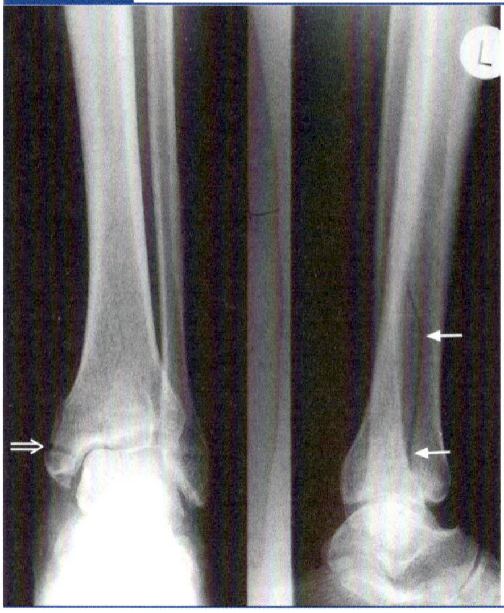

Längsspaltung der distalen Tibia mit Einstrahlung in die distale Gelenkfläche (Pfeile) sowie Abriss des Malleolus medialis (Doppelpfeil).

B-4.81

## Frakturen von Sprunggelenk und Fuß

### Sprunggelenkfrakturen

**Allgemeines:** Frakturen des oberen Sprunggelenks zählen zu den häufigsten knöchernen Verletzungen und entstehen aus einer Außenrotation oder Adduktion/Abduktion des Talus gegenüber der Malleolengabel. Nach **Danis-Weber** erfolgt die **Einteilung** nach der Höhe der Fibulafraktur in Relation zur Syndesmose (Tab. **B-4.15**):

**Frakturen von Sprunggelenk und Fuß**

**Sprunggelenkfrakturen**

**Allgemeines:** Frakturen des oberen Sprunggelenks entstehen aus einer Außenrotation oder Adduktion/Abduktion des Talus gegenüber der Malleolengabel. Die **Einteilung** erfolgt **nach Danis-Weber** (Tab. **B-4.15**).

**B-4.15 Klassifikation der Sprunggelenksfrakturen nach Danis-Weber**

| Fraktureinteilung | Verletzungsart | Syndesmosenruptur | Verletzungsmechanismus |
|---|---|---|---|
| **Weber** A | Außenknöchelfraktur infrasyndesmal, evtl. Innenknöchelfraktur | nein | Supinations-Adduktions-Trauma |
| **Weber B** | Außenknöchelfraktur transsyndesmal, evtl. Innenknöchelfraktur | meist Teilruptur | Pronations-Eversions-Trauma oder Supinationstrauma |
| **Weber C** | suprasyndesmale Außenknöchelfraktur, Ruptur der Membrana interossea bis zur Fibulafraktur, evtl. Innenknöchelfraktur | ja | Pronations-Eversions-Trauma |
| **Maisonneuve-Fraktur** (Sonderform der Weber-C-Fraktur) | Innenknöchelfraktur mit subkapitaler Fibulafraktur, dadurch auch Syndesmosen- und Längsruptur der Membrana interossea | ja | Distorsions-Trauma bimalleolar |
| **trimalleolare Fraktur** | bimalleolare Sprunggelenksfraktur mit Fraktur der Tibiahinterkante (Volkmann-Dreieck) | meist ja | Pronations-Hyperflexions-Trauma |

**B-4.82 Frakturen des oberen Sprunggelenks.**

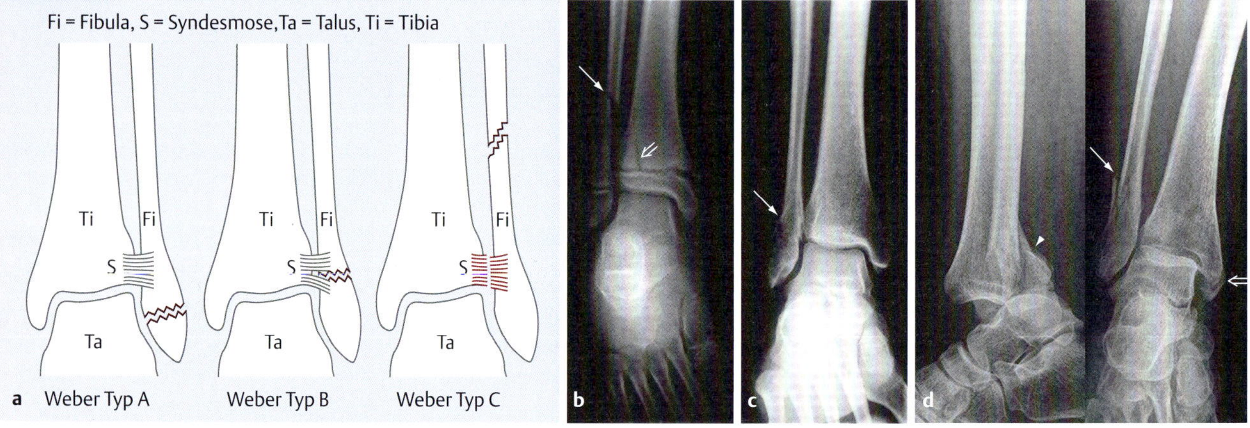


**a Einteilung** der Sprunggelenksfrakturen nach Weber.
**b** Distale Fibulafraktur oberhalb der Syndesmose (Pfeil) und Aitken-I-Fraktur der distalen Tibia (Doppelpfeil).
**c Weber-B-Fraktur** der distalen Fibula (Pfeil).
**d Weber-C-Fraktur** (Pfeil), Fraktur des Malleolus medialis (Doppelpfeil), Absprengung eines Volkmann-Dreiecks (Pfeilspitze) sowie Luxation der Talusrolle nach dorsal („trimalleolare Luxationsfraktur“).

**Radiologische Diagnostik:** Röntgenaufnahme a. p. und seitlich; dazu a. p.-Aufnahme mit 20° Innenrotation (Abb. **B-4.82**).

**Radiologische Diagnostik:** Neben der Röntgenaufnahme a. p. und seitlich kommt der a. p.-Aufnahme mit 20° Innenrotation, bei der die Trochlea tali und die Gelenkflächen beider Malleolen überlagerungsfrei projiziert werden, eine besondere Bedeutung zu (Abb. **B-4.82**).

### Frakturen des Fußes

- **Talusfrakturen:** Man unterscheidet **zentrale** (Taluskopf, -hals, -körper) und **periphere** Frakturen (z. B. Processus lateralis). Röntgenologische Standarduntersuchungen sind **a. p.-** und **seitliche Röntgenaufnahme** (Abb. **B-4.83a**), **CT** und **MRT** zur genaueren Beurteilung.
- **Kalkaneusfrakturen** werden meist durch eine axiale Stauchung verursacht (z. B. Sturz aus großer Höhe). Die Einteilung der Kalkaneusfrakturen erfolgt anhand seitlicher und axialer **Röntgenaufnahmen** (Abb. **B-4.83b**). Eine exakte Beurteilung der subtalaren Gelenkfläche erlaubt nur die **CT**.

### Frakturen des Fußes

- **Talusfrakturen**: Man unterscheidet **zentrale** (Taluskopf, -hals, -körper) und **periphere** Frakturen (z. B. Processus lateralis). Die häufigste Form ist die **Talushalsfraktur** durch Dorsalextension im oberen Sprunggelenk. Bei dislozierten Halsfrakturen und Talusluxationen besteht die Gefahr der Talusnekrose. Röntgenologische Standarduntersuchungen sind **a. p.-** und **seitliche Röntgenaufnahme** (Abb. **B-4.83a**). In Zweifelsfällen und zur genaueren Beurteilung des Frakturverlaufs werden **CT** und **MRT** eingesetzt.
- **Kalkaneusfrakturen** werden in der Regel durch eine axiale Stauchung verursacht (z. B. Sturz aus großer Höhe). In ⅔ der Fälle strahlt die Fraktur in die subtalare Gelenkfläche ein. Bei den intraartikulären Frakturen wird der Proc. lateralis tali in den Kalkaneuskörper eingetrieben, der in zwei Hauptfragmente (anteromediale, posterolaterale) zerbricht (primäre Frakturlinie). Bei höherer Krafteinwirkung entsteht zusätzlich eine sekundäre Frakturlinie, die vom posterolateralen Fragment ein posteriores Facettenfragment abtrennt, das zusätzlich in sich frakturiert sein kann. Die sekundäre Frakturlinie verläuft entweder im Bogen um die subtalare Gelenkfläche nach kranial („joint depression type“) oder horizontal bis in den Tuber calcanei („tongue type“). Folge ist eine Verbreiterung und Höhenminderung

**B-4.83 Frakturen des Fußes.**

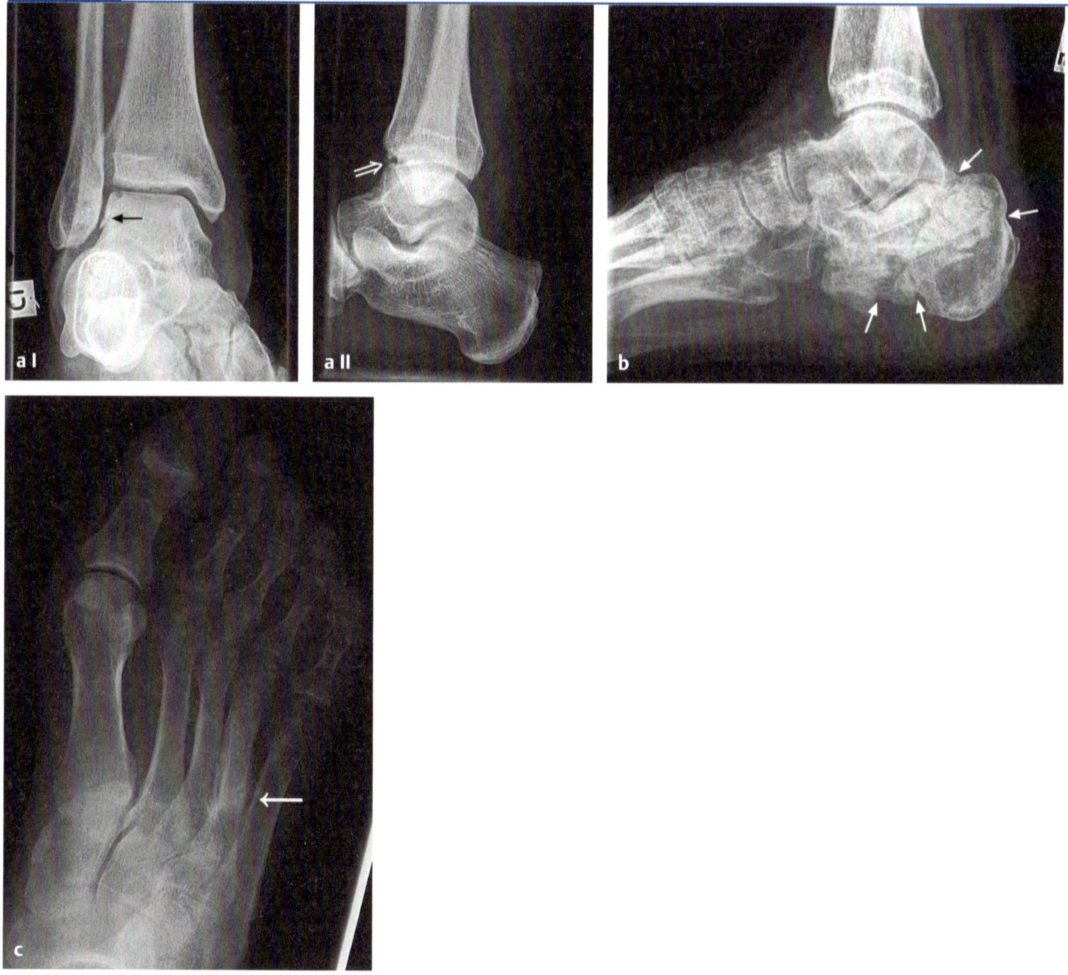


**a Taluskopffraktur:** Absprengung eines knöchernen Fragmentes aus der lateralen Talusrolle (Pfeil). Zusätzlich kleine knöcherne Absprengung aus der ventralen Tibiagelenkfläche (Doppelpfeil).
**b Kalkaneustrümmerfraktur** vom „joint depression type" (Pfeile). Einbruch des Fußgewölbes. Schwere Osteoporose.
**c Ermüdungsfraktur des Os metatarsale IV**, nicht konsolidiert (Pfeil).

des Kalkaneus. Die Einteilung der Kalkaneusfrakturen erfolgt anhand seitlicher und axialer **Röntgenaufnahmen** (Abb. **B-4.83b**). Eine exakte Beurteilung der subtalaren Gelenkfläche erlaubt jedoch nur die **CT**.

- **Metatarsalfraktur**: Ursache der Fraktur ist die direkte Gewalteinwirkung auf den Fuß, meist sind mehrere Mittelfußknochen betroffen. Isolierte Frakturen kommen seltener vor. Außerdem können **Ermüdungsfrakturen** (sog. Marschfrakturen) auftreten. Sie betreffen meist den mittleren oder distalen Schaft der Metatarsalia II und III. Zur Diagnose werden **Röntgenaufnahmen** im dorsoplantaren (Abb. **B-4.83c**), seitlichen und schrägen Strahlengang angefertigt. Im Röntgenbild ist ein queres, breites und unscharf begrenztes Skleroseband zu erkennen.

- **Metatarsalfrakturen** entstehen durch direkte Gewalteinwirkung auf den Fuß. Zur Diagnose von **Ermüdungsfrakturen** (Marschfrakturen) werden **Röntgenaufnahmen** im dorsoplantaren (Abb. **B-4.83c**), seitlichen und schrägen Strahlengang angefertigt. Im Röntgenbild ist ein queres, breites und unscharf begrenztes Skleroseband zu erkennen.

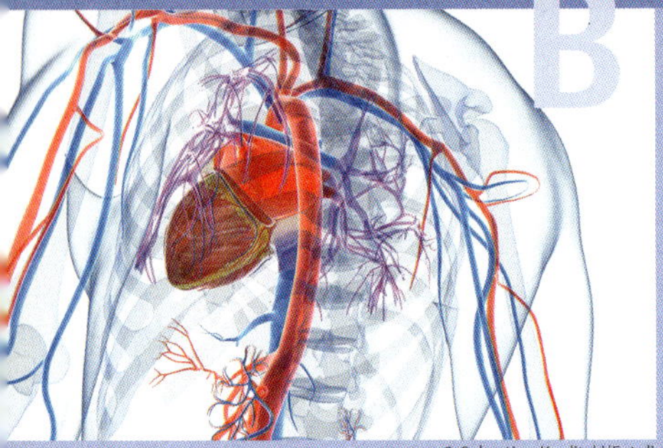



# 5 Gefäßsystem und interventionelle Radiologie



*M. Treitl; H.-P. Reuter*

## 5.1 Arterien

### 5.1.1 Radiologische Methoden

#### Konventionelle Röntgendiagnostik

Sie zeigt lediglich **Verkalkungen** der Gefäßwände und Lymphknoten sowie Hinweise auf ein **Aortenaneurysma** (S. 430). Zu angiografischen Methoden (S. 423).

Konventionelle Röntgenaufnahmen liefern lediglich Hinweise auf pathologische Gefäßveränderungen. Ihre Aussagekraft beschränkt sich auf den Nachweis von Verkalkungen der Gefäßwände und der Lymphknoten. Thorax- und Abdomenübersichtsaufnahmen geben z. B. Hinweise auf das Vorliegen eines Aortenaneurysmas (S. 430). Zu angiografischen Methoden (S. 423).

#### Sonografie

**Methode und Beurteilung** (S. 96)**:** Mit der **B-Scan-Sonografie** werden Gefäßweite und -verlauf zweidimensional im Echtzeitverfahren abgebildet. Mit ihr können abdominelle und periphere Gefäße orientierend beurteilt werden.

**Methode und Beurteilung** (S. 96)**:** Die **B-Scan-Sonografie** liefert ein zweidimensionales Bild, mit dem der Verlauf und die Weite der Gefäße im Längs- und im Querschnitt abzubilden sind. Auch Verkalkungen, stenosierende Plaques und thrombotische Wandauflagerungen lassen sich gut darstellen. Im Echtzeitverfahren erlaubt sie die orientierende Beurteilung der großen abdominellen und peripheren Gefäße sowie ihrer pathologischen Veränderungen. Domäne sind die Darstellung der großen retroperitonealen Gefäße und der Gefäßversorgung von Leber, Nieren und Milz.

▸ Merke.

▸ Merke. Eine **Unterscheidung von Arterien und Venen** ist einerseits durch die topografische Beziehung zu anatomischen Leitstrukturen (z. B. Pankreas und V. lienalis) möglich. Andererseits können die Arterien anhand der typischen Gefäßpulsationen erkannt werden, während Venen durch leichten Druck mit dem Schallkopf komprimierbar sind und sich durch ein Valsalva-Pressmanöver entfalten.

Beurteilt werden **Gefäßverlauf, -verlagerungen, -kompression** und mit Einschränkungen das **Gefäßlumen**. Nachteilig ist die **Anfälligkeit gegenüber Artefakten** und die **fehlende Beurteilbarkeit der Blutströmungsrichtung**.

Beurteilt werden der **Gefäßverlauf, -verlagerungen, -kompression** (z. B. durch Raumforderungen) und mit Einschränkungen das **Gefäßlumen**. Limitationen dieser Technik sind die **Anfälligkeit gegenüber Artefakten** und die **fehlende Beurteilbarkeit der Blutströmungsrichtung**. Darüber hinaus beeinträchtigen Überlagerungen von Luft aus dem Gastrointestinaltrakt und eine Adipositas die Untersuchungsqualität erheblich.

Mit der **Dopplersonografie** (S. 597) können die **Strömungsrichtung** des Blutes und **Strömungsveränderungen** nachgewiesen werden. Diese zeigen sich als Flussbeschleunigung und **poststenotische Strömungsturbulenzen** (Abb. **B-5.1**a).

Die Aussagefähigkeit der Ultraschalluntersuchung wird durch die Verfahren der **Dopplersonografie** (S. 597) erhöht. Die Dopplersonografie beruht auf dem **Doppler-Effekt**, wonach es zu einer Frequenzverschiebung zwischen den ausgesendeten und vom fließenden Blut reflektierten Ultraschallwellen kommt. Diese Verschiebung verhält sich proportional zur Strömungsgeschwindigkeit. Damit kann einerseits die **Strömungsrichtung** erkannt werden, andererseits werden insbesondere durch Gefäßeinengungen verursachte **Strömungsveränderungen** nachgewiesen, die sich als Flussbeschleunigung und in Form von **poststenotischen Strömungsturbulenzen** bemerkbar machen (Abb. **B-5.1**a).

Die **Duplexsonografie** stellt eine Kombination aus B-Scan-Sonografie mit einer integrierten Dopplereinheit dar. Das Strömungsprofil wird in einem gewünschten Messvolumen abgebildet (Abb. **B-5.1**b). Dadurch kann die Untersuchung auf standardisierte Punkte im Gefäß und Abschnitte mit suspekten Veränderungen beschränkt werden.

Die **Duplexsonografie** stellt eine Kombination aus B-Scan-Sonografie mit einer integrierten Dopplereinheit dar. Neben dem morphologischen Schnittbild wird hierbei das Strömungsprofil in einem gewünschten Messvolumen abgebildet (Abb. **B-5.1**b). Dieses Messvolumen kann mithilfe des B-Bildes durch entsprechende Einstellung des Dopplerstrahles gewählt werden. Simultan werden dann das Gefäßschnittbild, das Messvolumen und das Dopplerspektrum auf dem Monitor dargestellt. Das Dopplerbild unterscheidet sich hierbei nicht grundsätzlich von dem der einfachen

**B-5.1 Prinzip der einfachen Doppler- und Duplexsonografie.**

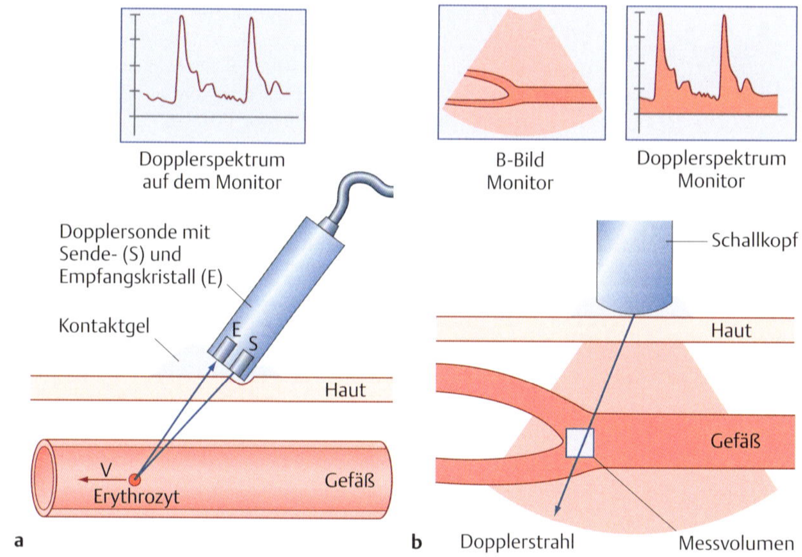


**a** Die **Dopplersonografie** beruht auf dem Doppler-Effekt. Danach kommt es zu einer Frequenzverschiebung zwischen der ausgesendeten und empfangenen Ultraschallwelle bei einer Reflexion durch ein sich bewegendes Objekt (z. B. Zellen des fließenden Blutes).

**b** Die **Duplexsonografie** stellt eine Kombination aus B-Scan-Sonografie mit einer integrierten Dopplereinheit dar. Der Untersuchungsgang wird durch die anatomische Kontrolle auf dem B-Bild erleichtert.

**B-5.2 Farbkodierte Duplexsonografie (FKDS) der Karotisgabel.**

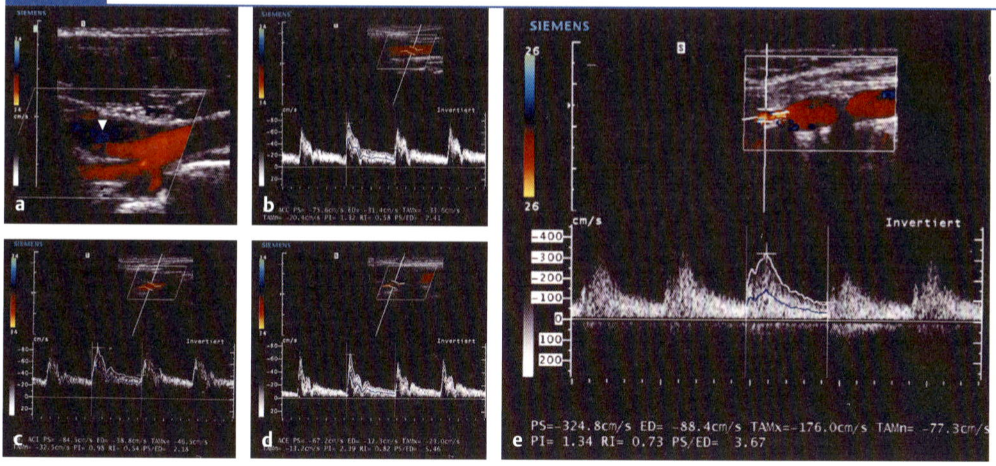


**a** **Normalbefund**: Im Abgangsbereich der A.carotis interna finden sich physiologische Strömungsturbulenzen (Pfeilspitze). Die ergänzenden Dopplerspektren zeigen die typischen Flussprofile für die

**b** A. carotis communis,

**c** A. carotis interna

**d** und A. carotis externa.

**e** **Hochgradige Tandemstenose der A. carotis interna (ACI)**: An der proximalen Stenose zeigt sich eine Lumeneinengung der ACI mit einer dorsalen Schallauslöschung durch einen Kalkplaque. Die Ableitung der Dopplerkurve in der distalen Stenose ergibt einen Anstieg der maximalen systolischen Flussgeschwindigkeit auf 324 cm/s.

Doppleruntersuchung, jedoch wird der Untersuchungsgang durch die B-Scan-Kontrolle erleichtert und die Untersuchung kann somit auf standardisierte Punkte im Gefäß und auf Abschnitte mit suspekten morphologischen Veränderungen beschränkt werden.

Mit der **farbkodierten Duplexsonografie (FKDS)** werden wie bei der herkömmlichen Duplexsonografie simultan Bild- und Flussinformationen aufgezeichnet. Jedoch ist das Strömungsbild nicht auf ein kleines Messvolumen beschränkt, sondern es werden alle im B-Bild vorhandenen Flussinformationen in einer Farbskala kodiert. Phasenverschiebung und Frequenzdifferenz zwischen ausgesendetem und reflektiertem Signal geben Richtung und Geschwindigkeit der Blutströmung an. So werden lokale Befunde mit Strömungsveränderungen wie Verwirbelungen und Flussbeschleunigungen direkt anschaulich abgebildet (Abb. **B-5.2**).

Mit der **farbkodierten Duplexsonografie (FKDS)** werden alle im B-Bild vorhandenen Flussinformationen in einer Farbskala kodiert (Abb. **B-5.2**).

Für die Untersuchung der intrakraniellen Gefäße wurde die transkranielle Dopplersonografie (S. 597) (TCD) entwickelt (Abb. **B-5.3**).

Die transkranielle Dopplersonografie (TCD) dient der Untersuchung intrakranieller Gefäße (Abb. **B-5.3**).

⊙ B-5.3

**⊙ B-5.3 TCD nach Subarachniodalblutung.**

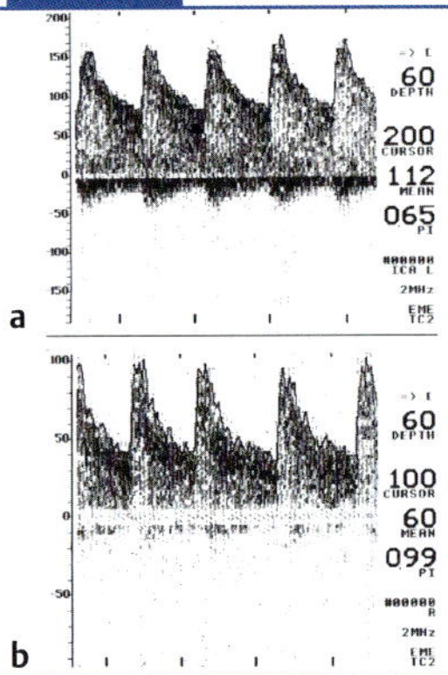


**a** Nach Operation eines Aneurysmas der linken A. cerebri media sind Gefäßspasmen mit einem mittleren Fluss (MEAN) von 112 cm/s in einer Tiefe (DEPTH) von 60 mm nachweisbar. **b** Auf der Gegenseite findet sich eine normale Flussgeschwindigkeit in der A. cerebri media von 60 cm/s.

**Indikationen:** Ultraschallverfahren sind als **Screening-Verfahren** und zur **Verlaufskontrolle nach Operationen** einsetzbar.

**Indikationen:** Die Ultraschallverfahren stellen als nichtinvasive und risikofreie Methoden ein geeignetes **Screening-Verfahren** für pathologische Gefäßveränderungen dar. Daneben sind sie zur **Verlaufskontrolle nach Operationen** am Gefäßsystem einsetzbar.

## Computertomografie und Magnetresonanztomografie

**Methode** (S. 85)**:** Die **CT** erfolgt primär axial und erlaubt die Beurteilung insbesondere der großen Gefäße. Sekundär ist die multiplanare oder dreidimensionale Abbildung von Gefäßen möglich. Durch i. v.-Kontrastmittelgabe wird die Darstellung erheblich verbessert.

**Methode** (S. 85)**:** Die **CT** erfolgt primär in einer axialen Schichtung und erlaubt eine Beurteilung insbesondere der großen Gefäße. Durch den Einsatz von Geräten der neuesten Generation mit Mehrdetektorzeilen-Spiraltechnik (MS), Volumenerfassung und einer kurzen Untersuchungszeit wird eine hohe räumliche Auflösung auch in der Längsachse erreicht. Sekundär können somit die Gefäße in beliebigen Ebenen (multiplanar) oder dreidimensional abgebildet werden. Die Darstellung der Gefäße wird durch die Dichteanhebung nach einer i. v.-Kontrastmittelgabe (CE-MSCT) erheblich verbessert.

Mit der **CT-Angiografie (CTA)** kann durch Spiraltechnik eine Datenerfassung in der arteriellen Bolusphase erreicht werden.

Das Prinzip der **CT-Angiografie (CTA)** beruht auf der Dichteanhebung der Gefäße durch i. v.-Gabe von jodhaltigem Kontrastmittel. Erst durch die Entwicklung der Spiraltechnik konnte die Untersuchungszeit so stark verkürzt werden, um eine Datenerfassung in der arteriellen Bolusphase zu erreichen. Neue CT-Scanner mit Mehrzeilentechnik sind in der Lage, große Untersuchungsregionen abzudecken.

Die **MRT** bietet den Vorteil einer primären Schichtuntersuchung in jeder gewünschten Raumebene. Mit der **Magnetresonanzangiografie (MRA)** wird eine isolierte dreidimensionale Gefäßdarstellung erzeugt (Abb. **B-5.4**). Bei der **„Time-of-Flight"-MRA (TOF-MRA)** liefern konstante anatomische Strukturen nur ein schwaches Signal, während mit dem Blutfluss senkrecht in die Schichtebene einströmende Spins ein kräftiges Signal geben. Dadurch entsteht ein hoher Kontrast zwischen Gefäßen und Hintergrund ohne Gabe eines Kontrastmittels (Abb. **B-5.5** und Abb. **B-5.6**).

Im Vergleich zur CT bietet die **MRT** den Vorteil einer primären Schichtuntersuchung in jeder gewünschten Raumebene (axial, sagittal oder coronar und schräg). Der Blutfluss in den Gefäßen führt dabei zu einer Signalauslöschung. Mit der **Magnetresonanzangiografie (MRA)** wird durch Herausfilterung der umgebenden anatomischen Strukturen eine isolierte dreidimensionale Gefäßdarstellung erzeugt (Abb. **B-5.4**). Das Prinzip der sog. **„Time-of-Flight"-MRA** (TOF-MRA) besteht in einer schnellen Folge von Einzelimpulsen, durch die eine Absättigung der Spins und damit eine Abnahme der maximal möglichen Signalstärke in einem definierten Volumen bewirkt wird (Abb. **B-5.5**). So liefern konstante anatomische Strukturen lediglich ein schwaches Signal und tragen kaum zur Bildgebung bei, während mit dem Blutfluss senkrecht in die Schichtebene einströmende frische ungesättigte Spins ein kräftiges Signal geben. Dadurch entsteht ein hoher Kontrast zwischen blutdurchströmten Gefäßen und dem konstanten Hintergrund. Die Gefäßdarstellung erfolgt hier ohne die Gabe eines Kontrastmittels (Abb. **B-5.6**).

Durch **kontrastmittelverstärkte Angiografien (CE-MRA)** sind Untersuchungen in einer Atemanhaltephase möglich. Grundlage der Technik sind schnelle 3D-Gradientenechosequenzen, die vor und nach Kontrastmittelgabe an identischer Position durchgeführt werden. Daraus wird ein 3D-Datensatz erzeugt, der nur noch die Gefäßinformation enthält. Dadurch sind dynamische Serien z. B. der Lungen- oder Extremitätendurchblutung mit einer Zeitauflösung von wenigen Sekunden möglich.

Die Weiterentwicklung der MR-Technologie, insbesondere die Einführung von noch leistungsfähigeren Gradientensystemen, haben den Einsatz von **kontrastmittelverstärkten Angiografien (CE-MRA)** möglich gemacht. Hiermit können Messzeiten von weniger als 25 s erreicht werden, so dass Untersuchungen in einer Atemanhaltephase möglich sind. Grundlage dieser Technik sind schnelle 3D-Gradientenechosequenzen, die vor und nach intravenöser Gabe von Kontrastmittel an identischer Position durchgeführt werden. Durch eine anschließende Bildsubtraktion wird ein 3D-Datensatz erzeugt, welcher nur noch die Gefäßinformation enthält. Durch den Verzicht auf räumliche Auflösung sind sogar dynamische Serien z. B. der Lungen- oder Extremitätendurchblutung ähnlich der DSA möglich, mit einer zeitlichen Auflösung von wenigen Sekunden. Allerdings werden hohe Anforderungen an die Hardware gestellt, um eine ausreichend hohe Auflösung und Bildqualität erzielen zu können. Ge-

**B-5.4** CE-MRA der Aorta und der Becken-Bein-Arterien in Schrittverschiebetechnik.

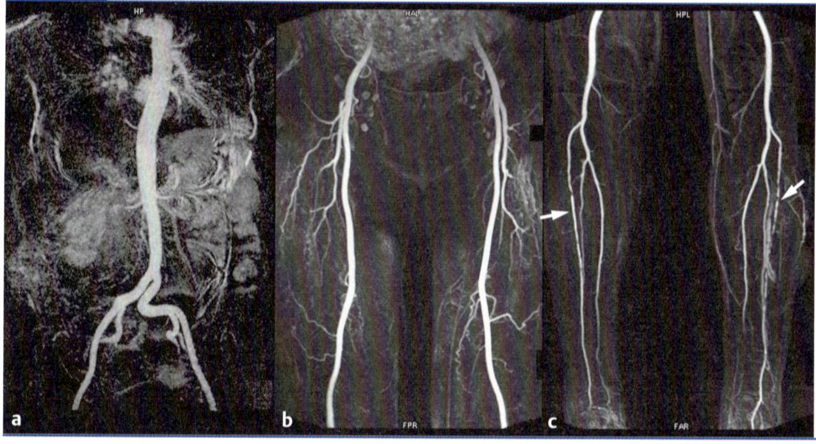


**a,b** Normale Gefäßanatomie von der Aorta bis zur A. poplitea.
**c** Darstellung von hochgradigen kurzstreckigen Stenosen der A. tibialis anterior beidseits (Pfeile).

**B-5.5** Prinzip der MRA und der „Maximum-Intensity-Projektion" (MIP).

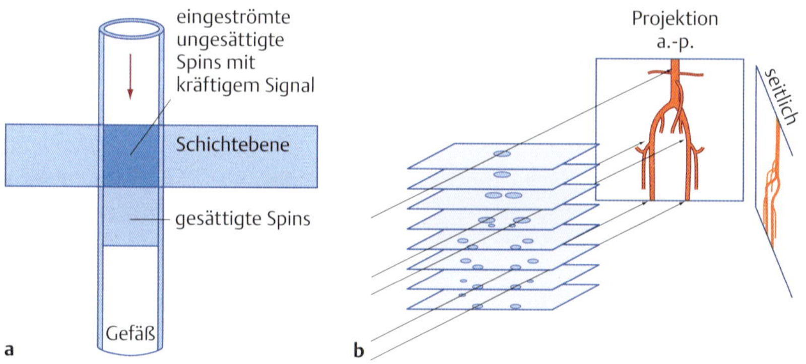


**a** In der Phase der Bildaufnahme wird durch eine Vorsättigung in der Schichtebene das Bildsignal der konstanten anatomischen Strukturen unterdrückt. Nur neu eingeströmte ungesättigte Spins der Gefäße ergeben ein kräftiges Signal (dunkel hervorgehoben).
**b** Aus den Einzelschichten wird ein dreidimensionaler Datensatz erzeugt. Entlang eines Projektionsstrahles werden dann nur die Punkte mit dem größten Signalwert (maximum intensitity) für das Projektionsbild verwendet und so ein übersichtliches Gefäßbild erzeugt.

eignet sind nur Hochfeldgeräte (mind. 1 Tesla) mit leistungsfähigen Gradientensystemen und speziellen Oberflächenspulen.

Die CE-MRA der Becken-Bein-Arterien wird in Schrittverschiebetechnik durchgeführt (Abb. **B-5.4**). Während der i. v.-Kontrastmittelinjektion werden zunächst die Aorta und das Becken untersucht, danach erfolgt automatisch eine Verschiebung der Tischposition zum Oberschenkel und abschließend zum Unterschenkel. Bei einer Dauer der Einzelmessungen von ca. 20 s können alle Regionen in einem Untersuchungsdurchgang abgebildet werden. Beim Vorliegen von AV-Fisteln oder einer beschleunigten Kontrastmittelpassage, z. B. bei Ulcus cruris, können allerdings störende Überlagerungen insbesondere in der Unterschenkelregion entstehen.

Die CE-MRA der Becken-Bein-Arterien wird in Schrittverschiebetechnik durchgeführt (Abb. **B-5.4**).

**Bildbearbeitung:** Unabhängig von der eingesetzten Methode erzeugen CTA und MRA jeweils einen Stapel von dünnen Primärschichten, der zur weiteren Bildverarbeitung genutzt wird.

Das einfachste Darstellungsverfahren ist die **„Maximum-Intensity-Projektion"(MIP)-Methode**. Dabei werden durch den dreidimensionalen Datensatz Projektionsbilder erzeugt, wobei jeweils der Punkt entlang des Projektionsstrahles mit der höchsten Signalintensität auf der Projektionsebene abgebildet wird (Abb. **B-5.5**, Abb. **B-5.6**).

Eine dreidimensionale Ansicht erhält man mit der **3D-Oberflächenrekonstruktion** („Shaded-Surface-Display"). Durch Festlegen eines Schwellenwertes für den Dichtewert, werden die Gefäße von ihrem Hintergrund getrennt. Dieser als Segmentation bezeichnete Vorgang erzeugt ein Bildobjekt, welches mit einer virtuellen Lichtquelle beleuchtet wird und so einen dreidimensionalen Eindruck vermittelt (Abb. **B-5.7**).

Bei der **Volumen-Rendering-Technik (VRT)** entfällt die Segmentation und der Volumendatensatz kann direkt sichtbar gemacht werden. Über eine sog. Transferfunktion werden an der Bearbeitungsworkstation den anatomischen Strukturen unterschiedliche Transparenz- und Helligkeitswerte zugewiesen. Auf diese Weise bleibt die gesamte Bildinformation erhalten, aber die abzubildenden Gewebe werden hervorgehoben. Diese Technik erfordert allerdings hohe Rechnerkapazitäten.

**Bildbearbeitung:** CTA und MRA erzeugen einen Stapel dünner Primärschichten für die weitere Bildverarbeitung. Mit der **„Maximum-Intensity-Projektion"(MIP)-Methode** wird jeder Punkt entlang des Projektionsbildes mit der höchsten Signalintensität abgebildet (Abb. **B-5.5**, Abb. **B-5.6**).

Mit der **3D-Oberflächenrekonstruktion** („Shaded-Surface-Display") erhält man eine dreidimensionale Ansicht der Gefäße (Abb. **B-5.7**).

Bei der **Volumen-Rendering-Technik (VRT)** kann der Volumendatensatz direkt sichtbar gemacht werden.

**B-5.6 MRA der Hirngefäße.**

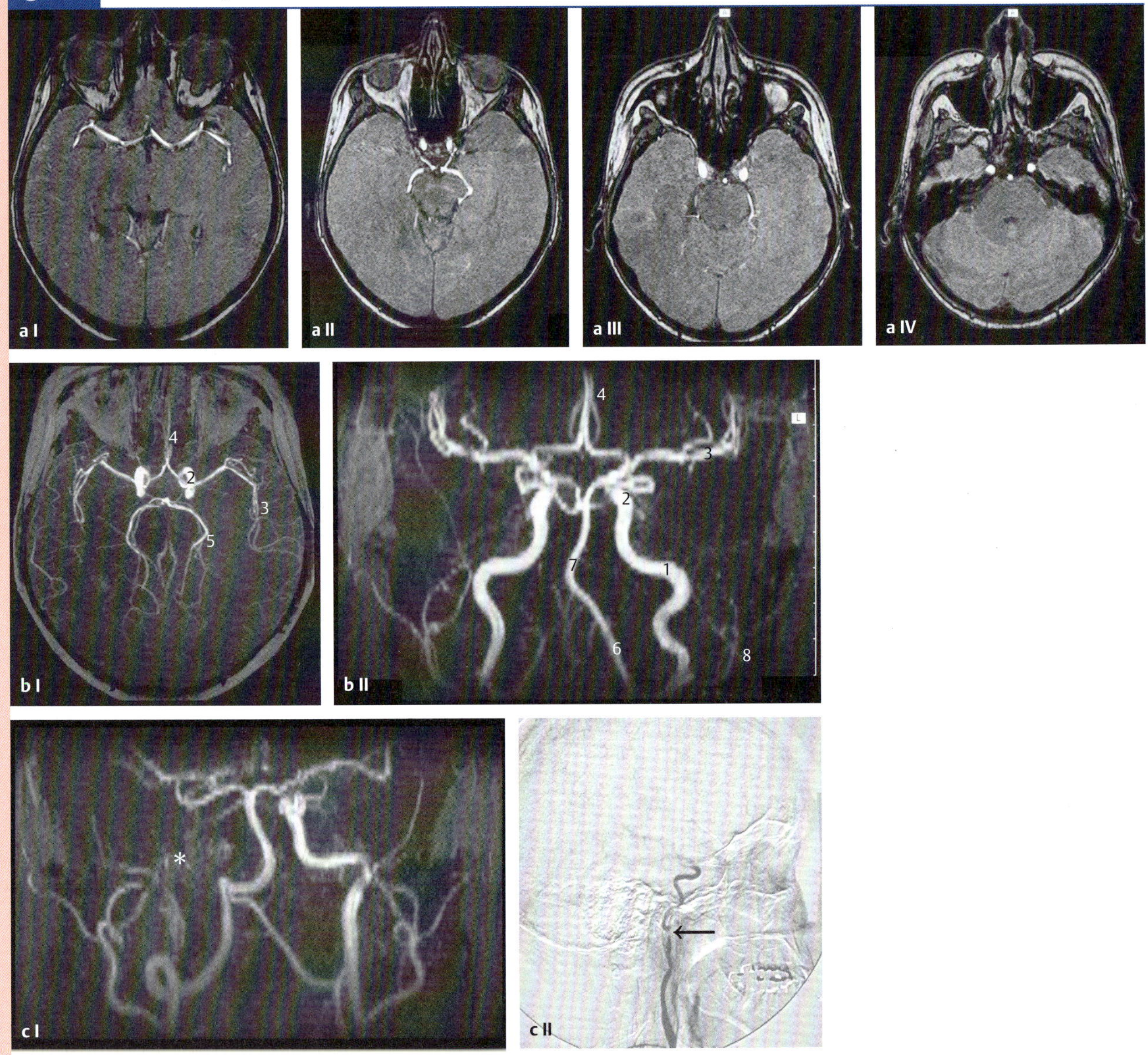


- a **Normalbefund**: Aus dem Primärdatensatz der TOF-Sequenz, der z. B. aus 64 Einzelschichten besteht, werden
- b **MIP-Rekonstruktionen** in der axialen und koronaren Ebene erzeugt.
  - **1** A. carotis interna.
  - **2** Karotissyphon.
  - **3** A. cerebri media.
  - **4** A. cerebri anterior.
  - **5** A. cerebri posterior.
  - **6** A. vertebralis.
  - **7** A. basilaris.
  - **8** A. carotis externa.
- c **Pathologischer Befund:** Fehlende Darstellung der rechten A. carotis interna (Stern) in der TOF-MRA (**cI**). Die korrespondierende selektive Angiografie zeigt eine hochgradige Stenose (Pfeil) an der Schädelbasis bei einer Gefäßdissektion mit noch geringem Restfluss (**cII**). Die MRA überschätzt die Obstruktion und täuscht einen Verschluss vor.

**Indikationen:** CTA und MRA treten in Konkurrenz zur Katheterangiografie. Beide ermöglichen eine detaillierte Darstellung vieler Gefäßregionen ohne invasive Arterienpunktion. Die **CTA** besitzt die **höhere räumliche Auflösung**. Sie ist für Patienten mit Herzschrittmacher geeignet und v. a. in der **Diagnostik der Lungen- und Abdominalgefäße** etabliert.

**Indikationen:** CTA und MRA haben zu einem erheblichen Wandel in der Gefäßdiagnostik geführt und treten in Konkurrenz zur Katheterangiografie. Beide Verfahren ermöglichen eine detaillierte Darstellung vieler Gefäßregionen ohne invasive Arterienpunktion, wobei die Einsatzgebiete stark überlappen. Die **CTA** besitzt die **höhere räumliche Auflösung**; sie kann bei Patienten mit Herzschrittmacher oder ferromagnetischen Implantaten eingesetzt werden und ist weniger anfällig gegenüber Bewegungsstörungen. Etabliert ist sie in der **Diagnostik der Lungen- und Abdominalgefäße**, z. B. zur Abklärung einer Lungenembolie oder von Aortenaneurysmen oder Dissektionen.

**B-5.7** **CTA der Bauchaorta bei einem Patienten mit einem rupturierten infrarenalen Aortenaneurysma.**

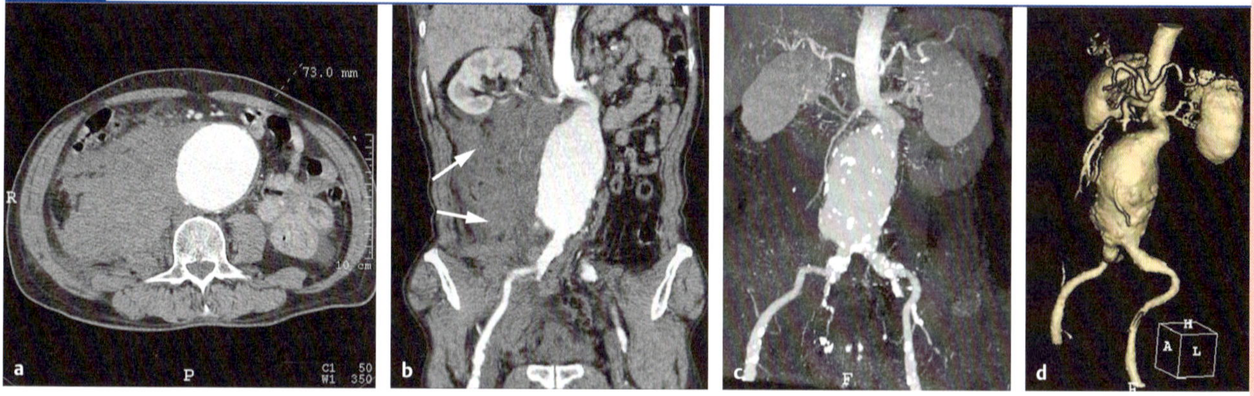


**a** Die Untersuchung mit i. v.-Gabe eines Kontrastmittel-Bolus liefert innerhalb einer Atemanhaltephase eine vollständige Darstellung der Aorta und Beckenarterien. Aus dem Datensatz von axialen Dünnschichtaufnahmen ergeben sich unterschiedliche Darstellungsmöglichkeiten.
**b** Mit der multiplanaren Rekonstruktion (MPR) erhält man hochaufgelöste Projektionen in jeder beliebigen Raumebene, sodass z. B. die Ausdehnung des retroperitonealen Hämatoms (Pfeile) und die Verlagerung der rechten Niere optimal beurteilt werden können.
**c** Die MIP-Projektion gibt einen guten Überblick über alle abdominellen Gefäße und stellt Gefäßstenosen und -verkalkungen dar.
**d** Mit der 3D-Darstellung (SSD) wird ein räumlicher Eindruck vermittelt, wodurch die Aneurysmaausdehnung und die Beziehung zu den angrenzenden Gefäßen gut erkennbar sind.

Die **MRA** kommt ohne ionisierende Strahlung und ohne Gabe von jodhaltigem Kontrastmittel aus und ist deshalb bei vorbestehender Schilddrüsenerkrankung vorzuziehen. Bei stark eingeschränkter Nierenfunktion und bei Patienten unter Hämodialyse droht bei Einsatz bestimmter MRA Kontrastmittel ein schweres, u. U. lebensbedrohliches Krankheitsbild, das durch Gadolinium-Einlagerungen in Muskelgewebe und Haut bedingt ist, die nephrogene systemische Fibrose (NSF). Deshalb ist bei diesen Patienten der Einsatz der CE-MRA streng zu indizieren. Haupteinsatzgebiet der **TOF-Angiografie** ist die Darstellung der **intrakraniellen Gefäße**, da eine hohe räumliche Auflösung ohne Kontrastmittelgabe erzielt werden kann. In anderen Körperregionen, wo mit Atembewegungen zu rechnen ist, wird wegen der kürzeren Untersuchungszeiten die CE-MRA bevorzugt.

Die **MRA** kommt ohne ionisierende Strahlung und jodhaltiges Kontrastmittel aus und ist deshalb bei Schilddrüsenerkrankung vorzuziehen. Zu beachten ist jedoch, dass bei stark eingeschränkter Nierenfunktion und bei Patienten unter Dialyse nur bestimmte MRA Kontrastmittel eingesetzt werden dürfen und die Indikation streng zu stellen ist wegen dem Risiko einer nephrogenen systemischen Fibrose (NSF). Die **TOF-Angiografie** wird v. a. zur Darstellung der **intrakraniellen Gefäße** eingesetzt.

## Angiografie

### Methode

Die übersichtlichste Darstellung der Arterien mit hoher zeitlicher und räumlicher Auflösung gelingt mit der Angiografie durch die Injektion von Kontrastmitteln in das Gefäßsystem. Hierzu kommen überwiegend jodhaltige Substanzen zum Einsatz, die als **positive Kontrastmittel** wirken. Die höhere Absorption der Röntgenstrahlen im Gefäß führt so zu einer kontrastreichen Darstellung des durchströmten Gefäßlumens. Bei DSA-Anlagen werden die unterschiedlichen Dichtewerte mithilfe eines Bildverstärkersystems digital umgewandelt.

Die Angiografie erlaubt durch Injektion von jodhaltigen, **positiven Kontrastmitteln** eine übersichtliche Darstellung des Gefäßsystems in höchster räumlicher und zeitlicher Auflösung.

Das Kontrastmittel kann entweder intraarteriell oder intravenös appliziert werden. Die jodhaltigen Kontrastmittel (S. 103) haben eine Reihe von **Kontraindikationen**. In diesen Fällen bieten sich als alternative Untersuchungsmethoden bei Hochrisikopatienten die $CO_2$-Angiografie (negatives Kontrastmittel) oder die Verwendung von Gadolinium-DTPA (positives Kontrastmittel) an.

Bei jodhaltigen Kontrastmitteln (S. 103) bestehen **Kontraindikationen**. Als Alternativen bei Hochrisikopatienten bieten sich die $CO_2$-Angiografie oder Gadolinium-DTPA an.

Die **Punktion einer Arterie** zur Angiografie wird in Lokalanästhesie durchgeführt. Mehrere Gefäßzugänge stehen dabei zur Auswahl (Abb. **B-5.8**). Für die meisten Übersichts- und selektiven Angiografien wird der **transfemorale** Zugang gewählt. Die A. femoralis communis ist in der Regel einfach zu punktieren und die Komplikationsrate (S. 458) mit unter 2 % niedriger als bei den übrigen Gefäßzugängen. Die wichtigsten **Kontraindikationen** für eine Arterienpunktion sind eine Infektion an der Punktionsstelle und ein Aneurysma spurium (Abb. **B-5.18**) als Komplikation einer vorausgegangenen Punktion am selben Zugangsort.

Die **Punktion einer Arterie** wird in Lokalanästhesie durchgeführt. Mehrere Gefäßzugänge stehen zur Auswahl (Abb. **B-5.8**). Meist wird der transfemorale Zugang gewählt. Wichtige Kontraindikationen für eine Arterienpunktion sind Infektionen an der Punktionsstelle und das Aneurysma spurium (Abb. **B-5.18**).

Bei **schwierigen Punktionsverhältnissen** wird unter Durchleuchtung, der Femurkopf als anatomische Leitstruktur aufgesucht und das Gefäß in Höhe der Femurkopfmitte im medialen Drittel punktiert. Damit ist normalerweise ein ausreichender Abstand zur Femoralisgabelung (Fortsetzung in A. femoralis superficialis und A. profunda) und zum Leistenband gewährleistet.

Bei **schwierigen Verhältnissen** wird das Gefäß unter Durchleuchtung in Höhe der Femurkopfmitte im medialen Drittel punktiert.

**B-5.8 Arterielle Gefäßzugänge.**

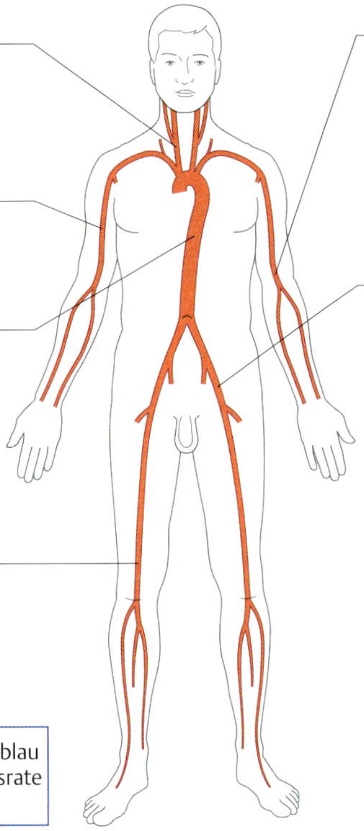


**Femoralispunktion**

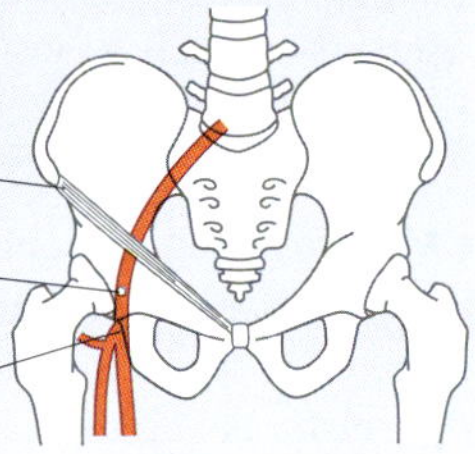


Die am häufigsten genutzten Zugangswege sind blau unterlegt und die durchschnittliche Komplikationsrate in Klammern angegeben.

**B-5.9 Arterielle Punktion in der Seldinger-Technik.**

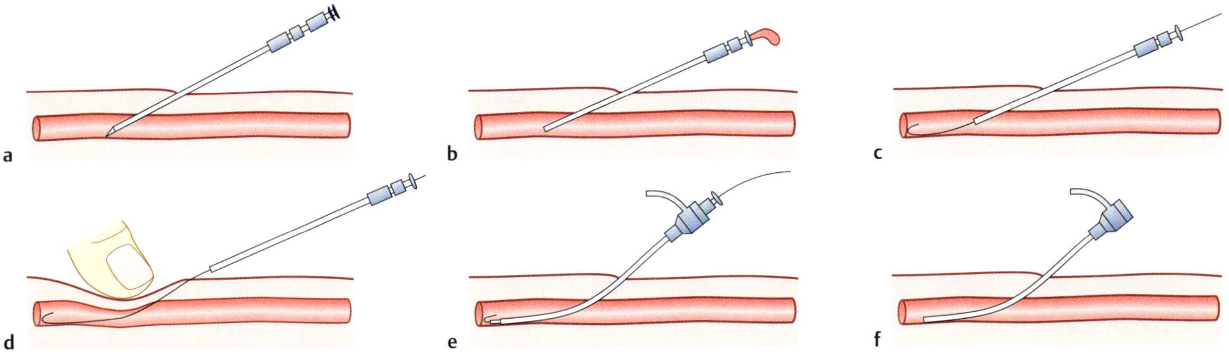


**a** Nach örtlicher Betäubung mit ca. 10 ml Lokalanästhetikum wird der Gefäßverlauf palpiert. Anschließend wird eine Punktionsnadel in einem Winkel von etwa 45° zur Hautoberfläche in Richtung des Arterienpulses vorgeschoben, bis der Puls von der Nadel übertragen wird. Im Idealfall wird nur die vordere Arterienwand durchstochen.
**b** Wird dann die Innennadel entfernt, zeigt ein pulsierender Blutaustritt die richtige intraluminale Lage an.
**c** Im nächsten Schritt wird ein Führungsdraht in die belassene Außenkanüle eingeführt.
**d** Unter manueller Kompression der Punktionsstelle wird die Außenkanüle entfernt.
**e** Über den weiterhin im Gefäß liegenden Draht wird nun die Gefäßschleuse eingeführt. Die relativ flexible Schleuse wird durch einen koaxial liegenden Dilatator stabilisiert. Dieser besitzt eine sich verjüngende Spitze, verhindert damit Gefäßverletzungen und erweitert den Punktionskanal wahlweise auf zwischen etwa 4 und 10 F (1 French = 0,33 mm).
**f** Dilatator und Draht können jetzt entfernt werden, wobei ein Hämostaseventil einen ungewollten Blutaustritt verhindert. Ein Seitenarm gestattet das Spülen der Schleuse und die Gabe von Kontrastmittel oder Medikamenten.

Die Kontrastmittelinjektion erfolgt in **Seldinger-Technik** (Abb. **B-5.9**) oder direkt mittels Feinnadelangiografie (S. 425).

Durch das Kontrastmittel kommt es in ca. 3 % der Punktionen zu **allergischen und allergieähnlichen Reaktionen** (S. 103).

Die Kontrastmittelinjektion erfolgt in der Regel über spezielle Katheter nach einer Punktion in **Seldinger-Technik** (Abb. **B-5.9**). In einigen Fällen reicht auch eine direkte Injektion über eine schmalkalibrige Punktionsnadel (Feinnadelangiografie (S. 425)). Bei den Komplikationen der Angiografie muss zwischen den kontrastmittel- und den punktionsbedingten Risiken unterschieden werden. Durch das Kontrastmittel kommt es in ca. 3 % zu **allergischen und allergieähnlichen Reaktionen** (S. 103).

Die **punktions- und katheterassoziierten Komplikationen** hängen vom arteriellen Zugangsweg ab. Der bevorzugte transfemorale Zugang hat dabei das niedrigste Risiko. Typische Komplikationen sind:

- Eine **lokale Nachblutung** tritt häufig als banales subkutanes Hämatom auf. Selten ist eine Nachblutung operationspflichtig.

**▶ Merke.** Gefährlich sind Einblutungen in das Retroperitoneum (z. B. bei einer femoralen Punktion oberhalb des Leistenbandes), die unerkannt zu massiven Blutverlusten und zu einem Volumenmangelschock führen.

- Ein **Aneurysma spurium** entsteht bei fehlendem Verschluss der Punktionsstelle an der Gefäßwand mit Ausbildung eines durchströmten Hämatoms.
- Als **arteriovenöse Fistel** bezeichnet man eine iatrogen verursachte Verbindung von Arterie und Vene.
- Die **Gefäßdissektion** entsteht durch Ablösung der Gefäßintima durch die Punktionsnadel, den Führungsdraht oder den Katheter.
- Eine **arterielle Thrombose** oder ein peripherer **embolischer Gefäßverschluss** bleiben oft asymptomatisch oder führen je nach Lokalisation zu einer Organ- oder Extremitätenischämie. Klinisch bedeutsam sind zum Beispiel transitorische ischämische Attacken (TIA) und Hirninfarkte durch Kathetermanipulationen in den Halsgefäßen.

**Punktions- und katheterassoziierte Risiken** sind beim transfemoralen Zugang am niedrigsten. Typische Komplikationen sind:

- **lokale Nachblutung**

**▶ Merke.**

- **Aneurysma spurium**
- **arteriovenöse Fistel**
- **Gefäßdissektion**
- **arterielle Thrombose** oder peripherer embolischer Gefäßverschluss (z. B. TIA durch Kathetermanipulationen in den Halsgefäßen)

## Feinnadelangiografie

Für angiografische Kontrolluntersuchungen oder zur Abklärung spezieller Fragestellungen wird oft eine **i. a.-Feinnadelangiografie** durchgeführt. Gefäßzugänge sind die A. femoralis communis und die A. brachialis zur Darstellung der gleichseitigen Bein- bzw. Unterarm- und Handarterien. Die Kontrastmittelgabe erfolgt über eine arteriell gelegene dünnlumige Kanüle mit einem Durchmesser von weniger als 1 mm. Durch den kleinkalibrigen Gefäßzugang besteht bei dieser Technik nur ein geringes Nachblutungsrisiko, so dass diese Untersuchung eine einfache und schnell (auch ambulant) durchführbare Alternative zur Katheterangiografie darstellt.

## Feinnadelangiografie

Für Kontrolluntersuchungen oder spezielle Fragestellungen vor allem an den Extremitäten wird oft eine **i. a.-Feinnadelangiografie** durchgeführt. Durch den kleinkalibrigen Zugang besteht nur geringes Nachblutungsrisiko.

## Katheterangiografie

Die meisten Angiografien werden mithilfe von speziellen Kathetern durchgeführt. Zunächst wird nach arterieller Punktion in Seldinger-Technik ein Schleusensystem eingeführt. Diese Gefäßschleuse besitzt ein Hämostaseventil, welches einen unkontrollierten Blutverlust verhindert und einen Seitenarm („Sideport"), über den Kontrastmittel oder Medikamente injiziert werden können. Die Gefäßschleuse ermöglicht mehrfache Katheterwechsel bei schwierigen und langwierigen Gefäßsondierungen ohne zusätzliches Trauma an der Punktionsstelle. Zahlreiche Katheterkonfigurationen und Führungsdrähte stehen zur Verfügung. Mit ihnen ist eine **selektive Sondierung** nahezu aller Gefäßareale möglich (Abb. **B-5.10**), d. h. die gezielte Platzierung des Katheters im Hauptversorgungsgefäß des zu untersuchenden Organs. Eine noch gezieltere Positionierung in einer peripheren Organarterie wird als **superselektiv** bezeichnet.

## Katheterangiografie

Sie wird meist mithilfe spezieller Katheter durchgeführt. Nach der Punktion wird ein Schleusensystem in die Arterie eingeführt. Dieses verhindert Blutverlust und ermöglicht den Katheterwechsel. Bei einer **selektiven** Sondierung wird der Katheter im Hauptversorgungsgefäß eines Organs platziert (Abb. **B-5.10**). Bei Platzierung in einer peripheren Organarterie spricht man von **superselektiver Positionierung**.

**B-5.10 Katheterkonfigurationen.**

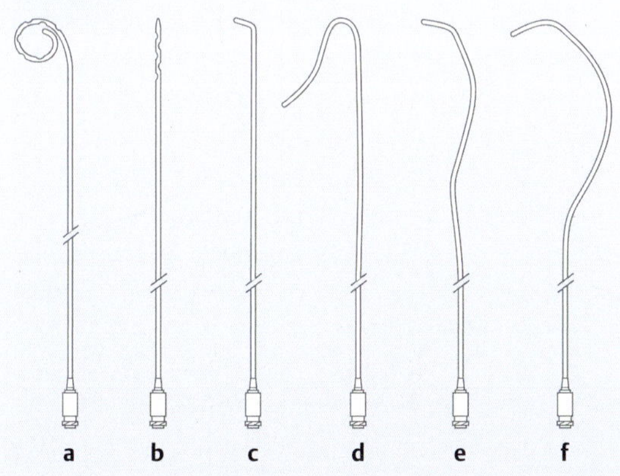


**Selektivkatheter** besitzen nur ein endständiges Lumen zur gezielten Kontrastierung der sondierten Gefäße. **Übersichtskatheter** haben zusätzlich seitliche Öffnungen, um eine gleichmäßige Kontrastierung in dem großen Gefäß zu erreichen.
**Übersichtskatheter:** **a** Pigtail **b** Aortic Flush.
**Selektivkatheter:** **c** Berenstein bzw. Vertebralis **d** Sidewinder **e** Headhunter **f** Cobra.

B-5.10

Als Steuerungshilfe dienen **spezielle Führungsdrähte** mit unterschiedlich geformten Drahtspitzen.

Als Steuerungshilfen dienen **spezielle Führungsdrähte** mit unterschiedlichen Konfigurationen der Drahtspitze (z. B. gerade, gebogen, J-förmig). Diese Drähte zeichnen sich durch eine besondere Beschaffenheit der Oberfläche aus, um die Gleitfähigkeit zu erhöhen (hydrophile Beschichtung).

### Gegenstromangiografie

Sie wird gelegentlich zur Darstellung der Kopf- und Halsgefäße eingesetzt. Mit einer Kontrastmittelinjektion in die A. brachialis werden durch Strömungsumkehr die A. vertebralis und A. carotis (nur rechtsseitig) retrograd gefüllt und darstellbar.

### Gegenstromangiografie

In der Neuroradiologie (S. 599) wird zur Darstellung der Kopf- und Halsgefäße gelegentlich die **Gegenstromangiografie** eingesetzt. Nach Punktion der A. brachialis wird Kontrastmittel mit einer mechanischen Druckspritze über eine Kanüle injiziert. Durch den erzeugten Überdruck kommt es zu einer Strömungsumkehr und zu einer retrograden Füllung der Armgefäße bis zum Abgang am Aortenbogen. Während bei einer linksseitigen Kontrastmittelinjektion aufgrund der anatomischen Gegebenheiten nur die gleichseitige A. vertebralis gefüllt wird, stellen sich bei einer Untersuchung der rechten Seite über den Truncus brachiocephalicus die gleichseitige A. vertebralis und A. carotis dar. Es handelt sich um eine risikoarme Technik, da eine selektive Gefäßsondierung hierbei nicht erforderlich ist.

### Digitale Subtraktionsangiografie (DSA)

Bei der DSA werden die Bildinformationen in ein digitales Signal umgewandelt und in einem Rechnersystem gespeichert (Abb. **B-5.11**).

Die Bilderzeugung erfolgt durch Subtraktion eines **„Maskenbildes"** von einem f. Dadurch werden alle konstanten Strukturen eliminiert und es resultiert ein reines „Gefäßbild". So können die verschiedenen Phasen der Kontrastmittelpassage (z. B. früharteriell, arteriell, kapillär, venös) dargestellt werden.

Die elektronische Bildbearbeitung erlaubt den Ausgleich von Artefakten, kann aber auch zu Fehlinterpretationen führen.

### Digitale Subtraktionsangiografie (DSA)

Bei der **digitalen Subtraktionsangiografie (DSA)** werden die Dichteunterschiede von einem Bildverstärkersystem auf einen Analog/Digital-Konverter übertragen. Die unterschiedlichen Dichtewerte werden als Zahlenwerte registriert und die hierdurch erzeugten digitalen Aufnahmen in einem Rechnersystem gespeichert (Abb. **B-5.11**).
Die Bilderzeugung erfolgt durch Differenzbildung von zwei digitalen Aufnahmen. Dabei wird ein sog. **„Maskenbild"** von einem **„Füllungsbild"** nach Gefäßkontrastierung subtrahiert. Grundsätzlich kann jede gespeicherte Aufnahme sowohl als Masken- oder Füllungsbild verwendet werden. Um ein möglichst kontrastreiches Subtraktionsbild zu erhalten, welches nur die Gefäßstrukturen zeigt, wird eine Leeraufnahme vor Eintreffen des Kontrastmittel-Bolus als Maske gewählt. Die verschiedenen Phasen der Kontrastmittelpassage (z. B. früharteriell, arteriell, kapillär, venös) können durch entsprechende Auswahl von Füllungsbildern dargestellt werden.
DSA-Anlagen verfügen über Auswertekonsolen, die dem Untersucher zahlreiche Möglichkeiten der elektronischen Bildbearbeitung erlauben. So lassen sich Bewegungsartefakte durch Verschieben von Masken- und Füllungsbildern (Pixel-Shift) ausgleichen. Die Bildkontraste können elektronisch verstärkt werden und zur besseren Orientierung kann zusätzlich der anatomische Hintergrund (Knochenbild) mit eingeblendet werden. Allerdings kann die elektronische Bildbearbeitung auch Artefakte produzieren und so zu Fehlinterpretationen führen.
Weitere Vorteile der DSA bestehen in der frühzeitigen Erkennung der Katheterposition während der Kontrastmittelinjektion und der sofortigen Verfügbarkeit der Aufnahmen auf dem Monitor, wodurch die zeitraubende Entwicklung der Bilder entfällt. Durch das hohe Kontrastauflösungsvermögen kann Kontrastmittel eingespart werden. Darüber hinaus steht die sog. Pfadfindertechnik („road-map") zur Verfügung, bei der dem aktuellen Durchleuchtungsbild ein zuvor angefertigtes Subtraktions-

B-5.11

**B-5.11 Funktionsprinzip der DSA.**

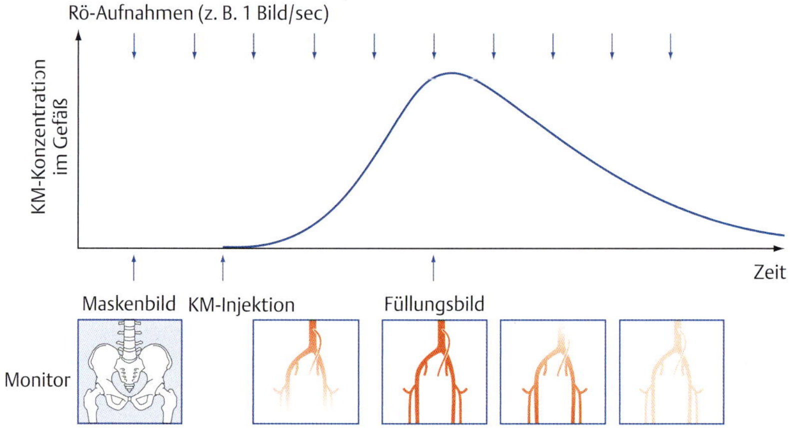

angiogramm in Echtzeit unterlegt wird. Dies gewährleistet die selektive Gefäßsondierung unter Sichtkontrolle und ist von besonderer Wichtigkeit bei Gefäßinterventionen.

**Intraarterielle DSA:** Die Möglichkeiten der Bildsubtraktion und der elektronischen Kontrastanhebung erlauben Dichtedifferenzierungen und überlagerungsfreie Gefäßdarstellungen, die mit der konventionellen Angiografie nicht erreichbar sind. Die Kontrastmittelmenge und damit auch der Querschnitt der verwendeten Katheter kann reduziert werden.

**Indikationen:** Die i. a.-DSA ist das Standardverfahren zur gezielten Darstellung der Körperarterien. Sie wird eingesetzt bei stenosierenden oder aneurysmatischen Gefäßveränderungen, zur Lokalisation von arteriellen Blutungen und gelegentlich zur Beurteilung der Tumorversorgung. Im Gegensatz zu den nicht invasiven Verfahren (Sonografie, CTA, MRA) kann direkt eine endovaskuläre Therapie angeschlossen werden.

**Indikationen zur intraarteriellen DSA:** Stenosierende oder aneurysmatische Gefäßveränderungen, Lokalisation arterieller Blutungen, Beurteilung der Tumorversorgung. Eine endovaskuläre Therapie kann direkt angeschlossen werden.

Technische Weiterentwicklungen sind die digital subtrahierte Rotationsangiografie und DSA-Schrittverschiebung. Die **Rotationsangiografie** ermöglicht, durch winkelgetriggerte Drehung des C-Bogens mehrere Ebenen einer Gefäßregion aufzunehmen. Haupteinsatzgebiet ist die Neuradiologie z. B. zur Darstellung intrakranieller Aneurysmen. Die **DSA-Schrittverschiebetechnik** wird zur Darstellung der Beinarterien eingesetzt. Es werden DSA-Aufnahmen erzeugt, indem zunächst ein Maskendurchlauf der gesamten Untersuchungsregion und anschließend eine Füllungsserie mit identischen Aufnahmepositionen im Verlauf einer einzigen Kontrastmittelinjektion aufgenommen und subtrahiert werden. Dadurch können Untersuchungszeit, Strahlenexposition und Kontrastmittelmenge reduziert werden. Mit einer speziellen Nachbearbeitungssoftware können aus den Daten der Rotationsangiografie dreidimensionale Rekonstruktionen erzeugt werden.

Technische Weiterentwicklungen sind die **digital subtrahierte Rotationsangiografie** (v. a. Neuroradiologie) und **DSA-Schrittverschiebung** (Darstellung der Beinarterien).

## 5.1.2 Leitbefunde – vom radiologischen Befund zur Diagnose

5.1.2 Leitbefunde – vom radiologischen Befund zur Diagnose

Aufgrund der möglichen, vor allem auch von der Lokalisation abhängigen Symptomenvielfalt bei Erkrankungen von Arterien und Venen gibt es keine typischen Leitbefunde, die hier sinnvoll beschrieben/dargestellt werden könnten.

## 5.1.3 Wichtige Krankheitsbilder – von der Diagnose zum Befund

5.1.3 Wichtige Krankheitsbilder – von der Diagnose zum Befund

### Anatomische Varianten und Anomalien

Anatomische Varianten und Anomalien

Anlagevarianten der Gefäße sind häufig und meist Residuen der Embryonalentwicklung. Der überwiegende Anteil ist klinisch symptomlos und wird als Zufallsbefund angiografisch oder intraoperativ entdeckt. Nur wenige Formen treten im Laufe der ersten Lebensjahre mit einer klinischen Symptomatik in Erscheinung. Die Kenntnis einiger Varianten ist jedoch im Zusammenhang mit Operationen und Katheteruntersuchungen erforderlich (Abb. **B-5.12**):

Anlagevarianten der Gefäße sind häufig und meist Residuen der Embryonalentwicklung. Sie treten nur selten klinisch in Erscheinung. Für Operationen und Katheteruntersuchungen wichtige Varianten sind Abb. **B-5.12**):

- **Abgangsvarianten der supraaortalen Arterien:** Am häufigsten sind ein gemeinsamer Abgang von Truncus brachiocephalicus und linker A. carotis communis (etwa 22 %) und ein Direktabgang der linken A. vertebralis aus dem Aortenbogen (etwa 4–6 %).

- **Abgangsvarianten der supraaortalen Arterien**

- **Linksseitiger Aortenbogen mit aberrierender rechter A. subclavia:** Die rechte A. subclavia geht hierbei als letzter Ast der supraaortalen Gefäße aus dem Aortenbogen ab und wird als A. lusoria bezeichnet. Sie kreuzt in der Regel retroösophageal, seltener präösophageal zur rechten Seite und ist gelegentlich Ursache von Schluckbeschwerden. Dem Verlauf durch das Mediastinum entsprechend ist sie auf dem seitlichen Ösophagogramm als dorsal oder ventral gelegene Impression zu erkennen. Die exakte Abklärung erfolgt durch Angiografie oder CT (Abb. **B-5.13**).

- **Linksseitiger Aortenbogen mit aberrierender rechter A. subclavia.** Diese wird auch als A. lusoria bezeichnet (Abb. **B-5.13**).

- Beim sog. **rechten Aortenbogen** verläuft die Aorta ascendens ventral des rechten Hauptbronchus nach kranial und setzt sich meist in eine rechts deszendierende Aorta fort. Die supraaortalen Gefäße sind hierbei entweder spiegelbildlich angeordnet, und dann fast immer mit einem kongenitalen Herzfehler (meist Fallot-Tetralogie (S. 275)) verbunden, oder es findet sich eine aberriende linke A. subclavia mit links gelegenem Ductus arteriosus.

- **rechter Aortenbogen**

- **Aortenisthmusstenose**

- Die **Aortenisthmusstenose** ist eine umschriebene Einengung der thorakalen Aorta an der Ansatzstelle des Lig. arteriosum.

- **Aortenkoarktation** (Abb. **B-5.14**)

- Der Begriff der **Aortenkoarktation** wird häufig als Synonym zur Aortenisthmusstenose gebraucht. Als Koarktation bezeichnet man jedoch allgemein eine segmentale Lumeneinengung der Aorta. Die Erkrankung tritt z. B. als Folge einer Rötelnembryopathie, einer Neurofibromatose oder auch einer Aortitis (Abb. **B-5.14**) auf. Am häufigsten findet sich diese Anomalie im Bereich der thorakalen Aorta.

**B-5.12 Varianten und Anomalien des Aortenbogens.**

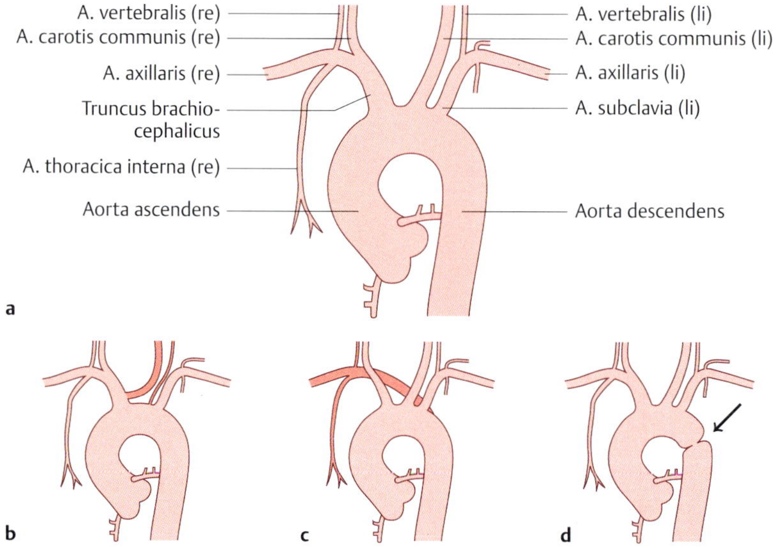


**a** Normale Anatomie.
**b** Gemeinsamer Abgang von Truncus brachiocephalicus und A. carotis communis links und Direktabgang der A vertebralis links aus der Aorta.
**c** A. lusoria.
**d** Aortenisthmusstenose (S. 276) (Pfeil).

**B-5.13**

**B-5.13 A. lusoria in der 3D-Oberflächenrekonstruktion von dorsal.**

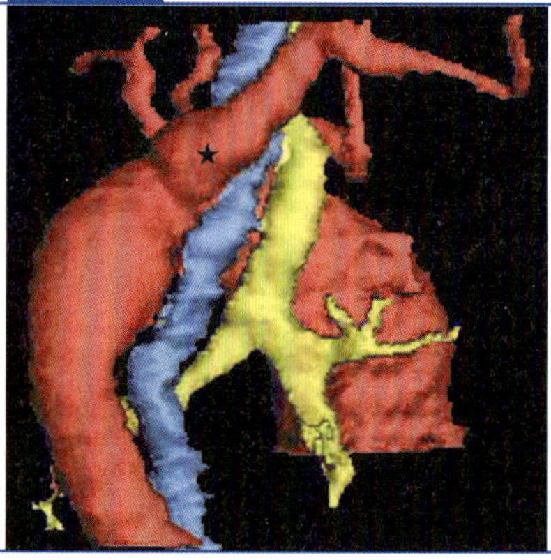

Die 3D-Oberflächenrekonstruktion (SSD) einer CT-Untersuchung der thorakalen Aorta zeigt in der Ansicht von dorsal eine sog. A. lusoria (Stern). Die ektatische rechte A. subclavia entspringt distal der linken A. subclavia aus dem Aortenbogen und verläuft dorsal von Trachea (gelb) und Ösophagus (blau).

**B-5.14**

**B-5.14 Langstreckige Einengung der Aorta descendens.**

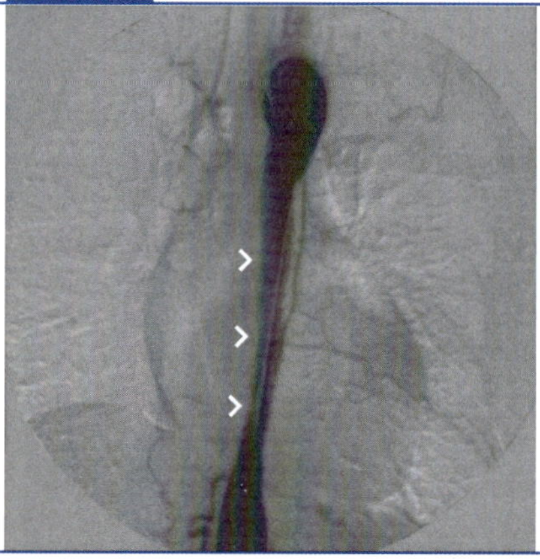

Die Übersichtsangiografie der Aorta zeigt eine langstreckige Einengung (Pfeilspitzen) der Aorta descendens, hervorgerufen durch eine Gefäßwandverdickung. Ursache ist in diesem Fall ein Takayasu-Syndrom. Es handelt sich hierbei um eine Arteriitis unklarer Ätiologie.

## Angiomatöse Malformationen

▶ **Merke.** Es handelt sich um eine Gruppe von kongenitalen Gefäßveränderungen, die auf einer Fehldifferenzierung des primitiven Gefäßsystems beruhen und durch eine Fehlentwicklung der arteriovenösen Verbindung mit fehlender oder pathologisch veränderter kapillärer Strombahn charakterisiert sind (Abb. **B-5.15**).

Die kongenitalen Malformationen lassen sich in drei größere Gruppen unterteilen:

- Die **einfachen arteriellen und venösen Malformationen** weisen keine bedeutsamen arteriovenösen Kurzschlussverbindungen (Shunts) auf und haben nur geringe klinische Bedeutung.
- Die **komplexen arteriovenösen Malformationen** und Fisteln können dagegen eine beträchtliche Ausdehnung mit hämodynamisch wirksamen Shuntvolumina haben und bei intrakranieller Lokalisation Ursache einer Blutung sein. Entsprechend der Größe des Shuntvolumens sind erhebliche Gefäßvergrößerungen möglich. Meist treten die arteriovenösen Kurzschlüsse multipel auf und erreichen besonders an den Extremitäten entstellende Ausmaße. Ein großes Shuntvolumen kann zu einer Minderversorgung der peripher gelegenen Abschnitte mit ischämischen Störungen führen. Bei Kindern sind sowohl Wachstumsstörungen als auch eine Größenzunahme der betroffenen Extremitäten möglich. Bestehen die Kurzschlussverbindungen über längere Zeit, sind Auswirkungen auf die Herzfunktion mit Herzmuskelhypertrophie und Herzinsuffizienz möglich. Durch den erhöhten Druck im venösen Gefäßsystem kann sich besonders an der unteren Extremität eine venöse Stase und Insuffizienz mit Stauungsulkus entwickeln.
- **Hämangiome** sind echte vaskuläre Tumoren und werden in die Gruppe der Hamartome eingeordnet. Sie sind klinisch meist asymptomatisch, an der Haut können sie zu kosmetischen Störungen führen.

Davon abzugrenzen sind die **erworbenen AV-Fisteln.** Ursachen sind Traumen mit Gefäßbeteiligung, iatrogene Fisteln nach einer Gefäßpunktion oder einer Operationen. Insbesondere an der Niere tritt nach einer Punktion gehäuft diese Komplikation auf.

**Radiologische Diagnostik:** Zunächst sollte duplexsonographisch zwischen Malformationen mit und ohne AV-Fistel unterschieden werden. Im Falle einer AV-Fistel erfolgt dann in der Regel in einem zweiten Schritt die Angiografie mit Darstellung und Embolisation der Gefäßmalformation in gleicher Sitzung. Bei Malformationen ohne AV-Fistel (überwiegend venöse Malformationen) erfolgt die Darstellung der **genauen Ausdehnung** mittels MRA. Eine Angiografie ist hier nur sehr selten nötig. Generell werden bei der Angiografie von Gefäßmalformationen die zu- und abführenden Gefäße dargestellt und Informationen über die **Größe des Shuntvolumens** gewonnen. In den arteriovenösen Shunts ist der Blutfluss oft erheblich beschleunigt, sodass gezielte Aufnahmeserien mit erhöhter Bildfrequenz (mind. 3 Bilder/s) erforderlich sind.

### Angiomatöse Malformationen

▶ **Merke.**

Kongenitale Malformationen:

- **Einfache arterielle und venöse Malformationen** haben nur geringe klinische Bedeutung.
- **Komplexe arteriovenöse Malformationen und Fisteln** können dagegen hämodynamische Auswirkungen haben: Ein großes Shuntvolumen kann zu ischämischen Störungen peripher gelegener Abschnitte führen. Bei Kindern sind sowohl Wachstumsstörungen als auch eine Größenzunahme der betroffenen Extremitäten möglich. Länger bestehende Shunts können auch zu Herzinsuffizienz und Herzmuskelhypertrophie führen. An der unteren Extremität können sich venöse Stase und Insuffizienz mit Stauungsulkus entwickeln.
- **Hämangiome** sind echte vaskuläre Tumoren, die klinisch meist asymptomatisch sind.

**Erworbene AV-Fisteln** entstehen durch Traumen oder iatrogen nach Punktion oder OP (v. a. an der Niere).

**Radiologische Diagnostik:** Zunächst erfolgt die duplexsonographische Darstellung zum Nachweis oder Ausschluß einer AV-Fistel. Zur weiteren Darstellung von **Ausdehnung und Lokalisation** der Gefäßmalformation wird vor allem die MRA eingesetzt.

**B-5.15 Typen der Gefäßmalformation.**

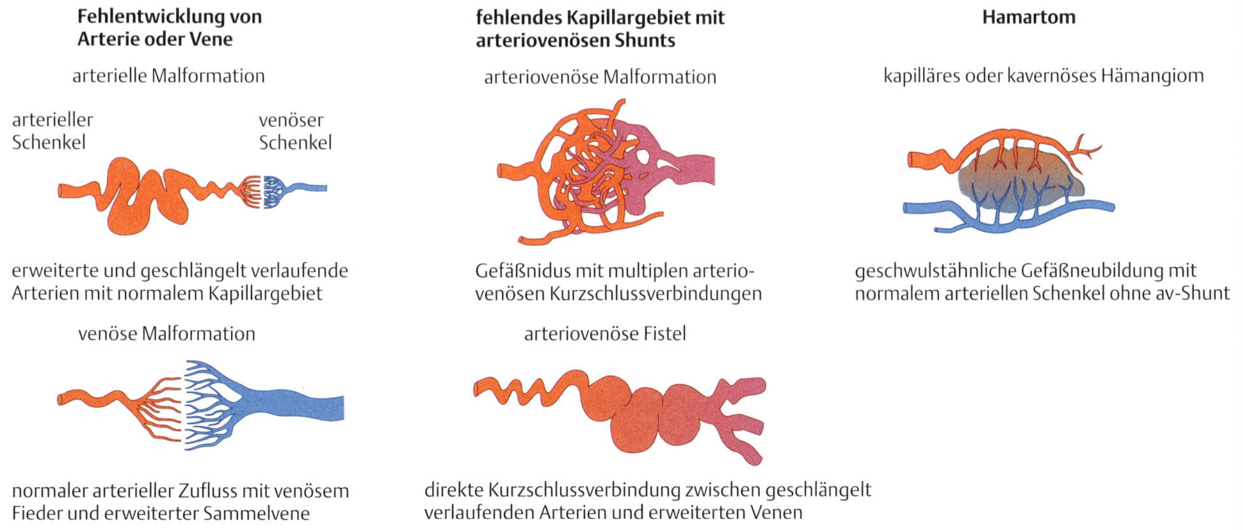

Das angiografische Bild ist variabel:
- **Kapilläre Hämangiome** sind hypervaskularisiert. In ihnen sammelt sich Kontrastmittel an („pooling").
- In **kavernösen Hämangiomen** fließt wenig Blut, doch die Gefäße sind stärker ausgeweitet.

Das angiografische Bild von Hämagiomen ist sehr variabel.
- **Kapilläre Hämangiome** zeichnen sich durch eine Hypervaskularisation und ein Ansammeln („pooling") von Kontrastmittel in den erweiterten Gefäßen aus.
- Die durch eine stärkere Ausweitung der Bluthohlräume gekennzeichneten **kavernösen Hämangiome** sind wegen des geringen Blutflusses mitunter nur in Spätaufnahmen nachzuweisen. Arteriovenöse Shunts fehlen in der Regel.

AV-Fisteln und Malformationen lassen sich oft mit der farbkodierten Dopplersonografie gut darstellen.

▶ Klinischer Fall.

▶ Klinischer Fall. Bei der 45-jährigen Patientin (Abb. **B-5.16**) besteht eine ausgeprägte Varikose beider Ober- und Unterschenkel. Im Bereich der Varizen ist ein Schwirren tastbar und Strömungsgeräusche hörbar. In der Familie sind ähnliche Fälle bekannt. Angiografisch stellen sich multiple AV-Fisteln mit einem großen Shuntvolumen in beiden Extremitäten dar. Die hämodynamisch bedeutsamen Fisteln werden durch eine Embolisationsbehandlung (S. 464) verschlossen.

B-5.16 **Radiologischer Befund bei AV-Fistel des Unterschenkels.** Multiple hereditäre AV-Fisteln des Unterschenkels mit stark geschlängelten zuführenden Arterien (**a**), aneurysmatischer Erweiterung der arteriovenösen Verbindung (Pfeil) und rascher Kontrastierung der dilatierten Venen (Pfeilspitze) (**b**).

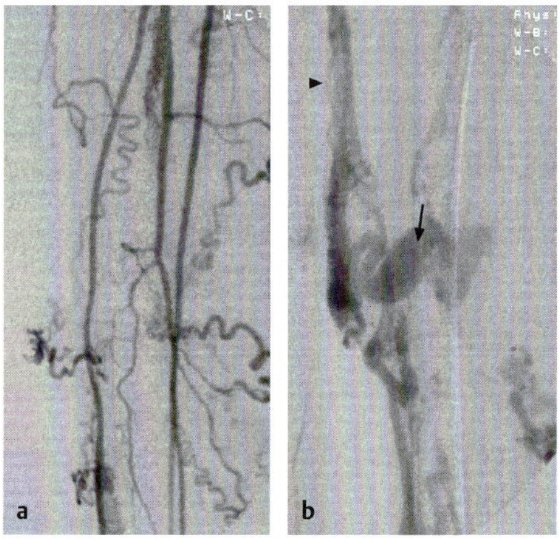


## Aneurysmen

Aneurysmen

▶ Definition.

▶ Definition. Als Aneurysma wird eine krankhafte Erweiterung des Gefäßlumens bezeichnet. Die Einteilung erfolgt nach Kriterien der Morphologie (Abb. **B-5.17**) und des Entstehungsmechanismus.

B-5.17

B-5.17 **Schematische Darstellung der Aneurysmaformen.**

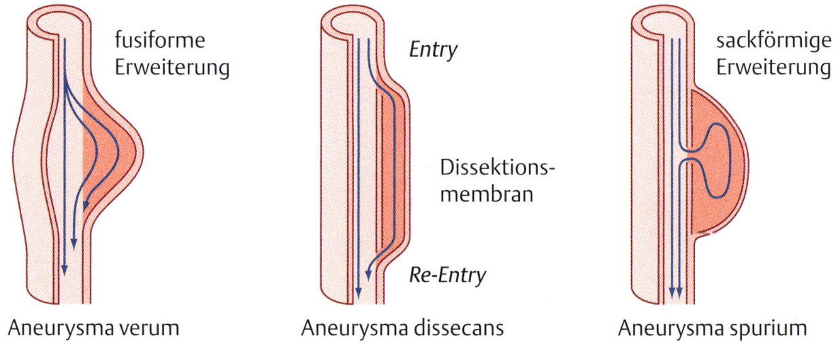


**Klassifikation:**
- **Aneurysma verum (echtes Aneurysma):** Erweiterung des Gefäßlumens unter Beteiligung aller Wandschichten. Man unterscheidet fusiforme von sackförmigen Aneurysmen.
- **Aneurysma dissecans** (Aortendissektion)

**Klassifikation:**
- **Aneurysma verum (echtes Aneurysma):** Erweiterung des Gefäßlumens unter Beteiligung aller Wandschichten. Morphologisch unterscheidet man fusiforme Aneurysmen mit einer zirkulären Einbeziehung der gesamten Gefäßwand von sackförmigen Aneurysmen, die nur einen umschriebenen Bezirk betreffen.
- **Aneurysma dissecans** (Aortendissektion (S. 434)).

⊙ B-5.18 **Aneurysma spurium.**

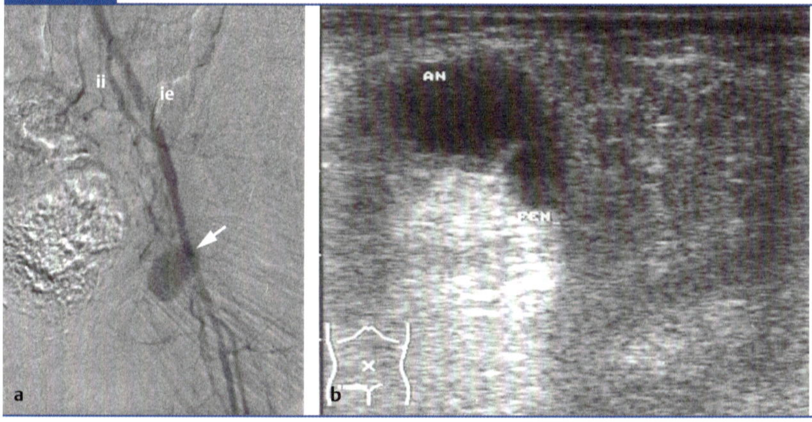


**a** Die **i. v.-DSA** zeigt ein Aneurysma spurium der A. femoralis communis (Pfeil) nach vorangegangener antegrader Punktion (ie = A. iliaca externa, ii = A. iliaca interna).
**b** **Sonografisch** sind zwei echofreie Areale mit dorsaler Schallverstärkung zu erkennen, wobei die A. fem. com. (**FEM**) anhand ihres Verlaufs eindeutig zu differenzieren ist. Ventrolateral daran angrenzend stellt sich das Aneurysma spurium (**An**) dar.

⊙ B-5.19 **Infrarenales Aortenaneurysma.**

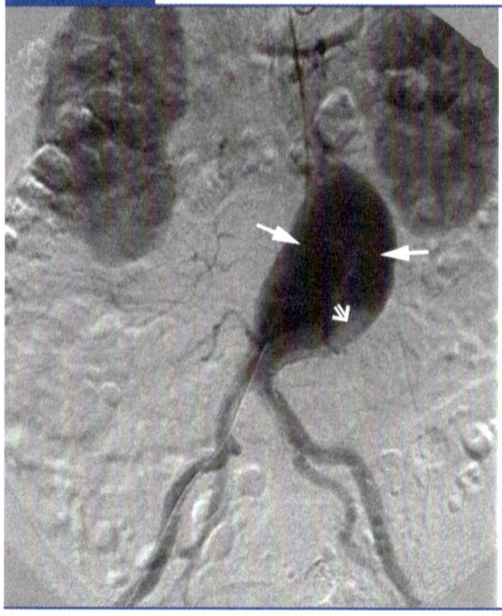

In der **DSA** Nachweis einer sackförmigen Erweiterung (Pfeile) der infrarenalen Aorta ohne Beteiligung der Nieren- oder Beckenarterien. An der Gefäßwand sind thrombotische Auflagerungen (offener Pfeil) erkennbar.

⊙ B-5.19

- **Aneurysma spurium oder falsum (falsches Aneurysma):** Es entsteht durch eine Gefäßverletzung (v. a. nach arteriellen Punktionen). Durch den fehlenden Verschluss der Gefäßöffnung kommt es zur Blutzirkulation in der neben dem Lumen liegenden Aneurysmahöhle, die mehr oder weniger von thrombotischem Material ausgekleidet ist (Abb. **B-5.18**). Meist führt eine äußere Kompression z. B. mit einem Ultraschallkopf insbesondere bei kleineren Aneurysmen zu einer Thrombosierung und schließlich zum Verschluss der Punktionsstelle. Bei größeren oder symptomatischen Aneurysmen ist die ultraschallgesteuerte Thrombininjektion das Mittel der Wahl um einen sofortigen Verschluss durch Thrombosierung zu erreichen. Gelingt dies nicht, muss aufgrund des Risikos von distalen Embolisationen oder gar einer Ruptur des Aneurysmas eine operative Sanierung durchgeführt werden.

- **Aneurysma spurium oder falsum (falsches Aneurysma):** Nach einer Gefäßverletzung entsteht eine neben dem Lumen liegende Aneurysmahöhle, in der Blut zirkuliert (Abb. **B-5.18**).

Ferner werden nach der Pathogenese unterschieden:

- **Arteriosklerotische Aneurysmen** entstehen als Folge einer gestörten Gefäßwanddurchblutung durch Verschluss der Vasa vasorum und durch Strömungsturbulenzen im Bereich atheromatöser Plaques. Es handelt sich überwiegend um echte Aneurysmen mit fusiformer Wanderweiterung. Häufig bilden sich wandständige Thromben. Teilthromobosierte Aneurymsen sind angiografisch schwierig zu erkennen, weil das durchströmte Lumen normal weit erscheinen kann (Abb. **B-5.19**). In diesen Fällen ist die Schnittbildgebung zu überlegen.
- **Infektiöse Aneurysmen** treten im gesamten arteriellen Gefäßsystem als Folge einer bakteriellen Endokarditis oder einer mykotischen Infektion auf. Bevorzugt sind sie im Bereich der Aorta und der viszeralen Gefäße zu finden.
- **Traumatische Aneurysmen** entstehen in den Extremitäten bevorzugt nach einem scharfen Trauma, während ein stumpfes Thoraxtrauma zu einer Verletzung der Aorta führen kann. Prädilektionsstelle für die Aortenruptur ist die Region des Isthmus aortae. Die meisten Aortenverletzungen verlaufen schon in der initialen Phase tödlich. Bleibt diese Verletzung unbehandelt, besteht in den folgenden Tagen

Unterscheidung nach der Pathogenese:

- **Arteriosklerotische Aneurysmen** entstehen bei gestörter Gefäßdurchblutung. Meist handelt es sich um echte fusiforme Aneruysmen. Der angiografische Nachweis ist schwierig (Abb. **B-5.19**).
- **Infektiöse Aneurysmen** nach bakterieller Endokarditis oder mykotischer Infektion.
- **Traumatische Aneurysmen** entstehen in den Extremitäten nach scharfem Trauma, an der Aorta nach stumpfem Thoraxtrauma. Prädilektionsstelle für die Aortenruptur ist die Region des Isthmus aortae. Sie verläuft meist tödlich.

**B-5.20 Kongenitale Aneurysmen.**

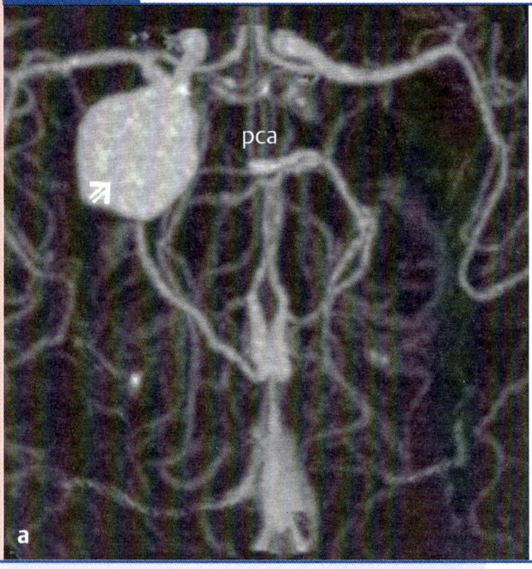


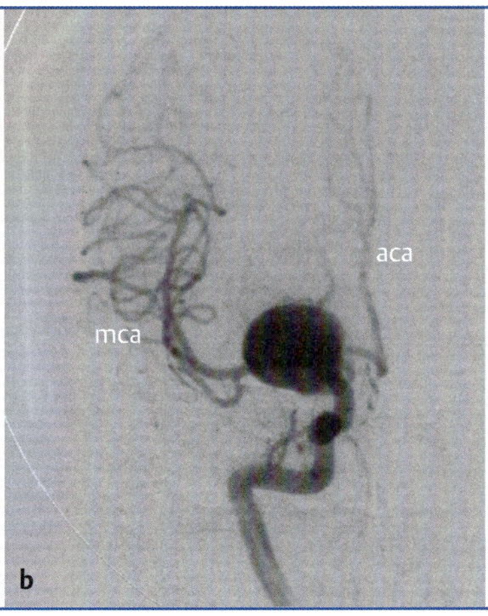


**a** Die **CT-Angiografie** einer Patientin mit Kopfschmerzen und zunehmendem Meningismus zeigt in der kraniokaudalen MIP-Projektion ein Riesenaneurysma (offener Pfeil) der ACI am Abgang der A. cerebri posterior (pca).
**b** In der Regel wird präoperativ weiterhin eine **selektive DSA** aller Hirngefäße (zerebrale Panangiografie) durchgeführt, um nach weiteren Aneurysmen zu suchen (mca = A. cerebri media; aca = A. cerebri anterior).

die Gefahr einer zweizeitigen freien Ruptur, die durch den massiven Blutverlust innerhalb von wenigen Minuten zum Tod führt.

- **Kongenitale Aneurysmen** bei angeborener Schwäche der Media (Abb. **B-5.20**).
- Aneurysma bei **Arteriitis**.

- **Kongenitale Aneurysmen** entwickeln sich auf dem Boden einer angeborenen Wandschwäche der Gefäßmedia (Abb. **B-5.20**).
- Auch im Rahmen einer **Arteriitis** ist die Entstehung eines Aneurysmas möglich (z. B. Takayasu- und Riesenzellarteriitis).

**Klinik:** Arteriosklerotisch bedingte **thorakale Aneurysmen** treten bevorzugt in der **Aorta descendens** auf. Sie sind asymptomatisch oder führen zu **uncharakteristischen thorakalen Schmerzen**.

**Abdominelle Aneurysmen** liegen meist infrarenal. Erst kurz vor oder bei Ruptur kommt es zu **intermittierenden** oder **konstanten abdominellen Schmerzen**.
Zu zerebralen Aneurysmen (S. 634).

**Klinik:** Arteriosklerotisch bedingte **thorakale Aneurysmen** treten bevorzugt in der **Aorta descendens** auf. Klinisch sind sie meist asymptomatisch oder führen zu **uncharakteristischen thorakalen Schmerzen**, die retrosternal oder in den Rücken ausstrahlen und selten zu Kompressionserscheinungen benachbarter Organe (Einflussstauung, Stridor, Dysphagie, Stimmbandparese) führen.
**Abdominelle Aneurysmen** sind zu über 90 % unterhalb der Nierenarterien (infrarenal) gelegen und beziehen in etwa 70 % die Iliakalarterien mit ein. Symptome treten meist erst bei einer Ruptur oder einer drohenden Ruptur auf in Form von **intermittierenden oder konstanten abdominellen Schmerzen**.
Zur Klinik zerebraler Aneurysmen (S. 634).

**Diagnostisches Vorgehen:** Ein abdominelles Aortenaneurysma wird durch Palpation und **Sonografie** häufig als Zufallsbefund diagnostiziert.

**Diagnostisches Vorgehen:** Bei Verdacht auf ein **abdominelles Aortenaneurysma** kann bei der Untersuchung häufig eine pulsierende abdominelle Raumforderung getastet werden. Die Diagnostik wurde durch die Einführung der **Sonografie** entscheidend verändert. Sie stellt ein ideales nichtinvasives Verfahren zum Screening und zur Verlaufskontrolle dar. Ein Großteil der abdominellen Aneurysmen wird als Zufallsbefund im Rahmen einer Ultraschalluntersuchung des Abdomens entdeckt.

**Radiologische Diagnostik:** Auf konventionellen Übersichtsaufnahmen stellen sich **thorakale Aortenaneurysmen** als Mediastinalverbreiterung mit schalenförmigen Verkalkungen dar. Bei Aortenruptur nach Thoraxtrauma zeigen sich Mediastinalverbreiterung und eine unscharfe Aortenkontur (Abb. **B-5.21**).

**Radiologische Diagnostik:** Auf der konventionellen Übersichtsaufnahme können bei einem Aneurysma der Aorta thoracalis eine **Mediastinalverbreiterung mit schalenförmigen Verkalkungen** sowie ein ektatischer und geschlängelter Verlauf in der Thoraxübersichtsaufnahme nachweisbar sein.
Im Rahmen der Diagnostik eines Thoraxtraumas sind die **röntgenologischen Zeichen einer Aortenruptur** zu beachten. Neben einer **Mediastinalverbreiterung** und einer **unscharfen Kontur der Aorta** sind Verlagerungen von Trachea und Ösophagus sowie knöcherne Begleitverletzungen wegweisend (Abb. **B-5.21**).

**Sonografische Zeichen** eines abdominellen Aortenaneurysmas sind eine Erweiterung der Aorta über 3 cm sowie Schallschatten durch Verkalkungen. Weitergehende Diagnostik erfolgt mit **CT**, **MRT** und **Angiografie**.

**Sonografische Zeichen** eines abdominellen Aortenaneurysmas sind eine umschriebene **Erweiterung der Aorta über 3 cm**, häufig kombiniert mit Schallschatten durch Wandverkalkungen und randständigem echoreicherem thrombotischem Material. Insbesondere unter Verwendung der Duplexsonografie können dann sowohl der durchströmte als auch der thrombosierte Anteil sicher beurteilt werden.
Eine weitergehende Diagnostik ist mit **CT** und **MRT** sowie der **Angiografie** möglich.

▸ Merke.

▸ Merke. Das **Verfahren der Wahl**, insbesondere in der Notfalldiagnostik, ist die CT nach intravenöser Kontrastmittelgabe. Sie erlaubt die genaue Bestimmung der Ausdehnung sowie der Relation von durchströmtem Lumen und Wandthrombosierung. Als Grenzwert für die Weite der Aorta wurden thorakal 4 cm und abdominal 3 cm definiert.

**B-5.21 Traumatisches Aortenaneurysma.**

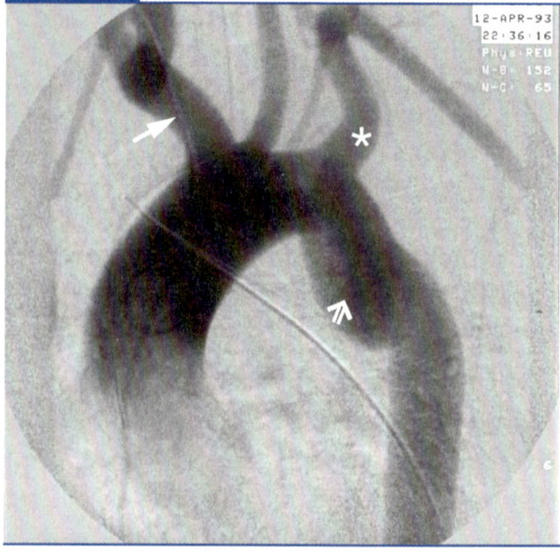

Traumatisches Aortenaneurysma (offener Pfeil) an typischer Stelle nach dem Abgang der linken A. subclavia (Stern) bei einer jungen Patientin nach Motorradunfall. Katheter von rechts axillär (Pfeil).

B-5.21

**B-5.22 Gedeckte Perforation bei einem infrarenalen Aortenaneurysma.**

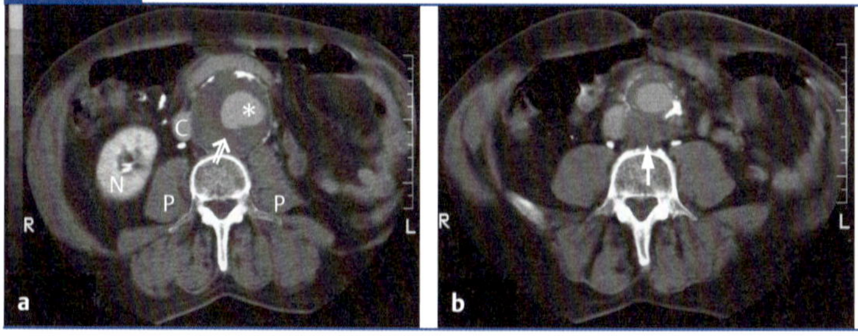


**a** Die KM-unterstützte **CT** zeigt die typischen Aneurysmazeichen mit einer Erweiterung der Aorta auf 5 cm Gesamtdurchmesser, wobei das perfundierte Lumen (Stern) durch exzentrische Wandthrombosierungen (offener Pfeil) annähernd normal weit erscheint. N = Niere, P = M. psoas, C = V. cava inferior.
**b** In Höhe der Aortenbifurkation Nachweis einer gedeckten Perforation in das Retroperitoneum (Pfeil).

**B-5.23 i. a.-DSA eines infrarenalen Aortenaneurysmas.**

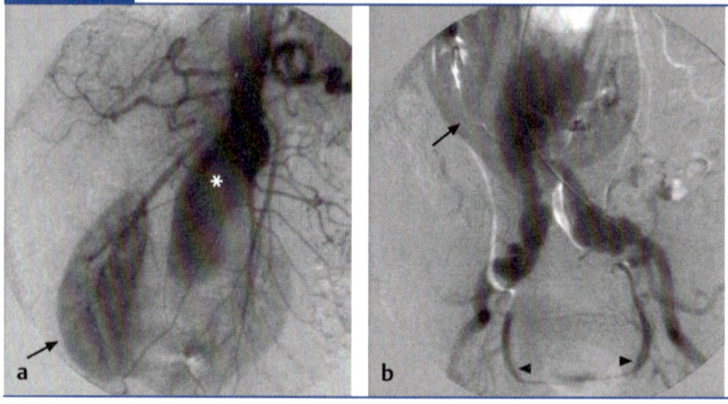


Die i. a.-DSA eines infrarenalen Aortenaneurysmas (Stern) mit Ausdehnung in die Beckenarterien. Als Nebenbefund findet sich eine Hufeisenniere (Pfeil) mit einer Parenchymbrücke in Höhe der Aortenbifurkation. Es besteht eine Flussverzögerung durch turbulenten Fluss im Aneurysma und verzögerter Kontrastierung der Beckenarterien. Die Ureteren (Pfeilspitzen) sind bereits kontrastiert.

Die **Indikation zur Therapie** wird bestimmt durch den Grad der Rupturgefährdung. Sie ergibt sich insbesondere bei Aneurysmen, die innerhalb eines Jahres um mehr als 0,5 cm an Durchmesser zunehmen, oder bereits einen **Durchmesser von mehr als 5 cm** aufweisen. Bei Frauen wird oft auch ein Grenzwert von 4,5 cm als Therapieindikation gewählt, da das Rupturrisiko höher ist. Während die Breite des thrombotischen Randsaumes eine untergeordnete Bedeutung hat, weist eine exzentrische Ausprägung auf eine erhöhte Rupturgefährdung hin.

Die **Indikation zur Therapie** besteht bei Aneurysmen, die innerhalb eines Jahres um mehr als 0,5 cm Durchmesser zunehmen oder bereits einen Durchmesser von mehr als 5 cm aufweisen.

Beim Nachweis gedeckter Rupturen mit Mediastinal- oder Retroperitonealhämatom ist die CT der Angiografie deutlich überlegen (Abb. **B-5.22**).

Beim Nachweis gedeckter Rupturen ist die CT der Angiografie überlegen (Abb. **B-5.22**).

Ungedeckte Rupturen gelangen hingegen nur selten zur weiteren Diagnostik. Nach einer notfallmäßigen Ultraschalluntersuchung und Nachweis von freier intraabdomineller Flüssigkeit erfolgt in der Regel die sofortige Laparatomie.

Bei ungedeckten Rupturen erfolgt die sofortige Laparatomie.

Eine intraarterielle Angiografie (Abb. **B-5.23**) ist in der präoperativen Abklärung in der Regel nicht mehr erforderlich. Mit einer modernen Mehrzeilenspiral-CT können Ausdehnung, Beziehung zu den abgehenden Gefäßen (Nieren-, Viszeral- und Iliacalarterien) und Gefäßvarianten (z. B. akzessorische Nierenarterien) gut dargestellt werden (Abb. **A-5.7**). Die Angiografie ist eventuell als ergänzendes Verfahren zur Abklärung einer zusätzlichen Verschlusserkrankung sinnvoll.

Die intraarterielle Angiografie (Abb. **B-5.23**) ist in der präoperativen Abklärung weitgehend von CT-Angiografie in Spiraltechnik abgelöst worden.

## Aortendissektion

Das **Aneurysma dissecans** tritt meist in der thorakalen Aorta auf. Einteilung (Abb. **B-5.24**).

**Klinik:** Typische Symptome der akuten Aortendissektion sind starke thorakale Schmerzen, Strömungsgeräusche und eine periphere Pulsdifferenz. Nicht selten sind neurologische Symptome wie Hemiplegie oder Paraparese. Es handelt sich um eine **Notfallsituation** mit dringlicher Indikation zur Operation.

**Diagnostisches Vorgehen: Thoraxübersichtsaufnahme** und transösophageale Echokardiografie (**TEE**) können direkt auf der Intensivstation durchgeführt werden. Danach erfolgt eine CT.

Radiologische Diagnostik: Die kontrastmittelangehobene CT ist das Verfahren der Wahl (Abb. **B-5.25**). Eine DSA zeigt die proximale Eintrittsstelle „Entry“ und die distale Austrittsstelle „Re-Entry“. Sie wird nur bei speziellen Fragestellungen durchgeführt (Abb. **B-5.26**).

## Aortendissektion

Das **Aneurysma dissecans** (S. 430) tritt überwiegend in der thorakalen Aorta auf. Zur Einteilung siehe Abb. **B-5.24**.

**Klinik:** Das klinische Bild ist sehr variabel. Typische Symptome der akuten thorakalen Aortendissektion sind plötzlich auftretende starke thorakale Schmerzen, Strömungsgeräusche und eine periphere Pulsdifferenz. Nicht selten kommt es zu neurologischen Symptomen mit einer Hemiplegie oder Paraparese aufgrund einer ischämischen Schädigung des Rückenmarks oder peripherer Nerven. Wegen der drohenden **Komplikationen**, wie Ruptur des Aneurysmas mit Perikardtamponade, Aortenklappeninsuffizienz mit akutem Herzversagen, Mediastinalhämatom und Hämatothorax, besteht eine Notfallsituation und eine dringliche Indikation zur Operation.

**Diagnostisches Vorgehen:** Die Notfalldiagnostik besteht zunächst in einer **Thoraxübersichtsaufnahme** und einer **transösophagealen Echokardiografie** (TEE), da beide Untersuchungen direkt am Patientenbett auf der Intensivstation durchgeführt werden können. Die weitergehende Diagnostik erfolgt durch **CT** und in seltenen Fällen durch MRT.

**Radiologische Diagnostik:** Die Thoraxaufnahme gibt eventuell schon Hinweise auf das Vorliegen einer Dissektion in Form einer Mediastinalverbreiterung oder dem Nachweis von Komplikationen wie Hämatothorax oder Hämatoperikard. Die Dissektion kann mit der TEE direkt dargestellt werden. Die kontrastmittelangehobene CT ist das Verfahren der Wahl, um den Typ und die Ausdehnung der Dissektion sowie die Beziehung zu den Hals- und Viszeralgefäßen darzustellen (Abb. **B-5.25**).

**B-5.24 Aortendissektion.**

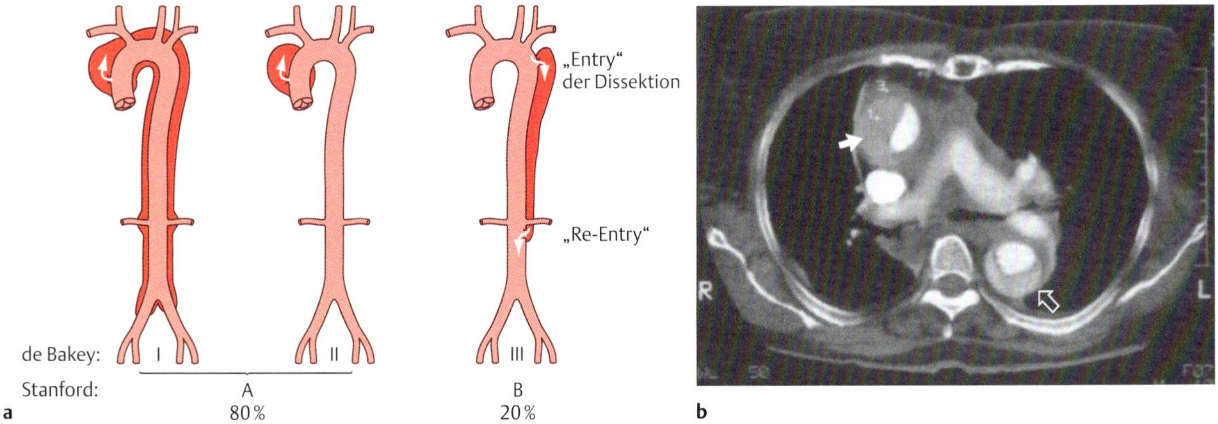


**a Einteilung des Aneurysma dissecans** (nach de Bakey und gemäß der Stanford-Klassifikation): In 80 % der Fälle befindet sich der Einriss im proximalen Anteil der Aorta ascendens (De Bakey Typ I und II, Stanford A). Seltener findet die Dissektion im Bereich der Aorta descendens statt und kann sich dann bis in die Aorta abdominalis, die Beckenarterien oder die Nieren- und Viszeralgefäße fortsetzen.
**b CT einer Aortendissektion** (Typ I nach De Bakey, Stanford A) mit Beteiligung von Aorta ascendens (weißer Pfeil) und descendens (offener Pfeil): Das falsche Lumen wird verzögert gefüllt und stellt sich deshalb weniger dicht als das wahre Lumen dar.

**B-5.25 Spiral-CT bei Aortendissektion.**

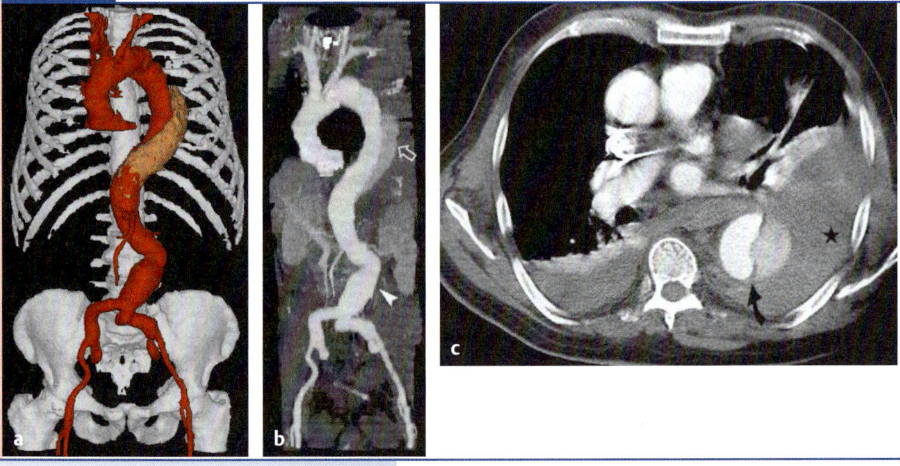


**a** In einer Atemanhaltephase kann die gesamte thorakoabdominelle Aorta untersucht werden. Die 3D- (**a**) und **MIP-Rekonstruktion** (**b**) zeigen übersichtlich die Ausdehnung der Typ-B-Dissektion (Pfeilspitze) und des infrarenalen Aortenaneurysmas (weißer Pfeil).
**b** MIP-Rekonstruktion.
**c** In der **axialen Primärschicht** ist die Dissektionsmembran (gebogener Pfeil) direkt erkennbar, die das stärker kontrastierte wahre vom weniger dichten falschen Lumen trennt. Zusätzlich Nachweis eines Hämatothorax (Stern) nach vorausgegangener Ruptur.

**B-5.26 i. a.-DSA eines dissezierenden Aortenaneurysmas Typ III nach De Bakey (Stanford B).**

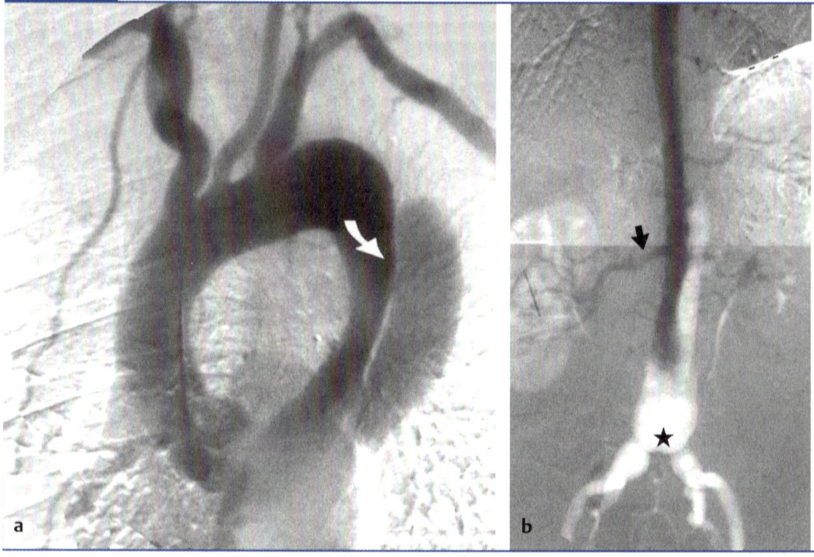

**a** Die Eintrittsstelle (gebogener Pfeil) der Dissektion in der Aorta descendens und die Dissektionsmembran sind erkennbar. Das falsche Lumen ist schwächer kontrastiert und komprimiert das wahre Lumen.
**b** Durch Maskenverschiebung ist das wahre Lumen hell (frühe Phase) und das falsche Lumen dunkel (späte Phase) dargestellt. Die Dissektion überschreitet die Aortenbifurkation (Stern). Die rechte Nierenarterie entspringt aus dem falschen Lumen (schwarzer Pfeil) und die linke ist nur schwach kontrastiert.

Eine DSA ist in den meisten Fällen nicht mehr erforderlich und wird lediglich bei speziellen Fragestellungen, z. B. bei Durchblutungsstörungen der Abdominalorgane, durchgeführt. Die proximale Eintrittsstelle „Entry“ und die distale Austrittsstelle „Re-Entry“ können sicher abgebildet werden (Abb. **B-5.26**).

## Akuter arterieller Gefäßverschluss

**Akuter arterieller Gefäßverschluss**

▶ **Merke.** Der akute arterielle Gefäßverschluss ist eine Notfallsituation mit einer vitalen Gefährdung des Patienten.

▶ **Merke.**

Hauptursachen sind die arterielle Embolie und die arterielle Thrombose. Die **arterielle Embolie** entsteht durch Verschleppung von thrombotischem Material, wobei die Emboliequellen sich in etwa 80–90 % der Fälle im linken Herzen befinden (Vorhofflimmern, KHK). Im Gegensatz dazu entsteht die **arterielle Thrombose** auf dem Boden einer Störung der Hämodynamik (z. B. durch eine vorbestehende arteriosklerotische Stenose).

Die **arterielle Embolie** entsteht durch Verschleppung von thrombotischem Material, meist aus dem linken Herzen (Vorhofflimmern, KHK). Die **arterielle Thrombose** entsteht durch gestörte Hämodynamik, z. B. bei arteriosklerotischer Stenose.

**Klinik:** Die klinische Symptomatik ist abhängig von der Lokalisation. Ein bedeutender Anteil betrifft die hirnversorgenden Arterien und äußert sich hier als ischämischer Hirninfarkt oder als transitorische ischämische Attacke (TIA) (S. 618).

**Klinik:** Verschlüsse hirnversorgender Arterien äußern sich als ischämischer Infarkt oder transitorische ischämische Attacke (TIA).

▶ **Merke.** Prädilektionsstellen für Embolien sind **Gefäßaufzweigungen**, wobei der größte Anteil auf die unteren Extremitäten, insbesondere die Femoralisgabel, entfällt (Abb. **B-5.27**).

▶ **Merke.**

Der klinische Befund ist durch einen schlagartigen Beschwerdebeginn mit Ausbildung eines **akuten Ischämiesyndroms** charakterisiert und kann durch die **6 „P“** nach Pratt beschrieben werden:
- **pain** (Schmerzen)
- **pulselessness** (Pulsverlust)
- **paleness** (Hautblässe)
- **paresthesia** (Gefühlsstörungen)
- **paralysis** (motorische Störungen)
- **prostration** (Schocksymptomatik).

Treten zusätzlich motorische Störungen (**paralysis**) und eine Schocksymptomatik (**prostration**) hinzu, spricht man von einer **kompletten Ischämie**.

Die Beschwerden beginnen schlagartig mit der Ausbildung eines **akuten Ischämiesyndroms**, das durch die **6 „P“** nach Pratt charakterisiert ist:
- **pain**
- **pulselessness**
- **paleness**
- **paresthesia**
- **paralysis**
- **prostration.**

▶ **Merke.** Wegen der Gefahr einer **irreversiblen Gewebeschädigung** nach Überschreiten der Ischämietoleranzzeit von etwa **6–8 Stunden** besteht eine dringliche Behandlungsindikation.

▶ **Merke.**

B-5.27

**B-5.27 Häufigkeitsverteilung arterieller Embolien (mit Ausnahme zerebraler Embolien).**

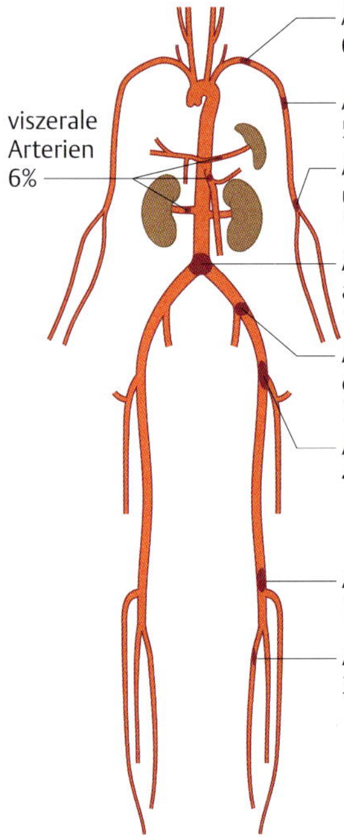


Bei der **arteriellen Thrombose** entwickeln sich Beschwerden eher subakut, meist ist eine chronische AVK bekannt.

Bei der **arteriellen Thrombose** entwickeln sich die Beschwerden eher subakut. In den meisten Fällen ist eine chronische arterielle Verschlusskrankheit (AVK) in der Vorgeschichte bekannt. Die Ischämiezeichen sind weniger stark ausgeprägt, da größtenteils eine Kompensation durch Kollateralgefäße besteht.

Eine **Mesenterialischämie** entsteht durch den akuten Verschluss der A. mesenterica superior. Klinisch zeigt sich ein akutes Abdomen mit blutiger Diarrhö, paralytischem Ileus und Schockzustand. Bis etwa 6 Stunden ist eine Revaskularisation möglich, danach nur noch die Darmresektion.

Eine **Mesenterialischämie** entsteht durch den akuten Verschluss der A. mesenterica superior. Klinisch steht die Symptomatik des akuten Abdomens im Vordergrund. Trügerisch ist ein im Frühstadium nur diskreter abdomineller Untersuchungsbefund. Nach einem plötzlichen abdominellen Schmerz kommt es zur Diarrhö mit zunehmend blutigem Stuhlabgang im Vordergrund. Trügerisch ist ein im Frühstadium nur diskreter abdomineller Untersuchungsbefund. Unbehandelt entwickelt sich im weiteren Verlauf ein paralytischer Ileus und Schockzustand. Während in der Frühphase (bis etwa 6 Stunden) noch eine Revaskularisation möglich ist, kommen danach aufgrund von Darminfarzierungen nur noch ausgedehnte Darmresektionen in Frage.

**Diagnostisches Vorgehen beim arteriellen Gefäßverschluss:** Die Diagnose wird **primär klinisch** gestellt. Der Palpationsbefund der Gefäße erlaubt meist eine Höhenlokalisation.

**Diagnostisches Vorgehen beim arteriellen Gefäßverschluss:** Die Diagnose wird aufgrund der typischen Anamnese und des Untersuchungsbefundes **primär klinisch** gestellt. Der Palpationsbefund der Gefäße erlaubt in der Regel eine Höhenlokalisation, wobei jedoch die Fortleitung der Pulsationen im Bereich des Verschlusses zu einer Fehlinterpretation führen kann. So ist typischerweise bei einer Embolie der Femoralisgabel ein anschlagender Puls in der Leiste zu tasten.

Bei eindeutigem klinischem Befund genügt eine **orientierende Doppleruntersuchung**.

Bei eindeutigen klinischen Befunden und dringlicher Behandlungsindikation ist eine diagnostische Angiografie nicht unbedingt erforderlich, und es genügt eine **orientierende Doppleruntersuchung**. In zweifelhaften Fällen, bei peripheren Gefäßverschlüssen oder einer arteriellen Thrombose ist die Angiografie jedoch empfehlenswert.

Zunächst werden arterielle Embolie und Thrombose durch Vollheparinisierung, Analgesie, Beintieflagerung und Wärmeisolierung der Extremität z. B. durch einen Watteverband behandelt. Bei der Embolie ist durch eine **frühzeitige Entfernung des Embolus** häufig eine Revaskularisation möglich, z. B. mittels **Ballonembolektomie, perkutaner Katheteraspiration** oder **mechanischer Rotationsthrombektomie**(Abb. **B-5.28**).

Die Behandlung von arterieller Embolie und Thrombose ist zunächst identisch und besteht in der Einleitung von Sofortmaßnahmen wie der intravenösen Gabe von 5000–10000 IE Heparin zur Vermeidung eines Appositionsthrombus, Analgesie, Beintieflagerung und Wärmeisolierung der Extremität. Bei der Embolie ist durch eine **frühzeitige Entfernung des Embolus** in etwa 80–90 % eine erfolgreiche Revaskularisation möglich. Hierzu stehen die chirurgische **Ballonembolektomie** mit dem Fogarty-Katheter und bei peripherer Embolielokalisation distal des Leistenbandes auch **perkutane Aspirationstechniken** mittels Katheteraspiration oder **mechanischer Rotationsthrombektomie** zur Verfügung. Bei der arteriellen Thrombose ist neben

B-5.28 **Multiple Embolien der Beckenarterien.**

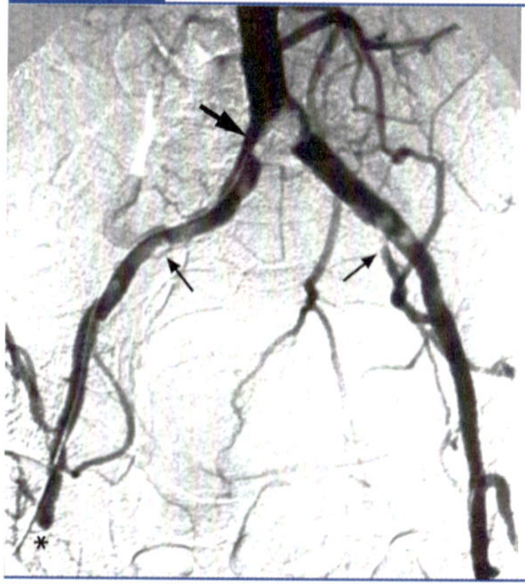

Die **i. a.-DSA** zeigt einen auf der Aortenbifurkation „reitenden" Embolus (dicker Pfeil) und multiple umflossene Embolien der Beckenarterien (dünne Pfeile) sowie einen Verschluss der A. iliaca interna und der Femoralisgabel (Stern) rechts.

B-5.28

der Entfernung des thrombotischen Materials häufig auch eine Gefäßrekonstruktion zur Beseitigung der zugrundeliegenden arteriellen Verschlusskrankheit erforderlich.

**Radiologische Diagnostik:** Typische angiografische Befunde bei Embolie sind (Abb. **B-5.28**):
- ein konvexbogiger Füllungsdefekt im Gefäßlumen
- eine meist gering ausgeprägte Kollateralisierung
- die Bevorzugung von Gefäßaufzweigungen.

Im Vergleich dazu sprechen **arteriosklerotische Veränderungen** in den angrenzenden Gefäßabschnitten und deutlich sichtbare **Kollateralen**, die sich aufgrund der vorbestehenden Stenosen entwickeln, eher für einen **thrombotischen Verschluss**.

Der Verdacht auf ein **Gefäßtrauma** ergibt sich meist aus dem Unfallhergang und der klinischen Symptomatik (abgeschwächte oder fehlende Pulse, eventuell mit Ischämie distal der Verletzung, zunehmendes Hämatom, Gefäßgeräusch).

**Angiografische Befunde beim Gefäßtrauma** sind segmentale Gefäßengstellungen durch Spasmus oder eine äußere Kompression durch ein Hämatom. Gefäßrupturen können entweder komplett sein oder sich auf einen Intimaeinriss beschränken (Abb. **B-5.29**). Darüber hinaus finden sich arterielle Verschlüsse, arteriovenöse Fisteln, Pseudoaneurysmen und selten eine angiografisch nachweisbare Kontrastmittelextravasation.

**Radiologische Diagnostik:** Typische angiografische Befunde bei Embolie sind ein konvexbogiger Füllungsdefekt im Gefäßlumen, gering ausgeprägte Kollateralisierung und Bevorzugung von Gefäßaufzweigungen (Abb. **B-5.28**).

**Arteriosklerotische Veränderungen** und deutliche **Kollateralen** sprechen eher für einen **thrombotischen Verschluss**.

Der Verdacht auf ein **Gefäßtrauma** ergibt sich meist aus Unfallhergang und klinischer Symptomatik.

**Angiografische Befunde beim Gefäßtrauma** sind Gefäßengstellungen, äußere Kompression durch ein Hämatom, Gefäßrupturen, arterielle Verschlüsse, Fisteln, Pseudoaneurysmen und selten Kontrastmittelextravasation (Abb. **B-5.29**).

B-5.29 **Unterschenkelfraktur mit Gefäßverletzung.**

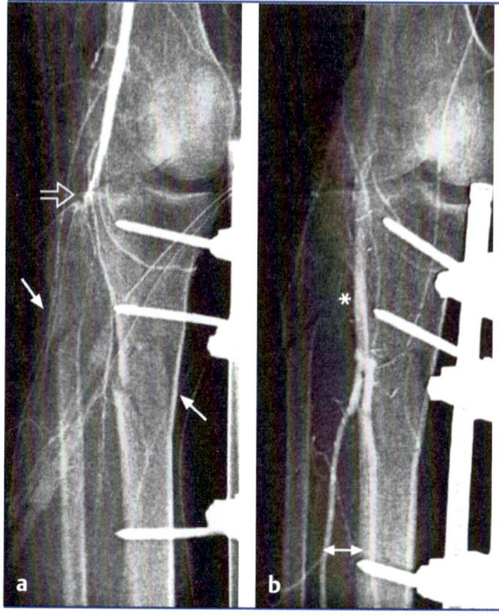

**a** Die **Angiografie** in Feinnadeltechnik wurde nach Versorgung der Fraktur (Pfeile) mit einem Fixateur externe wegen einer Unterschenkelischämie durchgeführt und bestätigt den Verdacht auf eine Gefäßruptur (offener Pfeil).
**b** Nach Überbrückung der A. poplitea mit einem Gefäßinterponat (Stern) sind die A. fibularis und A. tibialis posterior wieder durchblutet (dünner weißer Pfeil).

B-5.29

► Klinischer Fall.

► Klinischer Fall. Ein 46 Jahre alter Patient kommt notfallmäßig in die Klinik. Seit etwa 6 Stunden bestehen zunehmende Schmerzen mit Kältegefühl und Parästhesien im rechten Unterschenkel und Fuß. Bei der Inspektion ist das Bein ab Kniehöhe blass und zeigt eine beginnende livide Verfärbung. Pulse sind rechts distal der Leiste nicht mehr tastbar. Auf beiden Seiten ist in der Kniekehle eine Raumforderung palpabel, wobei diese links pulsiert. Sonografisch bestätigt sich der V. a. bilaterale Popliteaaneurysmen. Der angiografische Befund (Abb. **B-5.30**) zeigt rechts einen aszendierenden thrombotischen Verschluss der A. femoralis superficialis bis in Oberschenkelmitte Klinischer Fall Auf der Gegenseite ist die femoropopliteale Strombahn durchgängig, es finden sich aber zahlreiche arteriosklerotische Stenosen und eine fusiforme aneurysmatische Gefäßerweiterung unterhalb des Adduktorenkanals. Wegen der progredienten Ischämie wird notfallmäßig eine operative Revaskularisation versucht, die aber misslingt und eine Amputation erforderlich macht.

**B-5.30** **Kritische Ischämie des Unterschenkels bei akuter arterieller Thrombose.** Bilaterales femoropopliteales Aneurysma, rechts mit thrombotischem Verschluss (Pfeil), links stellt sich das Aneurysma als Gefäßerweiterung dar (offener Pfeil).

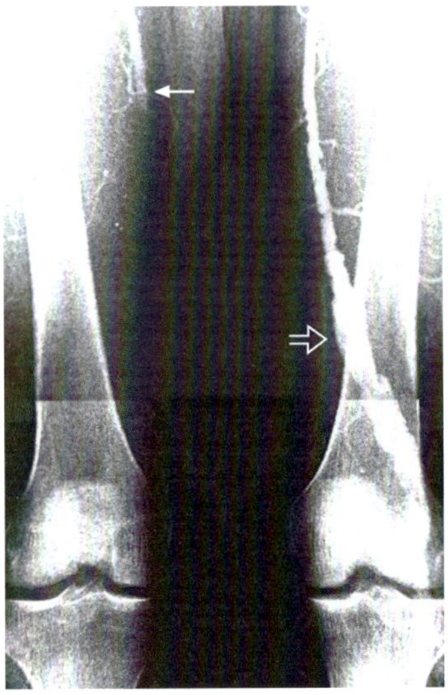

## Chronisch arterielle Verschlusskrankheit

Häufigste Ursache der AVK ist die **Arteriosklerose**, bei der es zu fortschreitender Intimaschädigung, Bindegewebsvermehrung und Verkalkungen im Bereich nekrotischer Areale kommt.

Häufigste Ursache der AVK ist die **Arteriosklerose**, bei der es zu einer fortschreitenden Intimaschädigung, Bindegewebsvermehrung und Verkalkungen im Bereich nekrotischer Areale kommt. Sie betrifft vorwiegend die großen Arterien mit Bevorzugung der dichotomen Aufzweigungen und der Gefäßabgänge.

### Untere Extremitäten

► Merke.

► Merke. Die **Becken- und Beinarterien** sind der Hauptmanifestationsort der arteriellen Verschlusskrankheit (AVK).

Bei langsam zunehmender Gefäßstenosierung bildet sich ein Kollateralkreislauf.

In der Regel kommt es zu einer langsam zunehmenden Gefäßstenosierung, sodass genügend Zeit zur Ausbildung eines teilweise kompensierenden Kollateralkreislaufes besteht.

Der größte Anteil der Stenosen und Verschlüsse entfällt auf den **Oberschenkeltyp** (Abb. **B-5.31**a). Betroffen ist besonders die **A. femoralis superficialis** (Abb. **B-5.31**b). Die **A. femoralis profunda** ist das wichtigste Kollateralgefäß.

Der größte Anteil der Stenose- und Verschlusslokalisationen entfällt auf den **Oberschenkeltyp** (Abb. **B-5.31**a). Besonders die **A. femoralis superficialis** weist im Adduktorenkanal oft multiple und längerstreckige Stenosen oder Verschlüsse auf. Durch eine aszendierende Thrombose kommt es häufig zu einem Gefäßverschluss bis in Höhe der Femoralisgabelung (Abb. **B-5.31**b). Die **A. femoralis profunda** ist das wichtigste **Kollateralgefäß**. Besondere Bedeutung kommt deshalb dem Abgangsbereich der A. femoralis profunda zu, da Stenosen in diesem Bereich eine ausreichende Kollateralisierung verhindern. Präoperativ ist deshalb eine übersichtliche angiografische Darstellung dieser Region mit zusätzlichen Schrägaufnahmen wichtig, da durch einen kleinen chirurgischen Eingriff (Profundaplastik) die Funktionsfähigkeit des Kollateralkreislaufes wiederhergestellt werden kann.

**B-5.31 Chronische arterielle Verschlusskrankheit.**

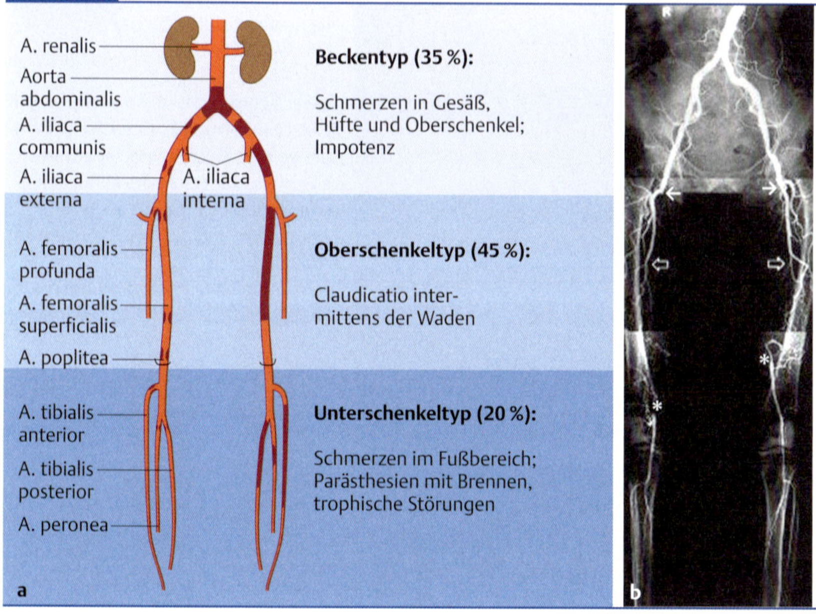


**a Häufige Lokalisationen** von Stenosen und Verschlüssen. Darüber hinaus sind auch Verschlüsse über mehrere Etagen (sog. Mehretagentyp) möglich.
**b AVK vom Oberschenkeltyp** mit Verschluss der A. femoralis superficialis an beiden Beinen (Pfeile): Die auf beiden Seiten kräftig ausgeprägte A. femoralis profunda (offene Pfeile) dient als Kollateralkreislauf und füllt rechts die A. poplitea im Segment I und links die distale A. femoralis superficialis in Höhe des Adduktorenkanals auf (Stern). Der periphere Abfluss in die Unterschenkelgefäße erfolgt ungehindert.

**B-5.1 Einteilung der chronischen AVK nach Fontaine**

| Stadium | Symptomatik |
|---|---|
| I | Gefäßeinengungen ohne klinische Symptomatik |
| II | Claudicatio intermittens (Minderdurchblutung unter Belastung) |
| IIa | schmerzfreie Gehstrecke > 200 m |
| IIb | schmerzfreie Gehstrecke ≤ 200 m |
| III | Minderperfusion in Ruhe (Ruheschmerzen, Dysästhesie) |
| IV | trophische Störungen (Nekrose, Ulkus, Gangrän) |

**B-5.1**

**Klinik:** Klinisch äußert sich die Lumeneinengung zunächst in Form einer Minderdurchblutung unter Belastung in den distal gelegenen Muskelgruppen als sog. **Claudicatio intermittens** („Schaufensterkrankheit"). Bei Progredienz der Stenosen und insbesondere bei Gefäßverschlussen an den Unterschenkelgefäßen kann sich eine **Ruheischämie** mit Kälte, Blässe, Dysästhesie und trophischen Störungen bis zur Gangrän entwickeln (Tab. **B-5.1**).
Eine spezielle Form der AVK vom Beckentyp ist das **Leriche-Syndrom**. Es handelt sich hierbei um eine hochgradige arteriosklerotische Stenose oder einen Verschluss der distalen Aorta, typischerweise im Bereich der Bifurkation. Wegen der langsamen Entstehung können sich ausgedehnte Umgehungskreisläufe, insbesondere aus den Lumbalarterien, der A. mesenterica superior und inferior, zu den Beckenarterien ausbilden. Klinisch äußert sich das Leriche-Syndrom als Claudicatio intermittens beider Beine mit Schmerzen in der Glutealregion und im Oberschenkel. Aufgrund der Minderdurchblutung der Beckengefäße kommt es bei Männern häufig zu Erektionsstörungen. Die angiografische Darstellung erfolgt über einen transbrachialen oder transaxillären Zugang (Abb. **B-5.32**).
Bei Diabetikern kommt es im Rahmen einer **diabetischen Makroangiopathie** bevorzugt zu einer AVK vom Unterschenkeltyp. Hierbei findet sich angiografisch oft eine diffuse Beteiligung aller Unterschenkelarterien mit multiplen segmentalen Stenosen und Verschlüssen (Abb. **B-5.33**). Aufgrund der bestehenden Neuropathie fallen diese Patienten häufig erst bei Eintreten trophischer Störungen auf, da die klassische Claudicatio-Symptomatik völlig fehlen kann.

**Klinik:** Die Lumeneinengung äußert sich zunächst als **Claudicatio intermittens** („Schaufensterkrankheit"). Bei Progredienz und / oder Verschlüssen der Unterschenkelgefäße kann sich eine **Ruheischämie** entwickeln (Tab. **B-5.1**).

Beim **Leriche-Syndrom** handelt es sich um eine hochgradige Stenose oder Verschluss der distalen Aorta, meist in der Bifurkation. Klinisch äußert es sich als Claudicatio intermittens beider Beine mit Schmerzen in der Glutealregion und im Oberschenkel, bei Männern häufig als Erektionsstörungen (Abb. **B-5.32**).

Bei **diabetischer Makroangiopathie** kommt es bevorzugt zu einer AVK vom Unterschenkeltyp (Abb. **B-5.33**). Die Patienten fallen klinisch meist erst im Stadium III oder IV auf.

**Diagnostisches Vorgehen, radiologische Diagnostik:** Aufgabe der Diagnostik ist es, die Lokalisation und das Ausmaß der Gefäßeinengungen übersichtlich darzustellen und so die Grundlage für eine gezielte Therapie zu liefern.

**Diagnostisches Vorgehen, radiologische Diagnostik:**

B-5.32

**B-5.32 Transbrachiale DSA bei einem Patienten mit Leriche-Syndrom.**

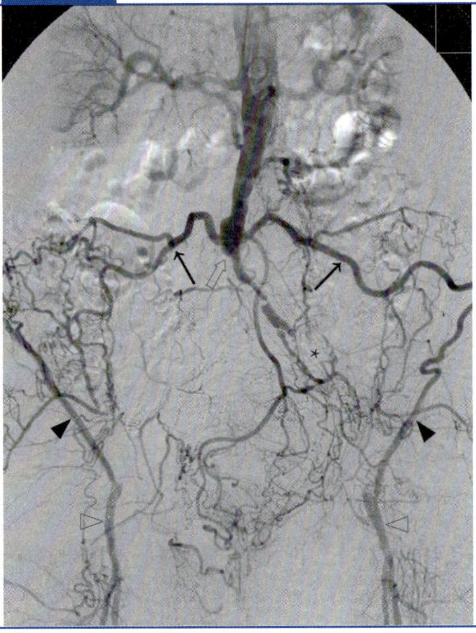

Die Aorta ist distal stenosiert mit Verschluss der Beckenarterien rechts (offener Pfeil), hochgradiger Stenose der A. iliaca communis und Verschluss der A. iliaca externa links (Stern). Über ein verzweigtes Kollateralnetz kontrastieren sich verzögert die Femoralgefäße (offene Pfeilspitzen). Die wichtigsten Kollateralen sind die hypertrophierten Lumbalarterien (kleine Pfeile) und die Aa. circumflexae ileum profundae (Pfeilspitzen).

B-5.33

**B-5.33 Diabetische Makroangiopathie.**

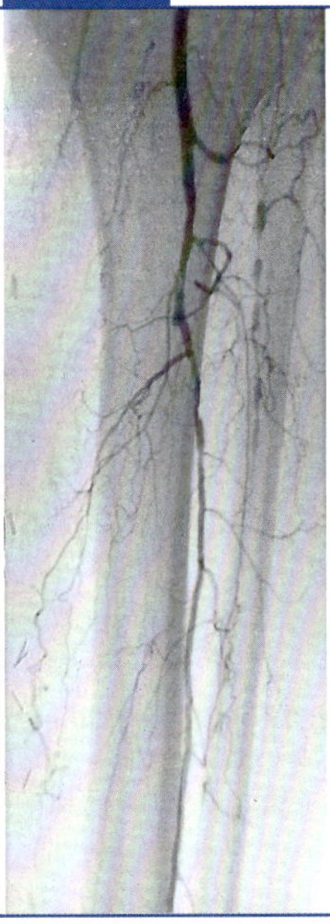

Verschluss der A. tibialis posterior und kettenförmigen filiformen Stenosen der A. tibialis anterior. Einziges durchgehendes Gefäß ist die A. fibularis, die proximal ebenfalls Wandunregelmäßigkeiten aufweist.

Zur einfachen Orientierung dient die **Verschlussdruckmessung** und Bestimmung des **Ankle-Brachial Index** (ABI) mittels Dopplersonografie. Desweiteren werden Lokalisation und Ausmaß der Stenosen und Verschlüsse mittels Duplexsonografie festgestellt. Letzter eignet sich auch zur einfachen Verlaufsdiagnostik nach Revaskularisation.

Als einfache orientierende Methode eignet sich die **Verschlussdruckmessung** mithilfe der Dopplersonografie. Durch Anlegen einer Blutdruckmanschette am Ober- bzw. Unterschenkel werden die Verschlussdrücke der Unterschenkelarterien bestimmt, die einen ersten Hinweis auf eine vorgeschaltete hämodynamisch wirksame Einengung geben. Aus den Verschlussdrücken und dem zusätzlich gemessenen höchsten systolischen Drücken an beiden Armen lässt sich der **Ankle-Brachial-Index** (ABI) bestimmen. Dieser ist ab Werten < 0,9 pathologisch und zeigt das Vorliegen stenosierender Gefäßprozesse zuverlässig an. Die Duplexsonografie erfasst sicher Stenosen der Oberschenkelarterien, mit leichten Einschränkungen auch der Beckenarterien, aber nur selten der Unterschenkelarterien. Sie wird zur Therapieplanung und zur Prüfung der Durchgängigkeit nach Gefäßbehandlungen eingesetzt. In der Regel lassen sich mit der Duplexsonografie alle für die Planung der Therapie notwendigen Informationen gewinnen. Bei komplexen Situationen wie Mehretagenbefall und vor operativer Sanierung mittels Bypasschirurgie wird häufig aber eine weiterführende Bildgebung mittels DSA, MRA, oder CTA erforderlich.

**B-5.34** **Chronische AVK vom Beckentyp.**

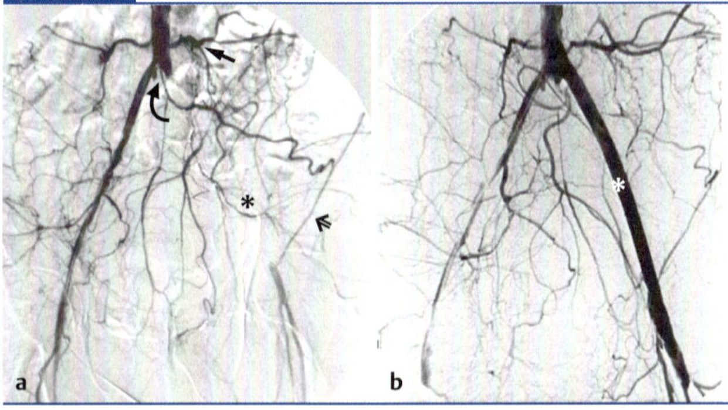


**a** In der präoperativen DSA stellt sich ein langstreckiger Verschluss der linken Iliakalarterien (Stern) dar mit Kollateralen über die Lumbalarterien (Pfeil), die A. sacralis mediana (gebogener Pfeil) und die A. circumflexa iliaca profunda (offener Pfeil).
**b** Die postoperative Kontrolle zeigt einen frei durchgängigen aortofemoralen Bypass (Stern).

Für die übersichtliche und vollständige Darstellung des peripheren Gefäßsystems stehen aktuell drei Methoden zur Verfügung. In Abhängigkeit von der apparativen Ausstattung und der lokalen Verfügbarkeit sowie patientenspezifischen Faktoren (Niereninsuffizienz, KM-Allergie, Schilddrüsenüberfunktion, Gerinnungsstatus) kommen die **i. a.-Angiografie** (Abb. **B-5.34**), **CE-MSCT** oder **CE-MRA** (Abb. **B-5.4**) zum Einsatz. Mit allen Verfahren können Stenosegrad, Längenausdehnung, Umgehungskreisläufe und die Abflusssituation über die Fußarterien sicher beurteilt werden.

Die **i. a.-Angiografie**, **CE-MSCT** und **CE-MRA** sind annähernd gleichwertige Untersuchungsverfahren zur Abklärung der chronischen arteriellen Verschlusskrankheit.

### Supraaortale Gefäße

Arteriosklerotische Veränderungen der supraaortalen Gefäße betreffen in erster Linie die **Karotisbifurkation** mit dem Bulbus der A. carotis interna und seltener die Gefäßabgänge der A. carotis communis und der A. vertebralis (Abb. **B-5.35**a). Klinische Bedeutung bekommen sie vor allem durch die Entwicklung von Stenosen, die bei stärkerer Ausprägung hämodynamisch bedeutsam werden (z. B. Amaurosis fugax, TIA, Hirninfarkt).

Die **bildgebende Diagnostik** dient der Erkennung von Gefäßveränderungen und der Operationsplanung. Studien belegen, dass Patienten mit einer symptomatischen hochgradigen Stenose (> 70 %) der A. carotis interna von einer Operation (Thrombendarteriektomie) profitieren. Wichtig ist deshalb die korrekte Bewertung von Morphologie, Länge und Stenosegrad der Läsion sowie die Erfassung von Kollateralkreisläufen (Abb. **B-5.35**).

Die **Ultraschalldiagnostik** hat sich in der Diagnostik der Halsgefäße als **Screening-Verfahren** durchgesetzt. Insbesondere die **Duplexsonografie** erlaubt eine Erfassung von klinisch bedeutsamen Stenosen der extrakraniellen A. carotis mit hoher Treffsicherheit.

### Supraaortale Gefäße

Arteriosklerotische Veränderungen betreffen in erster Linie die **Karotisbifurkation**, seltener die Abgänge der A. carotis communis und A. vertebralis (Abb. **B-5.35**a).

Patienten mit einer Stenose der A. carotis interna profitieren von einer Operation (Thrombendarteriektomie). Deshalb ist die **bildgebende Diagnostik** zur OP-Planung wichtig (Abb. **B-5.35**).

Die **Ultraschalldiagnostik** – vor allem die Duplexsonografie – dient als **Screening-Verfahren**.

**B-5.35** **Radiologische Untersuchung der supraaortalen Gefäße.**

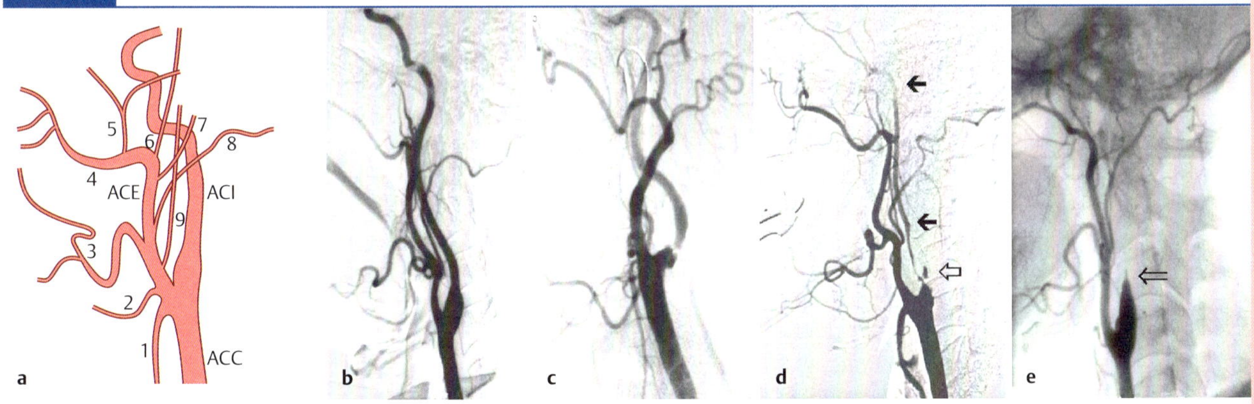


**a** Anatomie der extrakraniellen A. carotis: **ACC** = A. carotis communis. **ACI** = A. carotis interna. **ACE** = A. carotis externa, **1** A. thyroidea superior. **2** A. lingualis. **3** A. facialis. **4** A. maxillaris. **5** A. meningea media. **6** A. temporalis superficialis. **7** A. auricularis posterior. **8** A. occipitalis. **9** A. pharyngea ascendens.
**b** Normalbefund.
**c** Hochgradige zirkuläre arteriosklerotische Stenose der ACI an typischer Stelle.
**d** Hochgradige Stenosierung der ACI mit stark verzögertem Fluss (Pseudookklusion) (schwarze Pfeile). Ulkus an der Gefäßhinterwand (offener Pfeil).
**e** Typisches Angiogramm einer Dissektion der A. carotis interna (offener Pfeil).

**B-5.36 CE-MRA der Halsgefäße.**

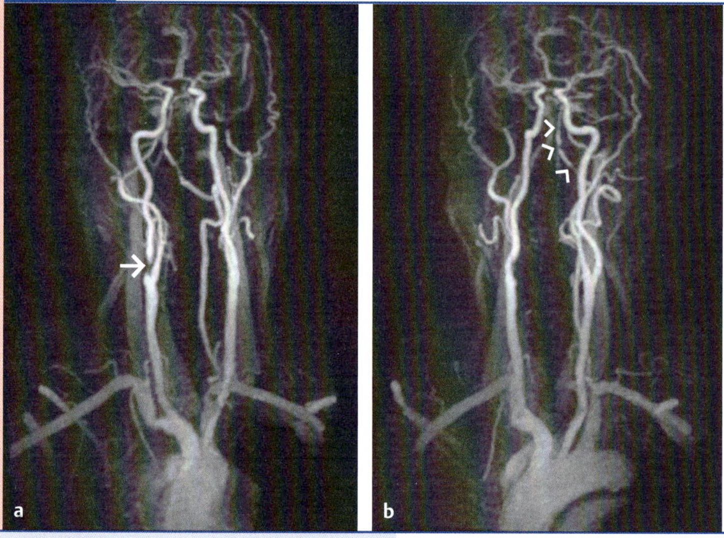


MIP-Darstellung der supraaortalen Gefäße vom Aortenbogen bis zu den intrakraniellen Aufzweigungen. In der Schrägprojektion von rechts (**a**) ist eine hochgradige Abgangsstenose der rechten ACI (Pfeil) erkennbar. In Abbildung **b** ist die unauffällige linke Karotisgabel freigedreht. Zusätzlich finden sich ein Verschluss der rechten A. vertebralis und Stenosen der A. vertebralis links und der A. basilaris (Pfeilspitzen).

**B-5.37 Hirninfarkt bei einer jungen Patientin.**

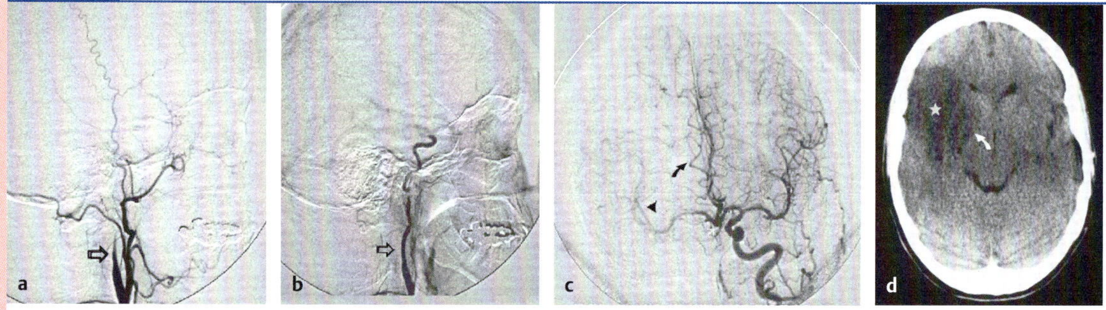


**a** In der selektiven **DSA**-Darstellung inkomplette Füllung der rechten A. carotis interna (ACI) mit spitz zulaufendem Gefäßlumen (offener Pfeil).
**b** Ein späteres **DSA**-Bild der gleichen Serie zeigt die verzögerte Kontrastierung der ACI (offener Pfeil). Dieser Befund wird als Pseudookklusion bezeichnet.
**c** Mit einer **Angiografie** der Gegenseite wird ein „Crossfilling“ nachgewiesen, d. h. Füllung der kontralateralen intrakraniellen Arterien (ACA gebogener Pfeil, ACM Pfeilspitze) über die A. communicans ant.
**d** In der **kranialen CT** ist der frische Hirninfarkt im Mediaversorgungsgebiet (Stern) mit Beteiligung des Linsenkerns (gebogener Pfeil) sichtbar.
ACA = A. cerebri anterior; ACM A. cerebri media.

Zur weiterführenden prätherapeutischen Abklärung vor geplanter Karotisoperation oder Stentimplantation wird meist die **CE-MRA** eingesetzt (Abb. **B-5.36**).

Die **CE-MRA** kann die supraaortalen Arterien vom Abgang aus dem Aortenbogen bis zu den intrakraniellen Aufzweigungen abbilden und ist inzwischen das Verfahren der ersten Wahl in der prätherapeutischen Abklärung vor geplanter Karotisoperation oder Stentimplantation (Abb. **B-5.36**). Vorteile dieser Methode gegenüber **i. a.-Angiografie** sind insbesondere die fehlende Invasivität, die Darstellung aller Gefäße inklusive des vertebrobasilären Kreislaufes sowie die Möglichkeit, aus dem Bilddatensatz sekundär Projektionen in jeder beliebigen Ebene zu erzeugen. Wegen der im Vergleich zur DSA etwas reduzierten Auflösung ist die Stenosegraduierung allerdings ungenau.

Eine **diagnostische Angiografie** ist nur erforderlich, wenn die Ergebnisse von Duplexsonografie und CE-MRA keine übereinstimmenden Ergebnisse erbringen oder Kontraindikationen zur MRT bestehen. Sie erlaubt die Bestimmung der genauen Verschlusslänge, den Ausschluss einer „Pseudookklussion“ sowie eine Beurteilung der intrakraniellen Gefäße.

Eine **diagnostische Angiografie (DSA)** als separate Prozedur ist nur erforderlich, wenn die nicht invasive Gefäßdiagnostik keine übereinstimmenden Befunde ergibt oder Kontraindikationen zur MRT bestehen (z. B. Herzschrittmacher, Defibrillator). Insbesondere bei höchstgradigen Stenosen ist die definitive Beurteilung mit der Sonografie und der CE-MRA schwierig, so dass zur Klärung der Operabilität eine ergänzende Angiografie sinnvoll sein kann. Unter Umständen müssen lange Untersuchungsserien angefertigt werden, um eine verzögerte oder retrograde Füllung zu erkennen (und damit die genaue Verschlusslänge zu bestimmen) und um eine sog. **„Pseudookklusion“** auszuschließen (Abb. **B-5.37**).

## Subclavian-Steal-Syndrom

In den armversorgenden Arterien führt eine Arteriosklerose nur selten zu symptomatischen Veränderungen. Sie betrifft dann meist den abgangsnahen Bereich der supraaortalen Gefäße. Bei einer hochgradigen Stenose oder einem Verschluss der A. subclavia vor dem Abgang der A. vertebralis besteht die Möglichkeit eines Anzapf- bzw. Steal-Phänomens. Dies wird als **Subclavian-steal-Syndrom** bezeichnet. Es kommt hierbei zu einer Flussumkehr in der gleichseitigen A. vertebralis. Neben den Durchblutungsstörungen des Armes kann es so zu Symptomen der vertebrobasilären Minderdurchblutung mit Schwindelanfällen und Sehstörungen kommen (Abb. **B-5.38**).

### Subclavian-Steal-Syndrom

Beim **Subclavian-steal-Syndrom** besteht eine hochgradige Stenose oder ein Verschluss der A. subclavia vor dem Abgang der A. vertebralis. Es kommt zur Flussumkehr in der gleichseitigen A. vertebralis, die von der Gegenseite gespeist wird. Dies kann zu Durchblutungsstörungen des Armes, Schwindelanfällen und Sehstörungen führen (Abb. **B-5.38**).

**B-5.38 Subclavian-steal-Syndrom.**

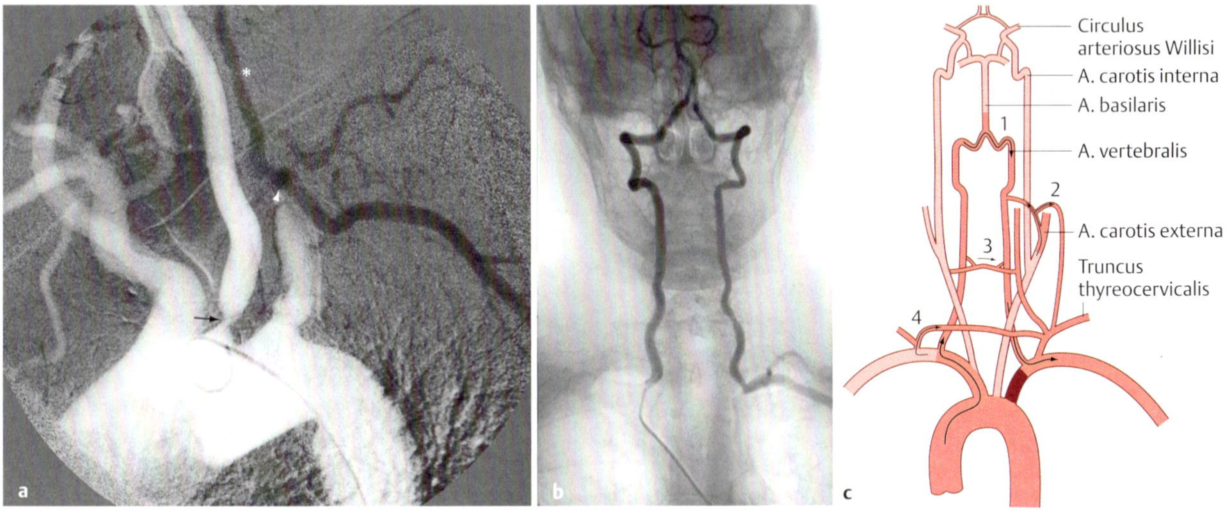


**a** Die **i. a.-Übersichtsangiografie** des Aortenbogens zeigt eine mittelgradige Abgangsstenose der ACC links (Pfeil) und eine filiforme Stenose der linken A. subclavia (Pfeilspitze). Durch Verschiebung der Bildmaske sind die früh kontrastierten Gefäße hell abgebildet. Die A. vertebralis links (Stern) füllt sich verzögert retrograd mit später Kontrastierung auch der A. axillaris.
**b** Durch **selektive Kontrastmittel-Injektion** in die rechte A. vertebralis kann der vertebrovertebrale Überlauf direkt dargestellt werden.
**c Kollateralwege beim Subclavian-steal-Syndrom**: **1** kontralaterale A.vertebralis. **2** A. carotis ext. zur A. vertebralis und zum TTC. **3** radikuläre Arterien. **4** thyreoidale Gefäße. **ACC** = carotis communis; **TTC** = Truncus thyreocervicalis.

## Kompressionssyndrom

Von den unterschiedlichsten Möglichkeiten einer nichttumorösen Gefäßkompression ist das **Thoracic-outlet-Syndrom** die häufigste Form. Hierbei kommt es durch eine knöcherne (z. B. Halsrippe) oder bindegewebige (z. B. fibröses Band des M. scalenus) Einengung zu einer Kompression des Gefäßnervenbündels im Bereich der oberen Thoraxapertur (Abb. **B-5.39**). Folge ist ein neurovaskulärer Symptomenkomplex, der sich als arterielle Minderdurchblutung, venöse Abflussstörung oder neurologische Funktionsstörung äußern kann.

### Kompressionssyndrom

Beim **Thoracic-outlet-Syndrom** kommt es durch eine knöcherne oder bindegewebige Einengung zu einer Kompression des Gefäßnervenbündels in der oberen Thoraxapertur (Abb. **B-5.39**). Die Folgen sind Durchblutungs- und Abflussstörungen sowie neurologische Ausfälle.

**B-5.39 Thoracic-outlet-Syndrom.**

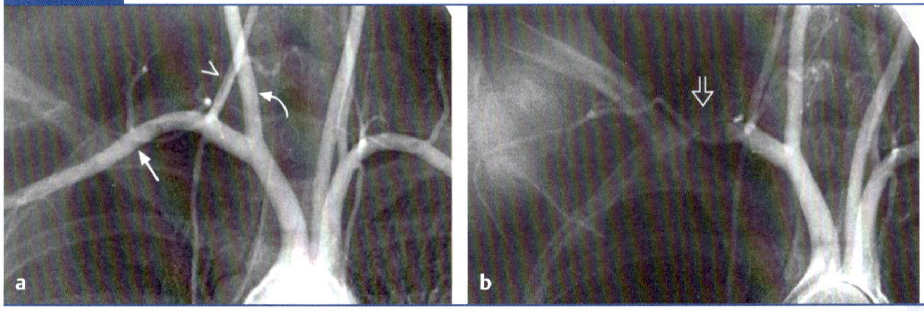


Die **Übersichtsangiografie** in **Neutralstellung** (**a**) zeigt einen unauffälligen Befund der supraaortalen Gefäße (gerader Pfeil = A. subclavia, gebogener Pfeil = A. carotis communis, Pfeilspitze = A. vertebralis). In **Provokationsstellung** (**b**) mit Abduktion und Elevation des rechten Armes findet sich eine Kompression der A. subclavia (offener Pfeil) am kostoklavikulären Durchtritt.

B-5.40

**B-5.40 Entrapment-Syndrom der A. poplitea.**

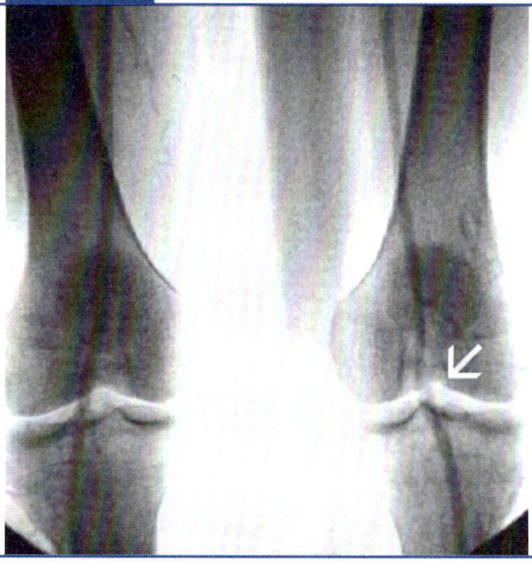

Nachweis einer Verlagerung und Kompression der linken A. poplitea (Pfeil), die zu einem thrombotischen Verschluss geführt hatte und durch eine lokale Lysetherapie behandelt werden konnte.

Seltene Ursache einer peripheren Ischämie ist das **Entrapment-Syndrom**. Hierbei wird die A. poplitea durch einen abnormen Muskelansatz komprimiert, was bis zu einem thrombotischen Verschluss führen kann (Abb. **B-5.40**).

Als seltene Ursache einer peripheren Ischämie, vor allem bei jungen Patienten, kommt das sog. **Entrapment-Syndrom** in Frage (Abb. **B-5.40**). Die A. poplitea wird durch einen abnormen Ansatz des medialen Kopfes des M. gastrocnemius oder des M. popliteus verlagert und komprimiert. Typische Komplikation dieser Veränderung ist ein thrombotischer Verschluss der A. poplitea. Differenzialdiagnostisch ist eine **Synovialzyste** des Kniegelenks (Baker-Zyste) abzugrenzen.

## Tumordiagnostik

**Diagnostisches Vorgehen:** Diagnose und Stadieneinteilung erfolgt durch **Sonografie, CT und MRT**. Die Angiografie wird für spezielle Fragestellungen und die OP-Planung eingesetzt (Abb. **B-5.41**).

**Diagnostisches Vorgehen:** Die Diagnose und Stadieneinteilung einer tumorösen Raumforderung erfolgt in der Regel nichtinvasiv durch die bildgebenden Verfahren **Sonografie, CT und MRT**. Obwohl die Bedeutung der Angiografie deshalb bei der Diagnosestellung in der Tumordiagnostik abgenommen hat, hat sie dennoch für spezielle Fragestellungen und die Operationsplanung ihre Berechtigung. Sie erlaubt die genaue Darstellung der Lagebeziehung zu den großen Gefäßen und die Beurteilung des Risikos eines größeren intraoperativen Blutverlustes bei stark hypervaskularisierten Tumoren. Die Angiografie kann die Möglichkeit einer präoperativen Tumorembolisation und der selektiven intraarteriellen Chemotherapie klären (Abb. **B-5.41**).

**Radiologische Diagnostik:** Es gibt relativ **typische Gefäßveränderungen**, die bei der Differenzierung von benignen und malignen Tumoren helfen:

**Radiologische Diagnostik:** Die **Gefäßveränderungen bei Tumoren** sind zwar grundsätzlich unspezifisch und können in ähnlicher Weise auch bei nichttumorösen Veränderungen wie z. B. bei einer Arteriitis vorkommen. Dennoch gibt es relativ typische Merkmale zur Differenzierung von benignen und malignen Tumoren.

B-5.41

**B-5.41 Osteosarkom.**

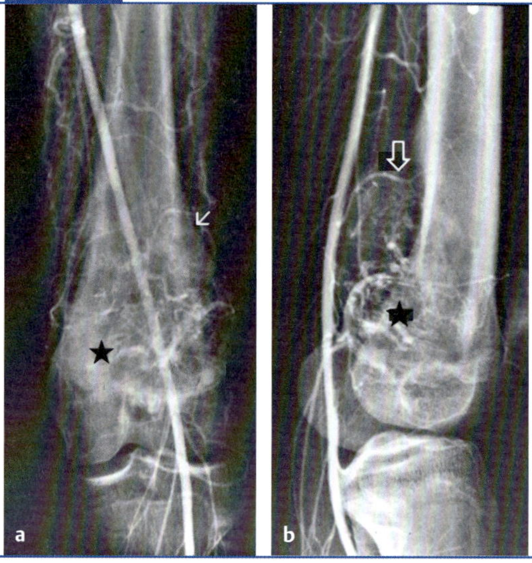


Die **Angiografie** zeigt einen osteolytisch-osteoplastischen Knochenumbau (Stern) mit Auflösung der Kompakta und Periostabhebung (weißer Pfeil = Codman Dreieck). Im Tumor sind atypische irreguläre und korkenzieherartige Gefäße mit Kontrastmittelpooling dargestellt. Die angrenzenden Arterien werden verlagert (offener Pfeil).

**Benigne Tumoren** sind häufig **hypovaskularisiert** und führen im Angiogramm zu einer Kontrastmittelaussparung. Es finden sich indirekte Zeichen der Raumforderung mit Gefäßverlagerungen. Hypervaskularisierte benigne Tumoren zeichnen sich durch eine **homogene** Tumoranfärbung aus, wobei die Gefäßstrukturen überwiegend einen normalen Aufbau zeigen.

**Maligne Tumoren** sind oft **hypervaskularisiert**. Der Gefäßaufbau ist durch ein „anarchisches Bild" charakterisiert. Nebeneinander können verschiedene Merkmale nachweisbar sein:

- Verlagerungen, Kompression und Tumoreinbruch in das Gefäßsystem (z. B. Invasion in die Nierenvene oder V. cava bei Nierenzellkarzinomen).
- pathologische Gefäßneubildungen mit unregelmäßigen Konturen, Kaliberschwankungen, Abbrüchen und atypischem Verlauf der Gefäße mit fehlenden Aufzweigungen.
- Korkenziehergefäße durch vermehrte Schlängelungen.
- arteriovenöse Shunts mit Darstellung sog. früher Venen durch frühzeitige Venenfüllung bereits in der arteriellen und kapillären Phase.
- Tumoranfärbung („Blush") durch zahlenmäßig vermehrte Gefäße und zusätzliches Kontrastmittel-Pooling.
- „parasitäre Blutversorgung" durch Anzapfen von benachbarten Arterien bei schnell wachsenden großen Tumoren.

**Benigne Tumoren** sind häufig **hypovaskularisiert** und führen im Angiogramm zu einer Kontrastmittelaussparung. Hypervaskularisierte Tumoren zeigen **homogene** Tumoranfärbung.

**Maligne Tumoren** sind oft **hypervaskularisiert** mit verschiedenen Merkmalen nebeneinanderr:

- Verlagerungen, Kompression und Tumoreinbruch ins Gefäßsystem.
- pathologische Gefäßneubildungen mit unregelmäßigen Konturen.
- Korkenziehergefäße.
- arteriovenöse Shunts mit frühzeitiger Venenfüllung.
- Tumoranfärbung („Blush") durch vermehrte Gefäße.
- „parasitäre Blutversorgung".

# 5.2 Venen

## 5.2.1 Radiologische Methoden

### Phlebografie

#### Untere Extremität

Obwohl auch mittels Sonografie, CT und MRT eine Darstellung des tiefen und oberflächlichen Venensystems grundsätzlich möglich ist, gilt die **aszendierende Phlebografie** unverändert als „Gold Standard" für die Untersuchung der Venen der unteren Extremitäten. Wegen der geringen Invasivität und der ubiquitären Verfügbarkeit wird heute die farbkodierte Duplexsonografie vorzugsweise zur Diagnostik der tiefen Beinvenenthrombose eingesetzt. Die Phlebografie bleibt dem unklaren Befund oder speziellen Fragestellungen vorbehalten. Normalerweise erfolgt der venöse Rückstrom überwiegend durch das tiefe (subfasziale) Venensystem. Die oberflächlichen (epifaszialen) Venen, die Muskelvenen und die Verbindungsvenen (Vv. perforantes) haben eine Zubringerfunktion (Abb. **B-5.42**, Abb. **B-5.43**). Im Falle einer venösen Abflussbehinderung im Becken (Abb. **B-5.40**) ist die CT als primäre Diagnostik oft ausreichend, da hierdurch die zugrundeliegende Pathologie mit dargestellt werden kann.

Die Venen der **unteren Extremität** werden mit der **aszendierenden Phlebografie** dargestellt (Abb. **B-5.42**, Abb. **B-5.43**).

**Methode:** Der Patient wird auf einem kippbaren Untersuchungstisch in halbaufrechter (30–70°) Position mit entspannt herabhängendem Bein gelagert. Dadurch werden ein zu rasches Abfließen des Kontrastmittels und eine muskuläre Venenkompression vermieden. Nach Anlegen eines Stauschlauchs in Knöchelhöhe wird eine möglichst periphere Vene (z. B. V. hallucis dorsalis) punktiert. Durch ein warmes Fußbad für einige Minuten kommt es zu einer verbesserten Venenfüllung und die Haut wird weicher, wodurch die Punktion erleichtert wird.

**Methode:** Der Patient wird in halbaufrechter Position mit entspannt herabhängendem Bein gelagert. Nach Anlegen eines Stauschlauchs in Knöchelhöhe wird eine möglichst periphere Vene punktiert.

Bei erwachsenen Untersuchungspersonen werden etwa 50 ml Kontrastmittel injiziert und aufgrund des Staus der oberflächlichen Venen in das tiefe Venensystem des Unterschenkels geleitet, wobei eine möglichst periphere Venenpunktion einen gleichmäßigen Abstrom in alle drei Unterschenkelvenengruppen begünstigt.

Bei Erwachsenen werden etwa 50 ml Kontrastmittel injiziert und aufgrund des Staus der oberflächlichen Venen in die tiefen Venen des Unterschenkels geleitet.

Unter orientierender Durchleuchtung wird die Gefäßfüllung beobachtet und es werden Zielaufnahmen vom Unterschenkel bis zum Einfluss in die V. cava inferior angefertigt. Wegen der Überlagerung der einzelnen Venengruppen im Unterschenkel- und Kniebereich sind hier 2–3 Projektionen erforderlich.

Unter Durchleuchtungskontrolle werden Zielaufnahmen vom Unterschenkel bis zum Einfluss in die V. cava inferior angefertigt.

Mit dem Valsalva-Pressversuch wird die Funktionsfähigkeit der Venenklappen geprüft (Abb. **B-5.44**). Durch den erhöhten abdominellen Druck kommt es hierbei kurzzeitig zu einer Strömungsumkehr. Bei einer Stammvarikose der V. saphena parva oder magna kommt es zu einem Reflux des Kontrastmittels in die oberflächlichen Venen.

Mit dem Valsalva-Pressversuch wird die Funktionsfähigkeit der Venenklappen, besonders der V. saphena parva und magna, geprüft (Abb. **B-5.44**).

**B-5.42 Schematische Darstellung des Venensystems am Bein**

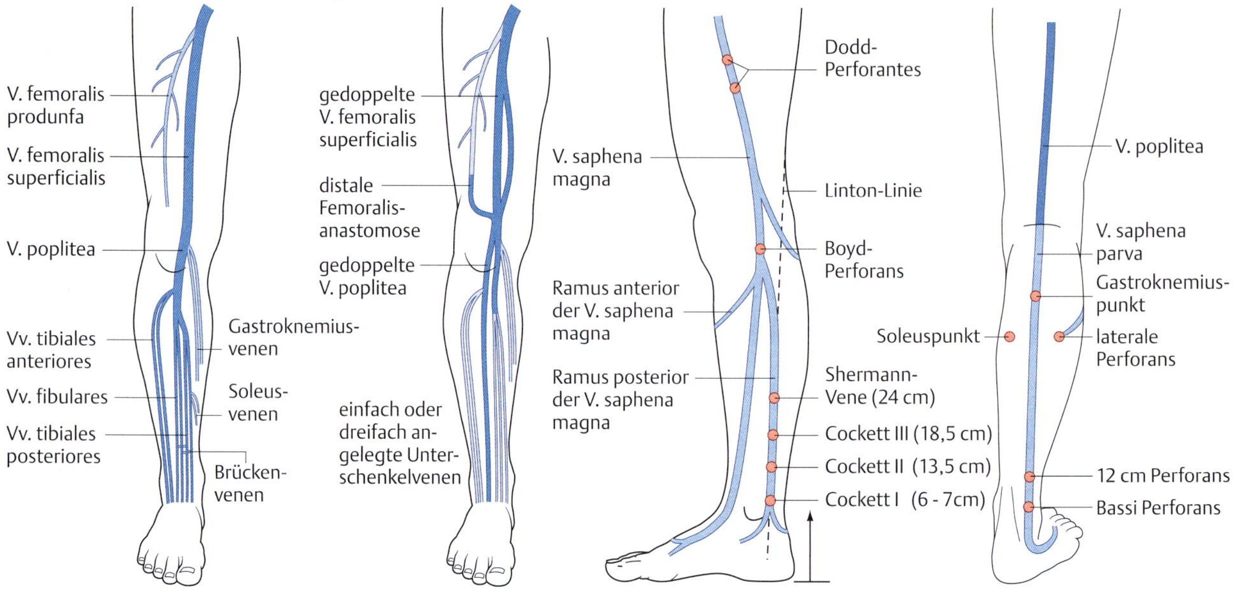


Unter normalen physiologischen Verhältnissen ist der Blutfluss von den oberflächlichen in die tiefen Venen gerichtet. Ein Rückfluss des Blutes wird durch den Ventilmechanismus der Taschenklappen verhindert.

B-5.43

**B-5.43 Normalbefund Phlebografie.**

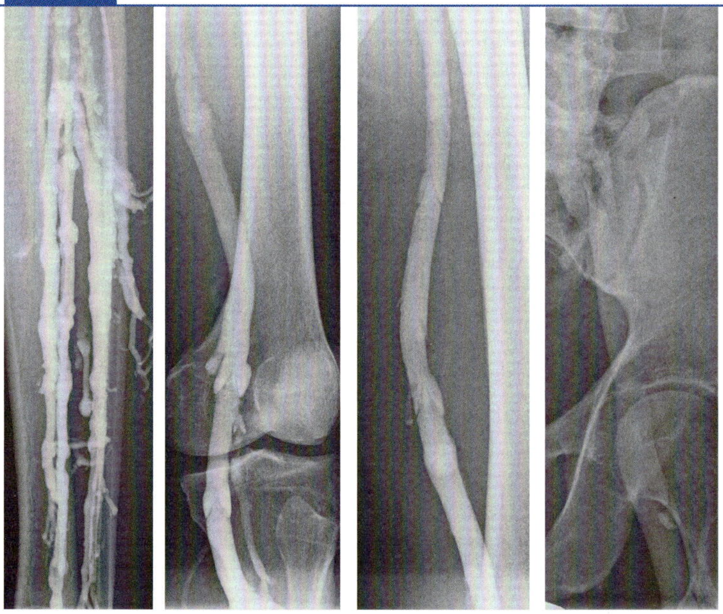

Regelrechte Kontrastierung der tiefen Leitvenen mit intakten Venenklappen in allen 4 Etagen (Unterschenkel, Knie, Oberschenkel, Becken).

**Probleme bei der Interpretation** und **Fehlerquellen** ergeben sich aus unzureichender Untersuchungstechnik.

**Probleme bei der Interpretation** ergeben sich meist aus einer unzureichenden Untersuchungstechnik, insbesondere durch eine unvollständige Füllung der tiefen Leitvenen und einem Abfluss des Kontrastmittels über die oberflächlichen Venen. **Fehlerquellen** sind eine falsche Patientenlagerung, aktive Anspannung der Beinmuskulatur, zu weit proximale Venenpunktion, falsche Position des Stauschlauchs mit zu fester oder zu geringer Kompression, zu geringe Kontrastmittelmenge oder zu niedriger Injektionsdruck.

**B-5.44 Valsalva-Pressversuch.**

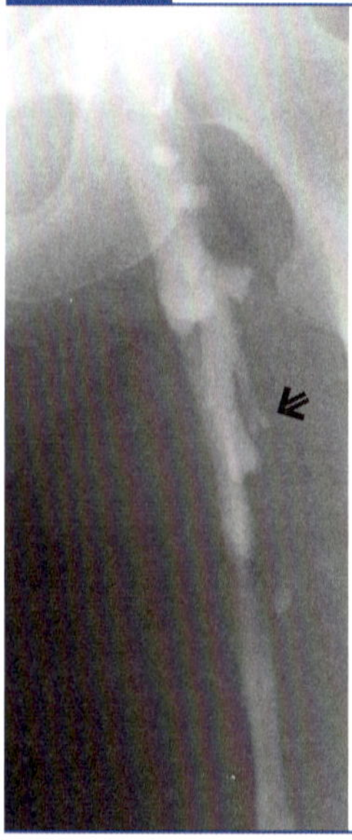

Normale Mündungsregion der V. saphena magna. In der Phlebografie mit Valsalva-Pressversuch nur geringer Reflux mit positivem Teleskopzeichen (S. 449) (offener Pfeil) aufgrund der regelrechten Funktion von Mündungs- und Schleusenklappen.

B-5.44

**B-5.45 Radiologische Diagnostik bei Beckenvenenkompression.**

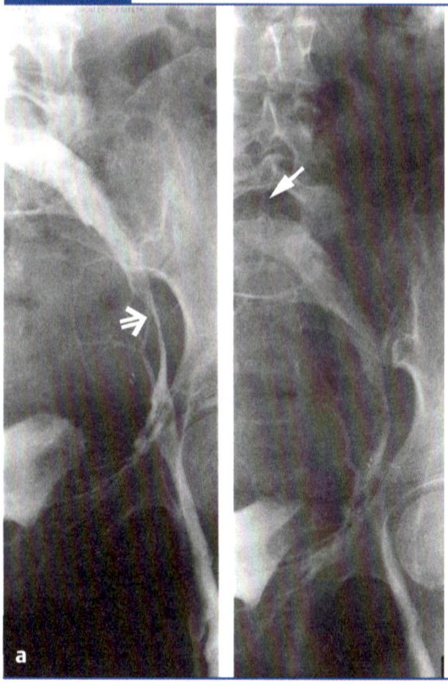


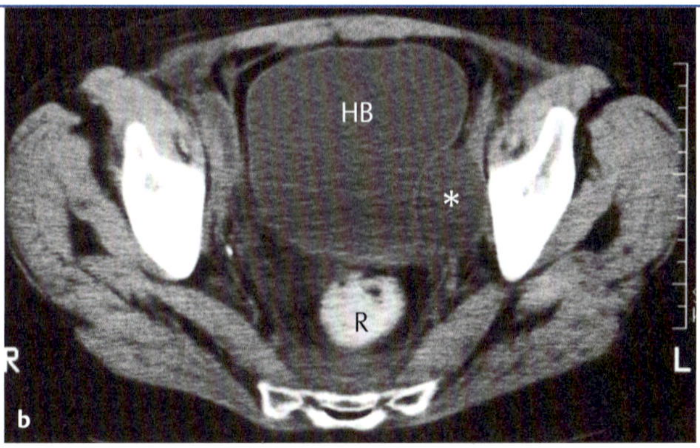


**a Aszendierende Phlebografie**: Glatt begrenzte, konvexbogige Kompression der V. iliaca externa (offener Pfeil) mit schmalem Restlumen. Der Einfluss in die V. cava inferior (Pfeil) ist regelrecht.
**b CT des Beckens:** Ursache der Beckenvenenkompression ist eine ovale Raumforderung (Stern), die an die Harnblase (HB) grenzt und zu einer geringen Impression führt. Die Dichte ist flüssigkeitsäquivalent. Es handelt sich um eine Lymphozele. R = Rektum.

**Indikationen:** Nachweis von Abflussbehinderungen (Thrombosediagnostik Abb. **B-5.45**). Zu typischen Befunden (S. 451).
Die **Beckenvenen** sind normalerweise im Rahmen der aszendierenden Beinphlebografie ausreichend beurteilbar. Eine detailliertere Darstellung inklusive der unteren Hohlvene gelingt mit der sog. **Kavografie**. Hierzu wird die V. femoralis communis medial des tastbaren Leistenpulses lokalisiert und punktiert. Auf diese Weise kann durch bolusartige Kontrastmittelgabe eine Untersuchung in DSA-Technik durchgeführt werden (Abb. **B-5.46**).
Die Kavografie zur Abklärung der Beckenvenen und der V. cava inf. ist weitgehend durch die Schnittbildverfahren ersetzt worden. Sie wird heute fast ausschließlich im Zusammenhang mit einer Kavafilterimplantation durchgeführt (s. Abb. **B-5.69**).

**Komplikationen:** Sie sind bei der Phlebografie selten. Durch die thrombogene Wirkung des Kontrastmittels ist in weniger als 1 % mit einer Thrombose oder Thrombophlebitis zu rechnen. Lokale Hautnekrosen an der Punktionsstelle durch ein Paravasat sind bei ionischen Kontrastmitteln möglich, die aber kaum noch Verwendung finden.

**Indikationen:** s. Abb. **B-5.45**; typische Befunde (S. 451).

Eine detaillierte Darstellung der **Beckenvenen** gelingt mit der **Kavografie** (Abb. **B-5.46**).

Sie wird heute fast ausschließlich bei einer Kavafilterimplantation durchgeführt (Abb. **B-5.69**).

**Komplikationen:** Sie treten nur in weniger als 1 % der Fälle auf.

B-5.46

**B-5.46 Kavografie in DSA-Technik bei Kavathrombose.**

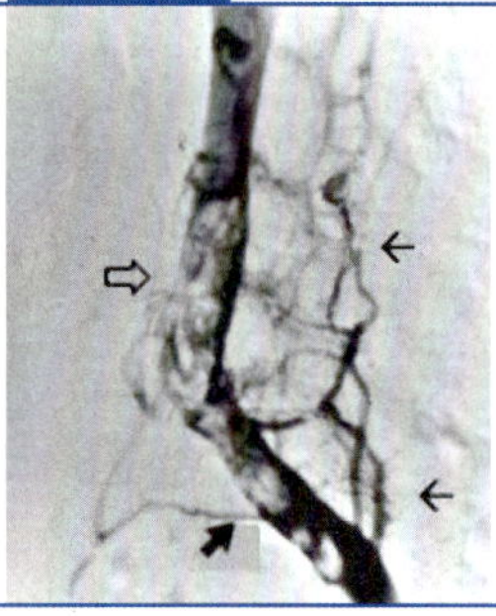

Darstellung mehrerer kontrastmittelumspülter Thromben in der V. iliaca communis (dicker schwarzer Pfeil) links und in der V. cava inferior (offener Pfeil). Die Vv. lumbales ascendentes dienen als Kollateralen (dünne schwarze Pfeile).

**Kontraindikationen:** ausgedehnte Infektionen (z. B. Erysipel), chronisches Lymphödem oder Phlegmasia coerulea dolens.

**Kontraindikationen:** Neben den allgemeinen Kontraindikationen des jodhaltigen Kontrastmittels, wie Schilddrüsenüberfunktion, Kontrastmittelallergie und Niereninsuffizienz, muss auf eine Phlebografie verzichtet werden bei einer ausgedehnten Infektion (z. B. Erysipel) oder einem chronischen Lymphödem an dem betroffenen Bein sowie der Phlegmasia coerulea dolens.

**Nieren- und Nebennierenvenen.**

### Nieren- und Nebennierenvenen.

Siehe Kap. Niere (S. 311) und Nebenniere (S. 329).

**Pfortader (Portografie).**

### Pfortader (Portografie).

Siehe Angiografie (S. 567).

**Obere Extremität**

### Obere Extremität

**Methode:** Bei der **Armphlebografie** wird mit Staubinde am Oberarm über eine Handrückenvene ein Kontrastmittelbolus injiziert.

**Methode:** Bedeutendste Untersuchungsmethode ist die **Armphlebografie**, die möglichst in **DSA-Technik** (S. 426) durchgeführt werden sollte. Mit angelegter Staubinde am Oberarm erfolgt eine bolusartige Kontrastmittelinjektion über eine Handrückenvene. Damit werden zunächst die Armvenen und nach Öffnung der Oberarmstauung die Venen der Schulterregion bis zur V. cava superior dargestellt.

**Indikationen:** Nachweis von Abflussbehinderungen (Abb. **B-5.47**), Venendarstellung vor Anlage eines Dialyseshunts.

**Indikationen:** Nachweis von Abflussbehinderungen, z. B. bei Armvenenthrombose oder Paget-von-Schroetter-Syndrom (Thrombose der V. axillaris oder V. subclavia, Abb. **B-5.47**) sowie Darstellung der Venenanatomie vor Anlage eines Dialyseshunts.

**B-5.47 Paget-van-Schroetter-Syndrom.**

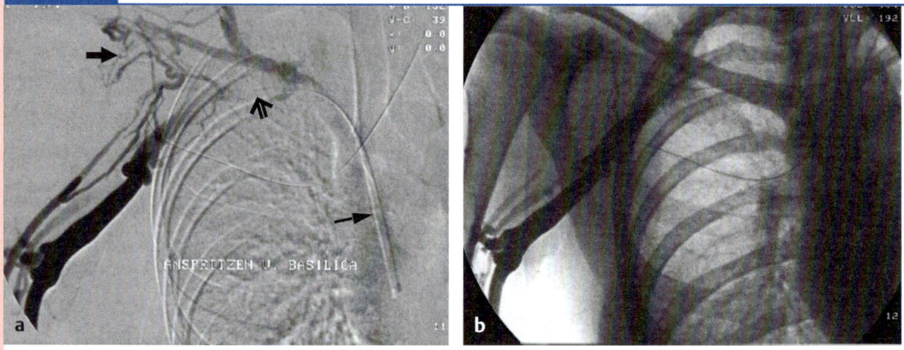


**a** Die **Armphlebografie in DSA-Technik** zeigt eine Thrombose der rechten V.subclavia (offener Pfeil), verursacht durch einen zentralen Venenkatheter (Groshong-Katheter) für die Chemotherapie eines Osteosarkoms. Die Katheterspitze liegt im rechten Vorhof (schwarzer schmaler Pfeil). Über zervikale Kollateralen (schwarzer dicker Pfeil) wird ein verzögerter venöser Abfluss gewährleistet.
**b** Darstellung mit anatomischem Hintergrund.

**Farbkodierte Duplexsonografie (FKDS)**

**Methode** (S. 418):

**Indikationen:** Die FKDS ist gut als **Screeningverfahren** zur Abklärung von Erkrankungen wie tiefe Beinvenenthrombose, Varikose oder postthrombotischem Syndrom geeignet (Abb. **B-5.48**).

## Farbkodierte Duplexsonografie (FKDS)

**Methode** (S. 418):

**Indikationen:** Die Ultraschallverfahren und insbesondere die farbkodierte Duplexsonografie (FKDS) werden als **Screeningverfahren** zur Abklärung von Venenerkrankungen eingesetzt, da diese Verfahren ohne Strahlenbelastung oder Kontrastmittelgabe auskommen. Die FKDS ist gut geeignet bei der Fragestellung nach einer tiefen Beinvenenthrombose, den verschiedenen Formen der Varikose und beim postthrombotischen Syndrom (Abb. **B-5.48**).

B-5.48 **FKDS bei tiefer Beinvenenthrombose.**

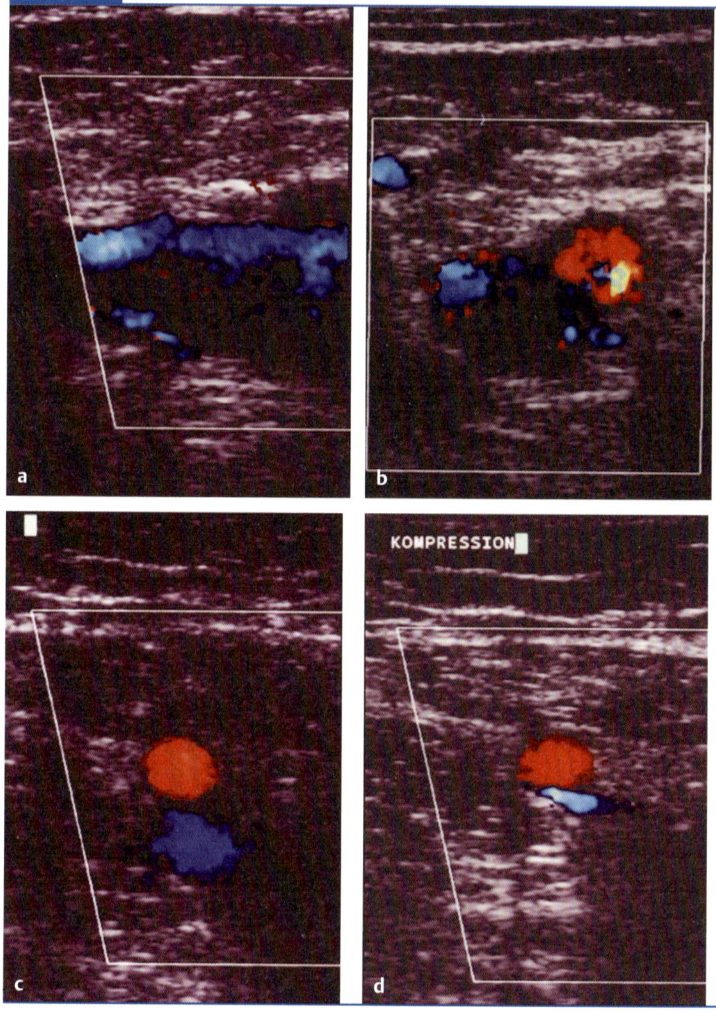


**a** Nachweis einer partiell umflossenen Thrombose der V. femoralis superficialis im Längs- (**a**) und Querschnitt (**b**). Die benachbarte Arterie zeigt ein kräftiges Flusssignal in entgegengesetzter Richtung (rot).
**b** Partiell umflossene Thrombose der V. femoralis superficialis im Querschnitt.
**c** Normalbefund der Gegenseite mit unauffälligem Flusssignal von Venen und Arterien ohne (**c**) und mit Kompression (**d**).
**d** Normalbefund der Gegenseite mit Kompression.

## 5.2.2 Wichtige Krankheitsbilder – von der Diagnose zum Befund

### Primäre Varikose

▶ **Definition.** Sackförmig oder zylindrisch erweiterte, oberflächliche epifasziale Venen, wobei die Venenerweiterung umschrieben oder langstreckig sein kann. Die **primäre Varikose** (95 %) entsteht idiopathisch ohne fassbare Ursache, die **sekundäre Varikose** ist erworben und entsteht meist als Folge eines Abflusshindernisses (Z. n. Phlebothrombose).

Nach der Lokalisation unterscheidet man:

- **Stamm- und Seitenastvarizen** (am häufigsten): v. a. im Bereich der V. saphena magna und V. saphena parva.
- **retikuläre Varizen:** netzartige, lokalisierte, oberflächliche Venektasien mit einem Durchmesser von 2–4 mm, v. a. in der Kniekehle und an der Außenseite von Ober- und Unterschenkel.
- **Perforansvarikose:** entweder anlagebedingte Schlussunfähigkeit der Venenklappen der Vv. perforantes oder sekundär entstanden durch ein erhöhtes Strömungsvolumen bei primärer Stammvarikose oder bei einem postthrombotischen Syndrom.

**Klinik:** Typische Symptome sind Müdigkeits-, Schwere- und Spannungsgefühl in den Beinen sowie eine Neigung zu abendlichen Knöchelödemen. Im Verlauf kommt es zu den Symptomen der chronisch-venösen Stauung mit indurierten Ödemen, Pigmentierungen, Stauungsdermatosen und schließlich Ulcera cruris.

5.2.2 Wichtige Krankheitsbilder – von der Diagnose zum Befund

Primäre Varikose

▶ Definition.

Man unterscheidet:

- **Stamm- und Seitenastvarizen:** im Bereich der Vv. saphenae magna et parva.
- **retikuläre Varizen:** netzartige oberflächliche Ektasien in Kniekehle und Schenkelaußenseite.
- **Perforansvarikose:** bedingt durch Schlussunfähigkeit der Venenklappen der Vv. perforantes.

**Klinik:** Schweregefühl in den Beinen und abendliche Knöchelödeme. Im Verlauf kommt es zu Pigmentierungen, Stauungsdermatosen und Ulcera cruris.

**B-5.49 Phlebografischer Befund einer Stammvarikose der V. saphena magna Stadium II.**

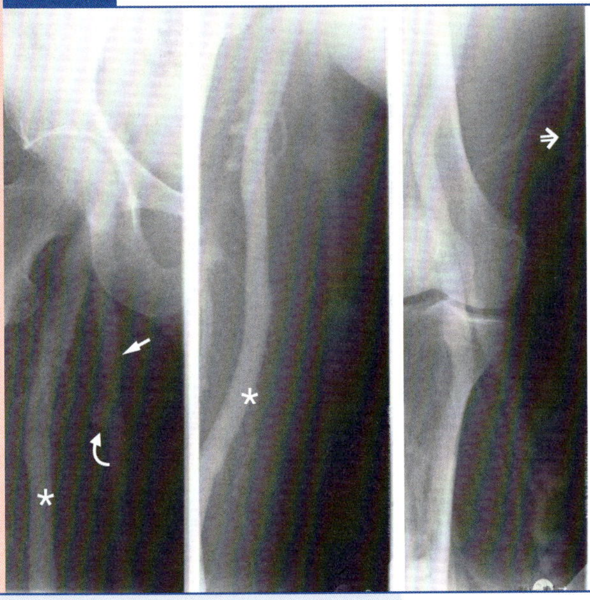

Das Gefäßlumen ist erweitert mit fehlendem Teleskopzeichen (gerader Pfeil). Weiter distal ist ein infravalvuläres Aneurysma (gebogener Pfeil) erkennbar. Am distalen Insuffizienzpunkt (offener Pfeil) oberhalb des Knies findet sich der Übergang in eine Seitenastvarikose. V. femoralis superficialis (Stern).

**Diagnostisches Vorgehen:** Durch Flussumkehr beim **Valsava-Pressversuch** können eine Klappeninsuffizienz der V. saphena magna und der distale Insuffizienzpunkt nachgewiesen werden (Abb. **B-5.49**).

**Diagnostisches Vorgehen:** Bei der klinischen Untersuchung fallen die erweiterten und oft geschlängelt verlaufenden Gefäße auf. Mit der **Dopplersonografie** lassen sich die Venen aufgrund des langsamen Blutstroms eindeutig von den Arterien differenzieren. Eine Klappeninsuffizienz der V. saphena magna und der distale Insuffizienzpunkt können durch die **Flussumkehr beim Valsalva-Pressversuch** mit hoher Sicherheit nachgewiesen werden (Abb. **B-5.49**).

**Radiologische Diagnostik:** Kennzeichen der **Stammvarikose** der V. saphena magna ist die Insuffizienz der Schleusenregion (Abb. **B-5.44**, Abb. **B-5.50**). Sie zeigt sich in der Phlebografie als **fehlendes Teleskop-Zeichen**, **infravalvuläre Dilatation** und kleinere **venöse Aneurysmen**. Die Mündungsinsuffizienz führt zu einer retrograden Füllung der V. saphena magna bis zum distalen Insuffizienzpunkt (Tab. **B-5.2**).

Die **Perforansinsuffizienz** ist phlebografisch an einer **Strömungsumkehr** in den Vv. perforantes und fehlenden Venenklappen erkennbar. Dies führt zu einer **Vergrößerung des Mündungswinkels**. Die Perforansvenen nehmen eine **zylindrische Gestalt** an (Abb. **B-5.51**).

**Radiologische Diagnostik:** Diagnostisches Merkmal einer **Stammvarikose**, z. B. der V. saphena magna, ist die **Insuffizienz der Schleusenregion** (Abb. **B-5.44**, Abb. **B-5.50**). Die letzte Venenklappe vor der Einmündung in die V. femoralis wird als Mündungsklappe bezeichnet, nach distal folgen 2 sog. Schleusenklappen. Physiologisch kommt es zu einer teleskopartigen Verjüngung der V. saphena magna (Teleskop-Zeichen). Zeichen der Insuffizienz in der Phlebografie sind ein **fehlendes Teleskop-Zeichen**, eine **infravalvuläre Dilatation** und kleinere venöse **Aneurysmen**. Durch die Mündungsinsuffizienz kommt es zu einer Flussumkehr und einer **retrograden Füllung** der V. saphena magna bis zur nächsten intakten Venenklappe. Diese Stelle wird als **distaler Insuffizienzpunkt** bezeichnet (Tab. **B-5.2**).

Die **Perforansinsuffizienz** ist phlebografisch an einer **Strömungsumkehr** in den Vv. perforantes und **fehlenden Venenklappen** erkennbar. Die Blutströmung ist von den tiefen Venen in die äußeren Venen zur Leiste hin gerichtet, was zu einer **Vergrößerung des Mündungswinkels** führt. Durch den Gefäßumbau verlieren die Perforansvenen ihre ursprüngliche Spindelform und nehmen eine **zylindrische Gestalt** mit **Wandunregelmäßigkeiten** an. Klinisch ist die Varikose der Cockett-Venen am bedeutsamsten (Abb. **B-5.51**).

**B-5.2 Stadieneinteilung der Stammvarikose nach Lage des distalen Insuffizienzpunktes (nach Hach)**

| | V. saphena magna | | | V. saphena parva |
|---|---|---|---|---|
| **Stadium** | **Insuffizienzpunkt** | **Gefäßerweiterung** | **Klinische Symptomatik** | **Insuffizienzpunkt** |
| I | proximales Oberschenkeldrittel | keine | keine | Insuffizienz der Schleusenregion ohne Symptome |
| II | Handbreit oberhalb vom Knie | Bleistiftdicke | leichte Varikose an Ober- und Unterschenkel | mittlerer Unterschenkel |
| III | Handbreit unterhalb vom Knie | Fingerdicke | mittgelgradige Varikose mit peripherer Ödemneigung und leichten Symptomen der venösen Stauung | distaler Unterschenkel |
| IV | Fuß | über Fingerdicke | ausgeprägte Varizen, häufig mit schwerem chronisch-venösen Stauungssyndrom | |

**B-5.50 Schematische (a) und klinische (b) Darstellung bei Varikose.**

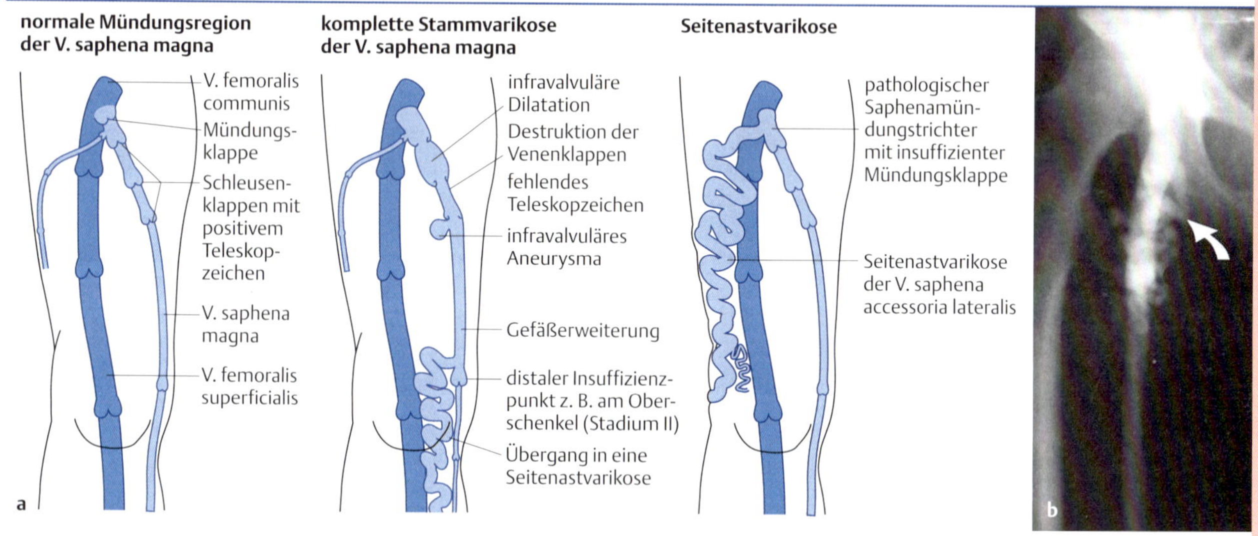


**a** Schematische Darstellung der Mündungsregion der V. saphena magna und der pathologischen Veränderungen bei der Stamm- und Seitenastvarikose.
**b** Seitenastvarikose der V. saphena accessoria lateralis: Im Valsalva-Manöver füllt sich der varikös erweiterte und geschlängelt verlaufende Seitenast (Pfeil).

**B-5.51 Perforansinsuffizienz.**

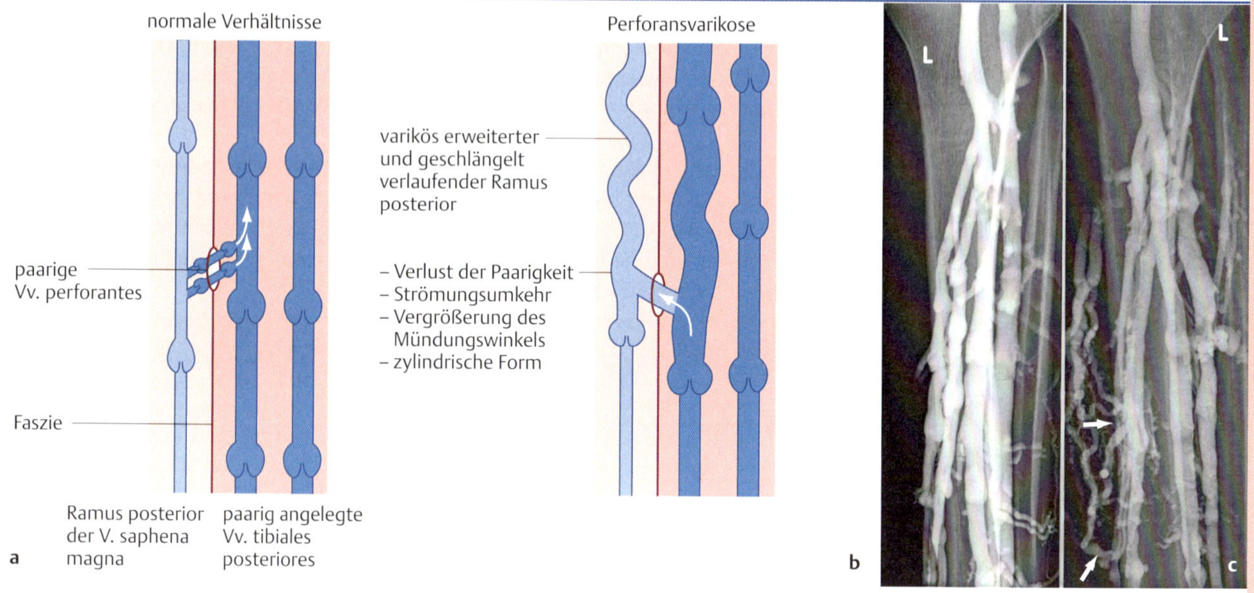


**a Schematische Darstellung:** Normale Anatomie der Perforansvenen und venöse Veränderungen bei Perforansvarikose.
**b, c Phlebografie:** Normalbefund mit suffizienten paarig angelegten Perforansvenen (**b**). Insuffizienz der mittleren und oberen Cockett-Perforansgruppen mit Strömungsumkehr in den unpaaren Perforansvenen (Pfeile) und Füllung von gering varikös erweiterten epifaszialen Venen (**c**).

## Phlebothrombose

▶ **Definition.** Thrombose der tiefen Beinvenen mit Gefahr der Lungenembolie.

**Klinik:** Die wichtigsten klinischen Zeichen sind **Schmerz**, **Ödem** und **Zyanose** der betroffenen Extremität. Hinzu kommt gelegentlich eine auffällige Zeichnung der oberflächlichen Venen, die als **Signalvenen** bezeichnet werden. Insgesamt bleiben jedoch etwa 50 % der Thrombosen unerkannt, weil sie klinisch symptomlos sind. Prädisponierende Faktoren sind maligne Erkrankungen, Operationen, länger dauernde Bettlägerigkeit und ein zurückliegendes Trauma (Frakturruhigstellung im Gips). Eine Phlebothrombose findet sich überwiegend in den tiefen Bein- und Beckenvenen, wobei die V. femoralis als Ursprungsort mit etwa 50 % dominiert.

### Phlebothrombose

▶ **Definition.**

**Klinik:** Wichtigste klinische Zeichen sind **Schmerzen**, **Ödem**, **Zyanose** und gelegentlich auffällig gezeichnete oberflächliche Venen (**Signalvenen**). Etwa die Hälfte der Thrombosen bleibt klinisch symptomlos. Häufigste Lokalisation sind die tiefen Bein- und Beckenvenen, besonders die V. femoralis.

**Diagnostisches Vorgehen:** Die **Duplexsonografie** und **Kompressionssonografie** weisen eine Thrombose sicher nach. Die aszendierende Phlebografie zur Darstellung aller Venengruppen ist in der Regel nicht mehr indiziert.

**Diagnostisches Vorgehen:** Die **Duplexsonografie** und **Kompressionssonografie** sind geeignet, eine Thrombose, insbesondere in den femoralen und poplitealen Leitvenen, mit hoher Sicherheit nachzuweisen und werden deshalb als primäre Verfahren eingesetzt. Eine aszendierenden Phlebografie zur Darstellung aller Venengruppen ist in der Regel nicht mehr indiziert.

▶ Merke.

▶ Merke. Die Treffsicherheit der Ultraschallverfahren ist in der Oberschenkel- und Poplitealregion relativ hoch, während die Diagnostik im Bereich des Unterschenkels mit einer höheren Fehlerrate behaftet ist. Die Beurteilung der Beckenvenen ist zudem durch Darmgasüberlagerungen oder eine Adipositas limitiert. Dennoch ist die **Sonografie** das geeignetse **Screeningverfahren**. Eine **Phlebografie** ist nur noch vor einer operativen Behandlung die **diagnostische Methode der Wahl**.

Bei der **Phlegmasia coerulea dolens** liegt ein vollständiger Verschluss aller Leitvenen mit Stillstand der venösen Zirkulation vor. Eine Kontrastmittelgabe ist kontraindiziert!

Einen Spezialfall stellt die **Phlegmasia coerulea dolens** dar (vollständiger Verschluss aller Leitvenen mit Stillstand der venösen Zirkulation). Hier muss die Diagnose klinisch oder sonografisch erfolgen. Eine Kontrastmittelinjektion würde durch die lokale Gefäßwandschädigung aufgrund der fehlenden Blutzirkulation zu einer Verschlechterung der Symptomatik führen.

**Radiologische Diagnostik:** Typische Phlebografie-Befunde:
- umspülte Thromben in den Venenklappen (**Monokel- oder Brillenzeichen**)
- Auslöschung der Venenstruktur (**Radiergummiphänomen**)
- **Kontur- bzw. Kuppelzeichen** (Abb. **B-5.52**).
- **Kollateralkreisläufe**.

**Radiologische Diagnostik:** Die typischen Befunde in der Phlebografie sind:
- Nachweis kleinster umspülter Thromben in den Venenklappen (**Monokel- oder Brillenzeichen**).
- Durch einen Verschluss kommt es zur Auslöschung der Venenstruktur (**Radiergummiphänomen**).
- Der Gerinnungsthrombus wird von Kontrastmittel umflossen und führt zum **Kontur-** bzw. am Thrombuskopf zum **Kuppelzeichen** (Abb. **B-5.52**).
- Es entstehen **Kollateralkreisläufe** vorwiegend über die extrafaszialen Venen (z. B. V. saphena magna oder parva) und die Muskelvenen (z. B. V. profunda femoris).

Eine Thrombose kann antegrad oder retrograd fortschreiten. Die **aszendierende Form** entsteht in den distalen Venen und ist am Kuppel- und Konturzeichen erkennbar. Die seltenere **deszendierende Form** geht von den Beckenvenen aus und ist am Stalaktitenzeichen mit einem nach distal gerichteten Thrombusschwanz erkennbar.

Eine Thrombose kann sowohl in antegrader als auch in retrograder Richtung fortschreiten. Die **aszendierende Form** entsteht in den distalen Venen und setzt sich in die proximalen Venen fort. Sie ist am Kuppel- und Konturzeichen erkennbar. Der Thrombuskopf ist nach proximal gerichtet.
Hiervon abzugrenzen ist die seltenere **deszendierende Verlaufsform**, die von den Beckenvenen ausgeht und nach distal fortschreitet. Sie beruht häufiger auf einem Abflusshindernis (z. B. tumorbedingte Kompression). Hauptkennzeichen sind die Aussparung der peripheren Venen und das Stalaktitenzeichen mit einem nach distal gerichteten Thrombusschwanz.

**B-5.52 Ober- und Unterschenkelthrombose.**

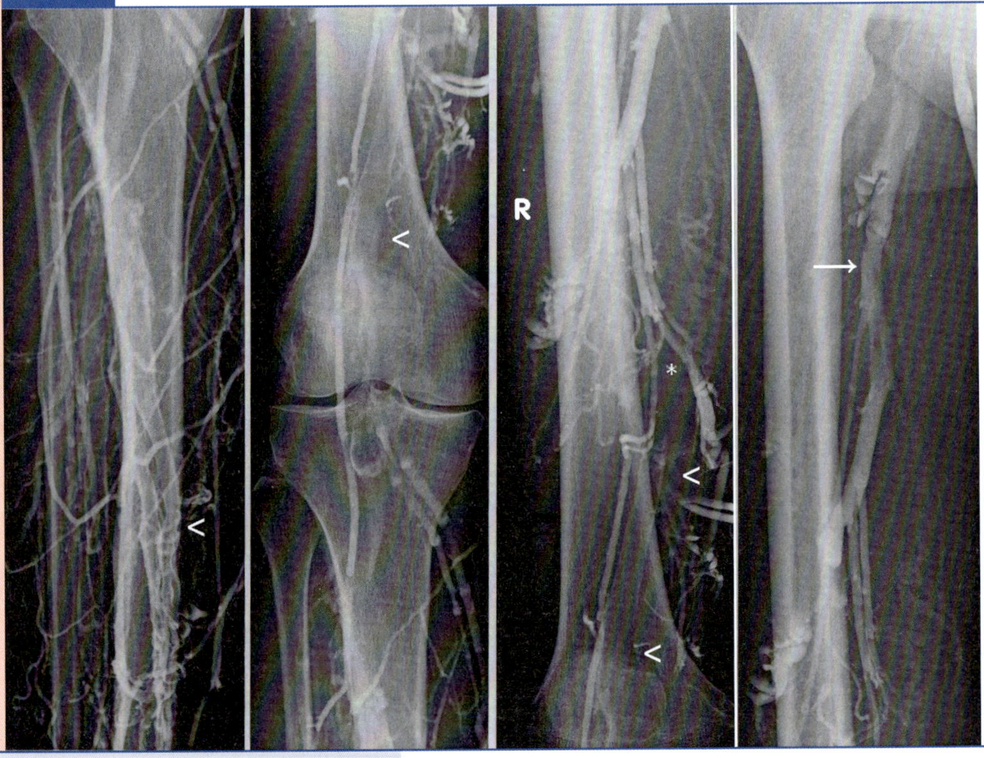


In der aszendierenden Phlebografie sind die typischen Befundkriterien einer Phlebothrombose dargestellt mit Konturzeichen (Pfeilspitzen) und nachgeschaltetem Radiergummiphänomen (Stern) der V. femoralis superficialis sowie einer sekundären Perforansinsuffizienz und Umgehungskreislauf über die V.femoralis profunda (Pfeil).

**Häufigste Fehlerquellen** in der Thrombosediagnostik sind **Überlagerungseffekte** im Bereich der Unterschenkelvenen und eine unzureichende Darstellung der **Beckenetage** durch eine zu geringe Kontrastmitteldichte, insbesondere bei Vorliegen einer distalen Thrombose. **Indirekte Thrombosezeichen** (Radiergummiphänomen oder Kollateralen) können auf einer fehlerhaften Untersuchungstechnik beruhen und sind nur in Kombination mit direkten Zeichen beweiskräftig.
In der B-Bild-Sonografie ist die **fehlende Komprimierbarkeit** einer thrombosierten Vene das sicherste diagnostische Zeichen (**Kompressionssonografie**). Der direkte Thrombusnachweis und eine Zunahme des Venendurchmessers sind dagegen weniger verlässliche Kriterien.

**Häufigste Fehlerquellen** sind Überlagerungseffekte und eine unzureichende Darstellung der Beckenetage. Indirekte Thrombosezeichen sind nur in Kombination mit direkten Zeichen beweiskräftig.

Die **fehlende Komprimierbarkeit** einer thrombosierten Vene ist in der B-Bild-Sonografie das sicherste diagnostische Zeichen (**Kompressionssonografie**).

**▶ Merke.** Die diagnostische Sicherheit wird durch die Dopplerverfahren erhöht.

Mit der **Duplexsonografie** werden zusätzliche Informationen über die hämodynamischen Veränderungen gewonnen. Zeichen der Thrombose sind ein **fehlendes Strömungssignal** in der thrombosierten Vene und eine **verringerte Flussgeschwindigkeit** proximal der Thrombose. Bei distaler Kompression der Extremität fehlt eine Flussbeschleunigung proximal der Thrombose und beim Valsalva-Manöver ist die Flussvariabilität distal herabgesetzt oder aufgehoben. Die **farbkodierte Duplex-Sonografie** (FKDS) erleichtert den Untersuchungsablauf und verkürzt die Untersuchungszeit. Sie erlaubt auch eine schnellere Differenzierung zwischen einem komplett das Lumen verschließenden oder frei flottierenden Thrombus (s. Abb. **B-5.48**).

In der **Duplexsonografie** zeigen sich ein **fehlendes Strömungssignal** sowie eine **verringerte Flussgeschwindigkeit** proximal der Thrombose. Bei distaler Kompression der Extremität fehlt eine Flussbeschleunigung proximal der Thrombose. Beim **Valsalva-Manöver** ist die Flussvariabilität distal herabgesetzt bzw. aufgehoben. Die **FKDS** erleichtert den Untersuchungsablauf (s. Abb. **B-5.48**).

## Postthrombotisches Syndrom

**▶ Definition.** Das postthrombotische Syndrom (PTS) ist die häufigste **Spätkomplikation nach einer Phlebothrombose** der Bein- und Beckenvenen. Es entsteht durch Flussveränderungen und Umbauvorgänge im Venensystem, die bereits in den ersten Tagen nach Beginn einer Thrombose einsetzen.

**Klinik:** s. Tab. **B-5.3**.

**B-5.3 Verlauf des postthrombotischen Syndroms**

| | peripheres Ödem | Gefäßverschlüsse | Rekanalisation | Kollateralen | Symptomatik |
|---|---|---|---|---|---|
| akute Thrombose (>4 Wochen) | +++ | +++ | 0 | (+) | Schmerz, Ödem, Zyanose |
| postthrombotisches Frühsyndrom (=1 Jahr) | ++ | ++ | + | + | persistierende Ödemneigung |
| postthrombotisches Syndrom (=5–20 Jahre) | + | + | ++(+) | +++ | sekundäre Varikosis, indurierte Ödeme |
| postthrombotisches Spätsyndrom (>20 Jahre) | +++ | + | ++(+) | dekompensiert | Stauungsekzeme, Atrophie blanche, Ulzerationen |

**Radiologische Diagnostik:** Das phlebografische Bild des postthrombotischen Syndroms ist sehr variabel und hängt vom Ausmaß der Rekanalisation und der Kollateralisation ab. Auch bei vollständiger Rekanalisation sind **Destruktionen der Venenklappen** und **Veränderungen der Strömungsdynamik** nachweisbar. Bei partieller Rekanalisation ist die Venenwand verändert. Röntgenologische Zeichen dafür sind **unregelmäßige Gefäßkonturen mit Septierungen** und eine **Wandstarre**. Fehlt eine Rekanalisation, ist der betroffene Abschnitt nicht abgebildet und ein **Umgehungskreislauf** darstellbar. Bei ausgeprägten Thrombosen des Unterschenkels findet sich oft das Bild der „wirren Rekanalisation" durch Ausbildung zahlreicher zarter Kollateralen innerhalb der Muskulatur, die völlig ungeordnet verlaufen (Abb. **B-5.53**).
Methode der ersten Wahl ist heute allerdings die **Duplexsonografie**, die eine ausreichende Abklärung der genannten Veränderungen des oberflächlichen und tiefen Venensystems erlaubt. Die Phlebografie kommt nur noch bei unklaren Befunden und vor geplanter operativer Sanierung oder bei der Frage nach einer frisch aufgepfropften Thrombose zum Einsatz.

**Radiologische Diagnostik:** Phlebografische Zeichen des PTS sind **Destruktionen der Venenklappen** und **Veränderungen der Strömungsdynamik**. Bei partieller Rekanalisation zeigen sich unregelmäßige Gefäßkonturen, Septierungen und Wandstarre. Bei fehlender Rekanalisation sind **Umgehungskreisläufe** darstellbar. Im Unterschenkel findet sich oft das Bild der „wirren Rekanalisation" (Abb. **B-5.53**).

Methode der ersten Wahl ist heute die **Duplexsonografie**.

B-5.53 **Postthrombotisches Syndrom.**

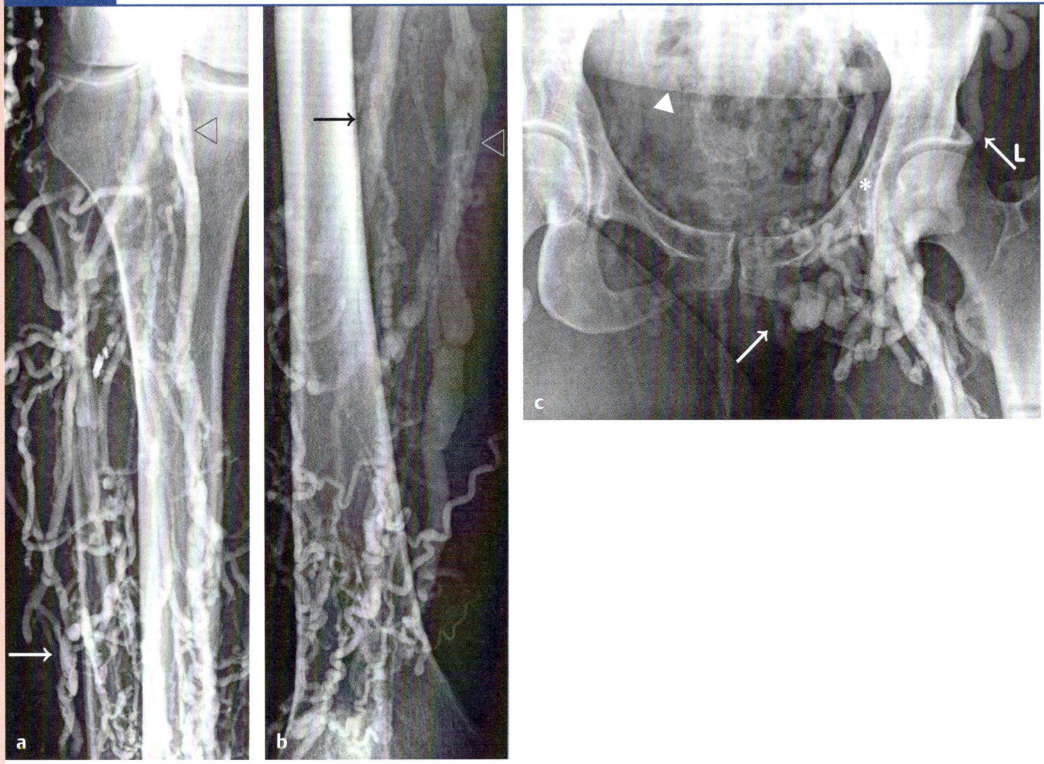


**a** Ausgedehnte postthrombotische Veränderungen mit partiellem **Verschluss der Unterschenkelvenen** und „wirrer Rekanalisation" (weißer Pfeil), Destruktion der Venenklappen und unregelmäßig konturierten Gefäßwänden mit Septierungen (offene Pfeilspitzen) und
**b** Umgehungskreislauf über die V. femoralis profunda (schwarzer Pfeil).
**c** Chronischer **Verschluss der Beckenvenen** links (*) mit ausgeprägten Umgehungskreisläufen (Pfeile) insbesondere präpubisch (Spontanpalma-Zeichen) und KM-Abstrom über die rechte Beckenetage (geschlossene Pfeilspitze).

### Kavathrombose

Eine Kavathrombose entsteht aszendierend durch Fortsetzung einer tiefen Beckenvenenthrombose oder durch eine tumorbedingte extravasale Kompression.

**Klinik:** Bei Verschluss unterhalb der Nierenvenen gleicht die Symptomatik einer Beckenvenenthrombose (S. 451), beim suprarenalen Verschluss kommt es zu organbezogenen Störungen.

► Merke.

**Diagnostisches Vorgehen:** Die **CT** hat die Kavografie weitgehend abgelöst (Abb. **B-5.54**).

**Radiologische Diagnostik:** Thrombosezeichen in der **CT** sind eine **Lumenerweiterung** der Vene und ein umflossener konstanter **Füllungsdefekt**. **Umgehungskreisläufe** finden sich bei komplettem Verschluss häufig über die Vv. lumbales ascendentes (s. Abb. **B-5.46**).

## Kavathrombose

Eine Thrombose der V. cava entsteht meist aszendierend durch eine Fortsetzung einer tiefen Beckenvenenthrombose in die V. cava inferior (Pfropfthrombose) oder eine tumorbedingte extravasale Kompression. Beim fortgeschrittenen Nierenzellkarzinom findet sich häufiger ein Tumorthrombus, der sich zunächst in die Nierenvene und dann in die Hohlvene ausbreitet.

**Klinik:** Das klinische Bild ist abhängig vom Ausmaß der Einengung und Ausdehnung nach proximal. Beim tiefen Verschlusstyp (unterhalb der Nierenvenen) gleicht die Symptomatik einer Beckenvenenthrombose. Sind die Nieren- oder Lebervenen mit beteiligt, kommt es zu organbezogenen Funktionsstörungen evtl. mit lebensbedrohlicher abdomineller Symptomatik.

► Merke. Wegen des großen Gefäßdurchmessers der V. cava besteht ein **hohes Risiko für eine fulminante Lungenembolie**, welches durch die Einlage eines Kavaschirmes (S. 466) in den infrarenalen Abschnitt der V. cava inferior gemindert werden kann, sofern nicht eine operative Behandlung im Frühstadium möglich ist.

**Diagnostisches Vorgehen:** Für die Diagnostik der Beckenvenen- und Kavavenenthrombose bietet sich die **CT** mit i. v.-Kontrastmittelinjektion als nichtinvasive Alternative zur Kavografie an (Abb. **B-5.54**). Die CT trägt zudem zur Abklärung der Thromboseursache bei, weil sie Raumforderungen mit Venenkompressionen darstellt.

**Radiologische Diagnostik:** In der **CT** ist der thrombosierte Venenabschnitt an einer **Lumenerweiterung** und einem mehr oder weniger umflossenen konstanten **Füllungsdefekt** der randständig kontrastierten Vene erkennbar. Bei einem kompletten Verschluss ist der entsprechende Abschnitt nicht kontrastiert und es finden sich **Umgehungskreisläufe** (Ausbildung ausgedehnter Kollateralkreisläufe, vorwiegend

**B-5.54** Kavavenenthrombose.

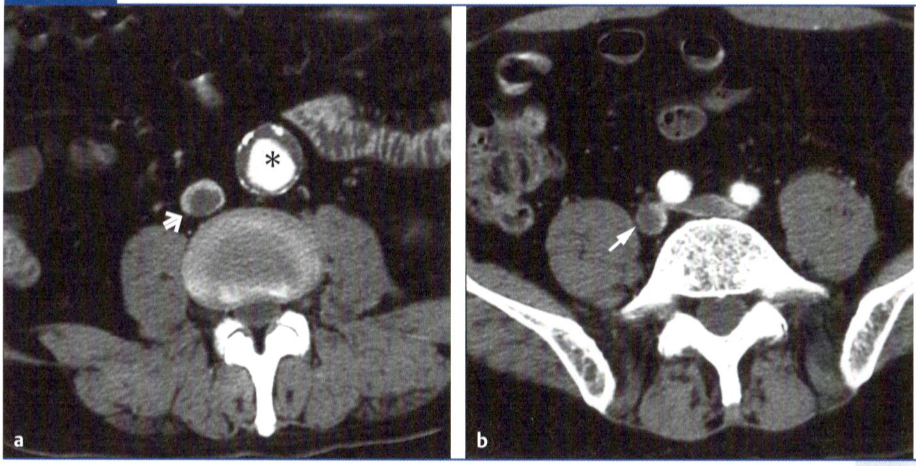


Die **kontrastmittelunterstützte CT** zeigt auf Höhe des Unterbauchs (**a**) einen kontrastmittelumspülten Thrombus der V. cava inferior (offener Pfeil), der sich bis in die V. iliaca communis (Pfeil) beidseits (**b**) fortsetzt.
Stern = Aorta abdominalis.

über die Vv. lumbales ascendentes, welche die Lumbalvenen verbinden und meist mit den Becken- und Nierenvenen kommunizieren, s. Abb. **B-5.46**). Oberhalb des Zwerchfells setzen sich die Kollateralen in die Vv. azygos und hemiazygos fort und münden in die V. cava superior.

## 5.2.3 Lymphsystem

### Radiologische Methoden und Befunde

Die Hauptindikation zur Untersuchung des Lymphsystems ist die **Suche nach Metastasen** oder **primär malignen Erkrankungen** der Lymphknoten. Zum Einsatz kommen heute fast ausschließlich **Schnittbildverfahren**, die **Sonografie** wird als Screeningverfahren verwendet. Die größte Bedeutung kommt aber der **CT/MRT** zu, die eine Beurteilung aller Lymphknotenstationen ermöglicht (Abb. **B-5.55**).

5.2.3 Lymphsystem

Radiologische Methoden und Befunde

Hauptindikation zur Untersuchung ist die Suche nach Metastasen oder primär malignen Erkrankungen der Lymphknoten. Die Sonografie gilt als Screeningmethode, die größte Bedeutung kommt der CT zu (Abb. **B-5.55**).

**B-5.55** CT-Befund bei Lymphknotenmetastasen.

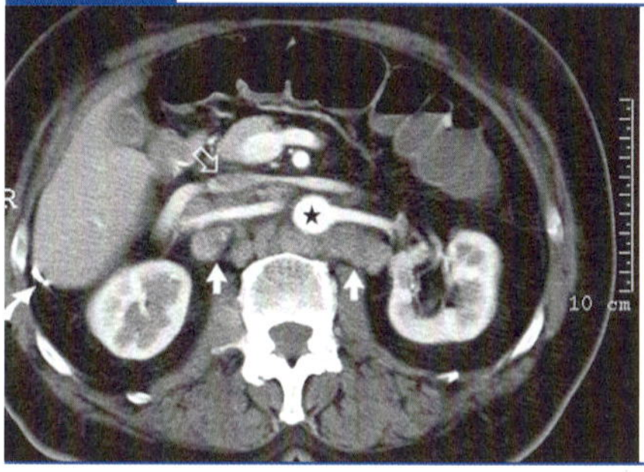


Retroperitoneale Lymphknotenmetastasen (weiße Pfeile) bei einem Patienten mit Sigmakarzinom und Z. n. Leberteilresektion wegen einer Lebermetastase (Gefäßclips = gebogener Pfeil).
Aorta (Stern), V. cava inferior (offener Pfeil).

B-5.55

### Lymphografie

**Methode:** Zur Kontrastmitteldarstellung des Lymphsystems der unteren Körperhälfte werden die Lymphgefäße zunächst durch eine intrakutane Injektion eines Farbstoffs (Methylenblau) in den 1. und 3. Interdigitalraum markiert. Nach wenigen Minuten sind die angefärbten Lymphgefäße sichtbar. In lokaler Anästhesie wird jeweils ein Gefäß am Fußrücken, meist zwischen dem 1. und 2. Os metatarsale, freipräpariert und mit einer speziellen Nadel kanüliert. Mithilfe einer automatischen Perfusorspritze werden dann etwa 5–7 ml öliges, jodhaltiges Kontrastmittel mit einer Infusionsgeschwindigkeit von 0,1 ml/min injiziert.

Lymphografie

**Methode:** Für die Lymphografie der unteren Körperhälfte werden die Lymphgefäße zuerst mit Farbstoff markiert. Danach wird ein Lymphgefäß am Fußrücken freipräpariert und darüber ein öliges, jodhaltiges Kontrastmittel injiziert.

**Komplikationen:** Allergische Reaktionen auf das Kontrastmittel oder den Farbstoff, Ölembolie bei versehentlicher i. v.-Injektion des Kontrastmittels.

**Komplikationen:** allergische Reaktionen und Ölembolie.

**Beurteilung:** Die Befunddokumentation erfolgt in **2 Phasen** durch **Röntgenübersichtsaufnahmen** des Beckens, der LWS und des Thorax (Abb. **B-5.56**). Nach **2–3 Stunden** sind die Lymphgefäße dargestellt (Füllungsphase, Lymphangiogramm), nach etwa **24 Stunden** können die Lymphknoten beurteilt werden (Speicherphase, Lymphadenogramm).

**Beurteilung:** Sie erfolgt in **2 Phasen:**
Nach 2–3 h sind die Lymphgefäße dargestellt (Lymphangiogramm), nach 24 h können die Lymphknoten beurteilt werden (Lymphadenogramm) (s. Abb. **B-5.56**).

B-5.56 Lymphografie.

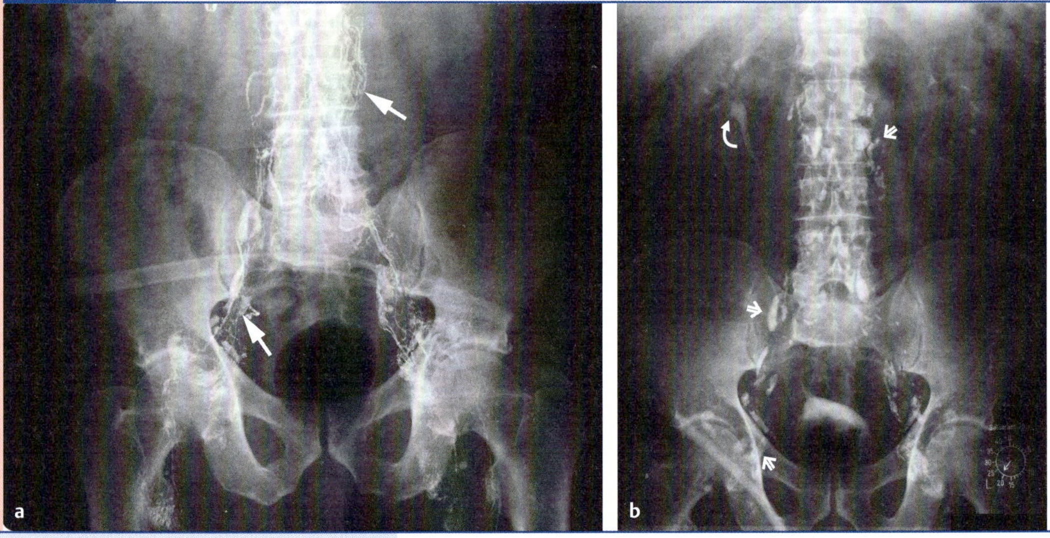


Abdomenübersichtsaufnahmen 2 Stunden nach Kontrastmittelinjektion (**a**) mit Darstellung der Lymphgefäße (weiße Pfeile) (Füllungsphase) und nach 24 Stunden (**b**) mit Darstellung der Lymphknoten (offene Pfeile) (Speicherphase). Kontrastierung der ableitenden Harnwege durch intravenöse Kontrastmittelgabe (gebogener Pfeil).

Die **Lymphografie** ermöglicht eine Beurteilung der Lymphknotenbinnenstruktur.

Die **Lymphografie** ermöglicht eine Beurteilung der Lymphknotenbinnenstruktur. So gelingt der Nachweis auch von kleineren Metastasen, die als Füllungsdefekte in der Speicherphase imponieren. Bei einem ausgedehnteren Befall kommt es zur Abflussblockade der Lymphdrainage mit fehlender Kontrastierung der Lymphknoten und Ausbildung von Kollateralen.

**Indikationen:** Nur noch selten indiziert.

**Indikationen:** Nur noch selten indiziert zur Abklärung von Lymphangiektasien, lymphogenen Zysten, Lymphfisteln sowie Verletzungen und Fehlanlagen des Ductus thoracicus.

#### Computertomografie und Magnetresonanztomografie

Mit der Schnittbilddiagnostik können alle Lymphknotenstationen nichtinvasiv beurteilt werden. Wichtigstes diagnostisches Kriterum ist die **Lymphknotengröße** als einziger Dignitätsparameter. Ein **Durchmesser > 8–10 mm** gilt in der Regel als pathologische Vergrößerung.

### Computertomografie und Magnetresonanztomografie

Der Vorteil der Schnittbilddiagnostik liegt in der Erfassung aller Lymphknotenstationen inklusive der mesenterialen, mediastinalen oder zervikalen Lymphknoten, die der Lymphografie methodisch bedingt nicht zugänglich sind. Wichtigstes diagnostisches Kriterium bei den Schnittbildverfahren ist die **Lymphknotengröße**, die als einziger Dignitätsparameter herangezogen werden kann. Dabei wird in Abhängigkeit von der Lokalisation in der Regel ein **Durchmesser > 8–10 mm** als pathologische Vergrößerung angesehen. Bei einem ausgedehnten Befall finden sich nicht selten große Lyphknotenkonglomerate (z. B. sog. „bulky tumor" bei Hodenkarzinom). Eine Beurteilung der Binnenarchitektur der Lymphknoten wie bei der Lymphografie ist nicht möglich.

#### 5.3 Interventionelle Radiologie

Die interventionelle Radiologie gilt als **minimal-invasives Therapieverfahren**.

## 5.3 Interventionelle Radiologie

Das gesamte Spektrum der interventionellen Radiologie stellt heute einen Teilaspekt der sog. **minimal-invasiven Therapieverfahren** dar.

#### 5.3.1 Gefäßrekanalisation

#### Perkutane transluminale Angioplastie (PTA)

#### Methode

1964 wurde die erste perkutane Gefäßrekanalisation von **Dotter** und **Judkins** beschrieben. Erst mit Einführung der Ballondilatationskatheter durch **Grüntzig** konnte sich die PTA zur Behandlung der chronischen AVK etablieren. Ballonkatheter zeichnen sich durch **hohe Druckbelastbarkeit** bei geringer Dehnbarkeit aus (Abb. **B-5.57**).

### 5.3.1 Gefäßrekanalisation

### Perkutane transluminale Angioplastie (PTA)

### Methode

Die erste perkutane Gefäßeröffnung wurde 1964 von **Dotter** und **Judkins** beschrieben. Erst mit der Einführung der Ballondilatationskatheter durch **Grüntzig** 1974 konnte sich die PTA jedoch in der Behandlung der chronischen AVK etablieren. Seitdem wurde die Methode immer weiter verfeinert und spezielle Dilatationskatheter entwickelt. Das Instrumentarium ist nach Konfiguration, Materialbeschaffenheit, Länge und Durchmesser des Ballons der jeweiligen Gefäßregion und der Obstruktion angepasst. Die Haupteigenschaften der Ballonkatheter sind eine **hohe Druckbelastbarkeit** bei gleichzeitig nur geringer Dehnbarkeit des entfalteten Ballons. Dadurch können auch derbe Stenosen mit einem geringen Rupturrisiko dilatiert werden (Abb. **B-5.57**).

**B-5.57 Schematische Darstellung der Dilatationsbehandlung einer Femoralarterienstenose.**

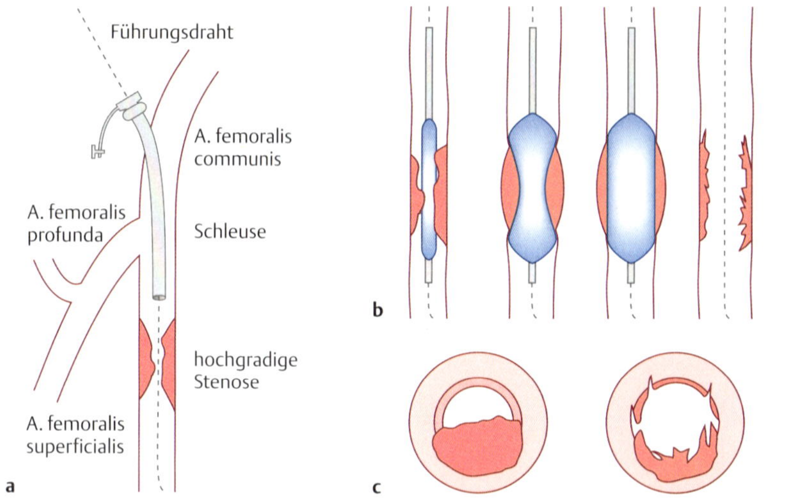


**a** Antegrade Punktion der A. femoralis communis, Einlage einer Gefäßschleuse und Sondierung der Stenose mit einem Führungsdraht mit flexibler Spitze.
**b** Über den Führungsdraht wird ein geeigneter Ballonkatheter über die Stenose geschoben und durch Injektion von verdünntem Kontrastmittel entfaltet. Nach Entleerung wird der Katheter zurückgezogen und das Resultat bei liegendem Führungsdraht angiografisch kontrolliert.
**c** Im Querschnitt ist der obstruierende Gefäßplaque (links) zu erkennen. Nach PTA (rechts) sind sowohl Plaque als auch Gefäßendothel eingerissen. Die Stenose ist aber fast vollständig beseitigt.

Pathomorphologischer Hintergrund der **PTA** ist eine **kontrollierte Verletzung** der Gefäßintima mit Sprengung der Gefäßplaques und Überdehnung der Gefäßintima und -media. Die stabile Adventitia verhindert eine vollständige Gefäßruptur. Methodisch bedingt kommt es somit immer zu mehr oder weniger ausgedehnten Endothelschädigungen, die in der Kontrollangiografie als Gefäßunregelmäßigkeiten mit Intimaeinrissen erkennbar sind. In der anschließenden **Heilungsphase von etwa 6 Wochen** kommt es durch reparative Vorgänge zu einer Reendothelialisierung und Glättung der Gefäßwand. Andererseits kann sich auf dem Boden einer intimalen Gefäßwandhyperplasie eine Restenosierung entwickeln.

Pathomorphoglogisch handelt es sich bei der **PTA** um eine **kontrollierte Verletzung** der Gefäßintima mit Sprengung der Gefäßplaques und Überdehnung der Intima und Media. In der **Heilungsphase von etwa 6 Wochen** kommt es zu einer Reendothelialisierung und Glättung der Gefäßwand.

## Indikationen

Haupteinsatzgebiete der PTA sind **Stenosen** und **Verschlüsse** der Becken- und Beinarterien sowie Stenosen der Nieren- und Viszeralarterien. In ausgewählten Fällen werden auch Stenosen der Aorta abdominalis, sowie der supraaortalen Arterien (A. carotis, A. vertebralis, A. subclavia) behandelt.
Die Indikationsstellung ergibt sich primär aus der **klinischen Symptomatik** (Minderdurchblutung aufgrund einer nachgewiesenen Gefäßobstruktion). Grundsätzlich ist zu beachten, dass die hämodynamische Wirksamkeit einer Gefäßstenose von der Lokalisation, dem Stenosegrad (ab etwa 50 %) und den vorhandenen Umgehungskreisläufen (Kollateralen) abhängt. Die Therapieentscheidung wird darüber hinaus von **methodischen Aspekten** wie der Länge der Läsion und der Morphologie der Gefäßveränderung beeinflusst.

Haupteinsatzgebiete der PTA sind **Stenosen** und kurzstreckige **Verschlüsse** der Becken- und Beinarterien sowie Nierenarterienstenosen.

Für die Indikationsstellung sind **klinische Symptomatik** und **methodische Aspekte** entscheidend.

**Kontraindikationen:** für die PTA gibt es nur relativer Art, jedoch keine absoluten Kontraindikationen. An relativen Kontraindikationen sind eine schwere Gerinnungsstörung mit erhöhter Blutungsgefahr, Kontrastmittelunverträglichkeit und evtl. eine Schilddrüsenüberfunktion zu nennen. Stark kalzifizierte Stenosen sind mit einem höheren Risiko für eine ausgedehnte Wanddissektion und Gefäßperforation verbunden, grundsätzlich aber dennoch gut behandelbar.

**Kontraindikationen:** Absolute Kontraindikationen bestehen nicht. Als relative Kontraindikation sind schwere Gerinnungsstörungen und Kontrastmittelunverträglichkeit zu nennen.

## Technik

Die meisten Angioplastien werden über einen **transfemoralen Zugang** durchgeführt. Je nach Lokalisation wird zunächst eine Gefäßschleuse antegrad oder retrograd in Seldinger-Technik (S. 423) gelegt und ein Angiogramm der betreffenden Region angefertigt. Die **medikamentöse Begleittherapie** besteht aus der intraarteriellen Gabe von Heparin und im Bedarfsfall (d. h. beim Auftreten von Gefäßspasmen) zusätzlich von spasmolytisch wirksamen Substanzen (z. B. Nitroglyzerin, Nifedipin).
Der nächste Schritt ist die **Rekanalisation**. Darunter versteht man die Sondierung und Überwindung der Gefäßobstruktion. Im einfachsten Fall gelingt eine direkte Passage der Stenose mit einem Führungsdraht. Bei Gefäßverschlüssen wird in den meisten Fällen eine Kombination aus Sondierungskatheter und Führungsdraht ein-

Die meisten Angioplastien werden über einen antegraden oder retrograden **transfemoralen Zugang** nach Punktion in Seldinger-Technik durchgeführt.

Die **Rekanalisation** erfolgt mit einer Kombination aus Sondierungskatheter und Führungsdraht. Die Road-Map-Technik ermöglicht eine direkte visuelle Kontrolle (Abb. **B-5.58**).

**B-5.58 PTA der A. femoralis superficialis.**

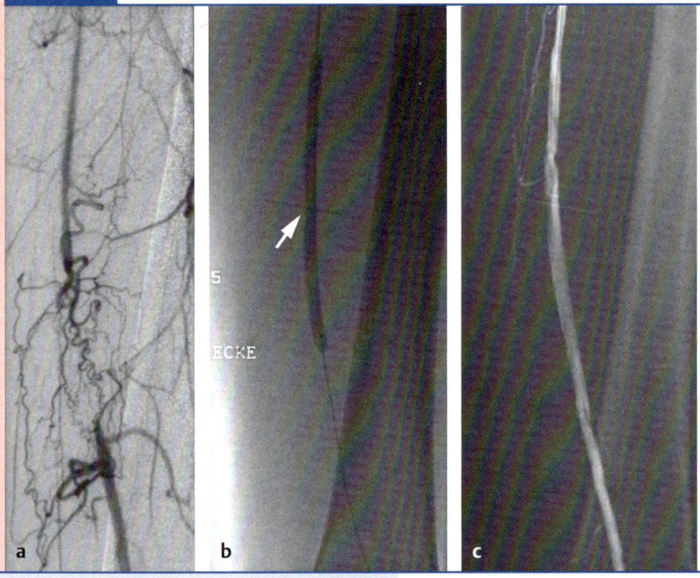


**a** Das Ausgangsangiogramm zeigt einen 6 cm langen Verschluss im Adduktorenkanal.
**b** Nach Rekanalisation mit einem Führungsdraht erfolgt die Dilatation mit einem Ballonkatheter von 5 mm Durchmesser. Die Verschlussmitte wurde markiert (Pfeil).
**c** Die abschließende Kontrolle bestätigt ein gutes Ergebnis ohne Nachweis hämodynamisch relevanter Reststenosen.

Zur eigentlichen **Angioplastie** wird ein Ballondilatationskatheter in der Gefäßenge platziert. Unter Durchleuchtung wird der Ballon mit verdünntem Kontrastmittel entfaltet. Das sicherste Kriterium für eine ausreichende Dilatation ist das **subjektive Druck- oder Dehnungsempfinden** beim Patienten. Bei entleertem Ballon wird das Behandlungsergebnis angiografisch kontrolliert.

gesetzt. In schwierigen Situationen ist die Road-Map-Technik eine große Hilfe, da diese eine direkte visuelle Kontrolle der Rekanalisation ermöglicht (Abb. **B-5.58**).
Nach erfolgreicher Passage folgt die eigentliche **Angioplastie**. Dazu wird ein geeigneter Ballondilatationskatheter über den Draht vorgeschoben und in die Gefäßenge platziert. Der Ballon wird mit einem Kontrastmittel-Kochsalz-Gemisch unter Durchleuchtungskontrolle aufgefüllt. Angestrebt wird dabei eine geringe Überdilatation des Gefäßdurchmessers von etwa 20 %. Ein wesentliches Kriterium für eine ausreichende Dilatation ist das **subjektive Druck- oder Dehnungsempfinden** beim Patienten. Ein starker Schmerz ist jedoch ein Warnzeichen für eine Überdehnung und sollte wegen der Gefahr einer Gefäßruptur unbedingt vermieden werden. Der Ballon wird anschließend entleert und ein Kontrollangiogramm angefertigt. Der Führungsdraht sollte bis zum Ende des Eingriffs in der behandelten Region belassen werden, um bei einer eventuell erforderlichen Nachdilatation eine erneute Sondierung zu vermeiden.

### Komplikationen

Häufigste Komplikationen sind **Blutungen** (selten kreislaufrelevant) bzw. eine **Hämatombildung** an der Punktionsstelle.

Eine **Dissektion** kann durch eine subintimale Passage des Führungsdrahtes oder Katheters entstehen und im Falle einer Öffnung des Ballonkatheters zu einem irreversiblen Gefäßverschluss führen.

Die **Gefäßruptur** ist eine seltene Komplikation, die aber in der Regel gut kontrollierbar ist sofern der Interventionalist auf die Möglichkeit einer Ruptur vorbereitet ist. Meist ist eine endovaskuläre Therapie (Stentgraft), selten eine Operation erforderlich. Im Bereich der Beckenarterien kann eine Gefäßruptur auch einen tödlichen Verlauf nehmen.

Durch die Dilatation hervorgerufene Endothelverletzungen und Gefäßspasmen sind für ein erhöhtes **Thromboserisiko** verantwortlich. Deshalb sollte die endovaskuläre Gefäßrekanalisation immer unter Gabe eines Thrombozytenaggregationshemmers erfolgen.

### Komplikationen

Die häufigste Komplikation ist eine **Blutung** bzw. **Hämatombildung** im Bereich der Punktionsstelle, die durch eine sorgfältige manuelle Kompression nach Schleusenentfernung weitgehend vermieden werden kann. Nur selten sind die Blutungen kreislaufrelevant oder müssen operativ versorgt werden.
Bei der Rekanalisation besteht das Risiko einer **Dissektion** der Arterie, die durch subintimale Passage des Führungsdrahtes oder Katheters entstehen kann. Wird ein Ballonkatheter in einer solchen Fehllage entfaltet, führt dies meist zu einem Gefäßverschluss. Die Rekanalisation muss deshalb mit größter Sorgfalt erfolgen und die richtige intraluminale Lage durch Kontrastmittelinjektionen bestätigt werden.
Die **Gefäßruptur** im Rahmen einer Angioplastie ist eine nur selten auftretende Komplikation, die meist eine weitere Behandlung erfordert. Die Rupturstelle kann entweder mit einem Stentgraft (ummantelter Stent) endovaskulär abgedeckt oder operativ verschlossen werden. Die Ruptur kann z. B. durch die Wahl eines zu großen Ballons, durch die Perforation eines verkalkten Gefäßplaques oder durch eine Ballonruptur entstehen. Klinisch macht sie häufig nicht sofort Beschwerden, sondern erst wenn sich ein ausreichend großes Hämatom gebildet hat, weshalb der Interventionalist diese mögliche Komplikation am Ende des Eingriffs gewissenhaft ausschließen muss. Im Bereich des Beckens können Rupturen auch tödlich verlaufen.
In dem dilatierten Gefäßabschnitt besteht aufgrund einer vermehrten Thrombogenität der verletzten Gefäßwand ein erhöhtes **Thromboserisiko** (s. o.). Ursachen sind einerseits die entstehenden Intimaeinrisse und andererseits Gefäßspasmen. Gefäßspasmen können in der Regel durch die i. a.-Injektion spasmolytischer Medikamente (Nitroglyzerin, Nifedipin) durchbrochen werden. Zur sicheren Vermeidung einer arteriellen Thrombose im behandelten Gefäßabschnitt sollte der Patienten neben

einem i.a. Heparin-Bolus (5 000 – 10 000 Einheiten) auch eine orale Thrombozytenaggregationshemmung z. B. mit Acetylsalicylsäure schon vor Beginn des Eingriffs erhalten.
Insbesondere bei der Rekanalisation von Verschlüssen besteht ein erhöhtes Risiko für die Entstehung **peripherer Embolien** durch Ablösung von Plaques oder wandständigen Thromben. Wichtig ist deshalb eine sorgfältige Beurteilung der Gefäßperipherie im Kontrollangiogramm. In den meisten Fällen kann eine Embolisation durch eine perkutane Katheteraspiration und im Bedarfsfall durch eine zusätzliche lokale Thrombolyse behandelt werden.

**Periphere Embolien** können, v. a. bei der Rekanalisation von Verschlüssen, durch Ablösung von Plaques oder wandständigen Thromben entstehen. Sie können meist direkt durch eine perkutane Katheteraspiration behandelt werden.

### Ergebnisse

Die Ergebnisse sind abhängig vom Stadium der AVK vor Behandlung, der Lokalisation, dem angiografischen Bild der Gefäßveränderung (Grad, Länge und Morphologie der Stenose), dem Behandlungserfolg der Risikofaktoren und der Langzeittherapie.
Der **Primärerfolg** der PTA bei Stenosen der femoropoplitealen und der Beckenarterien beträgt stadienabhängig etwa 85–95 %. Das Rezidivrisiko nach PTA ist in den ersten 6 Monaten am größten. Nach 3 Jahren bleibt die Offenheitsrate nahezu konstant (65–85 %.). Die Langzeitergebnisse bei kompletten Gefäßverschlüssen sind allerdings schlechter und stark von der Verschlusslänge abhängig. Grundsätzlich können aber auch langstreckige Verschlüsse der femoro-poplitealen Strombahn > 25 cm primär technisch erfolgreich behandelt werden.
Um die Langzeitoffenheitsraten nach femoropoplitealer PTA zu verbessern werden mittlerweile **medikamentenbeschichtete Ballonkatheter** (**Drug Coated Ballon, DCB**) oder Stents (**Drug Coated Stent, DCS**) eingesetzt. Die am häufigsten verwendeten Medikamente sind Paclitaxel und Sirolimus. Beide Medikamente hemmen für eine Wirkdauer von 1 – 6 Monaten die Funktion der glatten Muskelzellen in der Gefäßwand, wodurch eine neointimale Proliferation und ein negatives Remodelling der Gefäßwand verhindert werden soll. Da DCS ein permanentes Implantat bedeuten, werden DCB in der Regel bevorzugt.
Die Implantation eines Stents in der femoropoplitealen Strombahn ist nur bei längeren Verschlüssen > 6,4 cm oder im Falle einer flusswirksamen Dissektion indiziert. Die flusswirksame Dissektion bedeutet einen derart starken Einriss der Intima, dass diese sich von der Gefäßwand ablöst und den Abstrom nach distal behindert oder gar unterbricht.
Zur **Langzeitprophylaxe** hat sich eine Thrombozytenaggregationshemmung mit ASS in einer Dosierung von 100 mg/d durchgesetzt. Wurden besondere Materialien wie z. B. medikamentenbeschichtete Ballonkatheter oder gar Stents eingesetzt, wird in der Regel für die Dauer von 1 (Stents) bis 3 (medikamentenbeschichtete Ballonkatheter) Monaten eine duale Thrombozytenaggregationshemmung mit ASS und Clopidogrel durchgeführt. Eine orale Antikoagulation mit Kumarinderivaten oder den sogenannten neuen oralen Antikoagulantien (NOAKs) ist nur bei Patienten indiziert, die zusätzlich einen Gefäßbypass oder eine Herzklappe tragen oder unter Vorhofflimmern leiden.

#### Ergebnisse

Sie sind abhängig vom Stadium der AVK, der Lokalisation, dem angiografischen Bild und der Nachbehandlung.

Der **Primärerfolg** der PTA bei Stenosen der femoropoplitealen und der Beckenarterien beträgt etwa 85–95 %. Die Ergebnisse bei kompletten Gefäßverschlüssen sind stark von der Verschlusslänge abhängig.

Die Langzeitergebnisse der PTA in der femoropoplitealen Strombahn können durch Einsatz medikamentenbeschichteter Ballonkatheter oder Stents verbessert werden.

Bei Läsionslängen von mehr als 6,4 cm und im Falle einer flusswirksamen Dissektion wird in der Regel das Angioplastieergebnis durch Implantation eines Stents gesichert.

Zur **Langzeitprophylaxe** hat sich eine Thrombozytenaggregationshemmung mit 100 mg ASS/d durchgesetzt.

### Nierenarterien-PTA

In der Regel gelingt eine Dilatation von Nierenarterienstenosen über einen retrograden transfemoralen Zugang (Abb. **B-5.59**), gelegentlich muss aber auch auf einen transbrachialen Zugang ausgewichen werden, wenn die Nierenarterie steil nach distal aus der Aorta entspringt. Stenosen im mittleren Gefäßdrittel werden meist durch eine fibromuskuläre Dysplasie verursacht und können durch eine reine PTA einfach behandelt werden. In Fällen von fibromuskulärer Dysplasie sollte auf eine Stentimplantation verzichtet werden. Ostiumnahe Stenosen, die durch Plaques der Aortenwand hervorgerufen werden, werden in der Regel durch die primäre Implantation eines ballonexpandierbaren Stents versorgt. Stenosen auf dem Boden einer fibromuskulären Dysplasie sind prognostisch etwas günstiger als die häufigeren arteriosklerotischen Stenosen (S. 308).
Eine Angioplastie der Nierenarterien ist indiziert bei einer medikamentös nicht kontrolierbaren renovaskulären Hypertonie sowie bei einer rasch zunehmenden Verschlechterung der Nierenfunktion vaskulärer Genese.

#### Nierenarterien-PTA

Die Dilatation erfolgt über einen retrograden transfemoralen oder transbrachialen Zugang (Abb. **B-5.59**). Ostiumnahe Stenosen durch Plaques der Aortenwand sind in der Regel arteriosklerotisch bedingt, während Stenosen im Gefäßverlauf meist durch eine fibromuskuläre Dysplasie verursacht werden.
Eine Angioplastie der Nierenarterien ist indiziert bei medikamentös nicht kontrollierbarer renovaskulärer Hypertonie oder vaskulär bedingter akuter Verschlechterung der Nierenfunktion.

**B-5.59 Nierenarterien-PTA.**

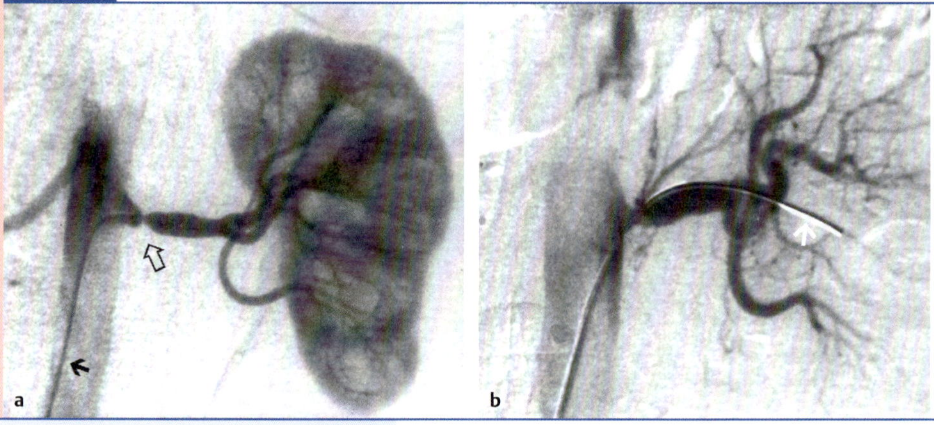

Das **Ausgangsangiogramm** (**a**) zeigt eine hochgradige Stenose des linken Nierenarterienhauptastes (offener Pfeil). Der Diagnostikkatheter (schwarzer Pfeil) ist am Nierenarterienabgang platziert. Das **Kontrollangiogramm nach Dilatation** (**b**) bei liegendem Führungsdraht (Pfeil) zeigt eine technisch erfolgreiche Dilatation mit einer Restenose von weniger als 30 %.

### Lokale intraarterielle Fibrinolyse

Bei der Fibrinolysetherapie unterscheidet man **systemische** und **lokale Thrombolyse**. Arterienverschlüsse werden meist durch eine **lokale intraarterielle Fibrinolyse** behandelt. Dabei wird die fibrinolytische Substanz durch einen Katheter direkt in das betroffene Gefäß appliziert.

Als Fibrinolytika werden **Urokinase** oder **rt-PA** eingesetzt.

### Lokale intraarterielle Fibrinolyse

Die fibrinolytische Therapie ist ein etabliertes Verfahren zur Behandlung akuter Gefäßverschlüsse. Unterschieden wird zwischen einer systemischen und einer lokalen Thrombolyse. Die **systemische Lysetherapie** mit venöser Infusion von Thrombolytika spielt bei der Behandlung arterieller Verschlüsse eine untergeordnete Rolle. Hierzu hat sich die **lokale intraarterielle Fibrinolyse** durchgesetzt. Dabei wird die fibrinolytische Substanz durch einen Katheter direkt in das betroffene Gefäß appliziert. So wird eine wesentlich effektivere Dosis am Zielort erreicht und das Risiko systemischer Nebenwirkungen (erhöhte Blutungsgefahr) weitgehend vermieden.
Neben der ursprünglich angewandten **Streptokinase** werden inzwischen **Urokinase** oder **rekombinanter Gewebe-Plasminogenaktivator** (rt-PA) eingesetzt. Eine zusätzliche Wirkungsbeschleunigung durch Thrombusfragmentierung und Oberflächenvergrößerung wird durch den Einsatz verschiedener Instrumente erreicht.

► Merke.

► Merke. Haupteinsatzgebiete für die lokale Lysetherapie sind Verschlüsse der Extremitätenarterien, peripherer Bypässe, und Dialyseshunts.

Mitunter werden auch andere Verschlusslokalisationen behandelt, wie z. B. die **Basilaristhrombose**, die eine schlechte Prognose besitzt. Eine notfallmäßige Wiedereröffnung durch lokale Fibrinolyse ist innerhalb der ersten Stunden zu erwägen (Abb. **B-5.60**).
Auch Verschlüsse der A. cerebri media werden manchmal innerhalb der ersten 6 Stunden lokal lysiert.

In ausgewählten Fällen werden andere Verschlusslokalisationen behandelt. Bei den intrakraniellen Gefäßen kommt hier der **Basilaristhrombose** die größte Bedeutung zu, die bei einem vollständigen Verschluss eine extrem schlechte Prognose besitzt. In Abhängigkeit vom klinischen Zustand ist eine notfallmäßige Wiedereröffnung durch eine lokale Fibrinolyse innerhalb der ersten Stunden zu erwägen (Abb. **B-5.60**). Nach selektiver Sondierung der A. vertebralis und angiografischer Bestätigung der Basilaristhrombose wird ein dünner Lysekatheter (Durchmesser 1 mm) in dem Verschluss platziert und Urokinase oder rt-PA injiziert.
Unter bestimmten Voraussetzungen werden auch Verschlüsse der A. cerebri media innerhalb der ersten 6 Stunden nach Infarktbeginn lokal lysiert.

**B-5.60 Basilarislyse.**

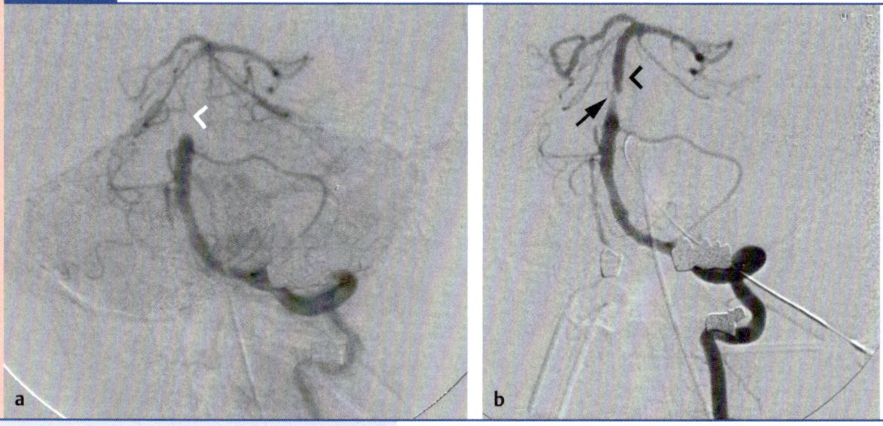

**a** Verschluss der Basilarisendstrecke (Pfeilspitze) nach dem Abgang der Aa. cerebelli anteriores inferiores.
**b** Nach lokaler Lysetherapie mit 1 000 000 IE Urokinase ist das Gefäß rekanalisiert (Pfeilspitze) und es demarkiert sich eine ursächliche arteriosklerotische Stenose der A. basilaris (Pfeil).

## Perkutane Aspirations-Thromboembolektomie (PAT)

Die Lysetherapie wird nicht selten bei **thrombotischen Verschlüssen** und bei **peripheren Embolien** mit der PAT kombiniert oder durch diese ersetzt. Über einen antegraden Gefäßzugang werden spezielle weitlumige Absaugkatheter mit einem Durchmesser von 5–8 F (French = ⅓ mm) bis zum proximalen Verschlussende vorgeschoben. Durch einen manuell erzeugten Sog können frische Thromben und festere organisierte Partikel aus dem Gefäßsystem entfernt werden. Dieses Vorgehen beschleunigt die Gefäßeröffnung und erlaubt zusätzlich die Entfernung von nicht lysierbaren, organisierten thromboembolischen Partikeln. Damit stellt die PAT für die Behandlung von peripheren Embolien unterhalb der Femoralisgabelung eine Alternative zur chirurgischen Embolektomie mit dem Fogarty-Ballonkatheter dar.

**Perkutane Aspirations-Thromboembolektomie (PAT)**
Die PAT kommt in erster Linie bei **kurzstreckigen thrombotischen Verschlüssen** und **peripheren Embolien** zum Einsatz. Über spezielle weitlumige Absaugkatheter können festere thrombotische Partikel aus dem Gefäßsystem entfernt werden.

▶ **Klinischer Fall.** Ein 40-jähriger Patient wird notfallmäßig in die Klinik eingewiesen, nachdem er 2 Stunden zuvor ein plötzliches Schmerzereignis im Bein bemerkt hatte. Bei der Untersuchung findet sich ein inkomplettes Ischämiesyndrom mit Ruheschmerz, Hautblässe und Unterkühlung distal des Knies. Der Leistenpuls ist kräftig, der Popliteapuls deutlich abgeschwächt und die Fußpulse nicht mehr tastbar. Anamnestisch ist eine alkoholtoxische dilatative Kardiomyopathie als mögliche Emboliequelle bekannt. Die Angiografie zeigt einen frischen embolischen Verschluss der A. poplitea, der in der gleichen Sitzung durch eine perkutane Aspirationsembolektomie eröffnet werden konnte (Abb. **B-5.61**). Der Patient ist nach der Behandlung beschwerdefrei und wird zur Rezidivprophylaxe auf eine orale Antikoagulation mit Phenprocoumon (Marcumar) eingestellt.

▶ **Klinischer Fall.**

**B-5.61 Perkutane Aspirations-Thromboembolektomie.**

**a** Verschluss der rechten A. poplitea (offener Pfeil) bei einem Patienten mit Kardiomyopathie mit partiell umflossenem Embolus im distalen Anteil (schwarzer Pfeil).
**b** Die Kontrollangiografie nach Aspirationsbehandlung zeigt eine vollständige Rekanalisation.

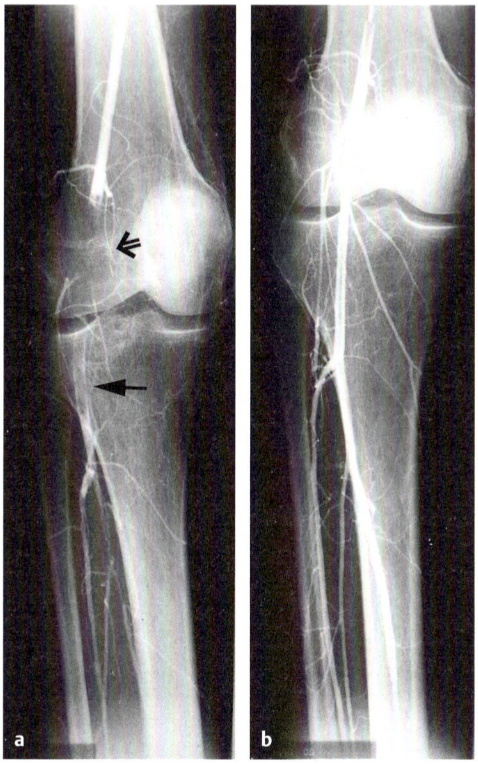


▶ **Merke.** In Abhängigkeit von der Lokalisation, der Länge und der Beschaffenheit des Verschlussmaterials ist in vielen Fällen eine **Kombination der verschiedenen Methoden** sinnvoll. Oft ist eine arteriosklerotische Stenose die Ursache des thrombotischen Verschlusses, sodass nach Lysetherapie und Aspiration eine Ballondilatation der zugrundeliegenden Gefäßeinengung erforderlich ist (Abb. **B-5.62**).

▶ **Merke.**

**B-5.62 Kombinierter Einsatz der lokalen intraarteriellen Fibrinolyse, der PAT/RAT und der Ballondilatation zur Wiedereröffnung eines akuten Verschlusses eines femorokruralen In-situ-Bypasses.**

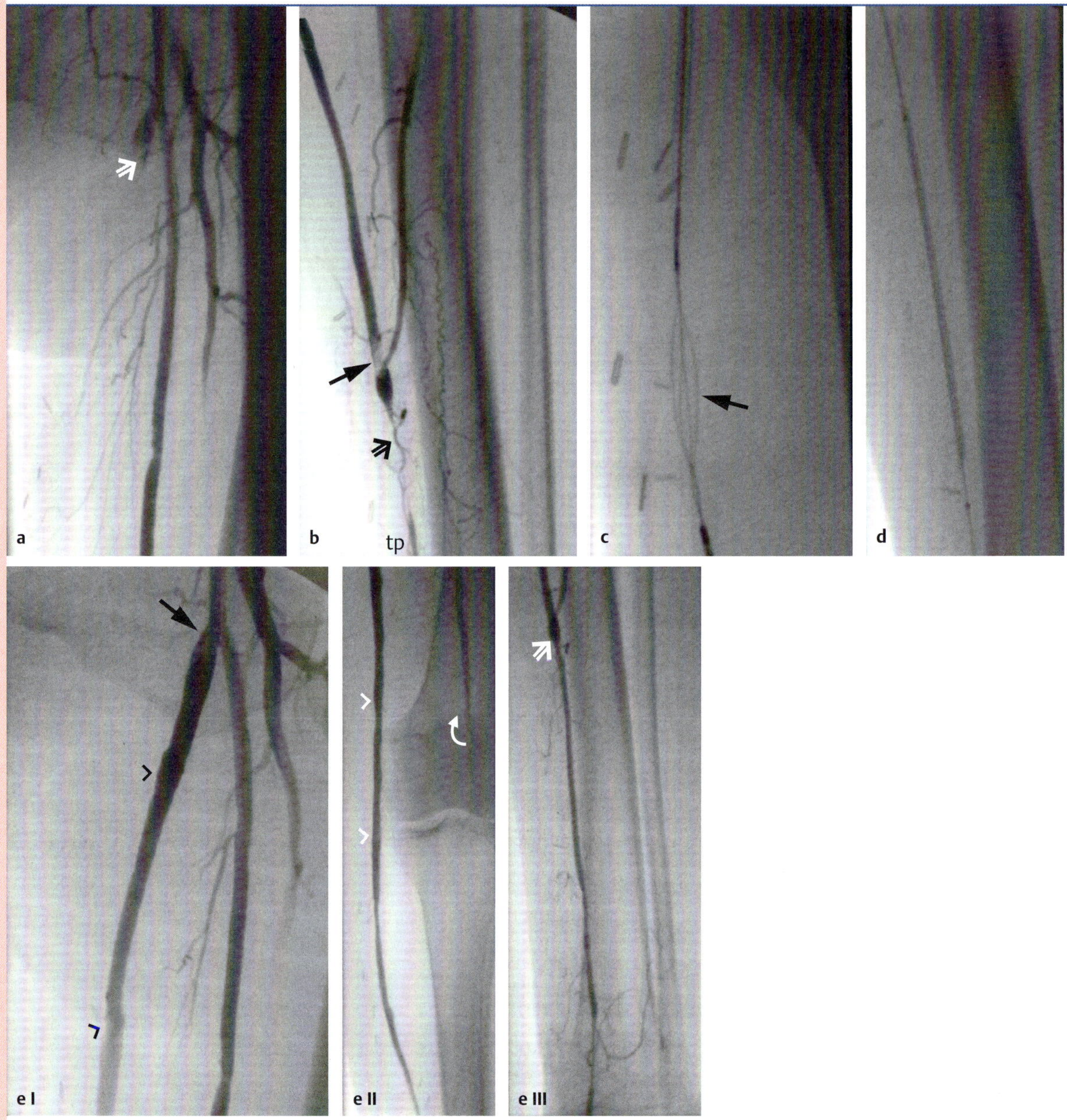


**a** Das **Ausgangsangiogramm** zeigt einen kompletten Bypassverschluss mit kuppelförmigem Abbruch (offener Pfeil) der noch kurzstreckig dargestellten proximalen Anastomose. Das überwiegend frische thrombotische Verschlussmaterial wurde durch lokale Urokinase-Infiltration lysiert und z. T. durch PAT abgesaugt.

**b** Nach erfolgreicher Bypasseröffnung findet sich distal noch ein Thrombus (schwarzer Pfeil) und distal der Anastomose eine hochgradige filiforme Stenose (offener Pfeil) der A. tibialis posterior (tp) als Ursache des Gefäßverschlusses.

**c** Der Thrombus wird mithilfe eines RAT-Körbchens (Pfeil) abgesaugt.

**d** Anschließend wird die Stenose mit einem 3 mm Ballonkatheter dilatiert.

**e** Das **Abschlussangiogramm** zeigt einen vollständig durchgängigen Bypass (Pfeilspitzen) mit gutem Fluss in der proximalen (schwarzer Pfeil) und distalen Anastomose (offener Pfeil). Hier ist auch der Popliteaverschluss (gebogener Pfeil), der zur Bypassimplantation führte, erkennbar.

### Gefäßendoprothesen (Stents)

Man unterscheidet **ballonexpandierbare** und **selbstexpandierbare Stents** (Abb. **B-5.63**). Sie bestehen aus Metallgittern und halten durch ihre Form das Gefäß offen.

## Gefäßendoprothesen (Stents)

Nach der Implantationsweise werden **ballonexpandierbare** und **selbstexpandierbare** (Abb. **B-5.63**) Systeme unterschieden. Sie bestehen aus unterschiedlich aufgebauten Metallgittern und halten durch ihre Form das Gefäß offen. Durch Einsprossung von Bindegewebe kommt es zu einer Reendothelialisierung.

**B-5.63 Gefäßendoprothesen (Metallstents).**

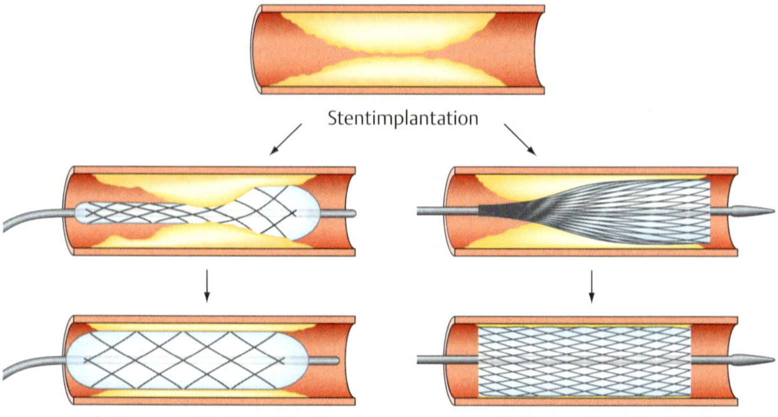


B-5.63

**B-5.64 Patient pAVK Stadium IIb rechts.**

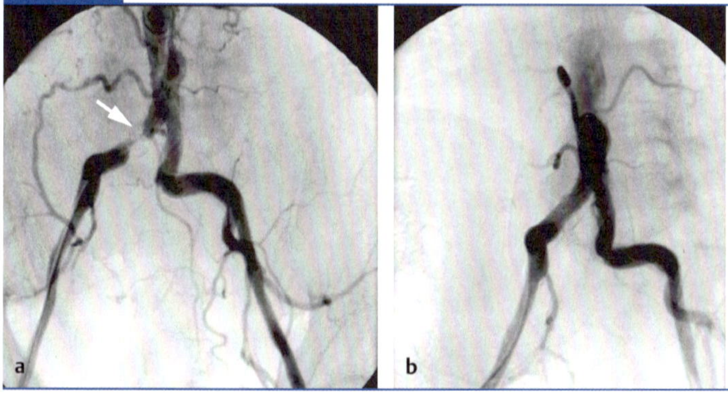

**a** Nach retrograder Punktion und Einlage eines Pigtailkatheters in die distale Aorta stellt sich eine kurzstreckige hochgradige Stenose der rechten A. iliaca communis dar (Pfeil).
**b** Über den gleichen Zugang wird ein selbstexpandierbarer Stent von 10 mm Durchmesser und 4 cm Länge implantiert. Das Ergebnis nach zusätzlicher Ballondilatation zeigt ein normales Gefäßkaliber.

**B-5.65 Beckenarterienverschluss.**

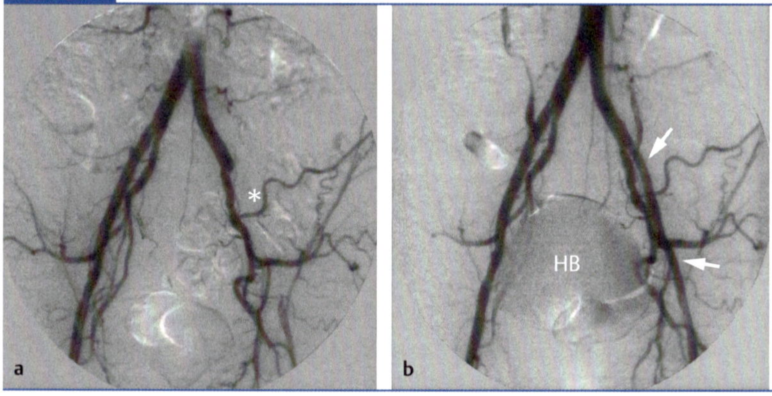


**a** In der **DSA** bei einem Patienten mit einer AVK vom Beckentyp ist ein langstreckiger Verschluss der A. iliaca externa links erkennbar (Stern).
**b** Nach Stentimplantation (Pfeile) ist das Gefäß wieder durchgängig und die Gehstreckeneinschränkung vollständig zurückgebildet. HB = Harnblase.

**Indikationen** zur Implantation von Stents sind **flusswirksame Dissektionen, hämodynamisch wirksame Reststenosen** oder **Rezidivstenosen nach Ballondilatation** (Abb. **B-5.64**). Des Weiteren werden sie zur Behandlung von Komplikationen der PTA wie obstruierenden Intimasegeln oder größeren Dissektionen eingesetzt. Wegen des erhöhten Embolisationsrisikos der Ballondilatation von Beckenarterienverschlüssen werden diese bevorzugt durch eine primäre Stentimplantation therapiert (Abb. **B-5.65**).

**Indikationen** sind **flusswirksame Dissektionen**, hämodynamisch wirksame **Reststenosen** oder **Rezidivstenosen** nach Ballondilatation (Abb. **B-5.64**). Beckenarterienverschlüsse werden bevorzugt durch eine primäre Stentimplantation therapiert (Abb. **B-5.65**).

Die **Primär- und Langzeitergebnisse** sind in größeren Gefäßen mit hohem Blutfluss sehr gut. Nach 4 Jahren beträgt die Offenheitsrate im Beckenbereich etwa 90 %.

Inzwischen stehen **beschichtete Endoprothesen** zur Verfügung. Diese **„Stentgrafts"** werden bei Aneurysmen der Aorta und der Beckenarterien sowie bei Gefäßperforationen eingesetzt.

Die **Primär- und Langzeitergebnisse** sind in den größeren Gefäßen mit einem hohen Blutfluss sehr gut. So beträgt die Offenheitsrate im Beckenbereich nach 4 Jahren etwa 90 % und ist damit der PTA deutlich überlegen. Dagegen ist die Indikation in den peripheren Gefäßen wegen der höheren Restenoserate streng zu stellen.
Neben den unbeschichteten Stents zur Behandlung von Stenosen und Gefäßverschlüssen, stehen inzwischen **beschichtetete Endoprothesen** zur Verfügung. Diese auch als **„Stentgraft"** bezeichneten Prothesen werden zur Behandlung von Aneurysmen der Aorta und der Beckenarterien oder bei Gefäßperforationen eingesetzt.

### 5.3.2 Arterielle Katheterembolisation

**Methode:** Der Gefäßverschluss erfolgt iatrogen in therapeutischer Absicht.

**Verschiedene Embolisate** stehen zur Auswahl (Tab. **B-5.4**).

**Methode:** Unter einer Embolisationsbehandlung versteht man einen iatrogen in therapeutischer Absicht herbeigeführten Gefäßverschluss. Die Embolisation erfolgt immer durch eine selektive Sondierung der zu embolisierenden Gefäße.
Je nach Zielsetzung stehen **verschiedene Embolisate** zur Auswahl (Tab. **B-5.4**). Der gewünschte Gefäßverschluss kann so entweder zentral im Bereich der versorgenden Hauptarterien oder peripher im Kapillargebiet erfolgen. Für die präoperative Therapie reicht ein temporärer Verschluss, während in der palliativen Tumortherapie ein permanenter Gefäßverschluss notwendig ist.

**B-5.4 Embolisate**

| | Prinzip | Verschlussart | Lokalisation | Einsatzgebiete |
|---|---|---|---|---|
| **flüssig** | | | | |
| absoluter Alkohol | je nach Konzentration perivaskuläre Nekrose oder Eiweißdenaturierung | permanent | kapillär | maligne Nierentumoren |
| Ethylenvinyl-Alkohol Copolyner (Onyx) | Polymerisation an der Katheterspitze bei Kontakt mit Blut oder ionischen Flüssigkeiten | Permanent | Kapillär | AV-Malformationen, Endoleaks nach Aortenstent |
| IBCA (Isobutyl-2-Cyanoacrylat) | Polymerisation bei Kontakt mit Blut, Schattengebung und Verlängerung der Polymerisationszeit durch öliges Kontrastmittel (Lipiodol) | permanent | zentral/kapillär | Tumoren, AV-Malformationen |
| Ethibloc | Präzipitation, Verzögerung der Präzipitation durch Injektion von Glukose-Lösung | permanent | zentral/kapillär | maligne Nierentumoren |
| **mechanisch** | | | | |
| Spirale (Stahl, Platin, Wolfram) | Thrombose | permanent | zentral | Blutungen, AV-Malformationen |
| **Partikel** | | | | |
| Gelfoam | Gelatinepulver, Mikropartikel 40–60 µm oder von Hand angefertigt | temporär | zentral/peripher (Partikelgröße) | präoperativ, traumatische Blutungen, Uterusmyome |
| PVA | Mikropartikel 150–1000 µm | permanent | zentral/peripher (Partikelgröße) | präoperativ, Tumorblutung, AV-Malformationen |

**Indikationen: Unterbrechung der arteriellen Blutzufuhr** bei gefäßreichen Tumoren und **Ausschaltung von AV-Malformationen** oder **blutenden Gefäßen** (Abb. **B-5.66**).

**Indikationen:** Die Katheterembolisation wird durchgeführt zur **Unterbrechung der arteriellen Blutzufuhr** bei gefäßreichen Tumoren, zur **Ausschaltung von AV-Malformationen** oder **blutenden Gefäßen** (Abb. **B-5.66**). Die Embolisation kann in kurativer Absicht (z. B. Blutungen, AVM) oder als palliative Maßnahme (z. B. inoperable Tumoren) erfolgen. Darüber hinaus wird sie bei hypervaskularisierten Tumoren präoperativ zur Reduktion der intraoperativen Blutung eingesetzt (z. B. Nierenzellkarzinom).

**Komplikationen:** Gefürchtet wird eine **Organnekrose** durch die Verschleppung von Embolisationsmaterial oder den Verschluss zu großer Versorgungsareale. Bei Eingriffen im Bereich der viszeralen Arterien besteht z. B. das **Risiko einer Darmischämie**. Auch Hirninfarkte oder eine **Claudicatio-Symptomatik** können durch verschlepptes Material entstehen. Weitere Risiken sind **Einblutungen** und **Abszedierungen** im nekrotischen Gewebe.

**Komplikationen:** Neben den allgemeinen Komplikationsmöglichkeiten der Kontrastmittelgabe und der Angiografie existieren spezielle Risiken der Embolisationsbehandlung. Am meisten gefürchtet wird eine **Organnekrose** durch Verschleppung von Embolisationsmaterial oder den Verschluss zu großer Versorgungsareale. So besteht das **Risiko einer Darmischämie** bei Eingriffen im Bereich der viszeralen Arterien mit möglicherweise letalem Ausgang und einer **Querschnittslähmung** bei der Embolisation von Wirbelkörper- und Bronchialarterien. Wegen der Gefahr von **Hirninfarkten** erfordern Behandlungen in den supraaortalen Gefäßen eine besondere Sorgfalt und Erfahrung des behandelnden Arztes. Die Verschleppung von Embolisat in die Becken-Bein-Arterien kann zu einer **Claudicatio-Symptomatik** führen. Wei-

**B-5.66 Embolisationsbehandlung bei akuter Blutung.**

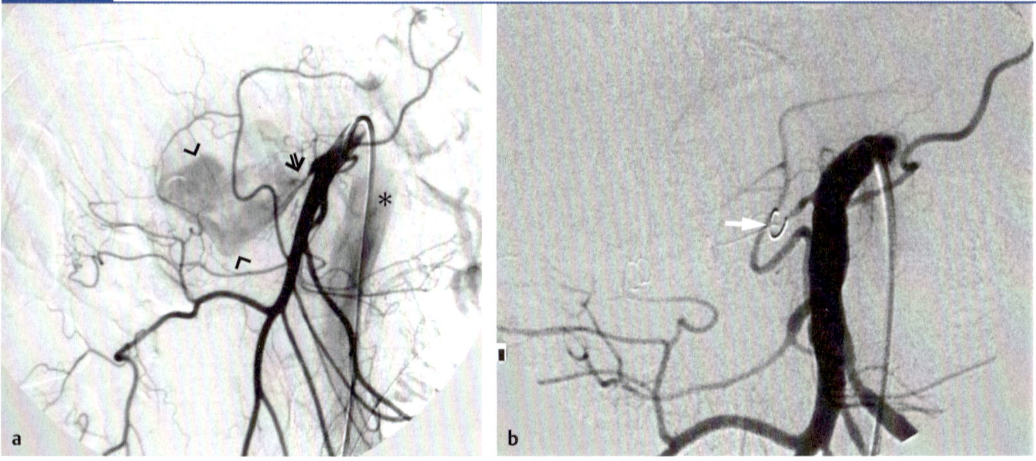

**a** Die selektive **DSA** zeigt eine akute Blutung in eine Pankreaspseudozyste (Pfeilspitzen) aus einem proximalen Seitenast (offener Pfeil) der A. mesenterica superior. Die Aorta (Stern) wird retrograd gering kontrastiert.
**b** Nach der Embolisation mit einer Metallspirale (Pfeil) ist die Blutung gestoppt.

tere Risiken sind **Einblutungen** und **Abzedierungen** im nekrotischen Gewebe sowie ein Festkleben des Katheters bei Verwendung von schnell aushärtendem Histoacryl. Durch die Devaskularisation häufig auftretende Schmerzen können in der Regel durch analgetische Medikamente kontrolliert werden.

## 5.3.3 Intraarterielle Chemotherapie

**Methode:** Das Prinzip beruht auf einer Dosiserhöhung durch **selektive Gabe** des Chemotherapeutikums in die **tumorversorgenden Arterien**. So kann eine hohe Konzentration am Zielort erzeugt werden bei gleichzeitiger Reduktion der Nebenwirkungen.
Methodisch sind die Chemoperfusion und die Chemoembolisation zu unterscheiden. In beiden Fällen werden die tumorversorgenden Arterienäste primär möglichst superselektiv katheterisiert. Die richtige Katheterlage ist angiografisch an dem typischen Tumorblush (S. 444) erkennbar.
Bei der **Chemoperfusion** wird das Zytostatikum anschließend über mehrere Stunden infundiert. Als Chemotherapeutika kommen unter anderen Mitoxantron, 5-FU und Cisplatin zum Einsatz.
Die **Chemoembolisation** der Leber nutzt die duale Blutversorgung: Die Blutversorgung von gesundem Parenchym erfolgt überwiegend portalvenös, das hepatozelluläre Karzinom (HCC) oder Lebermetastasen werden dagegen in erster Linie arteriell versorgt. Der Vorteil dieser Therapie ist ein **synergistischer Effekt** durch die Kombination von **lokaler Chemotherapie und Tumorembolisation**. Verwendet wird z. B. ein Gemisch aus dem Chemotherapeutikum Epirubicin und dem öligen Kontrastmittel Lipiodol, das als Embolisat (S. 464) wirkt. Die Behandlung wird meist ein- bis zweimal im Abstand von einigen Wochen wiederholt.

**Komplikationen:** Fehlembolisationen in die Milz- oder Mesenterialarterien, Leberabszedierungen, Entwicklung eines Leberkomas oder Nierenversagens.

**Indikationen:** Die Behandlung wird einerseits **präoperativ zur Tumorreduktion** oder als **palliative Maßnahme** eingesetzt. Indikationen für die **Chemoperfusion** sind z. B. fortgeschrittene Mammakarzinome oder -rezidive, Bronchialkarzinome und Karzinome der Beckenorgane. Die **Chemoembolisation** hat ihr Haupteinsatzgebiet bei Tumoren der Leber. Im Vordergrund steht die palliative Behandlung des primär nicht operablen hepatozellulären Karzinoms (HCC), des Weiteren werden endokrin aktive Tumoren (z. B. Karzinoid) und in Einzelfällen Metastasen so behandelt (Abb. **B-5.67**).

### 5.3.3 Intraarterielle Chemotherapie

**Methode:** Dosiserhöhung durch **selektive Gabe** des Chemotherapeutikums in die **tumorversorgenden Arterien**.

Die richtige Katheterlage ist angiografisch an dem typischen Tumorblush (S. 444) erkennbar.

Bei der **Chemoperfusion** wird das Zytostatikum über mehrere Stunden infundiert.

Die **Chemoembolisation** der Leber nutzt die duale Blutversorgung: Gesundes Parenchym wird portalvenös, HCC und Lebermetastasen arteriell versorgt. Durch die Kombination von lokaler Chemotherapie und Tumorembolisation entsteht ein synergistischer Effekt.

**Komplikationen:** Fehlembolisationen, Leberabszedierungen, Leberkoma, Nierenversagen.

**Indikation:** Die Behandlung wird präoperativ zur Tumorreduktion oder als palliative Maßnahme eingesetzt. Die Chemoperfusion wird bei fortgeschrittenen Karzinomen (Mamma, Lunge, Beckenorgane) eingesetzt. Die Chemoembolisation (Abb. **B-5.67**) dient der palliativen Behandlung des primär nicht operablen HCC.

B-5.67 **Intraarterielle Chemoembolisation.**

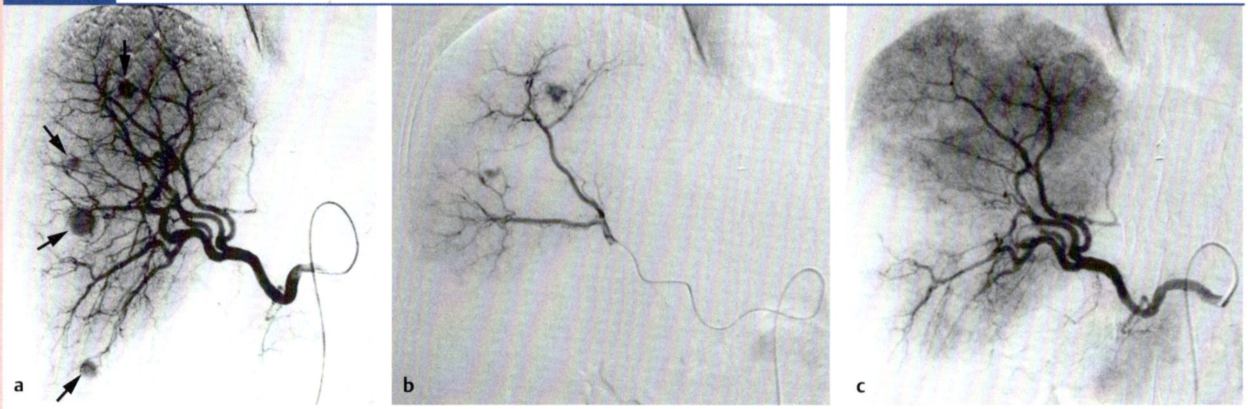

**a** DSA einer Patientin mit 4 Metastasen eines Karzinoids im rechten Leberlappen, die sich in der arteriellen Phase hypervaskularisiert darstellen (Pfeile).
**b** Über den 5F-Diagnostikkatheter, der in der A. hepatica dextra platziert ist, wird ein 3F-Koaxialkatheter in die tumorversorgenden Lebersegmentarterien vorgeschoben und das Embolisat verabreicht.
**c** In der Kontrollangiografie sind die Metastasen devaskularisiert und somit nicht mehr abgrenzbar.

5.3.4 Kavafilter

**Methode:** Funktionsprinzip ist die **Verhinderung von Lungenembolien durch ein Metallgitter** (Abb. **B-5.69**). Die Filterimplantation erfolgt entweder über die V. jugularis interna oder transfemoral. Unterschieden werden permanente und temporäre Filter (Abb. **B-5.68**).

**Indikation** sind **rezidivierende Lungenembolien** trotz effektiver oder kontraindizierter Antikoagulation (Abb. **B-5.70**).

**Komplikationen:** Perforation mit Blutung durch die Metallstreben oder thrombotischer Verschluss der V. cava.

B-5.68

## 5.3.4 Kavafilter

**Methode:** Gemeinsames Funktionsprinzip der Kavafilter ist die **Verhinderung von Lungenembolien durch ein Metallgitter**, wobei der Blutstrom durch die V. cava inferior jedoch erhalten werden soll. Die eingefangenen Thromben werden durch die fibrinolytische Eigenaktivität des Blutes wieder aufgelöst. Zunächst erfolgt die Durchführung einer Kavografie zur Darstellung der Thrombose und des Durchmessers der V. cava sowie zur Bestimmung der Lage des Katheters in Relation zur Nierenveneneinmündung. Die Filter werden in der Regel unterhalb der Nierenvenen platziert, um eine Abflussbehinderung der Nierenvenen zu vermeiden (Abb. **B-5.69**). Die **Filterimplantation** erfolgt entweder über die **V. jugularis interna**, wodurch eine Ablösung von Thromben der Beckenvenen verhindert wird, oder – bei freier Durchgängigkeit der Beckenvenen – auch transfemoral. Unterschieden werden **permanente Filter**, die dauerhaft im Gefäß verbleiben und **temporäre Filter**, die spätestens nach 2 Wochen entfernt werden müssen (Abb. **B-5.68**).
**Indikationen** zur Implantation eines Kavafilters sind **rezidivierende Lungenembolien** (Abb. **B-5.70**), die trotz effektiver Antikoagulation entstehen oder wenn eine Antikoagulation kontraindiziert ist. Selten wird bei einem hohen Embolierisiko oder unter fibrinolytischer Therapie einer Phlebothrombose eine prophylaktische Filterimplantation durchgeführt.

**Komplikationen:** Sie ergeben sich durch Fehlplatzierung oder Dislokation des Filters. Bei dauerhafter Behandlung mit einem permanenten Filter kann es durch die Metallstreben zu einer Perforation mit Blutung oder zu einem thrombotischen Verschluss der V. cava kommen.

B-5.68 **Kavafilter.**

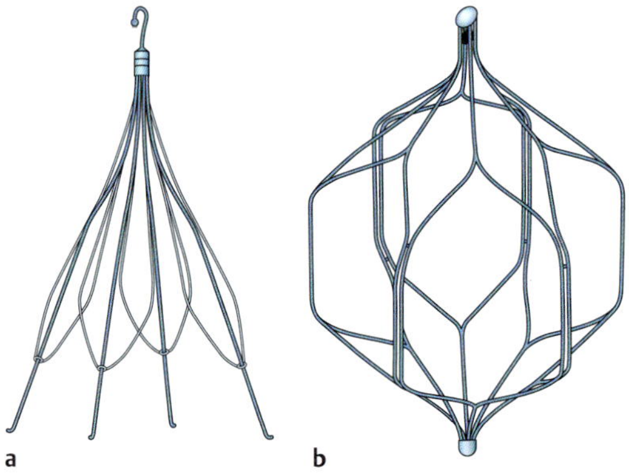

Schematische Darstellung zweier unterschiedlicher Modelle von Kavafiltern (**a** Günther-Tulip, **b** OptEase), die permanent oder temporär eingesetzt werden können. Der Haken an der Spitze der Filter (Pfeile) ermöglicht die Entfernung mittels einer Schlinge.

**B-5.69 Implantation eines Kimray-Greenfield-Filters über die V. jugularis.**

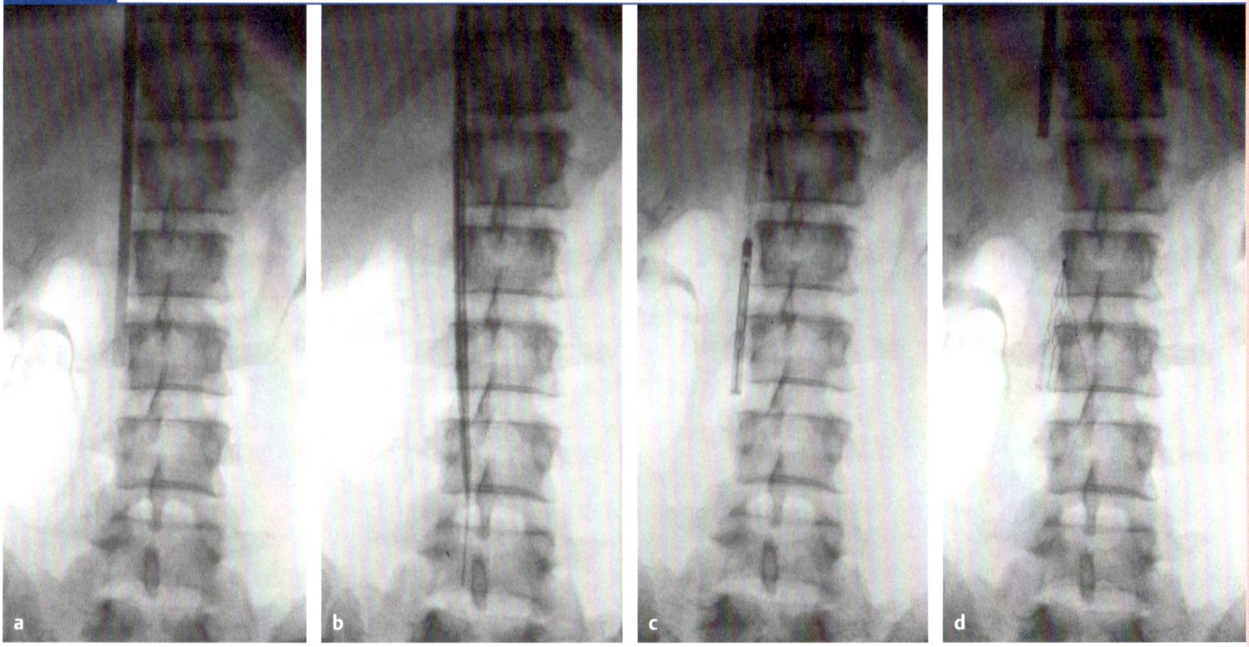


Zunächst wird die Einführhülle bis in die V. cava inferior vorgeschoben (**a**). Dann wird die Ladekapsel mit dem Filter eingeführt (**b**) und korrekt unterhalb der Nierenvene positioniert (**c**). Schließlich wird durch Rückzug der Ladekapsel der Filter entfaltet (**d**).

**B-5.70 Kavafilter bei Beckenvenen- und Kavathrombose.**

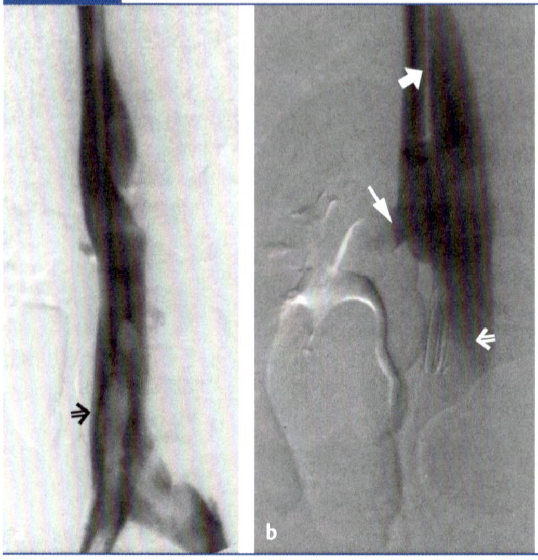


**a** Die Kavografie zeigt neben der Beckenvenenthrombose einen flottierenden Thrombus in der V. cava inferior (offener Pfeil).
**b** In der Kontrolle nach transjugulärer Filterimplantation ist die regelrechte Lage des Filters (offener Pfeil) unterhalb der Nierenveneneinmündung (dünner Pfeil) erkennbar. Einführungskatheter (dicker Pfeil), Nierenbecken rechts.

B-5.70

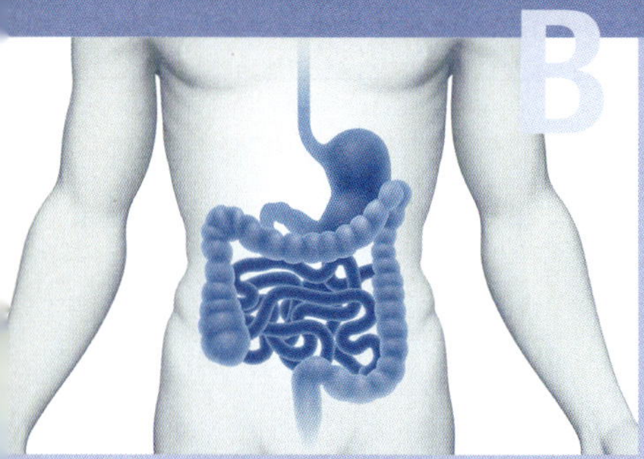
© ag visuell/Fotolia

# 6 Ösophagus, Magen, Dünn- und Dickdarm



*G. Grützner; C. Schmid-Tannwald*

6.1 Radiologische Methoden

▸ Merke.

## 6.1 Radiologische Methoden

▸ **Merke.** Neben der Beurteilung morphologischer Varianten gestattet die Endoskopie, die Schleimhaut unter Sicht zu beurteilen und eine gezielte Gewebsentnahme zur histologischen Aufarbeitung durchzuführen. Die Möglichkeit endoskopischer interventioneller Maßnahmen wie Unterspritzung, Bougierung und Übernähung von Perforationen liefern einen gleitenden Übergang zur Therapie.
Vor einer endoskopischen Untersuchung des Magen-Darm-Trakts oder im Anschluss daran werden häufig radiologische Untersuchungsverfahren durchgeführt.

6.1.1 Konventionelle Röntgendiagnostik

Abdomenübersichtsaufnahme

**Methode:** Sie erfolgt nativ standardisiert in Rückenlage und Linksseitenlage.

**Indikationen:** Sie dient dem Nachweis von Ileus, Fremdkörpern und Konkrementen, der Lagekontrolle eingebrachter Materialien und der Abklärung freier Luft.

### 6.1.1 Konventionelle Röntgendiagnostik

#### Abdomenübersichtsaufnahme

**Methode:** Sie erfolgt nativ standardisiert in Rückenlage und Linksseitenlage. Ergänzende Projektionen sind Aufnahmen im Stehen, Rechtsseitenlage, Bauchlage und Zielaufnahmen.

**Indikationen:** Neben der Abklärung freier Luft als Hinweis auf eine Perforation dient die Abdomenübersichtsaufnahme dem Nachweis eines Ileus, von Fremdkörpern, Konkrementen (z. B. Gallen- oder Nierensteine) und zur Lagekontrolle verschiedener eingebrachter Materialien.

6.1.2 Sonografie

**Methode** (S. 96)**:** Zur abdominellen Sonografie werden hochauflösende Schallköpfe im Real-time-Verfahren benötigt. Mit der **Endosonografie** können gezielt einzelne Darmabschnitte untersucht werden.

**Indikationen:**
- **Ösophagus, Magen und proximaler Dünndarm:** Die Endosonografie ermöglicht die Differenzierung zwischen Tumoren und Gefäßmissbildungen.
- **Kolon:** Die Untersuchung beginnt mit der **Sonografie** des Abdomens, ergänzend werden **Endosonografie** und **Hydrosonografie** durchgeführt.

### 6.1.2 Sonografie

**Methode** (S. 96)**:** Zur abdominellen Sonografie werden hochauflösende Schallköpfe (ab 3,5 MHz) im Real-time-Verfahren benötigt. Unter endoskopischer und radiologischer Lagekontrolle kann über eine intraluminal vorgeführte Sonde mit hochauflösenden Schallköpfen (ab 11 MHz) gezielt eine Sonografie einzelner Darmabschnitte erfolgen. Dieses Verfahren wird als **Endosonografie** bezeichnet.

**Indikationen:**
- **Ösophagus, Magen und proximaler Dünndarm:** Die Endosonografie ermöglicht bei gezieltem Einsatz intramural wachsende Tumoren, Gefäßmissbildungen oder der Darmwand unmittelbar benachbarte tumoröse bzw. entzündliche Prozesse in einem frischen Stadium zu differenzieren.
- **Kolon**: Die bildgebende Diagnostik des Dickdarms beginnt nichtinvasiv mit der **Sonografie** des Abdomens. Wesentliches Augenmerk wird hierbei auf Veränderungen im Bereich der parenchymatösen Organe und der Darmwandstrukturen wie Kokarden sowie auf das Vorliegen freier oder umschriebener abdomineller Flüssigkeit gelegt. Ergänzende Verfahren zur Endoskopie stellen die **Endosonografie** und die **Hydrosono**grafie zur Beurteilung der Wandstrukturen und deren unmittelbarer Nachbarschaft dar.

## 6.1.3 CT und MRT

**Methode** (S. 85):
**Indikationen:** Die CT und die MRT ermöglichen als multidirektionale Verfahren eine verbesserte Beurteilung der topografischen Lagebeziehungen zu den Organen. Die CT kommt nicht nur bei Staging-Untersuchungen, sondern aufgrund ihrer Verfügbarkeit sowie der schnellen Bildakquisition auch bei der Abklärung eines akuten Abdomens zum Einsatz.
Die **MRT** spielt für die Akutdiagnostik weniger eine Rolle. Die MRT ist ein Untersuchungsverfahren ohne Strahlenbelastung und stellt damit insbesondere bei jungen Patienten oder bei Patienten mit chronischen Erkrankungen und entsprechenden Nachuntersuchungen eine Alternative zur CT dar. Zudem ist sie Untersuchungstechnik der Wahl zum Lokalstaging des Rektumkarzinoms.

- **Ösophagus**: Mit der **CT** kann die Ausdehnung von Tumoren im Ösophagus und in Nachbarstrukturen beurteilt werden. Außerdem leistet sie einen Beitrag zum Staging durch den Nachweis von metastatisch befallenen mediastinalen Lymphknoten und Fernmetastasen (u. a. Leber, Nebennieren).
- **Magen**: Die **CT** liefert Aussagen bezüglich pathologischer Begleitreaktionen in Nachbarschaft des Magens. Bei malignen Prozessen ist die CT zur Stadieneinteilung und damit zur Einstufung des weiteren therapeutischen Vorgehens unumgänglich.
- **Dünndarm:** Sowohl die **CT als auch die MRT** ermöglichen die Erfassung entzündlicher und tumoröser Prozesse in ihrer Ausdehnung in die Nachbarschaft. Die CT ist aufgrund ihrer Verfügbarkeit, der schnellen und robusten Bildakquisition diagnostisches Verfahren der Wahl zur Abklärung eines akuten Abdomens. Häufig ist jedoch ein Verbund mehrerer diagnostischer Verfahren nicht zu umgehen.
- **Kolon**: Mittels der **CT** lassen sich Wandveränderungen des Dickdarms sowie Nachbarstrukturen, parenchymatöse Oberbauchorgane und ggf. Lymphknoten- und/oder Fernmetastasen darstellen. Darüber hinaus ist die Gefäßversorgung des Dickdarms mittels kontrastmittelunterstützter CT möglich. Die **MRT** ist vor allem bei jungen Patienten mit chronisch-entzündlichen Dickdarmerkrankungen als nicht strahlenbelastendes Verfahren mit hohem Weichteilkontrast eine Alternative zur CT, da sich auch mit der MRT luminale, intramurale und extramurale Veränderungen darstellen lassen. Darüber hinaus kommt die MRT insbesondere beim Staging des Rektumkarzinoms zum Einsatz.

### 6.1.3 CT und MRT

**Methode** (S. 85):
**Indikationen:** Die CT und die MRT ermöglichen eine verbesserte Beurteilung der topografischen Lagebeziehungen zu den Organen. Die CT ist Untersuchungstechnik der Wahl bei einem akuten Abdomen. Die MRT ist aufgrund der fehlenden Strahlenexposition v. a. bei jungen Patienten oder bei Patienten mit chronischen Erkrankungen und entsprechenden Nachuntersuchungen eine Alternative zur CT. Zudem ist sie Untersuchungstechnik der Wahl zum Lokalstaging des Rektumkarzinoms.

- **Ösophagus:** Mit der **CT** kann die Ausdehnung von Tumoren sowie die Anwesenheit von Metastasen beurteilt werden.
- **Magen:** Die **CT** zeigt pathologische Begleitreaktionen und dient der Stadieneinteilung bei malignen Prozessen.
- **Dünndarm:** Die **CT und MRT** ermöglichen die Erfassung entzündlicher und tumoröser Prozesse. Darüber hinaus wird die CT in der Akutdiagnostik eingesetzt.
- **Kolon:** Mittels der **CT** lassen sich Wandveränderungen des Dickdarms, aber auch Nachbarstrukturen/-organe darstellen. Neben der Diagnostik von entzündlichen und tumorösen Veränderungen spielt die CT auch bei der Akutdiagnostik eine entscheidende Rolle. Die der **MRT** kommt insbesondere bei chronisch-entzündlichen Veränderungen und bei der Stadieneinteilung des Rektumkarzinoms zum Einsatz.

## 6.1.4 Nuklearmedizinische Untersuchungen

Die Kombination aus der Computertomografie und der Positronenemissionstomografie (PET/CT) findet insbesondere in der Tumordetektion und im Rahmen des Tumorstagings Anwendung.
Stoffwechselaktives Tumorgewebe zeigt einen höheren uptake von radioaktiv markierter Fluorodesoxyglukose (FDG) und kann in der Tomografie anhand der stärkeren Emission erkannt und mittels der CT lokalisiert werden.
Bei der Suche nach mäßig hochdifferenzierten, neuroendokrinen Tumoren wird anstelle von FDG ein Somatostatin-Analogon radioaktiv markiert und als Tracer verwendet. Mäßig bis hochdifferenzierte neuroendokrine Tumoren zeigen nämlich eine Überexpression von Somatostatinrezeptoren und lassen sich somit mit einer hohen Spezifität und Sensitivität detektieren.

### 6.1.4 Nuklearmedizinische Untersuchungen

Insbesondere in der Tumordiagnostik gewinnt die PET/CT zunehmend an Bedeutung.

## 6.1.5 Spezielle Untersuchungen

### Ösophagus-Breischluck

**Methode:** Die radiologische Darstellung des Ösophagus erfolgt in der Regel durch einen sog. **Breischluck** unter Verwendung eines positiven (Bariumsulfat) oder wasserlöslicher ionischer oder nicht ionischer Kontrastmittel (Abb. **B-6.1**).

### 6.1.5 Spezielle Untersuchungen

#### Ösophagus-Breischluck

**Methode:** Der Ösophagus wird mit einem **Breischluck** mit positivem **KM** (Bariumsulfat) dargestellt (Abb. **B-6.1**).

▶ Merke. Ausgetretenes oder aspiriertes Bariumsulfat kann schwerste Entzündungen und Fremdkörperreaktionen bewirken. Das schwer lösliche **Bariumsulfat** ist daher bei Verdacht auf eine **Ösophagusperforation**, eine **Mediastinalfistel** oder **Aspiration** absolut **kontraindiziert**. In diesem Fall dürfen nur wasserlösliche ionische bzw. nichtionische Kontrastmittel eingesetzt werden (S. 102).

▶ Merke.

**B-6.1 Kontrastmitteluntersuchung des Ösophagus.**

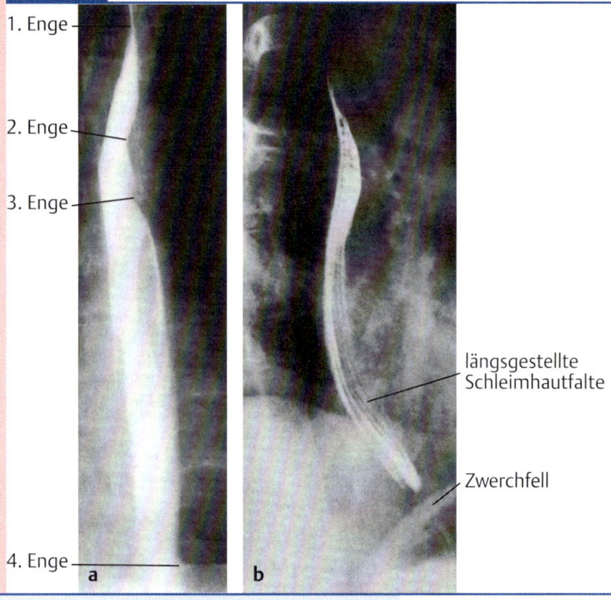


**a Momentaufnahme eines normalen Ösophagogramms:** Die 1. Ösophagusenge wird durch die Anheftung am Krikoidknorpel verursacht. Zur 2. Enge kommt es durch die Kompression des Aortenbogens. Der linke Hauptbronchus erzeugt die 3. Enge und das Zwerchfell bildet bei dessen Durchtritt die 4. Enge.

**b Seitliche Momentaufnahme eines normalen Ösophagogramms:** Längsgerichtetes Schleimhautrelief mit konischem Verlauf nach proximal und distal.

(aus Thurn P, Bücheler E, Lackner KJ, Thelen M. Einführung in die radiologische Diagnostik. Stuttgart: Thieme; 1998)

Diese Untersuchung erfolgt **im Stehen**.

Zusätzlich kann zur besseren Darstellung des Schleimhautreliefs Luft oder ein Gasbildner ($CO_2$-Bildner) geschluckt oder über einen Katheter in das Ösophaguslumen eingebracht und damit ein Doppelkontrast erzielt werden. Zur optimalen Darstellung des Schleimhautreliefs erfolgt die Doppelkontrastuntersuchung des Ösophagus **im Stehen**. Eine Verzögerung der Kontrastmittelpassage zur besseren Beobachtung kann durch eine halbliegende oder liegende Position erreicht werden.
Die Darstellung des Ösophagus und der pathologischen Veränderungen muss in mehreren Ebenen erfolgen. Neben der **Passage** müssen das **Faltenrelief**, die **Lumenweite** und der **Ösophagusverlauf** beurteilt und dokumentiert werden.

Neben der **Passage** müssen das **Faltenrelief**, die **Lumenweite** und der **Ösophagusverlauf** beurteilt werden.

**Indikationen:** Im Gegensatz zur Endoskopie kann mit dem Ösophagus-Breischluck die kraniokaudale Ausdehnung eines tumorösen Prozesses erfasst werden. Der funktionelle Ablauf, Flussverzögerungen und ein Reflux sind unmittelbar sichtbar. Divertikel und Einflüsse aus der Nachbarschaft werden häufig besser als mit endoskopischen Verfahren erkannt.

**Indikationen:** Mit dem Breischluck kann die kraniokaudale Ausdehnung eines Tumors erfasst werden. Funktioneller Ablauf, Flussverzögerungen und Reflux sind unmittelbar sichtbar.

## Magen-Darm-Passage (MDP)

**Methode:** Die MDP sollte **am Morgen bei nüchternem Patienten** erfolgen, u. a. da die zunehmende Magensäureproduktion einen optimalen Kontrastmittelbeschlag der Magenschleimhaut verhindert.

**Methode:** Die MDP sollte **am Morgen bei nüchternem Patienten erfolgen.**

▶ **Merke.** Vor Beginn jeder MDP sollte zum Ausschluss freier intraabdomineller Luft als Hinweis auf eine Perforation und zur Darstellung schattengebender Überlagerungen eine kurze Durchleuchtung des Thorax und Abdomens erfolgen. Ggf. werden native Aufnahmen (Leeraufnahme) angefertigt.

Die optimierte Untersuchung wird in **Hypotonie** und **Doppelkontrast** durchgeführt. Als **positives KM** wird oral eine **Bariumsulfat-Suspension** verabreicht. Unmittelbar anschließend sollte das **negative KM** (Gasbildner) in Form eines **$CO_2$-Granulats** eingenommen werden. Die **Hypotonie** der Magenwand wird durch die zusätzliche i. v.-Applikation eines **Spasmolytikums** (z. B. Butylscopolamin) erzielt.

Die Untersuchung wird in **Hypotonie** der Magenwand – erzielt durch ein **Spasmolytikum** – und **Doppelkontrast** durchgeführt. Als **positives KM** dient eine **Bariumsulfat-Suspension**, als **negatives KM** ein **$CO_2$-Granulat**.

▶ **Merke.** Bei bekanntem **Engwinkelglaukom** ist die Injektion von **Butylscopolamin** streng **kontraindiziert**. Mögliches **Ausweichpräparat** ist Glukagon, das allerdings bei Diabetes mellitus kontraindiziert ist.

**B-6.2 Standardisierte Bilddokumentation in der MDP.**

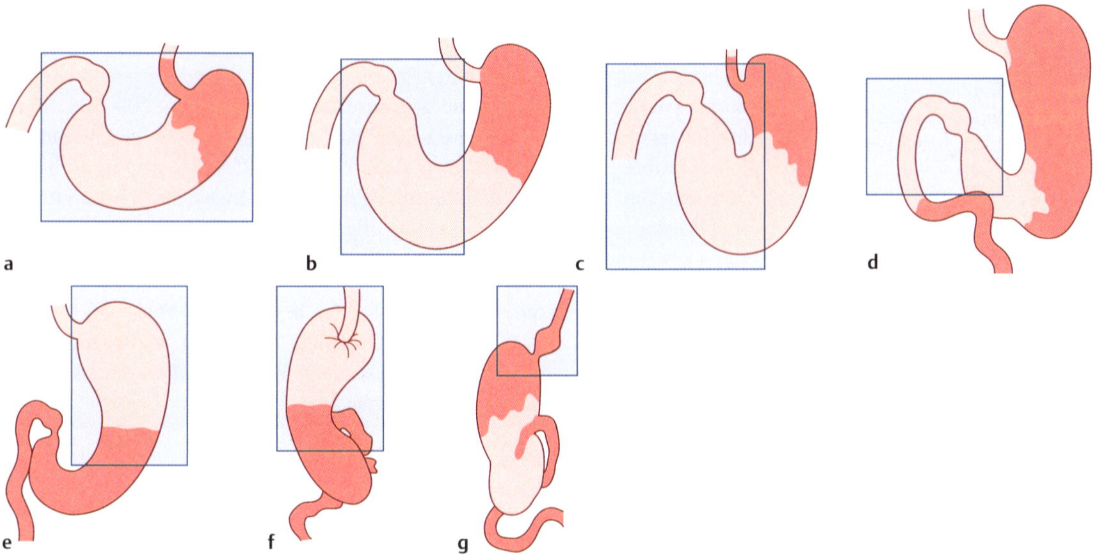


Liegende Projektion des Corpus ventriculi (**a**), Antrum (**b**), Pylorus (**c**) und Duodenums (**d**). Stehende p.-a. (**e**) und seitliche (**f**) Projektion sowie Projektion in Kopftieflage (**g**).

Durch mehrfaches Drehen des Patienten um die eigene Achse wird ein gleichmäßiger KM-Beschlag sowohl der Vorder- wie Hinterwand des Magens erzielt. Durch Tischkippung und Umlagerung des Patienten sind unter Durchleuchtung Form, Lage und pathologische Veränderungen des Magens nachweisbar. Die Dokumentation erfolgt durch **standardisierte Aufnahmen** (Abb. **B-6.2**) und ergänzende **Zielaufnahmen** der pathologischen Befunde.

Die Dokumentation erfolgt durch **standardisierte Aufnahmen** (Abb. **B-6.2**) und ergänzende **Zielaufnahmen.**

Zur besseren Beurteilung des **Faltenreliefs**, der **Wandmotilität** oder der **Magenpassage** muss in einzelnen Fällen auf die Darstellung im Doppelkontrast verzichtet werden und auf eine **Monokontrast-Untersuchung** ohne Gasbildner und ohne Spasmolytikum übergegangen werden. Aufnahmen in **Prallfüllung** und unter dosierter Kompression können die Diagnostik (z. B. bei Linitis plastica) sinnvoll ergänzen.

In Einzelfällen muss auf eine **Monokontrast-Untersuchung** übergegangen werden. Ergänzend werden Aufnahmen in **Prallfüllung** vorgenommen.

▸ Merke. Bei V. a. das Vorliegen einer **Perforation** oder eines **Ileus** muss auf ein wasserlösliches, resorbierbares KM (Gastrografin oder besser nichtionisches KM) ausgewichen werden.

▸ Merke.

Die weitere aborale **Verfolgung des KM** kann im Anschluss an die Diagnostik des Magens und Duodenums in Abhängigkeit von der individuellen Passagedauer in entsprechenden zeitlichen Abständen erfolgen.

Die weiter aborale **Verfolgung des KM** kann in entsprechenden zeitlichen Abständen erfolgen.

**Beurteilung:** Die Wandstrukturen sind auf ein homogenes Faltenrelief, Motilität und Ulzerationen zu beurteilen, weiterhin sind tumoröse Konturunterbrechungen abzugrenzen. Hernierungen, Divertikel und Reflux sind zu differenzieren.

**Beurteilung:** Die Wandstrukturen sind auf ein homogenes Faltenrelief, Motilität und Ulzerationen zu beurteilen.

**Indikationen:** Die MDP dient im Wesentlichen der Klärung entzündlicher und tumoröser Wandprozesse. Weitere wichtige Indikationen zur Durchführung einer MDP liegen bei V. a. Reflux, Hernierungen, Perforationen und Varizen vor.

**Indikationen:** Klärung entzündlicher und tumoröser Wandprozesse, Reflux, Hernierungen, Perforationen und Varizen.

## Fraktionierte Dünndarmpassage und Kontrastmitteluntersuchung nach Sellink

Fraktionierte Dünndarmpassage und Kontrastmitteluntersuchung nach Sellink

**Methode:** Einen hohen Stellenwert in der Dünndarmdiagnostik nehmen die **antegraden KM-Untersuchungen** ein. Der direkten oralen KM-Applikation mit Darstellung einer **fraktionierten Dünndarmpassage** (FDP) wird häufiger die **Dünndarmuntersuchung nach Sellink** (Enteroklysma) vorgezogen. Allerdings wird zunehmend die Schnittbildgebung in der Diagnostik eingesetzt.

**Methode:** Einen hohen Stellenwert nehmen die **antegraden KM-Untersuchungen** ein, allen voran die **Dünndarmuntersuchung nach Sellink (Enteroklysma).** Allerdings wird zunehmend die Schnittbildgebung in der Diagnostik eingesetzt.

Für die **optimale Vorbereitung des Patienten** sollte dieser bereits am Vortag nüchtern bleiben und abgeführt haben. Eine **Dünndarmsonde** wird antegrad bis zum Treitz-Band vorgeschoben. Über diese werden im Wechsel eine **Bariumsulfat-Suspension** und eine **Methylzellulose-Lösung** appliziert. Der Dünndarm kann dadurch abschnittsweise im Mono- und Doppelkontrast beurteilt werden.

Für die **optimale Vorbereitung des Patienten** zur Dünndarmuntersuchung nach Sellink sollte dieser bereits am Vortag der Untersuchung und bis zum eigentlichen Eingriff nüchtern bleiben. Zusätzlich müssen die Patienten am Vortag entsprechend abgeführt werden (z. B. mit X-Prep). Für die KM-Applikation wird eine **Dünndarmsonde** unter Röntgenkontrolle antegrad bis zum Treitz-Band vorgeschoben. Über die Sonde werden im Wechsel eine **Bariumsulfat-Suspension** (ca. 200–700 ml) und eine **Methylzellulose-Lösung** (ca. 500–2000 ml) appliziert (Einlaufgeschwindigkeit 70–140 ml/min). Der Dünndarm kann dadurch abschnittsweise im Mono- und Doppelkontrast beurteilt und dokumentiert werden. Ggf. müssen bei Amotilität des Darmes Metoclopramid (z. B. Paspertin) oder bei verstärkter Peristaltik Butylscopolamin (z. B. Buscopan) i. v. verabreicht werden.

► Merke.

► Merke. Zur präoperativen Diagnostik oder bei V. a. das Vorliegen eines mechanischen Ileus sind zur Lokalisation des Darmverschlusses bzw. der Obstruktion orale KM aus Bariumsulfat streng kontraindiziert. In diesen Fällen muss immer auf ein wasserlösliches KM ausgewichen werden.

**Beurteilung:** Es werden **Lumenweite** und **Darmwanddicke** beurteilt (Abb. **B-6.3**).

- Der Lumendurchmesser sollte im Jejunum 4,5, im Ileum 3 cm betragen.
- Die Dünndarmwanddicke sollte 2 mm nicht überschreiten.
- Beurteilt wird auch das **Faltenrelief (Kerckring-Falten)** (Abb. **B-6.3b**). Im Jejunum sind die Falten 2 mm breit und ragen bis zu 7 mm in das Lumen hinein. In Richtung Ileum nehmen sie an Höhe und Breite ab.
- Erfasst werden auch **Füllungsdefekte, Pelotteneffekte, Verziehungen, Distanzierungen** und **Motilitätsstörungen** (Abb. **B-6.3**).

**Beurteilung:** Es werden **Lumenweite** und **Darmwanddicke** beurteilt (Abb. **B-6.3**).

- Der Lumendurchmesser sollte im Jejunum 4,5 cm nicht überschreiten. In Richtung Ileum verjüngt er sich bis auf 3 cm.
- Die Darmwanddicke sollte bei einem Dünndarmabschnitt mit parallelem Verlauf über eine Strecke von 4 cm gemessen werden. Gemessen wird der Abstand zwischen den beiden Außenkonturen. Die Hälfte entspricht der Wanddicke. Diese sollte 2 mm nicht überschreiten.
- Weiterhin muss das **Faltenrelief (Kerckring-Falten**) beurteilt werden (Abb. **B-6.3b**). Im Jejunum sind die Kerckring-Falten 2 mm breit und ragen bis zu 7 mm in das Darmlumen hinein. In Richtung Ileum nehmen sie an Höhe und Breite ab. Gleichzeitig nimmt der Abstand zwischen den Falten zu (Zwischenfaltenabstand).
- Zusätzlich müssen **Füllungsdefekte, Pelotteneffekte, Verziehungen** und **Distanzierungen** der Darmschlingen sowie Veränderungen in der **Umgebung der Darmschlingen** (Fisteln etc.) und **Motilitätsstörungen (Hyper- oder Hypomotilität)** erfasst werden (Abb. **B-6.3**).

B-6.3

B-6.3 **Beurteilungskriterien in der Dünndarmdiagnostik.**

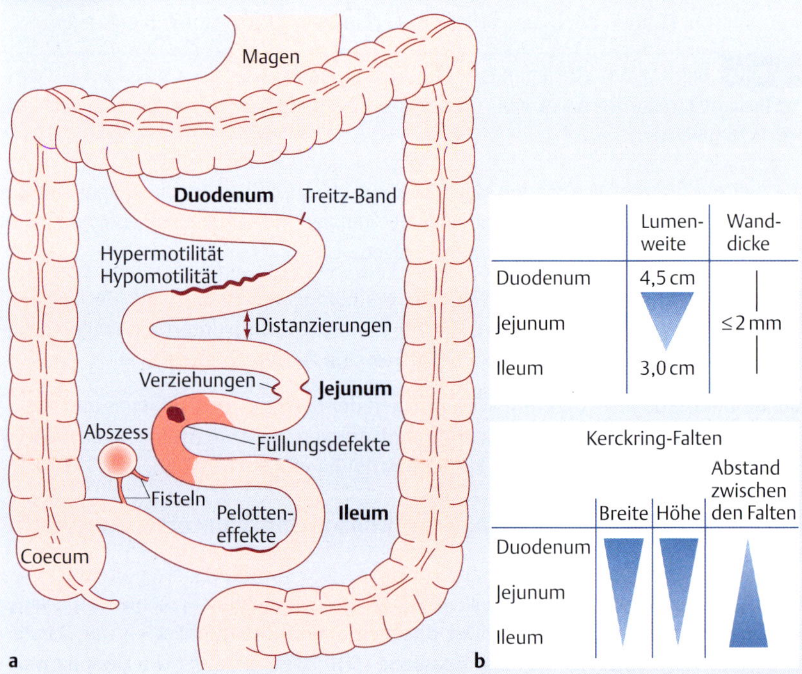

**Indikationen: Akute entzündliche Dünndarmveränderungen**, ihre Ausdehnung und der Befall einzelner Darmabschnitte stellen die wesentlichen Indikationen zur Dünndarmpassage dar. Komplikationen wie **Fistelungen**, **Abszedierungen**, **Darm-Verziehungen** sowie **Stenosen** können mit dieser Untersuchung erfasst werden. Weiterhin ist die Klärung eines Ileus (Ursache und Höhe des Passagehindernisses) oder einer Motilitätsstörung (Hypo- oder Hypermotilität), wie auch ein Divertikelnachweis (intra-/bzw. extraluminal) und die Erfassung tumoröser Wandveränderungen durch diese Untersuchung möglich.

**Indikationen: Akute entzündliche Dünndarmveränderungen** können ebenso erfasst werden wie **Fistelungen, Abszedierungen, Verziehungen** und **Stenosen.** Weiterhin sind die Klärung eines Ileus, einer Motilitätsstörung sowie der Nachweis von Divertikeln und Tumoren möglich.

## Kontrastmitteldarstellung des Kolons

**Methode:** Eine detaillierte Beurteilung der Dickdarmschlingen und -schleimhaut gelingt mit einem **retrograden KM-Einlauf** in **Mono-** oder wann immer möglich in **Doppelkontrasttechnik**. Diese Untersuchungstechnik wird allerdings zunehmend von der Schnittbildgebung ersetzt.
Zur **retrograden Doppelkontrastuntersuchung** muss der Patient durch eine schonende Abführung und Reinigungseinläufe 1–2 Tage vor der Untersuchung vorbereitet werden. Über ein Darmrohr erfolgt bei gereinigtem Dickdarm ein retrograder Kontrasteinlauf mit einer Bariumsulfat-Suspension. Bei Vorliegen z. B. einer Sphinkterinsuffizienz muss das Darmrohr ggf. mit einem Ballon geblockt werden.

**Methode:** Der Dickdarm wird mit einem **retrograden KM-Einlauf** in **Mono- oder Doppelkontrasttechnik** beurteilt. Diese Untersuchungstechnik wird allerdings zunehmend von der Schnittbildgebung ersetzt.
Dazu muss der Patient 1–2 Tage zuvor mit Abführung und Reinigungseinläufen vorbereitet werden. Über ein Darmrohr erfolgt dann ein Einlauf mit Bariumsulfat-Suspension.

▶ Merke. In der **Akutdiagnostik** oder **präoperativ** darf nur wasserlösliches KM (z. B. Gastrografin) verwendet werden.

▶ Merke.

Der KM-Einlauf beginnt in der Regel in Linksseitenlage oder Bauchlage und wird meist so lange durchgeführt, bis das Kontrastmittel das Colon transversum oder die rechte Kolonflexur erreicht hat. Im Anschluss wird zur Ruhigstellung der Darmperistaltik ein **Spasmolytikum** (z. B. Butylscopolamin) oder bei anamnestisch bekanntem Glaukom alternativ Glukagon (nicht bei Diabetes mellitus) i. v. appliziert. Nach Abfließen der Bariumsulfat-Suspension wird unter Durchleuchtung Luft dosiert insuffliert und alle Dickdarmabschnitte werden im Doppelkontrast dokumentiert. Pathologische Darmveränderungen müssen zusätzlich gezielt herausgearbeitet und dokumentiert werden. Physiologischerweise ist die homogene durchgehende Wandstruktur mit kräftiger Haustrierung eindeutig.

Der KM-Einlauf beginnt in Linksseiten- oder Bauchlage. Er wird so lange durchgeführt, bis das KM das Colon transversum oder die rechte Flexur erreicht hat. Im Anschluss wird ein **Spasmolytikum** i. v. appliziert. Nach Abfließen der Bariumsulfat-Suspension wird Luft insuffliert. Alle Darmabschnitte werden im Doppelkontrast dokumentiert.

**Indikationen:** Trotz der weit verfügbaren und aussagekräftigen Koloskopie wird gerade bei **Passagehindernissen** für das Endoskop (z. B. hochgradige Stenose, extrem geschlängelter Dickdarmverlauf) heute eine besondere diagnostische Anforderung an die röntgenologische Dickdarmdiagnostik bezüglich der Beurteilung nicht einsehbarer Darmabschnitte gestellt. Die Untersuchung ist vor allem bei V. a. entzündliche Darmveränderungen, Divertikel und ihre möglichen Komplikationen (z. B. Divertikulitis, Perforation) sowie tumorösen Wandveränderungen indiziert.

**Indikationen:** Bei **Passagehindernissen** für das Endoskop (z. B. hochgradige Stenose, extrem geschlängelter Dickdarmverlauf) ist die KM-Darstellung der Koloskopie überlegen.

## CT und MRT des Dünn- und Dickdarms

**Methode:** Bei der CT und MRT des Dünn- und/oder Dickdarms handelt es sich um nicht invasive Untersuchungsformen des Darms, mit der sich nicht nur die gesamte Darmwand, sondern auch extraluminale Veränderungen darstellen lassen und diesbezüglich der Endoskopie und den konventionellen Untersuchungstechniken überlegen sind. Der Dünndarm und der Dickdarm können entweder alleine oder in Kombination gefüllt und untersucht werden.
Neben der intravenösen Kontrastmittelgabe stehen für die Darmfüllung je nach Verfahren verschiedene **intraluminale Kontrastmittel** zur Verfügung (Tab. **B-6.1**).
In Vorbereitung auf eine CT bzw. MRT des Dünn-/Dickdarms wird eine Darmreinigung mit einer hyperosmolaren Elektrolytlösung (ca. 1–2 Liter) empfohlen. Die Patienten sollten zudem ca. 12 h vor der Untersuchung nüchtern bleiben.

**Methode:** Bei der CT und MRT des Dünn- und/oder Dickdarms handelt es sich um nicht invasive Untersuchungsformen des Darms. Es stehen verschiedene **intraluminale Kontrastmittel** zur Verfügung (Tab. **B-6.1**). Dünndarm und Dickdarm können entweder alleine oder in Kombination gefüllt und untersucht werden.

Bei **Untersuchung des Dünndarms** trinkt der Patient ca. 1 Stunde vor der Untersuchung 1–2 Liter einer intraluminalen KM-Lösung, um das Darmlumen zu distendieren und den Kontrast zwischen Darmwand und Darmlumen zu verbessern. Neben einer **oralen Zufuhr** besteht die Möglichkeit – wie beim konventionellen Enteroklysma (S. 471) – die KM-Lösung über eine jenseits des Treitz-Bandes positionierte nasojejunale Sonde (CT-/MRT-Enteroklysma) zuzuführen. Das CT-/MR-Enteroklysma erlaubt eine verbesserte Distension des Darmes und somit eine Beurteilung auch

**Untersuchung des Dünndarms:** Die KM-Lösung wird i. d. R. **oral** etwa 1 Stunde vorher aufgenommen. Aufgrund der besseren Darmdistension im Vergleich zur oralen Füllung sind bei dem CT-/MRT-Enteroklysma bereits kleinste Darmwandveränderungen erkennbar.

**B-6.1 Intraluminale Kontrastmittel für die CT und MRT des Dünn- und Dickdarms**

| | Kontrastmittel (KM) | Charakteristika |
|---|---|---|
| CT | **neutrale** KM<br>z. B. Wasser, Methylzellulose-Lösungen oder Mannitol-Lösungen | gute Beurteilung der Mukosa |
| | **positive** KM<br>z. B. barium- sowie jodhaltige Lösungen | universell einsetzbar, da sich die Darmstrukturen gut identifizieren lassen, die Darmmukosa selbst aber oft nicht sicher abgrenzbar ist<br>Kontraindikation für bariumhaltige KM: V. a. Ileus oder Perforation<br>Cave: Jodhaltige KM können allergische Hyperreaktionen bis hin zum anaphylaktischen Schock auslösen! |
| | **negative** KM<br>z. B. Luft und $CO_2$ | v. a. bei virtueller Koloskopie (s. u.) |
| MRT | **biphasische** KM<br>z. B. Wasser, Methylzellulose-Lösungen oder Mannitol-Lösungen | hyperintens in T 2- und hypointens in T 1-gewichteten Bildern |
| | **positive** KM<br>z. B. wässrige Lösungen von Gd-DTPA, Manganchlorid oder Fruchtsäfte (wie Blaubeer-, Ananas-, Heidelbeersaft) | hyperintens sowohl in T 1- als auch in T 2-gewichteten Bildern |
| | **negative** KM<br>z. B. superparamagnetische Eisenoxidpartikel | hypointens sowohl in T 1- als auch in T 2-gewichteten Bildern |

von kleinsten Darmwandveränderungen. Da beim MR-Enteroklysma die Darmfüllung bereits unter MRT-Kontrolle stattfindet (MR-Fluroskopie), lassen sich zudem dynamische Informationen gewinnen.

**Untersuchung des Dickdarms:** In Linksseitenlage wird das Kolon rektal mit KM gefüllt.

Bei **Untersuchung des Dickdarms** wird das Kolon **rektal** in Linksseitenlage mit KM gefüllt. Während bei der CT v. a. neutrale und positive Kontrastmittel in Abhängigkeit von der klinischen Fragestellung verwendet werden, kommt bei der MRT hauptsächlich Wasser zum Einsatz.

Zur Reduktion der Darmmotilität werden spasmolytische Medikamente verabreicht.

Um die Motilität und die Propulsion des Darms zu reduzieren, werden spasmolytische Medikamente (bspw. Butylscopolamin oder Glukagon) intravenös verabreicht. Nach der Akquisition von nativen Bildern wird normalerweise bei Fehlen von Kontraindikationen das gesamte Abdomen zusätzlich nach i. v.-Kontrastmittelgabe (nichtionisches jodhaltiges [CT] bzw. Gadolinium-haltiges [MRT] KM) untersucht.

**Beurteilung:**
- Faltenrelief der Darmwand
- Wandverdickungen oder Wandaussackungen
- Lumeneinengungen oder prästenotische Dilatationen
- tiefe Ulzera oder Fissuren
- Staging (lokoregionäre LK und Fernmetastasen)
- Imbibierung des Fettgewebes
- Akutdiagnostik: freie intraabdominelle Luft, KM-Austritt, Abszesse, Fisteln.

**Beurteilung:** Die Darmwand wird auf gleichmäßiges Faltenrelief und gleichmäßige Haustrierung, mögliche Wandverdickungen oder Wandaussackungen (als Hinweis für entzündliche oder tumoröse Veränderungen), begleitende Lumeneinengungen oder prästenotische Dilatationen, tiefe Ulzera oder Fissuren beurteilt. Darüber hinaus ist auf verstärkte Kontrastmittelaufnahme der Darmwand, mesenteriale Hypervaskularisation, Imbibierung des Fettgewebes und vergrößerte und/oder KM-aufnehmende Lymphknoten zu achten.
Insbesondere in der Akutdiagnostik müssen zudem freie intraabdominelle Luft, Kontrastmittelaustritt oder Abszess- oder Fistelbildungen abgegrenzt werden.

**Indikationen:** Tumorsuche und -staging sowie die Beurteilung von entzündlichen Darmerkrankungen. Die CT ist Verfahren der Wahl in der Akutdiagnostik.

**Indikationen:** Zu den Indikationen der CT bzw. MRT des Dünn-/Dickdarms zählen Tumorsuche und -staging sowie die Beurteilung von entzündlichen Darmerkrankungen. Die CT ist zudem aufgrund der schnellen und robusten Bildakquisition Verfahren der Wahl in der Akutdiagnostik (hier wird oftmals aus Zeitgründen und/oder wegen starker Schmerzen auf eine intraluminale Kontrastierung des Darms verzichtet).

## Virtuelle CT- und MR-Kolografie

**Methode:** Mit der virtuellen CT- und MR-Kolografie gelingt die dreidimensionale Darstellung des Dickdarmlumens und der Dickdarmwand. Damit kann ein endoskopieähnlicher „Flug" durch den Darm simuliert werden („virtuelle Darmspiegelung"). Die virtuelle CT-Kolografie ist derzeit weiter verbreitet als die MR-Kolografie.

**Methode:** Bei der virtuellen CT- und MR-Kolografie werden CT- bzw. MRT-Schnittbilder angefertigt und mittels Rekonstruktionsverfahren zu einer dreidimensionalen Darstellung des Dickdarmlumens und der Dickdarmwand zusammengesetzt. Damit kann ein endoskopieähnlicher „Flug" durch den Darm simuliert werden („virtuelle Darmspiegelung"). Im Gegensatz zur konventionellen Darmspiegelung können zusätzliche Informationen erfasst werden, die über den Darm hinausgehen (Darstellung aller Organe des Bauchraumes). Die virtuelle CT-Kolografie, die mit einem Mehrzeilen-Spiral-CT-Scanner durchgeführt werden sollte, ist derzeit weiter verbreitet als die virtuelle MR-Kolografie.

Vor Untersuchung ist eine Darmreinigung notwendig, da Stuhlreste die Beurteilbarkeit erschweren. Zudem erleichtert eine gute Darmdistension (Darmdehnung) die sichere Unterscheidung von Darmwand und Darmlumen. Während bei der CT-Kolografie hauptsächlich Luft oder $CO_2$ als intraluminales Kontrastmittel verwendet wird, kommt bei der MR-Kolografie vorwiegend auf Körpertemperatur erwärmtes Wasser (alternativ: wasserhaltiges KM, $CO_2$ oder Luft) als intraluminales Kontrastmittel zum Einsatz.
Zur Verringerung der Darmmotilität und einer Verbesserung der Darmdistension werden spasmolytische Medikamente (z. B. Butylscopolamin oder Glukagon) intravenös verabreicht. Intravenöses Kontrastmittel kann bei Differenzierung von vitalem Gewebe gegenüber Stuhlresten hilfreich sein.

Bei der CT-Kolografie wird hauptsächlich Luft oder $CO_2$, bei der MR-Kolorgpahie vorwiegend Wasser als intraluminales Kontrastmittel verwendet.

Zur Verringerung der Darmmotilität werden spasmolytische Medikamente verabreicht.

**Beurteilung:** Pathologische Wanderhabenheiten, Wandverdickungen oder umschriebene Raumforderungen können auf tumoröse Prozesse hinweisen. Extramurale Veränderungen, wie pathologische Lymphknoten oder Imbibierung des Fettgewebes, sollten ebenfalls berücksichtigt werden, wobei die Detektion extraintestinaler Pathologien nicht zum primären Ziel der virtuellen CT-/MRT-Kolografie gehört.

**Beurteilung:** Wanderhabenheiten, Wandverdickungen oder umschriebene Raumforderungen sowie extramurale Veränderungen (Lymphknoten, Fettgewebe).

**Indikationen:** Die virtuelle CT-/MR-Kolografie wird zur Sekundärprävention, also der Detektion bzw. Abklärung kolorektaler Polypen und Karzinome im frühen Stadium durchgeführt. Sie kann die Koloskopie aber nicht ersetzen (keine sofortige Biopsie oder ggf. Polypenentfernung möglich) und wird daher insbesondere bei inkompletter konventioneller Koloskopie oder bei Kontraindikationen für eine konventionelle Koloskopie angewendet.

**Indikationen:** Detektion bzw. Abklärung kolorektaler Polypen und Karzinome.

## MR-Defäkografie

**Methode:** Die dynamische Beckenboden-MRT (MR-Defäkografie) ermöglicht eine vollständige Darstellung des Beckenbodens und seiner Organe ohne Strahlenbelastung. Innerhalb der letzten 10 Jahre hat die dynamische MR-Defäkografie wesentlich an Bedeutung und Verbreitung gewonnen und stellt in der Differenzialdiagnostik der Beckenbodeninsuffizienz eine effiziente Untersuchungsmethode dar.
Nach Applikation von Hydrogel in die Beckenampulle in Linksseitenlage erfolgt die Untersuchung in Rückenlage und leichter Abduktion im Hüftgelenk. Neben T2-gewichteten Sequenzen zur anatomisch morphologischen Darstellung des kleinen Beckens in den 3 Standardebenen erfolgt die dynamische Darstellung der Defäkation in sagittaler Schichtebene durch die Mitte des Analkanals. Hierbei wird der Patient aufgefordert, aus der Ruheposition heraus abwechselnd den Beckenboden anzuspannen, zu entspannen und zu pressen sowie schließlich das Kontrastmittel zu entleeren.

### MR-Defäkografie

**Methode:** Die dynamische Beckenboden-MRT (MR-Defäkografie) ermöglicht eine vollständige Darstellung des Beckenbodens und seiner Organe ohne Strahlenbelastung.

Nach Applikation von Hydrogel in die Beckenampulle wird der Patient aufgefordert, abwechselnd den Beckenboden anzuspannen, zu entspannen und zu pressen sowie schließlich das Kontrastmittel zu entleeren.

**Beurteilung:** Die Untersuchung ermöglicht die Beurteilung der Beckenbodenbeweglichkeit und des Schließmuskelapparates. Dabei spielen der anorektale Winkel und der anorektale Übergang eine wichtige Rolle.
Der **anorektale Winkel** ist der Winkel zwischen einer Geraden durch den Analkanal sowie einer Geraden durch die Rektumachse. Die Differenz des anorektalen Winkels zwischen Press- und Ruhezustand gilt als quantitatives Maß für die Beurteilung der Funktionsfähigkeit des M. puborectalis bzw. der Rektumbewegung. Als Referenzlinie für den **anorektalen Übergang** dient die pubococcygeale Linie (PCL), eine Verbindungslinie zwischen der Spitze des Os coccygeus (Steißbeinspitze) und dem Unterrand der Symphyse (Schambein).
Der anorektale Übergang ist quantitatives Maß für den Beckenbodenstand. Die Differenz des anorektalen Übergangs zwischen Ruhe- und Presszustand gibt Auskunft über das Ausmaß der Beckenbodenbeweglichkeit.

**Beurteilung:** Beckenbodenbeweglichkeit und Funktion des Schließmuskelapparates. Dabei spielen der **anorektale Winkel** (Funktionsfähigkeit des M. puborectalis bzw. der Rektumbewegung) und der **anorektale Übergang** (Ausmaß der Beckenbodenbeweglichkeit) eine wichtige Rolle.

**Indikationen:** Die Untersuchung ist insbesondere bei jeglicher Form der Beckenbodeninsuffizienz, bei Organdeszensus und -prolaps sowie bei Verdacht auf Rekto-, Zysto-, Enterozelen indiziert.

**Indikationen:** Beckenbodeninsuffizienz, Organdeszensus und -prolaps, V. a. Rekto-, Zysto-, Enterozelen.

6.2 Leitbefunde – vom radiologischen Befund zur Diagnose

6.2.1 Freie Luft im Abdomen

# 6.2 Leitbefunde – vom radiologischen Befund zur Diagnose

## 6.2.1 Freie Luft im Abdomen

**B-6.2 Freie Luft im Abdomen**

| Lokalisation und typischer radiologischer Befund | häufige Ursachen |
|---|---|
| **freie Luft intraperitoneal**<br>▪ Luftsichel unter dem Zwerchfell (Abdomenübersicht im Stehen oder in Linksseitenlage) | Perforation bei z. B.:<br>▪ Ulkus<br>▪ Tumoren<br>▪ entzündlichen Prozessen (z. B. Appendizitis, Divertikulitis, chronische Darmerkrankungen)<br>▪ Traumen (z. B. Messerstichverletzungen)<br>▪ iatrogen (z. B. endoskopisch, Z. n. Reanimation) |
| **freie Luft retroperitoneal**<br>▪ streifige Aufhellungen entlang des lateralen Psoasrandes | Perforation einer retroperitoneal gelegenen Darmschlinge z. B. bei<br>▪ Ulcus duodeni<br>▪ Trauma<br>▪ Entzündung<br>▪ postoperativ<br>▪ iatrogen |
| **Luft in der Darmwand**<br>▪ oft perlschnurartig | ▪ Z. n. Mesenterialinfarkt (Darmnekrose)<br>▪ Entzündungen<br>▪ Pneumatosis intestinalis<br>▪ Volvulus<br>▪ Invagination<br>▪ nach Traumen<br>▪ iatrogen |

6.2.2 Spiegelbildung

## 6.2.2 Spiegelbildung

**B-6.3 Spiegelbildungen im Abdomen (Luft-/Flüssigkeitsspiegel)**

| typischer radiologischer Befund | häufige Ursachen |
|---|---|
| ▪ viele meist im mittleren Abdomen liegende Spiegel, Kolonrahmen frei, „Arkadenbildung“ (mehrere übereinander angeordnete Dünndarmschlingen) | Dünndarmileus (mechanisch) (s. Abb. **B-6.35**) |
| ▪ dem Verlauf des Dickdarms entsprechende Lokalisation der Spiegel, gefüllter Kolonrahmen | Dickdarmileus (s. Abb. **B-6.34d**) |
| ▪ Luft-/Flüssigkeitsspiegel im Dick- und Dünndarm | paralytischer Ileus (s. Abb. **B-6.35b**) |

6.2.3 Verkalkungen

## 6.2.3 Verkalkungen

**B-6.4 Abdominelle Verkalkungen**

| | häufige Ursachen |
|---|---|
| viele Verkalkungen lassen sich aufgrund ihres radiologischen Erscheinungsbildes zuordnen (Ort, Form, Größe, Anzahl, Verteilung und Dichte) (Näheres vgl. entsprechende Kapitel) | ▪ Harnleiter-, Nierenbecken-, Blasen- und Prostatasteine<br>▪ Arteriosklerose, Aneurysmen<br>▪ Tbc, Lymphknoten<br>▪ Pankreatitis<br>▪ Tumoren<br>▪ Nierenzysten<br>▪ ältere Hämatome (Z. n. Blutung, Trauma)<br>▪ Abszesse, chronische Entzündungen |

# 6.3 Wichtige Krankheitsbilder – von der Diagnose zum Befund

## 6.3.1 Ösophagus

### Achalasie

▶ **Definition.** Engstellung des distalen vestibulären Ösophagus mit Unfähigkeit zur Erschlaffung und konsekutiver Dilatation des unteren Ösophagussphinkters.

**Klinik:** Typische Symptome sind eine **Dysphagie** sowie die **Regurgitation** von Speisen.

**Diagnostisches Vorgehen:** Zum Ausschluss eines Ösophagus- oder Magentumors wird eine Endoskopie durchgeführt. Der **Röntgen-Ösophagusbreischluck** weist die Motilitätsstörung nach (dilatierter, distal filiform verengter Ösophagus). Die größte diagnostische Aussagekraft hat die **Ösophagusmanometrie**, die jedoch eine aufwendige Methode darstellt.

**Radiologische Diagnostik:** Im **Ösophagusbreischluck** findet sich eine glatte, spindelförmig-konzentrische **Engstellung des distalen Ösophagus** (Abb. **B-6.4b**). Der **proximale Ösophagus** weist mit zunehmendem Schweregrad eine fortschreitende **Dilatation** auf. Das längsgerichtete Faltenrelief ist nicht unterbrochen und läuft konzentrisch auf die Ösophagusenge zu. Häufig kommt es zu einer Durchmischung des KMs mit Speiseresten im dilatierten Ösophagusabschnitt mit Spiegelbildung. Auf der **Thorax- oder Abdomenübersichtsaufnahme** kann eine besonders kleine oder **fehlende** Magenblase ein wichtiger Hinweis auf eine Achalasie sein.

▶ **Merke.** Das **Ösophaguskarzinom** muss immer von der Achalasie **abgegrenzt** werden. Als filiforme Engstellung im distalen Ösophagus kann dieses im Breischluck vergleichbar imponieren, beim Ösophaguskarzinom kommt es aber in der Regel zu einem unregelmäßigen Schleimhautrelief und zu Faltenabbrüchen.

**B-6.4 Achalasie.**

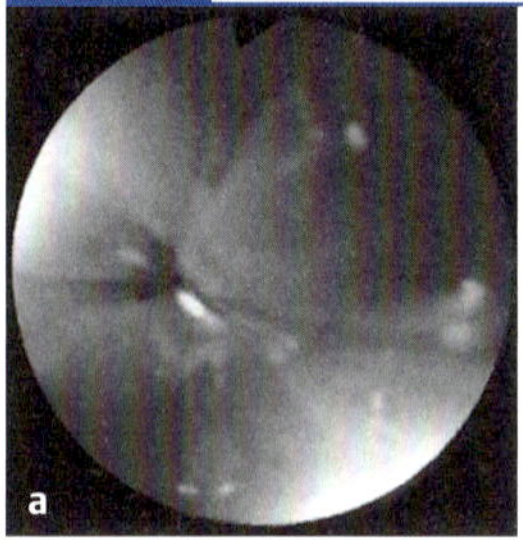


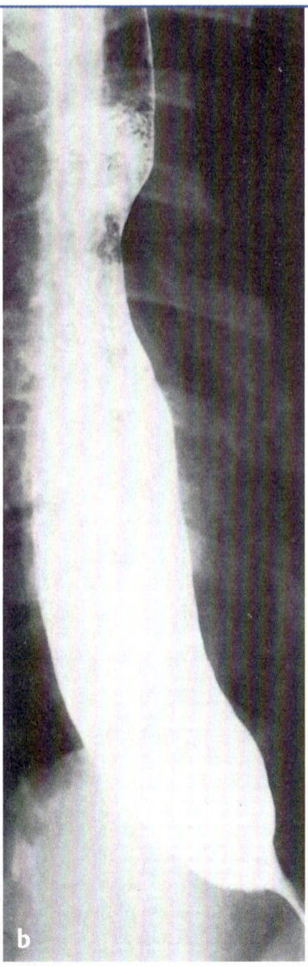


**Stadieneinteilung:**
- Stadium I: leichte Dilatation des Ösophagus.
- Stadium II: deutliche Dilatation des Ösophagus, deutliche Entleerungsstörung.
- Stadium III: erhebliche Dilatation des Ösophagus auf 6–10 cm, s-förmige Elongation des Ösophagus, erhebliche Entleerungsverzögerung mit Speiseresten und Flüssigkeitsspiegel.

**a** **Endoskopie:** Nachweis einer hochgradigen Einengung des distalen Ösophagus durch eine Achalasie: Die Schleimhautfalten laufen konzentrisch auf die Ösophagusenge zu. (aus Helmreich-Becker I, Lohse AW: Checkliste Gastroskopie. Stuttgart: Thieme; 1999)

**b** **Breischluck:** Nachweis einer filiformen Engstellung im Bereich des distalen Ösophagus bei Achalasie mit erheblicher Lumenaufweitung des proximalen Ösophagus (Stadium III). (aus Bücheler E. Verdauungstrakt. In: Bücheler E, Lackner KJ, Thelen M. Einführung in die Radiologie. Stuttgart: Thieme; 2005)

6.3 Wichtige Krankheitsbilder – von der Diagnose zum Befund

6.3.1 Ösophagus

Achalasie

▶ Definition.

**Klinik:** Typisch sind **Dysphagie** und **Regurgitation** von Speisen.

**Diagnostisches Vorgehen:** Der **Röntgen-Ösophagusbreischluck** weist eine Motilitätsstörung nach. Die größte Aussagekraft hat die **Ösophagusmanometrie.**

**Radiologische Diagnostik:** Im **Ösophagusbreischluck** findet sich eine Engstellung des distalen Ösophagus (Abb. **B-6.4b**). Der **proximale Ösophagus** weist eine **Dilatation** auf. Auf der **Thorax- oder Abdomenübersichtsaufnahme** kann eine kleine oder fehlende Magenblase ein Hinweis auf Achalasie sein.

▶ Merke.

B-6.4

Ösophagusdivertikel

▶ Definition.

Sonderformen (Abb. B-6.5):
- **Zenker-Divertikel** (70 %): Pseudo- und Pulsionsdivertikel an der Hinterwand des M. cricopharyngeus (Abb. **B-6.6c** und Abb. **B-6.6d**)
- **epibronchiales Divertikel** (20 %): echtes Divertikel und Traktionsdivertikel in Höhe der Trachealbifurkation (Abb. **B-6.6b**)
- **epiphrenisches Divertikel** (10 %): Pseudo- und Pulsionsdivertikel proximal des ösophagogastralen Übergangs (Abb. **B-6.6a**).

**Klinik:** Evtl. bestehen eine **Dysphagie** und eine **Regurgitation** unverdauter Nahrungsreste.

**Diagnostisches Vorgehen: Ösophagusbreischluck** (Abb. **B-6.6a–c**) und **Endoskopie** (Abb. **B-6.6d**).

**Radiologische Diagnostik:** Der **Ösophagusbreischluck** zeigt in der Seitansicht eine Aussackung der Ösophaguswand. Von vorne ist ein KM-Depot erkennbar. Speisereste führen zu KM-Aussparungen.

Große Divertikel werden auch mit der **CT** erfasst.

B-6.5

## Ösophagusdivertikel

**▶ Definition.** Umschriebene Ausstülpung einer oder mehrerer Wandschichten des Ösophagus. Als **echtes Divertikel** wird hierbei die Ausstülpung aller Wandschichten, als **falsches** oder Pseudodivertikel die Ausstülpung der Schleimhaut durch Lücken in der Muskelschicht bezeichnet. **Pulsionsdivertikel** werden durch erhöhten intraluminalen Druck verursacht. **Traktionsdivertikel** entstehen postentzündlich durch Narbenzug von außen (z. B. nach Tuberkulose).

**Sonderformen** (Abb. **B-6.5**):
- **Zenker-Divertikel** (70 %): Pseudodivertikel und Pulsionsdivertikel (s. o.) an der Übergangsstelle des Pharynx in den Ösophagus, das im Bereich einer muskelschwachen Stelle an der Hinterwand des M. cricopharyngeus (sog. Laimer-Dreieck) entstehen kann (Abb. **B-6.6c** und Abb. **B-6.6d**).
- **epibronchiales Divertikel** (20 %): echtes Divertikel und Traktionsdivertikel typischerweise in Höhe der Trachealbifurkation und paratracheal, etwa auf BWK 4 projiziert (Abb. **B-6.6b**).
- **epiphrenisches Divertikel** (10 %): Pseudodivertikel und Pulsionsdivertikel, das unmittelbar proximal des ösophago-gastralen Übergangs häufiger rechts als links vorkommt (Abb. **B-6.6a**).

**Klinik:** Bei kleinen Divertikeln handelt es sich häufig um einen symptomlosen Zufallsbefund, evtl. bestehen eine **Dysphagie** sowie eine vor allem nachts auftretende **Regurgitation** unverdauter Nahrungsreste.

**Diagnostisches Vorgehen:** Der **Ösophagusbreischluck** stellt die sicherste und aussagekräftigste Untersuchungsmethode dar (Abb. **B-6.6a–c**). Die Endoskopie dient dem Ausschluss anderer Ursachen (z. B. Karzinom), (Abb. **B-6.6d**).

**Radiologische Diagnostik:** Der **Ösophagusbreischluck** zeigt im Profil (Seitansicht) eine Aussackung der Ösophaguswand mit engem Divertikelhals bei Pulsionsdivertikeln und breitem Divertikelhals bei Traktionsdivertikeln. In der Aufsicht von vorne lässt sich ein KM-Depot erkennen. Die Entleerung des Divertikels ist oft verzögert. Speisereste in Divertikeln führen zu KM-Aussparungen.
Große Divertikel werden auch mit der **CT** erfasst. Eine Differenzierung von KM-Paravasaten ist jedoch nur unter Berücksichtigung der klinischen Angaben möglich.

**B-6.5 Schematische Einteilung und Häufigkeit der Ösophagusdivertikel nach ihrer Lokalisation.**

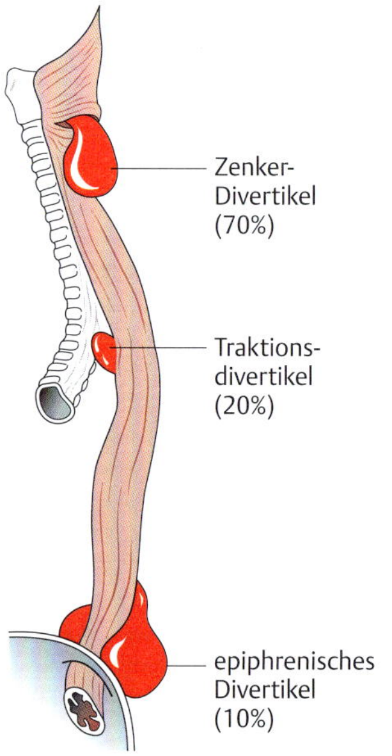


(aus Henne-Bruns D. Duale Reihe Chirurgie. Stuttgart: Thieme; 2012)

**B-6.6 Divertikelnachweis durch Ösophagusbreischluck (a–c) und Endoskopie (d).**

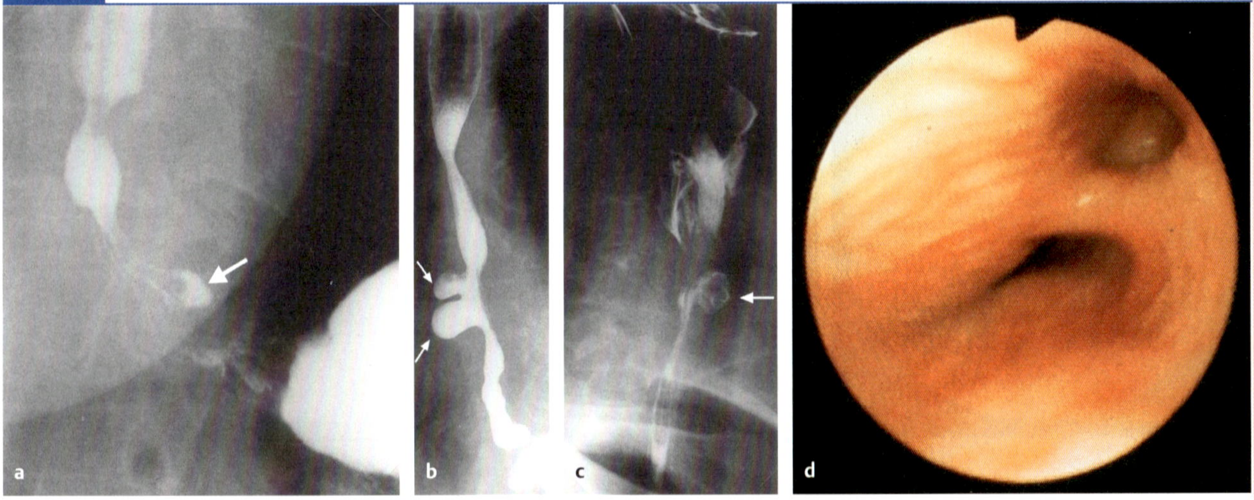


**a Epiphrenisches Divertikel** mit kleinem KM-Depot (Pfeil) unmittelbar oberhalb des Zwerchfells.
**b Traktionsdivertikel** (gedoppelt, Pfeile) in Höhe der Trachealbifurkation.
**c Zenkerdivertikel** unmittelbar unterhalb des Krikoidknorpels als KM-Depot (Pfeil) nachweisbar (Breischluck seitlich).
**d Endoskopisch** ist das Ösophagusdivertikel an seiner zusätzlichen Öffnung in der Ösophaguswand zu erkennen.

## Ösophagusvarizen

**▶ Definition.** Durch portale Hypertension hervorgerufene Erweiterung der Venen des Ösophagus, die submukös, peri- und paraösophageal verlaufen können.

**Uphill-Varizen** sind vornehmlich im unteren Ösophagusdrittel lokalisiert. Sie entstehen durch einen Kollateralkreislauf zwischen Pfortader, Azygossystem und der Vena cava superior.
Als **Downhill-Varizen** bezeichnet man variköse Erweiterungen des Venenplexus im oberen Ösophagusdrittel bei Obstruktion der V. cava superior. Diese Varizen weisen einen umgekehrten Fluss in Richtung auf das Pfortadersystem auf.

**Klinik:** Gefahr der oberen gastrointestinalen Blutung.
**Diagnostisches Vorgehen:** Der **endoskopische** Nachweis von Ösophagusvarizen ist der radiologischen Diagnostik eindeutig überlegen. Die Varizen sind an ihrem typischen gewundenen Verlauf und einer oft bläulichen Verfärbung sicher nachweisbar (Abb. **B-6.7a**). Ein wesentlicher Aspekt der endoskopischen Überlegenheit liegt in der Darstellung und möglichen unmittelbaren Sklerosierung von Blutungsquellen.

**Radiologische Diagnostik:** Ösophagusvarizen lassen sich im **Ösophagusbreischluck** am besten in Kopftieflage, Exspiration und gleichzeitiger Bauchpresse (Valsalva-Manöver) darstellen. Sie führen zu KM-Aussparungen und weisen bevorzugt im distalen Ösophagus eine längsgeschlängelte zum Teil tropfenförmige Konfiguration auf. Eine ausgeprägte Varikosis imponiert als perlschnurartige Wulstung der KM-Aussparung (Abb. **B-6.7a**, Abb. **B-6.7b**).
In der **CT** und **MRT** werden nach i. v. KM-Gabe ausgedehnte erweiterte Umgehungsgefäße in Richtung und entlang des Ösophagus sichtbar (Abb. **B-6.7b**). Diese können dabei als intraluminale, tubuläre oder punktförmige Strukturen imponieren und zeigen nach i. v. Kontrastmittelgabe eine deutliche, im Verlauf zunehmende Kontrastmittelanreicherung.

### Ösophagusvarizen

**▶ Definition.**

**Uphill-Varizen** sind vornehmlich im unteren Ösophagusdrittel lokalisiert und entstehen durch einen Kollateralkreislauf zwischen Pfortader, Azygossystem und der Vena cava superior. Unter den seltenen **Downhill-Varizen** versteht man einen varikös erweiterten Venenplexus im oberen Ösophagusdrittel.

**Klinik:** Gefahr der oberen gastrointestinalen Blutung.
**Diagnostisches Vorgehen: Endoskopisch** sind die Varizen an ihrem typischen gewundenen Verlauf und einer oft bläulichen Verfärbung sicher nachweisbar (Abb. **B-6.7a**).

**Radiologische Diagnostik:** Ösophagusvarizen lassen sich im **Breischluck** in Kopftieflage, Exspiration und gleichzeitiger Bauchpresse darstellen. Sie imponieren als perlschnurartige Wulstung der KM-Aussparung (Abb. **B-6.7a**, Abb. **B-6.7b**).

In der **CT** und **MRT** werden erweiterte Umgehungsgefäße sichtbar (Abb. **B-6.7b**).

**B-6.7 Endoskopisches und computertomografisches Bild bei Ösophagusvarizen.**

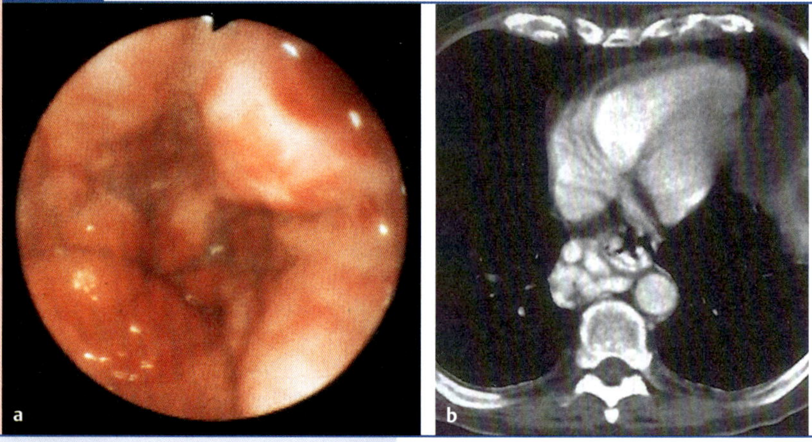

**a** Die varikös erweiterten Venen wölben sich blau tingiert ins Ösophaguslumen vor.
**b** Anderer Patient: Ausgedehnter Umgehungskreislauf erweiterter paraösophagealer Venen als computertomografisches Korrelat von Ösophagusvarizen. (aus Schaefer-Prokop C. Ösophagusvarizen, Azygos-Kontinuität. In: Galanski M, Prokop M. RRR Ganzkörper-Computertomographie. Stuttgart: Thieme; 2006)

## Hiatushernien

▶ **Definition.**

**Klinik:** Häufig symptomlos, evtl. Zeichen der Refluxösophagitis.

**Diagnostisches Vorgehen:** Breischluck und Endoskopie.

**Radiologische Diagnostik:** Die Herniendarstellung mittels **Breischluck** (Abb. **B-6.9c**) erfolgt bei liegendem Patienten. In der **Thoraxübersichtsaufnahme** können rundliche basale Verschattungen mit Flüssigkeitsspiegel auftreten (Abb. **B-6.9a**, Abb. **B-6.9b**).

**Axiale Gleithernien** lassen zusätzlich zu den zwei physiologischen Engstellen des distalen Ösophagus eine dritte zwischengeschaltete Einschnürung erkennen.

## Hiatushernien

▶ **Definition.** Wiederholte oder dauernde intrathorakale Verlagerung von Magenanteilen. Zur Einteilung s. Abb. **B-6.8**.

**Klinik:** Häufig handelt es sich um einen asymptomatischen Zufallsbefund, evtl. bestehen Zeichen der Refluxösophagitis (Sodbrennen, epigastrische Schmerzen).

**Diagnostisches Vorgehen:** Röntgen-Ösophagusbreischluck und Endoskopie sichern die Diagnose.

**Radiologische Diagnostik:** Die Darstellung der Hernien im **Ösophagusbreischluck** (Abb. **B-6.9c**) gelingt am besten bei liegendem Patienten und oraler KM-Gabe. Kopftieflage und intraabdominelle Druckerhöhung (Bauchpresse, Valsalva-Manöver) begünstigen die Hernierung. In der **Thoraxübersichtsaufnahme** können rundliche basale Verschattungen mit Flüssigkeitsspiegel als Zeichen einer Hernie auftreten (Abb. **B-6.9a**, Abb. **B-6.9b**).
**Axiale Gleithernien** lassen zusätzlich zu den zwei physiologischen Einschnürungen des distalen Ösophagus (Übergang distaler Ösophagus zum Vestibulum und Übergang Vestibulum zur Kardia = **Schatzki**-Ring) eine dritte zwischengeschaltete Einschnürung erkennen. Das Faltenrelief der Magenschleimhaut ist nach intrathorakal zu verfolgen. Oft findet sich ein gastroösophagealer Reflux des KM.

**B-6.8 Verschiedene Formen der Hiatushernien.**

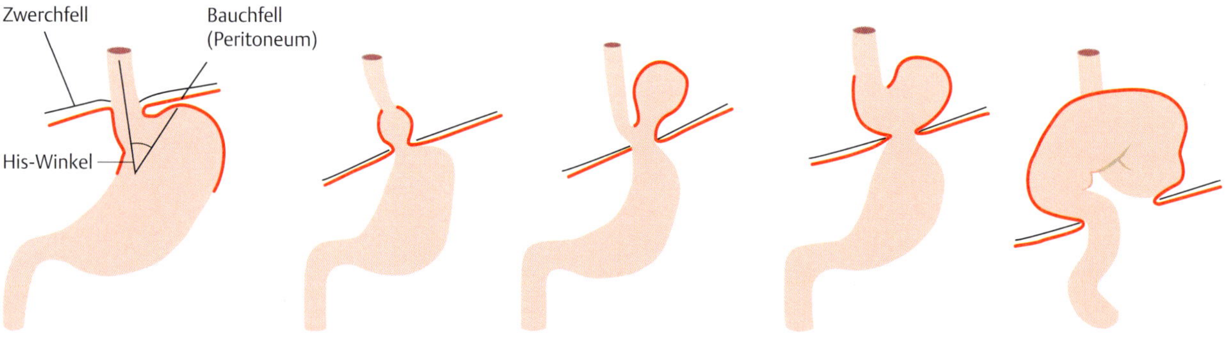


**a** Normalbefund **b** Axiale Gleithernie **c** Paraösophageale Hernie **d** Mischform **e** Upside-down-Stomach (Thoraxmagen)

**a** Normale Situation mit spitzem His-Winkel.
**b Axiale Gleithernie**: Reversible Verlagerung des gastroösophagealen Übergangs durch den Zwerchfellhiatus in den Thorax unter Mitnahme des Peritoneums. Der spitze His-Winkel ist aufgehoben.
**c Paraösophageale Hernie**: Thorakale Verlagerung des Magenfundus mit peritonealem Bruchsack, lateral und dorsal des Ösophagus durch das Zwerchfell.
**d Gemischte Hernienform:** Gleithernie und parakardiale Hernie.
**e Upside-down-Stomach**: Der gesamte Magen prolabiert in den Thorax.
(nach I care Krankheitslehre. Stuttgart: Thieme; 2015)

**B-6.9** Radiologische Befunde bei Upside-down-Stomach.

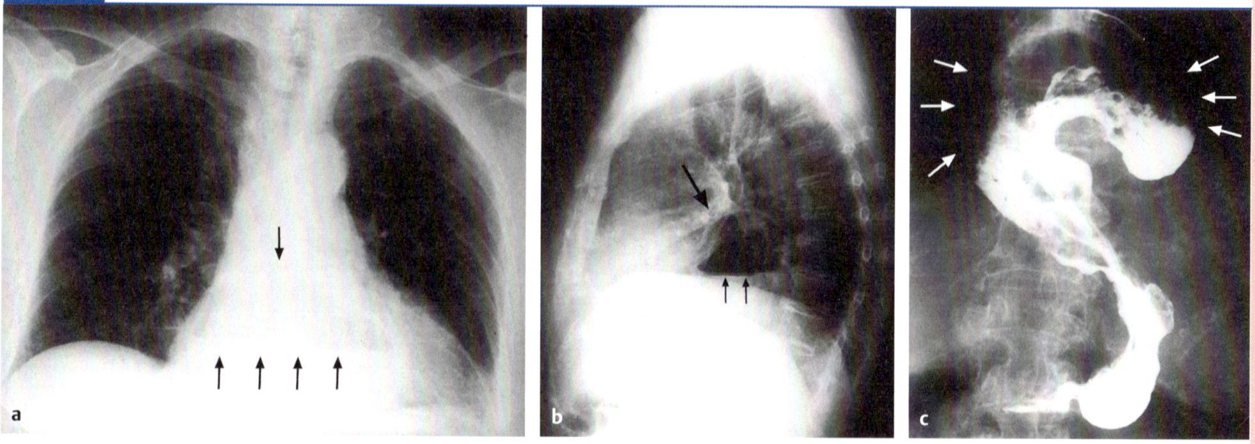


**a** In den **Thoraxübersichtsaufnahmen** (p.-a. und **b**) Nachweis einer retrokardialen rundlichen Aufhellungszone (Pfeil) mit deutlichem Flüssigkeitsspiegel (kleine Pfeile) verursacht durch einen Upside-down-stomach.
**b** **Thoraxübersichtsaufnahme** (seitlich).
**c** Im **Ösophagusbreischluck** eindeutige intrathorakale Lage des verlagerten Magenanteils (Pfeile).

**B-6.10** CT-Nachweis einer axialen Magenhernie.

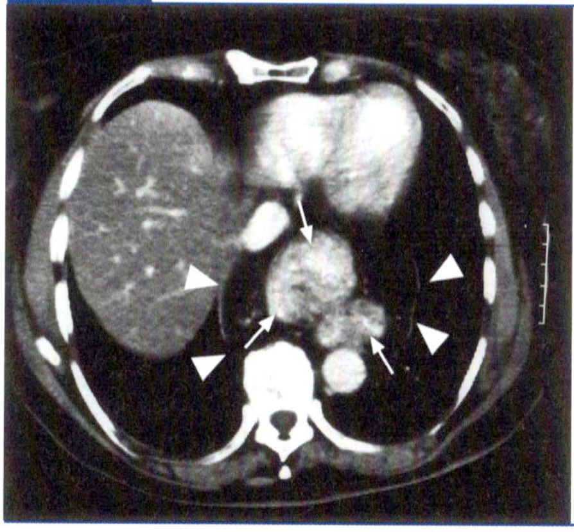

Intrathorakal, mediastinal prolabiertes abdominelles Fettgewebe (Pfeilspitzen) und Magenanteile (Pfeile).

B-6.10

Bei **paraösophagealen Hernien** fließt das KM nach vollständiger Passage des Ösophagus in den hernierten Magenanteil.
Beim **Upside-down-Stomach** lässt sich die KM-Passage über die intraabdominell gelegene Kardia in den intrathorakal gelegenen Magenanteil (Fundus und Korpus) und schließlich in den intraabdominell gelegenen Pylorus verfolgen (s. Abb. **B-6.9c**).
In der **CT** ist neben den verlagerten Magenanteilen regelmäßig der Nachweis von thorakal verlagertem abdominellem Fettgewebe richtungsweisend auf das Vorliegen einer Hernie (Abb. **B-6.10**).

Bei **paraösophagealen Hernien** fließt das KM in den hernierten Magenanteil.

Beim **Upside-down-Stomach** lässt sich die KM-Passage in den intrathorakalen Magenanteil verfolgen (s. Abb. **B-6.9c**).

In der **CT** ist der Nachweis von thorakal verlagertem abdominellem Fettgewebe richtungsweisend (Abb. **B-6.10**).

## Ösophaguskarzinom

Der häufigste maligne Tumor des Ösophagus ist das **Plattenepithelkarzinom**. Risikofaktoren sind Alkohol- und Tabakabusus.

Ösophaguskarzinom

Der häufigste maligne Tumor ist das **Plattenepithelkarzinom.**

▶ Merke. Die meisten Ösophaguskarzinome (Abb. **B-6.12**) sind in den distalen zwei Dritteln des Ösophagus lokalisiert.

▶ Merke.

**Klinik:** Bereits im **frühen Tumorstadium** kommt es zu lokalen oder ausstrahlenden Schmerzen (Odynophagie) und Beschwerden beim Schluckakt (Dysphagie) sowie einer deutlichen Gewichtsreduktion. Im **fortgeschrittenen Tumorstadium** treten Passagebehinderungen und Komplikationen wie Aspirationspneumonien und ösophagobronchiale Fisteln auf.

**Klinik:** Bereits im **frühen Tumorstadium** kommt es zu Schmerzen (Odynophagie) und Beschwerden beim Schluckakt (Dysphagie). Im **fortgeschrittenen Stadium** treten Passagebehinderungen auf.

**B-6.11 Ösophaguskarzinom.**

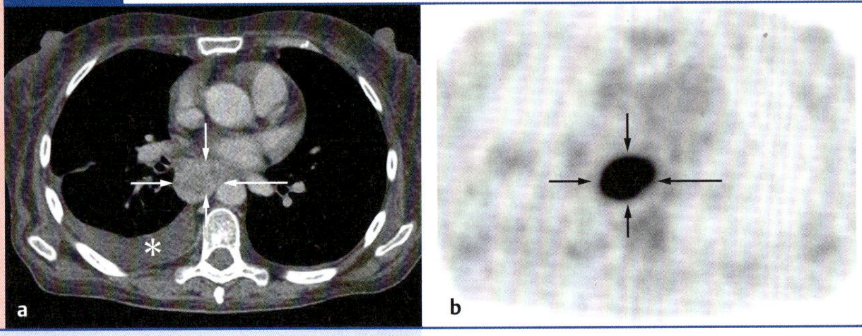


Bei einer 54-jährigen Patientin zeigt sich in der CT (a) eine deutliche Wandverdickung des Ösophagus mit korrespondierender Kontrastmittelaufnahme und in der PET (b) ein signifikant erhöhter FDG-uptake im Sinne eines Ösophagus-Karzinoms.

B-6.12

**B-6.12 Ösophaguskarzinom des mittleren Ösophagusdrittels im Breischluck.**

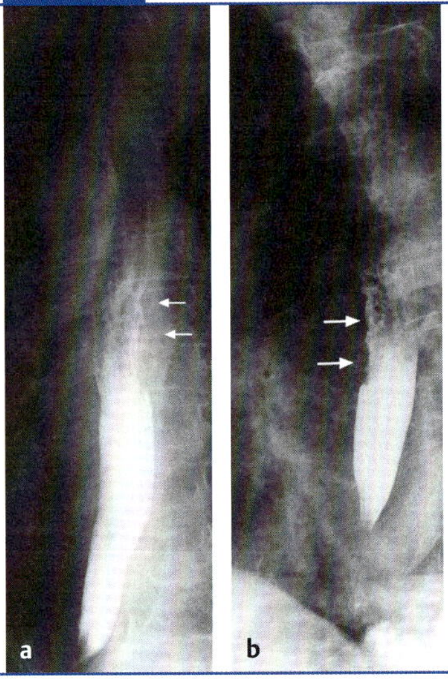


Frühe Form eines Ösophaguskarzinoms im mittleren Drittel mit oberflächlicher Zerstörung des Faltenreliefs (Pfeile). Keine wesentliche Lumeneinengung nachweisbar (p.-a. und seitlich).

**Diagnostisches Vorgehen:** Endoskopie und Biopsie sichern die Diagnose. Die kontrastmittelverstärkte CT und der Breischluck liefern Hinweise auf die Längenausdehnung. Zudem spielt die CT wie auch die Endosonografie und die Bronchoskopie eine Rolle hinsichtlich des Stagings.

**Radiologische Diagnostik: Frühe Zeichen** sind Faltenabbrüche und Füllungsdefekte im **Ösophagusbreischluck** (Abb. **B-6.12**). Beim **fortgeschrittenen Karzinom** zeigen sich eine ausgedehnte Faltenzerstörung und Wandstarre.
In der CT kommen Ösophaguskarzinome als Wandverdickungen des Ösophagus zur Darstellung. Bei einem wandüberschreitenden Wachstum kann es u. a. zu Kompression der Luftwege, Fistelungen und Perforation (Luft im Mediastinum!) sowie Infiltration von Wirbelkörpern kommen.
Der intraluminale Tumoranteil imponiert als **Füllungsdefekt** und weist eine erhebliche **Konturunregelmäßigkeit** auf. Er kann zu **Stenosen mit prästenotischer Dilatation** führen. Durch die Infiltration des paraösophagealen Gewebes kann es zur **Ausbildung von Fisteln** kommen.
**Diffus infiltrierende, szirrhöse Karzinome** weisen eine verdickte starre Ösophaguswand auf. Die **Endosonografie** zeigt die Infiltrationstiefe.

**Diagnostisches Vorgehen:** Endoskopie und Biopsie sichern die Diagnose. Die kontrastmittelverstärkte CT und der Ösophagus-Röntgenbreischluck liefern Hinweise auf die Längenausdehnung. Im Rahmen des Staging werden bei gesichertem Ösophaguskarzinom außerdem Endosonografie (Bestimmung der Tiefenausdehnung), Bronchoskopie (Ausdehnung auf das Bronchialsystem), Thorax-CT (Invasion von Nachbarstrukturen, Lymphknotenmetastasen), Abdomen-CT (Metastasierung, OP-Planung) und ggf. Röntgenthorax, Abdomensonografie und Skelettszintigrafie durchgeführt.

**Radiologische Diagnostik:** Als **frühe Zeichen** des tumorösen Wanddefektes lassen sich im **Ösophagusbreischluck** lokale Änderungen des Faltenreliefs in Form von Faltenabbrüchen und flachen polypösen Füllungsdefekten zumeist mit zentralen Ulzerationen erkennen (Abb. **B-6.12**). Hinweise auf ein **fortgeschrittenes Karzinom** sind eine ausgedehnte Faltenzerstörung und Wandstarre.
In der CT (Abb. **B-6.12**) kommen Ösophaguskarzinome als zirkuläre oder exzentrische Wandverdickungen des Ösophagus zur Darstellung. Bei einem wandüberschreitenden Wachstum lässt sich die paraösophageale Fettlamelle nicht mehr abgrenzen und es kann u. a. zu Kompression der Luftwege, Fistelungen und Perforation (Luft im Mediastinum!) sowie Infiltration von Wirbelkörpern kommen.
Der intraluminale Tumoranteil imponiert als **Füllungsdefekt** und weist in der Regel eine erhebliche **Konturunregelmäßigkeit** mit zerklüfteter Oberfläche auf. Das intraluminale Tumorwachstum kann zu **Stenosen mit prästenotischer Dilatation** führen. Durch das infiltrative Fortschreiten des Tumors in die Umgebung kommt es nicht selten zu einer Perforation der Ösophaguswand und zur **Ausbildung von Fisteln** in das Mediastinum oder das Tracheobronchialsystem. Derartige Komplikationen lassen sich mittels eines wasserlöslichen oralen KMs an KM-Straßen in das paraösophageale Gewebe nachweisen.
**Diffus infiltrierende, szirrhöse Karzinome** weisen eine Verdickung und Starre der Ösophaguswand mit resultierender Stenose auf. Gerade bei diesem Tumor-Typ liefert die **Endosonografie** wesentliche Zusatzinformationen bezüglich der Infiltrationstiefe.

## 6.3.2 Magen

### Ulcus ventriculi

**▶ Definition.** Geschwür des Magens mit lokalisiertem Oberflächendefekt der Schleimhaut, der bis in die Muscularis mucosae reicht und mit Granulationsgewebe ausgekleidet wird.

Prädilektionsort des **akuten Magengeschwürs (z. B. Stressulzera nach Verbrennungen)** ist das Antrum gefolgt vom Corpus ventriculi.
Das **chronische Magengeschwür** wird meist an der kleinen Kurvatur des Corpus ventriculi sowohl an der Vorder- als auch Hinterwand in Höhe des Angulus ventriculi gefunden. Die Manifestation eines Ulkus im Fundus ventriculi gilt als Rarität.

**Klinik:** Klinisch imponieren wechselnd starke, gehäuft **postprandial auftretende Oberbauchschmerzen**. Als Komplikationen können freie oder gedeckte Perforationen und heftige Blutungen aus arrodierten Arterien des Geschwürsgrundes auftreten. Hämatemesis (Bluterbrechen), Teerstühle, hämorrhagischer Schock und Peritonitis können lebensbedrohliche Folgen sein.

**Diagnostisches Vorgehen:** Die Diagnose erfolgt durch Endoskopie und Biopsie. Außerdem muss eine Helicobacter-pylori-Infektion ausgeschlossen werden. Die MDP spielt nur noch eine untergeordnete Rolle.

**Radiologische Diagnostik:** Die Röntgenzeichen des **benignen Ulcus ventriculi** in der **MDP** werden in **direkte** und **indirekte Zeichen** eingeteilt.
**Direkte Zeichen** sind der **Wanddefekt** und das **Loch** der Magenwand. In der Doppelkontrastuntersuchung sollte das Ulkus möglichst in **Seitenansicht (Profil)** und in **Aufsicht (en face)** dargestellt werden.
Als **indirekte Zeichen** gelten **Formveränderungen** des Magens, **Funktionsstörungen der Peristaltik und Motilität** sowie **sekretorische Störungen**.
Nach Abheilung des Ulcus ventriculi sind in späteren KM-Darstellungen des Magens evtl. eine deutlich herabgesetzte Wandmotilität, narbige Verziehungen und eine erhebliche Passageverzögerung erkennbar.

### Magenkarzinom

**Frühkarzinome des Magens** beschränken sich auf die Mukosa und Submukosa, **fortgeschrittene Karzinome** überschreiten die Submukosa.

**Klinik:** Neben **Abgeschlagenheit, rezidivierenden Oberbauchbeschwerden** und **Kachexie** kann das Magenkarzinom einen anfänglich klinisch blanden Verlauf nehmen.

**Diagnostisches Vorgehen:** Diagnostisches Verfahren der Wahl ist die **Endoskopie mit Biospie** und histologischem Nachweis des Karzinoms (Abb. **B-6.13e**). Die **MDP** kann evtl. als Ergänzung der Endoskopie eingesetzt werden (z. B. zur Darstellung diffus infiltrierender Karzinome). Mithilfe der **Endosonografie** ist eine genauere Einschätzung der Tiefenausdehnung möglich. Die **CT** spielt insbesondere bei der Fragestellung eine Rolle, ob der Tumor ein transmurales/extragastrales Wachstum mit Infiltration der Nachbarorgane aufweist. Zudem lässt sich mittels der CT die Frage nach dem Vorliegen von hämatogenen oder lymphogenen Fermetastasen klären.

**Radiologische Diagnostik:** Die **diskreten Veränderungen** des **Frühkarzinoms** sind fast nur in der Doppelkontrast-Technik fassbar. Ggf. können eine **leichte Zu- und Abnahme der Schleimhautfalten** erkannt werden. Benigne flache Erosionen oder Ulzerationen sind kaum zu differenzieren. Die Kriterien der Wandstarre lassen sich auf Grund der fehlenden Infiltration der Tunica muscularis nicht verwerten.
Die klassischen Röntgenzeichen in der MDP des **fortgeschrittenen Magenkarzinoms** sind **Füllungsdefekte, Wandstarre, Abbruch der Schleimhautfalten** und **Ulzerationen mit fehlender Faltenkonvergenz**.

- Das **polypoide Magenkarzinom** lässt einen **unregelmäßig begrenzten Füllungsdefekt** erkennen (Abb. **B-6.13a**).
- Das **ulzeröse Magenkarzinom** zeichnet sich durch einen **Ringwall** und eine **KM-Nische** ggf. unter Ausbildung einer **Faltenkonvergenz** aus (Abb. **B-6.13b**).

6.3.2 Magen

Ulcus ventriculi

▶ Definition.

Prädilektionsort des **akuten Magengeschwürs** ist das Antrum.

Das **chronische Magengeschwür** wird meist an der kleinen Kurvatur des Corpus ventriculi gefunden.

**Klinik:** Es kommt zu wechselnd starken, gehäuft **postprandial auftretenden Oberbauchschmerzen.** Komplikationen sind Perforationen und Blutungen.

**Diagnostisches Vorgehen:** Endoskopie, Biopsie und Ausschluss einer Helicobacter-pylori-Infektion.

**Radiologische Diagnostik:** Man unterscheidet **direkte** und **indirekte Zeichen** in der **MDP.**
**Direkte Zeichen** sind der **Wanddefekt** und das **Loch** der Magenwand.

Als **indirekte Zeichen** gelten **Formveränderungen** sowie **Störungen** von **Peristaltik, Motilität** und **Sekretion**.
Nach Abheilung sind evtl. herabgesetzte Wandmotilität und erhebliche Passageverzögerung erkennbar.

Magenkarzinom

Man unterscheidet **Frühkarzinome** von **fortgeschrittenen Karzinomen**.

**Klinik: Abgeschlagenheit, rezidivierende Oberbauchbeschwerden** und **Kachexie**.

**Diagnostisches Vorgehen:** Verfahren der Wahl ist **die Endoskopie mit Biopsie**. Als Ergänzung dienen **MDP** und **Endosonografie**. Die **CT** spielt insbesondere bei der Fragestellung eine Rolle, ob der Tumor ein transmurales/extragastrales Wachstum mit Infiltration der Nachbarorgane aufweist. Zudem lässt sich mittels der CT die Frage nach dem Vorliegen von hämatogenen oder lymphogenen Fermetastasen klären.
**Radiologische Diagnostik:** Die **diskreten Veränderungen** des **Frühkarzinoms** sind mit der Doppelkontrast-Technik fassbar. Ggf. können eine **leichte Zu- und Abnahme der Schleimhautfalten** erkannt werden.
Klassische Röntgenzeichen des **fortgeschrittenen Karzinoms** in der MDP.

- Das **polypoide Magenkarzinom** lässt einen **unregelmäßig begrenzten Füllungsdefekt** erkennen (Abb. **B-6.13a**).
- Das **ulzeröse Magenkarzinom** zeigt **Ringwall, KM-Nische** und **Faltenkonvergenz** (Abb. **B-6.13b**).

**B-6.13 Radiologische Befunde bei Magenkarzinom.**

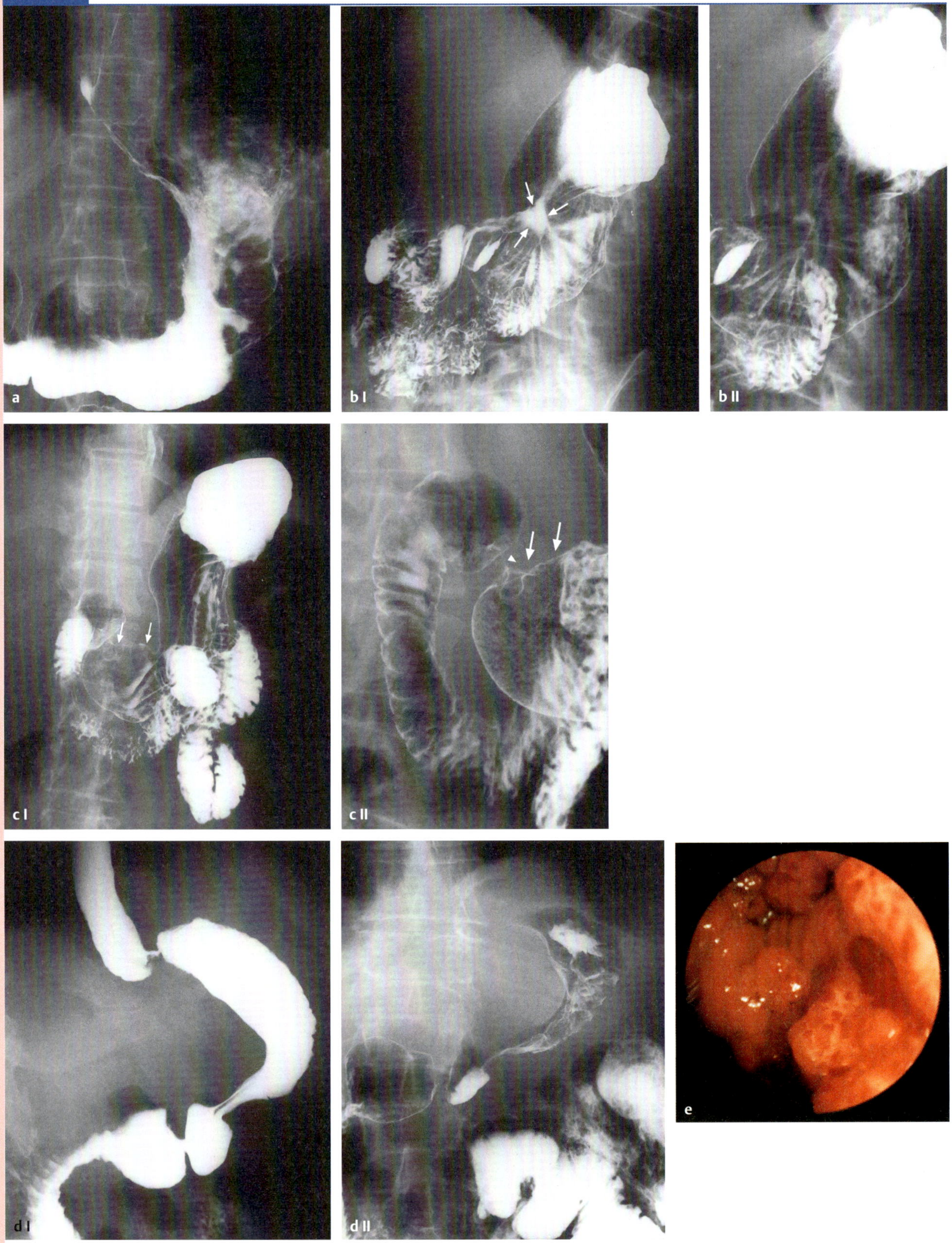

a Ausgedehnte Durchsetzung des Corpus ventriculi durch ein polypoides Magenkarzinom (MDP).
b Ulzeröses Magenkarzinom mit KM-Nische (Pfeile) und radiärer Faltenkonvergenz (MDP-Übersicht bzw. MDP-Zielaufnahme).
c Infiltrierendes Magenkarzinom (Pfeile) mit filiformer Magenausgangsstenose (Pfeilspitze) (MDP-Übersicht bzw. MDP-Zielaufnahme).
d Linitis plastica mit schlauchförmiger, rigider Schrumpfung des gesamten Magens (MDP Prallfüllung bzw. Doppelkontrastdarstellung).
e Endoskopisches Bild eines polypoiden Magenkarzinoms.

B-6.14 CT-Bild eines Magenkarzinoms.

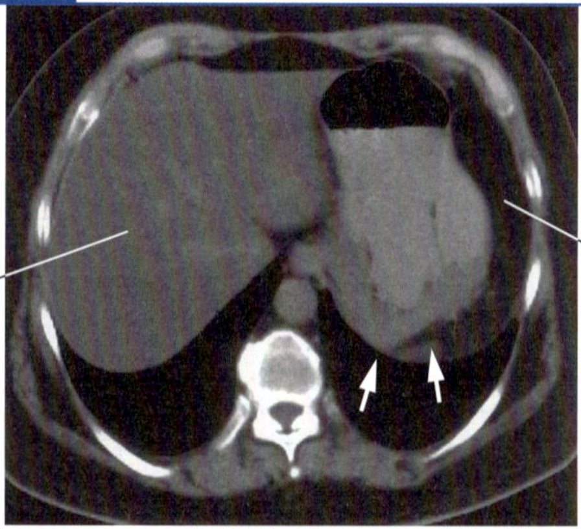


Deutlich sichtbare tumoröse Wandverdickung (Pfeile).

B-6.14

- Beim **diffus infiltrierenden Magenkarzinom** findet sich eine ausgeprägte **Wandstarre** mit **fehlender bzw. herabgesetzter Dehnbarkeit** (Abb. **B-6.13c**). Unter Befall des distalen Magens kommt es zu dem Bild einer **Magenausgangsstenose** (Abb. **B-6.13c**). Bei Befall des mittleren Magens kann es zu einer Lumeneinengung unter dem Aspekt eines **Sanduhrma**gens kommen. In seiner ausgeprägten Form mit Befall der gesamten Magenwand wird es als **Linitis** plastica bezeichnet (Abb. **B-6.13d**). Hier liegt eine massive rigide Schrumpfung des gesamten Magens vor.

Das fortgeschrittene Magenkarzinom kann in der **CT** an einer **Wandverdickung**, einer **unregelmäßigen Wandbegrenzung**, einer **streifigen Infiltration in das umgebende Fettgewebe** vermutet werden (Abb. **B-6.14**). Richtungsweisend für das Vorliegen eines malignen Geschehens sind der Nachweis von **Lymphknoten-** oder **Organmetastasen** (z. B. Leber, Lunge, Nebennieren).

- Beim **diffus infiltrierenden Magenkarzinom** findet sich eine ausgeprägte **Wandstarre** mit **fehlender bzw. herabgesetzter Dehnbarkeit.** Es kann zur **Magenausgangsstenose** (Abb. **B-6.13c**), zum **Sanduhrmagen** und zur **Linitis plastica** (Abb. **B-6.13d**) kommen.

Das fortgeschrittene Magenkarzinom kann in der **CT** an einer **Wandverdickung**, einer **unregelmäßigen Wandbegrenzung**, einer **streifigen Infiltration in das umgebende Fettgewebe** vermutet werden (Abb. **B-6.14**).

## Der operierte Magen

Bei Patienten mit Zustand nach Magenoperation besteht am häufigsten eine **Billroth-I- (B-I)** oder **Billroth-II-Anastomose (B-II)** (Abb. **B-6.15**).

- **Billroth-I**: Antrumresektion mit End-zu-End-Gastroduodenostomie
- **Billroth-II**: Blindverschluss des Duodenums und Durchführung einer Gastroenterostomie.

Um einen Reflux von Gallensäuren zu vermeiden, wird zunehmend die **modifizierte Gastroenterostomie** unter Anlegung einer **Roux-Y-Schlinge** angewendet.

Bei **Zustand nach Ösophagus-Resektion** liegt häufig ein **Magenhochzug** vor. Hierbei liegen Teile des Magens nach Hochzug wegen Ösophagusteilresektionen intrathorakal.

### Der operierte Magen

Bei Patienten mit Zustand nach Magenoperation bestehen **Billroth-Anastomosen** (Abb. **B-6.15**):

- **Billroth-I:** Antrumresektion mit End-zu-End-Gastroduodenostomie
- **Billroth-II:** Blindverschluss des Duodenums mit Gastroenterostomie.

Zunehmend wird die **modifizierte Gastroenterostomie** mit **Roux-Y-Schlinge** angewendet.

Bei **Zustand nach Ösophagus-Resektion** liegt häufig ein **Magenhochzug** vor.

B-6.15 Magenresektion nach Billroth I, Billroth II und modifiziert nach Roux Y.

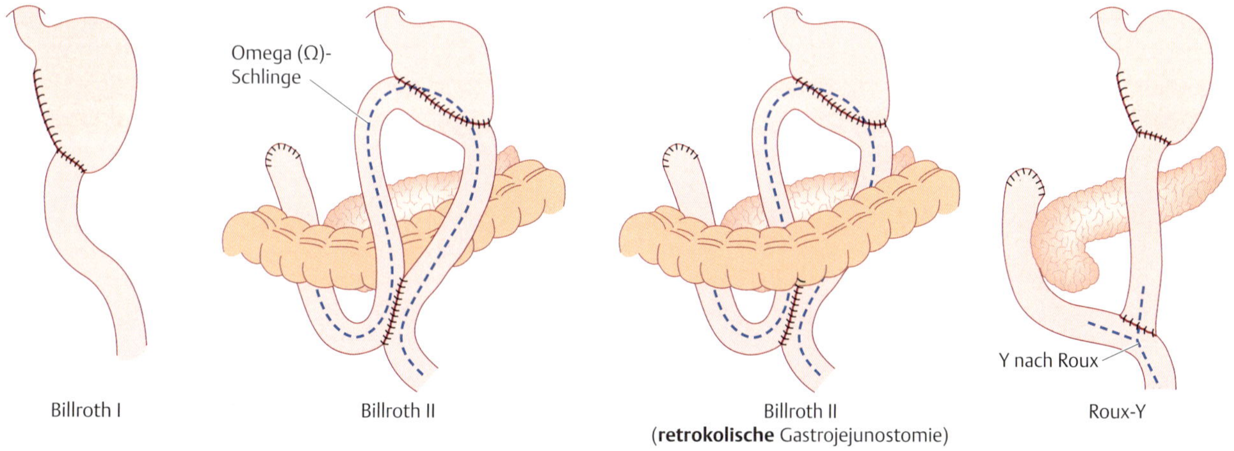

Die postoperative Diagnostik des Restmagens dient zur **Beurteilung pathologischer Veränderungen der Magenschleimhaut** und der **Anastomosenregion**.

Die postoperative Diagnostik des Restmagens, mittels Endoskopie und MDP, dient zur **Beurteilung pathologischer Veränderungen der Magenschleimhaut** und der **Anastomosenregion**. Im frühen postoperativen Verlauf ist besonders auf Anastomoseninsuffizienzen zu achten. Im Langzeitverlauf müssen die Anastomosen auf Stenosen, Narbenrezidive und Entartungen eingehend untersucht werden. Nach totaler Gastrektomie, z. B. mit Anlage einer Roux-Y-Schlinge, sollte keine Magenschleimhaut mehr nachweisbar sein.

6.3.3 Dünn- und Dickdarm

Dünndarmdivertikel

▸ Definition.

## 6.3.3 Dünn- und Dickdarm

### Dünndarmdivertikel

**▸ Definition.** Angeborene oder erworbene Ausstülpung der Dünndarmwand.

**Prädilektionsstellen** für erworbene Divertikel sind die Vasa recta der Mesenterialgefäße.

Am häufigsten treten erworbene Divertikel an der konkaven Mesenterialseite auf. **Prädilektionsstellen** sind die Vasa recta der Mesenterialgefäße als Loci minoris resistentiae. Erworbene Divertikel sind häufig multipel und im oberen Jejunum lokalisiert.

Das **Meckel-Divertikel** stellt ein Überbleibsel des Ductus omphaloentericus dar. Es ist 2–8 cm lang und im Ileum gegenüber der mesenterialen Darmwandseite lokalisiert (Abb. **B-6.16**).

Das **Meckel-Divertikel** ist als Sonderform eines angeborenen Divertikels einzustufen. Es stellt ein Überbleibsel des Ductus omphaloentericus (Dottersack) dar. Mit einer Länge von ca. 2–8 cm ist es im Ileum gegenüber der mesenterialen Darmwandseite lokalisiert. Der oralseitige Abstand zur Valvula ileocaecalis (Bauhin-Klappe) beträgt ca. 40–50 cm. Es werden 3 Typen des Meckel-Divertikels unterschieden (Abb. **B-6.16**).

**Klinik: Juxtapapilläre Divertikel** können den Ductus choledochus komprimieren und einen **Aufstau der Gallengänge** mit **Cholangitis** und **Pankreatitis** verursachen. Entzündete Divertikel führen zu einer **Divertikulitis.** Multiple Divertikel können zu einem **Malabsorptionssyndrom** führen.

**Klinik:** Oft handelt es sich bei Dünndarmdivertikeln (Abb. **B-6.17**) um einen Zufallsbefund. In der Nachbarschaft zur Papilla vateri können sie als **juxtapapilläre Divertikel** den Ductus choledochus komprimieren und einen **Aufstau der Gallengänge** mit resultierender **Cholangitis** und **Pankreatitis** verursachen. Dünndarmdivertikel können sich entzünden und das klinische Bild einer **Divertikulitis** hervorrufen. **Multiple Divertikel** können zu einem **Malabsorptionssyndrom** führen, da Anteile der funktionstüchtigen Dünndarmschleimhaut in den Ausstülpungen lokalisiert sind und zum Teil bei der Nahrungspassage im Kurzschluss umgangen werden.

**B-6.16 Typen des Meckel-Divertikels.**

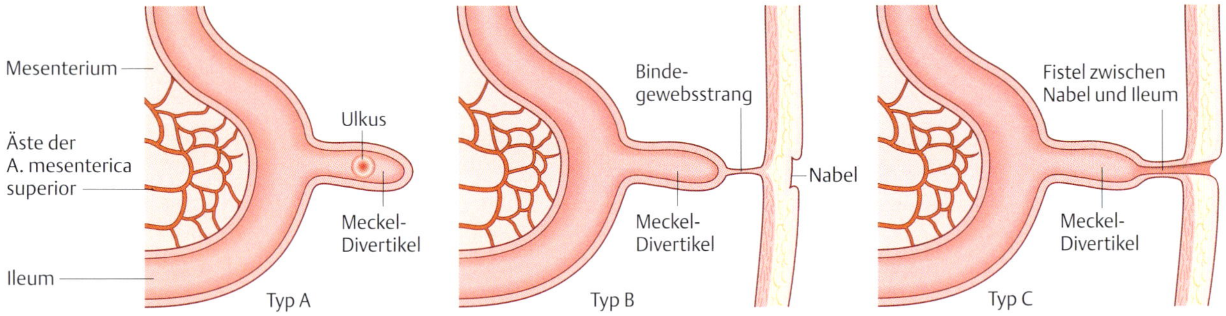


**Typ A:** reiner Blindsack, keine Verbindung zum Nabel.
**Typ B:** Blindsack, fibröses Band zum Nabel.
**Typ C:** kein Blindsack, offener Kanal zum Nabel.

**B-6.17 Duodenaldivertikel.**

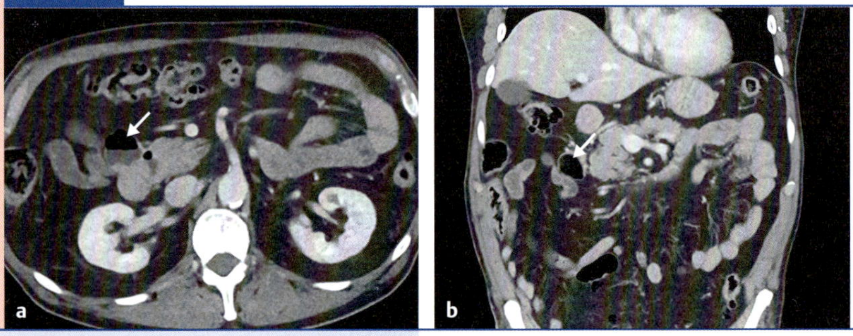


In der CT zeigt sich in der axialen (a) und in der koronaren (b) Rekonstruktion eine luftgefüllte Ausstülpung (Pfeil) am Übergang von der pars descendens und der pars transversa des Duodenums ohne entzündliche Umgebungsreaktion. Dieser Befund ist vereinbar mit einem juxtapapillären Duodenaldivertikel.

Ein **Meckel-Divertikel** kann bei Typ B und Typ C mit rudimentärer Verbindung zum Nabel einen **Volvulus** und eine **Obstruktion** verursachen. Heterotope Magenschleimhaut im Meckel-Divertikel kann auf Grund der Säureproduktion zu **peptischen Ulzera** führen. Diese sind dann häufig Sitz rezidivierender **gastrointestinaler Blutungen, Perforation** und **Adhäsionen**.

Ein **Meckel-Divertikel** kann einen **Volvulus** und eine **Obstruktion** verursachen. Heterotope Magenschleimhaut im Divertikel führt zu **peptischen Ulzera.**

**Diagnostisches Vorgehen: Endoskopisch** lassen sich duodenale Divertikel sicher nachweisen. Im weiteren jejunalen Verlauf entgehen sie jedoch der endoskopischen Diagnostik. Hier gilt die Dünndarmuntersuchung nach Sellink als Methode der Wahl. Auch Meckel-Divertikel sind, im Gegensatz zur Untersuchung mittels Magen-Darm- bzw. Dünndarmpassage endoskopisch kaum fassbar.

**Diagnostisches Vorgehen: Endoskopisch** lassen sich duodenale Divertikel sicher nachweisen. Im Jejunum und beim Meckel-Divertikel ist die Sellink-Untersuchung Methode der Wahl.

**Radiologische Diagnostik:** In der Dünndarmuntersuchung nach Sellink sind Dünndarmdivertikel meistens etwas länger als das benachbarte Darmlumen mit KM gefüllt. Echte Divertikel können sich jedoch auf Grund der vollständigen Muskelschichtung kontrahieren und frühzeitig entleeren. Das Auftreten eines **KM-Depots** und der **Verlauf der Schleimhautfalten in den Divertikelhals** sind eindeutig beweisend für das Vorliegen eines Dünndarmdivertikels.

In der **CT/MRT** lassen sich große Dünndarmdivertikel an ihrem **KM-Depot** abgrenzen oder sind als wasser-/luftgefüllte Aussackungen zu detektieren. Eine sichere Diagnostik ist jedoch bei kleinsten Divertikeln mit diesem Verfahren kaum möglich.

**Angiografisch** kann ggf. bei rezidivierenden gastrointestinalen Blutungen ein ulzeröses Meckel-Divertikel an einem KM-Depot nachgewiesen werden.

Bei V. a. eine akute Blutung kann zudem eine triphasische CT zur Diagnostik eingesetzt werden. In der arteriellen Phase lässt sich eine Kontrastmittelfahne (aktive arterielle Blutung) nachweisen, die in der venösen Phase zunimmt („pooling"). Die native, nicht kontrastmittelunterstützte CT dient dazu hyperdenses Gewebe/Fremdmaterial von einem Kontrastmittelaustritt zu differenzieren.

Als besonderes nuklearmedizinisches Untersuchungsverfahren bei gastrointestinalen, rezidivierenden Blutungen wird in seltenen Fällen die **Erythrozyten-Pool-Szintigrafie** eingesetzt, die eine Nuklidmehrbelegung im Blutungsareal des befallenen Darmabschnittes oder in akut entzündlichen Darmabschnitten nachweisen kann.

**Radiologische Diagnostik:** Das Auftreten eines **KM-Depots** und der **Verlauf der Schleimhautfalten in den Divertikelhals** sind eindeutig beweisend für das Vorliegen eines Dünndarmdivertikels.

In der **CT/MRT** lassen sich große Divertikel an ihrem **KM-Depot** abgrenzen oder sind als wasser-/luftgefüllte Aussackungen zu detektieren.

**Angiografisch** kann ein ulzeröses Meckel-Divertikel nachgewiesen werden.

Bei V. a. eine akute Blutung kann zudem eine triphasische CT zur Diagnostik eingesetzt werden. Bei der Suche nach Blutungsquellen im Darm wird selten die **Erythrozyten-Pool-Szintigrafie** eingesetzt.

## Ulcus duodeni

**▶ Definition.** Umschriebener Substanzdefekt im Bulbus duodeni, der über die Schleimhaut hinausreicht und mindestens auch die Lamina muscularis mucosae betrifft.

**Klinik:** Klassisches Symptom sind **postprandiale Schmerzen** im Epigastrium. Als lebensbedrohliche Komplikationen können Ulcera duodeni zu Ulkusblutung, Peritonitis und Perforation führen.

**Diagnostisches Vorgehen:** Die **Endoskopie** stellt heute in der Diagnostik und der Verlaufskontrolle benigner Ulcera duodeni die Methode der Wahl dar. Eine maligne Entartung ist eine Rarität.

**Klinik:** Klassisches Symptom sind **postprandiale Schmerzen** im Epigastrium. Komplikationen sind Blutung, Peritonitis und Perforation.

**Diagnostisches Vorgehen:** Die **Endoskopie** ist die Methode der Wahl.

**Radiologische Diagnostik:** Die klassischen Kriterien der Ulkusdiagnostik mittels der KM-Untersuchung entsprechen denen der Ulcera ventriculi.

In **Aufsicht (en face)** stellt sich der **Ulkuskrater** als **KM-Depot** und der **Ulkuswall** als umgebende **Aufhellungszone** dar. In der **Seitansicht (Profil)** imponieren die Ulzera als **Kragenknopfulzera**.

Als **Ulkusfinger** wird die konzentrische Anordnung der Schleimhautfalten bezeichnet, welche typischerweise zum Ulkuskrater hinziehen.

Charakteristische Zeichen eines **Riesenulkus** (Abb. **B-6.18a**) sind die **fehlende Kontraktibilität und Schleimhautauskleidung** in der befallenen Region. Häufig liegt eine **postulzeröse Verengung** des Darmlumens vor.

Die **Abheilung** des Ulkus führt zu einer **Narbenbildung** mit **Verziehung, Deformierung** und **Schrumpfung** hauptsächlich des Bulbus duodeni (Phthisis bulbi) (Abb. **B-6.18b**).

Eine **CT** ist allenfalls als weiterführende Diagnostik bei kompliziertem klinischen Verlauf (Perforation, Peritonitis) indiziert.

**Radiologische Diagnostik:** Die Beurteilung erfolgt wie bei den Ulcera ventriculi.

In **Aufsicht** stellt sich der **Ulkuskrater** als **KM-Depot** und der **Ulkuswall** als **Aufhellungszone** dar. In der **Seitansicht** imponieren **Kragenknopfulzera**.

Als **Ulkusfinger** wird die konzentrische Anordnung der zum Krater ziehenden Falten bezeichnet.

Zeichen eines **Riesenulkus** (Abb. **B-6.18a**) sind **fehlende Kontraktibilität und Schleimhautauskleidung**.

Die **Abheilung** führt zu einer **Narbenbildung mit Verziehung, Deformierung** und **Schrumpfung** des Bulbus (Abb. **B-6.18b**).

Eine **CT** ist nur als weiterführende Diagnostik indiziert.

**B-6.18 Ulcus duodeni.**

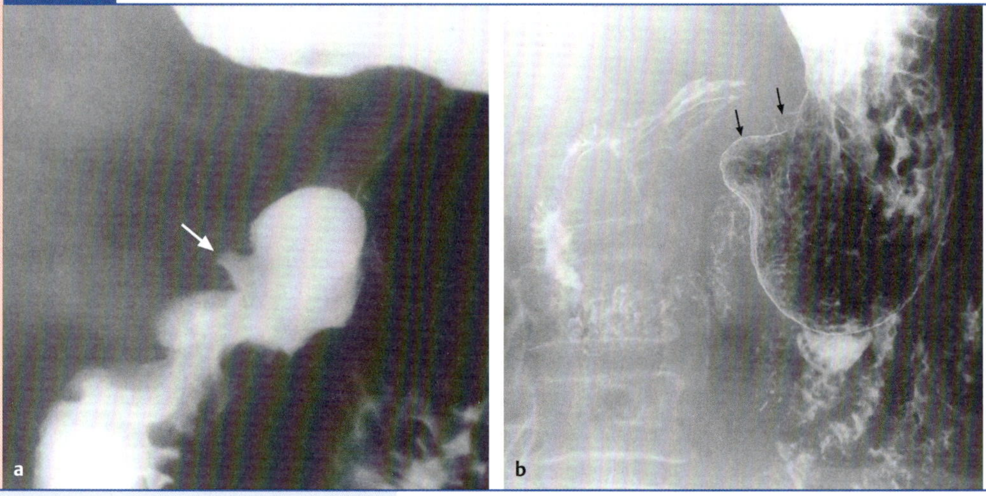

**a** **Riesenulkus** mit ausgeprägtem Ulkuskrater (Pfeil) und narbiger Verziehung der benachbarten Darmwand.
**b** Z. n. Ulcus duodeni mit narbigen Verziehungen (Pfeile).

Einheimische Sprue (Zöliakie)

▶ Definition.

## Einheimische Sprue (Zöliakie)

▶ **Definition.** Unverträglichkeitsreaktion gegenüber der Gliadinfraktion des Glutens (Getreideprotein), die zu schweren Schäden an der Dünndarmschleimhaut führt. Die proximalen Dünndarmschlingen, Duodenum und Jejunum sind am stärksten betroffen.

**Klinik:** Meteorismus, Diarrhö und Steatorrhö.

**Klinik:** Die Patienten klagen über Meteorismus, Diarrhö und Steatorrhö.

**Diagnostisches Vorgehen:** Die Dünndarmbiopsie mit Histologie sichert die Diagnose.

**Diagnostisches Vorgehen:** Neben den typischen klinischen Zeichen (Diarrhö, Zeichen der Malabsorption) sichert die Dünndarmbiopsie mit Histologie die Diagnose.

**Radiologische Diagnostik:** In der **Dünndarmuntersuchung nach Sellink** zeigt sich eine **beschleunigte Passage und eingeschränkte Haftung des KM**. Die **Dünndarmschlingen** sind in den konventionellen Aufnahmen wie auch in der CT und MRT **dilatiert,** die Kerckring-Falten im Ileum vermehrt (Abb. **B-6.19**).

**Radiologische Diagnostik:** In der **Dünndarmuntersuchung nach Sellink** steht die **beschleunigte Passage und eingeschränkte Haftung des KM** im Vordergrund. Dies führt zu einer Verdünnung, Schummerung (feingranuläre Zeichnung) und Halbschattenbildung der Bariumsäule, bedingt durch die fehlende Haftung des KM an der Darmwand. Die **Dünndarmschlingen** sind in den konventionellen Aufnahmen wie auch in der CT und MRT **dilatiert**. Im Ileum ist die Zahl der Kerckring-Falten vermehrt (Jejunisation des Ileums) (Abb. **B-6.19**).

**B-6.19 Radiologische Befunde bei einheimischer Sprue.**

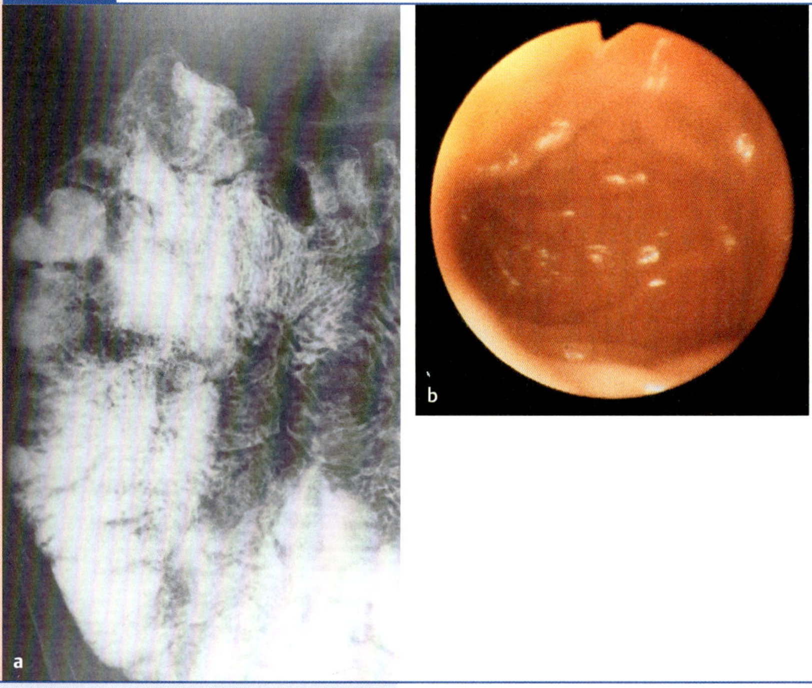

**a** Zielaufnahme im **Sellink-Doppelkontrast:** Ödematöses Schleimhautrelief mit schummeriger, eingeschränkter KM-Haftung.
**b** **Endoskopisch** sichtbare ödematös, entzündlich angeschwollene Schleimhaut.

Häufig finden sich zusätzlich unter dem Bild eines paralytischen Ileus **gasgefüllte Dünndarmschlingen**. Die Schleimhaut ist **geschwollen und verplumpt**. Abschnittsweise lassen sich **sackartige und konturlose Darmschlingen** nachweisen. Das Gesamtbild ähnelt einer ausgedrückten Zahnpastatube **(moulage sign)**.
Im **weiteren Stadium** entwickeln sich eine **Passageverlangsamung und Abnahme der Peristaltik**. Schließlich entsteht das klassische Bild des **Schneeflockenphänomens** (klecksige KM-Füllung).

Es finden sich **gasgefüllte, sackartige** und **konturlose** Darmschlingen. Das Gesamtbild ähnelt einer ausgedrückten Zahnpastatube **(moulage sign)**.

Es entwickeln sich eine **Passageverlangsamung** und **Abnahme der Peristaltik** bis hin zum **Schneeflockenphänomen.**

## Maligne Dünndarmtumoren

Maligne Dünndarmtumoren sind sehr selten. Sie können solitär oder multifokal auftreten. Als häufigste maligne Tumoren werden **maligne Lymphome**, gefolgt von **Karzinoiden, Adenokarzinomen** und **Leiomyosarkomen** gefunden.

### Maligne Dünndarmtumoren

Sie sind sehr selten. Am häufigsten sind **maligne Lymphome, Karzinoide, Adenokarzinome** und **Leiomyosarkome**.

**Klinik:** Maligne Dünndarmtumoren führen zu **abdominellen Schmerzen, Übelkeit, Erbrechen** und **Diarrhö**. Oft kommt es zu gastrointestinalen Blutungen mit Anämie und einer unklaren Ileussymptomatik.

**Klinik: Abdominelle Schmerzen, Übelkeit, Erbrechen, Diarrhö,** Blutungen, unklare Ileus-Symptomatik.

**Diagnostisches Vorgehen:** Die Methode der Wahl zur Diagnostik und Lokalisation war bisher die konventionelle Barium-Doppelkontrast-Untersuchung. Da die CT und MRT zusätzlich sowohl das Darmlumen und die Darmwand als auch das angrenzende Mesenterium, die Lymphknoten und die abdominellen Organe abbilden und so eine umfassendere Aussage über den Primärtumor und eine Metastasierung ermöglichen, werden sie zunehmend zur Diagnostik von Dünndarmtumoren eingesetzt. Mit der PET-CT können neben der morphologischen Bildgebung zusätzlich Informationen über den Tumormetabolismus gewonnen werden.

**Diagnostisches Vorgehen:** Barium-Doppelkontrast-Untersuchungen wurden zur Diagnostik und Lokalisation von Dünndarmtumoren von der Schnittbildgebung nahezu abgelöst. CT und MRT erfassen auch Metastasen. Mit der PET-CT können zusätzlich Informationen über den Tumormetabolismus gewonnen werden.

**Radiologische Diagnostik:** Maligne Dünndarmtumoren **zerstören** das reguläre **Faltenrelief** – meistens imponiert jedoch ein scharfer, wallartiger Rand. In der **Barium-Kontrast-Untersuchung** führt der Tumor zu **KM-Aussparungen** und **Füllungsdefekten**. Im **fortgeschrittenen Stadium** treten isolierte, zirkuläre **Stenosen** mit einer **prästenotischen Dilatation** auf.
**Adhäsionen** führen zu einer eingeschränkten Verschieblichkeit des Darmes, Abnahme der Peristaltik, Tonusstörung und zu Konglomerattumoren.
Bei **malignen Lymphomen** kommt es durch eine diffuse Plasmazellinfiltration primär zu einer **Verdickung der Schleimhautfalten und der Dünndarmwand**. Eine Infiltration des Mesenteriums führt zu einer **Kompression und Abknickung der Darmwand**.
Raumverdrängende Prozesse in der Nachbarschaft führen zu einer **Pelottierung, Verlagerung und sägezahnartigen Starre der angrenzenden Darmschlingen**.
Während die Detektion von primären Dünndarmtumoren im **CT und MRT** ohne entsprechende Darmvorbereitung nur sehr eingeschränkt ist, konnte durch die Einführung des CT-/MR-Enteroklysmas eine deutliche Verbesserung erzielt werden. In der **CT und MRT** können sich maligne Dünndarmtumoren allein durch ein **Darmwandödem** und/oder **Aufweitung der proximalen Darmschlingen** bemerkbar machen, ein noduläres umschriebenes Wachstum zeigen oder als knotige **Wandverdickung** mit oder ohne segmentale Einengung des Darmlumens (Abb. **B-6.20**) imponieren. Weitere Charakteristika sind Aufhebung des normalen Faltenreliefs, Wandverdickung und pathologische Kontrastmittelaufnahme. Bei Größenprogredienz sind **Stenosierungen** und vorgeschaltene **Dilatationen** möglich. Ein besonderes Durchmustern der Darmschlingen sollte bei pathologisch vergrößerten abdominellen Lymphknoten, desmoplastischer Reaktion (vom Tumor induzierte Bindegewebsbildung), Aszites oder Fernmetastasen (z. B. Leber, Lunge, Nebennieren) bei zunächst unklarem Primärtumor erfolgen. Mittels der **PET-CT** lässt sich Tumorgewebe mit erhöhtem Stoffwechsel (Mehranreicherung) sicher anatomisch zuordnen (Abb. **B-6.20**). Darüber hinaus liefert die PET-CT zusätzlich metabolische Informationen (wie z. B. über die Vitalität des Tumors).

**Radiologische Diagnostik:** In der **Barium-Kontrast-Untersuchung** führen maligne Tumoren zu **KM-Aussparungen** und **Füllungsdefekten**. Im **fortgeschrittenen Stadium** treten **Stenosen** mit einer **prästenotischen Dilatation** auf.
**Adhäsionen** führen zu einer eingeschränkten Verschieblichkeit des Darmes.
Bei **malignen Lymphomen** kommt es zu einer **Verdickung der Schleimhautfalten und der Darmwand**.

Raumforderungen in der Nachbarschaft führen zu einer **Pelottierung, Verlagerung und sägezahnartigen Starre der angrenzenden Darmschlingen**.
In der **CT und MRT** können sich maligne Dünndarmtumoren allein durch ein **Wandödem** oder eine **Aufweitung proximaler Schlingen** bemerkbar machen. Eine gleichzeitige **Darmwandverdickung** gibt weitere Hinweise auf Malignität (Abb. **B-6.20**). Mehranreicherungen (Tumorgewebe mit erhöhtem Stoffwechsel) können in der **PET-CT** anatomisch zugeordnet und zudem metabolisch beurteilt werden (Abb. **B-6.20**).

**B-6.20 Radiologische Befunde bei malignen Dünndarmtumoren.**

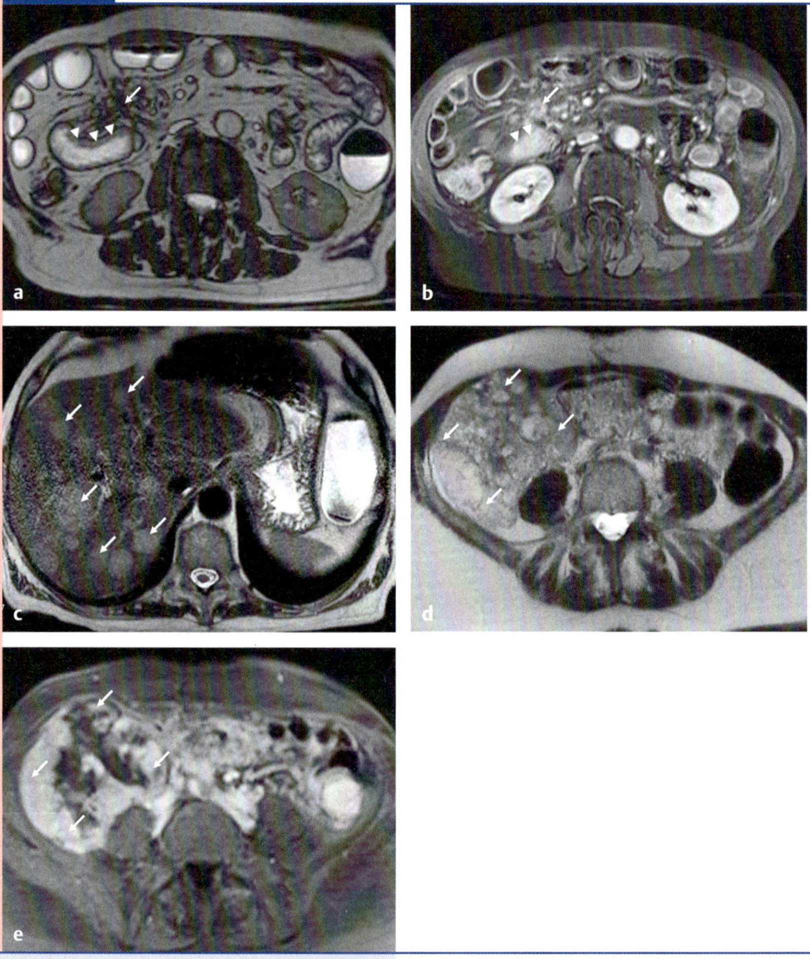

In der T 2-gewichteten Sequenz (**a**) zeigen sich eine Wandverdickung in einer Jejunumschlinge (Pfeilspitzen) sowie eine angrenzende mesenteriale Raumforderung (desmoplastische Reaktion) (Pfeil). Die jejunale Raumforderung (Pfeilspitzen) und die mesenteriale desmoplastische Reaktion (Pfeil) zeigen eine deutliche Kontrastmittelaufnahme (**b**). Intraoperativ bestätigte sich der Befund eines neuroendokrinen Tumors des Jejunums mit angrenzender desmoplatischer Reaktion. Zudem zeigen sich in der T 2-gewichteten Sequenz (**c**) multiple flau hyperintense Leberläsionen (Pfeile), welche mit Lebermetastasen vereinbar sind.
Im rechten Unterbauch zeigt sich bei einem 72-jährigen Patientin ein gastrointestinaler Stromatumor (GIST) (Pfeile), welcher in der T 2-gewichteten Sequenz (**d**) vornehmlich hyperintens mit multiplen Septierungen zur Darstellung kommt und nach Kontrastmittelgabe (**e**) ein deutliches randständiges Enhancement zeigt.

Morbus Crohn

► Definition.

## Morbus Crohn

► **Definition.** Segmental auftretende, chronisch-rezidivierende, entzündliche Darmerkrankung mit Befall aller Darmwandschichten ungeklärter Ätiologie. Prinzipiell kann der gesamte Gastrointestinaltrakt betroffen sein, vornehmlich jedoch zeigt sich ein Befall des terminalen Ileums (Ileitis terminalis).

**Klinik: Abdominalschmerzen, intermittierende Diarrhö** und **Gewichtsverlust**. Bevorzugt im rechten Unterbauch kommt es zu **Konglomerattumoren** und **Fistelgängen (Fuchsbau)**. Eine **Abszedierung** führt zu **Eiterungen** und **Fieberschüben**.

**Klinik:** Die Patienten klagen über **Abdominalschmerzen, intermittierende Diarrhö** und **Gewichtsverlust**. Es kommt bevorzugt im rechten Unterbauch zu **Konglomerattumoren** und **Fistelgängen (Fuchsbau)**. Eine **Abszedierung** führt zu **Eiterungen** und **Fieberschüben**. Selbst nach medikamentöser aber auch chirurgischer Therapie sind Rezidive häufig. Als Hinweis auf ein immunologisches Geschehen können zudem **Osteoarthropathien** (bevorzugt der Ileosakralgelenke) und eine **Iridozyklitis** auftreten.

**Diagnostisches Vorgehen:** Das gesamte Spektrum bildgebender Verfahren wird eingesetzt.

Zur **Differenzialdiagnose** zwischen Colitis ulcerosa und Morbus Crohn s. Tab. **B-6.5**.
**Radiologische Diagnostik:** Die **Dünndarmuntersuchung nach Sellink** lässt eine **Abnahme, Verbreiterung und Distanzierung des Kerckring-Faltenreliefs** sowie eine **Elastizitätsminderung der Darmwand** erkennen (Abb. **B-6.21a**).

**Diagnostisches Vorgehen:** Aufgrund des chronischen Krankheitsverlaufs mit rezidivierenden Schüben werden symptombezogene Ansprüche an das gesamte Spektrum der bildgebenden Diagnostik gestellt.
Zur **Differenzialdiagnose** zwischen Colitis ulcerosa und Morbus Crohn s. Tab. **B-6.5**.

**Radiologische Diagnostik:** In der **Frühphase** des entzündlichen Geschehens kommt es aufgrund der ödematösen Wandverdickung zu einer Schleimhautschwellung und einer eingeschränkten Dehnbarkeit des befallenen Darmabschnitts. Die **Dünndarmuntersuchung nach Sellink** lässt als Korrelat eine **Abnahme, Verbreiterung und Distanzierung des Kerckring-Faltenreliefs** sowie eine **Elastizitätsminderung der Darmwand** erkennen (Abb. **B-6.21a**). Zusätzlich besteht eine deutliche **Konturunschärfe der KM-Säule**.

B-6.21 Typische Zeichen bei Morbus Crohn.

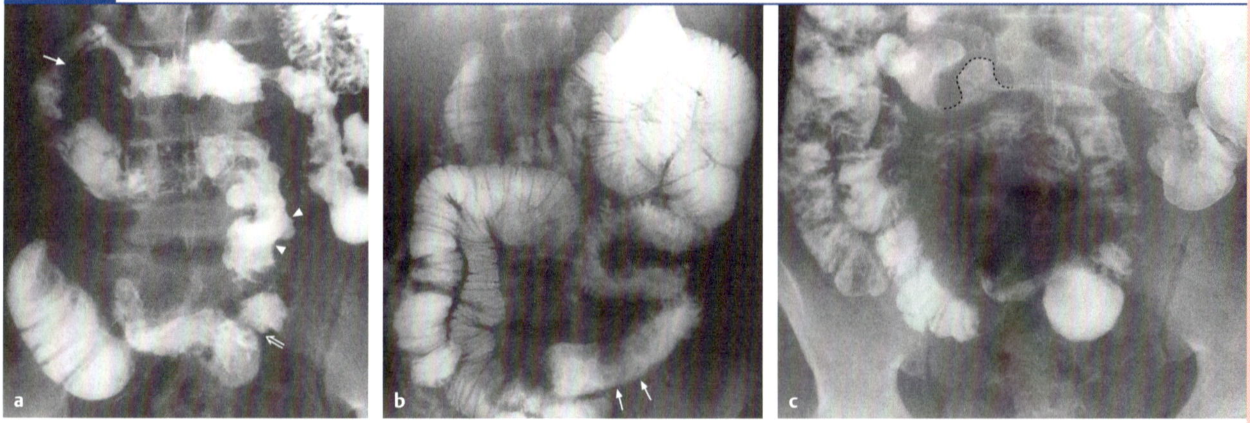


a Skip lesion (Pfeil), skip areas (Pfeilspitzen), string sign (offener Pfeil).
b Pflastersteinrelief (Pfeile).
c Omega-Zeichen (punktierte Linie).

In der Regel liegt ein **segmentaler Befall** mit Wechsel zwischen **befallenen, stenotischen (skip lesion)** und **gesunden, nicht stenotischen Darmabschnitten (skip areas, Intermediärsegment)** vor (Abb. **B-6.21a**). Hiervon sind **spastische Engstellungen (string sign)** zu unterscheiden.

Das Erscheinungsbild des **Pflastersteinreliefs** (cobblestone pattern) wird durch den Wechsel zwischen gesunder Schleimhaut, ulzerativer und ödematöser Schleimhautinseln sowie vergrößerter Lymphfollikel verursacht. Es entsteht dabei der Eindruck eines polypoiden Reliefaufbaus (Abb. **B-6.21b**).

**Fissuren** und **Ulzerationen** führen meist asymmetrisch zu **Nischen (Kragenknopfulzera)** und **Taschen (Pseudodivertikel)**. Diese **KM-Ausziehungen** und **Reliefzerstörungen** sind meist **mesenterialseitig betont**. Im Rahmen dieser chronischen Entzündung entwickelt sich im Laufe der Zeit ein **verkürzter und starrer Mesenterialansatz (Omega-Zeichen)** (Abb. **B-6.21c**).

Die **fuchsbauähnlichen Fistelgänge** sind in der Dünndarmuntersuchung nach Sellink an **KM-Straßen** in die Umgebung zu erkennen. Die KM-Passage ist in den betroffenen Darmsegmenten häufig schmerzhaft und die Darmabschnitte sind oft erheblich druckdolent.

In der **Spätphase** entwickeln sich eine **Fibrose** und **Fibrosklerose** der befallenen Darmabschnitte und des benachbarten Gewebes. Durch die verdickte Mesenterialwurzel werden die benachbarten gesunden Darmschlingen **distanziert**, **verdrängt** und durch **Konglomerattumoren** imprimiert.

Der **ausgebrannte Morbus Crohn** hinterlässt in der Kontrastuntersuchung ein **verkürztes, starres Darmrohr**. Die **irreversiblen Stenosen** führen zu einer **Passagebehinderung** und einer **prästenotischen Darmdilatation**.

Bei Befall des Kolons finden sich in der **Barium-Doppelkontrastuntersuchung enggestellte Segmente (string sign)**. Es lassen sich befallene Darmabschnitte mit zwischengeschalteten gesunden Darmabschnitten abgrenzen **(skip lesions)**. Die Darmzirkumferenz ist oft nicht im Ganzen befallen **(exzentrischer Befall)**. Hinzu kommen **Darmsteifigkeit** und **Stenosen** mit dem Auftreten **prästenotischer Dilatationen**. Der Wechsel von tiefen Ulzerationen mit ödematösen oder reparativen Veränderungen verursacht das Bild der **Pseudodivertikel** und der **knötchenförmigen Defekte (Pseudopolypen)** mit dem Gesamteindruck eines **Pflastersteinreliefs**.

Die **CT** des Dünn- und Dickdarms kann zur Diagnosestellung des Morbus Crohn eingesetzt werden und ermöglicht eine weitere diagnostische Klärung von Komplikationen. Wandverdickungen mit pathologischer Kontrastmittelaufnahme, Stenosierung mit möglicher prästenotischer Dilatation sowie Imbibierung des Fettgewebes mit dilatierten und prominenten Vasa recta sind Zeichen einer akuten Entzündung. Häufig findet sich zudem eine ausgedehnte mesenteriale Lymphadenopathie. Konglomerattumoren auf dem Boden fuchsbauähnlicher Fistelgänge, Abszesse und ausgedehnte Wandverdickungen können computertomografisch sicher nachgewiesen und im klinischen Verlauf unter Therapie kontrolliert werden. Fibrostenotische Ver-

Meist liegt ein **segmentaler Befall** mit Wechsel zwischen **befallenen, stenotischen (skip lesion)** und **gesunden Darmabschnitten (skip areas)** vor (Abb. **B-6.21a**).

Das Erscheinungsbild des **Pflastersteinreliefs (cobblestone pattern)** (Abb. **B-6.21b**) entsteht durch den Wechsel zwischen gesunder und erkrankter Schleimhaut.

**Fissuren** und **Ulzerationen** führen zu **Nischen (Kragenknopfulzera)** und **Taschen (Pseudodivertikel)**. Es entwickelt sich ein **verkürzter und starrer Mesenterialansatz (Omega-Zeichen)** (Abb. **B-6.21c**).

Die **fuchsbauähnlichen Fistelgänge** sind an **KM-Straßen** in die Umgebung zu erkennen.

In der **Spätphase** entwickeln sich eine **Fibrose** und **Fibrosklerose** der befallenen Abschnitte. Die gesunden Schlingen werden **distanziert und verdrängt**.

Der **ausgebrannte Morbus Crohn** hinterlässt ein **verkürztes, starres Darmrohr**.

Bei Befall des Kolons finden sich in der **Barium-Doppelkontrastuntersuchung enggestellte Segmente (string sign)**. Die Darmzirkumferenz ist oft nicht im Ganzen befallen **(exzentrischer Befall)**. Hinzu kommen **Darmsteifigkeit** und **Stenosen** mit dem Auftreten **prästenotischer Dilatationen**.

Die **CT** ermöglicht neben der Diagnosestellung die Abklärung von Komplikationen und eine Verlaufskontrolle.

änderungen im Rahmen eines chronischen Befalls lassen sich ebenfalls mittels der CT darstellen.

Die **MRT** (Abb. **B-6.22**–Abb. **B-6.24**) wird insbesondere bei inkompletter Koloskopie, zur Orientierung vor einer Koloskopie oder zur Verlaufskontrolle eingesetzt. Je nach Krankheitsstadium zeigen sich unterschiedliche Veränderungen:

Die **MRT** des Dünn- und Dickdarms stellt bei der Diagnostik des Morbus Crohn eine Alternative zur konventionellen Koloskopie dar und wird insbesondere bei inkompletter Koloskopie (z.B aufgrund von Stenosen), zur Orientierung vor einer Koloskopie oder zur Verlaufskontrolle eingesetzt. Darüber hinaus hat sie wie die CT gegenüber der Endoskopie und Barium-Kontrastmitteluntersuchungen den Vorteil, dass auch extramurale Veränderungen sowie Komplikationen (Abszesse, Fisteln) dargestellt werden können. Aufgrund der fehlenden Strahlenexposition eignet sich die MRT gut zum Monitoring der oft jungen Patienten. Das MR-Enteroklysma ermöglicht – aufgrund der besseren Distension der Darmschlingen – die Darstellung bereits geringer Wandveränderungen.

Mit der MRT lassen sich frühe Schleimhautveränderungen, Entzündungszeichen, Fibrostenosen im chronischen Stadium sowie Komplikationen (z. B. Abszess, Fistelbildungen) darstellen. Zudem wird das gesamte Abdomen abgebildet und damit eine mögliche Mitbeteiligung proximaler Abschnitte.

- **akute** Entzündung: Wandverdickung > 4 mm, submuköses Ödem, „Layering“ (Wandschichtung) und verstärkte KM-Aufnahme (Abb. **B-6.24**)
- **subakute** Entzündung: Wandverdickungen < 4 mm **ohne** Ödem

- Zeichen einer **akuten** Entzündung: Wandverdickung (> 4 mm), submuköses **Ödem**, „Layering“ (Wandschichtung), verstärkte Kontrastmittelaufnahme (Abb. **B-6.22**–Abb. **B-6.24**); weiterhin tiefe Ulzera und Fissuren, Lumeneinengungen sowie prästenotische Dilatationen, mesenteriale Hypervaskularisation („comb-sign“) und entzündlich veränderte Lymphknoten.
- Zeichen einer **subakuten** Entzündung: Wandverdickung < 4 mm **mit** Nachweis eines allenfalls gering ausgeprägten submukösen Ödems.

**B-6.22 Akuter Morbus Crohn und Sakroileitis.**

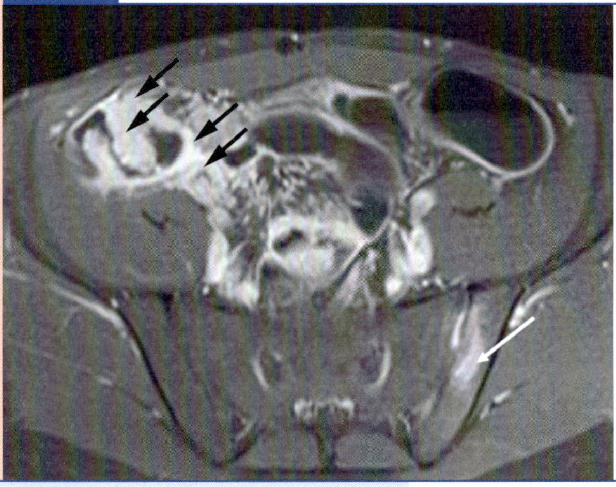

Bei einem 21-jährigen Patienten mit Bauch- und Kreuzschmerzen, Durchfällen und erhöhten Entzündungszeichen zeigt sich in der T 1-gewichteten Sequenz nach Kontrastmittelgabe ein deutlich entzündlich verändertes terminales Ileum (schwarze Pfeile) mit Wandverdickung und vermehrter Kontrastmittelaufnahme der Wand und entzündlicher Mitreaktion des umgebenden Fettgewebes. Zudem zeigt sich eine vermehrte Kontrastmittelaufnahme (langer Pfeil) um das Ileosakralgelenk auf der linken Seite im Sinne einer begleitenden Sakroileitis.

B-6.23

**B-6.23 Akuter Morbus Crohn mit Fistelkomplex und Abszessen.**

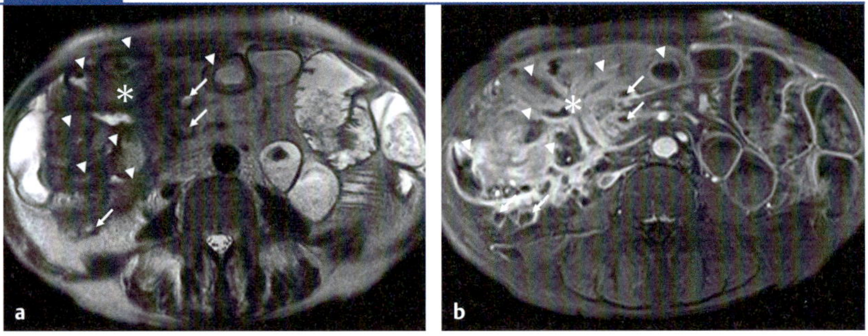


Im rechten Unterbauch zeigen sich in der T 2-gewichteten Sequenz (**a**) und in der kontrastmittel-verstärkten T 1-gewichteten Sequenz (**b**) multiple Darmschlingen entzündlich verändert mit deutlicher Wandverdickung und Kontrastmittelaufnahme der Darmwand (Pfeilspitzen). Zudem zeigt sich ein ausgedehnter Fistelkomplex, der die Darmschlingen sternförmig zusammenzieht (Stern). Darüberhinaus zeigen sich abgekapselte Flüssigkeitsansammlungen (Pfeile), welche zentral in der T 2-gewichteten Sequenz hyperintens zur Darstellung kommen und randständig eine deutliche Kontrastmittelaufnahme zeigen und mit kleinen Abszessen vereinbar sind.

B-6.24 Morbus Crohn (MRT).

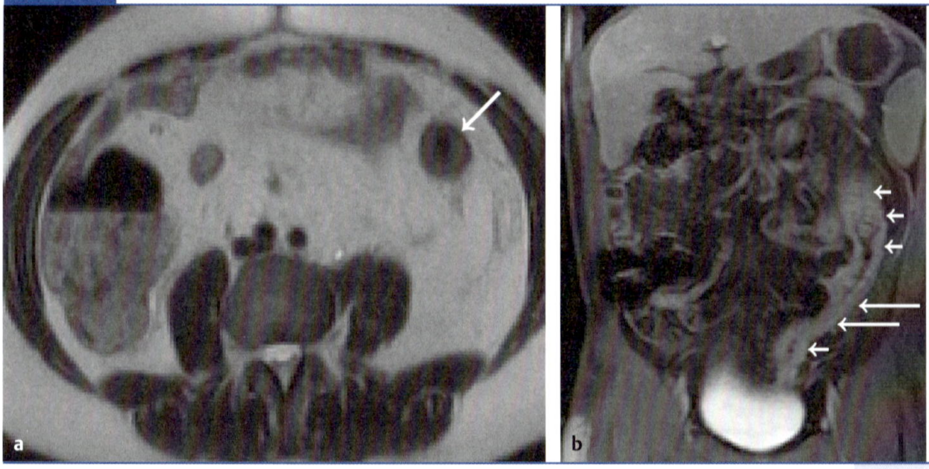

**a** In der T2-gewichteten Sequenz (axiale Schnittführung) zeigen sich akut veränderte, wandverdickte Darmschlingen mit submukösem Ödem (Pfeil).
**b** In der T1-gewichteten Sequenz nach Kontrastmittelgabe (koronare Schnittführung) zeigt sich ein langstreckiger, akut entzündlicher Befall des Darms mit Wandverdickung, vermehrter Kontrastmittelaufnahme (kurze Pfeile) und Stenosierungen (lange Pfeile).

- Zeichen eines **chronischen** Stadiums: Ausbildung von Fibrostenosen. Hierbei zeigt sich eine oftmals kurzstreckige Lumeneinengung mit ausgeprägter prästenotischer Dilatation **ohne** pathologische Wandverdickung und vermehrte Kontrastmittelaufnahme. Darüber hinaus lassen sich bei lang bestehendem Morbus Crohn mesenteriale Fettgewebsproliferationen und atone Darmsegmente nachweisen.

Extramurale Komplikationen wie Abszesse oder Fisteln lassen sich ebenfalls mittels MRT nachweisen. Abszesse stellen sich dabei als umschriebene Flüssigkeitsansammlungen mit möglichen Lufteinschlüssen und KM-aufnehmendem Randwall dar. Fistelgänge können als tubuläre Strukturen mit flüssigkeitsäquivalentem Signal im T2-gewichteten Bild nachgewiesen werden.

- **chronisches** Stadium: Fibrostenosen (oft kurzstreckige Stenosen mit ausgeprägter prästenotischer Dilatation **ohne** Wandverdickung und vermehrte KM-Aufnahme.

Darüber hinaus lassen sich Komplikationen wie Abszesse und Fisteln (Abb. **B-6.23**) erfassen.

## Colitis ulcerosa

▸ **Definition.** Meist im Rektum beginnende, chronisch-entzündliche Dickdarmerkrankung der Mukosa und Submukosa ungeklärter Ätiologie mit kontinuierlicher proximaler Ausbreitung.

**Klinik:** Die Erkrankung verläuft meist schubweise und beginnt in der Regel im jüngeren Erwachsenenalter. Leitsymptome sind Abdominalschmerzen, Tenesmen und **blutig-schleimige Diarrhöen**. Extraintestinale Manifestationen sind häufig (z. B. Iridozyklitis, Polyarthritis).

**Klinik:** Leitsymptome sind Abdominalschmerzen, Tenesmen und **blutig-schleimige Diarrhöen.**

▸ **Merke.** Es besteht ein erhöhtes Risiko für die Entwicklung eines Kolonkarzinoms.

Es besteht meistens keine Dünndarmbeteiligung. Ein retrogrades Übergreifen der Colitis ulcerosa auf das terminale Ileum wird als **Backwash-Ileitis** bezeichnet.

**Diagnostisches Vorgehen:** Methode der Wahl ist die **Koloskopie**. Diese wird bei Passagehindernissen oder zur vorherigen Orientierung durch eine retrograde Kolon-Doppelkontrastuntersuchung, CT oder MRT des Dickdarms ergänzt. Extraluminale Veränderungen und Komplikationen lassen sich neben der Sonografie insbesondere durch die CT und MRT erfassen.
Zur Differenzialdiagnose zwischen Colitis ulcerosa und Morbus Crohn s. Tab. **B-6.5**.

Es besteht meistens keine Dünndarmbeteiligung. Ein retrogrades Übergreifen auf das terminale Ileum nennt man **Backwash-Ileitis.**
**Diagnostisches Vorgehen:** Methode der Wahl ist die **Koloskopie**. Bei Passagehindernissen oder zur vorherigen Orientierung kommen retrograde Kolon-Doppelkontrastuntersuchungen, CT oder MRT zur Anwendung.

Zur Differenzialdiagnose zwischen Colitis ulcerosa und Morbus Crohn s. Tab. **B-6.5**.

**Radiologische Diagnostik:** In der **Barium-Doppelkontrastuntersuchung** des Kolons kommt es **bei allen Formen der Colitis ulcerosa** aufgrund der kleinen Schleimhautulzerationen zu einer **Zähnelung der Randkonturen (samtartiger Effekt)** ggf. mit Ausbildung von **Spikulae (sägezahnartige Kontur)**. Das Schleimhautödem führt zu einer **Abflachung der Haustrierung**. Gleichzeitig weist die Schleimhaut eine **feingranuläre Zeichnung (sog. Schummerung)** auf. Die Ulzerationen (Kragenknopfulzera) lassen sich als **KM-Flecken (Depots)** erfassen. Durch den Wechsel von Ulzerationen und erhaltenen Schleimhautinseln entsteht das Bild der **Pseudopolyposis**.

**Radiologische Diagnostik:** In der **Barium-Doppelkontrastuntersuchung** des Kolons kommt es zu einer **Zähnelung der Randkonturen (samtartiger Effekt)** ggf. mit Ausbildung von **Spikulae (sägezahnartige Kontur)**. Das Schleimhautödem führt zu einer **Abflachung der Haustrierung**.

B-6.5

**B-6.5 Differenzialdiagnostische Kriterien zwischen Colitis ulcerosa und Morbus Crohn**

| **Colitis ulcerosa** | **Morbus Crohn** (S. 490) |
|---|---|
| ▪ beschränkt auf Kolon | ▪ gesamter Gastrointestinaltrakt kann betroffen sein |
| ▪ diffuser oder totaler Befall | ▪ segmentärer Befall |
| ▪ Befall der gesamten Zirkumferenz | ▪ exzentrischer Befall |
| ▪ terminales Ileum selten beteiligt (ca. 10 %) | ▪ terminales Ileum oft beteiligt (ca. 90 %) |
| ▪ Rektum meist betroffen | ▪ Rektum meist frei |
| ▪ Distanzvergrößerung häufig | ▪ Distanzvergrößerung selten |
| ▪ Entzündung zu tieferen Wandschichten abnehmend | ▪ transmurale Entzündung |
| ▪ retrograde Ausbreitung | ▪ antegrade Ausbreitung |
| ▪ Haustrierungsverlust („Fahrradschlauch") | ▪ Stenosen (string sign) |
| ▪ Pseudopolypen | ▪ Pseudodivertikel, Pflastersteinrelief |
| ▪ Wandfibrose, Lumeneinengung | ▪ Wandfibrose, Lumeneinengung |
| ▪ keine Mesenterialraffung | ▪ Mesenterialraffung |
| ▪ Fisteln und Abszesse selten | ▪ Fisteln und Abszesse häufig |

Die **akute fulminante Verlaufsform** zeichnet sich durch ein **toxisches Megakolon** mit **extremer Dilatation** bei **völligem Fehlen der Haustrierung** aus.

Die **akute fulminante Verlaufsform der Colitis ulcerosa** zeichnet sich in der **Barium-Doppelkontrastuntersuchung** zusätzlich durch ein **toxisches Megakolon** aus. Hierbei kommt es zu einer **extremen Dilatation** des luftgefüllten Dickdarms bei **völligem Fehlen der Haustrierung**.

► Merke.

► Merke. Ein retrograder KM-Einlauf ist beim toxischen Megakolon wegen der Perforationsgefahr streng kontraindiziert.

Bei der **fortgeschrittenen Colitis ulcerosa** sind **Pseudopolypen** nachweisbar.

Bei der **fortgeschrittenen Colitis ulcerosa** sind **Pseudopolypen** als Ausdruck stehen gebliebener Schleimhautinseln nachzuweisen. Diese können den Eindruck von karzinomatösen Veränderungen erwecken.

► Merke.

► Merke. Auf Grund der potenziellen Gefahr der karzinomatösen Entartung ist bei fortgeschrittener Colitis ulcerosa zur Dignitätseinstufung eine wiederholte **Schlingenbiopsie** oder **Makropartikelbiopsie** (Epithelabschilferung) unerlässlich.

Das **Endstadium (ausgebrannte Colitis ulcerosa)** zeigt ein **starrwandiges enges und geschrumpftes Darmrohr („Fahrradschlauch")**.
Endoskopisch ist das **Endstadium** durch eine **atrophische Schleimhaut** gekennzeichnet.

**CT und MRT** zeigen je nach Krankheitsstadium folgende Befunde:

- **aktiv-entzündliches** Stadium: Verlust der Haustrierung, deutliche Wandverdickung mit KM-Aufnahme und Dreischichtung der Wand.
- **chronisches** Stadium: vollständigen Verlust der Haustrierung („Fahrradschlauchphänomen") (Abb. **B-6.25**).

Das **Endstadium der Colitis ulcerosa (ausgebrannte Colitis ulcerosa)** zeichnet sich röntgenologisch durch einen **Verlust der Haustrierung** und durch die Ausbildung eines **starrwandigen engen und geschrumpften Darmrohrs („Fahrradschlauch"**) aus. Endoskopisch ist das **Endstadium** durch eine **atrophische Schleimhaut** bei **aufgehobener Haustrierung** gekennzeichnet. Der Dickdarm ist **verkürzt** und das Darmlumen **enggestellt**.

**CT und MRT** zeigen je nach Krankheitsstadium folgende Befunde:

- Im **aktiv-entzündlichen** Stadium zeigt sich neben dem **Verlust der Haustrierung** in den entzündlich veränderten Dickdarmabschnitten eine deutliche **Wandverdickung** von 7–8 mm mit vermehrter Kontrastmittelaufnahme. Charakteristisch ist dabei eine Dreischichtung der Wand. Im Gegensatz zum Morbus Crohn ist der Befall hauptsächlich auf die Darmwand begrenzt, sodass nur die innere Wand relativ unregelmäßig erscheint, während die äußere Wand meist glatt berandet ist.
- Im **chronischen** Stadium kommt es zum vollständigen Verlust der Haustrierung mit einhergehender Rigidität des Darmes („Fahrradschlauchphänomen") (Abb. **B-6.25**).

B-6.25 Colitis ulcerosa.

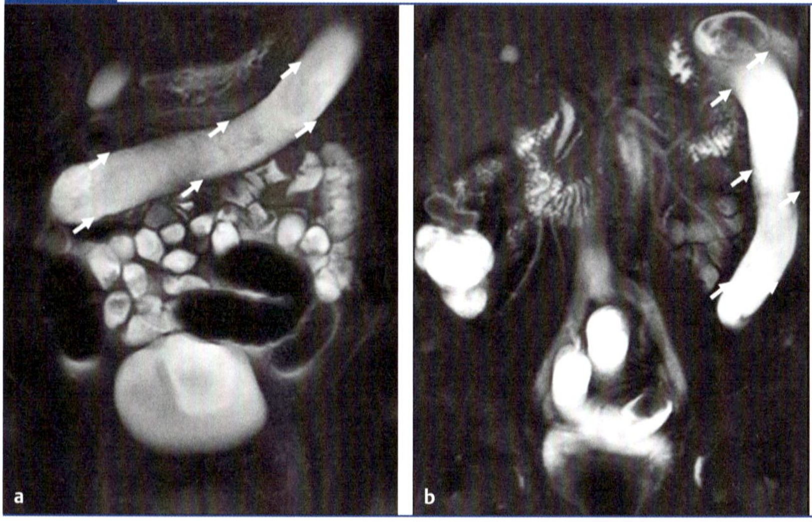


Bei einer langjährigen Colitis ulcerosa erscheint der gesamte Colonrahmen (in dieser Abbildung das Colon transversum (**a**, Pfeile) sowie das Colon descendens (**b**, Pfeile)) wie ein glattes Rohr („Fahrradschlauchphänomen") aufgrund des Verlustes der Haustrierung.

## Ischämische Darmerkrankungen

► Definition. Akute oder chronische Durchblutungsstörungen des Darmes. Die häufigsten Ursachen sind arterielle oder venöse Verschlüsse, Thrombosen und Hypoperfusion, die auch in Kombination vorliegen können.

**Klinik:** Bei der ischämischen Kolitis kommt es zu akut auftretenden, kolikartigen, abdominellen Schmerzen mit Übelkeit, Erbrechen und (blutiger) Diarrhö. **Sekundär** entsteht aufgrund der bakteriellen Besiedelung des Darmes eine **Entzündung** in den minderperfundierten Darmabschnitten. Schließlich führt die Darmischämie zu einer entzündlichen **Darmnekrose** bis hin zur **Gangrän**. Früh kommt es zu den klinischen Zeichen einer **Peritonitis** und **Darmperforation**.

**Diagnostisches Vorgehen:** Bei Verdacht auf Darmischämie ist eine **rasche Abklärung** erforderlich. Neben den klinischen und laborchemischen Parametern (Anämie, Laktaterhöhung) ist die **kontrastmittelunterstützte CT** (soweit verfügbar) das primäre radiologische Untersuchungsverfahren und hat damit die früher eingesetzten Untersuchungsverfahren wie **Sonografie**, **Abdomenübersichtsaufnahme** in Rücken- und Linksseitenlage und Angiografie abgelöst.

► Merke. Eine enge **interdisziplinäre Zusammenarbeit** von Internisten, Chirurgen und Radiologen ist zur optimalen Diagnostik entscheidend für den weiteren Verlauf.

Als direktes Zeichen der Minderversorgung des Darms zeigt sich in der **kontrastmittelunterstützten CT** eine **verminderte, unregelmäßige KM-Aufnahme** in den betroffenen Darmabschnitten (Abb. **B-6.26**). Darüber hinaus ist mittels CT der direkte **Thrombusnachweis** in den Mesenterialgefäßen möglich. Weitere Zeichen sind **Darmdistension** und **Darmwandverdickung** sowie doppeltes Halo- bzw. Target-Zeichen (ringförmiger Wechsel von hypo- und hyperdensem Signal in der Darmwand). **Pneumatosis intestinalis** (Nachweis von Luft in der Darmwand) mit oder ohne Lufteinschlüsse in den Mesenterialgefäßen bzw. den Portalvenen („portal gas") ist Zeichen einer Darmnekrose.
Richtungsweisende Befunde für das Vorliegen chronischer Gefäßschäden sind in der **Angiografie Gefäßrarefizierungen und Kalibersprünge** in den Gefäßkaskaden der Viszeralarterien (Abb. **B-6.27**).

### Ischämische Darmerkrankungen

► Definition.

**Klinik:** Es kommt zu akuten kolikartigen abdominellen Schmerzen mit Übelkeit, Erbrechen und blutiger Diarrhö. **Sekundär** entsteht eine **Entzündung,** die über eine **Darmnekrose** zu **Gangrän, Peritonitis** und **Perforation** führen kann.

**Diagnostisches Vorgehen:** Bei Verdacht auf eine Darmischämie ist die **kontrastmittelunterstützte CT** das primäre radiologische Untersuchungsverfahren.

► Merke.

In der **kontrastmittelunterstützten CT** zeigt sich eine **verminderte KM-Aufnahme** in den betroffenen Darmschlingen ist. Weitere Zeichen sind direkter **Thrombusnachweis** in der A./V. mesenterica superior, **distendierte** und **wandverdickte** Darmschlingen mit doppeltem Halo- bzw. Target-Zeichen, **Pneumatosis intestinalis** als Zeichen einer Darmnekrose (Abb. **B-6.26**).

In der **Angiografie** sind **Gefäßrarefizierungen und Kalibersprünge** der Viszeralarterien richtungsweisend (Abb. **B-6.27**).

**B-6.26 Mesenterialischämie (CT).**

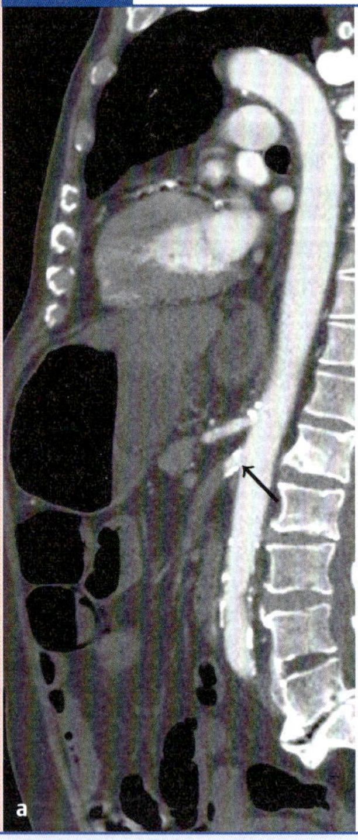


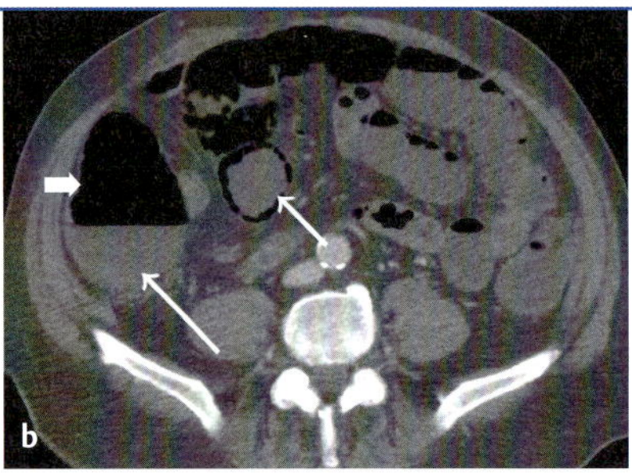


**a** In der kontrastmittelverstärkten CT zeigt sich in der sagittalen Rekonstruktion ein kompletter abgangsnaher Verschluss der A. mesenterica superior (Pfeil).
**b** Nachweis von gasgefüllten, dilatierten Darmschlingen (langer Pfeil) mit Spiegelbildungen (dicker Pfeil). Perlschnurartige Gasansammlungen (kurzer Pfeil) in der Darmwand als Zeichen einer Pneumatosis intestinalis.

**B-6.27 Angiografische Befunde bei Colitis ischaemica.**

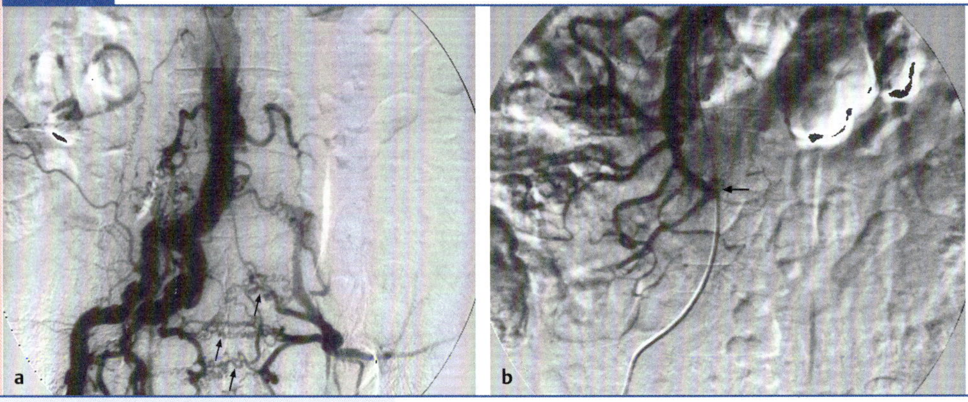


**a** Ausgedehnte arteriosklerotische Wandveränderungen der abdominellen Aorta und der iliakalen Gefäßverläufe. Ausbildung kokardenförmiger Umgehungskreisläufe (Pfeile).
**b** Gefäßabbruch der A. mesenterica superior in der selektiven Darstellung (Pfeil)

### Kolondivertikel

▶ Definition.

## Kolondivertikel

▶ **Definition.** **Divertikel** sind umschriebene Ausstülpungen der Darmwandschichten. Bei der **Divertikulose** ist eine Vielzahl von Divertikeln über den gesamten Dickdarm verteilt. Als **Divertikulitis** bezeichnet man entzündliche Veränderungen der Divertikel und des betroffenen Darmabschnittes.

**Klinik:** Gelegentlich bestehen intermittierende abdominelle Schmerzen. Bei der **Divertikulitis** finden sich eine **Temperaturerhöhung** sowie eine **schmerzhaft tastbare Walze** im linken Unterbauch bei Befall des Colon sigmoideum.

**Klinik:** Häufig handelt es sich um einen Zufallsbefund. Gelegentlich treten intermittierende abdominelle Schmerzen (meist im linken Unterbauch) auf. Bei der **Divertikulitis** beginnt der entzündliche Prozess im Divertikel und breitet sich dann auf die benachbarte Schleimhaut des Dickdarms aus. Neben den bereits genannten Symptomen finden sich klinisch eine **Temperaturerhöhung** und bei Befall des Colon sigmoideum fast immer eine **schmerzhaft tastbare Walze** im linken Unterbauch.

**Diagnostisches Vorgehen:** Für die Diagnose eignet sich die **CT**-Untersuchung. Neben Wandveränderungen lassen sich auch extramurale Veränderungen/Komplikationen nachweisen.

**Diagnostisches Vorgehen:** Für die Diagnose der Divertikulose und Divertikulitis eignet sich die **CT**-Untersuchung, die neben Wandveränderungen auch extramurale Veränderungen (perikolisches Fett) darstellen kann. Damit ist die CT der Endoskopie im Nachweis von Komplikationen (z. B. gedeckte Perforation, Abszess) und aufgrund der fehlenden Invasivität überlegen. Die Sonografie, Mono- bzw. Doppelkontrast-Untersuchungen werden im klinischen Alltag zunehmend durch die CT abgelöst.

**B-6.28 Divertikulose.**

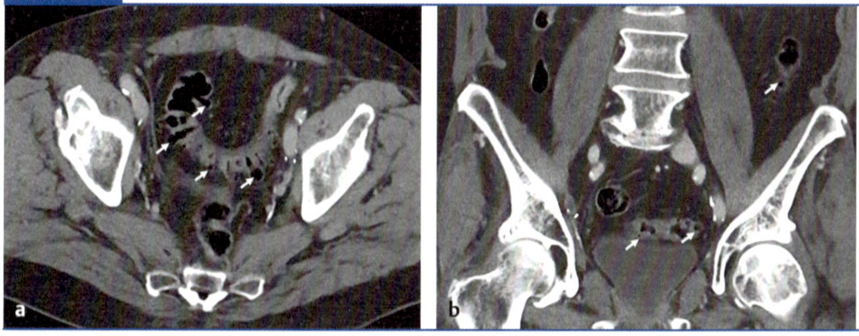


Bei der Divertikulose zeigen sich kleine luftgefüllte Ausstülpungen (Pfeile) im Sigma (**a** und **b**) und des Colon descendens (**b**) in den axialen (**a**) und in den koronaren (**b**) Rekonstruktionen. Dabei sind die Darmwand des Sigmas und die Divertikelwand nicht verdickt und nehmen auch nicht vermehrt Kontrastmittel auf. Ebenso zeigt sich keine entzündliche Umgebungsreaktion als Zeichen einer Divertikultitis.

**B-6.29 Sigmadivertikulitis.**

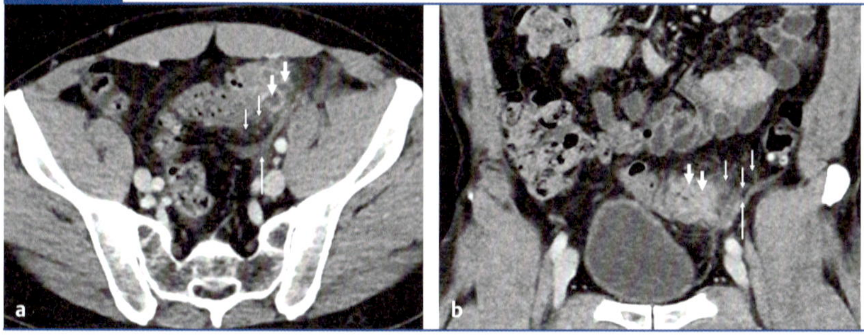


Bei der Sigmadivertikulitis (**a** und **b**) sind in den axialen (**a**) und in den koronaren (**b**) Rekonstruktionen einzelne Sigmadivertikel entzündlich verändert mit vermehrter Kontrastmittelaufnahme (dicke kurze Pfeile). Zudem zeigt sich als Zeichen einer Entzündung eine deutliche Imbibierung des umgebenden Fettgewebes (kurze dünne Pfeile) sowie freie Flüssigkeit (langer dünner Pfeil).

**Radiologische Diagnostik:** Die **CT**-Untersuchung erfolgt mit rektaler KM-Füllung (kein bariumhaltiges KM!) und wenn möglich mit i. v.-Kontrastmittelgabe. Divertikel stellen sich in der CT als kleine Aussackungen der Darmwand dar und sind vorzugsweise im Sigma lokalisiert (Abb. **B-6.28**). Zeichen der **Divertikulitis** (Entzündung) (Abb. **B-6.29**) sind **Hyperämie mit Dichteanhebung** (Imbibierung) **des perikolischen Fettgewebes** sowie begleitender **Darmwandverdickung** und **vermehrter KM-Aufnahme**. Zudem sind **Komplikationen** der Divertikulitis wie Abszesse, Fisteln und gedeckte bzw. offene Perforation darstellbar. Abszesse lassen sich als umschriebende Flüssigkeitsansammlung mit möglichen Lufteinschlüssen und dickem KM-aufnehmenden Randwall nachweisen. Hinweise auf eine Perforation sind extraluminale Luft- bzw. KM-Ansammlungen. Fisteln stellen sich als flüssigkeitsgefüllte tubuläre Strukturen zwischen zwei Hohlorganen dar und lassen einen eher chronischen Entzündungsprozess vermuten.

**Radiologische Diagnostik:** In der **CT** lassen sich Divertikel als kleine Aussackungen der Darmwand darstellen. Zeichen der **Divertikultis** sind **Darmwandverdickung** und **Dichteanhebung** (Imbibierung) **des perikolischen Fettgewebes**. Zudem lassen sich **Komplikationen** wie Abszessbildung, gedeckte bzw. offene Perforation oder Fistelausbildung darstellen.

## Kolonpolypen

**▸ Definition.** Polypen sind gutartige, umschriebene, gestielte oder wandständige Vorwölbungen der Darmschleimhaut.

Im Kolon unterscheidet man hauptsächlich zwischen adenomatösen und nichtadenomatösen hyperplastischen Polypen. Über 90 % der kolorektalen Karzinome entwickeln sich aus kolorektalen Adenomen, sodass deren Detektion und Abtragung besonders bei Vorsorgeuntersuchungen eine entscheidende Rolle zukommt. Nach der **Wachstumsform** können die Polypen **stielförmig (polypös), flächig (sessil)** oder **rasenartig** auftreten. Grundsätzlich unterscheidet man das Auftreten **solitärer Polypen** und **multipler Polypen** (> 5 Polypen). Bei dem Nachweis von mehr als 100 Polypen im Dickdarm spricht man von einer **familiären adenomatösen Polyposis**.

Im Kolon unterscheidet man hauptsächlich zwischen adenomatösen und nichtadenomatösen hyperplastischen Polypen. Sie können **stielförmig (polypös), flächig (sessil)** oder **rasenartig** wachsen sowie **multipel** oder **solitär** auftreten. Bei > 100 Polypen besteht eine **familiäre adenomatöse Polyposis**.

**▸ Merke.** Das **Risiko der Entartung** steigt mit zunehmendem Durchmesser der Polypen an.

**Klinik:** Die Mehrzahl der Patienten mit Dickdarmpolypen ist symptomlos. Größere Polypen können rezidivierende peranale Blutungen und Obstipation verursachen. Schleimabgang mit starkem Flüssigkeits- und Elektrolytverlust kann vorkommen.

**Klinik:** Meist symptomlos, größere Polypen können peranale Blutungen und Obstipation verursachen.

**B-6.30 Lipom in der virtuellen Koloskopie.**

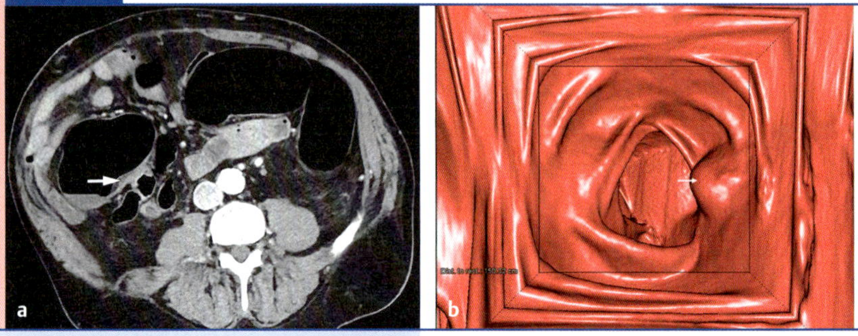

Bei der virtuellen Koloskopie zeigt sich im Colon ascendens (**a** und **b**) eine umschriebene, von der Darmwand ausgehende intraluminale Raumforderung mit fettigen Dichtewerten, welche mit einem Lipom vereinbar ist.

**Diagnostisches Vorgehen: Polypen** können endoskopisch detektiert und gleichzeitig vollständig abgetragen werden („heiße Biopsie"). Bei Polypen im Rektum sollte der gesamte Dickdarm koloskopiert werden. Die **virtuelle CT/MR-Koloskopie** (Abb. **B-6.30**) kommt für die Detektion von Polypen bei symptomatischen Patienten, bei Patienten mit inkompletter Endoskopie oder bei Kontraindikationen für eine Endoskopie zum Einsatz, ist aber bislang kein Routineverfahren.

**Diagnostisches Vorgehen: Endoskopisch** sind Polypen sicher abgrenzbar. Durch eine endoskopisch gesteuerte vollständige Abtragung der Dickdarmpolypen mittels Schlinge oder Koagulationsbiopsie („heißer Biopsie") ist eine weitere Dignitätseinstufung durch die histologische Aufarbeitung möglich. Bei Nachweis von Polypen im Rektum sollte immer der gesamte Dickdarm koloskopisch untersucht werden. Die **virtuelle CT/MR-Koloskopie**(Abb. **B-6.30**) kommt für die Detektion von Polypen bei symptomatischen Patienten, bei Patienten mit Kontraindikationen für eine Endoskopie oder bei inkompletter Endoskopie zum Einsatz. Da insbesondere kleine Polypen unter 10 mm nicht sicher zu erkennen sind und eine Differenzierung der Polypen nicht sicher möglich ist, stellt die virtuelle CT-Koloskopie bzw. MR-Koloskopie bislang kein Routineverfahren dar.

**Radiologische Diagnostik:** Im **Monokontrasteinlauf** fallen Polypen als **Füllungsdefekte** auf. Im **Doppelkontrast** sind sie als intraluminale **Aussparungen** nachweisbar.

Ähnliche Bilder können auch durch **Stuhlreste** oder **Luftblasen** verursacht werden.

In der **CT/MRT** kommen Polypen als nach intraluminal ragende tubulöse oder villöse Formationen zur Darstellung.

**Radiologische Diagnostik:** Bereits im **Monokontrasteinlauf** fallen Polypen als **Füllungsdefekte** auf. Im **Doppelkontrast** sind sie als intraluminale bariumbeschlagene **Aussparungen** nachweisbar. Die Oberfläche imponiert glatt bis unregelmäßig. Gestielte Polypen lassen im Profil (seitlich) einen **Stiel** und in Aufsicht (en face) ein **Kokardenzeichen** bzw. einen sog. **Mexikanerhut** erkennen.
Differenzialdiagnostisch ist zu beachten, dass ähnliche Doppelkontrastbilder auch durch **Stuhlreste** oder **Luftblasen** verursacht werden können. Diese können jedoch durch Lagewechsel des Patienten eindeutig als solche differenziert werden, weil sie ihre Position verändern.
In der **CT/MRT** lassen sich Polypen als nach intraluminal ragende tubulöse oder villöse Formationen ab einer Größe von 10 mm sicher erkennen.

## Kolorektales Karzinom

Prädilektionsstellen sind Rektum, Colon sigmoideum und Zäkum.

Prädilektionsstellen des Dickdarmkarzinoms sind der Häufigkeit nach das Rektum (35 %), Colon sigmoideum (25 %) und Zäkum (20 %) gefolgt von den anderen Dickdarmabschnitten (20 %). Synchrone Zweittumoren treten in ca. 5–10 % der Fälle auf.

**Klinik:** Schmerzen, Tenesmen und Wechsel von Obstipation und Diarrhö sind verdächtig.

**Klinik:** Die Symptome sind anfangs oft spärlich oder uncharakteristisch. Schmerzen, Tenesmen und Änderungen der Stuhlgewohnheiten mit Wechsel von Obstipation und Diarrhö sind verdächtig. Spätsymptom sind Gewichtsverlust, Leistungsknick und Kachexie.

**Diagnostisches Vorgehen:** Die **Koloskopie** ist – mit der Möglichkeit zur Histologiegewinnung – das entscheidende diagnostische Verfahren. Zur weiterführenden Diagnostik (inkl. Staging) kommen Doppelkontrastdarstellung sowie CT und MRT zum Einsatz, wobei der Kolonkontrasteinlauf als radiologisches Standardverfahren weitgehend durch die Schnittbildverfahren abgelöst worden ist.

**Diagnostisches Vorgehen:** Die Koloskopie ist – mit der Möglichkeit zur Histologiegewinnung – das entscheidende Verfahren zur Diagnostik des kolorektalen Karzinoms. Zur weiterführenden Diagnostik kommen Kolon-Doppelkontrastdarstellung sowie CT und MRT zum Einsatz. CT und der MRT eignen sich insbesondere zum Tumor-Staging, da mit diesen Verfahren wandüberschreitende Prozesse mit infiltrativem Wachstum in die Nachbarorgane (Abb. **B-6.31**) sowie eventuelle Lymphknoten- und Fernmetastasen abgegrenzt werden können; der Kolonkontrasteinlauf ist daher als radiologisches Standardverfahren weitgehend durch die Schnittbildgebung abgelöst worden.

**Radiologische Diagnostik:** In der **Frühphase** zeigen sich im **Doppelkontrast** ein **Faltenabbruch** und eine **Wandstarre**. In der **Spätphase** zeigt sich eine Unterbrechung der Wandkontur mit Vorwölbung des Tumors in das Lumen **(„abgebissener Apfel")** (Abb. **B-6.31**).

**Radiologische Diagnostik:** In der **Frühphase** imponiert die Zerstörung der Schleimhautfalten im **Doppelkontrast** als umschriebener **Faltenabbruch** unter gleichzeitiger Ausbildung einer **Wandstarre**. In der **Spätphase** wird ein wandständiger **Füllungsdefekt** sichtbar. Die Unterbrechung der Wandkontur lässt sich an einer **Vorwölbung des Tumors** in das Darmlumen **(„abgebissener Apfel")** erkennen. Schließlich kommt es zu **Einengung** und **Stenose** des Darmlumens (Abb. **B-6.31**). Oralwärts entwickelt sich eine **prästenotische Dilatation**.

**B-6.31 Radiologische Befunde bei Kolonkarzinom.**

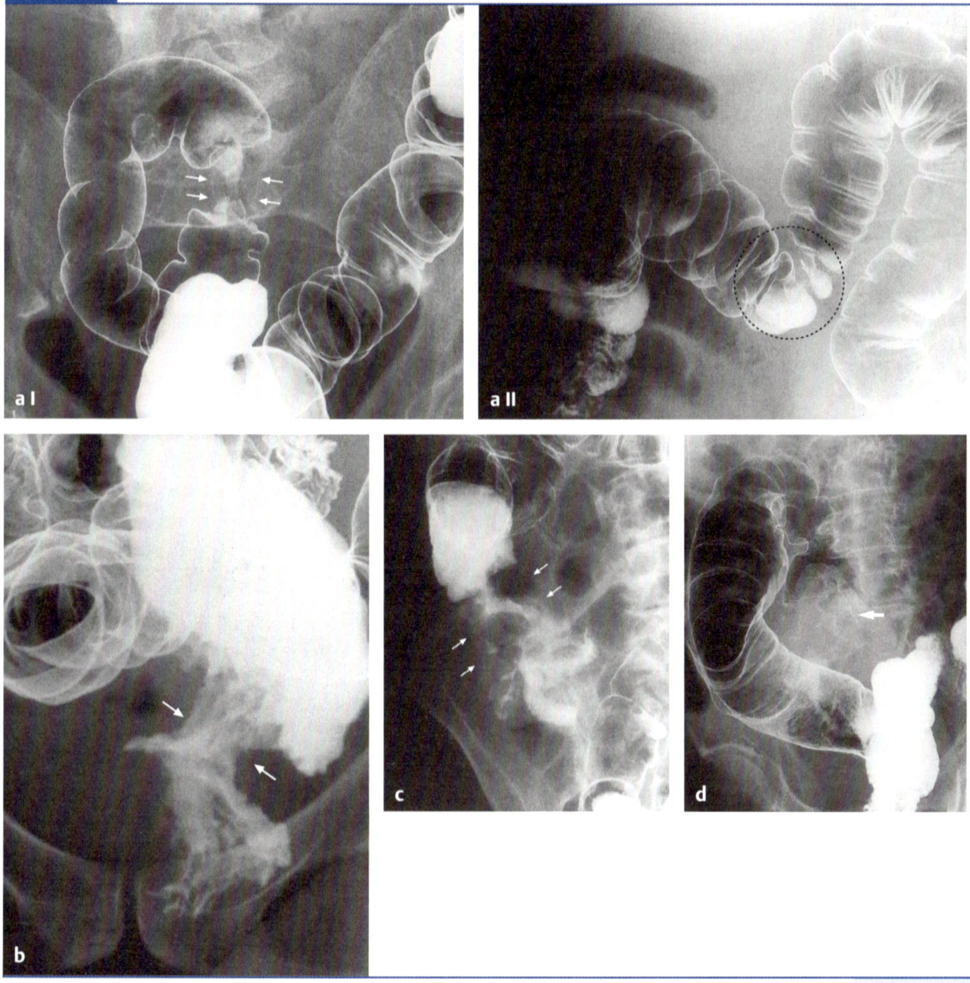


**a** Kolonkarzinom mit doppelter Lokalisation im Sigma (Pfeile) und Colon transversum (gestrichelte Linie). Typische „Apfelbiss"-Konfiguration.
**b** Rektumkarzinom mit tumoröser Lumeneinengung (Pfeile) und prästenotischer Dilatation.
**c** Karzinombedingte Konturaufhebung des Zäkums (Pfeile).
**d** Sigmakarzinom mit Obstruktion (Pfeil).

**B-6.32 Kolonkarzinom (CT).**

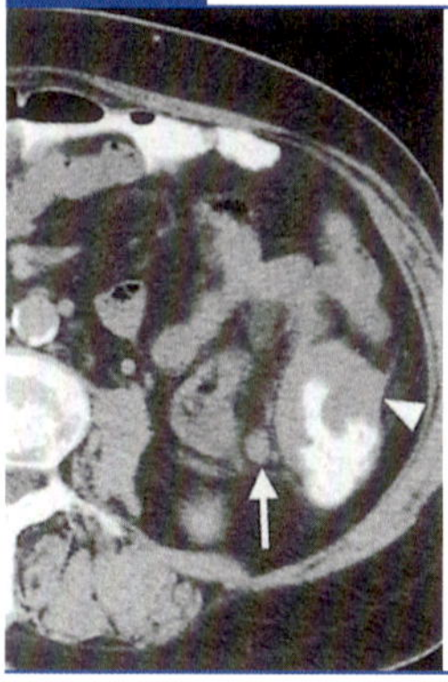

Karzinombedingte Wandverdickung des Colon descendens (Pfeilspitze). Pathologischer parakolischer Lymphknoten (Pfeil).

B-6.32

In der **CT** zeigt sich das kolorektale Karzinom als **fokale Raumforderung** oder als **unregelmäßige** semizirkuläre bzw. zirkuläre **stenotische Wandverdickung** mit intra- und extraluminaler Ausdehnung (Abb. **B-6.32**). Weitere Zeichen tumorösen Wachstums sind die Infiltration des perikolischen/perirektalen Fettgewebes und von Nachbarstrukturen, der Verlust des Fettstreifens zwischen Kolon und umgebenden Muskeln sowie Lymphknoten- und Fernmetastasen. Der Nachweis von nodulären Verdickungen des Peritoneums und freier intraabdomineller Flüssigkeit (Aszites) ist dringend verdächtig auf das Vorliegen einer Peritonealkarzinose.

In der **CT** sind zeigt sich das kolorektale Karzinom als **fokale Raumforderung** oder als unregelmäßige semizirkuläre bzw. zirkuläre **stenotische Wandverdickung** (Abb. **B-6.32**). Weitere Zeichen sind Infiltration des perikolonischen/perirektalen Fettgewebes sowie Lymphknoten- und Fernmetastasen. Noduläre Verdickungen des Peritoneums sowie Aszites sind verdächtig auf eine Peritonealkarzinose.

B-6.33 **Rektumkarzinom (MRT).**

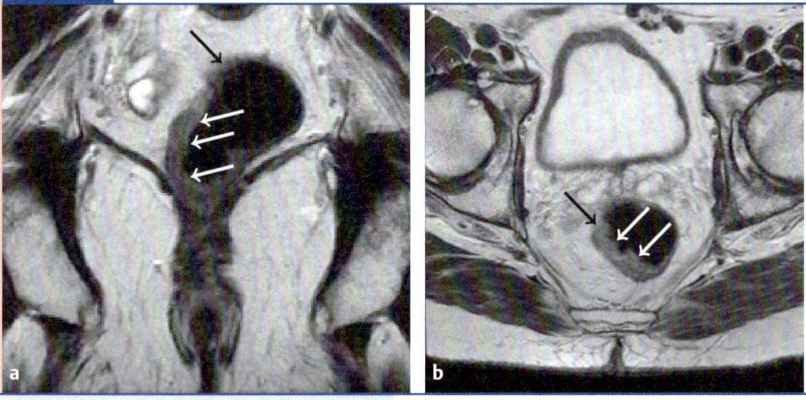


Auf der T 2-gewichteten Sequenz in koronarer (**a**) und axialer (**b**) Schnittführung zeigt sich eine wandständige, hypointense Raumforderung (weiße Pfeile), welche sich nach intraluminal ausdehnt und das mesorektale Fettgewebe (schwarze Pfeile) infiltriert.

Die **MRT** spielt in der Diagnostik und beim Staging rektaler Karzinome eine entscheidende Rolle. Sie ermöglicht die Beurteilung der Infiltrationstiefe des Tumors in die Darmwand sowie des Abstandes des Tumors zur mesorektalen Faszie (Abb. **B-6.33**). Zudem lassen sich mögliche lokoregionäre Lymphknoten- oder Fernmetastasen nachweisen.

Die **MRT** stellt für die Diagnostik des Kolonkarzinoms eine Alternative zur CT dar, wird aber weniger häufig eingesetzt. Im Gegensatz zur MRT ist die CT bezüglich der Differenzierbarkeit der Wandschichten, der Darstellung der mesorektalen Faszie, der Tumorinfiltration in umgebende Organe und damit in der Aussagekraft in Hinblick auf die Therapieentscheidung limitiert. Die MRT spielt daher aufgrund ihres hohen Weichteilkontrastes in der **Diagnostik** und beim **Staging von rektalen Karzinomen** eine entscheidende Rolle. Dabei sind T 2-gewichtete Sequenzen unabdingbar, da sich hier der Tumor mit intermediärem Signal gut von Stuhlresten (niedriges Signal) abgrenzt (Abb. **B-6.33**). Für die Therapieentscheidung ist maßgeblich, ob der Tumor auf die Submukosa begrenzt ist (T 1), die Lamina propria (T 2) bzw. die Tunica muscularis (T 3) infiltriert oder ob eine Infiltration über die Darmwand hinaus (T 4) erfolgt ist. Weiteres therapieentscheidendes Kriterium ist, wie weit der Abstand des Karzinoms zur mesorektalen Faszie ist. Darüber hinaus lassen sich mit der MRT pathologische **Lymphknoten** und **Fernmetastasen** detektieren.

## Ileus

Ileus

► Definition.

► Definition. **Mechanischer** oder **funktioneller** Darmverschluss, mit vital bedrohlicher Unterbrechung der Darmpassage, bedingt durch eine Verengung oder Verlegung der Darmlichtung oder durch eine Darmlähmung.

**Formen:** Man unterscheidet **hohen** und **tiefen** Ileus. Eine unvollständige Ausprägung nennt man **Subileus**.

**Formen:** In Abhängigkeit von der Verschlusslokalisation werden ein **hoher** (Duodenal- oder Dünndarmileus) bzw. ein **tiefer** (Dickdarmileus) Ileus unterschieden. Eine unvollständige Ausprägung des Darmverschlusses bezeichnet man als **Subileus**.

**Ätiologie:**
- **mechanischer Ileus:** Er wird durch **Obstruktionen** (z. B. Tumoren, Fremdkörper) oder **Strangulationen** (z. B. Briden, Adhäsionen, Invagination, Volvulus) hervorgerufen.
- **paralytischer Ileus:** Die **primäre** Form entsteht durch **Gefäßverschlüsse.** Die **sekundäre** Form kann reflektorisch, metabolisch oder toxisch bedingt sein.

**Ätiologie:**
- **mechanischer Ileus**: Der mechanische Ileus wird durch **Obstruktionen** (z. B. Tumoren [Kolonkarzinom!], Fremdkörper, Lymphome) oder **Strangulationen** (z. B. Briden, Adhäsionen, Inkarzerationen, Invagination, Volvulus) hervorgerufen. Bei der Strangulation geht die Abschnürung des Darmabschnittes mit einer Durchblutungsstörung der Darmwand einher. Der mechanische Ileus kann in einen paralytischen Ileus übergehen.
- **paralytischer Ileus**: Der **primär** paralytische Ileus entsteht durch **Gefäßverschlüsse** der Mesenterialgefäße. Die häufigere **sekundäre** Form kann reflektorisch (z. B. postoperativ, nach Koliken, Bauchtraumen), metabolisch (z. B. Diabetes mellitus) oder toxisch (z. B. Endstadium eines mechanischen Ileus) bedingt sein.

**Klinik:** Symptome siehe Tab. **B-6.6**.

**Klinik:** Die führenden Symptome der Ileuskrankheit sind, in Abhängigkeit von Ursache und Lokalisation in Tab. **B-6.6** dargestellt.

► Merke.

► Merke. Beim paralytischen Ileus ist nicht die bildgebende Diagnostik, sondern der Auskultationsbefund über dem Abdomen (Grabesstille) wichtigstes diagnostisches Kriterium!

**B-6.6 Führende Symptome bei unterschiedlichen Ileusformen**

| | Schmerz | Erbrechen | Stuhl-/Windverhalt | Meteorismus | Peristaltik |
|---|---|---|---|---|---|
| **Obstruktion** | | | | | |
| ▪ hoher Dünndarmileus | eher gering | sofort, voluminös | fehlt | fehlt | regelrecht |
| ▪ tiefer Dünndarmileus | kolikartig | vorhanden | vorhanden | vorhanden | hochgestellt, klingend |
| ▪ Dickdarmileus | krampfartig | spät | vorhanden | vorhanden | Durchspritzgeräusche |
| **Strangulation** | oft plötzlicher Beginn | oft anfangs | | zunehmend | zunächst gesteigert, später fehlend |
| **Paralyse** | fehlt | vorhanden | vorhanden | vorhanden | fehlt (Grabesstille) |

**Diagnostisches Vorgehen:** Bei bestehenden klinischen Symptomen beginnt die Abklärung bei V. a. Ileus mit der **Abdomenübersichtsaufnahme** in Rücken- und Linksseitenlage **und Sonografie** des Abdomens. Die **CT** wird zunehmend als diagnostisches Verfahren herangezogen, da neben der Diagnosestellung auch die Lokalisation, die Ursache der Darmobstruktion und das Vorhandensein einer Darmischämie beurteilt werden können. Die **KM-Passage** mittels wasserlöslichem KM wurde fast vollständig verdrängt.

Bei tiefsitzender Ileuslokalisation kann ein **retrograder KM-Einlauf** wesentliche Informationen liefern. Bei Invagination oder Volvulus – insbesondere im Kleinkindesalter – kann eine **Untersuchung der Dünndarmpassage ohne bariumhaltige Kontrastmittel** neben der Diagnostik auch therapeutisch zur Passagewiederherstellung sinnvoll sein.

**Diagnostisches Vorgehen:** Bei Verdacht auf Ileus ist neben der **Abdomenübersichtsaufnahme** und **Sonografie**, die **CT** diagnostisches Verfahren der Wahl.

Bei tiefem Ileus kann ein **retrograder KM-Einlauf** wesentliche Informationen liefern. Bei Invagination oder Volvulus kann eine **Dünndarmuntersuchung ohne bariumhaltige Kontrastmittel** sinnvoll sein.

**▶ Merke.** Kein bariumhaltiges KM bei Ileus-Symptomatik wegen evtl. notwendig werdender Operation bzw. Gefahr der Durchwanderungsperitonitis oder Perforation!

**▶ Merke.**

**Radiologische Diagnostik:**
- **mechanischer Ileus:** In der **Abdomenübersichtsaufnahme** oder in **Linksseitenlage** zeigen sich proximal der Stenose geblähte Darmabschnitte mit unterschiedlich hohen Luft-Flüssigkeits-Spiegeln (Abb. **B-6.35a**). Je nach Verteilungsmuster kann auf die Verschlusslokalisation geschlossen werden (Abb. **B-6.34**).
- **paralytischer Ileus:** In der **Abdomenübersichtsaufnahme** im Stehen oder in **Linksseitenlage** zeigen sich stehende Darmschlingen und geblähte Dick- und Dünndarmabschnitte mit Luft-Flüssigkeits-Spiegeln. Die Spiegel benachbarter Darmschlingen befinden sich hierbei in annähernd gleicher Höhe (Abb. **B-6.35b**).

Zeichen des Ileus in der **CT** (Abb. **B-6.36**, Abb. **B-6.37**) sind – wie in der Abdomenübersichtsaufnahme – **distendierte, flüssigkeitsgefüllte Dünn- und/oder Dickdarmschlingen** mit **Spiegelbildungen**. Hinweisend für einen mechanischen Ileus sind außerdem **Kalibersprünge des Darmlumens** (z.B bei Bridenileus, Hernien, Volvulus, Invagination, Gallensteinileus). Darüber hinaus lassen sich Komplikationen wie Darmischämie nachweisen.

**Radiologische Diagnostik:**
- **mechanischer Ileus:** In der **Abdomenübersicht** oder **in Linksseitenlage** zeigen sich geblähte Darmabschnitte mit Luft-Flüssigkeits-Spiegeln (Abb. **B-6.34**, Abb. **B-6.35a**).
- **paralytischer Ileus:** Es zeigen sich stehende Darmschlingen und geblähte Darmabschnitte. Die Spiegel benachbarter Darmschlingen befinden sich in gleicher Höhe (Abb. **B-6.35b**).

Zeichen des Ileus in der **CT** sind **distendierte, flüssigkeitsgefüllte Dünn- und/oder Dickdarmschlingen** mit **Spiegelbildungen** (Abb. **B-6.36**, Abb. **B-6.37**).

**B-6.34 Schematische Darstellung radiologischer Befunde bei mechanischem Ileus.**

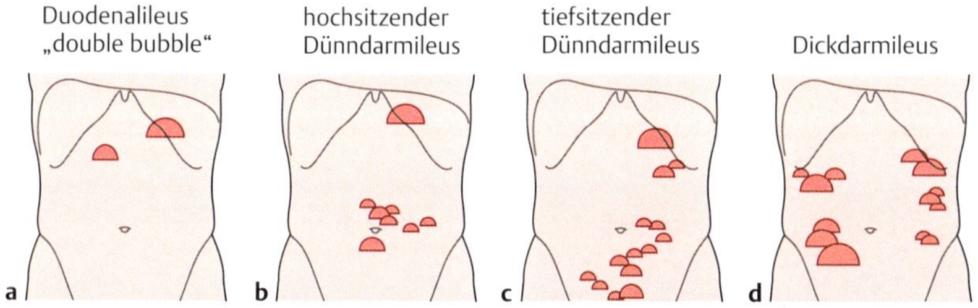


**a** Duodenalileus mit dem typischen „Double-bubble"-Phänomen.
**b, c** Hochsitzender (**b**) und tiefsitzender (**c**) Dünndarmileus. Die in der Regel multiplen Spiegel befinden sich im mittleren Abdomen, der Kolonrahmen ist frei (poststenotisch gasfreier Abschnitt).
**d** Dickdarmileus mit entsprechend dem Verlauf des Kolons (Kolonrahmen) lokalisierten Spiegeln.

**B-6.34**

**B-6.35 Radiologische Befunde bei mechanischem (a) und paralytischem (b) Ileus.**

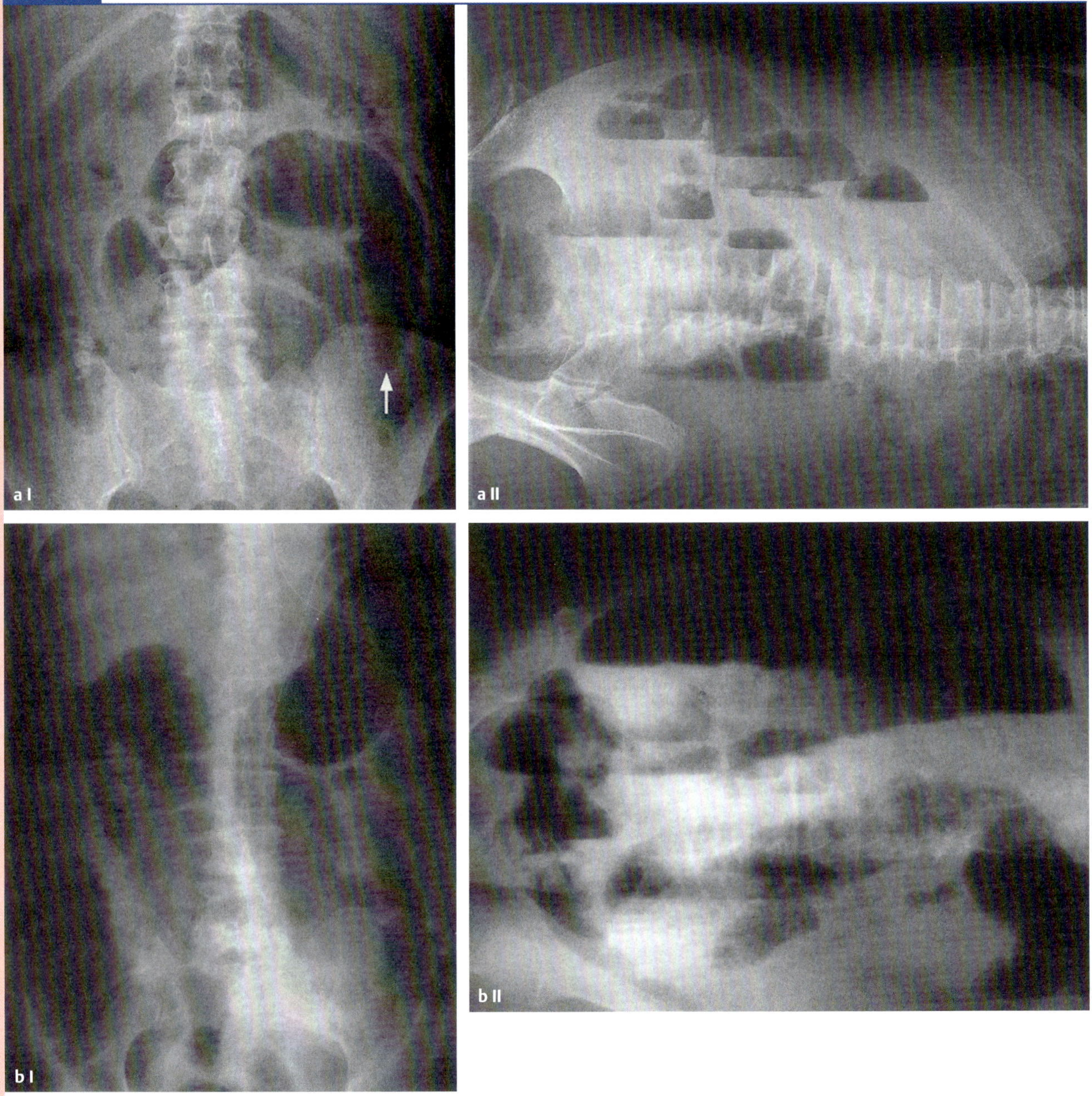


**a** **Mechanischer Ileus** durch Bride im Dünndarm.
**aI** Rückenlage: Hochgestellte Dünndarmschlinge (Pfeil) bei leerem Kolonrahmen.
**aII** Linksseitenlage: Ausgedehnte Spiegel im Verlauf des Dünndarms.
**b** **Paralytischer Ileus** durch Enterokolitis.
**bI** Rückenlage: Massive Aufweitung der Dünn- **und** Dickdarmschlingen.
**bII** Linksseitenlage: Spiegelbildungen. die gesamten Darmabschnitte betreffend.

(aus Bücheler E. Akutes Abdomen. In: Bücheler E, Lackner KJ, Thelen M. Einführung in die Radiologie. Stuttgart: Thieme; 2005)

**B-6.36 Mechanischer Ileus.**

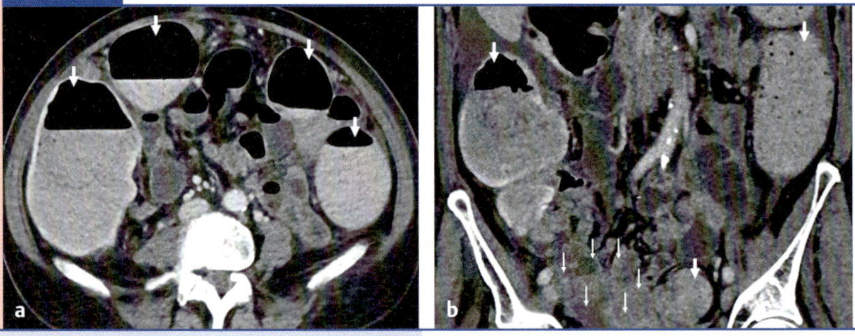


In der CT zeigt sich in den axialen (**a**) und in den koronaren (**b**) Rekonstruktionen ein deutlich stuhl- und flüssigkeitgefülltes und dilatiertes Colon (**a** und **b**, dicke Pfeile) mit multiplen Spiegelbildungen. Ursächlich für diesen mechanischen Ileus ist eine große Raumforderung (**b**, dünne Pfeile) im kleinen Becken, die zu einer mechanischen Stenosierung des Sigmas führt.

**B-6.37 Paralytischer Ileus.**

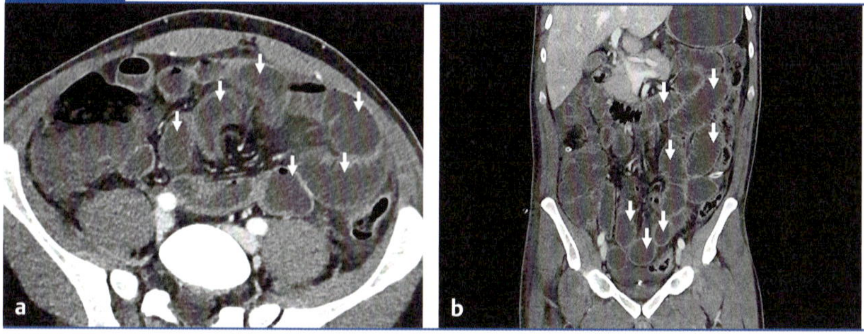


In der CT finden sich in den axialen (**a**) und in den koronaren (**b**) Rekonstruktionen deutlich dilatierte und flüssigkeitsgefüllte Dünndarmschlingen (Pfeile) ohne Nachweis eines mechanischen Hindernisses, vereinbar mit einem a.e. postoperativ bedingten, paralytischen Ileus.

## 6.3.4 Appendizitis

**▸ Definition.** Akute oder chronische Entzündung der Appendix vermiformis.

**Ätiologie:** Oft wird die Appendizitis durch eine Stenose des Appendixlumens, z.B durch einen Appendikolith, infektiöse Erkrankungen des Dünn- oder Dickdarms sowie Infektionen ausgehend von Keimen der Darmflora ausgelöst.

**Klinik:** Zu den klassischen Symptomen zählen zunächst periumbilikal lokalisierte Oberbauchschmerzen mit Übelkeit, im Verlauf zunehmend Druck- und Loslassschmerz im rechten Unterbauch und bei einer Peritonitis auch auf der kontralateralen Seite. Zusätzlich kann Fieber auftreten. Laborchemisch müssen nicht unbedingt Entzündungszeichen vorliegen.

**Radiologische Diagnostik:** Die Sonografie gehört zur Bildgebung der Wahl bei der Frage nach einer Appendizitis und sollte vorrangig durchgeführt werden. Bei einem unklaren Befund kann ggf. eine weitere sonografische Verlaufskontrolle oder bei älteren Patienten eine weiterführende Diagnostik mit der CT notwendig sein. Bei schwangeren Patienten hingegen ist die native MRT mit diffusionsgewichteten Sequenzen als weiterführende Bildgebung sinnvoll.
Die normale Appendix stellt sich in der **Sonografie** (Abb. **B-6.38**) als tubuläre, blind endende Struktur ohne Peristaltik dar. Dabei beträgt der Durchmesser weniger als 6 mm. Bei der Appendizitis kommt es zu einer Verdickung der Appendixwand von mehr als 2 mm und der Durchmesser beträgt mehr als 6 mm. Zudem findet sich als klassischer Befund im Querschnitt eine konzentrische Schichtung der Appendix, das sog. **Kokardenzeichen**. Zusätzlich können freie perizökale Flüssigkeit und umgebende Lymphknoten auf eine Appendizitis hinweisen. Ein Appendikolith stellt sich in der Sonografie als echoreiche Struktur mit dorsaler Schallauslöschung dar.
In der **CT** (Abb. **B-6.39**) lassen sich folgende 5 Appendizitiszeichen finden:

1. Appendixwand auf über 2 mm verdickt mit vermehrter, ringförmiger Kontrastmittelaufnahme
2. Appendixdurchmesser größer als 6 mm
3. Imbibierung des umgebenden Fettgewebes
4. Nachweis eines Appendikolithen und
5. Abszess im rechten Unterbauch.

### 6.3.4 Appendizitis

**▸ Definition.**

**Ätiologie:** Ursachen für eine Appendizitis sind Infektionen ausgehend von Keimen der Darmflora und sekundäre Infektionen des Intestinaltraktes oder Verwachsungen.
**Klinik:** Zu den häufigen Symptomen zählen zunächst periumbilikal lokalisierte Oberbauchschmerzen ggf. mit Übelkeit und Fieber mit Verlagerung in den rechten Unterbauch, hier mit Druck- und Loslassschmerz.

**Radiologische Diagnostik:** Sonografie als initiale Bildgebung, ggf. sonografische Verlaufskontrolle, CT in Anbetracht des überwiegend jungen Alters der Patienten nur bei unklarem oder atypischem Befund, MRT als zusätzliche Diagnostik bei Schwangeren.

**Sonografie:** Wandverdickung, Kokardenzeichen, Durchmesser > 6 mm, ggf. Appendikolith, freie Flüssigkeit und vermehrte lokoregionäre Lymphknoten (Abb. **B-6.38**).

**CT**: Wandverdickung > 2 mm, vermehrte KM-Aufnahme der Appendixwand,, Durchmesser > 6 mm, Imbibierung des umgebenden Fettgewebes, Appendikolith, perityphlitischer Abszess im Unterbauch (Abb. **B-6.39**).

**B-6.38 Appendizitis in der Sonografie.**

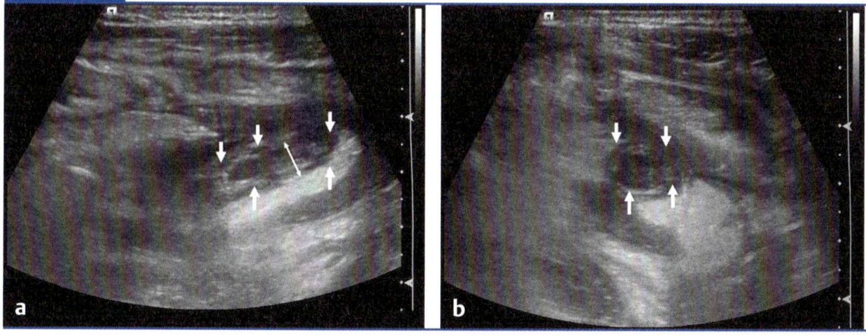


Bei einem Patienten mit rechtsseitigen Unterbauchschmerzen zeigt sich in der Sonografie eine tubulär blind endende Struktur im Längsschnitt (**a**) im rechten Unterbauch. Bei der Appendizitis ist die Appendix (Pfeile) dabei deutlich wandverdickt mit Dreischichtung der Wand (Kokardenzeichen im Querschnitt, siehe **b**) und einem Durchmesser von über 7 mm.

**B-6.39 Appendizitis in der CT.**

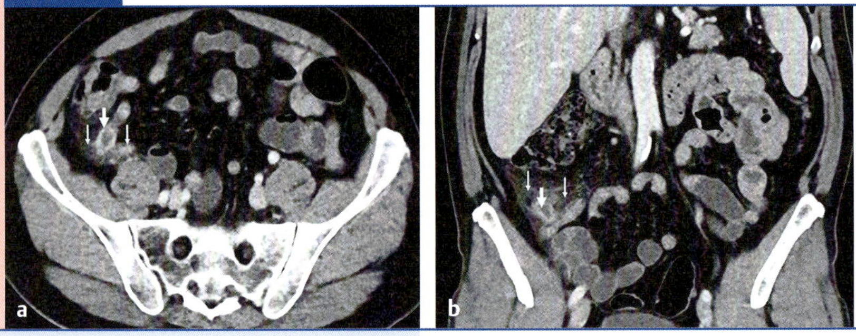

In der CT erscheint die Appendix (dicker Pfeil) in den axialen (**a**) und den koronaren (**b**) Rekonstruktionen aufgetrieben, die Wand der Appendix ist verdickt und zeigt eine vermehrte Kontrastmitteaufnahme. Im Rahmen der Appendizitis ist zudem das umgebende Fettgewebe (dünne Pfeile) deutlich imbibiert im Sinne einer entzündlichen Umgebungsreaktion.

**MRT**: Wandverdickung mit hyperintensem Signal in der T2-gewichteten Sequenz, Diffusionsrestriktion, vermehrter Durchmesser, Abszess im Unterbauch.

In der **MRT** stellt sich die Appendixwand ebenfalls wandverdickt und hyperintens in der T2-gewichteten Sequenz dar. Zudem ist die Appendixwand in den diffusionsgewichteten Sequenzen meist diffusionsrestringiert. Weitere Zeichen einer Appendizitis beinhalten eine Verdichtung des umgebenden Fettgewebes oder eine Abszedierung im Unterbauch. Eine Kontrastmittelgabe ist dabei nicht zwingend notwendig und bei Schwangeren in der Regel auch kontraindiziert.

6.3.5 Volvulus

## 6.3.5 Volvulus

► Definition.

► **Definition.** Stiehldrehung eines Organs des Gastrointestinaltraktes, z. B. Magen-, Dünndarm- oder Sigmavolvulus.

**Ätiologie:** Zu den häufigsten Ursachen für einen Volvulus zählen im Erwachsenenalter das Sigma elongatum, bei Kindern eine Malrotation des Intestinums.

**Ätiologie:** Am häufigsten sind vorwiegend männliche (Klein-)Kinder betroffen, bei denen eine Malrotation oder Nonrotation mit Fehllage des Zökums oder ein atypischer Verlauf des Kolonrahmens vorliegt. Dadurch kommt es aufgrund der fehlenden Fixierung des Intestinums zu einer abnormen Beweglichkeit der Darmschlingen mit der Gefahr einer akuten oder auch chronisch intermittierenden Darmverdrehung mit Ausbildung eines Strangulationsileus. Im Zuge dessen kann es zu einer Verdrehung der Mesenterialwurzel mit Fehllage der Vena mesenterica superior, der Arteria mesenterica superior und vollständiger Kompression der beiden Gefäße kommen. In diesem Fall droht eine Ischämie des gesamten Dünndarms!
Bei Zökum- oder Sigmavolvulus sind vorwiegend ältere Patienten mit elongiertem Verlauf des Kolonrahmens betroffen.

**Klinik:** Zu den Symptomen zählen (galliges) Erbrechen, Übelkeit und Schock.

**Klinik:** Zu den häufigen Symptomen zählen akute Oberbauchschmerzen mit galligem Erbrechen, Schock und Übelkeit.

**Radiologische Diagnostik: Röntgen:** Abdomenübersicht in zwei Ebenen: Normale Lage des Colonrahmens? Coffee-bean-sign? Freie Luft? Zeichen eines hohen oder tiefen Ileus? Evtl. Magendarmpassage mit gastrografinhaltigem KM.
**Sonografie:** Nachweis verdrehter Darmschlingen, atypischer Verlauf der V. und A. mesenterica superior, Verschluss A. mesenterica superior.
**CT:** i. v. und orale KM-Gabe. Atypische Lage des Coecalpols, whirl-sign bei Dünndarmvolvulus, Coffee-bean-sign/Kidney-bean-sign bei Coecum- und Sigmavolvulus, Magenvolvulus mit hochgeschlagener großer Kurvatur (organoaxiale Form) oder Stieldrehung entlang der Längsachse (mesenterioaxiale Form, Abb. **B-6.40**).
**MRT**: Analog zur CT, bei Schwangeren vorzugsweise ohne i. v.-KM-Gabe.

**Radiologische Diagnostik:** Die schnell verfügbare Abdomenübersicht erlaubt einen Überblick über die Lage des Gastrointestinaltraktes bzw. Ausschluss einer Malrotation, eines Coffee-bean-signs, Kidney-bean-signs bei Sigma- oder Zökumvolvulus und stellt auch die verschiedenen Formen des Magenvolvulus entlang der Längs- bzw. Querachse (mesenterioaxial und organoaxial) dar. Zudem weist sie größere Mengen freier Luft in Linksseitenlage sicher nach.
Bei jungen Patienten kann ergänzend eine Magendarmpassage mit gastrografinhaltigem Kontrastmittel per os erfolgen, welche zu einer geringere Strahlenbelastung führt und deshalb für junge Patienten besonders geeignet ist.
Die Sonografie zeigt bei gut schallbaren Patienten das sog. **Whirl-Sign** als Korrelat für die Verdrehung der Darmschlingen und den abnormen Verlauf der Vena mesenteria superior rechts der gleichnamigen u. U. verschlossenen Arterie. Freie Luft kann sonografisch nicht sicher ausgeschlossen werden.
Die CT (Abb. **B-6.40**) mit i. v.- und wenn möglich oraler KM-Gabe gehört bei älteren Patienten zum Standardprogramm, kann aber aufgrund der atypischen anatomischen Lage der multiplen Darmschlingen schwierig zu interpretieren sein. Sie zeigt auch besser als die vorbeschriebenen Verfahren die Folgen des Strangulationsileus wie die Pneumatosis intestinalis als Zeichen der bestehenden Darmischämie mit Gasansammlungen in den Darmwänden und einem positivem Portaerogramm mit Fortleitung dieser Gasansammlungen über die V. mesenterica superior in die Pfortader zur Peripherie der Leber (im Gegensatz hierzu findet sich bei Aerobilie das über den DHC fortgeleitete Gas vorwiegend im Bereich der Leberpforte und im höher ge-

B-6.40 Sigmavolvolus.

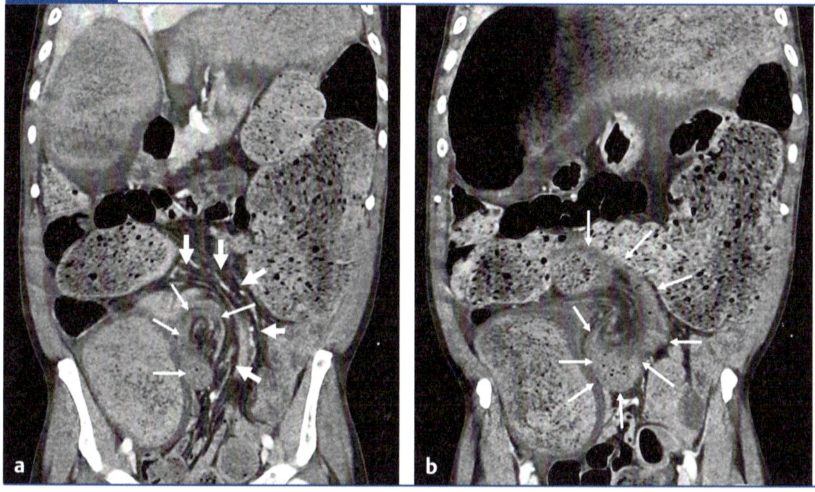


In der CT zeigt sich eine massive Dilatation des gesamten Colons mit einem maximalen Durchmesser von etwa 14 cm und Nachweis multipler Spiegel. Ursächlich für den Ileus ist eine Torsion des Sigmas (dünne Pfeile) mit positiven whirl-sign (dicke Pfeile) im Sinne eines Sigmavolvulus.

legenen linken Leberlappen). Außerdem weist sie auch geringe Mengen freier bzw. extraluminaler Luft sicher nach. Bei schwangeren Patienten hingegen ist eine native MRT ohne i. v. KM-Gabe als weiterführende Bildgebung zu erwägen.
Bei diagnostischen Zweifeln in der Bildgebung muss bei Kindern zum sicheren Ausschluss einer Ischämie des gesamten Dünndarms mit folgendem Kurzdarmsyndrom eine explorative Laparotomie erfolgen.

## 6.3.6 Invagination

6.3.6 Invagination

▶ Definition. Als Invagination oder Intersuszeption versteht man die Einstülpung eines Darmabschnittes in das Lumen des distal nachfolgenden Darmschnittes. Vorrangig sind davon Kinder betroffen, deutlich seltener Erwachsene. Dabei gehört die Ileozökalregion zu der häufigsten Lokalisation.

▶ Definition.

**Ätiologie:** Bei Kindern kommt eine Invagination vornehmlich idiopathisch vor, nur selten finden sich Prädispositionen wie entzündliche (z. B. im Rahmen einer Enteritis) oder tumoröse Veränderungen wie Meckel-Divertikel, Tumore, Darmpolypen, Lymphome. Bei Erwachsenen hingegen sind vor allem organische Veränderungen wie Adhäsionen oder neoplastische Prozesse ursächlich.

**Ätiologie:** Bei Kindern kommt eine Invagination vornehmlich idiopathisch vor, bei Erwachsenen hingegen sind vor allem organische Veränderungen ursächlich.

**Klinik:** Zu den Symptomen zählen plötzlich einsetzende, krampfartige Bauchschmerzen bei Kindern häufig auch mit Zeichen eines Schocks, wobei Intervalle ohne Beschwerden möglich sind. Allerdings kann eine kurzzeitige Invagination auch symptomlos verlaufen. Bei einer Invagination mit entsprechender Klinik sollte eine möglichst zeitnahe Reposition der eingestülpten Darmanteile vorgenommen werden, da die Erfolgsquote durch die hydrostatische Reposition in der Durchleuchtung oder Sonografie im Verlauf zunehmend abnimmt. Ohne Reposition drohen eine Darmnekrose, Blutungen und eine Perforation. Dabei ist aufgrund der anatomischen Verhältnisse die ileokolische Invagination mit Darmverschluss besonders häufig, während ileoileale Invaginationen sich häufig spontan zurückbilden. Falls sich die Invagination nicht mittels Einlauf zurückbilden lässt, muss eine offene chirurgische Reposition vorgenommen werden.

**Klinik:** Zu den Symptomen zählen plötzlich einsetzende, krampfartige Bauchschmerzen, wobei Intervalle ohne Beschwerden möglich sind.

**Radiologische Diagnostik:** Die Sonografie und die Durchleuchtung gehören insbesondere bei Kindern zur Bildgebung der Wahl. Bei Erwachsenen mit unklarem Befund kann eine weiterführende Diagnostik insbesondere auch zur Ursachenabklärung mit der CT notwendig sein.
Bei der Invagination zeigt sich in der **Sonografie** eine konzentrische Schichtung eines Darmabschnittes (Kokardenphänomen), wobei sich innerhalb der Kokarde Mesenterium (echoreich) findet. Im Längsschnitt hat die Invagination ein fast nierenartiges Aussehen (sog. Pseudo-Kidney-Zeichen). Zusätzlich kann freie Flüssigkeit perizökal und umgebende Lymphknoten hinweisend auf eine Enteritis sein.

**Radiologische Diagnostik:** Die Sonografie und die Durchleuchtung ist insbesondere bei Kindern die bildgebende Methode der Wahl. Bei Erwachsenen kann die CT bei unklarem Befund und zur Ursachenklärung notwendig sein.
**Sonografie**: Kokardenphänomen, Pseudo-Kidney-Zeichen, Pendelperistaltik, Zeichen einer Enteritis und freie Flüssigkeit.

B-6.41 **Invagination.**

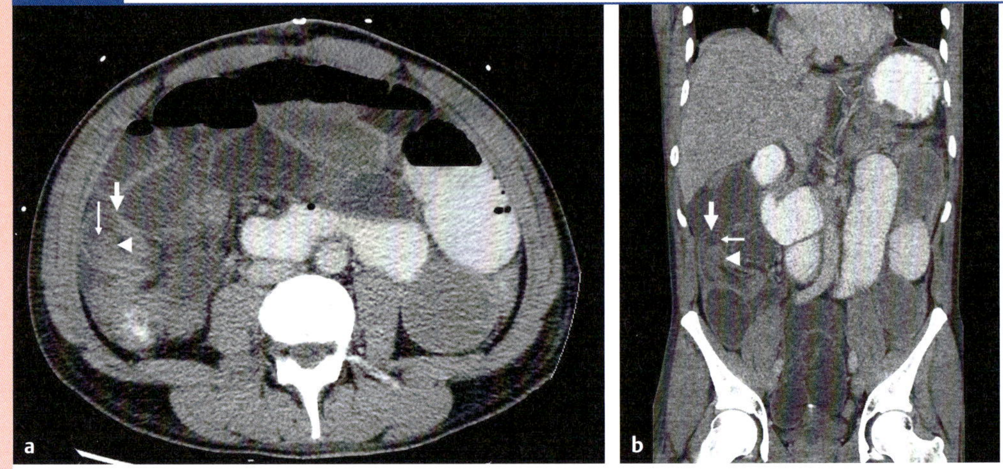


In der CT nach intravenöser und intraluminaler Kontrastierung zeigen sich axial (**a**) und koronar (**b**) ausgeprägt flüssigkeitsdistendierte Dünndarmschlingen mit Nachweis von Spiegelbildungen auf mehreren Ebenen im Sinne eines ausgedehnten Dünndarmileus. Im Bereich des terminalen Ileums zeigt sich eine deutlich wandverdickte Darmstruktur mit konzentrischer Wandschichtung, wobei der äußere Rand durch die Darmwand der Darmschlinge (dicker Pfeil) gebildet wird, die den invaginierten Darmabschnitt (innerer Rind, Pfeilspitze) aufnimmt. Den mittleren Ring bildet das Mesenterium mit Gefäßstrukturen (dünner Pfeil).

**CT**: Konzentrische Wandverdickung mit drei Ringstrukturen (Abb. **B-6.41**), mesenteriale Imbibierung, eventuell Dilatation des proximal gelegenen Darmabschnittes.

In der **CT** (Abb. **B-6.41**) zeigt sich eine konzentrische Wandschichtung mit drei Ringstrukturen: Den äußeren Ring bildet der kaudale Darmabschnitt, der den invaginierten Darmabschnitt aufnimmt. Den mittleren Ring bildet das Mesenterium und der innere Ring wird von dem invaginierten Darmabschnitt gebildet. Zusätzlich bestehen eine Wandverdickung und Imbibierung des umgebenden Fettgewebes als Zeichen einer Enteritis. Möglicherweise kann außerdem eine für die Invagination ursächliche Raumforderung nachgewiesen werden.

# 7 Leber, biliäres System, Pankreas, Milz



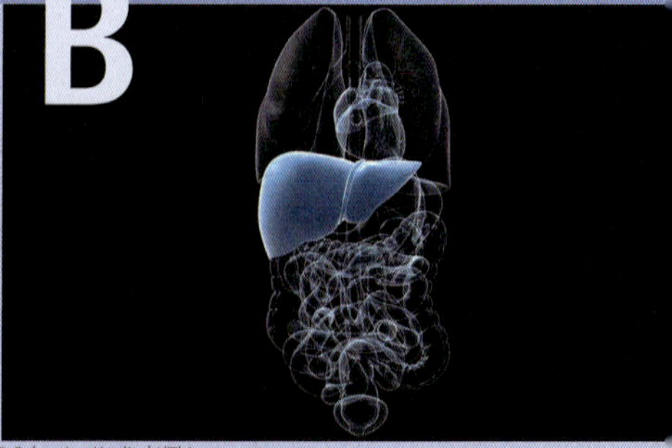


© Sebastian Kaulitzki/Thieme

## 7.1 Leber

*T. Helmberger; W. Sommer; C. Zech*

Für die Abklärung von Lebererkrankungen steht eine Vielzahl invasiver und nicht invasiver diagnostischer Verfahren zur Verfügung. Wenn auch Sensitivität und Spezifität relativ niedrig liegen, wird die native **Sonografie** immer noch als **erste bildgebende Methode** sowohl bei fokalen als auch diffusen Lebererkrankungen eingesetzt. Ist eine potenzielle Läsion oder sonstige Leberveränderung sonografisch artdiagnostisch nicht einzuordnen, ist eine ergänzende Abklärung mit CT oder MRT indiziert. In der CT oder MRT nach i. v. Kontrastmittelgabe ist die Differenzierung von Leberläsionen aufgrund des typischen Kontrastverhaltens mit hoher Treffsicherheit möglich. Darüberhinaus kann mit der MRT durch die unterschiedlichen Pulssequenzen und den zunehmenden Einsatz gewebespezifischer Kontrastmittel oft die endgültige Klärung herbeigeführt werden. Angiografie und Szintigrafie sind zur Arztdiagnose eines Befundes letztlich nicht mehr indiziert.
Ist eine definitive Diagnose allein bildgebend nicht zu erreichen, ist die Diagnosesicherung durch eine Biopsie unter Ultraschall- oder CT-Kontrolle anzustreben.

7.1 Leber

Die **Sonografie** ist die **erste bildgebende Methode** bei fokalen oder diffusen Lebererkrankungen. Lassen sich bestehende Leberveränderungen sonografisch nicht einordnen, sind eine CT oder MRT der Leber indiziert.

Kann der Befund mit Bildgebung nicht eindeutig geklärt werden, ist eine Biopsie notwendig.

### 7.1.1 Radiologische Methoden

#### Abdomenübersichtsaufnahme

**Methode** (S. 468)**:**
**Indikation:** Zur primären Diagnostik der Leber ist die Abdomenübersichtsaufnahme nicht indiziert.

**Beurteilung:** Gelegentlich zeigen sich auf Aufnahmen des Abdomens, die aus anderen Gründen angefertigt werden, Verkalkungen oder Luft in Projektion auf die Leber, die durch vielfältige Ursachen bedingt sein können (Verkalkungen z. B. durch Infektion mit Echinoccocus alveolaris, ältere Hämatome, seltene Tumoren wie das fibrolamelläre Karzinom; Luft in den Gallenwegen z. B. bei Z. n. biliodigestiver Anastomose).

7.1.1 Radiologische Methoden

Abdomenübersichtsaufnahme

**Methode** (S. 468)
**Indikation:** Keine Routineindikation.

**Beurteilung:** Gelegentlich zeigen sich als Nebenbefund einer Abdomenübersichtsaufnahme Verkalkungen oder Luft in Projektion auf die Leber.

#### Sonografie

**Indikation:** Die Sonografie steht am Anfang der bildgebenden Diagnostik der Leber.

**Methode:** Zur Untersuchung soll der Patient nüchtern sein, um eine maximale Füllung der Gallenblase zu gewährleisten. Üblicherweise werden **Real-Time-Ultraschallscanner** mit Parallel- oder Curved-Array-Schallköpfen, Sendefrequenzen von 3,5–5 MHz und Doppleroption für Flussmessungen verwendet. Je nach ihrer Lage werden die Oberbauchorgane von ventral, in rechts- oder linksangehobener Seitenlage oder von sub- oder interkostal in tiefer Inspiration erfasst. Die Dokumentation erfolgt mittels Schallkopforientierung in Standardschnittebenen nach DEGUM, bzw. bei pathologischen Befunden möglichst in zwei Ebenen. Pulse-wave- (PW) bzw. Farb-Doppler-Optionen gestatten die Detektion und Quantifizierung von Gefäßströmungen, können jedoch durch die begrenzte Eindringtiefe des Ultraschalls sowie bei langsamen Flussraten limitiert sein.

Sonografie

**Indikation:** Meist Eingangsuntersuchung.

**Methode:** Je nach ihrer Lage werden die Oberbauchorgane von ventral, in rechts- oder linksangehobener Seitenlage und von sub- bzw. interkostal in standardisierten Schnittebenen nach DEGUM meist in tiefer Inspiration erfasst. In den letzten Jahren wurde durch den sog. **kontrastverstärkten Ultraschall** eine deutlich differenzierte diagnostische Aussagekraft erreicht.

In den letzten Jahren wurde durch den sog. **kontrastverstärkten Ultraschall** eine deutlich differenziertere diagnostische Aussagekraft erreicht, da sich hierdurch ähnlich der kontrastmittelverstärkten CT oder MRT häufig läsionscharakteristische Perfusionsphänomene nachweisen lassen. Hierzu wird in eine periphere Vene ein Kontrastmittel injiziert, das aus kleinsten Gasbläschen besteht, die die Echoreflexivität in Gefäßen verändert und in Echtzeit mit der Sonografie dargestellt werden kann. Allergische Nebenwirkungen sind verglichen mit den schon gut verträglichen Jod-(CT-) oder gadoliniumhaltigen (MRT-)Kontrastmitteln nochmals seltener, ohne bekannte nephrotoxische Effekte.

**Beurteilung:** Limitierte Aussagekraft. Die **Echostruktur** der Leber soll **homogen** sein und **scharfe Organgrenzen** zeigen. Die Echogenität liegt etwas über der von Milz und Niere und steigt mit zunehmender Verfettung. Hohe Untersucherabhängigkeit.

**Beurteilung:** Zur Beurteilung wird die Echogenität, die Organbegrenzung, die Lagebeziehung zu anderen Organen, sowie u. U. die Atemverschieblichkeit herangezogen. Die **Echostruktur** der Leber und auch der Milz (S. 564) soll **homogen**, lediglich von Gefäßen unterbrochen sein und **scharfe Organgrenzen** zeigen. Die Echogenität liegt etwas über der von Milz und Niere und steigt mit zunehmender Verfettung. Die Gallenblase (S. 526) zeigt sich als echoarme scharf begrenzte Struktur. Die normalen Gallenwege sind in der Leberpforte gut erkennbar und liegen hier ventral der Pfortader. Der normale Durchmesser des Ductus choledochus beträgt bis 6 mm und darf nach Cholezystektomie bis zu 10 mm weit sein. Obwohl die Ortsauflösung des Ultraschalls der der anderen Schnittbildverfahren gleich kommt bzw. sogar höher ist, ist die diagnostische Sensitivität und Spezifität bei der Beurteilung hepatischer Veränderungen limitiert. Dies liegt im Wesentlichen an der begrenzten Auflösung von Reflexionsunterschieden verschiedener Gewebe, der hohen Abhängigkeit von der Erfahrung der Untersucher sowie der eingeschränkten Reproduzier- und Standardisierbarkeit der Dokumentation.

### Computertomografie

**Indikation und Methode:** Differenzierung normaler Organstrukturen von pathologischen Gewebeveränderungen durch Dichteunterschiede, die durch jodhaltige KM noch verstärkt werden. Mehrschicht-Spiral-CT scannen das Abdomen in 10–15 s, während der Patient den Atem anhält.

**Biphasischer Scan** = State-of-the-Art zur Untersuchung der Leber (Abb. **B-7.1**). Durch diese Untersuchungstechnik wird die Rate an entdeckten Läsionen sowie die artdiagnostische Einordnung deutlich verbessert.

## Computertomografie

**Indikation und Methode:** Die Differenzierung normaler Organstrukturen von pathologischen Gewebeveränderungen gelingt durch die Dichteunterschiede der verschiedenen Gewebekomponenten, wobei diese Unterschiede durch i. v. applizierte jodhaltige Kontrastmittel noch verstärkt werden. Moderne Mehrschicht-Spiral-CT scannen das gesamte Abdomen in einem Scandurchgang vom Zwerchfell bis zur Symphyse in 10–15 s, während der Patient den Atem anhält. Hierdurch wird das Abdomen lückenlos erfasst und Bewegungsartefakte weitgehend ausgeschlossen.
Um der komplexen hepatischen Perfusion gerecht zu werden, soll die Leber sowohl in der **arteriell-dominanten** (ca. 15–20 s nach Kontrastmittelinjektion) sowie der **portalvenösen Phase** (ca. 50–70 s nach Kontrastmittelinjektion) untersucht werden. Da sich die meisten Tumoren der Leber in ihrem Perfusionsverhalten vom umgebenden normalen Lebergewebe unterscheiden, wird durch diese Untersuchungstechnik die Rate an entdeckten Läsionen sowie die artdiagnostische Einordnung deutlich verbessert. Diese sog. **biphasische, kontrastmittelverstärkte CT** der Leber gilt derzeit als die Standard-CT-Untersuchung (Abb. **B-7.1**). Zusätzliche Untersuchungsphasen wie ein nativer oder später Scan bleiben selteneren Fragestellungen vorbehalten, z. B. Nachweis von Verkalkungen oder Blutungen, interstitiellem Spätenhancement z. B. bei cholangiozellulären Karzinomen.

**Beurteilung:** Normal sind parenchymale Dichtewerte von 40–60 HE. In der **arteriellen** Phase erscheinen die **Leberarterien hyperdens**, die Lebervenen hypodens, in der **portalvenösen** Phase zeigen sich die **Pfortaderäste** und Lebervenen dann **hyperdens**, Leberarterien und Parenchym nahezu isodens (Abb. **B-7.1**).

**Beurteilung:** Die normale Leber weist Dichtewerte zwischen 40–60 HE auf. In der **arteriellen** Kontrastierungsphase erscheinen die **Leberarterien hyperdens** (d. h. hell), die Portalgefäße gerade schon kontrastiert). In der **portalvenösen** Phase zeigen sich die **Pfortaderäste** dann deutlich **hyperdens**, während Leberarterien und Parenchym nahezu isodens erscheinen (Abb. **B-7.1**). Beim nüchternen Patienten ist die Gallenblase als scharf begrenzte, rundlich-ovaläre, hypodense Struktur erkennbar. Die Gallenblasenwand darf ein zartes Kontrastmittelenhancement und eine maximale Dicke von 2 mm zeigen. Die intrahepatischen Gallenwege kommen normalerweise nicht zur Darstellung (Ausnahme: bei Z. n. Cholezystektomie dürfen die intrahepatischen Gallenwege erkennbar sein), wohingegen der Ductus choledochus als hypodense Struktur im Pankreaskopfbereich erkennbar ist (S. 530).

**B-7.1 Biphasischer CT-Scan.**

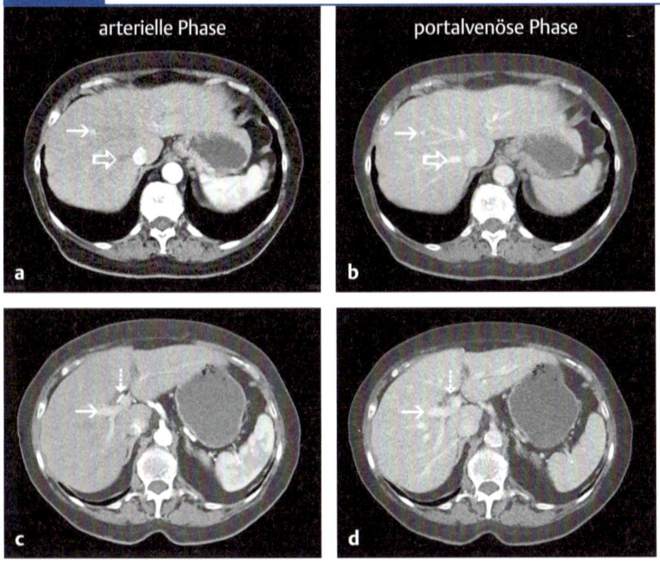


Ein biphasischer Scan der Leber besteht typischerweise aus einer arteriell-dominanten Phase (linke Reihe) und einer portalvenösen Phase (rechte Reihe). In der **arteriell-dominanten Phase** (**a** und **c**) stellen sich die Aorta und die A. hepatica (gestrichelter Pfeil) kräftig kontrastiert dar, ein feiner Kontrastmittelsaum in der Pfortader liegt ebenfalls vor (einfacher Pfeil). Die Lebervenen (breiter Pfeil) sind noch unkontrastiert. Während der **portalvenösen Phase** (**b** und **d**) sind die Pfortader sowie die Lebervenen gleichermaßen kontrastiert. Das Leberparenchym zeigt in dieser Phase eine maximale Kontrastierung.

B-7.1

## Magnetresonanztomografie

**Indikation und Methode:** Die MRT wird zur Problemlösung unklarer Befunde herangezogen. Die ursprünglichen Limitationen der MRT in der Abdomendiagnostik wie Herz-, Gefäß-, Darm- und Atembewegungen wurden mittlerweile durch „schnelle“ Sequenzen, die Bildakquisitionen während einer Atemanhaltephase erlauben, sowie Atem- und Herztriggerungen überwunden.

Der Gewebekontrast lässt sich durch die Verwendung intravaskulärer, unspezifischer extrazellulärer (Gadolinium-Chelate) sowie **gewebespezifischer Kontrastmittel** (Gadolinium-EOB-DTPA, Primovist oder Gadolinium-BOPTA, MultiHance) steigern. Hiermit sind auch Funktionsaussagen über den Stoffwechsel der Hepatozyten möglich (ca. 20 Minuten nach Injektion Elimination über das biliäre System). Durch die Verwendung von gewebespezifischen, hepatobiliären Kontrastmitteln kann sowohl die Erkennungsrate (Detektion) von kleinen Metastasen verbessert als auch Zusatzinformation zur artdiagnostischen Zuordnung (Charakterisierung) von unklaren soliden Leberläsionen erhoben werden. Ein Vorteil von Gadolinium-EOB-DTPA und Gadolinium-BOPTA ist, dass sie als i. v.-Bolus verabreicht werden können und sowohl eine Aussage über die Vaskularisation von Läsionen machen (ähnlich den unspezifischen extrazellulären KM) als auch die oben erwähnte Zusatzinformation in der hepatobiliären Phase (Phase der Ausscheidung in die Gallengänge) liefern.

### Magnetresonanztomografie

**Indikation und Methode:** Sie dient der Problemlösung unklarer Befunde, kommt aber zunehmend auch primär bei unklaren fokalen Leberläsionen zum Einsatz.

**Gewebespezifische Kontrastmittel**, die selektiv in Hepatozyten aufgenommen werden (Gadolinium-EOB-DTPA, Primovist oder Gadolinium-BOPTA, MultiHance) machen die MRT zur nichtinvasiven Referenzmethode in der Abklärung von Leberläsionen.

**Beurteilung:** Die Signalintensität der Leber auf nativen T 1-gewichteten (T 1w) und T 2-gewichteten (T 2w) Aufnahmen entspricht in etwa der der Milz. Je nach verwendeter Sequenz können Gefäße dunkel oder hell zur Darstellung kommen. Auch die nicht dilatierten Gallenwege zeigen sich schon auf stark T 2w Aufnahmen mit kräftigem Signal. Nach der i. v.-Gabe von extrazellulären Kontrastmitteln entspricht das Kontrastverhalten der Leber auf T 1w Aufnahmen dem der Leber in der CT nach Kontrastmittelgabe. Durch die Verwendung von gewebespezifischen Kontrastmitteln können bestimmte Zellpopulationen der Leber kontrastiert werden. Nach Gabe von Hepatozyten-spezifischem Kontrastmittel kommt es in der Spätphase zu einem Signalanstieg von normalem Lebergewebe, während Gewebe, die keine Hepatozyten enthalten (z. B. Zysten, schlecht differenziertes HCC, Metastasen), kein Kontrastmittel aufnehmen und somit hypointens erscheinen.

**Beurteilung:** Die Signalintensität der Leber auf nativen T 1w und T 2w Aufnahmen entspricht in etwa der der Milz. Durch die Verwendung von gewebespezifischen Kontrastmitteln können die Hepatozyten der Leber kontrastiert werden.

7.1.2 Leitbefunde – vom radiologischen Befund zur Diagnose

s. Tab. **B-7.1**.

## 7.1.2 Leitbefunde – vom radiologischen Befund zur Diagnose

Typische bildgebende Befunde hepatischer Erkrankungen und mögliche Differenzialdiagnosen zeigt Tab. **B-7.1**.

**B-7.1 Typische bildgebende Befunde und Differenzialdiagnosen**

| typische Diagnose | Sonografie | CT | MRT | Differenzialdiagnose |
|---|---|---|---|---|
| **Fettleber** | normal bis homogen echoreich | normale bis verminderte Dichte, normale KM-Aufnahme | normales Signalverhalten, mäßig erhöhtes Signal in T 1- und T 2w, deutlicher Signalverlust in der T 1-opposed-Phase | normale, altersabhängige Leberzellverfettung, NASH, CASH |
| **Zirrhose** | normale bis inhomogene Echotextur, verminderte Elastizität | normale bis inhomogene, teils nodulär erscheinende Dichte, inhomogene KM-Aufnahme | inhomogene Signalintensität in T 1- und T 2w, inhomogene KM-Aufnahme | Morbus Wilson, sonstige Speicherkrankheiten, beachte Zeichen der portalen Hypertension |
| **Hämochromatose** | normale Echotextur | erhöhte Dichte | deutlicher Signalverlust in T 1- und T 2w | Amiodaron-Therapie |
| **Hämangiom** | echoreich, scharf berandet, gelappt, zentripetales Enhancement im CEUS | peripher noduläre Kontrastierung, von peripher nach zentral zunehmend | signalarm in T 1w, signalreich in T 2w, nach KM wie in CT | bei atypischen Hämangiomen (ca. 30 %) DD Metastase |
| **Zyste** | echofrei, scharf begrenzt mit dorsaler Schallverstärkung | wasseräquivalente Dichtewerte, keine KM-Aufnahme | signalarm in T 1w, sehr signalreich in T 2w, KM-Verhalten wie CT | in nativer CT und MRT Hämangiom |
| **FNH** | isoechogen gegenüber normalem Lebergewebe, radspeichenartige Kontrastierung in CEUS | isodens im nativen Scan, Pseudokapsel möglich, kräftige arterielle KM-Aufnahme, Auswaschen und nur noch geringe KM-Aufnahme im portalvenösen oder späteren Scan, Nidus dichtegemindert erkennbar | nur geringer Signalunterschied in T 1- und T 2w, KM-Verhalten wie in CT, kräftige Speicherung von lebergewebespezifischen KM | HCA (in ca. 30 % keine Differenzierung mgl.!), fibrolamelläres Karzinom (selten), beachte Multifokalität, begleitendes Vorkommen von Hämagiomen möglich |
| **Leberadenom (HCA)** | isoechogen gegenüber normalem Lebergewebe | isodens bis leicht hypodens im nativen Scan, sehr frühe, kräftige arterielle KM-Aufnahme (sog. Blush), rascheres Auswaschen als bei FNH und nur noch geringe KM-Aufnahme im portalvenösen oder späteren Scan | relativ hohes Signal in T 1- und T 2w (abh. von Fettgehalt), Signalverlust in T 1w bei „fettunterdrückenden" Sequenzen, KM-Verhalten wie in CT, geringe Speicherung von lebergewebespezifischen KM | makroregenerativer Knoten, FNH, HCC |
| **HCC** | echoinhomogen, meist schwer detektierbar in Zirrhose | im arteriell-dominanten Scan hypervaskularisiert, gering hypodens portalvenöser Phase (Wash-out) | inhomogene Signalintensitäten in T 1- und T 2w (abhängig von Differenzierung und Degeneration), KM-Aufnahme analog zum CT | Varianten des HCC, fibrolamelläres Karzinom, in nichtzirrhotischer Leber, DD Metastase |
| **Cholangiokarzinom (peripherer und periduktaler Typ)** | normal bis inhomogen echoarm/echoreich, dilatierte Gallenwege | normale bis „unruhige" Dichte, mäßige KM-Aufnahme auf späten Scans, dilatierte Gallenwege | normale bis „inhomogene" Signalintensitäten in T 1- und T 2w, späte KM-Aufnahme, dilatierte Gallenwege beim periduktalen Typ in MR-Cholangiografie-Sequenzen | Metastase, selten HCC beachte: Klatskin-Tumoren meist nur in MRCP als Gangdilatation erkennbar |
| **Metastasen** | normale Echogenität, echoarm/echoreich, tumorunspezifische Muster: z. B. „Target" | hypo-, iso-, hypervaskularisiert im arteriell oder portalvenösen Scan, KM-Auswaschen auf späten Scans typisch | mäßig signalarm in T 1w, signalreich in T 2w (weniger als Zyste oder Hämangiom), KM-Verhalten wie in CT, keine Aufnahme von lebergewebespezifischen KM | HCC in nichtzirrhotischer Leber |

HCA hepatozelluläres Adenom, HCC hepatozelluläres Karzinom, FNH fokalnoduläre Hyperplasie, MRCP Magnetresonanz-Cholangiopankreatikografie

## 7.1.3 Wichtige Krankheitsbilder – von der Diagnose zum Befund

### Lage- und Formanomalien

Lage- und Formanomalien der Leber, die in der Regel als Zufallsbefund in der Sonografie oder CT erhoben werden, sind selten und kommen z. B. als Sinistroposition beim Situs inversus vor. Neben der klinisch belanglosen hepatodiaphragmalen Koloninterposition (Chilaiditi-Syndrom) lassen sich mehrere Varianten der Größenausprägung der Leberlappen finden, angefangen von einer vollständigen Rechtslage der Leber bis hin zu einem im Vergleich zum rechten Leberlappen deutlich vergrößerten linken Leberlappen.
Von diesen Formvarianten werden die echten morphologischen Anomalien unterschieden, zu denen die Agenesie des rechten oder linken Leberlappens und akzessorische Lappen gehören (Riedel-Lappen).

7.1.3 Wichtige Krankheitsbilder – von der Diagnose zum Befund

Lage- und Formanomalien

Sie sind selten. Unterschieden werden Formvarianten von echten morphologischen Anomalien.

### Diffuse Lebererkrankungen

#### Fettleber (Steatosis hepatis)

**Ätiologie:** Eine diffuse oder fokale Leberzellverfettung kann Ausdruck einer idiopathischen oder altersbedingten vermehrten Fettspeicherung in der Leberzelle sein oder sich infolge verschiedener toxischer (Alkohol, Chemotherapie), ischämischer, infektiöser (Hepatitis) oder metabolischer (Diabetes mellitus) Schädigungen ausbilden.

Diffuse Lebererkrankungen

Fettleber (Steatosis hepatis)

**Ätiologie:** Altersbedingte vermehrte Fettspeicherung in den Leberzellen oder durch toxische, ischämische, infektiöse oder metabolische Schädigungen bedingt.

**Klinik:** Bei der Fettleber fehlen klinische Beschwerden. Bestimmte Formen der Fettleber (z. B. nicht alkoholbedingte Steatosis hepatis [NASH]) können langfristig aufgrund immunologischer und chronisch-entzündlicher Prozesse die Entstehung von Leberzellkarzinomen induzieren, was im weiteren Verlauf zu entsprechenden tumorbedingten Symptomen führen kann. Eine medikamentös induzierte Steatose (durch Chemotherapie: CASH) kann sich unter Therapie innerhalb von Wochen bilden, allerdings auch rasch wieder zurückbilden.

**Klinik:** Keine. Die Fettleber und ihre Sonderformen können jedoch Ausgangspunkt für Leberzellkarzinome sein (s. u.).

**Diagnostisches Vorgehen:** Häufig sono- oder computertomografisch nicht erkennbar oder Zufallsbefund. Die MRT besitzt den höchsten diagnostischen Wert zur Erkennung der Fettleber. Mit der MRT kann auch eine Quantifizierung von Fett vorgenommen werden, deren Bedeutung sich im klinischen Alltag bisher jedoch noch nicht behauptet hat, weshalb meist nur das Vorliegen einer Fettleber qualitativ hervorgehoben wird.

**Diagnostisches Vorgehen:** Häufig in Sonografie und CT nicht erkennbar oder Zufallsbefund. Die MRT besitzt den höchsten diagnostischen Wert zur Erkennung der Fettleber.

**Radiologische Diagnostik: Sonografisch** fällt, im Vergleich zur angrenzenden Niere, eine erhöhte Echogenität auf (Abb. **B-7.2**), während **computertomografisch** die Leber im Vergleich zur Milz hypodens erscheint und sich intrahepatische Gefäße schon im Nativscan abgrenzen. In der **MRT** kann mit speziellen Sequenztechniken

**Radiologische Diagnostik: Sonografisch** erhöhte Echogenität im Vergleich zur angrenzenden Niere (Abb. **B-7.2**). In der **CT** ist die Leber im Vergleich zur Milz hypodens.

**B-7.2 Fettleber.**

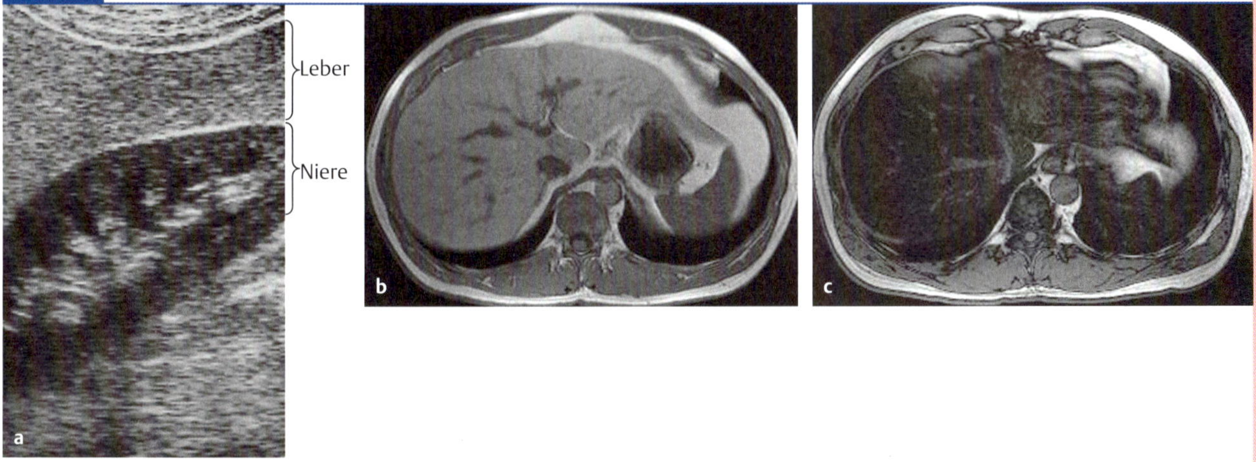


**a** In der **Sonografie** stellt sich die Fettleber meist durch eine generalisierte, seltener auch durch eine fokale Erhöhung der Echogenität des Leberparenchyms im Vergleich zum angrenzenden Nierenparenchym dar. (RK_B7_02a.eps)
**b** **MRT**: Im Gegensatz zu den T 1-gewichteten „In-Phase“ Bildern zeigt sich
**c** in der T 1-gewichteten „Opposed-Phase“ die Fettleber durch einen charakteristischen Signalabfall.

(In- und Opposed-Phase), der Fettgehalt in der Leber genau dargestellt werden. Diese Techniken beruhen auf dem unterschiedlichen Verhalten von Wasserstoffprotonen, je nachdem, ob sie in Wasser- oder Fettmolekülen gebunden sind.

## Leberzirrhose

▶ **Definition.** Chronische Lebererkrankung, die mit diffuser Parenchymnekrose und reaktiver Fibrose und nodulärer Regeneration einhergeht. In der westlichen Welt ist in bis zu 70 % Alkoholabusus ursächlich.

**Klinik:** Leistungsabfall, Gewichtsab- und Bauchumfangszunahme, evtl. Ikterus und Pruritus im fortgeschrittenen Stadium der Zirrhose. Durch den strukturellen Wandel der Leber entwickelt sich letztlich eine portale Hypertension (S. 576) mit all ihren Folgen.

**Klinik:** Für das Vorliegen einer Leberzirrhose sprechen Leistungsabfall und mit weiterem Fortschreiten der Erkrankung Gewichtsab- und Bauchumfangszunahme, charakteristische Hautveränderungen (z. B. Spider nävi), evtl. Ikterus und Pruritus. Neben den die Klinik bestimmenden Allgemeinveränderungen erfährt die Leber einen strukturellen und morphologischen Wandel. Letztlich steigt, durch die intrahepatische Abflussbehinderung, der Druck im Pfortadersystem (S. 576). Eröffnung und variköse Erweiterung von Pfortaderkollateralen, Splenomegalie, Aszites sowie arterioportale Kurzschlussverbindungen sind die Folge.

**Diagnostisches Vorgehen:** Die Diagnose wird primär klinisch gestellt. Die Sonografie ist diagnostisch nicht ausreichend. CT und MRT dienen insbesondere zur Detektion des HCC als Komplikation der Zirrhose (Abb. **B-7.3**).

**Diagnostisches Vorgehen:** Da die Leberzirrhose bei offensichtlichen klinischen Zeichen im Regelfall keine radiologische Diagnose ist (der eigentliche Parenchymumbau ist mit den bildgebenden Verfahren nur bedingt erfassbar), besteht die Hauptaufgabe der bildgebenden Diagnostik darin, insbesondere mittels CT und MRT, Komplikationen auf dem Boden der Zirrhose (z. B. hepatozelluläre Karzinome, komplette Flussumkehr in der Pfortader) festzustellen (Abb. **B-7.3**). Die Angiografie ist zur reinen Diagnostik der vaskulären Situation innerhalb der Leber nicht mehr nötig. Vielmehr wird sie gezielt interventionell therapeutisch zur portosystemischen Shuntanlage (transjugulärer intrahepatischer portosystemischer Shunt = TIPS) bei nicht anders beherrschbarer portaler Hypertension oder zur transarteriellen Therapie von heaptozellulären Karzinomen (HCC) eingesetzt. Bei der TIPS-Anlage wird minimal-invasiv eine „Kurzschlussverbindung" zwischen einer Lebervene und dem intrahepatischen Pfortaderhauptstamm durch eine Katheter-gesteuerte Punktion hergestellt und durch einen Stent stabilisiert. Durch diese Maßnahme wird der Pfortaderfluss über die Lebervene in die Vena cava abgeleitet, wodurch sich der Druck im Pfortadersystem senkt.

B-7.3

**B-7.3 Leberzirrhose.**

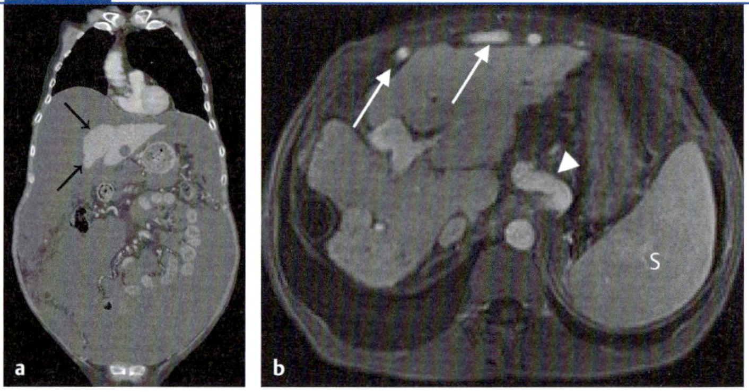


**a** In der **koronaren CT** zeigt die Leber zirrhotische Veränderungen, im Sinne eines verringerten Lebervolumens und einer höckerigen Organoberfläche (Pfeile) sowie Aszites als Ausdruck der hepatischen Leberfunktionsstörung und der portalen Hypertension.

**b** In der **T 1-gewichteten MRT-Aufnahme** zeigt sich eine irreguläre Organoberfläche. Aufgrund der portalen Hypertension bildeten sich in diesem Fall ausgeprägte Kollateralkreisläufe an der ventralen Bauchwand (Pfeile), die Pfortader sowie die Milzvene (Pfeilspitze) stellen sich dilatiert mit Splenomegalie (S) dar.

B-7.4 Regeneratknoten bei Leberzirrhose.

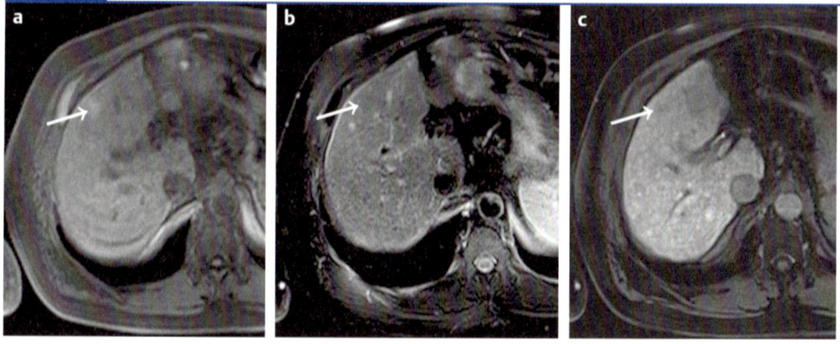

In den **MRT**-Aufnahmen ist ein subkapsulär gelegener Regeneratknoten im Bereich der anterolateralen Leber sichtbar (Pfeil), der in der **T1-gewichteten** Aufnahme hyperintens (**a**) und in der **T2-gewichteten** fettgesättigte Aufnahme hypointens (**b**) zur Darstellung kommt. In der **T1-gewichteten Spätphase** zeigt diese Läsion nach Gabe von hepatozytenspezifischem **Kontrastmittel** ein Enhancement (**c**), was gegen ein HCC und für einen Regeneratknoten spricht. Zusätzlich zeigen sich hier zahlreiche kleine Knoten, die sogar eine vermehrte Aufnahme des leberspezifischen Kontrastmittels zeigen im Sinne von weiteren Regeneratknoten.

**Radiologische Diagnostik:** Während sich in der **Sonografie** das Leberparenchym allenfalls gering echoreicher – als physiologischer – weise (im Vergleich zum angrenzenden Nierenparenchym) und unruhig darstellt, sind die nodulären Veränderungen gelegentlich in der **CT**, jedoch vor allem in der **MRT** erkennbar. Durch den mikro- oder makronodulären Umbau wird die Leberoberfläche höckrig. Perfusionsbedingt hypertrophiert der Lobus caudatus und der linke Leberlappen, während Lobus quadratus und rechter Leberlappen atrophieren. Durch Fetteinlagerung und lymphatische Kongestion treten Leberpforte und Fissuren prominent hervor. Makroregeneratknoten können differenzialdiagnostische Schwierigkeiten bezüglich der Abgrenzung zu hepatozellulären Adenomen oder Karzinomen bereiten. Diese makrostrukturellen Veränderungen sowie mögliche Aszitesbildungen bei fortgeschrittenem Leberfunktionsverlust sind mit allen bildgebenden Verfahren erfassbar (Abb. **B-7.4**).

**Radiologische Diagnostik:** In der **Sonografie** stellt sich das Parenchym echoreicher dar. In der **CT** und **MRT** können noduläre Veränderungen erkennbar sein. Perfusionsbedingt finden sich oft ein hypertrophischer Lobus caudatus und ein linker Leberlappen. Die Abgrenzung von Makroregeneratknoten zu hepatozellulären Adenomen oder Karzinomen kann ohne charakteristische Perfusionszeichen schwierig sein (Abb. **B-7.4**).

## Speicherkrankheiten

**Speicherkrankheiten der Leber werden meist im Rahmen der Aufarbeitung von klinischen und/oder laborchemischen Auffälligkeiten festgestellt.** CT und MRT dienen der Detektion eines HCC, welches sich als Komplikation der im Verlauf auftretenden Zirrhose entwickeln kann.

Die Eisenablagerungen bei der primären und sekundären **Hämochromatose** führen in der CT zu signifikanten Dichteerhöhungen des Leberparenchyms und in der MRT (unabhängig von der Wichtung) zu typischen Signalverlusten (Abb. **B-7.5**). Demgegenüber finden sich beim **Morbus Wilson** (Kupferspeicherkrankheit), bei den **Glykogenspeicherkrankheiten** und dem **Morbus Gaucher** nur unspezifische bzw. in den Spätstadien zirrhoseäquivalente Veränderungen (S. 512). Gleiches gilt für die seltene **Amyloidose** der Leber, bei der lediglich die Szintigrafie die Amyloidablagerungen im Sulfurkolloid-Scan als Speicherdefekte, die im $^{99m}$Tc-Scan aufgefüllt werden, detektieren kann.

## Speicherkrankheiten

Speicherkrankheiten der Leber wie **Hämochromatose** (Abb. **B-7.5**), **Morbus Wilson, Glykogenspeicherkrankheiten, Morbus Gaucher** oder **Amyloidose** sind **meist klinisch bekannt**. CT und MRT dienen der Detektion des HCC als Komplikation der im Verlauf auftretenden Zirrhose.

B-7.5 Hämochromatose.

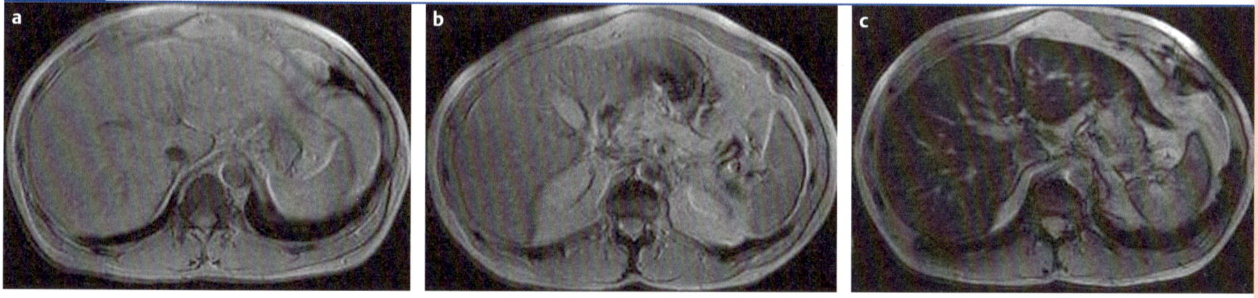

Zur semiquantitativen Bestimmung des Eisengehaltes der Leber können in der MRT Sequenzen mit unterschiedlicher Eisenwichtung durchgeführt werden. Hierbei werden sog. T2*-Sequenzen mit unterschiedlichen Echozeiten gewählt, die bei Eisenspeicherung einen deutlichen Signalabfall zeigen (**a**, **b**, **c**). Je länger die Echozeit ist, desto stärker der T2*-Effekt und desto ausgeprägter der durch Eisen bedingte Signalabfall. Bei diesem Patienten kommt es aufgrund der ausgeprägten Eisenablagerungen bei primärer Hämochromatose zu einem ausgeprägten Signalabfall, d. h., die Leber stellt sich hier mit zunehmender Echozeit (**a**, **b**, **c**) zunehmend dunkler dar.

Benigne Tumoren

## Benigne Tumoren

**B-7.2 Übersicht: benigne und maligne Lebertumoren**

| Ursprung | benigne | maligne |
|---|---|---|
| **hepatozellulär** | ▪ hepatozelluläre Hyperplasie:<br>– fokal nodulär (FNH)<br>– nodulär regenerativ (NRH)<br>– makroregenerative Knoten<br>▪ hepatozelluläres Adenom<br>– HNF-1-alpha inaktivierter Subtyp<br>– Beta-catenin aktivierter Subtyp<br>– Inflammatorischer Subtyp<br>– Sonstige Subtypen | ▪ hepatozelluläres Karzinom (HCC):<br>– typisches HCC<br>– Klarzell-HCC<br>– Riesenzell-HCC<br>– juveniles HCC<br>▪ Karzinosarkom<br>▪ fibrolamelläres Karzinom<br>▪ Hepatoblastom<br>▪ sklerosierendes Leberkarzinom |
| **cholangiozellulär** | ▪ Leberzysten:<br>– einfache Zysten<br>– kongenitale Leberfibrose<br>– polyzystische Leber<br>▪ biliäre Zystadenome<br>▪ Gallengangsadenom | ▪ Cholangiokarzinom<br>▪ Zystadenokarzinom |
| **mesenchymal** | ▪ Hämangiom<br>▪ Hamartom<br>▪ infantiles Hämangioendotheliom<br>▪ mesenchymales Hamartom (kindlich)<br>▪ Lymphangiom<br>▪ Lipom, Angiomyolipom, Myelolipom, Leiomyom, Fibrom<br>▪ heterotopes Gewebe:<br>– von Nebenniere<br>– von Pankreas | ▪ Angiosarkom<br>▪ epitheloides Hämangioendotheliom (kindlich)<br>▪ Leiomyosarkom<br>▪ Fibrosarkom<br>▪ malignes fibröses Histiozytom<br>▪ primäres Lymphom<br>▪ primäres Leberzellosteosarkom |
| **sekundär** | | ▪ Metastasen<br>▪ Lymphom |

Hämangiome

### Hämangiome

Kavernöse Hämangiome sind die häufigsten benignen Leberläsionen im Erwachsenenalter mit einer Inzidenz bis zu 15 %. Sie treten solitär oder multipel auf mit Bevorzugung von subkapsulärer oder septennaher Lage. Die aus großen vaskulären Höhlen und Bindegewebe zusammengesetzten Tumoren sind meist nicht größer als 5 cm, wobei Riesenhämangiome mit einem Durchmesser von bis zu 30 cm vorkommen können.

**Klinik:** Häufiger Zufallsbefund ohne Krankheitswert.

**Klinik:** Häufig Zufallsbefund ohne Krankheitswert bei Staging- oder Screening-Untersuchungen. Einblutungen, Thrombosierungen, Verkalkungen und Fibrosierungen sind möglich.

**Diagnostisches Vorgehen:** Schnittbildverfahren bieten eine hohe diagnostische Sicherheit, so dass auf weitere diagnostische Maßnahmen in der Regel verzichtet werden kann.

**Diagnostisches Vorgehen:** Da mit den Schnittbildverfahren eine so hohe diagnostische Sicherheit erreicht wird, sind die Angiografie, die lakunenartige Kontrastmitteldepots (sog. „Cotton-whool-Muster") ohne maligne Gefäßtransformationen und arteriovenöse Shunts zeigt, ebenso wie nuklearmedizinische Verfahren zur Hämangiomdiagnostik nicht mehr indiziert.

**Radiologische Diagnostik: Sonografisch** meist echoreich, rundlich bis gelappt und scharf berandet (Abb. **B-7.6a**).

**Radiologische Diagnostik: Sonografisch** erscheinen Hämagiome in ca. 80 % echoreich, rundlich bis gelappt, scharf berandet, ohne Gefäßverdrängung, und ohne bzw. mit nur geringer dorsaler Schallverstärkung. Bei atypischem Erscheinungsbild kommen Metastasen, hepatozelluläre Karzinome oder Lipome differenzialdiagnostisch in Betracht (Abb. **B-7.6a**).

In der **CT** zeigt sich in ca. 60 % das sog. **peripher noduläres Enhancement** (früher: **Irisblenden-Phänomen**), das beweisend für ein Hämangiom ist (Abb. **B-7.6b**.

In der **CT** zeigt sich beim Hämagiom typischerweise ein peripher noduläres KM-Enhancement in der früharteriellen Perfusionsphase mit zunehmender „Kontrastauffüllung" der Läsion im portalvenösen Scan. In der mehrphasigen CT ist in etwa 60 % eine zum Zentrum der Läsion hin gerichtete Kontrastmittelaufnahme zu finden,

B-7.6 Hämangiom.

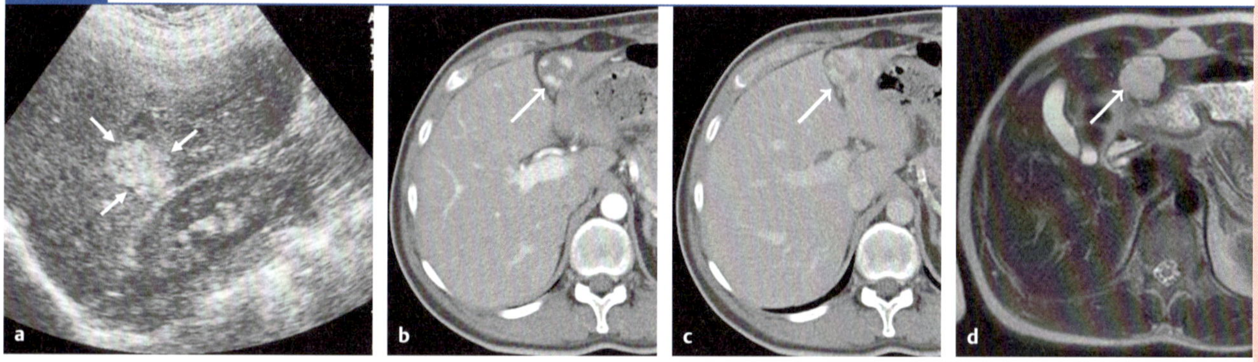

a **Sonografie:** typischerweise echoreiches, scharf und teilweise gelappt begrenztes Hämangiom (Pfeile).
b **CT:** peripher noduläres KM-Enhancement in der arteriellen Phase;
c peripher noduläres Enhancement in der venösen Phase, wobei auch die zentralen Anteile Kontrastmittel aufnehmen.
d **MRT:** In T2-gewichteten Aufnahmen zeichnet sich das Hämangiom durch ein hyperintenses Signal zum umliegenden Lebergewebe aus.

was als beweisend für ein Hämangiom gilt (Abb. **B-7.6b**). Abhängig vom Grad der thrombotischen Degeneration können Teile des Hämangioms auch nach Kontrastmittelapplikation hypodens bleiben, was die Abgrenzung zu malignen Läsionen erschweren kann.
Lassen Sonografie und CT keine eindeutige Schlussfolgerung zu, so kann häufig schon die native **MRT** die Diagnose sichern. Auf T2-gewichteten Aufnahmen zeigt das Hämangiom ein **charakteristisches, leuchtend helles Signal,** das im Gegensatz zu malignen Läsionen mit längeren Echozeiten zunimmt (Abb. **B-7.6d**). Zudem zeigen diffusionsgewichtete Sequenzen einen typischen Signalabfall bei hoher Diffusionswichtung (hoher b-Wert). Das dynamische Kontrastverhalten nach bolusartiger Kontrastmittelgabe entspricht dem bei der CT (d. h. ebenfalls zentripedales KM-Enhancement).

Lassen Sonografie und CT keine eindeutige Schlussfolgerung zu, kann die **MRT** die Diagnose durch zusätzliche Kriterien sichern: T2w-Aufnahmen zeigen eine **charakteristische helle Läsion** (Abb. **B-7.6d**).

### Fokal noduläre Hyperplasie (FNH)

Die fokal noduläre Hyperplasie ist der zweithäufigste benigne Lebertumor. Seine Inzidenz beträgt etwa 8 % mit Prädilektion für das weibliche Geschlecht. Die Assoziation mit der Einnahme oraler Kontrazeptiva wurde beschrieben, wird jedoch aktuell abgelehnt. Histopathologisch handelt es sich um eine regionäre Hyperplasie aller Lebergewebebestandteile, die durch eine Gefäßanomalie im Zentrum der Läsion initiiert wird. Bemerkenswert ist das assoziierte Vorkommen mit Hämangiomen.

### Fokal noduläre Hyperplasie (FNH)

Die FNH ist der zweithäufigste benigne Leberzelltumor.

**Klinik:** Die FNH stellt meist einen Zufallsbefund dar. Äußerst selten kommt es zu Einblutungen oder bei großen FNHs zu Drucksymptomatik, die mit unspezifischem Oberbauchschmerz verbunden sein können.

**Klinik:** Meist Zufallsbefund, üblicherweise ohne Symptome und ohne Krankheitswert.

**Diagnostisches Vorgehen:** Der meist aus einer Sonografie resultierende Befund einer „unklaren" Raumforderung der Leber, typischerweise bei einer jüngeren Patientin, kann in 80–90 % der Fälle durch das typische Kontrastverhalten einer FNH in der MRT oder CT geklärt werden. Sollten dennoch Unklarheiten bestehen bleiben, ist die Klärung durch Biopsie anzustreben. Angiografie und nuklearmedizinische Verfahren bleiben in ihrer diagnostischen Aussagekraft hinter den genannten Verfahren zurück, so dass sie zur Differenzialdiagnostik nicht notwendig sind.

**Diagnostisches Vorgehen:** Der meist aus einer Sonografie resultierende Befund einer „unklaren" Raumforderung der Leber kann meist durch das typische Kontrastverhalten einer FNH in der MRT oder CT geklärt werden, ansonsten ggf. Biopsie.

**Radiologische Diagnostik: Sonografisch** ist die FNH aufgrund der Ähnlichkeit mit normalem Lebergewebe nur schwer oder gar nicht zu erkennen. Durch Kompression angrenzender normaler Leberstrukturen ist gelegentlich eine echoreiche Pseudokapsel zu sehen. Dopplersonografisch und mit CEUS kann der Nachweis von Strömungsphänomenen im gefäßreichen Nabel (Nidus) der Läsion mit früharteriellem Enhancement wegweisend sein.

**Radiologische Diagnostik: Sonografisch** kann die FNH dem Nachweis entgehen.

**Computertomografie:** In der nativen **CT** zeigt sich eine gering hypodense Raumforderung, die mitunter nicht von normalem Lebergewebe zu unterscheiden ist. Eine **kräftige, früharterielle Kontrastmittelaufnahme** (sog. „Blush"), wenige Sekunden nach bolusartiger Kontrastmittelgabe, die ein hypodenses zentrales Areal ausspart,

In der **MRT ist** die Aufnahme von lebergewebsspezifischen Kontrastmitteln beweisend für eine FNH (Abb. **B-7.7**).

B-7.7 **Fokal noduläre Hyperplasie (FNH) in der MRT.**

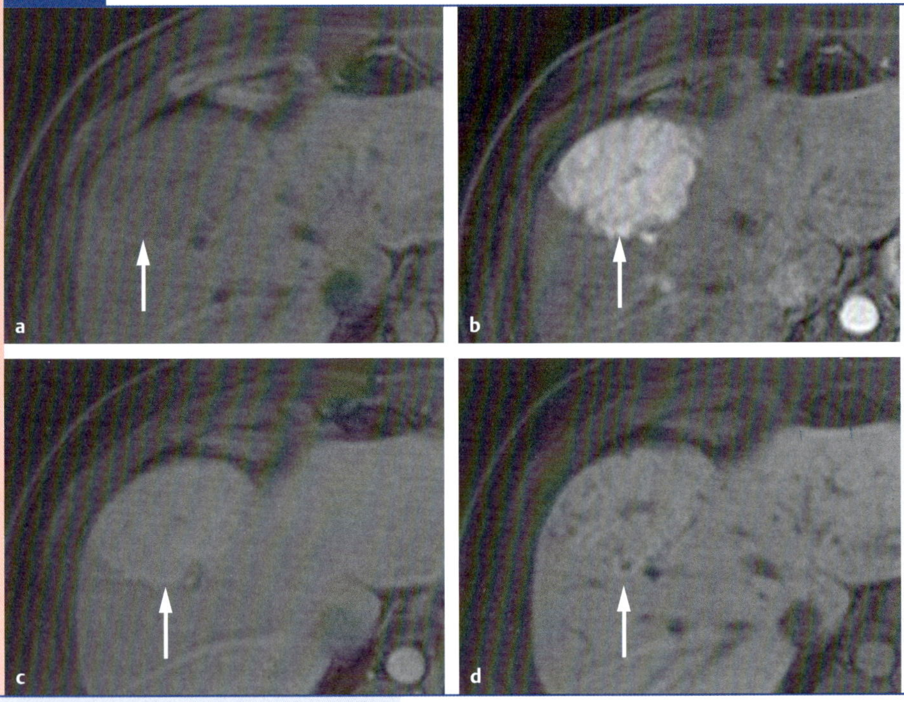


In der nativen **T 1-gewichteten Aufnahme** (**a**) fällt die FNH (Pfeil) vor allem durch ihre veränderte Textur im Vergleich zum umgebeneden Lebergewebe auf, während sie durch die Signalintensität kaum vom übrigen Leberparenchym zu unterscheiden ist. Nach Kontrastmittelgabe kommt es in der **arteriellen Phase** (**b**) zu einem kräftigen Enhancement (Pfeile), das eine zentrale Aussparung zeigt. Man beachte die dezente radiäre Zeichnung der Läsion, bedingt durch Bindegewebsstränge, die von zentral nach peripher verlaufen und aus dem Gefäßnabel (Nidus) entspringen (sog. Radspeichenphänomen). Auch in der **venösen Phase** (**c**) ist die FNH hyperintens zum umgebenden Lebergewebe. In der **leberspezifischen Spätphase** (**d**) stellt sich die FNH vor allem durch eine Architekturstörung und durch ein diskret hyperintenses Signal im Vergleich zum umliegenden Lebergewebe dar.

das dem zentralen Gefäßnidus entspricht, ist ein relativ sicheres diagnostisches Zeichen für die FNH. Auf späteren Aufnahmen kommt es zu einem Kontrastausgleich zwischen FNH und übrigem Lebergewebe ohne Auswaschen.
In der **MRT** ist die Aufnahme von lebergewebespezifischen Kontrastmitteln in den Tumor beweisend für eine FNH, so dass weitere diagnostische Maßnahmen (Angiografie, Punktion) überflüssig sind (Abb. **B-7.7**).

### Hepatozelluläres Adenom (HCA)

HCA sind eher selten, bergen aber die Gefahr der Einblutung und möglicherweise der Entartung.

### Hepatozelluläres Adenom (HCA)

Hepatozelluläre Adenome sind eher seltene Tumoren mit Durchmessern bis über 10 cm. Innerhalb der Adenome gibt es noch histopathologisch und molekulargenetisch definierte Untergruppen. Adenome sind echte Neubildungen, die fettreiche Hepatozyten und Kupffer-Zellen enthalten. Je nach Subtyp des Adenoms besteht ein geringes Malignitätspotenzial (β-Catenin-positive HCA) oder die Gefahr von Rupturen mit spontaner Blutung. Aus diesem Grund wird je nach Subtyp die Adenomresektion ab einer Größe von 3–5 cm empfohlen.

**Diagnostisches Vorgehen:** Entgehen oft dem sonografischen Nachweis, aber in 30–40 % keine sichere Diagnose in CT. Die MRT ist die bildgebende Methode der Wahl. Zur Subtypklassifikation häufig Punktion erforderlich.
**Radiologische Diagnostik:** Verschiedenen Subtypen können unterschiedliche bildgebende Eigenschaften zeigen wodurch die Diagnose erschwert ist.
**Sonografisch** kaum von normalem Lebergewebe zu unterscheiden.
In der **CT** hypodens, nach KM-Gabe kräftiges Enhancement, das jedoch schnell ausgewaschen wird.
Sicherste Diagnose mit **MRT** (Abb. **B-7.8**). Gelegentlich Abgrenzung von FNH oder HCC schwierig.

**Diagnostisches Vorgehen:** Die sonografisch häufig nicht erkannten Adenome zeigen in der CT und MRT nur in etwa 60–70 % das unten beschriebene Kontrastverhalten, so dass relativ häufig eine weitergehende Diagnostik erforderlich ist.

**Radiologische Diagnostik:** Die verschiedenen Subtypen können zum Teil unterschiedliche bildgebende Eigenschaften zeigen. Dadurch ist die Diagnose eines Adenoms rein bildgebend erschwert.
In der **Sonografie** unterscheiden sich Adenome kaum von normalem Lebergewebe und werden deshalb oft übersehen.
In der **CT** sind Adenome aufgrund ihres Fettgehaltes hypodens, zeigen jedoch ähnlich den Hämangiomen ein kräftiges Enhancement nach Kontrastmittelgabe, das jedoch bedingt durch arteriovenöse Shunts schnell ausgewaschen wird (evtl. späterer Scan hilfreich: Adenom hypodens, Hämangiom noch hyperdens).
Auf T 1-gewichteten **MRT**-Aufnahmen erscheinen Adenome iso- bis hyperintens aufgrund von Fetteinlagerungen (Abb. **B-7.8**). Die intrinsischen Veränderungen, wie Nekrosen und Blutungen, sind besser zu detektieren als mit der CT. Das Kontrastverhalten der Adenome in der kontrastverstärkten MRT entspricht dem der KM-verstärkten CT. Die verminderte Aufnahme von leberspezifischem Kontrastmittel ermöglicht die Differenzierung zwischen Adenom und FNH in den meisten Fällen.

**B-7.8 Hepatozelluläres Adenom (HCA) mit Einblutung in der CT.**

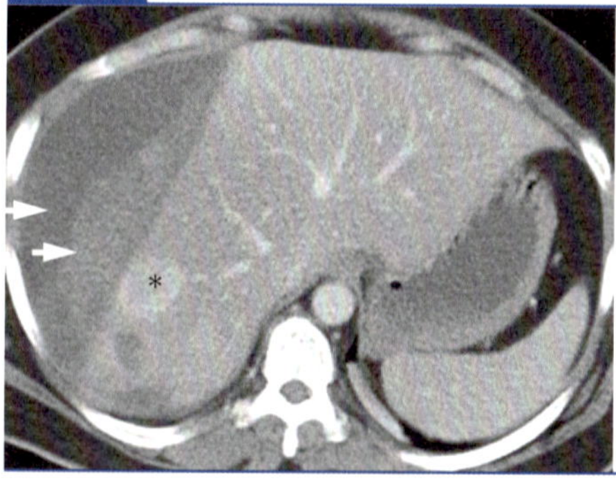

Im rechten Leberlappen findet sich eine hypervaskularisierte Leberläsion. Direkt angrenzend daran zeigt sich ein großes sichelförmiges Leberhämatom, das teilweise sedimentiert ist. Bei diesem Patienten mit hepatozellulärem Adenom kam es zu einer spontanen Einblutung.

B-7.8

Aufgrund des Fehlens von Gallengängen zeigt sich in der Sulfur-Kolloid-**Szintigrafie** ein Speicherdefekt, während der Tc99-Leberfunktions-Scan (Hepatobida) die Aufnahme des hepatozytenspezifischen Tracers in das Tumorgewebe ohne Exkretion aufgrund der fehlenden Gallenwege zeigt. Aktuell kommt die szintigrafische Diagnostik allerdings wegen der insgesamt geringen Treffsicherheit nicht mehr zum Einsatz.

## Kindliche benigne Tumoren

**Formen:**
- **infantiles Hämangioendotheliom** (IHE)
- **mesenchymales Hamartom** (MH).

**Klinik:** Das meist **multilokulär** vorkommende und bis 15 cm große **IHE** ist aus Gefäßkavernen mit Hämorrhagien, Thrombosen, Fibrosen und Verkalkungen aufgebaut. Typisch für die multifokale Form sind zusätzliche Angiome in Haut und anderen Organen. Die Tumoren liegen schon bei Geburt vor und machen **innerhalb der ersten Lebensmonate** durch die Raumforderungszeichen auf sich aufmerksam.
Im Gegensatz zum IHE wird das **MH** erst **im frühen Kindesalter** (ca. 3. Lebensjahr) durch Raumforderungszeichen klinisch auffällig. Das MH ist eine zystische Entwicklungsstörung der Leber, die Durchmesser größer als 15 cm erreicht.

**Radiologische Diagnostik:**
- Die Raumforderungszeichen des **IHE** sind schon auf **Abdomenübersichtaufnahmen** zu erkennen. Klassischer Befund sind die fleckigen Verkalkungen in Projektion auf den rechten oberen Abdominalquadranten. **Sonografisch** zeigt sich das IHE als komplexe hypo- und hyperreflexive Raumforderung. In der **CT** sind ein inhomogenes, kräftiges Kontrastmittelenhancement sowie Verkalkungen der häufigste Befund. **Kernspintomografisch** wird das Bild des Tumors von den unterschiedlichen Blutungs-, Nekrose- und Fibrosearealen bestimmt, wodurch sowohl auf T 1- als auch T 2-gewichteten Aufnahmen ein sehr „bunter" Aspekt entsteht.
- Beim **MH** ist das Erscheinungsbild in **Sono**, **CT** und **MRT** durch den zystischen Aufbau mit Septierungen gekennzeichnet (Abb. **B-7.9**).

### Kindliche benigne Tumoren

**Formen:**
- **infantiles Hämangioendotheliom** (IHE)
- **mesenchymales Hamartom** (MH).

**Klinik:** Das **IHE** kommt meist **multilokulär** vor und ist bereits bei Geburt vorhanden. Die Tumoren machen sich schon innerhalb der ersten Lebensmonate bemerkbar.

Das **MH** wird erst **im frühen Kindesalter** durch Raumforderungen klinisch auffällig.

**Radiologische Diagnostik:**
- Beim **IHE** zeigen sich auf der **Abdomenübersichtaufnahme** fleckige Verkalkungen in Projektion auf den rechten oberen Abdominalquadranten. **Sonografisch** ist eine hypo- und hyperreflexive Raumforderung zu sehen, in der **CT** sind ein inhomogenes, kräftiges KM-Enhancement sowie Verkalkungen die häufigsten Befunde. In der **MRT** wird das Bild von den unterschiedlichen Blutungs-, Nekrose- und Fibrosearealen bestimmt.
- Beim **MH** zeigt sich in **Sono**, **CT** und **MRT** der zystische Aufbau (Abb. **B-7.9**).

**B-7.9 Mesenchymales Hamartom (MH).**

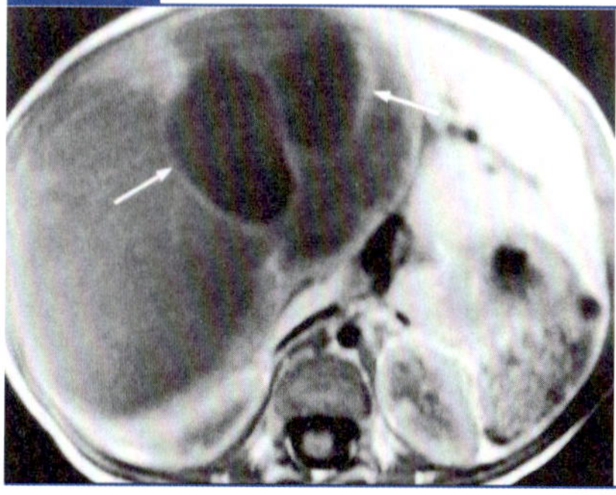

1 ½ jähriger Junge mit schmerzloser Bauchumfangsvermehrung. Die **T 1-gewichtete MRT** zeigt eine glatt berandete, mehrfach gekammerte Raumforderung mit bindegewebigen Septen (Pfeile, MH mit zystischer Prädominanz), häufig als „Schweizer-Käse-Muster" beschrieben und typisch für ein mesenchymales Hamartom. Tumoren mit mehr soliden Anteilen (MH mit stromaler Prädominanz) sind u. U. schwer von anderen kindlichen Lebertumoren zu unterscheiden.

B-7.9

## Maligne Tumoren

s. Tab. **B-7.2**.

Siehe Tab. **B-7.2**.

### Hepatozelluläres Karzinom (HCC)

Das HCC ist der **häufigste maligne Lebertumor** mit zunehmender Inzidenz. In Europa häufig mit Zirrhose assoziiert.

Die malignen Tumoren der Leber werden nach ihrem zellulären Ursprung klassifiziert. Der **häufigste maligne Lebertumor** ist das hepatozelluläre Karzinom, das weltweit sogar zu den häufigsten viszeralen Malignomen zählt. Begünstigende Faktoren für die Entstehung eines HCC sind neben der chronischen Entzündung in der westlichen Welt insbesondere die Leberzirrhose auf dem Boden einer Hepatitis B/C, Alkoholabusus, Hämochromatose oder langjährige Steroideinnahme. Im Gegensatz zu den asiatischen ist in den westlichen Ländern ein multifokales bis diffuses Tumorwachstum des HCC typisch, was durch die höhere Inzidenz an Leberzirrhosen erklärt wird.

**Klinik:** Das Leberzellkarzinom macht erst in sehr fortgeschrittenem Stadium auf sich aufmerksam (z. B. Zeichen der Leberinsuffizienz).

**Klinik:** Unabhängig von einer eventuell begleitenden Grunderkrankung der Leber (z. B. Zirrhose, chronische Hepatitis) macht das Leberzellkarzinom erst in sehr fortgeschrittenem Stadium auf sich aufmerksam (z. B. Gewichtsabnahme, Zeichen der Leberinsuffizienz). Ein Ikterus ist bei Leberzellkarzinom eher ungewöhnlich, die häufig den Tumor begleitenden Zeichen der portalen Hypertension (Aszites, Enzephalopathie) sind meist Ausdruck der zugleich vorhanden diffusen Leberfunktionsstörung. Bei sehr großen Tumoren kann es zum kompletten Leberversagen kommen.

**Diagnostisches Vorgehen:** Die Sonografie ist oft nicht ausreichend, so dass in der Regel eine CT oder MRT zur Diagnosesicherung durchgeführt wird. Abhängig von dem Kontrastmittelverhalten kann die Diagnose in den meisten Fällen nichtinvasiv gestellt werden und wird auch so in internationalen und nationalen Leitlinien empfohlen. Eine histologische Sicherung ist inzwischen lediglich bei unklaren Fällen zur Sicherung des Befundes indiziert.

**Radiologische Diagnostik:** Das HCC ist gelegentlich schwer zu detektieren. **Sonografisch** lassen sich mitunter echoinhomogene, gefäßüberschreitende Bezirke ausmachen.

In der **CT** und **MRT** sind eine Hypervaskularisation und ein folgendes Auswaschen (Washout) bei gleichzeitigem Vorliegen einer Leberzirrhose beweisend für ein HCC.

**Diagnostisches Vorgehen:** Bei klinischem oder laborchemischem Verdacht auf ein HCC reicht die Sonografie in der Regel nicht aus, um den Tumor oder die Tumoren ausreichend zu detektieren bzw. zu charakterisieren, so dass sich in der Regel eine CT oder insbesondere bei sehr zirrhotisch veränderter Leber die MRT anbietet. Gerade in letztgenannten Fällen weist die MRT die höchst diagnostische Sicherheit auf. Abhängig von dem Kontrastmittelverhalten kann die Diagnose in den meisten Fällen nichtinvasiv gestellt werden. Eine histologische Sicherung ist inzwischen hauptsächlich bei unklaren Fällen zur Sicherung des Befundes indiziert.

**Radiologische Diagnostik:** Allein bildgebend können die meisten hepatozellulären Tumoren untereinander nicht unterschieden werden, solange nicht die charakteristischen Perfusionszeichen nachgewiesen werden können.

**Sonografisch** gelingt in der Zirrhoseleber die Identifizierung des eigentlichen Tumors häufig nicht. Die Dopplersonografie kann wichtige Zusatzinformationen bzgl. Gefäßinfiltration (z. B. Pfortaderthrombose) liefern.

In der **CT** sind die Tumoren überwiegend schlecht abgrenzbar, inhomogen strukturiert, mit Zeichen der Hypervaskularisation in nicht nekrotischen Arealen während der arteriellen Perfusionsphase nach Kontrastmittelbolusapplikation. In der portalvenösen Phase ist der Tumor häufig schlechter abgrenzbar oder zeigt sich als flau hypodense Läsion (sog. Auswaschen). Zeigt sich die typische Kombination von Hypervaskularisation in der arteriellen Phase und Wash-out in der portal-venösen Phase, so kann bei vorliegender Zirrhose nichtinvasiv die Diagnose eines HCC gestellt werden. Abgesehen von zirrhosebedingten Veränderungen (portale Kollateralen, Splenomegalie, Aszites) finden sich meist keine extrahepatischen Auffälligkeiten. Ossäre und pulmonale Metastasen treten in ca. 5 % der Fälle auf.

Die höchste Sensitivität wird durch Einsatz lebergewebsspezifischer KM in der **MRT** erzielt (Abb. **B-7.10**).

In der **MRT** kann das HCC signalarm oder -reich auf T1- und T2-gewichteten Aufnahmen erscheinen, abhängig von Fettgehalt, Nekrose, Fibrose, Hämorrhagie und dem Grad der umgebenden Zirrhose (Abb. **B-7.10**). Gewebespezifische Kontrastmittel ermöglichen eine deutlich erhöhte Tumordetektionsrate, da das Tumorgewebe keine Hepatozyten enthält, die in der normalen Leber für die KM-Aufnahme verantwortlich sind. Das Kontrastverhalten nach Gabe von extrazellulären Kontrastmitteln entspricht dem bei der CT, wobei das diagnostisch wichtige Wash-out besser in der MRT erfasst werden kann.

Die **Angiografie** ist zum Nachweis maligner Gefäßtransformationen oder eines tumorbedingten Pfortaderverschlusses nicht mehr indiziert. Sie kommt aber z. B. zur Therapie in Form der **selektiven Embolisation** tumortragender Gefäße zum Einsatz (Abb. **B-7.11**).

Die **Angiografie** ist zum Nachweis maligner Gefäßtransformationen oder eines tumorbedingten Pfortaderverschlusses nicht mehr nötig, da sie gegenüber den oben genannten Verfahren keine Zusatzinformation erbringt. Sie kommt aber zur Therapie in Form der **selektiven Embolisation** (TACE) tumortragender Gefäße oder regionärer Chemotherapieperfusion und im Rahmen der Transplantationsvorbereitung zum Einsatz (Abb. **B-7.11**).

**B-7.10 Hepatozelluläres Karzinom (HCC) in der MRT.**

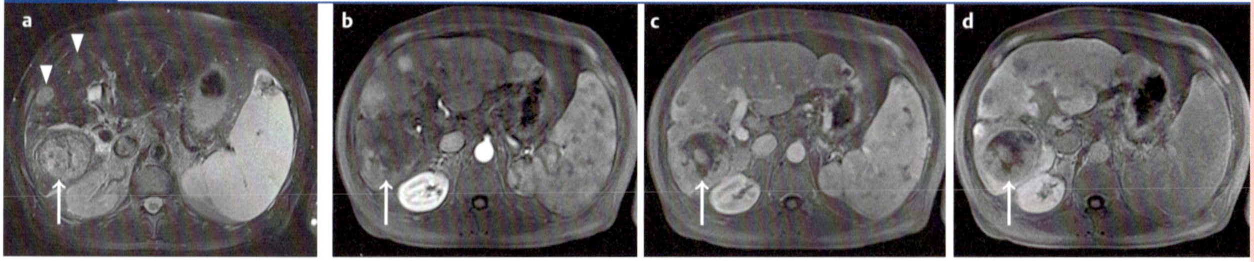


Typisch für HCC ist die unterschiedliche Differenzierung, so dass unterschiedlich entartete Komponenten in ein und demselben Tumor gefunden werden.
In der **T 2-gewichteten** MRT (**a**) stellt sich der Primärtumor in der rechten Leber (Pfeil) im Randbereich isointens, in der zentralen Region jedoch nekrotisch und daher deutlich hyperintens dar. Weiter ventral gelegen zeigen sich weitere Satellitenherde, die flau hyperintens zur Darstellung kommen (Pfeilspitzen).
Nach **Gabe von Kontrastmittel** ist der Primärtumor in der **T 1-gewichteten** MRT in der **arteriellen Phase** (**b**) v. a. im soliden Randbereich hypervaskularisiert, während sich die nekrotische Region hypointens zeigt. Auch die Satellitenherde sind in dieser Phase hypervaskularisiert. Während der **portalvenösen Phase** (**c**) zeigt sich ein deutliches Wash-out mit hypointenser Darstellung des Tumors und randständigem Enhancement (Corona-Enhancement) des Primärtumors sowie der übrigen Satellitenherde. In der leberspezifischen Spätphase stellen sich die HCC-Herde hypointens zum umliegenden Lebergewebe dar (**d**). Je nach Differenzierungsgrad können HCC-Herde gelegentlich jedoch eine relative Speicherung in der Spätphase aufweisen.

**B-7.11 Chemoembolisation eines HCC**

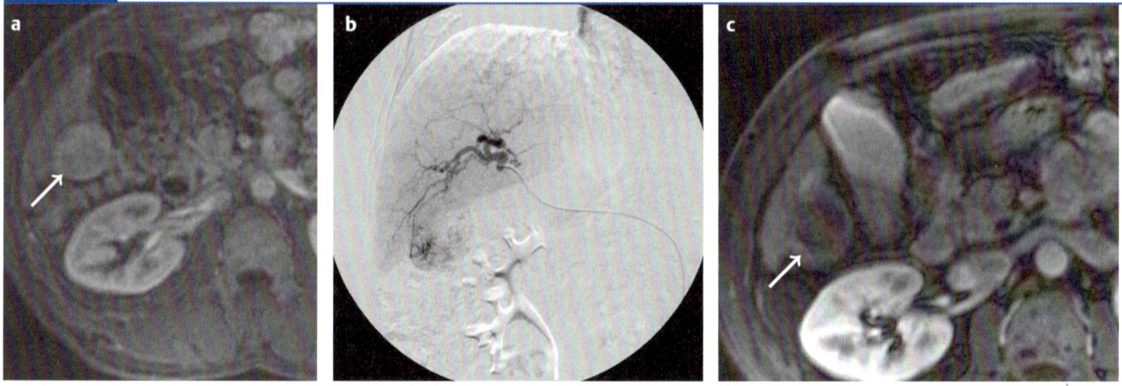


Bei nicht resektablen hepatozellulären Karzinomen hat sich die transarterielle Chemoembolisation (TACE) als palliative Therapiemaßnahme in vielen Zentren etabliert. Bei diesem Verfahren wird der hypervaskularisierte Tumor (Pfeil) (**a**; arterielle Phase, T 1w-MRT) in der Regel selektiv über die A. hepatica mit einem Katheter aufgesucht (**b**). Anschließend wird eine Emulsion aus okkludierenden Substanzen (z. B. Mikropartikel, öliges KM [Lipiodol]) und Chemotherapeutikum (z. B. Epirubicin) in den Tumor injiziert. In einer arteriellen T 1-gewichteten MRT-Aufnahme nach transarterieller Chemoembolisation stellt sich das HCC im Bereich des kaudalen Leberlappens hypovasularisiert (somit nicht mehr durchblutet) und gering größenregredient dar (**c**), was als Therapieerfolg zu werten ist.

### Sonstige Leberkarzinome

Das **fibrolamelläre Karzinom (FLC)** ist etwas weniger bösartig als das HCC und betrifft vorwiegend junge Erwachsene. Es ist fibrotisch solide aufgebaut, gut abgegrenzt und mitunter schwer von einer FNH, einem Adenom oder fokalem HCC zu differenzieren. Das **aggressive Hepatoblastom** ist ein epithelialer oder gemischt epithelial-mesenchymaler hepatozellulärer Tumor des frühen Kindesalters. Die Tumoren erreichen beträchtliche Größen und erscheinen bildgebend als bindegewebereiche, hypervaskularisierte Raumforderungen. Häufig sind bei Diagnosestellung schon Lungenmetastasen vorhanden.
Das periphere und periduktale **Cholangiokarzinom** (CC) zeigt sich in allen Bildgebungsmodalitäten grundsätzlich ähnlich dem HCC. Die umschriebene Dilatation von intrahepatischen Gallenwegen in der Peripherie des Tumorareals sowie eine durch fibrozirrhotische Tumorschrumpfung bedingte Einziehung der Leberoberfläche kann jedoch ein wichtiges differenzialdiagnostisches Kriterium sein (Abb. **B-7.12**). Des Weiteren weist das CC Bindegewebsreichtum auf und ist üblicherweise durch Hypovaskularisation in der arteriellen Phase gekennzeichnet, was für die Abgrenzung zum HCC von entscheidender Bedeutung ist.

### Sonstige Leberkarzinome

Das **FLC** betrifft vorwiegend jüngere Patienten (< 30 Jahre), ist gut abgegrenzt und fibrotisch solide aufgebaut. Das **aggressive Hepatoblastom** ist ein Tumor des frühen Kindesalters. Die Tumoren werden sehr groß und haben bei Diagnosestellung oft schon Lungenmetastasen verursacht.

Charakteristika für das Cholangiokarzinom (Abb. **B-7.12**) in Abgrenzung zum HCC sind der Bezug zum Gallengangsystem (gestaute Gallengänge) bei der periduktalen Form, der Bindegewebsreichtum sowie die relative Hypovaskularisation.

**B-7.12 Cholangiokarzinom.**

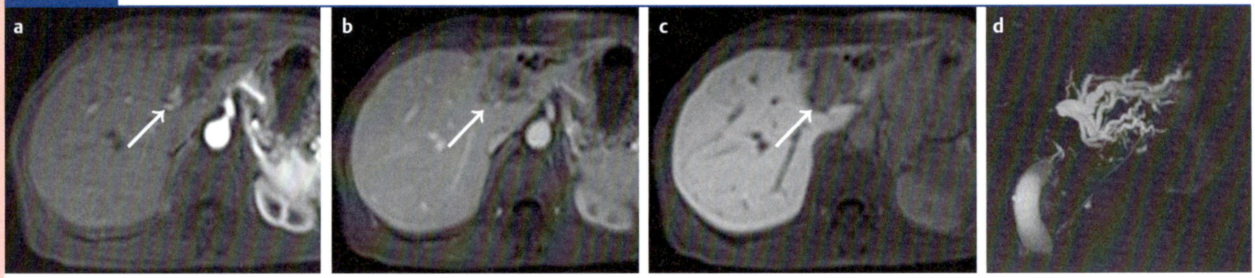

Aufgrund des hohen Bindegewebeanteils von cholangiozellulären Karzinomen führen sie zu niedrigen Signalintensitäten auf T 1w-Aufnahmen. Das hier nachgewiesene cholangiozelluläre Karzinom (Pfeil) im Bereich des linken Leberlappens stellt sich in der **T 1w-MRT** sowohl in der **arteriellen** (**a**), als auch in der **portalvenösen Phase** (**b**) hypovaskularisiert dar und somit hypointens zum umgebenden Lebergewebe. In der **Spätphase** stellt sich das cholangiozelluläre Karzinom ebenfalls hypointens dar, da es keine Hepatozyten enthält (**c**). In der **MRCP**-Übersichtsaufnahme lassen sich die massiv dilatierten Gallengänge im Bereich des dem cholangiozellulären Karzinom nachgeschalteten Gallengangssystems nachweisen (**d**).

## Lebermetastasen

Metastasen ca. 30–40-mal häufiger als HCC.

**Klinik:** Die klinischen Symptome bei Patienten mit Lebermetastasen werden üblicherweise durch den Primärtumor bestimmt, so dass der Befund von metastasenverdächtigen Läsionen der Leber häufig erst im Rahmen von Staging-Untersuchungen gestellt wird.

**Radiologische Diagnostik:** In der **Sonografie** ist das Echomuster unspezifisch für Primärtumor (Abb. **B-7.13**).

Die biphasische kontrastmittelverstärkte **CT** ist Standardstagingmethode: hohe Detektionsrate (Abb. **B-7.14**).

## Lebermetastasen

Metastasen der Leber kommen in der westlichen Welt 30–40-mal häufiger vor als primäre Lebertumoren. Neben der hämatogenen Absiedelung von primären Malignomen des Magen-Darm-Traktes, der Brust, Nieren, Lungen und des Urogenitaltraktes, ist auch die lymphogene Aussaat bzw. die direkte Infiltration von Pankreas-, Gallengangs- und Magentumoren möglich.

**Klinik:** Die klinischen Symptome bei Patienten mit Lebermetastasen werden üblicherweise durch den Primärtumor bestimmt, so dass der Befund von metastasenverdächtigen Läsionen der Leber erst im Rahmen von Staging-Untersuchungen gestellt wird. Sehr ausgedehnte Metastasierungen, die zu einem signifikanten Ersatz von Leberfunktionsgewebe führen (< 30 % erhaltenes normales Leberparenchym), enden schließlich im Leberfunktionsverlust.

**Diagnostisches Vorgehen:** Aufgabe der bildgebenden Verfahren ist es, den eventuellen Primärtumor zu identifizieren, und zur weiteren Therapieplanung (z. B. Operation versus Chemotherapie versus minimalinvasive Therapie) eine Lebermetastasierung auszuschließen bzw. zu quantifizieren.

**Radiologische Diagnostik:** Die solitären, multipel oder gelegentlich diffus auftretenden Metastasen zeigen sich **sonografisch** echoreich bis echoarm, teils zystisch. Die Binnenstruktur kann einen ringartigen Aufbau zeigen, ebenso Verkalkungen, die durch ihren Schallschatten auffallen. Ein eindeutiger Rückschluss von der Echogenität einer Läsion auf den Primärtumor ist nicht möglich (Abb. **B-7.13**).
Für Lebermetastasen wird durch die arterielle und portalvenöse **CT** nach bolusartiger Kontrastmittelgabe eine Detektionsrate von 65–85 % erzielt, da mit diesem Verfahren sowohl hyper- als auch hypovaskularisierte Läsionen entdeckt werden. **Hypervaskularisierte** Metastasen sind während der früharteriellen Perfusionsphase am besten zu erkennen, während späterer Scans sind sie ggf. nicht mehr von normalem Lebergewebe zu unterscheiden. **Hypovaskularisierte** Läsionen sind dagegen während der portalvenösen Perfusion am besten zu ermitteln (Abb. **B-7.14**).

**B-7.13 Lebermetastasen in der Sonografie.**

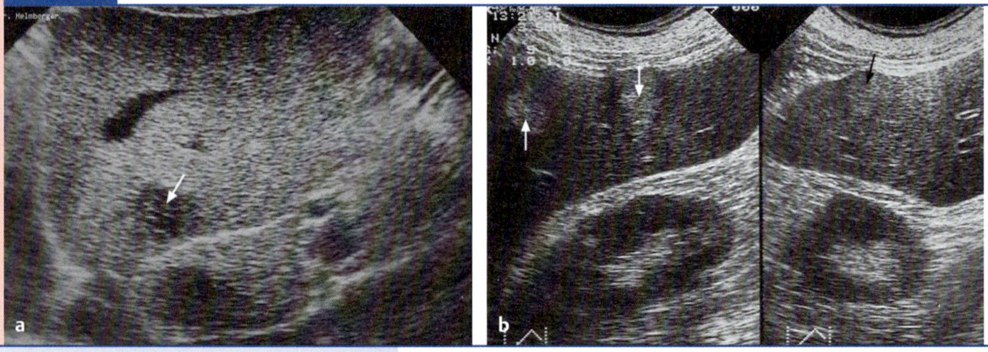

Metastasen (Pfeile) können echoarm (**a**) bis echoreich (**b**) in der Sonografie erscheinen, ohne dass hieraus sicher auf den Primärtumor zurückgeschlossen werden kann. Die hier gezeigten Metastasen entstanden alle in Folge eines kolorektalen Karzinoms.

Die **MRT** bietet gegenüber der CT nicht nur Vorteile bezüglich der Artdiagnose einer Läsion, sondern weist insbesonders unter Einsatz gewebespezifischer Kontrastmittel, eine deutlich erhöhte Detektionsrate auf (Abb. **B-7.14**).

Sensitivität und Spezifität der **MRT** sind höher als bei der CT (Abb. **B-7.14**). Für Patienten vor Leberresektion sollte eine MRT der Leber angestrebt werden.

▶ **Merke.** Lebermetastasen imponieren in bildgebenden Verfahren äußerst vielfältig.

▶ **Merke.**

▶ **Klinischer Fall.** Der 54-jährige Patient wurde vor 2 Jahren an einem Karzinom des Colon descendens operiert. In der aktuellen Tumornachsorge fielen erhöhte Tumormarker auf. Die deswegen durchgeführte Sonografie erbrachte keinen Befund, sodass der Patient zu einer CT-Untersuchung überwiesen wurde. In der kontrastverstärkten Mehrzeilen-CT zeigen sich zwei subkapsulär gelegene Metastasen mit zartem Randenhancement (Abb. **B-7.14**, Pfeil). Dabei erlaubt die dünnschichtige Datenakquisition multiplanare Rekonstruktionen, wodurch die hier unterhalb des Zwerchfells gelegenen Metastasen besonders gut zu erkennen sind (Abb. **B-7.14**, Pfeil). Da von der exakten Anzahl und Art der Leberherde, das evtl. operative Vorgehen abhängig gemacht wird, wurde zusätzlich eine MRT-Untersuchung, die eine signifikant höhere Läsionsdetektionsrate aufweist, durchgeführt. In dieser wurden durch die KM-Gabe zu den schon im nativen Scan (Abb. **B-7.14**, Pfeilspitzen) erkennbaren Metastasen, noch zahlreiche weitere Metastasen (Abb. **B-7.14**, Pfeilspitzen) entdeckt. Deshalb wurde die ursprünglich geplante Metastasenresektion abgesetzt und eine Chemotherapie eingeleitet.

**B-7.14 Lebermetastasen in der CT (a, b) und MRT (c, d).**

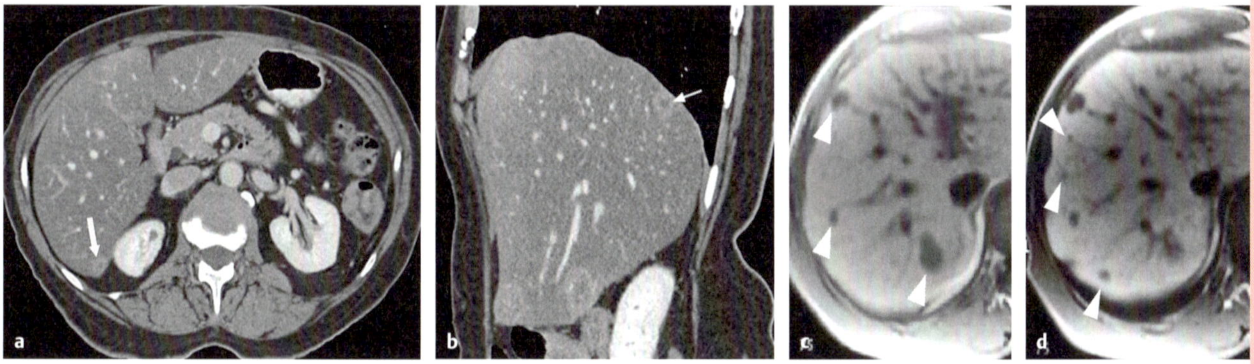


Abgesehen vom Ganzkörperscreening mit der Positronenemissionstomografie (PET) spielt die Szintigrafie ebenso wie die Angiografie bei der Metastasendiagnostik der Leber keine Rolle. Wird eine definitive Diagnostik angestrebt, so gilt die sono- und computertomografisch, und gelegentlich durchgeführte kernspintomografisch gesteuerte Punktion als die schonendste Methode zur Histologiegewinnung.

PET insbesondere zur Detektion extrahepatischer Metastasierung.

## Sonstige Lebererkrankungen

Siehe Tab. **B-7.2**.

### Sonstige Lebererkrankungen

s. Tab. **B-7.2**.

## Leberzysten

**Einfache Zysten** der Leber kommen sehr häufig, solitär oder multipel vor. Sie können von **dysontogenetischen Zysten** im Rahmen einer Hamartose (multiples Vorkommen einer während der Embryonalentwicklung entstehenden tumorartigen Fehlbildung) meist aufgrund der Mitbeteiligung von Pankreas und Nieren differenziert werden.

### Leberzysten

**Einfache Zysten** kommen sehr häufig, solitär oder multipel vor.

**Klinik:** In der Regel sind die Zysten asymptomatisch und werden im Rahmen der Sonografie zufällig diagnostiziert.

**Klinik:** In der Regel Zufallsbefund ohne Krankheitswert.

**Diagnostisches Vorgehen:** Die meist zufällig in der Sonografie oder anlässlich einer anderen Fragestellung in der CT oder MRT entdeckten Zysten bedürfen nur in den allerseltensten Fällen einer weiteren Abklärung.

**Diagnostisches Vorgehen:** Meist sonografischer Zufallsbefund, der in der Regel keiner weiteren Abklärung bedarf.

**Radiologische Diagnostik: Sonografisch** sind Zysten als glatt begrenzte, reflexfreie Raumforderungen mit dorsaler Schallverstärkung zu identifizieren. **Computertomografisch** sind für die scharf berandeten Läsionen Dichtewerte zwischen 0–20 HE typisch, ohne dass es nach Kontrastmittelgabe zu einem Dichteanstieg kommt. Die **MRT** kann gelegentlich hilfreich bei der Differenzierung zwischen kleiner Zyste und Hämangiom sein (Abb. **B-7.15**).

**Radiologische Diagnostik: Sonografisch** glatt begrenzte, reflexfreie Raumforderungen mit dorsaler Schallverstärkung. In der **CT** sind für die scharf berandeten Läsionen Dichtewerte zwischen 0–20 HE typisch (Abb. **B-7.15**).

**B-7.15 Leberzysten.**

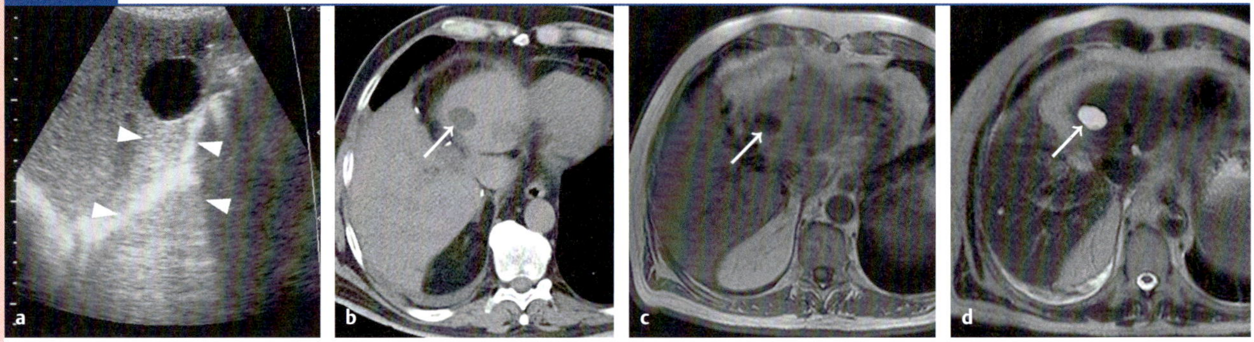

**a** In der **Sonografie** sind Zysten typischerweise echofrei mit dorsaler Schallverstärkung (Pfeilspitzen).
**b** Im **CT** stellt sich eine Zyste im Bereich des linken Leberlappens dar (Pfeil). Außerdem zeigen sich im CT mehrere Metallclips aufgrund einer Leberteilresektion. Charakteristisch ist die scharfe Begrenzung und die geringe (wasseräquivalente) Dichte.
**c** In der **MRT** ist das fehlende Signal in T 1-gewichteten und
**d** das leuchtend helle Signal in T 2-gewichteten Aufnahmen kennzeichnend (Pfeile).

### Echinokokkuszysten

▸ Definition.

**Klinik:** Lange Zeit unspezifische Symptome.

**Diagnostisches Vorgehen:** Sonografie, ggf. CT und MRT, serologische Untersuchungen.

**Radiologische Diagnostik:** Beim Befall durch **Echinococcus granulosus** (unilocularis) entstehen Zysten bis Kindskopfgröße, die Verkalkungen aufweisen und **sono- und computertomografisch** nachweisbar sind. In der **MRT** zeigt sich meist ein multilokuläres Gebilde mit wasserähnlichem Signal. Die Septen zeigen kein Enhancement nach Kontrastmittelgabe (Abb. **B-7.16**).

### Echinokokkuszysten

▸ **Definition.** Echinokokkuszysten sind Folge einer Infektion mit dem Hundebandwurm (Echinococcus granulosus – Krankheitsbild der **zystischen** Echinokokkose) oder dem Fuchsbandwurm (Echinococcus multilocularis – Krankheitsbild der **alveolären** Echinokokkose).

**Klinik:** Über lange Zeit keine oder nur unspezifische Symptome (rechtsseitige Oberbauchbeschwerden), bei Kompression des Gallengangssystems evtl. ikterische Episoden.

**Diagnostisches Vorgehen:** Zunächst sonografische Abklärung, bei Unklarheiten CT oder MRT, ergänzt durch serologische Untersuchungen.

**Radiologische Diagnostik:** Beim Befall durch **Echinococcus granulosus** (unilocularis) entstehen Zysten bis Kindskopfgröße. Durch die Tochterzysten erscheint die Binnenstruktur sono-, computertomo- und kernspintomografisch septiert. Auf der **Abdomenübersichtsaufnahme** sichtbare Verkalkungen können wegweisend sein. In der **Sonografie** imponieren Verkalkungen der Zystenwände als Schallauslöschungen bzw. in der **CT** als hyperdense Strukturen. Der Zysteninhalt kann abhängig von Cholesterinkristallausfällung und Zelldetritus wasseräquivalent bis inhomogen dichter erscheinen. In der **MRT** zeigt sich meist ein multilokuläres Gebilde mit wasserähnlichem Signal. Die Septen zeigen, ähnlich wie in der CT kein Enhancement nach Kontrastmittelgabe. Verkalkungen sind, anders als in der CT, in der MRT nicht erkennbar (Abb. **B-7.16**).

**B-7.16 Echinokokkuszysten.**

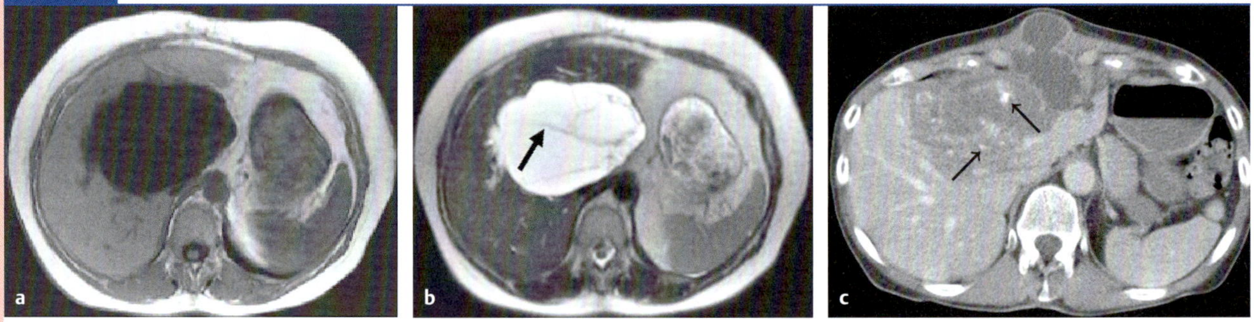

**a** **Echinococcus granulosus:** Typisch sind große, einfache oder mehrfach gekammerte Zysten, wobei die Zystenwände besonders gut in der **MRT** zu erkennen sind. Vergleiche das niedrige Signal in der T 1-Wichtung (**a**) und
**b** das hohe Signal und die zarten Septen in der T 2-Wichtung (Pfeil) mit Abb. **B-7.15**.
**c** **Echinococcus alveolaris:** Die Leberveränderungen imponieren in der Regel wie ein schlecht abgrenzbarer Tumor. Im **axialen CT-Bild** ist die Leberraumforderung hypodens zum umliegenden Lebergewebe und überschreitet die ventrale Leberkapsel. Außerdem zeigen sich charakteristische Verkalkungen innerhalb der Leberveränderung (Pfeil), die als diagnostischer Hinweis für einen Echinokokkusbefall gewertet werden können.

Bei der **alveolären Echinokokkose** wird die Abgrenzung zum normalen Lebergewebe und die Differenzierung von malignen Prozessen durch die fehlende Zystenwand und das infiltrative und multilokuläre Wachstum erschwert, sodass in der CT wie MRT das Bild eines malignen Tumors vorgetäuscht wird.

Bei der **alveolären Echinokokkose** wird die Differenzierung von malignen Prozessen durch das infiltrative Wachstum erschwert.

### Leberabszess

**Ätiologie:** Leberabszesse entstehen durch hämatogene oder biliäre Streuung, selten postoperativ im Rahmen von Resektionen.

**Diagnostisches Vorgehen:** Meist steht ein septikämisches oder cholangitisches Krankheitsbild im Vordergrund, bei dessen diagnostischer Aufarbeitung dann sono- oder computertomografisch eine abszessverdächtige Raumforderung identifiziert wird. Wird der Verdacht auf einen Abszess geäußert, stellt die Drainagebehandlung gleichzeitig Befundbestätigung und Therapie dar, sofern der Abszess eine ausreichende Größe hat.

**Radiologische Diagnostik: Sonografisch** stellt sich der Abszess echoarm bis echofrei dar, gelegentlich mit echoarmem Randsaum. Abhängig vom Abszessinhalt ist das Erscheinungsbild in der **CT** hypodens bis wasseräquivalent. Ein **KM-Enhancement im Randbereich** gilt als nahezu beweisend für einen Abszess. Aufgrund der einfachen und sicheren Durchführbarkeit hat sich die interventionell radiologische Drainage von Abszessen unter Ultraschall- oder CT-Kontrolle im klinischen Alltag etabliert (Abb. **B-7.17**).

Leberabszess

**Ätiologie:** Hämatogene oder biliäre Streuung oder abszedierende Infektion.

**Diagnostisches Vorgehen:** Bei meist septikämischem oder cholangitischem Krankheitsbild folgt zur Klärung der Diagnose eine sono- oder computertomografische Untersuchung, die eine abszessverdächtige Raumforderung zeigt.

**Radiologische Diagnostik: Sonografisch** stellt sich der Abszess echoarm bis echofrei dar, in der **CT** je nach Abszessinhalt hypodens bis wasseräquivalent. Ein **KM-Enhancement im Randbereich** gilt als nahezu beweisend (Abb. **B-7.17**).

**B-7.17 Leberabszesse und Abszessdrainage in der CT.**

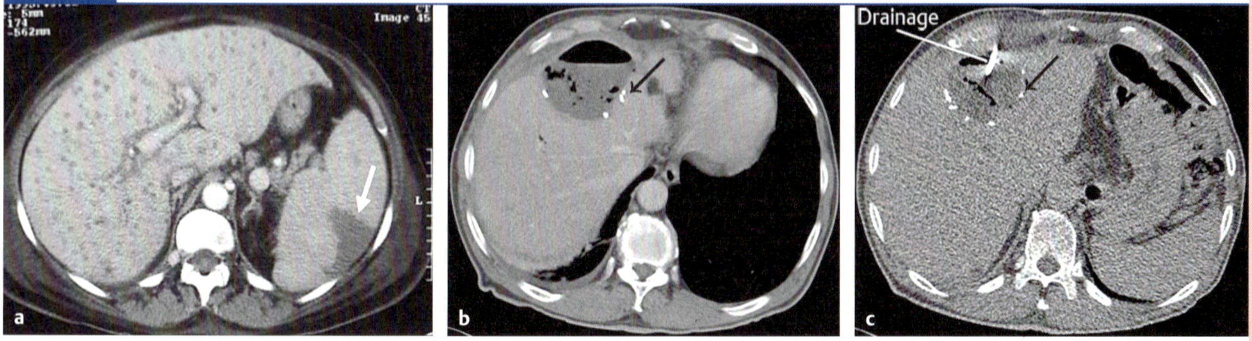


**a** Septikämien können zu einer **diffusen Abszedierung** multipler Organe führen, wie hier am Beispiel einer Staphylokokken-Sepsis mit zahllosen kleinen Leberabszessen gezeigt. Beachte den keilförmigen Milzinfarkt (Pfeil), vermutlich durch einen septischen Embolus verursacht.
**b** Auf dieser CT-Aufnahme ist ein **ausgedehnter Abszess** mit Lufteinschlüssen am ventralen Leberrand zu erkennen. Metallclips (Pfeilspitzen) deuten auf eine stattgehabte Leberteilresektion hin.
**c** Aufgrund der Lokalisation konnte der Abszess problemlos von ventral CT-gesteuert drainiert werden (Pfeile).

### Budd-Chiari-Syndrom

▶ **Definition.** Abflussstörung bzw. Okklusion der intrahepatischen oder suprahepatischen Venen. Man unterscheidet zwischen der primären Form (angeborene Membranen oder Agenesie der Lebervenen) und der sekundären Form (Chemotherapie, post radiatio, post partum, Kontrazeptiva, Polycythaemia vera, okkludierende Raumforderungen, chronische Arsenvergiftung).

Budd-Chiari-Syndrom

▶ Definition.

**Klinik:** Die klinischen Symptome werden in der Regel durch die zugrunde liegende Erkrankung bestimmt, sind jedoch bei den spontanen Formen des Budd-Chiari-Syndroms ansonsten eher unspezifisch.

**Diagnostisches Vorgehen und radiologische Diagnostik:** Die Diagnose wird häufig übersehen, lässt sich dopplersonografisch aber aufgrund der fehlenden Strömung in den Lebervenen stellen. Mit der CT und MRT ist die Diagnose aufgrund der fehlenden Kontrastierung bzw. fehlender Strömungsphänomene zu stellen. Der gestörte venöse Abfluss führt zusätzlich zu einer fleckigen Kontrastierung der Leber bei Kontrastmitteluntersuchungen.

**Diagnostisches Vorgehen:** Die Diagnose wird häufig übersehen. Zu beachten ist die fehlende Darstellung der Lebervenen (inkomplett bis komplett).

### Perforierende Leberverletzung

**Diagnostisches Vorgehen:** Meist **sonografische** Diagnose. Im **Akutstadium** kann dabei die Leber noch intakt erscheinen, die Gefäßarchitektur allerdings maskiert sein. Bei einer Kapselverletzung findet sich subhepatisch oder intraperitoneal Flüssigkeit. Beim **perakuten** Geschehen erlaubt die CT die Differenzierung zwischen frischeren und älteren Blutungen (Abb. **B-7.18**).

### Perforierende Leberverletzung

**Diagnostisches Vorgehen und radiologische Diagnostik:** Zum Ausschluss einer perforierenden Leberverletzung mit akuter intraperitonealer Hämorrhagie ist die sofort durchgeführte **Sonografie** ausreichend. Im **Akutstadium** kann dabei die Leber noch intakt erscheinen, die Gefäßarchitektur allerdings maskiert sein (Ausdruck der diffusen Parenchymeinblutung und des Ödems). Ist die Kapsel verletzt, findet sich subhepatisch oder intraperitoneal Flüssigkeit, die sich auch bei zweizeitigem Geschehen leicht mit der Sonografie identifizieren lässt. Beim **perakuten** Geschehen erlaubt die CT die Differenzierung frischerer (sog. zweizeitiges Geschehen) oder älterer Blutungen, sowie die Beurteilung des Leberparenchyms anhand der Kontrastierung nach Kontrastmittelgabe. Die Angiografie wird nicht mehr zur Diagnostik benötigt, kann aber in therapeutischer Intention für eine Embolisationstherapie der Blutung indiziert sein (Abb. **B-7.18**).

B-7.18

**B-7.18 Leberhämatom in der CT.**

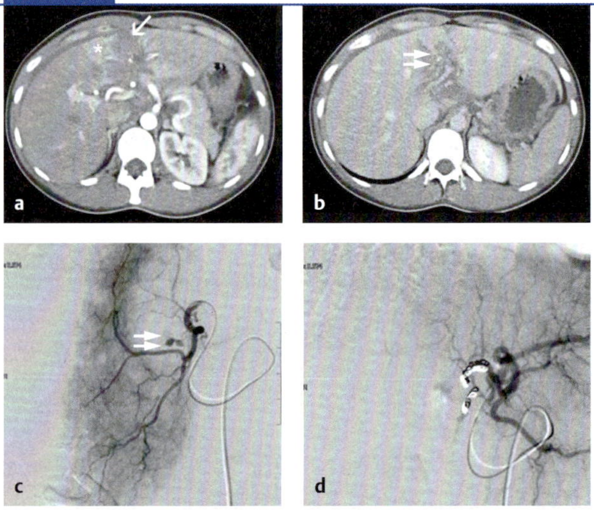


In der oberen Reihe biphasische CT-Untersuchung (s. a. Abb. **B-7.1**) der Leber in arteriell-dominanter (**a**) und portalvenöser Phase (**b**). Im Akutstadium zeigen sich Leberhämatome typischerweise als unregelmäßig begrenzte Areale verminderter Dichte (schräger Pfeil). In der arteriellen Phase zeigt sich durch die Kompression des angrenzenden Parenchyms eine Zone mit vermehrter Durchblutung in der arteriellen Phase (Stern). Die Ausdehnung des Hämatoms ist in der portalvenösen Phase besser abzugrenzen. In der portalvenösen Phase zeigt sich zudem im Hämatom ein Kontrastmittelparavasat (Doppelpfeil), welches auf eine aktive Blutung hinweist. In der unteren Reihe ist die angiografische Behandlung desselben Patienten zu sehen. In der selektiven Darstellung der linken Leberarterie (**c**) in DSA-Technik findet sich ebenfalls ein Kontrastmittelparavasat (Doppelpfeil). Das Hämatom ist als Zone verminderter Kontrastierung abzugrenzen. In der Kontrolle (**d**) aus ähnlicher Position (aber anderer Blickwinkel der Darstellung bei gedrehter Röntgenröhre) finden sich Endocoils als Gefäßverschluss, das Paravasat ist nicht mehr nachweisbar.

### 7.2 Biliäres System

Diagnostischer Grundpfeiler für die Untersuchung der Gallenwege ist die Sonografie, zur weiterführenden Diagnostik werden CT und MRT eingesetzt. Als invasive Methoden bieten ERCP und PTC die höchste Detailgenauigkeit. Für die Funktionsdiagnostik kommen Sonografie, Szintigrafie und MRT in Frage.

## 7.2 Biliäres System

*A. D. Helck*

Die Gallenwege werden bei entsprechendem klinischen Anfangsverdacht zunächst sonografisch untersucht. Für die weiterführende Diagnostik werden verfeinerte Verfahren der CT und MRT genutzt. Die invasiveren Methoden der ERCP (endoskopisch retrograde Cholangio-Pankreatikografie) und seltener PTC (perkutane transluminale Cholangiografie) bieten die höchste Detailgenauigkeit und gleichzeitig die Möglichkeit zur Intervention, sind dafür jedoch auch mit einem entsprechenden Komplikationsrisiko verbunden. Für die Funktionsdiagnostik kommen die Sonografie, Szintigrafie und MRT in Frage.

## 7.2.1 Radiologische Methoden

### Konventionelle Röntgendiagnostik

**Methode:** Röntgenaufnahme des rechten Oberbauches, Technik (S. 468).

**Indikation:** Die Röntgendiagnostik hat durch die Verbesserung und Zunahme der Schnittbildgebung (insbesondere CT) stark an Bedeutung verloren. Sie kommt ggf. zur orientierenden Bestimmung von Größe und Kalkgehalt von Gallensteinen, vor Lithotripsie und medikamentöser Behandlung der Cholezystolithiasis, in Frage.

**Beurteilung:** Durchmesser, Anzahl und Transparenz der Steine und ggf. der Gallenblasenwand (sog. Porzellangallenblase). Bei der Aerobilie demarkieren sich die intrahepatischen Gallenwege als verzweigte Aufhellungen in der Leber (Abb. **B-7.19**).

7.2.1 Radiologische Methoden

Konventionelle Röntgendiagnostik

**Methode** (S. 468):

**Indikation:** Sie hat stark an Bedeutung verloren; ggf. orientierende Bestimmung des Kalkgehaltes und der Größe verkalkter Gallensteine.

**Beurteilung:** Durchmesser, Anzahl und Transparenz der Steine und ggf. der Gallenblasenwand (Abb. **B-7.19**).

**B-7.19 Rechtsseitiges Hemiabdomen mit Darstellung von Gallensteinen.**

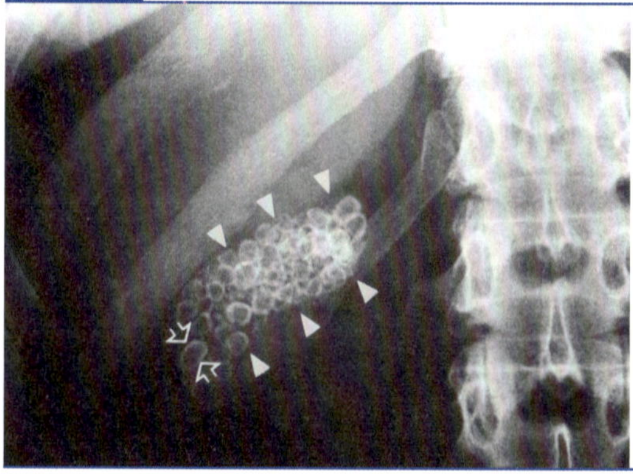

Komplett mit Steinen gefüllte Gallenblase (Steingallenblase, Pfeilspitzen) in einem rechtsseitigen Hemiabdomen. Die Steine sind randständig verkalkt (offene Pfeile).

B-7.19

### Orale Cholezystografie

Die orale Cholezystografie, bei der Röntgenaufnahmen des rechten Oberbauches nach oraler Gabe (Tabletten) eines biliär auszuscheidenden Kontrastmittels angefertigt werden, ist heute durch die moderne Schnittbilddiagnostik (CT, MRT mit MRCP) praktisch bedeutungslos geworden.

Orale Cholezystografie

Sie hat heute praktisch ihre Bedeutung verloren.

### Intravenöse Cholezystografie

**Methode:** Röntgenaufnahmen nach intravenöser Verabreichung eines wasserlöslichen, gallengängigen jodhaltigen Kontrastmittels (KM), das im Blut an Albumin gebunden und zum größten Teil über die Leber ausgeschieden wird. Es kontrastieren sich neben der Gallenblase auch die größeren Gallengänge. Die Verabreichung erfolgt in einer ca. 15–20-minütigen Kurzinfusion. Die großen Gallenwege sind ca. 20–30 min, die Gallenblase etwa 45–90 min nach Infusionsbeginn kontrastiert. Ergänzend zur Röntgenaufnahme können durchleuchtungsgezielte Aufnahmen oder eine CT angefertigt werden, z. B. wenn die i. v. Cholezystografie Hinweise auf eine Pathologie bietet, ohne dass diese exakt zu sichern ist. Die Kontraktilität der Gallenblase lässt sich durch eine Reizmahlzeit (z. B. Schokolade) überprüfen.

Intravenöse Cholezystografie

**Methode:** Röntgenaufnahmen nach i. v.-Gabe eines wasserlöslichen, gallengängigen jodhaltigen KM. Neben der Gallenblase kontrastieren sich auch die großen Gallengänge. Die Kontraktilität der Gallenblase lässt sich durch eine Reizmahlzeit im Zeitintervall überprüfen.

**Indikation:** Bei den gallengängigen KM treten weitaus häufiger allergische KM-Reaktionen auf als zum Beispiel bei nierengängigen KM. Aus diesem Grunde und da leistungsfähige Alternativmethoden existieren, wird die i. v.-Cholezystocholangiografie nur noch selten und dann vor allem vor endoskopischen Gallenblasenoperationen durchgeführt.

**Indikation:** Heute seltener indiziert; überwiegend vor endoskopischer Cholezystektomie zur Überprüfung der Steinfreiheit des Ductus choledochus.

**Beurteilung:** Letztlich gelten hier die gleichen Beurteilungskriterien wie für die ERCP. Steine stellen sich als Aussparungen der kontrastierten Gallenwege dar, indirekt sind Gangerweiterungen und morphologische Gangveränderungen weitere diagnostische Kriterien. Gangabbrüche und Gallenaufstau können dagegen ebenso wie eine fehlende Gallenblasendarstellung Hinweis auf ein mögliches tumoröses Geschehen sein.

**Beurteilung:** Steine stellen sich als Aussparungen der kontrastierten Gallenwege dar. Gangabbrüche, Gallenaufstau oder fehlende Gallenblasendarstellung können auf ein tumoröses Geschehen hinweisen.

Sonografie

**Methode:** Die Sonografie ermöglicht eine gute Darstellung von anatomischen Strukturen, hat jedoch eine begrenzte Eindringtiefe und ist bei Luftüberlagerungen stark limitiert (z. B. bei luftgefüllten Darmschlingen).

Der Patient sollte in nüchternem Zustand sonografiert werden, da nur eine gefüllte Gallenblase eine adäquate Beurteilung der Wand und des Gallenblaseninhaltes zulässt.

Üblicherweise wird die Gallenblase in Rücken- und Linksseitenlage untersucht.

**Indikation:** Die Sonografie ist bei der Diagnostik der Gallenwege die erste bildgebende Methode.

**Beurteilung:** Die **Gallenblasenwand** zeigt sich beim nüchternen Patienten als glatt begrenzte, echoreiche Struktur von 1–2 mm Dicke. Die **Gallenflüssigkeit** ist echofrei mit dorsaler Schallverstärkung. Das normale **intrahepatische Gallengangssystem** lässt sich sonografisch in der Regel nur angedeutet abgrenzen. Beim Gesunden beträgt der Maximaldurchmesser des Ductus choledochus ca. 7 mm, kann jedoch nach Cholezystektomie bis 9 mm betragen (Tab. **B-7.3**, Abb. **B-7.20**).

## Sonografie

**Methode:** Die Reflexion der Schallwellen an anatomischen Grenzflächen und innerhalb parenchymatöser Organe ergibt ein gutes anatomisches Bild, das allerdings durch Luftüberlagerungen oder durch tiefe Lage der anatomischen Strukturen beeinträchtigt sein kann. Dann ist die Beurteilbarkeit des Ductus choledochus häufig nur eingeschränkt möglich.
Der Patient sollte in nüchternem Zustand sonografiert werden, da nur eine gefüllte Gallenblase eine adäquate Beurteilung der Wand und des Gallenblaseninhaltes zulässt. Postprandial ist die Gallenblase in der Regel kontrahiert, zudem wird die sonografische Untersuchung des Patienten durch vermehrte Luftfüllung des Darmes erschwert.
Üblicherweise wird die Gallenblase in Rücken- und Linksseitenlage untersucht. Die Gallenblase wird hierbei durch Aufsetzen des Schallkopfes im Bereich des unteren rechten Rippenbogens in der Medioklavikularlinie aufgesucht und im Längsschnitt, im subkostalen Schrägschnitt und im Interkostalschnitt untersucht.

**Indikation:** Die Sonografie wird als nichtinvasives und einfach durchführbares Verfahren, das nicht mit einer Stahlenexposition verbunden ist, häufig als Eingangsuntersuchung eingesetzt.

**Beurteilung:** Beim nüchternen Patienten mit gut gefüllter Gallenblase lässt sich die **Gallenblasenwand** als schmale, glatt begrenzte echoreiche Struktur von 1–2 mm Dicke abgrenzen. Postprandial bzw. nach einer Reizmahlzeit erreicht die Gallenblasenwand durch die Kontraktion der Gallenblase eine Dicke von 3 bis 4 mm und ist dadurch weniger gut beurteilbar. Nach einer Reizmahlzeit sollte sich das Volumen der Gallenblase um mindestens 30 % reduzieren. Die **Lage der Gallenblase** ist sehr variabel, neben der typischen Lokalisation im Bereich der Unterseite der Leber kann sie auch intrahepatisch liegen oder nur locker an der Leber fixiert sein. Bei nüchternem Patienten stellt sich die **Gallenflüssigkeit** echofrei dar. Magen- und Darmgasüberlagerungen können die Beurteilung der Gallenblase beeinträchtigen. Die normalen **intrahepatischen Gallenwege** sind in der Regel so schmal, dass sie sonografisch kaum abgrenzbar sind. Der normale Durchmesser des Ductus hepaticus communis beträgt beim Gesunden maximal 4 mm, der des Ductus choledochus 7 mm. Bei funktionsloser Schrumpfgallenblase bzw. nach einer Cholezystektomie ist ein Durchmesser des Ductus choledochus bis 9 mm als normal zu werten (Tab. **B-7.3**, Abb. **B-7.20**).

B-7.20

**B-7.20 Sonografischer Normalbefund einer Gallenblase.**

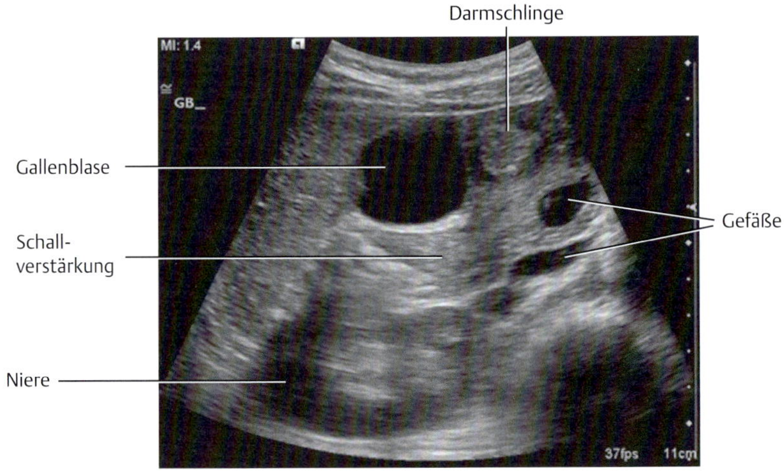


Subkostaler Schrägschnitt rechts. Typische dorsale Schallverstärkung als echoreiches Band zu sehen. Mitabgebildet sind eine Darmschlinge, Gefäße und die rechte Niere.

**B-7.3 Sonografische Normkriterien des biliären Systems**

| Struktur | Kriterium |
|---|---|
| **Gallenblase** | ▪ glatte Organbegrenzung<br>▪ echofreies Lumen<br>▪ Gallenblasenwanddicke 1–4 mm (abhängig vom Füllungsstand!)<br>▪ bis zu 3 Wandschichten abgrenzbar<br>▪ durch Palpation imprimierbar<br>▪ Volumen sehr variabel |
| **Gallengänge** | ▪ intrahepatische Gallengänge nicht sichtbar<br>▪ zentrale Abschnitte des Ductus hepatocholedochus ventral der Pfortader sichtbar<br>▪ Wandbegrenzung durch helle Reflexbänder dargestellt<br>▪ Ganglumen echofrei<br>▪ Durchmesser des Ductus hepatocholedochus (DHC) < 7 mm (≤ 9 mm bei Z. n. Cholezystektomie) |

## Endoskopisch retrograde Cholangiografie (ERC)

▶ Merke. Bei der **ERC** wird im Unterschied zur ERCP (S. 549) **nur** das **Gallengangsystem** dargestellt, nicht dagegen das Pankreasgangsystem (dafür steht das „P" in der Abkürzung ERCP). Vielfach wird die Abkürzung ERCP aber synonym verwendet.

**Methode:** Unter endoskopischer Kontrolle wird die Papilla Vateri, die in die Pars descendens des Duodenums mündet, sondiert. Die Papille stellt bei rund 75 % der Patienten die gemeinsame Mündung von D. choledochus und D. pancreaticus dar. Es gibt jedoch Mündungsvarianten, die die Diagnostik erschweren können. Nach Sondierung der Papille wird unter Durchleuchtungskontrolle KM eingespritzt. Als Komplikation kann dabei eine Pankreatitis auftreten.

**Indikationen:** Wegen der Gefahr einer Pankreatitis, einer septischen Cholangitis oder anderer Komplikationen (0,5–2 % der Fälle) wird die ERC in der Regel nur dann durchgeführt, wenn gleichzeitig eine therapeutische Intervention, wie z. B. eine Papillotomie, Steinextraktion oder Einlage eines Stents zur Ableitung von gestauten Gallenwegen notwendig erscheint. Die ERC kann aber auch mit einer Biopsie aus der Papille, dem D. hepatocholedochus oder aus dem Duodenum kombiniert werden.

**Beurteilung:** Das mit KM gefüllte Gallenwegssystem wird hinsichtlich seiner Weite (Stenosen, Dilatationen), Obstruktionen (Strikturen, Tumorstenosen) und Füllungsdefekte (Konkremente) analysiert. Liegen Abflussbehinderungen vor, so kann deren Lokalisation und wahrscheinliche Ursache festgestellt werden. Das meist gleichzeitig dargestellte Gangsystem des Pankreas kann differenzialdiagnostisch wichtige Anhaltspunkte (chronische Pankreatitis, Pankreaskopftumor) liefern (Abb. **B-7.21**).

### Endoskopisch retrograde Cholangiografie (ERC)

▶ Merke.

**Methode:** Nach endoskopisch kontrollierter Sondierung der Papilla Vateri wird unter Durchleuchtungskontrolle KM zur Darstellung des Gallengangsystems injiziert.

**Indikationen:** Wegen der Gefahr einer Pankreatitis, einer septischen Cholangitis oder anderer Komplikationen sollte die ERC vor allem dann angewendet werden, wenn gleichzeitig eine therapeutische Intervention oder eine Biopsie durchgeführt werden soll. Die ERC kann auch mit einer Biopsie kombiniert werden.

**Beurteilung:** Das Gallenwegssystem wird hinsichtlich seiner Weite, Obstruktionen und Füllungsdefekte analysiert. Lokalisation und Ursache von Abflussbehinderungen können festgestellt werden (Abb. **B-7.21**).

**B-7.21 Normalbefund der ERCP.**

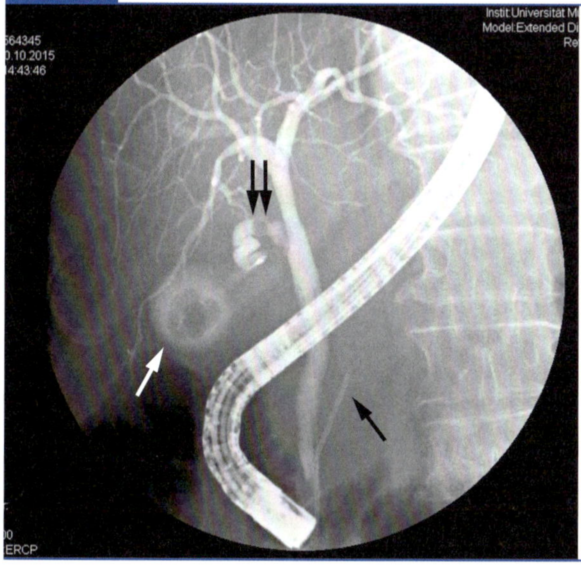

ERCP mit regelrechter Darstellung der extra- und intrahepatischen Gallenwege, aber Nachweis eines Cysticuskonkrements (Doppelpfeil) und einer Cholecystolithiasis (weißer Pfeil); der einliegende Pankreasstent (schwarzer Pfeil) dient der Post-ERCP-Pankreatitis-Prophylaxe.

**Perkutane transluminale Cholangiografie (PTC)**

**Methode:** Nach Leberpunktion in der rechten Axillarlinie Sondierung eines Gallengangastes in Seldingertechnik, Kontrastierung der Gallenwege unter Durchleuchtungskontrolle zur Erfassung von Abflussstörungen.

## Perkutane transluminale Cholangiografie (PTC)

**Methode:** Nach Lokalanästhesie wird die Leber von rechts lateral mit einer dünnen Punktionskanüle (22 G) unter Durchleuchtungs- oder Sonografiekontrolle punktiert. Dabei ist zur Vermeidung eines Pneumothorax streng darauf zu achten, dass die Punktionsstelle auch bei tiefer Inspiration sicher unterhalb des Zwerchfells liegt. Um eine Punktion großer zentraler Gefäße zu verhindern, sollte die Kanüle nicht bis in den Leberhilus vorgeschoben werden. Unter vorsichtiger Injektion von KM wird die Kanüle langsam zurückgezogen, bis sich ein im Verlauf des Stichkanals liegender und zur Sondierung geeigneter Gallengang darstellt. Nach Sondierung desselbigen kann durch vorsichtige und langsame KM-Injektion das Gallengangsystem kontrastiert und anschließend unter Durchleuchtung beurteilt werden.

▶ Merke.

▶ Merke. Es ist streng darauf zu achten, dass die Punktionsstelle auch bei tiefer Inspiration sicher subphrenisch liegt, um das Auftreten eines Pneumothorax zu vermeiden.

Meist erfolgt eine gleichzeitige **Drainage-** oder **Stenteinlage** zur Therapie, es sind aber auch ERCP-ähnliche Interventionen möglich.

Nach perkutaner Darstellung des Gallengangsystems (PTC)Abb. **B-7.22**) kann eine **perkutane transhepatische Gallenwegsdrainage (PTCD)** oder die perkutane Implantation einer **Gallenwegsendoprothese** (Stent) erfolgen.

Gelingt es, den stenotischen Bezirk mit dem Führungsdraht zu passieren, so kann die Drainage über den DHC bis in das Duodenum vorgeschoben werden. Dann liegt eine kombinierte interne/externe Gallengangsdrainage vor und ein Teil der Galle fließt über die im Duodenum platzierte Drainagenspitze in das Duodenum, der andere Teil der Galle über die Drainage extrakorporal in einen Beutel.

Im Rahmen der PTC kann eine Obstruktion durch einen Stent überbrückt werden. Wenn dieser Versuch scheitert, verbleibt die rein externe Gallenableitung (PTCD) (Abb. **B-7.22**).

Es sollte zudem versucht werden, die Obstruktion durch einen Plastik- oder Metallgitterstent zu überbrücken, da dann der von außen eingebrachte Drainagekatheter wieder vollständig entfernt werden kann. Gelingt es nicht, die Engstelle zu überwinden, bleibt es bei der rein externen Gallenableitung (PTCD) (Abb. **B-7.22**), um die Symptome wie Schmerz (stauungsbedingt), Pruritus und Ikterus zu mildern.

Über den externen Zugang im Rahmen einer PTC/PTCD kann dann zweizeitig mit einem Angioskop die Ursache des Abflusshindernisses (z. B. Tumor) genauer lokalisiert und ggf. mit einer Biopsiezange Material für eine histologische Abklärung gewonnen werden.

⊙ B-7.22

⊙ B-7.22 **PTCD.**

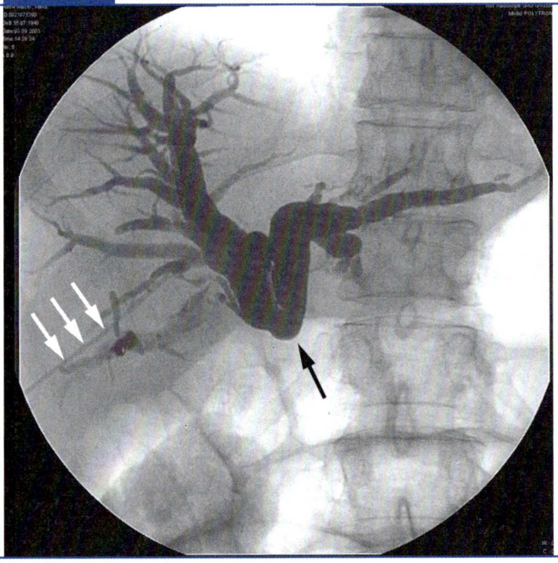

Von extern eingebrachte PTCD (weiße Pfeile) bei deutlicher Cholestase infolge eines vollständigen Verschlusses des Ductus hepatocholedochus mit konsekutivem Abbruch des Kontrastmittels im Bereich der Hepatikusgabel (schwarzer Pfeil) durch einen Klatskintumor.

**Indikationen:** Die PTC dient zur Abklärung einer intra- oder extrahepatischen Cholestase. Sie wird meist dann eingesetzt, wenn die ERCP nicht durchführbar ist.

**Kontraindikationen/Komplikationen:** Um gefährliche Blutungen zu vermeiden, müssen die Gerinnungsparameter vor einer PTC/PTCD kontrolliert werden. Wichtig ist auch die Frage nach einer evtl. Kontrastmittelunverträglichkeit. Komplikationsmöglichkeiten sind Sepsis, biliäre Peritonitis und intraperitoneale bzw. intrahepatische Blutungen. In seltenen Fällen kommt es zur Ausbildung einer Fistel zwischen dem Gallengangsystem und arteriellen bzw. portal-venösen Gefäßen. Mit den heute zur Verfügung stehenden Instrumentarien treten Komplikationen allerdings nur noch sehr selten auf.

**Beurteilung:** Das Gallenwegssystem wird nach den gleichen Kriterien wie bei der ERCP beurteilt, um zum einen die genaue Lokalisation und zum anderen die Ursache der Abflussstörung zu bestimmen. Zudem besteht durch die Einlage entsprechender Stents die Möglichkeit einer therapeutischen Intervention (S. 549).

**Indikationen:** Die PTC dient zur Abklärung einer intra- oder extrahepatischen Cholestase.
**Kontraindikationen:** Gerinnungsstörungen, Kontrastmittelunverträglichkeit.

**Komplikationen:** Sepsis, biliäre Peritonitis, intraperitoneale bzw. intrahepatische Blutungen.

**Beurteilung:** s. bei ERCP (S. 549).

## Computertomografie

**Methode:** Mit der CT können die Gallenwege überlagerungsfrei dargestellt werden. Um eine gute Abgrenzbarkeit des Darmes zu erreichen, werden 1 Stunde vor der Untersuchung ca. 400–600 ml wasserlösliches KM in 1 %iger Verdünnung oral verabreicht. Zusätzlich wird zur besseren Abgrenzung der Gefäße und der parenchymatösen Strukturen KM auch intravenös injiziert. Die Patienten sollten nüchtern untersucht werden. Die Schichtdicke beträgt in der Regel 5 mm. Zur Differenzierung von Gallensteinen vor ESWLK (extrakorporale Stoßwellenlithotripsie) bzw. zum Nachweis kleinerer intraduktaler bzw. intravesikaler Tumoren sind teilweise jedoch dünnere Schichten sowie koronare Rekonstruktionen notwendig. Bei der Abklärung der intrahepatischen Gallenwege sollten immer die gesamte Leber und das gesamte Pankreas untersucht werden.

**Indikationen:** Unklarer sonografischer Befund, Tumorausbreitungsdiagnostik, Erfassung von Komplikationen bei bekannter Grunderkrankung, Bestimmung des Kalkgehalts von Gallenblasensteinen.

**Kontraindikationen:** Kein KM bei bekannter KM-Unverträglichkeit, Hyperthyreose, Plasmozytom, schweren Nierenfunktionsstörungen.

**Beurteilung:** Die normalen intrahepatischen Gallengänge sind im CT nicht erkennbar. Gestaute intrahepatische Gallengänge stellen sich als parallel zu den intrahepatischen Gefäßen verlaufende, hypodense tubuläre Strukturen dar. Der Ductus hepaticus und Ductus choledochus verlaufen parallel zur A. hepatica und V. portae. Der **Ductus choledochus** ist im Bereich des Pankreaskopfes, wo er meist senkrecht zu seiner Längsachse angeschnitten wird, als hypodense rundliche Struktur mit einem Durchmesser bis ca. 7 mm nachweisbar. Die **Gallenblase** ist in ihrer Größe und Form sehr variabel. Die Gallenflüssigkeit hat eine Dichte von 0–20 HE. Eingedickter Gallenblaseninhalt (sog. Sludge) kann Dichtewerte über 20 HE haben. Abhängig von ihrem Kalkgehalt sind die Dichtewerte der Konkremente sehr variabel(Abb. **B-7.23**).

### Computertomografie

**Methode:** 1 h vor der Untersuchung werden 400–600 ml wasserlösliches KM in 1 %iger Verdünnung oral verabreicht. Zusätzlich wird KM zur Abgrenzung der Gefäße intravenös injiziert. Die maximale Schichtdicke beträgt in der Regel 8 mm. Ggf. kann eine enge Schichtführung und eine koronare Rekonstruktion notwendig sein.

**Indikationen:** Unklarer sonografischer Befund, Tumorausbreitungsdiagnostik, Kalkgehaltbestimmung bei Gallenblasensteinen.

**Kontraindikationen:** Hyperthyreose, Plasmozytom, schwere Nierenfunktionsstörungen.

**Beurteilung:** Normale intrahepatische Gallengänge sind im CT nicht nachweisbar, gestaute intrahepatische Gallengänge zeigen sich als hypodense Strukturen parallel zu den intrahepatischen Gefäßen. Die Gallenflüssigkeit hat in der Regel eine Dichte von 0–20 HE. Bei eingedicktem Gallenblaseninhalt (Sludge) können diese Werte auf > 20 HE ansteigen (Abb. **B-7.23**).

**B-7.23 CT-Normalbefund einer Gallenblase.**

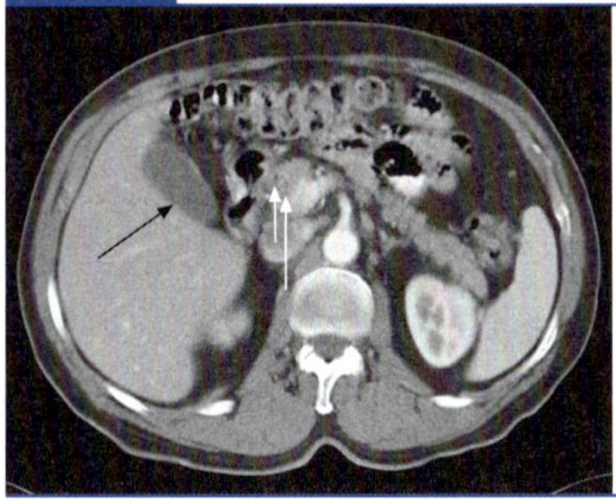

Gallenblase (schwarzer Pfeil). Mitdargestellt sind der normal weite Ductus choledochus (kurzer weißer Pfeil, Normwert bis 7 mm) sowie der Ductus pancreaticus (langer weißer Pfeil, Normwert 3–5 mm).

B-7.23

## Magnetresonanztomografie

**Methode:** Für die Gallenwege kommt die **Magnetresonanz-Cholangiopankreatikografie (MRCP)** als zusätzliches Aufnahmeverfahren in Frage. Die MRCP basiert auf der Darstellung von stehenden Flüssigkeiten (Galle) (Abb. **B-7.24**).

**Indikation:** Unklare Sonografie, v. a. bei Tumorverdacht.

**Kontraindikationen:** Kritisch positionierte ferromagnetische und metallische Implantate.

**Beurteilung:** Die MRCP bietet hochauflösende Schichtbilder des Gallenwegssystems in einer nicht invasiven Untersuchung.

B-7.24

## Magnetresonanztomografie

**Methode:** Neben der normalen Darstellung von Leber- und Pankreasmorphologie mithilfe der MRT (S. 509) spielt die sog. **MR-Cholangiopankreatikografie (MRCP)** eine wichtige Rolle. Bei diesem MRT-Protokoll werden stehende **Flüssigkeiten** (Galle, aber auch Gallenblasen- und Mageninhalt) **stark signalreich abgebildet**, weshalb das Gallengangssystem gut vom übrigen Gewebe mit niedriger Signalintensität abgegrenzt werden kann. Eine Kontrastmittelapplikation ist für die MRCP dabei nicht erforderlich. Mithilfe der MRCP können neben Übersichtsbildern auch hochauflösende Bilder mit einer Schichtdicke von bis zu 1 mm akquiriert werden. Insgesamt ist die diagnostische Aussagekraft inzwischen fast vergleichbar mit der einer ERCP. Vorteilhaft ist zudem, dass auch die Abschnitte proximal von Verschlüssen beurteilt werden können, welche sich durch die retrograde Füllung bei der ERCP nicht darstellen lassen. Die Akquisition von hochauflösenden Schichtbildern dauert mehrere Minuten, Übersichtsbilder mit dicken Schichten (T2w „RARE") können jedoch auch innerhalb von wenigen Sekunden erhoben werden (Abb. **B-7.24**).

**Indikation:** Unklare Sonografie, wenn nicht primär eine ERCP mit therapeutischer Intention in Frage kommt sowie vor allem bei Tumor- oder Konkrementverdacht.

**Kontraindikationen:** Kürzlich eingebrachte ferromagnetische Implantate, die meisten Herzschrittmacher, manche künstlichen Herzklappen sowie Insulinpumpen oder Kochleaimplantate, Klaustrophobie als relative Kontraindikation.

**Beurteilung:** Die flüssige **Galle** wird in der MRCP-Bildgebung **stark hyperintens** dargestellt, weshalb Gallengangsveränderungen gut detektiert werden können. Somit können Formveränderungen wie Dilatationen oder Stenosen leicht erkannt und genau analysiert werden. Steine kommen als Aussparungen in der Säule der Gallenflüssigkeit zur Darstellung; oft treten dann gleichzeitig auch Abflussstörungen der Galle auf. Wenn Stenosen vorliegen, kann die morphologische MRT mit detailgenauer Darstellung des Parenchyms zur differenzialdiagnostischen Klärung (z. B. Tumor versus Entzündung) beitragen. Die hohe räumliche Auflösung, gute Abgrenzbarkeit des Gallengangsystems und zusätzliche Darstellung des umgebenden Leberparenchyms (bei der ERCP nicht vorhanden) machen die MRCP daher zu einem wertvollen diagnostischen Werkzeug bei Erkrankungen des biliären Systems.

**B-7.24 MRT und MRCP.**

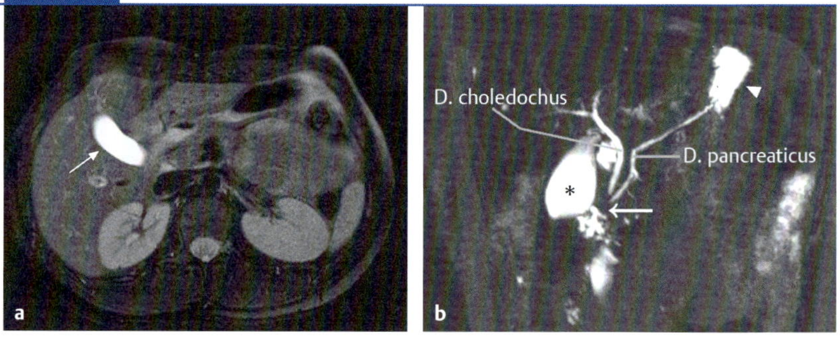


**a** **MRT**-Normalbefund einer Gallenblase (Pfeil) in einer fettgesättigten axialen, T2-gewichteten Schicht.

**b** **MRCP**-Normalbefund (koronare hochauflösende 3D-Sequenz, Auflösung 1 mm): Darstellung der Gallenwege mit Ductus choledochus sowie des Ductus pancreaticus und der Mündung in das Duodenum (Pfeil). In der MRCP werden stehende Flüssigkeiten hyperintens abgebildet, weshalb auch Magen (Pfeilspitze) und Gallenblase (Stern) deutlich hyperintens abzugrenzen sind.

## 7.2.2 Leitbefunde – vom radiologischen Befund zur Diagnose

### Größen- und Formveränderungen der Gallenblase

7.2.2 Leitbefunde – vom radiologischen Befund zur Diagnose

Größen- und Formveränderungen der Gallenblase

**B-7.4 Veränderungen der Gallenblase**

| Erkrankung | Sonografie | CT | MRT | ERCP |
|---|---|---|---|---|
| **Veränderungen im Gallenblasenlumen** | | | | |
| **Cholezystolithiasis** | echoreiche Strukturen im Gallenblasenlumen mit dorsalem Schallschatten und lagerungsabhängiger Position (s. Abb. **B-7.25a**) | kalkhaltige Konkremente stellen sich dicht dar; GB-Steine mit der gleichen Dichte wie Gallenflüssigkeit sind nicht zuverlässig darstellbar (s. Abb. **B-7.26**) | Aussparungen in der Gallenblase, v. a. in T2-gewichteten Sequenzen und der MRCP (s. Abb. **B-7.27**) | lagerungsabhängige Aussparungen im kontrastmittelgefüllten Lumen der Gallenblase (s. Abb. **B-7.28**) |
| **Steingallenblase** | bei komplett steingefüllter Gallenblase gesamtes Organ echoreich mit deutlichem dorsalen Schallschatten (nicht sicher von einer Porzellangallenblase, s. u., differenzierbar) (s. Abb. **B-7.25b**) | komplett steingefüllte Gallenblase | komplett steingefüllte Gallenblase, v. a. in T2-gewichteten Sequenzen und der MRCP | komplett steingefüllte Gallenblase |
| **Gallenblasen-Sludge** (eingedicktes Gallenblasensekret) | echoreiche, lagerungsabhängige Spiegelbildung in der Gallenblase (s. Abb. **B-7.25d**) | lagerungsabhängige Spiegelbildung in der Gallenblase | lagerungsabhängige Spiegelbildung in der Gallenblase | lagerungsabhängige Spiegelbildung in der Gallenblase |
| **Gallenblasenpolyp** | die wandständigen Polypen sind, im Gegensatz zu lageabhängigen Konkrementen, ortsständig und ohne dorsale Schallauslöschung (s. Abb. **B-7.25c**) | die wandständigen Polypen respektieren die Grenzen der Gallenblasenwand, im Gegensatz zu Karzinomen | die wandständigen Polypen respektieren die Grenzen der Gallenblasenwand (im Gegensatz zu Karzinomen) | lagerungsstabile wandständige Füllungsdefekte; eine Differenzierung zu Karzinomen ist nicht möglich |
| **Gallenblasenkarzinome** | in der Regel gleiche Echogenität wie Gallenblasenwand; keine dorsale Schallauslöschung und keine lageabhängige Positionsveränderung im Gegensatz zu Konkrementen; eine Differenzierung von Polypen ist schwierig | isodense oder inhomogene, exzentrische Wandverdickungen; nach KM-Applikation meist inhomogene KM-Aufnahme, wodurch sich eine Infiltration des Lebergewebes abgrenzen lässt (s. Abb. **B-7.33**) | die MRCP bietet die Möglichkeit einer Lokalisation sowie der zusätzlichen Darstellung von Stenosen und Obstruktionen der Gallenwege; bei der MRT ist durch die KM-Sensitivität das Tumorgewebe oft direkt darstellbar | Füllungsdefekte in der KM-gefüllten Gallenblase; der Tumor selbst kommt somit nur indirekt zur Darstellung; eine sichere Diagnose ist nicht möglich |
| **Veränderungen der Gallenblasenwand** | | | | |
| **Cholezystitis** | bei akuter Cholezystitis Verdickung der Gallenblasenwand auf über 4 mm mit charakteristischer Dreischichtung (bei nüchternem Patienten) (s. Abb. **B-7.29**) | Verdickung und kräftiges Enhancement der Gallenblasenwand nach i. v.-KM-Gabe; zusätzliche Flüssigkeitsansammlung im Gallenblasenbett stellt sich hypodens dar (s. Abb. **B-7.30**) | prinzipiell gleiche Aussagekraft wie Sonografie oder CT; verdickte Gallenblasenwand mit kräftigem KM-Enhancement | zur Diagnosestellung nicht indiziert, da die veränderten Wandstrukturen nicht zur Darstellung kommen |
| **Porzellangallenblase** | bei kompletter Verkalkung der Gallenblasenwand gesamtes Organ echoreich mit deutlichem dorsalen Schallschatten (nicht sicher von einer Steingallenblase, s. o., differenzierbar) | im Verlauf einer chronischen Cholezystitis kann eine ringförmige Verkalkung der Gallenblasenwand auftreten | ringförmige Verkalkung der Gallenblasenwand | ringförmige Verkalkung der Gallenblasenwand |
| **Gallenblasenkarzinome** | s. o. | s. o. | s. o. | s. o. |

Gallengangsveränderungen

## Gallengangsveränderungen

**B-7.5 Veränderungen im Bereich der Gallenwege**

| Erkrankung | Sonografie | CT | MRT | ERCP |
|---|---|---|---|---|
| **Choledocholithiasis** | ein direkter Nachweis von Gallengangssteinen ist nicht zuverlässig möglich; indirektes Zeichen bei Abflussstörungen ist die Dilatation proximaler Gangabschnitte; kleine Steine sind schwer von Verkalkungen in der Leber zu unterscheiden | insbesondere mit dünnschichtiger Spiral- oder Mehrzeilen-CT können verkalkte Konkremente sicher lokalisiert werden; nicht verkalkte Gallenwegssteine (ca. 50 %) können eher schießscheibenartig weichteildicht imponieren | mit der MRT können Gallenwegssteine unabhängig von ihrer Zusammensetzung empfindlich in allen Gangabschnitten dargestellt werden; sie werden bei der MRCP signalfrei abgebildet und sind als Aussparungen erkennbar | Konkremente werden bei der ERCP zuverlässig indirekt als Aussparungen in den kontrastmittelgefüllten Gallengängen dargestellt, sind sie verkalkt kommen sie direkt zur Abbildung (s. Abb. **B-7.28**) |
| **Cholangitis** | bei Infektion mit Anaerobiern Gasbildung in den Gallenwegen, die sich sonografisch in Form multipler lageabhängiger, echoreicher bzw. streifenförmiger Reflexschatten manifestieren kann | pericholangitische Abszesse in der Leber, als Komplikation der eitrigen Cholangitis, sind im CT als hypodense Formation, ggf. mit randständiger KM-Aufnahme nachzuweisen | mit MRT und MRCP sind Obstruktionen der Gallenwege und pericholangitische Abszesse gleichfalls nachzuweisen | die einer akuten Cholangitis zugrundeliegenden Gallenwegskonkremente können verifiziert und ggf. endoskopisch entfernt werden |
| **Primär sklerosierende Cholangitis** (PSC) | Veränderungen im Rahmen der PSC sind sonografisch schwierig darzustellen; bisweilen zeigt sich ein buntes Bild von engen und dilatierten Gallenwegssegmenten | eine PSC ist relativ schwierig zu sichern; segmentale Erweiterungen des intra- und extrahepatischen Gallengangsystems mit diffus oder segmental nachweisbaren zylinder- oder spindelförmigen Hypodensitäten; nur im akut entzündlichen Schub ist ein umgebendes KM-Enhancement nachweisbar | in früheren Stadien kurzstreckige Stenosen in den intrahepatischen Gallenwegen; im weiteren Verlauf Entwicklung von segmentalen Gangdilatationen, z. T. mit divertikelartigen Aussackungen, die mit einer Verengung der peripheren Abschnitte der intrahepatischen Gallenwege einhergehen | im Frühstadium nur diskrete Gangveränderungen; die hohe räumliche Auflösung der ERCP ermöglicht in dieser Phase als erste Methode die Diagnose |
| **Gallenwegstumoren** | häufig nur indirekt an plötzlichen Gangabbrüchen, umschriebenen Gallengangserweiterungen oder fehlender Darstellbarkeit zentraler Gallenwegsabschnitte erkennbar | die Erweiterung des vorgeschalteten Gallengangsystems steht im Vordergrund; die Tumoren selbst sind nur erkennbar, wenn sie größer als 1,5 cm sind | MRT und MRCP bieten für die Diagnostik wichtige Vorteile: mit der MRCP lassen sich Stenosen und Obstruktionen der Gallenwege darstellen, mit der MRT ist in der Regel das Tumorgewebe direkt abgrenzbar | Füllungsdefekte in der KM-gefüllten Gallenblase bzw. dem Gallengangssystem; der Tumor selbst kommt somit nur indirekt zur Darstellung |

7.2.3 Wichtige Krankheitsbilder – von der Diagnose zum Befund

Cholezystolithiasis

Für Gallensteine prädisponiert sind adipöse Frauen über 40 Jahre. Die Konkremente bestehen in unterschiedlicher Zusammensetzung aus Cholesterinkristallen bzw. Bilirubin und Kalk.

**Klinik:** Häufig symptomlos und Zufallsbefund. Durch Wanderung der Steine kann es zu Gallengangsverschlüssen und konsekutiver Cholestase kommen.

## 7.2.3 Wichtige Krankheitsbilder – von der Diagnose zum Befund

### Cholezystolithiasis

**90 %** der Gallensteine finden sich in der **Gallenblase**, die übrigen in den extra- und intrahepatischen Gallenwegen. Sie sind nur dann röntgendicht, wenn sie Kalziumbilirubinate enthalten (etwa 30 %). In Mitteleuropa leiden ca. 10 % der Männer und 20 % der Frauen zwischen 40 und 70 Jahren an Gallensteinen. Prädisponierend sind hierbei Adipositas, Alter, weibliches Geschlecht und Multipara. 10–20 % der Patienten mit Gallenblasensteinen haben gleichzeitig Steine im Ductus choledochus, s. extra- und intrahepatische Gallengangssteine (S. 535).

**Klinik:** Insbesondere größere Gallenblasenkonkremente bleiben häufig symptomlos und werden, z. B. bei einer Oberbauchsonografie, als Zufallsbefund entdeckt. In der Regel bestehen die Gallenblasenkonkremente in unterschiedlicher Zusammensetzung aus Cholesterinkristallen bzw. Bilirubin und Kalk. Durch Wanderung der Steine kann es zu Gallengangsverschlüssen mit konsekutiver Cholestase kommen. Konkremente in der Gallenblase können Koliken und Entzündungen, sog. Cholezystitis (S. 536), verursachen.

**Diagnostisches Vorgehen:** Auch bei der Cholezystolithiasis ist die Sonografie zunächst die erste diagnostische Methode. Für die weiterführende Diagnostik werden CT und MRT genutzt. Die ERCP (endoskopisch retrograde Cholangio-Pankreatikografie) und die seltener durchgeführte PTC (perkutane transluminale Cholangiografie) bieten neben diagnostischen auch therapeutische Möglichkeiten, sind dafür jedoch auch mit einem entsprechenden Komplikationsrisiko verbunden.

**Diagnostisches Vorgehen:** Die Sonografie ist zunächst Methode der Wahl, für weiterführende Diagnostik CT und MRT. Bei der Indikation zur ERCP oder PTC muss deren Invasivität beachtet werden.

**Radiologische Diagnostik:**
Im **Röntgenbild** sind nur verkalkte Konkremente erkennbar. Vor Lithotripsie kann es sinnvoll sein, den Kalkgehalt der Konkremente durch eine Röntgenaufnahme zu erfassen. Die Cholezystcholangiografie vor laparoskopischer Cholezystektomie zum Ausschluss von Konkrementen im D. choledochus sollte durch die MRCP ersetzt werden (Abb. **B-7.19**).

**Radiologische Diagnostik:**
Im **Röntgenbild** sind nur verkalkte Konkremente erkennbar.

**Sonografie:**

▶ **Merke.** Die **Sonografie** ist wegen der einfachen Handhabung, der fehlenden Strahlenbelastung, der geringen Kosten und hohen Verfügbarkeit **Methode der ersten Wahl** zum Nachweis von Gallenblasenkonkrementen und erreicht eine (untersucherabhängige) Sensitivität von bis zu 98 %.

Sonografisch sind Gallenblasenkonkremente **ab** einer Größe von **ca. 1 mm** nachweisbar. Sie stellen sich echoreich und entsprechend ihrem Kalkgehalt mit einem dorsalen Schallschatten dar (Abb. **B-7.25a**).

**Sonografische Differenzialdiagnosen:**
- Bei kompletter Füllung der Gallenblase mit Konkrementen (**Steingallenblase**) bzw. bei Verkalkung der Gallenblasenwand **(Porzellangallenblase)** ist das gesamte Organ echoreich mit deutlichem dorsalen Schallschatten (Abb. **B-7.25b**).
- Zur Differenzierung von kleinen Gallenblasenkonkrementen und **Polypen** (Cholesterol-Polyp bzw. Schleimhautfalte) kann eine Untersuchung nach Umlagerung des Patienten (z. B. in Seitenlage bzw. im Stehen) hilfreich sein. Während Gallenblasenkonkremente in der Regel ihre Lage ändern, bleiben Polypen und Schleimhautfalten hingegen ortsständig Abb. **B-7.25c**). Von dieser Regel weichen im Infundibulum fixierte Konkremente ab, welche sich ebenfalls nicht verlagern lassen. Aus dem sonografischen Bild kann nicht sicher auf die Zusammensetzung der Konkremente geschlossen werden.
- Nach längerer Nahrungskarenz ist in der Gallenblase häufig ein eingedicktes Sekret (sog. **Sludge**), nachzuweisen, welches relativ echoreich ist, sich auf dem Boden der Gallenblase ablagert und häufig zu Spiegelbildung führt. Diese Veränderung findet sich auch häufig bei Patienten, die lange parenteral ernährt wurden (Abb. **B-7.25d**).

**Sonografie:**

▶ **Merke.**

Gallengangs- bzw. Gallenblasenkonkremente sind **ab ca. 1 mm** nachweisbar. Sie sind echoreich und zeigen einen dorsalen Schallschatten (Abb. **B-7.25a**).
**Sonografische DD:**
- Eine komplett steingefüllte Gallenblase und eine komplette Verkalkung der Gallenblasenwand **(Porzellangallenblase)** sind schwer differenzierbar (Abb. **B-7.25b**).
- Zur Unterscheidung von Gallenblasensteinen und wandständigen **Polypen** ist eine Untersuchung nach Umlagerung des Patienten hilfreich (Abb. **B-7.25c**).
- Eingedicktes Gallenblasensekret **(sog. Sludge)** führt zu einer echoreichen, lagerungsabhängigen Spiegelbildung in der Gallenblase (Abb. **B-7.25d**).

**CT:** Kalkhaltige Konkremente stellen sich in der CT sehr dicht, cholesterinhaltige Konkremente mit Dichtewerten kleiner 50 HE dar (Abb. **B-7.26**). Die Nachweisgrenze für kalkhaltige Konkremente liegt bei ca. **2 mm**. Auch im CT kann der Nachweis von intra- und extrahepatischen Gallengangskonkrementen abhängig von ihrer Lokalisation und Dichte schwierig sein. Die Gallenflüssigkeit hat je nach Eindickungsgrad Dichtewerte zwischen 0 und ca. 80 HE. Besitzen Konkremente die gleiche Dichte wie die Galle, so sind sie im CT nicht nachweisbar. Sludge, Hämobilie und heterotope KM-Ausscheidung führen zu einer erhöhten Dichte der Gallenblasenflüssigkeit.

**CT:** Kalkhaltige Konkremente stellen sich in der CT sehr dicht, cholesterinhaltige mit Dichtewerten < 50 HE dar (Abb. **B-7.26**). Die Nachweisgrenze für Konkremente liegt bei ca. **2 mm**. Gallenblasensteine können allerdings auch die gleiche Dichte wie Gallenflüssigkeit aufweisen; sie sind dann in der CT nicht nachweisbar.

**MRT:** Mit der MRCP können Konkremente in der Gallenblase und den Gallenwegen detailgenau, nicht invasiv und mit hoher Sensitivität dargestellt werden. Sehr kleine Konkremente sind durch die MRCP nachweisbar, indem die Betrachtung aus multiplen Projektionen genutzt wird. So ist auch eine Abgrenzung von möglichen Flow-Artefakten möglich, welche bei der MRCP auftreten können. Insbesondere im extrahepatischen Bereich können sowohl die Obstruktionshöhe als auch die Obstruktionsursache mithilfe der MRT besser als mit der Sonografie bestimmt und andere Ursachen ausgeschlossen werden (Abb. **B-7.27a**, Abb. **B-7.27b**). Die MRCP sollte zum Einsatz kommen, wenn die Sonografie allein nicht die Indikation für eine ERCP, PTC oder ein operatives Vorgehen stellen kann.

**MRT:** Die MRCP kann eine Cholezystholithiasis (wie auch eine Choledocholithiasis) mit hoher Sensitivität nachweisen. Sie sollte zum Einsatz kommen, wenn die Sonografie allein nicht die Indikation für eine ERCP, PTC oder ein operatives Vorgehen stellen kann (Abb. **B-7.27a**, Abb. **B-7.27b**).

**B-7.25 Sonografische Befunde von Gallenblasenerkrankungen.**

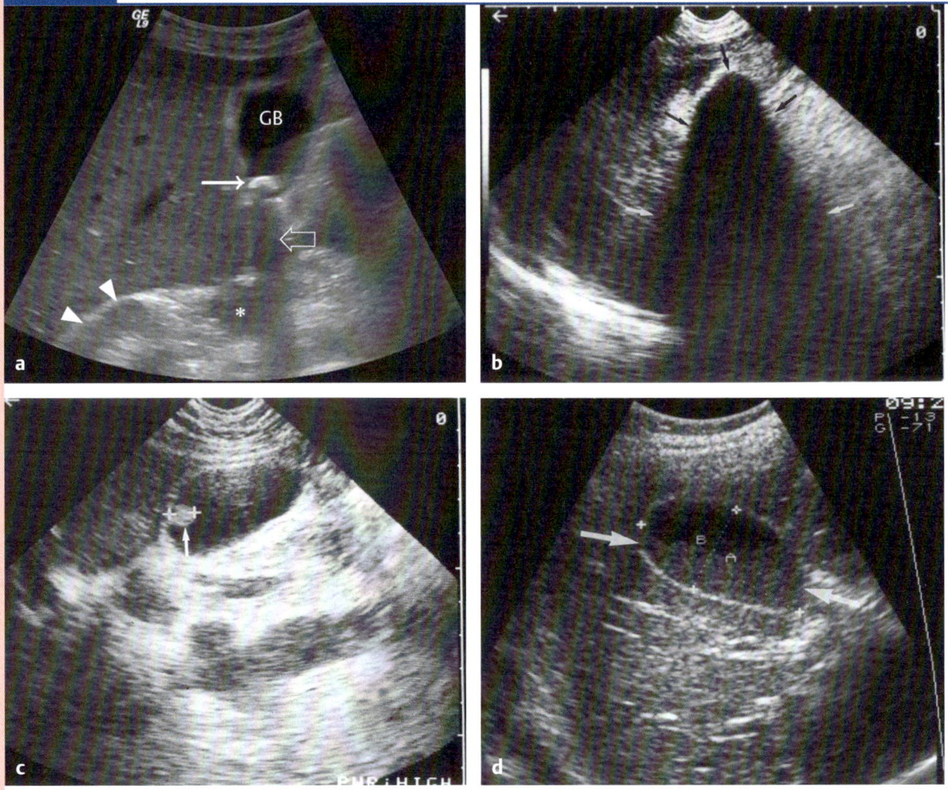


**a Cholezystolithiasis:** Subkostaler Transversalschnitt rechts. Echoreiches Konkrement (Pfeil) in der Gallenblase (GB) mit Schallschatten (offener Pfeil). Angeschnitten sind V. cava (Stern) und rechte Niere (Pfeilspitzen).

**b Steingallenblase** (komplett mit Steinen gefüllte Gallenblase): Die Gallenblase selbst bzw. einzelne Konkremente sind nicht abgrenzbar. Es zeigt sich lediglich ein großer dorsaler Schallschatten (Pfeile). Differenzialdiagnostisch ist eine Porzellangallenblase nicht auszuschließen, welche sonografisch ein vergleichbares Bild zeigen würde.

**c Gallenblasenpolyp** (Zufallsbefund): Es findet sich eine wandständige, lageunabhängige, echoreiche Struktur (Pfeil) ohne dorsale Schallauslöschung. Die Gallenblasenwand wird nicht überschritten.

**d Gallenblasen-Sludge** nach langer parenteraler Ernährung: Oberbauchsonografie eines Intensivpatienten mit Nachweis einer spiegelbildenden, echoreichen Formation in der normal großen Gallenblase (Pfeile). Bei Umlagerung des Patienten kommt es zu einer lageabhängigen Änderung des Schichtungsphänomens. Eine dorsale Schallauslöschung findet sich nicht.

**B-7.26 CT bei Cholezystolithiasis.**

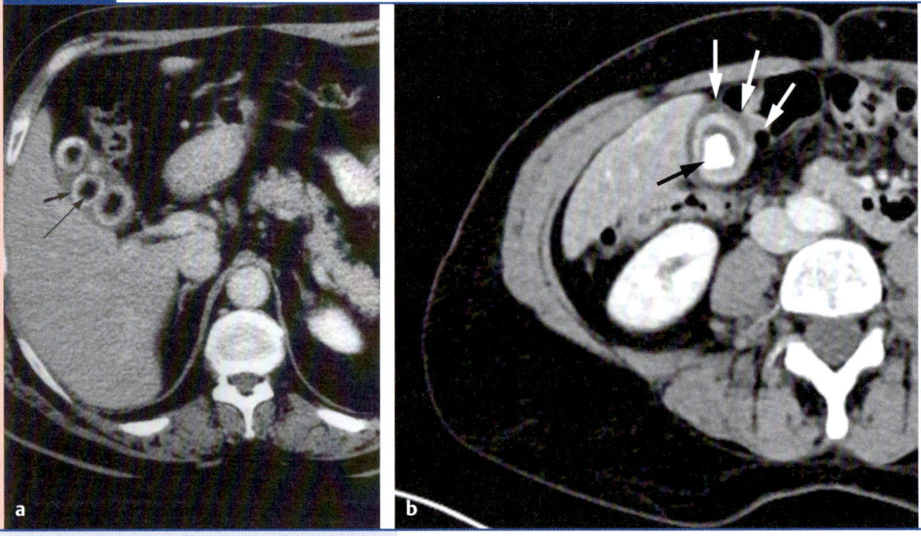


**a** CT-Befund einer Cholezystolithiasis mit geschichteten, randständig verkalkten Gallenblasenkonkrementen (kurzer Pfeil) sowie hypodensem zentralen Cholesterinkern (langer Pfeil).

**b** Vollständig verkalkter GB-Stein (schwarzer Pfeil); die Gallenblasenwand ist reaktiv bis ca. 5 mm verdickt (weiße Pfeile).

**B-7.27 MRT und MRCP bei Cholezystolithiasis.**

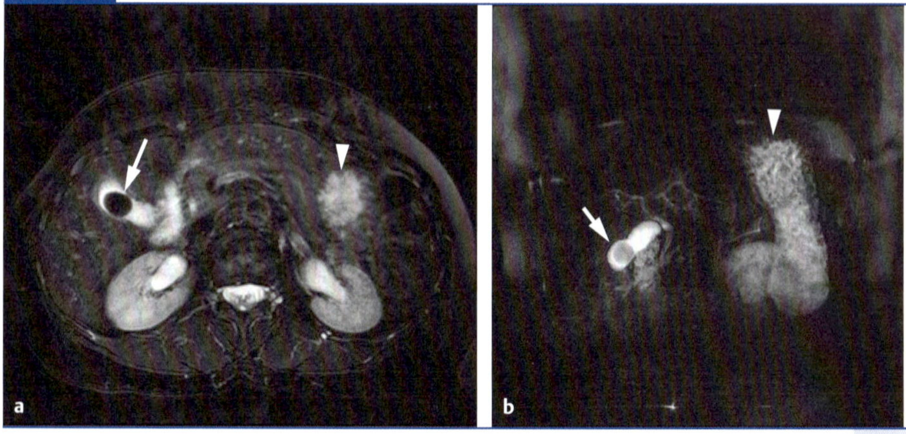

**a** **T2-gewichtete axiale MRT-Schicht:** Das große Konkrement kommt als hypointense Aussparung im Lumen der Gallenblase zur Darstellung (weißer Pfeil); Pfeilspitze = Magen.
**b** **MRCP** (koronare T2w „RARE"): Das große Konkrement stellt sich als Aussparung im Lumen der Gallenblase dar (weißer Pfeil); Pfeilspitze = Magen.

**ERCP:** Da die Gallenblase bei der ERCP nicht immer ausreichend kontrastiert wird, ist die ERCP für den Nachweis von Konkrementen in der Gallenblase weniger geeignet. Im Rahmen einer ERCP können jedoch Konkremente fragmentiert und transpapillär extrahiert werden. Des Weiteren kann auch eine Papillotomie, welche den spontanen Abgang von Konkrementen in den Darm erleichtert, durchgeführt werden (Abb. **B-7.28**).

**ERCP:** Wegen möglicher unzureichender Kontrastierung der Gallenblase eher ungeeignetes Verfahren (Abb. **B-7.28**).

## Choledocholithiasis

**▶ Definition.** Hierbei handelt es sich entweder um primäre Pigmentsteine oder (häufiger) um Cholesterinkonkremente, welche aus der Gallenblase über den Ductus cysticus in das extrahepatische Gallenwegssystem gelangen.

**Klinik:** Auch Gallengangssteine können, ebenso wie Gallenblasensteine, klinisch lange asymptomatisch bleiben (S. 535). Komplikationen treten in etwa 3 % der Fälle auf, dann in Form eines Verschlussikterus, akuter Pankreatitis oder Cholangitis. 10–20 % der Patienten mit Gallenblasensteinen entwickeln im Verlauf eine Cholangiolithiasis. Bedeutung erlangen die Steine im Gangsystem, wenn über eine Einklemmung eine Kolik oder chronische Abflussbehinderung eintritt. Dann besteht die Gefahr einer aszendierenden bakteriellen Entzündung, bei papillärer Steinlokalisation kann zudem eine biliäre Pankreatitis ausgelöst werden.

**Klinik:** Gallengangssteine können klinisch lange asymptomatisch bleiben. Komplikationen wie Ikterus, akute Pankreatitis oder Cholangitis treten in ca. 3 % der Fälle auf. Steineinklemmungen im Gangsystem können Koliken oder chronische Abflussbehinderungen verursachen.

**Diagnostisches Vorgehen** (S. 536)**:**
**Radiologische Diagnostik:** Gallenwegssteine können als Zufallsbefund in der **Röntgenübersicht** auffallen, eine genaue Beurteilung der anatomischen Lagebeziehung ist jedoch nicht möglich.

**Diagnostisches Vorgehen** (S. 536)**:**
**Radiologische Diagnostik:** Evtl. Zufallsbefund in der **Röntgenübersicht**.

**Sonografie:** Mit der Sonografie sind Konkremente in den Gallengängen, anders als die in der Gallenblase, nur schwer direkt nachweisbar. Verursachen die Konkremente eine Abflussbehinderung, so weist die Dilatation der proximal davon gelegenen Gangabschnitte indirekt auf das Konkrement hin. Auch intrahepatische Steine können dem Nachweis entgehen, wenn kein ausreichender Impedanzunterschied vorliegt. Eine Aerobilie verursacht gleichfalls eine dorsale Schallauslöschung und kann somit Konkremente vortäuschen.
Wenn intrahepatische Gallengangskonkremente nicht zu einer Cholestase führen, sind sie kaum von Verkalkungen in der Leber zu unterscheiden. Einem Konkrement vorgeschaltete, erweiterte Gallengänge verlaufen typischerweise parallel zu den intrahepatischen Ästen der Pfortader (sog. Zeichen der doppelläufigen Flinte).

**Sonografie:** Zum direkten Nachweis von Gallengangssteinen ist die Sonografie eine relativ unzuverlässige Methode. Es können jedoch sehr gut indirekte Zeichen wie z. B. Abflussstörungen mit Dilatation der proximal gelegenen Abschnitte erkannt werden.

Kleine Steine im Bereich der Gallenwege sind schwer von **Verkalkungen in der Leber** zu unterscheiden und häufig nur indirekt an den erweiterten Gallengängen zu erkennen.

**CT:** Mit modernen CT-Systemen, wie den Mehrzeilen-Spiral-Computertomografien, können sehr dünne Schichten akquiriert werden, aus denen sich sog. multiplanare und gekrümmte Reformatierungen errechnen lassen. Mit diesen kann die Bildebene dem jeweiligen Verlauf der Gallenwege angepasst werden, was die Detektion und anatomische Lagebestimmung von Obstruktionen oder prästenotischen Dilatationen wesentlich erleichtert. Limitierend ist die Tatsache, dass nicht verkalkte Gallengangssteine die gleiche Dichte wie das umgebende Gewebe aufweisen und somit

**CT:** Insbesondere mit dünnschichtigen Spiral- oder Mehrzeilen-Computertomografien können verkalkte Konkremente sicher lokalisiert werden. Nicht verkalkte Gallenwegssteine können dem CT-Nachweis jedoch entgehen.

⊙ B-7.28

**⊙ B-7.28 Choledocholithiasis in einer ERCP.**

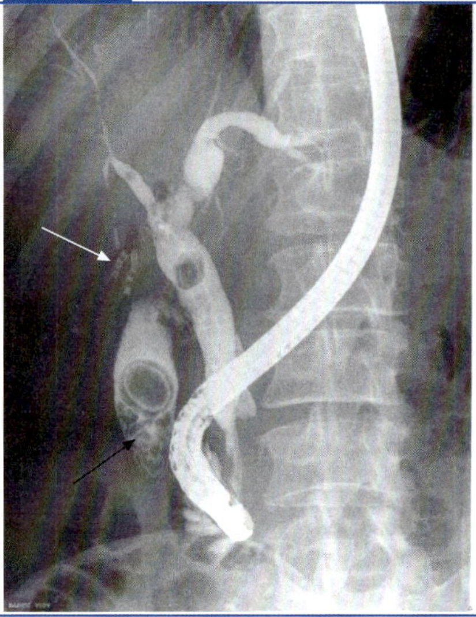

Cholezystolithiasis und Choledocholithiasis in einer ERCP. Die geschichteten, randständig verkalkten Konkremente kommen als Aussparung im KM-gefüllten Lumen zur Darstellung. In der Gallenblase finden sich zusätzlich multiple kleine Konkremente (schwarzer Pfeil). Im Bereich der intrahepatischen Gallenwege kommen Luftbläschen als Aussparung im kontrastierten Lumen zur Darstellung (weißer Pfeil).

(Mit freundlicher Genehmigung von Dr. med. J. Holl)

dem Nachweis im CT entgehen können. Ein definitiver Steinausschluss als Ursache einer Gangdilatation ist daher mittels CT nicht immer möglich.

**MRT:** Mit der MRCP können Gallenwegssteine zuverlässig und unabhängig von ihrer Zusammensetzung in allen Gangabschnitten dargestellt werden.

**MRT:** Die MRCP stellt Gallenwegssteine unabhängig von deren Zusammensetzung in allen Gangabschnitten dar. Konkremente und Weichteilstrukturen werden bei der MRCP signalfrei abgebildet und heben sich daher deutlich von der signalreichen Gallenflüssigkeit ab bzw. sind entsprechend als Aussparungen im Lumen zu erkennen.

**ERCP/PTC:** Diese Verfahren kommen in der Regel zum Einsatz, wenn gleichzeitig eine therapeutische Intervention (z. B. Papillotomie und anschließende Steinextraktion) möglich und nötig ist (Abb. **B-7.28**).

**ERCP/PTC:** Die ERCP sollte dann zum Einsatz kommen, wenn neben der Diagnostik gleichzeitig auch eine Therapie angestrebt wird. Mit der Papillotomie und anschließender Steinextraktion bzw. mechanischer Zerkleinerung von Konkrementen stehen effektive und relativ schonende Verfahren zur Verfügung. Wenn sie erfolglos bleiben, können weiterführende Verfahren wie z. B. die Stoßwellenlithotripsie, die PTCD oder operative Eingriffe durchgeführt werden (Abb. **B-7.28**).

## Cholezystitis

▸ Definition.

**▸ Definition.** Akute Entzündung der Gallenblasenwand mit Wandverdickung, bakterieller Durchwanderung und Gefahr von entzündlichen Komplikationen in der Nachbarschaft, meist (bis zu 95 %) im Zusammenhang mit einer Cholezystolithiasis. Bei der chronischen Cholezystitis wird die Wand der Gallenblase bindegewebig-fibrotisch umgebaut und es kommt zu einer Verkleinerung im Sinne einer Schrumpfgallenblase. Bei Kalkeinlagerung in die Gallenblasenwand kann eine Porzellangallenblase entstehen. Die Differenzierung zum Karzinom ist dann oft nur mittels Histologie sicher möglich.

**Klinik:** Oberbauchbeschwerden rechts, Peritonismus.

**Klinik:** Akute oder chronische Beschwerden im rechten Oberbauch, Entzündungszeichen und Peritonismus.

**Diagnostisches Vorgehen:** Die akute Cholezystitis ist eine klinisch sonografische Diagnose. In einigen Fällen ist eine CT zur Erkennung von Abzedierungen und zum Ausschluss von entsprechenden Differenzialdiagnosen nützlich.

**Diagnostisches Vorgehen:** Die akute Cholezystitis ist in der Regel eine klinisch sonografische Diagnose. In einigen Fällen ist eine CT zur Erkennung von Abzedierungen und zum Ausschluss von entsprechenden Differenzialdiagnosen nützlich. Die chronische Cholezystitis weist zwar typische nativradiologische und sonografische Bilder auf, meist ist jedoch ein weiterführendes Schnittbildverfahren (CT, MRT) zum sicheren Ausschluss von schwer differenzierbaren Tumorprozessen indiziert.

**Radiologische Diagnostik:**
**Röntgendiagnostik:** ggf. sind Verkalkungen sichtbar.

**Radiologische Diagnostik:**
**Röntgendiagnostik:** Im Röntgenbild ggf. Darstellung von verkalkten Konkrementen. Bei chronischem Verlauf schalig verkalkte Gallenblase (Porzellangallenblase).

**Sonografie:** Standardverfahren (Abb. **B-7.29**).

**Sonografie:** Neben der klinischen Untersuchung ist die Sonografie Methode der ersten Wahl bei Verdacht auf eine Cholezystitis (Abb. **B-7.29**).

⊙ B-7.29 **Sonografie bei akuter Cholezystitis.**

⊙ B-7.29

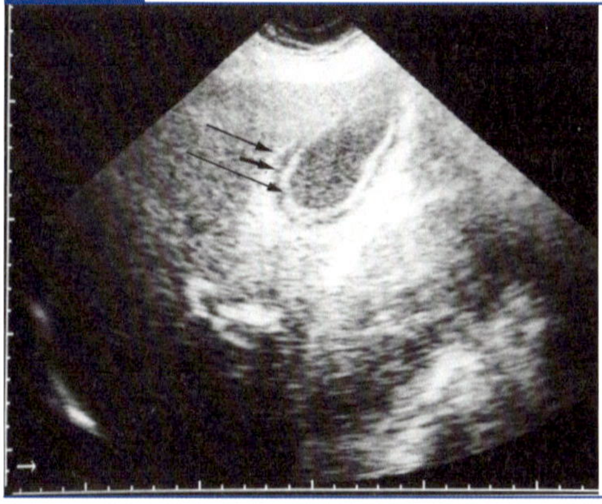

Dreischichtung der auf über 4 mm verdickten Gallenblasenwand mit zentral echoarmer Schicht (subseröses Ödem; kurzer Pfeil), welche innen und außen von einer echoreichen Schicht (lange Pfeile) umgeben ist.

Bei der **akuten Cholezystitis** sind sonografisch häufig Gallenblasenkonkremente nachweisbar. Eine pathologische **Verdickung der Gallenblasenwand** liegt vor, wenn bei einem nüchternen Patienten die Wand der Gallenblase eine Dicke von mehr als 4 mm erreicht. Bei der akuten Cholezystitis ist charakteristischerweise eine 3-Schichtung nachweisbar, wobei die verdickte mittlere Schicht echoarm ist (bedingt durch das subseröse Ödem) und nach innen und außen von einer echoreichen Schicht umgeben ist. Diese Zeichen sind bei einer postprandial kontrahierten Gallenblase nicht erkennbar. Bei der akuten Cholezystitis ist zudem häufig eine Flüssigkeitsansammlung im Gallenblasenbett vorhanden.

Bei nüchternen Patienten zeigt sich bei der **akuten Cholezystitis** eine **Verdickung der Gallenblasenwand** über 4 mm mit einer charakteristischen 3-Schichtung. Flüssigkeitsansammlungen im Gallenblasenbett sowie ein Gallenblasenhydrops weisen auf eine Cholezystitis hin.

Ein weiteres diagnostisches Kriterium ist die deutliche Vergrößerung der Gallenblase mit einem Querdurchmesser über 4 cm (Gallenblasenhydrops), ein Befund, der funktionsabhängig auch bei nüchternen Patienten nachweisbar sein kann. Eine vermehrte Echogenität des Gallenblaseninhalts spricht zusammen mit den oben genannten Kriterien für ein **Gallenblasenemphysem**. Andere Ursachen einer sog. „echogenen Gallenblase", wie Sludge, Kalkmilchgalle, Mukoviszidose bzw. Eindickung der Galle bei mechanischem Abflusshindernis, müssen ausgeschlossen sein.

Eine verstärkte Echogenität des Gallenblaseninhaltes kann für ein **Gallenblasenemphysem** sprechen und muss differenzialdiagnostisch von anderen Ursachen (z. B. Sludge) abgegrenzt werden.

Liegen klinische Zeichen einer akuten Cholezystitis vor und ist sonografisch gleichzeitig eine Unterbrechung der Wandkontur der Gallenblase erkennbar, so spricht dies für eine **Perforation der Gallenblase**.

Für eine **Gallenblasenperforation** sprechen klinische Zeichen und eine Unterbrechung der Gallenblasenwandkontur (Sono).

Im Verlauf einer **chronischen Cholezystitis** kann sich eine **Verkalkung der Gallenblasenwand (Porzellangallenblase**) entwickeln, die sich sonomorphologisch echoreich mit deutlichem dorsalen Schallschatten darstellt. Differenzialdiagnostisch ist die Steingallenblase abzugrenzen. Gelegentlich kommt es zu einer Schrumpfung der Gallenblase.

Im Verlauf einer **chronischen Cholezystitis** kann eine **Verkalkung der Gallenblasenwand** auftreten (Porzellangallenblase).

**CT:** Es gelten die gleichen Kriterien wie bei Sonografie, jedoch bei besserer Übersicht mit Erfassung von möglichen Differenzialdiagnosen oder gleichzeitig vorliegenden Befunden, wie z. B. Gallengangssteinen, Abzessen oder peritonitischen Begleitbefunden.

Bei der akuten Cholezystitis sind im CT eine Verdickung und ein kräftiges **Enhancement der Gallenblasenwand** feststellbar. Flüssigkeitsansammlungen um die Gallenblasenwand stellen sich hypodens dar.

Bei einer Infektion mit Anaerobiern kann es zu Gasansammlungen im Gallenblasenlumen, gelegentlich auch in der Gallenblasenwand kommen (emphysematöse Cholezystitis).

Die **Porzellangallenblase** ist durch eine kalkdichte **Ringstruktur** in der Gallenblasenwand gekennzeichnet.

Mit der CT können auch die angrenzenden Organe genau erfasst werden. So können nach einer Gallenblasenperforation Abszesse in der Leber oder in der Peritonealhöhle auftreten (Abb. **B-7.30**).

**CT:** Neben einer Verdickung, zeigt die i. v.-KM-Gabe ein kräftiges **Enhancement der Gallenblasenwand**. Flüssigkeitsansammlungen im Gallenblasenbett stellen sich hypodens dar.
Die **Porzellangallenblase** wird als kalkdichte **Ringstruktur** dargestellt (Abb. **B-7.30**).

**MRT:** Die MRT hat prinzipiell die gleiche Aussagekraft wie die Sonografie oder CT. Da diese Verfahren im Zusammenhang mit der klinischen Symptomatik eine eindeutige Diagnose erlauben, kommt die MRT bei der akuten und chronischen Cholezystitis üblicherweise nicht zum Einsatz.

**MRT:** Die MRT hat prinzipiell die gleiche Aussagekraft wie die Sonografie oder CT.

B-7.30

**B-7.30 CT bei Cholezystitis.**

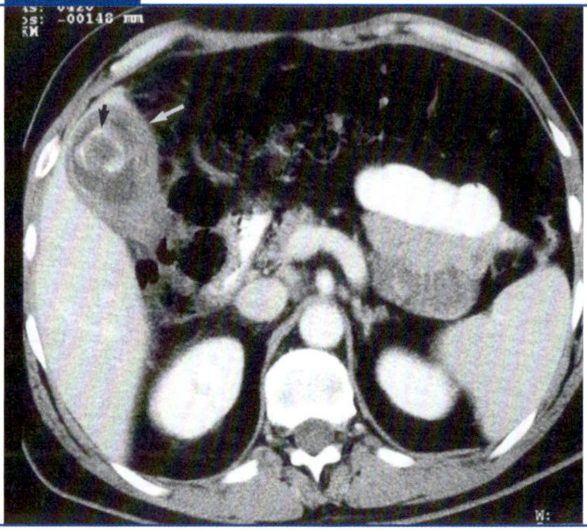

CT-Befund eines klinisch akuten Schubes einer chronisch rezidivierenden Cholezystitis. Dabei verdickte, KM-aufnehmende Gallenblasenwand (weißer Pfeil). Intraluminal Nachweis eines randständig verkalkten Gallenblasenkonkrementes (schwarzer Pfeil).

**ERCP/PTC:** ERCP und PTC sind bei der akuten und chronischen Cholezystitis nicht indiziert. Bei Risikopatienten (z. B. Intensivtherapie) mit Cholezystitis ohne Konkremente kann jedoch eine perkutane Drainage mit einem Drainagenkatheter gelegt werden.

**ERCP/PTC:** ERCP und PTC sind bei der akuten und chronischen Cholezystitis nicht indiziert. Bei Risikopatienten (z. B. Intensivtherapie) mit Cholezystitis ohne Konkremente ist eine perkutane Drainage mit Einbringen eines Drainagenkatheters jedoch möglich. Dabei wird die Gallenblase unter Sonografiekontrolle punktiert. Die primär gewonnene Galle sollte mikrobiologisch untersucht werden. Intrahepatische Abszesse sind meist ebenfalls einer perkutanen Drainage zugänglich.

## Cholangitis

Primäre und sekundäre Cholangitiden können durch **Steinleiden** (bis zu 95 %), nach Operationen, Verletzungen, Tumoren oder Parasitenbefall auftreten.
Folge kann eine Fibrosierung und Obliteration der abführenden Gallenwege sein. Das **Mirizzi-Syndrom** bezeichnet die durch einen Zystikusstein verursachte Obstruktion des Ductus hepatocholedochus und kann zu rezidivierenden Cholangitiden führen.
Das **Caroli-Syndrom** ist eine seltene, kongenital bedingte segmentale Erweiterung der intrahepatischen Gallengänge und geht häufig mit rezidivierenden Cholangitiden, periportaler Leberfibrose und portaler Hypertension einher.

Primäre und sekundäre Cholangitiden können als Folge eines **Steinleidens** (bis zu 95 %), von Operationen, Verletzungen, Tumoren oder Parasitenbefall auftreten. Sie können zu einer (partiellen) Fibrosierung und Obliteration der Gallenwege und zu einem zirrhotischen Umbau des Leberparenchyms führen (PBC, primäre biliäre Zirrhose).
Im Krankheitsverlauf der Cholezystitis kann es zu einem Übergreifen der Infektionen auf die Gallenwege oder zur Perforation der Gallenblasenwand mit Peritonitis und Abszessen kommen.
Das **Mirizzi-Syndrom** bezeichnet die durch einen Zystikusstein verursachte Obstruktion des Ductus hepatocholedochus und kann rezidivierende Cholangitiden zur Folge haben. Diese führen zu Vernarbungen mit Abflussbehinderung bis zur sklerosierenden Cholangitis, welche durch segmentale Gallengangserweiterungen gekennzeichnet ist.
Das **Caroli-Syndrom** ist eine seltene, kongenital bedingte segmentale Erweiterung der intrahepatischen Gallengänge, die häufig mit rezidivierenden Cholangitiden, periportaler Leberfibrose und portaler Hypertension einhergeht und mit polyzystischer Nierendegeneration und der kongenitalen hepatischen Fibrose assoziiert ist.

**Radiologische Diagnostik:**
**Sonografie:** Intra- und extrahepatische Cholangitiden sind sonografisch nur schwer zu erkennen.

Die Infektion mit Anaerobiern führt zur Gasbildung in der Gallenblase bzw. in den Gallenwegen, die sich sonografisch in Form multipler lageabhängiger, echoreicher bzw. streifenförmiger Reflexschatten manifestiert.

**Radiologische Diagnostik:**
**Sonografie:** Intra- und extrahepatische Cholangitiden sind sonografisch nur schwer zu erkennen. Gelegentlich ist eine Hyperreflexion im Bereich der Wandstrukturen nachweisbar.
Die Infektion mit Anaerobiern führt zur Gasbildung in der Gallenblase bzw. in den Gallenwegen, die sich sonografisch in Form von multiplen echoreichen bzw. streifenförmigen Reflexschatten manifestiert. Durch Umlagerung des Patienten lassen sich die lageabhängigen Reflexschatten der Luft von lageunabhängigen intrahepatischen Verkalkungen abgrenzen. Bei biliodigestiver Anastomose und Z. n. Papillotomie bzw. unmittelbar nach ERCP findet sich häufig Luft im Gallengangsystem.

**Differenzialdiagnostisch** muss Luft im Pfortadersystem (z. B. bei Mesenterialinfarkt oder toxischem Megakolon) abgegrenzt werden. Nach biliodigestiver Anastomose und Papillotomie findet sich häufig Luft im Gallengangsystem.
**CT:** Pericholangitische Abszesse in der Leber, als Komplikation der eitrigen Cholangitis, sind im CT als hypodense Formation, ggf. mit randständiger KM-Aufnahme nachweisbar.

**Differenzialdiagnostisch** muss die Aerobilie von Luft im Pfortadersystem abgegrenzt werden, die aus intramuralen Gasansammlungen in der Darmwand, z. B. bei Mesenterialinfarkt oder toxischem Megakolon, stammt. Bei biliodigestiver Anastomose und Z. n. Papillotomie bzw. unmittelbar nach ERCP findet sich häufig Luft im Gallengangsystem, welche dann nicht als pathologisch zu werten ist.

**CT:** Pericholangitische Abszesse in der Leber als Komplikation der eitrigen Cholangitis sind als hypodense Formationen, ggf. mit randständiger KM-Aufnahme zu identifizieren.

Rezidivierende Cholangitiden führen zu narbigen Strikturen mit Abflussbehinderung bis hin zur sklerosierenden Cholangitis, die durch eine segmentale Erweiterung der Gallenwege gekennzeichnet ist und die sich im CT in Form von gewundenen bzw. spindelförmigen Hypodensitäten manifestiert.

**MRT:** Mit MRT und MRCP sind Obstruktionen der Gallenwege und pericholangitische Abszesse gleichfalls nachzuweisen. Die primär biliäre Zirrhose (PBC) ist durch eine typische Rarefizierung der Gallenwege in der Peripherie (tree in winter), multiple Kaliberschwankungen und Zeichen des zirrhotischen Umbaus der Leber gekennzeichnet.

**MRT:** Mit MRT und MRCP sind Obstruktionen der Gallenwege und pericholangitische Abszesse gleichfalls nachzuweisen.

**ERCP/PTCD:** Durch die ERCP können für eine akute Cholangitis ursächliche Gallenwegskonkremente erkannt und endoskopisch entfernt werden. Die häufig bei chronischen Cholangitiden auftretenden Strikturen können nachgewiesen und durch interventionelle Maßnahmen (z. B. Dilatation/Stent/Drainage) behandelt werden.

**ERCP/PTCD:** Einer akuten Cholangitis zugrunde liegende Gallenwegskonkremente können verifiziert und endoskopisch entfernt werden. Entzündliche Strikturen können durch interventionelle Maßnahmen behoben werden.

## Primär sklerosierende Cholangitis (PSC)

Primär sklerosierende Cholangitis (PSC)

**▶ Definition.** Die PSC ist eine chronisch destruierende Entzündung mit primärem Befall des Gallengangssystems. Dabei zeigen sich perlschnurartige Kaliberunregelmäßigkeiten der intra- und extrahepatischen Gallenwege mit Ulzerationen, Dilatationen und Stenosen als buntes Bild. 70 % der betroffenen Patienten sind unter 45 Jahre, Männer sind häufiger betroffen. Häufig ist eine Assoziation mit Colitis ulcerosa und seltener mit dem Morbus Crohn.

**▶ Definition.**

**Ätiologie:** Es handelt sich um eine ätiologisch unklare chronisch-entzündliche Erkrankung der Gallenwege, die schubförmig verläuft.

**Ätiologie:** Unklar; gehäuft mit Colitis ulcerosa assoziiert.

**Klinik:** Im Frühstadium asymptomatisch. Bei Patienten mit PSC ist häufig anamnestisch eine entzündliche Darmerkrankung bekannt. Die Cholestaseparameter im Blut sind erhöht. Nicht selten manifestiert sich die PSC primär mit Ikterus, Cholangitis oder sogar einem cholangiozellulären Karzinom.

**Klinik:** Im Frühstadium asymptomatisch (zufälliger Laborbefund), später Ikterus. Ggf. Erstmanifestation durch Cholangitis oder cholangiozelluläres Karzinom.

**Verlauf:** Entzündliche Komplikationen, intra- und extrahepatische Konkremente und eine maligne Entartung in bis zu 30 % sind im Verlauf möglich, ebenso die Entwicklung einer biliären Zirrhose. In ca. 15 % ist die Gallenblase, in ca. 8 % der D. pancreaticus mitbefallen. Wegen der sich laufend verschlechternden Leberfunktion und der Gefahr einer malignen Entartung ist eine Lebertransplantation zu erwägen. Interventionelle Eingriffe zur Entfernung von Konkrementen und Dilatation von Stenosen sollten zurückhaltend eingesetzt werden.

**Verlauf:** Gefahr der malignen Entartung (in bis zu 30 %) und der Entwicklung einer biliären Zirrhose. Im Terminalstadium ist eine Lebertransplantation erforderlich.

**Diagnostisches Vorgehen:** Bei Verdacht auf eine PSC sind MRT mit MRCP sowie die ERCP die Methoden der Wahl, da die Sonografie und CT eher indirekte bzw. unspezifische Bilder zeigen.

**Diagnostisches Vorgehen:** MRT mit MRCP und/oder ERCP sind Methoden der Wahl.

**Radiologische Diagnostik:**
**Sonografie:** Veränderungen im Rahmen der PSC sind sonografisch schwierig darzustellen. Bisweilen zeigt die Sonografie ein buntes Bild mit engen und dilatierten Gallenwegssegmenten.

**Radiologische Diagnostik:**
**Sonografie:** Buntes Bild enger und dilatierter Gallenwegssegmente.

**CT:** Auch mit der CT ist die PSC relativ schwierig zu sichern. Es zeigen sich segmentale Erweiterungen und Einengungen des intra- und extrahepatischen Gallengangssystems, wobei sich zylinder- oder spindelförmige Hypodensitäten diffus oder segmental nachweisen lassen. Eine Umgebungsreaktion ist häufig nicht darstellbar. Nur wenn ein akut entzündlicher Schub vorliegt ist ein Kontrastmittelenhancement nachweisbar.

**CT:** Mit der CT ist die PSC schwierig zu sichern. Es zeigen sich segmentale Erweiterungen und Einengungen des Gallengangssystems. Eine Umgebungsreaktion ist häufig nicht darstellbar.

**MRT:** MRT und MRCP sind für die Diagnostik der PSC den anderen bildgebenden Verfahren überlegen. In den früheren Stadien der Erkrankung sind mit der MRCP einzelne kurzstreckige Stenosen in den intrahepatischen Gallenwegen nachweisbar. Im weiteren Verlauf entwickeln sich segmentale Gangdilatationen, z. T. mit divertikelartigen Aussackungen, die mit einer Verengung der peripheren Abschnitte der intrahepatischen Gallenwege einhergehen.

**MRT:** MRT und MRCP sind für die Diagnostik der PSC überlegene Verfahren. Typisch sind in früheren Stadien einzelne kurzstreckige Stenosen, im weiteren Verlauf segmentale Gangdilatationen.

B-7.31

B-7.31 ERCP bei PSC.

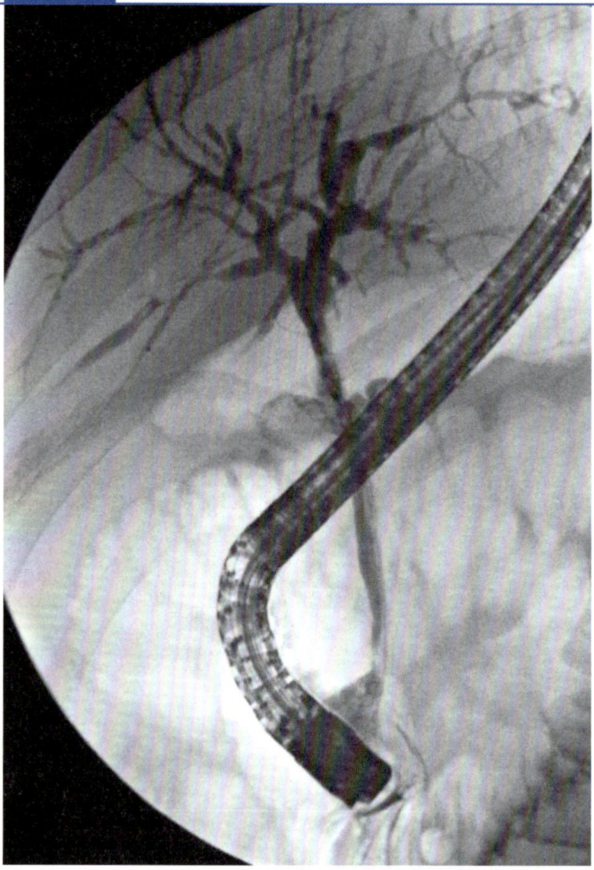

Patient mit PSC und irregulären Kaliberschwankungen der intrahepatischen Gallengänge in der ERCP.

(Mit freundlicher Genehmigung von Prof. Dr. med. Schirra, Med. Klinik II, Großklinikum Grosshadern)

**ERCP/PTC:** Im Frühstadium der PSC sind nur diskrete Gangveränderungen nachweisbar, hier besser als MRCP!

**ERCP/PTC:** Im Frühstadium der PSC sind nur diskrete Gangveränderungen nachweisbar. Da die räumliche Auflösung der ERCP (Abb. **B-7.31**) der der MRCP überlegen ist, kann in dieser Situation erst mit der ERCP die Diagnose gesichert werden. Zudem können im Zuge der ERCP segmentale Stenosen dilatiert werden.

## Gallenwegstumoren

Bei den **benignen Tumoren** der Gallenwege handelt es sich meist um **Papillome**.
Der häufigste **maligne Tumor** ist das **Cholangiokarzinom. Als Klatskin-Tumor** bezeichnet man Cholangiokarzinome im Bereich der Hepatikusgabel.

**Benigne** Tumoren der Gallenwege sind sehr selten, meist handelt es sich um **Papillome**. Diese können mit bildgebenden Methoden allein nicht sicher von malignen Tumoren unterschieden werden.
Der häufigste **maligne** Tumor der Gallenwege ist das **cholangiozelluläre Karzinom**. Die ersten klinischen Symptome sind unspezifisch, während im fortgeschrittenen Stadium meist ein Verschlussikterus auftritt. Oft sind diese Tumoren bereits bei Diagnosestellung inoperabel. Cholangiokarzinome im Bereich der Hepatikusgabel, die häufig zu einer Cholestase in beiden Leberlappen führen, werden als sog. **Klatskin-Tumoren** bezeichnet.

**Klinik:** Zunächst unspezifische Symptome, später meist Verschlussikterus. Häufig sind die Tumoren bereits bei Diagnose inoperabel.

**Klinik:** Die ersten klinischen Symptome sind unspezifisch, während im fortgeschrittenen Stadium meist ein Verschlussikterus auftritt. Oft sind die Tumoren aufgrund einer diffusen Infiltration in die Leber bzw. Fernmetastasierung bereits bei Diagnosestellung.

**Radiologische Diagnostik:**
**Sonografie:** Raumforderungen im Bereich der Gallengänge sind sonografisch oft nur indirekt erkennbar: plötzliche Gangabbrüche, umschriebene Gallengangserweiterungen oder fehlende Darstellbarkeit zentraler Gallenwegsabschnitte.

**Radiologische Diagnostik:**
**Sonografie:** Tumoren der Gallengänge sind sonografisch meist nur indirekt nachweisbar. Periphere Gallengangserweiterungen, plötzliche Gangabbrüche oder fehlende Darstellbarkeit eines zentralen Gallenwegabschnittes (z. B. D. choledochus) sind verdächtige Befunde. Cholangiokarzinome haben eine ähnliche Echogenität wie das normale Leberparenchym. Große Tumoren sind sonografisch als echoreiche Infiltrationen in der Leber abgrenzbar.

B-7.32 Gallenwegstumor.

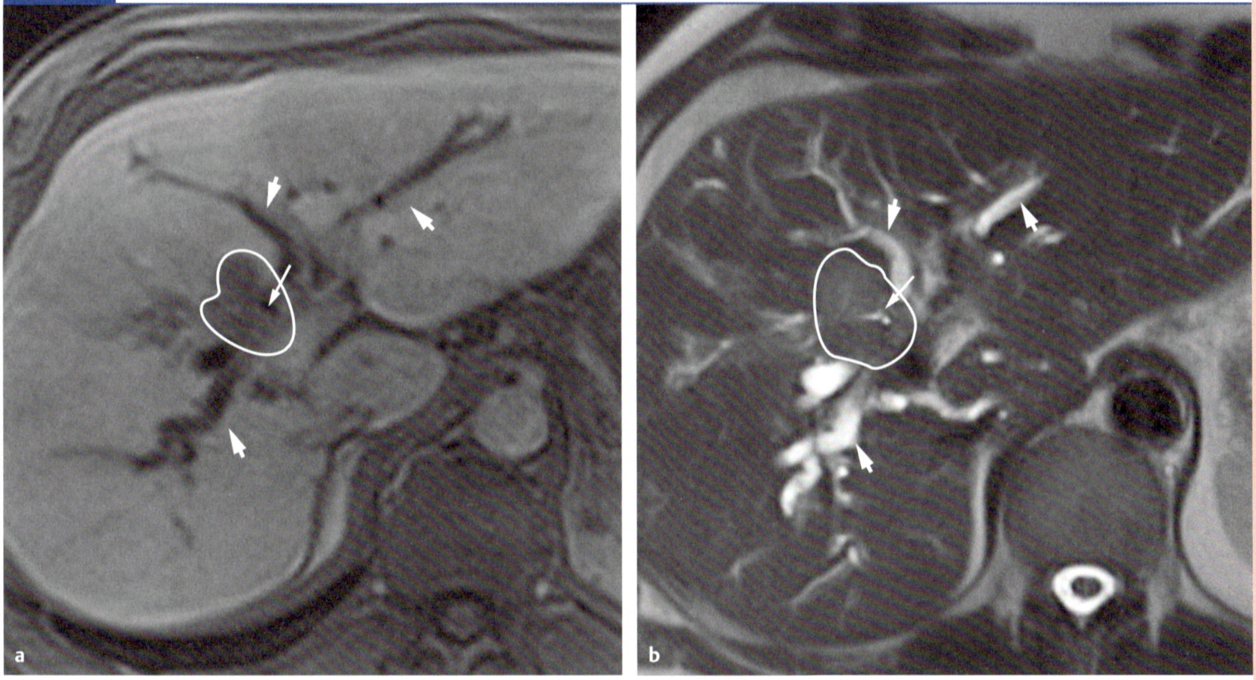


a MRT der Leber (T 1 mit Fettsättigung nach KM), zentral sitzender Klatskin-Tumor (weiße Linie) mit Kompression der Hepatikusgabel bzw. des DHC (schmaler weißer Pfeil) und konsekutiver Cholestase in beiden Leberlappen (weiße Pfeile).
b Selbe Schicht in T 2, der Klatskin-Tumor kommt flau hyperintens zur Darstellung (weiße Linie), der komprimierte DHC ist deutlich hyperintens (schmaler weißer Pfeil), die erweiterten Gallengänge kommen ebenfalls deutlich hyperintens zur Darstellung (weiße Pfeile).

**CT:** Bei Gallengangstumoren steht die Erweiterung des vorgeschalteten Gallengangsystems im Vordergrund. Die Tumoren selbst sind nur erkennbar, wenn sie größer als 1,5 cm sind. Der Beitrag der CT ist vor allem in der Beurteilung der lokalen Tumorinfiltration, der regionären Lymphstationen und der Fernmetastasierung zu sehen.

**CT:** Bei Gallengangstumoren steht die Erweiterung des Gallengangsystems im Vordergrund. Der Beitrag der CT ist vor allem im Staging zu sehen.

**MRT:** Die MRT bzw. MRCP bieten für die Diagnostik von Tumoren der Gallenwege entscheidende Vorteile. Mithilfe der MRCP können Stenosen und Obstruktionen mit Dilatation der vorgeschalteten Gallenwege zuverlässig erfasst werden. Konventionelle MRT-Protokolle bieten die Möglichkeit der multiplanaren Darstellung und können das Tumorgewebe mit hoher Sensitivität direkt darstellen. Zur Beurteilung des genauen Ausmaßes der Leberinfiltration kann die Anwendung leberspezifischer Kontrastmittel hilfreich sein.

**MRT:** Die MRT und MRCP bieten für die Diagnostik von Tumoren der Gallenwege entscheidende Vorteile. Mit der MRCP können Stenosen und Obstruktionen der Gallenwege gut dargestellt werden, bei der MRT ist in der Regel das Tumorgewebe direkt abgrenzbar.

**ERCP/PTC:** Tumoren der Gallenwege imponieren als Füllungsdefekte in der KM-gefüllten Gallenblase bzw. dem Gallengangssystem. Der Tumor selbst kommt somit nur indirekt zur Darstellung. Wichtige Aufgabe der ERCP ist neben der Gradeinteilung nach Bismuth zur Klärung der Operabilität die Möglichkeit einer Intervention mit Stenteinlage zur Therapie von tumorbedingten Gallengangsstenosen. Kann die Stenose im Rahmen der ERCP nicht überwunden werden, verbleibt die Möglichkeit einer PTCD mit externer oder interner Drainage der gestauten Gangabschnitte.

**ERCP/PTC:** Tumoren der Gallenwege imponieren als Füllungsdefekte. Wichtige Aufgabe der ERCP ist die Abklärung hinsichtlich der Operabilität sowie die therapeutische Intervention in Form einer Stenteinlage. Kann die Stenose bei der ERCP nicht überwunden werden, ist in der Regel noch eine Drainage mittels PTCD möglich.

## Gallenblasentumoren

Zu den **benignen** Tumoren der Gallenblase zählen neben den häufigen, meist unter 1 cm messenden **Cholesterinpapillomen** und hyperplastischen Gallenblasenwandveränderungen (Adenomyomatose) die echten **Adenome** und die **Papillo**me.
Bei den **malignen** Tumoren der Gallenblase steht das **Adenokarzinom** an erster Stelle, das häufig mit einer Cholelithiasis vergesellschaftet ist. Ein kausaler Zusammenhang zwischen Steinleiden und Karzinom konnte bisher jedoch noch nicht endgültig bewiesen werden. Gallenblasenkarzinome infiltrieren frühzeitig, meist schon vor Auftreten klinischer Symptome per continuitatem oder lymphogen die Umgebung (Leber, Lig. hepatoduodenale).

### Gallenblasentumoren

Zu den **benignen Tumoren** zählen das **Cholesterinpapillom**, **echte Adenome** und **Papillome**.

Häufigster **maligner Tumor** ist das **Adenokarzinom**, das nicht selten mit einer Cholelithiasis vergesellschaftet ist.

**Klinik:** Zunächst unspezifisch, später Verschlussikterus (S. 540).

**Klinik:** Zunächst unspezifisch, später Verschlussikterus, s. Gallenwegstumoren (S. 540).

**Radiologische Diagnostik:**
**Sonografie:** Malignome der Gallenblase sind isoechogen zur Gallenblasenwand, verursachen keine dorsale Schallauslöschung und sind ortständig.

Exophytische polypös wachsende Malignome der Gallenblase lassen sich nicht von benignen polypösen Tumoren unterscheiden.

**Radiologische Diagnostik:**
**Sonografie:** Malignome im Bereich der Gallenblase entsprechen in ihrer Echogenität der Gallenblasenwand, können aber in das Gallenblasenlumen hineinragen und sind dort als echoreiche Strukturen abgrenzbar. Im Gegensatz zu intraluminalen Konkrementen verursachen Malignome keine dorsale Schallauslöschung und bleiben bei Umlagerungen ortsständig.
Sonografisch lassen sich exophytische, polypös wachsende Malignome der Gallenblase nicht von benignen polypösen Tumoren unterscheiden. Bei diffus infiltrativ wachsenden Tumoren ist die Wand der Gallenblase nicht mehr abgrenzbar. Durch Ablagerung von Cholesterinkristallen in der Gallenblasenwand kann es gelegentlich zu multiplen kleinen polypösen Vorwölbungen (Cholesterinpolypen) kommen, die sonografisch als wandständige echoreiche Herde imponieren (sog. Stippchen-Gallenblase).

**CT:** Gallenblasenkarzinome sind als isodense oder inhomogene Wandverdickungen sichtbar. Nach KM-Applikation kommt es meist zu einer inhomogenen verzögerten KM-Aufnahme, wodurch sich Infiltrationen in das Lebergewebe abgrenzen lassen (Abb. **B-7.33**).

**CT:** Gallenblasenkarzinome stellen sich im CT als isodense oder inhomogene Wandverdickungen dar, die im fortgeschrittenen Stadium das gesamte Gallenblasenlumen einnehmen können. Sie zeigen eine inhomogene KM-Aufnahme, wodurch sie sich von dem umgebenden Lebergewebe abgrenzen lassen (Abb. **B-7.33**).
Kleinere Gallenblasenadenome und -papillome sind computertomografisch häufig schwer nachzuweisen.
Ist die Begrenzung der Gallenblasenwand zur Leber unscharf, so spricht dies für einen malignen Tumor.

**MRT:** Mit der MRT gelingt häufig die direkte Darstellung des Tumorgewebes.

**MRT:** Bei der MRT ist durch die Kontrastmittel-Sensitivität das Tumorgewebe oft direkt darstellbar. Die MRCP bietet die Möglichkeiten einer genauen Lokalisation sowie der zusätzlichen Darstellung von Stenosen und Obstruktionen der Gallenwege.

**ERCP/PTC:** Gallenblasentumoren imponieren als Füllungsdefekte (indirekte Darstellung des Tumors). Mit der ERCP sind Biopsie und Intervention möglich, mit der PTCD externe oder interne Drainagen.

**ERCP/PTC:** Tumoren der Gallenblase imponieren als Füllungsdefekte in der KM-gefüllten Gallenblase. Der Tumor selbst kommt somit nur indirekt zur Darstellung. Wichtige Aufgabe der ERCP ist neben der Biopsie die Intervention. Die PTC bietet die Möglichkeit einer externen oder internen Drainage.

B-7.33

**B-7.33 CT eines Gallenblasenkarzinoms.**

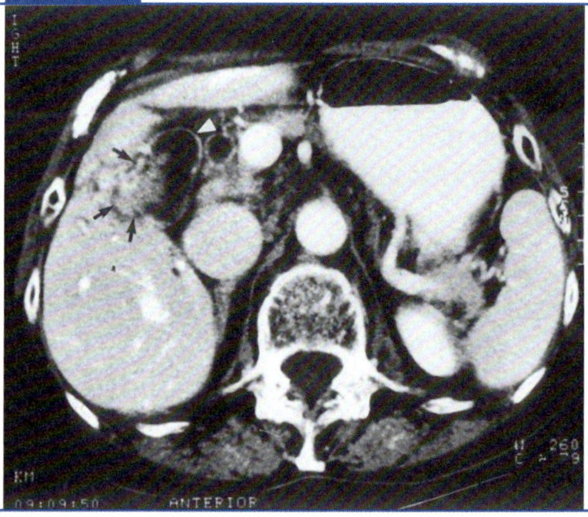


CT eines histologisch gesicherten Gallenblasenkarzinoms. Darstellung eines KM-aufnehmenden weichteildichten Tumors, der die Gallenblasenwand zur Leber hin überschreitet (Pfeile). Die tumorfreien Bereiche der Gallenblasenwand zeigen eine regelrechte Wanddicke (Pfeilspitze).

7.3 Pankreas

## 7.3 Pankreas

*C. Schmid-Tannwald; U. Müller-Lisse**

Bei der **bildgebenden Diagnostik** von Pankreaserkrankungen stehen gegenwärtig Schnittbildverfahren wie die Sonografie, die Computertomografie (CT) und die Magnetresonanztomografie (MRT) im Vordergrund (s. auch Tab. **B-7.6**).

Für die **bildgebende Diagnostik** von Pankreaserkrankungen stehen verschiedene nicht invasive und invasive Untersuchungsverfahren zur Verfügung. Im Vordergrund stehen gegenwärtig Schnittbildverfahren wie die Sonografie/Endosonografie, die Computertomografie (CT) und die Magnetresonanztomografie (MRT), die auch zur Steuerung von Biopsie-Entnahmen eingesetzt werden können. Oft ergänzen sich die Befunde der Schnittbildverfahren gegenseitig; manchmal ist zusätzlich der Einsatz der Angiografie, der Nuklearmedizin (SPECT und PET/CT) oder der ERCP notwendig. Die konventionelle Röntgendiagnostik spielt in der Pankreasdiagnostik heute keine wesentliche Rolle mehr (s. auch Tab. **B-7.6**).

**B-7.6 Diagnostischer Wert bildgebender Verfahren bei Pankreaserkrankungen**

| | konventionelles Röntgen | Sonografie | CT | MRT/MRCP | Angiografie | Nuklearmedizin | ERCP |
|---|---|---|---|---|---|---|---|
| **allgemeine Wertigkeit** | heute geringe Bedeutung | häufig erstes diagnostisches Verfahren; oft gefolgt von CT oder MRT/MRCP | als erstes diagnostisches Verfahren oder nach Sonografie | v. a. bei Tumorerkrankungen und speziellen Fragen (endokrin aktive Tumoren; Pankreasgangsystem) | abnehmende Bedeutung | insbesondere in der Tumordiagnostik und beim Tumorstaging | hoher Wert durch Therapieoptionen |
| **akute Pankreatitis** | + | ++ | +++ | +(+) | - | - | +++ |
| **chronische Pankreatitis** | + | ++ | +++ | +++ | - | - | +++ |
| **Tumoren** | + | ++ | +++ | +++ | +(+) | +(+) | +++ |
| **Trauma** | + | ++ | +++ | +(+) | +(+) | - | +(+) |

## 7.3.1 Radiologische Methoden

### Konventionelle Röntgendiagnostik

**Methode:** Abdomenübersichtsaufnahme im Liegen.

**Indikationen und Beurteilung:** Seit Einführung der Schnittbildverfahren spielt die konventionelle Röntgendiagnostik bei der Pankreas-Diagnostik keine wesentliche Rolle mehr, sie kann aber auf eine Pankreaserkrankung hinweisen. So können sich z. B. Verkalkungen des Pankreas bei chronischer Pankreatitis und Lufteinschlüsse im Weichteilgewebe des Pankreas bei Abszessen zeigen. Peripankreatische Dünndarmschlingen können durch große Pseudozysten oder Pankreastumoren verdrängt werden.

7.3.1 Radiologische Methoden

Konventionelle Röntgendiagnostik

**Methode:** Abdomenübersicht im Liegen.

**Indikation:** Sie spielt seit Einführung der Schnittbildverfahren keine wesentliche Rolle mehr.

### Sonografie

**Methoden:** Es kommt vor allem die zweidimensionale Echtzeitsonografie (B-Mode) zum Einsatz, die eine flächenhafte Grauwertdarstellung des Pankreas in jeder beliebigen Bildebene ermöglicht (Abb. **B-7.34**). Aufgrund der sekundär retroperitonealen und tiefen Lage des Pankreas erfolgt die Sonografie im B-Mode vorwiegend bei einer Schallfrequenz von 3,5 MHz. Dabei werden meistens transversale und sagittale Aufnahmen dokumentiert. Eindringtiefe und Bildfeld sind bei der Sonografie allerdings auf ca. 15–20 cm begrenzt und Bildrauschen und Anfälligkeit für Artefakte sind hoch. Manchmal ist die ergänzende Farbduplexuntersuchung mit gleichzeitiger Darstellung des zweidimensionalen B-Mode-Bildes und des farbkodierten Dopplersignals (Kodierung von Flussrichtung und Flussgeschwindigkeit) sinnvoll. Mithilfe der Farbdoppleruntersuchung können die großen Blutgefäße um das Pankreas dar-

Sonografie

**Methode:** Standardverfahren ist die Sonografie im B-Mode mit einer Schallfrequenz von 3,5 MHz (Abb. **B-7.34**). Ggf. ist die ergänzende Farbduplexuntersuchung zur Darstellung von Blutgefäßen (grauwertkodierter B-Mode und farbkodierte Doppler-Untersuchung) sinnvoll.

**B-7.34 Normales Pankreas in der Sonografie.**

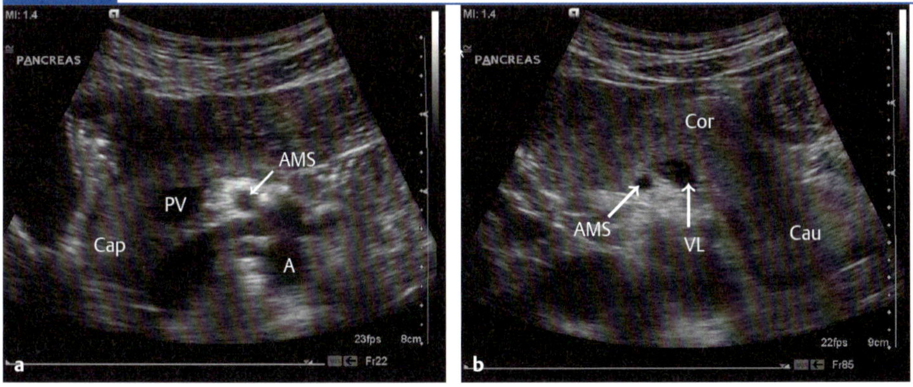


Die Kontur des **Pankreaskopfes** (Cap) ist im linken Bild, die Kontur des **Pankreaskorpus** (Cor) und **Pankreasschwanzes** (Cau) im rechten Bild erkennbar. Das normale Pankreasgewebe ist echoreich und homogen feinkörnig dargestellt. Leitstrukturen zum Auffinden des Pankreas in der Sonografie sind vor allem die Milzvene (VL) und die Vena mesenterica superior an ihrer Einmündung in die Pfortader (PV), die dem Pankreas von dorsal anliegen, sowie die Arteria mesenterica superior (AMS). Der normal weite Pankreasgang lässt sich oft nicht abgrenzen. Aorta (A).

gestellt (v. a. Truncus coeliacus, A. und V. lienalis, A. und V. mesenterica sup. und V. portae) und von den Gallen- und Pankreasgängen sowie ggf. vorhandenen flüssigkeitsgefüllten Läsionen unterschieden werden.

Der **endoskopische Ultraschall (EUS)** erfolgt mit einer Ultraschallsonde, die an der Spitze des Endoskopes angebracht ist. Die **intraoperative Sonografie** erfolgt am offenen Situs.

Beim **endoskopischen Ultraschall (EUS)** des Pankreas werden hochauflösende Aufnahmen mit einer Ultraschallsonde angefertigt, die auf die Spitze eines Endoskops montiert ist. Bei der **intraoperativen Sonografie** wird die Ultraschallsonde dem Pankreas am offenen Situs unmittelbar aufgesetzt.

**Indikationen:** Beurteilung von Größe, Lage, Kontur und Echotextur. Nachweis oder Ausschluss von Flüssigkeitssammlungen und zystischen Läsionen. Der endoskopische Ultraschall stellt ein sensitives Verfahren dar, Pankreaskarzinome nachzuweisen und deren Resektabilität zu beurteilen.

**Indikationen:** Beurteilung von Größe, Lage, Kontur und Echotextur des Pankreas. Nachweis oder Ausschluss von peripankreatischen Flüssigkeitssammlungen und zystischen Raumforderungen. Die Sonografie zählt zu den Standardverfahren bei der Untersuchung des Pankreas. Sie stellt im Ablauf der Diagnostik oft das erste bildgebende Verfahren dar, da sie meistens vom Hausarzt, Internisten oder Chirurgen selbst durchgeführt wird. Oft werden Patienten mit Pankreaserkrankungen im Anschluss zur CT oder MRT an den Radiologen überwiesen. Der endoskopische Ultraschall (EUS) stellt ein sensitives Verfahren dar, um Pankreaskarzinome sowie neuroendokrine Tumoren nachzuweisen und deren Resektabilität zu beurteilen. Der EUS ist zudem eine aussagekräftige Methode zur Detektion von zystischen Raumforderungen und eignet sich zur Drainage von infiltrierenden Zysten und Nekrosen.

**Beurteilung:** Das normale Pankreas stellt sich homogen feinkörnig und von gleicher oder gering höherer Echogenität als der ventral des Pankreas liegende linke Leberlappen dar.

**Beurteilung:** Das normale Pankreas stellt sich homogen feinkörnig und von gleicher oder gering höherer Echogenität als der ventral des Pankreas liegende linke Leberlappen dar. Darmgasüberlagerungen, vor allem im Colon transversum, können die sonografische Beurteilung beeinträchtigen. Bei adipösen Patienten kann die Untersuchung durch die maximale Eindringtiefe des Ultraschalls eingeschränkt sein.

### Computertomografie

**Methode:** In der Regel mit intravenös appliziertem **Röntgenkontrastmittel** (KM; Kontraindikationen beachten!). Die Zeitverzögerung zwischen Beginn der KM-Injektion und Beginn der CT-Aufnahme bestimmt den Bildkontrast:
5–15 s: arterielle Phase
25–35 s: spätarterielle Phase „Parenchymphase"
80–90 s: venöse Phase (zur begleitenden Darstellung der Leber).
Optional kann zusätzlich ein orales KM gegeben werden.

**Methode:** In der Regel wird ein jodhaltiges **Röntgenkontrastmittel** (KM) injiziert (i. v.; beachte Kontraindikationen!). Die Zeitverzögerung („delay") zwischen Beginn der KM-Injektion und Beginn der CT-Untersuchung richtet sich nach dem Untersuchungsziel. Stark vaskularisierte Tumoren (z. B. neuroendokrine Pankreastumoren) und aktive Blutungen werden oft in der arteriellen Phase (5–15 s nach i. v.-KM-Injektion) untersucht. In der Parenchymphase (ca. 25–35 s nach i. v.-KM-Injektion) zeigt das normale Pankreasparenchym die stärkste Anreicherung. Bei Mituntersuchung der Leber (optional, z. B. zum Ausschluss einer Metastasierung bei V. a. Adenokarzinom) wird meistens eine Zeitverzögerung von 80–90 s gewählt. Außer in Fällen von akuter Pankreatitis (Nahrungskarenz!) kann optional der Magen, das Duodenum und das Jejunum mit oralem KM gefüllt werden, damit sie sich besser gegen das Pankreas und seine unmittelbare Umgebung abgrenzen lassen.

**Patientenvorbereitung:** Nach Nahrungskarenz > 4 h erfolgt die Gabe eines oralen KM 15 min und unmittelbar vor der Untersuchung zur positiven oder negativen Darmkontrastierung. Bei Untersuchung des gesamten Abdomens empfiehlt sich eine längerfristige orale KM-Gabe.

**Patientenvorbereitung:** Der Patient sollte möglichst nüchtern (> 4 h Nahrungskarenz) sein. Das orale KM wird dann ca. 15 min und unmittelbar vor Untersuchungsbeginn verabreicht (je ca. 300 ml verdünntes KM; z. B. Gastrografin oder Micropaque-CT als „positives" KM; „negatives" KM wie z. B. Wasser, Methylzellulose-Lösung oder Mannitol-Lösung, bei der Suche nach stark vaskularisierten Tumoren). Soll das gesamte Abdomen untersucht werden, so empfiehlt sich eine längerfristige orale KM-Gabe, z. B. 2 l verdünntes KM über 2 h vor Untersuchungsbeginn.

Mit modernen CT-Geräten **(MDCT)** sind Mehrphasenuntersuchungen möglich.
Die Dual-Source-Dual-Energy-CT erscheint versprechend für die kontrastverstärkte abdominelle Bildgebung.

Bei Einsatz moderner **Multi-Detektor-(MD-)Spiral**-CT-Geräte können nach einmaliger i. v.-KM-Injektion auch Untersuchungen in mehreren Phasen nacheinander durchgeführt werden. Dabei ist jedoch im Einzelfall die zusätzliche Strahlenexposition des Patienten gegen die zusätzliche Aussagekraft der Untersuchung abzuwägen. Bei dem **Dual-Source-CT** (S. 87) handelt es sich um Computertomografen mit 2 Röntgenröhren, die mit unterschiedlicher Spannung betrieben werden können, so dass „dual energy scanning" möglich wird. Insbesondere folgende drei Vorteile werden hier genutzt: 1. ein gesteigerter Photonenfluss bei adipösen Patienten, 2. eine Steigerung der zeitlichen Auflösung und 3. eine Erhöhung des Weichteilkontrastes infolge der unterschiedlichen Spannungen. Dabei ist der letzte Punkt in der abdominellen Bildgebung am bedeutendsten.

Die ideale Dicke der axialen (transversalen) Bildschichten beträgt 3–5 mm (Abb. **B-7.35**). Bei Multidetektor-CT (MDCT) ist eine Befunddarstellung in zusätzlichen Ebenen möglich.

CT-Aufnahmen des Pankreas (Abb. **B-7.35**) werden normalerweise in transversaler (axialer) Schichtführung rekonstruiert, wobei die Schichtdicke meistens bei 3–5 mm liegt. Größere Schichtdicken führen zu einem Verlust von anatomischen Details. Geringere Schichtdicken können mit der MDCT erzielt werden, sind aber nur selten er-

**B-7.35 Normales Pankreas in der CT.**

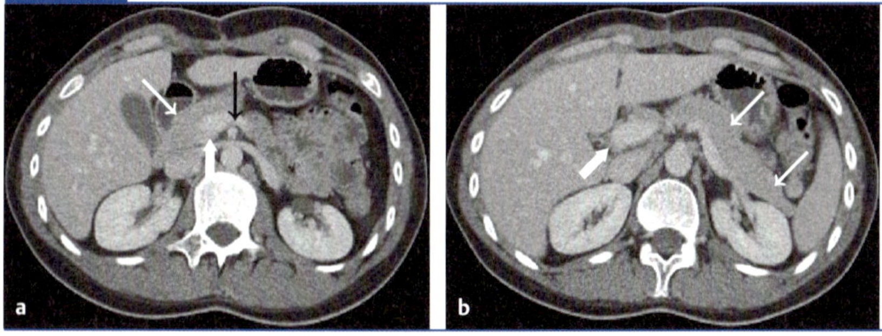


CT bei einem 11-jährigen Jungen. Die Kontur (weiße dünne Pfeile) ist an Pankreaskopf (**a**), Pankreaskorpus und Pankreasschwanz (**b**) glatt. Die Arteria mesenterica superior (schwarzer dünner Pfeil), die Vena lienalis (weißer dicker Pfeil in **a**) und die Vena portae (weißer dicker Pfeil in **b**) sind klar gegen das Pankreas abgrenzbar.

forderlich. Mit der MDCT ist eine Bilddatendarstellung in zusätzlichen Ebenen (z. B. koronar, sagittal oder entlang des Ductus pancreaticus) möglich.

**Indikationen:** Die CT zählt, wie die Sonografie, zu den Standardverfahren in der Pankreasdiagnostik. **Native CT-Aufnahmen** des Pankreas werden selten angefertigt, da sich das Pankreas hierbei nur schwer von anatomischen Begleitstrukturen (z. B. Darm) unterscheiden lässt. Sie können aber ggf. die Charakterisierung von kalk- oder fetthaltigen Läsionen oder von Blutungsresiduen erleichtern. Meistens wird eine **CT mit intravenöser KM-Gabe** durchgeführt, insbesondere zur Abklärung von Entzündungen, Tumorerkrankungen und abdominellen Verletzungen.

**Indikationen:** Die **CT mit KM-Gabe** ist Standardverfahren der Pankreas-Diagnostik, vor allem zur Abklärung von Entzündungen, Tumoren und Verletzungen. **Native CT-Aufnahmen** des Pankreas können ggf. zum Nachweis von Kalk, Fett oder Blut eingesetzt werden.

### CT-gesteuerte Punktionen und Drainagen

**Methode:** Aufgrund der retroperitonealen Lage des Pankreas ist es bei diagnostischen Punktionen unter Umständen unvermeidlich, den Zugangsweg durch ein anderes Organ zu wählen. Eine Punktion durch den Dickdarm (Infektionsgefahr) und die Milz (Blutungsgefahr) sollte vermieden werden.
Bei CT-gesteuerten Interventionen (s. Abb. **B-7.42b** und Abb. **B-7.45b**) im Pankreasbereich werden zunächst **CT-Aufnahmen** des Zielgebietes angefertigt, wobei der Patient meist in Rückenlage untersucht wird. In Abhängigkeit vom Umfang der Voraufnahmen und der Erkenn- und Abgrenzbarkeit der Zielstruktur sind native oder KM-verstärkte Aufnahmen erforderlich. Anhand dieser Aufnahmen wird der Zugangsweg am CT-Monitor geplant. Dann wird die Schichtposition mit dem günstigsten Zugangsweg am Untersuchungstisch eingestellt und die geplante Einstichstelle – meist mithilfe des Lichtvisiers am CT-Gerät – auf der Haut des Patienten markiert. Nach Hautdesinfektion, Lokalanästhesie (Kontraindikationen und ggf. vorangegangene allergische Reaktionen sollten im Rahmen des Aufklärungsgespräches ausgeschlossen worden sein; die eingriffspezifischen Risiken und Nebenwirkungen sollten mit dem Patienten besprochen und das Ergebnis einschließlich der Einwilligung oder Ablehnung sollte schriftlich festgehalten sein) und steriler Abdeckung erfolgt die Punktion entweder mit nachfolgender Lagekontrolle der Punktionsnadel oder unter CT-Durchleuchtung. Nach Abschluss der Biopsie oder Drainageanlage empfiehlt sich die Anfertigung von Kontrollaufnahmen, um frühe Komplikationen wie Pleuraverletzung (Pneumothorax), Darmverletzung (freie abdominelle Luft) oder Einblutungen (neue Raumforderung, ggf. Kontraständerung) ggf. sofort zu erkennen.

### CT-gesteuerte Punktionen und Drainagen

**Methode:** Zugangswege führen unter Umständen durch Nachbarorgane (Kontaminationsmöglichkeiten beachten!).

Vorgehensweise:
- Planungsaufnahmen (CT)
- Hautmarkierung
- Hautdesinfektion
- Lokalanästhesie
- sterile Abdeckung
- Punktion
- Lagekontrolle (CT)
- Biopsie oder Drainage
- Abschlusskontrolle (CT) (s. Abb. **B-7.42b** und Abb. **B-7.45b**).

**Indikationen: Punktionen** im Pankreasbereich werden vor allem zur Abklärung von Raumforderungen (Malignitätsausschluss) oder Flüssigkeitssammlungen (Infektionsausschluss) durchgeführt, um eine diagnostische Laparotomie zu vermeiden. **Drainagen** dienen vor allem der Ableitung von peripankreatischen Flüssigkeitssammlungen. Seltener werden Pankreaszysten oder Pseudozysten drainiert, da zum Infektionsausschluss die Punktion meist ausreicht.

**Kontraindikationen:** Blutgerinnungsstörungen, deutlich erhöhte Infektgefährdung (z. B. Herzklappenersatz mit erhöhter Endokarditisgefahr), sehr große Pankreaszysten oder Pseudozysten (werden bei Infektionsnachweis oft chirurgisch entlastet) und kleinere Pseudozysten ohne Anhalt für Infektion stellen relative Kontraindikationen dar.

**Indikationen: Punktionen** werden v. a. zur Gewinnung von Gewebeproben (Biopsien), Zellmaterial oder Flüssigkeitsproben durchgeführt (Kontraindikationen beachten!). **Drainagen** dienen v. a. der Ableitung peripankreatischer Flüssigkeitssammlungen und von Abszessen, seltener zur Entlastung von Pseudozysten.
**Kontraindikationen:** Blutgerinnungsstörungen, erhöhte Infektgefährdung, sehr große Pankreaszysten oder Pseudozysten und kleinere Pseudozysten ohne Anhalt für Infektion stellen relative Kontraindikationen dar.

## Magnetresonanztomografie

**Methode:** Meistens wird intravenöses KM verwendet, was eine deutliche Signalanhebung in T 1-gewichteten Aufnahmen bewirkt.

Bei der MRCP sollten entweder negative orale KM verabreicht oder auf orale Kontrastierung verzichtet werden.

Ggf. kann Wasser als Ersatz für orale KM eingesetzt werden (nicht bei MRCP!).

Dauern die Aufnahmen lange, ist der Einsatz von Spasmolytika sinnvoll.

Die **„dynamische" KM-MRT** verbessert den Nachweis von **Pankreastumoren**. Diese zeigen eine **verzögerte und geringere** KM-Aufnahme im Vergleich zu gesundem Pankreasgewebe, wohingegen **neuroendokrine Tumoren** oft eine **rasche, stärkere** KM-Aufnahme aufweisen.

**T 1-gewichtete MRT-Aufnahmen mit Fettsignalunterdrückung** werden zur **Tumorlokalisation** eingesetzt.

**Stark T 2-gewichtete MRT-Aufnahmen** heben das **Pankreassekret** sowie die Flüssigkeit in **Zysten und Abszessen** hervor.

Schnelle, stark T 2-gewichtete Aufnahmen bilden die Grundlage der **MR-Cholangio-Pankreatografie (MRCP)**, die keine KM-Gabe erfordert und nicht invasiv ist. Oft werden zusätzlich schräg-koronare Aufnahmen angefertigt.

**Indikationen:** Die MRT gilt in der Diagnostik von Pankreastumoren als gleichwertig zur CT.
Bei endokrin aktiven Pankreastumoren ist sie das überlegene Schnittbildverfahren.
Ihr Einsatz in der Notfalldiagnostik wird durch die erschwerte Patientenüberwachung während der Untersuchung und aufgrund der im Vergleich zur CT deutlich längeren Untersuchungszeit eingeschränkt. Verkalkungen sind in der CT, Fibrosierungen in der MRT besser nachweisbar.

## Magnetresonanztomografie

**Methode und Beurteilung:** Meistens wird, wie auch bei der CT, intravenöses KM eingesetzt. Die verschiedenen zugelassenen Gadolinium-(Gd-)Verbindungen bewirken über eine lokale Verkürzung der T 1-Relaxationszeit eine deutliche Signalanhebung in T 1-gewichteten Aufnahmen. Ähnlich wie bei der CT heben T 1-gewichtete Aufnahmen zu verschiedenen Zeitpunkten nach intravenösen KM-Injektion verschiedene anatomische Strukturen am und um das Pankreas hervor.
Bei der Suche nach stark vaskularisierten Tumoren (z. B. endokrine Pankreas- und Duodenal-Tumoren) oder bei der MRCP kann die Gabe eines negativen oralen KMs (z. B. Eisenoxidpartikel) sinnvoll sein.
Ersatzweise kann Wasser zur Füllung des oberen Gastrointestinaltraktes verwendet werden. Zu beachten ist, dass Wasser und positive orale KM aufgrund ihres hohen Signals in T 2-gewichteten Aufnahmen die Aussagefähigkeit der MRCP einschränken können.
Dauern einzelne MRT-Aufnahmen länger als eine Minute, ist die i. v.-Injektion von Spasmolytika (z. B. 30–40 mg Buscopan oder 2–3 mg Glukagon) zur Hemmung der Darmperistaltik sinnvoll.
Bei der Suche nach Pankreastumoren, die in den nativen MRT-Aufnahmen nicht schon deutlich abgrenzbar sind, kann die sog. **„dynamische" KM-MRT** helfen. Mit einer zeitlichen Auflösung von ca. 25–30 s pro Aufnahme und einer Schichtdicke von ca. 3 mm wird dabei das gesamte Pankreas mit T 1-gewichteten Aufnahmen in Atemanhaltetechnik untersucht. Nacheinander werden mehrere Kontrastierungsphasen des Pankreas untersucht, z. B. nativ (0 s), spätarteriell (30 s nach Beginn der i. v.-KM-Injektion, „Parenchymphase"), venös (60 s) und spät (120 s, 180 s und 300 s). Neuroendokrine Tumoren zeigen dabei oft eine rasche, stärkere KM-Aufnahme als gesundes Pankreasgewebe. Viele Pankreastumoren sind reich an Bindegewebe (vor allem Kollagen) und zeigen eine verzögerte und geringere KM-Aufnahme im Vergleich zu gesundem Pankreasgewebe.
**Fettsignal-gesättigte, T 1-gewichtete MRT-Aufnahmen** sind insbesondere bei der Lokalisationsdiagnostik endokrin aktiver Pankreastumoren vorteilhaft, da ein Teil dieser Tumoren bereits in nativen T 1-gewichteten Aufnahmen ein hohes Signal aufweist, das sich ohne Fettsignalsättigung schlechter gegen das peripankreatische Fettgewebe abhebt. Stark vaskularisierte Pankreastumoren wie neuroendokrine Tumoren mit hoher Kontrastaufnahme heben sich nach i. v.-Kontrastierung oft besser gegen das peripankreatische Fettgewebe ab, wenn das Fettsignal unterdrückt wird.
Komplementär werden **stark T 2-gewichtete MRT-Aufnahmen** angefertigt, die das stark wasserhaltige Pankreassekret im Gangsystem und in ggf. vorhandenen Pseudozysten sowie die Flüssigkeit in Zysten und Abszessen mit hohem Signal hervorheben. Schnelle, stark T 2-gewichtete Aufnahmen, die in einem Atemanhalt angefertigt werden können, bilden die Grundlage der **Magnetresonanz-Cholangiopankreatikografie (MRCP)**. Die MRCP beruht auf dem sehr deutlichen Kontrast zwischen wässrigen Lösungen (hohes Bildsignal) wie dem Pankreassekret im Pankreasgangsystem und Weichgeweben (niedriges Bildsignal) in sehr stark T 2-gewichteten MRT-Aufnahmen. Die MRCP erfordert keine intravenöse KM-Gabe; optional kann negatives orales Kontrastmittel gegeben werden. Die MRCP ist ein nicht invasives Verfahren und stellt damit eine Alternative zur ERCP in der Diagnostik dar. Während bei der MRT des Pankreas vorwiegend transversale (axiale) Aufnahmen angefertigt werden, ist es bei der MRCP oft vorteilhaft, zusätzlich schräg-koronare Aufnahmen aufzuzeichnen, deren Bildebene an den Verlauf des Pankreas- und Gallengangsystems angepasst wird.

**Indikationen:** In der Diagnostik von Pankreastumoren gilt die MRT als ein der CT gleichwertiges bildgebendes Verfahren. Bei der Diagnostik endokrin aktiver Pankreastumoren, die oft sehr klein sind, gilt sie aufgrund des höheren Weichteilkontrastes als das überlegene Verfahren. Die im Vergleich zur CT und Sonografie deutlich längeren Untersuchungszeiten und die begrenzten Zugangsmöglichkeiten zum Patienten während der Untersuchung schränken den Einsatz der MRT bei akuten entzündlichen Erkrankungen des Pankreas ein. Da Verkalkungen in der MRT erst ab einer Größe von ca. 5 mm sicher als eigene, signalfreie Strukturen erkannt werden, ist deren Nachweis bei Patienten mit Verdacht auf chronische Pankreatitis in der MRT schwieriger als in der CT. Andererseits werden die fibrotischen Umbauten des Pankreasgewebes im Rahmen der chronischen Pankreatitis mit der MRT oft besser dargestellt als mit der CT.

Bei der Routinediagnostik von Pankreasgang-Unregelmäßigkeiten, die infolge von Entzündungen, Konkrementen und Tumoren auftreten können, hat sich die **MR-Cholangiopankreatikografie (MRCP)** in den letzten Jahren weitgehend gegen die anderen bildgebenden Verfahren durchgesetzt (Abb. **B-7.40**, Abb. **B-7.43** und Abb. **B-7.45a**).

Die **MRCP** stellt das Pankreasgangsystem nicht invasiv dar und ist besonders geeignet zur Diagnostik von Pankreasgang-Unregelmäßigkeiten (Abb. **B-7.40**, Abb. **B-7.43** und Abb. **B-7.45a**).

**▸ Klinischer Fall.** Der 56-jährige Patient stellt sich mit zunehmenden, gürtelförmig ausstrahlenden Oberbauchschmerzen, Appetitverlust und Ikterus in der internistischen Sprechstunde vor. **Sonografisch** (Abb. **B-7.36a**) wird eine große echoreiche Raumforderung mit echoarmen Randsaum im Pankreaskopf nachgewiesen (2 in **a1**). Distal davon zeigt sich ein Aufstau des Ductus pancreaticus (1 in **a1**) und zudem ein Aufstau des Ductus choledochus (DHC in **a2**) im Sinne eines „double duct sign". Damit ergibt sich der hochgradige Verdacht eines Pankreaskopfkarzinoms (S. 557).
Nach Anlage eines Gallengangstents (dicker Pfeil in **b2**) wird eine **CT**-Verlaufskontrolle durchgeführt (Abb. **B-7.36b**). Es zeigt sich eine unscharf begrenzte hypodense Raumforderung mit einem maximalen Durchmesser von mindestens 5,5 cm (dünne Pfeile in **b1**). Die Arteria mesenterica superior grenzt direkt an den tumorösen Prozess, erscheint aber nicht okkludiert (dünner Pfeil in **b2**). Die Vena mesenterica superior wird von dem Tumor ca. 180 Grad umschlossen (dicker Pfeil in **b1**).
Nach einer Whipple-Operation ergibt sich zunächst eine zunehmende Besserung der Beschwerdesymptomatik des Patienten. Allerdings kommt es ca. 3 Monate später zu erneut zunehmenden abdominellen Beschwerden. In der **MRT** (Abb. **B-7.36c**) zeigt sich kaudal des Pankreas ein ca. 3,7 cm durchmessendes Rezidiv des Pankreaskarzinoms (dünne Pfeile in **c1**) mit konsekutiver schlitzförmiger Kompression der Pfortader (dicker Pfeil in **c1**). Zudem lässt sich eine disseminierte Lebermetastasierung nachweisen (Pfeile in **c2**).

**B-7.36 Klinischer Fall: Pankreaskopftumor.**

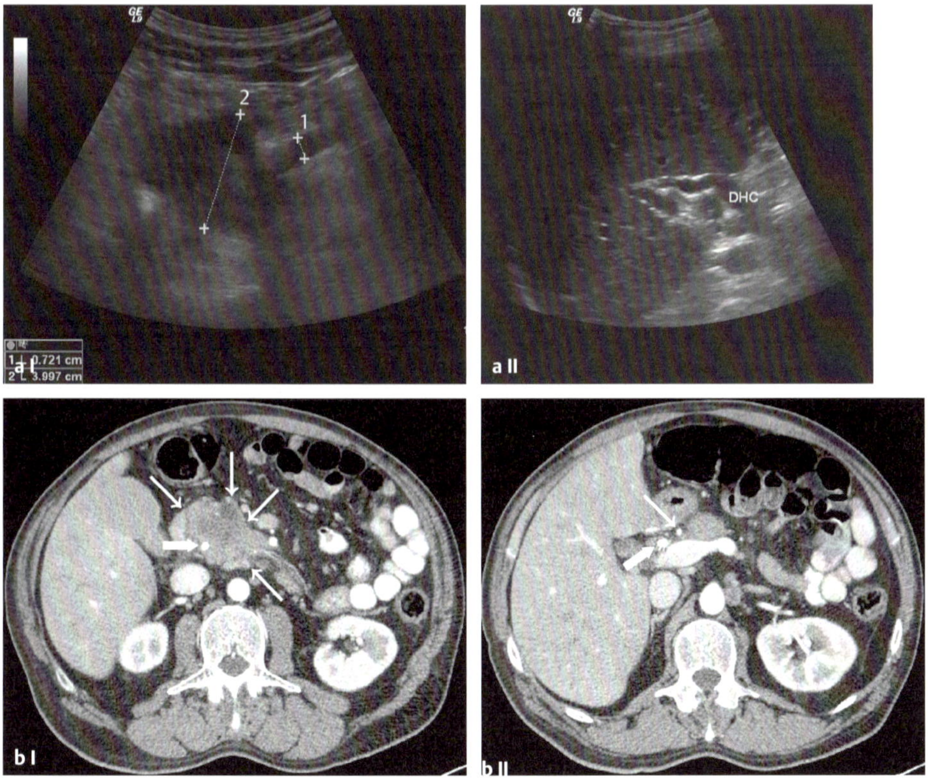


## Angiografie

**Methode:** Die Angiografie der Oberbauchorgane wird heute als **Katheterangiografie** durchgeführt. Dazu wird ein geeigneter Katheter (heute meistens 4F-Katheter in Pigtail-Form für die Übersichtsangiografie und z. B. in Cobra-Form für die Selektivangiografie) in **Seldinger-Technik** mithilfe eines Führungsdrahtes bei der arteriellen Angiografie meistens von der A. femoralis communis aus in die Aorta bzw. selektiv in die A. mesenterica superior und in den Truncus coeliacus sowie in die A. lienalis und die A. gastroduodenalis (Pankreasarkadendarstellung) eingebracht. Für die KM-Injektion in die jeweilige Arterie wird meistens eine elektrische Pumpe eingesetzt, die den KM-Bolus mit der passenden Geschwindigkeit injiziert (z. B. 25–30 ml mit 6–16 ml/s in der Aorta und 20–30 ml mit 3–4 ml/s im Truncus coeliacus und in der A. mesenterica superior). Bei superselektiver Katheterangiografie von kleineren Arterien wird das KM oft von Hand injiziert. Der venöse Zugang zur Pfortader verläuft transhepatisch über die Punktion eines Pfortaderastes, durch den ein Katheter in Seldinger-

### Angiografie

**Methode:** Die Angiografie der Oberbauchorgane wird als Katheterangiografie in Seldinger-Technik durchgeführt.
**Arterieller Zugang:** Meist von der A. femoralis communis aus in die Aorta bzw. selektiv in die A. mesenterica superior und in den Truncus coeliacus sowie in die A. lienalis und die A. gastroduodenalis. Die KM-Injektion erfolgt meist mithilfe einer elektrischen Pumpe.
**Venöser Zugang zur Pfortader:** Transhepatisch durch einen Pfortaderast in die V. lienalis bzw. V. mesenterica superior. Über diesen Katheter erfolgt die selektive Venenblutentnahme.

Technik in die V. lienalis bzw. in die V. mesenterica superior eingebracht wird. Über diesen Katheter erfolgt die selektive Venenblutentnahme zur Bestimmung von Hormonkonzentrationen bei V. a. einen neuroendokrin aktiven Tumor. Die jeweilige Vorgehensweise bei der Angiografie ist untersucherabhängig und kann daher variieren.

**Indikationen:** Ihre Bedeutung hat seit Einführung der Schnittbildverfahren abgenommen. Sie kann mitunter bei der Suche nach endokrin aktiven Pankreastumoren hilfreich sein.

**Indikationen:** Durch den zunehmenden Einsatz der Schnittbilddiagnostik hat die Bedeutung der Angiografie in der Pankreasdiagnostik stark abgenommen. Die für die Operabilität von Pankreastumoren oft entscheidende Frage nach der Ummauerung oder Invasion pankreasnaher großer Arterien und Venen wird durch die Schnittbilddiagnostik meistens hinreichend beantwortet. Bei der Suche nach endokrin aktiven Pankreastumoren (v. a. Insulinomen, die häufig sehr klein sind) kann die Angiografie mitunter hilfreich sein, wenn bei starkem klinischen Verdacht die Schnittbilduntersuchungen keinen Tumor nachweisen.

Die venöse Angiografie dient der gezielten Blutprobenentnahme aus pankreasnahen Venen.

Die arterielle Angiografie kann eine frühe Tumorkontrastierung bei erhöhter Gefäßdichte darstellen. Die venöse Angiografie dient der gezielten Blutprobenentnahme aus pankreasnahen Venen; eine erhöhte Hormonkonzentration in der venösen Blutprobe kann auf die Tumorlokalisation hinweisen.

### Nuklearmedizinische Verfahren

**Methode:** Mit der Positronen-Emissionstomografie (PET) werden Aufnahme und Umsatz von Fluorodesoxyglukose (FDG) bestimmt. Die **Kombination der PET mit der CT** ermöglicht eine scharfe anatomische Abbildung (Abb. **B-7.37**).

## Nuklearmedizinische Verfahren

**Methode:** Mit der Positronen-Emissionstomografie (PET) werden Aufnahme und Umsatz von Fluorodesoxyglukose (FDG) bestimmt. Nachteilig an diesem Verfahren war bislang die unscharfe anatomische Abbildung durch die konventionellen PET-Scanner, so dass diese von **PET-CT Kombinationsgeräte** verdrängt wurden. Damit lassen sich die Mehranreicherungen exakt anatomisch zuordnen. Dieses Verfahren findet insbesondere in der Detektion von Tumoren und im Rahmen des Tumorstagings Anwendung (Abb. **B-7.37**). Tumorgewebe mit hohem Stoffwechsel nimmt das radioaktiv markierte FDG schneller und stärker auf als gesundes Pankreasgewebe und kann in der Tomografie anhand der stärkeren Emission lokalisiert werden. Die optische Bildinformation lokalisiert den Tumor.

**B-7.37** PET-CT bei Pankreaskarzinom.

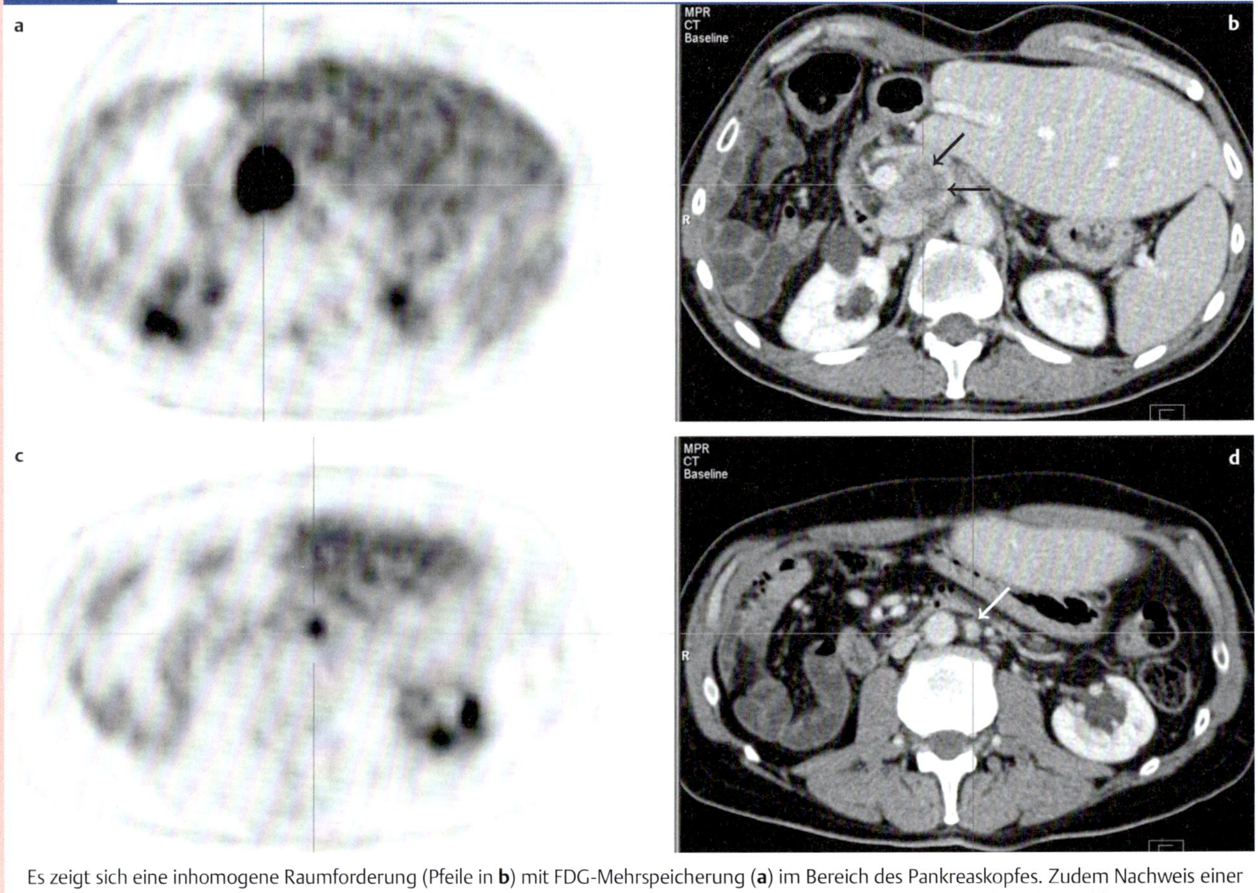


Es zeigt sich eine inhomogene Raumforderung (Pfeile in **b**) mit FDG-Mehrspeicherung (**a**) im Bereich des Pankreaskopfes. Zudem Nachweis einer kontrastmittelaufnehmender Läsion paraaortal links (**d**) mit FDG-Mehrspeicherung (**c**) und damit hochgradig suspekt auf Lymphknotenmetastase.

Der spezifische Aufnahmewert (specific uptake value oder SUV) stellt nur eine zusätzliche Information dar. Die Unterscheidung von Adenokarzinomen des Pankreas und chronischer Pankreatitis mit mäßig erhöhtem Stoffwechsel ist oft nicht möglich. Bei der Suche nach mäßig-hochdifferenzierten, neuroendokrinen Tumoren wird anstelle von FDG ein Somatostatin-Analogon radioaktiv markiert und als Tracer verwendet. Mäßig bis hoch-differenzierte neuroendokrine Tumoren zeigen nämlich eine Überexpression von Somatostatinrezeptoren und lassen sich somit mit einer hohen Spezifität und Sensitivität detektieren.

**Indikationen:** Insbesondere hilfreich bei der Lokalisation von stoffwechselaktivem Tumorgewebe wie dem Pankreaskarzinom und Tumoren mit einer Überexpression von Somatostatinrezeptoren wie neuroendokrine Tumoren.

**Indikationen:** Lokalisation von stoffwechselaktivem Tumorgewebe (z. B. Pankreaskarzinom) und Tumoren mit einer Überexpression von Somatostatinrezeptoren (neuroendokrine Tumoren).

### Endoskopische retrograde Cholangio-Pankreatografie (ERCP)

**Methode:** Zur Sondierung des Pankreasganges wird ein flexibles Endoskop mit einem Arbeitskanal (durch Mund, Ösophagus, Magen und Duodenum) bis zur Pankreaspapille vorgeschoben, der Pankreasgang wird mit einem Katheter sondiert und wasserlösliches, jodhaltiges Röntgen-KM injiziert. Dabei werden unter Röntgendurchleuchtung Röntgenaufnahmen des Pankreasgangsystems angefertigt.

**Methode:** Mit einem flexiblen Endoskop wird der Pankreasgang sondiert. Nach Röntgen-KM-Injektion werden Röntgenaufnahmen des Pankreasgangsystems angefertigt.

**Indikationen:** Die ERCP ermöglicht eine Beurteilung des Pankreasgangsystems (s. Abb. **B-7.41**). In Kombination mit der Endosonografie (S. 558) kann das periduktale Pankreasparenchym dargestellt werden. Aufgrund der höheren räumlichen Auflösung ist die ERCP der MRCP bei der Beurteilung des Pankreasgangsystems prinzipiell überlegen. Allerdings werden viele krankhafte Veränderungen des Pankreasgangsystems auch schon mit der MRCP hinreichend dargestellt. Da die ERCP im Vergleich zur MRCP mit einem deutlich höheren Personal- und Sachmittelaufwand, einer meist aufwändigeren Patientenvorbereitung und -überwachung und einem höheren Nebenwirkungsrisiko (vor allem Pankreatitis, selten Magen- oder Darmperforation) verbunden ist, wird sie häufig erst unter der Maßgabe einer unmittelbar anschließenden Therapiemaßnahme durchgeführt.
In dieser Form hat sie noch immer einen hohen Stellenwert: Die Duodenalpapille kann durch die ERCP-gesteuerte Papillotomie erweitert, der Pankreasgang sondiert und ggf. von Debris und Steinen gesäubert, Engstellen im Pankreasgang durch das Einlegen von Stents erweitert oder durch Drainageeinlage überwunden werden.

**Indikationen:** Die ERCP (s. Abb. **B-7.41**) zeigt eine höhere räumliche Auflösung als die MRCP, ist aber invasiver, mit höherem Personal- und Sachmittelaufwand und einem erhöhten Nebenwirkungsrisiko (Pankreatitis!) verbunden. Die ERCP wird meist bei Kombination von Diagnostik und therapeutischen Maßnahmen angewendet.

Mögliche Therapiemaßnahmen sind die Papillotomie, die Säuberung des Pankreasganges und das Einlegen von Stents oder Drainagen.

## 7.3.2 Leitbefunde – vom radiologischen Befund zur Diagnose

7.3.2 Leitbefunde – vom radiologischen Befund zur Diagnose

### Physiologische Befunde

Das Pankreas ist beim Erwachsenen ca. 12–15 cm lang und wiegt 60–100 g. In der **Sonografie** stellt sich das **normale Pankreas** homogen feinkörnig und von gleicher oder gering höherer Echogenität als der ventral des Pankreas liegende linke Leberlappen dar (s. Abb. **B-7.34**). In der **CT** (s. Abb. **B-7.35**) beträgt die Dichte des normalen Pankreasgewebes im nativen Bild ca. 40 HE (25–55 HE). Da das Pankreas besonders bei Kindern und schlanken Patienten mit wenig mesenterialem Fett im nativen CT-Bild oft nicht gegen die Nachbarstrukturen abgegrenzt werden kann, ist meist die i. v.-Kontrastierung notwendig. Die Außenkontur ist bei Kindern und jungen Erwachsenen bis ca. 30 Jahre überwiegend glatt, die Binnenstruktur dabei homogen. In T 1-gewichteten **MRT**-Aufnahmen zeigt das normale Pankreas eine mittlere Signalhöhe, in stark T 2-gewichteten Aufnahmen ist das Signal niedrig und die mit wässriger Lösung gefüllten Pankreasgänge treten mit hohem Signal hervor. Dieses Signalverhalten wird bei der **MRCP** mit sehr stark T 2-gewichteten Aufnahmen genutzt (s. a. Abb. **B-7.40**, Abb. **B-7.43**, Abb. **B-7.45**).
Der normale **Pankreasgang** weist bei glatter Begrenzung einen Durchmesser von 1–3 mm ohne Kalibersprünge auf. Er kann mit neueren, hochauflösenden Ultraschallgeräten, mit der CT bei i. v.-Kontrastierung des Pankreasparenchyms, mit der MRT und MRCP und mit der ERCP (höchste räumliche Auflösung! s. Abb. **B-7.41**) dargestellt werden. Der Pankreasgang verläuft meistens ventral- oder kranialseitig und nur selten mitten im Pankreasparenchym und sollte nicht mit der dorsalen Magenwand verwechselt werden.

Das Pankreas des Erwachsenen ist ca. 12–15 cm lang und 60–100 g schwer.
**Sonografie und CT (nativ):** Das Pankreas stellt sich homogen feinkörnig, ungefähr wie Leberparenchym dar. Die Außenkontur des Pankreas ist bei Menschen unter 30 Jahren glatt, bei älteren lobuliert (s. Abb. **B-7.34** und Abb. **B-7.35**).
**MRT:** Das Pankreas zeigt in T 1-gewichteten Aufnahmen ein mittleres Signal, in T 2-gewichteten ein niedriges.
**MRCP:** Die Pankreasgänge zeigen ein hohes Signal (s. a. Abb. **B-7.40**, Abb. **B-7.43**, Abb. **B-7.45**).

Der **Pankreasgang** ist glatt begrenzt, hat einen Durchmesser von ca. 1–3 mm und liegt normalerweise ventral oder kranial im Parenchym. Die höchste räumliche Auflösung ist mit der ERCP (s. Abb. **B-7.41**) möglich.

## Altersbedingte Veränderungen

Zu den physiologischen Altersveränderungen zählen die physiologische **Organatrophie**, die **interlobuläre Fetteinlagerung** und die **Bindegewebevermehrung** (Abb. **B-7.38**).

Als physiologische Altersveränderungen gelten am Pankreas die **Organatrophie** (Abb. **B-7.38**) mit Abnahme der Parenchymbreite, die zunehmende **interlobuläre Fetteinlagerung** und die **Bindegewebevermehrung** (Fibrosierung). Diese Veränderungen können allein, aber auch in Kombination auftreten. Die Abnahme der Parenchymbreite führt bei allen bildgebenden Verfahren zu einer schlechteren Abgrenzbarkeit des Pankreas. Fetteinlagerungen steigern die Echogenität in der Sonografie und erhöhen das Organsignal in T1- und T2-gewichteten MRT-Aufnahmen, während die Organdichte in der CT abnimmt. Da das Pankreas von mesenterialem und retroperitonealem Fett umgeben ist, führen Fetteinlagerungen zu einer schlechteren Abgrenzbarkeit. Fibrotische Veränderungen dehnen sich oft auf das umgebende Fettgewebe aus und beeinträchtigen ebenfalls die Abgrenzbarkeit des Pankreas.

**B-7.38 Altersbedingte Veränderungen.**

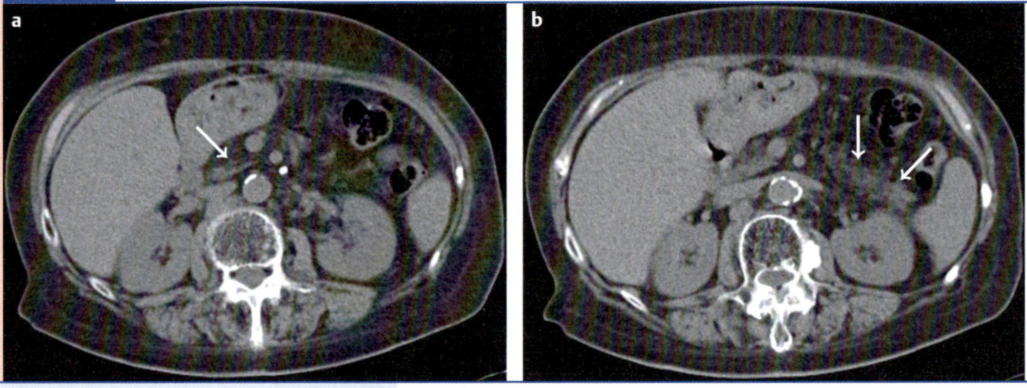


CT-Aufnahmen einer 84-jährigen Patientin mit unklaren abdominellen Schmerzen. **Pankreaskopf** (**a**), **Pankreaskorpus** und **Pankreasschwanz** (**b**) zeigen eine **alterstypische Atrophie** (Pfeile).

## Wichtige pathologische Veränderungen des Pankreas

### Richtungweisende Gewebeveränderungen um das Pankreas

Das Pankreas liegt sekundär retroperitoneal zwischen Bursa omentalis, Aorta abdominalis, V. cava inferior, den Gerota-Faszien und dem Duodenum.

Das Pankreas liegt sekundär retroperitoneal, zwischen der Bursa omentalis, der Aorta abdominalis und V. cava inferior, den Gerota-Faszien und dem Duodenum, nahe an der A. und V. mesenterica superior, der Pfortader, der Milzarterie und Milzvene (Leitstruktur!) und dem Truncus coeliacus.

► Merke.

► Merke. Das Pankreas hat **keine eigene Organkapsel**, so dass Entzündungsprozesse und Tumoren die umgebenden Strukturen unmittelbar beeinflussen können.

- entzündlich-ödematöse Einlagerungen im peripankreatischen und mesenterialen Fettgewebe
- entzündliche Flüssigkeit in der Bursa omentalis, entlang der Mesenterialwurzel, der Gerota-Faszien und der parakolischen Rinnen bis ins Becken
- Läsion der Duodenalwand und der Blutgefäßwände bei entzündlichen und tumorösen Prozessen.

Das peripankreatische und mesenteriale Fettgewebe kann bei akuter Pankreatitis **ödematöse Einlagerungen** aufweisen. **Entzündliche Flüssigkeit** kann die Bursa omentalis füllen und entlang der Mesenterialwurzel, der Gerota-Faszien und der parakolischen Rinnen ins Becken gelangen. Die **Duodenalwand** und die **Wände der großen Blutgefäße** können an entzündlichen oder tumorösen Prozessen beteiligt sein. Tumorinfiltration in die Wand eines großen abdominellen Blutgefäßes kann zur Inoperabilität des Tumors führen. Pankreas-Pseudozysten können sich bis in das Leberparenchym ausdehnen.

### Veränderungen der Form

- fettige Involution – Lobulierung
- Pankreasatrophie – Verschmächtigung
- akute, ödematös-exsudative Pankreatitis – gleichmäßige Vergrößerung
- akute, nekrotisierende Pankreatitis – Substanzdefekte möglich
- tumoröse Raumforderungen – ggf. fokale Auftreibung
- Zysten oder Pseudozysten – fokale Vorwölbung
- postoperative Zustände – meistens Substanzdefekte.

Die **fettige Involution** des Pankreas im Erwachsenenalter lässt die Pankreaskontur in den Schnittbildverfahren lobuliert erscheinen, da in die Septen zwischen den einzelnen Lobuli Fett eingelagert wird. Die **Pankreasatrophie** – durch Alterung oder Krankheit bedingt – macht das Pankreasparenchym schmaler und kann den Pankreasgang deutlicher hervortreten lassen. Die **akute, ödematös-exsudative Pankreatitis** führt zu einer fokalen oder diffusen Pankreasvergrößerung, bei der die Lobulierung des Pankreas in Schnittbildaufnahmen verstreichen kann. Die **akute, nekrotisierende Pankreatitis** kann deutliche Substanzdefekte im Pankreasparenchym hinterlassen. **Tumoröse Raumforderungen**, **Zysten** oder **Pseudozysten** können bei hinreichender Größe die Pankreaskontur erheblich verändern und benachbarte Organe und Blutgefäße verdrängen. Daneben können auch postoperative Zustände eine erhebliche Formveränderung des Pankreas bedingen.

## Zystische Veränderungen am Pankreas

Echte **Pankreaszysten** (Abb. **B-7.39**) kommen selten vor (z. B. bei der von-Hippel-Lindau-Erkrankung). **Pseudozysten** (ohne eigentliche, epithelialisierte Zystenwand) entstehen infolge einer akuten Pankreatitis, wenn Drüsenausführungsgänge oder Sammelgänge durch Narbenbildung oder Fibrosierung eingeengt oder verschlossen werden (s. Abb. **B-7.42**). **Pankreastumoren** können zystische oder zystisch erscheinende Anteile aufweisen; auch eine Tumornekrose kann bei recht glatter Berandung zystenähnlich erscheinen. **Mikrozystische** und **makrozystische Pankreastumoren** stellen eigene Tumorentitäten dar (s. Abb. **B-7.47**).

### Zystische Veränderungen am Pankreas

- Pankreaszysten (selten, Abb. **B-7.39**)
- Pseudozysten (s. Abb. **B-7.42**)
- Pankreastumoren mit zystischen Anteilen
- mikrozystische Tumoren/makrozystische Tumoren (s. Abb. **B-7.47**).

**B-7.39** Pankreaszysten.

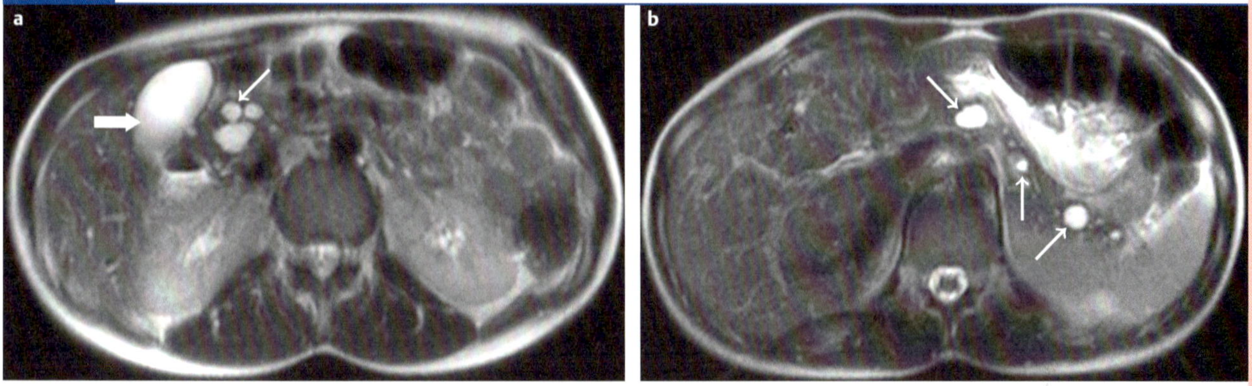


**MRT** des Pankreas, T 2-gewichtete Aufnahmen. Nachweis multipler **Pankreaszysten** (dünne Pfeile in **a** und **b**) bei einem 48-jährigen Patienten. Wie die Gallenblase (dicker Pfeil in **a**) kommen sie in der T 2-gewichteten Sequenz stark hyperintens zur Darstellung.

## Verkalkte Veränderungen am Pankreas

Kalkeinlagerungen in das Pankreasparenchym treten vor allem bei der **chronischen** oder chronisch-rezidivierenden **Pankreatitis** auf. Mikrozystische und makrozystische Pankreastumoren kommen insgesamt selten vor, können aber ebenfalls Verkalkungen aufweisen. **Mikrozystische Tumoren** können dabei charakteristische, radiäre oder sternförmige, septale Verkalkungen zeigen. Verkalkende **Konkremente** können den **Pankreasgang** verlegen und aufstauen und eine Pankreatitis auslösen.

### Verkalkte Veränderungen am Pankreas

Verkalkungen treten auf bei **chronischer Pankreatitis**, bei **mikrozystischen Tumoren** und bei verkalkenden **Konkrementen im Pankreasgangsystem**.

## Verfettungen am Pankreas

Interlobuläre Verfettungen treten im Rahmen der **Pankreasinvolution** auf. Die vollständige fettige Atrophie oder Lipomatose des Pankreas ist selten und wird bei **Mukoviszidose** (zystische Fibrose, CF) und bei den sehr selten vorkommenden Schwachman-Diamond- und Johanson-Blizzard-Syndromen beobachtet.

### Verfettungen am Pankreas

Verfettungen treten bei **Pankreasinvolution**, **Mukoviszidose** und anderen seltenen Syndromen auf.

## Einblutungen am Pankreas

Einblutungen können bei **traumatischen Pankreasläsionen**, aber auch bei der **hämorrhagischen Pankreatitis** und bei **Tumoreinbruch in ein Blutgefäß** auftreten und Form und Kontrast des Pankreasgewebes in den Schnittbildverfahren verändern.

### Einblutungen am Pankreas

Einblutungen finden sich bei **traumatischen Pankreasläsionen**, **hämorrhagischer Pankreatitis** und **Tumoreinbruch in ein Blutgefäß**.

## Veränderungen am Pankreasgang

Manchmal ist der Pankreasgang in Schnittbildern gar nicht abzugrenzen. **Entzündliche** oder **tumoröse** Läsionen, **Konkremente** oder **Fremdkörper** im Pankreasgang können einen Gangabbruch, ein unregelmäßiges Kaliber des Pankreasganges oder eine Aufstauung bedingen. Beim Pancreas divisum können zwei getrennte Pankreasganganlagen nachgewiesen werden. Beim Pankreas anulare können Pankreasganganlagen beidseits des Duodenums, ventral und dorsal, auftreten.

### Veränderungen am Pankreasgang

**Entzündungen**, **Tumoren**, **Konkremente** oder **Fremdkörper** können Gangabbrüche, unregelmäßiges Kaliber des Pankreasganges und/oder Aufstauung bedingen.

7.3.3 Wichtige Krankheitsbilder – von der Diagnose zum Befund

Wichtige Entwicklungsstörungen

Pancreas anulare und divisum

## 7.3.3 Wichtige Krankheitsbilder – von der Diagnose zum Befund

### Wichtige Entwicklungsstörungen

#### Pancreas anulare und divisum

**Ätiologie:** Auslöser ist ein fehlerhafter Ablauf der Verschmelzung der ventralen und dorsalen Anlage.

**Ätiologie:** Da das Pankreas aus einer ventralen und einer dorsalen Anlage entsteht, die nach gegenläufigen Bewegungen um die lange Achse des Gastrointestinalschlauches miteinander verschmelzen, ist ein fehlerhafter Ablauf der Verschmelzung Auslöser wichtiger Entwicklungsstörungen.

**Pathogenese: Pancreas anulare:** Das Duodenum ist ganz oder teilweise von Pankreasgewebe umschlossen.
**Pancreas divisum:** Die Pankreasanlagen verschmelzen nicht oder nur unvollständig.

**Pathogenese:** Beim **Pancreas anulare** (ringförmige Pankreasanlage) ist das Duodenum ganz oder teilweise von Pankreasgewebe umschlossen.
Beim **Pancreas divisum** bleibt die Verschmelzung der beiden Pankreasanlagen und ihrer jeweiligen Gangsysteme aus oder verläuft unvollständig. Der Ductus pancreaticus major (**Ductus Wirsungianus**) leitet die ventrale Pankreasanlage (Processus uncinatus und kaudaler Pankreaskopfanteil) ab, während der Ductus pancreaticus minor (**Ductus Santorini**) die dorsale Pankreasanlage (kranialer Pankreaskopfanteil, Korpus und Pankreasschwanz) drainiert.

**Klinik: Pancreas anulare:** Bei ausgeprägter Duodenalstenosierung andauerndes Erbrechen, selten chronische Pankreatitis.
**Pancreas divisum:** Meist klinisch stumm.
Im Falle einer Erkrankung (z. B. Pankreatitis) kann evtl. nur ein Gangsystem betroffen sein.

**Klinik:** Bei ausgeprägter Duodenalstenosierung kann das **Pancreas anulare** schon ab dem 1. Lebenstag durch andauerndes Erbrechen auffallen; bei geringerer Ausprägung können uncharakteristische Oberbauchschmerzen oder gelegentlicher Ikterus im Kindes- oder Erwachsenenalter auftreten. Eine chronische Pankreatitis ist eine seltenere Langzeitfolge. Das **Pancreas divisum** kommt bei ca. 5–10 % der Bevölkerung vor, ist aber in aller Regel klinisch stumm. Zu beachten ist nur, dass aufgrund der getrennten Gangsysteme beim Pancreas divisum eine Erkrankung des einen Gangsystems und des umgebenden Pankreasgewebes ohne gleichzeitige Erkrankung des anderen Gangsystems und seiner Umgebung vorliegen kann (z. B. akute und chronische Pankreatitis und Pankreatolithiasis).

**Diagnostisches Vorgehen: Pancreas anulare:** Bei klinischem Verdacht erfolgt die Magen-Darm-Passage und nachfolgend die Schnittbilddiagnostik.

**Pancreas divisum:** Die getrennten Pankreasanlagen lassen sich meist mithilfe der MRCP oder ERCP darstellen (Abb. **B-7.40**).

**Diagnostisches Vorgehen:** Wichtigster Hinweis auf ein Pancreas anulare ist die ringförmige Einengung des Duodenums auf Höhe der Pankreasanlage bei der Magen-Darm-Passage. In Abhängigkeit von der Ausprägung des Geweberinges kann das **Pancreas anulare** mit der Sonografie, CT und MRT nachgewiesen werden.
Da beim **Pancreas divisum** die getrennten Pankreasanlagen meistens unmittelbar aneinander angrenzen, lässt sich diese Entwicklungsstörung oft nicht sono-, computertomografisch oder anhand der MRT erkennen. Die MRCP bzw. ERCP führen meist zur Diagnose, da sich so die getrennten Gangsysteme darstellen lassen (Abb. **B-7.40**).

**B-7.40** **MRCP bei Pancreas divisum.**

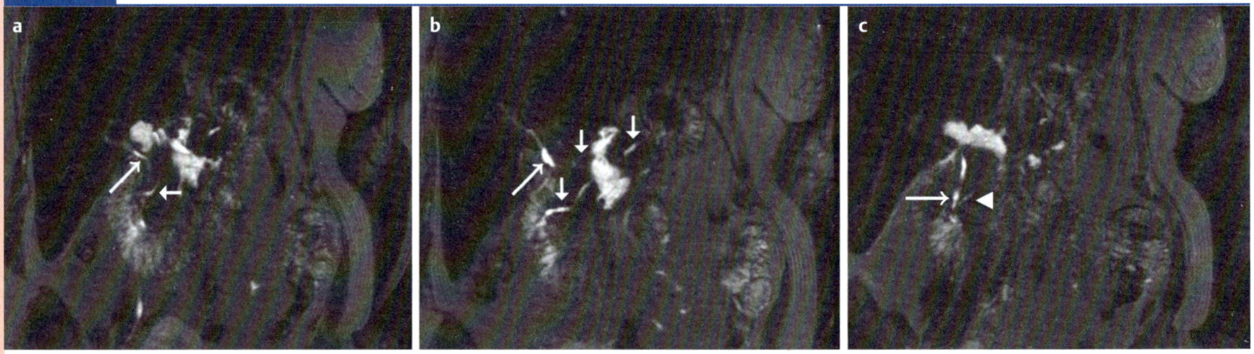


**Pancreas divisum** mit separaten Anlagen von kaudalem Pankreaskopf und Processus uncinatus (mit dem eigenem Ausführungsgang **Ductus Wirsungianus** [Pfeilspitze]) sowie Pankreasschwanz, Pankreaskorpus und kranialem Pankreaskopfanteil (mit dem eigenem Ausführungsgang **Ductus Santorini** [kleine Pfeile]). Der Ductus choledochus (lange Pfeile) kreuzt den Ductus pancreaticus minor (Ductus Santorini) und mündet zusammen mit dem Ductus pancreaticus major (Ductus Wirsungianus) in die Papilla duodeni major.

**Radiologische Diagnostik:** Beim **Pancreas anulare** können die Sonografie, CT oder MRT den Gewebering um die Pars descendens duodeni (Pars II) nachweisen, wenn die Gewebebreite dazu ausreicht.
Das **Pancreas divisum** ist meistens nur mithilfe der MRCP oder ERCP nachweisbar.

**Radiologische Diagnostik: Pancreas anulare:** Sonografie, CT oder MRT.
**Pancreas divisum:** MRCP oder ERCP.

## Akute Pankreatitis

▸ **Definition.** Akut entzündlicher Prozess am Pankreas mit verschieden stark ausgeprägter Beteiligung anderer umgebender Gewebe oder entfernter Organsysteme.

**Ätiologie:** Ursächlich sind vor allem Gallenwegserkrankungen (ca. 45 %, z. B. durch Choledochussteine, Stenose der Papilla Vateri) und Alkoholmissbrauch (ca. 35 %); in ca. 15 % der Fälle wird keine auslösende Ursache gefunden.

**Ätiologie:** V. a. bei Gallenwegserkrankungen (z. B. Choledochussteine) und Alkoholmissbrauch.

**Verlauf:** Die akute Pankreatitis verläuft in ca. 80–85 % der Fälle als interstitiell-ödematöse Entzündung, sie endet nicht letal, sofern keine Komplikation eintritt. Die seltenere akute, nekrotisierende Pankreatitis (ca. 15–20 % der Fälle) ist bei Pankreasteilnekrose mit einer Letalität von ca. 15 %, bei Totalnekrose von über 50 % verbunden.

**Verlauf:** In ca. 80–85 % interstitiell-ödematöse Entzündung, in ca. 15–20 % nekrotisierende Pankreatitis.

**Klinik:** Leitsymptome sind heftige, oft gürtelförmige, Oberbauchschmerzen mit Übelkeit, Erbrechen, Meteorismus und Darmparesen. Die Differenzialdiagnosen des akuten Oberbauchschmerzes sind zahlreich und schließen Nieren- und Gallenkoliken, Hohlorganperforation, mechanische Darmobstruktion, akute Appendizitis und Mesenterialinfarkt ebenso ein wie Erkrankungen von Thoraxorganen (Herzinfarkt, Lungenembolie) und großen Blutgefäßen (Aortendissektion).

**Klinik:** Heftige Oberbauchschmerzen mit Übelkeit, Erbrechen und Darmparese.

**Komplikationen:** Abhängig vom Schweregrad der akuten Pankreatitis können Peritoneal- und Pleuraergüsse, Pseudozysten und Abszesse (bei Infektion) auftreten. Ggf. kann es auch zu einer konkrementbedingten Dilatation der Gallenwege kommen.
Zu den Komplikationen zählen bakterielle Infektionen von Nekrosen (septische Komplikationen!), Schocklunge bei Kreislaufschock und Blutungen bei Gefäßarrosion oder Verbrauchskoagulopathie.

**Komplikationen:** Peritoneal- und Pleuraergüsse, Pseudoyzsten, Abszesse, bakterielle Infektionen von Nekrosen, Schocklunge, Blutungen.

**Diagnostisches Vorgehen:** Anamnese (Alkohol, Gallenwegserkrankungen, Medikamente?) und Klinik (s. o.) können wegweisend sein, charakteristisch ist der Anstieg von Pankreasenzymen in Serum und Urin. Bei der nekrotisierenden Pankreatitis kommt es zum Anstieg von Laktatdehydrogenase (LDH), C-reaktivem Protein (CRP, auch bei ausgedehnter ödematös-exsudativer Pankreatitis) und Alpha-1-Antitrypsin. Bei Obstruktion des Ductus choledochus infolge der Entzündung steigen die Cholestase-anzeigenden Enzyme (Gamma-GT, GOT, GPT) an. Die weitere Diagnostik erfolgt mit Sonografie, CT und ggf. ERCP.

**Diagnostisches Vorgehen:**
- Anamnese
- Klinik (Oberbauchschmerzen)
- Labordiagnostik (Enzyme)
- Sonografie, CT, ggf. ERCP.

**Radiologische Diagnostik:**
- **Abdomenübersicht:** Die Abdomenübersichtsaufnahme spielt keine wesentliche Rolle mehr.
- **Sonografie und CT:** Das Pankreas ist **ödematös vergrößert** und durch entzündliche Infiltrate unscharf gegen die Nachbargewebe begrenzt. Bei Obstruktion des Pankreasgangsystems kann die **prästenotische Gangerweiterung** in Sonografie und CT nachgewiesen werden. **Kalkhaltige Konkremente** (Abb. **B-7.41**) können ggf. mit beiden Methoden dem Pankreasgang zugeordnet werden, sofern nicht bereits infolge vorangehender Pankreasentzündungen auch Parenchymverkalkungen vorliegen. In der CT stellen sich, nach i. v.-KM-Injektion, vorhandene **Nekroseareale** als Substanzdefekte mit fehlender Kontrastierung dar (Abb. **B-7.42a**). Das peripankreatische Fettgewebe zeigt in der CT eine entzündliche Streifenzeichnung. Bei exsudativer Pankreatitis sammelt sich entzündliche Flüssigkeit vor allem entlang der Gerota-Faszien und der Mesenterialwurzel, in der Bursa omentalis, in den parakolischen Rinnen lateral sowie im kleinen Becken (Douglas-Raum). **Flüssigkeitssammlungen** können sich mit einer entzündlichen Membran abkapseln, die bei entsprechender Dicke in der CT abgrenzbar ist und KM aufnehmen kann. Bei der Abkapselung entzündlicher Sekretverhaltungen im Pankreasgewebe entstehen **Pseudozysten**, die sich auch vom Pankreasgewebe abschnüren können. Eine gefährliche Komplikation der Flüssigkeitssammlung ist deren sekundäre Infektion

**Radiologische Diagnostik:**
- **Sonografie und CT:** Mögliche Veränderungen sind ein Pankreasödem, eine prästenotische Pankreasgangerweiterung, Konkremente (Abb. **B-7.41**), eine Pankreas-(teil-)nekrose, peripankreatische Infiltrate, entzündliche Flüssigkeit, Flüssigkeitsverhalt oder Abszessbildung.
  Die **CT** bietet höhere Untersuchungsgeschwindigkeit, besseren Überblick und überlegene Befunddokumentation (Abb. **B-7.41**).

bei Kontakt mit Infekterregern. Daraus entstandene **Abszesse** sind in der CT oft am breiten, unregelmäßig begrenzten Abszesssaum erkennbar. Mitreaktionen wie **Pleuraergussbildung** und Komplikationen wie z. B. **Blutungen** bei Gefäßarrosion (bei Einwirken von Elastase aus dem Pankreassekret) oder Verbrauchskoagulopathie sowie Schocklunge bei Blutverlust oder ausgeprägter Sepsis mit Kreislaufschock, aber auch **Thrombosen** in Milzvene oder Portalvenensystem sind in ihrer Ausdehnung mittels CT besser zu erfassen als mittels Sonografie. Steht ein CT-Untersuchungsgerät unmittelbar zur Verfügung, ist eine langwierige sonografische Abklärung zum Nachweis oder Ausschluss pankreatitischer Veränderungen und ihrer Differenzialdiagnosen verzichtbar. Die CT-Diagnostik hat die Vorteile der höheren Geschwindigkeit, des besseren Überblicks über das Abdomen (und ggf. den Thorax) und der überlegenen Befunddokumentation.

- **MRCP und ERCP:** Die MRCP kann bei V. a. intraduktaler Konkremente oder Gallengangserkrankungen sowie zur ERCP-Planung genutzt werden. Die ERCP kann zur Intervention und Entlastung des Gangsystems dienen.

- **MRT mit MRCP sowie ERCP:** Die MRT spielt in der Diagnostik der akuten Pankreatitis keine wesentliche Rolle, allerdings kann die MRCP bei V. a. intraduktale Konkremente oder Gallengangserkrankungen sowie zur ERCP-Planung genutzt werden. Die ERCP (Abb. **B-7.41**) ist dann sinnvoll, wenn durch Intervention eine Entlastung des Pankreas- und/oder Gallengangsystems erreicht werden kann (z. B. Papillotomie und Steinextraktion).

**B-7.41 ERCP bei Gallenstein-Pankreatitis.**

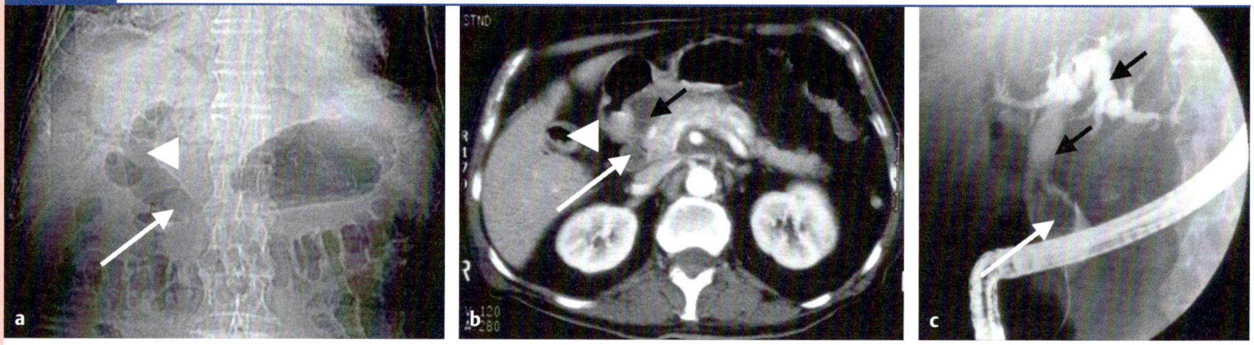


Gallenstein-Pankreatitis mit großem, papillennahem Gallengangstein ohne Nachweis von Verkalkungen (weißer Pfeil), Aerobilie (weiße Pfeilspitze) und Gallengangdilatation (schwarze Pfeile) in der CT-Planungsaufnahme (**a**), der kontrastverstärkten **CT** (**b**) und der **ERCP** (**c**).

**► Klinischer Fall.** Der 42-jährige Mann mit chronischem Alkoholmissbrauch in der Vorgeschichte wird bei plötzlich einsetzenden, heftigen Oberbauchschmerzen, Übelkeit und Erbrechen vom Notarzt in die Klinik gebracht. Im Serum sind Amylase, alkalische Phosphatase und Lipase deutlich erhöht. Bei normalem Kreatininwert erfolgt primär die CT des Abdomens nach oraler und intravenöser KM-Injektion. Klinisch und radiologisch **akute Pankreatitis**.

Tag 1: **CT des Abdomens** nach oraler und intravenöser Kontrastierung. Entzündliches Ödem des Pankreasparenchyms mit randständiger Kontrastmittelaufnahme, ausgedehnten Nekrosestraßen (Abb. **B-7.42a1 und a2**, lange Pfeile) und Lufteinschlüssen (Abb. **B-7.42a1** und **a2**, kleine Pfeile) im Sinne von Abszessbildungen. Die Nekrosestraße zieht von der Leberpforte bis zum Milzhilus und reicht kaudal an die Aortenbifurkation. Pankreaspseudozyste im Bereich des Pankreaskopfes (dicker weißer Pfeil). In Anzahl und Größe vermehrte Lymphknoten paraaortal, interaortokaval und mesenterial. Zudem streifige Imbibierung des gesamten Mesenteriums als Ausdruck einer generalisierten Reizreaktion.

Tag 2: **CT-gesteuerte Punktion und Drainage**. Der Patient wurde vor der geplanten Intervention über die Maßnahme aufgeklärt und gab sein Einverständnis. Anschließend Lagerung des Patienten in Rückenlage auf der CT-Untersuchungsliege und Anfertigung einer kontrastmittelverstärkten Planungs-CT (nicht dargestellt). Nach Desinfektion, sterilem Abdecken und Einbringen von Lokalanästhesie wird zunächst von rechts lateral eine Drainage zwischen Leber und Colon ascendens stumpf bis an den Flüssigkeitsverhalt dorsal des Pankreaskopfes herangeführt und in diesen spitz eingebracht (unter CT-Fluoroskopie) (Abb. **B-7.42b1**). Die Drainage lässt sich regelrecht in die Flüssigkeitsformation vorschieben und es lässt sich Flüssigkeit aspirieren. Anschließend wird eine weitere Drainage von ventral durch die Bauchdecke in die übrigen Flüssigkeitsanteile peripankreatisch eingebracht (ebenfalls unter CT-Fluoroskopie) (Abb. **B-7.42b2**), auch über diese kann Flüssigkeit aspiriert werden. Es werden jeweils Proben auf Station mitgegeben. Anschließend Kontroll-CT – dieses zeigt eine wunschgemäße Lage der Drainagen (Abb. **B-7.42b1** und **b2**). Kein Hinweis auf Komplikationen, kein Hinweis auf freie Luft, kein Hinweis auf eine Darmperforation, keine Blutung.

B-7.42 Akute Pankreatitis.

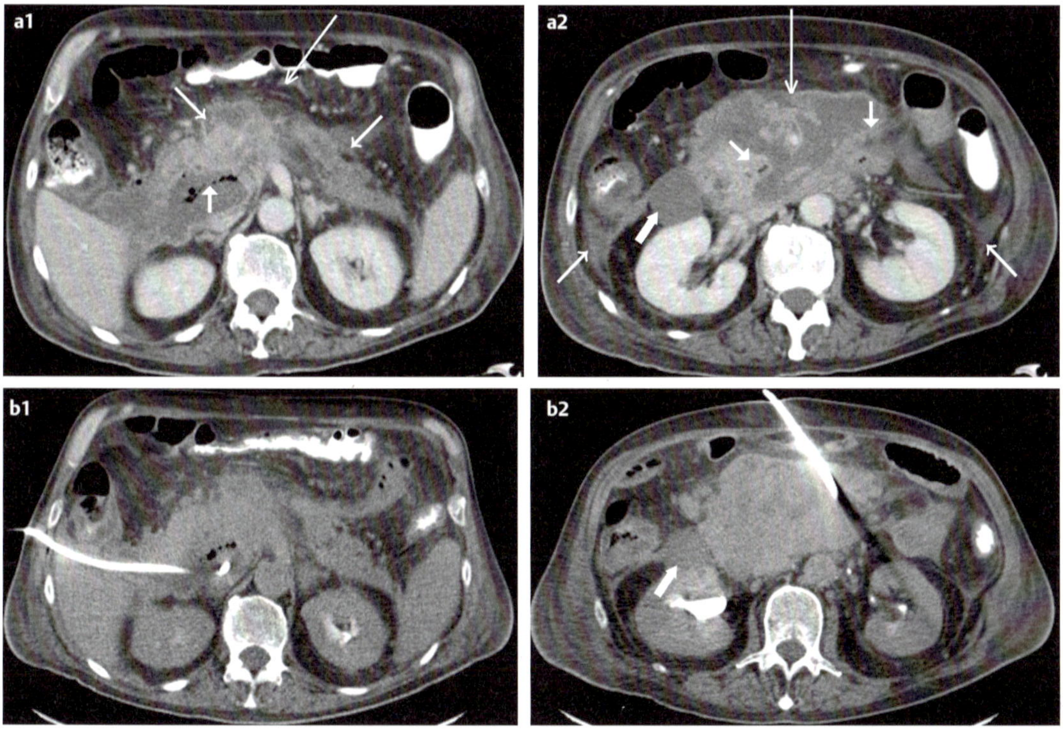


## Chronische Pankreatitis

► Definition. Die chronische Pankreatitis stellt – im Gegensatz zur akuten Pankreatitis – eine Erkrankung mit prolongiertem Entzündungs- und Fibroseverlauf dar.

Charakteristisch sind irreversible morphologische und/oder funktionelle Veränderungen des Pankreas. Der Übergang einer akuten in eine chronische Pankreatitis gilt als Seltenheit. Der Marseille-Klassifikation von 1984 zufolge treten chronische Pankreatitiden mit fokalen Nekrosen, mit segmentalen oder diffusen Fibrosen, mit Kalzifizierungen oder als Sonderform mit Pankreasatrophie durch Obstruktion des Gangsystems auf.

**Ätiologie:** Ursächlich ist vor allem chronischer Alkoholmissbrauch (ca. 80 %); in ca. 15 % der Fälle wird keine auslösende Ursache gefunden.

**Klinik:** Leitsymptom ist der rezidivierende, oft Stunden bis Tage anhaltende, nicht kolikartige Oberbauchschmerz. Weitere mögliche Symptome sind Nahrungsintoleranz (vor allem Fett), Maldigestion, Insulinmangeldiabetes bei fortgeschrittener Erkrankung sowie evtl. rezidivierender Ikterus.

**Komplikationen:** Pankreaspseudozysten (ggf. in Verbindung mit Einblutungen), Abszesse, Thrombosen der Milzvene oder Pfortader, Stenosen und/oder Fisteln des Pankreasgangsystems, Pankreatolithiasis. Bei entsprechender Krankheitsausdehnung kann es auch zu Stenosen im distalen Ductus choledochus und im Duodenum kommen.

**Diagnostisches Vorgehen:** Die Anamnese (z. B. Fragen nach Alkoholkonsum, Nahrungsmittelverträglichkeit [Fette], Stuhlqualität [Fettstühle?]) liefert erste wichtige Hinweise. Erhöhte Pankreasenzyme (Lipase, Elastase, Amylase) deuten auf einen akuten Pankreatitis-Schub hin. Die bildgebende Diagnostik weist morphologische Pankreasveränderungen (Verkalkungen, postentzündliche Pankreasgangveränderungen) und Komplikationen (s. o.) der chronischen Pankreatitis nach.

**Radiologische Diagnostik:**

- **Sonografie:** Es findet sich eine unregelmäßige Organbegrenzung und ein vergröbertes Binnenreflexmuster. Ggf. lassen sich auch Verkalkungen (dorsale Schallauslöschung) und Pseudozysten sonografisch darstellen. Thrombosen von Pfortader oder Milzvene können mittels **Farbduplex**-Ultraschalluntersuchung (aber auch mit der CT oder MRT) dargestellt werden.

### Chronische Pankreatitis

► Definition.

Charakteristisch sind fokale Nekrosen, segmentale oder diffuse Fibrosen, Kalzifizierungen und Pankreasatrophie.

**Ätiologie:** In ca. 80 % chronischer Alkoholmissbrauch.

**Klinik:** Leitsymptom ist der rezidivierende, nicht kolikartige Oberbauchschmerz.

**Komplikationen:** Pankreaspseudozysten, Thrombosen (Milzvene, Pfortader), Stenosen und/oder Fisteln des Pankreasgangsystems, Pankreatolithiasis.

**Diagnostisches Vorgehen:**
- Anamnese
- Labordiagnostik
- bildgebende Diagnostik.

- **Sonografie und Farbduplex:** Es finden sich eine unregelmäßige Organbegrenzung, vergröberte Binnenreflexe, ggf. Verkalkungen, Pseudozysten oder Thrombosen (Milzvene, Pfortader).

- **CT und MRT:** Mögliche Veränderungen sind eine unregelmäßige Organbegrenzung, Organatrophie, Pseudotumoren, Verkalkungen und Konkremente (CT), Zeichen eines akuten Pankreatitis-Schubes, Pseudozysten, Abszesse, Einblutungen, Thrombosen in Pfortader und Milzvene oder eine Duodenalstenose (s. Abb. **B-7.44**).

- **CT und MRT:** Neben der unregelmäßigen Organbegrenzung und Organatrophie sowie entzündlichen Pseudotumoren, können in der CT v. a. Pankreasverkalkungen und verkalkende Pankreaskonkremente (Differenzialdiagnose zur altersbedingten Atrophie!) gut nachgewiesen werden. Komplikationen wie ein akuter Pankreatitisschub, Pseudozysten, Einblutungen und Abszesse sowie Thrombosen in Pfortader und Milzvene sind mittels CT und MRT gut darstellbar (s. Abb. **B-7.44**). Ebenfalls nachweisbar ist eine möglicherweise aufgetretene Duodenalstenose (auch mit MDP unter Durchleuchtung).

▶ Merke.

▶ Merke. Chronisch entzündliche Pseudotumoren sind differenzialdiagnostisch oft schwierig von einem Pankreaskarzinom zu unterscheiden (auch mit CT und MRT)! Bei Karzinomverdacht wird die Biopsie angestrebt, die durch eine CT-gesteuerte Punktion (S. 545), aber auch im Zuge einer ERCP mit Punktion oder Bürstenabstrich erfolgen kann. Kann bei starkem Tumorverdacht in der Biopsie kein Karzinom nachgewiesen werden, besteht die Möglichkeit einer offenen, chirurgischen Exploration.

- **MRCP und ERCP:** Es lassen sich Pankreasgangveränderungen (Stenosen, Dilatationen), eine Choledochusstenose oder Konkremente darstellen (Abb. **B-7.43**).

- **MRCP und ERCP:** Kaliberunregelmäßigkeiten, kurzstreckige Stenosen und Dilatationen sowie Verlegungen des **Pankreasganges** werden durch die MRCP und ERCP dargestellt (Abb. **B-7.43**). Mit diesen Verfahren kann auch eine Choledochusstenose als mögliche Komplikation der chronischen Pankreatitis nachgewiesen werden.

**B-7.43 Chronische Pankreatitis, MRCP.**

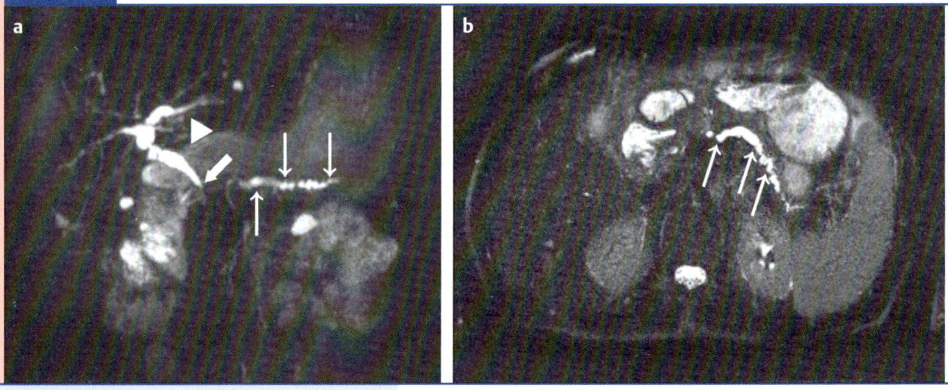


In der MRCP (**a** koronare und **b** axiale Aufnahme) ist der Pankreasgang im Rahmen einer chronischen Pankreatitis dilatiert mit Kaliberschwankungen (dünne Pfeile). Zudem kommt es aufgrund von fibrotischen Veränderungen zur konischen Lumeneinengung (dicker Pfeil) des Ductus choledochus (DHC) mit konsekutiver Dilatation des DHC im proximalen Abschnitt (Pfeilspitze).

▶ Klinischer Fall. Der 49-jährige Patient mit bekannter **chronischer Pankreatitis** stellt sich mit heftigen Oberbauchschmerzen mit gürtelförmiger Ausstrahlung, rechts mehr als links, in der Notaufnahme vor. Die CT-Untersuchung mit nativen Aufnahmen (Abb. **B-7.44a**) und kontrastverstärkten Aufnahmen in der venösen Phase (Abb. **B-7.44b** und Abb. **B-7.44c**) zeigt eine Auftreibung des Pankreaskopfes mit multiplen, zum Teil grobscholligen Verkalkungen als Zeichen der chronischen Pankreatitis (Abb 7.42**a**, kleine weiße Pfeile). Medial der Pars descendens duodeni (Abb. **B-7.44b** und Abb. **B-7.44c**, weiße Pfeilspitzen) wird eine Pankreaspseudozyste dargestellt (Abb. **B-7.44c,** großer weißer Pfeil). Entlang der rechten Gerota-Faszie sowie ventral des Pankreaskopfes werden streifenförmige, entzündlich-exsudative Gewebeveränderungen nachgewiesen, die durch die rechte Gerota-Faszie und bis an die rechte Niere reichen und auf eine akute Pankreatitis hinweisen (Abb. **B-7.44b** und Abb. **B-7.44c**, schwarze Pfeile). Im Serum werden Konzentrationserhöhungen für C-reaktives Protein (CRP, Entzündungsmarker, hier 11,0 mg/dl, Norm < 0,5 mg/ml), Bilirubin (Gallengangstauung, hier 1,6 mg/dl, Norm bis 1,1 mg/dl), Amylase (Pankreasenzym, hier 529 U/l, Norm 40–100 U/l) und Lipase (Pankreasenzym, hier 1093 U/l, Norm < 55 U/l) nachgewiesen, die ebenfalls auf einen akuten Schub bei chronischer Pankreatitis hinweisen.

**B-7.44 Chronische Pankreatitis (CT).**

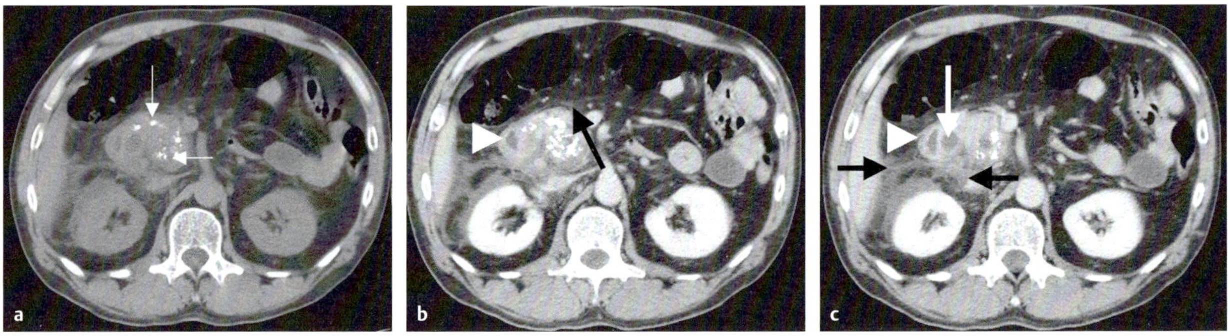

## Pankreastumoren

Pankreastumoren nehmen ihren Ausgang meistens vom Epithel der Pankreasgänge, seltener von neuroendokrinen oder anderen Gewebeanteilen. Pankreastumoren können solide, zystisch oder gemischt sein und charakteristische morphologische Merkmale zeigen, die vor allem in Schnittbildverfahren darstellbar sind.

### Adenokarzinom

Bei Pankreaskarzinomen handelt es sich meist um Adenokarzinome, die bevorzugt den Pankreaskopf betreffen (70 %). In ca. 90 % der Fälle gehen sie vom Epithel der kleinen Pankreasgänge aus (duktale Karzinome); die übrigen 10 % entspringen dem Azinusepithel.

**Klinik:** Frühsymptome fehlen meistens, daher werden Adenokarzinome des Pankreas oft erst in fortgeschrittenen Stadien nachgewiesen. Symptome wie Appetitverlust, unspezifische Beschwerden oder Schmerzen im Oberbauch, Verdauungsstörungen, Übelkeit und Gewichtsverlust bereiten differenzialdiagnostische Schwierigkeiten. Seltene Symptome sind Thrombosen, Thrombophlebitiden und die Thrombophlebitis migrans sowie eine pathologische Glukosetoleranz oder ein Diabetes mellitus. Als Komplikation eines Pankreastumors kann vor allem bei Kompression oder Invasion des Pankreasgangsystems eine Pankreatitis (s. o.) auftreten, deren Folgen den Patienten zum Arzt bringen. Die Pankreatitis kann dabei akut, aber auch chronisch verlaufen. Die chronische Pankreatitis kann insbesondere bei einem Pancreas divisum lange subklinisch bleiben, wenn sie nur eine der beiden Pankreasanlagen erfasst.

**Stadieneinteilung:** Auf das Pankreas beschränktes Tumorwachstum **(Stadium I)** ist zum Zeitpunkt der Diagnose selten. Charakteristisch sind die Ummauerung oder Infiltration benachbarter Blutgefäße und Organe **(Stadium II)** und die frühe lymphogene **(Stadium III)** und hämatogene (**Stadium IV** bei Fernmetastasen) Metastasierung.

**Diagnostisches Vorgehen:** Aufgrund der unspezifischen Symptome und Zeichen des Pankreaskarzinoms sind Anamnese und körperliche Untersuchung oft nicht richtungweisend. Die Tumormarker CA 19–9 und CA 50 ermöglichen keine Frühdiagnose, sondern eignen sich vor allem zur postoperativen Kontrolle auf Rezidivfreiheit. Im Vordergrund der Diagnostik stehen die bildgebenden Verfahren. Die Kombination aus Sonografie, CT und ERCP gilt mit einer Trefferquote von 85–90 % als besonders günstig. Da die MRT inzwischen die Anfertigung dünnschichtiger Aufnahmen in Atemanhaltetechnik (Artefaktreduktion) und die Kombination mit der MRCP erlaubt, ist auch durch den Einsatz der MRT und MRCP eine hohe Trefferquote erzielbar.

**Radiologische Diagnostik:** Tumoren sind erst ab einem Durchmesser von ca. 1 cm diagnostisch nachweisbar, wenn sie nicht an der Oberfläche des Pankreas liegen und eine Konturveränderung aufweisen oder das Pankreasgangsystem verlegen.
Wichtige Merkmale von Pankreaskarzinomen sind:

- Veränderungen von Form und Kontur des Pankreas
- unregelmäßig dilatierte und stenosierte Pankreasgangstrukturen
- Verlust der trennenden Fettschicht zu benachbarten Blutgefäßen und Organen, die jedoch bei der chronischen Pankreatitis auch vorkommen können.
- Ebenso wie bei der chronischen Pankreatitis kann es zu Thrombosen von Pfortader oder Milzvene (DD: Tumorinvasion, Tumorzapfen) und zur Zunahme von peripankreatischen Lymphknoten an Zahl und Größe kommen.
- Fernmetastasen, vor allem in der Leber, weisen auf eine maligne Erkrankung hin, die sich dann allerdings schon in einem weit fortgeschrittenen Stadium befindet.
- **Sonografie:** Die Sonografie weist vor allem Konturveränderungen des Pankreas nach, die durch ein Karzinom bedingt sein können. Bei fettreichem Pankreas kann das Pankreaskarzinom unter Umständen als echoarme Struktur auffallen, die das fettreiche Gewebe verdrängt. Auch zystische oder nekrotisch zerfallende Tumoren weisen echoarme Areale auf. Ist das Pankreasgangsystem durch den Tumor verlegt, kann die Sonografie die prästenotische Dilatation darstellen. Lebermetastasen sind der Sonografie zugänglich. Thrombosen von Pfortader oder Milzvene (DD: Tumorinvasion, Tumorzapfen) können mit der Farbduplexuntersuchung dar-

**Pankreastumoren**

Pankreastumoren gehen meistens vom Epithel der Pankreasgänge aus; sie können solide, zystisch oder gemischt sein und sind mittels Schnittbildverfahren darstellbar.

**Adenokarzinom**

Adenokarzinome finden sich in ca. 70 % im Pankreaskopf. Etwa 90 % sind duktale Karzinome, ca. 10 % gehen aus Azinusepithel hervor.

**Klinik:** Frühsymptome fehlen meist oder sind unspezifisch, so dass die Diagnose oft erst in fortgeschrittenen Stadien gestellt wird.
Eine mögliche Komplikation ist die Begleitpankreatitis.

**Stadieneinteilung:**

- **I:** intrapankreatisch
- **II:** Befall von benachbarten Blutgefäßen oder Organen
- **III:** lymphogene Streuung
- **IV:** Fernmetastasierung.

**Diagnostisches Vorgehen:** Im Vordergrund stehen die bildgebenden Verfahren. Besonders günstig ist die Kombination aus Sonografie, CT und ERCP oder die Kombination aus MRT und MRCP.

**Radiologische Diagnostik:** Wichtige Merkmale von Pankreaskarzinomen sind:

- Veränderungen von Form und Kontur des Pankreas
- veränderte Gangstrukturen
- Bindegewebseinlagerung
- Verlust trennender Fettschichten
- Thrombose oder Tumorinvasion von Pfortader oder Milzvene
- Lymphadenopathie
- Fernmetastasen.

- **Sonografie:** Ein Pankreaskarzinom kann auffallen durch Konturveränderungen des Pankreas, als echoarmer Tumor, durch zystische oder nekrotische Tumoranteile, durch prästenotische Pankreasgangdilatation, Lebermetastasen oder Thrombosen von Pfortader und Milz (DD: Tumorinvasion, Tumorzapfen).

gestellt werden. Die Abgrenzung insbesondere zur chronischen Pankreatitis ist oft schwierig, selbst wenn Schallauslöschungen auf Pankreasverkalkungen hinweisen.

- **CT und MRT:** Es lassen sich dieselben Veränderungen wie in der Sonografie nachweisen (s. o.). Zusätzlich können Untersuchungen mit i. v.-KM (verzögerte Aufnahme im Tumor) vorgenommen werden (s. Abb. **B-7.36**).

- **CT und MRT:** Die sonografisch feststellbaren Veränderungen (s. o.) werden auch durch die CT und die MRT (s. Abb. **B-7.36**) nachgewiesen. Weiterführend sind bei CT und MRT in gleichem Maße Untersuchungen nach i. v.-KM-Injektion. Pankreaskarzinome sind oft reich an Bindegewebe und nehmen im Vergleich zu gesundem Pankreasgewebe häufig verzögert i. v. injiziertes KM auf. Dieser Umstand kann die Tumorerkennung in der früharteriellen CT und der KM-dynamischen MRT deutlich erleichtern, hier erscheinen die Pankreastumoren hypodens/hypointens im Vergleich zum umgebenden Pankreasgewebe. Die MRT wird durch T 2-gewichtete und Fettsignal-unterdrückte, T 1-gewichtete Aufnahmen ergänzt.

- **Weitere bildgebende Diagnostik:** Die **Endosonografie** (invasiv!) ist besonders empfindlich für Pankreastumoren und peripankreatische Lymphknotenveränderungen.
  Die **ERCP** (invasiv!) kann Kompression oder Invasion des Pankreasgangsystems nachweisen und erlaubt das Einbringen eines Stents.
  Die **MRCP** kann Kompression oder Invasion des Pankreasgangsystems, Pankreasgangabbrüche, prästenotische Gangdilatationen und ggf. Stenosen des Ductus choledochus darstellen (Abb. **B-7.45**).
  Die **PET-CT** kann Pankreaskarzinome aufgrund ihres erhöhten Glukose-Stoffwechsels nachweisen und eine Metastasierung darstellen (s. Abb. **B-7.37**).

- **Weitere bildgebende Diagnostik:** Die **Endosonografie** ist besonders empfindlich für Pankreastumoren und peripankreatische Lymphknotenveränderungen, stellt aber ein invasives Untersuchungsverfahren dar. Sie kann mit der ERCP zusammen durchgeführt werden, wenn Sonografie, CT und MRT bei starkem Tumorverdacht keine Raumforderung nachweisen. Da die Endosonografie den Tumorbefall eines erkannten Lymphknotens ebenso wenig beweisen kann wie die anderen Schnittbildverfahren, im Vergleich jedoch ein deutlich geringeres Bildfeld aufweist, sollte sie nicht allein zur Abklärung der Lymphknotensituation eingesetzt werden.
  Die **ERCP** kann Kompression oder Invasion des Pankreasgangsystems mit hoher Empfindlichkeit nachweisen und erlaubt das Einbringen eines Stents, der die Obstruktion entlastet.
  Die **MRCP** sollte bei Verdacht auf Pankreastumor zusammen mit der MRT durchgeführt werden und kann – wie die ERCP – Kompression oder Invasion des Pankreasgangsystems, Pankreasgangabbrüche, prästenotische Gangdilatationen und ggf. Stenosen des Ductus choledochus (double duct sign) mit hoher Empfindlichkeit nachweisen (Abb. **B-7.45**).
  Aufgrund des erhöhten Glukose-Stoffwechsels bei 80–90 % der Adenokarzinome des Pankreas lassen sich diese gut mit dem radioaktiv markiertem Traubenzuckerpräparat 2-F-18-Fluorodesoxyglukose (FDG) im **PET-CT** nachweisen. Ebenso ist die PET-CT in der Beurteilung einer extrahepatischen Fernmetastasierung und eines Zweittumors vorteilhaft. Limitiert ist dieses Verfahren allerdings bezüglich des Nachweises von kleinen Lebermetastasen und beim Lymphknotenstaging (s. Abb. **B-7.37**).

**B-7.45 Pankreaskarzinom.**

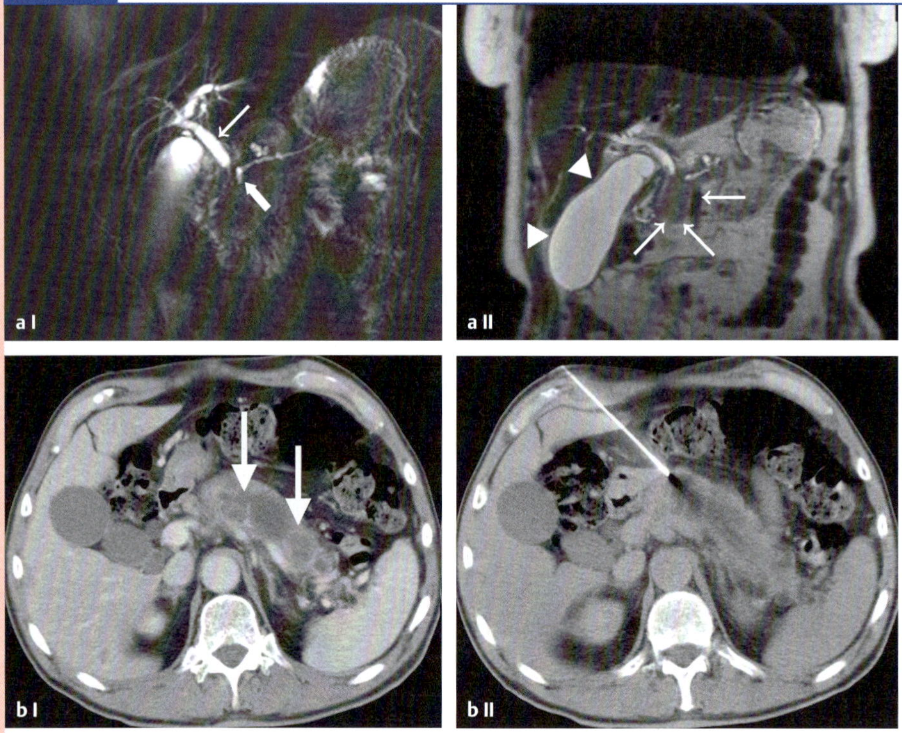


**a MRCP und MRT** eines **Pankreaskopfkarzinoms.** In der MRCP (**a1**) zeigt sich ein Gangabbruch des Ductus choledochus (dünner Pfeil) und des Ductus pancreaticus (dicker Pfeil) mit konsekutiver Erweiterung des proximalen Abschnittes des Ductus choledochus und des Pankreasgangs (double duct sign). In der T 2-gewichteten Sequenz (**a2**) demarkiert sich im dorsalen Anteil des processus uncinatus ein hypointens imponierender Tumor (Pfeile). Zudem prall gefüllte Gallenblase, vereinbar mit Courvoisier-Zeichen (Pfeilspitzen).

**b** Ausgeprägte Pankreasgangerweiterung in Pankreasschwanz und Pankreaskorpus mit deutlichen Kalibersprüngen (Pfeile in **bI**). Bei Verdacht auf **Pankreaskarzinom** erfolgt die **CT-gesteuerte Pankreas-Stanzbiopsie** im Bereich des Pankreaskorpus mit einem Zugangsweg, der durch den Magen führt (Verlauf der Biopsienadel in **bII**). Histopathologisch Adenokarzinom.

## Neuroendokrine Tumoren

▸ **Definition.** Die hormonaktiven und hormoninaktiven neuroendokrinen Pankreastumoren stammen von Zelllinien des diffusen neuroendokrinen Systems (DNES) ab, zu dem Hypophsenvorderlappen, C-Zellen der Schilddrüse, Nebennierenmark, G-Zellen des Magens, enterochromaffine Zellen des Darms und der Bronchien und Inselzellen des Pankreas zählen.

Die Inzidenz neuroendokriner Pankreastumoren ist ca. 5–10-mal niedriger als die von Pankreaskarzinomen. Meistens handelt es sich um Karzinoide, Insulinome oder Gastrinome; VIPome, Glukagonome, PPome und Somatostatinome kommen sehr selten vor.

**Klinik: Maligne** neuroendokrine Pankreastumoren sind oft **hormoninaktiv** und fallen aufgrund der zunächst unspezifischen Symptome meist erst bei erheblicher Größe durch raumfordernde Wirkung auf. Maligne **Karzinoide** metastasieren wie Pankreaskarzinome und befallen oft die Leber. Karzinoide können sich durch Flush-Symptomatik, Asthmaanfälle, Durchfälle mit Gewichtsverlust und Zeichen der Endokardfibrose des rechten Herzens (Trikuspidalinsuffizienz) bemerkbar machen.
**Gastrinome** sind in ca. 60 % der Fälle maligne, die Hälfte ist bei Diagnosestellung bereits metastasiert. Sie finden sich zu 80 % im Pankreas, sonst v. a. im Duodenum, Magenantrum oder Lig. hepatoduodenale. Ca. 20 % der Gastrinome treten im Rahmen einer multiplen endokrinen Neoplasie (MEN-I) auf. Hormonaktive Gastrinome fallen oft durch therapieresistente Ulzera in Magen, Duodenum und sogar Jejunum, durch Diarrhöen und Steatorrhöen auf.
**Insulinome** sind die häufigsten neuroendokrinen Pankreastumoren. Sie sind meist **hormonaktiv** (ca. 50 % nur Insulin, sonst auch andere gastrointestinale Hormone), **gutartig** (90 %) und treten in der Regel solitär auf (90 %). Nur selten kommen sie im Rahmen einer MEN-I vor. Typisch für die autonome Insulinproduktion ist die Whipple-Trias mit Spontanhypoglykämie bei Nahrungskarenz, autonomen Symptomen (Heißhunger, Übelkeit, Schwäche, Schwitzen, Hitzegefühl, Zittern, Angst, Herzrhythmusstörungen) und zentralnervösen Symptomen (Kopfschmerzen, Schwindel, Sehstörung, Aphasie, Hemiplegie, Parästhesie, Krampfanfall, Verwirrtheit, Verhaltensänderung, Koma). Aufgrund der erheblichen klinischen Symptome sind Insulinome bei Diagnosestellung meistens noch sehr klein und daher schwierig zu lokalisieren.

**Diagnostisches Vorgehen:** Sind Anamnese und Klinik richtungweisend, wird bei V. a. ein **Karzinoid** das Blut auf Serotonin und der Urin auf 5-Hydroxyendolessigsäure untersucht (beide erhöht). Bei **Gastrinom**-Verdacht erfolgen Magensaftanalyse (basal acid output und peak acid output) und Bestimmung des Gastrinspiegels im Blut vor und nach Provokation mit Sekretin (stark erhöht). Bei Verdacht auf ein **Insulinom** können der Fastentest (Provokation einer Hypoglykämie), der Insulinsuppressionstest (Zufuhr von exogenem Insulin verringert eigene Insulinproduktion nicht) und der Provokationstest (Bestimmung des Glukoseverbrauchs pro Zeiteinheit, bei gesteuerter exogener Zufuhr deutlich erhöht) durchgeführt werden.

**Radiologische Diagnostik:** Da die Tumorresektion bei kleinen, hormonaktiven Tumoren Heilung verspricht, kommt der Lokalisationsdiagnostik eine sehr hohe Bedeutung zu. Zunächst sollte die nicht invasive Abklärung angestrebt werden.
**Präoperativ** werden **kontrastverstärkte CT** mit früharteriellen Aufnahmen (hohe Perfusion bei neuroendokrin aktiven Geweben, Abb. **B-7.46b1** und **b3**), **MRT** mit T2-gewichteten und Fettsignal-unterdrückten, T1-gewichteten Aufnahmen und Gradientenecho-Aufnahmen angefertigt (Abb. **B-7.46a**). Insbesondere die MRT zeigt bei hormonaktiven Pankreastumoren unter 2 cm Durchmesser eine hohe Empfindlichkeit (ca. 75 %). Das Signalverhalten in der MRT hängt vom Gehalt des Tumors an kollagenösem Bindegewebe ab, welches zu einer Signalminderung führt. Zeigen die nativen MRT-Aufnahmen keinen Tumor, wird mit der KM-dynamischen MRT nach verstärkt durchbluteten Raumforderungen gesucht. Zudem kann das PET/CT als Kombination von radiologischen und nuklearmedizinischen Verfahren in der Detektion hilfreich sein. So lassen sich niedrig differenzierte neuroendokrine Tumoren aufgrund ihres erhöhten Stoffwechsels mit einem F18-FDG PET/CT, mäßig bis hoch differenzierte neuroendokrine Tumoren aufgrund der Überexpression von Somatosta-

### Neuroendokrine Tumoren

▸ **Definition.**

Inzidenz ca. 5–10-mal geringer als bei Pankreaskarzinomen. Meistens handelt es sich um Karzinoide, Insulinome oder Gastrinome.

**Klinik:** Maligne **Karzinoide** metastasieren. Klinisch können sie durch Flush-Symptomatik, Asthmaanfälle, Durchfälle mit Gewichtsverlust und Zeichen der Endokardfibrose des rechten Herzens auffallen.
**Gastrinome** treten in ca. 20 % in Verbindung mit einer MEN-I auf. Klinisch fallen sie durch Diarrhöen, Steatorrhöen und therapieresistente Ulzera auf.

**Insulinome** sind die häufigsten neuroendokrinen Pankreastumoren. Sie sind oft **hormonaktiv** (Whipple-Trias), in ca. 90 % **gutartig** und zu ca. 90 % solitär. Die Insulinome sind bei Diagnose meistens klein und oft schwierig zu lokalisieren.

**Diagnostisches Vorgehen: Karzinoid:** Serotonin im Blut, 5-Hydroxyindolessigsäure i. U.
**Gastrinom:** Magensaftanalyse, Gastrin im Blut

**Insulinom:** Fastentest, Insulinsuppressionstest, Provokationstest.
Bei Tumorverdacht erfolgt die Bildgebung.

**Radiologische Diagnostik:** Da die Tumorresektion bei kleinen hormonaktiven Tumoren Heilung verspricht, ist die Lokalisationsdiagnostik wichtig!
**Präoperativ:** Kontrastverstärkte **CT** (Abb. **B-7.46b1** und **b3**) und **MRT** (Abb. **B-7.46a**); ggf. auch in Kombination mit nuklearmedizinischen Verfahren wie die PET/CT (Abb. **B-7.46b2**), Endosonografie, arterielle Pankreas-Angiografie, selektive Pfortader-Blutentnahme (als transhepatische transportale Katheterblutentnahme).

**B-7.46 Neuroendokriner Tumor.**

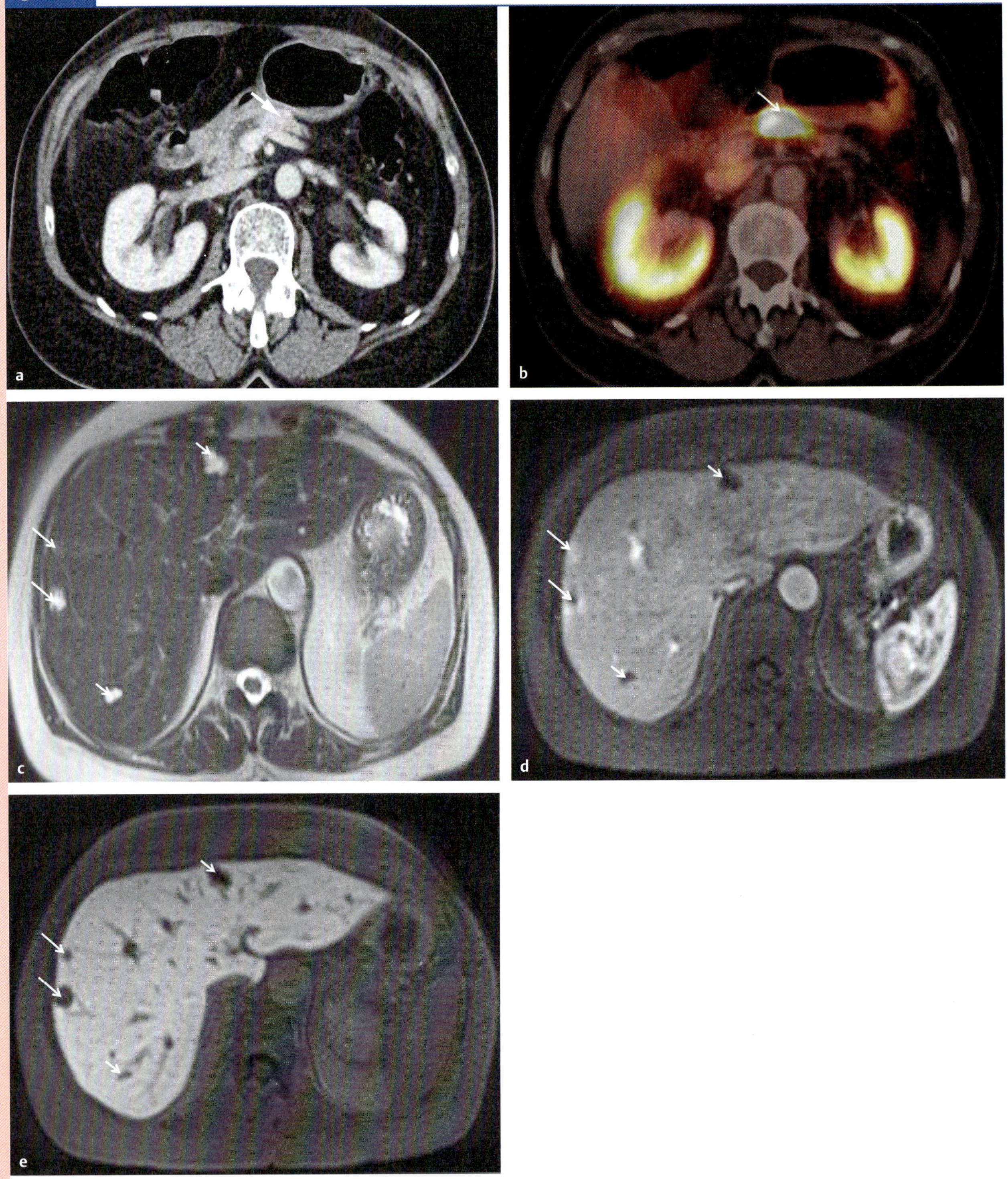


In der kontrastmittelverstärkten CT (**a**) zeigt sich bei einer 77-jährigen Patientin ein hypervaskularisierter Tumor im Pankreaskorpus mit einer Größe von ca. 2,1 · 1,1 cm. In der 68Ga- DOTATATE-PET/CT (**b**) der Tumor eine pathologisch vermehrte Somatostatin Rezeptor Expression im Sinne eines neuroendokrinen Tumors des Pankreas.

In der zusätzlich durchgeführten MRT der Leber zeigen sich teils zystische Metastasen (kleine Pfeile), welche sich stark hyperintens in der T 2-gewichteten Sequenz (**c**) demarkieren. Zudem Nachweis von hypervaskularisierten Metastasen (große Pfeile) mit vollständiger oder randständiger Kontrastierung in der T 1-gewichteten Sequenz in der arteriellen Phase (**d**) nach Gabe von leberspezifischen Kontrastmittel. Sowohl die zystischen als auch die hypervaskularisierten Metastasen demarkieren sich hypointens in der T 1-gewichteten Sequenz in der leberspezifischen Phase (**e**).

tionanaloga mit einem PET/CT mit radioaktiv markierten Somatostatinanaloga detektieren. Invasive Untersuchungen wie die Endosonografie, die arterielle Pankreas-Angiografie und die selektive, angiografische Venenblutentnahme in der Pfortader zur Bestimmung des Hormonspiegels oder gar die explorative Laparotomie zur Tumorlokalisation werden bei zuvor erfolgloser Tumorsuche durchgeführt.
**Intraoperativ** werden Sonografie, Palpation und ggf. selektive Insulinspiegelbestimmung im Pfortaderblut eingesetzt.

**Intraoperativ:** Palpation, Sonografie, selektive Pfortader-Blutentnahme.

## Zystische Tumoren

Zystische Pankreastumoren kommen selten vor und machen ca. 5–15 % aller zystischen Raumforderungen am Pankreas aus. Zu unterscheiden sind seröse und mutinöse zystische Neoplasien sowie die intraduktalen papillären muzinösen Neoplasien (IPMN). Eine eindeutige Symptomatik fehlt ebenso wie beim Pankreaskarzinom.
**Seröse zystische Neoplasien** sind vornehmlich gutartige Tumoren, die vor allem bei über 60-jährigen Patienten und bei der von-Hippel-Lindau-Erkrankung gefunden werden und in jedem Pankreas-Abschnitt, bei geringer Größe jedoch bevorzugt im Pankreaskopf, vorkommen können. Sie messen bei Diagnose ca. 1–12 cm, haben eine glatte oder lobulierte Oberfläche und weisen multiple (typischerweise > 6), oft winzige (< 1 cm Durchmesser) Zysten auf. Manche mikrozystischen Adenome zeigen eine charakteristische zentrale Narbe mit sternförmig verlaufenden Bindegewebesträngen, die auch verkalken können.
**Radiologische Diagnostik: Sonografisch** können die Zysten echoarm, aber auch echoreich imponieren. In der **MRT** sind die Zysten am besten mit schnellen, T 2-gewichteten Aufnahmen in Atemanhaltetechnik darzustellen. In der **CT** und in der **MRT** hebt sich die zentrale, sternförmige Narbe besonders nach i. v.-KM-Gabe deutlich gegen die kleinen Zysten ab. Die **CT** weist zudem ggf. vorhandene, feine, radiäre Verkalkungen im Bereich der zentralen Narbe nach. Sind die einzelnen Zysten sehr klein, ist eine Verwechslung mit soliden Tumoren möglich, sind sie entsprechend groß, können sie mit anderen zystischen Prozessen verwechselt werden.
**Muzinöse zystische Neoplasien (MZN)** machen ca. 10 % der zystischen Tumoren des Pankreas aus und können in rund einem Drittel der Fälle maligne entarten. Sie treten bevorzugt bei Frauen zwischen dem 40. und 60. Lebensjahr auf. Die Tumoren sind meist im Pankreaskorpus und -schwanz lokalisiert, groß (Durchschnitt 10 cm), eingekapselt und multilokulär. Bindegewebige Septen trennen die einzelnen Zysten, deren Durchmesser meistens > 2 cm beträgt. Die Septen können auch sehr schmal sein, sodass sie in der CT nicht nachweisbar sind und der Eindruck einer Pseudozyste entsteht.
**Radiologische Diagnostik:** In der **Sonografie** weist das im Vergleich zum gesunden Pankreasgewebe oft echoreichere Tumorareal mehrere, zum Teil septierte Zysten auf. **CT und MRT** zeigen die oft irregulär geformten, zystischen Anteile zwischen den Septen, die im Vergleich zu normalem Pankreasgewebe durch eine verstärkte Kontrastaufnahme nach i. v.-KM-Applikation auffallen. In der MRT zeigen sich die zystischen Anteile vor allem auf T 2-gewichteten und Fettsignal-unterdrückten, T 1-gewichteten Aufnahmen. Dabei kann das Muzin in den Zysten auf T 1- und T 2-gewichteten MRT-Aufnahmen ein hohes Signal aufweisen. Septale Verkalkungen können auftreten und werden am besten in der CT dargestellt.
Die Obstruktion des Pankreashauptganges (MRCP, ERCP), die Invasion in Nachbarstrukturen und die Metastasierung (CT, MRT) sind Merkmale der Malignität. Die operative Resektion gilt als erstrebenswert, da die 5-Jahres-Überlebensrate von ca. 50 % im Vergleich zum duktalen Pankreaskarzinom hoch ist.
Die **intraduktale papilläre muzinöse Neoplasie (IPMN)** ist mit 20–25 % die häufigste zystische Neoplasie des Pankreas, die vornehmlich bei älteren Männern auftritt. Die IPMN ist v. a. im Pankreaskopf lokalisiert, kann aber auch multilokulär intrapankreatisch auftreten. Durch papilläre Proliferationen innerhalb des Pankreasgangs kommt es zur Schleimfreisetzung in den Pankreasgang und konsekutiv zur Dilatation des Pankreasgangs. Bildmorpholgisch wird dabei zwischen Hauptgang-IPMN (Dilatation des Pankreashauptgangs), Seitengang-IPMN (teils traubenartige Auftreibung der Seitengänge) und Mischtyp-IPMN (Mischbild aus Hauptgang- und Seitengang-IPMN) unterschieden.

### Zystische Tumoren

Sie machen ca. 5–15 % aller zystischen Raumforderungen am Pankreas aus.

**Seröse zystische Neoplasien sind vornehmlich gutartig und** bestehen typischerweise aus multiplen kleinen Zysten mit < 1 cm Durchmesser und sternförmiger zentraler Narbe mit Verkalkungen (CT !).

**Radiologische Diagnostik: Sonografisch** erscheinen die Zysten mit unterschiedlicher Echogenität.
In der **MRT** stellen sich die Zysten am besten mit T 2-gewichteten Aufnahmen in Atemanhaltetechnik dar.
Die **kontrastverstärkte CT** oder **MRT** zeigt die zentrale, sternförmige Narbe. Die **CT** weist Verkalkungen nach.
**Muzinöse zystische Neoplasien (MZN)** machen ca. 10 % der zystischen Tumoren des Pankreas aus und können in rund einem Drittel der Fälle maligne entarten. Sie treten typischerweise in Pankreaskorpus und -schwanz, mit großem Durchmesser (Zysten > 2 cm) und bindegewebigen Septen (DD: Pseudozyste) auf.

**Radiologische Diagnostik:** Die **Sonografie** zeigt das echoreiche Tumorareal und zum Teil septierte Zysten. In **CT und MRT** erscheinen kontrastaufnehmende Septen und oft irregulär begrenzte Zysten. Die **MRT** zeigt die Zysten vor allem auf T 2-gewichteten und Fettsignal-unterdrückten, T 1-gewichteten Aufnahmen. Septale Verkalkungen stellen sich in der **CT** am besten dar. **CT, MRT, MRCP** und ggf. auch **ERCP** werden zur Abklärung der Malignität eingesetzt.

Die **intraduktale papilläre muzinöse Neoplasie (IPMN)** ist die häufigste zystische Neoplasie des Pankreas.

**B-7.47 Intraduktale papilläre muzinöse Neoplasie (IPMN).**

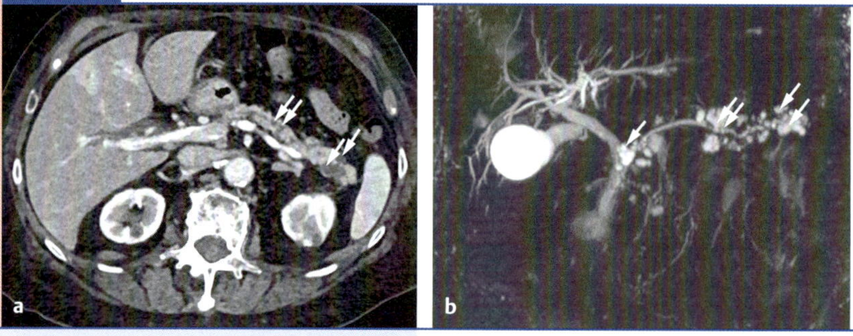

In der CT in der früharteriellen Phase (**a**) sowie in der MRCP (**b**) zeigen sich zystische Veränderungen mit engem Lagebezug zum Pankreashauptgang sowie im Bereich des Pankreasschwanzes (große Pfeile).

**Radiologische Diagnostik:** Nachweis von Erweiterungen des Pankreashauptgangs oder zystische Raumforderungen innerhalb des Pankreashauptgangs/-seitengangs (Abb. **B-7.47**), insbesondere mit Hilfe des MRCP.

**Radiologische Diagnostik:** In den bildgebenden Verfahren finden sich in Abhängigkeit vom Subtyp Erweiterungen des Pankreashauptgangs oder zystische Raumforderungen innerhalb des Pankreashauptgangs/-seitengangs. Dabei lässt sich die Gangverbindung der zystischen Läsionen insbesondere mit Hilfe des MRCP nachweisen (Abb. **B-7.47**).

## Mukoviszidose

▶ **Definition.** Durch eine Fehlfunktion der exokrinen Drüsen kommt es zu chronischen bronchopulmonalen Infekten, durch eine exokrine Pankreas-Insuffizienz zur Malabsorption und zu einer verstärkten Natrium-Ausscheidung der Schweißdrüsen.

Am Pankreas können 3 Formen unterschieden werden:
- lobulierte Pankreasvergrößerung mit vollständiger Verfettung
- Atrophie mit teilweiser Verfettung
- diffuse Atrophie ohne Verfettung.

Am Pankreas können drei Formen von Veränderungen unterschieden werden:
- lobulierte Pankreasvergrößerung mit vollständiger Verfettung
- Atrophie mit teilweiser Verfettung
- diffuse Atrophie ohne Verfettung. In seltenen Fällen kommt es zu einer makrozystischen Atrophie des Pankreas.

**Radiologische Diagnostik: CT** und **MRT** zeigen Verfettung und Atrophie des Pankreas.

**Radiologische Diagnostik:** Die CF-typischen Pankreasveränderungen der Verfettung und Atrophie des Pankreas können mit der **CT**, aber auch mit der **MRT** (besonders geeignet sind Fettsignal-unterdrückte, T1-gewichtete Aufnahmen) besser dargestellt werden als mit der **Sonografie**.

## Hämochromatose

Bei der primären Hämochromatose kommt es nach irreversibler Leberschädigung zur Eisenablagerung im Pankreas.

Bei der erblichen primären Hämochromatose wird im Parenchym verschiedener Organe Eisen abgelagert. Besonders betroffen sind Leber, Pankreas und Herz. Während zunächst meistens die Leber Eisen einlagert, kommt es nach irreversibler Leberschädigung zur Eisenablagerung im Pankreas.

**Radiologische Diagnostik:** Die vermehrte Eisenablagerung führt im nativen **CT** zu einer Dichteerhöhung und im **MRT** zu einer T2*-Signalminderung.

**Radiologische Diagnostik:** In der **CT** führt die vermehrte Eisenablagerung im Pankreas und in der Leber zu einem Anstieg der Dichtewerte im nativen Bild, der proportional zum Eisengehalt ist. T2*-gewichtete **MRT**-Aufnahmen weisen bei Eisenablagerung ein vermindertes Signal im Pankreas nach.

## Pankreasverletzungen

**Formen:** Stumpfe und spitze oder penetrierende Bauchtraumen (auch iatrogen!).

**Formen:** Sowohl stumpfe als auch spitze oder penetrierende Bauchtraumen können das Pankreas treffen, das mit seiner relativ fixierten Lage vor der Aorta und V. cava inferior und der Wirbelsäule insbesondere einer von ventral einwirkenden Kraft kaum nachgeben oder ausweichen kann. Pankreasverletzungen können auch iatrogen, vor allem im Rahmen von Operationen benachbarter Organe oder Tumoren, entstehen.

**Klinik:** Bei Eröffnung oder Durchtrennung von Pankreasgängen kommt es zur akuten Pankreatitis (S. 553).

**Klinik:** Bei Eröffnung oder Durchtrennung von Pankreasgängen kommt es zum Austritt von Pankreas-Sekret mit Verdauungsenzymen und in der Folge zu einer akuten Pankreatitis (S. 553).

**Radiologische Diagnostik:** In der **CT** nachweisbare Flüssigkeitssammlungen am Ort der Gangverletzung gelten als typisch. Bei stumpfen, von ventral entstandenen Traumen wird oft eine Flüssigkeitssammlung zwischen der Milzvene und dem Pankreasparenchym nachgewiesen. Bei schlanken Patienten können diese Veränderungen auch in der **Sonografie** nachgewiesen werden, wenn keine Darmgasüberlagerung besteht. Sofern aufgrund des Verletzungsmusters nicht eine operative Versorgung notwendig ist, erfolgen bildgebende Diagnostik und ggf. bildgesteuerte Therapie wie bei der akuten Pankreatitis (S. 553).

**Radiologische Diagnostik:** Als typisch gelten in der **CT** (und ggf. in der **Sonografie**) nachweisbare Flüssigkeitssammlungen am Ort der Gangverletzung.
Ist keine operative Therapie erforderlich, erfolgen bildgebende Diagnostik und Therapie wie bei der akuten Pankreatitis (S. 553).

### Pankreastransplantation

Ziel der Pankreas-Transplantation ist die Übertragung der endokrinen Pankreasfunktionen auf den Empfänger. Die meisten Pankreastransplantationen werden in Kombination mit Nierentransplantationen durchgeführt. Bei gemeinsamer Nieren-Pankreas-Transplantation ist die Überlebenszeit der Transplantat-Organe am längsten. Pankreastransplantate werden meistens an die rechte oder linke A. und V. iliaca communis angeschlossen. Während das exokrine Pankreassekret in den Anfängen der Pankreastransplantation frei nach intraperitoneal abgeleitet wurde, wird das Spender-Pankreas gegenwärtig meistens mit einer Duodenalmanschette transplantiert, die an ein Hohlorgan (meistens die Harnblase des Empfängers) angeschlossen wird. Das Transplantat stellt sich als Weichteilmasse im Becken, rechts oder links der Mittellinie dar.

#### Pankreastransplantation

Sie erfolgt meistens in Kombination mit einer Nierentransplantation, Anschluss meistens an die rechte oder linke A. und V. iliaca communis. Ziel ist die Übertragung der endokrinen Pankreasfunktionen. Das Spender-Pankreas wird meistens mit einer Duodenalmanschette transplantiert und an ein Empfänger-Hohlorgan (z. B. Harnblase) angeschlossen.
Das Pankreas-Transplantat liegt im Becken.

**Radiologische Diagnostik:** Vor allem die **CT** ist beim Erkennen auch kleiner Anastomosen-Insuffizienzen hilfreich. Mit der CT kann die Lage des Pankreas festgestellt und peripankreatische Flüssigkeitssammlungen nach Transplantation nachgewiesen werden. Diese weisen meistens auf den Austritt exokriner Pankreassekrete durch die insuffiziente Anastomose hin.
Gepulste Farbduplex-**Ultraschalluntersuchungen** stellen ein nicht invasives Verfahren zur Beurteilung der arteriellen und venösen Transplantatversorgung dar. Bei Verdacht auf hämodynamisch wirksame Abknickung, Kompression oder Verschluss der Transplantat-versorgenden Blutgefäße wird auch die **Angiografie** mit hoher räumlicher und zeitlicher Bildauflösung eingesetzt. Die **MRT** bietet zwar ebenfalls die Möglichkeit zur Flussdarstellung, gilt aber immer noch als Methode in Erprobung.
Eine Abstoßung des Pankreastransplantates kann durch Schnittbildverfahren nicht sicher nachgewiesen werden.

**Radiologische Diagnostik:** Die **CT** ist beim Erkennen von Anastomosen-Insuffizienzen hilfreich.

**Farbduplex-Sonografie** und ggf. **Angiografie** dienen zur Beurteilung der arteriellen und venösen Transplantatversorgung. Eine Transplantatabstoßung ist in Schnittbildern nicht sicher darzustellen.

# 7.4 Milz

*K. Herrmann; C. Born**
Zahlreiche internistische Erkrankungen und Verletzungen können zu morphologischen und funktionellen Veränderungen der Milz führen. Die Sonografie dient meist der Primärdiagnostik, CT und MRT ermöglichen eine weiterführende Diagnostik, v. a. dann, wenn die sonografische Untersuchung nur eingeschränkt möglich ist. Die nuklearmedzinischen Verfahren können zur gezielten Funktionsdiagnostik eingesetzt werden.

#### 7.4 Milz

## 7.4.1 Radiologische Methoden

### Konventionelle Röntgendiagnostik

**Methode:** Abdomen-Übersicht (S. 468) im Liegen und Links-Seitenlage.

**Indikationen:** Die konventionelle Röntgenaufnahme des Abdomens ist zur gezielten und primären Beurteilung der Milz nicht indiziert, indirekte Zeichen können jedoch auf eine Milzerkrankung hinweisen.

**Beurteilung:** Im Abdomen-Übersichtsbild ist die Milz als ovale, weichteildichte Struktur links unter dem Zwerchfell nachweisbar, typischerweise lateral und kranial der linken Kolonflexur.
Ein linksseitiger Zwerchfellhochstand mit Deformierung der Zwerchfellkontur, eine eingeschränkte Zwerchfellbeweglichkeit, sowie Ergussbildung im linken Recessus phrenicocostalis sind unspezifische, **indirekte Zeichen** einer Milzerkrankung.

#### 7.4.1 Radiologische Methoden

#### Konventionelle Röntgendiagnostik

**Methode:** Abdomen-Übersichtsaufnahme in Links-Seitenlage.
**Indikationen:** Zur Beurteilung der Milz nicht primär indiziert, indirekte Zeichen können jedoch auf eine Milzerkrankung hinweisen.
**Beurteilung: Indirekte Zeichen** einer Milzerkrankung sind z. B. linksseitiger Zwerchfellhochstand, Ergussbildung im linken Recessus phrenicocostalis, vergrößerter Weichteilschatten im linken Oberbauch.

B-7.48

**B-7.48 Röntgenübersichtsaufnahme des Abdomens im Liegen bei einem Patienten mit Lymphom.**

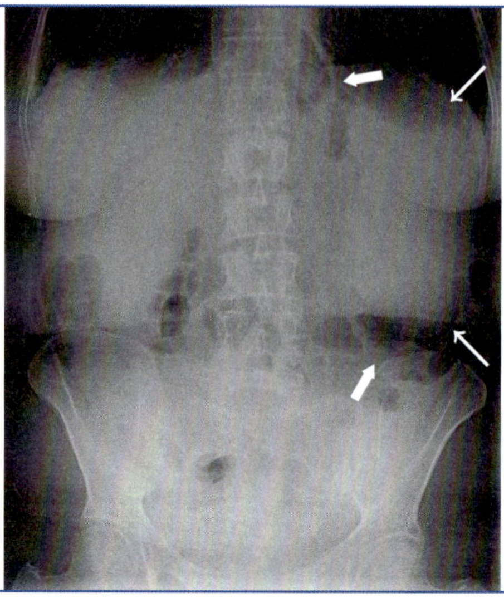

Der Milzschatten dehnt sich im linken Ober- und Mittelbauch bis fast zum knöchernen Beckenrand aus (kleine Pfeile). Die Magenblase ist nach medial verdrängt und deformiert, die linke Kolonflexur nach kaudal verlagert (dicke Pfeile).

Eine **Splenomegalie** führt zu vergrößertem Milzschatten im linken Oberbauch mit Verlagerung luftgefüllter Hohlorgane wie Magenblase und linke Kolonflexur (Abb. **B-7.48**).

Eine **Splenomegalie** führt zur Verdrängung des luftgefüllten Magens und Dünndarmes nach rechts und unten. Auch die linke Kolonflexur und die linke Niere können nach kaudal verlagert werden (Abb. **B-7.48**). Milzverkalkungen und Milzarterienverkalkungen sind gelegentlich im konventionellen Röntgenbild erkennbar, wenngleich sie im CT weitaus besser nachweisbar sind. Auffällige rundliche, schalenartige oder sichelförmige Verkalkungen entlang des Verlaufs der Milzarterie können auf ein Aneurysma der A. lienalis hinweisen (s. Abb. **B-7.59**).

## Sonografie

**Methode:** Die Milz kann, bei Verwendung eines 3,5-MHz-Schallkopfes, am besten in Rechts-Seitenlage und in tiefer Inspiration eingesehen werden.

**Methode** (S. 96)**:** Die Ultraschalluntersuchung der Milz ist Teil des sog. Oberbauchstatus. Bei Verwendung eines 3,5-MHz-Schallkopfes kann sie am besten in Rechts-Seitenlage und in tiefer Inspiration eingesehen werden. Dabei tritt die Milz, die im Verlauf der 9./10. Rippe liegt, unter den linken Rippenbogen. Eine Orientierung des Schallkopfes parallel zur 10. Rippe im Interkostalraum ist dabei hilfreich zur Vermeidung des Schattens durch die knöcherne Rippe.
Das normale Parenchym der Milz hat eine homogene Echotextur. Der Ultraschall ist geeignet zur Beurteilung der Größe und Beschaffenheit des Milzparenchyms.

**Indikationen:** Beurteilung von Größe, fokalen und diffusen Strukturveränderungen des Milzparenchyms.
**Beurteilung:** Die **normale Größe der Milz** beträgt etwa 11 cm · 7 cm · 4 cm (Länge · Breite · Tiefe) („4 711"-Regel). Eine **Milzvergrößerung** wird als **Splenomegalie** bezeichnet (Abb. **B-7.49**).

**Indikationen:** Beurteilung von Größe, Lage, Form und fokalen oder diffusen Strukturläsionen der Milz.

**Beurteilung: Die normale Größe der Milz beträgt etwa 11 cm (Länge) · 7 cm (Breite) · 4 cm (Tiefe) („4 711"-Regel).** Eine Vergrößerung der Milz über 12 cm (Länge) · 5 cm (Tiefe) wird als Splenomegalie bezeichnet. Meist ist die Splenomegalie durch eine homogene Echotextur, eine Verplumpung der Milzpole sowie betonten Milzgefäßen gekennzeichnet (Abb. **B-7.49**).

**B-7.49 Sonografie der Milz.**

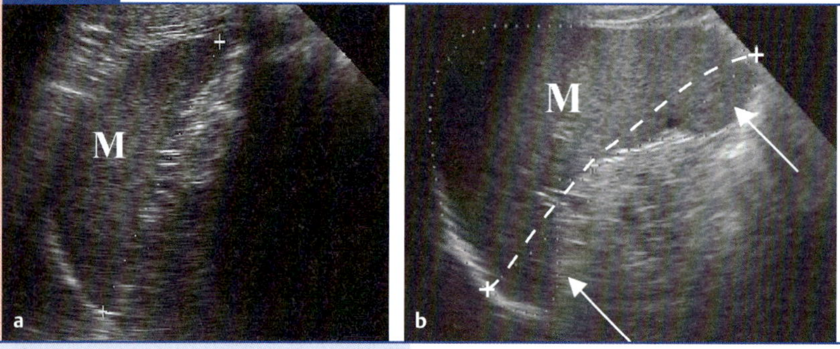


**a** Normal große Milz (< 12 · 5 cm).
**b** **Splenomegalie:** Linker Flankenschnitt. Es zeigt sich eine deutlich vergrößerte Milz (Länge 18,5 cm; gestrichelte Linie zwischen den Asterix) mit Abrundung der Milzpole (Pfeile) und einer homogenen Echostruktur. Der Patient litt an einer portalen Hypertension.

**≡ B-7.7 Sonografische Beurteilungskriterien fokaler Milzläsionen**

| | |
|---|---|
| **Echogenität** | echofrei, echoarm, echoreich |
| **Größe** | kleinnodulär, großnodulär |
| **Begrenzung** | glatt, irregulär |
| **Form** | rund, oval, keilförmig, sichelförmig |
| **dorsales Schallverhalten** | abgeschwächt, verstärkt |
| **bewegte Binnenechos** | ja, nein |
| **Vaskularität** | verstärkt, abgeschwächt |
| **Anzahl** | solitär, multipel |

≡ B-7.7

Beurteilungskriterien **fokaler Stukturläsionen** zeigt Tab. **B-7.7**. Zur definitiven Beurteilung sind häufig Verlaufskontrollen oder auch weiterführende bildgebende Verfahren (z. B. CT) notwendig.
Klinische Befunde (z. B. laborchemische Entzündungszeichen und die Diagnose lymphatischer oder hämatologischer Systemerkrankungen oder Lebererkrankungen) können bei der Bewertung der echomorphologischen Befunde richtungsweisend sein.

Beurteilungskriterien **fokaler Stukturläsionen** zeigt Tab. **B-7.7**.

## Computertomografie

**Indikationen:** Größe- und Volumenbestimmung, Nachweis und Charakterisierung von Milzläsionen.

**Methode und Beurteilung:** Die **CT** (S. 85) der Milz bedarf keiner speziellen Vorbereitung des Patienten. Der Scan ohne i. v.-Kontrastmittel (nativ) ist geeignet, um Verkalkungen nachzuweisen und um ggf. die Dichte fokaler Milzläsionen im Vergleich zu normalem Milzgewebe zu bestimmen (Dichte erhöht oder erniedrigt). In der **nativen CT** hat die Milz eine homogene Struktur und eine Dichte von ca. 46 ± 12 HE, die ähnlich bzw. etwa 5–10 HE geringer ist als die der Leber.
In der **kontrastmittelverstärkten CT** zeigt die Milz früh-arteriell (ca. 25 s nach Bolus-Injektion) ein charakteristisches Muster, das an ein Tigerfell erinnert (sog. **Tiger-Milz**, Abb. **B-7.50**); nach ca. 1 min (portal-venöse Phase) und später ist die Kontrastierung homogen.
Nach Kontrastmittelinjektion sind Milzarterie und -vene abgrenzbar und meist über mehrere konsekutive Schichten hinweg zu verfolgen. Die A. lienalis zeigt oft einen geschlängelten Verlauf.
In der CT wird die Milz überlagerungsfrei dargestellt, sodass eine exakte **Größen- und Volumenbestimmung** möglich ist. Rekonstruktionen des Bilddatensatzes in sagittaler und koronarer Ebene sind dabei besonders hilfreich. Anhand der Dichte und der Kontrastmittelanreicherung können **diffuse und fokale Milzveränderungen** charakterisiert werden.

### Computertomografie

**Indikationen:** Größe- und Volumenbestimmung, Nachweis und Charakterisierung von Milzläsionen.

**Methode und Beurteilung:**
- überlagerungsfreie Darstellung
- Charakterisierung von Milzläsion durch Analyse der Dichte und des Kontrastmittelverhaltens.

**⊙ B-7.50 CT der Milz (Tiger-Milz).**

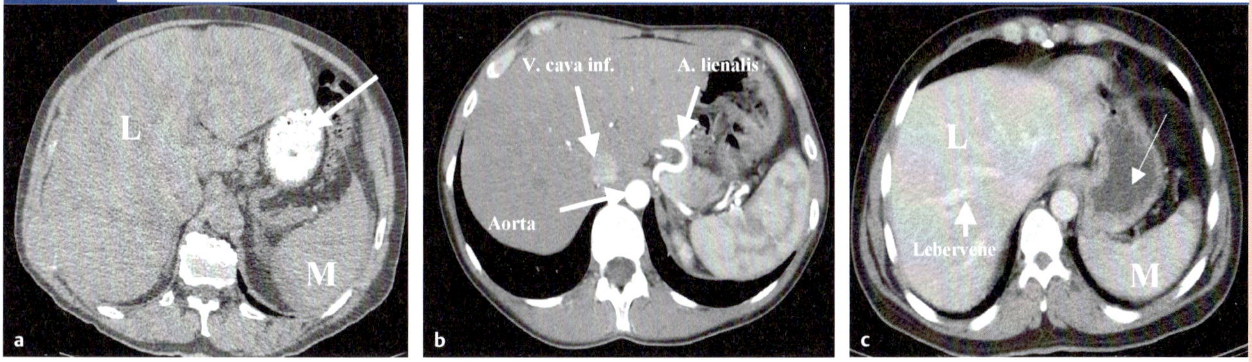


**a** Der unkontrastierte **Nativ-Scan** zeigt die Milz mit einer Dichte von ca. 46 ± 12 HE; er ist geeignet, um beispielsweise Verkalkungen nachzuweisen. Der Pfeil kennzeichnet den KM-gefüllten Magen, L = Leber, M = Milz.
**b** In der **früh-arteriellen Phase**, die ca. 15–25 s nach Bolus-Injektion des KM erreicht wird, ist die Milz inhomogen kontrastiert. Dies kann zu einer Maskierung von fokalen Milzveränderungen führen.
**c** In der **portal-venösen Perfusionsphase**, ca. 70–90 s nach KM-Injektion, ist die Kontrastierung homogen. Der Magen ist bei dieser Untersuchung mit Wasser gefüllt (dünner Pfeil).

## Magnetresonanztomografie

**Methode:** Überlagerungsfreie Darstellung, Gefäße auch ohne Kontrastmittel abgrenzbar.

Dynamische kontrastmittelverstärkte Untersuchungen erlauben die Charakterisierung fokaler Veränderungen.

**Indikationen:** MRT bei Milzveränderungen selten nötig.

**Beurteilung: Milzzysten** sind glatt begrenzt und im T 1-gewichteten Bild homogen signalarm, im T 2-gewichteten Bild homogen signalreich (Abb. **B-7.51**). **Hämatome** sind im subakuten Stadium im T 1-gewichteten Bild signalintensiv, im chronischen Stadium erscheinen sie häufig inhomogen (Abb. **B-7.52**).

Die **dynamisch kontrastmittelverstärkte Untersuchung** erleichtert v. a. die Erkennung hypovaskularisierter Veränderungen.

## Magnetresonanztomografie

**Methode:** Mit der MRT wird die Milz in mehreren Ebenen (transversal, koronar und/ oder sagittal) überlagerungsfrei dargestellt. Die Gefäße sind auch ohne Kontrastmittel abgrenzbar.
Im Vergleich zur Leber (S. 509) hat die Milz längere T 1- und T 2-Relaxationszeiten, so dass sie im T 1-gewichteten Bild ein niedrigeres (dunkleres) Signal und im T 2-gewichteten Bild ein höheres (helleres) Signal als Lebergewebe hat.
Die Charakterisierung fokaler Läsionen der Milz wird durch Kontrastmittelgabe erleichtert, insbesondere bei Verwendung dynamischer kontrastmittelverstärkter Untersuchungen. Darunter versteht man mehrfache, kurz aufeinanderfolgende Messungen der gleichen Region nach i. v.-KM-Gabe, um das KM-Verhalten einer Läsion zu analysieren.

**Indikationen:** Die MRT ist bei Milzveränderungen selten nötig. Insbesondere hypovaskularisierte Veränderungen können jedoch gut erfasst werden. Im Allgemeinen hat die MRT einen sog. besseren Weichteilkontrast als die CT und erlaubt deshalb eine spezifischere Differenzierung von Weichteilgeweben.

**Beurteilung: Milzzysten** sind glatt begrenzt, im T 1-gewichteten Bild homogen signalarm und im T 2-gewichteten Bild homogen signalreich und zeigen keine Kontrastverstärkung nach i. v.-KM-Applikation (Abb. **B-7.51**). Die Signalgebung von **Hämatomen** in der MRT (Abb. **B-7.52**) hängt vom Alter des Hämatoms ab. In den ersten Tagen kommt es durch Abbauprodukte wie Methämoglobin, das paramagnetisch ist, zu einer deutlichen Verkürzung der T 1-Relaxationszeit. Daher sind subakute Hämatome im T 1-gewichteten Bild sehr signalintensiv (Abb. **B-7.52a**). Im chronischen Stadium erscheinen sie häufig inhomogen, wobei das Erscheinungsbild von den unterschiedlichen Abbauprodukten des Hämoglobins bestimmt wird. Besonders in T 2-Wichtung können Hämatome eine inhomogene, teils hyperintense, teils hypointense Signalgebung zeigen (Abb. **B-7.52b**).
Die **dynamisch-kontrastmittelverstärkte Untersuchung** erleichtert v. a. die Erkennung hypovaskularisierter Veränderungen, während hypervaskularisierte Läsionen in der früh-arteriellen Phase aufgrund der inhomogenen Kontrastierung der Milz maskiert werden können.

**B-7.51 Milzzyste im MRT.**

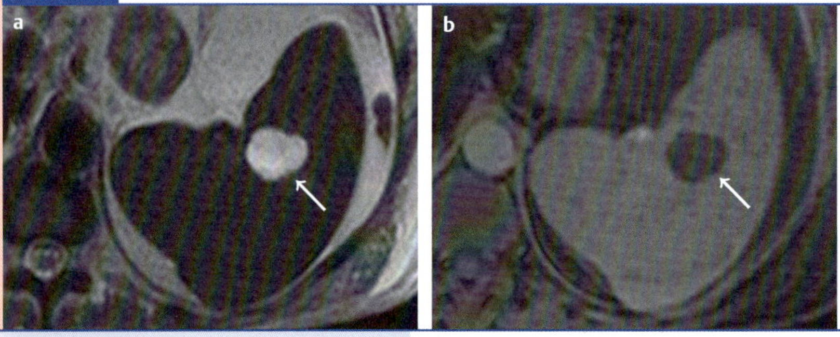

Die Formation im Zentrum des Milzparenchyms ist glatt berandet, polylobuliert, stark hyperintens in T 2-Wichtung (**a**) und hypointens in T 1-Wichtung (**b**). Die Zyste zeigt keine Kontrastmittelaufnahme nach Gabe von dem MRT-Kontrastmittel Gadolinium (Gd)-DTPA (**b**).

**B-7.52 Milzhämatom im MRT.**

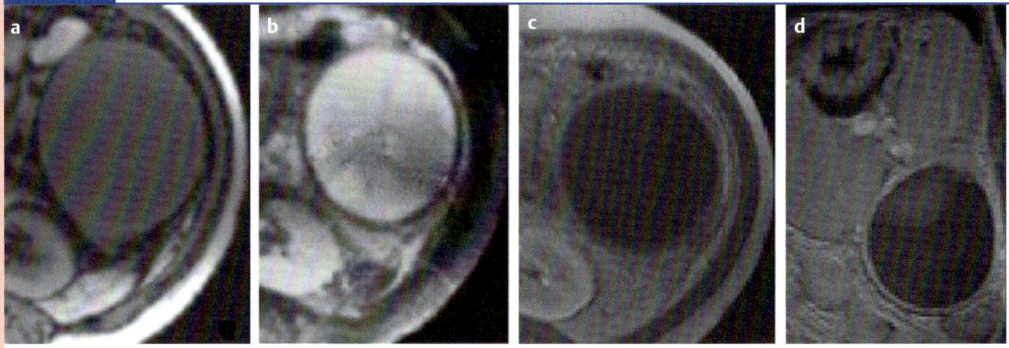

Das ältere Hämatom am Unterrand der Milz zeigt in T 1-Wichtung aufgrund der Abbauprodukte des Methämoglobins noch gering hyperintenses Signal im Vergleich zu Muskelgewebe (**a**). In T 2-Wichtung ist das Signalverhalten inhomogen, gemischt hyperintens und hypointens (**b**). Nach Gd-Gabe zeigt sich keine KM-Aufnahme (T 1-gewichtete Bilder transversal [**c**] und koronar [**d**] nach KM-Gabe).

## Angiografie

**Methode:** Die Darstellung der A. lienalis erfolgt durch eine direkte Injektion von Kontrastmittel über einen Katheter in den Truncus coeliacus oder die A. lienalis. Nach der arteriellen und der parenchymatösen Phase kontrastiert sich die V. lienalis und später die Pfortader (indirekte Splenoportografie).

**Indikationen:** Die Katheter-Angiografie kommt zur primären Diagnose von Milzveränderungen fast nicht mehr zum Einsatz. Sie spielt noch eine Rolle bei interventionellen Verfahren, wie dem Stenting bzw. der Embolisation von Milzarterienaneurysmen oder der Milzembolisation beim Hypersplenie-Syndrom. Die indirekte Splenoportografie zum Ausschluss einer Milzvenen- oder Pfortaderthrombose ist weitgehend durch die kontrastverstärkte CT oder MRT ersetzt worden.

### Angiografie

**Methode:** Arteriografie und indirekte Splenoportografie.

**Indikationen:** V. a. im Rahmen interventioneller Verfahren (z. B. Embolisation oder Stenting eines Milzarterienaneurysmas, vor Milzembolisation beim Hypersplenie-Syndrom).

## Nuklearmedizinische Verfahren

**Methode:** Bei der nuklearmedizinsichen Untersuchung der Milz wird v. a. die Fähigkeit der Milz zur Phagozytose von Partikeln im RES und der Abbau von Erythrozyten in der roten Pulpa genutzt. Milzgewebe kann selektiv mittels Radionuklid($^{99m}$Tc-Technetium)-markierter wärmebehandelter Erythrozyten dargestellt werden (Milzszintigrafie).

**Indikationen:** Nuklearmedizinische Verfahren wurden weitgehend durch die Schnittbildgebung verdrängt, aber noch zum Nachweis von Nebenmilzen vor Splenektomie, zum Nachweis einer funktionellen Asplenie oder zur Diagnose posttraumatischer Versprengung von Milzgewebe, sog. Splenosis (S. 575), eingesetzt.

### Nuklearmedizinische Verfahren

**Methode:** Funktionsdiagnostik.

**Indikationen:** Durch Schnittbildgebung weitgehend verdrängt; ggf. zum Nachweis von Nebenmilzen und Splenosis (versprengtes und ektopes Milzgewebe).

# 7.4.2 Leitbefunde – vom radiologischen Befund zur Diagnose

## Umschriebene Milzveränderungen

### Zystische Veränderungen

Siehe Tab. **B-7.8**, Abb. **B-7.53**

7.4.2 Leitbefunde – vom radiologischen Befund zur Diagnose

Umschriebene Milzveränderungen

Zystische Veränderungen

**B-7.53 Milzzysten.**

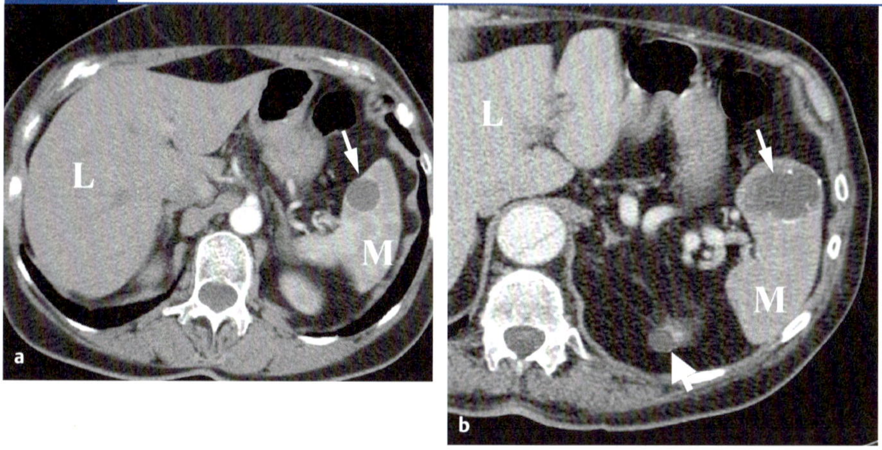


a **Echte Milzzyste:** Die CT in der früh-arteriellen KM-Phase zeigt eine glatt begrenzte, ca. 2 cm große, hypodense, umschriebene Läsion in der Milz (Pfeil). Da bei der Patientin ein Mammakarzinom bekannt war, wurde differenzialdiagnostisch auch eine nekrotische Metastase erwogen. Im Verlauf mehrerer Monate zeigte sich keinerlei Größenveränderung, so dass auch wegen der Flüssigkeits-äquivalenten Dichtewerte von ca. 10 HE von einer echten, dysontogenetischen Milzzyste ausgegangen werden kann.

b **Parasitäre Zyste:** Der ventro-kraniale Milzpol zeigt in der CT (portal-venöse Kontrastierungsphase) eine rundliche Hypodensität (Pfeil), mit einer partiellen Verkalkung der Wand. Die mediale Begrenzung der Läsion wirkt unscharf. Derartige Veränderungen können einer Echinokokkus-Zyste entsprechen. Da keine Leberläsionen nachweisbar sind, muss auch an ein teilweise resorbiertes, älteres Hämatom der Milz gedacht werden, welches ebenfalls zystisch imponieren kann und gelegentlich Verkalkungen der Randbegrenzung zeigt. Die Echinokokkus-Serologie war im gezeigten Fall negativ. Die unscharfe Begrenzung der Veränderung und die Wandverkalkungen sprechen für ein älteres Hämatom. Nebenbefundlich ist eine zystische Veränderung des linken, kranialen Nierenpols erkennbar (dicker Pfeil).

**B-7.8 Zystische Veränderungen und mögliche Differenzialdiagnosen**

| typische Diagnose | Sonografie | CT | Bemerkungen |
|---|---|---|---|
| **dysontogenetische Zyste** Dichte < 20 HU (anlagebedingt) (Abb. **B-7.53a**) | homogen echoarm oder echofrei, glatt begrenzt, dorsale Schallverstärkung | homogen hypodens, glatt begrenzt, keine KM-Aufnahme, ungekammert, Dichte < 20HU | Rarität, in 30 % multipel oft subkapsulär |
| **Pseudozyste** (erworben) | s. dysontogenetische Zyste | s. dysontogenetische Zyste | nicht von echten Zysten zu unterscheiden, ohne Krankheitswert, sofern keine Verdrängungserscheinungen auftreten (Kapselspannung → Schmerz) |
| **zystische Echinokokkose** | meist echoarm, nicht echofrei, bewegte Binnenechos möglich, oft gekammert, oft multilokulär (Leber), Zystenwand kräftiger evtl. mit echoreichen Verkalkungen, glatt begrenzt | hypodens, oft gekammert, oft multilokulär, keine KM-Aufnahme, evtl. schalige Wandverkalkungen, speichenradartige Binnenstrukturen | häufigste zystische Milzerkrankung oft Tochterzysten; DD zur echten Zyste oder Pseudozyste: kräftige KM-aufnehmende Wand |
| **Abszess** | echoarm, nicht echofrei, Binnenechos, unscharf begrenzt, Reflexmuster abhängig vom Einschmelzungsgrad | Dichte vom Einschmelzungsgrad abhängig, meist hypodens, kräftige KM-Aufnahme des entzündlichen Randwalls | Druckschmerzhaftigkeit, Kapselspannungsschmerz, systemische Entzündungszeichen, DD zur Zyste: KM aufnehmende, kräftige, unscharf begrenzte Wand |
| **nekrotischer Tumor/ Metastasen** | unscharf begrenzt, unregelmäßige Form, häufig nekrotisches, echoarmes Zentrum, solitär oder multipel | Nekrosezentrum hypodens mit wenig KM-Aufnahme, Rand unscharf begrenzt mit KM-Aufnahme, solitär oder multipel, unregelmäßige Form | Morphologie lässt keinen Rückschluss auf Histologie zu, 60 % der Metastasen sind zentral nekrotisch, 30 % zeigen keine Nekrosen (echoreiches/hyperdenses Zentrum mit echoarmem/ hypodensem Randwall) |
| **Hämatom** | Reflexmuster abhängig vom Alter, meist echoarm, Binnenechos, v. a. bei bereits organisierten Hämatomen, unregelmäßige Form, unscharf begrenzt, bei Kapselriss perisplenisch freie Flüssigkeit | Dichte abhängig vom Alter, meist hypodens im Vergleich zum KM aufnehmenden Umgebungsparenchym, keine KM-Aufnahme, meist > 20HU nativ, unregelmäßige Form, unscharf begrenzt, oder sichelförmig subkapsulär (Abb. **B-7.52**, Abb. **B-7.53b**) | alte Hämatome werden durch fibrotischen Umbau dichter und neigen zu Verkalkungen |
| **Milzinfarkt** | zunächst isoechogen, später zystisch (echoarm/-frei), keilförmig, meist subkapsulär, Verkalkungen möglich, Einziehung der Milzoberfläche (wenn alt) | hypodens, keilförmig subkapsulär, keine KM-Aufnahme, evtl. Verkalkungen | durch Verschluss intralienaler, arterieller Gefäße (z. B. durch Thrombose oder Embolie) kleinere Milzinfarkte entgehen meist dem sonografischen Nachweis |

## Solide Veränderungen

Solide Veränderungen

Siehe Tab. **B-7.9**, Abb. **B-7.54** und Abb. **B-7.55**.

**B-7.9 Solide Veränderungen und mögliche Differenzialdiagnosen**

| typische Diagnose | Sonografie | CT | Bemerkungen |
|---|---|---|---|
| **benigne Tumoren**: | | | meist asymptomatisch |
| ▪ **Splenom** | echoreich, nodulär | leicht hyperdens, glatt begrenzt, nodulär | Milzknoten (fokale Hyperplasien) |
| ▪ **Hämangiom** (Abb. **B-7.54**) | gefäßreich, echoreich, glatt begrenzt, lobuliert | Irisblendenphänomen, häufig multipel, glatt begrenzt, lobuliert, v. a. große Hämangiome | Gefäßfehlbildung wenn multipel, dann „Hämangiomatosis" (z. B. bei Klippel-Trenaunay-Weber Syndrom) |
| ▪ **Hamartom** | Reflexmuster abhängig von der Zusammensetzung, meist echoreich, glatt begrenzt | meist isodens oder leicht hyperdens glatt begrenzt, etwas inhomogene KM-Aufnahme | gutartige solide Gewebefehlbildung aus weißer und roter Pulpa, meist angeboren, z. B. Hippel-Lindau-Syndrom, tuberöse Sklerose |
| **primär maligne Tumoren** | unscharf begrenzt, unregelmäßig konfiguriert, meist echoarm | unscharf begrenzt, infiltrierend, inhomogene KM-Aufnahme | sehr selten (z. B. Angiosarkom, Endotheliom) |
| **sekundäre maligne Tumoren:** | | | |
| ▪ **Hodgkin- und Non-Hodgkin-Lymphom** (Abb. **B-7.55**) | echoarm, die Oberfläche vorwölbend, meist multipel, unscharf begrenzt | nach KM-Gabe hypodens, meist multipel, nativ oft schlecht abgrenzbar, unregelmäßig konfiguriert, unscharf begrenzt, inhomogene KM-Aufnahme | häufigste maligne Veränderung in der Milz<br>im Sono werden Größe und Anzahl oft unterschätzt, CT für Stadieneinteilung und Therapieentscheidung relevant<br>FDG-PET-CT oft hilfreich |
| ▪ **Metastasen** | meist inhomogenes Reflexmuster, meist echoarm, unregelmäßig konfiguriert, unscharf begrenzt, solitär oder multipel | oft isodens, dann schlecht abgrenzbar, inhomogene KM-Aufnahme Sensitivität 50–90 % | bei nekrotischer Einschmelzung s. Tab. **B-7.10**<br>in ca. 1 % bei fortgeschrittener Metastasierung, v. a. bei malignem Melanom, kleinzelligem Bronchialkarzinom, Mammakarzinom, selten bei pankreatischen neuroendokrinen Tumoren und Ovarialkarzinom<br>schlechte Prognose |

**B-7.54 Milzhämangiom.**

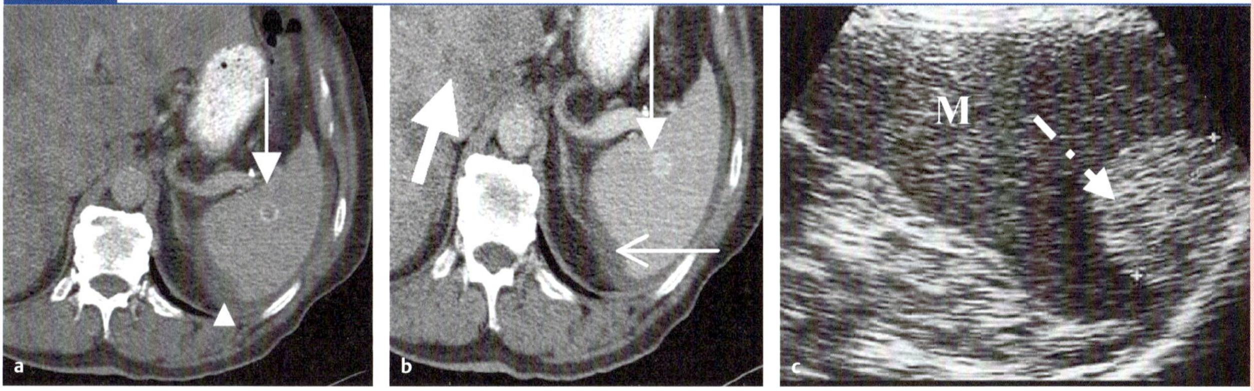


**a** Bei einem Patienten mit Kolonkarzinom zeigt die **CT** in der Leber multiple, hypodense, unscharf abgrenzbare Metastasen (dicker Pfeil). Die Milz ist von einem schmalen Flüssigkeitssaum umgeben (Pfeilspitze). In der früh-arteriellen Phase (**a**) ist in der Milz eine Läsion mit ringförmiger Anreicherung erkennbar (Pfeil).
**b** In der portal-venösen Phase nimmt die Kontrastierung von außen nach innen (von peripher nach zentral: zentripetal) zu. Dieses Verhalten wird als Irisblenden-Phänomen bezeichnet und ist charakteristisch für Hämangiome.
**c** Im **Sonogramm** (anderer Patient) sind Hämangiome echoreich und glatt abgrenzbar (Pfeil), während nekrotische Metastasen sonografisch eher echoarm sind.

B-7.55

B-7.55 **Fokaler Non-Hodgkin-Lymphom-Befall der Milz.**

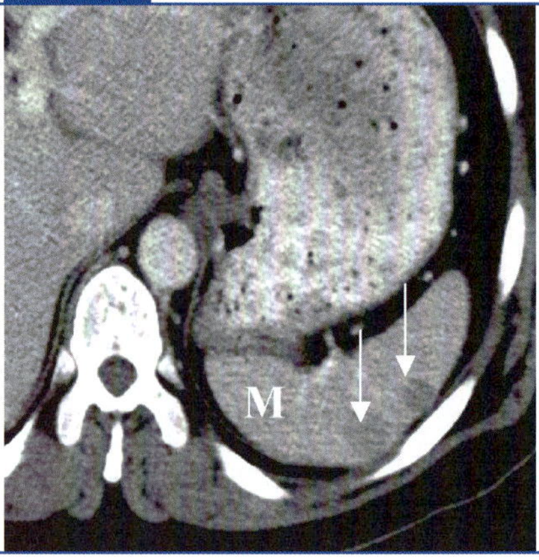


Ein 50-jähriger Patient leidet an einem Non-Hodgkin-Lymphom und wird mit einer Chemotherapie behandelt. In der CT zur Verlaufskontrolle sind zwei neue rundliche, unscharf begrenzte hypodense Läsionen in der Milz (M) sichtbar (Pfeile), die die Milzoberfläche vorwölben. Ihre Dichte liegt mit ca. 30 HE über der von Flüssigkeit, sodass Zysten nicht in Frage kommen. Es ist ein Befall der Milz im Rahmen der Grunderkrankung anzunehmen.

**Diffuse Milzveränderungen**

Diffuse Milzveränderungen führen meist zur **Splenomegalie**. Mögliche Differenzialdiagnosen zeigt Tab. **B-7.10**.

## Diffuse Milzveränderungen

Erkrankungen, die das gesamte Milzparenchym befallen, führen meist zu einer **Splenomegalie**, die auch als klinischer Befund im Vordergrund stehen kann. Differenzialdiagnosen diffuser Milzerkrankungen sind in Tab. **B-7.10** aufgeführt.

B-7.10

B-7.10 **Mögliche Differenzialdiagnosen bei Splenomegalie**

| Milzvergrößerung | mit Lymphknoten-Vergrößerung | mit Ikterus |
|---|---|---|
| **mäßig** | ▪ Mononukleose<br>▪ Toxoplasmose<br>▪ Sepsis<br>▪ HIV-Infektion<br>▪ Leptospirose<br>▪ Kollagenosen<br>▪ maligne Lymphome<br>▪ ALL (akute lymphatische Leukämie) | ▪ portale Hypertension<br>– bei Pfortaderthrombose<br>– bei Leberzirrhose<br>▪ hämolytische Anämie<br>▪ Hämochromatose |
| **stark** | ▪ CML (chronisch myeloische Leukämie)<br>▪ Osteomyelosklerose<br>▪ Polycythaemia vera<br>▪ NHL (Non-Hodgkin-Lymphom)/ Morbus Hodgkin<br>▪ Sarkoidose<br>▪ Speicherkrankheiten<br>▪ Sichelzellanämie<br>▪ Thalassämie | |

**Sonografische** Reflexmuster:
- echoarm (z. B. Hodgkin-Lymphom)
- mittelgradig echogen (z. B. Pfortaderhochdruck)
- stark echoreich (z. B. chron.-infektiöse Ursachen).

**Sonografisch** lassen sich drei Reflexmuster unterscheiden:
- echoarm (z. B. bei malignen Erkrankungen wie Hodgkin- oder Non-Hodgkin-Lymphom-Befall; s. Abb. **B-7.49**)
- mittelgradig echogen (z. B. bei Pfortaderhochdruck, Myelofibrose, essenzieller Thrombozytopenie)
- stark echoreich (z. B. chronische Infektionen, Lipidspeicherkrankheiten).

▸ Merke.

▸ Merke. 12 % aller sonografierten Patienten zeigen eine Splenomegalie. Bei einer Milzdicke zwischen 4,5–5 cm und sonst unauffälligem sonografischen Befund (auch der Leber) genügt eine Verlaufskontrolle nach 6–12 Monaten. Eine Milzdicke > 5 cm ist als sehr wahrscheinlich pathologisch zu werten. Milzdicken > 6 cm sind fast immer pathologisch, sodass eine weitere Abklärung erforderlich wird.

B-7.56 Splenomegalie.

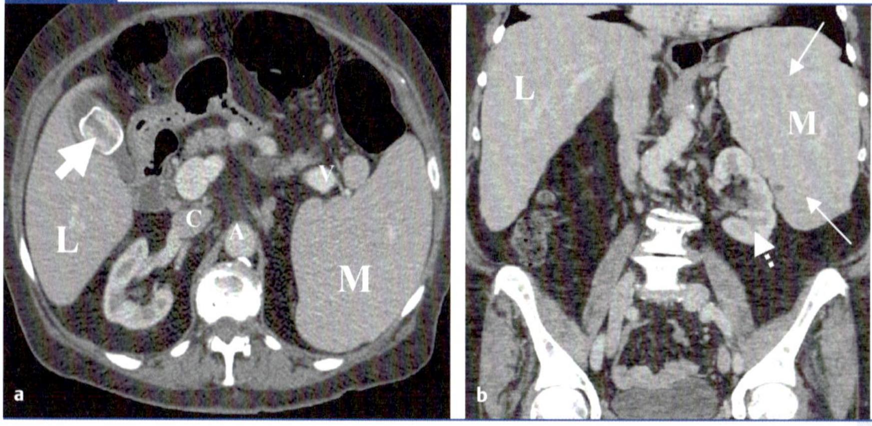


Ein Patient mit bekannter essenzieller Thrombozytopenie klagt über diffuse, neu aufgetretene, abdominelle Schmerzen.

**a** Axiales CT in der portal-venösen KM-Phase.

**b** Koronare Rekonstruktion des primären Datensatzes. Die Milz (M) ist deutlich vergrößert (dünne Pfeile). Die linke Niere ist nach kaudal verdrängt (gestrichelter Pfeil). Nebenbefundlich fällt ein quaderförmiges, verkalktes Gallenblasenkonkrement auf (dicker Pfeil). L = Leber.

B-7.57 Hämosiderose.

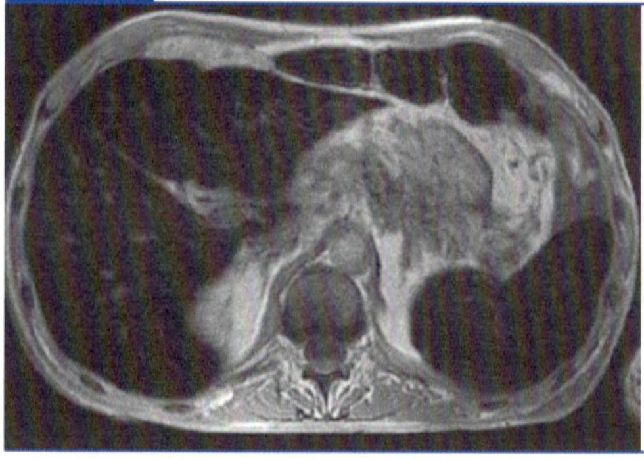

In dieser T 1-gewichteten MRT-Aufnahme eines Patienten sind nach ausgeprägter Massentransfusion sowohl Leber als auch Milz stark signalgemindert (dunkel) durch die Eiseneinlagerung (Hämosiderose).

B-7.57

Der Nachweis diffuser Milzerkrankungen mit **CT** ist oft schwierig, da einerseits eine **Splenomegalie** unspezifisch ist, andererseits auch normal große Milzen einen diffusen Befall aufweisen können. Meist führen andere Manifestationen einer Grunderkrankung (z. B. essenzieller Thrombozytopenie, Abb. **B-7.56**) bzw. laborchemische Veränderungen zur Diagnose. Die Splenomegalie kann sonografisch ausreichend gut diagnostiziert werden. Die CT wird zur Klärung der Ursache oder zum Staging eingesetzt, z. B. zum Nachweis intraabdomineller Lymphknoten-Vergrößerungen oder Lymphome in anderen Organen.

Mit der **CT** ist der Nachweis diffuser Milzerkrankungen oft schwierig (Abb. **B-7.56**, Abb. **B-7.57**).

► Merke. Die CT wird zur Klärung der Ursache oder zum Staging eingesetzt.

► Merke.

**Erhöhte Dichtewerte des Milzparenchyms** in der **CT** weisen auf eine Eisenüberladung der Milz hin wie sie bei der sekundären Hämochromatose (Hämosiderose), z. B. infolge gehäufter Bluttransfusionen (z. B. bei hämolytischer Anämie) auftreten kann. Bei sehr starker Eiseneinlagerung durch diese Erkrankungen zeigt sich in der MRT sowohl im T 1-gewichteten wie im T 2-gewichteten Bild ein ausgeprägter Signalabfall (dunkles Signal) in der Milz (Hämosiderose, Abb. **B-7.57**).

## Entzündliche und infektiöse Erkrankungen der Milz

Infektionen der Milz können bakterieller, fungaler, viraler oder parasitärer Genese sein. Virale Milzinfektionen fallen meist durch eine Splenomegalie auf (s. Tab. **B-7.10**), die eine Begleitreaktion auf eine systemische virale Streuung ist. Andere entzündliche und infektiöse Milzerkrankrankungen können neben einer Splenomegalie auch fokale Veränderungen aufweisen (Tab. **B-7.11**).

**Entzündliche und infektiöse Erkrankungen der Milz**
s. Tab. **B-7.11**.

B-7.11 Entzündliche und infektiöse Erkrankungen der Milz

| Infektion/Entzündung | Bildgebung | Bemerkung |
|---|---|---|
| **bakteriell**<br>▪ Abszess | s. Tab. **B-7.8** | selten; oft bei immunsupprimierten Patienten, HIV/AIDS, Drogenabusus<br>Entstehung: per continuitatem (z. B. bei Pankreatitis, perinephritischer Abszess), hämatogene Streuung (z. B. bei Endokarditis), Superinfektion, Kontamination (posttraumatisch) |
| **fungal** | multipel, Mikroabszesse meist < 1 cm | |
| ▪ Candidiasis | **CT:** ringförmige KM-Aufnahme | häufigste Infektion der Leber und Milz beim immunsupprimierten Patienten, v. a. bei HIV/AIDS |
| ▪ Pneumocystis jirovecii | fokal-diffuse Herde, Splenomegalie<br>**CT:** hypodens, später Verkalkungen | |
| **granulomatös** | | |
| ▪ Tuberkulose | fokale oder miliare Verteilung, Lymphknotenvergrößerung, später punktförmige Verkalkung | selten, meist fallen postspezifische Verkalkungen auf |
| ▪ Histoplasmose | Splenomegalie, später punktförmige Verkalkungen | schwierige Differenzialdiagnose, v. a. zur Tuberkulose |
| ▪ Sarkoidose | Splenomegalie, fokal-diffuse Herde (CT: hypodens; MRT: hypointens in T 1- und T 2-Wichtung), Lymphknotenvergrößerung | selten, steht in Verbindung mit Lymphknotenvergrößerungen und pulmonalen Befall |
| **parasitär**<br>▪ Echinokokkose<br>▪ Malaria<br>▪ Brucellosis Schistosomiasis | s. Tab. **B-7.8**<br>Splenomegalie | meist in Verbindung mit Leberbefall<br>typische Tropenerkrankungen, Reiseanamnese! |

7.4.3 Wichtige Krankheitsbilder – von der Diagnose zum Befund

Anomalien, Lage- und Normvarianten

Milzanomalien sind mit Ausnahme der Nebenmilzen selten. **Nebenmilzen** imponieren sonografisch und im CT als **kugelige, glatt berandete, homogene Gebilde**, meist im Milzhilus.

Die Milzaplasie **(Asplenie)** ist meist mit anderen Anomalien kombiniert.

Vaskuläre Milzerkrankungen

Hier sind der Milzinfarkt, die portale Hypertension, Aneurysmen der A. lienalis und die Milzvenenthrombose zu nennen (Tab. **B-7.12**).

## 7.4.3 Wichtige Krankheitsbilder – von der Diagnose zum Befund

### Anomalien, Lage- und Normvarianten

Milzanomalien sind mit Ausnahme der Nebenmilzen (= akzessorische Milzen) selten. **Nebenmilzen** befinden sich als separate Inseln von Milzgewebe mit Durchmessern zwischen 1–5 cm meist in der Nähe der Milz und im Milzhilus, können aber auch ohne jeden Bezug zur Hauptmilz auftreten. Die eigentliche Milz ist immer vorhanden. Das Kontrastmittelverhalten von Nebenmilzen ist mit dem der Milz identisch. Sie imponieren im **Sonogramm**, wie auch in der **CT**, als **kugelige, glatt berandete und homogene Gebilde**. Diese Veränderungen müssen vom **Polysplenie-Syndrom** (fehlende originäre Milz, mehrere Formationen von Milzgewebe), von der sog. **Splenosis**, einer erworbenen Versprengung von Milzgewebe z. B. nach Milzruptur (S. 574), und von echten Neubildungen abgegrenzt werden.
Die Milzaplasie **(Asplenie)** tritt meist zusammen mit anderen Anomalien wie Herz- und Gefäßmissbildungen und Situsanomalien auf. Ein Zustand nach Splenektomie ist anamnestisch auszuschließen.

### Vaskuläre Milzerkrankungen

Als vaskuläre Erkrankungen der Milz sind der Milzinfarkt, die portale Hypertension, Aneurysmen der A. lienalis und die Milzvenenthrombose zu nennen (Tab. **B-7.12**).
**Sonografisch** können die arteriellen und venösen Gefäße vom Truncus coeliacus bis zum Milzhilus mit der farbkodierten Duplexsonografie dargestellt werden. Die **CT-Angiografie** (Gefäßdarstellung mit CT in früh-arterieller KM-Phase) ist indiziert zur Darstellung eines Milzarterienaneurysmas und erfasst neben des Aneurysmas auch den evtl. thrombotischen Randsaum und die Gefäßwandverkalkungen. Zur besseren Veranschaulichung der Gefäße werden die CT-Datensätze nachträglich zu koronaren oder sagittalen Schnittbildern oder zu dreidimensionalen (3D)-Darstellungen verarbeitet.
Auch mit der kontrastverstärkten **MR-Angiografie** sind Milzarterienaneurysmata gut darstellbar; auch mit MR-Angiografie sind dreidimensionale (3D-)Darstellungen möglich. Wandständige Thromben und Verkalkungen sind mit der MRT allerdings weniger gut zu erfassen als mit der CT-Angiografie.

**B-7.12 Vaskuläre Milzerkrankungen**

| typische Diagnose | bildgebende Verfahren | Bemerkungen |
|---|---|---|
| **Milzinfarkt** | **keilförmige Veränderung mit breiter Basis zur Milzkapsel**<br>**Sonografie:** anfangs echoarm, später durch fibrotischen Umbau echoreich (kleinere Milzinfarkte können dem sonografischen Nachweis entgehen)<br>**CT:** hypodens, subkapsulär; keine KM-Aufnahme (Abb. **B-7.58**) | Ursachen:<br>▪ akute oder chronische Verschlüsse der Milzarterienäste durch Thrombose oder Embolie<br>▪ ein kompletter embolischer Verschluss der A. lienalis kann zur Organnekrose führen<br>▪ häufig bei Patienten mit Sichelzellanämie, da die Aggregation der verformten Erythrozyten zu peripheren Gefäßverschlüssen führt |
| **portale Hypertension** | s. Hypertension (S. 576) | Splenomegalie durch thrombotische Verschlüsse der V. lienalis oder venöse Stauung |
| **Aneurysma der A. lienalis** | **Lokale Gefäßerweiterung**<br>**Sonografie:** Turbulenzen im erweiterten Lumen im Duplex-/Dopplersonogramm<br>**CT:** kontrastgefüllte Gefäßerweiterung evtl. mit sichelförmigem, hypodensem Randsaum (Thrombus), evtl. Gefäßwandverkalkungen (Abb. **B-7.59**) | ▪ oft **sichelförmige Verkalkungen** der Gefäßwand (Abdomen-Übersichtsaufnahme!) |
| **Milzvenenthrombose** | **Sonografie:** diffuse Aufweitung des Gefäßes, intravaskulär echoarmes Binnensignal, Verlust des Flusssignals im Duplex-/Dopplersonogramm<br>**CT:** Aufweitung des Gefäßes, intraluminal hypodense Aussparung der Kontrastierung; Kollateralenbildung | Ursachen sind:<br>▪ Pankreatitis (bis zu 20 % d. F. chronische Pankreatitis)<br>▪ Tumorinfiltration bei Pankreaskarzinom des Pankreasschwanzes<br>▪ Hyperkoagulabilität |

**B-7.58 Milzinfarkt.**

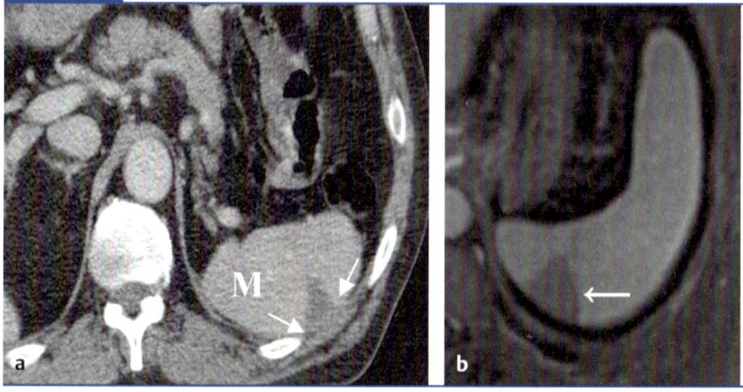


**a CT:** Bei einer Staging-Untersuchung eines Patienten mit malignem Melanom findet sich eine keilförmige Hypodensität (Pfeile) peripher in der Milz (M). Sie zeigt nach KM-Gabe keinen Dichteanstieg. Dieses Bild ist typisch für einen kleinen Milzinfarkt.

**b MRT**: In der kontrastverstärkten MRT (portalvenöse Phase) stellt sich ein Milzinfarkt ähnlich wie in der CT als keilförmig hypointense, meist kapselnahe Formation dar (Pfeil).

**B-7.59 Aneurysma der A. lienalis.**

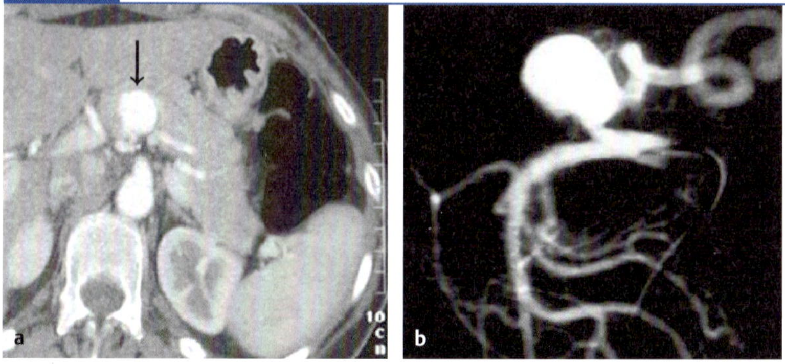


**a** Die früh-arterielle KM-Phase in der **CT** zeigt eine kugelige Aussackung der A. lienalis mit kräftiger KM-Aufnahme (Pfeil, gleiche Kontrastierung wie die A. lienalis selbst). Dieser Befund entspricht einem Aneurysma der A. lienalis. Ein Thrombussaum innerhalb der Aussackung lässt sich nicht abgrenzen.

**b** Das **arterielle Angiogramm** zeigt das Aneurysma mit einem schmalen Aneurysmahals ausgehend von der A. lienalis.

B-7.59

Milzverletzungen

► Definition.

Die **traumatische Milzruptur** ist die häufigste intraabdominelle Organverletzung nach stumpfem Bauchtrauma.

**Spontane Milzrupturen** sind selten.

► Merke.

**Klinik:**
- Schmerzen linker Oberbauch
- Kehr-Zeichen
- Rippenfrakturen links.

**Diagnostisches Vorgehen:**
- genaue Anamnese: Unfallhergang, Vorerkrankungen
- klinische Untersuchung: Schockzeichen, Blutverlust, Abwehrspannung

**Radiologische Diagnostik:**
- **Sonografie** (Abb. **B-7.60**): inhomogene Milz, unterschiedliches Echoverhalten, freie intra-abdominelle Flüssigkeit, weitere Organläsionen.

B-7.60

## Milzverletzungen

► **Definition.** Meistens durch stumpfes Oberbauchtrauma verursachter Einriss des Milzparenchmys mit oder ohne Kapselverletzung.

Die **traumatische Milzruptur** ist die häufigste intraabdominelle Organverletzung nach stumpfem Bauchtrauma. Sie kann einzeitig oder zweizeitig verlaufen. Bei der akuten, **einzeitigen** Ruptur liegt ein kompletter Parenchymkapselriss vor. Bei stumpfen Traumen finden sich oft gleichzeitig linksseitige Rippenfrakturen.
**Spontane Milzrupturen** (= Ruptur ohne adäquates Trauma) sind selten und kommen bei Splenomegalie infolge systemischer Erkrankungen oder Infektionen vor.

► **Merke.** Die Milz kann infolge eines Traumas auch **zweizeitig** rupturieren. Nach einem Parenchymriss ohne Kapselverletzung kommt es zur Ausbildung eines subkapsulären Hämatoms, das Tage oder Wochen nach dem Trauma in die freie Bauchhöhle rupturiert.

**Klinik:** Nach einem Trauma weisen Schmerzen im linken Oberbauch meist frühzeitig auf eine Milzläsion hin. Manchmal strahlen die Schmerzen durch eine Reizung des Nervus phrenicus in die linke Schulter aus (sog. Kehr-Zeichen). Die klinische Diagnose einer zweizeitigen Milzruptur kann aufgrund des symptomfreien Intervalls Schwierigkeiten bereiten. Bei linksseitigen Rippenfrakturen sollte immer an die Möglichkeit einer Milzläsion gedacht werden.

**Diagnostisches Vorgehen:** Ausführliche Anamnese zum Unfallhergang und vorbestehende (Milz)erkrankungen sind wichtig. Bei der klinischen Untersuchung sollte v. a. auf eine peritoneale Abwehrspannung bei intraabdomineller Blutung geachtet werden sowie auf Zeichen einer Hypovolämie wie Hypotonie und Tachykardie.
Besteht der Verdacht auf eine intraabdominelle Blutung, ist die abdominelle **Sonografie** primäre bildgebende Methode der Wahl. Sind sonografisch eine Organläsion/-blutung, ein subkapsuläres Hämatom oder freie Flüssigkeit nachweisbar, ist eine **kontrastverstärkte CT** indiziert, um die genaue Lokalisation und das Ausmaß der Verletzung genauer beschreiben zu können und evtl. Begleitverletzungen zu finden.

**Radiologische Diagnostik:**
- **Sonografie:** Das **Milzhämatom** stellt sich in der Sonografie als unterschiedlich konfigurierte, in oder um die Milz gelegene, echofreie bis echoarme, verstärkt schallleitende Zone dar (Abb. **B-7.60**). Kleinere subkapsuläre Hämatome können der sonografischen Untersuchung entgehen, wenn die kraniale subdiaphragmale Milzkontur betroffen ist. Besteht der klinische Verdacht auf ein sonografisch nicht erfassbares Hämatom, so sollte 5–6 Stunden nach dem Trauma oder bei Änderung des klinischen Zustandes eine Kontrolluntersuchung erfolgen. Bei **Milzrupturen** mit profuser Blutung ist das Milzhämatom meist gut fassbar. Zusätzlich findet sich perisplenisch eine echofreie oder echoarme, sichelförmig konfigurierte, mehr oder weniger breite Zone, die freier, intraabdomineller Flüssigkeit, respektive Blut, entspricht. Nach freier Flüssigkeit ist auch in der Excavatio rectovesicalis bzw. -uterina und perihepatisch zu suchen.

**B-7.60 Milzhämatom.**

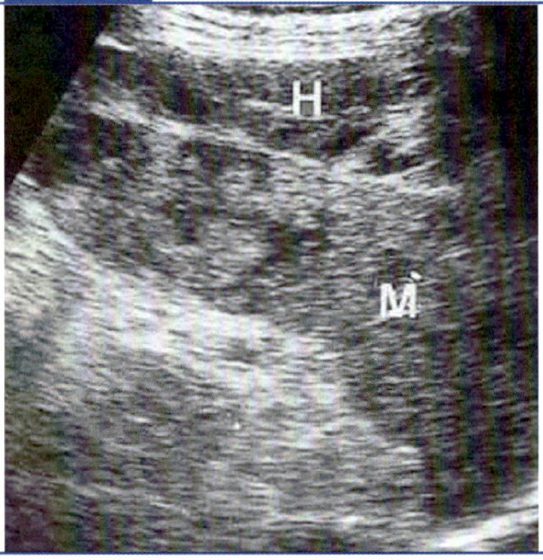


Dieses **Sonogramm** stellt ein subkapsuläres Hämatom (H) der Milz (M) dar. Der Patient war mit dem Fahrrad gestürzt. Das Röntgenbild des Rippenthorax links bestätigte den V. a. Rippenfrakturen, betroffen waren die linke 9. und 10. Rippe. Zum Nachweis oder Ausschluss einer Milzverletzung wurde die abdominelle Sonografie durchgeführt. Aufgrund des Befundes wurde der Patient stationär aufgenommen und überwacht, da eine zweizeitige Ruptur mit Kapselverletzung nicht selten ist.

**B-7.61 Milzruptur.**

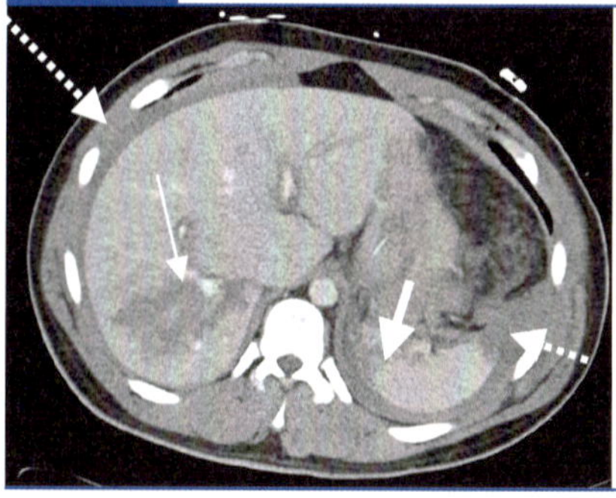

Die **CT** eines polytraumatisierten Patienten nach Verkehrsunfall ergibt den Befund einer Leber- (dünner Pfeil) und Milzruptur (dicker Pfeil). Die Aufnahme zeigt im Bereich des rechten Leberlappens und der Milz unscharf abgrenzbare hypodense Areale sowie perisplenisch und perihepatisch freie intraabdominelle Flüssigkeit (gestrichelte Pfeile). Diese hat eine erhöhte Dichte (> 20 HU), sodass von einer intraabdominellen Blutung auszugehen ist.

B-7.61

- **CT:** Der Nachweis subkapsulärer, intra- und perilienaler Hämatome gelingt mit der CT ohne Schwierigkeiten. Das frische Hämatom zeigt gegenüber dem kontrastierten Milzparenchym niedrige Dichtewerte (Abb. **B-7.61**). Nach etwa 1–2 Tagen werden die Dichtewerte von Milz und Hämatom isodens. Nach Kontrastmittelinjektion zeigen die traumatisierten Areale keinen Dichteanstieg.

- **CT:** Der Nachweis subkapsulärer, intra- und perilienaler Hämatome gelingt mit der CT ohne Schwierigkeiten. Das frische Hämatom zeigt gegenüber dem kontrastierten Milzparenchym niedrige Dichtewerte (Abb. **B-7.61**).

**Konventionelle Röntgendiagnostik:**

- Die konventionelle Röntgenaufnahme im Rahmen der Schockraumversorgung wurde weitgehend durch die CT ersetzt. Hinweise auf eine Milzverletzung in der **Abdomen-Übersichtsaufnahme** können sein: ein vergrößerter Milzschatten, Verlust der Organkontur, eine Verlagerung benachbarter Organe, ein Zwerchfellhochstand links und Frakturen der linksseitigen unteren Rippen.

**Konventionelle Röntgendiagnostik:**

- Die konventionelle Abdomen-Übersichtsaufnahmen im Rahmen der Schockraumversorgung wurde weitgehend durch die CT ersetzt.

**MRT:**

- Aufgrund der längeren Untersuchungszeiten im Vergleich zur CT und der eingeschränkten Überwachungsmöglichkeiten des Patienten im hohen Magnetfeld (Spezial-Beatmungs- und Überwachungseinheiten) ist die MRT in der Akutdiagnostik polytraumatisierter Patienten nicht geeignet.

**MRT:**

- ist in der Akutdiagnostik polytraumatisierter Patienten nicht indiziert.

► Exurs. **Splenosis** beschreibt ektopes funktionelles Milzgewebe, das im Rahmen einer traumatischen, spontanen oder iatrogenen Milzruptur versprengt wurde und durch Autoimplantation wieder Anschluss an die Blutversorgung erhalten hat. Dieses neu implantierte Milzgewebe kann je nach Verletzungsmuster peritoneal, mesenterial, retroperitoneal oder auch thorakal auftreten. Splenosisherde sind typischerweise zahlreich (> 5) und sehr unterschiedlich in Form und Größe (Abb. **B-7.62**). Sie verhalten sich in CT und MRT wie normales Milzgewebe. Gelegentlich ist die Abgrenzung zu Malignomen, pathologischen Lymphknoten oder Peritonealkarzinose bildgebend schwierig. Die Anamnese eines Milztraumas ist dann hilfreich. In unklaren Fällen kann eine nuklearmedizinische Funktionsdiagnostik klären.

► Exurs.

**B-7.62 Splenosis.**

**a CT:** Bei einem 45-jährigen Patienten mit der Vorgeschichte einer Milzruptur nach Verkehrsunfall, anschließender Massentransfusion und Hepatitis-C-Infektion werden multiple Raumforderungen unterschiedlicher Form und Größe in der Milzloge und angrenzend an den linken Leberlappen beobachtet (Pfeile). Eine Erythrozytenszintigrafie bestätigte diese als Milzgewebe.
**b MRT:** Die T 1-gewichtete Aufnahme des Abdomens eines anderen Patienten nach Milztrauma zeigt mehrere Milzgewebeimplantate mesenterial und peritoneal (Pfeile).

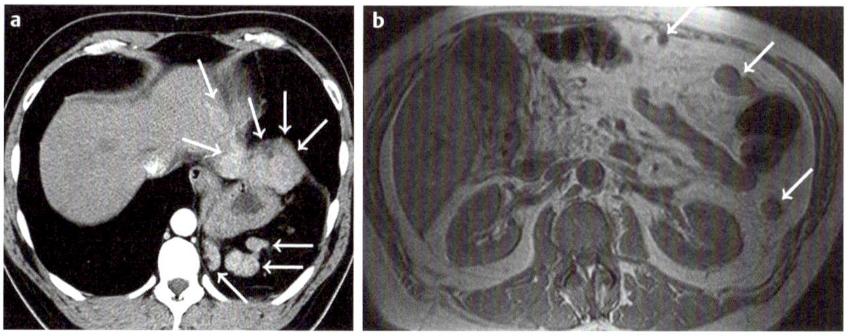

▸ Klinischer Fall.

▸ Klinischer Fall. Ein 16 Jahre alter Patient wird nach einem Mopedunfall mit dem Hubschrauber eingeliefert. Er wird im Schockraum erstversorgt. Die klinische Untersuchung ergibt eine Abwehrspannung des Abdomens. Der Blutdruck ist mit 90/50 mmHg erniedrigt, die Herzfrequenz beträgt 120/min. Klinische Zeichen einer Fraktur liegen nicht vor. Die neurologische Untersuchung ist unauffällig. Die im Schockraum durchgeführte Sonografie zeigt massiv freie Flüssigkeit im Abdomen, v. a. um Leber und Milz. Leber und Milz sind vergrößert und partiell inhomogen strukturiert. Am kaudalen Pol der Milz und im rechten Leberlappen kommen unscharf abgrenzbare, echoarme Zonen zur Darstellung. Die laborchemische Untersuchung ergibt einen Hb-Wert von 7 g/dl. Die CT von Schädel, Thorax und Abdomen, die bei polytraumatisierten Patienten routinemäßig durchgeführt wird, bestätigen den Verdacht auf eine Milz- und Leberruptur (Abb. **B-7.61**). Im weiteren Verlauf wird der Patient intensivmedizinsch versorgt. Auf eine Operation wurde aufgrund der Kreislaufstabilität des Patienten und des nicht weiter sinkenden Hb-Wertes verzichtet. Eine Verlaufskontrolle mit CT nach zwei Tagen wegen abnormer Pankreaswerte zeigte die Areale der Leber- und Milzruptur unverändert.

Portale Hypertension

▸ Definition.

## Portale Hypertension

▸ Definition. Der Druck in der Pfortader beträgt normalerweise 3–6 mmHg. Ab einer Erhöhung auf 12 mmHg spricht man von portaler Hypertension.

Nach dem Ort der Widerstandserhöhung wird die portale Hypertension in prä-, intra- und posthepatisch unterteilt. Häufigste Ursache ist die Leberzirrhose (intrahepatischer Block). Nur in seltenen Fällen liegt ein Verschluss, Thrombose oder eine Kompression der Pfortader (prähepatisch) oder eine Lebervenenthrombose (posthepatisch) zugrunde, s. Budd-Chiari-Syndrom (S. 523).

**Klinik:**
- Splenomegalie
- Kollateralkreisläufe
- Zeichen der Leberzirrhose: Aszites, Leberfunktionsstörungen.

**Diagnostisches Vorgehen:** Anamnese und klinische Untersuchung liefern wichtige Hinweise.

**Klinik:** Neben einer Splenomegalie finden sich häufig portokavale Anastomosen mit (vorwiegend periumbilikal gelegenen) Kollateralvenen, splenorenalen Shunts, gastroösophagealen Varizen (gefährliche Komplikation: Varizenblutung!), ausgeprägten Hämorrhoiden, Aszites und die allgemeinen Zeichen einer Leberzirrhose.

**Diagnostisches Vorgehen:** Anamnese (z. B. Fragen nach Alkoholkonsum, Medikamenteneinnahme, chronischen Lebererkrankungen) und klinische Untersuchung (s. o.) liefern wichtige Hinweise. Ist die portale Hypertension gesichert, muss die Ursache geklärt werden. Laboruntersuchungen (Leberenzyme, Leberfuntionsparameter, Hepatitisserologie u. a.) stehen an erster Stelle des diagnostischen Vorgehens. Besteht der Verdacht einer portalen Hypertension, ist die **Sonografie** einschließlich Duplex/Doppleruntersuchung das primäre diagnostische bildgebende Verfahren. Die **CT** spielt zum Nachweis von Leberzirrhose, ihrer Komplikationen und eines evtl. bestehenden hepatozellulären Karzinoms eine wichtige Rolle.

**Radiologische Diagnostik:**
- **Sonografie:** Primäres diagnostisches bildgebendes Verfahren zur Größenbestimmung und Analyse der Binnenstruktur der Milz und Leber.
- Eine Pfortadererweiterung auf > 13 mm lässt auf eine Druckerhöhung schließen.

**Radiologische Diagnostik:**
- **Sonografie:** Sie dient der Größenbestimmung der Milz und der Analyse ihrer Binnenstruktur. Eine Erweiterung der Pfortader auf > 13 mm weist auf eine Druckerhöhung in der Pfortader hin. Variköse Veränderungen der V. lienalis sind sonografisch gut darstellbar. Entlang der kleinen Kurvatur, im Lig. teres und hepatoduodenale, sowie zwischen Milzhilus und linker Niere können sich Umgehungskreisläufe bilden, die sich besonders gut mit der farbcodierten Duplexsonografie darstellen lassen. Zusätzlich sollte nach Zeichen der Leberzirrhose gesucht werden. Die Leber kann vergrößert oder verkleinert sein, wobei der Lobus caudatus und der linke Leberlappen häufig relativ vergrößert sind. Oft findet sich eine fein- bis grobhöckrige Leberoberfläche. Die Leberränder erscheinen abgerundet. Die Binnenstruktur ist bei zirrhotischem Umbau inhomogen und vergröbert, die Echodichte nimmt zu.

**B-7.63 Portaler Hypertonus.**

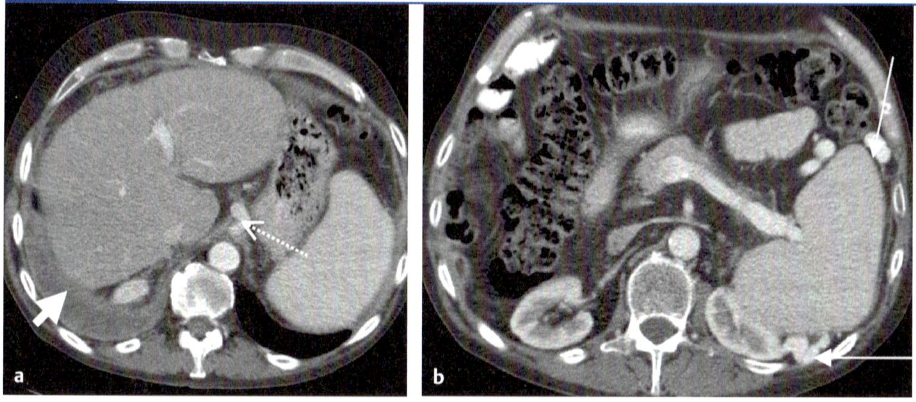


**a** Die Leberzirrhose ist die häufigste Ursache einer portalen Hypertension. Durch den erhöhten Druck im Pfortadersystem kommt es zu einer venösen Stauung. Folge ist eine Splenomegalie und Aszites. Die zirrhotisch veränderte Leber hat abgerundete Ränder. Ösophagusvarizen (dicker Pfeil) können zu der gefürchteten Komplikation einer oberen gastrointestinalen Blutung führen, insbesondere wenn zusätzlich die Leberfunktion durch den fibrotischen Umbau beeinträchtigt ist und infolgedessen die Gerinnungsfaktoren nicht mehr ausreichend produziert werden können.
**b** Zusätzlich bilden sich Kollateralkreisläufe aus, hier perisplenisch (dünne Pfeile).

- **CT** und **MRT:** Bei bekannter Leberzirrhose spielt die CT zum Nachweis von Komplikationen der Leberzirrhose (z. B. Aszites, Kollateralen, Thrombosen) und vor allem zum Nachweis oder Ausschluss eines hepatozellulären Karzinoms (HCC) eine wichtige Rolle. Das HCC tritt auf dem Boden einer Leberzirrhose deutlich häufiger auf als spontan (Abb. **B-7.63**). Insbesondere bei Verwendung von speziellen Kontrastmitteln (hepatozytenspezifischen Kontrastmitteln) sind sie mit der **MRT** sensitiver als mit der CT nachzuweisen.
- Fehlen Zeichen einer Leberzirrhose, kann eine Kompression der V. lienalis und/oder der Pfortader durch eine extrahepatische Raumforderung Ursache einer portalen Hypertension sein.

- **CT** und **MRT:** Nachweis von Komplikationen der Leberzirrhose und v. a. zum Nachweis oder Ausschluss eines hepatozellulären Karzinoms (Abb. **B-7.63**), das mit der **MRT** sensitiver nachweisbar ist.

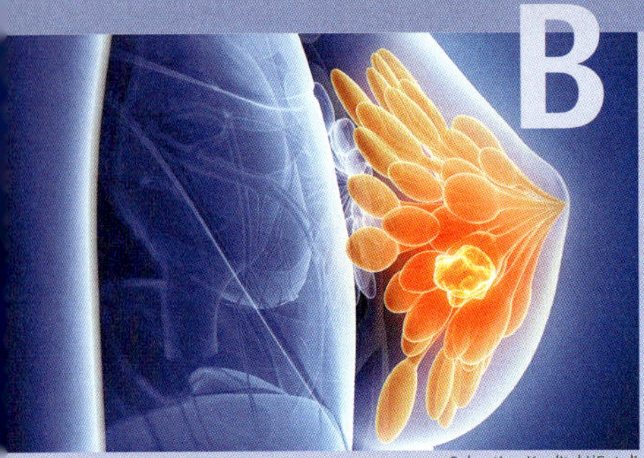


Sebastian Kaulitzki/Fotolia

# 8 Mamma



*K. Hellerhoff; D. Rjosk-Dendorfer; T. Schloßbauer*; D. Klütsch**

## 8.1 Radiologische Methoden

8.1 Radiologische Methoden

### 8.1.1 Mammografie

8.1.1 Mammografie

**Methode:** Die Mammografie wird unter Anwendung charakteristischer Röntgenstrahlung in **Weichstrahltechnik** (23–35 kV) mit einem **Streustrahlenraster** durchgeführt. Die Auflösung wird durch einen **kleinen Röhrenfokus, einen** ausreichenden Film-Fokus-Abstand (≥ 60 cm) und spezielle **dosissparende, hochauflösende Film-Folien-Kombinationen** verbessert. Die **Kompression der Brust** sorgt ebenfalls für eine erhöhte Bildqualität und führt zu einer deutlichen Dosisreduktion.

**Methode:** Die Absorptionsunterschiede der verschiedenen Weichteilstrukturen in der Brust sind gering. Um dennoch eine kontrastreiche Darstellung zu erzielen, wird die Mammografie in sog. **Weichstrahltechnik** durchgeführt. Hierbei wird je nach Anodenmaterial die charakteristische Strahlung von Molybdän, Wolfram oder Rhodium unter einer niedrigen **Röhrenspannung** von ca. **23–35 kV** angewendet. Um eine hohe Bildschärfe zu gewährleisten, wird ein bewegtes **Streustrahlenraster** eingesetzt. Die geometrische Unschärfe (Halbschattenbildung) wird durch einen **kleinen Röhrenfokus** (Brennflecknennwert; 0,1–0,3 mm Kantenlänge), einen ausreichenden Film-Fokus-Abstand (≥ 60 cm) und eine Verkleinerung des Objekt-Detektorabstandes durch Kompression verringert. Die genannten Maßnahmen sind Voraussetzung für die hohe Ortsauflösung der Mammografieaufnahme. Eine ausreichende **Kompression der Brust** während der Aufnahme führt zu einer deutlichen Dosisreduktion durch Minderung der Streustrahlung. Sowohl die Bewegungsunschärfe als auch die geometrische Unschärfe wird durch die Kompression verringert. Bei der konventionellen, analogen Film-Folien-Mammografie wird eine spezielle **dosissparende, hochauflösende Film-Folien-Kombinationen** verwendet. Unter diesen Bedingungen liegt die Parenchymdosis pro Aufnahme bei ≤ 2 mGy.

▶ Merke.

**▶ Merke.** Die **Kompression** vermindert die Streustrahlung und damit die erforderliche Dosis, reduziert die Bewegungsunschärfe und vermindert die geometrische Unschärfe.

Zunehmend werden heute digitale Bildempfängersysteme verwendet **(digitale Mammografie)**. Vorteile ergeben sich zum einen durch den höheren Dynamikbereich des Detektors (keine Fehlbelichtungen), zum anderen durch das effiziente Bildmanagement (schnellere Verfügbarkeit, einfaches Versenden der Bilder).

In den letzten Jahren hat sich die digitale Vollfeldmammografie vollständig etabliert und damit die konventionelle Film-Folien- oder Speicherfolienmammografie abgelöst. Vorteile der **digitalen Mammografie** der Brust ergeben sich zum einen durch den deutlich höheren Dynamikbereich des Detektors, der Fehlbelichtungen (insbesondere bei der mammografisch dichten Brust) praktisch ausschließt, und zum anderen durch das filmlose effiziente Bildmanagement (schnellere Verfügbarkeit, einfaches/schnelles Versenden der Bilder). Darüber hinaus existieren mittlerweile computergestützte Auswertungssysteme (CAD) für die Mammografie.

Die **Durchführung der Aufnahmen** erfolgt im Stehen oder im Sitzen. Standard ist eine **2-Ebenen-Mammografie** (Abb. **B-8.1**):
- **schräge** oder **MLO-Aufnahme** (MLO = mediolateral oblique)
- **kraniokaudale** oder **CC-Aufnahme** (CC = craniocaudal).

Die **Durchführung der Aufnahmen** erfolgt im Stehen oder im Sitzen. Standard ist eine **2-Ebenen-Mammografie** (Abb. **B-8.1**) beidseitig:
- **medio-lateraler** Strahlengang in 45°-Winkelung parallel zum Verlauf des M. pectoralis, sog. **MLO-Aufnahme** (MLO = mediolateral oblique)
- **kraniokaudaler** Strahlengang, sog. **CC-Aufnahme** (CC = craniocaudal).

Als ergänzende Aufnahmen zur Abklärung von Auffälligkeiten können Zusatzaufnahmen angefertigt werden, z. B. streng seitliche Aufnahmen (Beurteilung von Mikrokalk, Planungsaufnahme vor Biopsien), XCC-Aufnahme (bei weit lateral gelegenen Veränderungen), Vergrößerungsaufnahmen (Beurteilung von Mikrokalk), Spot-Kompressionsaufnahmen (zur Elimination von Überlagerungsphänomenen bei vermutetem Herdbefund).

**B-8.1** **Strahlengang bei der Mammografie.**

B-8.1

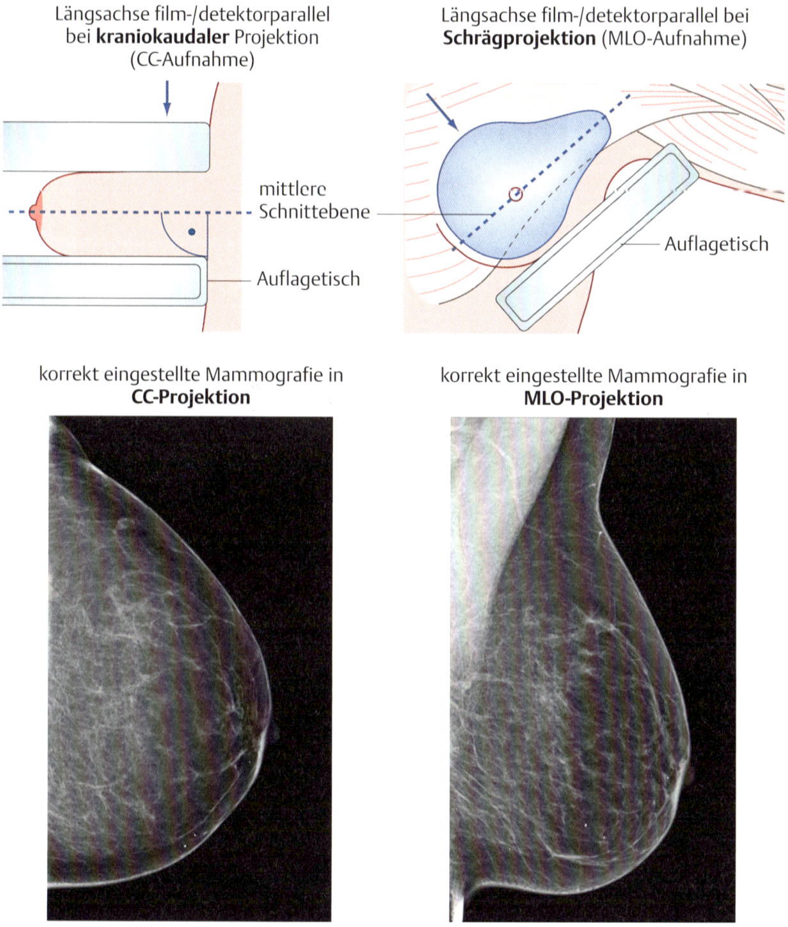


(oberer Bildteil aus Roth-Ganter G. Mammografie-Handbuch für die tägliche Praxis. Stuttgart: Thieme; 2002)

**▶ Exkurs.** Nach den Leitlinien der Deutschen Röntgengesellschaft werden die **Qualitätskriterien** für eine korrekte Einstelltechnik in den sog. **PGMI**-Kriterien (**p**erfekt, **g**ut, **m**äßig, **i**nadäquat) zusammengefasst:

- **MLO-Aufnahme:** Brustparenchym vollständig abgebildet, Pektoralismuskel bis in Höhe der Mamille abgebildet, Pektoralismuskel über einen Winkel von mindestens 20 Grad abgebildet, Mamille im Profil abgebildet, inframammäre Falte entfaltet und klar abgebildet.
- **CC-Aufnahme:** Brustparenchym adäquat abgebildet, Pektoralisrand am hinteren Rand abgebildet, Mamille im Profil abgebildet, medialer Rand der Brust abgebildet, axillärer Drüsenkörperanteil komplett abgebildet.

▶ Exkurs.

**Beurteilung:** Durch die **alters- und funktionsbedingten Veränderungen** des Parenchyms zeigt das **normale Mammogramm** eine **erhebliche röntgenologische Variationsbreite**.

- **Mammogramm der jüngeren Frau**: Es zeigt röntgenologisch **dichtes Gewebe**, das sich als **homogen helle Fläche** darstellt (Abb. **B-8.2**), aufgelockert durch einzelne interponierte Fettgewebsinseln. Entsprechend der physiologischen Parenchymverteilung finden sich die dichtesten Parenchymareale in den oberen äußeren Quadranten. Das Milchgangsystem ist (mit Ausnahme der großen, mamillennahen Milchgänge) nicht als separierte Struktur erkennbar. Die Parenchymdichte weist zyklusbedingte Schwankungen auf. Die **höchste Dichte** ist **prämenstruell** zu beobachten mit entsprechend erschwerter Beurteilung. Zudem geht diese Phase mit einer erhöhten Schmerzhaftigkeit bei Kompression einher, sodass die Durchführung der Mammografie in diesem Zeitraum nicht erfolgen sollte.

**Beurteilung: Das normale Mammogramm zeigt alters- und funktionsbedingte Veränderungen des Parenchyms.**

- **Mammogramm der jüngeren Frau:** Typisch ist ein dichter Drüsenkörper, der sich als **homogen helle Fläche** darstellt (Abb. **B-8.2**). Das Milchgangsystem ist nicht als separierte Struktur erkennbar. Die Parenchymdichte weist zyklusbedingte Schwankungen auf **(höchste Dichte prämenstruell)**.

B-8.2

**B-8.2 Normalbefunde Mammografie (schräger Strahlengang).**

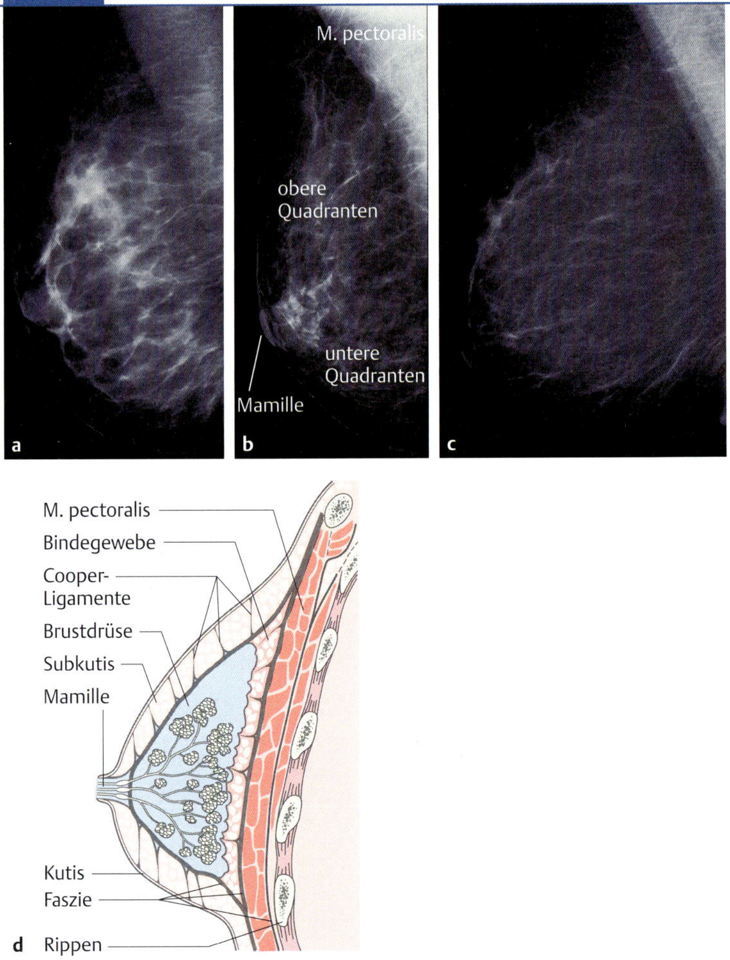


**a 35-jährige Frau:** homogenes Brustdrüsengewebe.
**b 40-jährige Frau:** Die Involution, d. h. der Ersatz von Drüsengewebe (hell) durch Fettgewebe (dunkel), hat bereits begonnen. Vor allem in den unteren Quadranten ist die Mamma deutlich transparenter (d. h. dunkler).
**c 60-jährige Frau:** Es ist bereits zu einer weitgehenden Involution gekommen, Drüsengewebe ist nicht mehr nachweisbar. Die weißen Streifen entsprechen Bindegewebsfasern.
**d** Anatomische Schemazeichnung der Brust.
(Teilabb. d aus Roth-Ganter G. Mammografie-Handbuch für die tägliche Praxis. Stuttgart: Thieme; 2002)

- **Mammogramm der älteren Frau:** Mit zunehmenden Alter kommt es zu einer Involution des Drüsengebewebes durch **Fettgewebe**. Dadurch wird das Mammogramm **transparenter** (Abb. **B-8.2**). Einzelne Drüsenläppchen lassen sich als **fleckige Verschattungen** abgrenzen. Mit zunehmender Transparenz werden die Bindegewebssepten (Cooper-Ligamente) als **radiäre Streifenschatten** sichtbar.

- **Mammogramm der älteren Frau**: Mit zunehmendem Alter kommt es zu einer physiologischen Involution des Drüsengewebes durch **Fettgewebe**. Dadurch wird das Mammogramm **transparenter** und einzelne Drüsenläppchen lassen sich als **fleckige Verschattungen** abgrenzen (Abb. **B-8.2**). Die Rückbildung bezieht zuletzt den oberen äußeren Quadranten mit ein, sodass hier wie auch retromamillär bei der älteren Frau oft noch Drüsenparenchymreste erkennbar bleiben. Mit zunehmender Transparenz werden die Bindegewebssepten der Brust (Cooper-Ligamente), die von der Kutis bis zur Fascia praepectoralis ziehen, als **radiäre Streifenschatten** sichtbar. Retromamillär ist das Milchgangsystem als bandförmige Schatten erkennbar, während periphere Milchgänge auch in der involutierten Brust nicht sichtbar sind.

► Merke.

► Merke. **Mit zunehmendem Alter nimmt** im Rahmen der Involution **die Dichte des Drüsengewebes ab** und die Transparenz und damit **die Aussagekraft der Mammografie zu**. Neu auftretende Veränderungen wie Herdbefunde (Tumoren sind röntgendichter als Fettgewebe) oder Architekturstörungen sind dann wesentlich besser abgrenzbar als in der mammografisch dichten Brust.

**Beurteilung:** Die **Beurteilung einer Mammografie** muss in systematischer Weise erfolgen.

- Zunächst ist zu prüfen, ob alle Abschnitte beider Mammae **vollständig** dargestellt sind und ob die **Bildqualität** ausreicht (korrekte Belichtung, ausreichende Kompression, symmetrische Darstellung im Seitenvergleich).
- Die Suche nach pathologischen Veränderungen muss durch **systematisches Durchmustern** der Mammogramme erfolgen, wobei der Seitenvergleich sehr wichtig ist.
- Liegt ein auffälliger Befund vor, so muss auf seine **Begrenzung, Form** und **Schattendichte** geachtet werden.
- Die **Lokalisation der Veränderung** muss genau angegeben werden. Es sollte die Seite, der Quadrant (oben außen, unten innen etc.), der Mamillenabstand und die Region (präpektoral, retromamillär, supra/infraareolär etc.) benannt werden.
- Besonders bedeutsam sind **Verkalkungen**, deren Größe, Form, Anzahl und Verteilung genau analysiert werden müssen (s. Tab. **B-8.6**). Verkalkungen bei benignen Veränderungen können **grobschollig** sein (s. Abb. **B-8.17**) oder als **Mikroverkalkungen** imponieren, die – wie häufig bei einer Mastopathie – monomorph und diffus verteilt erscheinen. Gruppierte Mikroverkalkungen, die polymorph imponieren oder segmental entlang der Milchgänge angeordnet sind, müssen als suspekt eingestuft werden und können einem auf den Milchgang beschränkten Karzinom, einem duktalen In-situ-Karzinom entsprechen (Abb. **B-8.3**).
- Liegen **Voraufnahmen** vor, ist die aktuelle Untersuchung mit diesen zu vergleichen, da v. a. neu aufgetretene Verdichtungen und die Größenzunahme nichtzystischer Veränderungen tumorsuspekt sind.
- Da die **Parenchymdichte** den Aussagewert einer Mammografie beeinflusst, wird sie nach den Beurteilungsrichtlinien des American College of Radiology (ACR) im Befundbericht dokumentiert (Klassifizierung s. Tab. **B-8.1**).

Das Mammogramm wird abschließend nach der vom American College of Radiology entwickelten und von der Deutschen Röntgengesellschaft übernommenen **BIRADS-Einteilung** (Breast Imaging Reporting And Data System) klassifiziert. Hierbei wird die Karzinomwahrscheinlichkeit eingeschätzt und ggf. eine Biopsiebedürftigkeit festgestellt (Tab. **B-8.2**).

Die **Beurteilung einer Mammografie** erfolgt systematisch:

- Prüfung der **Vollständigkeit** und der **Bildqualität**
- **systematisches Durchmustern** auf pathologische Veränderungen
- Beurteilung von **Begrenzung**, **Form**, **Schattendichte** und **Größe** eines auffälligen Befundes
- genaue **Lokalisationsbeschreibung** einer Veränderung
- Analyse von **Verkalkungen** nach Größe, Form, Anzahl und Verteilung (Abb. **B-8.3**, s. Tab. **B-8.6**)
- Vergleich mit **Voraufnahmen**
- Kategorisierung der **Parenchymdichte** (Tab. **B-8.1**).

Abschließend wird das Mammogramm nach den **BIRADS**-Kategorien klassifiziert (Tab. **B-8.1**).

**B-8.3 Mammografie mit suspekten Mikroverkalkungen.**

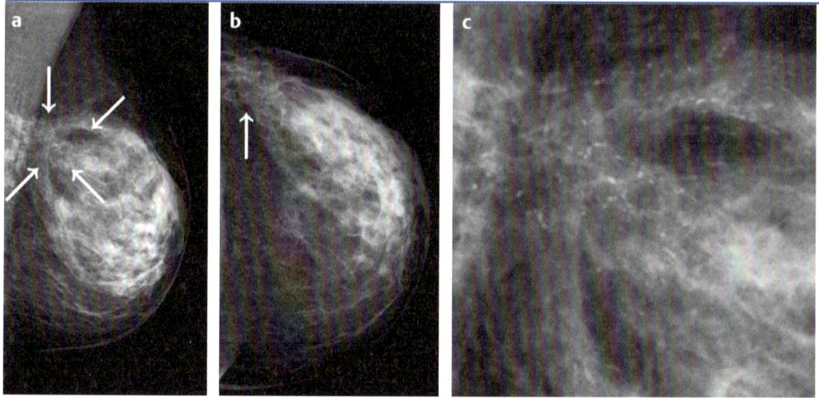


**a MLO-Aufnahme:** Areal mit suspekten, polymorph konfigurierten Mikroverkalkungen oben präpektoral in segmentaler Verteilung (Pfeile). Der Befund ist typisch für ein duktales In-situ-Karzinom.
**b CC-Aufnahme:** Das mikroverkalkte Areal ist weit lateral abgrenzbar (Pfeil). Kein Herdbefund erkennbar, der auf ein invasives Karzinom hinweist.
**c Ausschnitt aus der MLO-Aufnahme:** Der polymorphe Charakter und die teils entlang der Milchgänge verlaufende Verteilung sind gut erkennbar.

B-8.3

**B-8.1 Klassifizierung der Parenchymdichte nach den ACR-Kriterien**

| Kategorie | Bedeutung |
|---|---|
| **ACR a** | komplett transparente, fettreiche Brust nach Abschluss der Involution |
| **ACR b** | locker verteilte Parenchymanteile |
| **ACR c** | heterogen dicht mit einzelnen konfluierenden Gewebsarealen, eingeschränkte Beurteilung |
| **ACR d** | komplett dichtes Gewebe, stark eingeschränkte Beurteilung |

B-8.1

B-8.2

**B-8.2 BIRADS-Klassifikation**

| Kategorie | Bedeutung |
|---|---|
| **BIRADS 0** | vergleichende Bildgebung (Voraufnahmenvorlage) oder weitere Bildgebung erforderlich |
| **BIRADS 1** | kein auffälliger Befund |
| **BIRADS 2** | gutartiger Befund |
| **BIRADS 3** | wahrscheinlich gutartiger Befund (→ Kontrolle in 6 Monaten) |
| **BIRADS 4** | suspekter Befund (→ Biopsie) |
| **BIRADS 5** | hochsupekter Befund, hochgradiger Verdacht auf ein Malignom (→ Biopsie) |

▶ Merke.

▶ Merke. Die Spezifität der Mammografie lässt mit Ausnahme einiger typischer Veränderungen (Fettgewebsnekrosen, Hamartome, malignomtypische Verkalkungen) keine abschließende bildmorphologische Diagnose zu, sodass in den meisten Fällen neu aufgetretener Herdveränderungen eine histologische Sicherung erfolgen muss.

Klinische und mammografische Merkmale benigner und maligner Veränderungen s. Tab. **B-8.3**.

**Indikationen: Abklärung auffälliger klinischer Befunde** (Tab. **B-8.3**): Erste Abklärungsmethode bei Frauen über 40 Jahren; bei jüngeren Frauen wird zunächst sonografisch untersucht.

**Früherkennung des Mammakarzinoms:** Mammografie-Screening (Deutschland) im Abstand von 2 Jahren bei Frauen zwischen 50–69 Jahren (Abb. **B-8.4**).

Zu den klinischen und mammografischen Unterscheidungsmerkmalen benigner und maligner Veränderungen s. Tab. **B-8.3**.

**Indikationen :** Die Mammografie dient in erster Linie der Abklärung auffälliger klinischer Befunde (Tab. **B-8.3**) und der Früherkennung des Mammakarzinoms (Mammografie-Screening).

Zur **Abklärung auffälliger klinischer Befunde**, wie z. B. Tastbefunde, Haut- und Areolaveränderungen, pathologische Sekretion oder umschriebener einseitiger Schmerz, wird bei Frauen über 40 Jahren eine Mammografie durchgeführt; jüngere Frauen werden zunächst sonografisch untersucht. Insgesamt sollte die Indikation zur Mammografie umso zurückhaltender gestellt werden, je jünger die erkrankten Frauen sind.

Zur Früherkennung des Mammakarzinoms sieht das deutsche Mammografie-Screening-Programm für Frauen im Alter von **50–69 Jahren** eine Mammografie **im Abstand von 2 Jahren** vor. Grundlage dieses flächendeckenden Screeningprogramms ist die hohe Inzidenz und Mortalität des Mammakarzinoms (S. 594). Ziel des Screeningprogramms ist es, durch frühere Erkennung die Mortalität der Erkrankung zu senken. Dieser Nutzen überwiegt das strahlenbedingte Risiko einer Tumorinduktion durch die Mammografie. Typische Screeningbefunde sind **Mikroverkalkungen**, **kleinere Herdbefunde** und **Architekturstörungen** (Abb. **B-8.4**).

Bei Frauen mit erhöhtem Brustkrebsrisiko (z. B. mit nachgewiesener Mutation des BRCA-1- oder -2-Gens) wird das Früherkennungsprogramm intensiviert. Neben der jährlichen MRT der Brust als zentrale bildgebende Untersuchung wird abhängig von der Brustdichte und vom Alter der Patientin die Mammografie als Einebenen- oder Zweiebenenuntersuchung ergänzt.

**B-8.3 Klinische und mammografische Unterscheidungsmerkmale gut- und bösartiger Veränderungen**

| klinische Zeichen | Mammografie |
|---|---|
| ▪ **benigne Veränderungen**<br>– gut abgrenzbar<br>– elastisch<br>– verschieblich<br>– keine Begleitsymptome<br>– klare oder milchige Sekretion | ▪ **benigne Veränderungen**<br>– scharfe, glatte Randkontur<br>– Halozeichen: Aufhellungsring um die Verschattung<br>– uniforme, disseminiert stehende Mikroverkalkungen |
| ▪ **maligne Veränderungen**<br>– schlecht abgrenzbar<br>– hart<br>– fixiert<br>– Einziehung der Haut und/oder der Mamille („Orangenhaut“)<br>– blutige Sekretion | ▪ **maligne Veränderungen**<br>– unscharfe Begrenzung<br>– spikulierte Randbegrenzung<br>– streifige Ausläufer („Kometenschweif“)<br>– Architekturstörungen, radiäre Strukturen<br>– polymorphe, gruppiert stehende Verkalkungen<br>– segmentale, entlang der Milchgänge angeordnete Verkalkungen |

B-8.4 **Mammografische Früherkennung.**

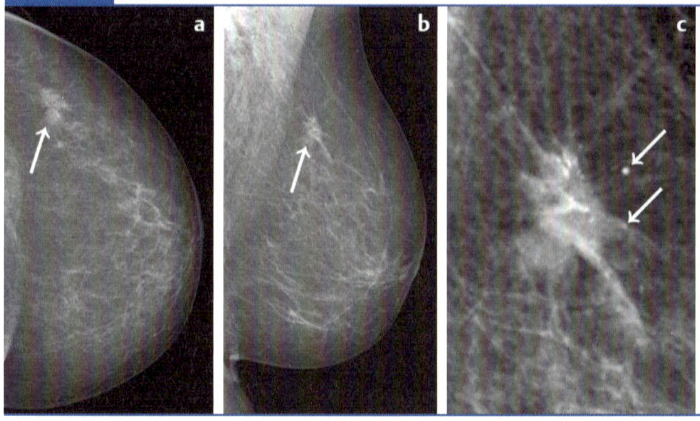


CC- (**a**) und MLO-Aufnahme (**b**) zeigen einen suspekten unscharf begrenzten Herdbefund links oben außen (Pfeil) mit Spiculae. Der vergrößerte Ausschnitt (**c**) aus der Mammografieaufnahme zeigt die begleitende Architekturstörung und assoziierten Mikrokalk (Pfeile).

## 8.1.2 Tomosynthese

Die Tomosynthese ist ein aus der digitalen Mammografie entwickeltes Verfahren zur Schichtuntersuchung der Brust, die eine überlagerungsfreie Darstellung einzelner Strukturen ermöglicht. Eine bogenförmige Bewegung der Röntgenröhre über dem Mammografiedetektor erlaubt die Akquisition zahlreicher 2D-Aufnahmen aus unterschiedlichen Winkeln innerhalb eines mehrere Sekunden anhaltenden Scans (Abb. **B-8.5**). Nachfolgende Rekonstruktionsalgorithmen verbessern die Erkennbarkeit von Details in einer bestimmten Schichtebene und eliminieren gleichzeitig Wischartefakte durch überlagernde Strukturen. Die Tomosynthese wird ebenfalls in den zwei Standardprojektionen (MLO, CC) durchgeführt und kann auch in Kombination mit einer herkömmlichen digitalen Mammografie in einem Kompressionsvorgang erstellt werden. Die Gesamtdosis der Tomosynthese entspricht der einer herkömmlichen Mammografieaufnahme. Die technische Durchführung – Anzahl der Ebenen, geeignete Anoden/Filterkombinationen, Winkelbereich der Aufnahmen, Wahl der Rekonstruktionsalgorithmen – unterliegt derzeit der Optimierung.
Als Schichtverfahren erlaubt die Tomosynthese die überlagerungsfreie Darstellung von Herdbefunden. Die Randbegrenzung kann hierdurch besser beurteilt werden (s. Abb. **B-8.6**). Kleine Mammakarzinome mit regressiven Veränderungen und Architekturstörungen sind in der überlagerungsfreien Schicht oft besser als abzuklärende Veränderung erkennbar als in der herkömmlichen Projektionsaufnahme

### 8.1.2 Tomosynthese

Die Tomosynthese ist eine Weiterentwicklung der digitalen Vollfeldmammografie, die als **Röntgenschichtverfahren** der Brust eine **überlagerungsfreie Darstellung** von Herdbefunden ermöglicht. Hierdurch wird sowohl die Sensitivität als auch die Spezifität für die Entdeckung von Mammakarzinomen erhöht. Die Tomosynthese arbeitet mit identischem Detektor und Röntgenröhre sowie mit den **üblichen Standardprojektionen (MLO,CC)** der Mammografie.

B-8.5 **Tomosynthese Schema.**

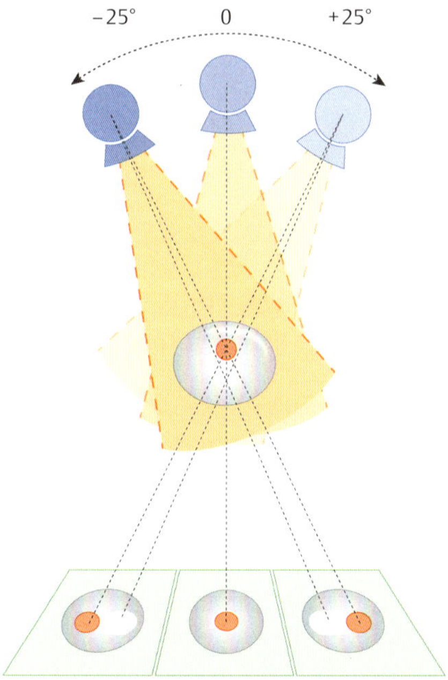


Isozentrischer Tomosyntheseaufbau mt bogenförmiger Bewegung der Röntgenröhe über dem Mammografiedetektor

(aus Mertelmeier T. Technik der Tomosynthese. In: Barkhausen J et al. Digitale Tomosynthese der Brust. Stuttgart: Thieme; 2015)

B-8.5

**B-8.6 Tomosynthese bei Zyste**

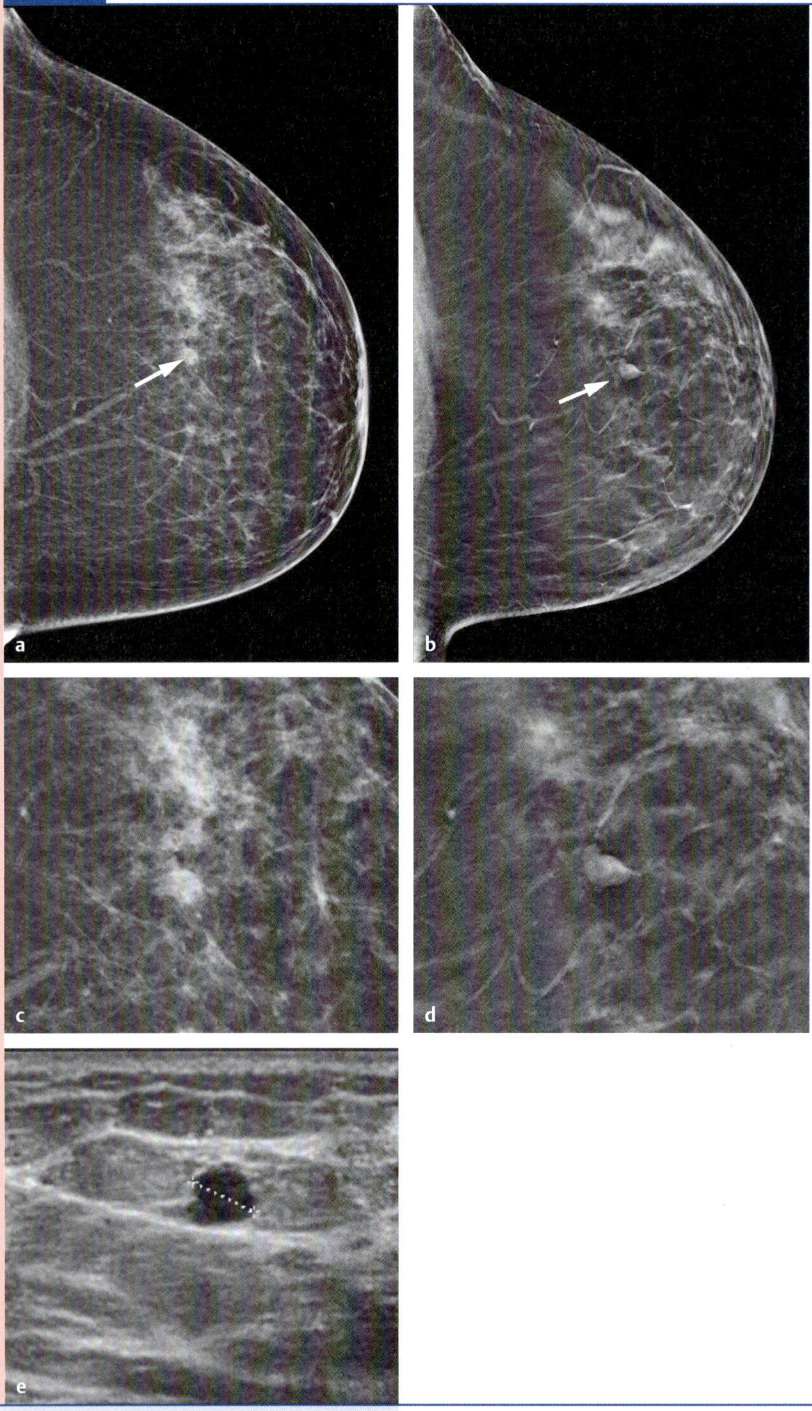


51-jährige Patientin mit positiver Familienanamnese für Mammakarzinom.
**a** und **b** Die Mammografie linksseitig in cc-Projektion zeigt eine Einebenenverdichtung (s. Pfeil).
**c** Der Mammografieausschnitt zeigt eine unscharfe Randbegrenzung des Herdes im dichten Umgebungsparenchym
**d** Die Einebenentomosynthese zeigt eine glatte Randbegrenzung des Herdes mit Halophänomen.
**e** Die Sonografie bestätigt eine echofreie Zyste ohne dorsale Schallphänomene. Bestätigung im Follow up über mehrere Jahre.

(s. Abb. **B-8.7**). Bei histologisch nachgewiesenem Mammakarzinom wird die Beurteilung hinsichtlich der Tumorausdehnung und dem Vorliegen von Multifokalität oder Multizentrizität erleichtert (Abb. **B-8.8**).
Aktuelle Studien zum klinischen Stellenwert der Tomosynthese im Mammografiescreening haben eine reduzierte Recallrate und eine erhöhte Detektionsrate für Mammakarzinome nachgewiesen. Für die Abklärung symptomatischer Brusterkrankungen sowie im Screeningassessment zur Abklärung unklarer mammografischer Befunde ist die Tomosynthese bereits zugelassen. Da für die Screeninguntersuchung der in den europäischen Leitlinien festgelegte Dosisgrenzwert von ≤ 2 mGy pro Untersuchungsebene nicht überschritten werden darf, ist die Doppeluntersuchung mittels Mammografie und Tomosynthese nicht zulässig. Es werden deshalb Verfahren entwickelt, die aus einem 3D-Tomosythesedatensatz eine sog. synthetische **2-Ebenen-**

**B-8.7 Tomosynthese bei Mamma-Karzinom.**

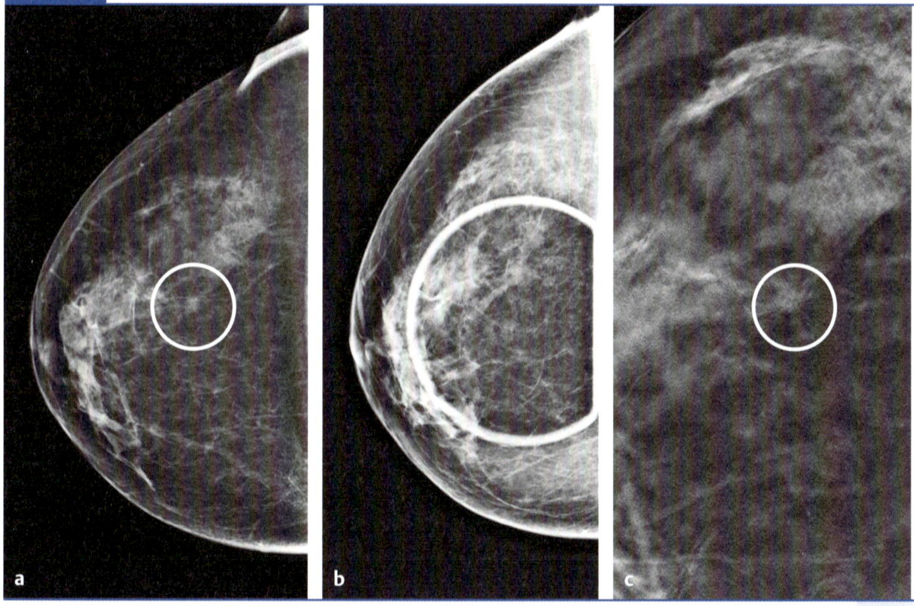

**a** 62-jährige Patientin mit einer Einebenenverdichtung rechts in cc-Projektion.
**b** Die zusätzliche Spotkompressionsaufnahme löst den Befund nicht auf.
**c** Die Tomosynthese in cc-Projektion zeigt einen sternförmigen Herd mit diskreten strahligen Ausläufern.
Bei negativem sonographischen Korrelat wurde die Patientin mittels MRT gestützter Vakuumbiopsie untersucht. Der Befund ergab ein invasiv duktales Mammakarzinom mit einer Grösse von 8 mm (Abb. **B-8.12**)

**B-8.8 Unterscheidbarkeit Tomosynthese.**

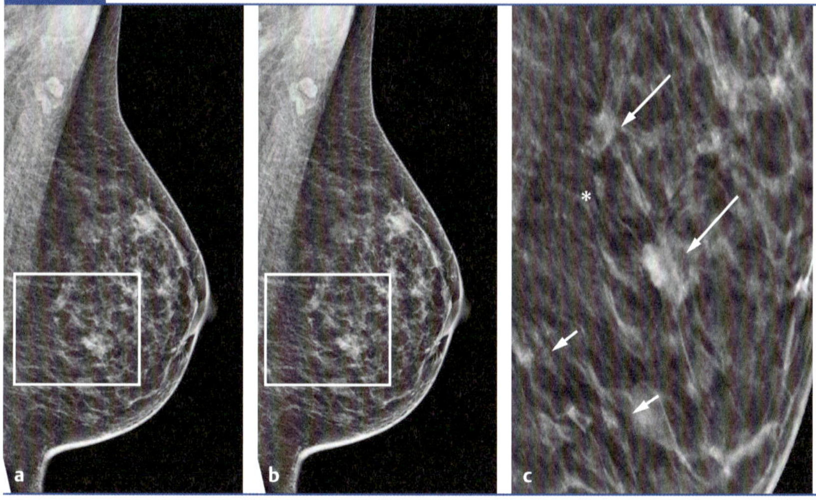

52-jährige Patientin mit einem mammographisch und sonographisch multifokalen Befund.
**a** Die Mammografie zeigt zwei Herdbefunde in MLO Projektion linksseitig.
**b** Die Tomosynthese in MLO Projektion zeigt die zwei Herdbefunde mit strahligen Ausläufern zwischen den Herden.
**c** Die Vergrösserung aus der Tomosynthese zeigt die gesamte Ausdehnung des Befundes mit zwei Hauptherden (s. langer Pfeil) und einem kleinen Sattelitenherd (Sternchen) sowie weiter caudal lokalisierten gruppierten Mikroverkalkungen (s. kurze Pfeile).
Die OP Histologie ergab einen multifokalen Befund mit bis zu 3,2 cm grossen Herden und ein umgebendes mikrokalkassoziiertes intraduktales Carcinoma in situ.

**Mammografie** errechnet. Weiterführende Techniken wie die kontrastmittelunterstützte Tomosynthese werden derzeit evaluiert. Eine besondere Rolle kommt dabei der Dual-Energy-Bildgebung zu.

## 8.1.3 Galaktografie

**Methode und Beurteilung:** Die Galaktografie ist eine mammografische Spezialmethode zur Darstellung eines separaten Milchgangs. Hierbei wird der sezernierende Milchgang mit einer dünnen Kanüle sondiert und wasserlösliches Kontrastmittel injiziert (0,1–0,2 ml). In der anschließend durchgeführten Mammografie stellt sich dann das kontrastierte Milchgangsystem in positivem Kontrast dar (Abb. **B-8.9**). Das normalerweise glattwandige segmentale Milchgangsystem wird auf lokale **Gangirregularitäten**, **Gangabbrüche** und **Gangaussparungen** hin untersucht.

**Indikation:** Sekretion aus der Mamille, v. a. ein- oder beidseitige blutige Absonderung.

### 8.1.3 Galaktografie

**Methode und Beurteilung:** In den Milchgang wird über eine Kanüle Kontrastmittel injiziert. In der Mammografie stellt sich das kontrastierte Milchgangsystem dar (Abb. **B-8.9**). Das normalerweise glattwandige segmentale Milchgangsystem wird auf lokale Gangirregularitäten, Gangabbrüche und Gangaussparungen hin untersucht.

**Indikation:** Sekretion aus der Mamille (v. a. blutig).

**B-8.9 Galaktografie.**

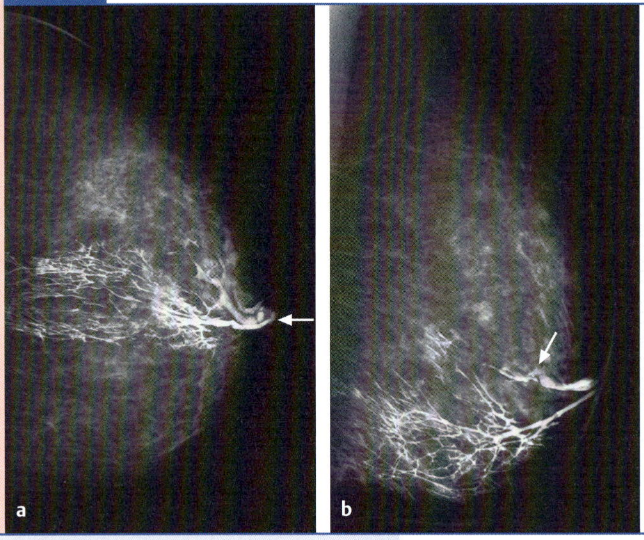


**a Kraniokaudaler Strahlengang:** Nach Injektion von Kontrastmittel in den Milchgang stellt sich das Milchgangsystem links unten regelrecht dar (Pfeil = Mamille).
**b Schräger Strahlengang:** links zentral Gangabbruch (Pfeil) bei intraduktalem Papillom.

8.1.4 Sonografie

**Methode:** Die Mammasonografie sollte ausschließlich als hochauflösende Hochfrequenzuntersuchung (> 10 MHz) durchgeführt werden.

Die **Durchführung** erfolgt in Rückenlage mit hinter dem Kopf verschränkten Armen. Wichtig ist eine lückenlose Erfassung der **Brustdrüse** (Schallkopfführung entweder **radiär** oder **mäanderförmig transversal**) und der **Axilla**.

**Indikation:**
- Abklärung von auffälligen **klinischen** (s. Tab. **B-8.3**) und **mammografischen Veränderungen**, insbesondere Differenzierung von zystischen und soliden Herdbefunden
- **Steuerung minimal-invasiver Biopsien** (S. 590).

## 8.1.4 Sonografie

**Methode:** Die Mammasonografie sollte ausschließlich als hochauflösende Hochfrequenzuntersuchung (> 10 MHz) durchgeführt werden und der Schallkopf auf unterschiedliche Befundtiefen fokussierbar sein. Die Auflösung muss eine gute Differenzierbarkeit sämtlicher Drüsengewebsanteile gewährleisten.
Die **Durchführung** der Sonografie erfolgt in Rückenlage mit hinter dem Kopf verschränkten Armen. Der Schallkopf wird senkrecht zur Haut positioniert mit leichtem Auflagedruck, um störende Artefakte durch bindegewebsartige Septen der Brust zu vermindern. Die Untersuchung kann **radiär** oder **mäanderförmig transversal** durchgeführt werden, muss jedoch eine lückenlose Erfassung des gesamten Drüsenparenchyms gewährleisten. Auch die **Axilla** sollte bei jeder Patientin mituntersucht werden.

**Indikation:** Die kontinuierliche technische Weiterentwicklung der Mammasonografie in den letzten Jahren hat dazu geführt, dass diese Untersuchungsmethode einen festen Platz in der multimodalen Mammabildgebung einnimmt. Sie dient in erster Linie der Abklärung von auffälligen **klinischen Veränderungen** (s. Tab. **B-8.3**) oder **mammografischer Befunde**, insbesondere die Differenzierung von **zystischen** und **soliden Herdbefunden**. Bei jüngeren Frauen und Schwangeren ist die Sonografie Methode der 1. Wahl aufgrund der fehlenden Strahlenbelastung und der schlechteren Beurteilbarkeit in der Mammografie. Bei mammografisch dichter Brust (ACR 3 und 4, s. Tab. **B-8.1**) empfiehlt sich wegen der eingeschränkten Detektierbarkeit von kleinen Herden die ergänzende Sonografie. Schließlich wird die Sonografie auch im Rahmen interventioneller Techniken genutzt, z. B. bei der **Steuerung minimal-invasiver Biopsien** (S. 590).

▶ Merke.

▶ Merke. Als alleinige Screeninguntersuchung ist die Sonografie derzeit nicht geeignet.

**Beurteilung:** Normalbefund s. Abb. **B-8.10**.
- **Größe, Randbegrenzung, Echogenität, Ausrichtung, dorsale Schallphänomene** und **Komprimierbarkeit**
- **Lokalisation** mit Seitenangabe, Angabe des Quadranten und Mamillenabstand
- Beschreibung der **Parenchymstruktur:** echoreich (gut beurteilbar), echoarm (eingeschränkt beurteilbar).

**Beurteilung:** Normalbefund der Mammasonografie s. Abb. **B-8.10**.
Herdbefunde werden hinsichtlich **Größe**, **Randbegrenzung**, **Echogenität**, **Ausrichtung**, **dorsaler Schallphänomene** und **Komprimierbarkeit** beschrieben. Die **Lokalisation** beinhaltet Seitenangabe, Angabe des Quadranten und Mamillenabstand.
Ähnlich wie bei der Mammografie sollte auch hier im Befundbericht das **Drüsenparenchym** hinsichtlich seiner sonografischen Beurteilbarkeit beschrieben werden:
- komplett echoreiches Drüsenparenchym: sehr gut beurteilbar
- gemischt echogenes oder überwiegend echoarmes Parenchym: hinsichtlich der Detektierbarkeit kleiner echoarmer Veränderungen eingeschränkt beurteilbar.

Abschließend wird der Befund analog zum mammografischen BIRADS-System klassifiziert (s. Tab. **B-8.2**).

Sonografische Merkmale benigner und maligner Veränderungen **s.** Tab. **B-8.4**.

Zu den sonografischen Unterscheidungsmerkmalen benigner und maligner Veränderungen **s.** Tab. **B-8.4**.

**B-8.10 Sonografie der Mamma: Normalbefund.**

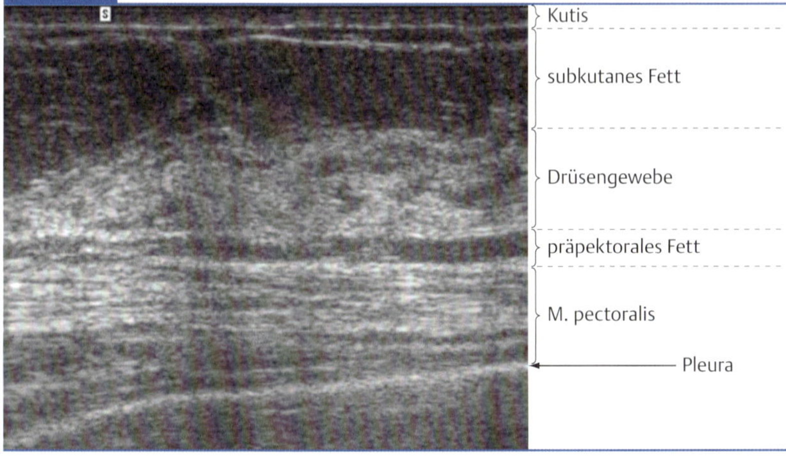


Die Abbildung zeigt Kutis, subkutanes Fettgewebe, Drüsengewebe, präpektoralen Fettstreifen, den M. pectoralis und die Pleura.

**B-8.11 Sonografie der Mamma: Mammakarzinom.**

B-8.11

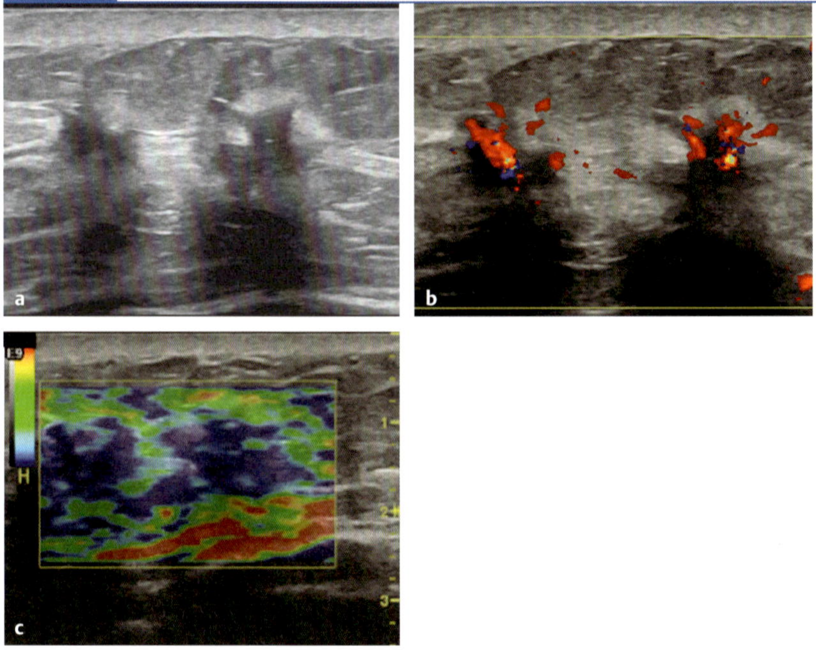


Mammasonografie einer Patientin mit histologisch gesichertem bifokalen Mammakarzinom
**a** Sonografisch zeigen die beiden Karzinomherde die typischen Kriterien einer malignen Veränderung (siehe Tabelle B-8.4).
**b** Dopplersonografisch ist eine deutliche Perfusion der Karzinomherde nachweisbar.
**c** In der Elastografie zeigen die beiden Herde eine deutlich höhere Gewebesteifigkeit (blaue Farbgebung) als das Umgebungsgewebe (grüne bis rote Farbgebung).

**B-8.4 Sonografische Unterscheidungsmerkmale gut- und bösartiger Veränderungen**

| Zyste | solide Tumoren | |
|---|---|---|
| | **benigne** | **maligne** |
| ▪ echofrei | ▪ echoarm/echoreich | ▪ überwiegend echoarm |
| | | ▪ hyperechogener Randsaum |
| | ▪ homogen | ▪ inhomogen |
| ▪ scharfe Randbegrenzung | ▪ scharfe Randbegrenzung (Cave: familiäres Mammakarzinom) | ▪ unscharfe, irreguläre Randbegrenzung |
| ▪ distale Schallverstärkung | ▪ keine oder mäßige Schallverstärkung | ▪ distale Schallauslöschung |
| | ▪ horizontale Ausrichtung | ▪ vertikale, manchmal rundliche Konfiguration |

## 8.1.5 Magnetresonanztomografie

8.1.5 Magnetresonanztomografie

**Methode und Beurteilung:** Die Magnetresonanztomografie der Brust wird als kontrastmittelunterstützte Untersuchung durchgeführt, wobei auch normales Drüsenparenchym Kontrastmittel anreichert (sog. Hintergrundenhancement). Die diagnostische Qualität der Brust-MRT ergibt sich aus der Unterscheidung nicht kontrastmittelaufnehmender und kontrastmittelaufnehmender Läsionen:

- bösartige Veränderung i. d. R. mit frühem und deutlichem Enhancement,
- gutartige Veränderung mit keiner oder geringer Kontrastmittelaufnahme.

**Methode und Beurteilung:** Die Magnetresonanztomografie der Brust wird mit Ausnahme der Implantat-MRT als kontrastmittelunterstützte Untersuchung durchgeführt. Hierbei reichert in Abhängigkeit vom Alter der Patientin, der Parenchymdichte und dem hormonellen Status zum Zeitpunkt der Untersuchung auch normales Drüsenparenchym Kontrastmittel an. Dieses sog. **Hintergrundenhancement** ist meist flächig oder diffus kleinfleckig über das Drüsenparenchym verteilt und tritt im Gegensatz zu relevanten Befunden meist erst in den späteren kontrastmittelunterstützten Serien auf. Allerdings kann das Hintergrundenhancement je nach Ausprägung die diagnostische Sicherheit der Untersuchung einschränken. Die **diagnostische Qualität der Brust-MRT** ergibt sich aus der Unterscheidbarkeit nicht kontrastmittelaufnehmender und kontrastmittelaufnehmender Läsionen:

- Bösartige Veränderungen der Brust weisen in aller Regel ein frühes und deutliches Enhancement auf,
- während gutartige Veränderungen der Brust nicht oder nur geringfügig Kontrastmittel aufnehmen.

Die Sensitivät der MRT ist hoch (95–100 %). Weitere Differenzierung durch dynamische Parameter und Morphologie der Läsion mit eingeschränkter Spezifität (85–95 %).

Hieraus ergibt sich eine hohe Sensitivität für das Auffinden bösartiger Veränderungen (95–100 %). Die Differenzierung gutartiger und bösartiger Veränderungen erfolgt anhand der dynamischen Parameter sowie anhand der Morphologie der Läsion. Die Spezifität ist hierbei gegenüber der Sensitivität der Untersuchung eingeschränkt (85–95 %).

Die Untersuchung beginnt mit einer **nativen T 2-gewichteten** und einer **STIR-Sequenz**: Zysten (stark hyperintense Strukturen in T 2w) und pathologisch vergrößerte Lymphknoten lassen sich damit gut nachweisen; invasive Tumoren sind häufig als hypointenser Herdbefund erkennbar.

Es folgt eine **dynamische T 1-gewichtete Sequenz** (zunächst Nativ-Untersuchung, gefolgt von mehreren Serien nach Kontrastmittelgabe): Ein invasives Karzinom stellt sich typischerweise als kräftig KM-aufnehmender Herdbefund mit unscharfer Randbegrenzung dar (s. Abb. **B-8.21**).

Die Untersuchung beginnt in der Regel mit einer **nativen T 2-gewichteten** und einer **STIR-Sequenz**. Meist wird eine axiale Schnittführung, seltener eine koronare Schnittführung gewählt. Der Nachweis von Zysten (stark hyperintense Strukturen in T 2w) und pathologisch vergrößerten Lymphknoten gelingt damit zuverlässig. Invasive Tumoren sind häufig bereits in der T 2-Gewichtung als ein im Vergleich zum umgebenden Drüsengewebe hypointenser Herdbefund erkennbar.

Es folgt eine **dynamische T 1-gewichtete Sequenz** (zunächst Nativ-Untersuchung, gefolgt von mehreren Serien nach Kontrastmittelgabe). Zur Beurteilung dieser Aufnahmen werden Subtraktionsbilder (KM-verstärkte minus native Bilder) berechnet, in denen Befunde mit KM-Anreicherung mit hoher Signalintensität gegenüber nicht KM-aufnehmenden Strukturen abgrenzbar sind (s. Abb. **B-8.21**). Hierbei werden herdförmige, umschriebene Läsionen von eher flächigen, sog. Non-Mass-Läsionen abgegrenzt. Ein invasives Karzinom stellt sich typischerweise als kräftig KM-aufnehmender Herdbefund mit unscharfer Randbegrenzung dar. In-situ-Karzinome zeigen oft eine segmentale Ausrichtung mit einem fleckigen bis multifokalen Enhancement (s. Abb. **B-8.21**). Bei mammografisch und sonografisch negativem Befund muss bei entsprechendem Verdachtsgrad eine MR-gestützte Vakuumbiopsie durchgeführt werden.

**B-8.12 MRT Mamma.**

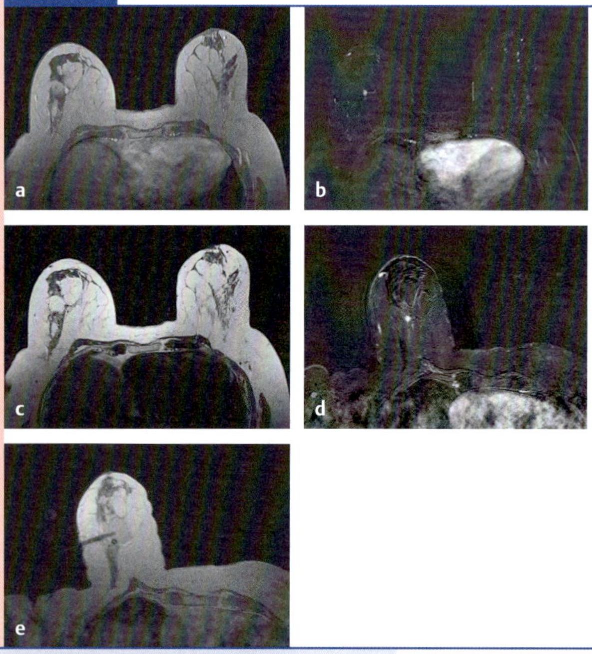


62-jährige Patientin mit suspektem Einebenenbefund in der Tomosynthese rechtsseitig. Der Befund hatte kein sonographisches Korrelat
**a** Die T 1w gewichtete Sequenz nach Kontrastmittelgabe zeigt einen etwas irregulär konfigurierten Herdbefund rechts außen.
**b** Die Subtraktionssequenz zeigt den Herd mit frühzeitiger Kontrastmittelanreicherung.
**c** T 2 w gewichtete Aufnahme mit hypointenser Darstellung des Herdes mit irregulärer Randbegrenzung.
**d** Subtraktionsaufnahme der in der Biopsiespule gelagerten Brust vor Biopsie.
**e** Die T 1w gewichtete Aufnahme zeigt die rechte Brust mit einliegendem Lokalisationsinlay und abgelegtem Clip nach Durchführung einer MR-gestützten Vakuumbiopsie. Histologisch ergab sich ein invasiv duktales Mammakarzinom mit einem Durchmesser von 8 mm.

In Analogie zur Mammografie und Sonografie werden auch MRT-Befunde nach der BIRADS/ACR-Klassifikation eingeteilt (s. Tab. **B-8.2**). Zusätzlich wird bei der Standardbeurteilung die Ausprägung des Hintergrundenhancements klassifiziert (minimal, mild, moderat, ausgeprägt).

**Indikation:** Die Mamma-MRT hat sich als **Früherkennungsmethode** bei Patientinnen mit **erhöhtem familiären Brustkrebsrisiko** (z. B. Mutationen des BRCA1-/-2-Gens) durchgesetzt, da sich eine deutlich höhere Sensitivität gegenüber der Mammografie nachweisen ließ. Für das flächendeckende Brustkrebs-Screening ist die MRT aufgrund des größeren Zeitaufwands, hoher Kosten und noch nicht ausreichender Standardisierung nicht geeignet. Da auffällige Veränderungen im MRT rein bildgebend nicht immer sicher zuzuordnen sind, kann auf eine Biopsie oft nicht verzichtet werden. Bei einem reinen MRT-Screening wären daher zahlreiche kostenintensive Abklärungen auch gutartiger Befunde zu erwarten.
Weitere Indikationen sind:
- **ergänzendes bildgebendes Verfahren** zu Mammo- und Sonografie (z. B. bei unklaren mammo-/sonografischen Befunden
- Rezidivdiagnostik
- **präoperatives lokales Staging**
- Abklärung bei axillärer Lymphknotenmetastase und mammografisch unauffälligem Befund
- Verlaufsbeurteilung unter einer Chemotherapie eines Mammakarzinoms
- weiterführende Implantatdiagnostik.

**Indikation:**
- **Screening** bei **erhöhtem familiären Brustkrebs-Risiko** (z. B. Mutationen des BRCA1-/-2-Gens)
- **ergänzendes bildgebendes Verfahren** zu Mammo- und Sonografie (z. B. bei unklaren mammo-/sonografischen Befunden
- Rezidivdiagnostik
- **präoperatives lokales Staging**
- Abklärung bei axillärer Lymphknotenmetastase und mammografisch unauffälligem Befund
- Verlaufsbeurteilung unter einer Chemotherapie eines Mammakarzinoms
- weiterführende Implantatdiagnostik.

## 8.1.6 Interventionelle Mammadiagnostik

### Gewebeentnahmen (Biopsien)

8.1.6 Interventionelle Mammadiagnostik

Gewebeentnahmen (Biopsien)

Jeder abzuklärende Mammabefund muss, abgesehen von wenigen Ausnahmen, zur histopathologischen Diagnosesicherung und weiteren Therapieplanung biopsiert werden. Bei einem benignen Befund kann damit eine unnötige Operation meist vermieden werden. Ist der histologische Befund nicht sicher kompatibel zur Bildgebung, sollte eine offene Exzision erfolgen.
Für die Durchführung der Biopsie stehen verschiedene **Methoden** zur Verfügung:
- **sonografisch geführte Biopsie:** Diese Biopsiemethode wird am häufigsten angewendet und erfolgt in der Regel als **Stanzbiopsie**.
- **stereotaktisch geführte Vakuumbiopsie**: Sie erfolgt unter **mammografischer Kontrolle** und ist Methode der Wahl für suspekte, gruppierte Mikroverkalkungen, die hinweisend für In-situ-Karzinome sind. Im Vergleich zur sonografisch geführten Biopsie wird deutlich mehr Gewebe entnommen. Zur Dokumentation des Biopsieerfolges wird eine Präparateradiografie durchgeführt (Abb. **B-8.13**).
- **MRT-geführte Biopsie:** Durch den zunehmenden Einsatz der diagnostischen Mamma-MRT kommt es auch zu einer erhöhten Anzahl an abklärungsbedürftigen MRT-Befunden. Häufig sind diese sehr klein, treten nur durch ein erhöhtes KM-Enhancement in Erscheinung und sind daher mammografisch und sonografisch nicht sichtbar. In solchen Fällen wird eine MRT-geführte Biopsie erforderlich. Die Gewebeentnahme erfolgt über ein MRT-kompatibles **Vakuumbiopsiesystem** (s. Abb. **B-8.13**).

**Methoden:**
- **sonografisch geführte Biopsie** (als Stanzbiopsie): häufigste Biopsiemethode
- **stereotaktisch geführte Vakuumbiopsie** (unter mammografischer Kontrolle): Methode der Wahl bei suspekten, gruppierten Mikroverkalkungen (Abb. **B-8.13**)
- **MRT-geführte Vakuumbiopsie** (über ein MRT-kompatibles Biopsiesystem).

**B-8.13 Stereotaktisch geführte Vakuumbiopsie.**

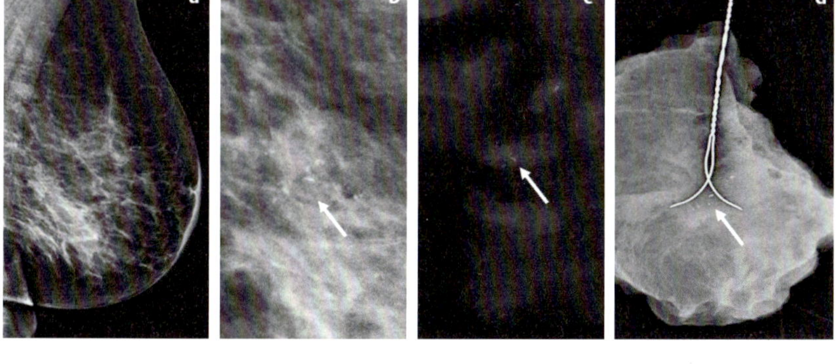


**a, b** Die **Schrägaufnahme** (**a**) zeigt suspekte Mikroverkalkungen, die nur in dem vergrößerten Bild (**b**) deutlich erkennbar sind.
**c** Nach **stereotaktisch geführter Biopsie** wurde eine **Präparateradiografie** durchgeführt. Ein Teil des suspekten Mikrokalks ist im Präparat enthalten. Die Histologie ergab ein duktales In-situ-Karzinom.
**d** Die **Präparateradiografie** des während der **OP** entfernten Gewebes zeigt den Markierungsdraht, der zur besseren Orientierung präoperativeingebracht wurde. Da der Mikrokalk nicht zum Rand des Präparates reicht, ist der Befund nach radiologischen Kriterien im Gesunden entfernt.

Präoperative Markierung

Nicht tastbare Herdbefunde werden vor operativer Entfernung mit einem **Markierungsdraht** gekennzeichnet (Abb. **B-8.13d**, Abb. **B-8.14**).

### Präoperative Markierung

Nicht tastbare Herdbefunde müssen vor operativer Entfernung markiert werden, damit sich der Operateur besser orientieren kann. Die Positionierung des **Markierungsdrahtes** erfolgt häufig mit dem bildgebenden Verfahren, das zuvor im Rahmen der Biopsie verwendet wurde (Abb. **B-8.13d**, Abb. **B-8.14**).
Tastbefunde werden anhand des klinischen Befundes operiert und müssen nicht markiert werden.

B-8.14

**B-8.14 Mammografie mit Markierungsdraht.**

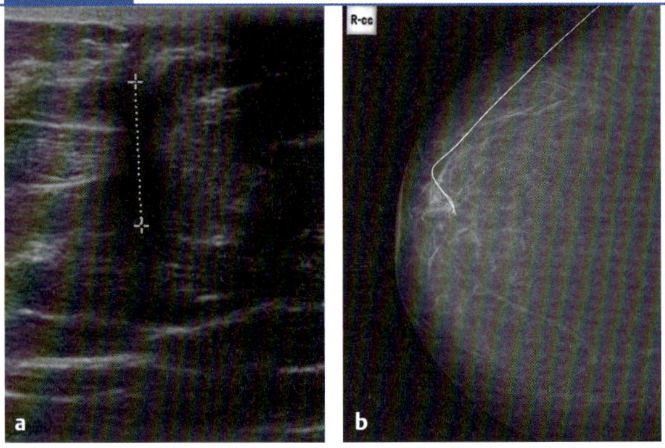


**a Sonografie:** periareolär gelegene echoarme Architekturstörung mit vertikaler Ausrichtung und echoreichem Randsaum. Unterbrechung der umgebenden Strukturen. Die Läsion wurde sonografisch gestanzt und als invasiv duktales Karzinom gesichert.
**b Mammografie nach sonografisch gesteuerter Drahtmarkierung rechts:** diskretes Restdrüsenparenchym bei Involution. Der Tumor ist trotz fortgeschrittener Involution mammografisch nicht erkennbar.

8.2 Leitbefunde – vom radiologischen Befund zur Diagnose

s. Tab. **B-8.3** und Tab. **B-8.4**.

## 8.2 Leitbefunde – vom radiologischen Befund zur Diagnose

In Tab. **B-8.3** und Tab. **B-8.4** sind wichtige Leitbefunde aufgeführt.

8.3 Wichtige Krankheitsbilder – von der Diagnose zum Befund

8.3.1 Akute Mastitis puerperalis und nonpuerperalis

▶ Definition.

## 8.3 Wichtige Krankheitsbilder – von der Diagnose zum Befund

### 8.3.1 Akute Mastitis puerperalis und nonpuerperalis

▶ **Definition.** Die Mastitis ist eine Entzündung der weiblichen Brustdrüse. Die **Mastitis puerperalis** ist die häufigste Form und wird meist durch Staphylokokken hervorgerufen. Sie tritt während der Laktationsperiode auf. Die **Mastitis nonpuerperalis** entspricht in ihrem klinischen und mammografischen Erscheinungsbild der Mastitis puerperalis, tritt aber außerhalb der Stillperiode auf.

**Klinik:** Die Mastitis ist durch Schmerzen, Schwellung und Rötung der Brust gekennzeichnet.

**Klinik:** Die Mastitis ist durch Schmerzen, Schwellung und Rötung der Brust gekennzeichnet. Bei der Mastitis puerperalis besteht zudem ein ausgeprägtes Krankheitsgefühl, die Körpertemperatur beträgt meist > 38 °C.

**Diagnostisches Vorgehen:** Anamnese und Labor geben eindeutige Hinweise. Bei einer Mastitis im Rahmen der Laktation ist häufig keine Bildgebung erforderlich. Die Mastitis nonpuerperalis erfordert eine mammografische und sonografische Abklärung.

**Diagnostisches Vorgehen:** Anamnese, klinische Symptome (klassische Entzündungszeichen) und Laboruntersuchungen (BSG ↑, Leukozyten ↑) sind i. d. R. eindeutige Hinweise auf eine Mastitis. Bei der jungen, stillenden Frau ist häufig keine Bildgebung erforderlich; bei kompliziertem, möglicherweise abszedierendem Verlauf sollte eine Sonografie durchgeführt werden. Die Mastitis nonpuerperalis erfordert eine mammografische und sonografische Abklärung, idealerweise wird nach abgeschlossener antibiotischer Therapie ergänzend eine MRT zum sicheren Malignitätsausschluss durchgeführt.

**B-8.15 Mastitis.**

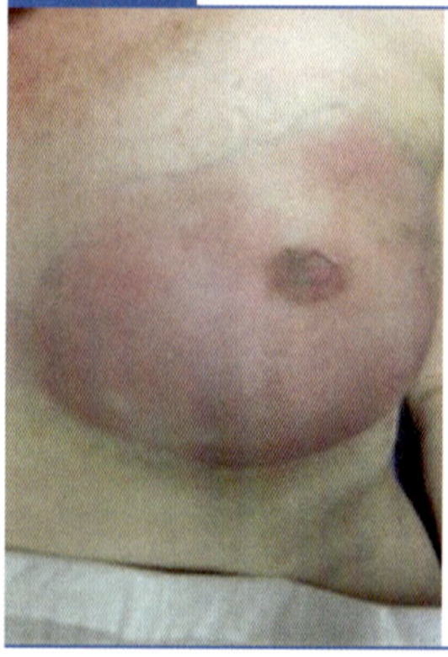

Typisches klinisches Bild einer Mastitis non puerperalis mit schmerzhafter Schwellung und Rötung der Mamma.

B-8.15

**Merke.** Das inflammatorische Mammakarzinom kann klinisch und mammografisch der Mastitis ähneln. Sind Anamnese und Laboruntersuchungen nicht eindeutig oder liefern die bildgebenden Verfahren einen Hinweis auf maligne Veränderungen, sollte eine bioptische Klärung erfolgen. Rezidivierende Mastitiden mit Abszessbildung sollten auch an eine granulomatöse Erkrankung und die Tuberkulose denken lassen.

Merke.

**Radiologische Diagnostik:** Sonografisch sind unscharf begrenzte Areale mit verminderter Echodichte und ödematöse Veränderungen nachweisbar. Ein Abszess stellt sich als vollständig oder weitgehend echofreie Zone mit echoreichem Randsaum dar. Die Mammografie kann eine Verdickung der Kutis, eine Verdichtung des subkutanen Fettgewebes und eine Transparenzminderung der gesamten Brust zeigen. Ein Abszess stellt sich in der MRT zentral flüssigkeitsisointens mit stark und frühzeitig KM- anreichernder Kapsel dar.

**Radiologische Diagnostik:** Sonografisch sind unscharf begrenzte Areale mit verminderter Echodichte nachweisbar. Ein Abszess stellt sich als echofreie Zone mit echoreichem Randsaum dar. In der MRT ist ein Abszess zentral flüssigkeitsisointens mit stark KM-anreichernder Kapsel.

## 8.3.2 Mastopathie

8.3.2 Mastopathie

**Definition.** Der Begriff der Mastopathie umfasst vom altersentsprechenden Regelbild abweichende nicht-neoplastische Umbauprozesse des Drüsenkörpers und beinhaltet auch physiologische Involutionsvorgänge und die Grenzformen des Normalen. Es können **involutive** und **hyperplastische Umgestaltungen** auftreten, die herdförmig oder diffus, uni- oder bilateral verteilt sind.

Definition.

**Klinik:** Die Patientinnen klagen häufig über eine Mastodynie (Spannungs- u. Schwellungsgefühl in den Brüsten, Schmerzen), die typischerweise prämenstruell besonders ausgeprägt ist. Palpatorisch finden sich knotige Veränderungen, die glatt begrenzt und verschieblich sind. Bei ausgeprägten zystisch-knotigen Veränderungen spricht man von einer Schrotkugelmamma.

**Klinik:** Besonders prämenstruell besteht eine Mastodynie. Palpatorisch finden sich glatt begrenzte, verschiebliche, knotige Veränderungen.

**Diagnostisches Vorgehen:** Zur Abklärung eines suspekten Tastbefundes ist zunächst die Mammografie einzusetzen. Sie wird v. a. bei sehr dichtem Drüsenkörper durch die Sonografie ergänzt. In Zweifelsfällen kann eine MRT durchgeführt werden.

**Diagnostisches Vorgehen:** Die Mammografie wird durch Sonografie und evtl. MRT ergänzt.

B-8.16

**B-8.16 Radiologische Befunde bei Mastopathie.**

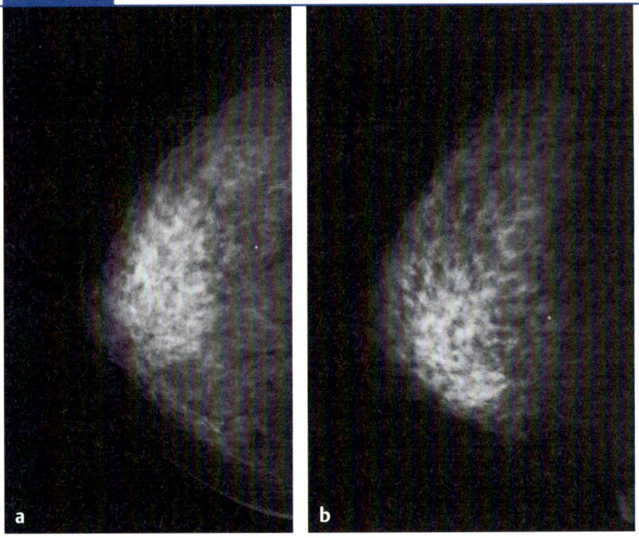


Kleinfleckiges Drüsenparenchym.
**a** kraniokaudaler,
**b** schräger Strahlengang.

**Radiologische Diagnostik:** In der **Mammografie** finden sich klein- bis grobknotige Fleckschatten (Abb. **B-8.16**) und Streifenschatten. Mastopathische Mikroverkalkungen sind uniform, rund und eher diffus verteilt. Mit der **Sonografie** ist die Unterscheidung zwischen zystischen und soliden Veränderungen möglich. In der **MRT** ist eine diffuse und protrahierte KM-Anreicherung feststellbar.

**Radiologische Diagnostik:** In der **Mammografie** finden sich klein- bis grobknotige Fleckschatten (durch die noduläre und zystische Umstrukturierung, Abb. **B-8.16**) und Streifenschatten (durch die fibrotischen Veränderungen). Mastopathische Mikroverkalkungen (z. B. bei der sklerosierenden Adenose) sind typischerweise uniform, rund und eher diffus verteilt. Mit der **Sonografie** ist die Unterscheidung zwischen zystischen und soliden Veränderungen möglich. In der **MRT** ist eine eher diffuse und protrahierte Kontrastmittelaufnahme feststellbar. Eine verlässliche Korrelation zwischen der KM-Anreicherung und den Masthopathien mit und ohne Atypien besteht allerdings nicht.

► Merke.

► Merke. Da sowohl bei der Mastopathie als auch beim Mammakarzinom Mikroverkalkungen beobachtet werden, ist die Abgrenzung zum Mammakarzinom wichtig.

Bleiben Zweifel an der Dignität des Befundes, ist eine Biopsie unumgänglich.

Bleiben nach exakter Analyse der Mammograhie und der weiterführenden Untersuchungen (Sonografie, MRT) Zweifel an der Dignität des Befundes, ist eine histologische Sicherung durch Biopsie unumgänglich.

8.3.3 Fibroadenom

► Definition.

## 8.3.3 Fibroadenom

► Definition. Das Fibroadenom ist eine fibroepitheliale Mischgeschwulst und der häufigste gutartige Tumor der Mamma.

**Klinik:** Palpatorisch nicht schmerzhaft, gut abgrenzbar, verschieblich und elastisch.

**Klinik:** Der Altersgipfel liegt in der Mitte des 3. Dezenniums. Bei der Palpation ist das Fibroadenom meist nicht schmerzhaft, gut abgrenzbar, verschieblich und elastisch. Die Größe eines Fibroadenoms unterliegt hormonellen Einflüssen.

**Diagnostisches Vorgehen:** An erster Stelle steht die Sonografie. Sie erlaubt die Abgrenzung zu Zysten oder malignen Tumoren. Im Zweifelsfall muss der Befund durch eine Biopsie abgeklärt werden.

**Diagnostisches Vorgehen:** Bei V. a. ein Fibroadenom muss eine eindeutige Differenzierung zu einem malignen Tumor erfolgen. An erster Stelle der diagnostischen Maßnahmen steht die Sonografie. Sie erlaubt die Abgrenzung zu zystischen Veränderungen oder anderen soliden Herdbefunden. Im Zweifelsfall muss der Befund durch eine Biopsie weiter abgeklärt werden.

**Radiologische Diagnostik:** In der **Mammografie** zeigt sich eine glatt begrenzte rundliche oder ovaläre Verschattung mit oder ohne grobe Lobulierung. Die **glatte Randbegrenzung an der ganzen Zirkumferenz** ist ein wichtiges Differenzierungskriterium zum Mammakarzinom. Charakteristisch sind auch das „Halo-Phänomen" und **grobschollige Verkalkungen** (Abb. **B-8.17**).

**Radiologische Diagnostik:** In der **Mammografie** imponiert das Fibroadenom als glatt begrenzte rundliche oder ovaläre Verschattung mit oder ohne grobe Lobulierung. Die **glatte Randbegrenzung an der ganzen Zirkumferenz** ist ein wichtiges differenzialdiagnostisches Kriterium für die Differenzierung vom Mammakarzinom (S. 594). Durch die Verdrängung von umgebendem Fettgewebe kann ein „Halo-Phänomen" verursacht werden, eine die Verschattung umgebende Aufhellungszone. **Grobschollige Verkalkungen** sind charakteristisch für das Fibroadenom und erlauben eine sichere Diagnose (Abb. **B-8.17**).

**B-8.17 Mammografie mit Fibroadenom.**

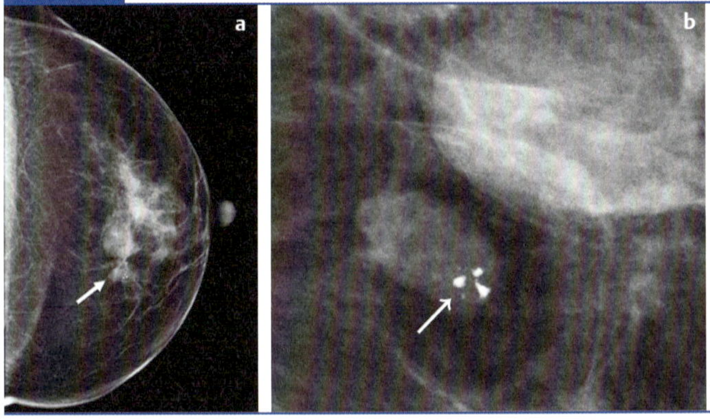


Kraniokaudale Aufnahme mit einem ovalären, glatt begrenzten Herdbefund links innen (Pfeil in **a**). Die grobscholligen, bizarr konfigurierten Verkalkungen sind typisch für ein verkalkendes Fibroadenom (Pfeil in **b**). Direkt angrenzend ein zweiter benigne imponierender Herdbefund mit glatter Randbegrenzung.

**B-8.18 Sonografie eines Fibroadenoms.**

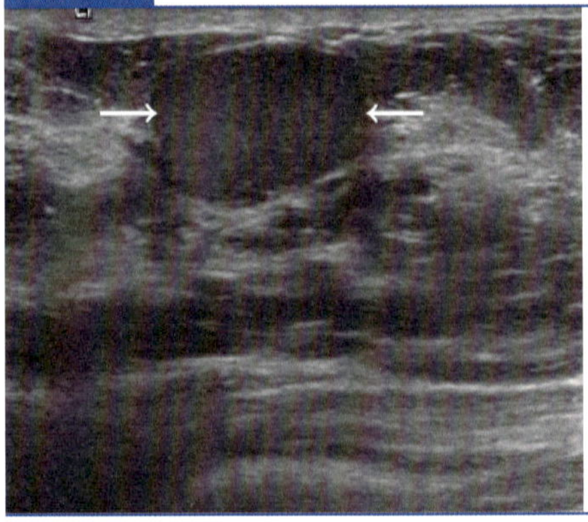

Fettisoechogener, glatt begrenzter, horizontal ausgerichteter Herdbefund (Pfeile).

B-8.18

Differenzialdiagnostisch sind bei glatt begrenzten Veränderungen Zysten (S. 593) in Erwägung zu ziehen. Während Zysten in der **Sonografie** echofrei sind und eine deutliche distale Schallverstärkung zeigen, stellt sich das Fibroadenom meist **echoarme**, teils fettisoechogene, horizontal ausgerichtete solide Raumforderung dar mit einer allenfalls mäßigen distalen Schallverstärkung (Abb. **B-8.18**). Differenzialdiagnostisch sind auch zwei andere fibroepitheliale Tumoren zu nennen: der seltene Phylloidestumor und das Fibroadenolipom bzw. Hamartom.

In der **Sonografie** stellt sich das Fibroadenom meist **echoarm**, teils fettisoechogen, horizontal ausgerichtet mit allenfalls mäßiger Schallverstärkung dar (Abb. **B-8.18**).

► Merke. Fehlen die diagnostisch eindeutigen Kriterien einer gutartigen Raumforderung oder ist eine Wachstumstendenz feststellbar, so muss eine bioptische Abklärung erfolgen.

► Merke.

## 8.3.4 Zysten

8.3.4 Zysten

**Klinik, diagnostisches Vorgehen:** Zysten treten im Rahmen der fibrozystischen Mastopathie gehäuft zwischen dem 30. und 50. Lebensjahr auf. Die Palpation der glatt begrenzten, elastischen Resistenzen kann sehr schmerzhaft sein.

**Klinik, diagnostisches Vorgehen:** Die Palpation der glatt begrenzten, elastischen Resistenzen kann schmerzhaft sein.

**Radiologische Diagnostik:** In der **Mammografie** sind die Zysten meist scharf konturiert, homogen und dichter als das umgebende Drüsengewebe. Häufig findet sich ein Halozeichen. **Sonografisch** kann ein solider Tumor ausgeschlossen werden, denn nur die Zysten sind **echofrei**. Sie zeigen eine deutliche **distale Schallverstärkung** und eine **glatte, dünne Wand** (Abb. **B-8.19**).

**Radiologische Diagnostik:** In der **Mammografie** sind Zysten scharf konturiert, homogen und dichter als das umgebende Drüsengewebe. **Sonografisch** sind Zysten **echofrei** mit distaler Schallverstärkung und **glatter dünner Wand** (Abb. **B-8.19**).

► Merke. Jede nicht eindeutig differenzierbare Zyste muss punktiert und der Inhalt zytologisch untersucht werden (intrazystisches oder nekrotisches Karzinom? Abszess? eingeblutete Zyste?).

► Merke.

▶ Klinischer Fall.

▶ Klinischer Fall. Eine 55-jährige Patientin klagt über eine druckschmerzhafte Schwellung im linken oberen äußeren Quadranten. In der Mammografie stellt sich eine relativ glatt begrenzte, homogene Verdichtungen dar. In der Sonografie (Abb. **B-8.19**) zeigt sich eine große Zyste. Diese ist echofrei, glatt begrenzt mit einer deutlichen dorsalen Schallverstärkung. Therapeutisch kann bei Schmerzen eine Punktion durchgeführt werden.

**B-8.19 Sonografie einer Mammazyste.** Klassische Mammazyste mit glatter Randbegrenzung, horizontaler Ausrichtung, echofreiem Binnenraum und dorsaler Schallverstärkung.

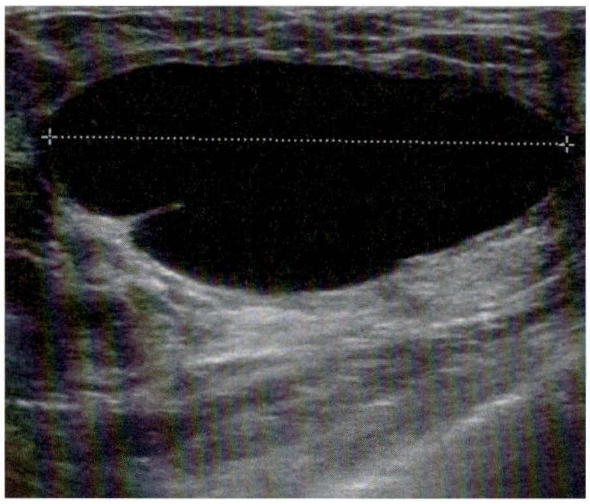

8.3.5 Mammakarzinom

▶ Definition.

## 8.3.5 Mammakarzinom

▶ Definition. Das Mammakarzinom ist ein bösartiger, vom Epithel der Drüsenlobuli oder der Milchgänge ausgehender Tumor.

Das Mammakarzinom ist die häufigste bösartige Erkrankung der Frau. Das Gesamtüberleben wird durch eine mammografische **Früherkennung** (S. 582) verbessert.

Das Mammakarzinom ist die häufigste bösartige Erkrankung der Frau und die häufigste Todesursache bei Frauen zwischen 40 und 60 Jahren. Derzeit erkrankt jede 10. Frau in Deutschland an einem Mammakarzinom. Chemo- und Hormontherapie konnten das Langzeitüberleben verbessern. Es ist jedoch inzwischen erwiesen, dass das Gesamtüberleben in noch stärkerem Maße durch die mammografische **Früherkennung** (S. 582) verbessert wird. Aus diesem Grund wird in Deutschland ein flächendeckendes, qualitätsgesichertes Mammografie-Screening-Programm durchgeführt. In diesem Rahmen werden asymptomatische Frauen im Alter von 50–69 Jahren alle 2 Jahre mammografisch untersucht. Vorteile des Screenings sind eine kleinere Tumorgröße und eine geringere Zahl von Metastasen in den axillären Lymphknoten bei Diagnosestellung sowie die Reduktion der Gesamtmortalität.

**Klinik:** Derber, unscharf begrenzter, nicht verschieblicher Knoten.

**Klinik:** Bei klinisch auffälligem Tastbefund imponiert das Mammakarzinom als derber, unscharf begrenzter und nicht verschieblicher Knoten. Andere klinische Symptome, die auf eine mögliche maligne Erkrankung der Brust hinweisen, sind die blutige Sekretion, die neu aufgetretene Mamillenretraktion und Hauteinziehungen.

▶ Merke.

▶ Merke. Die bevorzugte Lokalisation ist der **obere äußere Quadrant**. Retraktion der Haut oder der Mamille und die sog. Orangenhaut lassen bereits inspektorisch eine Infiltration der Haut vermuten. Die axillären und supraklavikulären Lymphknoten müssen immer untersucht werden.

**Sonderformen**

- Der **Morbus Paget** ist ein duktales Karzinom mit intraepithelialer Ausbreitung in der Mamillenregion. Kennzeichen ist eine nässende, ekzematöse Mamille.
- Beim **inflammatorischen Karzinom** ist die Brust gerötet und geschwollen. Mammografisch ist eine diffuse Transparenzminderung der Brust feststellbar. Die wichtigste Differenzialdiagnose ist die Mastitis.

**Sonderformen** des Mammakarzinoms:

- Der **Morbus Paget** ist ein duktales Karzinom mit intraepithelialer Ausbreitung in der Mamillenregion. Klinisch zeichnet sich der Morbus Paget durch eine nässende, ekzematös veränderte Mamille aus. Bevor eine Hauterkrankung angenommen und als solche behandelt wird, muss eine Mammografie zum Ausschluss intramammärer Manifestationen sowie eine Hautbiopsie zum Ausschluss eines Morbus Paget durchgeführt werden.
- Beim **inflammatorischen Karzinom** breiten sich die Tumorzellen diffus in der Mamma und in den subepidermalen Lymphspalten und Kapillaren aus. Es ist eine Rötung und Schwellung der Brust festzustellen. Mammografisch sieht man eine diffuse Transparenzminderung der Brust, eine Verdickung der Kutis, eine Verdichtung des subkutanen Fettgewebes und ggf. Mikrokalk. Die wichtigste und entscheidende Differenzialdiagnose stellt hier die Mastitis dar.

**Diagnostisches Vorgehen:** Anamnese und klinische Untersuchung liefern erste diagnostische Hinweise. Das wichtigste bildgebende Verfahren ist die Mammografie. Wichtigste Zusatzuntersuchung ist die Sonografie, in ausgewählten Fällen auch eine ergänzende MRT. Vor einer Therapieentscheidung muss eine histologische Sicherung durch Biopsie erfolgen. Diese sollte möglichst minimal-invasiv als perkutane Biopsie durchgeführt werden.

**Diagnostisches Vorgehen:** Klinische Untersuchung und Mammografie mit Sonografie führen zur Diagnose. Es sollte immer eine Diagnosesicherung durch Biopsie erfolgen.

▸ Merke. Sofern ein Mammatumor nicht zweifelsfrei als gutartig zu identifizieren ist, muss er durch **Biopsie** oder Operation histologisch abgeklärt werden. Die Prognose des Mammakarzinoms ist entscheidend vom Tumorstadium und dem Ausmaß der lymphogenen Metastasierung abhängig, sodass der möglichst frühen Diagnosestellung eine besondere Bedeutung zukommt (s. o.).

▸ Merke.

**Radiologische Diagnostik:** Mammografische Befunde, die auf ein Mammakarzinom hinweisen s. Tab. **B-8.5** und Abb. **B-8.20**

**Radiologische Diagnostik:** Mammografische Befunde s. Tab. **B-8.5** und Abb. **B-8.20**.

**B-8.5 Mammografische Befunde eines Mammakarzinoms**

| Befund |
|---|
| ▪ gruppiert stehende, polymorphe oder segmental verteilte **Mikroverkalkungen** (s. Abb. **B-8.3**) |
| ▪ unscharf begrenzter Herdbefund mit **streifigen** peripheren **Ausläufern** und **Spiculae** („Krebsfüßchen") (s. Abb. **B-8.4**) |
| ▪ Architekturstörung in 2 Ebenen |
| ▪ verdickte und retrahierte Kutis bzw. Mamille |
| ▪ umschriebene Parenchymdichte mit Seitenasymmetrie |
| ▪ Cave: Die glatte Randbegrenzung eines mammografischen Herdes schließt ein Mammakarzinom nicht sicher aus! |

▸ Merke. **Polymorphe Mikroverkalkungen** sind verdächtig auf ein Mammakarzinom und müssen daher genau analysiert werden (Tab. **B-8.6**).

▸ Merke.

**B-8.6 Differenzialdiagnose von Mikroverkalkungen**

| | benigne (s. Abb. B-8.17) | maligne (s. Abb. B-8.3) |
|---|---|---|
| **Form** | ▪ uniform, punktförmig | ▪ polymorph, linien- oder astförmig |
| **Größe** | ▪ homolog, grobschollig | ▪ heterolog |
| **Verteilung** | ▪ diffus oder einzelstehend | ▪ gruppiert |
| **Anordnung** | ▪ oval | ▪ dreieckig |

B-8.6

**Sonografisch** stellt sich das Mammakarzinom meist **echoarm, unscharf begrenzt** und **mit inhomogener Binnenstruktur** dar (Abb. **B-8.20d**). Wichtige Kriterien für maligne Mammatumoren in der Ultraschalluntersuchung sind die **distale Schallauslöschung, die vertikale Orientierung und ein echoreicher Randsaum.** Eine sonografisch erkennbare glatte Randbegrenzung, insbesondere bei hohem familiären Risiko, schließt einen malignen Herd nicht sicher aus.
In der **MRT** zeigen Karzinome im Vergleich zum übrigen Drüsengewebe überwiegend eine sehr frühe und intensive Kontrastmittelaufnahme (Abb. **B-8.20c**, Abb. **B-8.21**).

**Sonografisch** stellt sich das Mammakarzinom meist **echoarm, unscharf begrenzt** und **mit inhomogener Binnenstruktur** (Abb. **B-8.20d**), sowie **breiter distaler Schallauslöschung** dar. Maligne Herdbefunde sind häufiger **vertikal** zur Kutis hin orientiert als gutartige Herdbefunde. Pathognomonisch ist ein **echoreicher Randsaum**.
In der **MRT** zeigen Mammakarzinome überwiegend eine frühe, intensive KM-Aufnahme (Abb. **B-8.20c**, Abb. **B-8.21**).

**B-8.20 Radiologische Befunde bei Mammakarzinom.**

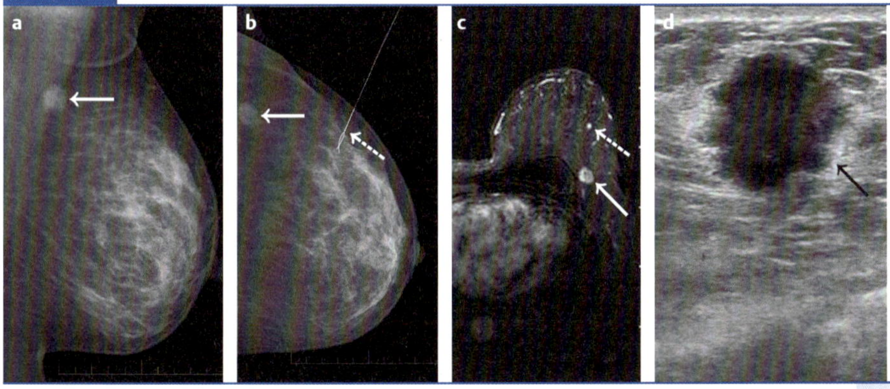


**Mammografie** einer Patientin mit einem histologisch gesicherten Mammakarzinom links oben außen (**a**, Pfeil). Ein kleiner vorgelagerter Zweitbefund ist mammografisch nicht sichtbar (**b**, gestrichelter Pfeil) und war nur auf der im Rahmen der präoperativen Planung durchgeführten **MRT** aufgefallen (**c**, gestrichelter Pfeil). Bild **d** zeigt das **sonografische** Korrelat des Haupttumors mit unscharfer Randbegrenzung, Unterbrechung der Umgebungsstrukturen und echoreichem Randsaum.

B-8.21

B-8.21 **MRT eines Mammakarzinoms.**

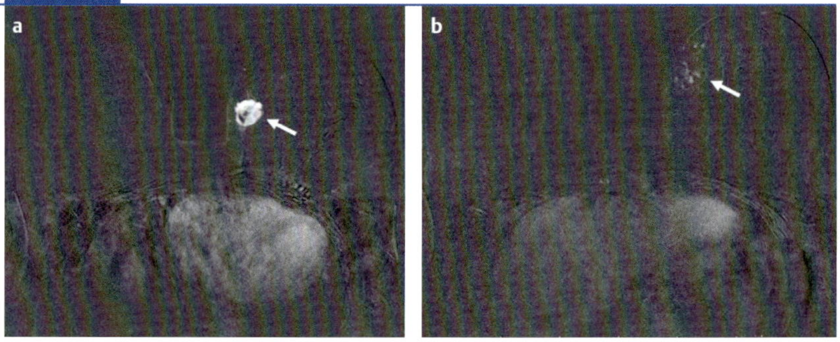

**a** In der Subtraktion ist links ein bereits histologisch gesichertes, kräftig KM-aufnehmendes Mammakarzinom sichtbar. Die Abklärung erfolgte mittels sonografisch geführter Biopsie.
**b** Kaudal angrenzend zeigt sich ein segmental ausgerichtetes In-situ-Karzinom, das mammografisch nicht erkennbar war.

**Nachsorge:** Die **Mammografie** wird bei Z. n. brusterhaltender Therapie nach Mammakarzinom durchgeführt. **Narbige Veränderungen** oder die begleitend auftretenden **Ölzysten** müssen dabei von Tumorrezidiven abgegrenzt werden (Abb. **B-8.22**).

**Nachsorge:** Die **Mammografie** wird bei Patientinnen mit Z. n. brusterhaltender Therapie (BET) nach Mammakarzinom durchgeführt. Die Mammografie erlaubt eine Verlaufsbeurteilung von **narbigen Veränderungen** und deren Differenzierung von rezidivverdächtigen, neuen Herdbefunden. Häufige Begleiterscheinungen von Narben sind **Ölzysten**, die im Verlauf beurteilt und im Entstehungsstadium von suspekten Veränderungen abgegrenzt werden müssen. Ältere Ölzysten verkalken typischerweise und sind dann leicht einer benignen narbigen Veränderung zuzuordnen (Abb. **B-8.22**).

▶ **Klinischer Fall.** Eine 60-jährige Patientin hatte nach brusterhaltender Therapie (BET) bei Z. n. Mammakarzinom links, erneut selbst einen Knoten in der linken Brust getastet. In der **Mammografie** zeigt sich eine ovaläre Narbe links oben außen präpektoral mit zentraler Aufhellung und geschichteter Binnenstruktur sowie eine Kutisverdickung über der Narbe (Abb. **B-8.22a**). Der Befund ist typisch für eine noch nicht verkalkte Ölzyste. Auf dem **MRT-Bild** (native T1w-Sequenz, axial) ist ein stark signalhyperintenses Zentrum der Läsion als Korrelat des fettigen Inhalts der Ölzyste erkennbar (Abb. **B-8.22b**). Die **Sonografie** zeigt die kugelig imponierende Ölzyste. Diese weist ein inhomogenes Binnenecho, eine unscharfe Randbegrenzung und einen dorsalen Schallschatten auf (Abb. **B-8.22c**).

B-8.22 **Ölzyste.** Patientin mit Z. n. brusterhaltender Operation links bei Mammakarzinom.

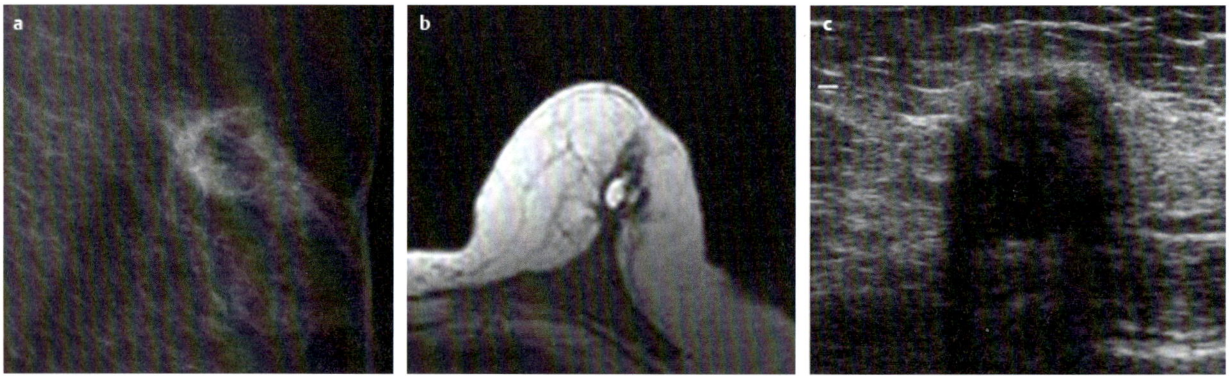

# 9 ZNS



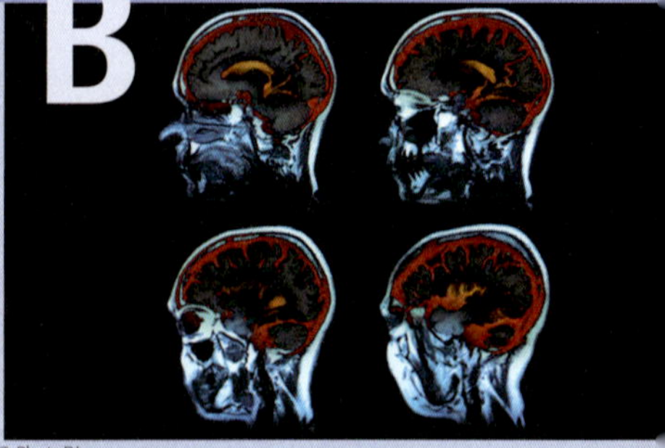




*D. Uhlenbrock; J. Reinartz; S. Rohde*

→ Spinalkanal (S. 684), Schädel (S. 697).

## 9.1 Radiologische Methoden

### 9.1.1 Konventionelle Röntgendiagnostik

Zur Röntgenuntersuchung des Schädels (S. 697).

### 9.1.2 Sonografie

**Methode:** Die Basis der Ultraschalldiagnostik ist das **B-Mode-Verfahren** (Brightness-Mode = Helligkeits-Methode). Es handelt sich um ein Grauwertbild. Die Grauwerte entsprechen den Amplituden der jeweiligen Ultraschallechos. Je größer die Amplitude, desto heller das Bild. Als weiteres Verfahren kommt die **Farbkodierte Duplex-Sonografie** (FDKS) zur Anwendung. Dieses Verfahren kodiert die Stellen im Bild farbig, wo Blutfluss nachweisbar ist. Es handelt sich um die Kombination eines B-Bildes mit einer farbigen Anzeige bewegter Strukturen, wobei nur die Bewegung in die Messung aufgenommen wird, die vom Schallkopf weg oder zum Schallkopf hin erfolgt. Die unterschiedliche Flussrichtung wird rot oder blau kodiert ausgespielt. Die Flussgeschwindigkeit drückt sich in der Helligkeit der Farbe aus: Je heller die Farbe, desto größer die Flussgeschwindigkeit. Eine weitere andere Art, Ultraschallechos auszuwerten, ist die Doppler-Spektralanalyse, die besonders in Form des **CW-Dopplers** (CW = continuous wave) Anwendung findet. Es wird das Frequenzspektrum bewegter Teile (Blut) aufgezeichnet. Zur Abbildung gelangen keine morphologischen Strukturen, sondern Kurven, die eine zeitliche Intensitäts-Frequenzkurve darstellen. Auf der Abszisse erfolgt die zeitliche Erfassung, die Ordinate gibt die Intensität mit entsprechenden Auslenkungen wieder. Beim CW-Doppler wird kontinuierlich gesendet und die Doppler-Verschiebung gemäß der Flussgeschwindigkeit erfasst. Beim CW-Doppler existiert keine Tiefendiskriminierung.

**Indikationen und Beurteilung:** Als Indikationen existieren: morphologische Darstellung der hirnzuführenden Gefäße zwecks Nachweis oder Ausschluss von Wandveränderungen, Stenosen, Verschlüssen, Dissektionen, ebenso Gefäßelongationen, Erweiterungen, Kompressionen (von außen) und Fehlbildungen. Hierzu eignet sich das B-Mode-Verfahren. Die quantifizierende und semiquantifizierende Untersuchung der Flussgeschwindigkeit wird zusätzlich mit dem CW-Doppler und/oder der farbkodierten Duplexsonografie vorgenommen. Diese Verfahren lassen eine Aussage über die hämodynamische Relevanz einer Gefäßverengung zu, die Duplexsonografie mit dem Vorteil der gleichzeitigen bildmorphologischen Darstellung. Insofern kann mit der FKDS auch die Frage beantwortet werden, welcher Art stenosierende Plaques sind, ob hart, verkalkt, fibrosiert oder weich (thrombotisch bedingt). Im Fall von AV-Fisteln oder Stealeffekten kann die Flussrichtung exakt angegeben werden. Die FKDS lässt sich auf intrakranielle Strukturen anwenden. Sie dient der Abbildung von Gefäßstrukturen in Lagebeziehung zu Leitstrukturen wie dem mesenzephalen Hirnstamm, den basalen Zisternen, dem 3. Ventrikel, Thalamus, Corpus pineale und Ähnlichem. Besonders gut geeignet ist das Verfahren zur Darstellung der A. cerebri media proximal, der A. vertebralis, gut geeignet auch zur Abbildung proximaler Abschnitte der A. cerebri anterior und posterior sowie von Abschnitten der A. carotis interna (Abb. **B-5.2**). Eingeschränkte Aussagen lassen sich zu den venösen Strukturen vornehmen.

9.1 Radiologische Methoden

9.1.1 Konventionelle Röntgendiagnostik

9.1.2 Sonografie

**Methode:** Basis ist das **B-Mode-Verfahren**, ein Grauwertbild. Des Weiteren kommt die **farbkodierte Duplex-Sonografie (FDKS)** zur Anwendung, bei der sich der Blutfluss farbig darstellt. Mit der **CW-Doppler-Sonografie** wird die Geschwindigkeit des Blutflusses aufgezeichnet.

**Indikationen und Beurteilung:** Die morphologische Darstellung hirnzuführender Gefäße erfolgt mit dem B-Mode-Verfahren. Mit dem CW-Doppler oder der farbkodierten Duplexsonografie kann die hämodynamische Relevanz einer Gefäßverengung, die Flussrichtung in einem Gefäß und die Art der Stenosen beurteilt werden. Die FKDS dient insbesondere der Darstellung intrakranieller Strukturen Abb. **B-5.2**).

### 9.1.3 Computertomografie

**Methode** (S. 85): Basierend auf der Verwendung von Röntgenstrahlen werden mittels eines Rotationsverfahrens Schnittbilder erzeugt. Dabei arbeitet man mit einem kontinuierlichen Rotationsverfahren und einem gleichzeitigen Tischvorschub (Spiraltechnik). In Schichtdicken zwischen 3 und 7 mm wird eine lückenlose Darstellung des Hirnschädels vorgenommen, bei unklaren Befunden ergänzt durch eine 2. Serie nach KM-Gabe.

**Indikationen:** Die CT ist bei allen Erkrankungen des Gehirns dem MRT unterlegen, mit Ausnahme der frischen Blutungen (Abb. **B-9.38** und Abb. **B-9.42**), der Erkrankungen mit Beteiligung des Knochens und bei Vorliegen von Verkalkungen.

### 9.1.4 Magnetresonanztomografie

**Methode** (S. 92): Ein starkes äußeres Magnetfeld führt zu einer bestimmten Ausrichtung der Protonen im Körper. Nach Einstrahlung und anschließender Entfernung einer definierten Hochfrequenz wird eine messbare Energie abgegeben, woraus über mathematische Transformationen die Bilderstellung erfolgt. Aufgrund der relativ langen Untersuchungszeit ist eine gewisse Kooperation des Patienten Voraussetzung. Wasserbetonte Sequenzen erlauben die Früherkennung von Infarkten.
In der Regel wird bei Vorliegen von pathologischen Prozessen mit KM gearbeitet.

## 9.1.3 Computertomografie

**Methode:** Die Computertomografie (S. 85) basiert auf der Verwendung von Röntgenstrahlen, deren Einsatz mithilfe eines Rotationsverfahres und unter Verwendung eines ebenfalls rotierenden Detektors erfolgt. Die von dem Detektor aufgezeichneten Schwächungswerte des menschlichen Gewebes werden im Rahmen einer 360-Grad-Rotation mithilfe des mathematischen Verfahrens der Rückprojektion einzelnen Punkten im Körper zugeordnet, wobei sich die Auflösung aus der verwendeten Matrix ergibt (üblicherweise 512 · 512). Während anfangs jeweils eine einzelne Rotation erfolgte und anschließend die Tischverschiebung zwecks lückenloser Erfassung des interessierenden Körpervolumens, wird heute mithilfe eines kontinuierlichen Rotationsverfahrens und einem gleichzeitigen Tischvorschub gearbeitet, was als sog. Spiraltechnik bezeichnet wird. Neue Geräte sind in der Lage, während einer Rotation mehrere Schichten gleichzeitig zu erfassen, wobei bis zu 320 Schichten aufgezeichnet werden können, was die Untersuchungszeit dramatisch reduziert. Näheres zur Methodik und Technik der Computertomografie ist in Teil A dieses Buches ausgeführt. Mithilfe der CT wird in Schichtdicken zwischen 3 und 7 mm eine lückenlose Darstellung des Hirnschädels zumeist in einer Kippung entlang der Orbito-Meatal-Linie vorgenommen. Bei unklaren Befunden wird die Untersuchung durch eine 2. Serie nach KM-Gabe ergänzt. Diese erlaubt in Einzelfällen die bessere Abgrenzung und Differenzierung von pathologischen Veränderungen. Die KM-Gabe kann auch artdiagnostisch hilfreich sein. Die CT (S. 85) besitzt den Vorteil, dass die Bilder sowohl im Weichteilals auch im Knochenkontrast ausgespielt werden können.

**Indikationen:** Das Verfahren wird im Rahmen der Untersuchung des ZNS nach wie vor für alle Fragestellungen eingesetzt. Dabei hat sich aber gerade auch in Abgrenzung zum Einsatz der MRT eine differenzierte Indikationsliste ergeben. Die CT ist bei allen Fragestellungen im Rahmen von Erkrankungen des Gehirns dem MRT unterlegen, mit Ausnahme der frischen Blutungen (Abb. **B-9.38** und Abb. **B-9.42**), der Erkrankungen mit Beteiligung des Knochens und bei Vorliegen von Verkalkungen, wobei die MRT auch bei diesen Fragestellungen mithilfe spezieller Sequenzen sinnvoll eingesetzt werden kann. Die Indikationen sind in den einzelnen Unterkapiteln spezifiziert.

## 9.1.4 Magnetresonanztomografie

**Methode:** Das Verfahren (S. 92) beruht auf der Anregung der Wasserstoffkerne des menschlichen Körpers. Der Patient wird in ein starkes äußeres Magnetfeld eingeführt, was zu einer bestimmten Ausrichtung der Protonen im Körper führt, die mit parallel und antiparallel beschrieben werden kann. Durch das Einstrahlen einer definierten Hochfrequenz werden die Protonen in ihrer Lage verändert und in ihrer Beziehung zueinander gleichgerichtet. Diese Veränderungen bilden sich mit Entfernung der Hochfrequenz wieder zurück, was mit der Abgabe einer messbaren Energie verbunden ist. Diese Energieabgabe wird über mathematische Transformationen bestimmten Stellen im menschlichen Körper zugeordnet, was die Erstellung von Matrizen mit entsprechenden morphologischen Informationen erlaubt. Welche weiteren physikalisch-technischen Voraussetzungen für das Verfahren existieren, damit es in der Bildgebung einsetzbar ist, wird im Kapitel A 4.5 ausgeführt. Methodisch bedingt handelt es sich um ein Verfahren, was eine relativ lange Untersuchungszeit zur Folge hat, die bei etwa 15 bis 20 Minuten liegt. Dies bedeutet, dass eine gewisse Kooperation des Patienten Voraussetzung zur Erstellung guter Bilder ist. Zunehmend lassen sich zwar auch Bilder mit sog. Schnellbildsequenzen erzeugen, dabei ist allerdings die Qualität eingeschränkt. Als Standard in der Kernspintomografie gilt es mittlerweile, dünne Schichten von 3–5 mm in einer hohen Auflösung mit einer Matrix von 512 · 512 zu erstellen. Möglich sind allerdings auch 3D-Untersuchungen mit Schicktdicken von weniger als 1 mm. Durch geeignete Sequenzen lassen sich sehr unterschiedliche Bildeindrücke erzeugen, die bestimmte Gewebebereiche besonders hervorheben, wie beispielsweise das Marklager oder die Hirnrinde. Wasserbetonte Sequenzen erlauben die Darstellung geringster Ödemreaktionen, was besonders bei der Früherkennung von Infarkten oder der Darstellung kleinster frischer Infarkte von Vorteil ist. Die Gabe von Kontrastmittel ist bei Bestehen von pathologischen Prozessen die Regel, um evtl. weitergehende besonders differenzialdiagnostische Aussagen zu erhalten.

**B-9.1 Differenzierter Einsatz von CT und MRT**

| Fragestellung | Methode |
|---|---|
| intrazerebrale Blutung | CT; MRT mithilfe besonderer Sequenzen auch geeignet |
| SAB | CT; MRT mithilfe besonderer Sequenzen auch geeignet |
| Ischämie | MRT; neue schnelle CT-Geräte auch geeignet |
| knöcherne Prozesse | CT; zur weiteren Abklärung ggf. MRT; konventionelles Röntgen nur noch in Ausnahmefällen |
| Verkalkungsherde | CT; MRT mithilfe von Spezialsequenzen bedingt aussagekräftig |
| Tumoren, Entzündungen | MRT weit überlegen |
| angeborene Fehlbildungen | MRT weit überlegen |
| Angiografie | CT und MRT jeweils Vorteile; CT zur Plaqueanalyse besser geeignet und bei Stents überlegen |

**Indikationen:** Die MRT besitzt in der Neuroradiologie eine überragende Bedeutung und ist daher für **nahezu alle Fragestellungen** indiziert. Es existieren wenige Indikationen (Tab. **B-9.1**), wo eine Überlegenheit der CT gegenüber dem MRT vorliegt. Die MRT ist das deutlich überlegene Verfahren in Fällen mit Tumorverdacht, entzündlichen Veränderungen, chronischen zerebrovaskulären Erkrankungen und dem akuten Schlaganfall mithilfe der Diffusionsbildgebung und Perfusion. Das Verfahren ist einzigartig einsetzbar zur Funktionsdiagnostik und konkurrenzlos in der Verwendung der Spektroskopie.

**Indikationen:** Die MRT ist für **nahezu alle Fragestellungen** der Neuroradiologie indiziert (Tab. **B-9.1**).

**Kontraindikationen:** Patienten mit Herzschrittmachern können nicht untersucht werden, da sich die Schrittmacher-Einstellungen verändern und Verletzungen des Gewebes auftreten können. Als weitere Kontraindikationen gelten: frisch eingesetzte Gefäßclips, Granatsplitter, zumal in kritischer Lage (z. B. in Augen- oder Aortennähe), ältere Herzklappenprothesen, Kochlearimplantate, ICD (implantierbarer automatischer Kardioverter-Defibrillator).

**Kontraindikationen:** Patienten mit Herzschrittmacher, Infusionspumpen und Defibrillatoren, ggf. auch anderen vor allem frisch eingebrachten Metallteilen im Körper (wichtig: intrakraniell eingebrachte Gefäßclips).

## 9.1.5 Angiografie

**Methode:** Sie wird heute nur noch in Form der **digitalen Subtraktionsangiografie (DSA)** ausgeführt. Es handelt sich um eine röntgenologische Untersuchungsmethode, die invasiv erfolgt und die Applikation eines jodhaltigen Kontrastmittels in die Gefäße erfordert. Hierzu ist die Einbringung eines Katheters in das interessierende Gefäß Voraussetzung. Zuvor wird röntgenologisch eine Maske nicht bewegter Strukturen erstellt, nach der Kontrastmittelinjektion werden Maskenaufnahme und Füllungsbild voneinander subtrahiert, so dass die Gefäße überlagerungsfrei abgebildet werden können(Abb. **B-5.11**).

**Methode:** (Abb. **B-5.11**)Die **digitale Subtraktionsangiografie** ist eine invasive Methode, bei der jodhaltiges KM in die Gefäße appliziert wird.

**Indikationen:** Routinemäßig wird heute die angiografische Diagnostik mit der **MRT** oder **CT** erstellt. Dies gilt sowohl für die Darstellung hirnzuführender als auch intrakranieller Gefäße und schließt Arterien und Venen mit ein. Soll aber eine subtile, hochauflösende Diagnostik insbesondere auch in Planung intrakranieller Eingriffe erfolgen, ist häufig noch die **Katheterangiografie** indiziert. Sie besitzt den Vorteil, dass die Flussdynamik besser dargestellt, und darüber hinaus superselektiv eine interessierende Gefäßstruktur überlagerungsfrei herausgearbeitet werden kann. Dies ist besonders zur Abbildung von Gefäßfehlbildungen von Vorteil und lässt sich mit den heute noch überwiegend verwendeten CT- oder MRT-Geräten zumeist nicht erreichen; allerdings lassen neue Geräte und weiterentwickelte Softwareprogramme eine dynamische Darstellung zu, sodass in absehbarer Zeit auch diese Indikation zunehmend auf CT und MRT übergehen wird.

**Indikationen:** Routinemäßig wird heute die angiografische Diagnostik mit der **MRT** oder **CT** erstellt. Für eine superselektive Darstellung z. B. von Gefäßfehlbildungen ist häufig noch die **Katheterangiografie** indiziert.

**Kontraindikationen:** KM-Allergie, Niereninsuffizienz, dekompensierte Herzinsuffizienz, Gerinnungsstörungen, Hyperthyreose. Hierbei handelt es sich allerdings zum Teil um relative Kontraindikationen, die durch eine geeignete Prämedikation aufgehoben werden können.

**Kontraindikationen:** KM-Allergie, Niereninsuffizienz, dekompensierte Herzinsuffizienz, Gerinnungsstörungen, Hyperthyreose.

9.1.6 Nuklearmedizinische Diagnostik

**Methode** (S. 152)**:** Mithilfe von strahlenemittierenden Nukliden werden Aufnahmen interessierender Organbereiche erstellt. Hierauf beruhende Schnittbildverfahren sind die **„Single-Photonen-Emissions-Computertomografie" (SPECT)** und die **„Positronen-Emissions-Computertomografie" (PET)**. Die PET-Geräte sind heute alle mit einem CT-Gerät gekoppelt. Auch die SPECT-Geräte werden zunehmend in Form einer Kombination von SPECT und CT eingesetzt.

**Nachteile und Limitationen:** Die Patienten sollten kooperativ sein. Schwangere sollten nicht untersucht werden (vgl. Tab. **A-6.3**).

**Indikationen:** Differenzialdiagnose zwischen Tumorrezidiv und Behandlungsfolgen (nach Bestrahlung oder Operation).

9.2 Leitbefunde – vom CT-Befund zur Diagnose

## 9.1.6 Nuklearmedizinische Diagnostik

**Methode:** Die nuklearmedizinische Untersuchung beruht darauf, mithilfe von strahlenemittierenden Nukliden, die in der Regel i. v. injiziert werden und sich im Körper sammeln, Aufnahmen interessierender Organbereiche zu erstellen. Neben Summationsbildern lassen sich mit modernen Geräten auch Schichtaufnahmen anfertigen, was überlagerungsfreie Abbildungen erlaubt und somit eine höhere Aussagekraft besitzt. Diese Schnittbildverfahren werden in Form der **„Single-Photonen-Emissions-Computertomografie" (SPECT)**, und der **„Positronen-Emissions-Computertomografie" (PET)** eingesetzt. Die PET-Geräte sind heute alle mit einem CT-Gerät gekoppelt, was eine gemeinsame nuklearmedizinische und computertomografische Darstellung der Organstrukturen in Form eines Hybridverfahrens erlaubt. In naher Zukunft wird auch die Kombination von PET und MRT marktreif sein, was gerade in der Neuroradiologie von Bedeutung sein dürfte. Auch die SPECT-Geräte werden zunehmend als Hybridgeräte in Form einer Kombination von SPECT und CT eingesetzt. Dieser Trend zur Verwendung von Hybridmaschinen erfolgt auf der Grundlage, die anatomische Zuordnung von funktionell auffälligen Strukturen zu verbessern. Insofern ist die kombinierte Darstellung von Stoffwechselstörung und morphologischer Strukturstörung heute kein Wunschtraum mehr, sondern wird zunehmend Realität. Für die Erstellung der PET-fähigen Nuklide ist ein Zyklotron Voraussetzung. Die Ausstattung mit Zyklotronen ist in Deutschland noch unbefriedigend. Da die Halbwertszeit einiger Nuklide ausgesprochen gering ist, führt dies aufgrund der meist langen Transportwege zu einem eingeschränkten Einsatz einiger Nuklide, sodass manche Untersuchungen (S. 152) in größeren Bereichen Deutschlands nicht ortsnah angeboten werden können.

**Nachteile und Limitationen:** Das Verfahren verlangt kooperationsbereite Patienten, da eine lange Untersuchungszeit erforderlich ist. Kontraindikationen bestehen keine, dennoch sollten Schwangere wegen der zwar geringen aber nicht ganz zu vernachlässigenden Strahlenbelastung nicht untersucht werden (vgl. auch Tab. **A-6.3**).

**Indikationen:** Differenzialdiagnose zwischen Tumorrezidiv und Behandlungsfolgen (nach Bestrahlung oder Operation), Grading eines Tumors, Differenzialdiagnose zwischen Tumor und anderen Erkrankungen, Differenzierte Diagnostik der Demenz, Differenzialdiagnose psychiatrischer Erkrankungen, Abklärung von Krampfanfällen mit Herdnachweis. Frühdiagnostik des Morbus Parkinson.

# 9.2 Leitbefunde – vom CT-Befund zur Diagnose

In der nachfolgenden Tab. **B-9.2** sind einige typische Befunde und ihre Differenzialdiagnosen aufgeführt.

**B-9.2 Radiologische Leitbefunde in der CT (nativ)**

| Befund | mögliche Ursache | Bemerkungen |
|---|---|---|
| **intrazerebrale Verkalkungen** | ▪ Hirntumor | gilt nur für einen Teil der Hirntumoren, beim Meningeom und Oligodendrogliom relativ charakteristisch |
| | ▪ Z. n. Entzündung (z. B. Toxoplasmose, Zystizerkose, Tuberkulose) | vor allem granulomatöse und parasitäre Entzündungen |
| | ▪ Morbus Fahr | symmetrisch, beginnt zumeist im Globus pallidus, ausgedehnte Fälle unter Einbeziehung des Nucleus lentiformis und Nucleus dentatus möglich |
| | ▪ Stoffwechselstörungen | Hypoparathyreoidismus z. B. führt zu bilateralen Verkalkungen vornehmlich der Stammganglien, des Ncl. dentatus und des Marklagers der Großhirnhemisphären |
| **hyperdense Läsionen** | ▪ Blutung | gilt für akute und subakute Blutungen, im Rahmen des Hämoglobinabbaues wird die Blutung zunächst isodens, anschließend hypodens |
| | ▪ Verkalkung | |
| | ▪ Gefäßstrukturen | vor allem Hirnsinus- und Gefäßfehlbildungen |

**B-9.2 Radiologische Leitbefunde in der CT (nativ)** (Fortsetzung)

| Befund | mögliche Ursache | Bemerkungen |
|---|---|---|
| **hypodense Läsionen** | ▪ Hirninfarkt | in der Phase des sog. Fogging-Effektes (10.–14. Tag) isodense Dichte möglich |
| | ▪ Entzündung | schwach hypodens, schlecht abgrenzbar |
| | ▪ Abszess | zentral hypodens mit isodensem Ring, ringförmige KM-Anreicherung |
| **supratentorielle Raumforderungen** | ▪ Tumor | verlangt v. a. die Abgrenzung vom frischen Infarkt |
| | ▪ Blutung | Massenblutungen können massive Verschiebungen zur Folge haben |
| | ▪ frischer Infarkt | gilt v. a. für den Territorialinfarkt der A. cerebri media |
| **infratentorielle Raumforderungen** | ▪ Tumor | infratentorielle Tumoren sind v. a. bei Kindern häufig (z. B. Medulloblastom) |
| | ▪ Blutung | zumeist Kleinhirnblutung, nicht selten auch Pons auf Basis einer Gefäßfehlbildung; Subduralhämatome werden manchmal im CT schlecht erfasst, da die Dichte von Blutung und Knochen durch ungünstige Fenstereinstellung ähnlich erscheinen kann |
| | ▪ frischer Infarkt | kann rasch zur Einklemmung im Bereich des Foramen magnum führen, deshalb nicht selten Notfallsituation |
| | ▪ Fehlbildungen (z. B. Dandy-Walker-Malformation: zystische Erweiterung des 4. Ventrikels mit Hypoplasie des Kleinhirnwurms) | Abgrenzung zu zystischen Tumoren wichtig (z. B. Hämangioblastom) |
| **Hirnatrophie** | | |
| **generalisiert** | ▪ physiologisch | physiologischer Altersabbau ist nicht streng vom demenziellen Hirnabbau getrennt (es gibt keine festen Normwerte); allerdings weist der demenzielle Hirnabbau zumeist eine je nach Typ lokal unterschiedlich betonte Form des Abbaus auf |
| | ▪ Morbus Alzheimer | beginnt lokal symmetrisch in den mesio-basalen Abschnitten des Temporallappens |
| | ▪ toxische Enzephalopathie (z. B. Alkoholmissbrauch) | häufig Kleinhirn-betonter Beginn, vor allem Kleinhirnoberwurm |
| | ▪ subkortikale arteriosklerotische Enzephalopathie | etwas innenbetonte Hirnatrophie |
| **regionalsymmetrisch** | ▪ frontotemporale Degeneration | nicht selten auch frontotemporal asymmetrisch |
| | ▪ Chorea Huntington | betonte Atrophie des Nucleus caudatus mit entsprechender Erweiterung der Vorderhörner |
| **fokal** | ▪ Z. n. Hirninfarkt | lokale Narbenbildung bzw. auch zystischer Defekt mit entsprechendem Gewebsabbau |
| | ▪ Z. n. Enzephalitis | fokale Defekte, manchmal mit Zuordnung zu Gefäßterritorien, daneben auch diffuser Hirnabbau möglich |

# 9.3 Wichtige Krankheitsbilder – von der Diagnose zum Befund

## 9.3.1 Intrakranielle Tumoren

### Allgemeines

Es werden **primäre Neoplasien** von Gehirn, Rückenmark, Hypophyse und Hirnhäuten von **sekundären Neoplasien (Metastasen)** unterschieden. Die Dignität wird entsprechend den Empfehlungen der WHO in 4 Grade eingeteilt (Tab. **B-9.3**):

9.3 Wichtige Krankheitsbilder – von der Diagnose zum Befund

9.3.1 Intrakranielle Tumoren

Allgemeines

Man unterscheidet **primäre Neoplasien** von **sekundären (Metastasen)**. Die Dignität wird in 4 Grade eingeteilt.

**B-9.3 Gradeinteilung der Dignität intrakranieller Tumoren (nach WHO)**

| | |
|---|---|
| **Grad I** | gutartiges Wachstum mit einer postoperativen Überlebenszeit von 5 oder mehr Jahren |
| **Grad II** | semibenigne Tumoren mit einer postoperativen Überlebenszeit von 3–5 Jahren |
| **Grad III** | semimaligne Tumoren mit einer postoperativen Überlebenszeit von 2–3 Jahren |
| **Grad IV** | maligne Tumoren, postoperative Überlebenszeit 6–15 Monate |

Häufigste Hirntumoren s. Tab. **B-9.4**, für Hirnmetastasen (S. 610).

In Tab. **B-9.4** sind die, abgesehen von Hirnmetastasen (S. 610), am häufigsten vorkommenden Hirntumoren aufgeführt.

**B-9.4 Häufige Hirntumoren**

| | bevorzugte Lokalisation | Häufigkeit (in % aller primären Hirntumoren) | Geschlechtsverteilung | bevorzugtes Erkrankungsalter | Histologie | Grading |
|---|---|---|---|---|---|---|
| **Astrozytom, niedrig malignes** | supratentoriell | ca. 5 % (10–15 % aller Astrozytome) | m > w (1,2 : 1) | 20.–45. Lj. | Tumoren der Astroglia | II |
| **Astrozytom, höher malignes** | supratentoriell (entsteht meist aus einem niedrig malignen Astrozytom) | ca 4 % (20–25 % aller Astrozytome) | m > w (1,3 : 1) | 40.–55. Lj. | Tumoren der Astroglia | III |
| **Glioblastoma multiforme** | Großhirnhemisphären, Balken (entsteht entweder de novo oder aus einem niedrig malignen Astrozytom) | ca. 15–20 % (50–65 % aller Astrozytome) | m > w (1,3 : 1) | 50.–70. Lj. | entdifferenzierte Gliazellen | IV |
| **Oligodendrogliom** | Frontallappen, Stammganglien der Großhirnhemisphären | ca. 4 % | m > w | 40.–60. Lj. | Tumoren der Oligodendroglia | II + III |
| **Ependymom** | 4. Ventrikel, paraventrikulär im Marklager der Großhirnhemisphären; intraventrikulär (3. Ventrikel oder Seitenventrikel); ⅔ liegen infratentoriell | ca. 2–5 % | m > w | 1.-5 Lj. 10.–20. Lj. weiterer Altersgipfel um 30. Lj. | Tumoren der Ependymzellen | I–III |
| **Medulloblastom** | Kleinhirn, Dach des 4. Ventrikels, Metastasen im Liquorraum | ca. 5 % (15–20 % aller kindlichen Hirntumoren) | m >> w (2,3 : 1) | > 10. Lj. (75 %) | undifferenzierte Zellen, Tumorzellen mit neuronaler oder glialer Differenzierung | IV |
| **Neurinom** | Kleinhirnbrückenwinkel: Pars vestibularis des 8. Hirnnervs; 4., 5., 7., 10. Hirnnerv | 5–8 % | w >> m (2 : 1) | 40.–70. Lj. | Tumoren der Schwann-Zellen, anaplastische Form | I + III |
| **Meningeom** | parasagittal im Sinus-Durawinkel, von der Falx ausgehend, entlang der Hirnkonvexität, Olfaktoriusrinne, Tuberculum sellae, Keilbeinflügel, Kleinhirnbrückenwinkel, Foramen magnum, diffus (Meningeomatose) | 14–18 % | w >> m (2 : 1) | 40.–70. Lj. | endotheliomatös, fibroblastisch, psammomatös, angiomatös, hämangioblastisch, hämangioperizytisch, papillär, anaplastisch | I–III |
| **Hypophysenadenom** | Hypophyse (Ausbreitung nach parasellär, nach kaudal oder rostral) | 10 % | abhängig vom sekretorischen Typ: Prolaktinom w >> m | 20.–60. Lj. | Adenom des Hypophysenvorderlappens | I |
| **Kraniopharyngeom** | suprasellär, intrasellär, Einbruch in den Hypothalamus und 3. Ventrikel | etwa 2–3 % | m = w | 10.–20. Lj. 2. Altersgipfel > 50. Lj. | epithelialer Tumor mit mesenchymalem Stroma, Zelldetritus, Cholesterinkristalle | I |

- **häufigste Tumoren bei Kindern unter 2 Jahren:** primitiv-neuroektodermaler Tumor (PNET), anaplastisches Astrozytom, Glioblastom, Teratom, Plexuspapillom
- **häufigste Tumoren bei älteren Kindern:** Astrozytom, Kraniopharyngeom, Optikusgliom, Tumoren der Pinealisregion, Medulloblastom, primitiv-neuroektodermaler Tumor (PNET)

Die **klinische Symptomatik** der Hirntumoren ist sehr **variabel** (je nach Lokalisation des Tumors), häufig besteht jedoch eine **Hirndrucksymptomatik** (u. a. mit unspezifischen Kopfschmerzen, Übelkeit, morgendlichem Erbrechen, Sehstörungen und Schwindel) sowie fokalen Ausfallerscheinungen und epileptischen Anfällen.

Die **klinische Symptomatik** ist sehr variabel, häufig besteht jedoch eine **Hirndrucksymptomatik.**

## Radiologische Diagnostik

Die **MRT** ist wegen der mittlerweile breiten Verfügbarkeit und der besonders hohen Nachweisrate von 97–99 % heute meist das primäre Untersuchungsverfahren. Sie hat besondere Vorteile bei kleineren Tumoren und vermag auch computertomografisch nicht nachweisbare isodense Tumoren noch kontrastreich darzustellen.

Radiologische Diagnostik

Die **MRT** ist heute das primäre Untersuchungsverfahren.

**▶ Merke.** Die Nachweisrate von kleineren Hirntumoren und Metastasen ist in der MRT höher als in der CT.

▶ Merke.

Die Ausdehnung des Tumors, seine Beziehung zu den benachbarten normalen Strukturen und das ggf. vorliegende Tumorödem werden durch die MRT besonders übersichtlich dargestellt. Dies resultiert aus dem hohen Weichteilkontrast des Verfahrens und der Möglichkeit der Abbildung in allen drei Raumebenen. Im Gegensatz zur CT treten in der hinteren Schädelgrube keine Artefakte auf.

Durch den hohen Weichteilkontrast können Ausdehnung, Beziehung zu benachbarten Strukturen und ggf. Tumorödem mit der MRT besonders gut dargestellt werden.

Durch die gemeinsame Anwendung von **CT, MRT und gelegentlich PET bzw. Angiografie** kann die **Artdiagnose eines Tumors** oft erheblich eingeengt werden. So zeigen rasch wachsende maligne Gliome typischerweise ausgedehnte Nekrosen und ein inhomogenes Bild mit unregelmäßiger KM-Aufnahme. In der Angiografie finden sich Tumorgefäße oder zumindest eine kapilläre Tumoranfärbung.

Durch die gemeinsame Anwendung von **CT, MRT und gelegentlich PET bzw. Angiografie** kann die **Artdiagnose eines Tumors** oft erheblich eingeengt werden.

Langsam wachsende, niedrig maligne Gliome lassen dagegen keine mikrovaskuläre Proliferation erkennen, bilden keine typischen Tumorgefäße aus und nehmen kein KM auf, zeigen aber in der T2w-Sequenz im MRT häufig eine Signalanhebung (= Ödem bzw. niedrigmaligne Tumoranteile). Oligodendrogliome haben häufig charakteristische Verkalkungen. Die Angiografie demonstriert bei niedrig malignen Tumoren nur die Folgen der raumfordernden Wirkung mit einer Gefäßverlagerung und Aufspreizung, ohne pathologische Gefäßanfärbung.

Die Vor- und Nachteile der einzelnen Verfahren sind in Tab. **B-9.5** zusammengestellt; in Tab. **B-9.6** sind die Indikationen aufgeführt.

Vor- und Nachteile s. Tab. **B-9.5**, Indikationen s. Tab. **B-9.6**.

**B-9.5 Vorteile und Nachteile einzelner radiologischer Verfahren in der Diagnostik von Hirntumoren**

| | Vorteile | Nachteile |
|---|---|---|
| **Röntgen-Schädel** (S. 697) | ▪ gute Darstellung von größeren Knochendestruktionen und größeren, kompakten Tumorverkalkungen<br>▪ Zeichen des chronisch gesteigerten Schädelinnendruckes (Impressiones digitatae, Exkavation der Sella) | ▪ häufig negativ<br>▪ keine direkte Darstellung der Tumoren |
| **CT** | ▪ erfasst werden etwa 95 % aller Tumoren<br>▪ hohe Sensitivität für Tumorverkalkungen und Tumoren mit Knochendestruktionen | ▪ Artefakte in der hinteren Schädelgrube (Hounsfield-Balken)<br>▪ teilweise kontrastarme Tumorabgrenzung<br>▪ jodhaltiges KM erforderlich |
| **MRT** | ▪ Nachweis aller Tumoren, die im CT erfasst werden und zusätzlich von sehr kleinen Tumoren (z. B. Hypophysenadenom, Neurinom)<br>▪ exakte Darstellung der Lokalisation und Ausdehnung<br>▪ gute Verträglichkeit der paramagnetischen KM | ▪ schlechte Darstellung von Verkalkungen und Knochendestruktionen<br>▪ relativ teuer |
| **SPECT/PET-CT** | ▪ Differenzierung zwischen Tumoren mit hohem und niedrigem Malignitätsgrad<br>▪ Differenzierung zwischen Tumorrezidiv und postradiären bzw. postoperativen Veränderungen | ▪ zeitaufwändiges Verfahren<br>▪ wenig artdiagnostische Aussagekraft<br>▪ PET sehr teuer |
| **Angiografie** | ▪ Darstellung größerer Tumoren direkt (durch Nachweis pathologischer Gefäße) oder indirekt (durch Gefäßverdrängungen)<br>▪ Artdiagnose manchmal möglich (z. B. Meningeome bevorzugt von Ästen der A. carotis externa versorgt)<br>▪ präoperative Embolisation | ▪ invasives Verfahren<br>▪ wenig artdiagnostische Aussagekraft<br>▪ versagt bei kleinen Tumoren<br>▪ schwer wiegende neurologische Komplikationen möglich |

**B-9.6 Indikationen für die einzelnen radiologischen Verfahren**

| Verfahren | Indikation |
|---|---|
| **Röntgen-Schädel** (S. 697) | ▪ bei größeren Knochendestruktionen (besser CT)<br>▪ bei Meningeomen (besser CT) |
| **CT** | ▪ genereller Einsatz bei Tumorverdacht wegen der hohen Nachweisrate<br>▪ zur artdiagnostischen Abklärung bei einzelnen Tumoren, z. B. Verkalkungen<br>▪ bei allen Knochendestruktionen<br>▪ zur Abklärung bei Verdacht auf Hirndruckzeichen<br>▪ zur stereotaktischen Biopsieplanung/Neuronavigation |
| **MRT** | ▪ bei suspekter Klinik und negativem CT<br>▪ zur genaueren Bestimmung der Tumorausdehnung<br>▪ präoperativ wegen der Möglichkeit, Schichten in allen 3 Ebenen anfertigen zu können<br>▪ zur artdiagnostischen Abklärung |
| **SPECT/PET-CT** | ▪ Ausschluss/Nachweis eines Tumorrezidivs<br>▪ Grading eines Hirntumors<br>▪ Abgrenzung Tumor versus andere Erkrankung |
| **Angiografie** | ▪ präoperativ zur Bestimmung der Gefäßversorgung eines Tumors (in Absprache mit dem Chirurgen)<br>▪ präoperativ zur Embolisation |

## Astrozytom

Der **radiologische Befund** ist **abhängig vom Malignitätsgrad**.

► Merke.

Im Hinblick auf die Gesamtausdehnung des Tumors sowie den Nachweis der Raumforderung ist die **MRT der CT überlegen** (Abb. **B-9.2**). Bei einem Grad-III-Tumor findet sich ein inhomogenes Bild mit Umgebungsödem (Abb. **B-9.1**).

B-9.1

## Astrozytom

Der **radiologische Befund** des Astrozytoms in der **CT** oder **MRT** ist **abhängig vom Malignitätsgrad.**

► **Merke.** Ein Astrozytom Grad II ist im CT homogen hypodens und im T2-gewichteten MRT-Bild hyperintens. Der Tumor ist aufgrund seines infiltrativen Charakters meist schlecht abgrenzbar, weist einen eher mäßigen raumfordernden Charakter auf und nimmt überwiegend im CT und MRT kein KM auf.

Im Hinblick auf die Gesamtausdehnung des Tumors sowie den Nachweis der Raumforderung ist die **MRT der CT überlegen** (Abb. **B-9.2**). Liegt ein Grad-III-Tumor vor (anaplastisches Astrozytom), findet sich eher ein inhomogenes Bild mit zum Teil kräftigem **Umgebungsödem** und einer zumeist deutlichen Raumforderung (Abb. **B-9.1**). Die vitalen Anteile des Tumors zeigen meist eine kräftige KM-Aufnahme. Vom Glioblastom (Astrozytom Grad IV) kann das Astrozytom Grad III nicht sicher differenziert werden. In der Angiografie zeigt das Astrozytom Grad II keine Tumoranfärbung, beim Grad-III-Tumor wird eine Darstellung des Tumorgefäßnetzes in der kapillären Phase gesehen.

**B-9.1 Astrozytom, Grad III.**

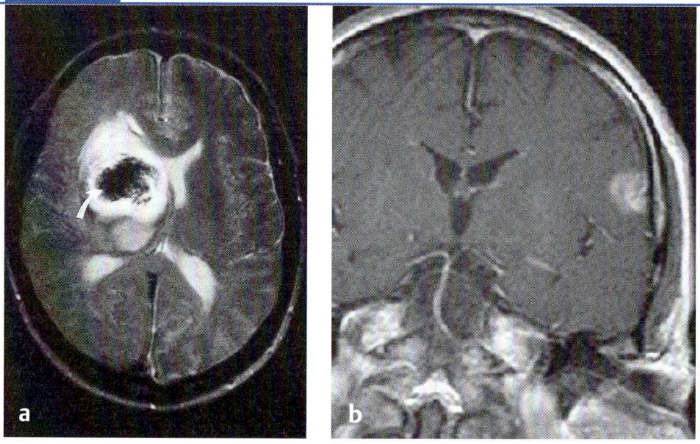


**a T2-betontes MRT-Bild:** Großer Tumor in Höhe des Vorderhorns rechts. Kompression des Vorderhorns sowie Mittellinienverlagerung nach links. Tumor und Umgebungsödem sind nicht sicher differenzierbar. Die zentrale Signalauslöschung ist Folge einer relativ frischen Einblutung in den Tumor (Pfeil).
**b** Nach Kontrastmittelgabe inhomogene Signalintensitätszunahme.
(Teilabb. b aus Uhlenbrock D. Hirntumoren. In: Forsting M, Uhlenbrock D. MRT und MRA des Kopfes. Stuttgart: Thieme; 2011)

► Klinischer Fall. Ein 24-jähriger Patient bemerkte in den letzten Wochen eine leichte Schwäche im rechten Bein, die ihm besonders beim Treppensteigen auffiel. Außerdem blieb er beim Überschreiten von Bordsteinkanten häufig mit dem rechten Fuß „hängen". Sein Hausarzt hatte zunächst unter der Annahme eines Bandscheibenvorfalls eine CT der LWS veranlasst. Diese ergab einen negativen Befund. Da sich die Beschwerden nicht zurückbildeten, erfolgte eine neurologische Konsiliaruntersuchung, bei der sich der Verdacht auf eine zentrale Parese ergab. Die daraufhin durchgeführte CT des Gehirns wies einen Tumor nach (Abb. **B-9.2**). Mithilfe einer Gewebeprobe konnte ein Astrozytom Grad II festgestellt werden.

► Klinischer Fall.

**B-9.2 Niedrig malignes Astrozytom, Grad II.**

**a CT** nach i. v.-KM-Gabe: Diskrete Hypodensität links temporal (Pfeile). Das Unterhorn des linken Seitenventrikels ist nicht abgrenzbar, rechts ist es normal abgebildet (gebogener Pfeil).

**b MRT**-Bild des gleichen Patienten: Hyperintense Raumforderung mit homogenem Signalverhalten (Pfeil). Kontrastreiche Abgrenzung zum gesunden Gewebe.

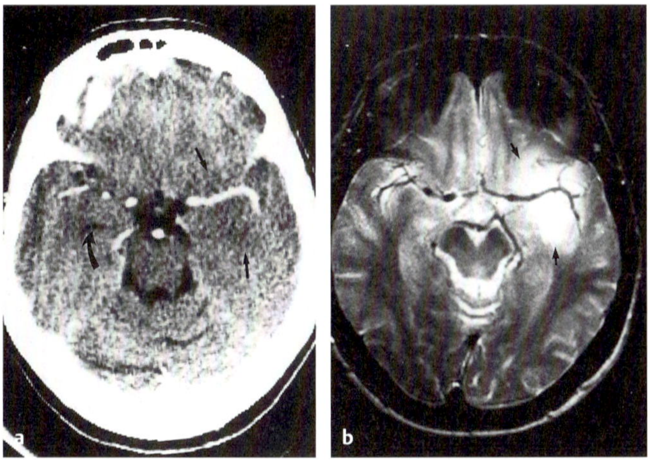


## Glioblastoma multiforme

Es handelt sich um einen **rasch wachsenden, hochmalignen Tumor**, der zu **ausgedehnten Nekrosen, Einblutungen** und einer deutlichen Raumforderung neigt, die zudem durch ein breites Umgebungsödem noch verstärkt wird.

In **CT und MRT** ist das Glioblastom durch **deutliche Inhomogenitäten** (Nekrose, Blutung, Ödem) gekennzeichnet, in den vitalen Tumoranteilen findet sich ein **kräftiges KM-Enhancement,** durch das der Tumor oft erst abgrenzbar wird (Abb. **B-9.3**). Recht typisch ist auch die **girlanden- bzw. ringförmige KM-Aufnahme**. In CT und MRT ist das Glioblastom nicht sicher von einem anaplastischen Astrozytom oder Oligodendrogliom Grad III zu unterscheiden.

**Angiografisch** ist eine ausgeprägte Hypervaskularisation mit sinusoidalen Gefäßektasien und arteriovenösen Kurzschlüssen erkennbar, was bei weitgehender Tumornekrose allerdings fehlen kann.

Glioblastoma multiforme

Es handelt sich um einen **rasch wachsenden, hochmalignen Tumor mit ausgedehnten Nekrosen** und **Einblutungen.** In CT und MRT ist das Glioblastom durch **deutliche Inhomogenitäten** gekennzeichnet. In vitalen Tumoranteilen findet sich ein **kräftiges KM-Enhancement** (Abb. **B-9.3**). Typisch ist auch die **girlanden- bzw. ringförmige KM-Aufnahme.**

**Angiografisch** ist eine ausgeprägte Hypervaskularisation erkennbar.

**B-9.3 Glioblastom mit Sitz im Balken (sog. Schmetterlingsgliom).**

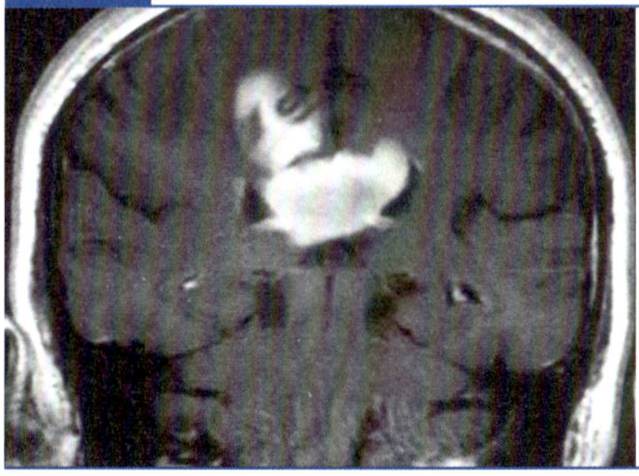

Im **frontalen MRT**-Schnitt nach Gadolinium-DTPA i. v. relativ homogene und kräftige KM-Aufnahme der vitalen Tumoranteile. Deutliche Verlagerung der Seitenventrikel. Das Umgebungsödem ist in dieser T 1-betonten Aufnahme nicht klar zu erkennen (nach KM-Gabe).

B-9.3

### Oligodendrogliom

In der CT weisen Oligodendrogliome nicht selten **schollige Verkalkungen** auf (Abb. **B-9.4**). Unverkalkte Oligodendrogliome sind von anderen Gliomen in **CT** oder **MRT** nicht zu unterscheiden. **Angiografisch** kann ein „Tumorblush" erkennbar sein.

### Oligodendrogliom

Im CT handelt es sich zumeist um einen schlecht abgrenzbaren Tumor, dessen nicht verkalkte Anteile überwiegend hypodens, seltener isodens erscheinen. Allerdings weisen die Oligodendrogliome in etwa zwei Drittel der Fälle charakteristische, zumeist ausgedehnte **schollige Verkalkungen** auf (Abb. **B-9.4**), die computertomografisch als hyperdense Bezirke imponieren. Im CT lassen sich die Verkalkungen besser als im MRT nachweisen. Unverkalkte Oligodendrogliome sind von anderen Gliomen in **CT** oder **MRT** nicht zu unterscheiden. Im MRT handelt es sich um Tumoren, die im T 1-gewichteten Bild hypointens, im T 2-gewichteten deutlich hyperintens erscheinen, wobei Signalabweichungen durch Verkalkungen bedingt sein können. Das Umgebungsödem ist zumeist gering. Oligodendrogliome niedrigen Malignitätsgrads (Grad II) nehmen kein KM auf, anaplastische Oligodendrogliome (Grad III) typischerweise immer.

**Angiografisch** handelt es sich um gefäßarme Tumoren. In der kapillären Phase, also der Phase mit einem KM-Enhancement der Kapillaren, kann ein „Tumorblush" (zarte, homogene KM-Aufnahme) erkennbar sein.

**B-9.4 Verkalktes Oligodendrogliom Grad II.**

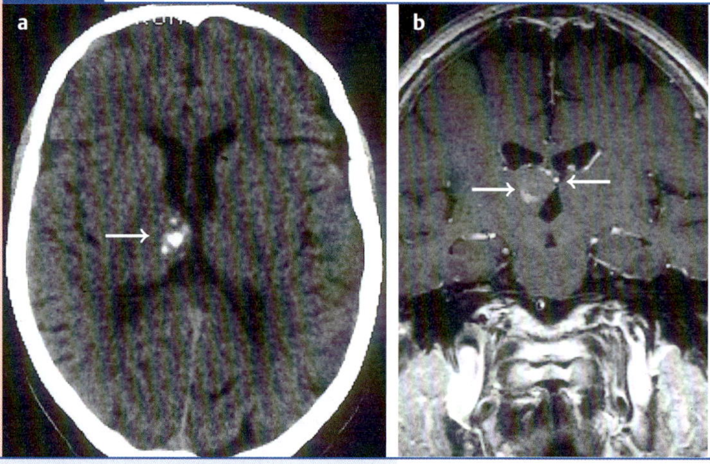


**a CT:** Der Tumor ist als Auftreibung des rechten Thalamus mit grobscholligen Verkalkungen zu erkennen (Pfeil).
**b MRT** (T 1w nach KM-Gabe):Der Tumor (Pfeil) im rechten Thalamus nimmt kein KM auf. Die kleine hyperintense Struktur entspricht am ehesten einer Signalveränderung durch Kalk.

(aus Uhlenbrock D. Hirntumoren. In: Forsting M, Uhlenbrock D. MRT und MRA des Kopfes. Stuttgart: Thieme; 2011)

### Ependymom

Das Ependymom zeigt in der nativen **CT** häufig nur eine leicht erhöhte Dichte. In der **MRT** zeigt sich nach KM-Gabe ein mäßiges, inhomogenes Enhancement (Abb. **B-9.5**). Die **Angiografie** ist meist negativ.

### Ependymom

Das Ependymom findet sich überwiegend am **Boden des 4. Ventrikels** mit verdrängendem (seltener infiltrativem) Wachstum und Ausbreitung durch die Formina. Der Tumor zeigt in der nativen **CT** häufig nur eine leicht erhöhte Dichte. Bei bis zu 50 % finden sich Kalkeinlagerungen und größere zystische Anteile. In der **MRT** ist, wie bei der Mehrzahl der Hirntumoren, eine niedrige Signalintensität im T 1- und eine hohe Signalintensität im T 2-gewichteten Bild erkennbar. Die vitalen Tumoranteile zeigen nach KM-Injektion ein mäßiges und inhomogenes Enhancement (Abb. **B-9.5**). Die Ergebnisse der **Angiografie** sind sehr variabel.

**B-9.5 Ependymom des 4. Ventrikels (MRT).**

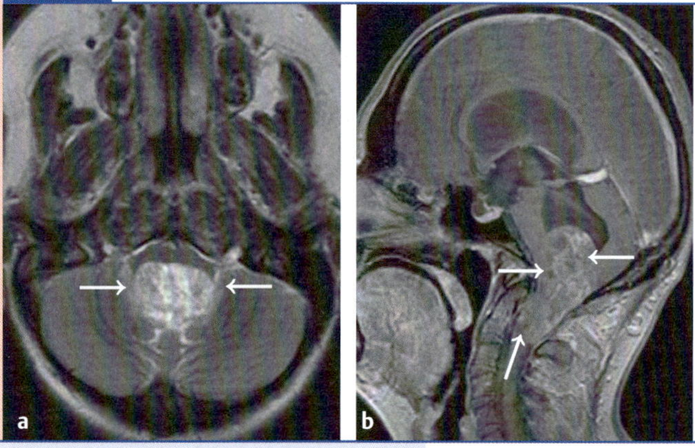


**a** Transversales **T 2**-gewichtetes MRT: Der Tumor zeigt eine deutliche Signalanhebung (Pfeile). Aufgrund des raumfordernden Effektes fällt eine deutliche Kompression des Pons auf.
**b** Sagittales **T 1**-gewichtetes MRT: Der Tumor nimmt nur schwach und inhomogen Kontrastmittel auf. Er setzt sich über das Foramen Magendii nach kaudal in den Spinalkanal fort (Pfeile).

(aus Uhlenbrock D. Hirntumoren. In: Forsting M, Uhlenbrock D. MRT und MRA des Kopfes. Stuttgart: Thieme; 2011)

## Medulloblastom

Das Medulloblastom ist meist in der **hinteren Schädelgrube** lokalisiert und breitet sich vom Dach des 4. Ventrikels nach **intraventrikulär** in der Mittellinie aus. Der Tumor kann dabei aus der Mittellinie bis in den Kleinhirn-Brückenwinkel vorwachsen. Das Medulloblastom findet sich nur ausnahmsweise supratentoriell. In der nativen **CT** ist das Medulloblastom häufig **hyperdens.** Blutungen und Nekrosen können zu einem inhomogenen Bild führen. In der kontrastverstärkten **CT oder MRT** ist ein deutliches Enhancement feststellbar (Abb. **B-9.6**), ggf. kann eine meningeale Aussaat dargestellt werden.

### Medulloblastom

Das Medulloblastom ist meist in der **hinteren Schädelgrube** lokalisiert. Der Tumor dehnt sich typischerweise nach **intraventrikulär** in der Mittellinie aus. In der nativen **CT** ist es **hyperdens.** In der kontrastverstärkten **CT** oder **MRT** ist ein deutliches Enhancement feststellbar (Abb. **B-9.6**).

**B-9.6 Medulloblastom (MRT).**

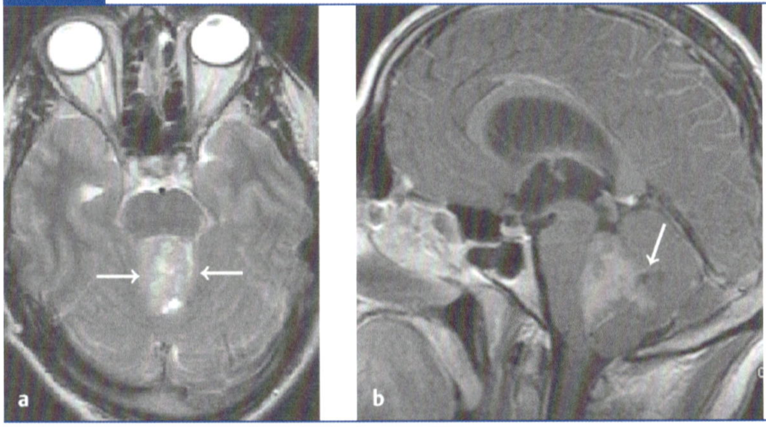

**a** Transversales **T 2**-gewichtetes MRT: Intraventrikulär ist eine Raumforderung nachweisbar, die gegenüber dem angrenzenden Hirngewebe hyperintens ist (Pfeile). Umschriebene kleinfleckige, stark signalintense Nekrosen im Zentrum des Tumors.
**b** Sagittales **T 1**-gewichtetes MRT: Nach KM-Gabe findet sich eine kräftige, etwas inhomogene Reaktion des Tumors. Die Wachstumsrichtung ist vom Dach des 4. Ventrikels (Pfeil) ausgehend nach intraventrikulär, vorherrschend nach kranial.

(aus Uhlenbrock D. Hirntumoren. In: Forsting M, Uhlenbrock D. MRT und MRA des Kopfes. Stuttgart: Thieme; 2011)

## Neurinom

Der wichtigste Tumor aus dieser Gruppe ist das **Akustikusneurinom** (VIII. Hirnnerv) mit Sitz im **Kleinhirnbrückenwinkel bzw. intrameatal.**
Neurinome sind meist homogen und zeigen ein **intensives KM-Enhancement.** Durch ausgedehnte Nekrosen kann ein zystisches Bild entstehen. Mithilfe der **MRT** können auch kleine innerhalb des Meatus acusticus internus gelegene Neurinome als intensiv KM aufnehmende Knoten dargestellt werden (Abb. **B-9.7**).

### Neurinom

Das **Akustikusneurinom** sitzt im **Kleinhirnbrückenwinkel bzw. intrameatal.** Neurinome zeigen ein **intensives KM-Enhancement.** Mit der **MRT** können auch kleine Neurinome innerhalb des Meatus acusticus internus dargestellt werden (Abb. **B-9.7**).

**B-9.7 Radiologische Befunde bei Akustikusneurinom.**

B-9.7

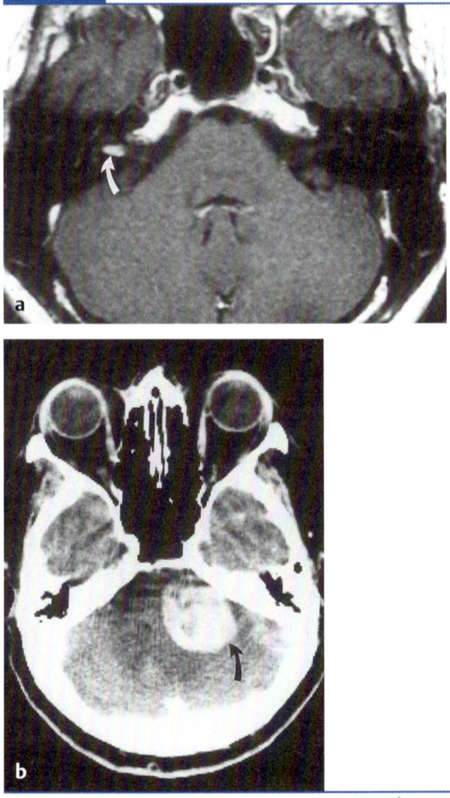

**a** **MRT** transversal nach KM-Gabe: Intrameatales Akustikusneurinom rechts: Die nach KM-Applikation angefertigte T 1-gewichtete Aufnahme zeigt ein Enhancement des im inneren Gehörgang gelegenen Tumors (Pfeil). Unauffälliger N. vestibulocochlearis auf der linken Seite (nach KM-Gabe).
**b** **CT** nach KM-Gabe: Großes extrameatales Akustikusneurinom links; ca. 3,5 cm großer Tumor im Kleinhirnbrückenwinkel links, der weitgehend homogen KM aufnimmt (Pfeil). Die große Raumforderung hat einen Verschluss des 4. Ventrikels mit konsekutivem Hydrozephalus verursacht (hier nicht dargestellt).

## Meningeom

Meningeome können in den Schädelknochen einwachsen. Dann zeigen sich auf der **Röntgenaufnahme** spiculaartige Knochenneubildungen.

Meningeome können in den angrenzenden Schädelknochen einwachsen und/oder zu einer reaktiven Knochenneubildung mit Verdickung des Knochens führen. Durchwächst das Meningeom die Schädelkalotte, zeigen sich auf der **Röntgenaufnahme des Schädels** häufig typische spiculaartige reaktive Knochenneubildungen.

▸ Merke. Eine knöcherne Verdichtung des Schädels auf der Röntgenaufnahme kann auf ein Meningeom hinweisen und muss durch CT oder MRT abgeklärt werden.

Darüber hinaus finden sich manchmal auf der Schädel-Übersichtsaufnahme erweiterte Gefäßkanäle als Ausdruck betonter Venen, was Hinweis auf die starke Vaskularisation des Meningeoms ist.

Häufig sind Meningeome in der **CT** hyperdens. In der **CT und MRT** ist eine intensive KM-Anreicherung charakteristisch (Abb. **B-9.8**), die in der CT durch **Verkalkungen** verdeckt sein kann. In der nativen T 1- und T 2-gewichteten **MRT** sind Meningeome meist **isointens.**

Etwa 75 % der Meningeome sind in der **CT** hyperdens gegenüber dem Hirngewebe. Bei 20–50 % finden sich dichte Verkalkungen.
In der **CT und MRT** ist eine intensive KM-Anreicherung charakteristisch (Abb. **B-9.8**), die in der CT durch **Verkalkungen** verdeckt sein kann. In der nativen T 1- und T 2-gewichteten **MRT** sind Meningeome meist **isointens**, sodass sie oft erst im KM-Scan eindeutig identifiziert werden können. Ein Umgebungsödem ist erst dann zu beobachten, wenn die Tumoren Kontakt zur weißen Hirnsubstanz finden. Dies ist der Fall, wenn die langsam wachsenden Tumoren eine Druckatrophie oder Nekrose der angrenzenden Hirnrinde verursacht haben. Auch bei den höhergradigen Meningeomen findet sich gehäuft ein bisweilen großes Umgebungsödem.

In der **Angiografie** stellen sich Meningeome meist deutlich **hypervaskularisiert** dar. Sie werden über Äste der A. carotis externa und interna versorgt (Abb. **B-9.8**, Abb. **B-9.9**).

In der **Angiografie** stellen sich Meningeome meist deutlich **hypervaskularisiert** dar. Abhängig von ihrer Lokalisation werden die meisten Meningeome ausschließlich oder teilweise über Äste der A. carotis externa versorgt (z. B. Falx- und Konvexitätsmeningeome). Dadurch ist das Meningeom oft eindeutig zu charakterisieren (Abb. **B-9.8**). Bei Frontobasistumoren ist meist eine gemischte Versorgung feststellbar (Abb. **B-9.9**). Meningeome des Sinus cavernosus und intraventrikuläre Meningeome können auch ausschließlich von der A. carotis interna aus vaskularisiert sein. Typisch ist eine kräftige Tumorvaskularisation, die sternförmig in die Peripherie verläuft. Um den intraoperativen Blutverlust zu verringern, ist eine präoperative superselektive Embolisationsbehandlung im Rahmen der Angiografie sinnvoll.

**B-9.8 Rezidiv eines ausgedehnten Falx-Meningeoms.**

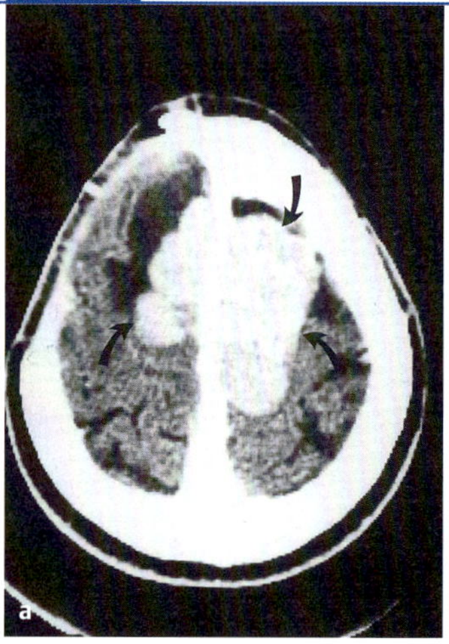


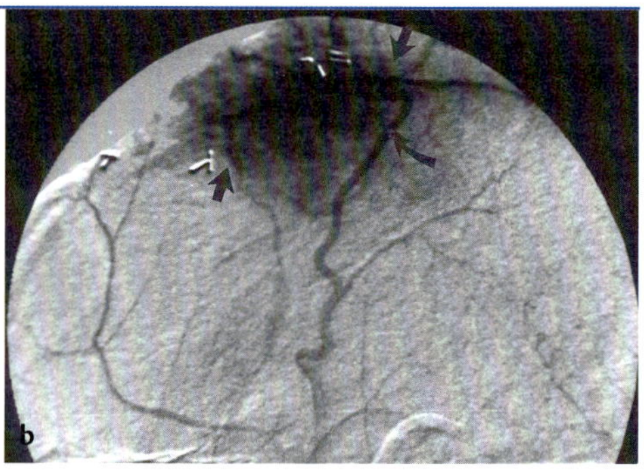


**a** **CT**-Bild nach KM-Gabe: Homogen anreichernder Tumor mit scharfer Randbegrenzung beidseits der Falx (Pfeile). Rechts frontal Trepanationsdefekt bei Z. n. vorausgegangener Meningeomoperation.
**b** **Angiografie** (A. carotis ext.): Kräftige Tumoranfärbung, sodass die Ausbreitung des Tumors gut abgrenzbar ist (Pfeile). Selektive Versorgung des Tumors über die A. meningea media (gebogener Pfeil).

**B-9.9 Meningeom rechts frontal.**

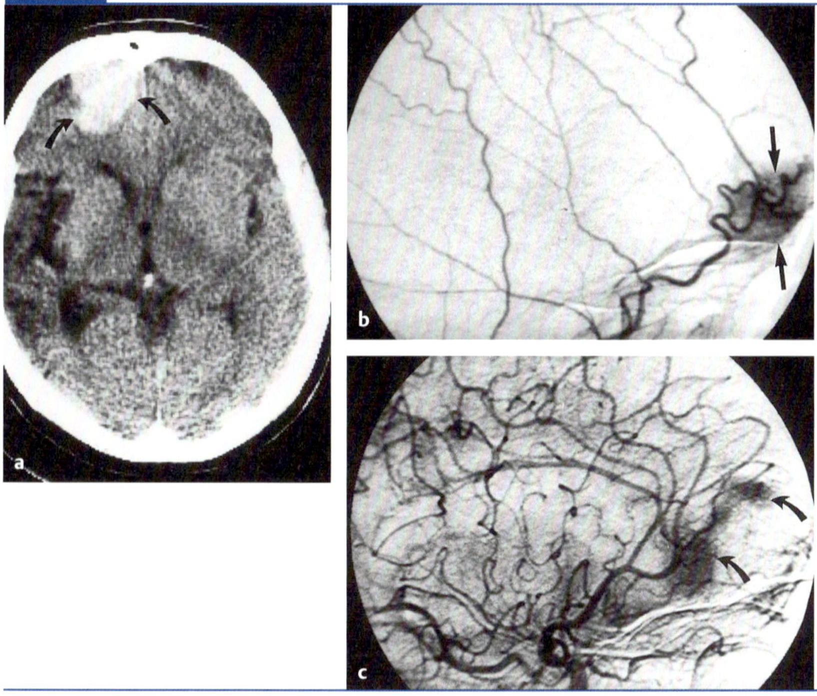

**a** **CT** (nativ): Der Tumor stellt sich hyperdens dar (Pfeile). Nebenbefundlich Z. n. altem rechtsseiten Insult der A. cerebri media.
**b** **Selektive Angiografie A. carotis ext.** (RAO 90°): Lediglich Anfärbung der kalotten- und schädelbasisnahen Tumoranteile (Pfeile) über die A. zygomaticoorbitalis (Ast der A. temporalis superficialis).
**c** **Selektive Angiografie A. carotis int.:** Anfärbung der übrigen Tumoranteile (Pfeile). Die Versorgung erfolgt durch Äste der A. cerebri ant. und die A. meningea ant. (Abgang aus der A. ophthalmica).

## Hypophysenadenom

Tumoren, die kleiner als 10 mm sind, werden als **Mikroadenome**, die größeren als **Makroadenome** bezeichnet. Ca. 25 % aller Hypophysenadenome sind hormoninaktiv. Zu den hormonaktiven Tumoren zählen das Prolaktinom (40–50 % aller Hypophysenadenome), das STH- (15–20 %), ACTH- (ca. 5 %), TSH- und LH-/FSH- (zusammen 1–2 %) produzierende Adenom.
Auf der **Röntgenaufnahme des Schädels** kann der Tumor eine Doppelkontur der Sella verursachen sowie eine Kaudalverlagerung des Sellabodens, eine Ausdünnung des Dorsum sellae oder eine weitgehende Destruktion der knöchernen Konturen bewirken.

**Hypophysenadenom**

Tumoren < 10 mm werden als **Mikroadenome**, größere als **Makroadenome** bezeichnet. 25 % sind hormoninaktiv.

Auf der **Röntgenaufnahme des Schädels** kann der Tumor eine Doppelkontur der Sella verursachen.

► **Merke.** Zur genauen morphologischen Beurteilung des Hypophysenadenoms ist die **MRT heute Methode der Wahl**. Die Untersuchung erfolgt in der koronaren und sagittalen Bildebene vor und nach KM-Injektion; ggf. ist eine dynamsiche KM-Gabe vorteilhaft.

► **Merke.**

Bei kleinen Tumoren stehen die **indirekten Zeichen** der Raumforderung im Vordergrund:
- Verlagerung des Hypophysenstiels zur kontralateralen Seite
- lokale Impression des Sellabodens und Anhebung des Diaphragma sellae
- im kontrastverstärkten Bild zeigt sich auf den frühen Aufnahmen oft eine verminderte KM-Aufnahme des Tumors, auf Spätaufnahmen eine erhöhte Signalintensität (verminderter Auswascheffekt).

Beim Makroadenom ist die supra- und intraselläre Raumforderung deutlicher ausgeprägt. Dabei findet sich nicht selten auch eine Absenkung des Sellabodens mit einer Tumorausbreitung in den Sinus sphenoidalis. Besonders bedeutsam für die Planung der Operation ist das Einwachsen in den Sinus cavernosus und die Kompression des Chiasma opticum. Vor allem während der Schwangerschaft kann es zu akuten Einblutungen in die Hypophyse kommen, was mit dramatischen Visusstörungen und Kopfschmerzen einhergehen kann (Abb. **B-9.10**).

Bei kleinen Tumoren finden sich **indirekte Zeichen** der Raumforderung:
- Verlagerung des Hypophysenstiels zur kontralateralen Seite
- lokale Impression des Sellabodens und Anhebung des Diaphragma sellae
- verminderte KM-Aufnahme.

Beim Makroadenom ist die Raumforderung deutlicher ausgeprägt. Vor allem während der Schwangerschaft kann es zu akuten Einblutungen in die Hypophyse kommen (Abb. **B-9.10**).

**B-9.10 Hypophysenadenom (MRT).**

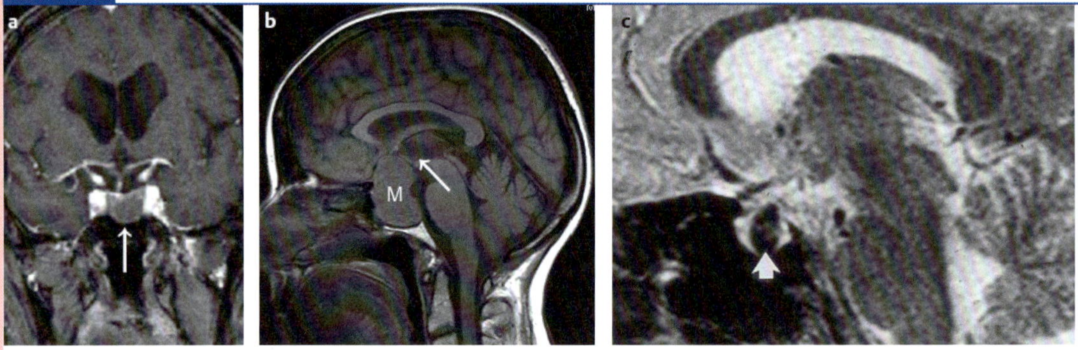


**a** Koronarer Schnitt nach Kontrastmittelgabe in Hypophysenhöhe mit Darstellung eines Makroadenoms (Pfeil), das sich bis in den Sinus sphenoidalis ausbreitet.
**b** Sagittalschnitt eines Makroadenoms (M). Gut zu erkennen ist die Kompression des Chiasma opticum (Pfeil).
**c** Patientin mit Tumoreinblutung. Im sagittalen T 2-betonten Schnitt stellt sich die Einblutung aufgrund des paramagnetischen Effektes der Hämoglobinabbauprodukte dunkel (hypointens) dar (Pfeil).

## Metastasen

▶ Merke. Hirnmetastasen treten am häufigsten bei **Bronchial-** und **Mammakarzinom** sowie beim **malignen Melanom** auf.

Die **Großhirnhemisphären** sind bevorzugt betroffen (Abb. **B-9.11**). Charakteristisch ist ein **ausgeprägtes Umgebungsödem**.

Die **Großhirnhemisphären** sind bevorzugt betroffen (v.a. subkortikale Lage), aber auch in allen anderen Hirnabschnitten können sich Metastasen ansiedeln (Abb. **B-9.11**). Sie können wenige Millimeter bis mehrere Zentimeter groß sein. Charakteristisch ist ein **ausgeprägtes Umgebungsödem**, das häufig bereits bei kleinen Metastasen vorzufinden ist.

▶ Merke. Charakteristisch für Hirnmetastasen ist ihr multiples Auftreten, die runde Form, eine intensive KM-Aufnahme und ein ausgeprägtes Umgebungsödem (Abb. **B-9.12**).

Größere Metastasen neigen zur zentralen Nekrotisierung mit ringförmiger KM-Aufnahme.

Die höchste Sensitivität besitzt das **kontrastverstärkte MRT** (Abb. **B-9.14**).

Größere Metastasen neigen zur zentralen Nekrotisierung. In diesen Fällen ist die KM-Aufnahme ringförmig, was sich entsprechend in der Bildgebung wiederfindet. Die höchste Sensitivität für den Nachweis von Hirnmetastasen besitzt das **kontrastverstärkte MRT**, mit dem auch sehr kleine Metastasen dargestellt werden können (Abb. **B-9.14**). Eine erhöhte KM-Dosis kann dabei kleine Metastasen besser darstellen. Deshalb hat sich die Applikation einer doppelten bzw. dreifachen Dosis bewährt. Grundsätzlich gelten Metastasen jedoch als das Chamäleon unter den Hirntumoren, da sie sehr verschieden aussehen können. Metastasen eines Melanoms zeigen in der MRT ein besonderes Signalverhalten mit einer starken Signalabsenkung in Gradienten-Echo-Sequenzen, was die Folge einer Melanin-bedingten Suszeptibilitätsreaktion darstellt (Abb. **B-9.13**).

B-9.11

**B-9.11 Lokalisation und relative Häufigkeit der Muttergeschwülste von Hirnmetastasen.**

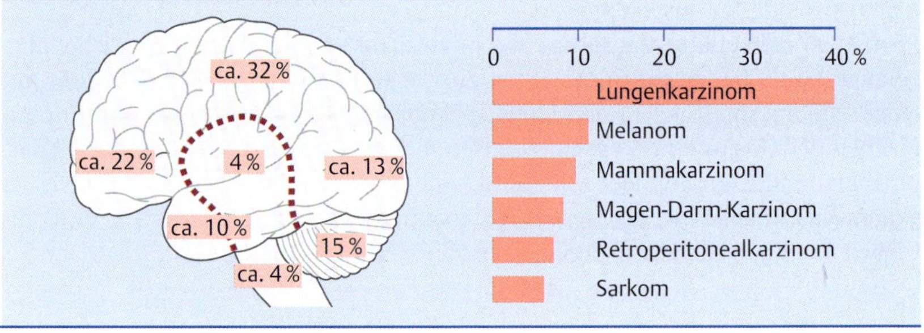

**B-9.12 Hirnmetastasen (MRT).**

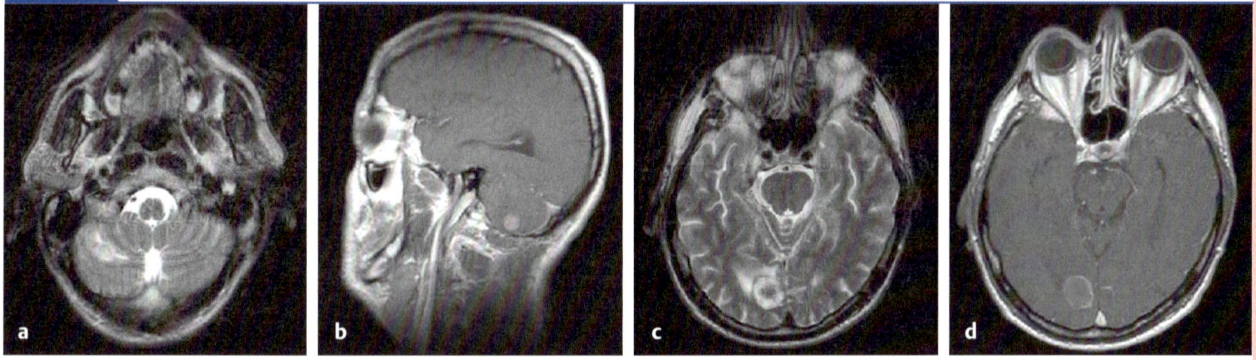


Patient mit metastasierendem Kolonkarzinom: Die Abbildungen **a** und **b** zeigen eine rechtsseitig gelegene Kleinhirnmetastase, die Abbildungen **c** und **d** eine rechts okzipital vorliegende Metastase. Bei den Aufnahmen **a** und **c** handelt es sich jeweils um T 2-gewichtete Aufnahmen, auf denen die Metastase hyperintens zur Abbildung kommt, dabei umgeben von einem Ödem, die Abbildungen **b** und **d** sind nach KM-Gabe aufgenommen worden. Die kleinere Metastase im Kleinhirn weist eine homogene komplette KM-Aufnahme auf, die größere okzipital gelegene dagegen nur ein ringförmiges Enhancement.

**B-9.13 Hirnmetastasen eines Melanoms.**

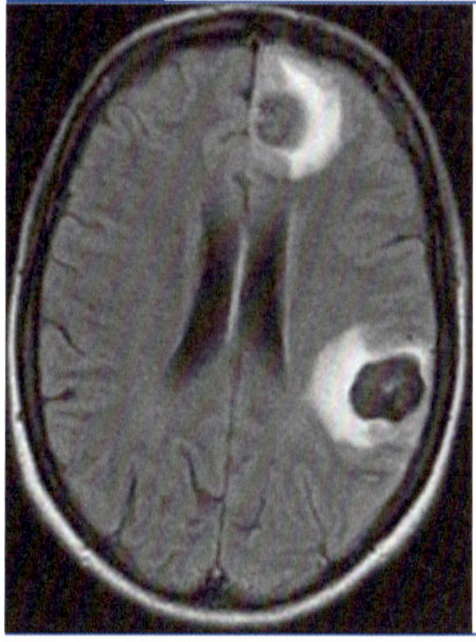

**MRT** (FLAIR-Sequenz) mit Nachweis von 2 Metastasen linkshirnig, die sich aufgrund von Suszeptibilitätseffekten nahezu völlig schwarz darstellen. Deutliches randständiges Ödem.

B-9.13

**▸ Klinischer Fall.** Ein 42-jähriger Patient kommt mit Thorax-Röntgenaufnahmen in die Klinik, die den Verdacht auf das Vorliegen eines Bronchialkarzinoms nahelegen. Dieses wird auch bronchoskopisch bestätigt. In der zerebralen MRT ist eine klinisch asymptomatische größere Kleinhirnmetastase zu erkennen. Der Patient entschließt sich nach Ausschluss weiterer Metastasen zur Pneumonektomie und Entfernung der Kleinhirnmetastase mit anschließender Nachbestrahlung. Sechs Monate später zeigen sich zwei weitere Metastasen hochparietal rechts und links (Abb. **B-9.14**). Zunächst wird abgewartet. Als sich jedoch eine rasche Progredienz erkennen lässt, wird eine erneute Metastasenoperation vorgenommen. Ein Jahr später ist der Patient nach diesem Eingriff rezidiv- und metastasenfrei.

**B-9.14 Kleine Metastasen rechts und links hochparietal.**

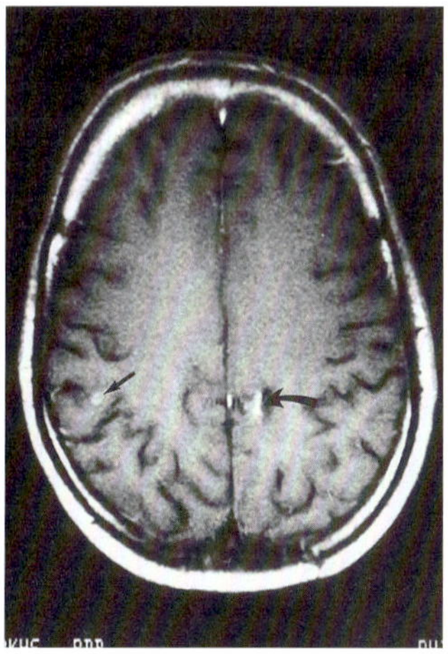

**MRT** nach Gadolinium-DTPA i. v.: Wenige Millimeter große Metastase (gerader Pfeil) eines Bronchialkarzinoms rechts mit zirkulärer KM-Aufnahme. Ein weiterer Herd stellt sich links dar (gebogener Pfeil).

9.3.2 Demenzielle Erkrankungen

▶ Definition.

Ätiologie: Erkrankungen verschiedenster Genese können in eine Demenz münden.
Die häufigsten Formen sind:
- vaskuläre Demenz
- degenerative Demenz
- Demenz bei Normaldruck-Hydrozephalus
- alkoholtoxische Demenz
- Chorea Huntington.

Klinik: Störungen von Merkfähigkeit, Gedächtnis, Konzentration, Urteilsvermögen und Persönlichkeit.

Diagnostisches Vorgehen:

▶ Merke.

Bei einer **Atrophie des Gehirns** müssen **physiologisch** ablaufende Alterungsprozesse von **pathologischen** Hirnatrophien unterschieden werden. Dazu müssen **anamnestische und klinische Daten einbezogen** werden.

Altersphysiologischer Hirnabbau:
- gleichmäßiger, diffuser Rückgang des Hirngewebes
- ab 50 Jahren kleinherdige Signalalterationen in der MRT, **im periventrikulären Marklager, im Centrum semiovale und subkortikal.**

Pathologischer Hirnabbau:
- diffus das Altersmaß überschreitend
- kortikal oder subkortikal betont
- fokal betonte Substanzdefekte
- ausgeprägte Signalveränderungen in der MRT
- deutliche signalintense Polkappen im MRT
- diffuse Signalanhebung des Marklagers beider Hemisphären.

## 9.3.2 Demenzielle Erkrankungen

▶ Definition. Bei der Demenz handelt es sich um eine progrediente Funktionsstörung des Gehirns mit intellektuellem Abbau, einer Reduktion der Merkfähigkeit, Störungen des Denkens und Kritikvermögens sowie des sozialen Verhaltens mit Wesensveränderung.

**Ätiologie:** Eine Fülle von traumatischen, entzündlichen, toxisch-metabolischen und Stoffwechselerkrankungen münden letztlich häufig in einer Demenz. Die häufigsten und charakteristischen Formen der Demenz sind:
- vaskuläre Demenz (S. 613)
- degenerative Demenz (S. 615)
- Demenz bei Normaldruck-Hydrozephalus (S. 616)
- alkoholtoxische Formen der Demenz (S. 617)
- Chorea Huntington (S. 618).

**Klinik:** Die klinische Symptomatik ist abhängig vom Demenztyp. **Kernsymptome** sind Störungen von Merkfähigkeit, vor allem des Kurzzeitgedächtnisses, Konzentration, Urteilsvermögen und Persönlichkeit.

**Diagnostisches Vorgehen:**

▶ Merke. Mit bildgebenden Verfahren allein können die demenziellen Erkrankungen häufig nicht diagnostiziert und voneinander abgegrenzt werden. Dies gilt v. a. für frühe Manifestationen einer Demenz. Hier müssen auch die Ergebnisse anderer Verfahren (wie psychologische Testverfahren) besonders beachtet werden. Hilfreich sind auch nuklearmedizinische Verfahren, die über Störungen des Stoffwechsels Hinweise erlauben. Bildgebende Untersuchungen, wie CT und MRT, werden v. a. zum Ausschluss anderer zerebraler Prozesse, z. B. von Tumoren und Metastasen und für die Differenzierung vaskulär bedingter, metabolisch oder degenerativ bedingter Demenzformen eingesetzt. Die Frühdiagnose ist besonders wichtig, da in diesem Stadium noch begrenzte therapeutische Möglichkeiten bestehen, die den Verlauf der Krankheit günstig beeinflussen können. Der Normaldruck-Hydrozephalus lässt sich durch eine ventrikuloperitoneale (oder atriale) Shuntanlage günstig beeinflussen und somit auch die demenzielle Entwicklung stoppen.

Bei einer **Atrophie des Gehirns** müssen **physiologisch** ablaufende Alterungsprozesse von **pathologischen** Hirnatrophien unterschiedlichster Ätiologie unterschieden werden. Für die Auswertung der bildgebenden Verfahren ist eine exakte mathematisierende Betrachtungsform ungeeignet. Der Untersucher ist auf seine Erfahrung und die **Einbeziehung anamnestischer wie klinischer Daten** angewiesen. Die Diagnose erfolgt von daher mit einer gewissen Bandbreite und zumeist nicht exakt festlegend. Hilfreich sind folgende Kenntnisse:

**Altersphysiologischer Hirnabbau:**
- gleichmäßiger, diffuser Rückgang des Hirngewebes, dabei etwas supratentoriell betont
- Ab einem Alter von über 50 Jahren kleinherdige Signalalterationen in der MRT, **vorwiegend im frontalen peri- und paraventrikulären Marklager**, im **Centrum semiovale und subkortikal.** Sie zeigen eine hohe Signalintensität im protonen- und T 2-gewichteten Bild. Die T 1-gewichteten Aufnahmen zeigen kein Korrelat. Diese Herde sind gut abgrenzbar, immer klein, rundlich, nicht konfluierend und zahlenmäßig gering. Sie sind nicht pathologisch und von krankheitsrelevanten Signalveränderungen abzugrenzen (Mikroangiopathie, MS).

**Pathologischer Hirnabbau:**
- diffus das Altersmaß überschreitend
- kortikal oder subkortikal betont, sodass ein Missverhältnis zwischen der Weite der inneren und äußeren Liquorräume besteht
- im Einzelfall stark fokal betonte Substanzdefekte (z. B. mediobasaler Temporallappen, fronto-temporal)
- ausgeprägtere Signalveränderungen in der MRT, wobei großflächige, konfluierende Herde in peri- oder paraventrikulärer Lage vorgefunden werden

- zum Teil deutliche signalintense Polkappen im MRT
- sog. „dirty white matter disease", was eine diffuse Signalanhebung des Marklagers beider Großhirnhemisphären bedeutet.

**Radiologische Diagnostik:** In der Diagnostik demenzieller Erkrankungen bietet die **MRT Vorteile gegenüber dem CT.** Zum einen lassen sich Marklagerveränderungen, wie sie für die vaskulären Formen der Demenz typisch sind, wesentlich besser erfassen. Zum anderen bietet die Möglichkeit, Aufnahmen in den 3 Raumebenen zu erstellen, weitere Vorteile. So ist die Mitbetrachtung des Balkens und die entsprechende Analyse von Atrophien des Balkens für die Einordnung einer demenziellen Form des Hirnabbaus wichtig, zum anderen lassen sich genauere Analysen beim Normal-Druck-Hydrozephalus vornehmen, wo eine exakte Beurteilung des Bodens des 3. Ventrikels einschließlich infundibulärer Anteile ebenso wie des Aquädukts wichtig sind.

**Radiologische Diagnostik:** In der Diagnostik demenzieller Erkrankungen bietet die **MRT Vorteile gegenüber dem CT**, weil mit ihr Aufnahmen in den drei Raumebenen erstellt werden können.

► Exkurs. **Pathophysiologie morphologischer Veränderungen in der MRT** (T 2-gewichtete Aufnahmen):

- **Kleine umschriebene rundliche signalintense Herde** innerhalb des Marklagers oder der Stammganglien in der T 2-gewichteten MRT: vaskulär bedingte kleine Narbenbildungen der Endstromgefäße und/oder erweiterte Virchow-Robin-Räume. Die Differenzierung gelingt aufgrund der jeweils unterschiedlichen Lage der Herde sowie durch Anwendung von FLAIR-Sequenzen und T 1-gewichteten Aufnahmen.
- **Größere** bis zu 1 cm messende **rundliche Signalanhebungen** in der T 2-Wichtung bei gleichzeitiger leichter Signalabsenkung in der T 1-Wichtung: alte lakunäre Infarktzonen.
- Häufig **längliche** unterschiedlich große multiple **periventrikuläre und juxtakortikale Herde suptratentoriell sowie infratentoriell:** am ehesten chronisch-entzündliche Demyelinisierungsherde (MS).
- **Ausgedehnte konfluierende Signalanhebungen:** postinfarzielle Gliose im Sinne von alten Infarkten auf Basis einer Ischämie, differenzialdiagnostisch posttraumatische Gliose.
- **Hyperintense Polkappen und signalintense periventrikuläre Saumbildung:** Subependymale Gliose mit Demyeliniserung und/oder periventrikuläre Wasseransammlung, z. B. bei Normdruck-Hydrozephalus.

Die Bedeutung der gliomatösen Marklagerveränderungen liegt darin, dass sie mitunter mit einer Unterbrechung von Schaltkreisen einhergehen, die kortikale und subkortikale Areale miteinander verbinden. Dies führt je nach Ausmaß zu deutlichen kognitiven Beeinträchtigungen, zum Beispiel zu einer signifikanten Verlangsamung kognitiver Funktionen und zur Beeinträchtigung assoziativer Fähigkeiten.

► Exkurs.

## Vaskuläre Demenz

Zu unterscheiden ist die **Multiinfarktdemenz** mit vornehmlicher Beteiligung der Hirnrinde und die **subkortikale arteriosklerotische Enzephalopathie** (SAE; Morbus Binswanger) bei der ischämische Veränderungen der subkortikalen Hirnstrukturen nachweisbar sind. Mischformen beider Erkrankungen können vorkommen.

- **Multiinfarktdemenz:**
  In **CT und MRT** zeigt sich eine **Hirnatrophie**, die weniger deutlich ausgeprägt ist als bei den degenerativen Demenzformen (z. B. Morbus Alzheimer). Typisch sind **multiple kortikale Infarkte**, deren Größe von wenigen Millimetern bis zu mehreren Zentimetern reichen kann. Sie betreffen vorwiegend das **Stromgebiet der A. cerebri media** und posterior beider Hirnhälften. Gelegentlich gehen sie mit großen Territorialinfarkten unter Beteiligung des Marklagers einher. In etwa 40–50 % sind die Basalganglien mit kleinen Infarkten eingeschlossen, in 20 % auch der Thalamus. Die Ventrikel, insbesondere Seitenventrikel und 3. Ventrikel, sind verbreitert (Abb. **B-9.15**).
- **subkortikale arteriosklerotische Enzephalopathie (SAE):**
  Insbesondere in der **MRT** sind bereits frühzeitig **Demyelinisierungen des Marklagers** nachweisbar. Sie sind häufig mit kleinherdigen, lakunären Infarkten in den Stammganglien vergesellschaftet. Derartige lakunäre Infarkte können auch infratentoriell, insbesondere in der Pons auftreten. Sie weisen eine niedrige Signalintensität im T 1- und eine hohe im T 2-gewichteten Bild auf, sodass sie als flüssigkeitsgefüllte Substanzdefekte aufgefasst werden können (Abb. **B-9.16**).

### Vaskuläre Demenz

Zu unterscheiden ist die kortikale **Multiinfarktdemenz** und die **subkortikale arteriosklerotische Enzephalopathie.**

- **Multiinfarktdemenz:**
  In **CT und MRT** zeigt sich eine **Hirnatrophie.** Typisch sind multiple kortikale Infarkte, vorwiegend im **Stromgebiet der A. cerebri media** (Abb. **B-9.15**).
- **subkortikale arteriosklerotische Enzephalopathie:**
  Besonders in der MRT sind frühzeitig **Demyelinisierungen des Marklagers** nachweisbar (Abb. **B-9.16**).

B-9.15

**B-9.15 Multi-Infarkt-Demenz (73-jährige Patientin).**

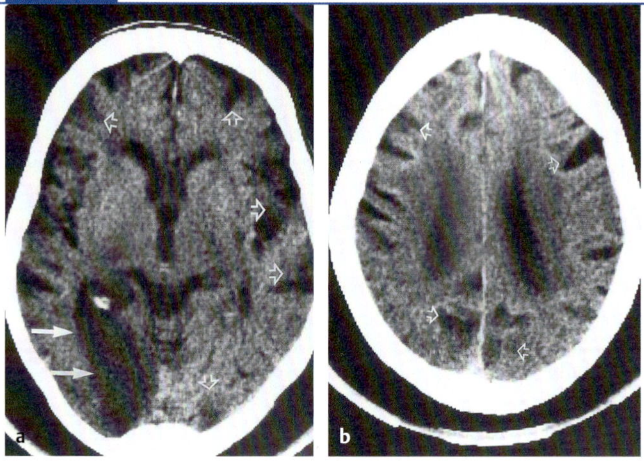


**a CT:** Multiple kortikale Defektzonen frontal und temporookzipital (Pfeilspitzen). Darüber hinaus großer Posteriorinfarkt rechts (Pfeile).
**b CT:** Schnitt hochparietal mit Nachweis von zahlreichen kleinen kortikalen Infarkten (Pfeilspitzen).

**B-9.16 Subkortikale arteriosklerotische Enzephalopathie bei einem 69-jährigen Patienten.**

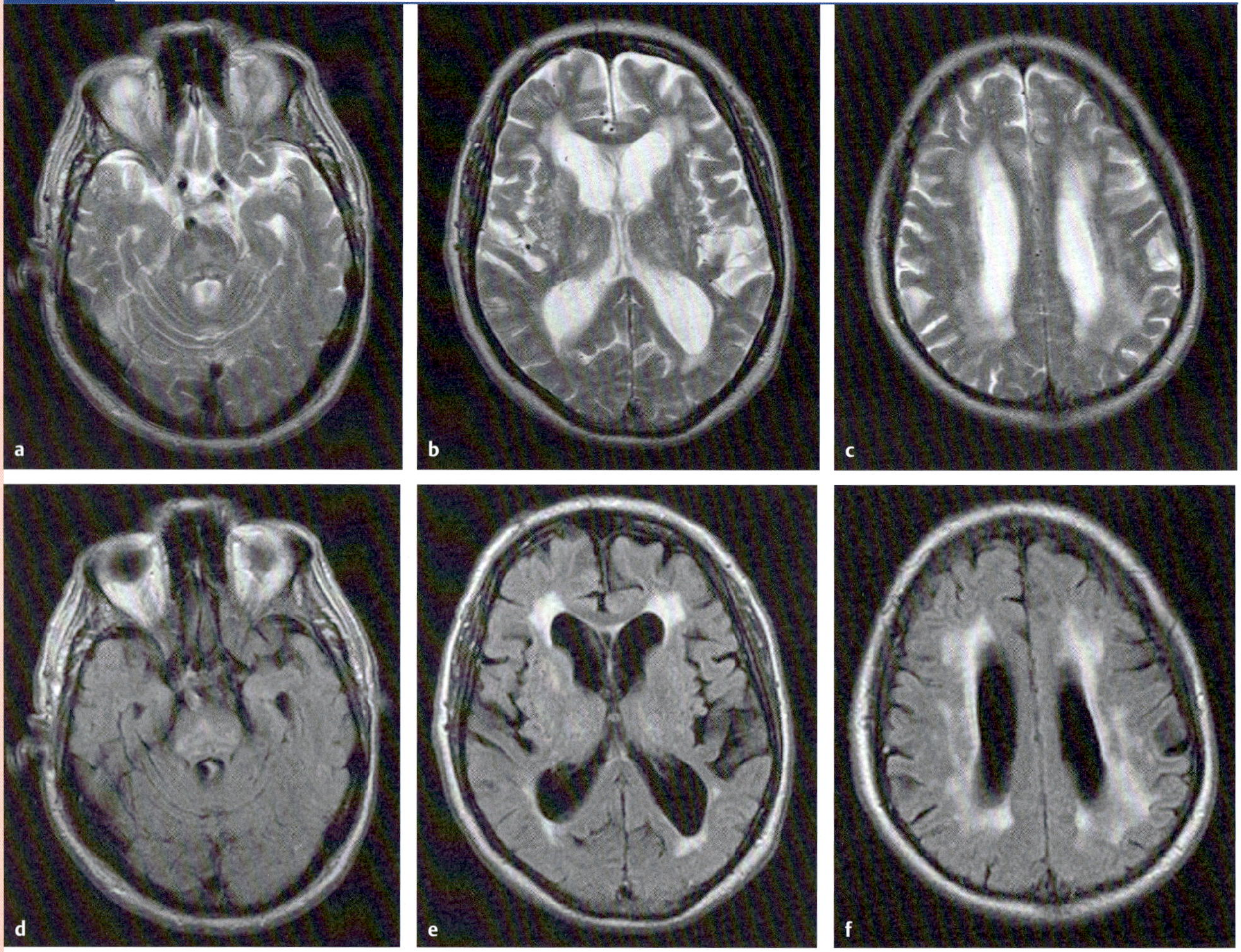


**a-c MRT:** T 2-gewichtete Bilder mit Signalanhebungen im Ponsbereich (**a**), im Bereich der Stammganglien (**b**) und im Marklager (**c**).
**d-f MRT:** FLAIR-Sequenz in gleicher Höhe wie **a–c**: die Läsionen grenzen sich noch besser ab als in der T 2-Gewichtung.

## Degenerative Demenz

Die degenerativen Demenzen sind gemäß dem „National Institute of Neurological and Communicative Disorders and Stroke and the Alzheimer's Disease and Related Disorders Association" (NINCDS-ADRDA) neu geordnet worden (Tab. **B-9.7**):

**Degenerative Demenz**

Einteilung s. Tab. **B-9.7**.

**B-9.7 Einteilung der degenerativen Demenzen**

| Demenz-Typ | Häufigkeit |
|---|---|
| **Demenz vom Alzheimer-Typ (DAT)** | ca. 70 % |
| **Lewy-Body-Demenz** (LBD) | ca. 10–25 % |
| **Frontotemporale Demenz (FTP)**<br>▪ frontotemporale Degeneration<br>▪ kortikobasale Degeneration<br>▪ progressive supranukleäre Lähmung<br>▪ Assoziation von Demenz und Motoneuronenerkrankung | ca. 10 % |
| **(Der Begriff Morbus Pick für die frontotemporale Demenz mit Pick-Zelleinschlüssen wird heute nicht mehr als selbständige Krankheitsentität verwendet)** | |

B-9.7

- **Demenz vom Alzheimer-Typ (DAT):**
  In **CT und MRT** sind nur wenige morphologische und strukturelle Befunde aussagekräftig, so z. B. eine **Volumenminderung der Hirnrinde, v. a. im Temporal- und Parietallappen, einhergehend mit einer Erweiterung der externen Liquorräume.** Gehäuft ist eine betonte Atrophie der mediobasalen Abschnitte des Temporallappens aufgrund eines Substanzverlustes des Hippokampus/Amygdala-Komplexes mit Erweiterung der Fissura parahippocampalis zu finden (Abb. **B-9.17**). In den Spätstadien besteht eine globale, großhirnbetonte Atrophie. Marklagerläsionen mit Signalerhöhungen im T 2- und protonengewichteten MRT-Bild kommen häufiger vor als in altersentsprechenden Vergleichskollektiven. **Nuklearmedizin (PET):** Zunächst fokale temporoparietal betonte Reduktion des Glukose-Stoffwechsels, später globale Reduktion, was mit der Schwere der Demenz korreliert.

- **Demenz vom Alzheimer-Typ (DAT):**
  In **CT und MRT** zeigt sich eine **Volumenminderung der Hirnrinde, v. a. im Temporal- und Parietallappen** (Abb. **B-9.17**). **Nuklearmedizin:** Eine globale Reduktion des Glukose-Stoffwechsels korreliert mit der Schwere der Demenz.

- **frontotemporale Atrophie:**
  **CT und MRT**: Im Gegensatz zur DAT treten **umschriebene Atrophien** auf, die v. a. **den Frontal- und Temporallappen** betreffen. Symmetrische Atrophien finden sich in etwa zwei Drittel der Fälle, bei asymmetrischem Befall ist die linke Hemisphäre häufiger betroffen als die rechte. Die Atrophie des Frontallappens betrifft insbesondere die medianen orbitalen Regionen einschließlich Gyrus rectus und setzt sich bis in die Pars opercularis fort. Die Temporallappenatrophie findet sich vornehmlich im Bereich des Temporalpols, erstreckt sich auf den gesamten inferioren und selten mittleren temporalen Gyrus, spart den superioren temporalen Gyrus und den Hippokampus/Amygdala-Komplex aus (Abb. **B-9.18**). **Nuklearmedizin:** Fokale und asymmetrische Minderung der Durchblutung und Glukose-Utilisation frontotemporal und in den Stammganglien.

- **frontotemporale Atrophie**
  In **CT und MRT** finden sich **umschriebene Atrophien** v. a. im **Frontal- und Temporallappen** (Abb. **B-9.18**). **Nuklearmedizin:** fokale und asymmetrische Minderung der Durchblutung (SPECT) und Glukose-Utilisation (PET) frontotemporal und in den Stammganglien.

**B-9.17 Demenz vom Alzheimer-Typ (62-jährige Patientin).**

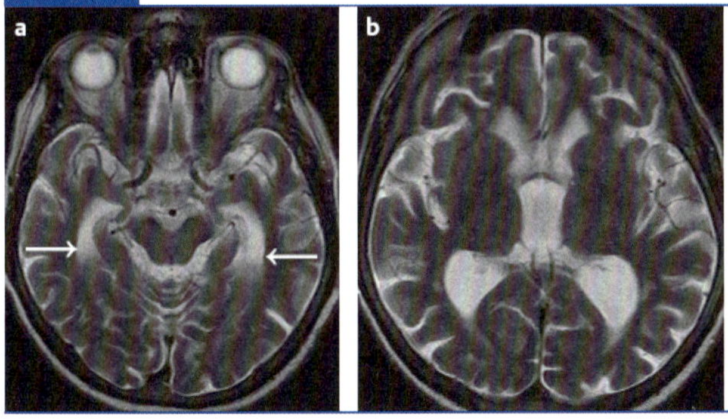


T 2-gewichtete **MRT**-Aufnahmen
**a** Im Transversalschnitt ist in Höhe der perimesenzephalen Zisterne eine ausgeprägte symmetrische Atrophie im Temporallappenbereich mit entsprechender Erweiterung der Liquorräume erkennbar. Aufgrund der schweren Atrophie des Hippokampus findet sich eine deutliche Erweiterung der beiden Temporalhörner (Pfeile).
**b** Die Schicht in Höhe des 3. Ventrikels und der beiden Seitenventrikel zeigt eine massive Ventrikelerweiterung.

**B-9.18 Frontotemporale Atrophie (60-jähriger Patient).**

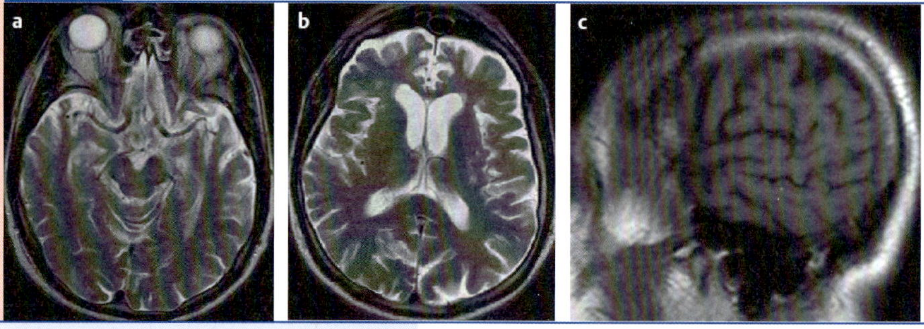


**MRT:** Beide Transversalschnitte (**a**, **b**) zeigen eine frontotemporal betonte Hirnatrophie. Entsprechend findet sich eine Erweiterung der externen Liquorräume, aber auch eine betonte Weitstellung der Vorderhörner beider Seitenventrikel. Der Sagittalschnitt (**c**) zeigt besonders anschaulich die kortikale Atrophie frontotemporal mit Weitstellung der Hirnfurchen.

### Demenz beim Normaldruck-Hydrozephalus

Die Erkrankung beruht auf einer Störung der Liquorzirkulation mit phasenweise auftretenden Druckspitzen. Nachweisen kann man die Druckerhöhungen mithilfe der **epiduralen Druckmessung** über 24 Stunden. Nach einer **Liquorpunktion** bessert sich der klinische Befund deutlich. Die Klinik ist durch Demenz, Gangataxie und Harninkontinenz charakterisiert. Zeichen in der **MRT** sind (Abb. **B-9.19**):
- Weitstellung der Ventrikel
- periventrikuläre Signalanhebung in der T 2-Messung
- leichte Absenkung des Bodens des 3. Ventrikels und Weitstellung des infundibulären Anteils
- Verringerung der mamillopontinen Distanz
- turbulenter Fluss im 4. Ventrikel, Aquädukt und 3. Ventrikel (sog. Flow-void-Zeichen).

## Demenz beim Normaldruck-Hydrozephalus

Die Erkrankung beruht auf einer Störung der Liquorzirkulation mit phasenweise auftretenden Druckspitzen, wobei eine verminderte Liquorresorption zumeist in Höhe der Pacchioni-Granulationen als ursächlich angesehen wird. Pathogenetisch gehen der Erkrankung häufig intrakranielle Blutungen, Entzündungen und Traumata voraus. Allerdings ist nicht immer ein pathogenetischer Zusammenhang mit zurückliegenden Erkrankungen auszumachen. Da die Druckerhöhungen nicht konstant vorliegen, gelingt der sichere Nachweis der Erkrankung mithilfe **der epiduralen Druckmessung** über einen Zeitraum von zumindest 24 Stunden. Ein weiteres probates Mittel der Diagnostik stellt die **Liquorpunktion** mit Entfernung von 15–20 ml Liquor dar, was bei positivem Befund mit einer deutlichen Verbesserung der Klinik einhergeht. Die Klinik ist neben der Demenz vor allem durch eine Gangataxie und Harninkontinenz charakterisiert.

In der **MRT** finden sich folgende Zeichen (Abb. **B-9.19**):
- Weitstellung der Seitenventrikel und des 3. Ventrikels
- periventrikuläre bandförmige Signalanhebung in der protonen- und T 2-gewichteten Messung
- leichte Absenkung des Bodens des 3. Ventrikels und Weitstellung des infundibulären Anteils
- Veringerung der mamillopontinen Distanz (gut messbar im Sagittalschnitt)
- turbulenter Fluss im 4. Ventrikel, Aquädukt und 3. Ventrikel (sog. Flow-void-Zeichen).

Die Zeichen sind nicht immer einheitlich vorhanden. Sie sind auch nicht pathognomonisch, allerdings in der Summe hochverdächtig auf das Vorliegen eines Normaldruck-Hydrozephalus, zumal wenn die Klinik mit charakteristischer Trias dafür spricht.

**B-9.19 Normaldruck-Hydrozephalus (70-jähriger Patient).**

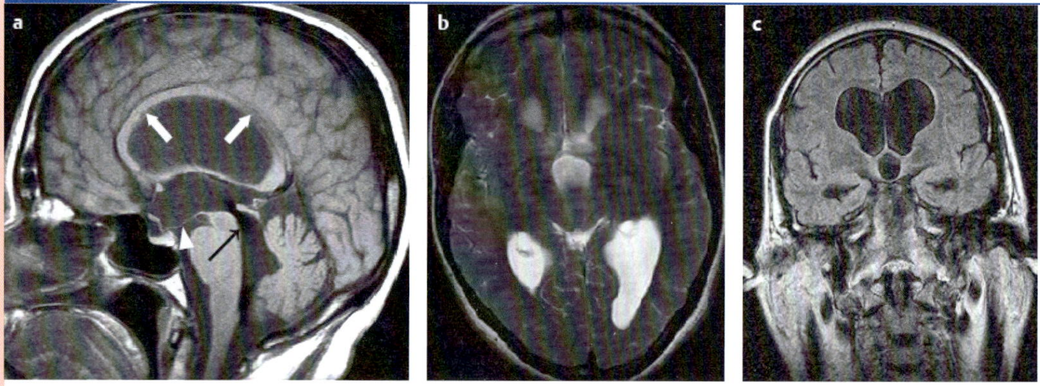


**a MRT sagittal:** Absenkung des Bodens des 3. Ventrikels (Pfeilspitze) und Weitstellung des infundibulären Anteils sowie Verringerung der mamillopontinen Distanz. Besonders typisch ist auch die Signalabsenkung im Verlauf des Aquädukts (Pfeil) als Ausdruck des Flow-void-Phänomens, was mit einer Flussbeschleunigung und Turbulenzen innerhalb des Aquädukts zu erklären ist. Man beachte die Anhebung und Ausdünnung des Balkens (dicke Pfeile).
**b MRT transversal** (T 2-gewichtetes Bild): deutliche Weitstellung der Seitenventrikel und turbulenter Fluss innerhalb des 3. Ventrikels mit Signalabsenkung.
**c MRT koronar:** zarte bandförmige Signalanhebung entlang der Seitenventrikel.

## Wernicke-Enzephalopathie und alkoholtoxische Hirnatrophie

Die Wernicke-Enzephalopathie entsteht aufgrund eines Thiamin-(Vitamin-$B_1$-)Mangels, wobei meist ein chronischer jahrelanger Alkoholmissbrauch vorliegt. In **CT und MRT** sind bei der Wernicke-Enzephalopathie **Einblutungen** in den Hypothalamus, v. a. in die **Corpora mamillaria**, in die dorsomedialen Thalamuskerngebiete, in Teile des limbischen Systems (Uncus, Hippocampus, Gyrus parahippocampalis und Fornix) sowie in besonders schweren Fällen in Teile des Nucleus caudatus nachweisbar (Pseudoenzephalitis haemorrhagica superior). Selten sind auch Abschnitte der grauen Substanz um den Aquädukt und um den 3. und 4. Ventrikel herum betroffen. Im Verlauf der Erkrankung kann es zu einer ausgedehnten **Atrophie und Gliose** in diesen Abschnitten kommen, einhergehend mit einer **alkoholtoxischen Hirnatrophie**. Sie ist v. a. kortikal ausgeprägt, wobei **temporofrontoparietale und infratentorielle Hirnregionen** (v. a. der Kleinhirnwurm) besonders betroffen sind (Abb. **B-9.20**).

In der **MRT** zeigen sich herdförmige Intensitätsveränderungen in der weißen Substanz beider Hirnhemisphären als Ausdruck angiopathischer Veränderungen (Abb. **B-9.21**). Wenn der Alkoholmissbrauch eingestellt wird bzw. unter Vitamin-Therapie, sind die Zeichen der Hirnatrophie **teilweise rückbildungsfähig**.

**Wernicke-Enzephalopathie und alkoholtoxische Hirnatrophie**

Die Wernicke-Enzephalopathie entsteht aufgrund eines Thiamin-Mangels bei chronischem Alkoholabusus. In **CT und MRT** sind Einblutungen u. a. in den Hypothalamus und die **Corpora mamillaria** nachweisbar. Im Verlauf kommt es zu einer **Atrophie und Gliose** dieser Abschnitte. Die alkoholtoxische Hirnatrophie ist v. a. kortikal in temporofrontoparietalen und infratentoriellen Regionen ausgeprägt (Abb. **B-9.20**).

In der **MRT** zeigen sich herdförmige Intensitätsveränderungen in der weißen Substanz (Abb. **B-9.21**). Wird der Alkoholmissbrauch eingestellt, ist die Hirnatrophie **teilweise rückbildungsfähig**.

**B-9.20 Wernicke-Enzephalopathie (MRT).**

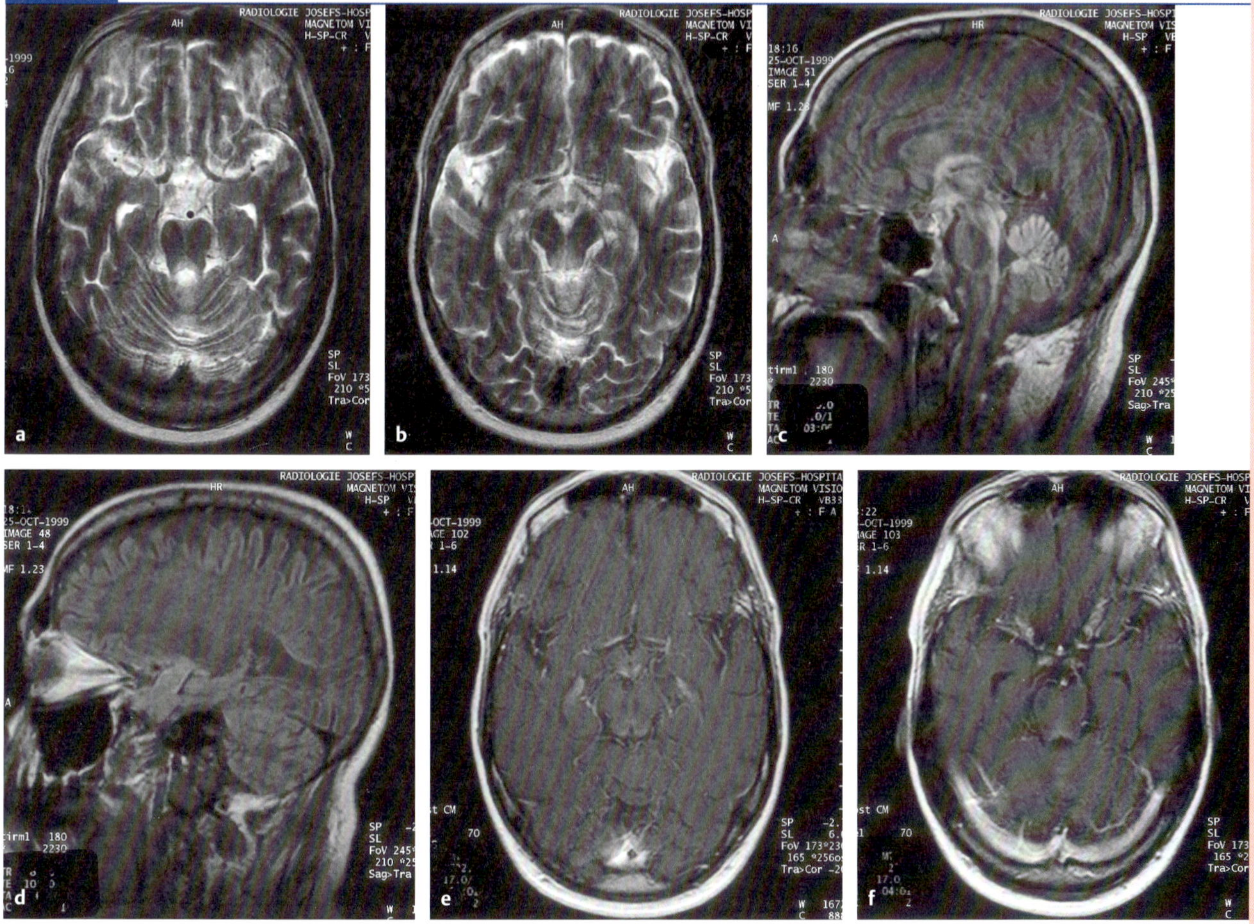

**a** Transversale T 2-gewichtete Aufnahmen mit typischer Signalanhebung periaquäduktal und periventrikulär entlang des 4. Ventrikels.
**b** Transversale T 2-gewichtete Aufnahmen mit typischer Signalanhebung periaquäduktal und periventrikulär entlang des 4. Ventrikels.
**c** Sagittale FLAIR-Sequenz mit deutlichen Signalanhebungen entlang des Aquädukts, des Bodens und Daches des 4. Ventrikels, im Bereich des Kleinhirnoberwurms, der Lamina tecti, des Fornix sowie des Bodens des 3. Ventrikels einschließlich der Corpora mamillaria und weiterer Anteile des Hypothalamus. Darüber hinaus findet sich eine Signalanhebung im Verlauf des Hippokampus, des Uncus und Gyrus parahippocampalis.
**d** Sagittale FLAIR-Sequenz mit deutlichen Signalanhebungen entlang des Aquädukts, des Bodens und Daches des 4. Ventrikels, im Bereich des Kleinhirnoberwurms, der Lamina tecti, des Fornix sowie des Bodens des 3. Ventrikels einschließlich der Corpora mamillaria und weiterer Anteile des Hypothalamus. Darüber hinaus findet sich eine Signalanhebung im Verlauf des Hippokampus, des Uncus und Gyrus parahippocampalis.
**e** Aufnahmen nach KM-Gabe mit einer Schrankenstörung im Verlauf der Corpora mamillaria und der periaquäduktalen grauen Substanz.
**f** Aufnahmen nach KM-Gabe mit einer Schrankenstörung im Verlauf der Corpora mamillaria und der periaquäduktalen grauen Substanz.

**B-9.21 Alkoholtoxische Enzephalopathie (MRT).**

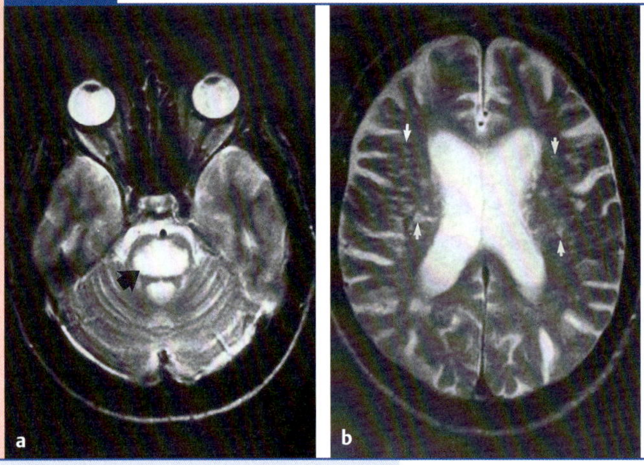


**a** Ausgeprägte Kleinhirnatrophie sowie schwere pontine Myelinolyse (Pfeil).
**b** Kortikale und subkortikale Atrophie sowie zahlreiche kleine peri- und paraventrikulär gelegene signalintensive Demyelinisierungsherde (Pfeile).

### Chorea Huntington

Aufgrund von Nervenzelldegenerationen kommt es zu einer Atrophie vor allem im Nucleus caudatus und Putamen. Dadurch erscheinen die Seitenventrikel erweitert. In der MRT zeigen sich **Eisenablagerungen in den Stammganglien**, was zu deutlichen **Signalintensitätsabschwächungen** auf T 2-betonten Aufnahmen führt (Abb. **B-9.22**).

## Chorea Huntington

Bei dieser autosomal-dominant vererbten Erkrankung kommt es aufgrund von Nervenzelldegenerationen zu einer Atrophie, die vor allem den Nucleus caudatus und das Putamen betrifft. Später entwickelt sich eine frontal und parietal betonte kortikale Atrophie, während Hirnstamm und Kleinhirn nur selten Veränderungen erleiden. Aufgrund der Atrophie der Stammganglien erscheinen die Seitenventrikel, v. a. im Bereich der Vorderhörner, in der **CT und MRT** erweitert. In der MRT zeigen sich vermehrte **Eisenablagerungen in den Stammganglien**, besonders im Nucleus caudatus und im Putamen, was zu deutlichen **Signalintensitätsabschwächungen** auf T 2-betonten Aufnahmen führt (Abb. **B-9.22**).

B-9.22

**B-9.22 Chorea Huntington (36-jähriger Patient).**

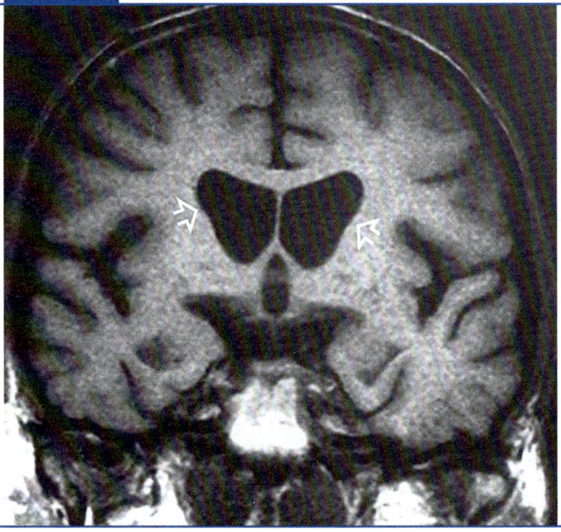

**MRT:** Im Koronarschnitt deutliche Erweiterung der Vorderhörner mit angedeutet konvexbogiger Verformung der lateralen Kontur beidseits (Pfeile).

### 9.3.3 Zerebrovaskuläre Erkrankungen

#### Akute zerebrale Ischämie

Ätiologisch unterscheidet man:
- Makroangiopathien
- kardiale Embolien
- Mikroangiopathien.

## 9.3.3 Zerebrovaskuläre Erkrankungen

### Akute zerebrale Ischämie

Die zerebrale Ischämie ist durch einen akuten Verschluss eines hirnversorgenden Gefäßes mit Minderperfusion des betreffenden Gefäßterritoriums definiert. In Abhängigkeit von der Verschlusslokalisation, der Verschlussdauer und der Kollateralversorgung führt die akute zerebrale Ischämie zu einem irreversiblen Hirninfarkt.
Nach ätiologischen Kriterien unterscheidet man verschiedene Subtypen:
- **Makroangiopathien:** Hierbei handelt es sich um arteriosklerotische Veränderungen der extra- und/oder intrakraniellen Gefäße, die zu einer Okklusion eines hirnversorgenden Gefäßes führt.
- **kardiale Embolien:** Sie haben eine Gefäßokklusion peripher zur Folge und führen somit zu einer hämodynamisch relevanten Minderversorgung des Hirngewebes.

- **Mikroangiopathien:** Verschluss kleiner Gefäße, wie der perforierenden Marklageräste, der lentikulostriatalen oder Thalamus-versorgenden Äste, was zu umschriebenen lakunären Infarkten führt.

▶ Merke. In 70 % der Fälle ist die **A. cerebri media oder der intrakranielle Abschnitt der A. carotis interna** betroffen.

▶ Merke.

**Klinik:** Nach dem klinischen Verlauf werden unterschieden:

- **TIA** (transitorisch ischämische Attacke): Reversibles ischämisches Defizit, das sich nach spätestens 24 Stunden vollständig zurückgebildet hat.
- **progressive Stroke** (progredienter Hirninfarkt): Die Symptome verstärken sich allmählich oder schubförmig ohne vollständige Reversibilität.
- **complete Stroke** (kompletter Hirninfarkt): Vollständiges neurologisches Defizit, das frühzeitig vorhanden ist und keine Progredienz, aber auch keine nennenswerte Reversibilität im Verlauf aufweist.

Die klinische Symptomatik besagt nicht viel über die Ursachen eines Infarktes und das Risikopotenzial. Deshalb sollten auch TIA-ähnliche Verläufe immer Anlass für eine umfassende Abklärung sein, um evtl. vorbeugend die Entstehung eines schweren Schlaganfalles zu verhindern.

Das klinische Bild ist abhängig vom betroffenen Gefäßstromgebiet:

- **Vordere Zirkulation:** Hierzu werden Ischämien im Versorgungsgebiet der A. carotis interna und ihrer Äste, also der A. cerebri media und A. cerebri anterior, gezählt. Das Leitsymptom ist die Halbseitenlähmung, häufig kombiniert mit einer Hemihypästhesie (sog. „Mediasyndrom"). Wenn die dominante Hemisphäre betroffen ist, findet sich üblicherweise eine Aphasie, wobei hier wiederum zwischen motorischer, sensorischer und globaler Aphasie unterschieden wird. Typische Symptome eines isolierten Verschlusses der A. cerebri anterior ist eine beinbetonte Hemiparese.
- **Vertebrobasiläres Versorgungsgebiet**: Während Infarkte im Stromgebiet der A. carotis üblicherweise nicht mit einem Bewusstseinsverlust einhergehen, treten bei Infarkten im vertebrobasilären Stromgebiet häufig **Vigilanzstörungen** auf. Vor allem der Verschluss der A. basilaris unter Einbeziehung von Pons und Mittelhirnabschnitten führt rasch zum progredienten Bewusstseinsverlust. Eine Besonderheit stellen Verschlüsse im vertebrobasilären Stromkreislauf mit Einbeziehung des Basilariskopfes dar. Hierdurch kann es auch zu Insulten im Versorgungsgebiet der A. cerebri posterior kommen, einschließlich des Thalamus-Kerngebietes (Abb. **B-9.23**).

Das **Ausmaß eines Infarktes** innerhalb eines Gefäßterritoriums hängt sehr stark von der leptomeningealen Kollateralisierung ab. Dies betrifft vor allem die vordere Zirkulation, wo individuell unterschiedlich gute Verbindungen zwischen dem Stromgebiet der A. cerebri anterior und der A. cerebri media bestehen können. Eine weitere Kompensationsmöglichkeit besteht über den Circulus arteriosus Willisii: Hier kann beispielsweise ein Verschluss der A. carotis interna durch einen Blutfluss von der Gegenseite über den Ramus communicans anterior (teilweise) kompensiert werden.

**Klinik:** Man unterscheidet:

- **TIA** (transitorisch ischämische Attacke): Rückbildung innerhalb von 24 Stunden
- **progressive Stroke:** allmähliche Verstärkung ohne völlig Rückbildung
- **complete Stroke:** vollständiges Defizit ohne Progredienz oder Reversibilität.

Die Klinik ist abhängig vom betroffenen Stromgebiet:

- **Vordere Zirkulation**: Leitsymptome einer Ischämie in der vorderen Zirkulation sind Halbseitenlähmung, Hemihypästhesie und aphasische Störungen.
- **Vertebrobasiläres Versorgungsgebiet:** Häufig treten Vigilanzstörungen auf, v. a. beim Verschluss der A. basilaris. Bei Verschlüssen im vertebrobasilären Stromkreislauf mit Einbeziehung des Basilariskopfes kann es zu Insulten im Thalamus-Kerngebiet kommen (Abb. **B-9.23**).

Das **Infarkt-Ausmaß** im vorderen Stromgebiet hängt stark von der leptomeningealen Kollateralisierung ab.

**B-9.23** Posteriorinfarkt (a) und Thalamusinfarkt (b).

B-9.23

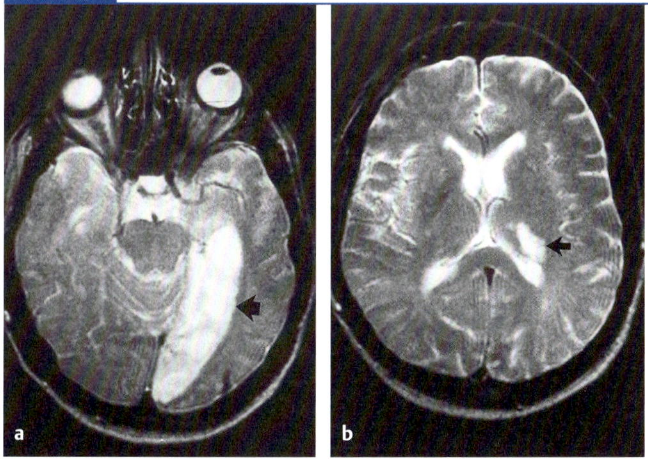


**a** Vollständig demarkierter Posteriorinfarkt und
**b** Thalamusinfarkt auf der linken Seite in der MRT-Aufnahme.

**B-9.24 Territorialinfarkte (CT).**

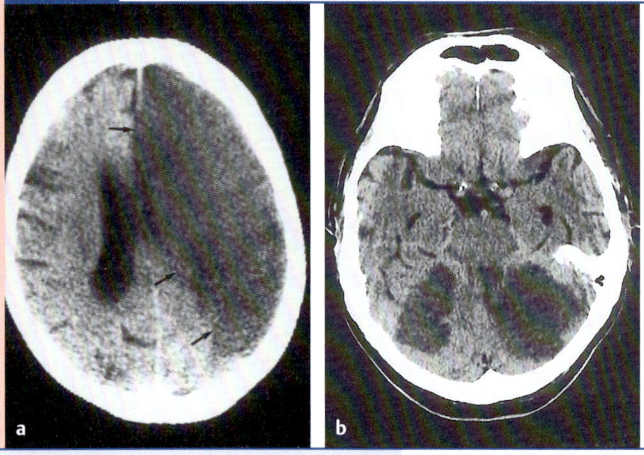


**a** Vollständiger subakuter Infarkt im Versorgungsgebiet der **A. cerebri anterior und media.** In der CT scharf begrenzter hypodenser Bezirk (Pfeile), typischerweise gleichmäßige Einbeziehung von Rinde und Mark. Infolge des raumfordernden Charakters des Ödems enge Hirnfurchen.
**b** Subakute bilaterale Kleinhirninfarkte. In der CT deutliche Dichteminderung in beiden Kleinhirnhemisphären im Versorgungsgebiet der **A. cerebelli superior**.

**B-9.25 Endstrom- und Grenzzoneninfarkt (CT).**

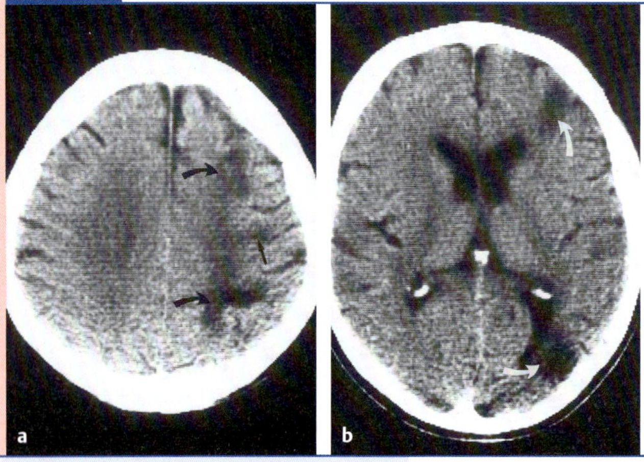


**a** Alte **Endstrominfarkte** links im Bereich der Corona radiata. Diese Infarkte markieren die Grenze zwischen dem Versorgungsgebiet der A. cerebri anterior und media. Computertomografisch finden sich fleckförmige hypodense Läsionen (Pfeile).
**b** Alte **Grenzzoneninfarkte** links zwischen Versorgungsgebieten der A. cerebri anterior und media sowie der A. cerebri media und posterior: In der CT finden sich entsprechend scharf begrenzte hypodense Areale (Pfeile).

**Radiologische Diagnostik:** Zerebrale Infarkte zeigen charakteristische Läsionsmuster. **Territorialinfarkte** können dem Versorgungsgebiet intrakranieller Gefäße zugeordnet werden (Abb. **B-9.24**). Davon zu unterscheiden sind hämodynamisch entstandene **Endstrom- oder Grenzzoneninfarkte** (Abb. **B-9.25a** und Abb. **B-9.25b**).
Häufigkeitsverteilung der supratentoriellen Infarkte sowie Verteilung entsprechen den zugrundeliegenden Stromgebieten s. Abb. **B-9.26**.

**Radiologische Diagnostik:** Zerebrale Infarkte zeigen charakteristische Läsionsmuster. **Territorialinfarkte** werden überwiegend durch intrazerebrale Embolien verursacht und können dem Versorgungsgebiet intrakranieller Gefäße zugeordnet werden (Abb. **B-9.24**). Davon zu unterscheiden sind hämodynamisch entstandene **Endstrom**- oder Grenzzoneninfarkte bei z. B. hochgradigen A.-carotis-Stenosen oder -Verschlüssen. **Endstrominfarkte** entstehen im Stromgebiet eines oder mehrerer Hirngefäße (Pia-mater- oder perforierende Marklagergefäße) und sind typischerweise in den Stammganglien und der Corona radiata gelegen. Sie manifestieren sich als lakunäre Insulte (Abb. **B-9.25a**). **Grenzzoneninfarkte** befinden sich im Grenzzonenbereich von A. cerebri anterior, media und posterior (Abb. **B-9.25b**). Betroffen sind der Kortex und das benachbarte subkortikale Marklager.
Die Häufigkeitsverteilung der supratentoriellen Infarkte sowie die Verteilung entsprechend den zugrundeliegenden Stromgebieten zeigt Abb. **B-9.26**.

Mit der bildgebenden Diagnostik soll eine schnelle Abklärung der **Ursache und** des **Ausmaßes der Ischämie** erfolgen, um eine eventuelle Therapie (IV-Lyse, Thrombektomie) unverzüglich einleiten zu können. Neben einer CT-Untersuchung des Hirnschädels ist hierfür häufig eine CT-Angiografie und eine CT-Perfusion erforderlich, alternativ kann ein „Schlaganfall-MRT“ mit **Diffusions- und Perfusions**-Sequenzen durchgeführt werden (Abb. **B-9.27**, Abb. **B-9.28**).
Kriterien des akuten Infarktes und Kriterien zur Unterscheidung von Infarkt und Tumor s. Tab. **B-9.8** und Tab. **B-9.9**.

Die bildgebende Diagnostik verfolgt das Ziel, eine exakte Vorstellung von der **Ursache und** dem **Ausmaß des Infarktes** zu erhalten. In diesem Zusammenhang hat die Theorie der „**Penumbra**“ (lat.: Halbschatten) eine große Bedeutung erhalten. Sie geht von der Tatsache aus, dass in einem Infarktareal ein unterschiedliches Schädigungsausmaß gefunden wird: Neben dem irreversibel gestörten Gewebe im Kern eines Infarktes existiert im Randbereich ein Areal (Penumbra) mit zwar ischämiebedingten Reaktionen, aber der Möglichkeit, dieses Gewebe zu erhalten.
Bildgebende Verfahren wie **CT** und **MRT** werden zur Beantwortung der Frage eingesetzt, ob bereits ein irreversibler Infarkt vorliegt, welchem Territorium dieser Infarkt zuzuordnen ist, ob sich als Ursache ein Gefäßverschluss finden lässt und wie groß das noch zu rettende Hirnareal (= Penumbra) ist, das einer Behandlung durch IV-Lyse oder interventionelle Wiedereröffnung des Gefäßverschlusses (Thrombektomie) zugänglich sein könnte. Zur Beantwortung dieser Fragen muss neben einer nativen **CT-Untersuchung des Hirnparenchyms häufig** eine **CT-Angiografie** und eine **CT-Perfusion** oder eine **MRT mit Diffusions- und Perfusionsbildgebung** ergänzt werden (Abb. **B-9.27**, Abb. **B-9.28**).

**B-9.26 Häufigkeitsverteilung der supratentoriellen Infarkte in Zuordnung zu den Gefäßen sowie Verteilung der Territorialinfarkte entsprechend den zugrundeliegenden Stromgebieten in axialen CT/MRT-Schnitten.**

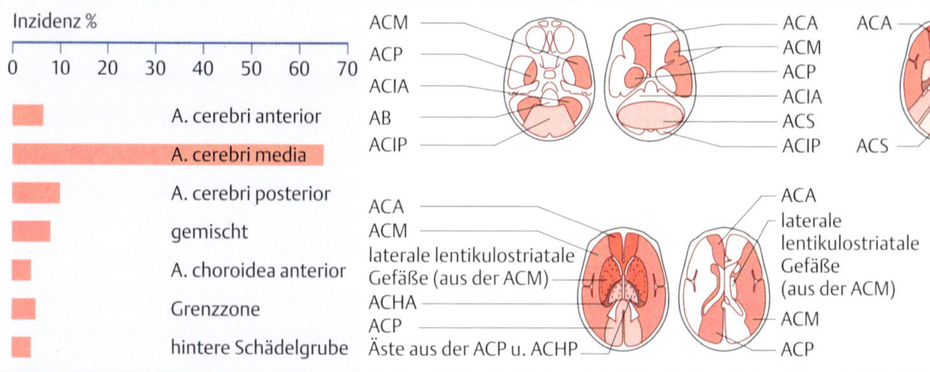


| | |
|---|---|
| AB | A. basilaris |
| ACA | A. cerebri anterior |
| ACHA | A. choroidea anterior |
| ACHP | A. choroidea posterior |
| ACIA | A.cerebelli inferior anterior |
| ACIP | A.cerebelli inferior posterior |
| ACM | A. cerebri media |
| ACP | A. cerebri posterior |
| ACS | A. cerebelli superior |

**B-9.27 Drei Stunden alter Infarkt der linksseitigen A. cerebri media (CT).**

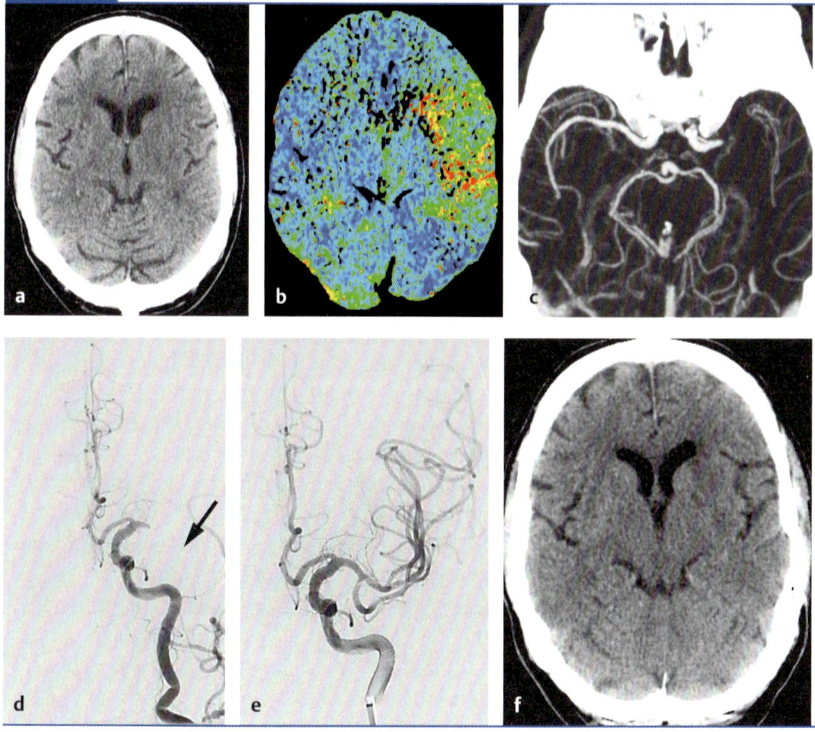


**a** In dem nativen CT noch keine Demarkierung eines Infarktes.
**b** In der CT-Perfusion zeigt sich eine Minderperfusion des gesamten linksseitigen Mediaterritoriums.
**c** In der CT-Angiografie besteht ein Verschluss der mittleren Hirnarterie links.
**d** Digitale Subtraktionsangiografie desselben Patienten: Verschluss der A. cerebri media links im M1-Segment.
**e** Kontrolle nach einmaliger Thrombektomie mit einem s.g. Stent-Retriever. Das Blutgerinnsel konnte aus dem Mediaast entfernt werden, es zeigt sich wieder eine normalisierte Hirndurchblutung im gesamten linken Mediaterritorium.
**f** Die Kontrolluntersuchung am Tag nach dem Eingriff zeigt eine kleine Infarktdemarkierung im vorderen Stammganglienbereich unter Einbeziehung des Caput nucleus caudatus. Das übrige Hirnparenchym kommt altersentsprechend zur Darstellung. Keine Einblutung.

**B-9.28 Frischer 8 Stunden alter Infarkt linkshirnig im hinteren Stromgebiet der A. cerebri anterior (MRT).**

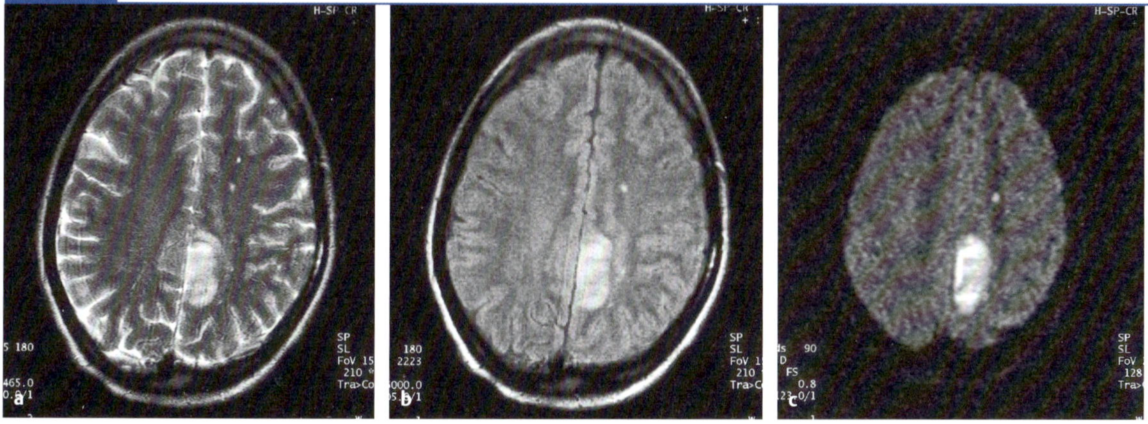


**a** T2-gewichtete Aufnahme mit schwacher Signalanhebung im Infarktareal.
**b** In der FLAIR-Sequenz ebenfalls schwache Signalanhebung.
**c** Die diffusionsgewichtete Aufnahme zeigt eine starke Signalanhebung einschließlich der kleinen punktförmigen Struktur, so dass für beide Areale ein frischer Infarkt nachgewiesen ist.

**B-9.8 Kriterien des frühen Infarktes im CT**

- Aufhebung der Differenzierung zwischen Rindenband und Marklager mit einheitlich hypodensem Areal
- Aufhebung der Differenzierung zwischen Stammganglien und Capsula interna
- raumfordernder Effekt des Infarktes mit Ventrikelengstellung
- hyperdenses Gefäßzeichen (Hyperdensität im Verlauf des verschlossenen Gefäßes, z. B. der A. cerebri media)
- im Perfusions-CT Nachweis einer Minderdurchblutung
- im Angio-CT positiver Nachweis eines Gefäßverschlusses

**B-9.9 CT-Kriterien zur Unterscheidung zwischen Infarkt und Tumor**

| Infarkt | Tumor |
|---|---|
| ▪ akuter, plötzlicher Beginn | ▪ langsamer Beginn |
| ▪ Beteiligung von Rinde und Mark | ▪ Tumor spart meist die Rinde aus |
| ▪ Region ist den Gefäßversorgungsgebieten zuzuordnen | ▪ keine Begrenzung entsprechend den Gefäßversorgungsgebieten |
| ▪ In der Akutphase häufig kein KM-Enhancement, später gyriformes Enhancement | ▪ KM-Enhancement homogen, ringförmig oder girlandenförmig |
| | ▪ Lage vorzugsweise subkortikal |
| | ▪ Konfiguration eher rundlich |

Daneben können MRT und CT zusätzlich zur extra- und intrakraniellen Gefäßdarstellung genutzt werden und somit bereits Hinweise auf die Ursache eines Infarktes liefern.
Kriterien des akuten Infarktes und Kriterien zur Unterscheidung von Infarkt und Tumor s. Tab. **B-9.8** und Tab. **B-9.9**.

▸ Merke.

▸ **Merke.** Sichere CT-Kriterien zur Unterscheidung zwischen Tumor und Infarkt gibt es nicht immer! In manchen Fällen kann die Diagnose erst durch den Verlauf oder mittels einer MRT gestellt werden.

▸ Merke.

▸ **Merke.** Die MRT ist der CT in mehrfacher Hinsicht überlegen:
- Der Nachweis eines frischen Infarktes gelingt leichter als mit dem CT. Bereits 2–3 h nach dem Eintreten des klinischen Ereignisses kann in der **MRT** eine **Zunahme der Signalintensität auf T2-gewichteten Aufnahmen** festgestellt werden. Mithilfe der diffusions- und perfusionsgewichteten Aufnahmen ist bereits nach wenigen Minuten nach Infarkteintritt ein positiver Befund nachweisbar.
- Insulte im Bereich der hinteren Schädelgrube werden in der MRT artefaktfrei dargestellt.
- Die MRT zeigt besser als die CT kleine petechiale Einblutungen im Infarktbereich.
- Die Untersuchung kann in gleicher Sitzung durch die Anfertigung einer MR-Angiografie ergänzt werden.
- Nachteil: Die Untersuchung dauert länger als die CT-Untersuchung und der Patient muss ruhig liegen, da ansonsten die Auswertung erschwert ist. Daher wird in vielen Fällen die MRT nur bei speziellen Fragestellungen oder im Rahmen von Studien beim akuten Schlaganfall eingesetzt.

▸ **Klinischer Fall.** Ein 77-jähriger Patient wird mit einer hochgradigen Hemiparese rechtsseitig und einer Aphasie in die Notfallambulanz eingeliefert. Die Symptomatik besteht seit ca. 2 h. Anamnestisch ist ein arterieller Hypertonus und Vorhofflimmern bekannt. In der sofort durchgeführten kranialen Computertomografie (CCT) kann eine akute Blutung ausgeschlossen werden. Es zeigen sich mikroangiopathische Veränderungen, aber keine eindeutigen Infarktfrühzeichen. Im nativen Bild ist die A. cerebri media links mit erhöhter Dichte dargestellt (sog. „dens-artery-sign"). Es wird eine CT-Angiografie und eine CT-Perfusion ergänzend durchgeführt, die ein Perfusionsdefizit im gesamten mittleren Mediaterritorium links zeigt. In der CT-Angiografie ist das M1-Segment linksseitig verschlossen.
In der interdisziplinären Besprechung mit den Kollegen der Neurologie und der interventionellen Neuroradiologie wird die sofortige Indikation zur mechanischen Thrombektomie gestellt. Da die Symptome seit weniger als 4,5 h andauern, wird außerdem eine systemische Lyse begonnen. Der Patient wird notfallmäßig intubiert und angiografiert. Hier zeigt sich linksseitig ein M1-Verschluss. Dieser wird mit einem Mikrokatheter passiert und durch einen s.g. Stent-Retriever unter Aspiration entfernt. Nach dem Eingriff wird die Narkose unmittelbar beendet, um eine neurologische Beurteilung zu ermöglichen: Der Patient hat eine gebesserte Symptomatik mit rückläufiger Hemiparese und Normalisierung der aphasischen Störung. Die CCT-Kontrolle am Folgetag zeigt einen kleinen Stammganglieninfarkt linksseitig, das zuvor perfusionsgestörte Mediaterritorium links ist jedoch regelrecht abgrenzbar. In den nächsten Tagen erholt sich der Patient zusehends von seinen neurologischen Symptomen und kann mit minimalen residuellen Beschwerden nach Hause entlassen werden.

Der akute Hirninfarkt wird in **3 Stadien** eingeteilt, die mit unterschiedlichen radiologischen Veränderungen einhergehen:

- **I. Ödemphase**: Die Ödemphase dauert ca. 1 Woche. Unmittelbar nach Eintritt des Gefäßverschlusses kommt es in dem Infarktkern aufgrund der fehlenden Energiezufuhr zu einem Zusammenbruch der Transportfunktionen an der Zellmembran mit Ausbildung eines zytotoxischen Ödems. Nach ca. 6 h tritt eine Störung der Gefäßpermeabilität ein, mit Entwicklung eines interstitiellen Ödems. Die **MRT** vermag bereits das **zytotoxische Ödem** nachzuweisen. Die **CT** ist erst nach 5–6 h positiv. Erst in den folgenden Tagen entwickelt sich – abhängig von der Ausdehnung des Infarktes – ein bisweilen deutlich **raumforderndes Ödem** (Abb. **B-9.29**). In der Frühphase des Infarktes findet sich im kontrastverstärkten CT und MRT keine pathologische Anreicherung. Eine Störung der Blut-Hirn-Schranke mit KM-Anreicherung in oder um den Infarkt ist in der MRT meist nach drei Tagen, in der CT nach durchschnittlich sieben Tagen erkennbar. In der Akutphase ist mit Ausnahme der Perfusions- und Angio-CT-Untersuchung die KM-Gabe nicht indiziert.
- **II. Abräumphase**: Sie dauert ca. 2–5 Wochen. Das Ödem bildet sich zurück und es erfolgt der Abbau des nekrotischen Gewebes.Das raumfordernde Ödem bildet sich ebenso wie die Dichte- bzw. Signalveränderungen in der **CT und MRT** zurück. In der kontrastmittelverstärkten MRT und CT ist jetzt eine **deutliche Störung der Blut-Hirn-Schranke** nachweisbar. Es finden sich gehäuft **diffuse und kleinfleckige Einblutungen**, die im MRT empfindlicher als im CT nachgewiesen werden können (Abb. **B-9.30**).

Der akute Hirninfarkt wird in **3 Stadien** eingeteilt:

- **I. Ödemphase:** Sie dauert ca. 1 Woche. Die **MRT** vermag bereits das zytotoxische Ödem nachzuweisen. Die **CT** ist erst nach 6–10 h positiv. Ein **raumforderndes Ödem** entwickelt sich in den folgenden Tagen (Abb. **B-9.29**). Dieses ist in der CT und MRT meist nach 2–3 Tagen erkennbar.
- **II. Abräumphase:** Sie dauert ca. 2–5 Wochen. Das raumfordernde Ödem bildet sich zurück. In der KM-verstärkten MRT und CT ist jetzt eine **deutliche Störung der Blut-Hirn-Schranke nachweisbar.** Es finden sich **diffuse Einblutungen** (Abb. **B-9.30**).

**B-9.29** **Subakuter Infarkt links im Striatum und im vorderen und mittleren Drittel des Versorgungsgebietes der A. cerebri media.**

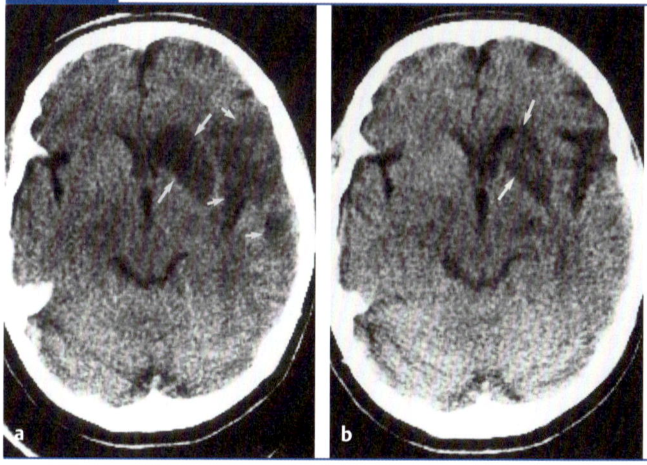


**a** **CT:** Die Infarkte demarkieren sich hypodens (Pfeile), der Striatuminfarkt komprimiert das Vorderhorn links.

**b** **CT 3 Wochen später:** Die hypodensen Bezirke sind deutlich kleiner geworden, der striatale Infarkt wirkt infolge der Ödemresorption kleiner, die Raumforderung hat sich vollständig zurückgebildet.

**B-9.30** **Abräumphase (Infarkt der A. cerebri media rechts).**

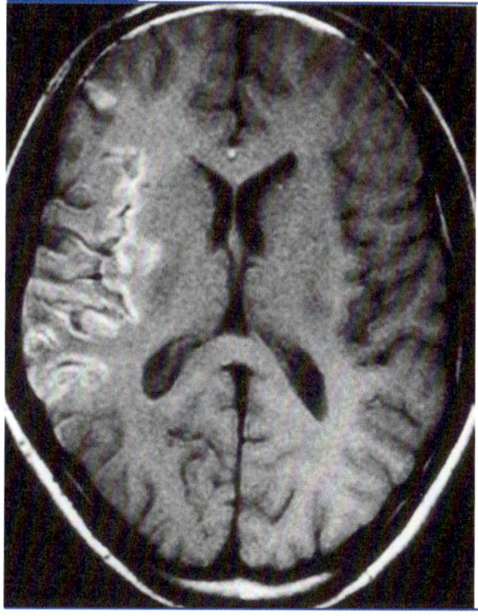

**MRT:** Der 14 Tage alte Infarkt zeigt eine gyrale T 1-Signalanhebung als Ausdruck einer diffusen und kortikalen Einblutung.

B-9.30

B-9.31

**B-9.31 Narbenphase (alter lakunärer Infarkt links im Stammganglienbereich).**

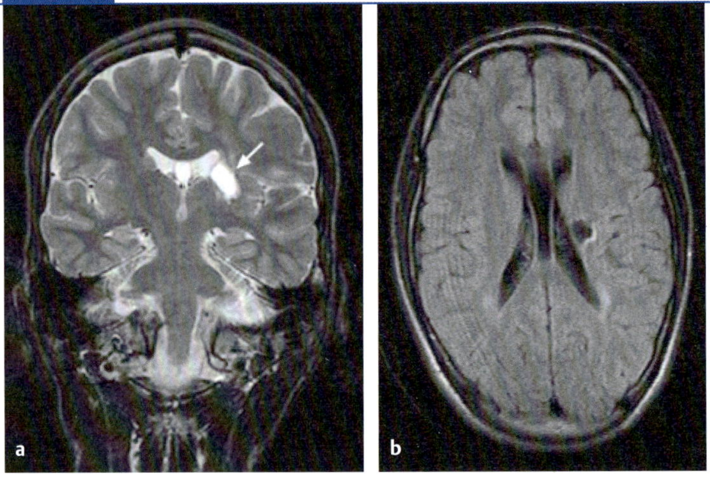


**a MRT:** Die koronare T 2-gewichtete Aufnahme zeigt einen umschriebenen ovalen Gewebedefekt mit deutlicher T 2-Signalanhebung (Pfeil).
**b MRT:** In der FLAIR-Sequenz findet sich überwiegend ein liquorisointenses Signal als Ausdruck des zystischen Abbaudefektes, einhergehend mit einer randständigen leichten Signalanhebung als Zeichen der Gliose.

- **III. Narbenphase:** Nach Abschluss der 5. Woche **entwickelt sich eine Narbe, bei territorialen Infarkten ein Gewebedefekt.** Es entsteht ein **scharf demarkiertes Areal** mit einer entsprechend ausgeprägten **Hypodensität** in der CT und Hyperintensität im T 2-betonten MRT-Bild (Abb. **B-9.31**).

Die **Angiografie als rein diagnostische Maßnahme** ist beim akuten Schlaganfall nicht indiziert. Sie wird durchgeführt, wenn eine endovaskuläre, mechanische Wiedereröffnung des verschlossenen Gefäßes durchgeführt werden soll.
**Verfahren** der endovaskulären Schlaganfallbehandlung:
- **Mechanische Wiedereröffnung** Abb. **B-9.27**): Der Gefäßverschluss wird zunächst unter angiografischer Kontrolle mit einem Mikrokatheter passiert. Über diesen Mikrokatheter kann dann ein mechanisches Instrument, z. B. ein sog.„Stentretriever", eingeführt werden, mit dem dann der Thrombus unter kontinuierlicher Aspiration über den Führungskatheter herausgezogen wird. Dieses Verfahren wird als Thrombektomie bezeichnet.
- **medikamentöse Lysetherapie:** Über einen Mikrokatheter wird in den Thrombus **rTPA** oder **Urokinase** appliziert. Dieses Verfahren ist durch die mechanische Wiedereröffnung weitestgehend abgelöst worden.

► Merke.

- **III. Narbenphase**: Nach Abschluss der 5. Woche kommt es bei kleineren Infarkten zur Ausbildung einer **Narbe. Bei großen territorialen Infarkten entsteht nach** Abräumung der nekrotischen Areale **ein flüssigkeitsgefüllter Gewebedefekt.** Es entsteht ein **scharf demarkiertes Areal** mit deutlicher **Hypodensität** in der CT und Hypointensität im T 1- bzw. Hyperintensität im T 2-betonten MRT-Bild. Im Randbereich des Infarktes kann noch eine geringe KM-Anreicherung vorliegen (Abb. **B-9.31**).

Die **Angiografie** ist bei einem akuten Insult nur dann indiziert, wenn eine endovaskuläre Behandlung, in der Regel eine Wiedereröffnung des Gefäßverschlusses durch Thrombektomie, Thrombaspiration oder eine lokale Lysetherapie durchgeführt werden soll.
Man unterscheidet lokale (locoregionäre) medikamentöse und mechanische **Verfahren**, die zum Teil auch in Kombination angewendet werden:
- **mechanische Wiedereröffnung** (Abb. **B-9.27**): Der Gefäßverschluss wird zunächst unter angiografischer Kontrolle mit einem Mikrokatheter passiert. Über diesen Mikrokatheter wird dann ein mechanisches Instrument, z. B. ein sog. **„Stentretriever"**, eingeführt, mit dem dann der Thrombus unter kontinuierlicher Aspiration über den Führungskatheter herausgezogen wird. Dieses Verfahren wird als **Thrombektomie** bezeichnet. Zur mechanischen Thrombektomie steht eine Vielzahl von Mikroinstrumenten zur Verfügung. Neben **Aspirationskathetern** kommen **Mikroinstrumente** u. a. mit körbchen- und bürstenartigem oder korkenzieherähnlichem Aufbau zur Anwendung. Vorteile dieses Verfahrens sind die mitunter **schnelle Rekanalisation** des Gefäßes und ein **vermindertes Blutungsrisiko** durch den Verzicht auf thrombolytische Medikamente.
- **Medikamentöse Lysetherapie:** Wird nur noch in wenigen Fällen durchgeführt, in denen eine mechanische Wiedereröffnung nicht möglich ist. Über einen Mikrokatheter wird in den Thrombus **rTPA** oder **Urokinase** appliziert. Gegenüber der systemischen Lyse sind hier deutlich niedrigere Dosierungen erforderlich (→ vermindertes systemisches Blutungsrisiko). Lokoregionäre medikamentöse und mechanische Verfahren werden zum Teil auch in Kombination angewendet.

► Merke. Typische angiografische Zeichen beim akuten Infarkt:
- Gefäßverschluss
- verlangsamter Fluss mit verzögerter Gefäßfüllung
- retrograde Füllung über leptomeningeale Anastomasen
- Parenchymabschnitte ohne KM-Anreicherung
- Blush-artige Anfärbung (Luxusperfusion).

## Sinus- und Hirnvenenthrombose

**▶ Definition.** Thrombose eines venösen Hirnsinus oder einer großen Hirnvene.

Es ist zwischen **aseptischen und septischen** Ursachen der Thrombose zu unterscheiden. Die aseptische Thrombose wird u. a. durch Dehydratation, Herzerkrankungen, Traumen oder Schwangerschaft begünstigt. Weiterhin spielen Blutgerinnungsstörungen eine wichtige Rolle, wie der Protein-S-Mangel oder die Faktor-V-Leiden-Mutation. Die septischen Thrombosen treten entweder infolge einer kontinuierlichen Fortleitung eines entzündlichen Prozesses oder einer hämatogenen Aussaat bei systemischer Infektion auf. Ca. 25 % der Thrombosen sind als idiopathisch anzusehen und lassen sich auf keine Ursache zurückführen.
Es werden folgende **Lokalisationen** differenziert:
- Sinus cavernosus
- duraler Sinus
- kortikale Venen
- innere Hirnvenen.

Lokalisation der septischen Thrombosen ist v. a. der Sinus cavernosus sowie Sinus transversus bzw. sigmoideus. Die aseptischen Thrombosen entstehen bevorzugt im Sinus sagittalis superior bzw. in den oberflächlichen kortikalen Venen, die in den Sinus sagittalis superior drainieren. Von dort kann sich die Thrombose auf den Sinus transversus bzw. sigmoideus und die inneren Hirnvenen ausdehnen.

**Klinik:** Das klinische Bild ist sehr variabel und im Einzelfall sind die Beschwerden zu Beginn gering ausgebildet, was die Diagnose gravierend verzögern kann. Initial bestehen häufig akute Kopfschmerzen, zudem treten akut bis subakut fokale neurologische Zeichen und epileptische Anfälle auf. In schweren Fällen werden Eintrübungen bis zum Bewusstseinsverlust gesehen. In 50 % der Fälle besteht eine Stauungspapille. Als Komplikationen können sich infolge der venösen Stauung Hämorrhagien oder venöse Infarkte entwickeln.

**▶ Merke.** Die Sinus- und Hirnvenenthrombose kann relativ blande verlaufen. Im Einzelfall verursacht sie jedoch ein sehr schweres Krankheitsbild mit Koma und letalem Ausgang. Daher ist eine zügige und sichere Diagnostik dringend erforderlich.

**Diagnostisches Vorgehen:** Die Methode der Wahl ist die MRT in Kombination mit der MR-Angiografie der Hirnvenen und Sinus, wobei die Kernspintomografie nativ und mit KM-Gabe erfolgen sollte. In der MRT lassen sich insbesondere kleinere intrazerebrale Infarkte und Hämorrhagien besser nachweisen als im CT. Die CT-Angiografie stellt eine weitere Möglichkeit dar. Die Katheter-Angiografie bleibt unklaren Fällen vorbehalten.

**Radiologische Diagnostik:** In der nativen **CT** kann der frische Thrombus eine relativ erhöhte Dichte zeigen, nach **KM-Applikation** kann eine charakteristische **Aussparung** im Lumen des Sinus nachweisbar sein (sog. **„Empty-delta-Zeichen"**) (Abb. **B-9.34a**). Sind kortikale Venen in die Thrombosierung mit einbezogen, können sie in der CT als hyperdense Steifen abgegrenzt werden (sog. Cord sign).
Das Empty-delta-Zeichen wird auch in der kontrastverstärkten **MRT** gesehen (Abb. **B-9.32**). Das MRT-Signal des Thrombus selbst verändert sich mit dem biochemischen Abbau des Hämoglobins (Abb. **B-9.10**). Die venöse Stauung kann im kontrastverstärkten MRT anhand vergrößerter, signalintensiv abgebildeter Venen vermutet werden. Durch die **MR-Angiografie** kann die Sinusvenenthrombose mit hoher Sicherheit diagnostiziert werden (Abb. **B-9.33,** Abb. **B-9.34**). Die Ausführung und Interpretation der Bilder bedarf allerdings einer großen Erfahrung. Als Nachteil ist gegenüber der Katheter-Angiografie zu sehen, dass sich keine Aussagen über die KM-Kinetik erzielen lassen, was die Aussagekraft im Einzelfall erhöhen kann. Zur Auswertung der MR-Angiografie sollten die Quellbilder herangezogen werden, da häufig eine Asymmetrie in der Ausprägung des Sinus transversus und sigmoideus vorliegt.

Sinus- und Hirnvenenthrombose

▶ Definition.

Man unterscheidet **aseptische und septische** Ursachen. Ca. 25 % der Thrombosen sind idiopathisch.
**Lokalisation:** Die septischen Thrombosen entstehen bevorzugt durch Fortleitung entzündlicher Prozesse der Nasennebenhöhlen oder dem Mastoid im Sinus cavernosus sowie Sinus transversus bzw. sigmoideus; die aseptischen Thrombosen im Sinus sagittalis superior.

**Klinik:** Initial bestehen häufig akute Kopfschmerzen sowie fokale neurologische Zeichen. In 50 % besteht eine Stauungspapille. Komplikationen sind Hämorrhagien oder venöse Infarkte.

▶ Merke.

**Diagnostisches Vorgehen:** MRT in Kombination mit der MR-Angiografie der Hirnvenen und Sinus.

**Radiologische Diagnostik:** Nach **KM-Applikation** kann im CT eine **Aussparung** im Lumen des Sinus sichtbar sein („Empty-delta-Zeichen") (Abb. **B-9.34a**).

In der **MRT** ist ebenfalls ein Empty-delta-Zeichen sichtbar (Abb. **B-9.32**). Das **MRT-Signal** des Thrombus verändert sich mit dem Hämoglobin-Abbau (Tab. **B-9.10**). Durch die **MRT-Angiografie** kann die Sinusvenenthrombose mit hoher Sicherheit diagnostiziert werden (Abb. **B-9.33**, Abb. **B-9.34**).

**B-9.10 Abschätzung des Thrombusalters in der MRT**

| Alter der Thromben | Darstellung der Thromben | | | | |
|---|---|---|---|---|---|
| | **T 1-gewichtet** | **T 2-gewichtet** | **FLAIR** | **T 2* GE** | **T 1 3D nach KM** |
| **akut** | isointens | hypointens | hyperintens | hypointens | Delta sign; peripheres Randenhancement des Thrombus |
| **subakut** (6–15 Tage) | hyperintens (erst in T 1-, später auch in T 2-gewichteten Aufnahmen) | (isointens) hyperintens | hyperintens | hypointens | Delta sign; peripheres Randenhancement des Thrombus |
| **chronisch** (mehrere Wochen) | isointens (zunehmend inhomogen) | hyperintens (zunehmend inhomogen) | hyperintens | hypointens | Thrombus, meist bindegewebig umgebaut, zeigt ein Enhancement |

**B-9.32 Radiologische Befunde bei Sinusvenenthrombose.**

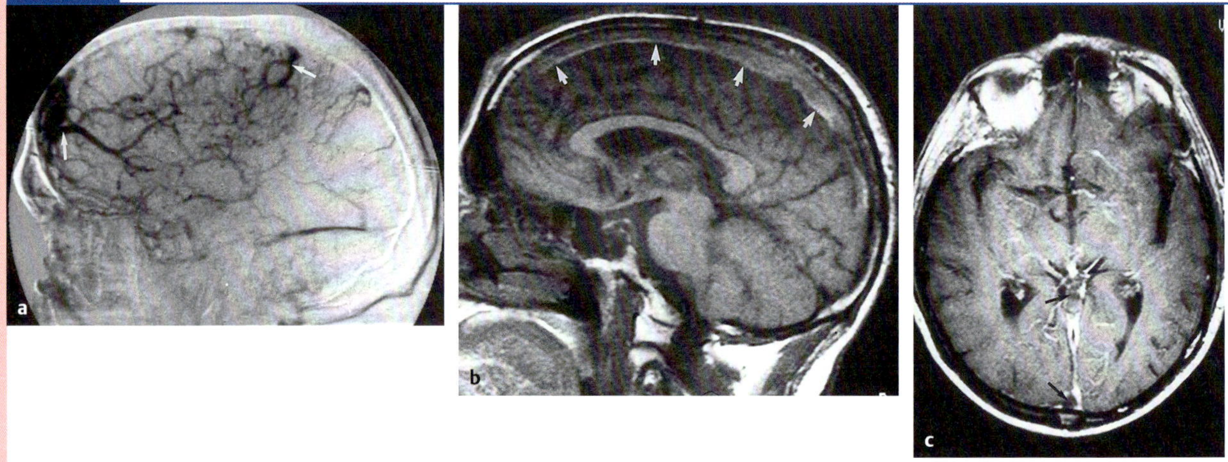


a **Angiografie:** Fehlende Anfärbung des Sinus sagittalis superior. Deutliche Stauung der Brückenvenen (Pfeile).
b **MRT** (T 1-gewichtet, sagittal): Signalanhebung im Verlauf des Sinus sagittalis (Pfeile) als Zeichen der Thrombose (nativ).
c **MRT nach KM-Gabe** (transversal): Vermehrte KM-Anreicherung in den intrakraniellen Venen und KM-Aussparung im Sinus sagittalis superior und Sinus rectus (Pfeile).

**B-9.33 Thrombose des Sinus sagittalis superior mit ausgeprägter zerebraler Ödemreaktion.**

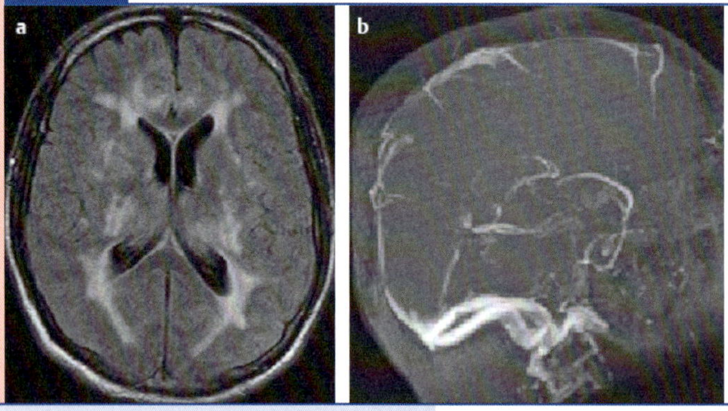


**a MRT** (T 2-gewichtet, FLAIR-Sequenz, transversal): Ausgedehnte, nahezu symmetrische Ödemreaktionen entlang der Stammganglien und im Marklager beider Großhirnhemisphären.
**b MR-Angiografie:** Vollständige Aussparung im Verlauf des Sinus sagittalis superior/inferior, von Teilen der inneren Hirnvenen, der Vena Galeni und des Sinus rectus.

Als **Komplikation** der Thrombose kann es zu stauungsbedingten Gewebeveränderungen (Ödemreaktion, Abb. **B-9.33**) bis hin zum hämorrhagischen Hirninfarkt (Abb. **B-9.34**) kommen. Es wird folgende Stadieneinteilung in Bezug auf das MRT verwendet:

- Typ 1: keine Veränderungen im MRT
- Typ 2: Veränderungen im MRT mit Signalanhebung in der T 2-Wichtung/FLAIR-Sequenz ohne Schrankenstörung nach KM-Gabe (Abb. **B-9.33**)
- Typ3: Veränderungen im MRT mit Signalanhebung in der T 2-Wichtung/FLAIR-Sequenz mit Schrankenstörung nach KM-Gabe
- Typ 4: Hämorrhagie oder venöser Infarkt (Abb. **B-9.34**).

**B-9.34 Sinusvenenthrombose im subakuten Stadium mit großer Einblutung links parietal.**

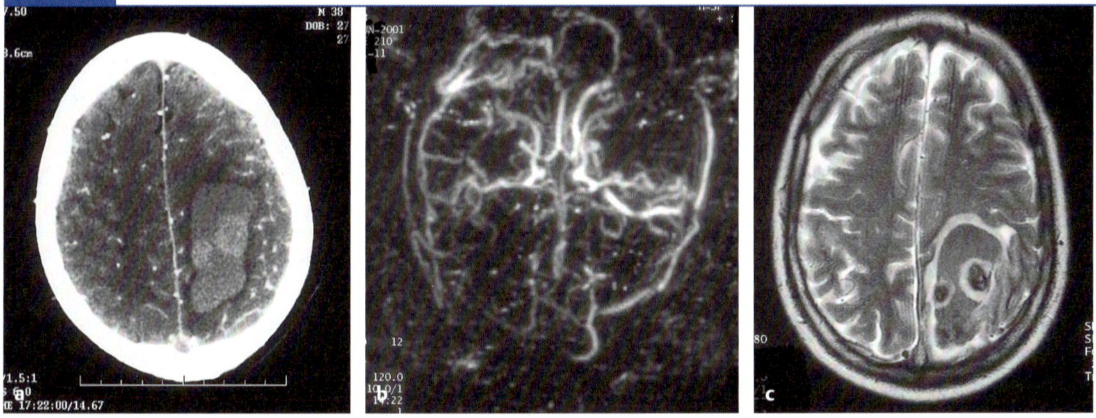

**a CT nach KM**-Gabe: Große Einblutung als hyperdenser Bezirk links parietal. KM-Aussparung im Sinus sagittalis superior.
**b MR-Angiografie** der venösen Bluthirnleiter und Sinus: Kompletter Verschluss der großen venösen Gefäße, erhebliche Kontrastierung von Nebenästen.
**c MRT** (T 2-gewichtet, transversal):Der Thrombus im Sinus sagittalis superior und Sinus rectus stellt sich schwach hyperintens dar.

Zur **definitiven Sicherung** bzw. zum Ausschluss einer Sinusvenenthrombose, zur Beurteilung der genauen Ausdehnung und zum Nachweis einer Thrombose kleinerer Hirnvenen ist die **Angiografie** heute nur noch in Ausnahmefällen erforderlich. Diagnostische Kriterien sind (Abb. **B-9.32a**):

- verzögerte arterielle und insbesondere venöse Durchblutungszeit
- Füllungsdefekte in den thrombosierten Venen bzw. Sinus oder deren fehlende Darstellung
- dilatierte und teilweise elongierte Kollateralvenen.

Zur **definitiven Sicherung** der Diagnose ist die **Angiografie** nur ausnahmsweise erforderlich. Diagnostische Kriterien sind (Abb. **B-9.32a**):

- verzögerte Durchblutungszeit
- Füllungsdefekte in thrombosierten Sinus
- dilatierte Kollateralvenen.

**▸ Klinischer Fall.** Ein 64-jähriger herzkranker Patient leidet seit 2 Tagen unter unerträglichen Kopfschmerzen. Eine Halbseitensymptomatik besteht nicht. Er wird stationär aufgenommen. Zum Zeitpunkt der CT- und MRT-Untersuchung ist er bereits somnolent.
Während in der CT kein sicherer Befund erhoben und insbesondere eine Subarachnoidalblutung ausgeschlossen wird, sind in der MRT Veränderungen im Sinne einer Sinusvenenthrombose zu sehen (Abb. **B-9.32b, c**). Der Radiologe legt sich allerdings nicht eindeutig fest. Deswegen entschließt man sich trotz des schlechten Allgemeinzustandes noch zur Angiografie (Abb. **B-9.32a**). Nach angiografischer Sicherung der Diagnose wird sofort mit einer Antikoagulationstherapie begonnen, unter der sich das klinische Bild des Patienten kontinuierlich bessert. Nach 4-wöchiger Behandlung kann der Patient beschwerdefrei entlassen werden. Es ist nicht auszuschließen, dass die Sinusvenenthrombose durch die Herzerkrankung und die damit verbundene Verschlechterung der Kreislaufsituation mit ausgelöst worden ist.

▸ Klinischer Fall.

## Gefäßfehlbildungen

### Venöse Malformation

Gefäßfehlbildungen

Venöse Malformation

**▸ Definition.** Die venöse Malformation (venöses Angiom, DVA [developmental venous anomaly]) stellt eine Venenanomalie dar, die einer persistierenden embryonalen Venendrainage in einem umschriebenen Bezirk entspricht.

▸ Definition.

**Klinik:** Im Allgemeinen verursacht das venöse Angiom keine Klinik und selten ist es Ursache einer intrazerebralen Blutung (0,1 % pro Läsion im Jahr).

**Klinik:** Keine, selten intrazerebrale Blutung.

**Diagnostisches Vorgehen:** Es handelt sich häufig um einen Zufallsbefund in der CT oder MRT.

**Diagnostisches Vorgehen:** Oft Zufallsbefund.

**Radiologische Diagnostik:** In der **Angiografie** finden sich zahlreiche stern- oder fächerförmig angeordnete Markvenen (Medusenhaupt), die in eine oder mehrere Sammelvenen münden. Das venöse Angiom ist **computertomografisch** meist nur im kontrastverstärkten Bild nachweisbar. Die sternförmigen Venen und insbesondere die Sammelvene werden als gefäßäquivalente Dichteanhebungen abgebildet. Im **MRT** zeigt sich abhängig von den Untersuchungssequenzen eine Signalauslöschung

**Radiologische Diagnostik:** In der **Angiografie** finden sich zahlreiche stern- oder fächerförmig angeordnete Markvenen (Medusenhaupt).

im Gefäßbereich (sog. Flow void) oder eine hohe Signalintensität, vor allem nach KM-Gabe. Nicht selten finden sich in Nachbarschaft einer venösen Fehlbildung andere Gefäßfehlbildungen, insbesondere die kavernöse Malformation.

## Kavernöse Malformation

**Kavernöse Malformation**

**▸ Definition.**

**▸ Definition.** Die kavernöse Malformation (Kavernom) besteht aus multiplen, miteinander kommunizierenden Räumen. Es ist durch langsamen oder fehlenden Blutfluss charakterisiert und neigt zu Thrombosierung und Verkalkung.

**Klinik:** Krampfanfälle und/oder Kopfschmerzen. Bei Blutungen können weitere Veränderungen bis zur Hemisymptomatik auftreten.

**Klinik:** Die kavernöse Malformation kann sich klinisch durch Krampfanfälle und/oder Kopfschmerzen manifestieren. Selten liegt diesen Auffäligkeiten eine Blutung aus der Läsion bzw. periläsional zugrunde. Im Falle der Blutung sind, je nach Lage des Kavernoms, weitere Veränderungen bis zur Hemisymptomatik vorstellbar. Das Blutungsrisiko beträgt etwa 0,7 % pro Jahr.
Häufig besteht eine Assoziation mit weiteren Veränderungen (z. B. venöse Malformation, Café-au-Lait-Flecken).

**Diagnostisches Vorgehen:** CT und MRT (Abb. **B-9.35**).

**Diagnostisches Vorgehen:** CT und MRT (Abb. **B-9.35**). Das MRT ist zumeist richtungweisend und stellt die Methode der Wahl zum Nachweis des Kavernoms dar.

**Einteilung:** s. Tab. **B-9.11**.

**Einteilung:** s. Tab. **B-9.11**.

**B-9.11**

**B-9.11 Einteilung kavernöser Malformationen**

| | |
|---|---|
| **Typ I** | kavernöse Malformation (sog. Grundtyp) |
| **Typ II** | kavernöse Malformation mit intraläsionaler Blutung |
| **Typ III** | kavernöse Malformation mit extraläsionaler Blutung |
| **Typ IV** | vollständig verkalkte kavernöse Malformation |

**Radiologische Diagnostik:** Im nativen **CT** zeigt sich das typische Bild einer hyperdensen Läsion. In der **MRT** zeigt sich eine **inhomogene**, unregelmäßig begrenzte, blumenkohl- bzw. **popkornartige Struktur** mit überwiegend niedriger Signalintensität im T 2-gewichteten Bild (Abb. **B-9.35**, Tab. **B-9.12**). Die **Angiografie** ist meist negativ.

**Radiologische Diagnostik:** In CT und MRT hängt der Befund vom Typ des Kavernoms ab. Fehlen Verkalkungen oder Blutbestandteile, zeigen CT und MRT ein kräftiges, homogenes Enhancement. Dieser Grundtyp liegt aber nur selten vor. Zumeist bestehen Teilthrombosierungen und Verkalkungen, die zum typischen Bild einer **hyperdensen Läsion im** nativen **CT** führen.
In der **MRT** zeigt sich am häufigsten das Bild einer **unterschiedlich alten Blutung**, d. h. eine **inhomogene**, unregelmäßig begrenzte, blumenkohl- bzw. **popkornartige Struktur** mit überwiegend niedriger Signalintensität im T 2-gewichteten Bild als Zeichen der Hämosiderinablagerung und Verkalkung (Abb. **B-9.35**, Tab. **B-9.12**).
Die **Angiografie** ist wegen der Einblutungen, Thrombosierungen und Verkalkungen zumeist negativ. Bei jungen Patienten kann eine KM-Aufnahme in der Spätphase gefunden werden.

**B-9.35 Kavernome (MRT).**

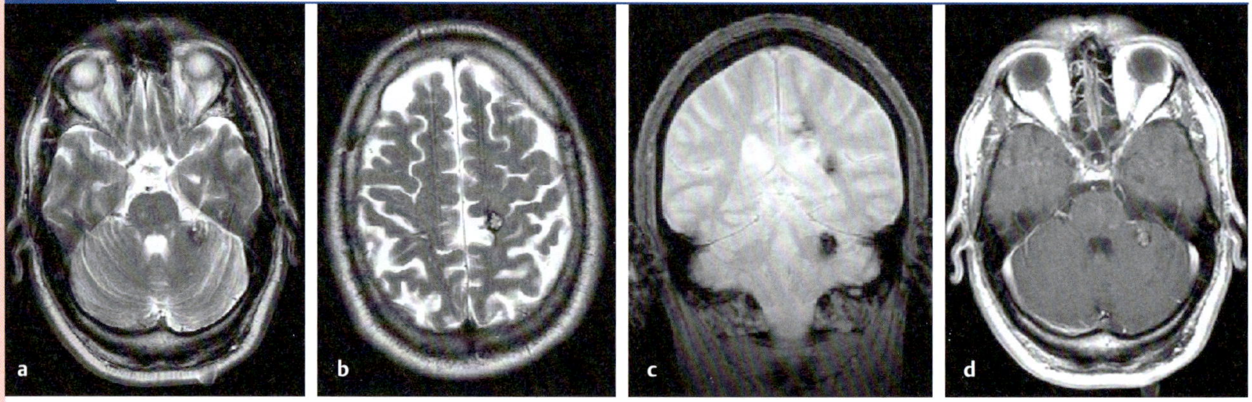


**a, b** Die transversalen T 2-gewichteten Aufnahmen zeigen jeweils ein Kavernom im Kleinhirn und links frontoparietal in Höhe der Mantelkante. Das Signal erscheint inhomogen, im Randbereich erniedrigt, zentral etwas angehoben.
**c** Die Hämosequenz zeigt ein weiteres Kavernom paraventrikulär links. Sämtliche Kavernome stellen sich aufgrund des Suszeptibilitätseffektes schwarz dar.
**d** Nach KM-Gabe findet sich für das Kavernom im Kleinhirnbereich eine leichte KM-Aufnahme.

**B-9.12 Kavernöse Malformation im MRT (n. Zabramski)**

| Typ | Merkmale im MRT |
|---|---|
| I | **subakute Blutung:** hyperintens in der T 1-Wichtung, hyper- oder hypointens in der T 2-Wichtung |
| II | **unterschiedlich alte Blutung:** gemischte Signalintensität in T 1- und T 2-Wichtung mit verschieden alten Blutungsresten (klassisches popkornartiges Bild) |
| III | **chronische Blutung:** hypo- bis isointenses Bild in der T 1- und T 2-Wichtung |
| IV | **punktförmige Mikroblutungen:** am ehesten in GE-Aufnahmen als punktförmige Signalauslöschungen erkennenbar |

B-9.12

### Arteriovenöse Malformation (AVM)

**Definition.** Die arteriovenöse Malformation stellt ein High-flow-Angiom dar, das auf einer arteriovenösen Kurzschlussverbindung beruht, in die ein oder mehrere Nidus eingeschaltet sind. Der Nidus stellt ein Netz abnormer Gefäße dar, die anstelle der normalen Arteriolen und Kapillaren vorliegen. Er bildet von daher die arteriovenöse Verbindung, die aufgrund der hohen Drücke in dem System in besonderem Maße zur Ruptur neigt.

**Klinik:** Es werden **kortikale** und **tiefgelegene** AVM unterschieden. Sie können durch eine lokal raumfordernde Wirkung, hämodynamische Veränderungen oder intrazerebrale Blutungen symptomatisch werden. Arteriovenöse Angiome führen zu Krampfanfällen, Kopfschmerzen oder Zeichen des progressiven neurologischen Defizits aufgrund der begleitenden zerebralen Ischämie. Sie neigen in einem hohen Prozentsatz zu Blutungen, die Zahl wird mit etwa 3 % je Fall pro Jahr angegeben. In der überwiegenden Zahl der Blutungen kommt es zur Ausbildung bleibender Defekte und nicht selten ist der Ausgang letal.

**Diagnostisches Vorgehen:** Als geeignete diagnostische Methode sind CT und/oder MRT zu nennen. Das MRT zeigt Begleitveränderungen besser und erlaubt darüber hinaus eine klarere Abgrenzung des Nidus. Die Angiografie ist zur Therapieplanung häufig unverzichtbar und besitzt daher einen hohen Stellenwert.

**Definition.** Folgende Fragen sind im Rahmen des diagnostischen Vorgehens zu beantworten **(Skalierung nach Spetzler-Martin):**
- **Größe** der Läsion: klein (< 3 cm) = 1; mittel (3–6 cm) = 2; groß (> 6 cm) = 3
- **Lage** der Läsion: „nichteleoquente" Lage = 1; „eloquente" Lage = 2 (eloquente Lage bedeutet: sensorimotorischer Kortex, visueller Kortex, Hypothalamus, Thalamus, Capsula interna, Hirnstamm, zerebelläre Pedunculi, tiefe Kerngebiete)
- **venöse Drainage:** ausschließlich oberflächlich = 1; tief = 2.

Auf Basis dieser Daten lässt sich eine Einteilung vornehmen, mit höherem Punktwert steigt das operative Risiko.

**Radiologische Diagnostik:** In der nativen **CT** kann die AVM gering **hyperdens** sein und Verkalkungen zeigen. Daneben kann eine Atrophie der umgebenden Hirnstrukturen vorliegen. Im Kontrast-CT zeigen die ab- und zuführenden Gefäße sowie der Nidus eine deutliche Hyperdensität, die der anderer Gefäße entspricht.
In der **MRT** findet sich aufgrund des raschen Blutflusses in der AVM ein **signalfreier Bezirk** mit unregelmäßigen, zum Teil deutlich verdickten Gefäßstrukturen. Das Hirnparenchym weist in der Umgebung Zeichen der **Atrophie** und **Gliose** auf (Abb. **B-9.36**).
**Diagnostik zur Therapieplanung**: Die Entscheidung über die definitive Therapie erfordert eine genaue Analyse der AVM und der hirnversorgenden Gefäße mittels **Katheterangiografie (zerebrale Panangiografie)**. Es muss eine genaue Darstellung versorgender Gefäße erfolgen, wobei zwischen direkt und ausschließlich die AVM versorgenden Gefäßen und Passagegefäßen, die auch distale normale Hirnanteile versorgen, unterschieden werden muss. Der Nidus ist von anderen Gefäßerweiterungen abzugrenzen, indem der Nachweis der arteriovenösen Verbindung erfolgt.

### Arteriovenöse Malformation (AVM)

**Definition.**

**Klinik:** Man unterscheidet **kortikale** und **tiefgelegene** AVM. Sie können zu Krampfanfällen, Kopfschmerzen oder zerebraler Ischämie führen.

**Diagnostisches Vorgehen:** CT und/oder MRT; eine Angiografie ist zur genauen Therapieplanung unverzichtbar.

**Definition.**

**Radiologische Diagnostik:** In der nativen **CT** kann die AVM gering **hyperdens** sein und Verkalkungen sowie eine Atrophie der umgebenden Strukturen zeigen. In der **MRT** findet sich aufgrund des raschen Blutflusses in der AVM ein **signalfreier Bezirk** mit unregelmäßigen Gefäßstrukturen (Abb. **B-9.36**). Die Entscheidung über die definitive Therapie erfordert eine genaue Analyse der AVM und der hirnversorgenden Gefäße mittels **Katheterangiografie.**

**B-9.36 Okzipital gelegenes arteriovenöses Angiom.**

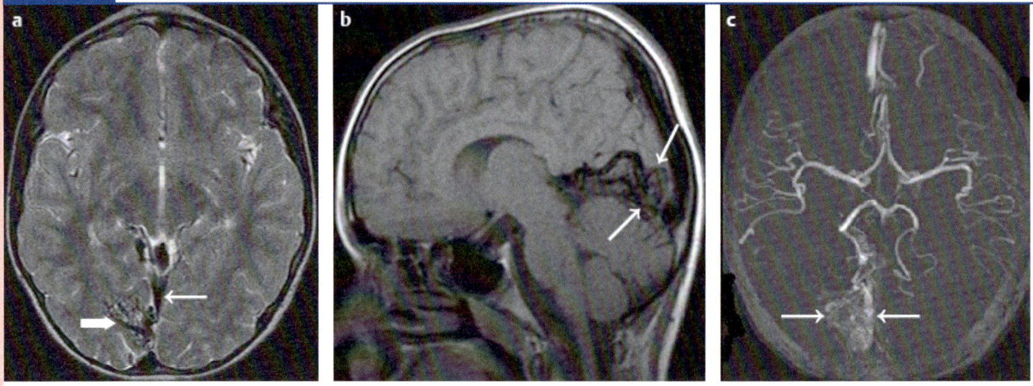

**a, b MRT:** T 2-gewichteter Transversalschnitt (**a**) mit pathologischen Gefäßen im Okzipitallappen rechts (dicker Pfeil). Verdickung der drainierenden Vena Galeni und des Sinus rectus (Pfeil). Der Sagittalschnitt (**b**) zeigt sehr deutlich die Ausdehnung des Angioms okzipital, den Nidus des Angioms (Pfeile) und pathologische drainierende Venen.
**c MR-Angiografie:** Der Nidus des Angioms zeigt sich als deutlich kompakte Signalanhebung (Pfeile) mit gleichzeitiger partieller Signalanhebung in den abführenden Venen.

**Therapie:** Die Behandlung kann durch neurochirurgische **Resektion**, endovaskuläre **Embolisation** oder stereotaktische **Strahlentherapie** erfolgen. Diese Methoden werden häufig **kombiniert** eingesetzt, um eine vollständige Ausschaltung der Malformation zu erreichen.
Die **endovaskuläre Embolisation** wird zum einen in Kombination mit der Strahlentherapie und der chirurgischen Resektion eingesetzt, zum anderen aber auch als alleinige Therapiemethode. Durchführung: Über einen nidusnah platzierten Mikrokatheter wird die Malformation entweder mit einem Flüssigembolisat oder Platinspiralen okkludiert.

**Therapie:** Für die Behandlung ateriovenöser Malformationen stehen die neurochirurgische **Resektion**, die stereotaktische **Strahlentherapie** oder die endovaskuläre **Embolisationstherapie** zur Verfügung, wobei sehr häufig die Behandlungsmethoden kombiniert werden. Die Auswahl des Verfahrens erfolgt in Abhängigkeit von der Größe der Läsion, der Lage und der venösen Drainage (oberflächlich oder tief). Häufig werden die Behandlungsmethoden **kombiniert** eingesetzt, da nur die vollständige Ausschaltung einer arteriovenösen Malformation das Blutungsrisiko beseitigt. In die Entscheidung, ob eine AVM behandelt werden sollte, muss insbesondere bei asymptomatischen Patienten das Behandlungsrisiko mit einbezogen und ausführlich mit dem Patienten besprochen werden. Eine interdisziplinäre Therapieplanung ist daher unverzichtbar.
Bei kleinen oberflächennahen Malformationen in nicht-eloquenten (d. h. nicht funktionell bedeutenden, s. Exkurs) Hirnregionen können mit der chirurgischen Resektion gute Ergebnisse erzielt werden. Die Strahlentherapie dagegen eignet sich für kleine arteriovenöse Malformationen in jeglicher Hirnregion. Die Embolisationstherapie wird zum einen in Kombination mit der Strahlentherapie und der Resektion eingesetzt, zum anderen kommt sie auch als alleinige kurative Therapieoption zum Einsatz (v. a. bei kleinen Malformationen mit einem einzelnen oder einigen wenigen ausreichend kaliberstarken zuführenden Gefäßen).
**Endovaskuläre Embolisation:** In Allgemeinanästhesie wird ein Mikrokatheter in einem geeigneten zuführenden Gefäß nidusnah platziert. Je nach Größe der Malformation erfolgt die Embolisation entweder durch flexible Platinspiralen (bei makrofistulösen AV-Shunts) oder mit Flüssigembolisaten (z. B. Ethylen-Vinyl-Alkohol [Onyx®] oder Histoacryl/Lipiodol) (Abb. **B-9.37**). Häufig sind mehrere Behandlungssitzungen nötig. Nach erfolgreicher Okklusion einer arteriovenösen Malformation sind im Hinblick auf eine mögliche Rekanalisation weitere angiografische Nachuntersuchungen erforderlich.

**B-9.37 Embolisation einer arteriovenösen Malformation.**

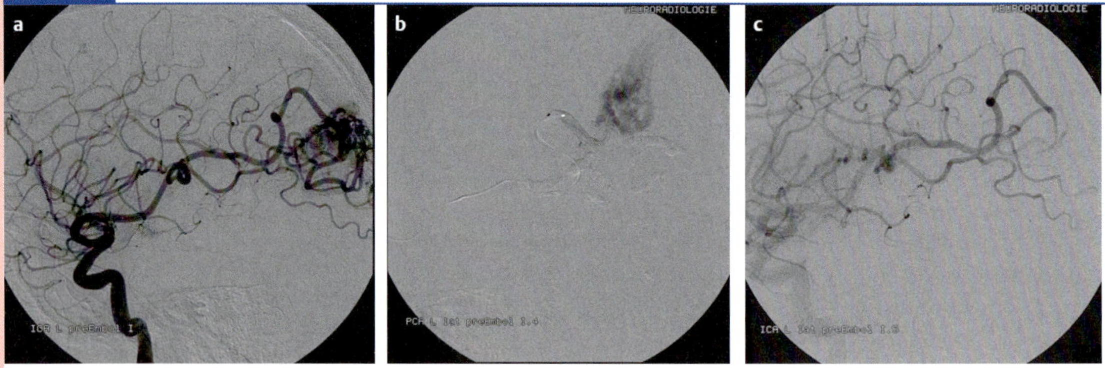

**a** Symptomatische intrazerebrale arteriovenöse Malformation.
**b** Platzierung eines flussgesteuerten Mikrokatheters und Embolisation der arteriovenösen Malformation mit einem Flüssigembolisat.
**c** Vollständige endovaskuläre Ausschaltung der arteriovenösen Malformation.

## Intrazerebrale Blutungen

### Hypertensive Massenblutung

**Pathogenese:** Es ist eine Besonderheit des Gehirns, dass sich Gefäße nach langjähriger Hypertonie so verändern, dass eine spontane Blutung resultieren kann. Der genaue Entstehungsmechanismus ist noch nicht geklärt. Im Gefolge der Hypertonie können sich an kleinen Gefäßen mit einem Durchmesser von 100–300 µm Mikroaneurysmen entwickeln, deren Einreißen zur Blutung führen kann. Daneben wird eine Lipohyalinose der Gefäßwand als ursächlich angesehen.

Intrazerebrale Blutungen

Hypertensive Massenblutung

**Pathogenese:** Nach langjähriger Hypertonie verändern sich die Gefäße des Gehirns so, dass eine spontane Blutung resultieren kann.

**Lokalisation und Einteilung:** Hypertoniebedingte Massenblutungen befinden sich **in ⅔ der Fälle im Bereich der Stammganglien** und gehen meist von Gefäßen des Putamens aus. **Prädilektionsstelle** der Gefäßruptur ist der Abgang der lentikulostriären Arterien aus der A. cerebri media.

- **Stammganglienhämatome**: Totale Stammganglienhämatome reichen vom Inselkortex bis zur Ventrikelwand, sodass ihr Ausgangspunkt nicht mehr eindeutig bestimmt werden kann. Etwa 60 % der hypertensiven Massenblutungen gehen vom Putamen aus. Das kleine Typ-I-Hämatom ist linsenförmig und auf das Putamen begrenzt. Typ-II- und Typ-III-Hämatome greifen auf die Corona radiata über und können in das Ventrikelsystem einbrechen oder in das Marklager von Frontal- oder Parietallappen vordringen (Abb. **B-9.38**). Typ-IV-Hämatome reichen über den vorderen Schenkel der Capsula interna bis zum Caput nuclei caudati.
  Die Thalamushämatome sind der zweithäufigste Typ der Stammganglienblutungen. Auch sie können sich bis zur Capsula interna (Typ II) in Richtung auf das Centrum semiovale (Typ IIIa), das Mittelhirn (Typ IIIb) oder in den Ventrikel (Typ IV) ausdehnen (Abb. **B-9.39**). Selten sind Hämatome auf das Caput nuclei caudati und die Capsula interna beschränkt.

**Lokalisation und Einteilung:** Massenblutungen befinden sich **in ⅔ der Fälle im Bereich der Stammganglien**.

- **Stammganglienhämatome:** Etwa 60 % gehen vom Putamen aus. Das kleine Typ-I-Hämatom ist auf das Putamen begrenzt. Typ-II- und Typ-III-Hämatome können in das Ventrikelsystem oder das Marklager einbrechen (Abb. **B-9.38**). Typ-IV-Hämatome reichen bis zum Caput nuclei caudati. Thalamushämatome sind am zweithäufigsten (Abb. **B-9.39**).

**B-9.38** Frische Blutung rechts im Bereich des Putamens (CT).

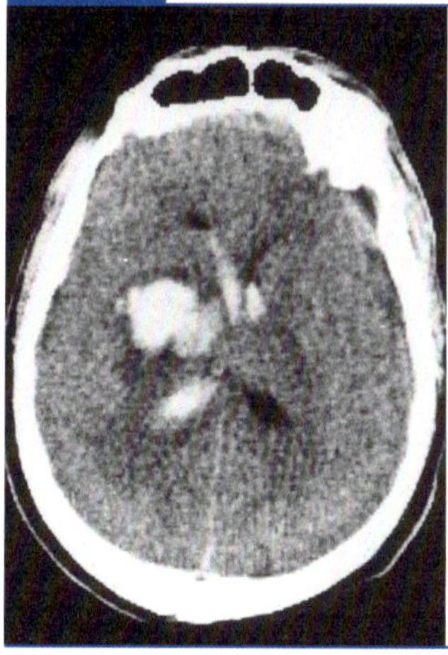

Das CT zeigt eine Ausdehnung der Blutung in die Corona radiata und einen Ventrikeleinbruch. In beiden Seitenventrikeln ist Blut nachweisbar.

B-9.38

**B-9.39** Große linksseitige von den Stammganglien ausgehende Massenblutung mit Ausdehnung nach frontal und Ventrikeleinbruch (CT).

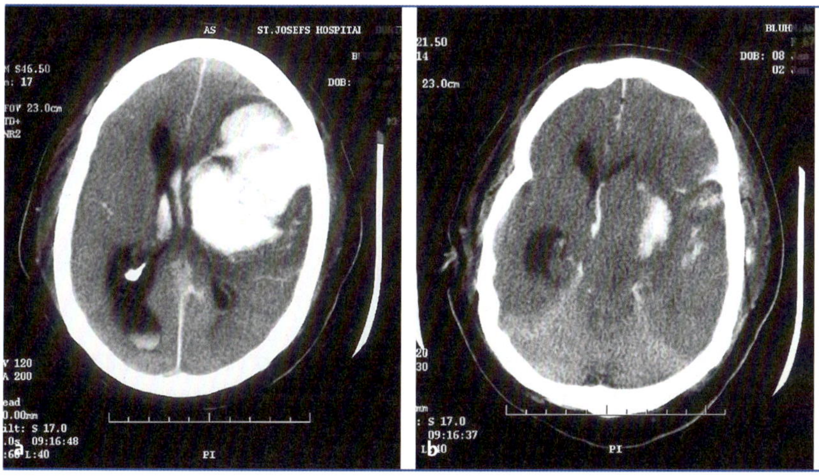


Durch die ausgedehnte Blutung kommt es zu einer massiven Mittellinienverlagerung nach rechts (**a**). Der raumfordernde Effekt führt zu einem Verschluss der Foramina Monroi mit Aufstau vor allem des rechten Seitenventrikels (**b**).

- **Lobärhämatome:** Sie treten im Grenzgebiet zwischen grauer und weißer Substanz auf.
- **infratentorielle Blutungen:** Sie können Kleinhirn, Hemisphären, Pons oder Hirnstamm betreffen.

- **Lobärhämatome**: Sie treten v. a. im Grenzgebiet zwischen grauer und weißer Hirnsubstanz auf und sind in > 50 % der Fälle hypertoniebedingt.
- **infratentorielle Blutungen**: Sie können das Kleinhirn betreffen und sich in die Hemisphären ausdehnen oder im Pons bzw. Hirnstamm lokalisiert sein. Sie sind erheblich seltener als die Stammganglien- oder Lobärhämatome.

### Nicht-Hypertonie bedingte Parenchymblutungen

- **Angiomblutungen:** Ausdehnung und Lokalisation sind von der Lage des Angioms abhängig.

### Nicht-Hypertonie bedingte Parenchymblutungen

- **Angiomblutungen**: Ausdehnung und Lokalisation der Blutung sind entscheidend von der Lage des Angioms abhängig. Bei oberflächennaher Lage ist eine SAB und Parenchymblutung festzustellen, hingegen resultiert bei tiefer Lage eine deutliche intrazerebrale Raumforderung, ggf. mit Ventrikeleinbruch.

► Merke.

► Merke. Etwa 30–50 % aller nachweisbaren Angiome führen im Laufe des Lebens zu einer Blutung. Der Häufigkeitsgipfel liegt um das 40. Lebensjahr. Nicht selten ist die Blutung erstes Zeichen eines bis dahin asymptomatischen und unbekannten Angioms.

- **weitere Entstehungsursachen:** Tumoren, entzündliche Gefäßerkrankungen, intravasale Gerinnungsstörungen, Antikoagulanzientherapie oder zerebrale Amyloid-Angiopathie.

- **weitere Entstehungsursachen:** Blutungen können auch von Tumoren, entzündlichen Gefäßerkrankungen wie der Wegener Granulomatose, der Panarteriitis nodosa oder dem Lupus erythematodes ausgehen. Sie können durch intravasale Gerinnungsstörungen bzw. eine Antikoagulanzientherapie oder die zerebrale Amyloid-Angiopathie hervorgerufen sein.

### Radiologische Diagnostik bei Parenchymblutungen

Typische Befunde s. Tab. **B-9.13** und Tab. **B-9.14**.

- **CT** (Abb. **B-9.40**):
  - **akute Parenchymblutungen:** Im CT zeigen sich deutlich hyperdense Dichtewerte, bedingt durch die hohe Hämoglobin-Konzentration frischer Hämatome. Im weiteren Verlauf nimmt die Dichte mit dem Abbau des Hämoglobins ab. Nach ca. 6 Tagen wird das Hämatom von außen nach innen zunehmend hypodens.
  - **subakute Parenchymblutung:** Nach 3–8 Wochen ist das Hämatom isodens zum Hirngewebe.
  - **alte Blutung:** Sie zeigt sich als hypodenser Defekt.

### Radiologische Diagnostik bei Parenchymblutungen

Die typischen Befunde sind in Tab. **B-9.13** und Tab. **B-9.14** aufgeführt.

- **CT** (Abb. **B-9.40**):
  - **akute Parenchymblutung:** Die akuten Parenchymblutungen zeigen im CT deutlich hyperdense Dichtewerte, so dass sie sich sehr hell gegenüber dem Hirnparenchym abgrenzen. Die Hyperdensität der frischen Hämatome ist durch ihre hohe Hämoglobin-Konzentration bedingt. Liegt dagegen ein pathologisch erniedrigter Hämatokrit vor, können sie iso- oder hypodens sein. Auch wenn das Blut infolge eines Gerinnungsdefektes nicht koagulieren kann, sind niedrigere Dichtewerte zu erwarten. Im weiteren Verlauf wird das Hämoglobin abgebaut, was mit einer Abnahme der Dichte einhergeht – täglich durchschnittlich um 1,4 HE (Houndsfield-Einheiten). Nach ca. 6 Tagen wird das Hämatom von außen nach innen zunehmend hypodens, ohne dass der raumfordernde Effekt zunächst abnimmt.
  - **subakute Parenchymblutung:** Nach 3–8 Wochen ist das Hämatom isodens zum Hirngewebe. In der Peripherie kann über mehrere Monate eine ringförmige KM-Anreicherung nachweisbar sein (perifokale Hypervaskularisation bzw. perifokales Granulationsgewebe).
  - **alte Blutung:** Sie zeigt sich in Form eines hypodensen oder zystischen Defektes mit narbiger Retraktion im Randbereich.

- **MRT:**
  - **hyperakutes und akutes Stadium (SE-Sequenz):** In der T 1-Gewichtung zeigt sich eine mäßige Signalabsenkung, in der T 2-Gewichtung ein hyperintenses Signal.
  - **subakutes und chronisches Stadium (Abb. B-9.40):** Es kommt zunächst zu einer Signalanhebung sowohl in der T 1- als auch in der T 2-Gewichtung, im chronischen Stadium überwiegend allerdings wiederum eine Signalabsenkung.

- **MRT:**
  - **hyperakutes und akutes Stadium:** Im hyperakuten Stadium ist das MR-Bild in Spin-Echo (SE) T 1- und T 2-gewichteten Aufnahmen nicht charakteristisch. In der T 1-Gewichtung zeigt sich eine mäßige Signalabsenkung, in der T 2-Gewichtung ein hyperintenses Signal; auch Tumoren können sich in ähnlicher Weise darstellen. Verwendet man allerdings suszeptibilitätsempfindliche Sequenzen, wie die EPI-Sequenz, fällt die Blutung durch ein sehr niedriges Signal auf. Die akute Blutung zeigt vor allem in der T 2-Gewichtung eine Veränderung insofern, als sich eine Signalabsenkung einzustellen beginnt. Gradienten-Echo-Sequenzen (GE-Sequenzen) weisen durchgängig ein niedriges Signal auf.
  - **subakutes und chronisches Stadium** (Abb. **B-9.40**)**:** Es kommt durch den weiteren Abbau des Hämoglobins zunächst zu einer Signalanhebung in der T 1-Gewichtung und in der Folge auch in der T 2-Gewichtung. In der GE-Sequenz bleibt das Signal niedrig. Im chronischen Stadium überwiegt allerdings wiederum eine Signalabsenkung, bedingt durch den Effekt des Abbauproduktes Hämosiderin, das letztlich entsteht. Im chronischen Stadium ist statt des vormals raumfordernden Effektes der Blutung nur noch eine narbige Reststruktur oder ein zystischer Defekt mit narbigem Randsaum vorhanden.

**B-9.13 Parenchymblutungen in der CT**

| Stadium | CT-Befund | HE (S. 90) |
|---|---|---|
| **frische Parenchymblutung** (0–28 Tage) (Abb. **B-9.40**) | ▪ hyperdens, raumfordernd<br>▪ Umgebungsödem hypodens<br>▪ ringförmiges KM-Enhancement | 60–80 |
| **subakute Parenchymblutung** (28–42 Tage) | ▪ isodens im Zentrum<br>▪ hypodens im Randbereich<br>▪ Rückgang der Raumforderung<br>▪ ringförmiges KM-Enhancement | 25–40 |
| **alte Parenchymblutung** (älter als 42 Tage) | ▪ hypodens bis zystisch<br>▪ narbige Reaktion<br>▪ Randgliose | 0–26 |

**B-9.14 Parenchymblutungen in der MRT (Spin-Echo-Sequenzen)**

| | SE $T_1$-gewichtet | SE $T_2$-gewichtet |
|---|---|---|
| **hyperakutes Stadium** (0 – 6 Stunden) 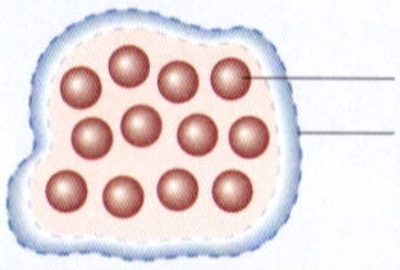  | niedrige Signalintensität | hohe Signalintensität |
| **akutes Stadium** (6 Stunden bis 5 Tage) Abbau des Hämoglobins zu Desoxyhämoglobin 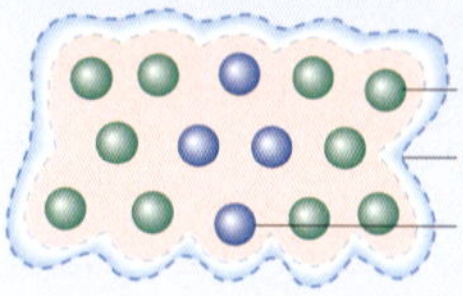  | unverändert niedrige Signalintensität | niedrige Signalintensität bei Hochfeldgeräten im Zentrum der Blutung, im Randbereich hohe Signalintensität |
| **subakutes Stadium** (Abb. B-9.41) (5 Tage bis mehrere Wochen) 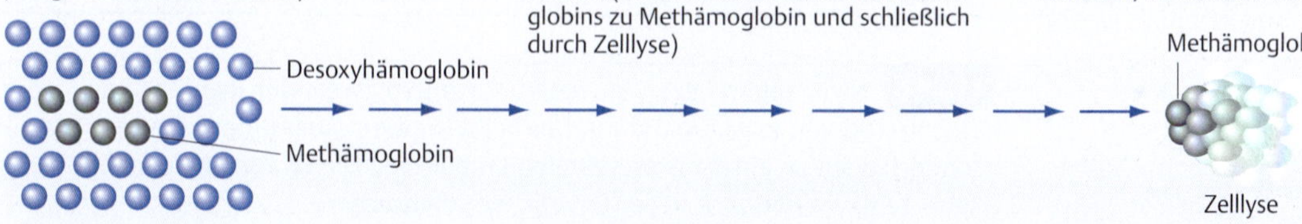  | deutliche Signalerhöhung, zunächst im Randbereich (durch weiteren Abbau des Hämoglobins zu Methämoglobin und schließlich durch Zelllyse) | beginnende Signalerhöhung, zunächst im Zentrum, im weiteren auch im Randbereich |
| **chronisches Stadium** (mehrere Wochen bis Jahre) 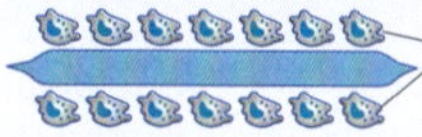  | keine Signalveränderung oder Signalminderung im Randbereich | Signalminderung im Randbereich als Zeichen der Hämosiderinablagerung und signalintensives Zentrum |

**B-9.40 10 Tage alte Blutung in der CT und MRT.**

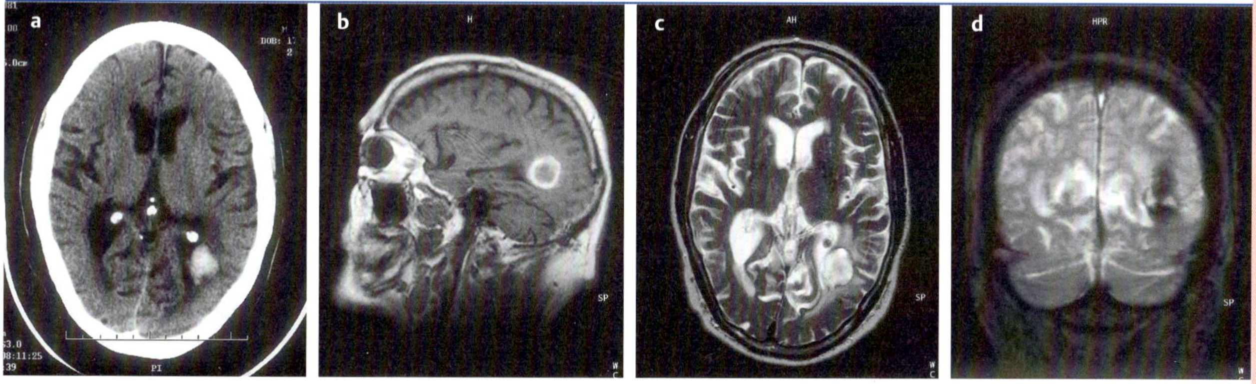


**a** In der CT findet sich eine hyperdense Blutung am Hinterhorn links mit leichtem Kompressionseffekt.
**b** In der MRT zeigt die T 1-gew. Aufnahme eine typische hohe Signalintensität im Randbereich und mittlere Signalintensität im Zentrum.
**c** In der T 2-gewichteten Aufnahme ist eine weitgehend hohe Signalintensität mit Aussparung eines kleinen zentralen Anteiles zu erkennen.
**d** Die GE-Sequenz zeigt eine überwiegend geringe Signalintensität.

▸ Merke.

▸ Merke.
- Die **CT** leistet den Nachweis der **frischen** Blutung am sichersten.
- Die **MRT** ist besonders zur Darstellung **subakuter** und **alter** Blutungen geeignet.
- Die **Angiografie** kann besser Aufschluss über die **Ursache** einer Blutung geben.

## Subarachnoidalblutung (SAB)

Die SAB ist die Folge von **Aneurysmarupturen**. Diese entstehen infolge einer angeborenen Schwäche der Arterienwand. Sie sind bevorzugt im Circulus arteriosus Willisii und der proximalen A. cerebri anterior lokalisiert.

## Subarachnoidalblutung (SAB)

Die SAB ist die häufigste nicht hypertoniebedingte Blutung. Sie entsteht infolge einer **Ruptur von Aneurysmen** und macht etwa 6–20 % aller spontanen intrazerebralen Blutungen aus. Die Hirnarterienaneurysmen entstehen infolge einer angeborenen Schwäche der Arterienwand und sind bevorzugt im Bereich des Circulus arteriosus Willisii und in den proximalen Abschnitten von A. cerebri anterior (hier v. a. Ramus communicans anterior) und media lokalisiert (Abb. **B-9.41**).

⊙ B-9.41

⊙ **B-9.41** **Lokalisation und Verteilung der häufigsten Aneurysmen.**

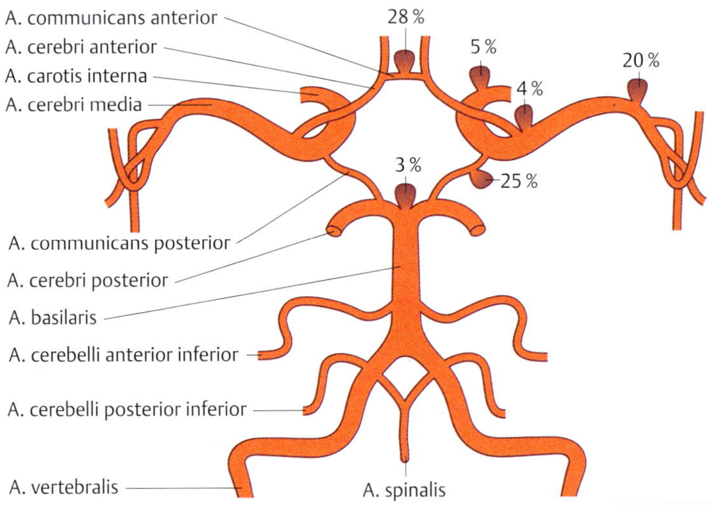


▸ Merke.

▸ Merke. Nicht selten liegen bei einem Patienten zwei oder mehrere Aneurysmen gleichzeitig vor. In ca. 30 % kommt es bei der Aneurysmaruptur nicht nur zur SAB, sondern auch zu einer intrazerebralen Einblutung. Die Blutung kann in das Ventrikelsystem, vornehmlich in den 3. Ventrikel, einbrechen.

**Radiologische Diagnostik:** Zum **Nachweis einer SAB** ist die **CT** ist **Methode der Wahl** (Abb. **B-9.42a**). Ergänzt wird sie durch eine **CT-Angiografie.**

**Radiologische Diagnostik:** Zum **Nachweis einer SAB** ist neben der Liquorpunktion die **CT Methode der Wahl** (Abb. **B-9.42a**). Wegen der Vermischung mit dem Liquor ist die SAB in der CT allerdings erst ab einer höheren Blutungsdichte nachweisbar. Aus der Lokalisation des Blutes im Subarachnoidalraum können Rückschlüsse auf die Lage des rupturierten Aneurysmas gezogen werden. In der Regel wird die Untersuchung mit einer **CT-Angiografie** zur weiteren Differenzierung des Aneurysmas ergänzt. Diese erlaubt bereits die Planung des therapeutischen Eingriffes. Die **MRT** besitzt ebenfalls eine begrenzte Aussagekraft. Durch den kombinierten Einsatz von protonengewichteten Sequenzen und der FLAIR-Sequenz lassen sich subarachnoidale Blutungen ebenfalls nachweisen.

Bei **Nachweis eines Hirnarterienaneurysmas** ist für die weitere Planung der Behandlung und den sicheren Ausschluss weiterer Aneurysmen die Katheter-Angiografie (Abb. **B-9.42b**) weiterhin notwendig.

Bei **Nachweis eines Hirnarterienaneurysmas** in der CT- oder MR-Angiografie ist für die weitere Planung der Behandlung und zum Nachweis weiterer Aneurysmen die Katheter-Angiografie (Abb. **B-9.42b**) auch heute noch notwendig. Sie stellt somit den Goldstandard in der Darstellung zerebraler Aneurysmen dar, auch wenn durch die **CT- oder MR-Angiografie** (Abb. **B-9.43**) in vielen Fällen bereits eine gute Einschätzung der Größe und Form der Aneurysmen möglich ist. Neben der klassischen digitalen Subtraktionsangiografie kann mit modernen Angiografieanlagen auch eine 3D-Angiografie durchgeführt werden (Abb. **B-9.43g**), die eine genaue morphologische Beurteilung des Aneurysmas ermöglicht. Dies ist insbesondere für die weitere Behandlungsplanung hilfreich. Da in 15 % der Fälle multiple Aneurysmen vorhanden sind, müssen alle 4 hirnversorgenden Arterien (beide Karotiden und Vertebralarterien) selektiv dargestellt werden.

**B-9.42 Blutung aus einem Aneurysma der A. cerebri anterior.**

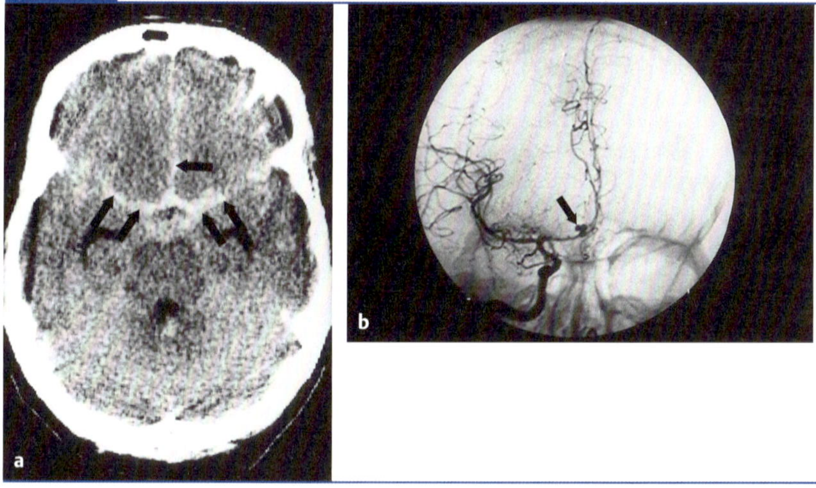

**a CT:** Subarachnoidalblutung mit hyperdensem Blut in der Fissura interhemisphaerica ventralis, der Cisterna suprachiasmatis, der Sylvi-Furche und der Inselzisterne (Pfeile).

**b Angiografie:** Nachweis eines rechts an der A. cerebri anterior (Pars horizontalis) gelegenen Aneurysmas (Pfeil).

**B-9.43 Hirnarterienaneurysmen.**

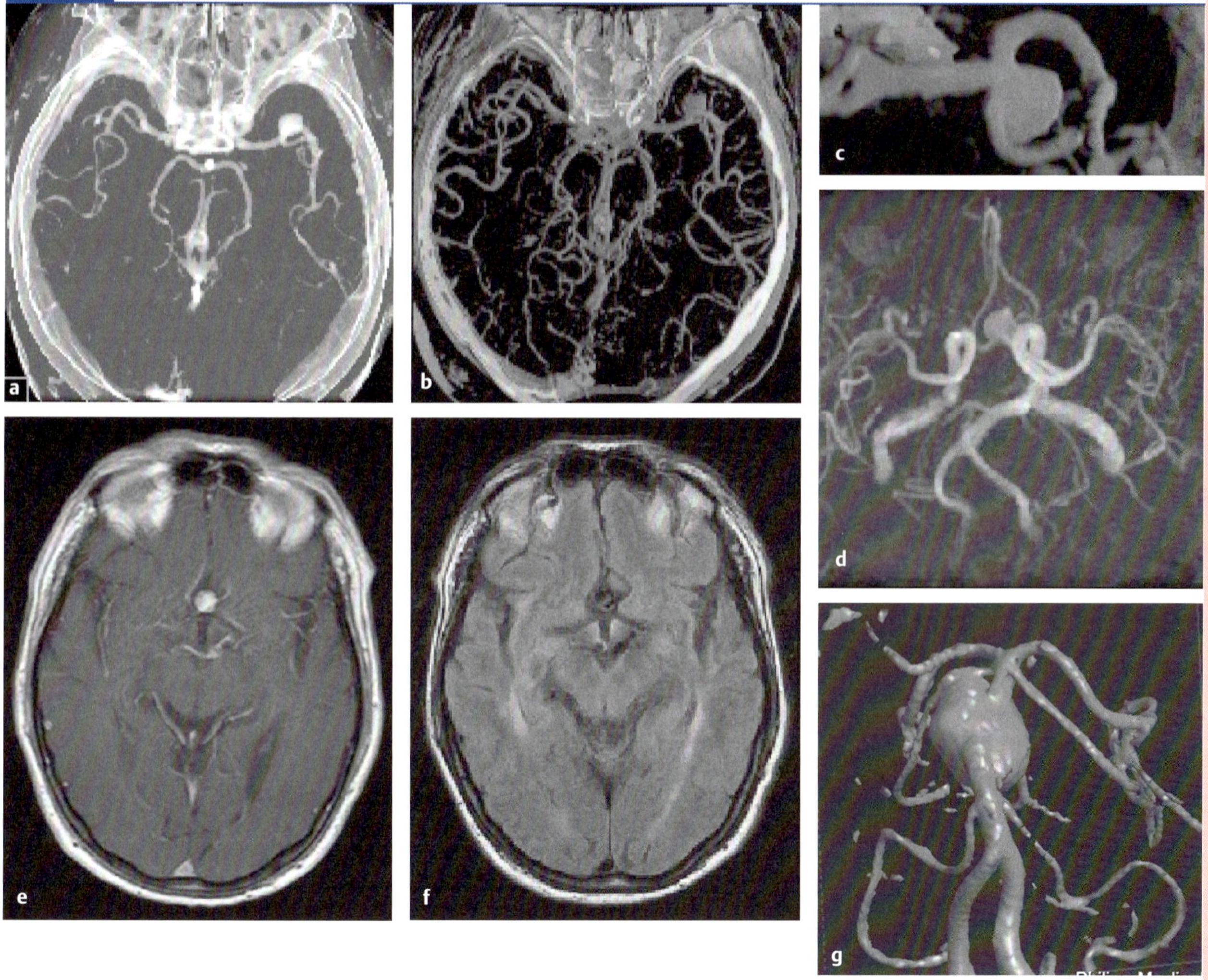

**a–c CT:** Die Aufnahmen zeigen die Kontrastdarstellung (**a**), die Darstellung mit Knochenhinterlegung (**b**) und die nach Subtraktion erhältliche Darstellung (**c**).
**d–f MRT:** Darstellung des ca. 1 cm großen A. communicans anterior-Aneurysmas in der MR-Angiografie (**d**), Befund in der MRT nach KM-Gabe (**e**) und FLAIR-Sequenz mit schlecht abgrenzbarem Aneurysma (**f**).
**g 3D-Rotationsangiografie** eines großen raumfordernden dissektionsbedingten Aneurysmas der A. basilaris.

**Therapie:** Als Behandlungsverfahren stehen die **neurochirurgische** Versorgung durch Clippung des Aneurysmas und die **endovaskuläre** Embolisation durch Coiling zur Verfügung.

**Therapie:** Als Behandlungsverfahren stehen die **neurochirurgische** Versorgung **durch Clippung des Aneurysmas** und die **endovaskuläre** Embolisation **durch Coiling** zur Verfügung, wobei endovaskuläre Verfahren zunehmend Verbreitung gefunden haben. Für die Behandlungsindikation spielen neben Aneurysmagröße/-morphologie und klinischer Symptomatik auch individuelle Faktoren wie Alter, Komorbidität, spezielles endovaskuläres wie auch das neurochirurgische Behandlungsrisiko und nicht zuletzt der Behandlungswunsch des Patienten eine Rolle.

Bei der **endovaskulären Embolisation** werden, unter angiografischer Kontrolle, über einen Mikrokatheter Platinspiralen (Coils) in das Aneurysma eingebracht, die den Blutfluss in das Aneurysma verhindern.

**Endovaskuläre Embolisation:** In Allgemeinanästhesie werden unter angiografischer Kontrolle über einen Mikrokatheter Platinspiralen **(Coils)** in das Aneurysma eingebracht. Die Spiralen rollen sich im Aneurysma auf, bis dieses vollständig gefüllt und von der Zirkulation abgetrennt ist (Abb. **B-9.44**). Bei breitem Aneurysmahals kann es notwendig sein, das Trägergefäß durch selbstexpandierende Mikrostents (stent-assistiertes Coiling) oder spezielle Ballons (Ballon-Remodelling-Technik) zu schützen, um einen Verschluss des Trägergefäßes durch die implantierten Coils zu verhindern.

**B-9.44 Endovaskuläre Embolisation eines Aneurysmas.**

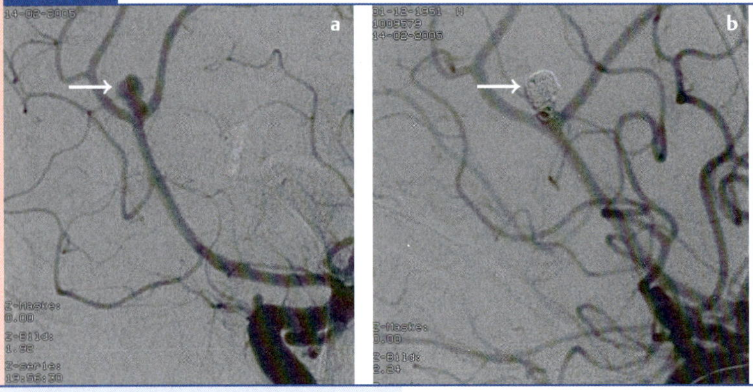


**a** Lobuliertes Aneurysma der A. pericallosa (Pfeil).
**b** Okklusion des Aneurysmas (Pfeil) durch Auffüllung mit Platinspiralen (Coiling).

## 9.3.4 Traumatische Schäden des Gehirns

**Radiologische Verfahren:**
- **Röntgen Schädel:** Frakturnachweis
- **CT:** Darstellung von frischer Blutung, Hirnödem und Fraktur
- **MRT:** Darstellung von Blutungen, Hygromen und Narbenbildungen.

Folgende **radiologische Verfahren** kommen zum Einsatz:
- **Röntgenaufnahme des Schädels:** Nachweis von Frakturen (S. 710).
- **CT:** Darstellung einer frischen Blutung, eines Hirnödems oder einer Fraktur
- **MRT:** Darstellung subakuter und alter Blutungen, Nachweis von Hygromen und Narbenbildungen.

### Commotio cerebri

▶ Synonym.

▶ **Synonym.** Gehirnerschütterung

▶ Definition.

▶ **Definition.** Traumatisch bedingte, reversible Schädigung des Gehirns i. S. einer Funktionsstörung ohne morphologisch fassbares Substrat.

**Klinik:** Kurzzeitige Bewusstseinsstörung, retrograde Amnesie, Übelkeit (Tab. **B-9.15**).

**Klinik:** Kurzzeitige Bewusstseinsstörung, retrograde Amnesie, posttraumatischer Dämmerzustand, Übelkeit und Erbrechen sind die typischen Symptome (Tab. **B-9.15**).

**B-9.15 Traumatische Schäden des Gehirns**

| | Klinik | bildgebende Verfahren |
|---|---|---|
| **Commotio** | kurzzeitige Bewusstseinsstörung retrograde Amnesie<br>posttraumatischer Dämmerzustand<br>Übelkeit und Erbrechen | keine Veränderungen nachweisbar |
| **Contusio** | länger dauernder Bewusstseinsverlust<br>neurologische Ausfälle (z. B. Paresen, Sprach- u. Sehstörungen) | Parenchymblutungen<br>Ödem (lokal oder generalisiert)<br>Nekrose (fokal oder multifokal)<br>traumatische SAB<br>Subduralhygrom |
| **Compressio** | Entwicklung einer tiefen Bewusstlosigkeit | Subdural-, Epiduralhämatom |

**Radiologische Diagnostik:** Mit den verfügbaren radiologischen Verfahren sind **keine Veränderungen** nachweisbar.

**Radiologische Diagnostik:** Keine Veränderungen nachweisbar.

## Contusio cerebri

▶ **Definition.** Gedecktes schweres oder mittelschweres Schädel-Hirn-Trauma. Meist sind mehrere Läsionen in Form von Blutungen und Ödembezirken nachweisbar. Die Kontusionsherde entstehen entsprechend der Krafteinwirkung an den Stellen von **Coup** (Kompression) und **Contrecoup** (Zerrung), wobei die Kontusionsherde am Contrecoup meist ausgeprägter sind. Infolge von Scherkräften können auch an anderen Stellen des Gehirns Blutungen auftreten.

**Klinik:** In der Regel bestehen ein länger dauernder Bewusstseinsverlust sowie neurologische Ausfälle (z. B. Paresen, Sprach- und Sehstörungen) (Tab. **B-9.15**).

**Klinik:** Längerer Bewusstseinsverlust und neurologische Ausfälle (Tab. **B-9.15**).

**Diagnostisches Vorgehen:** Im akuten Stadium ist die **CT das Verfahren der Wahl** zum Nachweis der Blutung (Abb. **B-9.45**), allerdings kann durch die **MRT** ein kontusionelles **Ödem** besser abgebildet werden. Außerdem können sehr kleine Blutungen dem CT entgehen, im MRT aber darstellbar sein.

**Diagnostisches Vorgehen:** Die **CT** ist **Verfahren der Wahl** zum Nachweis der Blutung (Abb. **B-9.45**), allerdings kann durch die **MRT** ein kontusionelles **Ödem** besser abgebildet werden.

**Radiologische Diagnostik:** Die **CT** kann folgende Veränderungen zeigen, wobei nur in schweren Fällen sämtliche Faktoren gleichzeitig vorgefunden werden:

- frische hyperdense Blutungen
- ein lokales oder generalisiertes hypodenses Hirnödem
- eine traumatische Subarachnoidalblutung
- ein Subduralhygrom.

Typisch für die Veränderungen ist eine Verteilung im Bereich von Coup und Contre-Coup, wobei vor allem die der Prellung entgegengelegene Seite die ausgeprägtesten Veränderungen zeigt. Schwierig kann in der CT der Nachweis kleiner punktförmiger Blutungen sein, wie sie besonders bei Scherbewegungen des Gehirns und dabei vornehmlich entlang der Mittellinie (im Bereich des Balkens und Hirnstammes) auftreten. Das Ausmaß dieser Veränderungen wird in der CT häufig übersehen, der Zustand dieser Patienten ist allerdings durch die Einblutungen erheblich eingeschränkt. Hier besitzt die **MRT** unter Verwendung von speziellen, blutungssensitiven Sequenzen eine hohe Aussagekraft. Von daher sollte bei Patienten, bei denen eine Diskrepanz zwischen klinischer Beeinträchtigung und den nur geringen Veränderungen in der CT besteht, die MRT ergänzend angewandt werden. Dies trifft vor allem für die Patienten zu, bei denen eine axiale Scherverletzung aufgrund des Unfallherganges angenommen werden muss. Darüber hinaus können mit dem MRT auch die basalen Hirnabschnitte koronar und sagittal artefaktfrei abgebildet werden, was mit der CT weniger gut gelingt. Nicht zuletzt ist ein kontusionelles Ödem in seinen Ausmaßen oft besser im MRT zu erfassen. Allerdings ist im MRT die Überwachung der Patienten schwieriger durchzuführen und die Kooperation häufig nicht gegeben.

**Radiologische Diagnostik:** Die CT kann zeigen:

- frische hyperdense Blutungen
- hypodenses Hirnödem
- traumatische SAB
- Subduralhygrom.

Die **MRT** sollte bei Patienten, bei denen eine Diskrepanz zwischen Klinik und sichtbaren Veränderungen im CT besteht, ergänzend angewandt werden. Sie kann kleine punktförmige Blutungen besser erfassen, die z. B. bei Scherbewegungen des Gehirns auftreten.

**B-9.45 Contusio cerebri (CT).**

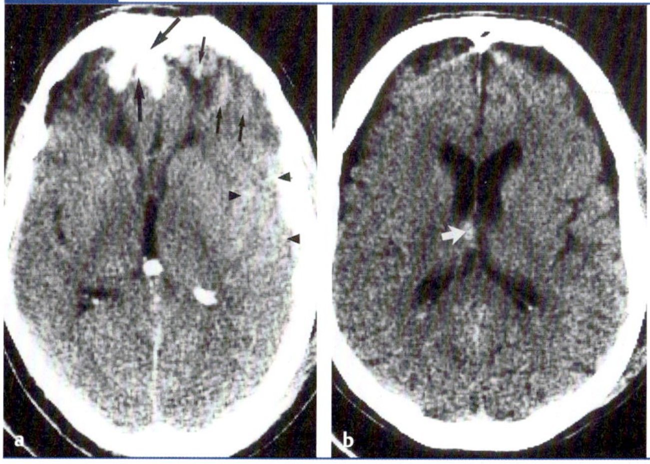

**a** CT wenige Stunden nach einem Schädel-Hirn-Trauma: Frontobasal große kortikale und subkortikale Blutung. Bilateral dazu hypodense Ödemzone, z. T. auch mit kleinfleckigen hyperdensen Blutungsherden (große und kleine Pfeile). Traumatische Subarachnoidalblutung links temporal (Pfeilspitzen).

**b** Kleine posttraumatische Blutung im Thalamusbereich rechts subependymal (Pfeil). Der Herd stellt sich computertomografisch schwach hyperdens dar.

Die **Blutungsherde** sind **kortikal und subkortikal** gelegen. Das **Hirnödem** ist in der CT als **Hypodensität im Marklager** erkennbar. Eine **Verstreichung der Hirnwindungsfurchen** oder eine **Kompression des Ventrikelsystems** können auf das Hirnödem hinweisen.

Die **Blutungsherde** sind typischerweise **kortikal und subkortikal** gelegen und manchmal nur klein, sie liegen bevorzugt fronto- und temporobasal. Das postkontusionelle **Hirnödem** ist in der CT als umschriebene oder generalisierte **Hypodensität im Marklager** erkennbar. Daneben können als Zeichen der fokalen oder diffusen Raumforderung eine **Verstreichung der Hirnwindungsfurchen** und der basalen Zisternen oder eine **Kompression des Ventrikelsystems** auf das Hirnödem hinweisen.

## Posttraumatisches Subduralhygrom

► Definition.

► Definition. Flüssigkeitsansammlung im Subduralraum, die durch eine traumatische Arachnoidalverletzung und einen nachfolgenden Liquoreinstrom entsteht.

**Klinik:** Es kann zu dumpfen, persistierenden Kopfschmerzen und deutlicher Verlangsamung kommen.

**Klinik:** Die Patienten zeigen nicht immer eine charakteristische Klinik, es kann aber zur Ausprägung von dumpfen persistierenden Kopfschmerzen kommen sowie zu einer deutlichen Verlangsamung.
Eine Entwicklung zum chronischen Subduralhygrom mit erneuten Einblutungen ist möglich.

**Radiologische Diagnostik:** In der **CT** stellt sich eine **hypodense, konkav-konvexe Raumforderung** dar.

Mit der **MRT** kann die Ausdehnung genauer beurteilt werden (Abb. **B-9.46**).

**Radiologische Diagnostik:** In der **CT** stellt sich eine **hypodense, konkav-konvexe Raumforderung** dar, deren Dichtewerte in Abhängigkeit vom Eiweißgehalt höher sein können als die von Liquor. Sie sind aber gegenüber dem Hirngewebe eindeutig hypodens.
Mithilfe der **MRT** ist die Ausdehnung genauer zu beurteilen als computertomografisch. Die Brückenvenen sind nach innen verlagert, sodass subdurale Hygrome eindeutig von einer Erweiterung des Subarachnoidalraumes differenziert werden können. Im T 1-gewichteten Bild kann die Signalintensität etwas höher als die des Liquors sein (Abb. **B-9.46**).

B-9.46

**B-9.46 Subduralhygrom links frontoparietal.**

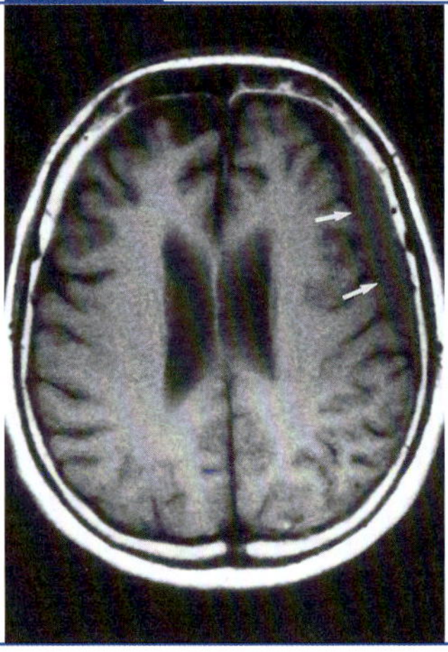

In der T 1-betonten **MRT** zeigt das Hygrom (Pfeile) eine geringgradig höhere Signalintensität als Liquor (nativ).

## Epiduralhämatom

► Definition.

► Definition. Blutansammlung zwischen Schädelkalotte und dem äußeren Blatt der Dura mater, das normalerweise dem Knochen fest anliegt und das Periost bildet. Das epidurale Hämatom entsteht v. a. durch Einrisse meningealer Arterien (A. meningea media und ihre Äste).

**Klinik:** Der typische 3-phasige Verlauf tritt nur in 30 % der Fälle auf.

**Klinik:** Der typische 3-phasige Verlauf (initiale Bewusstlosigkeit – freies Intervall – erneute Bewusstseinstrübung mit Auftreten neurologischer Herdsymptome) tritt nur in 30 % der Fälle auf. Oft besteht initial jedoch keine Bewusstlosigkeit!

► Merke.

► Merke. Das epidurale Hämatom ist ein **neurologischer Notfall**, da es aufgrund des raumfordernden Charakters und einer zumeist raschen Progredienz eine vitale Bedrohung des Patienten darstellt.

**Diagnostisches Vorgehen:** s. Tab. **B-9.16**.

**Diagnostisches Vorgehen:** s. Tab. **B-9.16**.

**B-9.16 Radiologische Differenzialdiagnose (s. a. Tab. B-9.14)**

| | Epiduralhämatom | Subduralhämatom |
|---|---|---|
| **Lokalisation** | meist temporoparietal, seltener frontal oder okzipital | meist frontoparietal, aber auch bis in den Interhemisphärenspalt und längs der Falx |
| **Form** | bikonvex (linsenförmig), respektiert die Falx nicht | sichelförmig, respektiert die Falx |
| **Radiologisches Verfahren der Wahl** | akutes Stadium: CT<br>subakutes/chronisches Stadium: MRT | |
| **CT nativ** | **akut:** hyperdense Raumforderung mit Mittellinienverlagerung und Ventrikelkompression<br>**subakut:** homogen isodens oder leicht hypodens mit hyperdensem Spiegel aufgrund einer zellulären Sedimentation in den dorsalen Partien<br>**chronisch:** inhomogen, überwiegend hypodens, durch rezidivierende Nachblutungen hyperdense Anteile möglich, Kapselverdickungen, Septenbildung, Verkalkung | |
| **CT nach KM** | **akut:** keine Reaktion<br>**subakut:** leichte KM-Aufnahme der Dura<br>**chronisch:** deutliche KM-Aufnahme der Kapsel und einzelner Septen | |
| **MRT** | **akut:** hypointenses Signal im Vergleich zum umgebenden Hirngewebe in der T 1- und T 2-gewichteten Spin-Echo-Sequenz<br>**subakut:** hohe Signalintensität in beiden Sequenzen<br>**chronisch:** inhomogenes Signal und kräftige KM-Aufnahme der Kapsel und Septen | |

**Radiologische Diagnostik:** In der **CT** stellt sich das frische epidurale Hämatom **hyperdens** dar. Das Hämatom liegt **meist temporo-parietal** und **supratentoriell.** Die typische **Form** ist **bikonvex** (Abb. **B-9.47**).

**Radiologische Diagnostik:** In der **CT** stellt sich das frische epidurale Hämatom **hyperdens** dar. Entsprechend dem Verlauf der A. meningea media liegt das Hämatom **meist temporoparietal**, seltener frontal. **Supratentoriell** gelegene Hämatome kommen ca. 5-mal häufiger vor als infratentorielle. Typischerweise ist die **Form bikonvex**, was sich aus der Konvexität der Schädelkalotte und der zum Teil vom Knochen abgehobenen Dura erklärt (Abb. **B-9.47**). Liegt dem Hämatom eine Fraktur zugrunde, dann zeigt sich diese meist auch in der CT.

► Merke.

► Merke. Hämatom und Frakturlinie sind nicht immer an gleicher Stelle zu sehen – ausnahmsweise kann das Hämatom auch von der Frakturlinie entfernt liegen. Bei Kindern werden Frakturen seltener gefunden als bei Erwachsenen.

► Klinischer Fall.

► Klinischer Fall. Ein 36-jähriger Patient wird nach einer Schlägerei mit starken Kopfschmerzen, einem Monokelhämatom und einer Kopfplatzwunde ins Krankenhaus eingeliefert. Dort wird eine CT angefertigt, die ein Subduralhämatom links frontoparietal zeigt. Das Hämatom wird operativ ausgeräumt. In der postoperativ angefertigten CT findet sich ein großes raumforderndes epidurales Hämatom im Operationsgebiet. Offensichtlich wurde intraoperativ ein Ast der A. meningea media verletzt mit der Folge einer ausgedehnten epiduralen Einblutung (Abb. **B-9.47**). Erneut muss der Patient deshalb operiert werden. Nach der zweiten Operation treten keine Komplikationen mehr auf, sodass der Patient nach einigen Wochen ohne größere Beschwerden entlassen wird.

**B-9.47 Epidurales Hämatom bei Z. n. Ausräumung eines Subduralhämatoms. CT:** Postoperativ Entwicklung eines großen raumfordernden und typisch konfigurierten bikonvexen epiduralen Hämatoms (Pfeile). Kleine Lufteinschlüsse im Verlauf der Schädelkalotte.

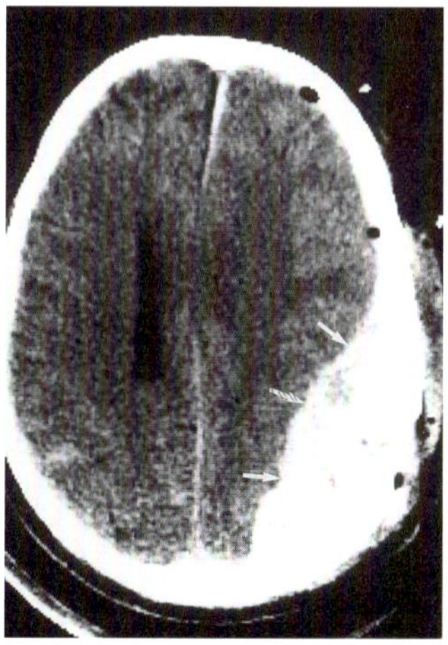

## Subduralhämatom

► Definition.

## Subduralhämatom

► **Definition.** Blutung aus Brückenvenen im Verlauf zwischen Hirnoberfläche und Drainage in die Sinus infolge einer traumatisch bedingten Zerrung und Zerreißung, wobei es zur Hämatombildung zwischen Dura und Arachnoidea kommt.

**Klinik:** Beim isolierten Subduralhämatom kann eine Symptomatik fehlen oder milde verlaufen. Aufgrund weiterer zerebraler Verletzungen kann es zu einer langsam zunehmenden Hirndrucksymptomatik kommen.

**Klinik:** Beim akuten Subduralhämatom hängt die Klinik sehr stark von den zerebralen Begleitverletzungen ab. Beim isolierten Subduralhämatom kann eine Symptomatik fehlen oder in Form von Kopfschmerzen milde verlaufen. Zumeist kommt es aufgrund weiterer zerebraler Verletzungen zu einer langsam zunehmenden Hirndrucksymptomatik mit Kopfschmerzen, Übelkeit sowie fokal-neurologischen und neuropsychologischen Ausfällen, im Einzelfall auch zum Bewusstseinsverlust.

**Diagnostisches Vorgehen:** s. Tab. **B-9.16**.

**Diagnostisches Vorgehen:** s. Tab. **B-9.16**.

**Radiologische Diagnostik:** Die typische Form ist **zur Hirnoberfläche hin konkav, zur Schädelkalotte konvex begrenzt.** Die häufigste Lage ist **temporoparietal** und **hochparietal** (Abb. **B-9.48**).

**Radiologische Diagnostik:** Typischerweise ist das subdurale Hämatom **zur Hirnoberfläche hin konkav, zur Schädelkalotte konvex begrenzt.** Subdurale Hämatome sind besonders häufig **temporoparietal** und **hochparietal** gelegen. Sie können sich in den Interhemisphärenspalt ausdehnen und entwickeln sich dann entlang der Falx. Selten sind subdurale Hämatome isoliert im Interhemisphärenspalt lokalisiert, während eine Ausdehnung auf dem Tentorium durchaus häufiger zu finden ist (Abb. **B-9.48**).

Im **akuten Stadium** ist das subdurale Hämatom in der **CT** durch **hohe Dichtewerte** gekennzeichnet. In der **subakuten Phase** wird es **isodens** zum Hirngewebe.

Im **akuten Stadium** ist das subdurale Hämatom in der **CT** durch **hohe Dichtewerte** gekennzeichnet und dadurch auch kontrastreich vom Hirngewebe abgrenzbar. In der **subakuten Phase** wird es **isodens** zum Hirngewebe, sodass nur die raumfordernde Wirkung auf die angrenzenden Hirnabschnitte hinweisend auf die Diagnose ist. Bei beidseitigen subduralen Hämatomen sind die Veränderungen schwer erkennbar, da Seitenunterschiede fehlen.

Im **chronischen Stadium** ist es **hypodens.** Man unterscheidet:
- homogen-hypodense Dichtewerte
- inhomogene Dichtewerte
- hypodense Dichtewerte rostral und isodenser oder hyperdenser Anteil dorsal (Abb. **B-9.49**).

Mit der **MRT** sind auch flache, isodense Hämatome identifizierbar.

**Subakute und chronische Hämatome** können **ausgedehnte Kapselreaktionen** verursachen. Es kann zu **Verkalkungen** oder sogar Ossifikationen dieser Membranen kommen.

Im **chronischen Stadium** ist das subdurale Hämatom **hypodens,** wobei 3 Formen unterschieden werden können:
- homogen-hypodense Dichtewerte
- inhomogene Dichtewerte (durch rezidivierende Einblutungen)
- Sedimentation von Blutbestandteilen mit hypodensen Dichtewerten rostral und einem isodensen oder hyperdensen Anteil dorsal (lageabhängig) (Abb. **B-9.49**).

Mithilfe der **MRT** sind auch sehr flache und im CT isodense Subduralhämatome eindeutig identifizierbar.

**Subakute und chronische Hämatome** können **ausgedehnte Kapselreaktionen** verursachen. Nach etwa 2 Wochen sind die Hämatome vollständig von einer Kapsel umgeben. Hierüber erfolgt die Organisation des Hämatoms. Dabei werden flache Blutungen vollständig organisiert, wobei sich eine bindegewebige Schwiele ausbildet. Bei ausgedehnten Hämatomen bleiben spaltförmige Hohlräume erhalten, die von bindegewebigen Membranen umgeben sind. Es kann zu **Verkalkungen** oder sogar Ossifikationen dieser Membranen kommen. Im kontrastmittelverstärkten CT oder MRT kommt es zu einem deutlichen KM-Enhancement der Dura, der Hämatomkapsel und zum Teil auch der den Hohlraum durchziehenden bindegewebigen Membrane.

⊙ B-9.48

**⊙ B-9.48 Flaches Subduralhämatom links frontotemporo-okzipital mit Übergreifen auf das Tentorium.**

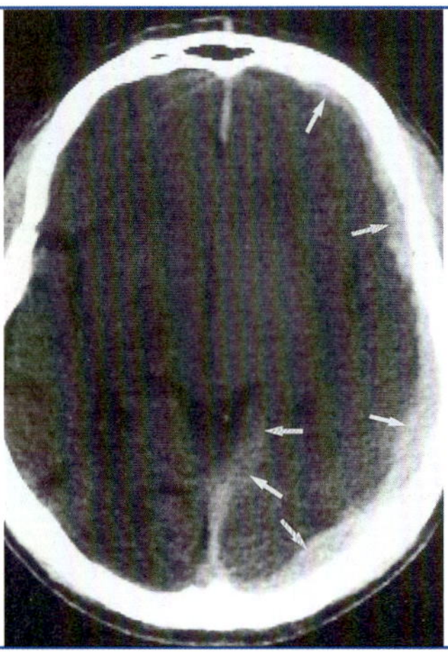

**CT:** Das frische Hämatom stellt sich hyperdens dar (Pfeile) und wirkt gering raumfordernd.

**B-9.49 Chronisches Subduralhämatom.**

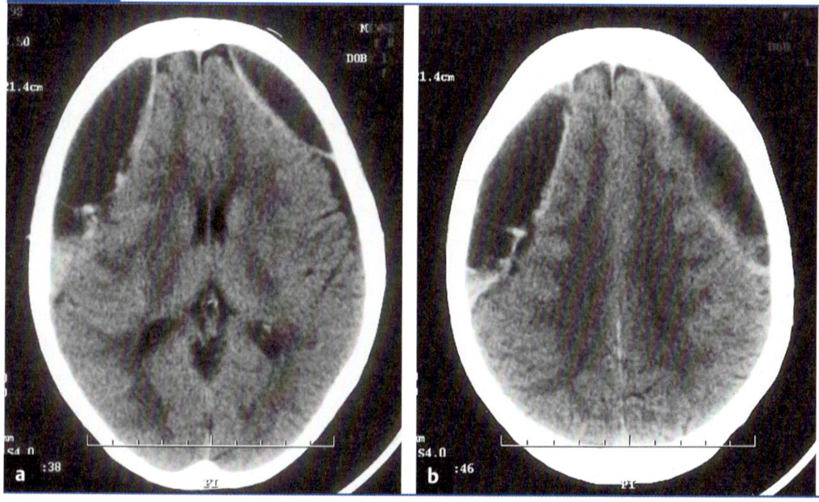


Die bilateralen alten Blutungen stellen sich in der **CT** hypodens dar. Auf der rechten Seite findet sich eine Sedimentation von frischen Blutbestandteilen, sodass eine Spiegelbildung dorsal resultiert. Die Kapsel ist verdickt und hyperdens. Sie enthält frische Blutauflagerungen. Die Brückenvenen sind nach innen verlagert.

## 9.3.5 Entzündliche Erkrankungen

### Meningitis

**▸ Definition.** Unter einer Meningitis versteht man eine Entzündung der harten **(Pachymeningitis)** bzw. weichen Hirnhaut **(Leptomeningitis)**.

Die **Leptomeningitis** (Entzündung von Pia mater und Arachnoidea) ist die häufigste Form der Meningitis. Sie entsteht durch Bakterien, Viren und selten durch physikalische Einwirkungen (z. B. nach Strahlentherapie). Infektionen erfolgen meist hämatogen oder per continuitatum (z. B. Übergreifen einer Infektion der Nebenhöhlen), seltener durch direkte Traumen. Je nach Erreger kann die Erkrankung akut, subakut oder chronisch verlaufen.

Die **Pachymeningitis** entsteht:

- durch das Übergreifen einer Osteomyelitis auf die Dura mater (Abb. **B-9.50**) – die dabei auftretende zirkumskripte Pachymeningitis externa geht mit einem epiduralen Empyem einher
- durch Wundinfektion nach Schädeltraumen
- durch das Übergreifen einer Leptomeningitis auf die Dura mater, u. U. mit Ausbildung eines subduralen Empyems.

9.3.5 Entzündliche Erkrankungen

Meningitis

**▸ Definition.**

Die **Leptomeningitis** ist am häufigsten. Sie entsteht hämatogen oder per continuiutatem meist durch Bakterien oder Viren.

Die **Pachymeningitis** entsteht:

- durch das Übergreifen einer Osteomyelitis auf die Dura mater (Abb. **B-9.50**)
- durch Wundinfektion nach Schädeltraumen
- durch das Übergreifen einer Leptomeningitis auf die Dura mater.

**B-9.50 Durchwanderungsmeningitis auf Basis einer ausgedehnten bakteriellen Pansinusitis.**

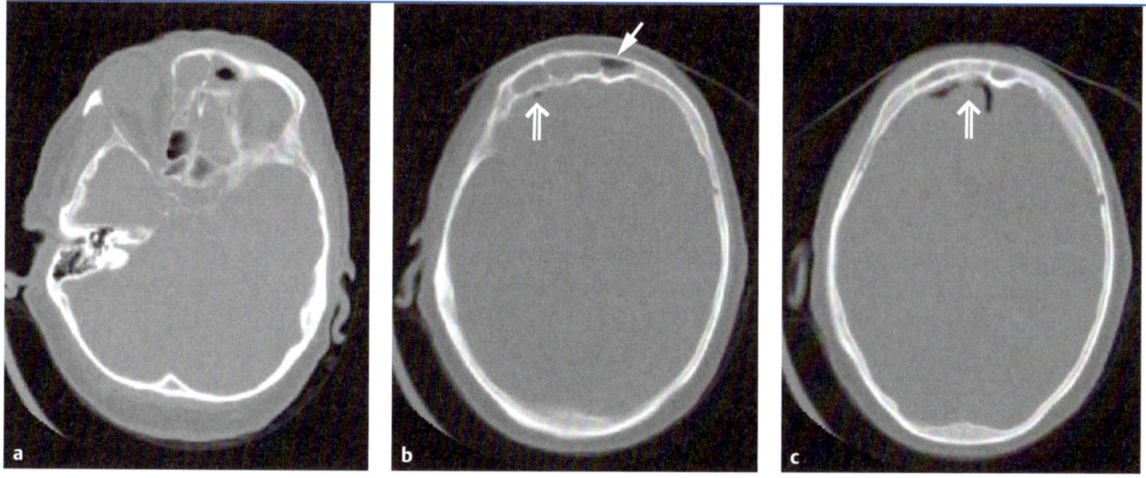


**a-c** Schleimhautreaktion in den abgebildeten Nebenhöhlen zum Teil mit Spiegelbildung (Pfeil). Darüber hinaus Lufteinschlüsse intrakraniell (offene Pfeile) als Beweis der Meningitis.

Die Meningitis wird weiter in eine **virale** oder **bakterielle** Form unterteilt. Sie kann auch als Folge einer Strahlenbehandlung oder einer intrathekalen Chemotherapie entstehen.

Die Meningitis wird weiter nach dem Erregertyp in eine **virale** oder **bakterielle** Form unterteilt, es finden sich **granulomatös** verursachte Formen (z. B. Morbus Boeck), daneben treten selten parasitär oder fungal ausgelöste Meningitiden auf. Nicht zuletzt kann es sich um die Folge einer Strahlenbehandlung (aktinische Form) oder einer intrathekalen Chemotherapie handeln.

Hämatogene Leptomeningitiden breiten sich vorwiegend an der Konvexität des Gehirns aus (sog. **Haubenmeningitis**).

Hämatogene Leptomeningitiden breiten sich vorwiegend an der Konvexität des Gehirns aus (sog. **Haubenmeningitis**), oft frontal deutlicher als okzipital. Der Eiter sammelt sich entlang der Hirnrinde und dehnt sich in die Sulci aus. Er kann in den Hemisphärenspalt übergreifen. Otogene Meningitiden betreffen vornehmlich den Temporallappen. Die tuberkulöse Meningitis ist durch ausgeprägte entzündliche Infiltrationen der basalen Zisternen charakterisiert.

**Klinik:** Es kann sich ein schweres Krankheitsbild mit Kopfschmerzen, Nackensteife, Bewusstseinsstörungen und neurologischen Ausfällen zeigen. Virale Formen verlaufen milder.

**Klinik:** Je nach Erregertyp kann es sich um ein klinisch schweres Krankheitsbild handeln, das mit starken Kopfschmerzen, Fieber, Nackensteife und z. T. Bewusstseinsstörungen bis hin zur Somnolenz einhergeht. Häufig werden auch neurologische Ausfälle gesehen. Insgesamt zeigen virale Leptomeningitiden meist einen weniger schweren Verlauf.

**Diagnostisches Vorgehen:** Mit der Lumbalpunktion gelingt häufig ein exakter Erregernachweis.

**Diagnostisches Vorgehen:** Neben der neurologischen Untersuchung und den bildgebenden Verfahren liefert vor allem die Lumbalpunktion zwecks Liquordiagnostik wertvolle Hinweise sowohl zum Ausmaß der Erkrankung als auch zum Erregertyp (viral oder bakteriell, spezifisch usw.). Häufig lässt sich hiermit ein exakter Erregernachweis vornehmen, was allerdings nicht immer der Fall ist.

**Radiologische Diagnostik: Virale Meningitiden** verursachen in der **CT** i. d. R. keine pathologischen Befunde, während in der **MRT** ein **leichtes KM-Enhancement** der Leptomeninx auffallen kann (Abb. **B-9.51c**). Selten liegt ein leichtes Hirnödem vor.

**Radiologische Diagnostik: Bei Vorliegen einer viralen Meningitis zeigt** das **CT** in der Regel keinen Befund, auch nach KM-Gabe lässt sich an den Meningen keine Auffälligkeit feststellen. Das **MRT** ist ebenfalls vor allem in der Frühphase meist negativ, bei längerem Verlauf sind ein leichtes **Enhancement** und eine beginnende Verdickung der Leptomeninx nachweisbar (Abb. **B-9.51c**). CT und MRT werden insbesondere auch zum Ausschluss von Komplikationen (z. B. Enzephalitis oder diffuses Hirnödem) eingesetzt.

Bei **bakterieller Meningitis** zeigt sich in **CT und MRT** ein **kräftiges KM-Enhancement** der Meningen und der Zisternen (Abb. **B-9.51a**). Bei der **Meningokokkenmeningitis** findet sich in **MRT und CT** meist ein **diffuses Hirnödem.**

Bei der **bakteriellen Meningitis** zeigt sich in **CT und MRT** ein **kräftiges KM-Enhancement** der Meningen und der Zisternen (Abb. **B-9.51a**), wobei die MRT sensitiver als die CT ist. Im Verlauf entwickelt sich ein fibrovaskuläres Granulationsgewebe, das zu einer Obliteration der Zisternen führt und erst nach KM-Applikation deutlich erkennbar ist. Das Enhancement bleibt nach Abklingen der akuten Entzündungszeichen noch lange erhalten. Liquorzirkulationsstörungen mit Hydrozephalus können die Folge einer Meningitis sein. Bei der **Meningokokkenmeningitis** finden sich in **MRT und CT** meist ein **diffuses Hirnödem** und ein obstruktiver Hydrozephalus. Oft entwickelt sich eine Beteiligung des Ependyms. Die Erkrankung kann über die Gefäße auf das Hirngewebe übergreifen und kortikale und subkortikale Infarkte verursachen.

**B-9.51 Verschiedene radiologische Befunde bei Meningitis.**

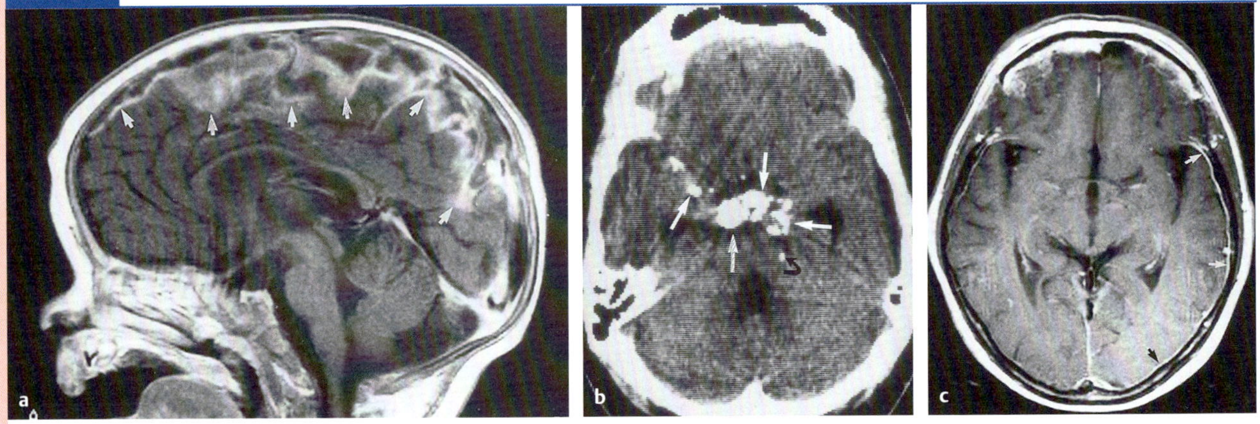


**a Hämophilus-influenzae-Meningitis:** Im sagittalen kontrastverstärkten **MRT** massives Enhancement der Leptomeninx entlang der Hirnkonvexität (Pfeile). Bereiche mit einer Aussparung der Signalerhöhung entsprechen am ehesten eitrigen Exsudationen (nach KM).

**b Basale tuberkulöse Meningitis:** Im **CT** ausgeprägte Verkalkungen entlang der basalen Zisterne, der Sylvischen Furche rechts (weiße Pfeile) und im Pedunculus cerebelli medius auf der linken Seite (gebogener schwarzer Pfeil).

**c Virale Meningitis:** Im kontrastverstärkten **MRT** diskretes Enhancement der Leptomeninx im gesamten Verlauf (Pfeile). Keine nodulären Veränderungen. Leichte Gefäßbetonungen im kortikalen und subkortikalen Bereich.

Bei der **granulomatösen chronischen Meningitis** finden sich die Veränderungen vorwiegend **basal** in Form einer ausgeprägten KM-Reaktion der basalen Zisternen. Die **tuberkulöse** Meningitis (Abb. **B-9.51b**), die durch hämatogene Streuung entsteht, geht häufig mit Verkalkungen im Verlauf der Liquorwege einher.

Bei der **granulomatösen chronischen Meningitis** findet sich v. a. **basal** eine ausgeprägte KM-Reaktion der basalen Zisternen; bei **tuberkulöser** Meningitis (Abb. **B-9.51b**) auch häufig mit Verkalkungen im Verlauf der Liquorwege.

▶ **Klinischer Fall.** Ein 6 Monate alter Junge fällt den Eltern durch hohes Fieber, Essunlust und Schläfrigkeit auf. Passive Kopfbewegungen beantwortet er mit schrillem Schreien. In der Klinik wird bei einer Liquorpunktion eine Pleozytose mit mehr als 2000 Zellen/µl und eine Eiweißerhöhung gefunden. Die MRT erfolgt wegen des Verdachts auf eine Meningitis und wegen eines sonografisch diagnostizierten Hygroms. Intrazerebrale Herde werden nicht gesehen, aber durch die KM-Gabe kann die Verdachtsdiagnose einer Meningitis bestätigt werden (Abb. **B-9.51a**). Als Erreger wird Hämophilus influenzae nachgewiesen. Trotz adäquater antibiotischer Therapie behält das Kind schwere neurologische Ausfälle von der Erkrankung zurück.

▶ Klinischer Fall.

## Enzephalitis

Enzephalitis

▶ **Definition.** Bei der Enzephalitis handelt es sich um eine entzündliche Erkrankung des Hirngewebes, wobei pathophysiologisch eine Beteiligung der Meningen typisch ist (Meningoenzephalitis).

▶ Definition.

**Verlaufsformen und Erreger:** Die Erreger entsprechen denen der Meningitis. Es werden milde Verlaufsformen mit geringer diffuser Ödembildung des Gehirns, wie auch schwere Verlaufsformen mit Ausbildung von Nekrosen und Hämorrhagien gefunden. Im weiteren Verlauf kann es zu umschriebenen oder diffusen Hirnatrophien, bedingt durch den Gewebeverlust und die neuronale Degeneration, kommen.
Eine der häufigsten und vom klinischen Bild sowie den bildgebenden Befunden her typische Veränderungen aufweisende **virale** Form der Enzephalitis stellt die **Herpes-simplex-Enzephalitis Typ I und II** dar (s. u.), bei der es sich um eine DNA-Virus-Infektion handelt. Typ I tritt typischerweise im Erwachsenenalter, Typ II im Neugeborenenalter auf. Weitere seltener im Zusammenhang mit der Entwicklung einer Enzephalitis auftretende DNA-Viren sind: Varizellen-Zoster-Virus, Zytomegalievirus, Epstein-Barr-Virus. Hiervon sind die RNA-Virus-Infektionen abzugrenzen, von denen die häufigsten die durch Enteroviren ausgelösten sind. Bei Kindern allerdings sind die durch Morbilliviren, den Erreger der **Masern**, hervorgerufene Enzephalitiden besonders zu erwähnen.

**Verlaufsformen und Erreger:** Die Erreger entsprechen denen der Meningitis. Es werden milde Verlaufsformen mit geringer diffuser Ödembildung und schwere Formen mit Nekrosen und Hämorrhagien gefunden.

**Virale** Enzephalitiden können vor allem durch das **Herpes-simplex-Virus Typ I und II** hervorgerufen werden. Bei Kindern können Enzephalitiden im Laufe einer **Masern**erkrankung entstehen.

### Herpes-simplex-Enzephalitis Typ I

Herpes-simplex-Enzephalitis Typ I

**Pathophysiologie:** Beim Typ I erfolgt die Ausbreitung durch eine oropharyngeale Penetration. Von der Eintrittsstelle aus setzen sich die Viren in den Strukturen des N. trigeminus (v. a. im Ggl. trigeminale) fest. In den meisten Fällen besteht eine lange Latenz von Jahren zwischen dem entzündlichen Befall der peripheren Neuronen mit dem axonalen Transport und dem klinischen Ausbruch der Krankheit.

**Pathophysiologie:** Beim Typ I erfolgt die Ausbreitung durch eine oropharyngeale Penetration. Von der Eintrittsstelle aus setzen sich die Viren im N. trigeminus fest.

**Klinik:** Typischerweise verläuft die Erkrankung im Erwachsenenalter in 2 Phasen: In der Prodromalphase (1–4 Tage) bestehen unspezifische Symptome („grippaler Infekt"), in der anschließenden enzephalitischen Phase setzen dann neurologische und v. a. neuropsychologische Herdsymptome ein (häufig sensorische Aphasie, Psychose, epileptische Anfälle, Geruchs- oder Geschmackssensationen).

**Klinik:** In der Prodromalphase (1–4 Tage) bestehen unspezifische grippeartige Symptome, in der enzephalitischen Phase setzen dann neurologische und neuropsychologische Herdsymptome ein.

**Diagnostisches Vorgehen:** Die klinischen Symptome (Kopfschmerz, Fieber, Erbrechen) und Herdbefunde im EEG (temporal gesteigerte Aktivität neben einer erhöhten Krampfbereitschaft) sind bei primär negativen Befunden in der Bildgebung verdächtig auf eine HSV-Enzephalitis. Die Liquoruntersuchung ergibt i. d. R. ein unspezifisches Bild mit einer Pleozytose sowie einer Erhöhung des Gesamteiweißes. Mit der PCR (Polymerase chain reaction) ist allerdings ein relativ schneller Nachweis von Virus-DNA möglich, unabhängig hiervon muss die Therapie (Aciclovir i. v.) sofort bei Verdacht begonnen werden.

**Diagnostisches Vorgehen:** Im EEG zeigt sich temporal gesteigerte Aktivität neben einer erhöhten Krampfbereitschaft. Mit der PCR kann das Virus im Liquor nachgewiesen werden. Unabhängig hiervon muss die Therapie (Aciclovir i. v.) sofort bei Verdacht begonnen werden.

**B-9.52 Herpes-simplex-Enzephalitis bei einem 3 Jahre alten Mädchen (MRT).**

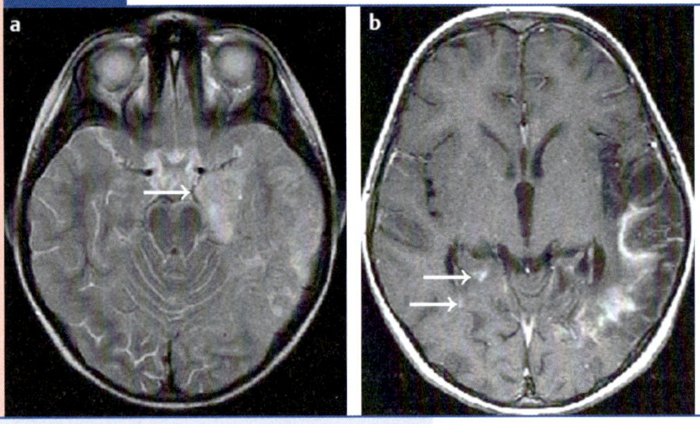


**a** In der akuten Phase **wenige Stunden nach Beginn** der klinischen Symptomatik zeigt die T 2-gewichtete Aufnahme diskrete Signalanhebungen links am Uncus temporalis (Pfeil) sowie im weiteren Verlauf des linken Temporallappens. Die Aufnahme nach Kontrastmittelgabe (nicht dargestellt) zeigt in dieser Phase noch keine Schrankenstörung.
**b** **6 Wochen nach Beginn** der Symptomatik zeigen sich in der T 1-gewichteten Aufnahme ausgedehnte hypointense Nekrosen temporal links. Daneben sind auch kleine Läsionen rechtshirnig erkennbar (Pfeile). Randständig findet sich ein zum Teil deutliches Enhancement.

**Radiologische Diagnostik:** Die **CT** ist bei der Herpes-simplex-Enzephalitis **in den ersten 3 Tagen meist negativ**, in der **MRT** ist dagegen **bereits nach 24 Stunden** ein positiver Befund nachweisbar. Dabei ist im T 2-gewichteten Bild eine **erhöhte Signalintensität** in der grauen und weißen Substanz des **Temporallappens** nachweisbar (Abb. **B-9.52**).

**Radiologische Diagnostik:** Die **CT** ist bei der Herpes-simplex-Enzephalitis **in den ersten 3 Tagen meist negativ**. In der **MRT** ist dagegen **bereits nach 24 Stunden** ein positiver Befund nachweisbar. Dabei ist im T 2-gewichteten Bild eine **erhöhte Signalintensität** in der grauen und weißen Substanz des **Temporallappens** oder des Gyrus cinguli nachweisbar (Abb. **B-9.52a**). Später können sich die Veränderungen auf die insuläre Rinde ausdehnen, während der Ncl. lentiformis ausgespart bleibt. Schließlich kann die Erkrankung auf die Gegenseite übergreifen und die frontobasalen und letztlich auch die hochparietalen Hirnabschnitte einbeziehen. Häufiger als im CT zeigt das MRT einen beidseitigen temporalen Befall. Im Erkrankungsverlauf kommt es häufig zur Ausprägung von Hämorrhagien des Temporallappens, die im subakuten Stadium deutlich besser in der MRT nachgewiesen werden können. Meist kommt es zur Defektheilung mit Nekrosen, die große Anteile des betroffenen Temporallappens einbeziehen können (Abb. **B-9.52b**).

▸ Merke.

▸ Merke. Das MRT ist dem CT sowohl im frühen Nachweis der Veränderungen als auch in der Verlaufsbeobachtung deutlich überlegen. Typisch für die Herpes simplex-Enzephalitis im Erwachsenenalter ist ein **temporobasaler Beginn**, in einigen Fällen beidseits. Es entwickeln sich häufig **Nekrosen** und **Blutungen**, was zu ausgedehnten Defekten führen kann.

### Herpes-simplex-Enzephalitis Typ II (Neugeborenen-Typ)

**Pathophysiologie und Histopathologie:** Die Kontamination entwickelt sich zumeist im Geburtskanal. Es kommt zur Virämie mit Durchbrechung der Blut-Hirn-Schranke. Histopathologisch stellt sich eine diffuse Reaktion des Hirngewebes in Form einer Ödembildung und Schwellung dar.

## Herpes-simplex-Enzephalitis Typ II (Neugeborenen-Typ)

**Pathophysiologie und Histopathologie:** Beim Typ II (Neugeborenen-Typ) entwickelt sich die Kontamination zumeist im Geburtskanal, seltener hämatogen transplazentar in utero. Die Ausbreitung der Viren im Körper des Kindes erfolgt durch eine Virämie mit Durchbrechung der Blut-Hirn-Schranke oder durch eine Infiltration des Gefäßendothels mit entsprechendem Übertritt ins Hirngewebe. Histopathologisch stellt sich im Gegensatz zum Befund im Erwachsenenalter eine diffuse Reaktion des Hirngewebes in Form einer Ödembildung und Schwellung dar. Diese kann die hintere Schädelgrube aussparen. Es entwickelt sich eine multizystische Enzephalomalazie, die mit einer Mikrozephalie einhergeht, sofern das Kind überlebt.

**Klinik:** Krampfanfälle und schwere Bewusstseinstrübung.

**Klinik:** Die Infektion kann zu Krampfanfällen und schwerer Bewusstseinstrübung führen, im Verlauf auch zum Tode.

**Radiologische Diagnostik:** Sowohl im **CT** als auch im **MRT** sind frühzeitig Veränderungen des periventrikulären Marklagers zu sehen: Im CT in Form einer periventrikulären Hypodensität, im MRT findet sich eine Signalanhebung des Marklagers in der T 2-Gewichtung.

**Radiologische Diagnostik:** Sowohl im **CT** als auch im **MRT** sind frühzeitig Veränderungen des periventrikulären Marklagers zu sehen: Im CT in Form einer periventrikulären Hypodensität, im MRT findet sich eine Signalanhebung des Marklagers in der T 2-Gewichtung. Die Diagnosestellung ist allerdings mit beiden Untersuchungsmethoden aufgrund der fehlenden Markscheidenreifung und des physiologischerweise hohen Wassergehaltes des Marklagers schwierig zu erkennen. Im MRT hilft der Einsatz der Diffusionsgewichtung unter Einschluss von ADC-maps sowie die Spektroskopie weiter. Das MRT besitzt Vorteile in der Verlaufsbeobachtung.

## Toxoplasmose

**▶ Definition.** Nach Infektion mit dem Protozoon Toxoplasma gondii kommt es in der Regel nur bei unterentwickeltem Immunsystem (Feten, Frühgeborene) oder Immundefekten (AIDS, andere Infektionskrankheiten, Malignome) zum Befall des ZNS durch lymphogene und hämatogene Generalisation.

**Übertragung:** Der Erreger wird durch rohes Fleisch, Milch, Körperausscheidungen, Faeces der Katze, kontaminierte Nadeln, Transfusionen, Organtransplantationen und in utero übertragen.

**Klinik:** Bei **immunkompetenten Patienten** verläuft die Infektion meist inapparent, v. a. **bei Immunsuppression** kommt es hingegen zur Enzephalitis mit Kopfschmerzen, neurologischen Herdzeichen, Krampfanfällen und psychischen Veränderungen. Bei der **konnatalen Toxoplamose** sind Abort-, Früh- und Mangelgeburten möglich. Die Kinder können Zeichen der floriden Enzephalitis oder postenzephalitische Folgeschäden (Hydrozephalus, intrazerebrale Verkalkungen, Retinochorioiditis) zeigen.

**Diagnostisches Vorgehen:** Beweisend für eine frische Toxoplasmose ist der Erregernachweis in Blut, Liquor oder Gewebe (auch durch PCR).

**Radiologische Diagnostik:** Die **konnatale Toxoplasmose** des Gehirns kann in der **CT und MRT** mit ausgedehnten **zystischen Nekrosen** einhergehen, wobei meist beide Großhirnhemisphären betroffen sind (v. a. die **periventrikulären Strukturen**). Es können porenzephale Verbindungen zum Ventrikelsystem gefunden werden. In der Regel gehen die Nekrosen mit **Verkalkungen** einher, die zusammen mit der Hirnatrophie hinweisend auf die konnatale Toxoplasmose sind (Abb. **B-9.53a**).
Bei der **Toxoplasmose des Erwachsenen** sind **disseminierte kleine Herde** zumeist bis 3 cm nachweisbar, die bevorzugt an der Mark-Rinden-Grenze und in den Basalganglien lokalisiert sind. Häufig besteht ein ausgedehntes **perifokales Ödem**. Im Nativ-CT sind die Herde iso- bis hypodens. Im MRT finden sich im akuten Stadium Signalanhebungen in der T2-Gewichtung. Das T1-gewichtete Bild zeigt eine leichte Signalabsenkung. Nach KM-Injektion ist ein „Target-Phänomen" zu beobachten (ringförmiges peripheres Enhancement sowie punktförmige zentrale KM-Aufnahme (Abb. **B-9.53b**). Im Rahmen der Ausheilung finden sich häufig Verkalkungen, die im CT charakteristisch erscheinen, im MRT auch signalangehoben im T1-gewichteten Bild vorkommen können. Die T2-gewichteten Aufnahmen zeigen hingegen überwiegend eine Signalabsenkung.

Toxoplasmose

▶ Definition.

**Übertragung:** Rohes Fleisch, Milch, Körperausscheidungen, Faeces der Katze, kontaminierte Nadeln, Transfusionen, Organtransplantationen und in utero.
**Klinik:** Bei **immunkompetenten Patienten** verläuft die Infektion meist inapparent, v. a. **bei Immunsuppression** kommt es hingegen zur Enzephalitis. Bei der **konnatalen Toxoplasmose** sind Abort-, Früh- und Mangelgeburten möglich.

**Diagnostisches Vorgehen:** Erregernachweis in Blut, Liquor oder Gewebe.

**Radiologische Diagnostik:** Die **konnatale Toxoplasmose** kann in der **CT und MRT** mit **zystischen Nekrosen** v. a. der **periventrikulären Strukturen** einhergehen, die oft zu **Verkalkungen** führen (Abb. **B-9.53a**).

Bei der **Toxoplasmose des Erwachsenen** sind **disseminierte kleine Herde** bis 3 cm nachweisbar. Häufig besteht ein ausgedehntes **perifokales Ödem**. Nach KM-Injektion ist im MRT ein „Target-Phänomen" zu beobachten (Abb. **B-9.53b**).

**B-9.53 Toxoplasmose.**

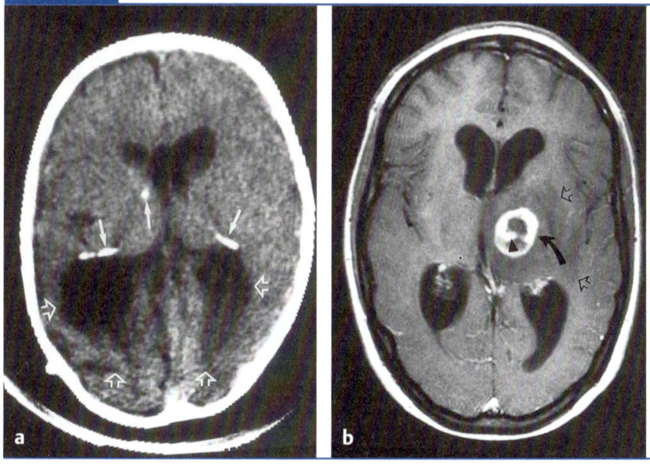


**a CT** mit Z. n. konnataler Toxoplasmose: Ausgeprägte Parenchymnekrosen links lateral entlang der Hinterhörner mit unregelmäßiger Konturierung der Ventrikel und temporo-okzipitalen Kortikalisdefekten (offene Pfeile). Periventrikuläre Verkalkungen beidseits (Pfeile).
**b MRT** nach KM-Gabe bei AIDS-Patient mit zerebraler Toxoplasmose: Rundliches, KM aufnehmendes Granulom links im Thalamusbereich (gebogener Pfeil), angedeutetes „Target-Phänomen" (Pfeilspitze), ausgeprägtes Umgebungsödem (offene Pfeile).

## Hirnabszess

**Pathogenese und Lokalisation:** Hirnabszesse entstehen überwiegend hämatogen, sie können aber auch über die Sinus oder otogen fortgeleitet sein. Seltener sind offene Schädelverletzungen die Ursache. Überwiegend handelt es sich um bakterielle Infektionen, seltene Erreger sind Protozoen oder Pilze. Die häufigsten Lokalisationen von Hirnabszessen sind **frontal** und **parietal**, bevorzugt an der Grenze zwischen grauer und weißer Substanz. Entsprechend der hämatogenen Streuung sind multiple Herde möglich.

Hirnabszess

**Pathogenese und Lokalisation:** Hirnabszesse entstehen meist durch bakterielle Infektionen hämatogen oder per continuitatem. Sie finden sich häufig im **Frontal- und Parietallappen.**

**Klinik:** Subakut Kopfschmerzen, Fieber, fokalneurologische Zeichen, Vigilanzminderung.

**Radiologische Diagnostik:** Sie erfolgt mit **MRT** und **CT**.

In der **Frühphase** findet sich in der CT eine **hypodense** Zone. Nach KM-Injektion ist in der MRT ein **ringförmiges Enhancement** feststellbar (Abb. **B-9.54**).

In der **Spätphase** (nach 2–3 Wochen) zeigt der reife Abszess in CT und MRT eine **ringförmige KM-Aufnahme** und ein ausgedehntes perifokales Ödem (Abb. **B-9.54**).

Die Differenzierung zwischen Abszess und hirneigenem Tumor kann schwierig oder unmöglich sein.

**Klinik:** Die Symptome entwickeln sich häufig subakut u. a. mit Kopfschmerzen, Fieber, fokal-neurologischen Zeichen und Vigilanzminderung.

**Radiologische Diagnostik:** Die Befunde in der **MRT und CT** hängen vom Alter des Abszesses ab.
In der **Frühphase** (Zerebritis, Herdenzephalitis) findet sich in der **CT** eine **hypodense** unscharf begrenzte Zone, in der **MRT** eine veränderte Signalintensität (dunkel im T 1-, hell im T 2-gewichteten Bild). Nach KM-Injektion ist ein **ringförmiges Enhancement** mit zentripetaler oder -fugaler Ausbreitung feststellbar (Abb. **B-9.54**).
In der **Spätphase** (nach 2–3 Wochen) entwickelt sich der reife Abszess mit zentraler Nekrose und einer Kapsel von Granulationsgewebe, die in CT und MRT als **ringförmige KM-Aufnahme** imponiert. Überwiegend ist ein **ausgedehntes perifokales Ödem** mit deutlich raumfordernder Wirkung festzustellen (Abb. **B-9.54**).
Nicht immer lässt sich mit einem bildgebenden Verfahren die Diagnose eindeutig stellen. Die Differenzierung zwischen Abszess und hirneigenem Tumor (z. B. Astrozytom Grad III oder Glioblastom) kann schwierig oder unmöglich sein. Weiteren Ausschluss kann man im Einzelfall durch die Anwendung der Spektroskopie oder durch eine PET-Untersuchung erwarten. Die bildgebenden Verfahren können hinweisend sein im Hinblick auf die Pathogenese (z. B. Nachweis einer Otitis media und Mastoidits oder einer Sinusitis frontalis), sie erlauben auch eine Aussage bei Vorliegen von Hirndruck in Bezug auf das Risiko einer Lumbalpunktion.

**B-9.54 Hirnabszess rechts okzipital (MRT).**

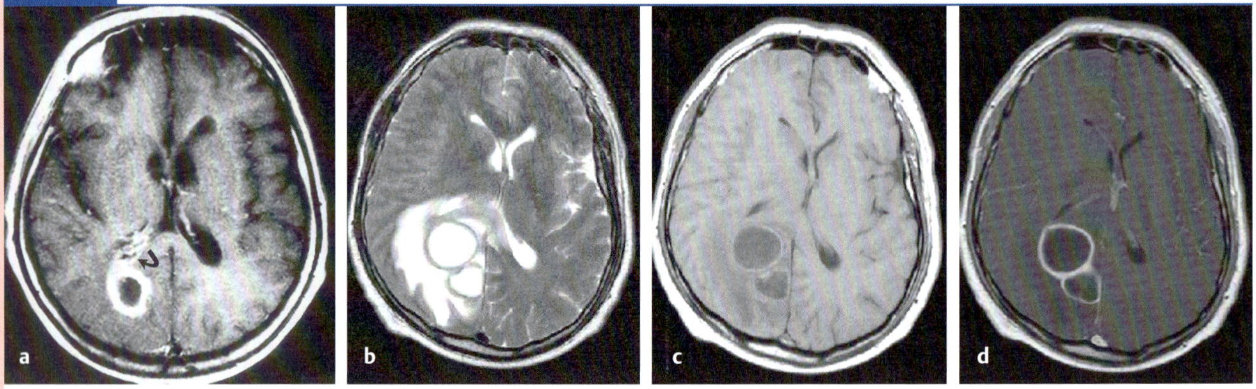


**a Frühes Stadium:** Die T 1-gewichtete Aufnahme zeigt ein ringförmiges Enhancement mit kräftiger Anfärbung und einer Mitbeteiligung des Ependyms des rechten Seitenventrikels (Pfeil). Der KM aufnehmende Rand erscheint etwas kräftiger und weniger glatt begrenzt als bei einer voll ausgebildeten Abszessmembran.
**b–d Späteres Stadium** (anderer Patient): Der große Abszess weist einen anliegenden kleineren Satelliten-Herd auf. Die T 2-gewichtete Aufnahme zeigt ein niedriges Signal der Abszesskapsel. Die Kapsel weist eine glatte Begrenzung auf, sie ist gleichmäßig geformt. Der Abszess stellt sich signalintens dar (**b**). Auf der T 1-gewichteten Nativ-Aufnahme ist die Abszesskapsel relativ signalintens, etwa vergleichbar mit dem Signal des Marklagers (**c**). Nach KM-Gabe findet sich ein homogenes Enhancement der Abszesskapsel (**d**).

9.3.6 Entmarkungs- und Speicherkrankheiten
Multiple Sklerose

▶ Synonym.

▶ Definition.

## 9.3.6 Entmarkungs- und Speicherkrankheiten

### Multiple Sklerose

▶ **Synonym.** Encephalomyelitis disseminata

▶ **Definition.** Die multiple Sklerose (MS) ist durch eine **chronische Entmarkung des Gehirns und des Rückenmarkes** gekennzeichnet. Sie beginnt überwiegend im jungen Erwachsenenalter, selten jenseits des 50. Lebensjahres. Ätiologisch wird ein Autoimmunprozess angenommen.

Die MS ist die häufigste chronische ZNS-Erkrankung bei jungen Menschen. Etwa 2,5 Mio. Menschen sind in der Welt daran erkrankt. Dabei ist die Inzidenz in der westlichen Welt deutlich höher als in Asien oder Afrika. In den entwickelten westlichen Ländern beträgt die Inzidenz 1 : 1000.

**Klinik:** Entsprechend der Lokalisation (50–90 % im Corpus callosum) der Herde können Defizite aller Hirnfunktionen beobachtet werden. Häufig sind Augensymptome (z. B. Visusverlust oder Schleiersehen infolge einer Optikusneuritis, Abb. **B-9.55**), Sensibilitätsstörungen und zerebelläre Symptome (Ataxie, Dysarthrie, Nystagmus).

**Klinik:** Defizite aller Hirnfunktionen sind möglich. Häufig sind Augensymptome (Abb. **B-9.55**), Sensibilitätsstörungen und zerebelläre Symptome.

**Diagnostisches Vorgehen:** Durch die neurologische Untersuchung können Defizite festgestellt bzw. verifiziert werden. Elektrophysiologisch finden sich Leitungsstörungen mit entsprechend verlängerten Latenzen. Besonders gilt dies für VEP und SSEP. Die Liquorpunktion zeigt typischerweise ein lymphozytäres Zellbild und eine erhöhte intrathekale Ig-Produktion (Nachweis oligoklonaler Ig-Banden). Die **MRT** ist radiologisches Untersuchungsverfahren der Wahl und wird heute zur Sicherung der Diagnose eingesetzt (Tab. **B-9.17**).

**Diagnostisches Vorgehen:** Elektrophysiologisch finden sich Leitungsstörungen mit verlängerten Latenzen. Deshalb gehören VEP und SSEP zum Untersuchungsstandard. Im Liquor können oligoklonale Ig-Banden nachgewiesen werden. Die **MRT** ist das bildgebende Verfahren der Wahl (Tab. **B-9.17**).

**Radiologische Diagnostik:** In der **MRT** finden sich im T 2-gewichteten Bild bei der klassischen Form **multiple**, unsymmetrisch über die **weiße Substanz** verteilte **hyperintense Herde**. Typischerweise sind diese Läsionen **periventrikulär** angeordnet (Abb. **B-9.55c**, Abb. **B-9.56**). Sie finden sich bevorzugt entlang der Seitenventrikel, können aber auch im Bereich der Capsula interna oder externa lokalisiert sein. Neben dem typischen supratentoriellen Befall wird häufig auch eine **infratentorielle** Beteiligung gefunden, v. a. entlang des 4. Ventrikels sowie im Penduncolus cerebelli medius, seltener in den Kleinhirnhemisphären. Herde in der **grauen Substanz** (kortikale Herde) werden in geringerer Anzahl ebenfalls beobachtet.

Die **Herde** sind **meist 1 cm groß, rundlich oder oval konfiguriert** und relativ **scharf begrenzt**. Insbesondere supratentoriell im periventrikulären Marklager können sie konfluieren und streifenförmige Ausziehungen nach subkortikal aufweisen (sog. Dawson-Finger).

- **Frische Herde** zeigen in der T 2-Gewichtung/FLAIR-Sequenz eine hohe Signalintensität, im T 1-gewichteten Bild nur eine schwache Signalabsenkung. Als Ausdruck der **akuten entzündlichen Reaktion** mit Bluthirnschrankenstörung nehmen diese Herde für einen begrenzten Zeitraum (meist 6 Monate) Kontrastmittel auf. Auch ältere Herde können bei Reaktivierung im Randbereich eine leichte KM-Aufnahme aufweisen (Abb. **B-9.56**).

**Radiologische Diagnostik:** In der **MRT** finden sich im T 2-gewichteten Bild multiple **hyperintense Herde**, die in der **weißen Subtanz** typischerweise **periventrikulär** angeordnet sind (Abb. **B-9.55c**, Abb. **B-9.56**). Neben dem typischen supratentoriellen Befall wird häufig auch eine **infratentorielle** Beteiligung gefunden. Herde in der **grauen Substanz** (kortikale Herde) kommen ebenfalls vor.

Die **Herde** sind **meist rundlich bis oval** und relativ **scharf begrenzt**.

- **frische Herde:** hohe Signalintensität in der T 2-Gewichtung/FLAIR-Sequenz, schwache Signalabsenkung in der T 1-Gewichtung; KM-Aufnahme als Ausdruck der **akuten entzündlichen Reaktion** (auch im Randbereich älterer Herde bei Reaktivierung möglich) (Abb. **B-9.56**)

**B-9.55** Optikusneuritis als Erstmanifestation einer Enzephalomyelitis disseminata (MRT).

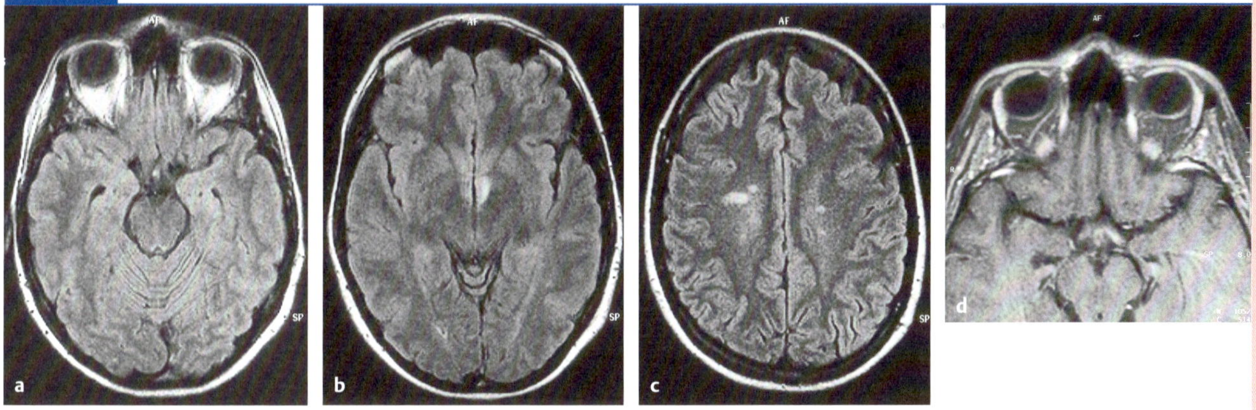


**a** Die mit einer FLAIR-Sequenz erstellte Aufnahme zeigt leichte Signalanhebungen des Chiasma opticum.
**b** Auf den ebenfalls mit einer FLAIR-Sequenz erstellten Aufnahmen (**b, c**) sind typische periventrikuläre Herde zu erkennen.
**c** vgl. **b**.
**d** Nach KM-Gabe findet sich ein Enhancement am Chiasma.

**B-9.17** Diagnosekriterien der multiplen Sklerose

| McDonald-Kriterien | Kriterien nach zeitlicher Abfolge |
|---|---|
| 3 Kriterien müssen erfüllt sein<br>▪ mind. 9 Läsionen im T 2-gewichteten Bild oder (wenn weniger) mind. 1 KM aufnehmende Läsion<br>▪ mind. 3 Läsionen im T 2-gewichteten Bild periventrikulär<br>▪ mind. 1 Läsion im T 2-gewichteten Bild infratentoriell oder spinal<br>▪ mind. 1 Läsion im T 2-gewichteten Bild juxtakortikal | 1 Kriterium muss erfüllt sein<br>▪ 1 KM aufnehmende Läsion 3 Monate nach Beginn der klinischen Symptomatik<br>▪ mind. 1 neue Läsion im T 2-gewichteten Bild 30 Tage nach dem Referenz-MRT |

**B-9.56 Frische und alte Läsionen bei multipler Sklerose (MRT).**

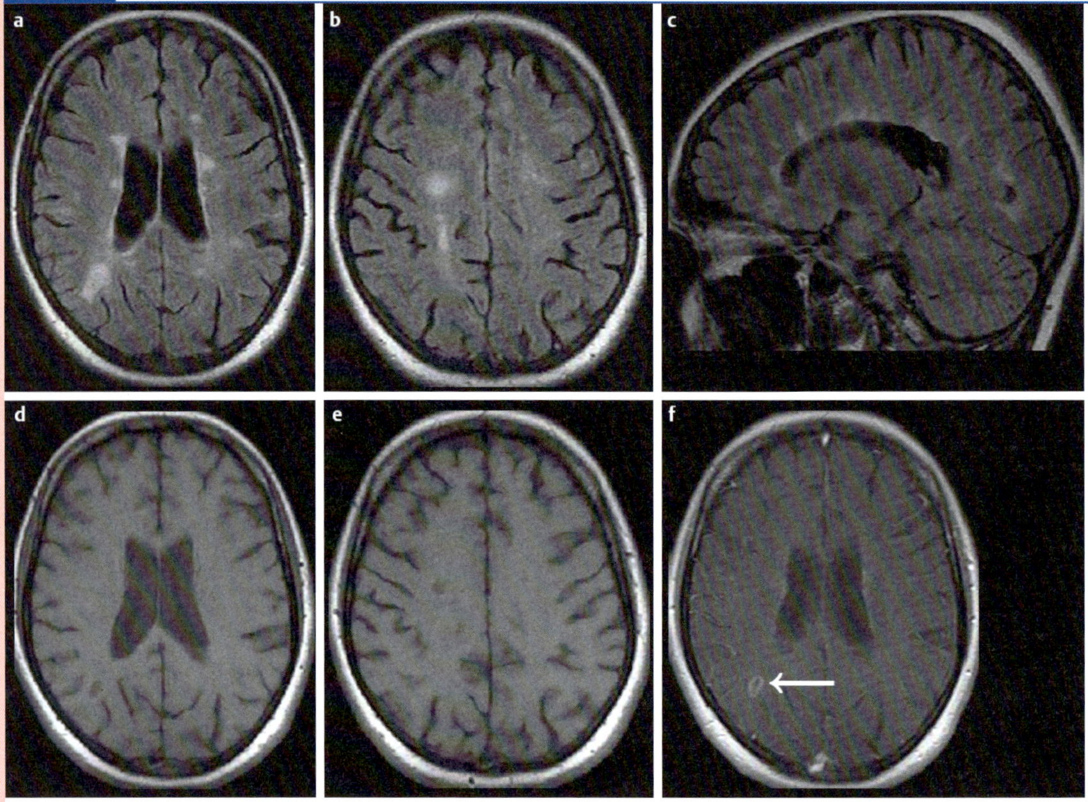


**a–c** FLAIR-Sequenzen mit zahlreichen gut abgrenzbaren hyperintensen MS-Herden im Marklager.
**d,e** Die T 1-gewichteten Aufnahmen zeigen für einen Teil dieser Herde scharf demarkierte Signalabsenkungen als Ausdruck von Narbenbildungen.
**f** Nach KM-Gabe weist der narbig transformierte Herd rechts im parietalen Marklager eine randständige KM-Aufnahme auf als Ausdruck einer im Randbereich vorliegenden entzündlichen Aktivität auf (Pfeil).

**B-9.57 Narbenbildung und Hirnatrophie bei langjähriger multipler Sklerose (MRT).**

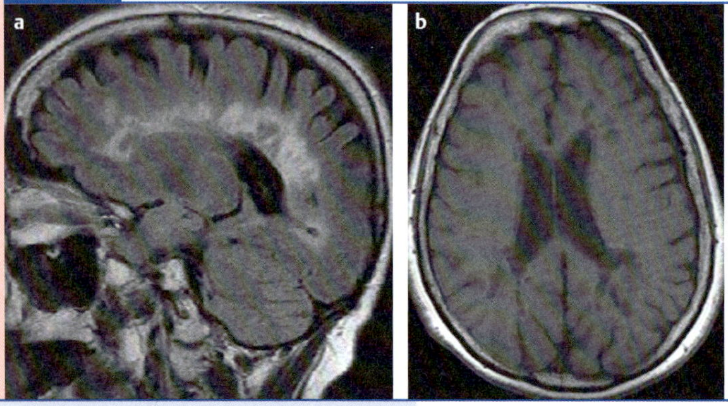


**a** FLAIR-Sequenz mit diffuser Marklagerreaktion, die mit einer entsprechend deutlichen Hirnatrophie einhergeht.
**b** In den T 1-gewichteten Aufnahmen finden sich ausgedehnte ausgestanzte Defekte im Marklager als Ausdruck der Narbenbildung.

- **alte, sklerosierte Herde:** stärkere Signalabsenkung im T 1-Bild als Ausdruck der **Narbenbildung** (Abb. **B-9.56**, Abb. **B-9.57**); Entwicklung einer **Hirnatrophie** als Folge der Sklerose (Abb. **B-9.57**).

- **Alte, sklerosierte Herde** hingegen weisen im T2-gewichteten Bild und in der FLAIR-Sequenz eine weniger deutliche Signalanhebung auf und stattdessen eine stärker ausgeprägte Signalabsenkung in der T 1-Gewichtung als Ausdruck der **Narbenbildung** (Abb. **B-9.56**, Abb. **B-9.57**). Die Randbegrenzung nimmt an Konturschärfe zu. Im Laufe der Erkrankung können die Herde konfluieren, und es entwickelt sich infolge der Sklerose häufig eine deutliche innere und äußere **Hirnatrophie** (Abb. **B-9.57**).

► Merke.

► Merke. Die **KM-Aufnahme korreliert** histologisch **mit dem Grad der entzündlichen Veränderung**, während nicht KM aufnehmende Herde histologisch eine Sklerose zeigen.

**B-9.58 Chronisch-entzündliche Marklagerveränderungen bei langjähriger multipler Sklerose (MRT).**

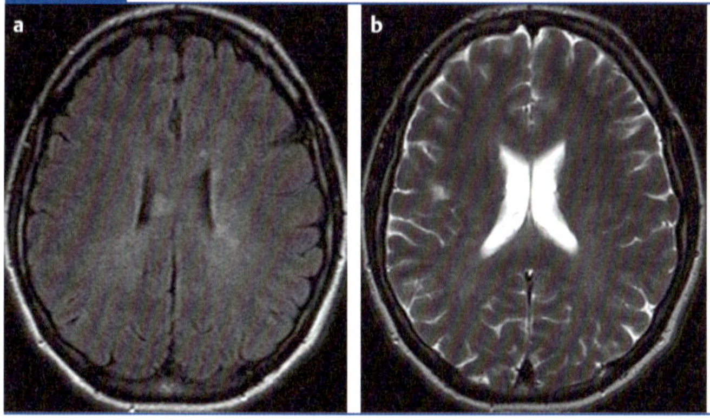


Sowohl in der FLAIR-Sequenz (**a**) also auch in der T 2-gewichteten Sequenz (**b**) ist im Marklager eine gleichmäßige diffuse Signalanhebung erkennbar. Der Befund entspricht einer diffusen chronisch-entzündlichen Marklagerreaktion.

Neben den klar demarkierten Herden finden sich bei der MS auch sog. **chronisch-entzündliche Marklagerveränderungen** („dirty white matter") (Abb. **B-9.58**).

Neben den klar demarkierten Herden können sich bei der MS auch diskrete, diffuse Signalveränderungen in der MRT finden, die Ausdruck einer chronischen Reaktion des entzündeten Marklagers sind. Diese Veränderungen finden sich vor allem periventrikulär entlang der Hinterhörner (sog. **chronisch-entzündliche Marklagerveränderungen**, „dirty white matter") (Abb. **B-9.58**).

Mit der MRT sind auch Herde im **zervikalen**, seltener auch im **thorakalen Rückenmark** nachweisbar.

Mit der MRT sind auch Herde im **zervikalen**, seltener auch im **thorakalen Rückenmark** nachweisbar. Diese Herde sind meist klein, überwiegend exzentrisch gelegen und auf eine Segmentlänge beschränkt. Lediglich bei der Neuromyelitis optica, einer Sonderform der MS, liegen typischerweise ausgedehnte konfluierende Myelonveränderungen vor. Auch die Herde im Bereich des Rückmarks nehmen im MRT deutlich KM auf. In Spätstadien können sie in Vernarbungen übergehen mit nachfolgender Schrumpfung des Rückenmarks.

► Merke.

► **Merke.** Der neurologische Befund korreliert nicht immer mit dem Ausmaß und der Schwere der Veränderungen im MRT.

► Klinischer Fall.

► **Klinischer Fall.** Eine 37 Jahre alte Krankenschwester wird notfallmäßig zur MRT angemeldet. Vom überweisenden Neurologen wird eine Schwäche im rechten Bein mit Kribbelparästhesien beschrieben, wobei sich das Bild in den letzten Tagen deutlich verschlechtert habe. Die Patientin kommt allein zur Untersuchung. Die Beinschwäche fällt beim Gehen durch ein Nachziehen des Beines auf. Trotz dieser Beeinträchtigung ist die Patientin ihren PKW selbst gefahren. Ihr sind die Gefahren, die damit zusammenhängen können, offensichtlich nicht bewusst. Die MRT-Untersuchung zeigt herdförmige Signalveränderungen des Marklagers, die hinweisend auf einen entzündlichen Prozess sind und mit einer multiplen Sklerose in Einklang gebracht werden können. Anamnestisch wird von der Patientin angegeben, dass sie schon vor sieben Jahren einmal vorübergehend auf einem Auge blind gewesen sei und sie damals darauf hingewiesen worden sei, dass es sich hierbei um den Beginn einer MS handeln könnte. Offensichtlich handelt es sich jetzt um den zweiten Schub der Erkrankung.

## Morbus Wilson

Morbus Wilson

► Synonym.

► **Synonym.** hepatolentikuläre Degeneration

► Definition.

► **Definition.** Der Morbus Wilson beruht auf einer autosomal-rezessiv vererbten Störung des Kupferstoffwechsels. Der Mangel an Coeruloplasmin führt zu einer gesteigerten Ablagerung von Kupfer in der Leber und im Gehirn, besonders in den Stammganglien. Dabei kommt es vor allem im Striatum zum Zelluntergang und einer Schrumpfung der Kerngebiete wie auch zu einer mäßiggradigen generalisierten Atrophie.

B-9.59

B-9.59 **Morbus Wilson.**

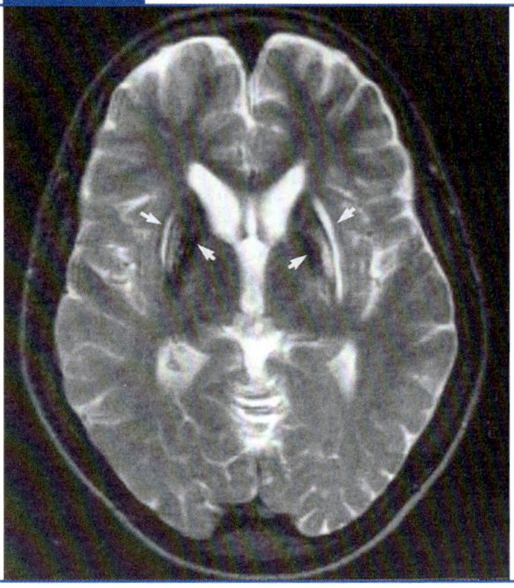

Im T 2-betonten MRT-Bild bilaterale Signalabsenkung im Striatum und Signalanhebungen im Verlauf der Capsula externa (Pfeile). Zum Teil finden sich auch Signalanhebungen im lateralen Teil des Putamen.

**Klinik:** Lebermanifestationen sowie neurologisch-psychiatrische Symptome. Typisch ist der Kayser-Fleischer-Kornealring (goldbraun-grüne Verfärbung des Kornealrandes).

**Klinik:** Unterschiedliche Lebermanifestationen sind möglich (chronische Hepatitis, selten auch fulminante Verläufe), außerdem treten häufig neurologisch-psychiatrische Manifestationen auf i. S. e. parkinsonähnlichen Syndroms mit Rigor, Tremor, Dysarthrie und psychiatrischen Störungen. Eine typische Manifestation am Auge ist der Kayser-Fleischer-Kornealring (goldbraun-grüne Verfärbung des Kornealrandes).

**Diagnostisches Vorgehen:** Die Kupferausscheidung im 24-h-Urin ist gesteigert, Gesamtkupferspiegel und Coeruloplasmin im Serum sind erniedrigt.

**Diagnostisches Vorgehen:** Wichtig ist es vor allem, an die Erkrankung zu denken (z. B. bei unklaren Lebererkrankungen bei jungen Personen). Die Kupferausscheidung im 24-h-Urin ist gesteigert (> 100 µg). Gesamtkupferspiegel und Coeruloplasmin im Serum sind erniedrigt (< 70 µg/dl bzw. < 10–20 mg/dl).

**Radiologische Diagnostik:** Die **CT** zeigt **symmetrische Hypodensitäten im Striatum** und eine **Atrophie des frontalen Kortex**.
Im **Hochfeld-MRT** ist im T 2-Bild eine **zentrale Signalminderung mit peripherer Signalerhöhung** feststellbar (Abb. **B-9.59**).

**Radiologische Diagnostik:** Die **CT** zeigt bilateral **symmetrische Hypodensitäten im Striatum** (v. a. im Ncl. lentiformis) und eine **Atrophie des frontalen Kortex**. Die Veränderungen in der **MRT** sind von der Feldstärke des Gerätes abhängig. Bei Hochfeldgeräten (1–3 Tesla) ist im T 2-gewichteten Bild eine **zentrale Signalminderung mit peripherer Signalerhöhung** feststellbar (Abb. **B-9.59**). Auch der Thalamus kann beteiligt sein. Nieder- (bis 0,5 Tesla) und Mittelfeldgeräte (bis 1,0 Tesla) zeigen eine deutliche Signalerhöhung.
Allerdings ist manchmal auch kein pathologischer zerebraler Befund nachweisbar.

9.3.7 Hydrozephalus

## 9.3.7 Hydrozephalus

► Definition.

► Definition. Unter einem Hydrozephalus versteht man die Erweiterung der Liquorräume auf der Basis einer gestörten Liquorzirkulation.

**Ätiologie:** Enggestellte bzw. okkludierte Liquorwege können ebenso zum Hydrozephalus führen wie eine verminderte Resorption oder fehlerhafte Produktion des Liquors.

**Ätiologie:** Die Zirkulationsstörung kann folgende Ursachen haben: Engstellung bzw. Okklusion der Liquorwege, verminderte Resorption des Liquors, fehlerhafte Produktion des Liquors (sehr selten). Hiervon abzugrenzen ist die Hirnatrophie, bei der es sich lediglich um eine Substanzminderung des Hirngewebes handelt, ohne ursächliche Beeinträchtigung der Liquorzirkulation.

**Klassifikation:**
- **nach der Pathogenese:** Bei Blockade der Liquorwege entsteht ein **H. occlusus**, bei vermehrter Liquorproduktion ein **H. hypersecretorius** und bei unzureichender Resorption des Liquors ein **H. nonresorptivus/aresorptivus.** Eine Sonderform ist der Normaldruckhydrozephalus.
- **rein deskriptiv:** Bei einer Ventrikelerweiterung spricht man von einem **H. internus**, bei einer Erweiterung des Subarachnoidalraumes von einem **H. externus**. Eine Kombination beider Formen bezeichnet man als **H. communicans**. Der **H. e vacuo** beschreibt eine Hirnatrophie (S. 612).

**Klassifikation:**
- **nach der Pathogenese:** Bei partieller oder totaler Blockade der Liquorwege entsteht ein **H. occlusus** (Verschlusshydrozephalus), bei vermehrter Produktion von Liquor ein **H. hypersecretorius** und bei unzureichender Resorption des Liquors durch die Pacchioni-Granulationen ein **H. nonresorptivus**/aresorptivus. Eine Sonderform des Hydrozephalus nonresorptivus stellt der Normaldruckhydrozephalus dar, der durch wechselnde intrakranielle Drücke gekennzeichnet ist, wobei als Grundlage eine verminderte Resorption des Liquors vorliegt. Dieser Befund führt zu phasenweise erhöhten Drücken, gefolgt von normalen Druckwerten.
- **rein deskriptiv:** Bei einer Ventrikelerweiterung spricht man von einem **H. internus**, bei einer Erweiterung des Subarachnoidalraumes von einem **H. externus**. Eine Kombination beider Formen mit Kommunikation zwischen innerem und äußerem Liquorraum bezeichnet man als **H. communicans**. Der früher benutzte Begriff des **H. e vacuo** beschreibt lediglich eine Hirnatrophie ohne Störung der Liquordynamik (S. 612) und sollte aus systematischen Gründen nicht mehr verwandt werden.

**Pathophysiologie:** Die **häufigste Form** ist der **H. occlusus**. Er kann primär infolge von Fehlbildungen (z. B. Aquäduktstenose) oder sekundär z. B. durch Blutungen oder Entzündungen verursacht werden. Nicht zuletzt entsteht der Okklusionshydrozephalus durch eine Kompression der Liquorwege (z. B. durch Tumoren). Dies gilt insbesondere für den Aquädukt und die Region der Foramina Monroi. Der Hydrozephalus nonresorptivus manifestiert sich am häufigsten in Form des Normaldruckhydrozephalus. Er tritt vor allem nach traumatisch bedingten und spontanen Subarachnoidalblutungen auf, seltener nach Meningitiden. Daneben handelt es sich in der idiopathischen Form um eine Erkrankung, die in höherem Alter gesehen wird.

**Klinik:** Im Falle des Okklusionshydrozephalus kann durch eine rasche und massive intrakranielle Druckerhöhung kurzfristig ein Bewusstseinsverlust auftreten. Vorausgehend findet man typischerweise ein Bild mit Kopfschmerzen, Übelkeit und Erbrechen. Je nach Ursache können weitere Symptome hinzukommen, die sich aus dem zugrunde liegenden Herdbefund ergeben. Der Normaldruckhydrozephalus ist durch die charakteristische Trias Ataxie, Harninkontinenz und Demenz gekennzeichnet.

**Diagnostisches Vorgehen:** Der Verschlusshydrozephalus lässt sich am schnellsten und sichersten durch die radiologischen bildgebenden Verfahren nachweisen. Zum Nachweis eines Normaldruckhydrozephalus bedarf es einer epiduralen 24-h-Druckmessung. Ein erster Hinweis lässt sich durch eine Lumbalpunktion erhalten, indem nach Ablassen von 15–20 ml Liquor eine vorübergehende klinische Besserung eintritt.

**Radiologische Diagnostik:** Die radiologischen Befunde beim **Hydrozephalus occlusus** hängen davon ab, in welcher Region der Verschluss auftritt und über welchen Zeitraum er besteht. Ein einseitiger oder beidseitiger Verschluss der Foramina Monroi führt zu einer entsprechenden Aufweitung des/der Seitenventrikel(s). Liegt der Verschluss tiefer, etwa in Höhe des 4. Ventrikels, kommt zusätzlich eine Aufweitung des 3. Ventrikels hinzu (ggf. auch des 4. Ventrikels, wenn der Verschluss in Höhe der Schädelbasis zu finden ist). Nicht zuletzt kann der Verschluss in Höhe der äußeren Liquorwege vorliegen, zum Beispiel im Bereich der Zisterna ambiens. In diesem Fall sind alle Ventrikel weit gestellt. Bei Vorliegen eines akuten Verschlusses ist immer eine mehr oder minder ausgeprägte Form des transependymalen Liquorübertritts festzustellen, was sich in Form eines hypodensen Bandes (CT) bzw. einer signalintensen Berandung (MRT) der Seitenventrikel zeigt. Die äußeren Liquorräume sind zumeist weitgehend eingeengt oder verstrichen, die Sulci von daher nicht mehr abgrenzbar. Der Kortex ist an der Schädelkalotte anliegend, die Gyri erscheinen abgeflacht. Die MRT ist dem CT im Nachweis des Liquorübertrittes überlegen. In Spätstadien entwickelt sich eine massive Hirnatrophie in Form eines Marklageruntergangs. In diesen Fällen ist bei Druckentlastung keine Rückbildung der Ventrikelweite mehr zu erwarten (Abb. **B-9.60**, Abb. **B-9.61**).

**Pathophysiologie:** Die **häufigste Form** ist der **H. occlusus**. Er kann primär infolge von Fehlbildungen (z. B. Aquäduktstenose) oder sekundär z. B. durch Blutungen, Entzündungen oder Tumoren verursacht werden. Der Hydrozephalus nonresorptivus manifestiert sich am häufigsten als Normaldruckhydrozephalus. Er tritt vor allem nach Subarachnoidalblutungen auf.

**Klinik:** Beim Okklusionshydropzephalus kann kurzfristig ein Bewusstseinsverlust auftreten. Vorausgehend finden sich Kopfschmerzen, Übelkeit und Erbrechen. Der Normaldruckhydrozephalus ist durch die Trias Ataxie, Harninkontinenz und Demenz gekennzeichnet.

**Diagnostisches Vorgehen:** Der Verschlusshydrozephalus wird mit bildgebenden Verfahren nachgewiesen, der Normaldruckhydrozephalus mittels einer epiduralen 24-h-Druckmessung.

**Radiologische Diagnostik:** Bei einem Verschluss der Foramina Monroi **(Hydrozephalus occlusus)** kommt es zur Aufweitung der Seitenventrikel. Liegt der Verschluss in Höhe des 4. Ventrikels, ist auch der 3. Ventrikel aufgeweitet. Bei Verschlüssen in Höhe der äußeren Liquorwege sind alle Ventrikel weitgestellt. Bei Vorliegen eines akuten Verschlusses ist immer ein transependymaler Liquorübertritt festzustellen, was sich als hypodenses Band (CT) bzw. einer signalintensen Berandung (MRT) der Seitenventrikel zeigt. Die MRT ist dem CT dabei überlegen (Abb. **B-9.60**, Abb. **B-9.61**).

**B-9.60** **Chronischer Verschlusshydrozephalus mit leichtem Ventrikelaufstau bei einem Kind mit einem tektalen Gliom (MRT).**

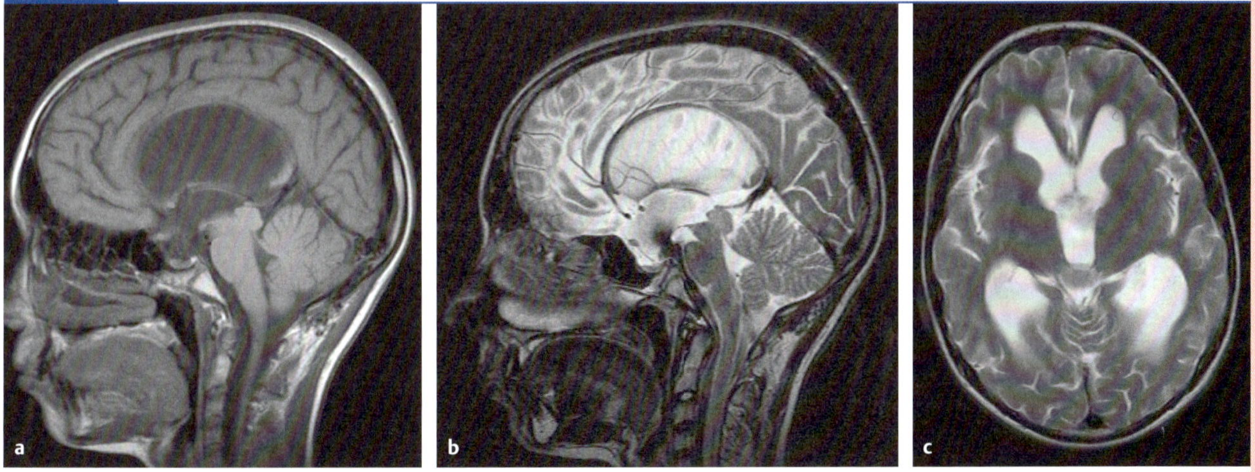


**a** Sagittale T 1-gewichtete Aufnahme mit Darstellung des tektalen Glioms, einer deutlichen Anhebung und Ausdünnung des Balkens sowie einer Aufweitung des 3. Ventrikels mit Absenkung des Ventrikelbodens.
**b** Korrespondierende T 2-gewichtete Aufnahme: Der Aquädukt erscheint durch den Tumor verschlossen, der Tumor stellt sich leicht hyperintens dar.
**c** In der transversalen T 2-gewichteten Aufnahme ist die Erweiterung der Ventrikel gut nachvollziehbar. Ein nennenswerter transependymaler Liquorübertritt ist nicht nachweisbar.

**B-9.61 Verschlusshydrozephalus mit akuter Dekompensation (MRT).**

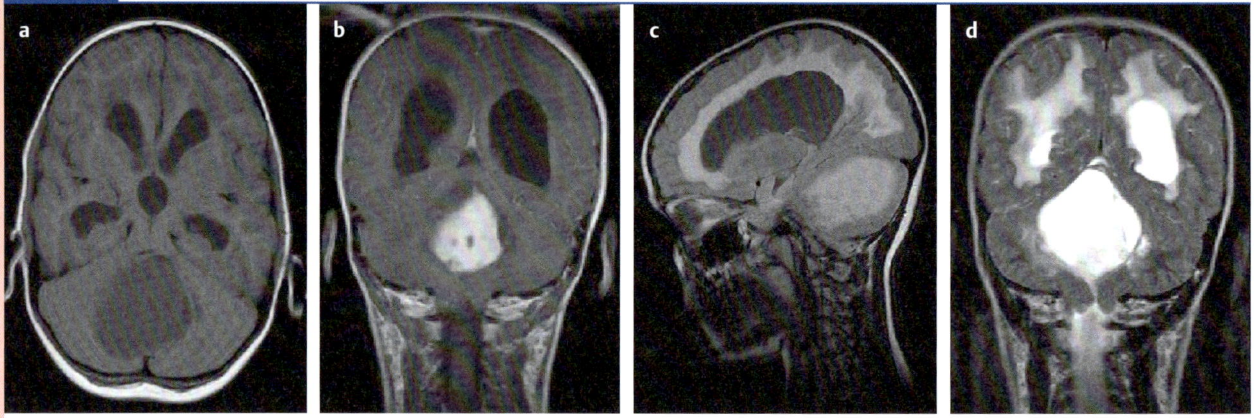


**a** Transversalschnitt mit Nachweis eines Kleinhirntumors, der aufgrund seiner massiven Raumforderung einen kompletten Verschluss des Aquädukts und des 4. Ventrikels zur Folge hat.
**b** Koronare Aufnahme nach KM-Gabe: Der Tumor nimmt kräftig KM auf.
**c** In der FLAIR-Sequenz (Sagittalschnitt) stellt sich der Tumor signalintens dar, ebenso der Liquor in periventrikulärer Lage nach transependymalem Liquorübertritt.
**d** Koronarer T 2-gewichteter Schnitt: Hohe Signalintensität des Tumors; Liquorübertritt periventrikulär.

Der **Normaldruckhydrozephalus** zeigt sich im CT/MRT durch ein Missverhältnis in der Weite der inneren und äußeren Liquorräume. Die inneren Liquorräume sind gegenüber den äußeren betont. Hinzu kommt eine bandförmige Dichteminderung/Signalanhebung (CT/MRT) entlang der Seitenventrikel, betont in Höhe der Vorder- und Hinterhörner. Das MRT ist aufgrund der Möglichkeit zu Erstellung von dünnschichtigen sagittalen Aufnahmen des Aquädukts sowie der Anfertigung von Phasenaufnahmen dem CT überlegen (s. Abb. **B-9.19**).

Der **Normaldruckhydrozephalus** zeigt sich im CT/MRT durch ein Missverhältnis in der Weite der inneren und äußeren Liquorräume, besonders in Höhe der Seitenventrikel. Die inneren Liquorräume sind gegenüber den äußeren betont. Hinzu kommt eine bandförmige Dichteminderung/Signalanhebung (CT/MRT) entlang der Seitenventrikel, betont in Höhe der Vorder-und Hinterhörner. Der 4. Ventrikel stellt sich zumeist normalweit dar. Im MRT zeigt sich ein vermehrter turbulenter Liquorfluss mit entsprechender Signalauslöschung im 3. Ventrikel. Der Aquädukt stellt sich im dünnschichtigen Sagittalschnitt im MRT etwas betont dar. Der Boden des 3. Ventrikels ist leicht abgesenkt, die mamillopontine Distanz hierdurch etwas vermindert. Im Phasenbild ist eine erhöhte Flussgeschwindigkeit in 4. Ventrikel und Aquädukt nachzuweisen, zusammen mit einer erhöhten Amplitude. Das MRT ist aufgrund der Möglichkeit zu Erstellung von dünnschichtigen sagittalen Aufnahmen des Aquädukts sowie der Anfertigung von Phasenaufnahmen dem CT überlegen. Hinzu kommt die Möglichkeit zur Darstellung von Flow-void-Artefakten und die höhere Sensitivität für den Nachweis von transependymalem Liquorübertritt (s. Abb. **B-9.19**).

9.3.8 Neuropädiatrische Erkrankungen

Perinatale Blutungen

Am häufigsten kommen vor:
- Caput succedaneum
- Subgaleahämatom
- Zephalhämatom
- Subduralhämatom
- intrazerebrale Blutung.

## 9.3.8 Neuropädiatrische Erkrankungen

### Perinatale Blutungen

Die am häufigsten vorkommenden perinatalen Blutungen sind:
- extrakranial
  - Caput succedaneum
  - Subgaleahämatom
  - Zephalhämatom
- intrakranial
  - Subduralhämatom
  - intrazerebrale Blutung.

Das **Caput succedaneum** und das **Subgaleahämatom** heilen folgenlos aus. Beim **Zephalhämatom** handelt es sich um eine subperiostale Blutung, die ausgeräumt werden sollte.

**Subdurale Blutungen** sind überwiegend durch Geburtstraumen bedingt. Bei **intrazerebralen Blutungen** unterscheidet man 4 Schweregrade:

Das **Caput succedaneum** und das **Subgaleahämatom** bedürfen keiner radiologischen Abklärung und heilen folgenlos aus. Beim **Zephalhämatom** handelt es sich um eine subperiostale Blutung. Sie sollte ausgeräumt werden, da sich andernfalls ausgedehnte Hämatomverknöcherungen entwickeln können.
**Subdurale Blutungen** sind überwiegend durch Geburtstraumen mit Zerreißungen der Brückenvenen, der V. Galeni bzw. des Tentoriums oder der Falx bedingt. Die **intrazerebralen Blutungen** treten unterschiedlich auf, je nach dem Reifegrad des Kindes.

**B-9.62 Postpartale Blutung Stadium IV bei einem Frühgeborenen (MRT).**

B-9.62

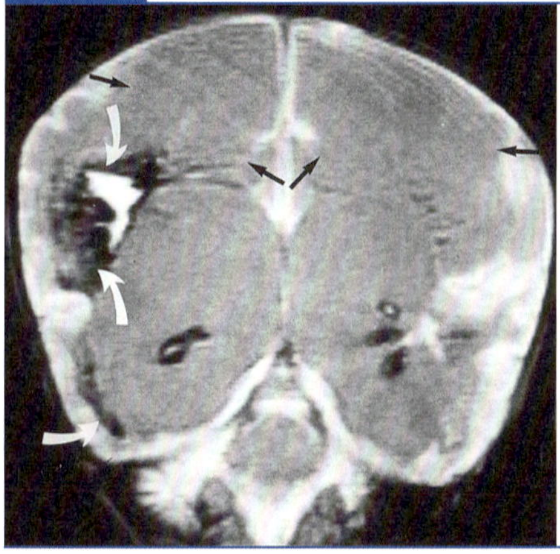

Ausgeprägte Blutung rechts parietal mit Ausdehnung ins Parenchym und Einbruch ins Ventrikelsystem (weiße Pfeile). Entwicklung eines Hydrozephalus communicans. Gleichzeitig ausgedehnte periventrikuläre Signalminderung als Ausdruck der Leukomalazie (schwarze Pfeile).

Sie werden bei Frühgeborenen vor allem im Bereich der germinalen Matrix entlang der Ventrikelseitenwände, insbesondere in Höhe des Thalamus gefunden. Man unterscheidet 4 Schweregrade:

- **Stadium I:** subependymale Blutung ohne Einbruch in das Ventrikelsystem
- **Stadium II:** Parenchymblutung mit Einbruch ins Ventrikelsystem, aber ohne Ventrikelerweiterung
- **Stadium III:** Parenchymblutung mit Einbruch ins Ventrikelsystem und Ventrikelerweiterung
- **Stadium IV:** Parenchymblutung mit Einbruch ins Ventrikelsystem und Ventrikelerweiterung sowie Ausbreitung im ventrikelnahen Parenchym (Abb. **B-9.62**).

- **Stadium I:** subependymale Blutung ohne Einbruch in das Ventrikelsystem
- **Stadium II:** Parenchymblutung mit Einbruch ins Ventrikelsystem, aber ohne Ventrikelerweiterung
- **Stadium III:** zusätzlich Ventrikelerweiterung
- **Stadium IV:** zusätzlich Ausbreitung im ventrikelnahen Parenchym (Abb. **B-9.62**).

Bei reifen Neugeborenen treten Parenchymblutungen in den Stammganglien oder rindennah auf. Es werden unterschiedliche Ausdehnungen und Verteilungsmuster gefunden.

Bei reifen Neugeborenen treten Parenchymblutungen in den Stammganglien oder rindennah auf.

▸ Merke. **Perinatale Hirnblutungen** stellen sich bei Frühgeborenen anders als bei reifen Neugeborenen dar.

▸ Merke.

**Radiologische Diagnostik:** Die Diagnostik erfolgt in der Regel mit der **Sonografie**. So lässt sich das Zephalhämatom problemlos durch eine Ultraschalluntersuchung nachweisen. Auch die Darstellung des Subduralhämatoms und der intrazerebralen Veränderungen wird zunächst im Ultraschall vorgenommen, bei ausgedehnteren Befunden allerdings durch CT und/oder MRT ergänzt. Dabei besitzt das **CT** Vorteile bei akuten Blutungen, das **MRT** bei älteren. Darüber hinaus lassen sich mit dem MRT wesentlich besser als mit dem CT begleitende Infarzierungen nachweisen, wie sie häufiger bei unreifen Neugeborenen in Form der periventrikulären Leukomalazie auftreten.

**Radiologische Diagnostik:** Zunächst erfolgt die **Sonografie**, bei ausgedehnten Befunden ergänzt durch CT und/oder MRT. Dabei besitzt das **CT** Vorteile bei akuten Blutungen, das **MRT** bei älteren Blutungen und bei begleitenden Infarzierungen.

## Hypoxisch-ischämisch bedingte Hirnschädigung

Hypoxisch-ischämisch bedingte Hirnschädigung

▸ Definition. Es handelt sich um eine globale und zumeist kombinierte Reduktion der zerebralen Sauerstoff- und Blutversorgung mit entsprechender Infarzierung.

▸ Definition.

Am häufigsten entsteht diese Hirnschädigung während der Geburtsphase. Ausmaß und Lokalisation der Veränderungen hängen vom Alter des Neugeborenen ab. Unreife Neugeborene zeigen die ausgedehntesten Veränderungen in der germinalen Matrixzone periventrikulär (periventrikuläre Leukomalazie). Reife Neugeborene und ältere Kinder zeigen vornehmlich paraventrikulär und kortikal gelegene Infarzierungen.

Am häufigsten entsteht diese Hirnschädigung während der Geburtsphase. Ausmaß und Lokalisation der Veränderungen hängen vom Alter des Neugeborenen ab.

B-9.63

B-9.63 **3 Jahre alter Junge bei Z. n. periventrikulärer Leukomalazie im Rahmen einer Frühgeburt.**

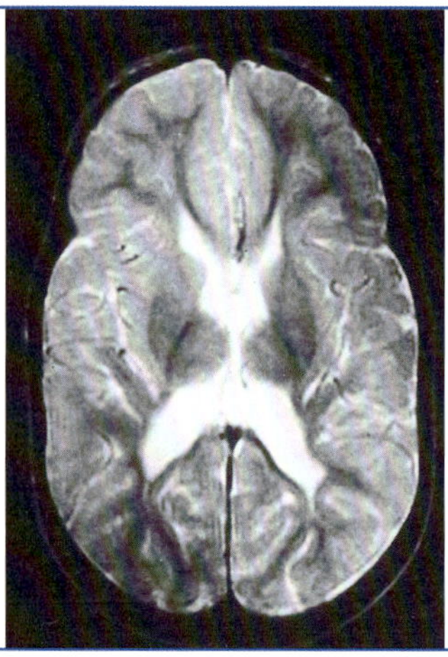

Unregelmäßige Begrenzung der Seitenventrikel, besonders im Hinterhornbereich mit beidseitigen Ventrikelerweiterungen. Das Marklager ist okzipital verschmälert. Es finden sich feine Ausziehungen von den Seitenhörnern ins Marklager.

**Unreifes Neugeborenes:** Die periventrikuläre Leukomalazie beruht auf multiplen kleinherdigen, teilweise konfluierenden ischämischen Insulten der weißen Substanz. Später entwickeln sich zystische Defekte entlang der Seitenventrikel, die zu größeren zystischen Läsionen konfluieren können (Abb. **B-9.63**).

**Unreifes Neugeborenens:** Die periventrikuläre Leukomalazie beruht auf multiplen kleinherdigen, teilweise konfluierenden ischämischen Insulten der weißen Substanz, vorwiegend entlang der Ventrikel. In ca. 25 % der Fälle sind Einblutungen festzustellen. Später entwickeln sich zystische Defekte entlang der Seitenventrikel, die zu größeren zystischen Läsionen konfluieren können. Die Ventrikelwand kann in die Destruktion mit einbezogen sein. Die Ausheilung erfolgt über eine Vernarbung, durch die die Zysten verschlossen werden. Es kommt zu einer Reduktion der periventrikulären weißen Substanz sowie zu Ausweitungen der Ventrikel insbesondere im Hinterhornbereich. Die graue Substanz kann bis an das Ventrikelsystem heranreichen. Die Konturen der Seitenventrikel können im Rahmen der Defektheilung unregelmäßig imponieren (Abb. **B-9.63**).

▶ Merke.

▶ Merke.

- **reifes Neugeborenes:** Die Schädigungen treten vornehmlich im Marklager und kortikal entlang des Sulcus centralis auf. Gleichzeitig bestehen Veränderungen im Thalamusbereich, den Stammganglien sowie entlang der Hinterhörner.
- **ältere Kinder:** Die Schädigungen betreffen Kortex und subkortikale Bereiche, insbesonders in den Grenzzonen der pialen Versorgungsgebiete (frontal, temporookzipital, parietookzipital). Miteinbezogen sind Ncl. caudatus und lentiformis. Weitgehend ausgespart bleiben Thalamus und perirolandische Hirnrinde.

**Radiologische Diagnostik:** Zuerst **Ultraschall**, dann **MRT**. In der akuten Phase kommt es infolge der Ödembildung zu Signalanhebungen, im weiteren Verlauf zur Ausbildung von Substanzdefekten; bei der periventrikulären Leukomalazie mit Entwicklung zystischer Zonen. Bei schweren Verläufen kommt es zur diffusen Hirnatrophie.

**Radiologische Diagnostik:** Zwar wird in der Regel im ersten Schritt der **Ultraschall** eingesetzt, die Veränderungen lassen sich aber wesentlich genauer mit der **MRT** untersuchen. Hierbei sind FLAIR- und insbesondere diffusionsgewichtete Sequenzen von großem Vorteil. In der akuten Phase kommt es infolge der Ödembildung zu Signalanhebungen, im weiteren Verlauf zur Ausbildung von Substanzdefekten; bei der periventrikulären Leukomalazie mit Entwicklung zystischer Zonen. In den Spätstadien verbleiben entweder die Zysten, die randständig von einer Gliose umschlossen werden, oder aber sie schließen sich und es lässt sich lediglich ein Substanzverlust mit einer Gliosereaktion nachweisen. Bei schweren Verläufen kommt es zur Ausprägung einer diffusen Hirnatrophie.

► Klinischer Fall. Daniel P. wird zum vorausberechneten Termin mit einem Herzfehler geboren (Truncus arteriosus communis mit Ventrikelseptumdefekt und pulmonaler Hypertonie). Es erfolgt die Operation am Herzen, bei der es zu einem erheblichen Blutverlust mit Verminderung des Herzzeitvolumens kommt. Postoperativ ist Daniel komatös. In der Folgezeit entwickeln sich schwere zentrale Tonus- und Koordinationsstörungen und eine hochgradige Sehstörung. Das Kind leidet zudem unter tonischen Krämpfen. Im Ultraschall, der wiederholt im Verlauf durchgeführt wird, zeigen sich Schädigungen paraventrikulär und subkortikal, fraglich unter Einschluss der Stammganglien. Die abschließende Untersuchung wird 2 Jahre nach dem Ereignis mit dem MRT ausgeführt. Hierbei findet sich eine schwere Hirnatrophie mit ausgeprägten subkortikalen Nekrosen (Abb. **B-9.64**). Diese Veränderungen müssen als Folgeerscheinung der Operationskomplikation eingestuft werden.

► Klinischer Fall.

**B-9.64 Schwere Hirnatrophie (MRT).**

B-9.64

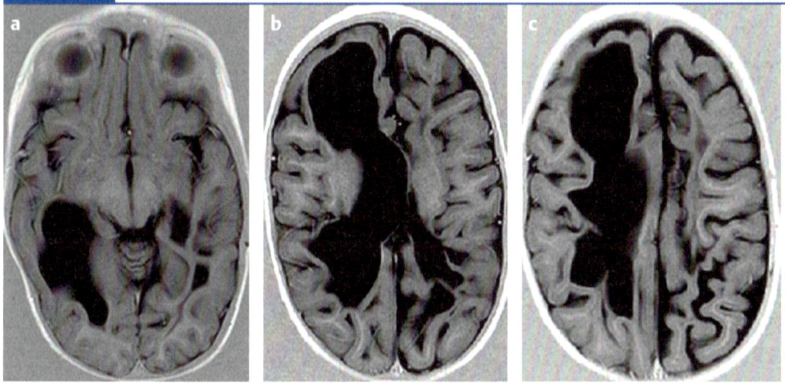


Hirnatrophie mit Ausbildung einer ausgeprägten subkortikalen Leukomalazie mit multiplen z. T. konfluierenden zystisch imponierenden Nekrosen, vor allem auf der rechten Seite.

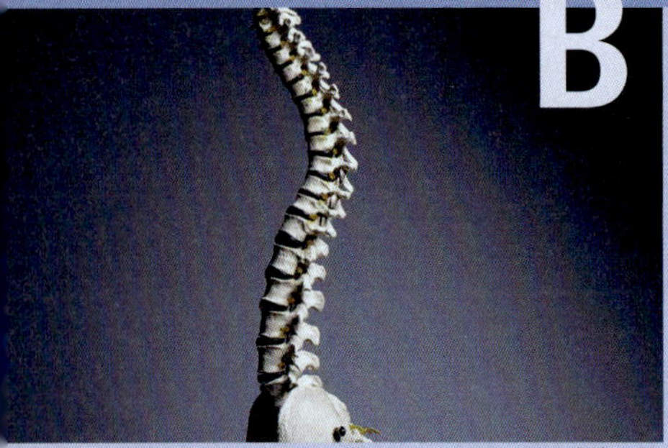



# 10 Wirbelsäule und Spinalkanal



*J. Scheidler; I. Koerte*

## 10.1 Wirbelsäule

### 10.1.1 Radiologische Methoden

#### Konventionelle Röntgendiagnostik

Basis der radiologischen Diagnostik der Wirbelsäule sind **Röntgenaufnahmen in 2 Ebenen.** Bei Bedarf können Spezialprojektionen (z. B. Schräg-, Funktions- und Zielaufnahmen) angefertigt oder weitere Untersuchungen durchgeführt werden, wie z. B. CT zur Frakturdiagnostik oder MRT zur Beurteilung des Knochenmarks und des Spinalkanals.

10.1 Wirbelsäule

10.1.1 Radiologische Methoden

Konventionelle Röntgendiagnostik

Zur radiologischen Wirbelsäulendiagnostik werden zunächst **Röntgenaufnahmen in 2 Ebenen** angefertigt.

**B-10.1 Normalbefund HWS.**

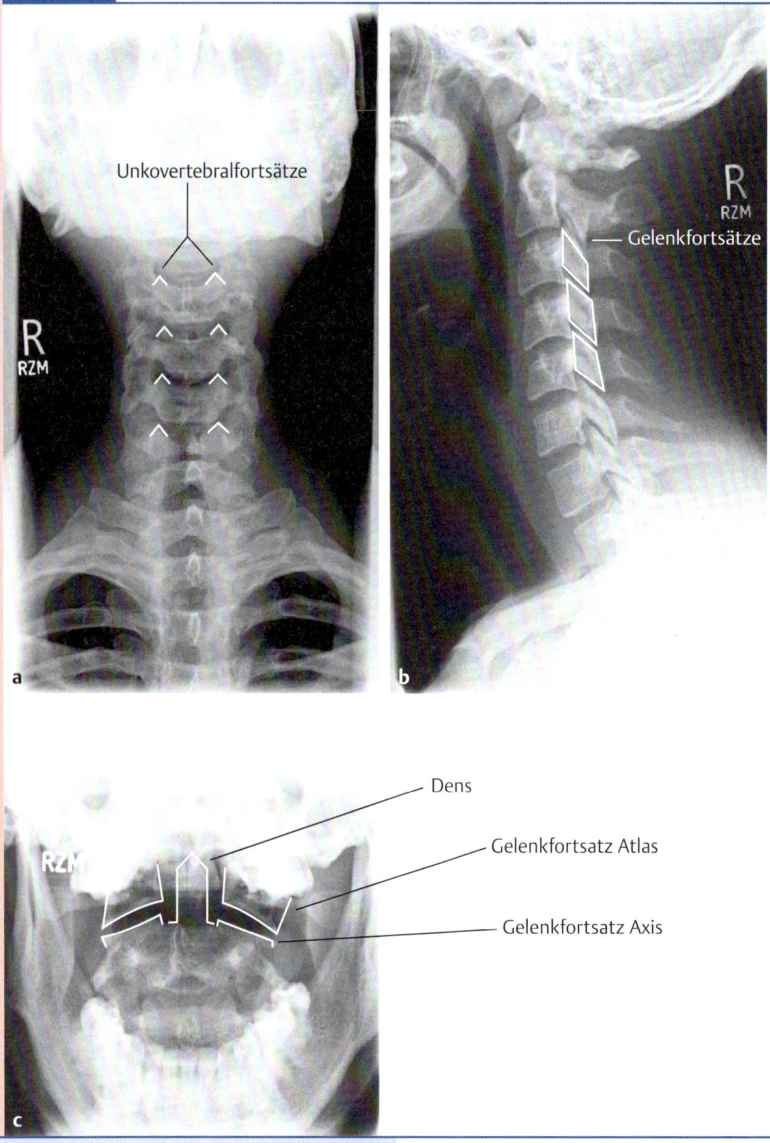


Normalbefund HWS in a. p. (a) und seitlicher Projektion (b) mit Denszielaufnahme durch den offenen Mund (c). Zu beachten ist besonders bei Traumafragestellungen das Alignement der Wirbelkörper (siehe Hilfslinien), die regelrechte Stellung der Gelenkfortsätze zueinander im Seitbild und der Unkovertebralfortsätze im a. p. Bild sowie die Mittelständigkeit des Dens in der Zielaufnahme.

## HWS und kraniozervikaler Übergang

An der HWS stehen folgende Projektionen zur Verfügung:

- **HWS in 2 Ebenen** (a. p.- und seitliche Projektion): Wirbelkörper, Lagebeziehung der Wirbelkörper zueinander, Processus transversi et spinosi, Intervertebralgelenke sowie die umgebenden Weichteile können so beurteilt werden (Abb. **B-10.1**). Um den 7. HWK ohne Überlagerung durch die Schultergelenke darzustellen, müssen ggf. die Schultergelenke des Patienten nach unten gezogen werden. Der Überlagerung des Dens axis und der oberen Halswirbelkörper in der a. p.-Projektion wird durch schnelles Öffnen und Schließen des Mundes während der Aufnahme, welches zu einer Verwischung des Unterkiefers führt, entgegengewirkt.
- **Dens-Zielaufnahme**: Diese wird mit offenem Mund im a. p.-Strahlengang angefertigt (s. Abb. **B-10.1c**) und dient zur Beurteilung des kraniozervikalen Überganges, sofern dieser auf den Standardprojektionen in zwei Ebenen nicht ausreichend beurteilbar ist. Zwischen den Zahnreihen stellen sich der Dens in seiner Lagebeziehung zum Atlas, das atlantookzipitale Gelenk sowie der Atlas dar. Dabei ist insbesondere auf die Stellung des Dens in Bezug zu den Massae laterales des Atlas zu achten. Eine Lateralisierung des Dens kann auf eine mögliche osteoligamentäre Verletzung hinweisen, die zu einer Instabilität des Gelenkes führen kann.
  Zur Abklärung einer Densfraktur (S. 682) kann eine CT mit sagittalen und koronaren Sekundärrekonstruktionen (Abb. **B-10.3**) erforderlich sein. Etwaige ligamentäre Begleitverletzungen können mittels MRT untersucht werden.

### HWS und kraniozervikaler Übergang

- **HWS in 2 Ebenen** (a. p.- und seitliche Projektion): Beurteilung von Wirbelkörpern, deren Lagebeziehung zueinander, Processus transversi et spinosi, Intervertebralgelenke sowie umgebender Weichteile (Abb. **B-10.1**).
- **Dens-Zielaufnahme:** Zwischen den Zahnreihen stellen sich der Dens in seiner Lagebeziehung zum Atlas, das atlantookzipitale Gelenk sowie der Atlas dar. Zur Abklärung einer Densfraktur kann eine CT erforderlich sein (Abb. **B-10.1c**).

**B-10.2 HWS in 2 Ebenen mit Blockwirbel.**

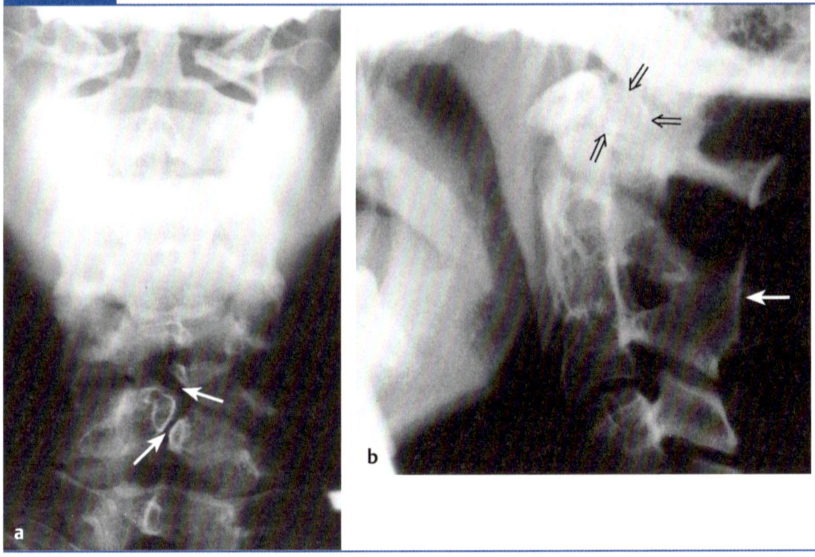


19-jährige Patientin mit HWS-Schleudertrauma bei Verkehrsunfall: Auf den Röntgenübersichtsaufnahmen in a. p.- (**a**) und seitlicher Projektion (**b**) dysontogenetischer Blockwirbel HWK 2/3 mit fusionierten Wirbelbögen (Pfeil, **b**) und rudimentärer Bandscheibe. Os odontoideum (akzessorischer Knochen an der Spitze des Dens des 2. Halswirbels) DD Densfraktur (offene Pfeile, **b**). In der MRT fanden sich jedoch keine Hinweise für eine Fraktur, wie Weichteilschwellung oder Frakturhämatom, so dass bei glatten Rändern, die ebenfalls gegen eine Fraktur sprechen, von einem Os odontoideum ausgegangen werden kann. Nebenbefundlich Bogenschlussanomalie an HWK 6 und 7 (Pfeile, **a**; vgl. S. 660).

**B-10.3 CT-Aufnahme des Dens (Normalbefund).**

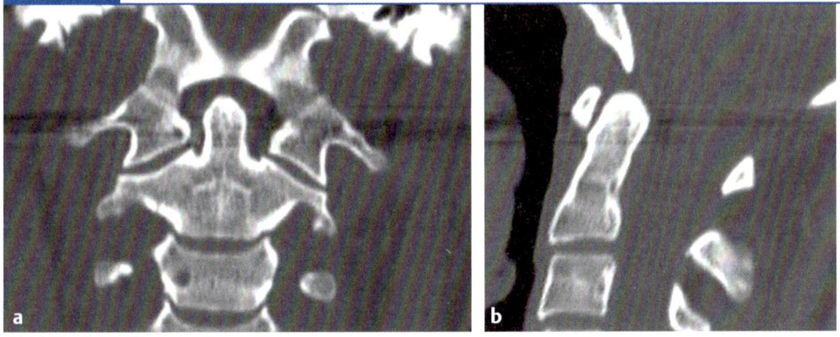


CT des kraniozervikalen Übergangs mit Dens und Atlantoaxialgelenken in koronarer (**a**) und sagittaler (**b**) Sekundärrekonstruktion.

B-10.3

**B-10.4 HWS-Schrägaufnahme.**

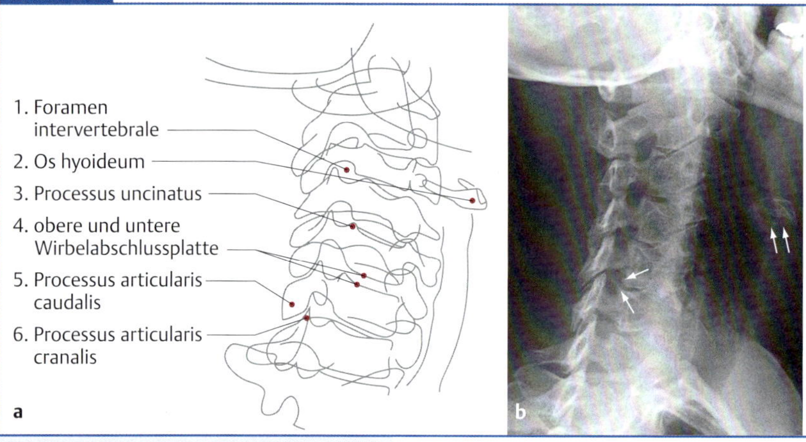


**a** Schematische Darstellung mit den anatomisch relevanten Strukturen.
**b** Röntgenbild mit leichter Unkovertebralarthrose in Höhe HWK 5/6 und beginnender Neuroforameneinengung (Pfeile). Os hyoideum (Doppelpfeil).

- **Schrägaufnahmen** der HWS (Foramina intervertebralia) (Abb. **B-10.4**)

- **Schrägaufnahmen** der HWS dienen zur Abbildung der Foramina intervertebralia (Abb. **B-10.4**); es stellen sich jeweils die plattenfernen (= röhrennahen) Foramina dar beim a. p.-Strahlengang. Der Patient sitzt jeweils links- bzw. rechtsschräg im 45°-Winkel zum Wandstativ. Bei Aufnahme in Rückenlage wird der Patient durch Unterlagen in 45°-Winkel gebracht. Wichtige Indikationen sind Frakturen der Wirbelbögen und ein Wurzelkompressionssyndrom infolge einer knöchernen Einengung der Foramina bei Unkovertebralarthrose. Schrägaufnahmen werden in der klinischen Routine zunehmend durch die Verfügbarkeit von Schnittbildverfahren verdrängt.

- **Funktionsaufnahmen** in Retro- und Anteflexion

- **Funktionsaufnahmen** werden zur Beurteilung einer segmentalen Instabilität oder Blockierung, z. B. nach Schleudertrauma angefertigt, nachdem vorher Frakturen mit a. p.- und seitlichen Aufnahmen in Neutralstellung ausgeschlossen wurden. Der Patient wird zu maximaler aktiver Retro- und Anteflexion aufgefordert und dann jeweils Aufnahmen im seitlichen Strahlengang durchgeführt. Aufnahmen in passiver forcierter Beugung bzw. Streckung sind insbesondere beim bewusstlosen Patienten kontraindiziert.

### BWS

**Übersichtsaufnahmen in 2 Ebenen** (a. p. und seitlich).

Standardmäßig werden **Übersichtsaufnahmen in 2 Ebenen** (a. p. und seitlich) angefertigt. Sollten diese zur Beurteilung traumatischer, degenerativer oder tumoröser Veränderungen nicht ausreichend sein (z. B. im zervikothorakalen Übergangsbereich durch Überlagerung der Schultern), muss eine CT der entsprechenden Region durchgeführt werden.

### LWS und Os sacrum

- **Übersichtsaufnahme in 2 Ebenen**
- **Schrägaufnahmen** (Beurteilung von Wirbelbögen, Intervertebralgelenken)
- **Funktionsaufnahmen** zum Nachweis von hypo- oder hypermobilen Wirbelsegmenten
- **Zielaufnahmen** oder **CT** bzw. **MRT** (Beurteilung der Sakroiliakalgelenke)
- **Wirbelsäulenganzaufnahmen im Stehen** im Rahmen der Skoliose-Diagnostik (S. 663).

- Diagnostische Grundlage zur Beurteilung der LWS und des Os sacrum ist in der Regel eine **Übersichtsaufnahme in 2 Ebenen**. Zur detaillierteren Beurteilung des Os sacrum und des Os coccygeum kann eine Zielaufnahme in 2 Ebenen erfolgen.
- **Schrägaufnahmen** dienen zur Beurteilung der Intervertebralgelenke und der Wirbelbögen, z. B. Spondylolyse bei Spondylolisthesis (S. 666).
- **Funktionsaufnahmen** werden zum Nachweis von hypo- (z. B. bei Osteochondrose) oder hypermobilen Wirbelsegmenten (Spondylolisthesis z. B. im Rahmen einer Spondylolyse) herangezogen. An der LWS und HWS können zudem Aufnahmen mit seitlicher Beugung sinnvoll sein.
- Für die Beurteilung der Sakroiliakalgelenke können **Zielaufnahmen** oder die **CT** oder **MRT** erforderlich sein. Typische Indikationen sind hier neben der Traumadiagnostik, insbesondere die Abklärung einer Sakroiliitis bei Erkrankungen aus dem rheumatischen Formenkreis bzw. bei axialer Spondylarthritis („entzündlicher Rückenschmerz" bei HLA-B27-Positivität). Die größte Sensitivität und Spezifität zeigt hier jedoch die MRT.
- Für die Diagnostik der Skoliose (S. 663), die meist im thorakolumbalen Übergangsbereich am ausgeprägtesten ist, sind **Wirbelsäulenganzaufnahmen im Stehen in zwei Ebenen** obligat.

## Computertomografie

**Methode:** Die CT (S. 85) der Wirbelsäule sollte mit einem Multidetektor-Spiral-CT (MD-CT) und enger Kollimation (≤ 1 mm) erfolgen. Die Schnelligkeit der MD-CT erlaubt einerseits die Abdeckung großer Bereiche in kurzer Zeit (wichtig für die Notfalldiagnostik). Andererseits können aus den dünnen Schichten sagittale und koronare Rekonstruktionen erstellt werden.

**Indikationen:**
- Traumadiagnostik (Frakturen)
- Wurzelkompressionssyndrome
  - Bandscheibenvorfall (hier ist die MRT aufgrund ihres besseren Weichteilkontrastes jedoch vorzuziehen)
  - knöcherne Stenose der Foramina intervertebralia durch degenerative Veränderungen (besonders an der HWS)
- Tumor-/Metastasendiagnostik (z. B. Abklärung von Mehrspeicherungen in der Skelettszintigrafie)
- Kontraindikationen gegen MRT (z. B. Herzschrittmacher, Platzangst).

## Magnetresonanztomografie

**Methode** (S. 92)**:** Das Standardprotokoll besteht aus sagittalen T 1- und T 2-gewichteten Schichten. Die T 1-Wichtung eignet sich zur Beurteilung des Knochenmarks, während mit der T 2-Wichtung das Myelon, der Spinalkanal und die Bandscheiben beurteilt werden können. In den Ebenen mit pathologischen Befunden werden die sagittalen Schichten durch transversale und ggf. koronare Schichten, meist in der T 2-Wichtung ergänzt. In der Traumadiagnostik, z. B. zur Unterscheidung einer frischen von einer alten Fraktur, haben sich in der klinischen Routine ödemsensitive STIR- bzw. TIRM-Sequenzen etabliert. Besonders relevant ist diese Unterscheidung bei älteren Patienten, die häufig schon vorbestehende osteoporotische Wirbelsinterungen und Deformationen haben. Der Nachweis eines Knochenmarködems im frakturierten Wirbel ist Zeichen einer frischeren, noch nicht konsolidierten Fraktur. Für postoperative, tumoröse oder entzündliche Veränderungen sind kontrastverstärkte Schichten nach i. v.-Injektion von Gadolinium-haltigen Kontrastmitteln nötig. Zur besseren Erkennung einer KM-Aufnahme sind T 1-gewichtete Sequenzen mit Fettunterdrückung sehr wertvoll.

**Indikationen:**
- Diagnostik Myelon (S. 684)
- Tumor-/Metastasendiagnostik
- Spondylodiszitis
- Wurzelkompressionssyndrome
  - Bandscheibenvorfall
  - Foramenstenose durch knöcherne Anbauten im Rahmen von degenerativen Veränderungen (hier aber CT besser als MRT)
- osteoporotische Frakturen
- postoperative Veränderungen/Komplikationen (z. B. Narbenbildungen, Blutungen, Abszesse).

## Nuklearmedizinische Verfahren

**Methode** (S. 343)**:**
**Indikationen:** Knochenmetastasensuche.

# 10.1.2 Leitbefunde – vom radiologischen Befund zur Diagnose

## Übergangswirbel

Besonders an der **LWS** kann die **Anzahl der Wirbelkörper variieren**. So kann eine viergliedrige LWS mit Sakralisation des 5. LWK beobachtet werden oder auch eine sechsgliedrige LWS, in der der 1. Sakralwirbel (SWK) einen eigenständigen Wirbelkörper bildet (Lumbalisation).

**Computertomografie**

**Methode:** CT (S. 85) der Wirbelsäule mit Multidetektor-Spiral-CT (MD-CT) und enger Kollimation (≤ 1 mm).

**Indikationen:**
- Traumadiagnostik
- Wurzelkompressionssyndrome
- Tumor-/Metastasendiagnostik
- Kontraindikationen gegen MRT.

**Magnetresonanztomografie**

**Methode** (S. 92)**:** Standardmäßig werden an der Wirbelsäule T 1- und T 2-gewichtete Schichten angefertigt. Die T 2- Wichtung eignet sich v. a. zur Darstellung von Myelon, Spinalkanal und Bandscheiben. In den Höhen mit pathologischen Befunden werden die sagittalen Schichten durch transversale und ggf. koronare Schichten, meist in der T 2-Wichtung ergänzt. Ödemsensitive STIR-Sequenzen zur Differenzierung frischer vs. alter Frakturen.

**Indikationen:**
- Diagnostik Myelon
- Tumor-/Metastasendiagnostik
- Spondylodiszitis
- Wurzelkompressionssyndrome
- osteoporotische Frakturen
- postoperative Veränderungen/Komplikationen.

**Nuklearmedizinische Verfahren**

**Methode** (S. 343):
**Indikationen:** Knochenmetastasensuche.

**10.1.2 Leitbefunde – vom radiologischen Befund zur Diagnose**

**Übergangswirbel**

Relativ häufig kann eine sechsgliedrige **LWS** mit Lumbalisation des 1. SWK beobachtet werden.

Neben diesen beiden Varianten gibt es **Teilsakralisationen** und **Teillumbalisationen**. Hierbei zeigt sich eine Bandscheibenanlage zwischen S 1 und S 2 bei erhaltener Massa lateralis oder eine Ausbildung von Procc. transversi bei fehlendem Zwischenwirbelraum. Auch können diese Übergangsanomalien nur einseitig in wechselnder Ausprägung auftreten. Entsprechendes gilt für die Sakralisation eines Lendenwirbels.

Eine weitere Variationsmöglichkeit ist die Ausbildung von ein- oder beidseitigen **Halsrippen** oder **Lendenrippen**.

Eine weitere Variationsmöglichkeit ist die Ausbildung von ein- oder beidseitigen **Halsrippen** oder **Lendenrippen.**

Diese Variationen können zu Schwierigkeiten bei der Benennung von Wirbelkörpern führen. In solchen Fällen sollte in der Beschreibung des Röntgenbildes die Grundlage der Zählweise erwähnt werden (z. B. LWK 4 bei fünfgliedriger LWS und teilsakralisiertem LWK 5). Ist in Einzelfällen eine anatomisch korrekte Beschreibung erforderlich, so müssen alle Wirbelkörper von HWK 1 abwärts abgezählt werden.

## Blockwirbel

Angeborene oder erworbene Verschmelzung zweier Wirbelkörper unter teilweisem oder vollständigem Verlust des Zwischenwirbelraumes (s. Abb. **B-10.2**).

**Erworbene Blockwirbel** werden nach Trauma, Spondylitis, Morbus Scheuermann, bei altersbedingter Degeneration (HWS!) oder postoperativ/iatrogen beobachtet.

Als Blockwirbel wird die angeborene oder erworbene Verschmelzung zweier Wirbelkörper unter teilweisem oder vollständigem Verlust des Zwischenwirbelraumes bezeichnet. Der angeborene oder dysontogenetische Blockwirbel kann Rudimente der Zwischenwirbelscheibe enthalten. **Beweisend** für die **dysontogenetisch** bedingte Blockwirbelbildung ist die **Synostose der Dornfortsätze** (s. Abb. **B-10.2**).

Hinweisend auf **erworbene Blockwirbel**, die nach Spondylitiden oder Traumata auftreten können, sind **Struktur- und Formunregelmäßigkeiten der Wirbelkörper**. Blockwirbel können auch bei juveniler rheumatoider Arthritis sowie beim Morbus Scheuermann (S. 665) beobachtet werden. Beim Morbus Scheuermann treten sie insbesondere im thorakalen Bereich mit Betonung der ventralen Wirbelkörperanteile auf. Auch infolge einer schweren Degeneration der Zwischenwirbelscheiben oder postoperativ/iatrogen nach Fusionierung zweier oder mehrerer Wirbel (in diesem Fall gewollt) kann sich, vor allem an der HWS, ein Blockwirbel entwickeln.

## Form- und Größenänderungen

- **Keil-** (s. Abb. **B-10.6a**) **oder Halbwirbel** können Ursache einer Kyphose oder Skoliose sein.
- **Flach-, keil- und ovoidförmige Wirbelkörper** treten bei bestimmten Skeletterkrankungen auf.
- Ein Flachwirbel bei normalem Wirbelbogenbereich wird als **Vertebra plana** bezeichnet (Abb. **B-10.5**).
- **Kastenwirbel:** aufgehobene Konkavität der Wirbelkörpervorderkante

- Aplasien oder Wirbelkörperhypoplasien können umschrieben auftreten und so zu **Keil-** (s. Abb. **B-10.6a**) **oder Halbwirbeln** führen, die eine Kyphose oder Skoliose verursachen. Hypoplasien der Wirbelbögen (Bogenschlussanomalien) verursachen segmentale dorsale Spaltbildungen. Eine sagittale Spaltbildung durch fehlenden Zusammenschluss der Wirbelanlagen führt zu einer mittigen Einsenkung der Grund- und Deckplatte (sog. „Schmetterlingswirbel" aufgrund des schmetterlingsartigen Aspektes auf der a. p.-Aufnahme). Sind mehrere Wirbelkörper betroffen, ist an ein Klippel-Feil-Syndrom zu denken.
- **Flach-, keil- und ovoidförmige Wirbelkörper** treten bei konstitutionellen Skeletterkrankungen (Osteochondrodysplasien, Mukopolysaccharidosen), Keilwirbel auch bei Osteoporose auf.
- Der **Vertebra plana** (Flachwirbel bei normalem Wirbelbogenbereich, Abb. **B-10.5**) wird im Kindesalter am häufigsten beim eosinophilen Granulom beobachtet. Gelegentlich wird er auch beim Neuroblastom, bei Leukämien oder Metastasen gefunden.
- Bei aufgehobener Konkavität der Wirbelkörpervorderkante spricht man vom **Kastenwirbel**, der an den LWK auch als Formvariante auftreten kann.

**B-10.5 Vertebra plana bei eosinophilem Granulom.**

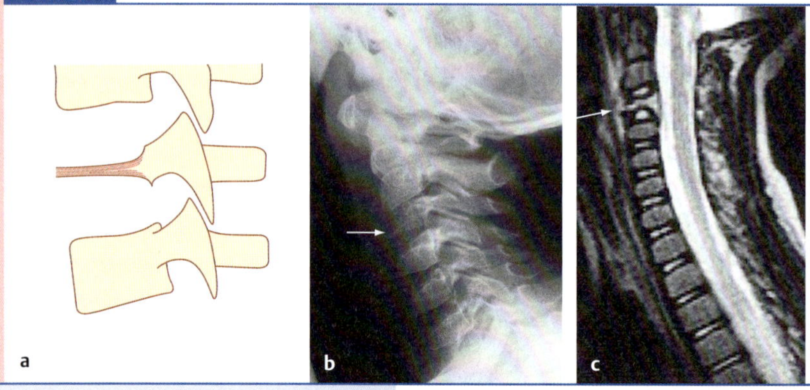

**a** Schematische Darstellung.
**b** Röntgenaufnahme in seitlicher Projektion (Pfeil).
**c** T 2-gewichtete sagittale MRT mit Vertebra plana HWK 3 (Pfeil).

**B-10.6 Keilwirbel/Fischwirbel.**

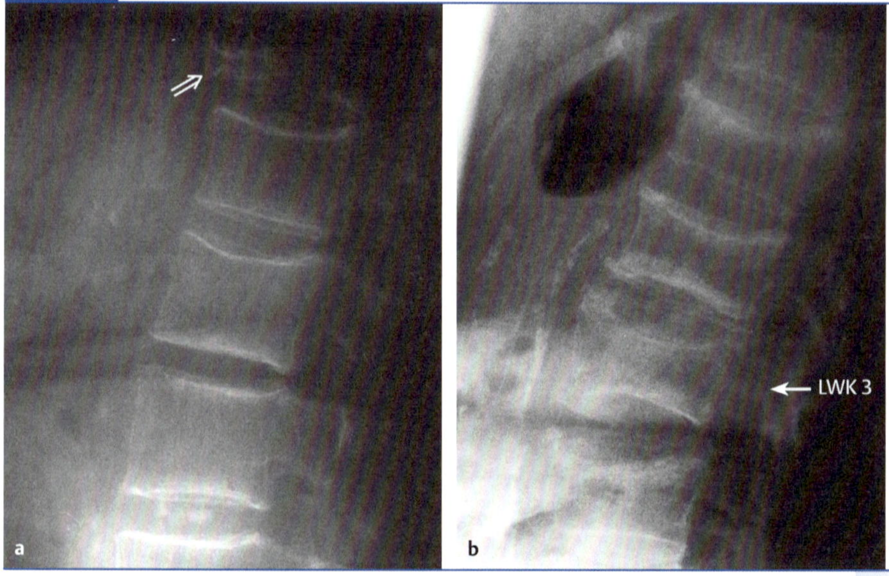


**a** **Osteoporose**: Durch den Mineralsalzverlust der Spongiosa kommt es zu einer Betonung der Grund- und Deckplatten, die vermehrt sklerosiert erscheinen. Osteoporotisch zusammengesinterter Keilwirbel BWK 12 (Pfeil).
**b** **Sekundärer Hyperparathyreoidismus**: bandförmige Verdichtung der Grund- und Deckplatten bei ansonsten diffuser Mineralsalzminderung, Fischwirbeldeformität LWK 3 (Pfeil).

- Ist die Formänderung so ausgeprägt, dass die Wirbelkörpervorderkante konvex ist, so wird dies als **Tonnenwirbel** bezeichnet. Tonnen- oder Kastenwirbel finden sich beim Morbus Bechterew (S. 673).
- **Fischwirbel** sind durch eine ausgeprägte Konkavität beider Abschlussplatten mit Höhenminderung des Wirbelkörpers gekennzeichnet. Sie entstehen u. a. bei Osteoporose (Abb. **B-10.6**) und Osteomalazie durch großbogige Impressionen der Grund- und Deckplatten, die auf einer verminderten mechanischen Stabilität der Wirbelkörperspongiosa beruhen. Bei der Sichelzellanämie können infolge von Knocheninfarkten die zentralen Anteile der Abschlussplatten einbrechen (H-förmige Wirbelkörper).
- Die **Vergrößerung und Verdichtung** eines Wirbelkörpers mit Ausbildung einer **Rahmenstruktur** bei partieller oder kompletter Sklerosierung ist kennzeichnend für den Morbus Paget (Abb. **B-10.7a**) und differenzialdiagnostisch wichtig bei der Abgrenzung zu osteoplastischen Metastasen (Abb. **B-10.7b**) und Wirbelhämangiomen (Abb. **B-10.7c**), die zwar eine vermehrte strähnige Zeichnung, aber keine Vergrößerung des Wirbelkörpers zeigen. Eine diffuse Sklerosierung mit vermehrter strähniger Zeichnung kann auch alimentär (Fluorose, Abb. **B-10.7d**) oder bei Lymphombefall beobachtet werden.

- **Tonnenwirbel:** konvexe Wirbelkörpervorderkante
- **Fischwirbel:** ausgeprägte Konkavität beider Abschlussplatten mit Höhenminderung des Wirbelkörpers (Abb. **B-10.6**)
- Die **Vergrößerung und Verdichtung** eines Wirbelkörpers mit Ausbildung einer **Rahmenstruktur** bei partieller oder kompletter Sklerosierung (Abb. **B-10.7**) ist kennzeichnend für den Morbus Paget (Abb. **B-10.7**) und differenzialdiagnostisch wichtig bei der Abgrenzung zu osteoplastischen Metastasen.

## Kyphose

**► Definition.** Vermehrte Krümmung der Wirbelsäule nach ventral. Im Gegensatz zur Skoliose, die immer pathologisch ist, kann die in der Seitaufnahme erkennbare Kyphose der BWS bis zu einem gewissen Grad physiologisch sein. Normwerte: HWS-Lordose 35°–45°, BWS-Kyphose 30°–50°, LWS-Lordose 50–60°.

Ursachen einer pathologisch vermehrten Kyphosierung einzelner Wirbelsäulenbereiche sind metabolische Erkrankungen (Osteoporose, häufigste Ursache!), posttraumatische und postoperative Folgezustände, entzündliche und tumoröse Veränderungen, Lähmungen und kongenitale Fehlbildungen. Von der **arkuären Kyphose** wird die **anguläre segmentale Kyphose** unterschieden, bei der eine veränderte Wirbelkörperform (Keilwirbel) zu einer umschriebenen ventralen Knickbildung zweier benachbarter Wirbelkörper **(Gibbus)** geführt hat (vgl. Abb. **B-10.10**).
Der **Kyphosewinkel** wird nach Stagnara gemessen, indem an die Deckplatte von BWK 4 und die Grundplatte von BWK 12 Tangenten angelegt werden (Mittelwert 37°).

**Kyphose**

**► Definition.**

Von der **arkuären Kyphose** wird die **anguläre segmentale Kyphose** unterschieden, bei der eine veränderte Wirbelkörperform (Keilwirbel) zu einer lokalen ventralen Knickbildung zweier benachbarter Wirbelkörper **(Gibbus)** geführt hat.

Mittelwert des **Kyphosewinkels** = 37°.

**B-10.7 Ursachen für die Vergrößerung und Verdichtung eines Wirbelkörpers.**

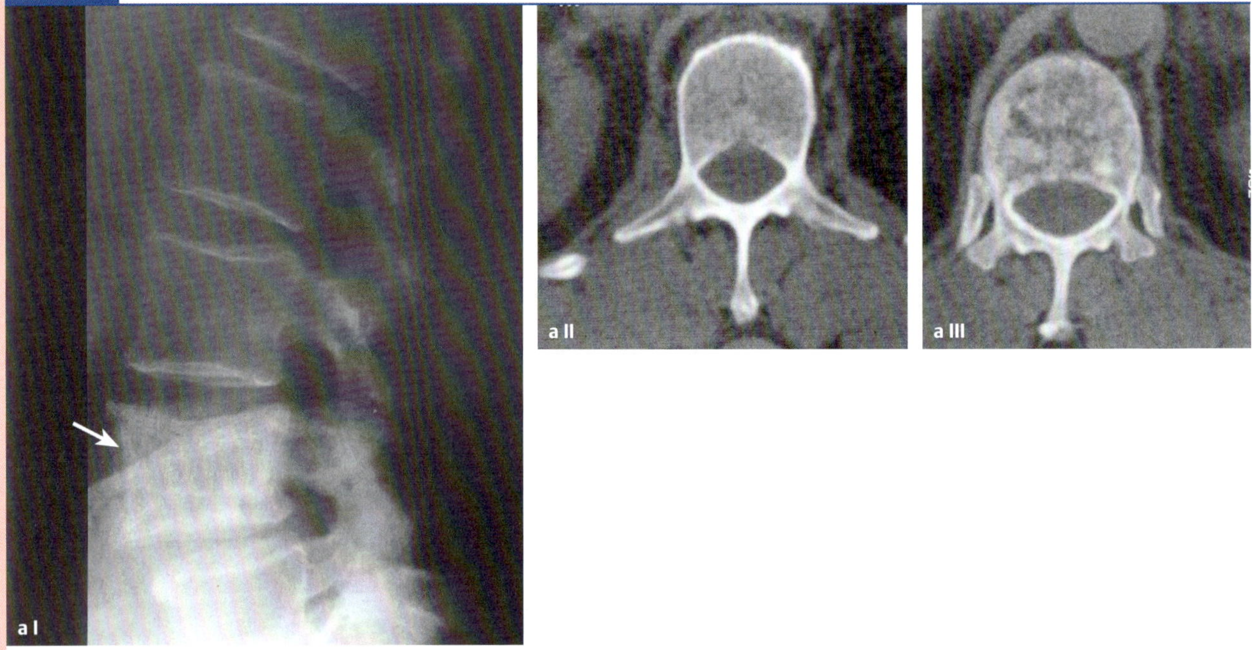


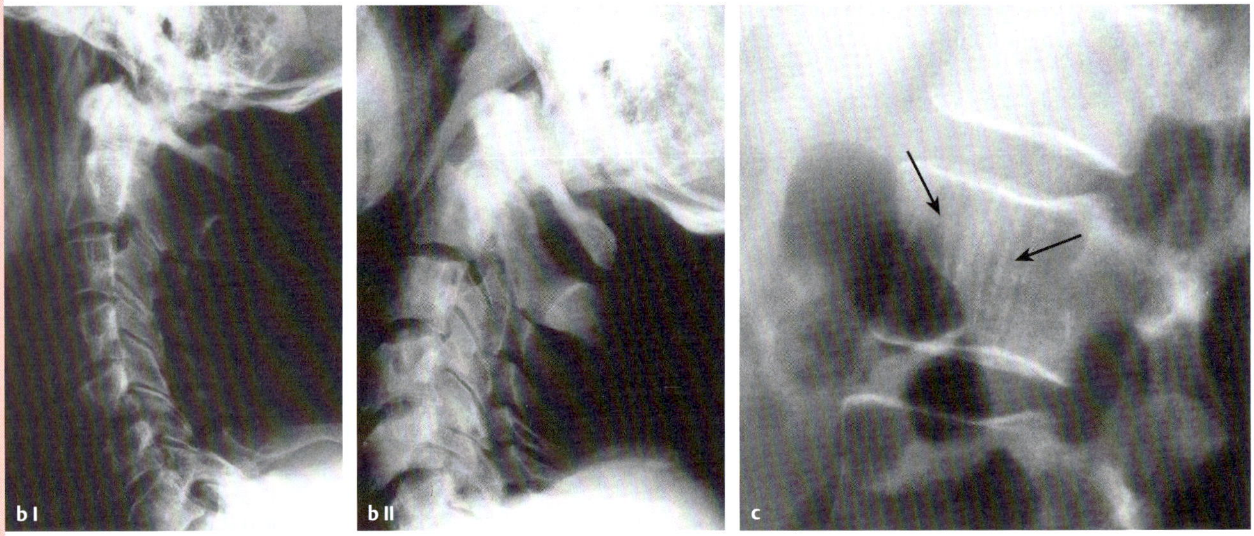


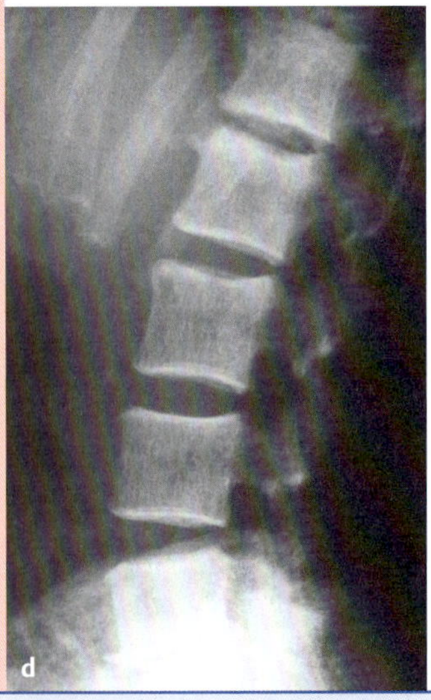


**a** **Pagetwirbel**: Strähnige, vermehrt sklerotische Spongiosastruktur mit typischer Vergrößerung des Wirbelquerdurchmessers als wichtigstes röntgenologisches Zeichen des Morbus Paget (**a1**). CT-Schnitt (**a3**) durch einen Paget- und einen normalen Wirbelkörper (**a2**).

**b** **Osteoplastische Metastasierung** bei Prostatakarzinom: Unauffälliger Befund (**b1**) und komplette Durchsetzung der HWS mit osteoplastischen Metastasen drei Jahre später (**b2**). Die Wirbelkörper sind nicht vergrößert und weisen keine vergröberte trabekuläre Struktur auf, sodass ein Morbus Paget differenzialdiagnostisch nicht infrage kommt.

**c** **Wirbelhämangiom:** Strähnige Trabekelstruktur ohne Vergrößerung des Wirbelkörpers (Pfeile).

**d** **Fluorose**: Diffus verteilte vermehrte Sklerosierung der Wirbelkörper.

## 10.1.3 Wichtige Krankheitsbilder – von der Diagnose zum Befund

### Basiläre Impression

▸ **Definition.** Relative Kranialisierung der Halswirbelsäule, insbesondere des Dens axis im Verhältnis zum knöchernen Schädel, sodass die Densspitze in Höhe des Foramen magnum oder kranial davon lokalisiert ist.

Die **primäre** basiläre Impression ist eine **zervikookzipitale Fehlbildung**. Zu einer **sekundären** basilären Impression kann es bei neoplastischen und entzündlich destruktiven Prozessen (z. B. rheumatoide Arthritis) kommen mit Zerstörung der Hinterhauptsgelenke und Kranialisation der Halswirbelsäule.

**Klinik:** Schwindel und Nackenkopfschmerzen können auftreten.

**Diagnostisches Vorgehen:** Die basiläre Impression kann auf **Röntgenaufnahmen** des kraniozervikalen Übergangs im a. p.- und seitlichen Strahlengang anhand röntgenologischer Hilfslinien dokumentiert und quantitativ bestimmt werden (s. Tab. **B-10.1** und Abb. **B-10.8**).
Zur Klärung der Lagebeziehung zwischen Dens und Zervikalmark sowie Medulla oblongata ist eine **MRT** in sagittaler Schichtführung indiziert.

**B-10.8 Basiläre Impression.**

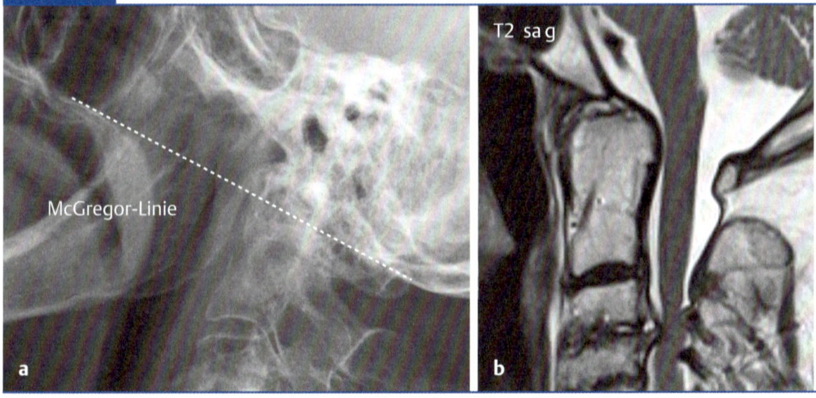


Patient mit rheumatoider Arthritis und basilärer Impression durch Gefügelockerung im atlantodentalen Gelenk. Eine pathologische Vertikalverlagerung der Densspitze liegt vor, wenn die McGregor-Linie > 5 mm überragt wird. Nebenbefundlich Spinalstenose HWK 3/4.

(aus Kainberger F. Rheumatoide Arthritis und juvenile idiopathische Arthritis. In: Bohndorf K, Imhof H, Wörtler K, Hrsg. Radiologische Diagnostik der Knochen und Gelenke. Stuttgart: Thieme; 2013)

**B-10.1 Hilfslinien zur Bestimmung des Densstandes**

| | |
|---|---|
| **seitliche Aufnahme** | |
| ▪ **McGregor-Linie** | vom Oberrand des harten Gaumens zum tiefsten Punkt der Hinterhauptschuppe (die Densspitze darf diese Linie um maximal 5 mm überragen) |
| ▪ **Chamberlain-Linie** | vom Hinterrand des Foramen-magnum zum harten Gaumen (sie soll von der Densspitze nicht überragt werden) |
| ▪ **McRae-Linie** | Foramen magnum-Linie, die vom Vorder- bis zum Hinterrand des Foramen magnum gezogen wird (normalerweise liegt die Densspitze unter dieser Linie) |
| **a. p.-Aufnahme** | |
| ▪ **Bimastoidlinie** | Verbindungslinie zwischen den Unterrändern des Mastoids (die Densspitze sollte die Verbindungslinie um nicht mehr als 10 mm überragen) |

### Skoliose

▸ **Definition.** Skoliosen sind angeborene oder erworbene Fehlstellungen der Wirbelsäule in der Frontalebene. Meistens sind sie mit einer Rotation der Wirbelkörper vergesellschaftet.

Die meisten Skoliosen besitzen eine **Hauptkrümmung**, die nach ihrer **Lokalisation** (thorakal, thorakolumbal) sowie nach ihrer **Biegungsrichtung** (links- oder rechtskonvex) unterschieden werden. Neben der Hauptkrümmung sind jedoch auch Ausgleichskrümmungen zu beobachten, diese überschreiten im Gegensatz zur Hauptkrümmung jedoch nicht die Mittellinie. Es wird aber auch eine gleichmäßige S-förmige Skoliose beobachtet, die eine Unterscheidung von Haupt- und Ausgleichskrümmung nicht erlaubt.

10.1.3 Wichtige Krankheitsbilder – von der Diagnose zum Befund

Basiläre Impression

▸ Definition.

**Klinik:** Schwindel, Nackenkopfschmerzen.

**Diagnostisches Vorgehen: Röntgenaufnahmen** des kraniozervikalen Überganges (röntgenologische Hilfslinien s. Tab. **B-10.1** und Abb. **B-10.8**).

Zur Klärung der Lagebeziehung zwischen Dens und Zervikalmark ist die **MRT** indiziert.

Skoliose

▸ Definition.

Die Einteilung der Skoliosen erfolgt nach ihrer **Lokalisation**, **Biegungsrichtung**, Ausgleichskrümmung und ggf. vorhandener Rotationskomponente. Auf Wirbelkörperfehlbildungen als mögliche Ursache ist zu achten.

**Scheitelwirbel:** Wirbel, der am meisten rotiert und deformiert ist.
**Neutralwirbel:** Wirbel, die am wenigsten rotiert sind und parallele Abschlussplatten aufweisen.
**Messmethode:** Rotationsabschätzung nach Nash und Moe (Abb. **B-10.9b**).

Bei der röntgenologischen Erstuntersuchung einer Skoliose muss auf Anlageanomalien, z. B. partielle Blockwirbelbildung (S. 660), geachtet werden, die ursächlich sein können. Als **Scheitelwirbel** einer Krümmung wird derjenige Wirbel bezeichnet, der am meisten rotiert und deformiert ist. Die **Neutralwirbel** einer Krümmung sind die Wirbel, die am wenigsten rotiert sind und parallele Abschlussplatten aufweisen. Zur Beschreibung des Ausmaßes der Skoliose wird der **Cobb-Winkel** (Abb. **B-10.9a**) bestimmt. Der Grad der **Wirbelkörperrotation** wird nach dem Schema von **Nash und Moe** (Abb. **B-10.9b**) abgeschätzt.

▶ Merke.

▶ Merke. Zur Primärdiagnostik und Verlaufsbeurteilung sind **Wirbelsäulenganzaufnahmen im Stehen** im a. p.-Strahlengang erforderlich. Beinlängendifferenzen müssen vorher ausgeglichen werden (z. B. durch Unterlagen).

**Wirbelsäulenganzaufnahmen** im Stehen sind zur Messung des Skoliosewinkels und für die Abschätzung der Rotationskomponente erforderlich. Für die Diagnostik der Skoliose spielt auch die Skelettreife eine wichtige Rolle. Sie kann anhand des Fortschreitens der Fusion der Darmbeinapophysen abgeschätzt werden (Abb. **B-10.9c**).

Die Messung des Skoliosewinkels und die Abschätzung der Rotationskomponente im Verlauf hat entscheidende Bedeutung für das weitere therapeutische Vorgehen, da bei Zunahme der Skoliose häufig eine operative Stabilisierung erforderlich ist. Um zu reproduzierbaren Werten zu gelangen, muss eine exakte Einstellung erfolgen und zur Winkelbestimmung müssen die gleichen Segmente wie in der Voraufnahme herangezogen werden.
Auf der **Wirbelsäulenganzaufnahme** sollten in jedem Fall die **Beckenkämme** abgebildet sein, da das weitere Fortschreiten der Skoliose von der Skelettreife abhängt und diese anhand der Ossifikation der Darmbeinapophysen gut abgeschätzt werden kann.
Nach **Risser** werden auf der a. p.-Aufnahme vier Segmente der Darmbeinapophysen unterschieden (Abb. **B-10.9c**). Noch genauer kann die Skelettreifung mit Aufnahmen der Hand (S. 337) beurteilt werden.

**B-10.9 Radiologische Diagnostik bei Skoliose.**

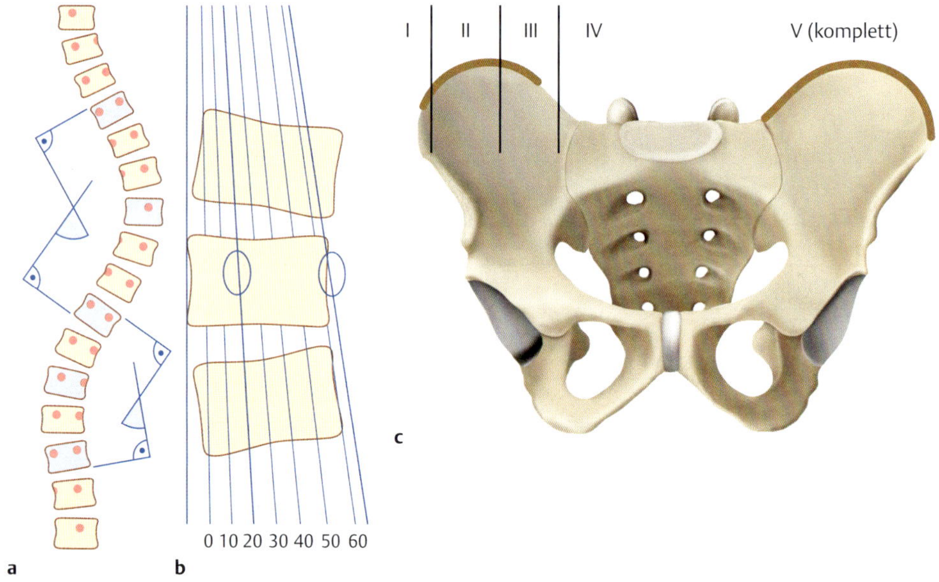


**a** Die Messung der Seitausbiegung erfolgt nach Cobb. Hierbei werden zunächst die Neutralwirbel (N), d. h. die Wirbel, bei denen die Konvexität zur Konkavität umschlägt, aufgesucht. Die Parallelen zu den Wirbelkörperabschlussplatten der Neutralwirbel bilden in ihrem Schnittpunkt den Winkel der Wirbelsäulenseitausbiegung.
**b** Die Rotationsmessung erfolgt anhand der Stellung der inneren Pedikelbegrenzung zum Wirbelkörperrand mithilfe eines Normogramms (nach Drerup) oder wie in dem hier gezeigten Beispiel von 20° nach Perdriolle. Nach dem Verfahren von Perdriolle kann mittels Torsiometer der genaue Drehwinkel bestimmt werden, sofern beide Pedikel (Bogenwurzelovale) zu sehen sind. Für die Messung wird die Schablone dabei so über den am stärksten rotierten Wirbel der Wirbelsäulenkrümmung gelegt, dass die Ränder übereinanderliegen. Das Rotationsausmaß (Winkelgrad zwischen 0°–60°) wird anhand der Linie, die durch die Mitte der konvexseitigen Bogenwurzel verläuft, bestimmt.
**c** Die Skelettreife wird anhand der Entwicklung der Darmbeinkammapophyse (Risser-Zeichen) beurteilt.
**Stadium 0:** Apophyse noch nicht sichtbar.
**Stadium I:** Beginn der lateralseitigen Ossifikation.
**Stadium II:** Über hälftige Zirkumferenz des Beckenkammes.
**Stadium III:** Beginnende Verschmelzung der Apophyse.
**Stadium IV:**Hälftige Verschmelzung mit dem Os ilium.
**Stadium V:** Vollständige Verschmelzung mit dem Os ilium. Dementsprechend wird im Stadium 0 und Stadium V ein identischer Röntgenbefund erhoben. (aus Pfeil J, Biberthaler P, Niethard FU. Duale Reihe Orthopädie und Unfallchirurgie. Stuttgart: Thieme; 2014)

## Morbus Scheuermann

**▸ Synonym.** Adoleszentenkyphose

**▸ Definition.** Wachstumsbedingte vermehrte Kyphose der Brustwirbelsäule oder vermehrte Kyphosierung im thorakolumbalen Übergang oder lumbal mit Wachstumsstörungen an den Deck- und Grundplatten der Wirbelkörper mit den Folgen einer Bandscheibenverschmälerung, Keilwirbel- und Rundrückenbildung.

**Klinik:** Die Symptomatik wird bestimmt durch die Ausprägung der Veränderungen. Führendes Symptom ist der Hohlrundrücken.

**Diagnostisches Vorgehen:** Das Röntgenbild im seitlichen Strahlengang zeigt die Kyphose und die charakteristischen Veränderungen an Grund- und Deckplatten.

**Radiologische Diagnostik:** Röntgenologisch finden sich im **Frühstadium**
- eine ventral betonte Höhenminderung der Intervertebralräume und Wirbelkörper
- eine konvexe Wirbelkörpervorderkante (Tonnenwirbel) sowie
- eine Bewegungseinschränkung des betroffenen Wirbelkörpersegmentes auf den Funktionsaufnahmen in Reklination.

Der dorsoventrale Wirbeldurchmesser ist erhöht, ventrale Kantenabtrennungen können auftreten.
In **fortgeschrittenen Stadien** zeigen sich keilförmige Wirbelkörper (Kyphose!), eine vordere Blockwirbelbildung und insbesondere Unregelmäßigkeiten der Abschlussplatten mit „Schmorl-Knötchen". Diese typischen, diagnostisch wegweisenden Knötchen finden sich vorwiegend in den vorderen Anteilen der Wirbelkörper und entsprechen umschriebenen Grund- und Deckplatteneinbrüchen, die durch eine intraspongiöse Bandscheibenherniation infolge der Schwäche der Abschlussplatten bedingt sind. Bei größeren Knötchen tritt gelegentlich ein vermehrtes Knochenwachstum an der gegenüberliegenden Abschlussplatte auf **(Edgren-Vaino-Zeichen)**, welches hilfreich zur Differenzierung zwischen Morbus Scheuermann und spondylitisch bedingten Defekten ist (Abb. **B-10.10**).

**Morbus Scheuermann**

**▸ Synonym.**

**▸ Definition.**

**Klinik:** Führendes Symptom ist der Hohlrundrücken.

**Diagnostisches Vorgehen:** Röntgenbild (seitlicher Strahlengang).

**Radiologische Diagnostik: Röntgenfrühzeichen**:
- ventral betonte Höhenabnahme des Diskus und der Wirbelkörper
- tonnenförmige Wirbelkörpervorderkanten
- Bewegungseinschränkung in Reklination.

**Röntgenspätzeichen**:
- keilförmige Wirbelkörper
- BWS-Kyphose
- Schmorl-Knötchen.

Die typischen **Schmorl-Knötchen** sind in den vorderen Abschnitten der Wirbelkörper lokalisiert (Abb. **B-10.10**).

**B-10.10 Morbus Scheuermann.**

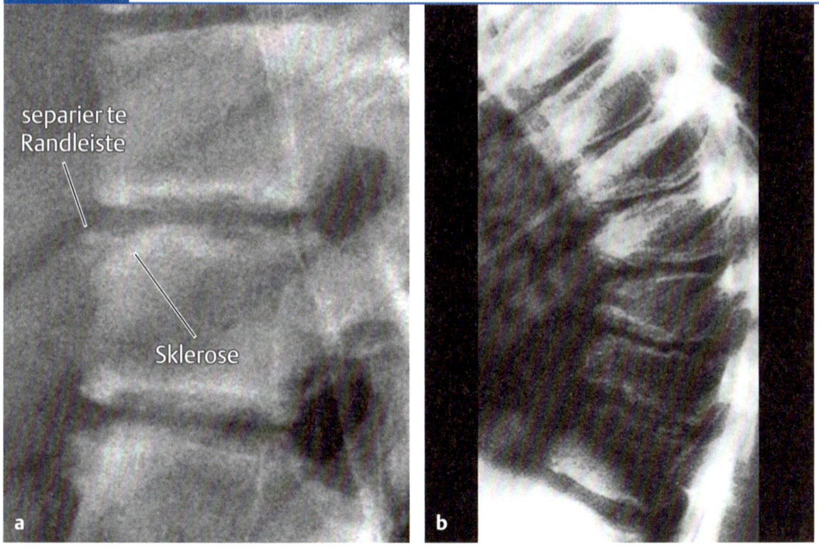


**a** Durch die Schwäche der Endplatten kommt es zu Ablösungen der Randleisten (sog. retromarginaler Prolaps), die nicht mit einer Fraktur verwechselt werden dürfen. Vermehrtes Knochenwachstum an der gegenüberliegenden Abschlussplatte (Edgren-Vaino). (aus Bohndorf K, Imhof H, Wörtler K, Hrsg. Radiologische Diagnostik der Knochen und Gelenke. Stuttgart: Thieme; 2013)
**b** Spätstadium mit verstärkter Kyphose bedingt durch die Keilform der Brustwirbelkörper. (aus Imhof H, Hrsg. Pareto Reihe Radiologie Wirbelsäule. Stuttgart: Thieme; 2006)

B-10.10

Spondylolisthesis und Spondylolyse

## Spondylolisthesis und Spondylolyse

▶ Definition.

▶ **Definition.**

- **Spondylolyse:** Unterbrechung der Interartikularportion (Pars interarticularis) des Wirbelbogens
- **Spondylolisthesis:** Ventralverschiebung und Verkippung des kranialen Wirbels im erkrankten Segment (sog. Wirbelgleiten, Ventrolisthesis). Eine Verschiebung des kranialen Wirbelkörpers nach dorsal wird als Retrolisthesis bezeichnet.

Eine Spondylolyse kann entweder angeboren oder Folge einer Überlastung sein und tritt in der Regel in den beiden unteren Lumbalsegmenten auf. Eine echte **Spondylolisthesis** ist häufig symptomarm, da es meist nicht zu einer Einengung des Spinalkanals kommt.

Ätiologisch ist die **Spondylolyse** entweder angeboren oder Folge eines Überlastungsschadens (z. B. bei Kunstturnerinnen). Sie ist im Regelfall in den beiden unteren Lumbalsegmenten lokalisiert. Bei der „echten" **Spondylolisthesis** aufgrund einer Spondylolyse kommt es meist nicht zu einer Einengung des Spinalkanals, da nur der Wirbelkörper gleitet (an der unteren LWS wegen der Lordose nach ventral, Ventrolisthesis), aber nicht der Wirbelbogen und der Dornfortsatz. Die Spondylolisthesis ist daher häufig symptomarm.

Durch degenerative Veränderungen kann es beim älteren Menschen zu einer **Pseudospondylolisthesis** kommen, bei der sich auf den LWS-Schrägaufnahmen keine Defekte oder Dysplasien der Wirbelbögen nachweisen lassen.

Auch bei intakter Interartikularportion kann es beim älteren Menschen aufgrund degenerativer Veränderungen der Bandscheibe (Chondrose) und der kleinen Wirbelgelenke (Spondylarthrose) zu einer segmentalen Gefügelockerung und Verschiebungen der Wirbelkörper zueinander kommen **(Pseudospondylolisthesis)**. Im Gegensatz zur „echten" Spondylolisthesis sind auf den LWS-Schrägaufnahmen keine Defekte oder Dysplasien der Wirbelbögen nachzuweisen. Je nach Höhe des betroffenen Segmentes und der Art der Gefügelockerung kommt es zu einem Wirbelgleiten nach ventral oder dorsal.

**Klinik:** Patienten mit **„echter" Spondylolisthesis** klagen meist nur über unspezifische lumboischialgiforme Beschwerden.

Die **Pseudospondylolisthesis** kann zu einer Einengung des Spinalkanals mit heftigen Schmerzen und neurologischen Ausfällen führen.

**Klinik:** Patienten mit **„echter" Spondylolisthesis** klagen in der Regel lediglich über unspezifische lumboischialgiforme Beschwerden oder über Schmerzen, die durch den Überlastungsschaden bedingt sind.
Die **Pseudospondylolisthesis** verstärkt häufig eine durch arthrotische Veränderungen verursachte Spinalkanalenge. Heftige Schmerzen und neurologische Ausfälle machen nicht selten eine Laminektomie und operative Stabilisierung erforderlich. Am häufigsten findet sich eine Ventrolisthesis in den Segmenten L4 und L5.

**Diagnostisches Vorgehen:** Meist sind **Schrägaufnahmen der LWS** zur eindeutigen Beurteilung erforderlich.

**Diagnostisches Vorgehen:** Eine Spondylolyse lässt sich gelegentlich schon auf der seitlichen Übersichtsaufnahme als Defekt in der Interartikularportion darstellen. Meist sind aber **Schrägaufnahmen der LWS** zur eindeutigen Beurteilung erforderlich.

**Radiologische Diagnostik:** Kommt auf den **Schrägaufnahmen der LWS** die typische, projektorisch bedingte „Lachapèlle-Hundefigur" (Abb. **B-10.11**) beidseits regelrecht zur Darstellung, liegt keine Spondylolyse vor.

**Radiologische Diagnostik:** Kommt auf den **Schrägaufnahmen der LWS** die typische, projektorisch bedingte „Lachapèlle-Hundefigur" (Abb. **B-10.11**) beidseits regelrecht zur Darstellung, so liegt keine Spondylolyse vor. „Trägt der Hund jedoch ein Halsband", d. h., ist der Hals der Hundefigur deutlich verdünnt oder unterbrochen, so handelt es sich um eine Dysplasie (Ausdünnung der Interartikularportion) oder um eine Spondylolyse.

⊙ B-10.11

⊙ **B-10.11** **Spondylolyse.**

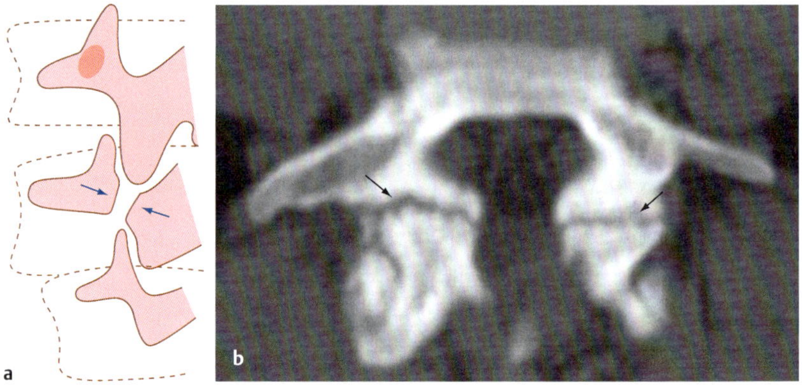


**a** Schematische Darstellung: Der Defekt in der Interartikularportion verursacht das „Hundehalsband" (Pfeile).
**b** CT: beidseitiger Defekt in der Interartikularportion (Pfeile).

**B-10.12** Einteilung der Spondylolisthesis nach Meyerding.

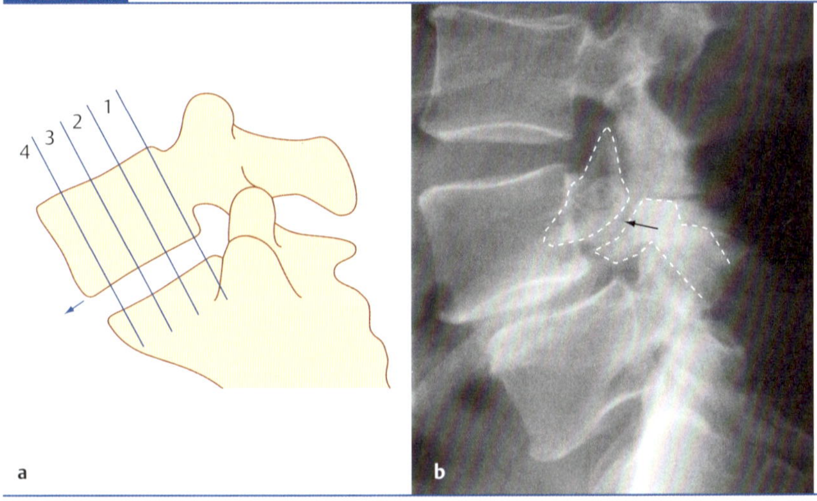


**a** Schematische Darstellung.
**b** Ventrolisthesis Grad I–II nach Meyerding von LWK 4 gegenüber LWK 5 bei Spondylolyse (Pfeil).
(Teilabb. a aus Lissner J, Fink U. Radiologie I. Stuttgart: Enke; 1986)

Die Spondylolisthesis ist im seitlichen Röntgenbild an einer Stufenbildung zwischen den Wirbelkörpern erkennbar. Die ventrale Spondylolisthesis wird nach **Meyerding** (Abb. **B-10.12**) in 4 Grade eingeteilt. Der kaudal des betroffenen Segmentes liegende Wirbelkörper wird auf dem **seitlichen Röntgenbild** in 4 gleiche Teile unterteilt. Ist ein Wirbelkörper so weit nach ventral disloziert, dass er zumindest teilweise vor dem darunter liegenden Wirbelkörper liegt, spricht man von einer **Spondyloptose**.
Zur Beurteilung der Stabilität werden **Funktionsaufnahmen in Retro- und Anteflexion** angefertigt. Hierbei kann beurteilt werden, ob in Funktionsstellung ein vermehrtes Gleiten benachbarter Wirbelkörper zueinander zu beobachten ist.

Die ventrale Spondylolisthesis wird nach **Meyerding** (Abb. **B-10.12**) in 4 Grade eingeteilt.

Zur Beurteilung der Stabilität werden **Funktionsaufnahmen in Retro- und Anteflexion** angefertigt (vermehrtes Gleiten in Funktionsstellung?).

## Degenerative Erkrankungen: Chondrose, Osteochondrose, Spondylose, Spondylarthrose

Degenerative Veränderungen der Bandscheiben nehmen nach dem 30. Lebensjahr deutlich zu. Der Discus intervertebralis des Jugendlichen besteht aus dem **Nucleus pulposus**, der von den Faserstrukturen des Anulus fibrosus umgeben wird. Durch die Abnahme des Wasserbindungsvermögens im Nucleus pulposus kommt es während des Lebens zu einer Reduktion seines Wassergehaltes. Im Bereich des Anulus fibrosus entstehen Risse **(Chondrose)**. Die Chondrose führt zu einer **Instabilität** (pathologisch vermehrte Beweglichkeit) des Bewegungssegmentes.
Im weiteren Verlauf der Degeneration kommt es durch die Höhenabnahme der Bandscheibe und die dadurch reduzierte biomechanische Pufferfunktion zu vermehrter Belastung der Wirbelkörperabschlussplatten. Dies führt zu einer **Sklerosierung** mit röntgenologisch vermehrter Strahlendichte **(Osteochondrose)**.
Wie bei Arthrosen an peripheren Gelenken (S. 388) entstehen Randzacken **(Spondylophyten)** an den Wirbelkörpern. Im dorsalen Teil des Bewegungssegmentes kommt es durch die Gefügelockerung zur Inkongruenz der Wirbelgelenke. Dies kann zu „Blockierungen" mit plötzlich einschießender lokaler Beschwerdesymptomatik führen. Die zunehmende Inkongruenz der Gelenkflächen ist die Ursache für deren Degeneration **(Spondylarthrose)**. Die produktiven Veränderungen dieser Arthrose **(Osteophyten)** engen zunehmend den Spinalkanal und die Foramina intervertebralia ein, durch die die Nervenwurzeln den Wirbelkanal verlassen. Dies führt zum Krankheitsbild der **degenerativen Spinalkanalstenose oder Neuroforamenstenose**.

**Degenerative Erkrankungen: Chondrose, Osteochondrose, Spondylose, Spondylarthrose**
Der Bandscheibenraum verschmälert sich durch den Flüssigkeitsverlust der Bandscheibe. Im Bereich des Anulus fibrosus entstehen Risse **(Chondrose)**.

Die Überlastung des Knochens führt zu einer Mitreaktion der Grund- und Deckplatten **(Sklerose)**.

Wie bei Arthrosen an peripheren Gelenken (S. 388) entstehen Randzacken **(Spondylophyten)** an den Wirbelkörpern.

**Diagnostisches Vorgehen:** Die klinische Symptomatik ist entscheidend! Die Röntgenuntersuchung bei degenerativen Wirbelsäulenerkrankungen stellt lediglich eine Momentaufnahme dar. Die hierbei sichtbaren pathologischen Veränderungen haben ihren Ursprung oftmals viele Jahre vorher und müssen keinen aktuellen Krankheitswert besitzen.

**Diagnostisches Vorgehen:** Die klinische Symptomatik ist entscheidend! Die Röntgenuntersuchung stellt lediglich eine Momentaufnahme dar.

**Radiologische Diagnostik:** Auf dem Röntgenbild ist zunächst eine **Verschmälerung eines oder mehrerer Bandscheibenräume** festzustellen, die vor allem im Vergleich mit den angrenzenden Zwischenwirbelräumen deutlich wird **(Chondrose)**. Bei Vor-

**Radiologische Diagnostik: Zunächst tritt eine** Verschmälerung eines oder mehrerer Bandscheibenräume auf **(Chondrose)**.

**B-10.13 Schematische Darstellung degenerativer Wirbelsäulenveränderungen.**

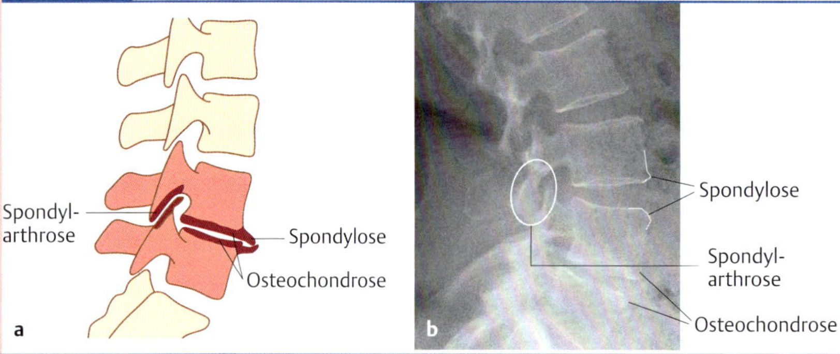


**a** Schematische und röntgenologische (**b**) Darstellung einer Chondrose (≙ Höhenminderung des Bandscheibenraumes), **Osteochondrose** (≙ Chondrose mit bandförmiger Sklerosierung der Grund- und Deckplatten), **Spondylose** (ventrale und dorsale Randkantenausziehungen) sowie einer **Spondylarthrose** der Facettengelenke mit Gelenkspaltverschmälerung, vermehrter Sklerosierung der Gelenkflächen und Einengung der Foramina intervertebralia.

Bei fortschreitender Degeneration und Sklerosierung der Grund- und Deckplatten mit oder ohne Spondylophyten spricht man von einer **Osteochondrose** (Abb. **B-10.13**).

liegen einer reaktionslosen singulären Verschmälerung des Diskus müssen differenzialdiagnostische Überlegungen angestellt werden. Auch bei bakteriellen Diszitiden oder bei der Scheuermann-Krankheit kann eine Verschmälerung des Bandscheibenraumes als erstes Röntgenzeichen auftreten.
Bei fortschreitender Degeneration und Sklerosierung der Grund- und Deckplatten mit oder ohne Spondylophyten spricht man von einer **Osteochondrose** (Abb. **B-10.13**). Über Spalten im Anulus fibrosus kann zudem Stickstoff in die Bandscheibe eintreten. Dieser Befund wird als „Vakuumphänomen" bezeichnet. Der Nachweis von Gas in Form einer umschriebenen Aufhellungslinie im Bandscheibenraum ist Zeichen für eine fortgeschrittene degenerative Diskopathie.

## Bandscheibenvorfall

Bandscheibenvorfall

▸ Definition.

▸ **Definition.** Verlagerung von Bandscheibengewebe nach dorsal, häufig verbunden mit neurologischen Ausfallsymptomen durch Kompression von Nervenstrukturen. Folgende Schweregrade der pathologischen Veränderungen werden unterschieden (Abb. **B-10.14**):

- **Protrusion**: Vorwölbung des intakten Anulus fibrosus und des hinteren Längsbandes. Im amerikanischen Schrifttum wird dies als „bulging" beschrieben.
- **Prolaps**: Austritt von Bandscheibengewebe durch eine Lücke im Anulus fibrosus. Hier wird nach der Form in der englischsprachigen Literatur eine „protrusion", d. h. ein Prolaps mit einer breiten Basis, von einer „extrusion", einem Prolaps mit sanduhrförmiger Konfiguration unterschieden.
- **Sequester**: Austritt von Bandscheibengewebe mit Verlust der Verbindung zur ursprünglichen Bandscheibe.
- **Massenprolaps: großer, den Spinalkanal erheblich einengender Prolaps.**

Je nach Lokalisation wird ein **mediolateraler** (90 %), **medialer** und **lateraler Prolaps** unterschieden. Bei intaktem hinterem Längsband wird der Prolaps als subligamentär, bei durchbrochenem hinteren Längsband als extraligamentär bezeichnet. Nachdem ein Einriss im Anulus fibrosus häufig nicht erkennbar ist, sind die o. g. Einteilungen eher von wissenschaftlichem Interesse. Entscheidend für die Therapie sind die Lokalisation und das Ausmaß der Wurzelkompression, welche in der MRT gut beurteilbar sind, sowie die dazu passenden neurologischen Ausfälle.

B-10.14

**B-10.14 Schematische Darstellung von Bandscheibenprotrusion (a), -prolaps (b) und -sequester (c).**

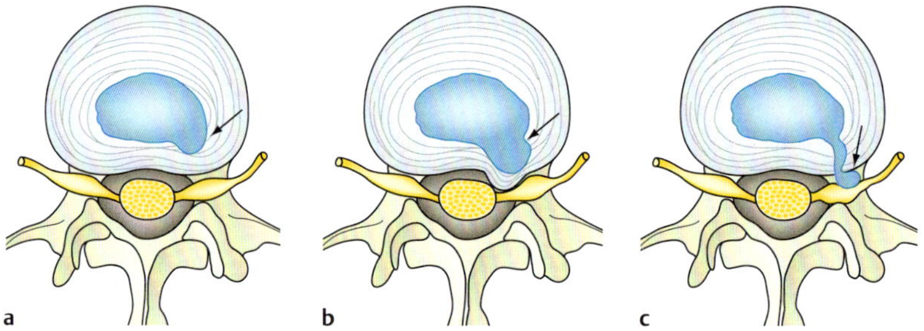

**Prädilektionsstellen** sind die Wirbelsäulensegmente mit der größten Beweglichkeit (HWK 4/5–HWK 7/BWK 1 und LWK 3/4–LWK 5/SWK 1). Ein Bandscheibenprolaps an der BWS ist eine Rarität.

**Prädilektionsstellen** sind HWK 4/5–HWK 7/BWK 1, LWK 3/4–LWK 5/SWK 1.

**Klinik:** Zu Beginn stehen Symptome der degenerativen Bandscheibenerkrankung, meist in Gestalt einer Lumbalgie, im Vordergrund. Bei Druck von Bandscheibengewebe auf die Nervenwurzeln kommt es zur Ischialgie. Die Patienten klagen ggf. auch über Störungen der Sensibilität im betroffenen Dermatom sowie über Lähmungen der von den Nervenwurzeln versorgten Muskulatur.

**Klinik:** Bei Druck von Bandscheibengewebe auf die Nervenwurzeln kommt es zur Ischialgie.

▸ **Merke.** Bei der selteneren Kompression der Cauda equina kommt es zum unwillkürlichen Stuhl- und Harnabgang sowie – entsprechend der Innervation der Sakralwurzeln – zu einer Reithosenanästhesie. Es handelt sich um eine Notfallindikation zur Operation.

▸ **Merke.**

▸ **Klinischer Fall.** Der 81-jährige Patient klagte über massive Rückenschmerzen und über einen Harnverhalt. Das Konus-/Kaudasyndrom mit neurogener Blasenstörung wurde zunächst als degenerative Wirbelsäulenerkrankung in Kombination mit einem durch eine benigne Prostatahyperplasie bedingten Harnverhalt fehlgedeutet. T2-gewichtete MRT in sagittaler Schichtführung (Abb. **B-10.15**): Erhebliche kaudale Sequestrierung eines Bandscheibenanteils mit deutlicher Einengung des Spinalkanals (Pfeile).

**B-10.15** **Sequestrierter Prolaps BWK 12/LWK 1.**

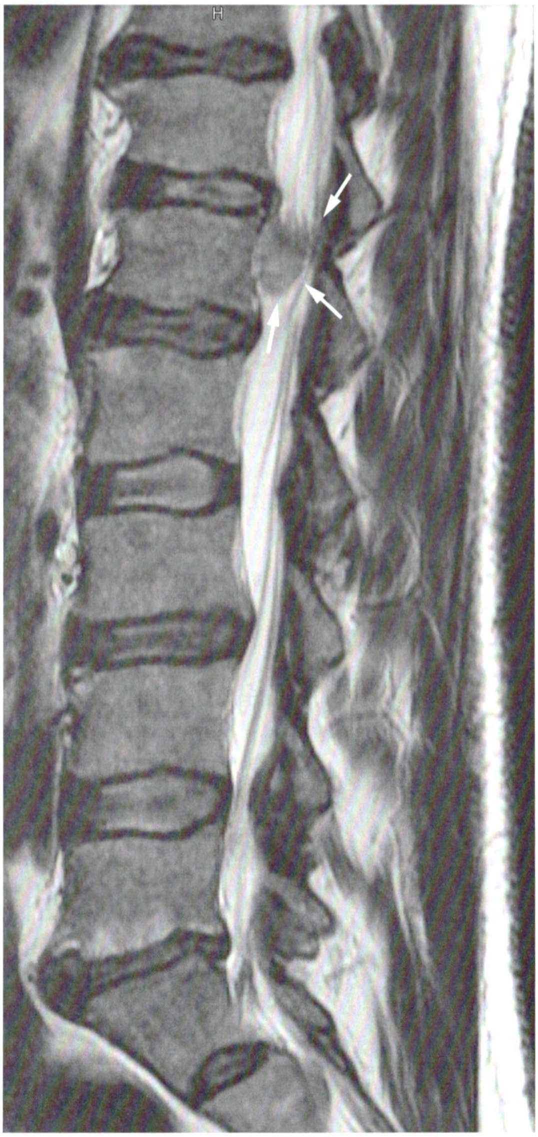

▸ **Klinischer Fall.**

**Diagnostisches Vorgehen: MRT** und alternativ CT sind zur Diagnostik geeignet.

**Radiologische Diagnostik: Konventionelle Röntgenbilder** in 2 Ebenen geben nur indirekte Hinweise:
- Höhenminderung des Zwischenwirbelraumes
- Fehlhaltung eines Wirbelsegmentes.

Sie sind bei V. a. Bandscheibenvorfall zum Ausschluss anderer knöcherner Ursachen der Rückenschmerzen dennoch wichtig.

In der **CT** stellt sich prolabiertes Bandscheibenmaterial im Spinalkanal als Formation mittlerer Dichte (> 50 HE) dar und ist von liquorhaltigem Subarachnoidalraum bzw. von epiduralem Fettgewebe eindeutig zu unterscheiden.

In der **MRT** können z. B. mit T 2-gewichteten Sequenzen quasi „myelografische" Aufnahmen ohne KM-Applikation erstellt werden.

In der **Myelografie** ist der Bandscheibenvorfall als konvexe KM-Aussparung identifizierbar.

Bei unklaren Befunden kann zusätzlich eine **Post-Myelo-CT** angeschlossen werden. Diese ist zwingend indiziert nach einem myelografischen KM-Stopp.

Die Myelografie und die Post-Myelo-CT kommen nur noch bei spezifischen Indikationen oder Diskrepanzen zwischen der klinschen Symptomatik und dem CT- bzw. MRT-Befund zum Einsatz.

**Diagnostisches Vorgehen: CT** und **MRT** sind zur Diagnostik der Lokalisation und des Ausmaßes des Prolaps geeignet. Aufgrund der fehlenden Strahlenexposition und des besseren Weichteilkontrastes wird heutzutage der MRT der Vorzug gegeben.

**Radiologische Diagnostik:** Der Bandscheibenvorfall ist auf **konventionellen Röntgenbildern**, sofern er nicht verkalkt ist, nicht direkt darstellbar. Indirekte Hinweise sind
- Höhenminderung des Zwischenwirbelraumes
- Fehlhaltung eines Wirbelsegmentes
- eingeschränkte Beweglichkeit eines Segmentes in den Funktionsaufnahmen.

**Röntgenübersichtsaufnahmen in 2 Ebenen** sind bei klinischem Verdacht auf Bandscheibenvorfall zum Ausschluss von Fehlstellungen, Anomalien, degenerativer Knochenveränderungen und von Knochendestruktionen (z. B. Tumoren, Metastasen) für die Erstdiagnostik wichtig. Zum Nachweis oder Ausschluss eines Bandscheibenvorfalls sind sie nicht geeignet.

In der **CT** werden die Prädilektionsstellen in Spiraltechnik mit dünner Kollimation (≤ 1 mm) untersucht. Aus dem Rohdatensatz werden transversale (parallel zu den Bandscheibenräumen) und sagittale Schichten mit 3 mm Dicke rekonstruiert. Bei Verdacht auf einen lumbalen Prolaps sollten immer zumindest die Segmente LWK 3/4 bis LWK 5/SWK 1 untersucht werden. Prolabiertes Bandscheibenmaterial stellt sich im Spinalkanal als Formation mittlerer Dichte (> 50 HE) dar und ist durch die höhere Dichte von liquorhaltigem Subarachnoidalraum bzw. von epiduralem Fettgewebe eindeutig zu unterscheiden.

In der **MRT** können z. B. mit T 2-gewichteten Sequenzen quasi „myelografische" Aufnahmen ohne KM-Applikation erstellt werden. Diese Vorteile und die Möglichkeit, große Wirbelsäulenbereiche ohne Strahlenbelastung zu untersuchen, haben zu einer weiten Verbreitung und Anwendung der MRT geführt. Als Nachteil des Verfahrens gilt die im Vergleich zur CT schlechtere Beurteilbarkeit knöcherner Veränderungen.

Die **Myelografie** erfolgt durch intrathekale Injektion von wasserlöslichem KM meist in Durchleuchtungstechnik. Auf Röntgenübersichts- und Zielaufnahmen (a. p., seitlich, links- und rechtsschräg) ist der Bandscheibenvorfall als konvexe KM-Aussparung identifizierbar. Laterale Vorfälle mit Kompression der Nervenwurzel werden anhand einer „Amputation", d. h. einer fehlenden KM-Füllung der Wurzeltasche, identifiziert.

Im Anschluss an die Myelografie kann bei unklaren Befunden eine CT angeschlossen werden **(Post-Myelo-CT)**. Mit diesem Verfahren wird ein sehr guter Kontrast zwischen Subarachnoidalraum, Nervenwurzeln und Myelon erreicht. Eine CT nach Myelografie ist zwingend zur Abklärung eines myelografischen KM-Stopps indiziert, d. h. wenn sich das KM nach lumbaler Punktion in Kopftieflage nicht frei nach zervikal verteilt.

Die Myelografie und die Postmyelo-CT kommen heute in der Regel nur noch zum Einsatz bei Diskrepanzen zwischen klinischer Symptomatik und dem CT- bzw. MRT-Befund, bei multisegmentalen Stenosen zur präoperativen Klärung, in welchem Segment der KM-Stopp liegt und nach Spondylodesen, wenn MRT und CT artefaktbedingt durch das eingebrachte Osteosynthesematerial in ihrer Aussagekraft beeinträchtigt sind.

## Spinalkanalstenose

Die Spinalkanalstenose (Abb. **B-10.16**) ist im Regelfall bedingt durch eine Kombination aus Bandscheibendegeneration mit Protrusion und Facettengelenkshypertrophie mit (Pseudo-)Spondylolisthesis im Rahmen einer Spondylarthrose. Begünstigt wird sie durch eine konstitutionelle Enge des Spinalkanals. Typisch für die **neurogene Claudicatio intermittens** sind Schmerzen in den Beinen durch die lumbale Kompression des Duralsackes. Sie treten beim Gehen und Stehen auf und bessern sich im Liegen und Sitzen beim Vornüberbeugen.

Die Spinalkanalstenose (Abb. **B-10.16**) ist im Regelfall bedingt durch eine Kombination aus Bandscheibendegeneration mit Protrusion und Facettengelenkshypertrophie mit (Pseudo-)Spondylolisthesis im Rahmen einer Spondylarthrose. Begünstigt wird sie durch eine konstitutionelle Enge des Spinalkanals.

An der **HWS** und seltener an der BWS führt diese zu einer druckbedingten Myelomalazie mit spastischer Tetra- (obere HWS) oder Paraparese (untere HWS und BWS), die von einer gering ausgeprägten Schwäche einzelner Muskelgruppen bis zur fast vollständigen Plegie reichen kann. Je nach Höhe der Stenose treten auch sensible Ausfälle hinzu.

Die Spinalkanalstenose führt an der LWS zu lumbalgiformen Schmerzen. Eine **neurogene Claudicatio intermittens** im Lumbalbereich ist gekennzeichnet durch Schmerzen in den Beinen, die beim Gehen und Stehen auftreten und sich im Liegen und Sitzen beim Vornüberbeugen durch die Entlastung der Cauda equina bessern. Die Abgrenzung zur vasogenen Form der Claudicatio ist durch die Palpation der Fußpulse oder dopplersonografisch möglich (bei der neurogenen Form normal).

B-10.16 Spinalkanalstenose LWK 4/5.

B-10.16

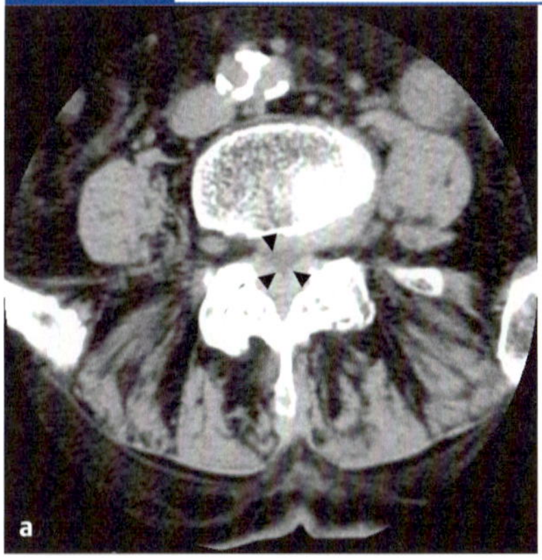

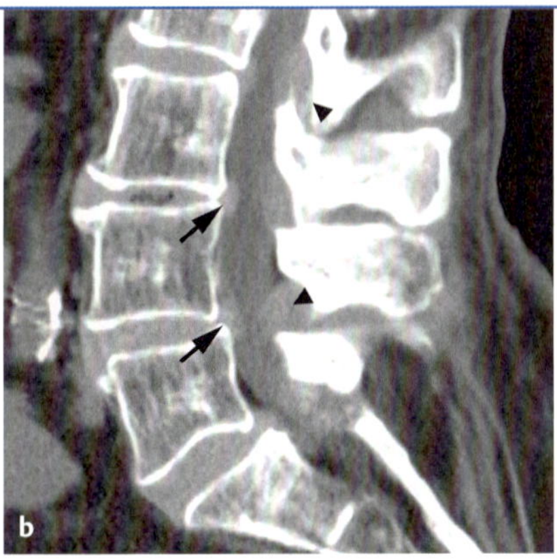

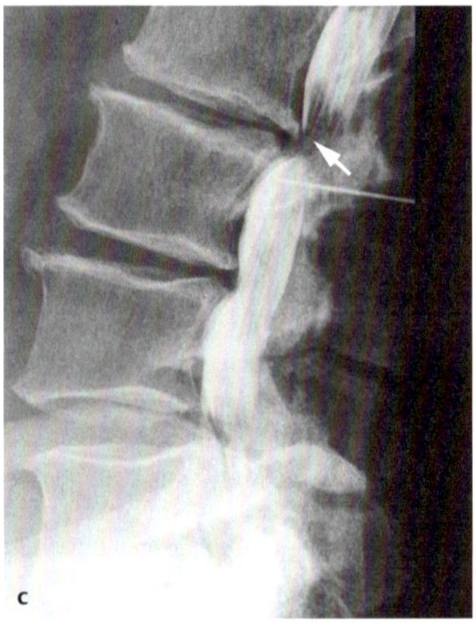

a **Multidetektor-CT transversal:** In transversaler Schichtführung lässt sich am besten der Schweregrad der Einengung des Duralsackes feststellen (Pfeilspitzen). Wenn sich bei multisegmentalen Stenosen durch die klinisch-neurologische Untersuchung nicht die für die klinische Symptomatik relevante Segmenthöhe feststellen lässt, wird eine Myelografie (**c**) zur Bestimmung der Höhe mit der stärksten Einengung durchgeführt.

b **Sagittale Reformation:** Multisegmentale Spinalkanaleinengung, von ventral durch Bandscheibenprotrusionen (Pfeile) und von dorsal durch Spondylarthrose mit knöchernen Anbauten (Pfeilspitzen) und Hypertrophie der Ligg. flava.

c **Präoperative Myelografie** zur Bestimmung der Höhe der stärksten Einengung (Pfeil). Die Myelografie wird nur noch eingesetzt, wenn die MRT nicht eindeutig oder nicht möglich ist.

**Radiologische Diagnostik:** Schon auf den Übersichtaufnahmen können Hinweise auf eine **knöcherne Wirbelkanalstenose** gefunden werden. Der Abstand zwischen den Abgängen der Wirbelbögen (Interpedikulardistanz) soll auf der a. p.-Aufnahme an der LWS mindestens ⅔ des geringsten Wirbelkörperquerdurchmessers betragen.
Ist diese Distanz verringert, so besteht der Verdacht auf einen verengten Querdurchmesser des Spinalkanals.
Auf der Seitaufnahme kann die Länge der Pedikel durch eine Verbindungslinie zwischen Wirbelkörperhinterkante und einer Geraden zwischen den Gelenkfortsätzen bestimmt werden. Im Normalfall beträgt sie an der LWS zwischen 25 und 15 mm. An der HWS ist der Quotient zwischen dem Sagittaldurchmesser des Wirbelkanals und dem Wirbelkörpersagittaldurchmesser in der Regel größer als 1. Bei Werten kleiner als 1 besteht der Verdacht auf eine knöcherne Enge des zervikalen Spinalkanals.
Die **MRT** ist die bevorzugte Methode zur Diagnostik einer Spinalkanalstenose und einer evtl. vorliegenden Myelomalazie. Die **CT** ist am besten geeignet, die Morphologie (ggf. Hypertrophie) der kleinen Wirbelgelenke darzustellen. Mit der **Myelografie**, kombiniert mit der Postmyelo-CT, lässt sich die Einengung des Subarachnoidalraumes exakt erfassen.

**Radiologische Diagnostik:** Der Abstand zwischen den Abgängen der Wirbelbögen (Interpedikulardistanz) soll auf der a. p.-Aufnahme an der LWS mindestens ⅔ des geringsten Wirbelkörperquerdurchmessers betragen.

Die **MRT** ist die bevorzugte Methode zur Diagnostik einer Spinalkanalstenose und einer evtl. vorliegenden Myelomalazie.

## Spondylitis und Spondylodiszitis

Spondylitis und Spondylodiszitis

▶ Definition.

▶ Definition. Wirbelentzündung; bei Entzündung des Bandscheibenraums und des angrenzenden Wirbelknochens = Spondylodiszitis.

**Ätiologie:** Meist bakterielle Infektion durch hämatogene Streuung, nach Bandscheibenoperation oder nach Punktion.

**Ätiologie:** Meist handelt es sich um eine bakterielle Infektion, die sich durch hämatogene Keimstreuung, nach Bandscheibenoperationen oder nach Punktionen entwickelt. Die hämatogene, unspezifische Spondylodiszitis siedelt sich zu 70 % in der LWS an. Der häufigste Erreger ist Staphylococcus aureus.

**Klinik:** Schmerzen, Fieber, BSG und Leukozyten erhöht.

**Klinik:** Klinisch äußert sich die Spondylodiszitis durch Schmerzen in einem Wirbelsäulensegment, begleitet von Fieber, BSG- und Leukozytenerhöhung.

**Radiologische Diagnostik:** Röntgenologisches **Frühzeichen** der Spondylodiszitis ist die **Höhenminderung eines Zwischenwirbelraumes.** Bei weiterem Fortschreiten finden sich **Destruktionen der Abschlussplatten** und des Wirbelkörpers (Abb. **B-10.17**).

**Radiologische Diagnostik:** Röntgenologisches **Frühzeichen** der Spondylodiszitis ist die **Höhenminderung eines Zwischenwirbelraumes.** Im Gegensatz zu den degenerativen Bandscheibenerkrankungen kommt es zu einer zunehmenden Unschärfe der angrenzenden Grund- und Deckplatten. Bei weiterem Fortschreiten finden sich **Destruktionen der Abschlussplatten** und der Wirbelkörpervorderkante (Abb. **B-10.17**). Zur Unterscheidung von Wirbelmetastasen, die zu einer solitären oder multifokalen osteolytischen Destruktion führen, sind bei der Spondylodiszitis ganz überwiegend zwei benachbarte Wirbelkörper betroffen.

Überschreitet der entzündliche Prozess die Wirbelkörpergrenze, so bildet sich ein **Weichteilabszess.**

Die progrediente Höhenminderung der Bandscheibe und die Destruktion der angrenzenden Wirbelkörperabschnitte können eine Fehlstellung (anguläre Kyphosierung) und Gibbusbildung verursachen. Überschreitet der entzündliche Prozess die Wirbelkörpergrenze, so bildet sich ein **Weichteilabszess**, der sich paravertebral entlang des M. psoas ausdehnen kann. Im a. p.-Röntgenbild der LWS kann eine Verbreiterung und Unschärfe des normalerweise dreieckig konfigurierten paravertebralen **Psoasrandschattens** erkennbar sein. Bei Spondylitiden der BWS führt ein paravertebraler Abszess zu einer Verlagerung der paraspinalen Linien. Auf seitlichen HWS-Aufnahmen ist der Weichteilabszess als prävertebrale Verdichtung mit Verlagerung der Trachea nach ventral abgrenzbar.

Bei unsicherem Röntgenbild sollte bei klinischem Verdacht **frühzeitig eine MRT** durchgeführt werden (höchste Sensitivität). Mit der MRT sind auch **paravertebrale** und **epidurale Abszesse** gut darstellbar (Abb. **B-10.18**).

Lassen sich im Röntgenbild keine eindeutigen Zeichen nachweisen, so sollte bei klinischem Verdacht **frühzeitig eine MRT** durchgeführt werden, da diese die höchste Sensitivität aller bildgebenden Verfahren zur Diagnosestellung einer Spondylodiszitis aufweist. **Paravertebrale** und **epidurale Abszesse** können in ihrer genauen Lokalisation und Ausdehnung gleichfalls durch die MRT erfasst werden (Abb. **B-10.18**).

⊙ B-10.17

⊙ B-10.17 **Spondylodiszitis im Verlauf.**

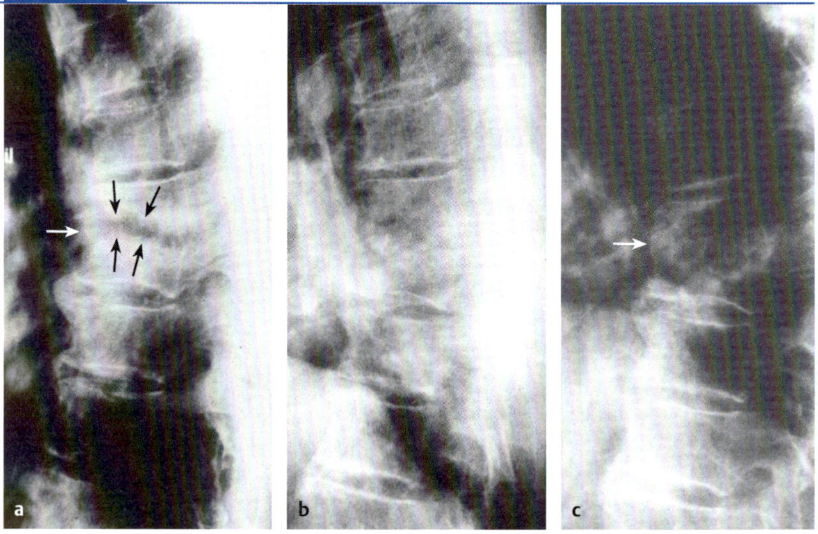


**a** Destruktion der dem Bandscheibenraum angrenzenden Grund- und Abschlussplatten sowie der Wirbelkörpervorderkante (Pfeile) im Röntgenbild bei Diagnosestellung.

**b** Nach dreimonatiger antibakterieller Therapie beginnende Wiederauffüllung der destruierten Wirbelkörperareale.

**c** Endstadium einer verheilten Spondylodiszitis: Ankylose der Wirbelkörper mit völlig durchbautem Bandscheibenraum (Pfeil) und angulärer Kyphosierung des betroffenen Wirbelsäulenabschnittes.

**B-10.18 Spondylodiszitis in der MRT.**

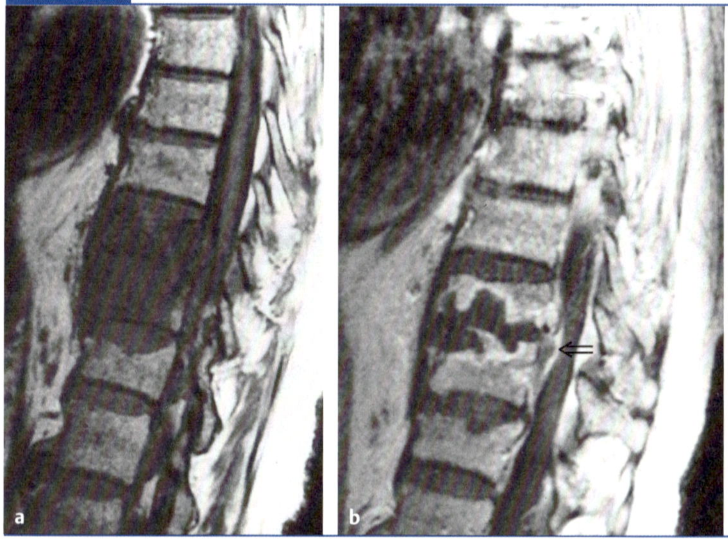

T 1w-Bild vor (**a**) und nach i.-v. Gadoliniumgabe (**b**). Der Abszess im ehemaligen Bandscheibenraum grenzt sich nach KM deutlich ab. Dorsal kleiner epiduraler Abszessanteil (Pfeil).

## Spondylitis ankylosans

Spondylitis ankylosans

**▶ Synonym.** Morbus Bechterew

**▶ Synonym.**

**▶ Definition.** Chronische entzündlich-rheumatische Erkrankung des Achsenskeletts, die häufig mit dem HLA-B27-Histokompatibilitätsantigen assoziiert ist. Männer sind bevorzugt betroffen.

**▶ Definition.**

Die Erkrankung beginnt mit einer gelenkknorpelnahen, entzündlichen Ostitis und ist trotz ihres Namens nicht auf die Wirbelsäule und das Iliosakralgelenk beschränkt. Die Kombination von entzündlich-destruktiven, sklerosierenden und ankylosierenden Veränderungen wird in ähnlicher Weise auch an der Symphyse, am Sternum und an den peripheren Gelenken gefunden.

**Klinik:** Initial klagen die Patienten über vor allem nachts auftretende Schmerzen und über Morgensteifigkeit in der Lumbosakralregion.

**Klinik:** V. a. nachts auftretende Schmerzen in der Lumbosakralregion.

**Diagnostisches Vorgehen:** Entscheidend für die Diagnose ist eine **Röntgenuntersuchung der Iliosakralgelenke**, da die Erkrankung fast immer hier beginnt. Bei klinischem Verdacht, aber fehlendem Nachweis entsprechender röntgenologisch sichtbarer Erosionen, sollte eine MRT angeschlossen werden, da mit wassersensitiven Sequenzen (STIR) Frühstadien der Sakroiliitis sicher erfasst werden können (Abb. **B-10.19**). Auch eignet sich die MRT besser als das Röntgenbild zur Abschätzung der entzündlichen Aktivität. Im Labor ist HLA-B27 in 90 % der Fälle positiv; die unspezifischen Entzündungsparameter (BKS, CRP) sind häufig erhöht. Die Diagnose gilt

**Diagnostisches Vorgehen:** Entscheidend für die Diagnose ist eine **Röntgenuntersuchung der Iliosakralgelenke**, da die Erkrankung fast immer hier beginnt.

**B-10.19 Sakroiliitis MRT.**

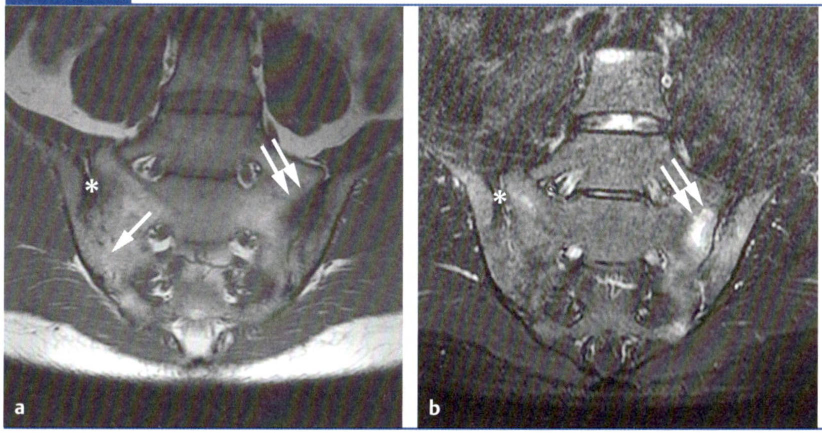

Sakroiliitis Grad 3 im T 1- (**a**) und STIR-gewichteten (**b**) MRT-Bild, parakoronare Schichtführung. Am Unterrand des rechten Iliosakralgelenkes ist bereits eine Durchbauung (Ankylose) im T 1-gew. Bild erkennbar (Pfeil), weiter oben am rechten ISG Sklerose angrenzend an den Gelenkspalt, erkenntlich durch dunkles Signal in T 1- und STIR-Wichtung (Stern). Am linken ISG dagegen floride entzündliche Aktivität mit Ödem im Knochenmark, welches hell in der wassersensitiven STIR- und dunkel in T 1-Wichtung zur Darstellung kommt (Doppelpfeil).

**B-10.2 New-York-Kriterien der radiologischen Veränderungen der Sakroiliitis beim Morbus Bechterew**

| Grad | Kriterium |
|---|---|
| 0 | keine röntgenologischen Veränderungen |
| 1 | verdächtige Veränderungen |
| 2 | geringe Veränderungen: umschriebene Erosionen oder subchondrale Sklerosierungen bei normaler Weite des iliosakralen Gelenkspaltes |
| 3 | deutliche Veränderungen: Erosionen, Sklerosierungen, Gelenkspalterweiterungen und Verschmälerungen, beginnende Ankylose an einzelnen Stellen |
| 4 | Ankylose |

als sicher, wenn nach den modifizierten New-York-Kriterien (Tab. **B-10.2**) radiologisch entweder eine Sakroiliitis Grad 2 bds. oder Grad 3 einseitig **und** ein klinisches Kriterium (Kreuzschmerzen und Steifigkeit > 3 Monate mit Besserung (!) bei Bewegung, Einschränkung der LWS-Beweglichkeit, reduzierte Atemexkursion) vorliegen.

**Radiologische Diagnostik:**
- **Iliosakralgelenke:** Typisch ist ein Nebeneinander von **Destruktion, Sklerose** und **Ankylose. Röntgenologisch** findet sich zu Beginn eine **geringe subchondrale, periartikuläre und unscharf begrenzte Demineralisierung**. Oberflächliche Erosionen führen durch die Destruktion der gelenknahen Anteile zu einer **Pseudoerweiterung des sakroiliakalen Gelenkspaltes**.

**Radiologische Diagnostik:**
- **Iliosakralgelenke:** Bei 10 % der Patienten treten die ersten Röntgenzeichen am Iliosakralgelenk zunächst unilateral auf und gehen im Verlauf in eine bilaterale Sakroiliitis über. Typisch ist das sog. „bunte Bild" (nach Dihlmann) mit einem Nebeneinander von **Destruktion, Sklerose** und **Ankylose. Röntgenologisch** findet sich zu Beginn eine **geringe subchondrale, periartikuläre und unscharf begrenzte Demineralisierung**, s. arthritisches Kollateralphänomen (S. 392). Oberflächliche Erosionen führen durch die Destruktion der gelenknahen Anteile zu einer **Pseudoerweiterung** des sakroiliakalen Gelenkspaltes. Fokale Sklerosierungen und Proliferationen der subchondralen Knochenanteile zeigen sich vorwiegend an der zum Os ilium gehörenden Gelenkhälfte. Intraartikuläre Ossifikationen und eine fortschreitende Verknöcherung des Bandapparates führen zum Endstadium der **Ankylose mit völliger Durchbauung** der Iliosakralgelenke.

**Wirbelveränderungen:**
- **Frühzeichen** sind die sog. **Romanus-Läsion**, die „glänzende Ecke" und Syndesmophyten am thorakolumbalen Übergang. **Im Verlauf** resultiert aus der fortschreitenden Knochenapposition als Spätfolge der **Tonnenwirbel** mit konvexer Wirbelvorderkante.
- **Andersson-Läsion:**
  - Entzündlich als abakterielle, ähnlich wie eine Spondylodiszitis imponierende Veränderung
  - Nicht-entzündlich als Pseudarthrose einer Ermüdungsfraktur der versteiften Wirbelsäule.

**Wirbelveränderungen:**
- Ein **frühes Zeichen** der ankylosierenden Spondylitis im Röntgenbild ist die sog. **Romanus-Läsion**, die einem durch entzündliche Knochendestruktion entstandenen Konturdefekt an der vorderen (oberen oder unteren) Wirbelkörperrandleiste entspricht. Reaktive Heilungsvorgänge dieser marginalen Erosionen führen zu einer fokalen Spongiosaverdichtung, der sog. **glänzenden Ecke**. Außerdem treten Syndesmophyten am thorakolumbalen Übergang auf. Im Verlauf bilden sich bevorzugt an der LWS durch ostitische Knochenappositionen an der Wirbelkörpervorderkante **Kastenwirbel** aus. Bei weiterem Fortschreiten der Knochenapposition kommt es als Spätfolge zum **Tonnenwirbel** mit konvexer Wirbelvorderkante.
- Bei einer **Andersson-Läsion** unterscheidet man zwei Typen
  - entzündlich in Form einer abakteriellen Spondylodiszitis, die zwar auch die an die Bandscheibe angrenzenden Endplatten destruiert, aber im Gegensatz zu einer bakteriellen Spondylodiszitis perifokale Sklerosen aufweist. Osteophyten fehlen dagegen.
  - nicht-entzündlich in Form einer Pseudarthrose als Folge einer transdiskalen Ermüdungsfraktur einer weitgehend versteiften Wirbelsäule. Sie tritt häufig unterhalb des Scheitelwirbels der Kyphose an der unteren BWS oder LWS auf.

Kapselossifikationen der Apophysengelenke und Verknöcherungen der supra- und interspinösen Bänder können zu drei vertikal verlaufenden Verdichtungsbändern im a. p.-Bild führen. Entzündliche Erosionen der kostovertebralen Gelenke sind oft erst im CT erkennbar.

Die typischen **Syndesmophyten** treten anfangs **bevorzugt am thorakolumbalen Übergang** auf.

Die typischen **Syndesmophyten** treten anfangs **bevorzugt am thorakolumbalen Übergang** auf. Sie entstehen durch Ossifikationen der äußeren Anteile des Anulus fibrosus der Bandscheibe und des ventralen und ventro-lateralen prädiskalen Raumes unter dem vorderen Längsband. Anhand ihres Wachstums parallel zur Wirbelsäulenachse unter dem vorderen Längsband können sie von den degenerativ bedingten Spondylophyten unterschieden werden, die ebenfalls wirbelkörperüberschreitend auftreten können (z. B. bei der Spondylosis hyperostotica). Als Mixta-Osteophyten werden Mischformen von Spondylophyten und Syndesmophyten bezeichnet, die bei einer Kombination von degenerativen Wirbelsäulenveränderungen und Morbus Bechterew gefunden werden.

**B-10.20 Befunde bei Morbus Bechterew an der Wirbelsäule (Spondylitis ankylosans).**

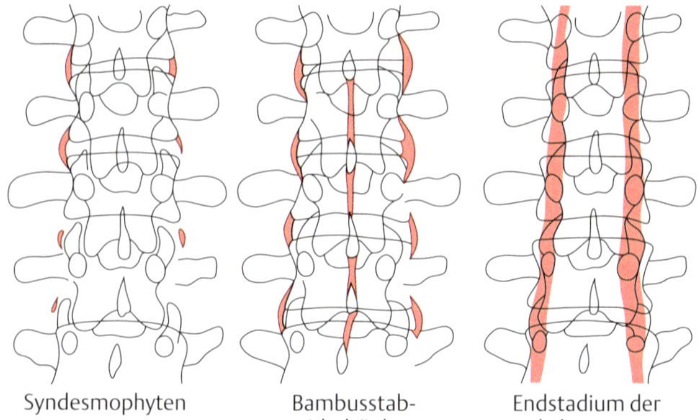


**a** Schematische Darstellung des zeitlichen Verlaufs.

**b, c** a. p.- (**b**) und seitliches (**c**) Röntgenbild einer Bambusstabwirbelsäule.

**d** Fraktur an HWK 6/7 nach einem Bagatelltrauma bei Bambusstabwirbelsäule. Auf den ersten Blick scheint nur der Dornfortsatz von HWK 6 (Pfeil) frakturiert zu sein. Bei genauerer Betrachtung wird aber deutlich, dass alle drei Säulen (nach Denis und McAfee) unter Einschluss des gesamten diskoligamentären Halteapparates betroffen sind, erkennbar am dorsalen Aufklappen des Bandscheibenraumes (offener Pfeil) und der Aussprengung eines Teils des sklerosierten vorderen Längsbandes (Pfeilspitze). Aufgrund der Gefahr eines Querschnittsyndroms ist eine sofortige Versorgung mit stiff-neck Halskrause und eine operative Stabilisierung erforderlich.

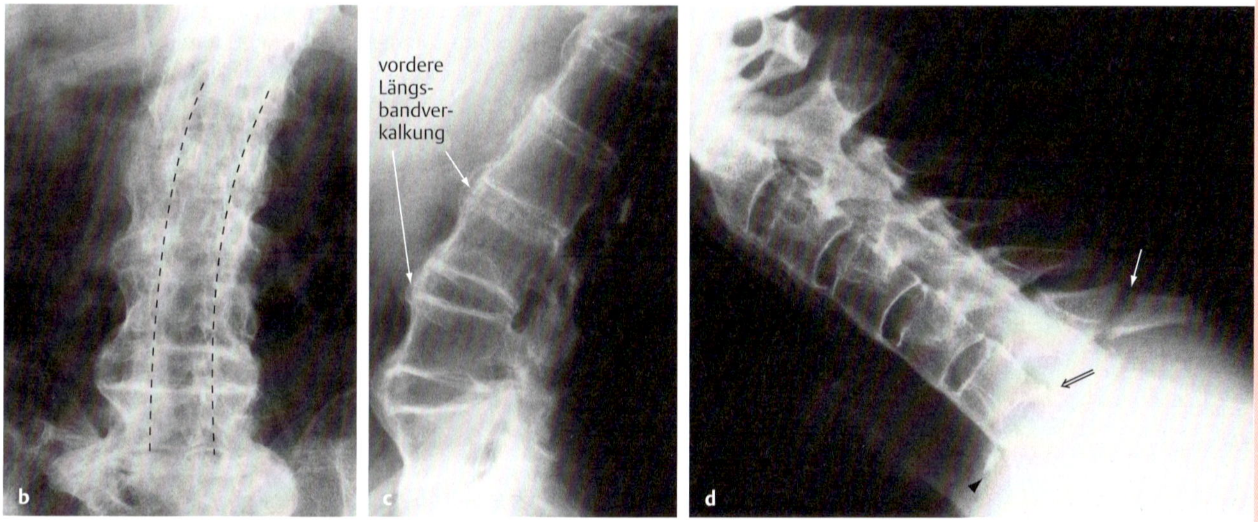


**a** Schematische Darstellung des zeitlichen Verlaufs.
**b,c** a. p.-(**b**) und seitliches (**c**) Röntgenbild einer Bambusstabwirbelsäule.
**d** Frakturen an HWK 6/7 nach einem Bagetelltrauma bei Bambusstabwirbelsäule. Auf den ersten Blick scheint nur der Dornfortsatz von HWK 6 (Pfeil) frakturiert zu sein. Bei genauerer Betrachtung wird aber deutlich, dass alle drei Säulen (nach Denis und McAfee) unter Einschluss des gesamten diskoligamentären Halteapparates betroffen sind, erkennbar am dorsalen Aufklappen des Bandscheibenraumes (offener Pfeil) und der Aussprengung eines Teils des sklerosierten vorderen Längsbandes (Pfeilspitze). Aufgrund der Gefahr eines Querschnittssyndroms ist eine sofortige Versorgung mit stiff-neck Halskrause und eine operative Stabilisierung erforderlich.

Das **Endstadium** des Morbus Bechterew ist die völlige Versteifung in Form der typischen **„Bambusstab-Wirbelsäule“** (Abb. **B-10.20**). Syndesmophyten führen an der gesamten Wirbelsäule zu knöchernen Intervertebralspangen, durch die die Zwischenwirbelräume ankylosieren. Die Wirbelsäulenversteifung erfolgt an der BWS in einer kyphotischen Fehlstellung, sodass sich ein Totalrundrücken ausbildet.

Das **Endstadium** des Morbus Bechterew ist die völlige Versteifung in Form der typischen **„Bambusstab-Wirbelsäule“** (Abb. **B-10.20**).

Der Verlauf der Erkrankung wird **kompliziert** durch Viszeralmanifestationen (z. B. Myokarditis, Aortitis mit Aortenklappeninsuffizienz, Nierenamyloidose) und **Wirbelsäulenfrakturen** bei Bagatelltraumen. Am häufigsten ist die **untere HWS** betroffen (Abb. **B-10.20d**). Durch die Versteifung und den insuffizienten, verknöcherten ligamentären Halteapparat kann die HWS wie ein Strohhalm abknicken. Die Frakturen führen häufig zu einer erheblichen Luxationsfehlstellung mit der Gefahr eines Querschnittsyndroms.

Der Verlauf der Erkrankung wird **kompliziert** durch Viszeralmanifestationen und **Wirbelsäulenfrakturen** bei Bagatelltraumen (v. a. untere HWS, betroffen, Abb. **B-10.20d**).

## Rheumatoide Arthritis

Siehe a. Rheumatoide Arthritis (S. 391).
Bei etwa 60–70 % der Patienten tritt im Verlauf der Erkrankung eine Beteiligung der Wirbelsäule auf. Regelhaft betroffen sind kraniozervikaler Übergang und HWS, während BWS und LWS meist ausgespart werden. Besonders häufig tritt ein HWS-Befall bei der juvenilen Form (Still-Syndrom) auf. Sehr selten führen epidurale Rheumaknötchen zur Kompression des Myelons.

Rheumatoide Arthritis

Bei etwa 60–70 % der Patienten tritt im Verlauf der Erkrankung eine Beteiligung der Wirbelsäule auf (v. a. kraniozervikaler Übergang und HWS).

**Radiologische Diagnostik:**
- **Kraniozervikaler Übergang:** 25 % der Patienten zeigen eine **ventrale, atlantoaxiale Subluxation. Peridentale synoviale Proliferationen** führen häufig zu einer Arrosion des Dens axis, die durch eine pathologische Fraktur kompliziert werden kann.
Die **Röntgendiagnostik** erfolgt mittels **a. p.- und seitlicher Aufnahme**. Die **atlantodentale Distanz** zum Nachweis einer ventralen Atlasdislokation wird anhand der seitlichen Aufnahme bestimmt. Die **pseudobasiläre Impression** lässt sich über Hilfslinien im a. p. und seitlichen Bild feststellen. Zur **Bestimmung des Densstandes** in Relation zu den Hinterhauptstrukturen werden **Hilfslinien** auf seitlichen Aufnahmen herangezogen (Tab. **B-10.1**, vgl. auch Abb. **B-10.8**).
- **Halswirbelsäule:** Bei der rheumatoiden Arthritis können **erosive Destruktionen an den Wirbelbogen- und Uncovertebralgelenken** sowie **eine (Spondylo)diszitis** auftreten. Folgezustände sind segmentale Instabilitäten und eine Ankylose der HWS (Abb. **B-10.21**).

**Radiologische Diagnostik:**
- **Kraniozervikaler Übergang:** Etwa 25 % der Patienten mit rheumatoider Arthritis (RA) zeigen eine **ventrale atlantoaxiale Subluxation** infolge einer Lockerung oder Zerstörung des Lig. transversum atlantis, der Ligg. alaria und der Atlantoaxialgelenke durch rheumatoides Granulationsgewebe. **Peridentale synoviale Proliferationen** führen häufig zu einer Arrosion des Dens axis, der bis zu einem kleinen Rudiment zusammenschmelzen kann. Bei vollständiger Osteolyse des Dens ist eine posteriore Atlasluxation mit Abgleiten des Atlas nach dorsal möglich. Zusätzlich birgt die rheumatoide Densarrosion die Gefahr einer pathologischen Densfraktur.
Zur **röntgenologischen Diagnostik** dieser Veränderungen sind Aufnahmen in **a. p.- sowie in seitlicher Projektion** erforderlich. Die atlantodentale Subluxation ist manchmal erst auf den seitlichen Funktionsaufnahmen in Ante- und Retroflexion erkennbar. Aus der Verbreiterung der atlantodentalen Distanz, die zwischen der hinteren Begrenzung des vorderen Atlasbogens und der vorderen Kontur des Dens gemessen wird, lassen sich Hinweise für eine ventrale Atlasdislokation ableiten (Normwert beim Erwachsenen 3 mm, bei Kindern und Jugendlichen 4 mm).
Durch die Zerstörung der Gelenkverbindungen des kraniozervikalen Übergangs kann es auch zu einer vertikalen Densdislokation (**pseudobasiläre Impression**) mit oder ohne Atlasluxation kommen. Zur **Bestimmung des Densstandes** in Relation zu den Hinterhauptstrukturen werden **Hilfslinien** auf seitlichen Aufnahmen herangezogen (Tab. **B-10.1**, vgl. auch Abb. **B-10.8**). Zur genauen Beurteilung des kranio-zervikalen Überganges können Funktionsaufnahmen und die MRT (vorzugsweise in sagittaler Schichtführung) beitragen, die die anatomische Beziehung zwischen den knöchernen Elementen des kraniozervikalen Übergangs und der Medulla oblongata darstellt.
- **Halswirbelsäule**: Die rheumatoide Arthritis verursacht **erosive Destruktionen an den Wirbelbogen- und Uncovertebralgelenken** sowie eine **(Spondylo)diszitis**. Der Befall der Bandscheiben bei der rheumatoiden Arthritis (Diszitis) führt zu einer Höhenabnahme des Bandscheibenraumes sowie Unschärfe und Destruktion der Grund- und Deckplatten. Die entzündliche Zerstörung der kleinen Wirbelgelenke und die Schädigung der Ligamente führen zu segmentalen Instabilitäten, die sich in dem typischen „Treppenleiterphänomen", einer ventralen Pseudospondylolisthesis, äußert. Als besonderes Kennzeichen des Befalls der HWS können am Dornfortsatz von HWK 7 Osteolysen auftreten. Vor allem die juvenile Form führt im Spätstadium zu einer Ankylose der HWS (Abb. **B-10.21**).

B-10.21

**B-10.21 Rheumatoide Arthritis.**

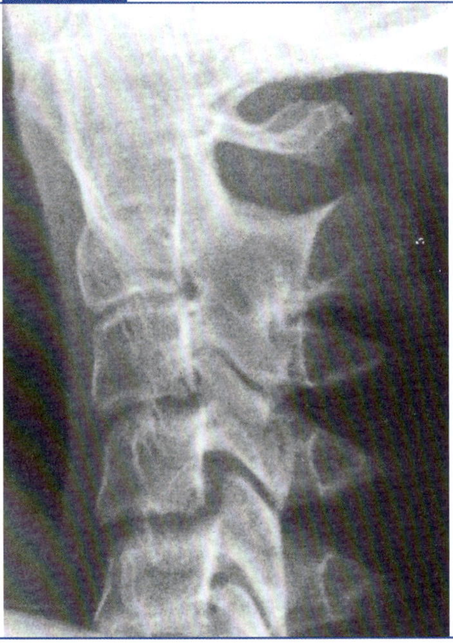

16 jähriger Pat. mit lange bestehender juveniler rheumatoider Arthritis. Verblockung (Ankylose) der Wirbelgelenke HWK2/3 und Fusion HWK1/2. Unterscheidungsmerkmal zum M. Becherew ist die fehlende vordere Längsbandverkalkung.

(aus Blickman and van Rijn; Differential Diagnosis in Pediatric Imaging; Thieme, 2011)

## Arthritis psoriatica

Siehe Arthritis psoriatica (S. 393).

## Arthritis bei Morbus Reiter

Siehe Arthritis psoriatica (S. 393).

## Tumoren der Wirbelsäule

Häufigster benigner Tumor ist das Wirbelkörperhämangiom (S. 374) (Abb. **B-4.39**). Eine weitere wichtige benigne Entität ist das Osteoidosteom (S. 373). Klinisch äußert sich der Tumor vorwiegend durch nächtliche Schmerzen, die sich auf Aspirin oder andere NSAR bessern. Im Kindes- und Jugendalter führt er zu einer Skoliose. Wichtigste diagnostische Zeichen an der Wirbelsäule sind der vorwiegend kortikalisbezogene Sitz der Läsion und der sog. „Nidus" zentral in der Läsion, welcher im CT gut erkennbar ist (Abb. **B-10.22**). Der Tumor ist CT-gesteuert gut mit Radiofrequenzablation behandelbar.

Primäre maligne Tumoren der Wirbelsäule sind sehr selten. In erster Linie muss bei einer destruktiven tumorösen Läsion an eine Metastase (S. 384) gedacht werden. Wie in anderen Bereichen des Skeletts kann eine rein osteolytische, osteosklerotische oder gemischt osteolytisch-osteosklerotische Metastasierung (Abb. **B-10.23**) beobachtet werden. Häufigste Ursache von multiplen Osteolysen an der Wirbelsäule ist das Plasmozytom (S. 382).

**Arthritis psoriatica**

**Arthritis bei Morbus Reiter**

**Tumoren der Wirbelsäule**

Häufige beningne Tumoren sind das Wirbelkörperhämangiom (S. 374) und das Osteoidosteom (S. 373). Bei Skoliose im Kindes- und Jugendalter sollte man an ein Osteoidosteom als mögliche Ursache denken.

Primäre maligne Tumoren der Wirbelsäule sind sehr selten. Destruktive tumoröse Läsionen an der Wirbelsäule werden v. a. durch Metastasen (S. 384) oder Plasmozytome (S. 382) verursacht.

**B-10.22** Osteoidosteom.

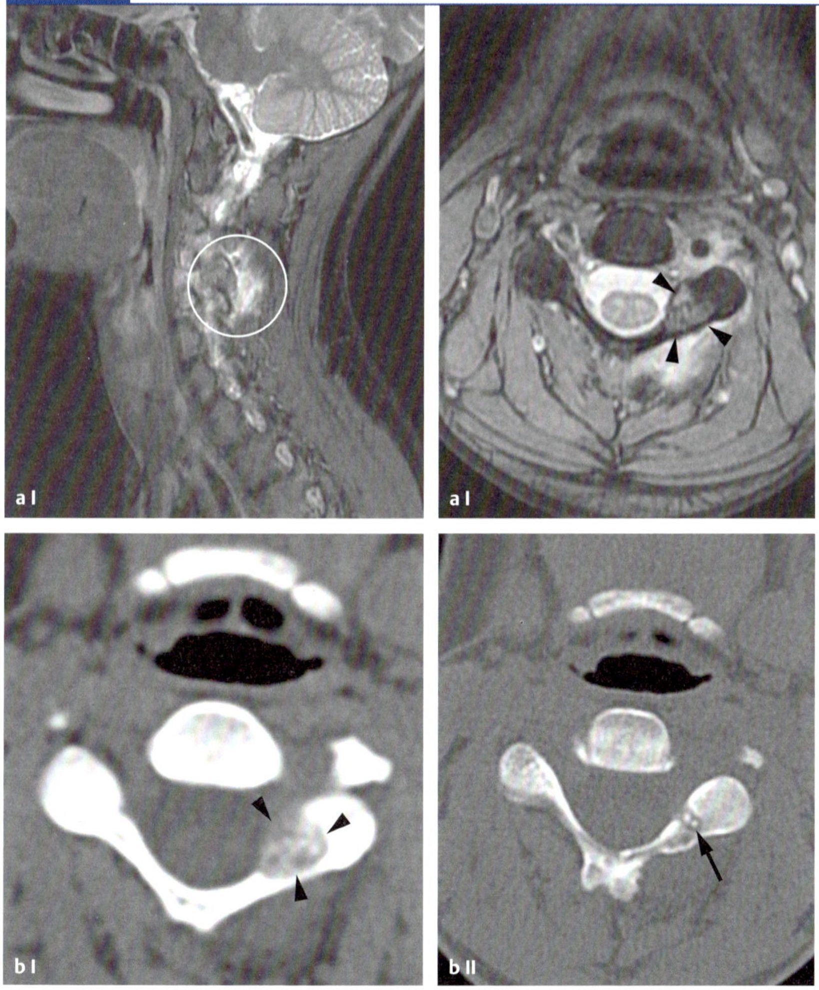


Osteoidosteom. 14-jährige Sportlerin (Kunstturnerin) mit seit zwei Jahren bestehenden Beschwerden an der HWS, die auf NSAR rasch besser und als Überlastungs-/Stressreaktion gedeutet wurden. In der MRT (sagittales STIR-Bild, aI Knochenmarködem am Wirbelbogen und Gelenkfortsatz von HWK 4 links mit Umgebungsreaktion (Markierung). Der Wirbelbogen erscheint aufgetrieben (transversales Bild aII, Pfeilspitzen). In der CT (bI, bII) das Osteoidosteom mit dem zentral verkalkten Nidus gut erkennbar (Pfeil).

B-10.22

Frakturen der Wirbelsäule

Einteilung

Die Einteilung der Wirbelfrakturen beruht auf dem **Drei-Säulen-Modell** nach Denis und McAfee (Abb. **B-10.23**).

## Frakturen der Wirbelsäule

### Einteilung

Therapeutisches Vorgehen und Prognose bei Wirbelfrakturen werden durch den Grad der Instabilität und die Gefahr einer Schädigung des Myelons bestimmt. Die Einteilung beruht auf dem **Drei-Säulen-Modell** nach Denis und McAfee (Abb. **B-10.23**).

B-10.23

**B-10.23 Drei-Säulen-Modell nach Denis und McAfee.**

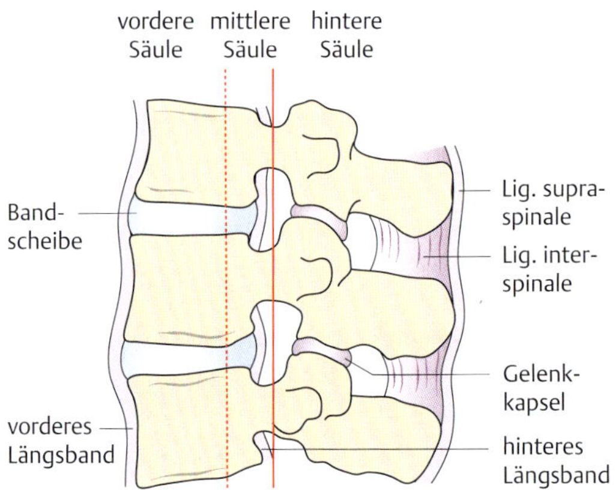


**Hintere Säule:** Wirbelbogen mit seinen Anhängen wie Dornfortsätze, kleine Wirbelgelenke und Bogenwurzeln, einschließlich der zwischen den Bögen und ihren Fortsätzen ausgespannten Bänder (Ligg. supraspinalia, Ligg. interspinalia, Ligg. intertransversaria, Ligg. flava, Gelenkkapseln).
**Mittlere Säule:** Wirbelkörperhinterwand, dorsaler Anteil des Anulus fibrosus, hinteres Längsband.
**Vordere Säule:** Ventraler Anteil des Wirbelkörpers, ventraler Teil des Anulus fibrosus, vorderes Längsband.

(aus Henne-Bruns D. Duale Reihe Chirurgie. Stuttgart: Thieme; 2012)

▸ Merke.

▸ Merke. Ist nur eine der 3 Säulen betroffen, gilt die Wirbelsäule in der Regel noch als **stabil**. Ist eine weitere Säule betroffen, ist von einer **instabilen** Fraktur auszugehen.

**Frakturtypen:** s. a. Abb. **B-10.24**

- **Kompressionsfrakturen** (Abb. **B-10.24**, Typ 1) führen meist zu einer keilförmigen Höhenminderung des Wirbelkörpers. Die Wirbelkörperhinterkante bleibt erhalten (**stabile** Fraktur). Dies ist auch die typische Frakturform bei Osteoporose.
- **Berstungsfrakturen** (Abb. **B-10.24**, Typ 2 und 3): Der Wirbelkörper wird durch axiale Krafteinwirkung zerstört und die Fragmente auseinander getrieben.
- **Chance-Fraktur** (Abb. **B-10.24**, Typ 4)
- **Flexions-Distraktions-Frakturen** (Abb. **B-10.24**, Typ 5)

Nach dem Verletzungsmechanismus werden nach McAfee und Magerl verschiedene **Frakturtypen** unterschieden (Abb. **B-10.24**).

- **Kompressionsfrakturen** (Abb. **B-10.24**, Typ 1) bei Anteflexionstraumen führen zu einer keilförmigen Höhenminderung des Wirbelkörpers, während die Wirbelkörperhinterkante erhalten bleibt und der Spinalkanal nicht betroffen ist. Die dorsalen Wirbelelemente und der dorsale Kapselapparat bleiben unverletzt (**stabile Fraktur**). Die Wirbelkompression ist auch die typische Form der Wirbelfraktur im Rahmen einer Osteoporose. Kennzeichnend ist das Fehlen eines adäquaten Traumas. Es resultiert eine keil- oder muldenförmige Deformation des Wirbelkörpers durch Einbruch der Endplatte.
- **Berstungsfrakturen** sind häufig und werden in inkomplette und komplette Formen unterteilt. Der Wirbelkörper wird durch axiale Krafteinwirkung zerstört und die Fragmente auseinander getrieben. Die Hinterkante ist partiell erhalten (**inkomplette Form** [Abb. **B-10.24**, Typ 2], **bedingt stabil** durch die Fixierung des hinteren Längsbandes, die kleinen Wirbelgelenke und den dorsalen Bandapparat) oder es sind zusätzlich zur Hinterkantenbeteiligung die Bogenwurzeln, die kleinen Wirbelgelenke und der dorsale Bandapparat betroffen **(komplette Form** [Abb. **B-10.24**, Typ 3], **instabil)**.
- **Chance-Fraktur** (Abb. **B-10.24**, Typ 4): Mittige, horizontal verlaufende Wirbelkörperzerreißung unter Einschluss der hinteren Säule mit dorsalem Bandapparat durch starke Distraktionskräfte (seltene, instabile Fraktur).
- **Flexions-Distraktions-Frakturen** (Abb. **B-10.24**, Typ 5): Bei dieser **instabilen Fraktur** ist die ventrale Verletzung des Wirbelkörpers mit einer Fraktur im Wirbelbogen bzw. einer Ruptur des posterioren Kapselbandapparates kombiniert. In diese Gruppe eingeordnet werden auch die diskoligamentären Verletzungen, bei denen eine komplette Zerstörung und Instabilität aller 3 Säulen vorliegt (S. 678). Als knöcherne Verletzung liegt meist nur der Abriss eines Vorderkantenfragmentes, sog. teardrop-Läsion (S. 683), vor (wird auch als Extensionsverletzung beobachtet).

**B-10.24 Klassifikation der Verletzungstypen bei Wirbelsäulenfrakturen (nach McAfee und Magerl).**

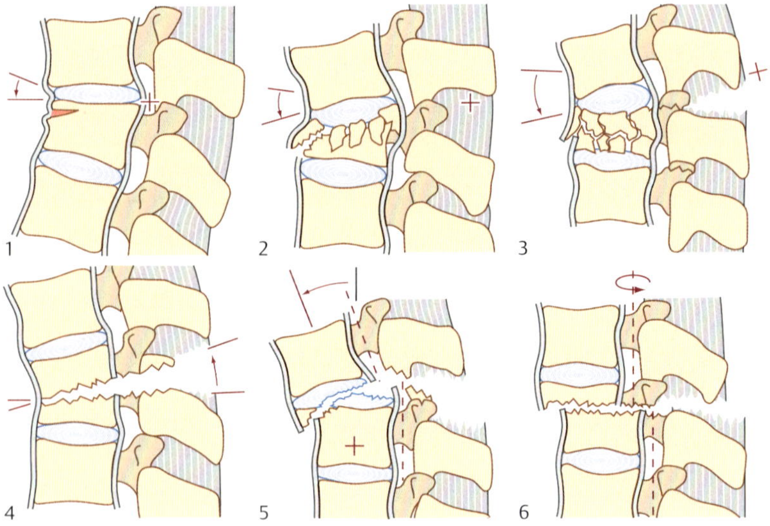


Typ 1: Kompressionskeilbruch mit Läsion der vorderen Säule.

Typ 2: Inkompletter Berstungsbruch mit Läsion der vorderen und mittleren Säule.

Typ 3: Kompletter Berstungsbruch mit Läsion aller drei Säulen.

Typ 4: Chance-Fraktur infolge Hyperflexion mit Verletzung aller drei Säulen.

Typ 5: Flexionsdistraktionsverletzung mit Flexion hinter dem vorderen Längsband mit Verletzung aller drei Säulen.

Typ 6: Translationsverletzung. Luxationsfraktur mit Verletzung aller drei Säulen, mit und ohne axialer Rotation.

- **Translationsverletzung** (Abb. **B-10.24**, Typ 6): Rotationsverletzungen und Slice-Frakturen, die zu einer Abscherung und Versetzung der Spinalkanalachse führen, gehören in diese Gruppe.
- An der LWS werden auch isolierte Frakturen der Procc. transversi beobachtet. Diese gehen oft mit Verletzungen der inneren Organe, vor allem der Nieren, einher.

- **Translationsverletzung** (Abb. **B-10.24**, Typ 6).

## Radiologische Zeichen bei Wirbelfrakturen

Bei der Frage nach Wirbelfrakturen muss auf folgende Befunde besonders geachtet werden:

**a. p.-Projektion:**
- Abstand der Bogenwurzeln
- Form der Bogenwurzeln
- Querfortsätze.

**Seitliche Projektion:**
- Höhe und Kontinuität der Wirbelkörpervorderkanten und der Grund- und Deckplatte
- ventrale und dorsale Begrenzung des Spinalkanales (Abb. **B-10.25**)
- Kongruenz der Gelenkflächen der kleinen Wirbelgelenke.

## Radiologische Zeichen bei Wirbelfrakturen

**a. p.-Projektion:** Achten auf
- Abstand und Form der Bogenwurzeln
- Querfortsätze.

**Seitliche Projektion:**
- Höhe und Kontinuität von Wirbelkörpervorderkanten und Grund- und Deckplatte
- ventrale und dorsale Begrenzung des Spinalkanales (Abb. **B-10.25**), Kongruenz der Gelenkflächen der kleinen Wirbelgelenke.

**B-10.25 Wichtige Hilfslinien zur Frakturdiagnostik an der HWS.**

B-10.25

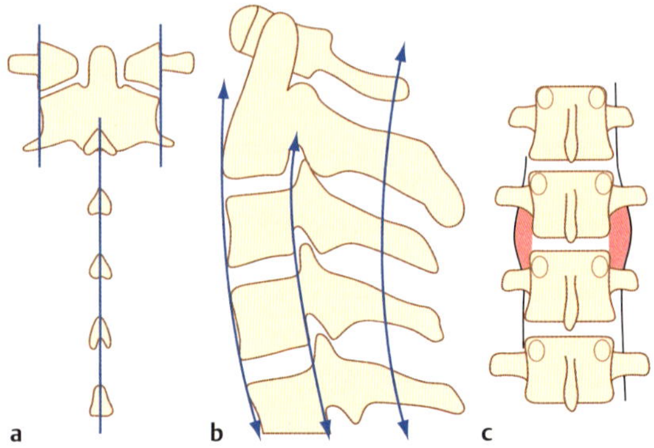


**a a. p.-Projektion:** Laterale Begrenzung von Atlas und Axis und Dornfortsatzlinie.
**b Laterale Projektion:** Wirbelkörpervorder- und -hinterkante sowie spinolamelläre Linie. Jeder Versatz oder eine Kontinuitätsunterbrechung der Linien ist ein Alarmzeichen, das – bei fehlendem Frakturnachweis in den Übersichtsprojektionen – unbedingt eine weitergehende Diagnostik (z. B. CT) nach sich ziehen muss.
**c** Wichtiges indirektes Frakturzeichen auf a. p.-Aufnahmen: Verbreiterung des Paravertebralschattens.

**a. p.- und seitliche Projektion:**
- Höhe, Kontur und Anzahl der Wirbelkörper
- Abstand der Dornfortsätze und Dornfortsatzlinie.

**a. p.- und seitliche Projektion:**
- Höhe und Kontur der Wirbelkörper
- Anzahl der abgebildeten Wirbelkörper (sind überhaupt alle interessierenden Wirbelkörper abgebildet?)
- Abstand der Dornfortsätze voneinander
- Dornfortsatzlinie.

Neben den **direkten Zeichen** einer Fraktur mit Unterbrechung der Kortikalis oder Dislokation der Fragmente kann eine Vielzahl **indirekter Frakturzeichen** diagnostisch genutzt werden (z. B. verbreiterter retropharyngealer Raum, Kranialverlagerung des Os hyoideum, paravertebraler Weichteilschatten als Ausdruck des Frakturhämatoms (Abb. **B-10.25c**).

Neben den **direkten Zeichen** einer Fraktur mit Unterbrechung der Kortikalis oder Dislokation der Fragmente kann eine Vielzahl **indirekter Frakturzeichen** diagnostisch genutzt werden. So können auf der seitlichen Aufnahme ein **verbreiterter retropharyngealer Raum** (Normalwerte: 1–7 mm in Höhe HWK 2, 9–22 mm in Höhe HWK 6) oder eine **Tracheal- oder Larynxverlagerung** Ausdruck eines Hämatoms und damit hinweisend auf den Ort der Fraktur sein. Weitere indirekte Frakturzeichen sind z. B. Verlust der physiologischen HWS-/LWS-Lordose, kyphotische Knickbildung, Wirbelkörperrotation oder Kranialverlagerung des Os hyoideums, das normalerweise in Höhe des HWK 3 steht. Das paravertebrale Frakturhämatom ist auf der a. p.-Aufnahme an einem verbreiterten paravertebralen Weichteilschatten zu erkennen (Abb. **B-10.25c**). Laterale Frakturen, die nur eine Wirbelkörperhälfte betreffen, führen zu einer skoliotischen Fehlstellung der Wirbelsäule.

### Diagnostisches Vorgehen

- Grundsätzlich: **Röntgen-Übersichtsaufnahme** in 2 Ebenen
- **Denszielaufnahme** bei HWS-Trauma.

### Diagnostisches Vorgehen

Die notfallmäßige Wirbelsäulendiagnostik wird beim polytraumatisierten Patienten durch suboptimale Aufnahmebedingungen (Immobilität, Erdnussbett, Stiff-neck-Halskrause, Intubation) erheblich erschwert. Dennoch muss eine suffiziente **Röntgendiagnostik durch Standardaufnahmen in 2 Ebenen** des gesamten interessierenden Bereiches angestrebt werden. **Dens-Zielaufnahmen** sind beim HWS-Trauma obligat.

- **Schräg-** oder **Schwimmeraufnahme** am zervikothorakalen Übergang.

Der durch die Schulterüberlagerung häufig nicht einsehbare zervikothorakale Übergang kann durch **Schrägprojektionen** in 2 Ebenen oder eine „Schwimmeraufnahme“ (ein Arm eleviert, der zweite Arm wird nach kaudal gezogen) beurteilt werden. Besteht Verdacht auf eine Instabilität oder Beteiligung des Spinalkanals, muss eine weitere Abklärung durch CT erfolgen.

Wenn verfügbar, bei Polytrauma sofort Ganzkörper-CT im Schockraum, zur Beurteilung von Knochen- und Weichteilverletzungen (innere Organe, Gehirn).

Durch die ultraschnellen Multidetektor-Spiral-CT **(MD-CT)** wird das bisherige Konzept der traumatologischen Röntgendiagnostik, d. h. zunächst Röntgen in 2 Ebenen mit Zielaufnahmen und danach ggf. CT, zunehmend durch primäre CT-Diagnostik ersetzt. Häuser der Maximalversorgung verfügen inzwischen im Schockraum über ein MD-CT, mit dem ein Ganzkörperdatensatz mit ≤ 1 mm Kollimation in weniger als 60 s akquiriert wird. Transversale, sagittale und koronare Rekonstruktionen im Knochen- und Weichteilfenster erlauben neben der überlagerungsfreien Darstellung aller knöcherner Strukturen auch die gleichzeitige Diagnostik von Verletzungen der inneren Organe und des Gehirns.

- **CT** grundsätzlich notfallmäßig bei V. a. Instabilität und Spinalkanalbeteiligung

Mittels **CT** können nach intraspinal verlagerte Fragmente, Frakturen der Wirbelbögen und der Wirbelgelenke genau dargestellt werden. Sagittale, koronare und schräge Rekonstruktionen sind gerade bei komplexen Wirbelfrakturen sehr hilfreich.

- **MRT** mit **ödemsensitiven STIR-Sequenzen**, wenn vom Röntgen oder/und CT nicht klar, ob eine **frische oder ältere Fraktur** vorliegt
- **MRT** bei V. a. intraspinale Blutung
- **MRT** und ggf. **Myelografie** zum Nachweis eines Wurzelausrisses
- **MRT** mit **Diffusion Tensor Imaging (DTI)** bei V. a. Myelonverletzung.

Mittels MRT und ödemsensitiven Sequenzen lässt sich ein Knochenmarködem nachweisen und damit eine **frische von einer alten Wirbelfraktur unterscheiden**. Dies ist vor allem bei älteren Patienten, bei denen häufig schon osteoporotische Wirbeldeformationen vorbestehen, relevant. Die **MRT** ist die Methode der Wahl zur direkten **Darstellung des Myelons** und hat sich zum Nachweis von **Myelonkontusionen, intramedullären und extramedullären Blutungen** sowie von **Zerreißungen des Myelons** bewährt. Ein **traumatischer Wurzelausriss** kann mit MRT und ggf. auch **myelografisch** nachgewiesen werden. Neuerdings lassen sich mit **MR Diffusion Tensor Imaging** (DTI) der Verlauf von Nervenbahnen visualisieren und so das **Ausmaß von Myelonverletzungen** genauer beurteilen.

► Merke.

► Merke. Funktionsaufnahmen sind bis zum definitiven Ausschluss einer Fraktur oder einer instabilen diskoligamentären Verletzung kontraindiziert.

### Spezielle Frakturformen an der HWS

**Jefferson-Fraktur:** Es handelt sich um eine **Berstungsfraktur des Atlas**. Durch massive axiale Stauchung werden der vordere und hintere Atlasbogen ein- oder beidseitig frakturiert (Abb. **B-10.26**), sodass die Massae laterales nach lateral auseinander getrieben werden und der Dens nach oben treten kann (basiläre Impression). Da sich bei dieser Fraktur der Spinalkanal erweitert, geht die Jefferson-Fraktur relativ selten mit neurologischen Komplikationen einher. Verläuft die Fraktur durch ein Foramen transversarium, kann es zu einer Läsion der A. vertebralis kommen (z. B. Dissektion der Intima mit Gefäßverschluss und daraus resultierender Ischämie im vertebrobasilären Stromgebiet). Im Falle einer Beteiligung eines Foramen transversarium sollte eine CT-Angiografie zum Dissektionsausschluss angestrebt werden.
Auf der **a. p.-Denszielaufnahme** durch den geöffneten Mund fällt ein lateraler Versatz („offset") der Atlasgelenkfortsätze zu den Procc. articulares des Axis auf. Bei einseitiger Fraktur des vorderen und hinteren Atlasbogens ist eine asymmetrische Stellung des Dens zu den Massae laterales des Atlas festzustellen. Eine genaue Beurteilung der Fraktur und der Stellung der Fragmente erlaubt die CT.

**Hangman's fracture:** Erhängen mit submentaler Position des Seilknotens oder extreme Hyperextensionen anderer Genese (z. B. Verkehrsunfall) führen zu einem beidseitigen Abriss der Wirbelbögen von HWK 2 (Abb. **B-10.27**). Der Axiskorpus kann dadurch nach ventral luxieren mit der Gefahr der Zerreißung des Rückenmarks (tödlich). Durch die tangential getroffenen Frakturlinien auf der **seitlichen Aufnahme** kann dieser Frakturtyp meist eindeutig diagnostiziert werden.

### Spezielle Frakturformen an der HWS

**Jefferson-Fraktur:** Eine massive axiale Stauchung führt zur Fraktur des vorderen und hinteren Atlasbogens (Abb. **B-10.26**).

Das Auseinanderweichen der Massae laterales lässt sich auf der **a. p.-Denszielaufnahme** als lateraler Versatz („offset") der Gelenkfortsätze erkennen.

**Hangman's fracture:** Bei dieser Fraktur liegt ein beidseitiger Abriss der Wirbelbögen von HWK 2 durch extreme Hyperextension vor. Auf der **seitlichen Aufnahme** kann dieser Frakturtyp meist eindeutig diagnostiziert werden (Abb. **B-10.27**).

**B-10.26 Jefferson-Fraktur.**

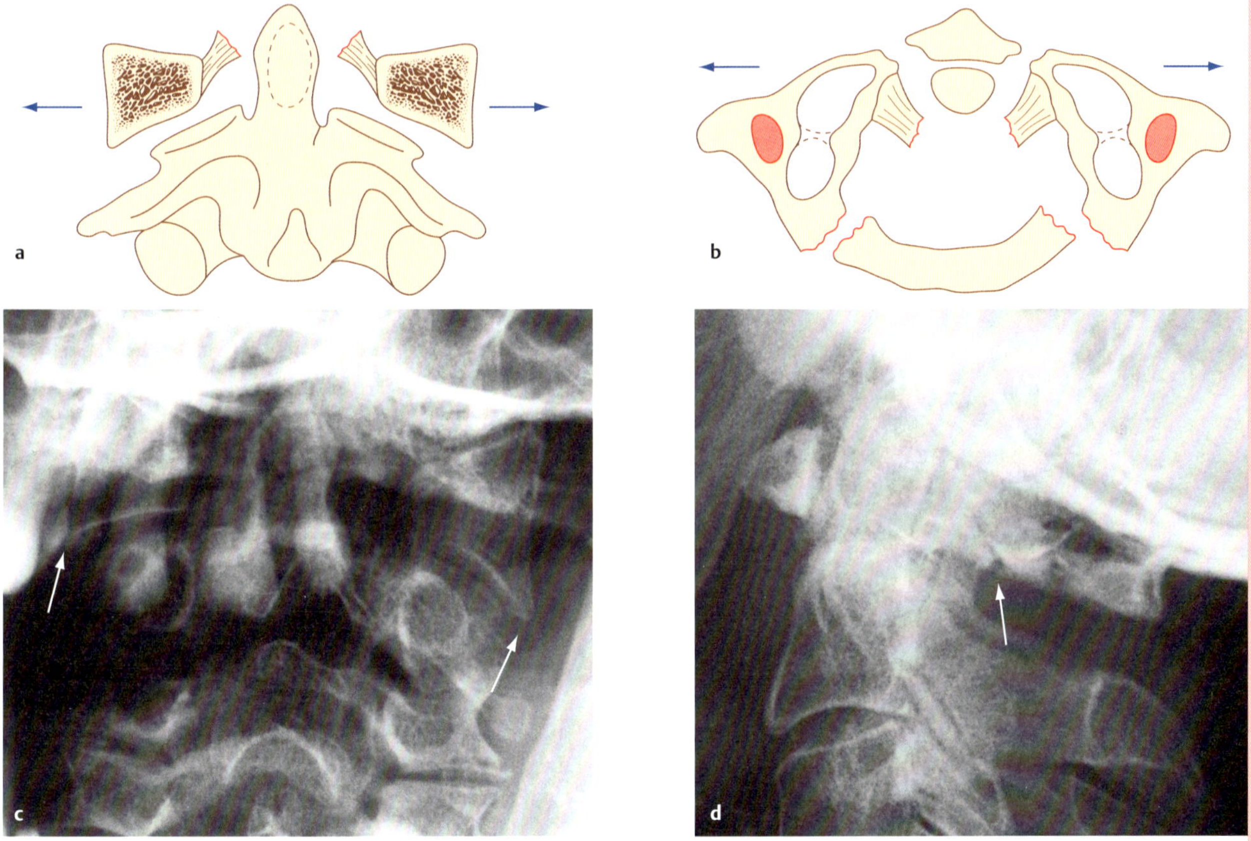


**a, b** Atlas-Berstungsbruch; schematische Darstellung a. p. (**a**) und Querschnitt (**b**): Lateraler „offset" der Atlasgelenkflächen durch Fraktur des vorderen und hinteren Atlasbogens mit Zerreißung des Lig. transversum. Der Verlauf der Aa. vertebrales durch die Foramina transversaria ist rot markiert.
**c** a. p.-Denszielaufnahme durch den geöffneten Mund: Lateralversatz der linken und rechten Atlasgelenkfläche (Pfeile).
**d** Seitliche Projektion: Darstellung der Bogenfraktur (Pfeil).

B-10.27

B-10.27 **Hangman's fracture.**

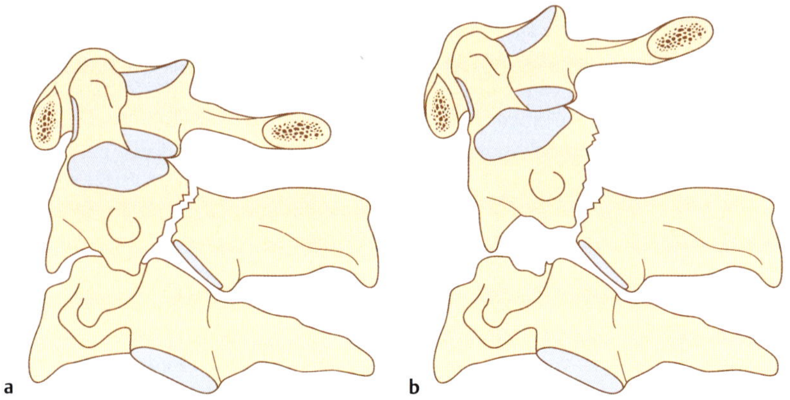


Schematische Darstellung: Frakturverlauf durch die anterioren Wirbelbögen von HWK 2 ohne (**a**) und mit (**b**) Luxation.

B-10.28

B-10.28 **Frakturen des Dens axis.**

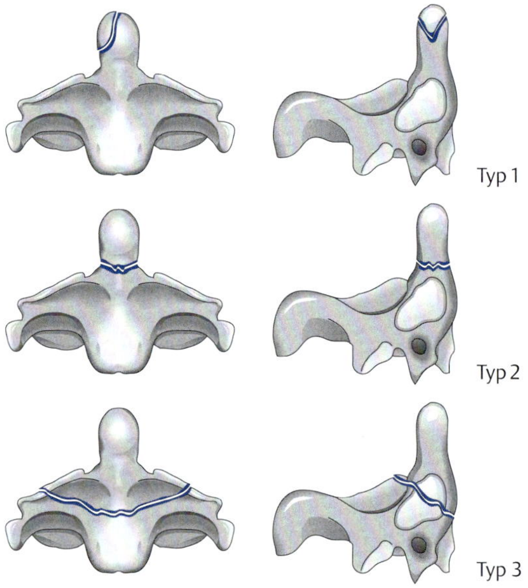


Einteilung der Densfrakturen nach Anderson und D'Alonzo: Typ I-Fraktur der Densspitze, Typ-II-Fraktur der Densbasis und Typ-III-Fraktur des Axiskörpers.

(aus Mutschler WE, Kohn D, Pohlemann T, Hrsg. Praxis der Orthopädie und Unfallchirurgie. Stuttgart: Thieme; 2013)

**Densfrakturen:** Ursache ist meist ein Hyperflexionstrauma. Die Einteilung erfolgt nach Anderson und D'Alonzo in 3 Typen, wobei die **basisnahe Densfraktur** (Typ II, Abb. **B-10.28**) am häufigsten vorkommt. **Typ II-Frakturen gelten als primär instabil. Dagegen werden nicht dislozierte Typ I- und III-Frakturen als stabil angesehen.**

**Densfrakturen:** Ursache ist meist ein Hyperflexionstrauma. Die Einteilung erfolgt nach Anderson und D'Alonzo in 3 Typen (Abb. **B-10.28**): Bei **Typ I** besteht eine Fraktur der **Densspitze**, dem **Typ II** entsprechen **basisnahe Densfrakturen** und bei **Typ III** ist die **Densbasis** im Axiskörper frakturiert. Die basisnahe Densfraktur (Typ II, Abb. **B-10.28**) kommt am häufigsten vor. Da der wichtigste Stabilisator des Atlantodentalgelenkes das Lig. transversum ist, welches die Densbasis umgreift und fixiert, sind **Typ II-Frakturen primär instabil. Nicht dislozierte Typ I- und III-Frakturen** gelten als **stabil** und können konservativ, z. B. mit Halsorthese für 2–3 Monate behandelt werden.

Sollte die Fraktur auf der Denszielaufnahme nicht sicher zu diagnostizieren sein, gelingt der Nachweis am sichersten durch die **Dünnschicht-CT** mit sagittalen und koronaren Rekonstruktionen.

Die **a. p.- und Seitaufnahme** des Dens zeigt die Frakturlinie. In Zweifelsfällen kann durch die **Dünnschicht-CT** mit koronaren und sagittalen Rekonstruktionen eine Klärung erreicht werden. Die Typ-II-Fraktur kann computertomografisch nicht oder nur in der sagittalen Rekonstruktion sichtbar sein, da die Frakturlinie parallel zur computertomografischen Schichtebene verläuft.

Die differenzialdiagnostische Abgrenzung zum Os odontoideum gelingt anhand der scharfen, nicht abgerundeten Frakturenden und der meist mit einem Os odontoideum assoziierten Denshypoplasie.

Differenzialdiagnostisch muss ein Os odontoideum abgegrenzt werden (akzessorischer Knochen an der Spitze des Dens des 2. Halswirbels), was anhand der meist assoziierten Denshypoplasie und den abgerundeten „Frakturrändern" möglich ist (s. Abb. **B-10.2**). Die Abrundung der Frakturenden ist auch ein hilfreicher Befund zur Differenzierung älterer von frischen Frakturen. Als Folgezustand einer Densfraktur kann ein separiertes knöchernes Fragment persistieren oder eine Pseudarthrose vorliegen.

B-10.29 **Densfraktur Typ III im CT.**

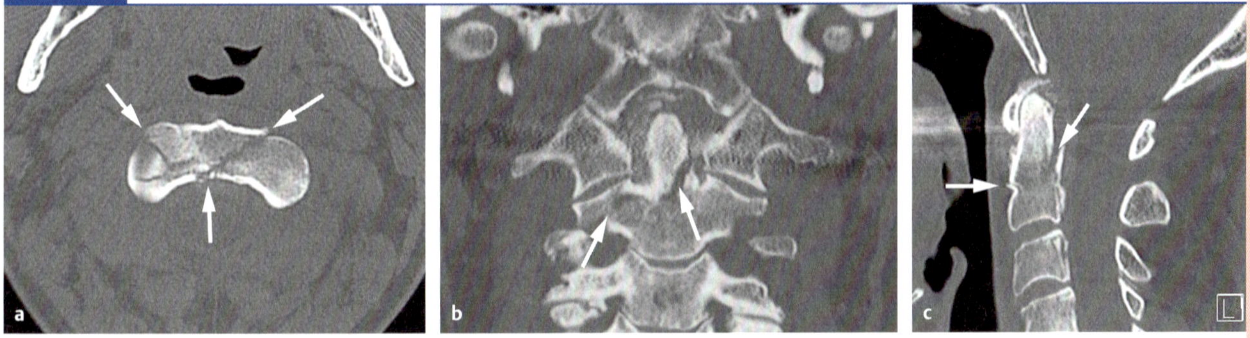


Densfraktur Typ III ohne Dislokation. In der transversalen Schicht (**a**) der CT gut die Fraktur in der Basis erkennbar. Mit den koronaren (**b**) und sagittalen (**c**) Rekonstruktionen ergibt sich eine überlagerungsfreie Darstellung des Frakturverlaufs in drei Ebenen.

## (Disko)ligamentäre Verletzungen

Bei schweren Traumen kann es zu einer **atlantookzipitalen Dislokation** kommen, die zu einer hohen Querschnittslähmung oder zum Tod führt. Die **anterioren atlantodentalen Luxationen** setzen eine Zerreißung des Lig. transversum voraus.

▶ **Merke.** Wenn die atlantodentale Distanz im Seitbild auf mehr als 3 mm vergrößert ist, liegt eine Instabilität vor.

Luxationen der Zwischenwirbelgelenke aufgrund eines Flexions-Distraktions-Verletzungsmechanismus führen zu einer Verhakung der Procc. articulares gegeneinander (**„locked facets“**, Abb. **B-10.30**). Das vordere Längsband hat sich von der Wirbelkörpervorderfläche abgelöst, die Ligg. flava, inter- und supraspinosa sowie das hintere Längsband sind rupturiert. Die bei dieser Verletzung fehlende Kongruenz der Gelenkflächen lässt sich am besten auf Schrägprojektionen darstellen.
Ein auf der Seitaufnahme erkennbares, tropfenförmiges, an der Wirbelkörpervorderkante knöchern ausgerissenes Fragment ist ein Zeichen einer ausgedehnten diskoligamentären Läsion bei schweren Hyperflexionstraumen (**„teardrop fracture“**, Abb. **B-10.31**). Das vordere Längsband zieht bei seiner Ruptur ein kleines Knochenstück mit. Die Ligg. flava und interspinosa sind rupturiert. Die teardrop fracture ist primär instabil und das Spinalmark wird häufig verletzt.

B-10.30 **Facettengelenkverhakung.**

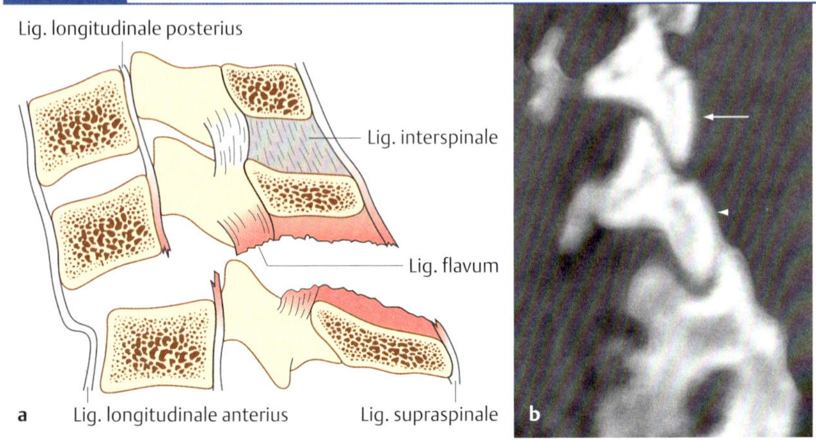


**a** Schematische Darstellung des Pathomechanismus: Zerreißung der Ligg. longitudinale posterius, inter- und supraspinalia. Abscherung des Lig. longitudinale anterius vom Wirbelkörper.
**b Sagittale CT**-Sekundärrekonstruktion: Regelrechte Stellung im Facettengelenk (Pfeil) und Ventralluxation des Proc. articularis inferior mit Verhakung im darunter liegenden Segment (Pfeilspitze).

**(Disko)ligamentäre Verletzungen**

Bei schweren Traumen kann es zu einer **atlantookzipitalen Dislokation** kommen.

▶ Merke.

Luxationen der Zwischenwirbelgelenke aufgrund eines Flexions-Distraktions-Verletzungsmechanismus führen zu einer Verhakung der Procc. articulares gegeneinander (**„locked facets“**, Abb. **B-10.30**).

**„Teardrop fracture“:** Ein auf der Seitaufnahme erkennbares, tropfenförmiges, an der Wirbelkörpervorderkante knöchern ausgerissenes Fragment (Abb. **B-10.31**).

B-10.30

**B-10.31 Doppelte Fraktur des Wirbelbogens (HWK 5 links) und diskoligamentäre Zerreißung.**

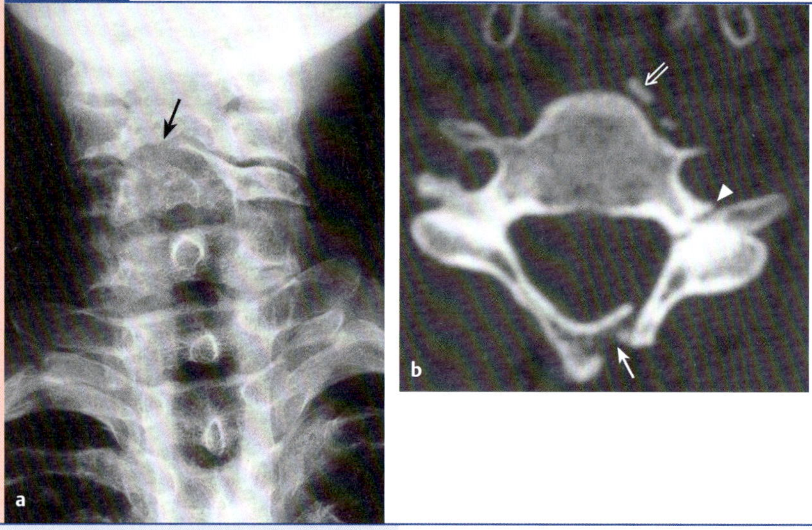


**Röntgenbild** in a. p.-Projektion (**a**) und **CT**-Schnitt (**b**) mit dorsaler Fraktur des Wirbelbogens von HWK 5 (Pfeile). Eine zweite linksseitige Fraktur des Wirbelbogens ist nur auf der CT erkennbar (**b**, Pfeilspitze). Die diskoligamentäre Zerreißung ist am Abriss eines kleinen Knochenfragmentes an der Vorderkante erkennbar (**b**, Teardrop-Läsion, offener Pfeil).

10.2 Spinalkanal

## 10.2 Spinalkanal

*J. Scheidler; I. Koerte*

10.2.1 Radiologische Methoden

### 10.2.1 Radiologische Methoden

▸ Merke. Bei klinischem Verdacht auf eine Läsion des Myelons ist die **MRT** die Methode der ersten Wahl.

Vor MRT sollten Röntgenaufnahmen des Wirbelsäulenabschnitts angefertigt werden.

Vor der MRT sollten Röntgenaufnahmen vom entsprechenden Wirbelsäulenabschnitt angefertigt werden, um osteodestruktive Prozesse auszuschließen.
Die **Myelografie** bleibt unklaren Befunden vorbehalten. Zur Durchführung der Myelografie (S. 670). Neben den dort genannten Indikationen ist eine Myelografie mit Postmyelo-CT nur noch bei Patienten indiziert, bei denen eine MRT nicht möglich ist (z. B. bei Herzschrittmacher).
Eine **Angiografie** der Spinalgefäße wird durchgeführt bei Verdacht auf Gefäßmalformationen oder intraspinale Tumoren.

10.2.2 Leitbefunde – vom radiologischen Befund zur Diagnose

### 10.2.2 Leitbefunde – vom radiologischen Befund zur Diagnose

Raumforderungen

#### Raumforderungen

Die Lokalisation und Beziehung einer spinalen Raumforderung zum Myelon und zur Dura ist der Schlüssel zur Diagnose (Abb. **B-10.32**).

Die Lokalisation und Beziehung einer spinalen Raumforderung zum Myelon und zur Dura ist der Schlüssel zur Diagnose. Bei jedem Tumor muss daher durch sagittale, axiale und ggf. kontrastverstärkte MRT-Sequenzen versucht werden, diesen einem der 3 Kompartimente **extradural, intradural-extramedullär oder intradural-intramedullär** zuzuordnen (Abb. **B-10.32**).

Extradurale Raumforderungen

#### Extradurale Raumforderungen

▸ Merke. Die häufigsten extraduralen Raumforderungen, die den **Spinalkanal einengen** und so zu einer Myelonläsion führen können, sind **Wirbelmetastasen** (Abb. **B-10.33**).

Weitere extradurale Ursachen:
- entzündliche Veränderungen
- Wirbelfrakturen (S. 678)
- Bandscheibenvorfall (S. 668).

Weitere extradurale Ursachen sind
- entzündliche Veränderungen der Wirbelsäule und des paravertebralen Gewebes (z. B. epiduraler Abszess)
- Wirbelfrakturen (S. 678), z. B. Fragment im Spinalkanal, Abscher-/Luxationsfraktur, epidurales Frakturhämatom
- Bandscheibenvorfall (S. 668).

**B-10.32** Schematische Darstellung der Lokalisation der wichtigsten raumfordernden Prozesse des Spinalkanals.

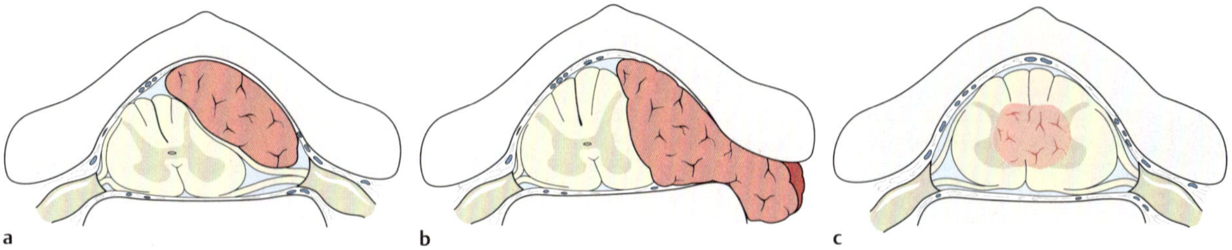


**a extradural**: Epidermoide, Dermoide, Lipome, Fibrome, Sarkome, Bandscheibenprolaps, Epiduralabszess, Wirbelprozesse (Metastase, Plasmozytom, Spondylitis tuberculosa, Wirbelhämangiom).
**b intradural-extramedullär**: inradurale Metastasen, Neurinome, Meningeome.
**c intradural-intramedullär:** Ependymome, Astrozytome, Rückenmarksmetastasen (selten).
(aus Masuhr KF, Masuhr F, Neumann M. Duale Reihe Neurologie. Stuttgart: Thieme; 2013. Nach Bähr M, Frotscher M, Duus P. Neurologisch-topische Diagnostik. Stuttgart: Thieme; 2009)

**B-10.33** Wirbelmetastasen.

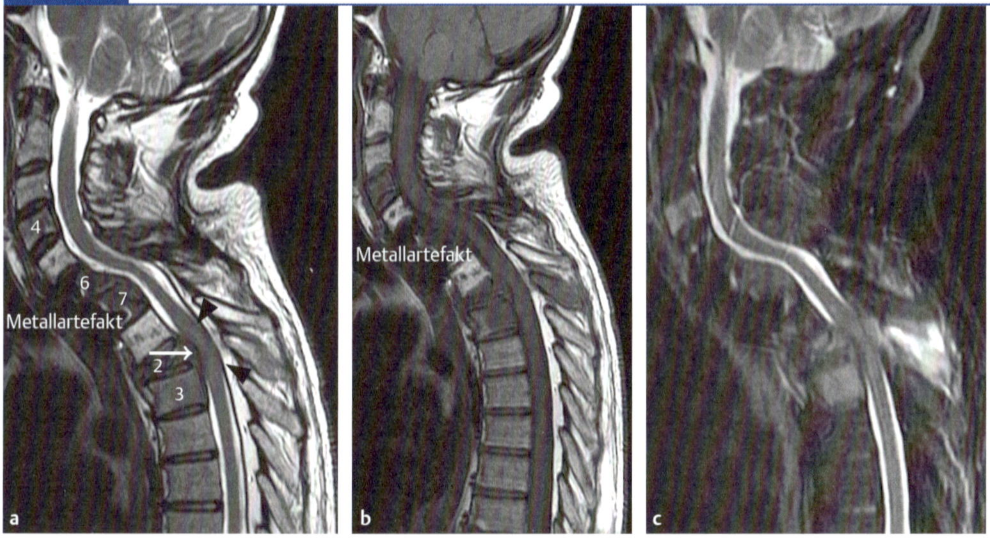


63-jähriger Patient mit Z. n. Bronchialkarzinom, der jetzt über eine Schwäche und Gefühlsstörungen in beiden Beinen klagt. Der Babinski-Reflex ist beidseits positiv, an beiden Armen finden sich neurologisch keine Ausfälle. Ein Niveau der sensiblen Ausfälle lässt sich ungefähr im oberen Thoraxbereich feststellen. Anamnestisch sind Knochenmetastasen bekannt. Vor 9 Monaten erfolgte eine operative Stabilisierung der metastasenbefallenen Wirbelkörper HWK 6 und 7. Zusätzlich wurde der Bereich von HWK 5 bis BWK 1 bestrahlt.
Zur Abklärung der beginnenden Paraparese wird eine **MRT** der HWS/BWS in **T 2-** (**a**), **T 1-** (**b**) und **STIR**-Wichtung (**c**) durchgeführt. Dort finden sich nun neu aufgetretene Metastasen in HWK 4, BWK 2 und BWK 3. Wirbelmetastasen erkennt man an der Signalminderung der befallenen Wirbelkörper im T 1-gewichteten Bild (**b**), die durch die Verdrängung des normalen fetthaltigen Knochenmarks bedingt ist. Das Ausmaß der Metastasierung ist aufgrund des erhöhten Wassergehalts der Metastasen auf der STIR-Aufnahme (**c**) sehr gut sichtbar, in der die Metastasen hell herausleuchten. Die metastatische Durchsetzung von BWK 2 hat zu einer pathologischen Fraktur mit erheblicher keilförmiger Höhenminderung geführt (**a**). Die Protrusion der Hinterkante (Pfeil in **a**) und der Weichteilmantel der Metastase sind verantwortlich für die Spinalkanaleinengung mit Kompression des Rückenmarkes in dieser Höhe, welches durch den Druck angeschwollen ist (Pfeilspitzen in **a**). Die vorangegangene Bestrahlung führte zu einer Markraumverfettung, die als sehr helles Signal in T 1-Wichtung (Fett auf T 1 = hell!) im Bereich von HWK 5 und BWK1 (**b**) zu erkennen ist. Die zur Stabilisierung von HWK 6 und 7 verwendete Platte ventral verursacht Auslöschungsartefakte (**a** und **b**).

**Intradural-extramedullär lokalisierte Raumforderungen**

90 % sind **gutartige Nervenscheidentumoren** (Neurinome, Neurofibrome) und **Meningeome** (Tab. **B-10.3**, Abb. **B-10.34**–Abb. **B-10.35**).

## Intradural-extramedullär lokalisierte Raumforderungen

Die **gutartigen Nervenscheidentumoren** (Neurinome, Neurofibrome) und **Meningeome** bilden ca. 90 % aller intraduralen-extramedullären Raumforderungen (Tab. **B-10.3**, Abb. **B-10.34**–Abb. **B-10.35**).

**B-10.3 Intradural-extramedullär lokalisierte Raumforderungen**

| Raumforderung | typische Befunde | Bemerkungen |
|---|---|---|
| **Neurinom** | **Rö.:** Aufweitung des Neuroforamens und Arrosion des Pedikels und der Wirbelkörperhinterkante, die halbmondförmig konfiguriert ist (dorsales „scalloping“).<br>**MRT** (Methode der Wahl)**:** Neurinome und Neurofibrome weisen in der MRT meist eine erhöhte Signalintensität im T 2-gewichteten Bild auf und sind isointens zum Myelon auf T 1-gewichteten Sequenzen. Nach KM-Gabe ist ein intensives Enhancement zu beobachten (Abb. **B-10.34**). Neurinome und Neurofibrome können in der MRT nicht zuverlässig unterschieden werden.<br>**Myelografie:** intraspinaler Füllungsdefekt oder Wurzeltaschenamputation | In Abhängigkeit vom Ausgangspunkt liegen Neurinome entweder intradural (70 %), extradural (15 %) oder kombiniert intra- und extradural (15 %).<br>**Merke:** Ein kontrastmittelaufnehmender Tumor mit sanduhrförmigem Aspekt sowie intra- und extraduraler Ausdehnung durch das Neuroforamen ist praktisch beweisend für ein Neurinom! |
| **Meningeom** | **Rö.:** im Regelfall keine Auffälligkeiten, evtl. Verkalkungen<br>**Myelografie:** indirekter Nachweis durch den Füllungsdefekt sowie die mögliche Verlagerung und Kompression des Myelons<br>**MRT:** Meningeome sind auf T 1- und T 2-gewichteten Bildern meist von ähnlicher Signalintensität wie das Myelon. Nach Kontrastmittelgabe zeigen sie ein homogenes Enhancement (Abb. **B-10.35**), welches häufig geringer als bei Neurinomen ist. Stark verkalkte Meningeome sind von niedriger Signalintensität in der MRT und nehmen fast kein KM auf. | Spinale **Meningeome** sind hauptsächlich **thorakal** (80 % BWS, 15 % HWS) lokalisiert. Ein verlässliches Zeichen für die Differenzierung von Neurinomen ist die häufig sichtbare breitbasige durale Anheftungsstelle der Meningeome („menigeal tail“, Abb. **B-10.35b**). Auch Meningeome können in Einzelfällen eine sanduhrförmige Konfiguration haben und sind dann nicht von Neurinomen zu unterscheiden. |
| **leptomeningeale Tumorabsiedelung** (bei Patienten mit fortgeschrittenem Tumorleiden, z. B. Bronchialkarzinom) | **MRT:** multiple, noduläre Herde an der Cauda equina oder diffuse Verdickung der Meningen bzw. der lumbalen Wurzeln (Abb. **B-10.36** und Abb. **B-10.37**). Die MRT sollte auf jeden Fall mit KM durchgeführt werden, da diese Herde sonst dem Nachweis entgehen können. | Die Tumoranamnese und Liquorzytologie sind meist zur Diagnosesicherung in Verbindung mit der MRT ausreichend. |

**B-10.34 Neurinom.**

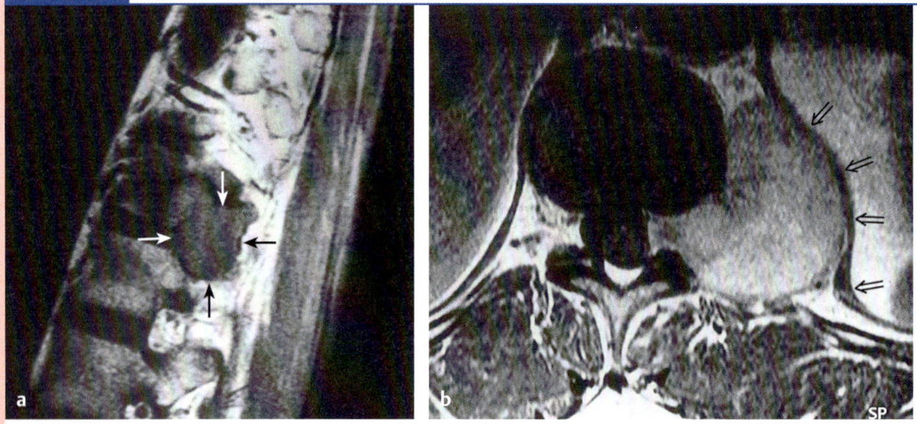

**a** Aufweitung des Neuroforamens (Pfeile) durch die Tumormassen (T 1 sagittal).
**b** Angedeutet sanduhrförmige Tumorkonfiguration mit deutlicher KM-Aufnahme (T 1 transversal nach i. v. Gd-DTPA) und großem extraspinalen Anteil, der den linken Zwerchfellschenkel (Pfeile) nach lateral verlagert.

**B-10.35 Meningeom.**

B-10.35

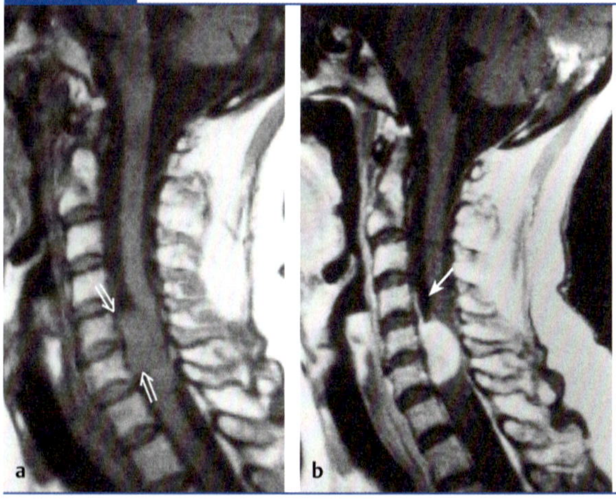


**a** Meningeom (Pfeile) im Bereich des Halsmarkes, welches durch den Tumor komprimiert und verlagert wird.
**b** Deutliche KM-Aufnahme des Meningeoms mit Darstellung der meningealen Basis („meningeal tail", Pfeil).

**B-10.36 Leptomeningeale Tumormetastasierung bei Bronchialkarzinom.**

B-10.36

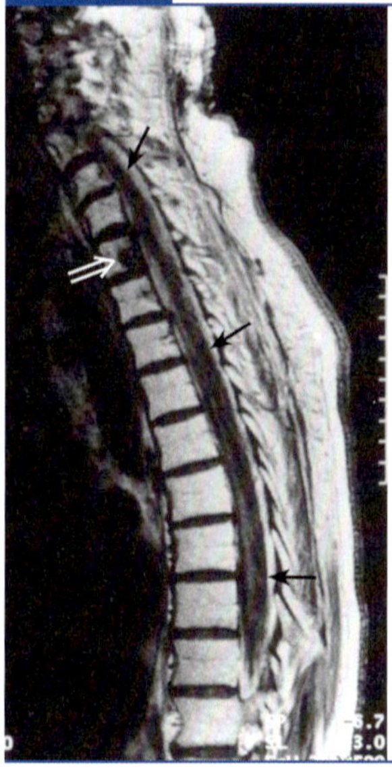

Diffuse meningeale Verdickung mit deutlicher KM-Aufnahme, die das dunkle Myelon umscheidet (Pfeile). Zusätzlich Knochenmetastasen im fokal signalgeminderten Wirbelkörper HWK 7 (offener Pfeil).

**B-10.37 Abtropfmetastasen nach intrazerebralem Ependymom.**

B-10.37

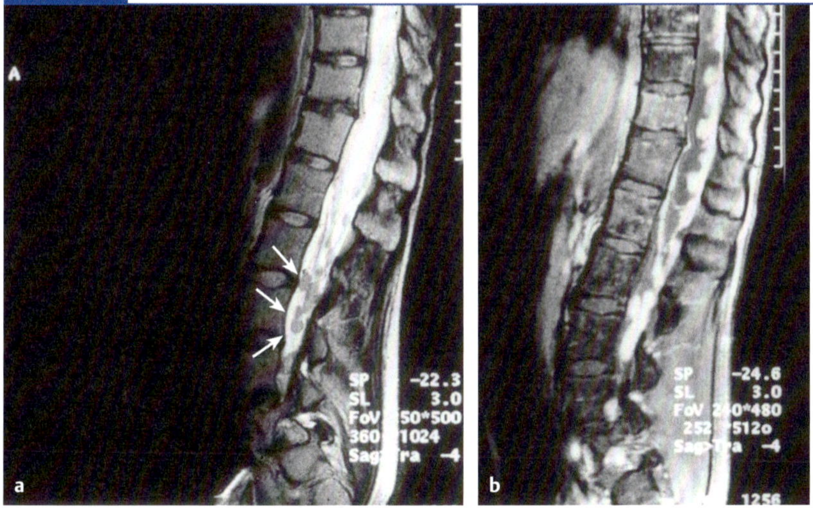


**a** Mehrere Tumorknoten (Pfeile), die an die Cauda equina adhärent sind (T 2-gewichtet, sagittal).
**b** Die fettunterdrückte kontrastverstärkte T 1-gewichtete Sequenz zeigt das gesamte Ausmaß der intraspinalen Tumorabsiedlungen.

### Intramedulläre Raumforderungen

Die häufigsten intramedullären Tumoren sind Gliome (Tab. **B-10.4**, Abb. **B-10.38**–Abb. **B-10.40**).

## Intramedulläre Raumforderungen

90–95 % der intramedullären Tumoren sind Gliome (v. a. Ependymome und niedriggradige Astrozytome). Von nennenswerter Häufigkeit kommt daneben nur noch das Hämangioblastom vor (Tab. **B-10.4**, Abb. **B-10.38**–Abb. **B-10.40**).

**B-10.4 Intramedulläre Raumforderungen**

| Raumforderung | typische Befunde | Bemerkungen |
|---|---|---|
| **Ependymome** | **Rö.:** evtl. erweiterter Spinalkanal oder Wirbeldestruktion (dorsales „scalloping“, Tab. **B-10.3**)<br>**MRT:** Überwiegend sind die Ependymome isointens zum Myelon auf T 1-gewichteten MRT-Sequenzen und hyperintens in T 2-gewichteten Bildern (Abb. **B-10.38a**). Bei Einblutungen und zystischer Degeneration kann das Signalverhalten aber sehr variabel sein. Konstant nachweisbar ist eine inhomogene, sehr kräftige KM-Aufnahme, die eine Abgrenzung der soliden von den zystischen und eingebluteten Tumoranteilen erlaubt (Abb. **B-10.38b**).<br>**Myelografie:** symmetrische Auftreibung des Myelons oder KM-Aussparung am Filum terminale | Oft sind die Tumoren zystisch degeneriert und weisen Einblutungen auf. |
| **spinales Astrozytom** | **Rö.:** fast immer unauffällig<br>**Myelografie:** Auftreibung des Myelons<br>**MRT:** Das Myelon ist diffus aufgetrieben. Auf T 1-gewichteten Sequenzen (Abb. **B-10.39a**) stellen sich spinale Astrozytome isointens bis gering hypointens im Vergleich zum Myelon dar. Im T 2-gewichteten Bild sind die Tumoren hyperintens (Abb. **B-10.39b** und **c**). Da praktisch alle spinalen Astrozytome KM aufnehmen, können daraus keine Rückschlüsse auf den Malignitätsgrad gezogen werden. | Meist langstreckiges, langsames Wachstum über mehrere Wirbelsegmente. Das Halsmark ist die bevorzugte Tumorlokalisation. Wichtigste Differenzialdiagnose ist das Ependymom des Halsmarks! (Ependymome sind schärfer abgegrenzt als Astrozytome und weisen im Gegensatz zu diesen häufiger Einblutungen auf). |
| **Hämangioblastom** | **Myelografie:** evtl. dilatierte Gefäße mit einer diffusen Myelonauftreibung<br>**MRT:** Die MRT stellt den intensiv KM aufnehmenden Tumor mit der begleitenden Zyste (Abb. **B-10.40a** und **b**) direkt dar. Die leptomeningealen Tumorgefäße sind aufgrund des schnellen Blutflusses nicht signalgebend und damit dunkel dargestellt.<br>**selektive spinale Angiografie:** Identifikation der zu- und abführenden Gefäße zum Tumornodulus | Das **Hämangioblastom** besteht aus einem stark vaskularisierten Nodulus, der aus prominenten leptomeningealen Gefäßen gespeist und dräniert wird, und einer begleitenden, benignen Zyste, die das Myelon diffus aufweitet. Der Tumor ist zu 50 % im Thorakalmark und zu 40 % im Zervikalmark lokalisiert. |

B-10.38

**B-10.38 Ependymom Höhe BWK 11/12.**

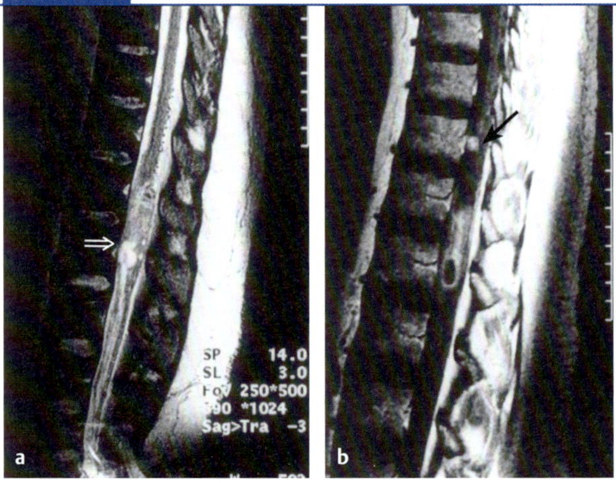


Helles ovaläres Areal auf dem T 2-gewichteten Bild (**a**) in den kaudalen Tumoranteilen (Pfeil), einer kleinen Tumorzyste entsprechend. Der solide Tumoranteil lässt sich auf der kontrastverstärkten Sequenz (**b**) klar identifizieren. Zusätzliche kleine intradural-extramedullär liegende, kontrastmittelaufnehmende Raumforderung oberhalb des Ependymoms (Pfeil), welches sich histologisch als kleines Neurinom herausstellte.

**B-10.39 Intramedulläres Astrozytom.**

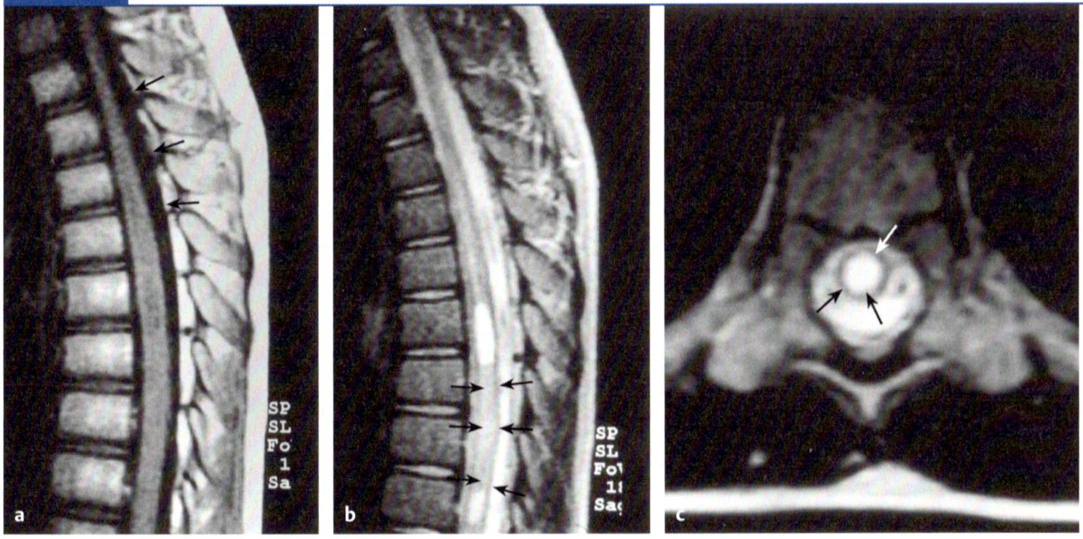


Im T 1-gewichteten Bild (**a**) nahezu isointenser Tumor, der zu einer geringen spindelförmigen Auftreibung des Thorakalmarks geführt hat (Pfeile). Die T 2-gewichtete Sequenz (**b**: sagittal, **c**: transversal) zeigt den soliden Tumoranteil (Pfeile), der nach kranial und kaudal von einer sehr signalintensen (= liquorhaltigen) tumorbedingten Aufweitung des Zentralkanals (Tumorsyrinx) begrenzt wird.

**B-10.40 Hämangioblastom.**

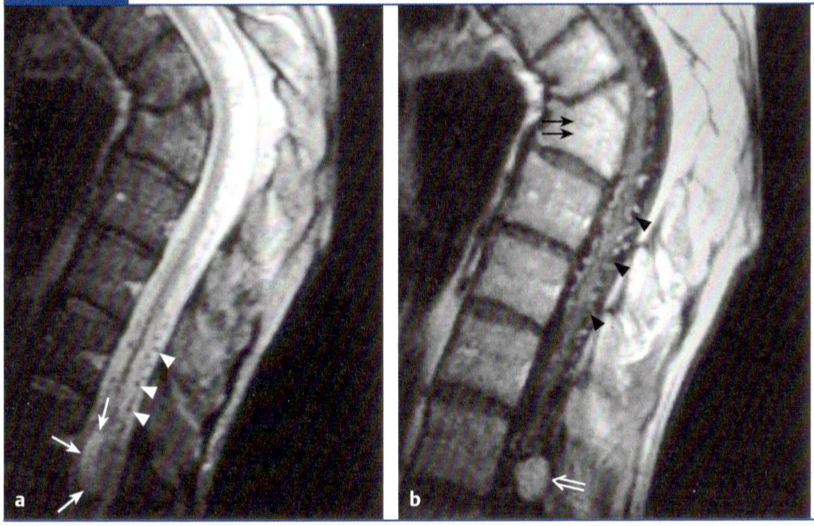


- **a** Im T 2-gewichteten Bild zahlreiche Gefäßanschnitte (Pfeilspitzen), die das Myelon umgeben und sich aufgrund des schnellen Blutflusses dunkel abbilden. Tumorzyste am unteren Bildrand (Pfeile).
- **b** Kräftige KM-Aufnahme des Tumorknotens (offener Pfeil) und der Gefäßkonvolute (Pfeilspitzen). Anguläre Kyphosierung durch Keilwirbel als Nebenbefund (Doppelpfeil).

## 10.2.3 Wichtige Krankheitsbilder – von der Diagnose zum Befund

10.2.3 Wichtige Krankheitsbilder – von der Diagnose zum Befund

### Hydro- und Syringomyelie

Hydro- und Syringomyelie

► Definition.

**► Definition.** Unter einer **Hydromyelie** wird eine liquorhaltige Erweiterung des Zentralkanales des Myelons verstanden, die mit Ependym ausgekleidet ist. Bei einer **Syringomyelie** (auch „Syrinx“) liegt dagegen eine parazentrale, liquorgefüllte Höhlenbildung durch transependymalen Liquorübertritt vor. Syringo- und Hydromyelie kommen häufig gemeinsam vor und sind auch histopathologisch oft schwer zu trennen.

Syringomyelien treten vor allem im Zervikalmark auf.

Syringomyelien können in jedem Abschnitt des Myelons auftreten. Am häufigsten werden sie im Zervikalmark beobachtet. Posttraumatische Syringomyelien treten in allen Höhen auf, während Tumor-assoziierte Erweiterungen des Zentralkanals bevorzugt im Zervikalmark zu finden sind.

B-10.41

**B-10.41 Posttraumatische Syringomyelie (Pfeilspitzen) durch Myelonkompression nach inadäquater Versorgung einer BWK-12-Fraktur.**

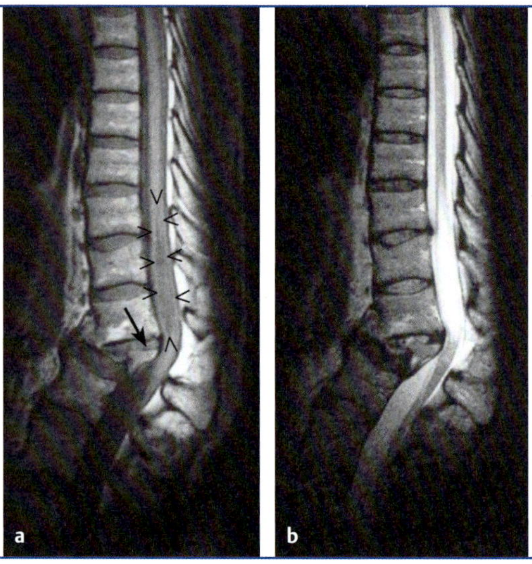


T 1(**a**)- und T 2(**b**)-gewichtetes MRT in sagittaler Schichtführung (Pfeil = BWK12).

**Klinik:** Steifheitsgefühl in den Beinen sowie Schwäche und/oder Steifheit der Arme ohne Seitenbetonung.

**Klinik:** Die Patienten klagen häufig über ein Steifheitsgefühl in den Beinen sowie Schwäche und/oder Steifheit der Arme ohne Seitenbetonung. Bei der klinischen Untersuchung zeigen sich eine spastische Paraparese, Muskelatrophien und abgeschwächte Muskeleigenreflexe an der oberen Extremität.

**Diagnostisches Vorgehen:** MRT.

**Diagnostisches Vorgehen:** Methode der Wahl ist die MRT.

**Radiologische Diagnostik:** Die Syringomyelie stellt sich in der **MRT** mit einem liquoräquivalenten Signal dar (Abb. **B-10.41**).

**Radiologische Diagnostik:** In der **MRT** stellt sich die zentrale Höhlenbildung des Myelons mit einem liquoräquivalenten Signal dar, d. h. auf T 1-gewichteten Bildern hypointens und in T 2-gewichteten Sequenzen hyperintens bzw. liquorisointens (Abb. **B-10.41**). Durch eine **Myelografie** kann die Syringomyelie nur indirekt anhand einer Aufweitung des Myelons dargestellt werden.

Grundsätzlich müssen zum Ausschluss einer tumorbedingten Syrinx kontrastverstärkte Sequenzen angefertigt werden.

Gelegentlich werden Septen innerhalb der Syrinx beobachtet. Wichtig ist die Erfassung der gesamten kraniokaudalen Syrinxausdehnung. Grundsätzlich müssen zum Ausschluss einer tumorbedingten Syrinx kontrastverstärkte Sequenzen angefertigt werden. Auf die Zeichen einer Arnold-Chiari-Malformation als häufige Syrinxursache muss geachtet werden (s. u.).

Arnold-Chiari-Malformation

## Arnold-Chiari-Malformation

► Definition.

► **Definition.** Komplexe Fehlbildung mit Verschiebung von Kleinhirnteilen sowie Medulla oblongata durch das Foramen magnum in den Spinalkanal mit Gefahr der Entstehung eines Hydrozephalus. Man unterscheidet 4 Subtypen (Chiari I–IV). Nur Typ I + II betreffen den Spinalkanal.

**Chiari I:** Kleine hintere Schädelgrube, zapfenartige Kleinhirntonsillen, die tief stehen (mindestens 6 mm unterhalb Basion-Opisthion Linie) und in den Subarachnoidalraum dorsal des oberen Zervikalmarkes reichen. Dadurch sieht das Foramen magnum gefüllt aus. Zudem zeigt sich ein kurzer Clivus sowie eine komprimierte Cisterna magna. Es werden Kombinationen mit einer basilären Impression, knöchernen Anomalien sowie einer Erweiterung des zervikalen Spinalkanales gefunden.

**Chiari II:** Kleine hintere Schädelgrube, Vermis ist hier ebenfalls nach kaudal in Höhe des Zervikal- oder selten auch des Thorakalmarkes verlagert. Zudem zeigen sich ein tief ansetzendes Tentorium, ein schmaler, langgezogener IV. Ventrikel, eine große Adhaesio interthalamica sowie eine schmale, schnabelförmige Vierhügelplatte. Es liegt fast immer eine Myelomeningozele vor. Weitere assoziierte Anomalien sind eine Balkenagenesie, knöcherne Fehlbildungen (z. B. fehlender Bogenschluss von HWK 1, Skoliose), Hydrozephalus, Myelopathie, Syringomyelie und Tethered Cord.

**Diagnostisches Vorgehen:** MRT.

**Diagnostisches Vorgehen:** Die MRT ist Methode der Wahl.

**B-10.42 Arnold-Chiari-Malformation.**

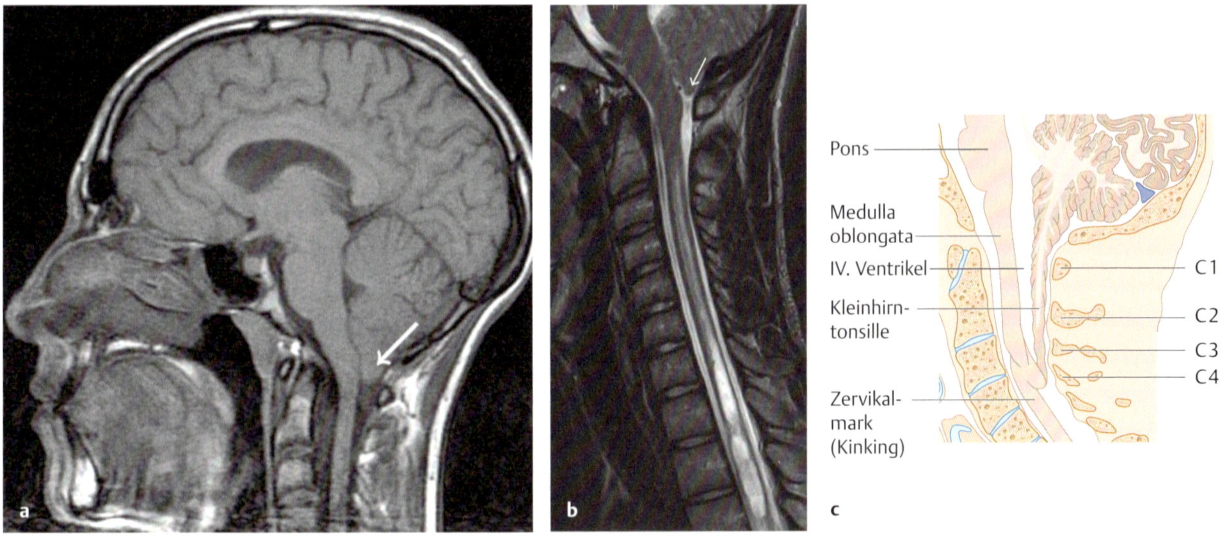


Chiari-Malformation, T 1-gewichteter (**a**) und T 2-gewichteter (**b**) sagittaler MRT-Schnitt. Die Herniation der Kleinhirntonsillen nach kaudal in das Foramen magnum ist gut zu erkennen (Pfeil). Der Hirnstamm wird nach ventral verlagert und komprimiert. Langstreckige liquorgefüllte Höhlenbildung (Syrinx) als häufige Komplikation.
**c**) Chiari-Malformation Typ 2, schematische Darstellung.

(Teilabb. c aus Masuhr KF, Masuhr F, Neumann M. Duale Reihe Neurologie. Stuttgart: Thieme; 2013. Nach Tomita T, McLeone DG. Acute respiratory arrest. Am J Dis Child 1983; 137: 142–144)

**Radiologische Diagnostik:** In sagittaler Schichtführung lassen sich in der **MRT** das Ausmaß des Tonsillentiefstandes und die Ausdehnung der begleitenden Syringomyelie exakt beurteilen. Wichtig ist zudem die Darstellung der gesamten WS und des Schädels, um assoziierte Anomalien des Myelons, wie z. B. Medullary kinking, Syringomyelie, Spina bifida oder Tethered cord und des Gehirns wie z. B. Balkenagenesie oder Hydrozephalus, auszuschließen (Abb. **B-10.42**).

**Radiologische Diagnostik:** Ausmaß des Tonsillentiefstandes und Ausdehnung der Syringomyelie in der **MRT** (Abb. **B-10.42**). Darstellung der gesamten WS und des Schädels, um assoziierte Anomalien des Myelons auszuschließen.

## Commotio und Contusio spinalis

**Commotio und Contusio spinalis**

**Klinik:** Die akute posttraumatische Commotio spinalis (spinaler Schock, Neuropraxie durch Scher- und Beschleunigungsbewegung) und die Contusio spinalis (Myelonkontusion durch vorübergehende Kompression) imponieren klinisch durch eine Querschnittsymptomatik. Sie treten bevorzugt an der HWS auf, häufig sind im Rahmen von Sportverletzungen Athleten betroffen. Der Funktionsausfall durch gestörte Impulsübertragung im Rahmen einer Commotio ist im Regelfall innerhalb weniger Tage voll reversibel, während die Prognose bei einer Contusio vom Ausmaß der Kompression und des druckbedingten Ödems abhängt.

**Klinik:** Querschnittsymptomatik.

**Diagnostisches Vorgehen:** Tritt nach einem Unfall bei einem Patienten eine Querschnittsymptomatik auf, so sollte differenzialdiagnostisch an eine Commotio und Contusio spinalis gedacht werden. Kontusionsherde lassen sich nur mittels MRT feststellen.

**Diagnostisches Vorgehen:** Querschnittsymptomatik erfordert eine MRT-Abklärung des Myelons.

**Radiologische Diagnostik:** Bei erhaltener Kontinuität des Myelons ist der Kontusionsherd in der **MRT** in T 2-gewichteten Sequenzen als signalreiches intramedulläres Areal erkennbar. Das Myelon kann durch ein quetschungs- oder stauchungsbedingtes Ödem lokal geschwollen und aufgetrieben sein. Bei der Commotio spinalis sieht man dagegen in der MRT am Myelon meist keine Auffälligkeiten. Kleine intramedulläre Blutungsherde und ein epidurales Hämatom lassen sich in Abhängigkeit von der Länge des zeitlichen Intervalls seit dem Trauma mit wechselnder Signalintensität abgrenzen. Die Myelonkontusion ist von einer Myelitis transversa (s. u.) oder einer fokalen Myelitis im Rahmen einer Multiplen Sklerose nur anamnestisch zu unterscheiden.

**Radiologische Diagnostik:** Der Kontusionsherd am Myelon kann durch die **MRT** dargestellt werden (signalreiches Areal in T 2-gewichteten Sequenzen). Bei der Commotio spinalis sieht man dagegen meist keine Auffälligkeiten.

**Myelitis transversa**

**Klinik:** Die akute Myelitis transversa als klinisches Syndrom kann eine Reihe von Ursachen haben (z. B. SLE, postinfektiös, Tumorleiden).

## Myelitis transversa

**Klinik:** Die transverse Myelitis ist gekennzeichnet durch eine akut auftretende und rasch progrediente neurologische Störung, die das gesamte Myelon betrifft. Sie stellt ein klinisches Syndrom dar, das viele Ursachen haben kann, wie z. B. akut- oder postinfektiös (viral, bakteriell, mykotisch), post-vakzinal, toxisch-allergisch, durch chronisch-entzündliche ZNS-Erkrankungen (MS, Neuroborreliose) oder im Rahmen von Autoimmunkrankheiten (M. Behcet, systemischer Lupus erythematodes). Die transverse Myelitis kann in allen Höhen auftreten.

**Radiologische Diagnostik:** Auf T 2-gewichteten Sequenzen zeigt sich eine flächige, unscharf begrenzte Signalanhebung des Myelons (Abb. **B-10.44**).

**Radiologische Diagnostik:** Die **MRT** dient in erster Linie zum Ausschluss anderer, operativ angehbarer Erkrankungen, die eine ähnliche Symptomatik verursachen können, wie z. B. ein Bandscheibenvorfall, ein epiduraler Abszess oder eine kompressionsbedingte Myelopathie. Auf T 2-gewichteten Sequenzen zeigt sich eine flächige, unscharf begrenzte Signalanhebung des Myelons, das geringgradig aufgetrieben ist (Abb. **B-10.44a**). In einigen Fällen lässt sich eine KM-Aufnahme nachweisen (Abb. **B-10.44b**).

B-10.43

**B-10.43 Zervikale Myelitis**

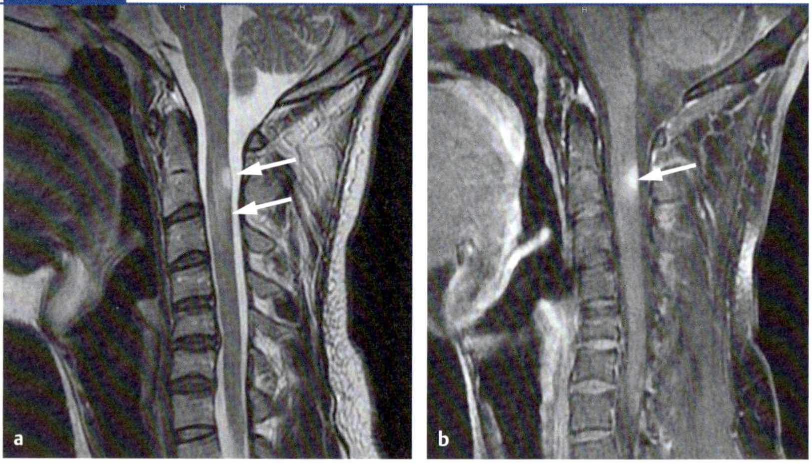


Zervikale Myelitis in Höhe HWK2/3. 24-jähriger Medizinstudent mit plötzlich aufgetretenen unklaren Gefühlsstörungen, Kribbelparästhesien und schwachen nicht zu einem Versorgungsgebiet zuzuordnenden Paresen der oberen und unteren Extremität. Entzündliche Signalalteration und Auftreibung des Zervikalmarks im T 2-gewichteten Bild (**a**). Die Kontrastmittelaufnahme (**b**, T 1-gewichtete fettunterdrückte Sequenz) ist Ausdruck einer Schrankenstörung im akuten Schub. Die Diagnose einer MS als Ursache wurde gestellt durch Nachweis zahlreicher MS-typischer Herde in der MRT des Schädels.

**B-10.44 Myelitis transversa.**

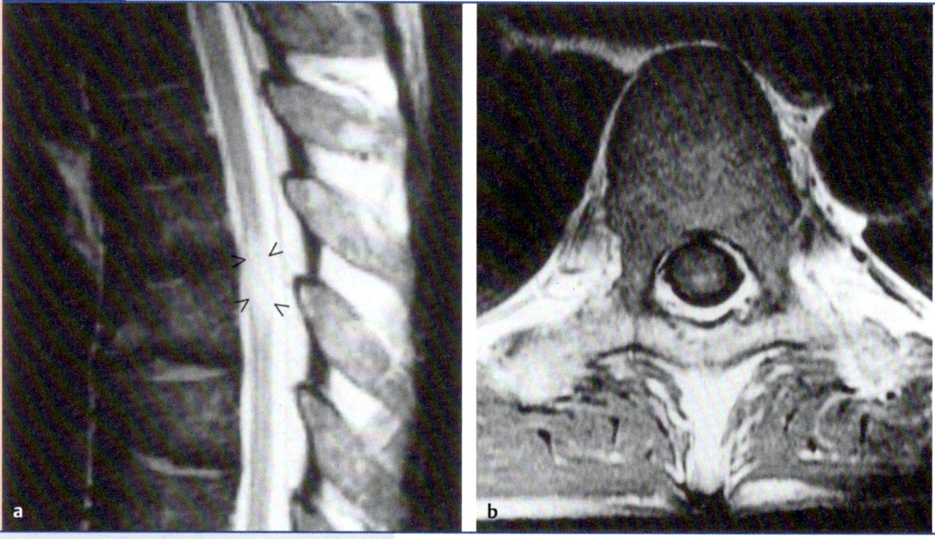


**a** Spindelförmige Signalanhebung (Pfeilspitzen) des gering aufgetriebenen Myelons im T 2-gewichteten Sagittalschnitt, die nicht von einem spinalen Astrozytom zu unterscheiden ist.
**b** Die relativ geringe KM-Aufnahme (transversal) spricht gegen das Astrozytom.

# 10.3 Interventionell-radiologische Verfahren an der Wirbelsäule

*J. Scheidler*

## 10.3.1 Perkutane Biopsien und Knochenstanzen

**Indikation:** Perkutane Biopsien an der Wirbelsäule werden zur Abklärung von
- knöchernen Veränderungen (z. B. Abklärung einer destruierenden Knochenläsion),
- spinalen und paraspinalen Weichteilraumforderungen sowie
- Veränderungen der Bandscheiben (z. B. V. a. Spondylodiszitis)

durchgeführt. Ziel ist die Gewinnung von Material zur histologischen und/oder bakteriologischen Untersuchung.

**Methode:** Perkutane Biopsien werden unter Durchleuchtungs- oder besser CT-Kontrolle durchgeführt.
Für Punktionen zur Aspiration von **liquidem** oder semiliquidem **Material** werden eher dünnere Nadeln, zur Gewinnung eines **Weichteilzylinders** dickere Nadeln mit Schneidbiopsieeinrichtung verwendet.
Für **Knochenbiopsien** aus Wirbelkörpern eignen sich kaliberstarke Trokare, die zunächst manuell über die Haut bis zum Wirbelkörper vorgeschoben werden. Bei Erreichen des Knochens wird dann die Nadel durch den Wirbelbogen (transpedikulär) mithilfe eines sterilen Hammers schrittweise in den Wirbelkörper bis zur Biopsieregion eingebracht. Nach Prüfung der Trokarlage mittels CT wird durch diesen als Führungshülse (sog. koaxiales Vorgehen) eine Schneidbiopsienadel zur Probenentnahme vorgeschoben.
Je nach Tiefe der Punktion und Dicke der Punktionsnadel erfolgt die Intervention entweder in Lokalanästhesie oder Analgosedierung (Allgemeinanästhesie i. d. R. nicht nötig).

**Komplikationen:** Selten (1–3 %) treten Blutungen mit Hämatombildung auf; sehr selten sind Infektionen, Pneumothorax, Verletzungen von Spinalnerven und der Dura mit möglichen Liquorlecks.

## 10.3.2 Bildgesteuerte Interventionen bei degenerativen Erkrankungen der Wirbelsäule und der Bandscheibe

### Facetteninfiltration/Facettenblockade

Unter einer Facetteninfiltration und Facettenblockade werden Techniken zur **bildgesteuerten Schmerztherapie** bei Spondylarthrose durch medikamentöse Umflutung des Gelenkes oder intraartikuläre Injektion zusammengefasst.

**Indikation:** Behandlung sog. **pseudoradikulärer Schmerzen**, die durch Arthrosen an den Facettengelenken (Spondylarthose) verursacht sind. An der LWS, wo sie am häufigsten auftreten, sind sie gekennzeichnet durch tiefsitzende lumbale Schmerzen mit Schmerzausstrahlung ins Gesäß und die Dorsalseite des Oberschenkels. Im Gegensatz zu Schmerzen im Rahmen einer Wurzelkompression (z. B. bei Bandscheibenvorfall) entspricht das Verteilungsmuster nicht dem Dermatom einer Wurzel. Neurologische Ausfälle liegen ebenfalls nicht vor.
Kontraindikationen sind Thrombozytopenie und Gerinnungsstörungen.

**Methode:** Die Schmerzlinderung und Entzündungshemmung wird entweder durch **Umflutung des Gelenkes** oder **intraartikuläre Injektion** von Lokalanästhetika kombiniert mit Kortikoiden erreicht. Zusätzlich kann eine Betäubung oder **Denervierung der afferenten Schmerzfasern** (R. medialis des N. dorsalis) erfolgen.
Der Eingriff erfolgt in Bauchlage. Unter CT-Kontrolle wird eine Spinalnadel an die **dorsale** Kapsel des betroffenen Gelenkes herangeführt und das Therapeutikum injiziert. Durch Vermischung mit Röntgenkontrastmittel kann die korrekte Verteilung sichtbar gemacht werden. Bei mangelndem Therapieerfolg der Umflutung kann eine intraartikuläre Injektion erfolgen (Abb. **B-10.45**). Platziert man die Nadel nicht dorsal, sondern **lateral** des Facettengelenks am Übergang zum Querfortsatz, wird der mediale Ast des N. dorsalis durch die Umflutung erreicht und betäubt. Bei Besserung der Beschwerden kann eine dauerhafte Blockierung (Denervierung) durch Injektion von Ethanol oder durch Thermokoagulation erfolgen.

**10.3 Interventionell-radiologische Verfahren an der Wirbelsäule**

**10.3.1 Perkutane Biopsien und Knochenstanzen**

**Indikation:** Abklärung von
- knöchernen Veränderungen
- spinalen und paraspinalen Weichteilraumforderungen
- Veränderungen der Bandscheiben.

**Methode:** Perkutane Biopsien erfolgen unter Durchleuchtungs- oder CT-Kontrolle. **Liquides Material** wird mit dünnen Nadeln abpunktiert, während für **Weichteilbiopsien** dickere Nadeln mit Schneidbiopsieeinrichtung verwendet werden. Für **Knochenbiopsien** aus Wirbelkörpern eignen sich kaliberstarke Trokare, die nach korrekter Positionierung im Knochen als Führungshilfe für Schneidbiopsienadeln dienen.

**Komplikationen:** Selten Blutungen mit Hämatombildung.

**10.3.2 Bildgesteuerte Interventionen bei degenerativen Erkrankungen der Wirbelsäule und der Bandscheibe**

**Facetteninfiltration/Facettenblockade**

Technik zur bildgesteuerten **Schmerztherapie** bei Spondylarthose.

**Indikation: Pseudoradikuläre**, nicht einem Dermatom zuzuordnende **Schmerzen**, die durch Spondylarthosen verursacht sind.

**Methode:** Die Schmerzlinderung und Entzündungshemmung wird entweder durch **Umflutung des Gelenkes** oder **intraartikuläre Injektion** von Lokalanästhetika kombiniert mit Kortikoiden erreicht (Abb. **B-10.45**). Zusätzlich kann eine Betäubung oder Denervierung der **afferenten Schmerzfasern** erfolgen.

**B-10.45 Facetteninfiltration beidseits.**

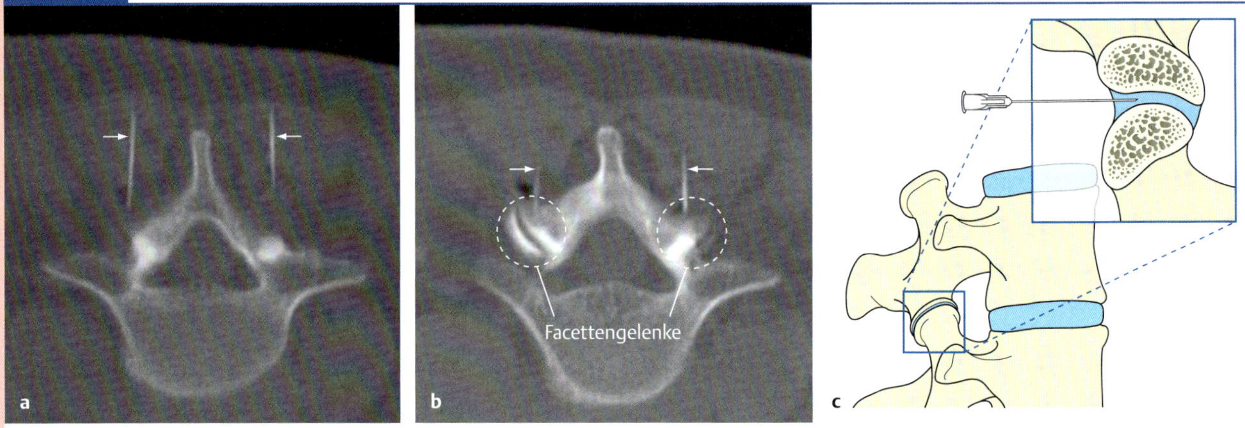


**a, b** CT-Kontrolle der korrekten Nadellage (Pfeile) vor Injektion auf zwei aneinander angrenzenden CT-Schichten.
**c** Schematische Darstellung der Methode.

**Komplikationen:** Sehr selten (Infektion, allergische Reaktionen).

**Komplikationen:** Sehr selten. Infektion über den Stichkanal und allergische Reaktionen auf die injizierten Medikamente werden in Einzelfällen beobachtet.

### Periradikuläre Therapie (PRT)

Bildgesteuerte Umflutung einer Spinalwurzel zur **Schmerztherapie**.

Unter einer periradikulären Therapie versteht man die bildgesteuerte Umflutung einer Spinalwurzel zur **Schmerztherapie**.

**Indikation: Radikuläre** Schmerzen ohne entsprechendes Korrelat einer Wurzelkompression in CT oder MRT.

**Indikation:** Patienten mit **radikulär** ausstrahlenden Schmerzen, bei denen aber kein morphologisches Korrelat für eine entsprechende Wurzelkompression gefunden wird. Zusätzlich kann die Technik auch diagnostisch zur Identifikation der relevanten Höhe bei Befunden in mehreren Etagen oder bei MRT- und CT-Befunden, die nicht zum betroffenen Dermatom passen, eingesetzt werden. Eine Spondylarthrose als Ursache der Beschwerden muss ausgeschlossen werden.
Kontraindikationen sind Thrombozytopenie und Gerinnungsstörungen.

**Methode:** CT-gesteuerte/-kontrollierte **periradikuläre Injektion** von Lokalanästhetika und Kortikoiden analog zur Facetteninfiltration/-blockade (Abb. **B-10.46**).

**Methode:** CT-gesteuerte/-kontrollierte **periradikuläre Injektion** von Lokalanästhetika und Kortikoiden analog zur Facetteninfiltration/-blockade. Interventionen im HWS-Bereich können auch in Rückenlage erfolgen. Die Stichrichtung der Nadel erfolgt aber schräg lateral vorbei am Facettengelenk in Richtung Spinalwurzel (Abb. **B-10.46**). Bei richtiger Nadellage an der Spinalwurzel gibt der Patient heftige Schmerzen mit radikulärer Ausbreitung an. Die Verteilung des periradikulär injizierten Gemisches aus langwirksamen Lokalanästhetika und Kortikoiden kann durch Kontrastmittelbeimengung kontrolliert werden.

**B-10.46 Periradikuläre Therapie (PRT).**

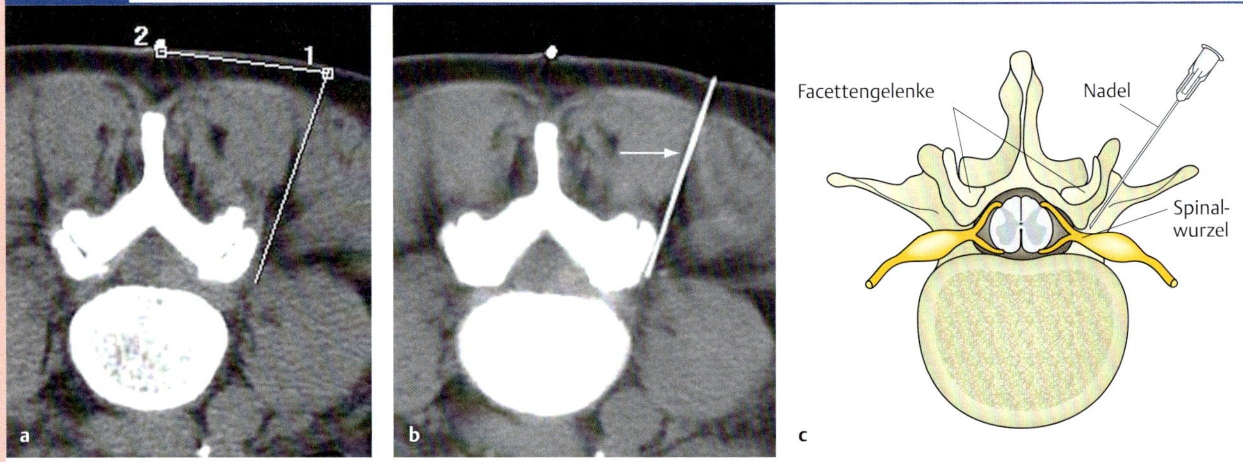


**a** Zielplanung: Der Dornfortsatz ist auf der Haut durch ein Bleikügelchen (2) markiert, von dort aus werden die Punktionsstelle (1) und der Stichwinkel mittels CT geplant.
**b** Lagekontrolle der Nadel (Pfeil) vor Injektion.
**c** Schematische Darstellung der Methode.

**Komplikationen:** Siehe Facetteninfiltration (S. 693).

Komplikationen: Siehe Facetteninfiltration (S. 693).

### Intradiskale elektrothermale Therapie (IDET)

Intradiskale elektrothermale Therapie (IDET)

Verfahren zur Behandlung **diskogener Schmerzen** durch bildgesteuerte Thermokoagulation des Bandscheibengewebes.

Die intradiskale elektrothermale Therapie ist ein Verfahren zur Behandlung **diskogener Schmerzen** durch bildgesteuerte Plazierung eines Thermokoagulationskatheders in der Bandscheibe und Erhitzung des Bandscheibengewebes auf bis zu 90 °C.

**Indikation:** Schmerzen bei Bandscheibenprotrusionen, bei denen kein manifester Bandscheibenvorfall mit Wurzelkompression vorliegt. Andere schmerzverursachende, degenerative Wirbelsäulenerkrankungen müssen mit der MRT ausgeschlossen werden.

**Indikation:** Schmerzen bei Bandscheibenprotrusionen, bei denen kein manifester Bandscheibenvorfall mit Wurzelkompression vorliegt. Man nimmt an, dass eine Überdehnung oder ein Teileinriss des Anulus fibrosus, der nozizeptiv versorgt ist, die Schmerzen verursacht. Andere schmerzverursachende, degenerative Wirbelsäulenerkrankungen (z. B. Spondylarthrose oder erosive Osteochondrose) müssen vor Durchführung einer IDET per MRT ausgeschlossen werden.

**Methode:** Unter Bildwandler- oder CT-Kontrolle wird in Bauchlage eine **Thermokoagulationselektrode** in die Bandscheibe vorgeschoben und sukzessive auf bis zu 90 °C über 15 min erhitzt.

**Methode:** Vorab wird die Bandscheibe mit einer Nadel punktiert und Röntgenkontrastmittel injiziert (sog. Diskografie). Kann dabei der Schmerz provoziert werden, stehen die Chancen der Behandlung gut. Für die Durchführung der IDET wird der Patient auf dem Bauch gelagert. Nach Lokalanästhesie und Analgosedierung wird unter Bildwandler- oder CT-Kontrolle eine **Thermokoagulationselektrode** in die Bandscheibe vorgeschoben und sukzessive auf bis zu 90 °C über 15 min erhitzt. Der Wirkmechanismus der IDET ist noch nicht vollständig geklärt. Experimentelle Studien zeigen, dass es ab 45 °C zu einer Nervenfaserblockade und ab 65 °C zu einer Kontraktion von Kollagenfasern kommt.

**Komplikationen:** Infektion (Diszitis) und Blutung.

**Komplikationen:** Infektion (speziell hier Diszitis) und Blutung. Nervenwurzelschädigungen und Konus-Kauda-Syndrom durch nicht bemerkte Fehlplatzierung des Thermokoagulationskatheders wurden insbesondere bei Patienten in Allgemeinanästhesie beobachtet, die deshalb kontraindiziert ist.

## 10.3.3 Perkutane Vertebroplastie und Kyphoplastie

10.3.3 Perkutane Vertebroplastie und Kyphoplastie

Verfahren zur Stabilisierung und Aufrichtung von frakturierten Wirbelkörpern durch Zementinjektion.

Bei der Vertebroplastie und der Kyphoplastie handelt es sich um zwei Verfahren, bei denen durch die Injektion von Knochenzement frakturierte Wirbelkörper stabilisiert und aufgerichtet werden können.

**Indikation:** Beide Verfahren sind in erster Linie bei **osteoporotischen Wirbelfrakturen** indiziert, seltener bei tumorösen Frakturen.

**Indikation:** Beide Verfahren sind in erster Linie bei **osteoporotischen Wirbelkompressionsfrakturen** indiziert, seltener bei osteolytischen Metastasen, Plasmozytomherden und Hämangiomwirbel. Die Behandlung sollte im akuten oder subakuten Stadium einer Fraktur (innerhalb der ersten 3 Wochen) erfolgen, weil dann der therapeutische Effekt für den Patienten durch die Schmerzreduktion am größten ist. Vorab sollte daher eine MRT zum Nachweis eines Knochenmarködems (als Hinweis auf eine frische Fraktur) und zur differenzialdiagnostischen Einordnung der Frakturursache durchgeführt werden.
Kontraindikationen: Thrombozytopenie, Gerinnungsstörung, neurologische Ausfälle (hier zunächst Klärung der Ursache und ggf. operative Dekompression erforderlich); bei Kyphoplastie: hochgradige Sinterungen (Vertebra plana).

**Methode:** Nach Einführung einer Trokarnadel in den Wirbelkörper wird bei der **Vertebroplastie** unter Bildkontrolle Knochenzement injiziert (Abb. **B-10.47**). Bei der **Kyphoplastie** wird vor der Zementinjektion durch eine **Ballonexpansion** im Markraum eine Höhle für den Zement erzeugt und gleichzeitig versucht, den Wirbelkörper wieder aufzurichten.

**Methode:** Zur Planung der Intervention sind Röntgenbilder- und bei komplexen Frakturen eine gezielte CT der betroffenen Höhe sinnvoll. Die Vertebroplastie erfolgt in Lokalanästhesie und Analgosedierung unter Durchleuchtungs- oder besser CT-Kontrolle in Bauchlage, die Kyphoplastie erfordert im Regelfall eine Allgemeinnarkose.
Eine Trokarnadel wird manuell über die Haut bis zum Wirbelkörper vorgeschoben. Bei Erreichen des Knochens wird die Nadel transpedikulär (durch den Wirbelbogen) mithilfe eines sterilen Hammers schrittweise bis in das vordere Wirbelkörperdrittel eingebracht. Bei der **Vertebroplastie** erfolgt dann die vorsichtige Injektion von Knochenzement in den Wirbelkörper unter kontinuierlicher Bildkontrolle (Abb. **B-10.47**). Bei einer Leckage muss die Injektion sofort beendet werden. Bei der **Kyphoplastie** wird über die Trokarnadel ein Ballonkatheder in den Markraum eingebracht. Durch die **Ballonexpansion** wird der Wirbelkörper zumindest teilweise wieder aufgerichtet und ein Hohlraum im Wirbelkörper geschaffen, der mit PMMA- oder Bioknochenzement ausgefüllt wird.

**B-10.47 Vertebroplastie an osteoporotischer Sinterung LWK 4.**

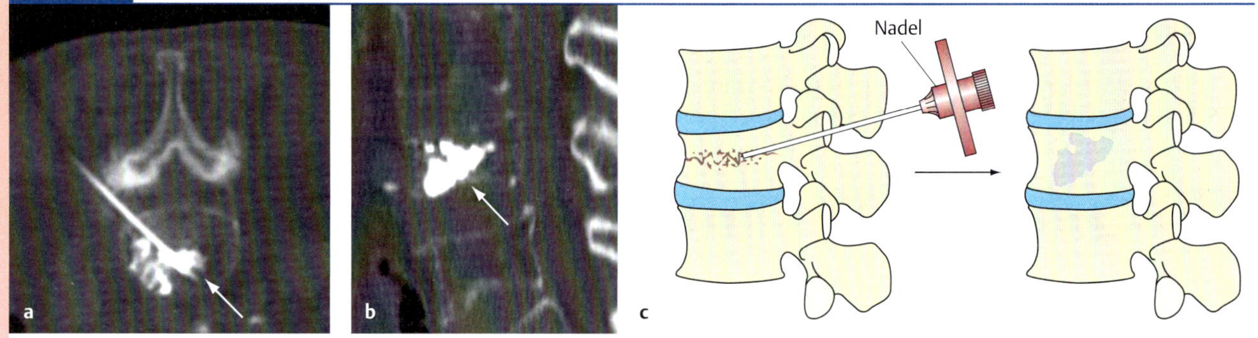


77-jährige Patientin mit chronischen Rückenschmerzen und bekannter Osteoporose. Seit dem Wochenende heftige opiatpflichtige Rückenschmerzen ohne Trauma. Das LWS-Röntgen zeigt eine frische osteoporotische Sinterung von LWK 4. Es erfolgt eine Intervention in Bauchlage unter CT-Durchleuchtung.
**a** Nach Plazierung der Nadelspitze (Pfeil) im vorderen Wirbelkörperdrittel wird der Knochenzement injiziert.
**b** Abschlusskontrolle mit sagittaler Rekonstruktion. Gutes Ergebnis mit weitgehender Zementauffüllung des Markraums (Pfeil).
**c** Schematische Darstellung der Methode.

Durch die Injektion von Knochenzement wird der Wirbel stabilisiert. Man geht davon aus, dass die Erwärmung im Wirbelkörper bei der Zementpolymerisation für die rasche Schmerzreduktion verantwortlich ist, da sie zu einer Denervierung der interossären Nervenendigungen führt. Die Hitzeentwicklung hat bei Metastasen auch eine antitumorale Wirkung.
Mit beiden Verfahren erreicht man bei 80–95 % der Patienten eine rasche und gute Schmerzlinderung. Die Kyphoplastie scheint Vorteile hinsichtlich Wirbelkörperaufrichtung und Zementleckage zu haben, ist aber invasiver und teurer als die Vertebroplastie.

**Komplikationen:** Zementleckage (20 %), selten Nervenwurzelschäden oder Lungenembolie.

**Komplikationen:** Die Zementleckage (bei 20 % der Vertebroplastien) ist in der Regel asymptomatisch. Ernstere Komplikationen (Nervenwurzelschäden mit Paresen, Lungenembolie durch Zement etc.) treten nur bei weniger als 1 % der Patienten auf.

# 11 Schädelbasis, Gesichtsschädel und Orbita



B

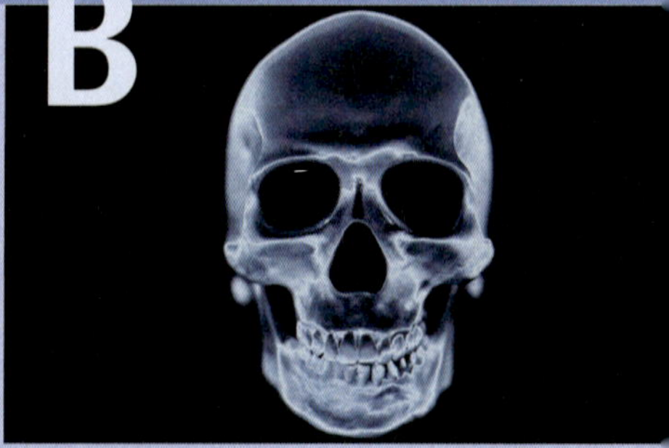



*T. J. Vogl*

## 11.1 Radiologische Methoden

→ **ZNS** (S. 601)

11.1 Radiologische Methoden

### 11.1.1 Konventionelle Röntgendiagnostik

**Konventionelle Übersichtsaufnahmen** in 2 Ebenen sind zur Abklärung ossärer Veränderungen des Schädels auch heute noch die Basismethode in der Bildgebung:

- **Schädel p.-a.:** Abgebildet werden die knöchernen Strukturen der Schädelkalotte mit ihren Suturen, ferner die knöchernen Konturen beider Orbitae sowie der Stirnhöhle und der Nasenhaupthöhle. Weiter kaudal sind Pyramidenoberkante, Pyramidenspitze und Mastoid dargestellt (Abb. **B-11.1**).
- **Schädel seitlich:** Auf der seitlichen Schädelaufnahme werden die knöchernen Strukturen der Schädelkalotte mit ihren Suturen in der **zweiten Ebene** beurteilt. Die Strukturen der Schädelbasis (Fossa hypophysealis, Dorsum sellae, Os frontale) kommen in seitlicher Projektion zur Darstellung. Von den Strukturen des Gesichtsschädels können im Wesentlichen das Os nasale sowie der Sinus frontalis in der zweiten Ebene beurteilt werden. Kraniozervikaler Übergang und obere Halswirbelkörper werden regelmäßig mit dargestellt (S. 656).

11.1.1 Konventionelle Röntgendiagnostik

**Konventionelle Übersichtsaufnahmen** in 2 Ebenen sind die Basismethode:

- **Schädel p.-a.:** Abgebildet werden die Konturen von Schädelkalotte, Orbitae, Stirnhöhle und Nasenhaupthöhle (Abb. **B-11.1**).
- **Schädel seitlich:** Dargestellt werden die Schädelkalotte in der **zweiten Ebene** sowie die Strukturen der Schädelbasis. Os nasale, Sinus frontalis, kraniozervikaler Übergang und obere Halswirbelkörper werden ebenfalls abgebildet (S. 656).

Die Übersichtsaufnahmen des Schädels können durch weitere Aufnahmen ergänzt werden:

- **axiale Aufnahme der Schädelbasis**: Vordere, mittlere und hintere Schädelgrube werden dargestellt. In der **mittleren** Schädelgrube können von medial nach lateral die Foramina lacerum, ovale sowie spinosum abgegrenzt werden. Die **hintere** Schädelgrube umschließt das Foramen magnum. Zwischen mittlerer und hinterer Schädelgrube sind die knöchernen Strukturen der Felsenbeine mit den pneumatisierten Mastoidzellen abgrenzbar (Abb. **B-11.2**).

- **axiale Aufnahme der Schädelbasis:** In der **mittleren** Schädelgrube können die Foramina lacerum, ovale und spinosum abgegrenzt werden, in der **hinteren** das Foramen magnum, dazwischen die Felsenbeine (Abb. **B-11.2**).

**B-11.1** **Schädel p.-a. (a) und seitlich (b): Normalbefund.**

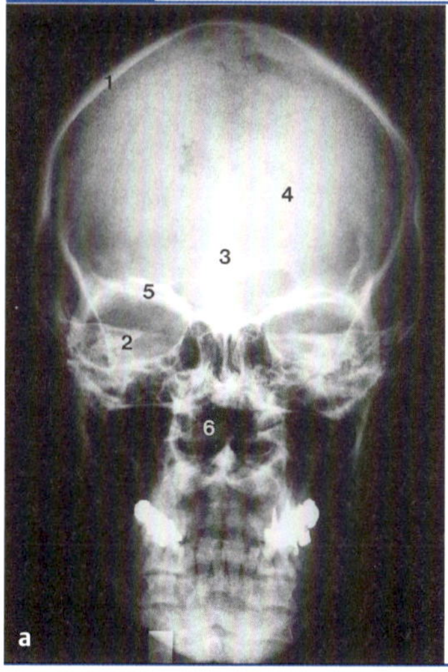


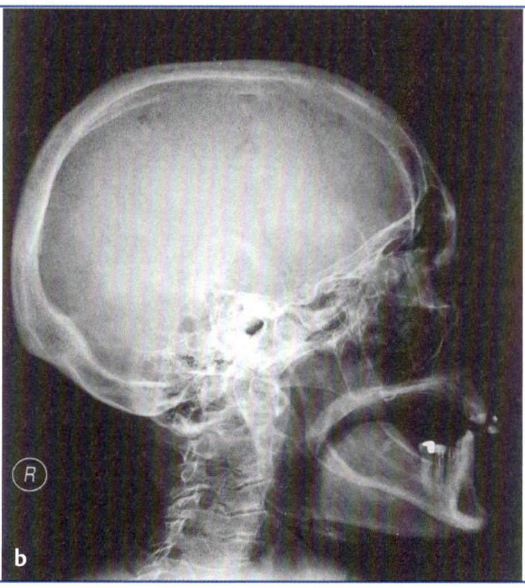


Die normale Dicke der Schädelkalotte schwankt zwischen 3 und 8 mm.
**1** Schädelkalotte
**2** Felsenbeinpyramide
**3** Sutura sagittalis
**4** Sutura lambdoidea
**5** Orbitarahmen
**6** Nasenhaupthöhle.

**B-11.2 Axiale Röntgenaufnahme des Schädels.**

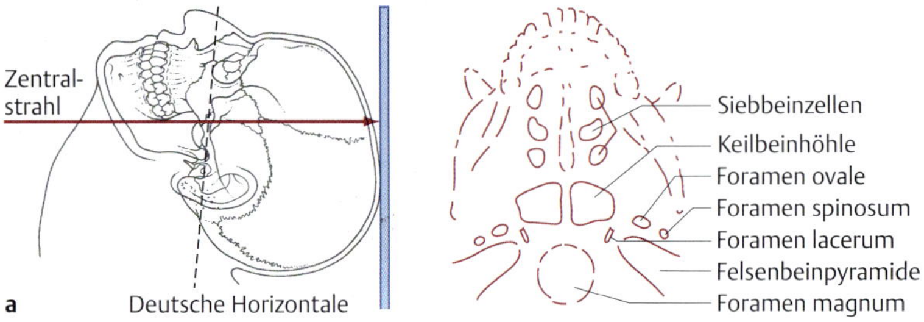


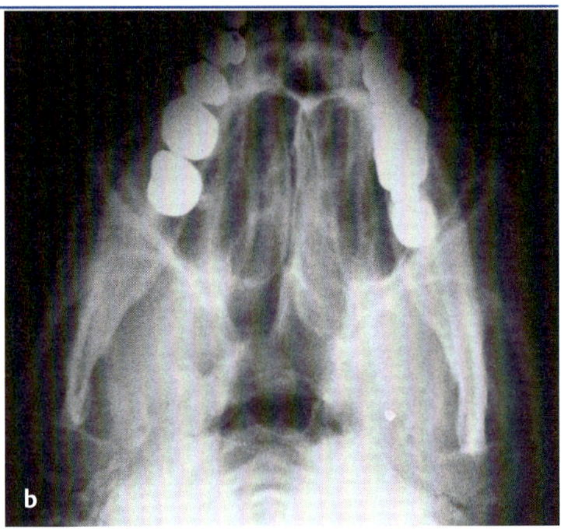


**a** Schematische Darstellung der Einstellung und der wichtigsten Konturen.
**b** Normaler Röntgenbefund.

**B-11.1 Spezialaufnahmen des Schädels**

| Aufnahme nach | Beurteilung | Indikationen |
|---|---|---|
| **Schüller** | Proc. mastoideus, pneumatisierte Zellen des Mastoids, äußerer Gehörgang, Paukenhöhle, Unterkieferköpfchen (Abb. **B-11.3**, Abb. **B-11.4**)<br>Beurteilung am besten im Seitenvergleich | V. a. Otitis media, Mastoiditis, Felsenbeinlängsfraktur |
| **Stenvers** | Pyramidenoberkante, Pyramidenspitze, innerer Gehörgang mit den Innenohrstrukturen (Bogengänge; Schnecke)<br>Hinweisend auf einen raumfordernden Prozess im inneren Gehörgang ist eine Seitendifferenz von mehr als 2 mm bzw. eine Aufweitung über 8 mm (Abb. **B-11.5**) | V. a. Osteolysen der Pyramidenoberkante und der Pyramidenspitze, Labyrinthitis (Entkalkung der das Labyrinth umgebenden Knochenstrukturen sowie Unschärfe und Auslöschung der Knochenkonturen), Cholesteatom, Akustikusneurinom (Erweiterung des inneren Gehörgangs) |
| **Mayer** | Mastoid, Caput mandibulae | vergleichbar den Indikationen der Aufnahmen nach Schüller |

Auch Spezialaufnahmen können zur Anwendung kommen:

In der **Diagnostik von Nasennebenhöhlen-Erkrankungen** werden verwendet:

- **okzipitomentale Nasennebenhöhlenaufnahme (NNH om):** Sie dient der Beurteilung der Kieferhöhlen sowie des Foramen infraorbitale und des Orbitabodens (Abb. **B-11.6**).
- **okzipitofrontale Nasennebenhöhlenaufnahme (NNH of):** Sie zeigt Stirnhöhlen, Siebbeinzellen, Orbita, Jochbogen und Unterkiefer (Abb. **B-10.8**).

Neben den Standardaufnahmen gibt es noch eine Reihe anderer **Spezialaufnahmen**, die zur Anwendung kommen können (Tab. **B-11.1**):

In der **Diagnostik von Nasennebenhöhlen-Erkrankungen** (z. B. Verdacht auf Sinusitis, Frakturen, Tumoren) kommen folgende Aufnahmetechniken häufig zum Einsatz:

- **okzipitomentale Nasennebenhöhlenaufnahme** (NNH om): Diese Aufnahme dient vor allem der Beurteilung der Kieferhöhlen, eingeschränkt auch der Keilbein- und der Stirnhöhlen. Auch eine Beurteilung des Foramen infraorbitale und des Orbitabodens ist gut möglich (Abb. **B-11.6**).
- **okzipitofrontal**e Nasennebenhöhlenaufnahme (NNH of): Die Aufnahmen zeigen Stirnhöhlen, Siebbeinzellen, Orbita, Jochbogen und Unterkiefer. Verschattungen, Spiegelbildungen und Polster der NNH weisen auf pathologische Veränderungen hin (z. B. bei Sinusitis oder Frakturen, Abb. **B-11.7**).

B-11.3

**B-11.3 Schematische Darstellung der Projektionen in den Aufnahmen nach Mayer, Schüller und Stenvers.**

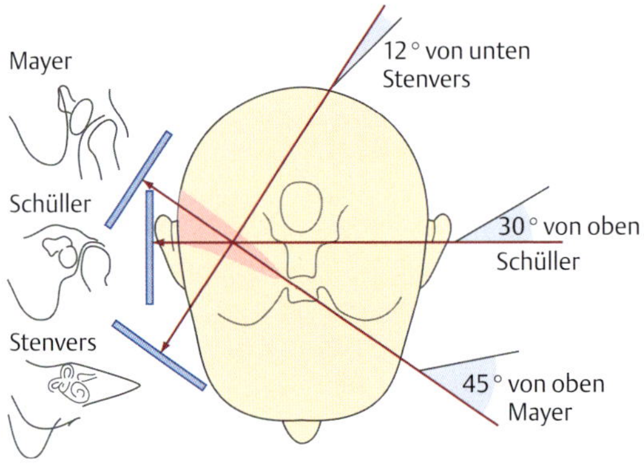

**B-11.4 Aufnahme nach Schüller.**

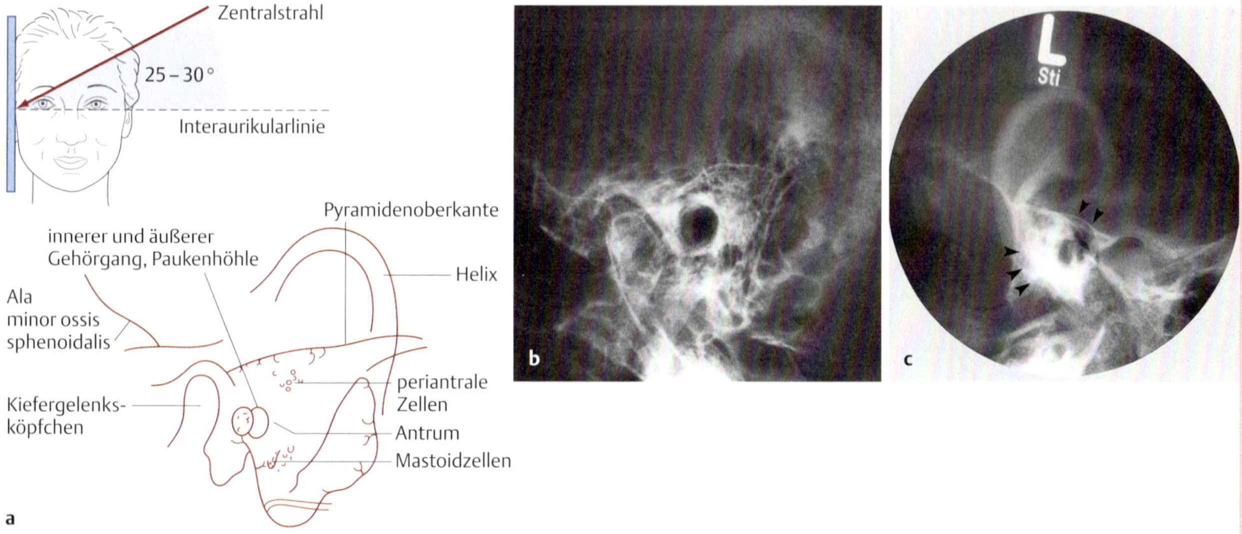


**a** Schematische Darstellung des Strahlengangs und der wichtigsten Strukturen.
**b** Normaler Röntgenbefund.
**c** Otitis media chronica mit Cholesteatom: Periantrale Sklerosierung (Pfeilspitzen) und Verschattung des Mastoids. Die chronische Entzündung führt zu einer hohen Knochendichte.

**B-11.5 Aufnahme nach Stenvers.**

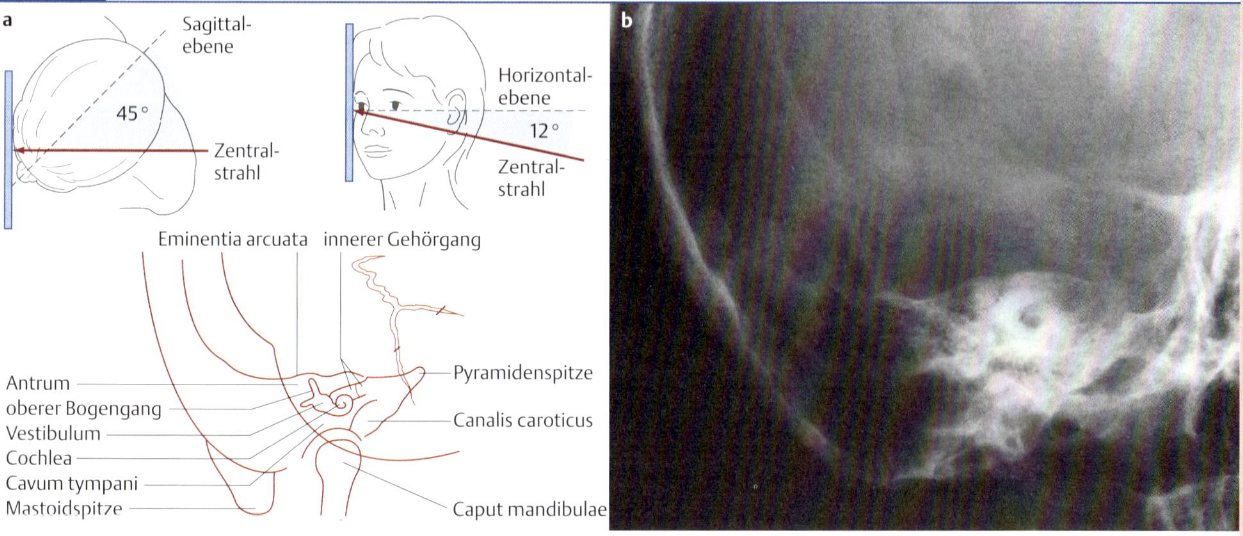


**a** Schematische Darstellung des Strahlengangs und der wichtigsten Strukturen.
**b** Normaler Röntgenbefund.

- Als Besonderheit ist die **Linea innominata** erwähnenswert, die eine Kontur ohne morphologisches Korrelat darstellt (Abb. **B-11.7**). Die **Sutura frontozygomatica** auf diesen Aufnahmen darf keinesfalls mit einer Fraktur des Gesichtsschädels verwechselt werden.
- **seitliche Aufnahme der Stirnhöhle**: Diese Aufnahme wird zur Beurteilung herangezogen, wenn die NNH-om/of-Aufnahmen keine eindeutige Differenzierung zwischen Stirnhöhlenhypoplasie und pathologischen Verschattungen zulassen. Eine weitere Indikation besteht bei Verdacht auf eine Stirnhöhlenfraktur.
- **seitliche Aufnahme des Nasenbeins**: Die seitliche Aufnahme des Nasenbeins dient zur genauen Beurteilung von Nasenbeinfrakturen (Abb. **B-11.8**).

- Die **Linea innominata** stellt eine Kontur ohne morphologisches Korrelat dar (Abb. **B-11.7**). Die **Sutura frontozygomatica** darf nicht mit einer Fraktur verwechselt werden.
- **seitliche Aufnahme der Stirnhöhle:** Sie wird zur Differenzierung zwischen Stirnhöhlenhypoplasie und pathologischen Verschattungen herangezogen.
- **seitliche Aufnahme des Nasenbeins:** zur genauen Beurteilung von Nasenbeinfrakturen (Abb. **B-11.8**).

**B-11.6 NNH im okzipitomentalen Strahlengang (NNH om).**

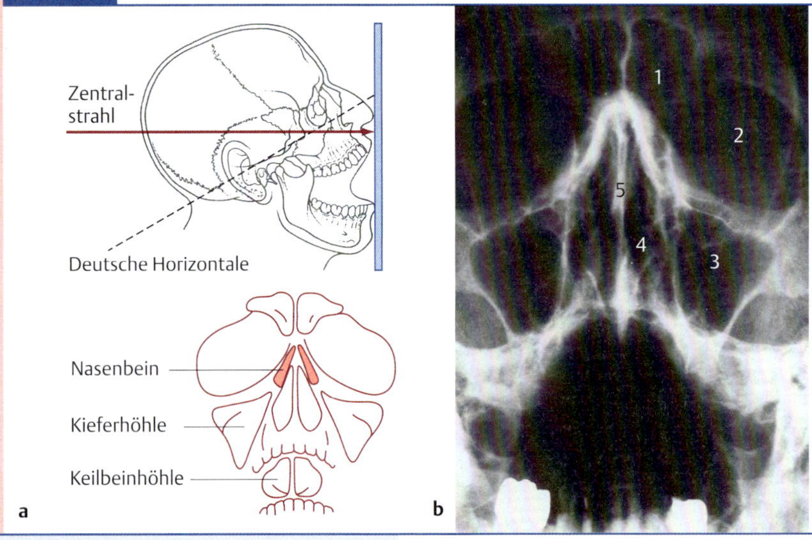


**a** Schematische Darstellung des okzipitomentalen Strahlengangs und der wichtigsten Strukturen.
**b** Normaler Röntgenbefund.
**1** Sinus frontalis
**2** Orbitahöhle
**3** Sinus maxillaris
**4** Nasenhaupthöhle
**5** knöchernes Nasenseptum.

**B-11.7 NNH im okzipitofrontalen Strahlengang (NNH of).**

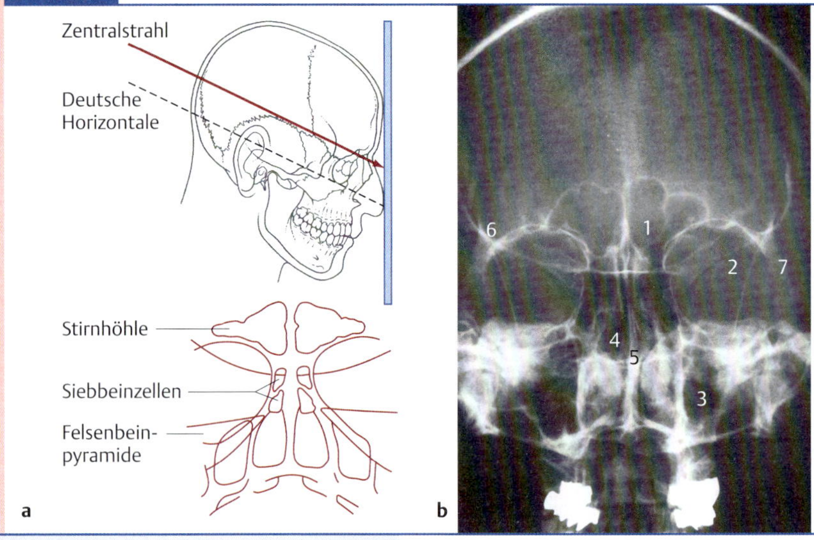


**a** Schematische Darstellung des okzipitofrontalen Strahlengangs und der wichtigsten Strukturen.
**b** Normaler Röntgenbefund.
**1** Sinus frontalis
**2** Orbitahöhle
**3** Sinus maxillaris
**4** Nasenhaupthöhle
**5** knöchernes Nasenseptum
**6** Linea innominata.
**7** Sutura frontozygomatica.

**B-11.8 Konventionelle Röntgendiagnostik im Bereich des Schädels.**

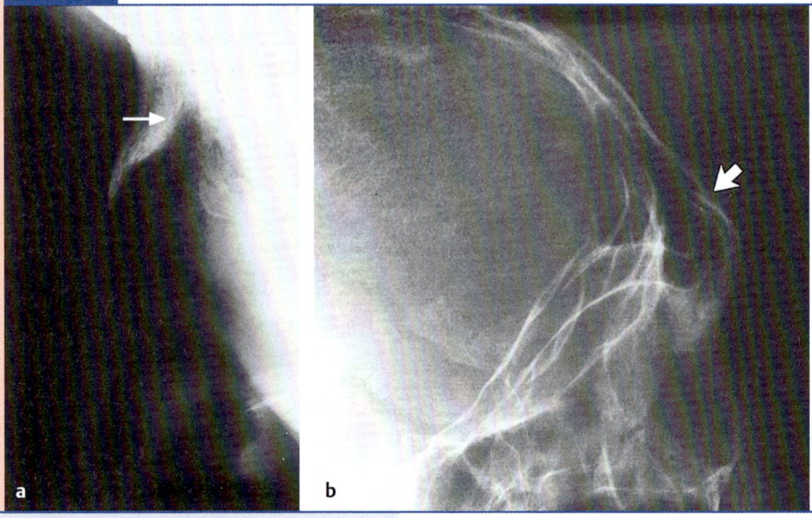


**a** Unauffällige seitliche Darstellung des Nasenbeins (Pfeil).
**b** Seitliche Darstellung der Stirnhöhle: Stirnhöhlenfraktur (Pfeil).

**B-11.9 Aufnahme der Orbita nach Rhese.**

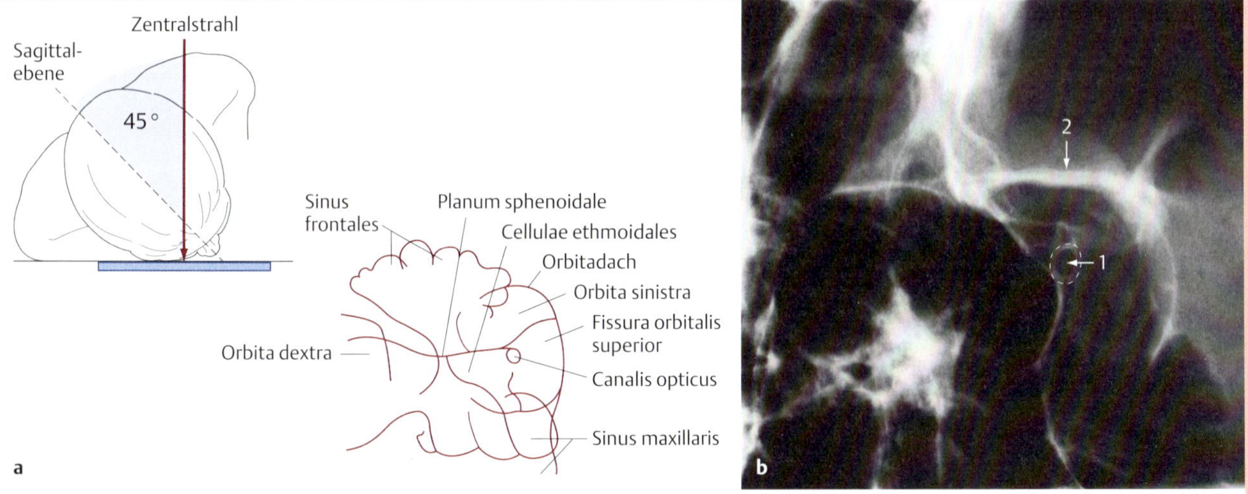


**a** Schematische Darstellung des Strahlengangs und der wichtigsten Strukturen.
**b** Normaler Röntgenbefund. **1** Canalis opticus **2** Orbitadach.

Nachfolgend sind weitere Spezialaufnahmen aufgeführt:

- **Henkeltopfaufnahme**: Diese Aufnahme stellt die axiale Projektion beider Jochbögen dar und dient zur Abklärung bei Verdacht auf Jochbeinbogenfraktur (Abb. **B-11.27**).
- **Schrägaufnahme nach Rhese**: Diese Aufnahme wird zur Beurteilung des dorsalen Orbitaanteils und des Canalis nervi optici durchgeführt (Abb. **B-11.9**). So können z. B. Frakturen oder Orbitatumoren dargestellt werden.

- **Henkeltopfaufnahme:** Sie dient zur Abklärung bei Verdacht auf Jochbeinbogenfraktur (s. Abb. **B-11.27**).
- **Schrägaufnahme nach Rhese:** Sie dient der Beurteilung des dorsalen Orbitaanteils und des Canalis nervi optici (Abb. **B-11.9**).

## 11.1.2 Sonografie

**Methode** (S. 96)**:**

- **Schädelbasis** und Gesichtsschädel: Für die Region des Gesichtsschädels kommt die Sonografie nur zur Differenzierung von Schleimhautschwellung und Flüssigkeit zum Einsatz.
- **Orbita**: Die Ultraschall-Untersuchung (Echografie) dient hier zur Darstellung intrabulbärer, vor allem tumoröser Läsionen.
- **Speicheldrüsen**: Für die gleichen Indikationen wie die Sialografie (S. 703) wird heute wegen der geringeren Belastung des Patienten und der schnellen Durchführbarkeit die Sonografie angewendet. Sie erlaubt zusätzlich die Beurteilung der Parenchymstruktur des Drüsengewebes und ist der Sialografie im Nachweis von Konkrementen nahezu gleichwertig.

### 11.1.2 Sonografie

**Methode** (S. 96)**:**

- **Schädelbasis und Gesichtsschädel:** Differenzierung von Schleimhautschwellung und Flüssigkeit.
- **Orbita:** Darstellung intrabulbärer Läsionen.
- **Speicheldrüsen:** Indikationen wie Sialografie (S. 703). Zusätzlich erlaubt die Sonografie die Beurteilung der Parenchymstruktur.

## 11.1.3 Computertomografie

**Methode** (S. 85) **und Indikationen:** Beim Nachweis von tumorösen Destruktionen und Frakturen, Tumoren in den Weichteilen sowie von Lymphknotenmetastasen bzw. malignen Lymphomen ist die CT besonders aussagefähig. Bei speziellen Fragestellungen, die das **Innenohr** betreffen, wird die HR-CT eingesetzt (Abb. **B-11.10**). Die Interpretation der CT-Ergebnisse setzt genaue Kenntnisse der Topografie und Pathologie der Kopf-Hals-Region voraus.

- **Schädelbasis** und Gesichtsschädel: Die CT kommt vor allem bei traumatischen Läsionen sowie bei Tumoren des Nasopharynx, der NNH und der Glandula parotis zum Einsatz. Sie ist unverzichtbar zur Beurteilung des Lymphknotenbefalls bei malignen Tumoren. Im Vergleich zur MRT sind knöcherne Destruktionen besser beurteilbar. Die Verwendung eines jodhaltigen KM erleichtert die Abgrenzbarkeit von Gefäßen und Tumoren vom umgebenden Weichteilgewebe.
- **Orbita**: Mit der CT sind die **knöchernen Orbitastrukturen** ebenso wie die Augenmuskeln, der Bulbus und das retroorbitale Fettgewebe klar zu beurteilen. Auch zum Nachweis und zur Lokalisation intraorbitaler Fremdkörper ist die CT hervorragend geeignet. Neben der axialen Schichtebene (Beurteilung der Lamina papyracea) ist oft eine Schichtung in der koronaren Ebene angezeigt (Beurteilung des Orbitabodens).

### 11.1.3 Computertomografie

**Methode** (S. 85) **und Indikationen:** Zur Darstellung des **Innenohrs** wird die HR-CT eingesetzt (Abb. **B-11.10**).

- **Schädelbasis und Gesichtsschädel:** Die CT kommt bei traumatischen Läsionen, Tumoren sowie zur Beurteilung des Lymphknotenbefalls bei malignen Tumoren zum Einsatz. Knöcherne Destruktionen sind besser als mit der MRT beurteilbar.
- **Orbita:** Die **knöchernen Orbitastrukturen** sind ebenso wie Augenmuskeln, Bulbus und retroorbitales Fettgewebe klar beurteilbar. Auch zur Lokalisation intraorbitaler Fremdkörper ist die CT geeignet.

B-11.10

**B-11.10 HR-CT: Frontaler Schnitt durch die rechte Pyramide (1 mm Schichtdicke).**

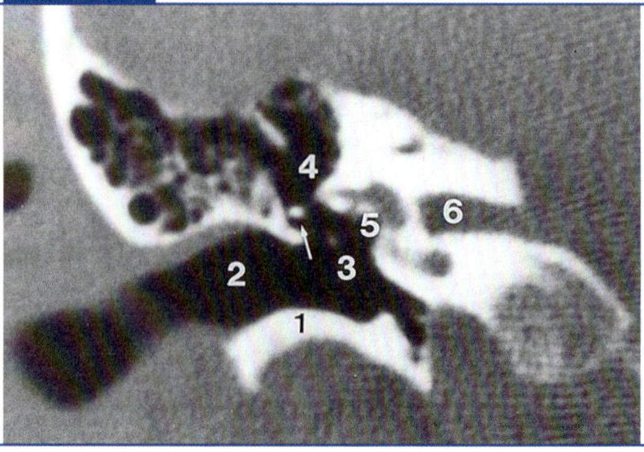


**1** basale Wand des äußeren Gehörganges
**2** äußerer Gehörgang
**3** Cavum tympani
**4** Epitympanon
**5** Fenestra vestibuli
**6** innerer Gehörgang
Pfeil: Gehörknöchelchen (Hammer, Amboss).

11.1.4 Magnetresonanztomografie

**Methode** (S. 92) **und Indikationen:** Siehe Abb. **B-11.11**.

- **Schädelbasis:** Erfassung von tumorösen und entzündlichen Prozessen.
- **Gesichtsschädel:** Staging von Tumoren.
- **Orbita:** Beurteilung in 3 Ebenen.

## 11.1.4 Magnetresonanztomografie

**Methode** (S. 92) **und Indikationen:** Die MRT dient dem Nachweis intra- und extrabulbärer Entzündungen und Tumoren, der Beurteilung des N. opticus und der Augenmuskulatur sowie des intrakraniell liegenden Chiasmas (Abb. **B-11.11**).

- **Schädelbasis**: Die MRT stellt das diagnostische Verfahren der Wahl zum Erfassen von tumorösen und entzündlichen Prozessen der Schädelbasis dar.
- **Gesichtsschädel**: Die MRT dient insbesondere dem „Staging" von Tumoren.
- **Orbita**: Die MRT ermöglicht die Beurteilung der Orbita in 3 Ebenen und mit hohem Weichteilkontrast.

**B-11.11 MRT des Schädels und der Orbita.**

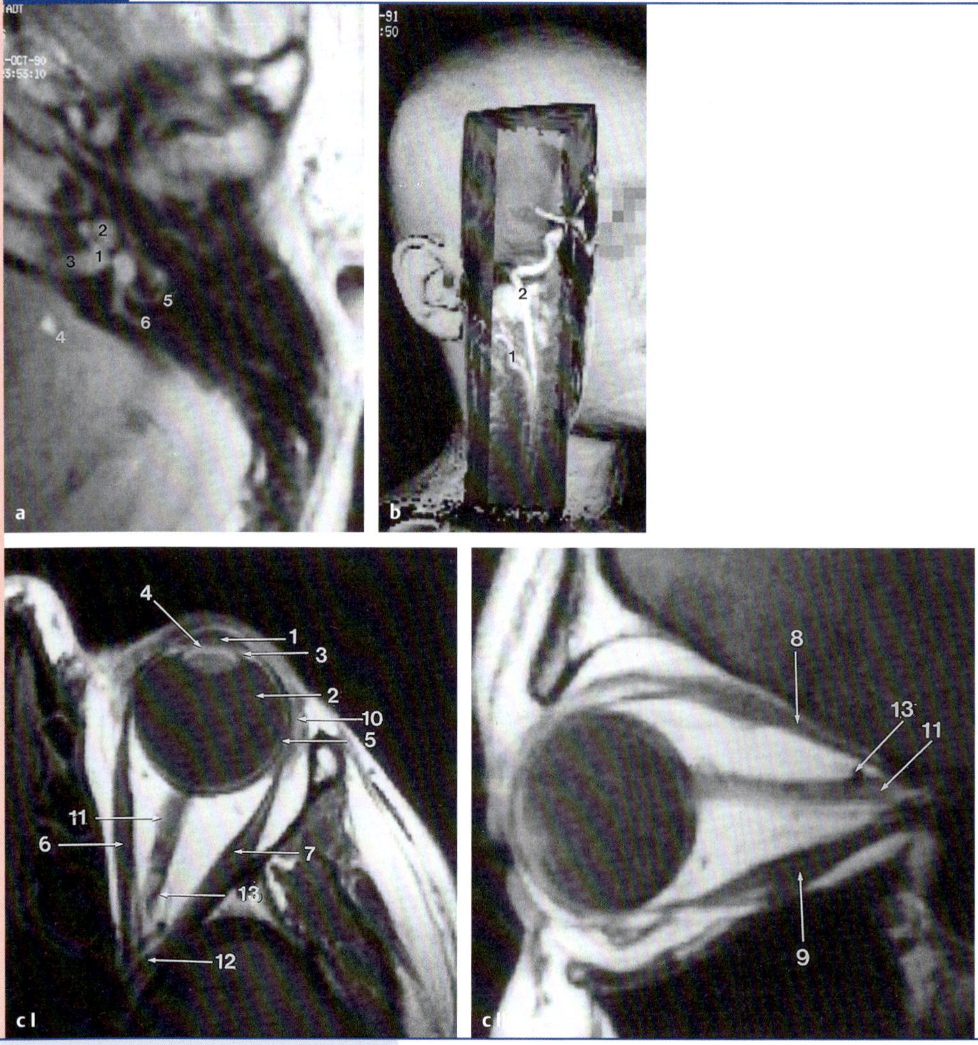


**a** Schädelbasis und Felsenbein (axiale Schnittführung):
**1** Vestibulum
**2** Cochlea
**3** innerer Gehörgang
**4** V. petrosa Dandy
**5** lateraler Bogengang
**6** posteriorer Bogengang.

**b** MRT mit dreidimensionaler Oberflächen-Rekonstruktion und MR-Angiografie:
**1** A. carotis externa
**2** A. carotis interna.

**c** Orbita (**c1** axiale Schicht, **c2** sagittale Schicht):
**1** vordere Augenkammer
**2** Glaskörper
**3** Ziliarkörper
**4** Linse
**5** Sklera
**6** M. rectus medialis
**7** M. rectus lateralis
**8** M. rectus superior
**9** M. rectus inferior
**10** Glandula lacrimalis
**11** N. opticus
**12** V. ophthalmica
**13** A. ophthalmica.

## 11.1.5 Angiografie

**Methode** (S. 423):
**Indikationen:** Relativ selten wird eine arteriografische oder phlebografische Darstellung der Orbitagefäße durchgeführt. Der akute Verschluss der A. ophthalmica kann angiografisch dargestellt und durch eine superselektive Thrombolyse behandelt werden. Bei speziellen Fragestellungen kann mit einer Fluoreszenzangiografie die Flussdynamik der Fundusgefäße und die Perfusion der von diesen Gefäßen versorgten Strukturen beurteilt werden.

### 11.1.5 Angiografie

**Methode** (S. 423):
**Indikationen:** Der akute Verschluss der A. ophthalmica kann dargestellt und durch superselektive Thrombolyse behandelt werden. Mit einer Fluoreszenzangiografie kann die Flussdynamik der Fundusgefäße beurteilt werden.

## 11.1.6 Sialografie

**Methode:** Es handelt sich um eine KM-Untersuchung zur Darstellung der Speicheldrüsen (Glandula parotis, Glandula submandibularis). Zunächst werden Nativaufnahmen angefertigt (Nachweis von Verkalkungen, Konkrementen). Im Anschluss wird wasserlösliches KM in den Ausführungsgang der jeweiligen Speicheldrüse injiziert, danach werden Röntgenaufnahmen in den gewünschten Ebenen angefertigt. Schattengebende (verkalkte) Konkremente können anhand des Steinschattens und nichtschattengebende Konkremente in Form von KM-Aussparungen entdeckt werden (Abb. **B-11.12**).

**Indikationen:** Die Sialografie wird heute nur noch selten durchgeführt und dient zum Nachweis von Ektasien, Stenosen und Gangabbrüchen des Ductus parotideus bzw. submandibularis bei entzündlichen und tumorösen Erkrankungen.

### 11.1.6 Sialografie

**Methode:** KM-Untersuchung zur Darstellung der Speicheldrüsen. Schattengebende Konkremente können anhand des Steinschattens, nichtschattengebende Konkremente in Form von KM-Aussparungen entdeckt werden (Abb. **B-11.12**).

**Indikationen:** Sie wird heute nur noch selten durchgeführt.

**B-11.12** **Sialografie der Glandula parotis.**

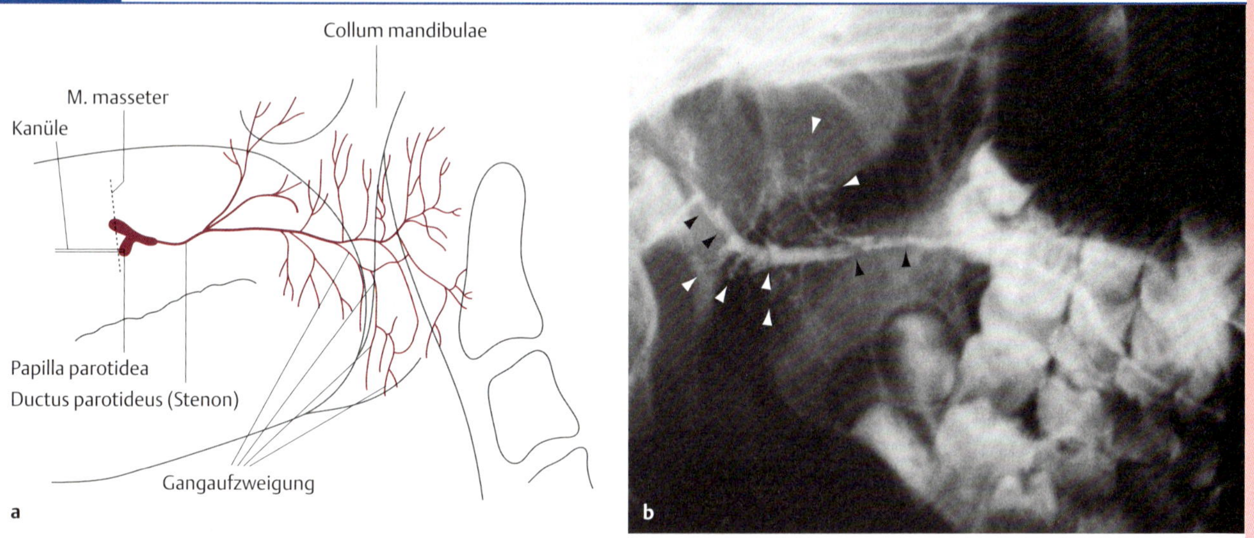


**a** Schematische Darstellung.
**b** Nachweis von Stenosen und Ektasien im Gangbereich des Ductus parotideus (Pfeilspitzen) bei einem Patienten mit klinisch nachgewiesenem Sjögren-Syndrom.

## 11.1.7 Nuklearmedizinische Verfahren

**Methode** (S. 152):
**Indikationen:** Nuklearmedizinische Verfahren kommen im Bereich des Schädels nur bei wenigen speziellen Fragestellungen zum Einsatz, wie z. B. zur Diagnostik der Liquorrhö bei posttraumatischen Liquorfisteln mit $^{111}$In-DTPA. Dieses wird intrathekal injiziert und so eine Liquorrhö im Nasensekret nachgewiesen.

### 11.1.7 Nuklearmedizinische Verfahren

**Methode** (S. 152):

**Indikationen:** Nur bei speziellen Fragestellungen wie z. B. zur Diagnostik der Liquorrhö bei posttraumatischen Liquorfisteln mit $^{111}$In-DTPA.

11.2 Leitbefunde – vom radiologischen Befund zur Diagnose

# 11.2 Leitbefunde – vom radiologischen Befund zur Diagnose

11.2.1 Intrazerebrale Verkalkungen

## 11.2.1 Intrazerebrale Verkalkungen

Siehe Leitbefunde (S. 600).

11.2.2 Destruktive Läsionen in Felsenbeinpyramide und Antrum

Hierunter fallen gutartige Tumoren wie das Cholesteatom (Abb. **B-11.13**), Glomustumoren (Abb. **B-11.14**) und auch ossäre Metastasen maligner Tumoren.

## 11.2.2 Destruktive Läsionen in Felsenbeinpyramide und Antrum

Hierunter fallen in der Regel gutartige Tumoren wie das Cholesteatom (Abb. **B-11.13**), Glomustumoren (Abb. **B-11.14**) und mesenchymale Tumoren, aber auch maligne Läsionen, allen voran ossäre Metastasen epithelialer Tumoren.

B-11.13

**B-11.13 Destruktion der Felsenbeinpyramide – hier: Cholesteatom (a) bzw. Otosklerose (b).**

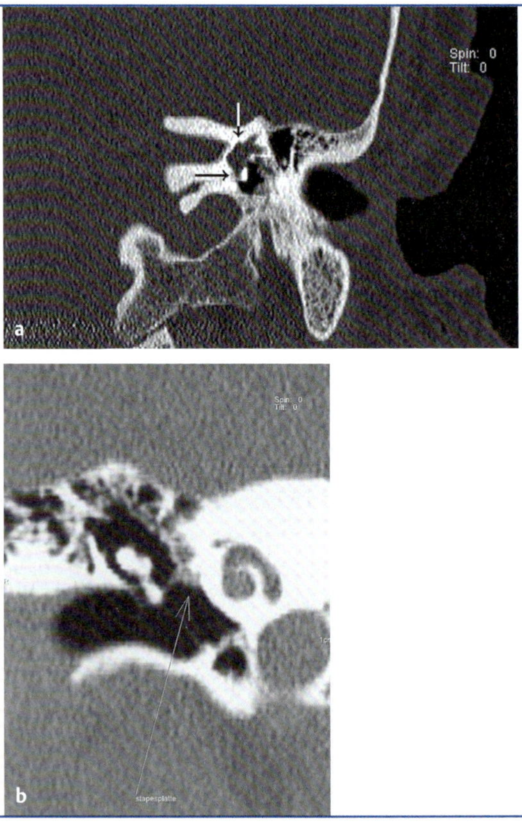


**a** CT: **Cholesteatom** links – Weichteilinfiltration in apikalen Mittelohrraum (Pfeile).
**b** CT: **Otosklerose** – Weichteilgewebevermehrung der Fußplatte des Stapes im Foramen (Pfeil). Die Otosklerose ist differenzialdiagnostisch schwer vom Cholesteatom zu unterscheiden.

**B-11.14 Tumor im Mittelohr – hier: Glomustumor (Pfeile).**

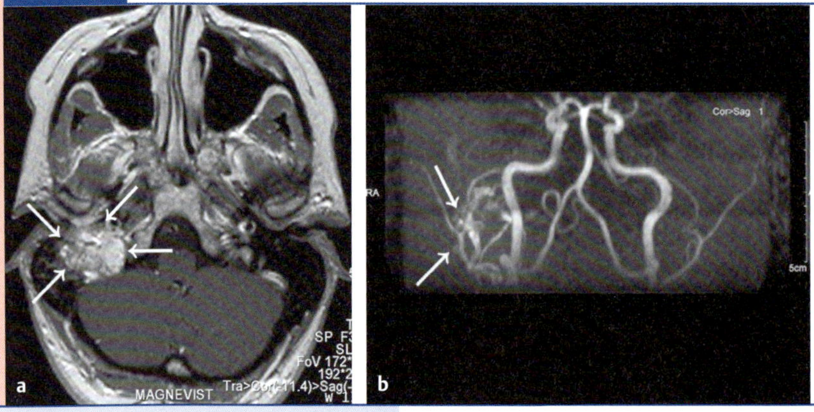


**a** MRT-Aufnahme eines Glomustumors (Pfeile).
**b** MR-Angiografie: Gefäßversorgung des Tumors (Pfeile).

### 11.2.3 Weichteilschwellung oder Tumor in der Nasennebenhöhle

11.2.3 Weichteilschwellung oder Tumor in der Nasennebenhöhle

Die Visualisierung eines tumorösen Prozesses in den NNH (Abb. **B-11.15**) weist in der Regel auf das Vorliegen einer entzündlichen Affektion hin. Die Differenzialdiagnose reicht vom Polypen über ein Papillom bis zum Malignom.

Es handelt sich meist um eine entzündliche Affektion, aber auch Polypen, Papillome oder Malignome kommen vor.

**B-11.15 Weichteilschwellung der NNH – hier: Mukozele.**

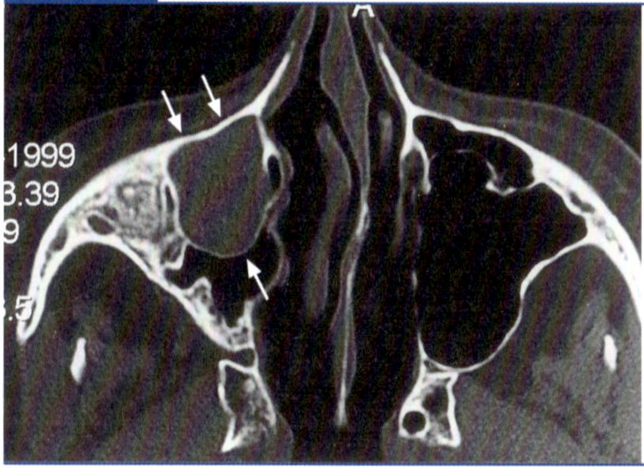


Mukozele im CT (Pfeile) mit Ausdünnung der Knochenlamelle (s. auch Abb. **B-11.18**).

B-11.15

## 11.3 Wichtige Krankheitsbilder – von der Diagnose zum Befund

11.3 Wichtige Krankheitsbilder – von der Diagnose zum Befund

### 11.3.1 Sinusitis

11.3.1 Sinusitis

► **Definition.** Akute oder chronische Entzündung der NNH meist durch sekundäre bakterielle Infektion bei viralen Infekten der oberen Luftwege.

► Definition.

**Klinik:** Klinisch stehen Gesichts- und Kopfschmerzen, Behinderung der Nasenatmung, seröse oder eitrige Sekretion sowie Klopf- und Druckschmerz über den betroffenen Arealen im Vordergrund.

**Klinik:** Gesichts-/Kopfschmerzen, Behinderung der Nasenatmung, Klopf-/Druckschmerz.

**Diagnostisches Vorgehen:** Bei der akuten Sinusitis kann die Diagnose in der Regel allein durch die klinische Untersuchung gestellt werden. Bei der chronischen Sinusitis muss eine bildgebende Diagnostik erfolgen.

**Diagnostisches Vorgehen:** Bei akuter Sinusitis klinische Untersuchung, bei chronischer Sinusitis zusätzliche Bildgebung.

**Radiologische Diagnostik: Röntgenaufnahmen** der NNH (om, of) stehen im Vordergrund (S. 698).
Kennzeichnend für die **akute Sinusitis** sind wandständige Schleimhautverdickungen sowie partielle oder komplette Verschattungen der NNH oder eine Spiegelbildung durch Erguss oder Empyem (Abb. **B-11.16**).
Eine **chronische Sinusitis** kann sich röntgenologisch ähnlich wie die akute Sinusitis darstellen oder als polypöse Form mit in die Nasenhaupthöhle vorwachsenden Schleimhautpolypen (Polyposis nasi). Als indirekte Hinweise auf eine Chronifizierung können unscharfe Begrenzung, Verdünnung, Sklerosierung oder Unterbrechung der knöchernen Strukturen gewertet werden. Bei diagnostischer Unklarheit können Sonografie oder CT zur Klärung herangezogen werden.
**Hypo-** und Aplasie der NNH müssen differenzialdiagnostisch beim Nachweis von Verschattungen berücksichtigt werden. Dabei gilt es zu bedenken, dass die regelhafte Pneumatisation der NNH erst mit dem 10. Lebensjahr abgeschlossen ist. Im Gegensatz zur Hypo- und Aplasie werden bei einer **Hyperplasie** deutlich erweiterte NNH mit vermehrter Strahlentransparenz im Sinne eines Pneumosinus dilatans gefunden. Die Hypo- und Hyperplasie der NNH besitzen keinen Krankheitswert.

**Radiologische Diagnostik: Röntgenaufnahmen** der NNH zeigen bei der **akuten Sinusitis** wandständige Schleimhautverdickungen sowie Verschattung oder Spiegelbildung durch Erguss oder Empyem (Abb. **B-11.16**).
Eine **chronische Sinusitis** zeigt sich ähnlich oder als polypöse Form mit in die Nasenhaupthöhle vorwachsenden Schleimhautpolypen. Hinweise auf Chronifizierung sind unscharfe Begrenzung, Verdünnung, Sklerosierung oder Unterbrechung der knöchernen Strukturen.

**Hypo- und Aplasie** der NNH müssen differenzialdiagnostisch berücksichtigt werden. Bei der **Hyperplasie** werden deutlich erweiterte NNH gefunden. Hypo- und Hyperplasie besitzen keinen Krankheitswert.

► **Merke.** Die Pneumatisation der NNH ist erst mit dem 10. Lebensjahr abgeschlossen.

► Merke.

B-11.16

**B-11.16 Akute Exazerbation einer chronischen Sinusitis.**

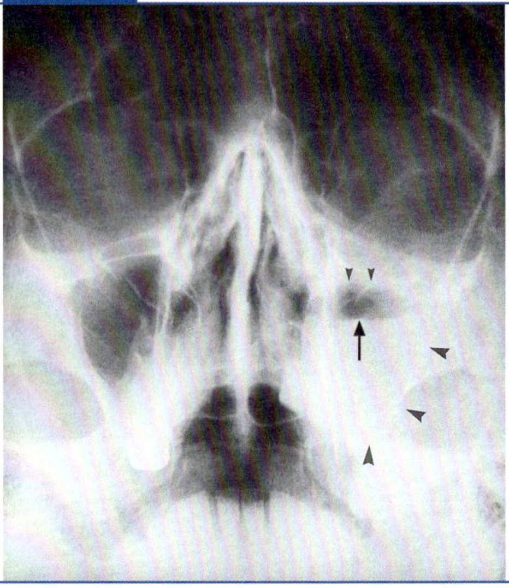

Die NNH-Aufnahme (om) zeigt eine Spiegelbildung (Pfeil) im Bereich des linken Sinus maxillaris (Pfeilspitzen).

**▸ Klinischer Fall.** Ein 58-jähriger Patient stellt sich mit chronischen NNH-Beschwerden (chronischer Schnupfen, laufende Nase, Kopfschmerzen) vor. Die computertomografische Diagnostik erfolgt zum Ausschluss eines tumorösen Prozesses und zur Frage einer möglichen Intervention. In der axialen CT zeigen sich Wandauftreibungen der Sinuswände (Abb. **B-11.17a**), die koronare Schichtführung zeigt eine ausgeprägte Polyposis nasi mit Destruktion der inneren Strukturen der NNH, chronisch atrophische Schleimhautveränderungen und massive ossäre Destruktionen (Abb. **B-11.17b**). Diese pathologischen Veränderungen sind Folge einer seit vielen Jahren bestehenden chronischen Sinusitis.

**B-11.17 CT-Befunde bei chronischer Sinusitis.**

**a** **Axiale CT:** Wandauftreibungen der Sinuswände (Pfeile).
**b** **Koronare CT:** Ausgeprägte Polyposis nasi (Pfeile), chronisch atrophische Schleimhautveränderungen und massive ossäre Destruktionen (Pfeilspitzen).

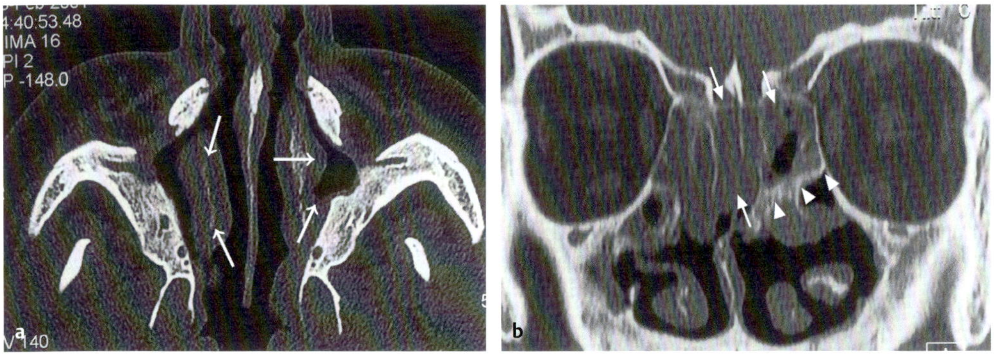


11.3.2 Mukozele

## 11.3.2 Mukozele

▸ Definition.

**▸ Definition.** Zystenbildung mit Sekretstau in einer NNH ohne Drainagemöglichkeit infolge hochgradiger Einengung des Ostiums. Wenn sich das Sekret infiziert, liegt eine Pyozele vor. Am häufigsten entwickeln sich Muko- und Pyozelen in den Stirnhöhlen.

**Klinik:** Vorwölbung der Stirnhöhle und des Orbitadaches, Protrusio bulbi und Sehstörungen.

**Klinik:** Abhängig von der Lokalisation führt die Auftreibung der jeweiligen NNH zu Druckwirkungen auf die benachbarten Strukturen mit Vorwölbung der Stirnhöhle und des Orbitadaches, Protrusio bulbi und Sehstörungen.

**Diagnostisches Vorgehen:** CT (Abb. **B-11.18**).

**Diagnostisches Vorgehen:** Bei V. a. eine Mukozele folgt heute auf die klinische Untersuchung der primäre Einsatz der CT (Abb. **B-11.18**).

B-11.18 CT-Darstellung einer Mukozele.

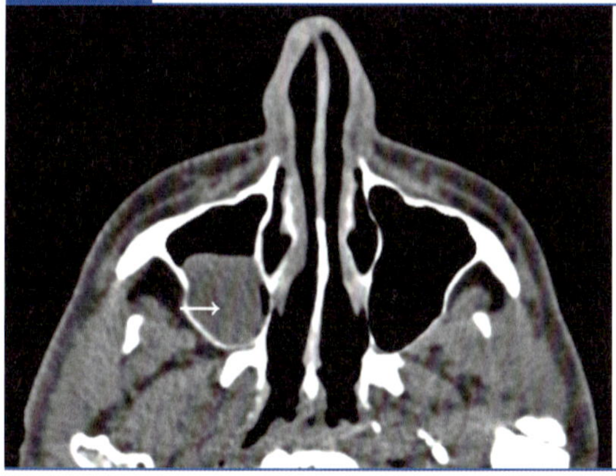

Der Ursprung der Mukozele (Pfeil) geht vom dorsalen Anteil der Kieferhöhle aus.

**Radiologische Diagnostik:** Im **Röntgenbild** ist die betroffene NNH aufgetrieben und verschattet, evtl. balloniert. Die Wände sind oft erheblich verdünnt; im Gegensatz zu tumorösen Verschattungen jedoch nicht destruiert. Die **MRT** zeigt die Schleim- oder Eiteransammlung. Ein KM-Enhancement ist nicht nachzuweisen. Die **CT** zeigt die Verdrängung und Ausdünnung der knöchernen Höhlenwand (Abb. **B-11.18**).

**Radiologische Diagnostik:** Im **Röntgenbild** ist die NNH aufgetrieben und verschattet. Die **MRT** zeigt Schleim- oder Eiteransammlung, die **CT** eine Ausdünnung der knöchernen Höhlenwand (Abb. **B-11.18**).

## 11.3.3 Nasopharynxtumoren

Man unterscheidet **benigne** (z. B. juveniles Nasenrachenfibrom, Choanalpolypen) und **maligne** Tumoren (z. B. Nasopharynxkarzinom, maligne Lymphome, adenoidzystisches Karzinom). Außerdem können Tumoren des Endokraniums wie Keilbeinmeningeome und Hypophysentumoren den Nasopharynx infiltrieren (Abb. **B-11.19** bis Abb. **B-11.21**).

Man unterscheidet **benigne** und **maligne** Tumoren. Außerdem können Tumoren des Endokraniums den Nasopharynx infiltrieren (Abb. **B-11.19** bis Abb. **B-11.21**).

**Klinik:** Abhängig von der Lokalisation und Ausdehnung der Tumoren können unterschiedliche Symptome auftreten: Epistaxis, Behinderung der Nasenatmung, Otitis media durch Verlegung der Ohrtrompete und Hirnnervenlähmungen bei intrakranieller Infiltration.

**Klinik:** Epistaxis, Behinderung der Nasenatmung, Otitis media und Hirnnervenlähmungen bei intrakranieller Infiltration.

**Diagnostisches Vorgehen:** Zum sicheren Nachweis von Nasopharynxtumoren und zur Bestimmung ihrer Weichteilinfiltration sind CT oder MRT erforderlich (Abb. **B-11.19a**). Zur Klärung der Dignität ist eine Biopsie und histologische Untersuchung erforderlich.

**Diagnostisches Vorgehen:** CT oder MRT (Abb. **B-11.19a**), außerdem Biopsie und histologische Untersuchung.

**Radiologische Diagnostik:** Auf axialen und seitlichen **Röntgenaufnahmen** des Schädels können Verschattungen im Nasopharynx und/oder knöcherne Destruktionen der Schädelbasis nachweisbar sein. In der kontrastverstärkten **MRT** zeigt das gefäßreiche, juvenile Nasenrachenfibrom eine charakteristische, sehr ausgeprägte KM-Aufnahme (Abb. **B-11.19b**).

**Radiologische Diagnostik:** Auf **Röntgenaufnahmen** zeigen sich Verschattungen im Nasopharynx und/oder knöcherne Destruktionen der Schädelbasis. In der MRT zeigt das juvenile Nasenrachenfibrom eine ausgeprägte KM-Aufnahme (Abb. **B-11.19b**).

B-11.19 Radiologische Befunde bei Nasopharynxtumoren.

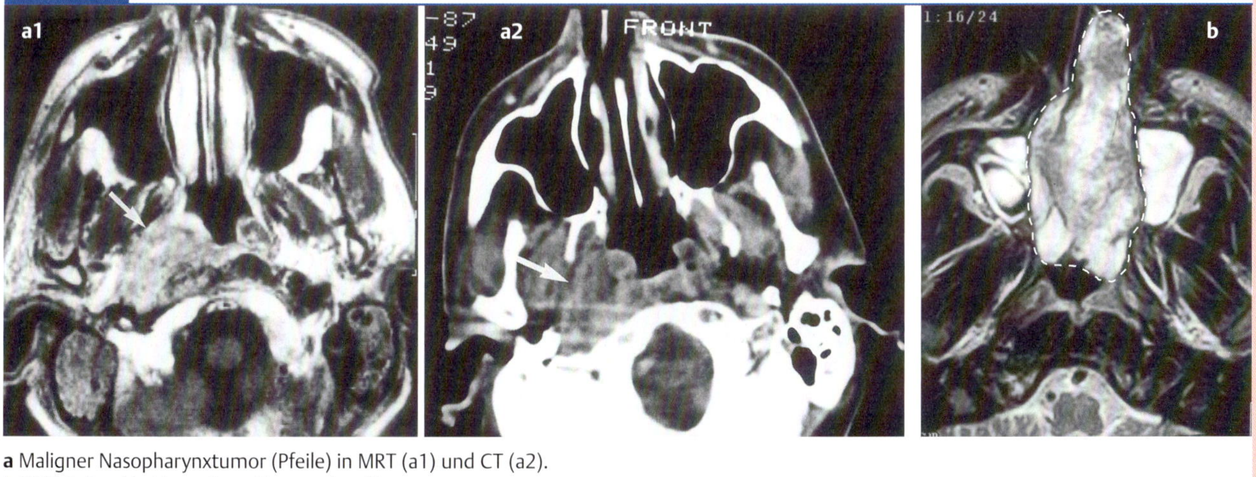


**a** Maligner Nasopharynxtumor (Pfeile) in MRT (a1) und CT (a2).
**b** MRT-Befund bei juvenilem Nasenrachenfibrom.

**B-11.20 Non-Hodgkin-Lymphom der NNH.**

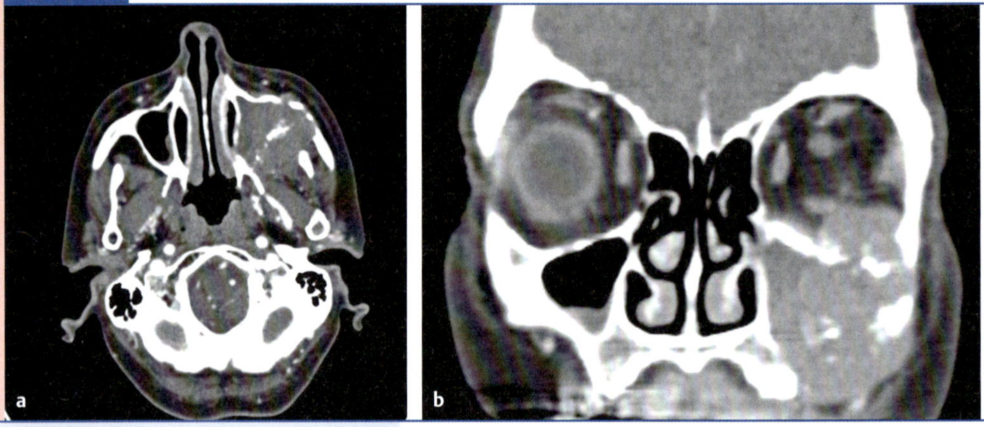


45-jährige Patientin mit Gesichtsschmerzen.

**a** Axiale CT: Abgrenzung der Weichteilraumforderung links mit ossärer Destruktion.

**b** Koronare MPR (multiplanare Rekonstruktion): deutlich sichtbarer Einbruch in die Orbita.

**B-11.21 Ästhesioneuroblastom (maligner Tumor ausgehend vom Riechepithel der Area olfactoria).**

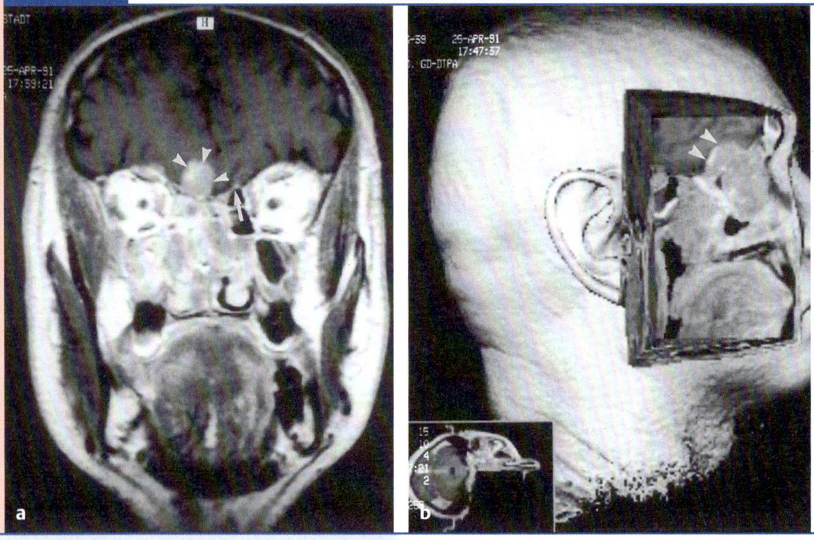


Tumor (Pfeilspitzen) im Bereich der Lamina cribrosa mit Infiltration des Endokraniums. Tumorausläufer (Pfeil).

**a** Koronare MRT.

**b** 3-D-Rekonstruktion des Schädels anhand kernspintomografischer Schnittbilder.

▸ Klinischer Fall.

**▸ Klinischer Fall.** Ein 58-jähriger Patient mit Raucheranamnese und Alkoholkonsum stellt sich mit kloßiger Sprache und Schluckstörungen vor. Die Inspektion zeigt einen exulzerierenden Tumor im Bereich der Pharynxwand mit degenerativer Ausdehnung. Die weitere Diagnostik erfolgt mittels MRT. Im Rahmen der kernspintomografischen Diagnostik zeigt sich ein großer exulzerierender Tumor im Bereich des Oropharynx, der die Tonsillenlogen mit einbezieht. Die komplette Pharynxregion ist infiltriert (Abb. **B-11.22**). Die weitere Therapie (palliativ) erfolgt in diesem Fall in Form einer Radio- und Chemotherapie.

**B-11.22 MRT-Befund bei exulzeriertem Oropharynxtumor (Pfeil).**

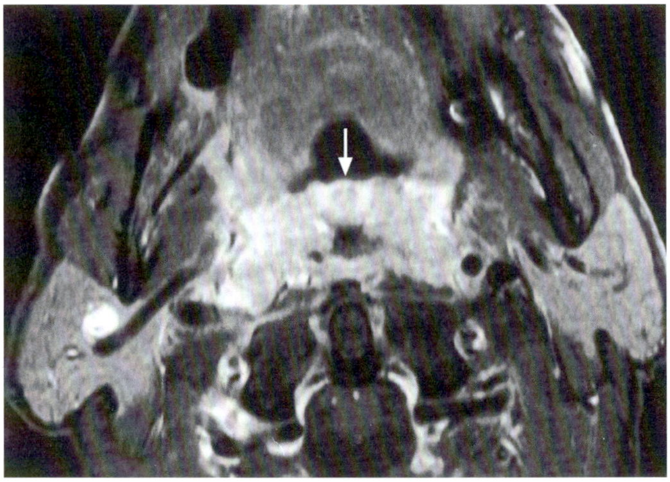

**▶ Klinischer Fall.** Eine 48-jährige Patientin stellt sich mit seit längerer Zeit bestehenden Schmerzen im Kieferhöhlenbereich vor. Die Anamnese ergab keine weiteren Risikofaktoren. Vorausgegangen waren mehrere zahnärztliche Eingriffe. Bei Verdacht auf eine Raumforderung wurde eine MRT durchgeführt. Diese zeigt hinter der Kieferhöhle einen 2 · 2 cm messenden Weichteilprozess, der stark KM aufnimmt (Abb. **B-11.23a**). In der sagittalen Schichtführung zeigt die MR-Angiografie (Abb. **B-11.23b**) die Verlagerung der angrenzenden Gefäße ohne sicheren Nachweis eines Aneurysmas. Auf Abb. **B-11.23c** ist die exakte Vermessung in der Querebene mit 17 mm Breite und einer kraniokaudalen Ausdehnung von 31 mm zu sehen. Histologisch handelt es sich um ein pleomorphes Adenom ohne Malignomanteile.

**B-11.23 MRT-Befunde bei pleomorphem Adenom.**

**a** Stark KM anreichender Weichteilprozess hinter der Kieferhöhle (Pfeile).
**b** MR-Angiografie: Verlagerung angrenzender Gefäße (Pfeile).
**c** Tumorvermessung in der Querebene.

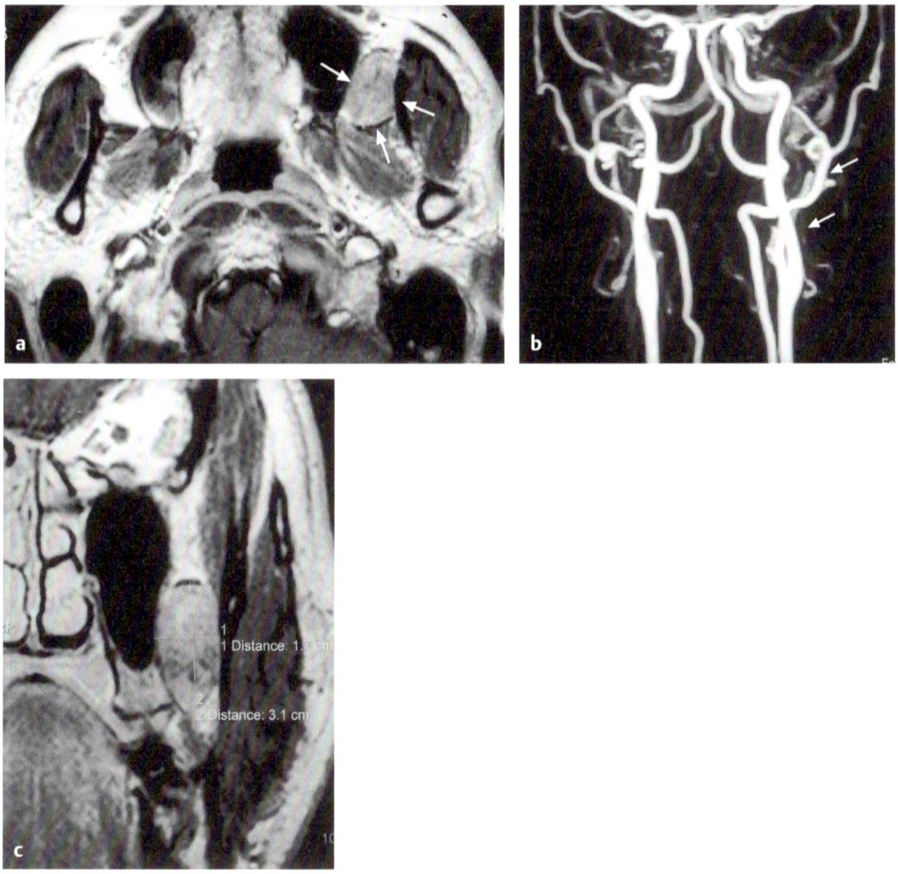


## 11.3.4 Orbitatumoren

In der Orbita kommen **primär gutartige** (z. B. Optikusscheidenmeningeom) und **bösartige Tumoren** (z. B. Retinoblastom) ebenso wie **Metastasen** vor.

**Klinik:** Orbitatumoren verursachen aufgrund der Raumforderung einen Exophthalmus, oft verbunden mit Augenmotilitätsstörungen.

**Diagnostisches Vorgehen:** Erster diagnostischer Schritt ist die Ultraschall-Untersuchung. Zur weiteren Abklärung dienen CT und MRT, durch die vor allem auch der retrobulbäre Raum, die Orbitaspitze und die angrenzenden Anteile der Schädelbasis und des Gehirns genau dargestellt werden.

**Radiologische Diagnostik:** Mithilfe der CT können die in einem **Retinoblastom** häufig nachweisbaren Verkalkungen sehr empfindlich erfasst werden.
Bei Vorliegen eines **Optikusglioms** kann die Aufnahme nach Rhese (S. 701) eine Erweiterung des Canalis opticus zeigen. Die genaue Ausdehnung des Tumors wird am besten mittels MRT dargestellt.
Verkalkungsplaques um den N. opticus in der CT sind pathognomonisch für ein **Optikusscheidenmeningeom** (Abb. **B-11.24**).

### 11.3.4 Orbitatumoren

In der Orbita kommen **gutartige** und **bösartige** Tumoren sowie **Metastasen** vor.

**Klinik:** Exophthalmus, oft mit Augenmotilitätsstörungen.

**Diagnostisches Vorgehen:** Als erster Schritt erfolgt eine Ultraschall-Untersuchung, zur weiteren Abklärung CT und MRT.

**Radiologische Diagnostik:** Verkalkungen in einem **Retinoblastom** können mit der CT nachgewiesen werden.
Bei einem **Optikusgliom** zeigt die Aufnahme nach Rhese (S. 701) eine Erweiterung des Canalis opticus. Verkalkungsplaques um den N. opticus in der CT weisen auf ein Optikusscheidenmeningeom hin (Abb. **B-11.24**).

**B-11.24 Optikusscheidenmeningeom links.**

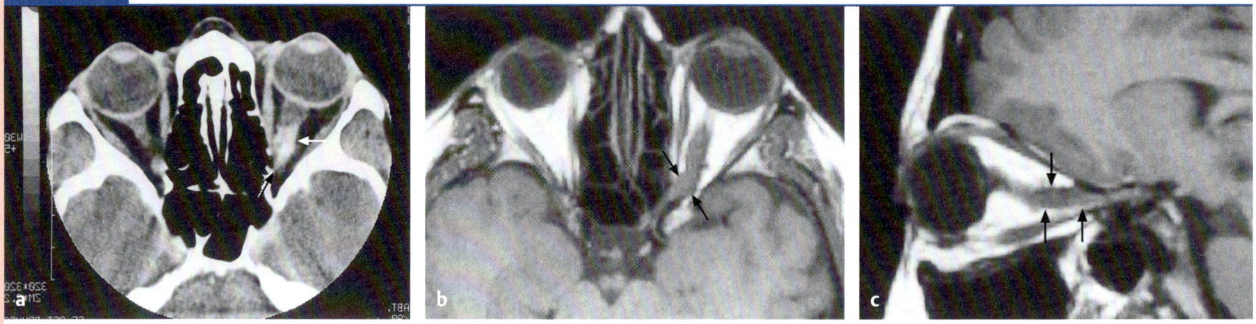

**a CT:** Verdickung der linken Optikusscheide mit plaqueartigen Verkalkungen (Pfeil).
**b Transversale MRT:** Verdickung des N. opticus und seiner Nervenscheide (Pfeile).
**c** Die **schräg-sagittale MRT** im Verlauf des N. opticus bestätigt die Verdickung des N. opticus im dorsalen Anteil (Pfeile). Im Gegensatz zur CT sind die diagnostisch wichtigen Verkalkungsplaques in der MRT nicht zu erkennen.

11.3.5 Frakturen
Schädelbasisfrakturen
Frontobasale Frakturen

## 11.3.5 Frakturen

### Schädelbasisfrakturen

#### Frontobasale Frakturen

▸ Definition.

▸ **Definition.** Die Frakturen der Frontobasis können unterteilt werden in Frakturen der Stirnhöhlenhinterwand, des Siebbeindaches und der Keilbeinhöhle sowie laterale Frontobasisfrakturen. Frontobasale Frakturen entstehen meist durch stumpfen Aufschlag auf Stirn und Nasenwurzel.

**Klinik:** Nasale und pharyngeale Liquorrhö und/oder Blutung.

**Klinik:** Nasale und pharyngeale Liquorrhö und/oder Blutung, Monokelhämatom und verschiedene Hirnnervenausfälle können auftreten.

**Diagnostisches Vorgehen:** Schädelaufnahmen in 3 Ebenen, NNH-Aufnahmen, Spezialaufnahmen nach Rhese (S. 701) sowie CT und MRT.

**Diagnostisches Vorgehen:** Zur Basisdiagnostik dienen Schädelaufnahmen in 3 Ebenen, NNH-Aufnahmen sowie Spezialaufnahmen nach Rhese (S. 701). Zur weiterführenden Diagnostik und v. a. beim Polytrauma kommt die CT in der axialen und frontalen Ebene (zeigt die verletzten ossären Strukturen, Lufteinschlüsse, Blutungen und Liquoraustritt) wie auch die MRT (Verfahren der Wahl bei neurovaskulären Verletzungen) zum Einsatz.

**Radiologische Diagnostik:** In der CT können Frakturlinien an der Schädelbasis nachgewiesen werden, z. B. eine Verbindung zwischen Endokranium und NNH (offene Hirnverletzung) oder Frakturen des Orbitadaches (gedeckte Hirnverletzung). Lufteintritt in das Endokranium (Pneumenzephalon) oder in die Orbita gibt einen indirekten Frakturhinweis.

Epidurale, subdurale und retrobulbäre Hämatome lassen sich mit CT und MRT gut darstellen (Abb. **B-11.25**).

**Radiologische Diagnostik:** In der CT können Frakturlinien an der Schädelbasis nachgewiesen werden. Zu achten ist insbesondere auf eine Verbindung zwischen Endokranium und den angrenzenden NNH (offene Hirnverletzung) sowie auf Frakturen des Orbitadaches (gedeckte Hirnverletzung). Als indirekter Hinweis auf eine Fraktur kann ein Lufteintritt in das Endokranium (Pneumenzephalon) sowie in die Orbita gewertet werden. Weiterhin können Weichteilveränderungen in den NNH und in der Nasenhaupthöhle infolge von Hämatom, Ödem oder Liquorrhö nachgewiesen werden.
Epidurale, subdurale und retrobulbäre Hämatome sind Komplikationen, die sich durch CT und MRT gut darstellen lassen (Abb. **B-11.25**).

**B-11.25 Radiologische Befunde bei frontobasaler Fraktur.**

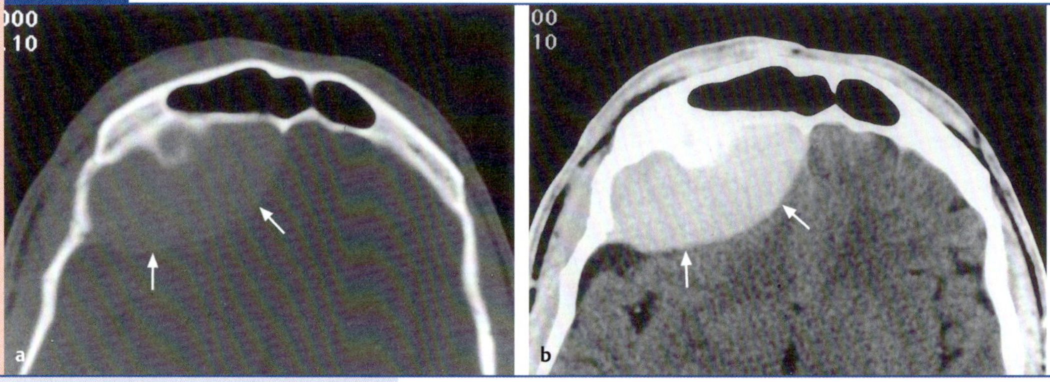

Frontobasalfraktur mit epiduralem Hämatom in der CT (Pfeile).
**a** Knochenfenster.
**b** Weichteilfenster.

## Felsenbeinfraktur

▶ **Definition.** Längs- und Querfrakturen des Os temporale ggf. mit Eröffnung der Mittelohrräume.

**Pyramidenlängsfrakturen** führen in der Regel zu einer Verletzung von Mittelohr, Trommelfell und äußerem Gehörgang. Bei einer **Pyramidenquerfraktur** kommt es regelhaft zur traumatischen Schädigung des Innenohres und des inneren Gehörganges.

**Klinik:** Klinisch kann sich eine Pyramidenlängsfraktur durch Liquorrhö und/oder Blutung aus dem Ohr und in ca. 20 % durch eine Schädigung des N. facialis äußern. Bei der Querfraktur mit Trauma des Innenohrs stehen Schallempfindungsschwerhörigkeit, Schwindel und Fazialisparese im Vordergrund.

**Klinik:** Bei der Längsfraktur Liquorrhö und/ oder Blutung aus dem Ohr, bei der Querfraktur Schallempfindungsschwerhörigkeit, Schwindel und Fazialisparese.

**Diagnostisches Vorgehen: Felsenbeinlängsfrakturen** werden mit der Aufnahme nach Schüller dargestellt (Tab. **B-11.1**). Zum genauen Nachweis des Verlaufs und der Ausdehnung der Fraktur sowie zur Erfassung von Begleitverletzungen ist die CT erforderlich (Abb. **B-11.26a**). **Felsenbeinquerfrakturen** verlaufen senkrecht zur Längsachse des Felsenbeins und werden mit der Aufnahme nach Stenvers (Tab. **B-11.1**) sowie durch die HR-CT dargestellt. Häufig ist das Labyrinth oder der innere Gehörgang von der Fraktur betroffen (Abb. **B-11.26b**).

**Diagnostisches Vorgehen: Felsenbeinlängsfrakturen** werden mit der Aufnahme nach Schüller dargestellt (Tab. **B-11.1**), auch die CT ist erforderlich (Abb. **B-11.26a**). **Felsenbeinquerfrakturen** werden mit der Aufnahme nach Stenvers (Tab. **B-11.1**) sowie der HR-CT dargestellt. Häufig ist das Labyrinth oder der innere Gehörgang betroffen (Abb. **B-11.26b**).

**B-11.26** Felsenbeinfrakturen.

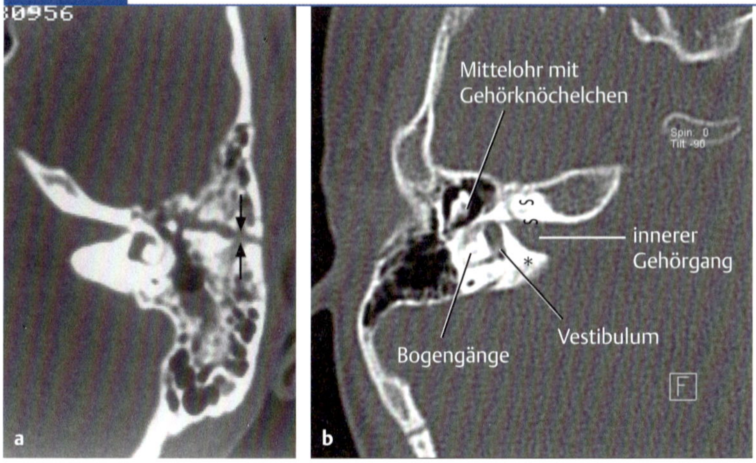


**a Pyramidenlängsfraktur:** In der transversalen CT erkennt man die Frakturlinie ausgehend von der Squama temporalis bis zum Cavum tympani (Pfeile).
**b Pyramidenquerfraktur:** Die CT zeigt die durch das Innenohr verlaufende Frakturlinie (Pfeilspitzen) und ein disloziertes Knochenfragment (Stern).

B-11.26

## Jochbeinfraktur

**Klinik:** Leitysymptome von Frakturen des Os zygomaticum sind eine Hypästhesie im Bereich des N. infraorbitalis, die Bulbusmotilitätsstörung und eine Hemmung der Mundöffnungsbewegung. Eventuell kommt es zur Ausbildung eines Monokelhämatoms.

**Klinik:** Leitsymptome sind eine Hypästhesie im Bereich des N. infraorbitalis, die Bulbusmotilitätsstörung und eine Hemmung der Mundöffnungsbewegung.

▶ **Merke.** Da in allen Fällen die Orbitawände mit betroffen sind, ist eine Mitbetreuung durch einen Augenarzt unerlässlich.

**Diagnostisches Vorgehen:** Zur Diagnostik eignen sich Röntgenaufnahmen der NNH (om) sowie die „Henkeltopfaufnahme" (Abb. **B-11.27**). Diese erlaubt die Darstellung von Frakturen des Jochbogens und einer möglichen Mitbeteiligung der Sutura frontozygomatica.

**Diagnostisches Vorgehen:** Röntgenaufnahmen der NNH (om) sowie die „Henkeltopfaufnahme" (Abb. **B-11.27**).

⊙ B-11.27

⊙ B-11.27 **Henkeltopfaufnahme mit Darstellung einer Jochbeinbogenfraktur links (Pfeil).**

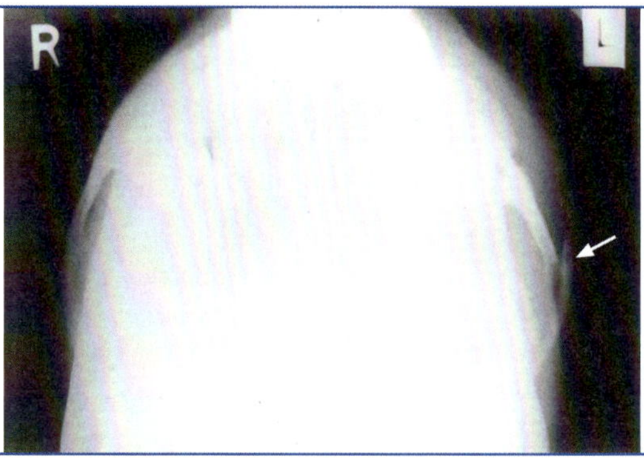


Mittelgesichtsfrakturen

Einteilung nach LeFort (Abb. **B-11.28**).

**Klinik:** Leitsymptom ist der gestörte Zusammenbiss der Zähne (Okklusionsstörung). Bei LeFort-II und -III kommt es zur Beeinträchtigung der Bulbusbeweglichkeit.

**Diagnostisches Vorgehen:** NNH-Aufnahmen (om/of), seitliche Schädelaufnahmen sowie CT.

**Radiologische Diagnostik:** Mit den NNH-Aufnahmen werden Alveolarfortsatz, Nasenskelett, Orbitawände sowie Verschattungen und Spiegelbildungen beurteilt. Die seitliche Aufnahme zeigt eine Rückverlagerung der Maxilla (beweisend für LeFort-I-Fraktur). Besonders bei LeFort-III ist eine CT indiziert (Abb. **B-11.29**).

## Mittelgesichtsfrakturen

Die Mittelgesichtsfrakturen werden nach der Klassifikation von LeFort eingeteilt (Abb. **B-11.28**).

**Klinik:** Leitsymptom aller Mittelgesichtsfrakturen ist der gestörte Zusammenbiss der Zähne (Okklusionsstörung). Bei LeFort-II- und -III-Frakturen kommt es zudem durch die Beteiligung der Orbita zu einer Beeinträchtigung der Bulbusbeweglichkeit und zu Einblutungen mit Monokel- und Brillenhämatom und Einblutungen in die Kieferhöhlen.

**Diagnostisches Vorgehen:** Die Klinik ist wegweisend. Darüber hinaus werden zur Diagnostik Aufnahmen der NNH (om/of), seitliche Schädelaufnahmen sowie die CT eingesetzt.

**Radiologische Diagnostik:** Die Aufnahmen der NNH dienen der Beurteilung des Alveolarfortsatzes, des Nasenskeletts, der Orbitawände, sowie von Verschattungen und Spiegelbildungen (Hämatosinus) der NNH. Die seitliche Aufnahme zeigt eine Rückverlagerung der Maxilla, die für eine LeFort-I-Fraktur beweisend ist und ermöglicht die Beurteilung von Siebbeinzellen und Keilbeinhöhle. Insbesondere bei der LeFort-III-Fraktur ist zur Beurteilung begleitender intrakranieller und orbitaler Verletzungen sowie zum Ausschluss oder Nachweis einer begleitenden Frontobasisfraktur die CT indiziert (Abb. **B-11.29**).

Orbitabodenfraktur

▶ Definition.

## Orbitabodenfraktur

▶ Definition. Bei direkter Gewalteinwirkung auf die Orbita (z. B. Aufprall eines Tennisballs) kommt es durch den erhöhten intraorbitalen Druck oft zu einer Fraktur des Orbitabodens mit Austritt von Orbitainhalt durch den Frakturspalt in die Kieferhöhle (**Blow-out-Fraktur**).

**Klinik:** Die **Blickhebung** ist **behindert**, der Bulbus sinkt in die Orbita ein (**Enophthalmus**). Durch Eindringen von Luft in die Orbita entsteht ein **Lidemphysem.**

**Klinik:** Die **Blickhebung** ist durch die Einklemmung der Augenmuskeln **behindert** und der Bulbus sinkt in die Orbita ein (**Enophthalmus**). Durch Eindringen von Luft aus der Nase oder den NNH in die Orbita kann ein **Lidemphysem** entstehen (leichter Fingerdruck auf die Lidhaut verursacht ein Knistern).

▶ Merke.

▶ Merke. Nicht selten ist eine Orbitabodenfraktur mit einem Bruch des Jochbeins (s. o.), der Maxilla oder der medialen Orbitawand (v. a. der Lamina papyracea) kombiniert.

**Diagnostisches Vorgehen:** Spiral-CT mit 2-mm-Schichten.

**Diagnostisches Vorgehen:** Diagnostisches Primärverfahren ist die Spiral-CT (4 oder 16 Zeilen) mit Akquisition von 2-mm-Schichten und sekundären frontalen und sagittalen Rekonstruktionen.

**Radiologische Diagnostik:** Das eingeklemmte Gewebe wird als **„hängender Tropfen"** am Kieferhöhlendach sichtbar (Abb. **B-11.30a**). Mit der **koronaren CT** kann die Herniation von Orbitainhalt in die Kieferhöhle und ggf. die Verlagerung der äußeren Augenmuskeln erfasst werden.

**Radiologische Diagnostik:** Im Röntgenbild, CT oder MRT wird das eingeklemmte Gewebe als **„hängender Tropfen"** am Kieferhöhlendach sichtbar (Abb. **B-11.30a**). Aufgrund von Einblutung in den Sinus maxillaris kann als indirekter Hinweis auf die Fraktur eine Spiegelbildung (Hämatosinus) beobachtet werden. Mit der **koronaren CT** ist die Fraktur genau darzustellen. Darüber hinaus kann die Herniation von Orbitainhalt in die Kieferhöhle und ggf. die Verlagerung der äußeren Augenmuskeln erfasst werden.

**B-11.28 Einteilung der Mittelgesichtsfrakturen nach LeFort.**

B-11.28

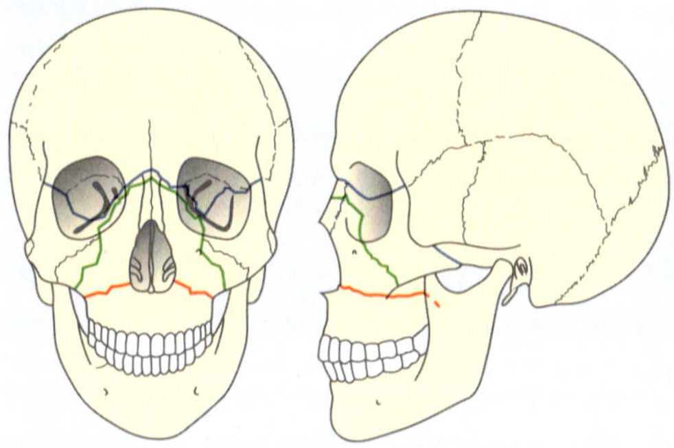

LeFort I = basale Absprengung der Maxilla
LeFort II = pyramidale Absprengung der Maxilla einschließlich der knöchernen Nase
LeFort III = hohe Absprengung des gesamten Mittelgesichtsskeletts einschließlich der knöchernen Nase

(aus Henne-Bruns D. Duale Reihe Chirurgie. Stuttgart: Thieme; 2012)

**B-11.29 Mittelgesichtsfraktur LeFort-II.**

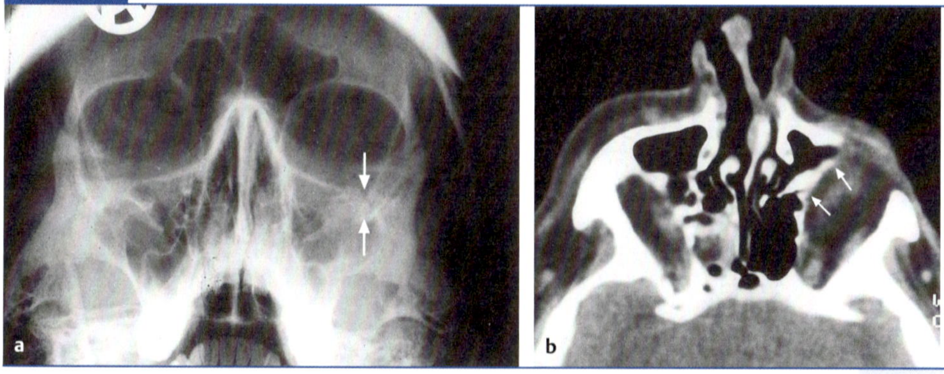

**a NNH-Aufnahme (om):** Transparenzminderung des linken Sinus maxillaris bei Orbitabodenfraktur (Pfeile). Der genaue Frakturverlauf kann in dieser Aufnahme nicht exakt abgegrenzt werden.
**b CT:** Nachweis einer Fraktur des Os maxillare (Pfeile).

**B-11.30 Orbitabodenfraktur (a) und intrakranieller sowie intraorbitaler Fremdkörper (Glassplitter) bei Zustand nach Trauma (b und c).**

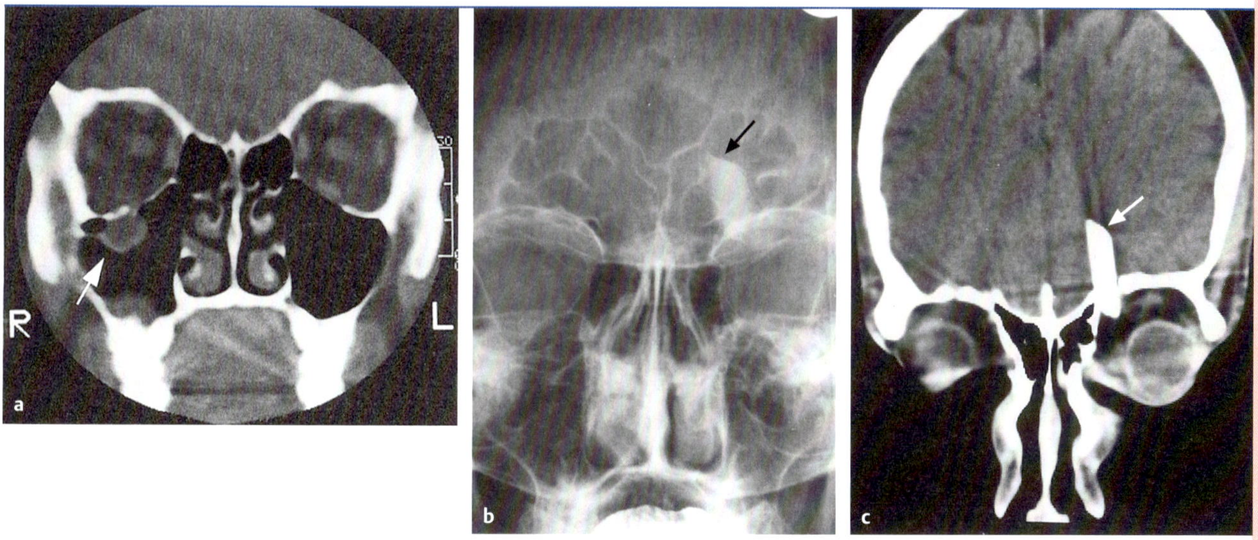


**a** Hängender Tropfen in der koronaren CT-Schicht als Zeichen einer isolierten Orbitabodenfraktur (Pfeil). (aus Henne-Bruns D. Duale Reihe Chirurgie. Stuttgart: Thieme; 2012)
**b** Anderer Patient: In der Aufnahme der NNH of zeigt sich der Fremdkörper in Projektion auf den Oberrand des Orbitarahmens und auf die Stirnhöhle bzw. das Endokranium (Pfeil).
**c** Computertomografisch lässt sich der röntgendichte Fremdkörper im Endokranium sowie intraorbital exakt nachweisen (Pfeil). Zusätzlich erkennt man die Verlagerung des Bulbus oculi nach kaudal im Rahmen einer Blow-out-Fraktur.

Bei Blow-out-Frakturen der medialen Orbitawand ist häufig ein orbitales Emphysem sowie eine Verschattung der ipsilateralen Siebbeinzellen zu beobachten (Abb. **B-11.30**).

Bei Blow-out-Frakturen ist häufig ein orbitales Emphysem zu beobachten (Abb. **B-11.30**).

11.3.6 Speicheldrüsentumoren

**Klinik:** Häufigster Tumor ist das **pleomorphe Adenom**. Es zählt zu den semimalignen Tumoren. Klinisch imponiert es als derbe, indolente Raumforderung.

**Diagnostisches Vorgehen:** Zuerst Sonografie, dann CT oder MRT (Abb. **B-11.31**).

**Radiologische Diagnostik:** In der **Sonografie** zeigt sich eine vergrößerte Drüse mit inhomogener Parenchymstruktur. In der **Sialografie** ist bei gutartigen Tumoren eine Verlagerung der Gänge festzustellen. Maligne Tumoren zeigen irreguläre Füllungsdefekte.

B-11.31

B-11.32

## 11.3.6 Speicheldrüsentumoren

**Klinik:** Das **pleomorphe Adenom** ist mit 70–80 % der häufigste Tumor der Speicheldrüsen. Es zählt zu den semimalignen Tumoren, da es lokal rezidivieren und selten maligne entarten kann. Klinisch bleiben die Tumoren lange symptomlos oder imponieren als derbe, indolente Raumforderung. Rasches Wachstum, Schmerzen, Fazialisparese und das Auftreten vergrößerter zervikaler Lymphknoten sind Hinweise auf Malignität.

**Diagnostisches Vorgehen:** Zunächst wird die Sonografie eingesetzt. Zur genauen Bestimmung der Ausdehnung und Lokalisation sowie Beurteilung eines evtl. Lymphknotenbefalls ist die CT oder kontrastverstärkte MRT indiziert (Abb. **B-11.31**, Abb. **B-11.32**).

**Radiologische Diagnostik:** Mithilfe der **Sonografie** gelingt die Darstellung der vergrößerten Drüse mit inhomogener Parenchymstruktur oder eines reflexarmen Tumors in der Drüse. In der **Sialografie** (bei dieser Indikation heute nur noch selten durchgeführt) ist bei gutartigen, kapsulär begrenzten Tumoren eine Verlagerung und Ausspannung der Gänge festzustellen. Maligne Tumoren zeigen irreguläre Füllungsdefekte und ein KM-„Pooling".

**B-11.31 Gutartiger Tumor der Glandula parotis (Adenom).**

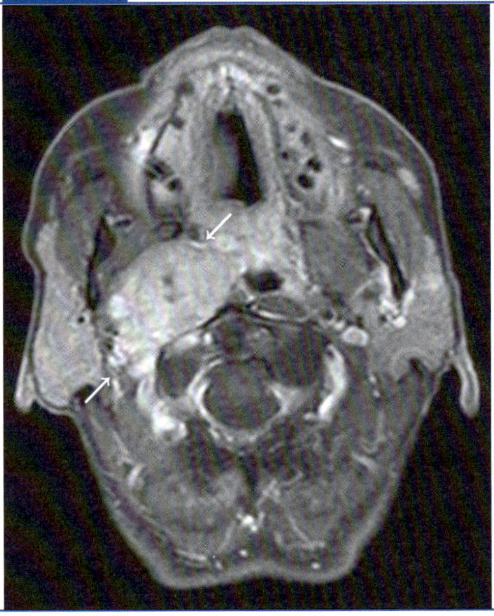

**Transversale MRT:** Der Tumor (Pfeile) mit erhöhtem Signal, verdrängt das Lumen des Pharynx und die Gefäße.

**B-11.32 Maligne Tumoren der Glandula parotis.**

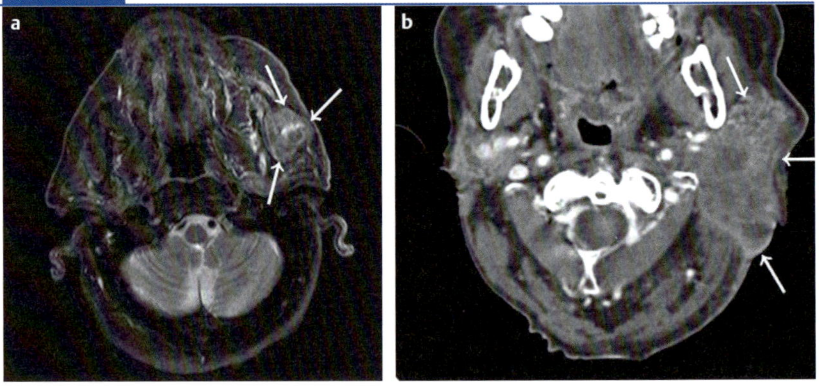


**a MRT:** gut abgrenzbarer Tumor der linken Parotis mit erhöhtem Signal (Pfeile).
**b CT:** infiltrierend wachsender, organüberschreitender Tumor (Pfeile).

# 12 Hals



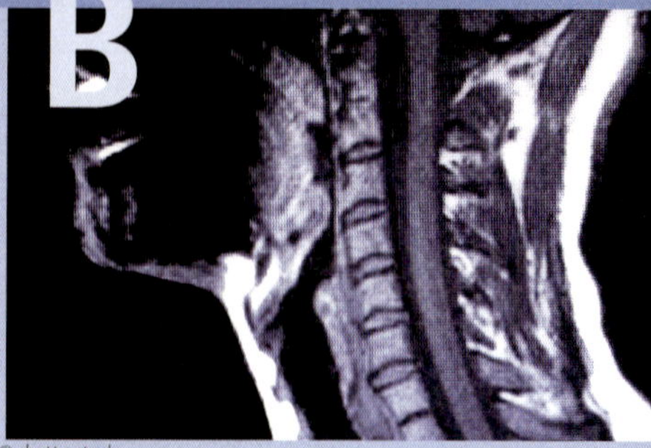




*H. Hentschel; R. Brüning*

## 12.1 Einleitung

Der Hals dient als Bindeglied zwischen Kopf und Rumpf und beherbergt verschiedenste Leitungsbahnen. Die diagnostische Evaluation seiner Erkrankungen und deren Ausdehnung wird durch enge topografische Verhältnisse in dieser Region erschwert. Daher wird im Folgenden zur Orientierung zunächst ein kurzer anatomischer Überblick gegeben.

**12.1 Einleitung**

## 12.2 Anatomie

Die **kraniale Grenze** des Halses zum Gesichtsschädel wird durch eine gedachte Linie zwischen Unterrand der Mandibula und Schädelbasis, die **kaudale** Grenze durch eine gedachte Linie zwischen Oberrand von Sternum, Clavicula und Acromion sowie Proc. spinosus von HWK 7 festgelegt. Die vorderen und seitlichen Halsweichteile werden zwischen Mandibula und Clavicula durch den M. sternocleidomastoideus in das vordere und hintere Halsdreieck unterteilt. Die Halswirbelsäule liegt in axialer Schnittebene annähernd zentral. Dorsal davon liegt die zum Schultergürtel ziehende Muskulatur. Ventral grenzt der Eingeweideraum an die Wirbelkörpervorderfläche an. Dieser enthält die verschieblichen Halsorgane, **Pharynx**, **Larynx**, **Trachea**, **Glandula thyroidea** und Glandulae parathyroideae (Abb. **B-12.1**).

**12.2 Anatomie**

Der Hals wird nach **kranial** durch den Unterrand der Mandibula und die Schädelbasis und nach **kaudal** durch den Oberrand des Sternums, die Clavicula, das Acromion und den Proc. spinosus von HWK 7 **begrenzt**. Der M. sternocleidomastoidus unterteilt ihn weiter in ein vorderes und hinteres Halsdreieck. Der Eingeweideraum mit den verschieblichen Halsorganen grenzt ventral an die Wirbelkörpervorderfläche der Halswirbelsäule.

### 12.2.1 Pharynx, Larynx und Trachea

Der **Pharynx** schließt als fibromuskulärer Schlauch Mund- und Nasenhöhle nach dorsal ab und bildet den gemeinsamen Luft- und Speiseweg. Er erstreckt sich von der Schädelbasis bis zum Ösophagus und gliedert sich in 3 Etagen (Abb. **B-12.2**).

- **Nasopharynx:** dorsale Fortsetzung der Nasenhaupthöhle in den Nasenrachenraum
- **Oropharynx:** kaudale und dorsale Fortsetzung der Mundhöhle und des Nasopharynx bis zum weichen Gaumen
- **Hypopharynx:** kaudale Fortsetzung des Oropharynx, letzterer schließt die Epiglottis und die seitlichen und dorsalen Anteile des Larynx ein. Die kraniale Grenze zum Oropharynx bildet dabei die Epiglottis.

Das Gerüst des **Larynx** besteht aus dem Schildknorpel, dem Ringknorpel und den paarigen Aryknorpeln. Zur klinischen Orientierung hat sich die Einteilung des Larynx in 3 Etagen bewährt:

- **supraglottisch:** von der kaudalen Epiglottishinterfläche einschließlich der aryepiglottischen Falte nach kaudal bis direkt oberhalb der Stimmlippenebene
- **glottisch:** Stimmlippenebene bis 1 cm kaudal
- **subglottisch:** kaudal bis zum Tracheaeingang bzw. der Unterkante des Ringknorpels.

Die **Trachea** ist am Ringknorpel des Kehlkopfes aufgehängt und über diesen in die Bewegungen der Mundboden- und Halsmuskeln mit einbezogen. Die Länge der Trachea beträgt beim Erwachsenen ca. 12 cm. Sie enthält ca. 16–20 hufeisenförmige Knorpelspangen. An ihre Hinterwand legt sich die Speiseröhre an.

**12.2.1 Pharynx, Larynx und Trachea**

Der **Pharynx** bildet als fibromuskulärer Schlauch den dorsalen Abschluss der Mund- und Nasenhöhle und gliedert sich in 3 Etagen:

- **Nasopharynx**
- **Oropharynx**
- **Hypopharynx**

Das **Larynxgerüst** besteht aus dem Schildknorpel, dem Ringknorpel und den paarigen Aryknorpeln. Er wird in 3 Etagen eingeteilt:

- **supraglottisch**
- **glottisch**
- **subglottisch**

Die **Trachea** ist am Ringknorpel des Kehlkopfes aufgehängt. Ihre Länge beträgt beim Erwachsenen ca. 12 cm.

**B-12.1 Anatomie des Halses.**

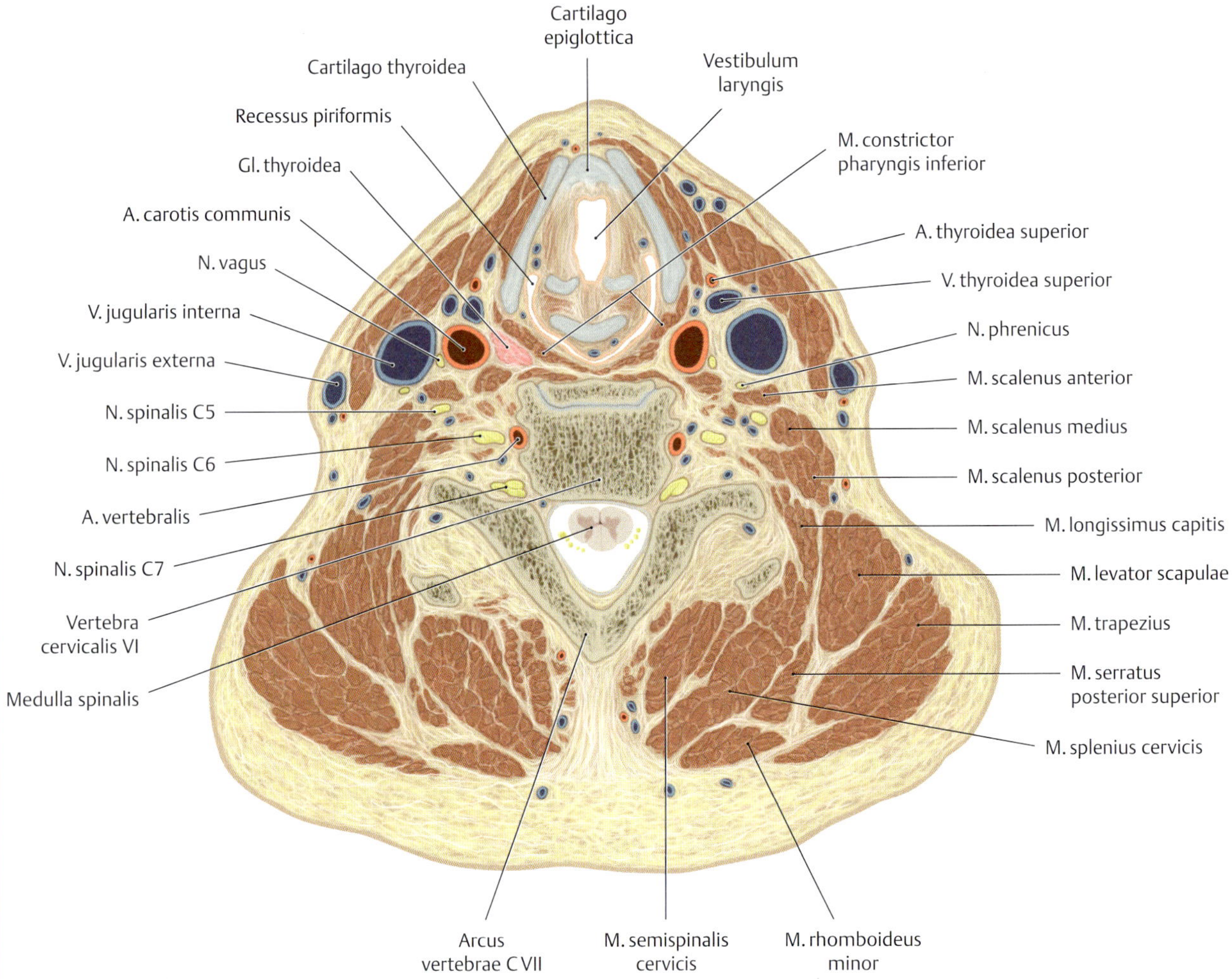


Horizontalschnitt auf Höhe C 6.

(aus Schünke M, Schulte E, Schumacher U. Prometheus Kopf/Hals. Stuttgart: Thieme; 2015)

**B-12.2**

**B-12.2 Etagenanatomie des Pharynx.**

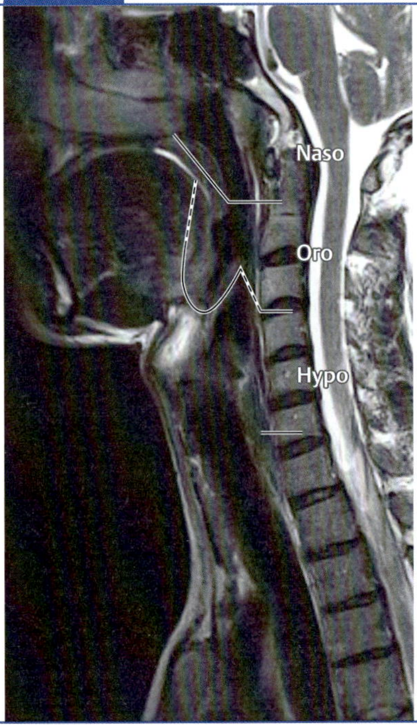


Etagenanatomie des Pharynx mit den Grenzen für den Nasopharynx (Naso), den Oropharynx (Oro) und den Hypopharynx (Hypo). Sagittales T 2w Bild der Halsorgane auf Höhe der Mittellinie. Beachte, dass die Ober- und Rückseite des Weichgaumens dem Nasopharynx, der Zungengrund und die Rückseite der Epiglottis dagegen dem Oropharynx zugerechnet werden.

(aus Rhode S. Pharynx. In: Cohnen M. Kopf-Hals-Radiologie. Stuttgart: Thieme; 2012)

**B-12.3 Larynx: Darstellung der normalen anatomischen Strukturen.**

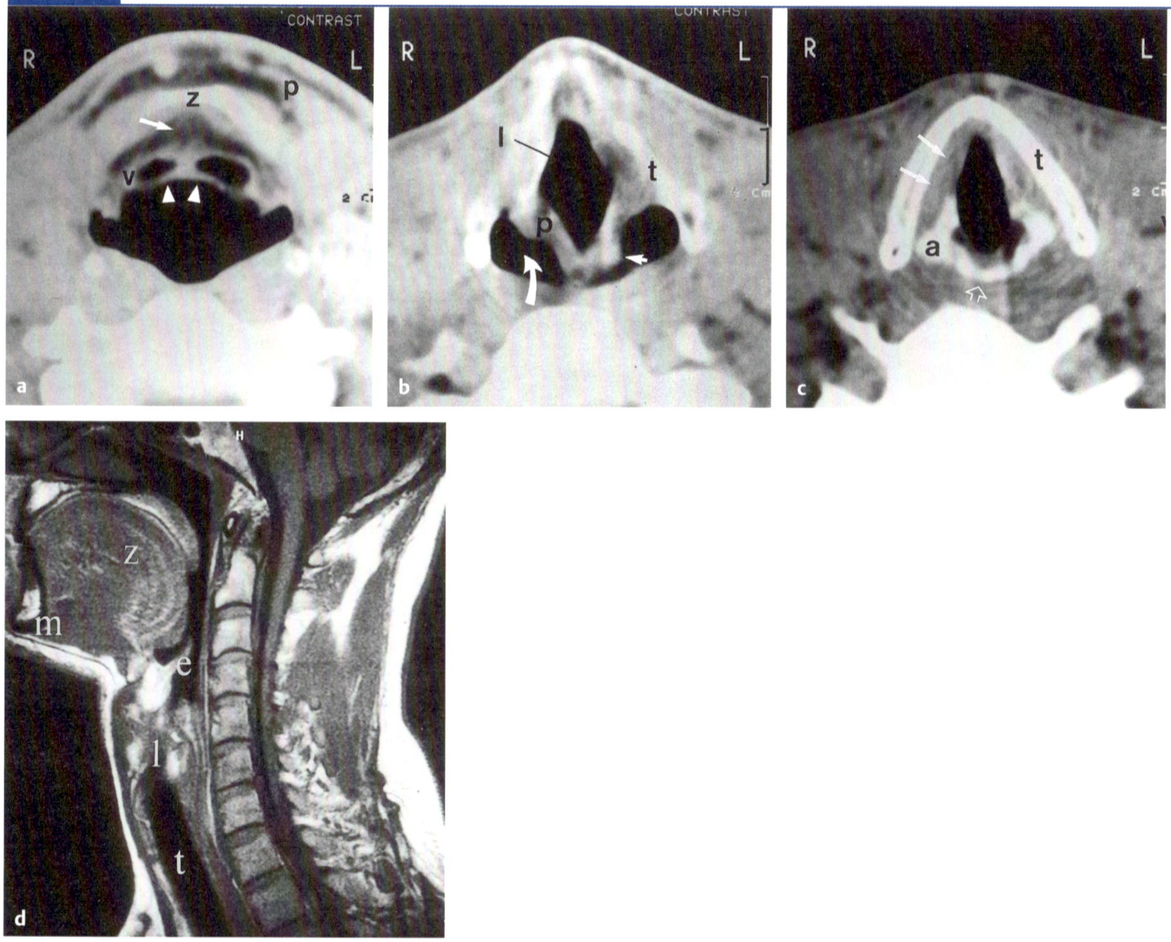


**a CT in Höhe des Zungenbeins:** Das transversale Querschnittbild zeigt das Platysma (p) und das Zungenbein (Z). Hinter dem Zungenbein stellt sich das präepiglottische Fettgewebe (weißer Pfeil) dar. Beidseits symmetrisch kommen die Valleculae (V) zur Darstellung, deren hintere Begrenzung von der Epiglottis (weiße Pfeilspitzen) gebildet wird.

**b CT auf der Höhe des Larynxeinganges:** Etwa 1 cm kaudal ist als formgebendes Element der im Querschnitt dreiecksförmige Schildknorpel (t) zu erkennen. Im Inneren kann eine V-förmige Struktur abgegrenzt werden, die nicht immer symmetrischen Plicae aryepiglotticae (P). Sie entspringen an der lateralen Epiglottisbasis und setzen an dem apikalen Anteil des Aryknorpels (kleiner weißer Pfeil) an. Nach dorsolateral grenzt sich der Recessus piriformis (gebogener weißer Pfeil) ab. Als Rhombus ist vorne der eigentliche Larynxeingang (l) zu erkennen. Der Wirbelkörper grenzt direkt dorsal an. Er ist abgetrennt durch die tiefe Halsfaszie.

**c CT in Stimmbandebene:** Das Stimmband ist in relaxierter Stellung als eine Struktur mittlerer Dichte erkennbar. Es besteht aus dem M. vocalis, einem medialen Teil des M. thyreoarytenoideus (gerade weiße Pfeile). Die Aryknorpel (a) sind als zum Teil verkalkte Strukturen, die dem Krikoid (offener Pfeil) anliegen, leicht abzugrenzen. Nach ventral gerichtet bilden die Processus vocales der Aryknorpel die Aufhängung des Stimmbandes. (Wenn die CT-Untersuchung in U-Phonation durchgeführt wird, rotieren die Processus vocales nach medial und die Stimmbänder nähern sich der Mittellinie.)

**d MRT, sagittale Schicht, T1-gewichtet:** (Im vorderen Anteil der Zunge ist als signalintensive Struktur (= hell) das Knochenmark und mit dunkler Umrandung die Kompakta der Mandibula zu erkennen (m). In sagittaler Schicht ist die Zunge (z) übersichtlich dargestellt. Durch den hohen Fettgewebsanteil sehr signalintensiv kommt die Epiglottis und der präepiglottische Fettkörper (e) zur Darstellung. Von mittlerer bis hoher Signalintensität werden auch die Knorpel des Larynxskeletts dargestellt (l). Das lufthaltige Tracheallumen ist signallos) (t).

## 12.2.2 Halsfaszien und Kompartimente

Muskeln, Eingeweide und Leitungsbahnen des Halses werden durch die kräftigen Bindegewebsblätter der **Halsfaszie** gegeneinander abgegrenzt bzw. miteinander verbunden. Man unterscheidet die oberflächliche und die tiefe Halsfaszie (Syn. Lamina prävertebralis), bei dieser wiederum noch einmal oberflächliches, mittleres und tiefes Blatt. Letztere unterteilen die Halsweichteile in die sog. **tiefen Halskompartimente** (Abb. **B-12.4**). Die Faszien allein sind radiologisch nicht darstellbar. Durch die Kenntnis der Kompartimente und der darin enthaltenen Strukturen lässt sich ein Befund präzise zuordnen und differentialdiagnostisch weiter eingrenzen. Tab. **B-12.1** fasst den Inhalt und die etwaigen Pathologien der tiefen Kompartimente zusammen.

### 12.2.2 Halsfaszien und Kompartimente

Die Bindegewebsblätter der **Halsfaszie** grenzen die Muskeln, Einweide und Leitungsbahnen des Halses gegeneinander ab. Man unterscheidet eine oberflächliche und eine tiefe Halsfaszie. Die tiefe Halsfaszie unterteilt mit ihrem oberflächlichen, mittleren und tiefen Blatt die Halseingeweide in die sog. **tiefen Halskompartimente** (Abb. **B-12.4**). Die Kenntnis der Kompartimente und der darin enthaltenen Strukturen erlaubt die präzise Zuordnung und differentialdiagnostische Eingrenzung eines pathologischen Befundes Tab. **B-12.1**.

**B-12.4 Tiefe Halskompartimente – Anatomische Grenzen.**

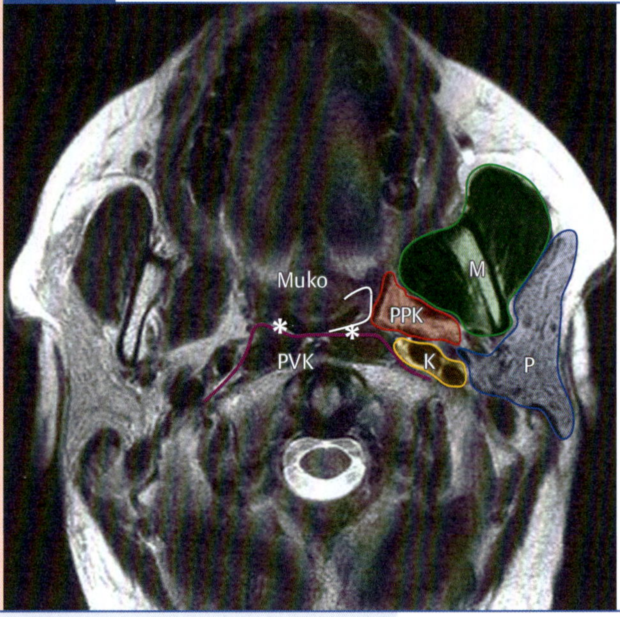


Anatomische Grenzen der suprahyoidalen Kompartimente. Axiales T 2w Bild. Das retropharyngeale Kompartiment (* *) ist unter physiologischen Bedingungen nicht sichtbar; es liegt hinter dem Mukosaraum und dem prävertebralen Kompartiment zwischen den Karotiskompartimenten
K = Karotiskompartiment
M = Mastikatorkompartiment
Muko = Mukosaraum/viszerales Kompartiment
P = Parotiskompartiment
PPK = parapharyngeales Kompartiment
PVK = prävertebrales Kompartiment
(aus Rhode S. Pharynx. In: Cohnen M. Kopf-Hals-Radiologie. Stuttgart: Thieme; 2012)

**B-12.1 Tiefe Kompartimente des Halses (modifiziert nach Prof. C. Habermann)**

| Kompartiment | Inhalt | mögliche Pathologie |
|---|---|---|
| **1 oberflächliches Mukosakompartiment** | Plattenepithel<br>lymphatisches Gewebe, submuköse Speicheldrüsen | Nasopharynxkarzinom<br>Plattenepithelkarzinom<br>Lymphome<br>Tumore der kleineren Speicheldrüsen<br>Tornwaldtzyste<br>juveniles Angiofibrom |
| **2 parapharyngeales Kompartiment** | Fett<br>N. trigeminus (V3)<br>A. pharyngealis ascendens | Tumore der kleineren Speicheldrüsen<br>zystische Hygrome<br>Lipome<br>Abszess<br>Schwannome<br>Rhabdomyosarkom |
| **3 Karotiskompartiment** | Nn. craniales IX–XII<br>sympathischer Nervenstrang<br>juguläre Lymphknoten<br>A. carotis<br>V. jugularis | Schwannome<br>Neurofibrome<br>Paragangliome<br>Lymphknotenmetastasen<br>Lymphome<br>Abszess<br>Meningeom |
| **4 Parotiskompartiment** | Glandula parotidea<br>Lymphknoten<br>N. facialis (VII)<br>A. carotis externa<br>V. retromandibularis | Tumore der Gl. parotidea<br>Parotiszysten<br>Lymphknotenmetastasen<br>Lymphome |
| **5 Mastikatorkompartiment** | Kaumuskulatur<br>Ramus u. Corpus mandibularis<br>N. alveolaris inferior<br>A. maxillaris | odontogener Abszess<br>Osteomyelitis<br>Lymphome<br>Sarkome<br>neurogene Tumore<br>Tumore der submukösen Speicheldrüsen<br>invasives Plattenepithelkarzinom |
| **6 retropharyngeales Kompartiment** | Lymphknoten<br>Fett | Lymphknotenmetastasen<br>Lymphome<br>Abszess |
| **7 prävertebrales Kompartiment** | Wirbelkörper<br>prävertebrale u. paraspinale Muskelgruppen<br>N. phrenicus | ossäre Metastasen<br>ossäre Entzündungen<br>Osteomyelitis<br>Chordom<br>Abszess |

## 12.2.3 Lymphknoten

Die **Lymphknoten** des Halses sind bezüglich ihrer Lage und Verteilung nicht einheitlich beschrieben. Die zervikalen Lymphknoten können anatomisch nach ihrer Lage zum oberflächlichen Blatt der Halsfaszie in oberflächliche und tiefe Halslymphknoten sowie in Bezug zur Lage am Hals in vordere, seitliche und hintere Halslymphknoten unterteilt werden. Daneben gibt es klinische Systematiken, die für präoperatives Staging und postoperative Kontrolle bedeutsam sind. Bei Vorliegen eines Karzinoms aus der Kopf-/Halsregion ist eine Dokumentation des Vorkommens **maligner Lymphknoten** für Prognose, Therapieentscheidung und Nachsorge unverzichtbar. Etabliert hat sich die **Klassifizierung nach Robbins**, welcher den Hals in sechs dreidimensionale lymphknotenhaltige Level unterteilt (Abb. **B-12.5**). Später wurde die Einteilung noch einmal durch weitere Subgruppen modifiziert. Hier wird aus Gründen der Vereinfachung die ursprüngliche Klassifikation aufgeführt (Tab. **B-12.2**).

### 12.2.3 Lymphknoten

Die **Halslymphknoten** können sowohl anatomisch nach ihrer Lage zur Halsfaszie als auch nach klinischen Systematiken eingeteilt werden. Besonders bedeutend ist die Dokumentation des Vorkommens **maligner Lymphknoten** bei Karzinomen in der Kopf-/Halsregion. Hierbei hat sich die **Klassifizierung nach Robbins** etabliert, bei welcher der Hals in sechs dreidimensionale lymphknotenhaltige Level unterteilt wird (Abb. **B-12.5** und Tab. **B-12.2**).

**B-12.5 Lymphknotenlevel.**

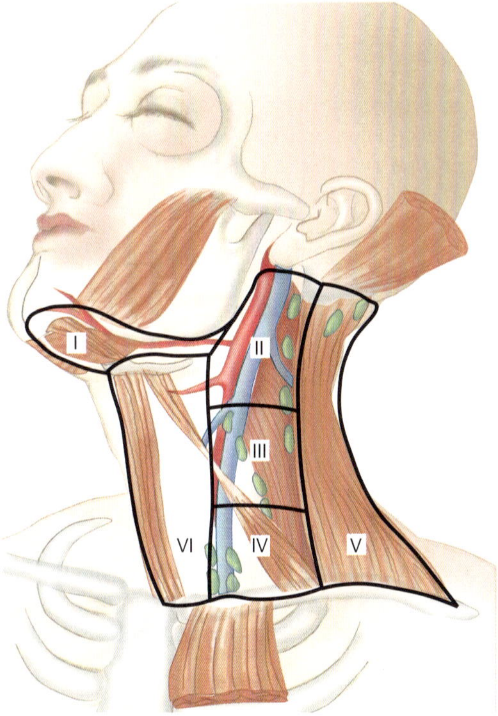


**I** submentale und submandibuläre LK, **II** obere juguläre LK-Gruppe, **III** mittlere juguläre LK-Gruppe, **IV** untere juguläre LK-Gruppe, **V** hinteres Halsdreieck, **VI** vorderes Halsdreieck

(aus Maurer J, Lippert BM. Neck Dissection. In: Strutz J, Mann W. Praxis der HNO-Heilkunde, Kopf- und Halschirurgie. Stuttgart: Thieme; 2009)

B-12.5

**B-12.2 Lymphknoten (LK) nach Robbins et al.; 1991.**

| Level | Bezeichnung | Begrenzung |
|---|---|---|
| **I** | submentale u. submandibuläre LK | begrenzt durch den Unterkiefer, hinteren Bauch des M. digastricus, Zungenbein und Mittellinie |
| **II** | obere juguläre LK-Gruppe | dehnt sich vom Zungenbein und der Karotisbifurkation nach oben bis zur Schädelbasis aus, in anterior-posteriorer Richtung reicht das Gebiet von der Sehne des M. digastricus bis zum Hinterrand des M. sternocleidomastoideus |
| **III** | mittlere juguläre LK-Gruppe | reicht von der Oberkante des Schildknorpels und der unteren Begrenzung des Levels II zwischen Hinterkante des M. omohyoideus und der Hinterkante des M. sternocleidomastoideus nach unten bis in Höhe des Ringknorpels |
| **IV** | untere juguläre LK-Gruppe | dehnt sich aus zwischen M. sternohyoideus und Hinterrand des M. sternocleidomastoideus, unterhalb des Level III bis zur Thoraxapertur |
| **V** | hinteres Halsdreieck | wird begrenzt durch die Hinterkante des M. sternocleidomastoideus, den Vorderrand des M. trapezius und die Klavikula |
| **VI** | vorderes Halsdreieck | dehnt sich zwischen den medialen Begrenzungen der Gefäß-Nerven-Scheide bds. aus und wird oben durch das Zungenbein und unten durch Klavikula und Sternum begrenzt |

# 12.3 Radiologische Methoden

## 12.3.1 Anwendung im Halsbereich

### Sonografie

Die Sonografie ist das **primäre Verfahren** zur Beurteilung der **Schilddrüse**. Weitere Einsatzgebiete sind **Speicheldrüsenerkrankungen** und die Untersuchung der **Lymphknoten** der Halsgefäßnervenscheide.

Die Sonografie hat sich als **primäres Untersuchungsverfahren** zur Beurteilung der **Schilddrüsenmorphologie** durchgesetzt. Neben der Topografie können mit Sonopalpation und Kompression auch Konsistenz und Verschieblichkeit geprüft werden. Für die Differenzierung von fokalen Läsionen der Schilddrüse kann ergänzend auch die Farbduplexsonografie eingesetzt werden. Mit ihr kann der Grad der Gefäßversorgung abgeschätzt werden.
Weitere wichtige Indikationen sind **Speicheldrüsenerkrankungen** und die Untersuchung der **Lymphknoten** im Bereich der Halsgefäßscheiden. Zum Einsatz kommen moderne, hochauflösende Realtime-Geräte mit 7,5- bis 14-MHz-Schallköpfen. Ihre Grenzen hat die Sonografie bei tiefer gelegenen Regionen und gashaltigen oder von Knochen verdeckten Organen. Für die Beurteilung von Pharyngeal - und Retropharyngealraum sowie der Schädelbasis ist sie daher nicht geeignet.

### Konventionelle Röntgendiagnostik

Seltene **Indikationen** für eine konventionelle Röntgendiagnostik am Hals sind **Trachealstenosen, Passagebehinderungen** des Hypopharynx und **Schluckbeschwerden**.

Die Bedeutung der konventionellen Röntgendiagnostik für die Halsregion ist seit Einführung von CT und MRT zunehmend in den Hintergrund gerückt. Sie wird daher nur noch **selten** eingesetzt. Zur initialen Diagnostik weiterhin wertvoll sind p. a., Seit- und Zielaufnahmen in Bezug auf eine **Verlagerung von Larynx und Trachea** bzw. **trachealen Kaliberschwankungen**. Ergänzende Funktionsprüfungen mittels Zielaufnahmen in In- und Exspiration oder unter Durchleuchtung gegen Widerstand (sog. Saug-Press-Manöver) können zur Beurteilung der Lumenschwankung durchgeführt werden. Zur Evaluation des Schluckaktes dient die konventionelle **Breischluckuntersuchung**.

### Computertomografie

Die **CT** ist **Methode der Wahl**. Sie dient der schnellen Übersicht der Halsregion bei **Traumata, Tumoren** und **entzündlichen Erkrankungen**.

Die **CT** ist weiterhin **Methode der Wahl** zur schnellen Diagnostik bei **Traumata** sowie von **Tumoren** und zur übersichtlichen Darstellung **entzündlicher Erkrankungen** in der Kopf-/Halsregion. Die Untersuchung erfolgt in axialer Schichtorientierung. Es werden zusätzlich koronare und sagittale Bilder mit Hilfe multiplanarer Reformation aus dem Datensatz rekonstruiert. Zur Differenzierung zwischen Lymphknoten, Gefäßen und Muskulatur ist die Gabe von **intravenösem Kontrastmittel** obligat. Mit einer Scanlänge, welche Aortenbogen und Schädelbasis einschließt, werden alle **regionalen Lymphknotenstationen** des Halses erfasst.

### Magnetresonanztomografie

Vorteil der **MRT** ist der exzellente **Gewebekontrast**. Tumorgewebe oder auch entzündliche Veränderungen sind gut gegenüber umgebendem Weichteilgewebe abzugrenzen und **Infiltrationen** in angrenzende Strukturen sicher zu beurteilen.

Vorteil der **MRT** gegenüber der CT ist der bessere **Gewebekontrast**. Tumorgewebe des Pharynx und entzündliche Veränderungen lassen sich von umgebendem Weichteilgewebe exzellent abgrenzen und eine **Infiltration** angrenzender Strukturen sicher beurteilen. Von Nachteil sind jedoch lange Messzeiten von 20–30 Minuten und der fehlende Kontrast zwischen Knochen und lufthaltigen Räumen. Hauptindikationen sind **Tumoren des Nasopharynx**, der **Mundhöhle** und die Bestimmung der kraniokaudalen **Tumorausdehnung** (besonders in die Schädelbasis und den parapharyngealen Raum). Die Datenakquisition gelingt mit der Kopfspule oder einer kombinierten Kopf-Hals-Spule.
Übliche Sequenzprotokolle umfassen native **T 1** und **T 2**-Spinecho-(SE-) oder Turbospinecho-(TSE-) Sequenzen sowie T 1 gewichtete Sequenzen nach **intravenöser Kontrastmittel**-(KM-) Applikation. Kontrastverstärkte fettunterdrückte Sequenzen können bei der Abgrenzung eines Tumors z. B. von parapharyngealen Fettgewebe hilfreich sein. Obligat sind **axiale** und **koronare** Schichtorientierungen zur Abklärung von Lagebeziehungen etwa zum Sinus sphenoidalis oder Clivus können **sagittale** Schichten ergänzt werden.

### Schilddrüsenszintigrafie

Die **Schilddrüsenszintigrafie** dient der weiterführenden Abklärung sonografischer Herdbefunde, insbesondere **echoarmer Knoten**. Sie macht sich die Jodaufnahme von funktionell aktivem Schilddrüsengewebe zunutze. Das verabreichte **$^{99m}$Tc-Pertechnetat** wird auf Grund seiner ähnlichen radiochemischen Eigenschaften wie Jod von der Schilddrüse aufgenommen. Es kann nach i. v.-Injektion mit einer Gamma-Kamera in der Schilddrüse nachgewiesen und quantifiziert werden (TcTU = Technetium Thyreoidaler Uptake).

Es werden Informationen über die **globale** und **regionale Tracerverteilung, Form, Lage** und **Größe** der Schilddrüse sowie über evtl. vorhandenes extrathyreoidales Schilddrüsengewebe gewonnen (Abb. **B-12.15**).

Es ist möglich, durch Gabe entsprechender Hormondosen die normale Schilddrüsenfunktion zu unterdrücken. Die Durchführung eines **Schilddrüsenszintigramms unter Suppression**, d. h. bei supprimiertem TSH, erlaubt die **Abgrenzung autonomer Bezirke.** Die Schilddrüsenszintigrafie mit $^{131}$J dient der Dosisberechnung vor einer Radiojodtherapie.

**Schilddrüsenszintigrafie**

**$^{99m}$Tc-Pertechnetat** wird aufgrund seiner ähnlichen radiochemischen Eigenschaften wie Jod von der Schilddrüse aufgenommen. Es kann nach i. v.-Injektion mit einer Gamma-Kamera in der Schilddrüse nachgewiesen und quantifiziert werden.

Mit der **Szintigrafie** werden Informationen über **globale** und **regionale Tracerverteilung, Form, Lage** und **Größe** der Schilddrüse gewonnen.

## 12.3.2 Befunde bei wichtigen Krankheitsbildern

### Hypopharynx

#### Dysphagie

► **Definition.** Der Begriff Dysphagie wird ganz allgemein für **Schluckstörungen** verwendet. Verschiedenste körperliche aber auch psychische Ursachen können das Zusammenwirken der am Schluckakt beteiligten Strukturen oder die Funktion der einzelnen Organe beeinträchtigen.

**Methode:** Die konventionelle **Breischluckuntersuchung** mit röntgenpositivem oder wasserlöslichem jodhaltigen Kontrastmittel visualisiert den Schluckakt. **CT** und **MRT** sind als Schnittbildverfahren zur genauen Abklärungen von Stenosierungen indiziert.

**12.3.2 Befunde bei wichtigen Krankheitsbildern**

**Hypopharynx**

**Dysphagie**

► **Definition.**

**Methode: CT** und **MRT** kommen als Schnittbildverfahren zur genauen Abklärungen von Stenosierungen zum Einsatz.

**B-12.6 Hypopharynx-Karzinom.**

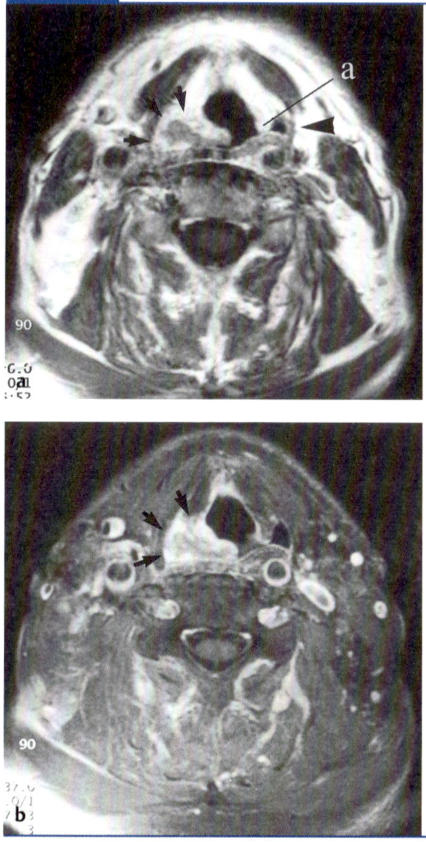


Rechtsseitig im Sinus piriformis (schwarze Pfeile) zeigt sich eine Raumforderung, die nur am Rande anreichert. Links ist der Sinus piriformis (Pfeilspitze) und die Plica aryepiglottica (**a**) regelrecht. Um den Kontrast zwischen Tumor und dem präepiglottischen Fettgewebe zu verbessern, bedient man sich einer selektiven Unterdrückung des Fettsignals (**b**). Hierbei wird das (subkutane) Fett dunkel dargestellt (vgl. **a**), das Karzinom (Pfeile) kommt somit wesentlich kontrastreicher zur Darstellung.

**a** Axiales T 1-gewichtetes **MRT**-Bild (nach Kontrastmittelgabe).

**b** Axiales T 1-gewichtetes **MRT**-Bild (nach Kontrastmittelgabe mit selektiver Unterdrückung des Fettsignals).

B-12.6

**Beurteilung:** Insbesondere ist auf Pathologien der **Ösophagusmotilität** und **strukturelle Veränderungen** zu achten, die Hinweise auf **Raumforderungen, Stenosen, Divertikel, Hernierungen** oder eine **Achalasie** liefern. Postoperativ kann eine **Anastomoseninsuffizienz** durch ein Kontrastmittelextraluminat bewiesen werden.

**Beurteilung:** Im Fokus stehen **Ösophagusmotalität** und **strukturelle Veränderungen**. Zu achten ist auf fixierte **Stenosen** und Störungen der Peristaltik. Eine prästenotische Dilatation kann auf eine kaudal davon gelegene **Raumforderung** hinweisen. Kennzeichen für **Divertikel** oder **Hernierungen** sind flüssigkeits-/luftgefüllte Strukturen in typischer, topografischer Lokalisation, ein trichterförmiges Lumen mit Spiegelbildung im Stehen charakterisiert die **Achalasie**. Postoperativ beweist ein Kontrastmittelextraluminat die **Anastomoseninsuffizienz**.

▶ Merke.

▶ Merke. Besteht ein **Aspirationsrisiko** oder der V. a. eine **Perforation oder Fistel** darf bariumhaltiges Kontrastmittel nicht verwendet werden. Stattdessen kommt ein **jodhaltiges, wasserlösliches Kontrastmittel** zur Anwendung.

## Larynx

### Larnygozele

▶ Definition.

▶ Definition. Laryngozelen sind hernienartige Aussackungen des Ventriculus laryngis, die luft- oder schleimgefüllt sind. Sie können angeboren oder erworben sein (häufig bei Glasbläsern oder Blasinstrumentenspielern). Je nach Ausdehnung über die laryngealen Strukturen hinaus unterscheidet man die **äußere** (Ausstülpung in die Halsweichteile) und die **innere** (Ausstülpung ins Kehlkopfinnere) oder gemischte **Laryngozele** Abb. **B-12.7**.

**Methode:** Diagnostik mittels **CT** bzw. **MRT**.

**Methode:** Mit **CT** und auch **MRT** lässt sich eine Laryngozele gut diagnostizieren.

**Beurteilung:** Glatt begrenzte luft- und/oder flüsigkeitsgefüllte Raumforderung. Je nach Proteingehalt erscheint eine flüssigkeitsgefüllte Laryngozele hypodens oder hyperdens. Spiegelbildungen sind charakteristisch für Mischformen.

**Beurteilung:** Glatt begrenzte Raumforderung luft- und/oder flüssigkeitsgefüllt. Niedrige Dichtewerte in der CT (< 100 HE) bzw. Signalverlust in sämtlichen Sequenzen in der MRT sind typisch für Luft. In Abhängigkeit vom Proteingehalt kommt eine flüssigkeitsgefüllte Laryngozele **hypodens** (= dunkel) bzw. **hyperdens** (= hell) zur Darstellung. Charakteristisch für eine Mischform ist der Luft-/Flüssigkeitsspiegel (Abb. **B-12.7**).

B-12.7

**B-12.7 Laryngozele.**

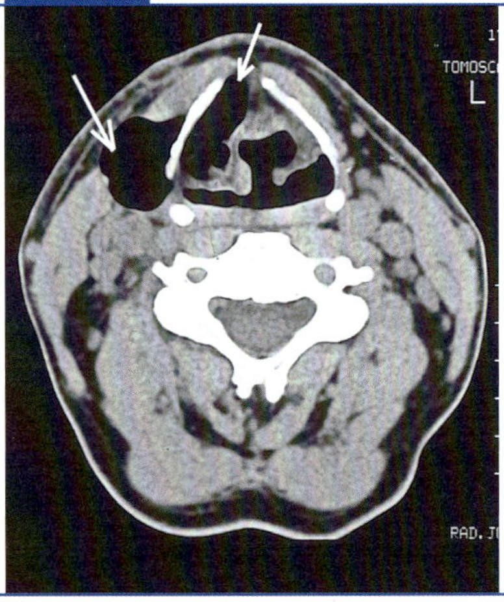


Axiales CT des Kehlkopfes. Laryngozele mit ausgedehntem intra- und paralaryngealem Hohlraum.

(aus Arnold W, Ganzer U. Checkliste Hals-Nasen-Ohren-Heilkunde. Stuttgart: Thieme; 2011)

### Larynxkarzinom

▶ Definition.

▶ Definition. Das Larynxkarzinom ist in über 90 % ein Plattenepithelkarzinom. Es ist der häufigste Tumor im HNO Bereich. Männer sind häufiger betroffen als Frauen. 60 % der Larynxkarzinome manifestieren sich in der Glottis (Stimmlippenebene), 40 % in der supraglottischen Region. Leitsymptom ist die chronische Heiserkeit (v. a. bei glottischen Karzinomen).

**Methode: CT** und **MRT** sind sowohl für das präoperative Staging als auch für die postoperativen Kontrollen geeignet.

**Methode: CT** und **MRT** sind beim **Larynxkarzinom** für das präoperative Staging bzw. die postoperativen Kontrollen indiziert.

**B-12.8 CT eines linksseitigen transglottischen Larynxkarzinoms.**

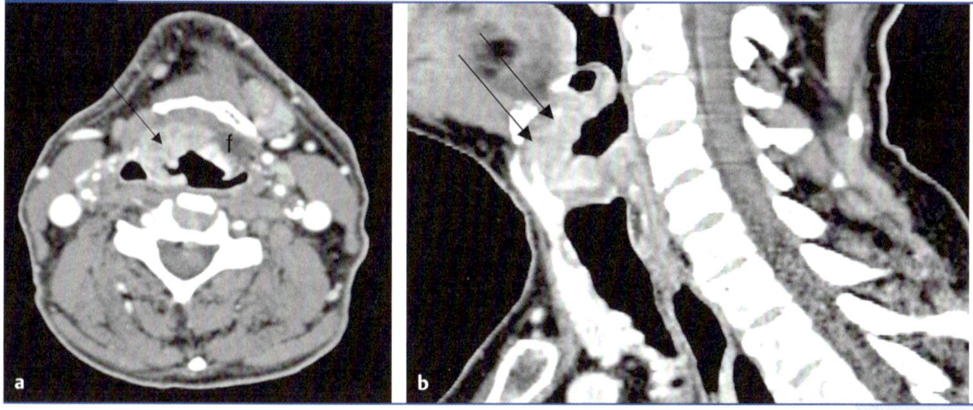


**a CT – axiale Schicht** durch die Kehlkopfeingangsebene: Es findet sich eine deutliche Gewebsvermehrung rechts. Der Tumor (Pfeil) ist klar von dem präepiglottischen Fett zu trennen (f).

**b CT – sagittale Rekonstruktion:** Die gesamte Ausdehnung des Tumors (Pfeile) ist hier in kraniokaudaler Richtung übersichtlicher zu erfassen.

**B-12.9 MRT eines Glottiskarzinoms links.**

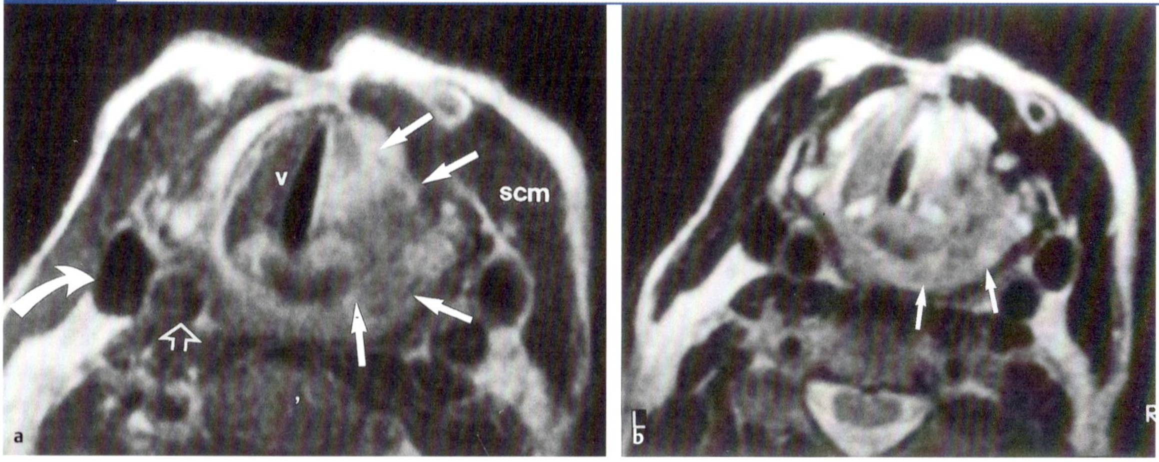


**a Axiales T1-gewichtetes MRT-Bild** nach Kontrastmittelinjektion (Schicht in Höhe des Stimmbandes [M. vocalis = V]): Die Gefäße stellen sich durch ihren Fluss in dieser Sequenz signallos (= dunkel) dar (gebogener Pfeil = V. jugularis, offener Pfeil: A. carotis). Muskeln wie der M. sternocleidomastoideus (SCM) weisen eine mittlere Signalintensität auf, Fett eine hohe Signalintensität. Der Tumor (weiße Pfeile) zeigt ein randständiges Kontrastmittelanreicherungsverhalten, das die Grenzen der Infiltration erkennen lässt.

**b Axiales T2-gewichtetes MRT-Bild**, gleiche Schicht wie oben: In der T2-Wichtung lassen sich Tumoren (weiße Pfeile) oft schon nativ gut abgrenzen. Der Kontrast von Tumor zu umgebendem Gewebe ist nicht so stark wie bei der T1-gewichteten Sequenz nach Kontrastmittelgabe. Der M. constrictor pharyngis ist dagegen gut abgrenzbar.

**Beurteilung:** Asymmetrie, infiltratives oder exophytisches Wachstum, sowie mangelnde Beweglichkeit der Stimmlippen bei Phonation, Knochen- und Knorpeldestruktion und KM Enhancement sind typische **Malignitätskriterien** (Abb. **B-12.8**, Abb. **B-12.9**).

**Beurteilung:** Typische **Malignitätkriterien** sind: Asymmetrie, infiltratives oder exophytisches Wachstum, Knochen- und Knorpeldestruktion und KM Enhancement (Abb. **B-12.8**, Abb. **B-12.9**).

## Trachea

Trachea

### Trachealstenose

Trachealstenose

► **Definition.** Unter einer Trachealstenose versteht man jede funktionell bedeutsame Einengung des Tracheallumens. Sie können **angeboren** oder **erworben** sein. Zu unterscheiden sind **extrinsische** und **intrinsische** Ursachen.

► Definition.

**Methode:** Die **Röntgenthoraxaufnahme p. a.** zeigt Lage und Weite des Lumens. Bei V. a. Trachealstenosen dienen **CT** und **MRT** zur weiterführenden Diagnostik.

**Beurteilung: Eingeengtes Tracheallumen**. Bildmorphologie in Abhängigkeit von der Ursache:

- **Extrinsische Ursachen:** Mediastinale Raumforderungen, z. B. Struma oder Lymphom, Gefäßfehlbildungen.
- **Intrinsische Ursachen:** Verzweigungsanomalie, Trachealwandhämangiom, Trachealwandzyste.

**Methode: Röntgenthoraxaufnahme p. a.** zur Beurteilung von Lage und Weite des Lumens, weiterführende Diagnostik mittels **CT** bzw. **MRT**.

**Beurteilung: Eingeengtes Tracheallumen**. Unterschiedliche Bildmorphologie in Abhängigkeit von der Ursache (extrinsisch bzw. intrinsisch).

## Tracheomalazie

► Definition.

Methode: Funktionsprüfungen mittels Zielaufnahmen in In- und Exspiration bzw. unter Durchleuchtung bei dem sog. Saug-Press-Manöver.
Beurteilung: Lumenschwankungen > 50 % beim Saug-Press-Manöver weisen auf eine eingeschränkte Formstabilität der Trachea hin.

**► Definition.** Unter einer Tracheomalazie versteht man einen Stabilitätsverlust der Luftröhre. Man unterscheidet die **angeborene** von der **erworbenen** Form. Letztere kann infolge einer chron. Infektion oder einer übermäßig langen Intubation auftreten oder durch Kompression von außen bedingt sein.

**Methode:** Funktionsprüfungen mittels **Zielaufnahmen** in In- und Exspiration oder unter **Durchleuchtung** gegen Widerstand (sog. **Saug-Press-Manöver**).

**Beurteilung:** Ein Kollaps eines Segments beim Saugen bei gleichzeitiger Erweiterung desselben beim Pressen > 50 % während des Valsalva-Manövers weist auf eine eingeschränkte Formstabilität hin.

## Halszysten

► Definition.

Methode: Das radiologische Verfahren der Wahl ist die Sonografie.

Beurteilung: Der Befund in der Sonografie ist mit einem echofreien Lumen, glatter Wandkontur und einer starken dorsalen Schallverstärkung charakteristisch.

**► Definition.** Mediane und laterale Halszysten sind die häufigste kongenitale Missbildung des Halses. Sie entstehen auf unterschiedlicher embryonaler Grundlage. Die **laterale** Halszyste entsteht aus Überresten des 2.-4. Kiemenbogens und findet sich in Höhe der Karotisgabel am Vorderrand des M. sternocleidomastoideus, hier findet sich auch häufig eine Fistelöffnung. Die **mediane** Halszyste entsteht hingegen aus dem nicht obliterierten Ductus thyreoglossus. Diese Form findet sich vor allem im Bereich des Zungengrundes.

**Methode:** Verfahren der Wahl ist die **Sonografie**. Die Schnittbildverfahren CT und MRT können zur genauen Lokalisation und Bestimmung der Ausdehnung und/oder zur Diagnose von Komplikationen wie z. B. fortgeleitete Infektionen oder Fistelungen ergänzt werden.

**Beurteilung:** Sonografisch charakteristisch ist die **glatte Wandkontur, ein echofreies Lumen und eine starke dorsale Schallverstärkung** (Abb. **B-12.10**). In der **CT** sind Halszysten als glatt berandete, hypodense Struktur abgrenzbar. Infizierte Zysten zeigen eine Wandverdickung sowie Verdichtungen und eine Unschärfe des umgebenden Fetts (Syn.: Fettgewebsimbiberungen). In der **MRT** kommen die Zysten in T2w hyperintens (= hell) und je nach Proteingehalt in T1w hypo- (= dunkel) bis hyperintens zur Darstellung. Die Zystenwand kann KM anreichern.

B-12.10

**B-12.10 Sonografischer Befund bei medianer Halszyste.**

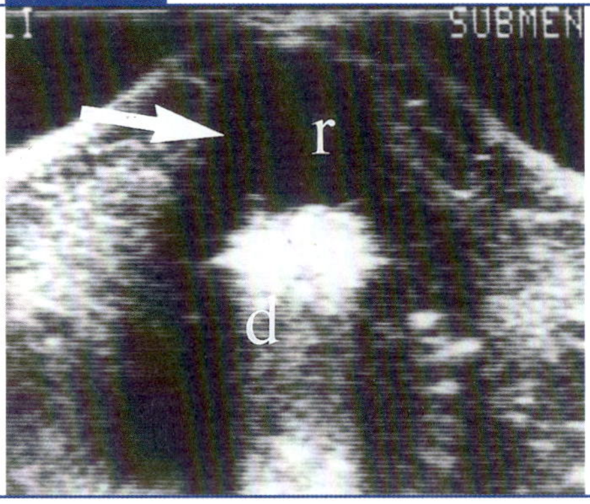


In der Mittellinie findet sich submental unter dem Platysma eine runde, glatt begrenzte und reflexfreie Raumforderung (r) mit dorsaler Schallverstärkung (d), die alle drei Kriterien einer blanden Zyste erfüllt (transversale Schichtführung, Blick von unten).

## Lymphknoten

► Definition.

**► Definition.** Die Lymphknoten des Halses sind oft bei Infektionen vergrößert. Zervikale Lymphknotenvergrößerungen können aber auch erste Manifestationen eines malignen Lymphoms oder auch Metastasen eines bisher unbekannten Primärtumors sein.

► **Merke.** Ein Lymphknoten mit einem Querdurchmesser von < 1 cm gilt als normal; ein Durchmesser zwischen 1 und 1,5 cm gilt als suspekt, und ein Lymphknoten von mehr als 1,5 cm oder mit zentraler Nekrose gilt als metastatisch befallen. Es muss allerdings betont werden, dass diese Aussagen im Einzelfall nicht immer zutreffen und nur eine statistische Wahrscheinlichkeit angeben.

► Merke.

**Methoden:** Für die Diagnostik oberflächlicher Lymphknoten ist die **Sonografie** von hohem Stellenwert. Mit der **CT** können auch **tiefe Lymphknoten** erfasst werden.

**Beurteilung:** In der **Sonografie** dienen die Kriterien Größe, Kontur, Echogenität, Architektur und bei der **farbkodierten Duplexsonografie** zusätzlich noch die Perfusion zur Differenzierung normaler vs. infiltrierter Lymphknoten.

Ein **metastatisch befallener Lymphknoten** ist in der Sonografie **homogen, echoarm** und kann zur Umgebung **unscharf** begrenzt sein (Abb. **B-12.11**). Im Falle eines malignen Lymphoms zeigt die Größenabnahme unter Radio-/Chemotherapie das Therapieansprechen an. Aufgrund von regressiven Veränderungen können dann zentrale Nekrosen und Inhomogenitäten auftreten.

**Entzündlich veränderte Lymphknoten** sind in der **Sonografie reflexarm, unscharf begrenzt** und **vergrößert**. Abszesse bzw. Einschmelzungen sind zentral reflexarm oder reflexfrei und von einem echoreichen Randsaum umgeben.

In der **CT** wird in erster Linie die Größe zur Beurteilung herangezogen, sie ist jedoch allein kein ausreichendes Differenzierungskriterium. Lymphknoten können auch sekundär reaktiv bei Entzündungen vergrößert sein; ebenso können in normal großen Lymphknoten Mikrometastasen vorhanden sein. Beim Vorliegen von **Lymphknotenmetastasen** zeigt sich in der CT oft eine **deutliche, zum Teil heterogene Anreicherung von Kontrastmittel**. Vermehrt wird inzwischen auch die Aktivität im **PET-CT** zur Differenzierung genutzt. Die zentrale Nekrose, also eine im Zentrum gelegene Hypodensität in einem peripher hyperdensen Lymphknoten sowie eine extrakapsuläre Ausdehnung sind Anzeichen für metastatischen Befall. Die Unterscheidung der verschiedenen histologischen Klassifikationen ist mit bildgebenden Verfahren nicht möglich (Abb. **B-12.12**).

**Entzündlich veränderte Lymphknoten** sind typischerweise vergrößert und zeigen Umgebungsreaktionen, die sich in der **CT** als Verdichtung des umgebenden Fettgewebes manifestieren (Abb. **B-12.13**). Eine definitive Aussage zur Dignität einer Lymphknotenvergrößerung ist jedoch oft nicht möglich.

In der **MRT** gelten im Wesentlichen die gleichen Kriterien (Größe, KM Aufnahme, zentrale Nekrose) wie in der CT. Metastatisch befallene Lymphknoten sind identisch zur Muskulatur in T1w signalarm (hypodens) und in T2w intermediär bis moderat signalreich (iso - hyperintens) somit identisch zu Fett, daher sind **T2w fettsupprimierte Sequenzen** zur Detektion von Lymphknoten besser geeignet.

**Methoden:** Die Diagnostik oberflächlicher Lymphknoten kann mittels **Sonografie** erfolgen, die **tiefen Lymphknoten** können mit der **CT** erfasst werden.

**Beurteilung:** Beurteilt werden in der **Sonografie** Größe, Kontur, Echogenität, Architektur und bei der **farbkodierten Duplexsonografie** zusätzlich noch die Perfusion der Lymphknoten.

In der **Sonografie** sind **metastatisch befallene Lymphknoten** typischerweise **homogen, echoarm** und können zur **Umgebung unscharf begrenzt** sein (Abb. **B-12.11**).

In der **Sonografie** sind entzündlich veränderte Lymphknoten **reflexarm, unscharf begrenzt** und **vergrößert**, eine Abgrenzung zu neoplastisch veränderten Lymphknoten ist jedoch sehr schwierig.

Bei **Lymphknotenmetastasen** zeigen sich in der **CT** typischerweise eine **homogene LK-Vergrößerung** und eine deutliche **Kontrastmittelanreicherung** (Abb. **B-12.12**). Inzwischen wird zur Diagnostik auch vermehrt die **PET-CT** genutzt.

**Entzündlich veränderte Lymphknoten** sind vergrößert und zeigen Umgebungsreaktionen (vgl. Abb. **B-12.12** und Abb. **B-12.13**). Eine definitive Aussage zur Dignität einer Lymphknotenvergrößerung ist oft nicht möglich.

In der **MRT** kommen **metastastisch befallene Lymphknoten** je nach Wichtung hypo-, iso- oder hyperdens zur Darstellung, am besten geeignet zur Detektion sind **fettsupprimierte T2w-Sequenzen.**

**B-12.11** **Lymphom in der Sonografie im Quer- (a) und Längsschnitt (b).**

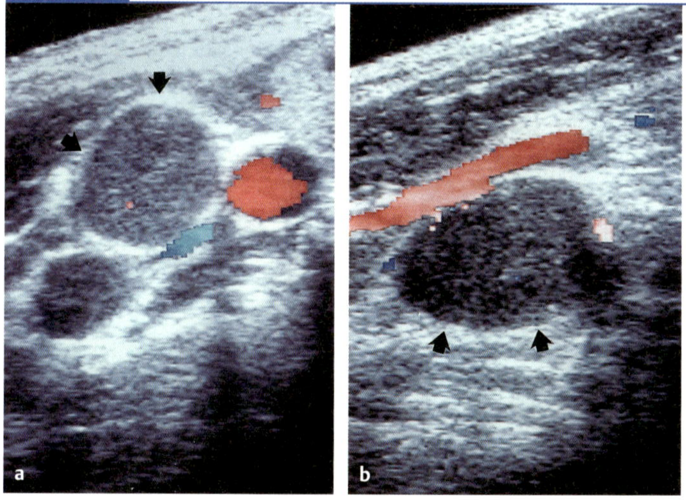


In der A. carotis (rotes Flusssignal) und der V. jugularis (blaues Flusssignal) ist regelrechter Fluss nachweisbar. Ein grenzwertig vergrößerter Lymphknoten um 1 cm (Pfeile) zeigt homogene reflexarme Echogenität; somit als suspekt einzuordnen.

**B-12.11**

**B-12.12 Lymphknotenmetastasen.**

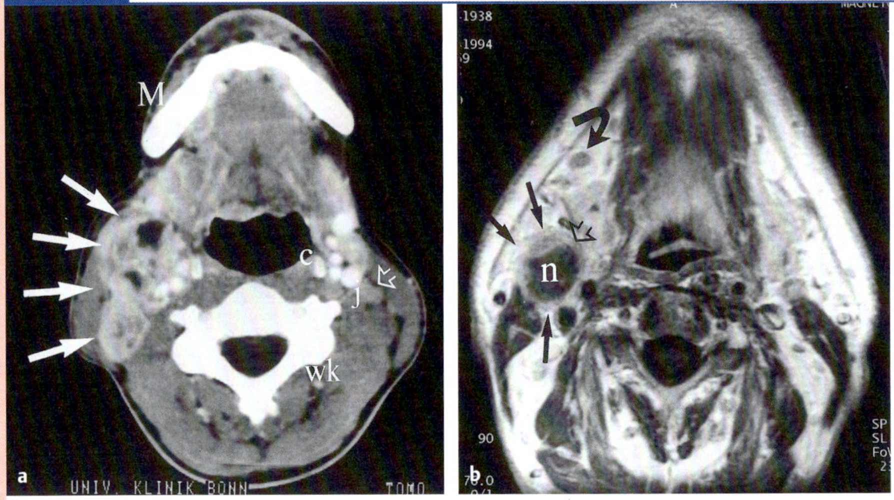


**a** **Kontrastverstärkte CT:** Beidseitiger Lymphknotenbefall bei Zustand nach Oropharynxkarzinom. Operative Sanierung links mit suprahyoidaler Ausräumung. V. a. Rezidivmetastasierung in die Lymphknoten beidseits. Rechts ist ein großes Konglomerat erkennbar, das breit in die Umgebung infiltriert (Pfeile). Kleiner Lymphknoten links (offener Pfeil). Die hypodensen Veränderungen sprechen für zentrale Nekrosen und somit für Lymphknotenmetastasen. Bei unbehandelten malignen Lymphomen sind derartige Nekrosen nicht zu beobachten (M = Mandibula, WK = Wirbelkörper, J = V. jugularis, C = A. carotis).

**b** **MRT** (axiale Schicht, T 1-Wichtung nach Kontrastmittelgabe): Im Kieferwinkel rechts zeigt sich eine ca. 2,5 cm messende Raumforderung (geschlossene Pfeile). Der Lymphknoten, der sich nach Kontrastmittelgabe zentral hypointens, entsprechend einer zentralen Nekrose (n), am Rand aber deutlich hyperintens darstellt (offener Pfeil), zeigt somit am Rande deutliche Vitalitätszeichen. Ein weiterer kleiner Lymphknoten submandibulär (gebogener Pfeil) erfüllt diese Kriterien nicht. Bei einer Größe von unter 5 mm ist dieser Knoten **nicht** suspekt.

B-12.13

**B-12.13 Halslymphknoten: Entzündung mit beginnender Abszessbildung.**

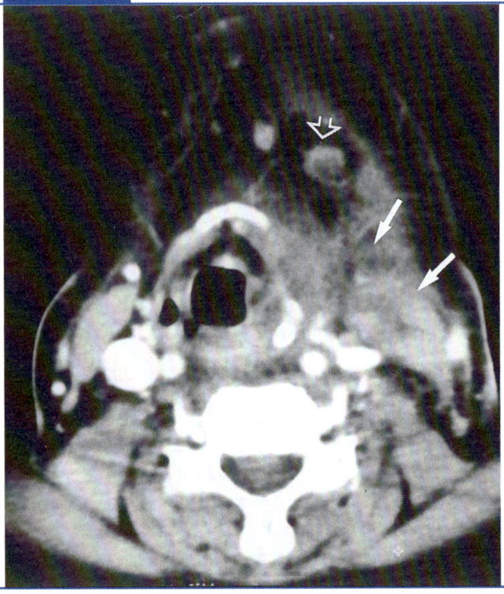

Die **kontrastgestützte CT** zeigt linksseitig eine deutliche Verdichtung des Fettgewebes, die unscharf begrenzt ist (Pfeile). Die submentalen Lymphknoten sind deutlich vergrößert (offener Pfeil), zeigen jedoch keine Nekrosen.

### Schilddrüse

Bei der Schilddrüse finden sich häufig vielfältige Variationen in Form und Lage.

**Methoden:** Das radiologische Verfahren der Wahl ist die **Sonografie**. Die weiterführende Diagnostik erfolgt durch **Schilddrüsenszintigrafie**.

## Schilddrüse

Die Variationen der Schilddrüse in Form und Lage sind vielfältig. Ein Pyramidallappen, meist ausgehend vom Isthmus oder dem linken Schilddrüsenlappen anliegend, kommt ebenso vor wie das kongenitale Fehlen eines Lappens, Seitenasymmetrien sind sehr häufig.

**Methoden:** Zur Untersuchung der Schilddrüse ist die **Sonografie** das Verfahren der Wahl. Zur weiterführenden Diagnostik insbesondere echoarmer Knoten kommt die **Schilddrüsenszintigrafie** zum Einsatz. CT und MRT zählen nicht zur Routinediagnostik. Bei ausgedehnten Raumforderungen können die Schnittbildverfahren jedoch die Abgrenzung zum benachbarten Gewebe definieren helfen.
Cave. Bevor die Schilddrüse nicht endgültig abgeklärt ist, sollten jodhaltige Kontrastmittel nicht injiziert werden.

**B-12.3 Sonografische Leitbefunde und mögliche Ursachen**

| Befund | mögliche Ursachen | Bemerkungen |
|---|---|---|
| **diffuse Veränderungen** | | |
| ▪ **echoarm** | ▪ Morbus Basedow | feinfleckiges, diffuses, eher echoarmes Bild; Hypervaskularisation in der Farbdopplersonografie |
| ▪ **echoreich** | ▪ Struma diffusa colloides (Kolloidstruma) | Schilddrüsenvergößerung, echoreiche Struktur |
| | ▪ regressiv feinknotig veränderte Struma | echoreiche, oft asymmetrische Struma, inhomogen wirkende Struktur |
| **umschriebene Veränderungen** | | |
| ▪ **echofrei** | ▪ Zyste | echofrei, rund, glatt begrenzt, dorsale Schallverstärkung |
| ▪ **echoarm/echogleich*** | ▪ adenomatöse Hyperplasie | oft stark inhomogenes Bild, meist echogleiche (oder echoreiche) Struktur, Struma mit multiplen Knoten, echoarmer Randsaum, häufig regressive Veränderungen (Pseudozysten, Verkalkungen) |
| | ▪ Adenom | meist solitär in normaler Schilddrüse, echoarmer Randsaum |
| | ▪ Abszess | echoarme inhomogene Raumforderung, unregelmäßig begrenzt |
| | ▪ maligner Tumor (Karzinome) | echoarmer Knoten ohne Randsaum, evtl. Mikrokalk, infiltratives Wachstum ist beweisend |
| ▪ **echoreich** | ▪ Adenom | echoreicher Knoten in normaler Schilddrüse |
| | ▪ regressiv veränderte Knotenstruma | grobe, irreguläre, echoreiche Struktur |
| | ▪ Verkalkungen | intensive Reflexe mit Schallschatten, kleinherdig, grobfleckig |

* echoarme Raumforderungen der Schilddrüse sind weiter abzuklären

**B-12.14 Schilddrüsensonografie.**

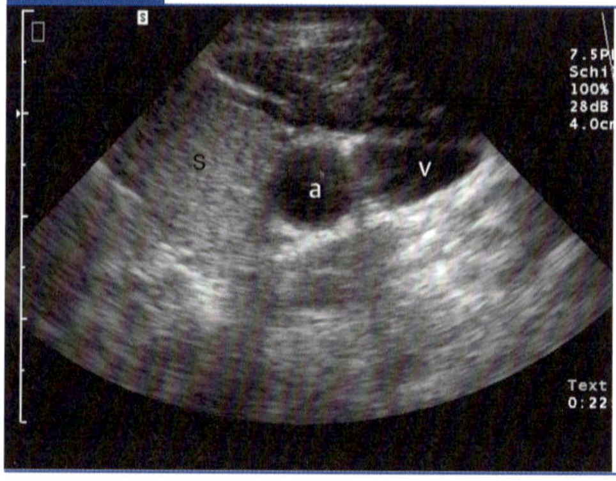


Normale Schilddrüse im Transversalschnitt (7,5 MHz) S = Schilddrüse, a = A. carotis, v = V. jugularis.

**Beurteilung:** In der **Sonografie** werden zur Beschreibung des Schallmusters die Begriffe **homogen** und **inhomogen**, bei der Echogenität die Begriffe **echofrei, echoarm, echogleich und echoreich** verwendet (Abb. **B-12.14**). Die normale Schilddrüse zeigt im Ultraschall ein homogenes Reflexmuster ohne echoarme oder -reiche Zonen. Benachbarte Gefäße und Weichteile dienen der Kontrolle von Lage und Echostruktur der Schilddrüse.

In Tab. **B-12.3** sind einige typische sonografische Befunde und ihre Differenzialdiagnosen bei Schilddrüsenerkrankungen aufgeführt.

In der **Schilddrüsenszintigrafie** speichert ein **warmer Knoten** den Tracer stärker als das übrige Schilddrüsengewebe; es kann sich um ein autonomes Adenom handeln (Abb. **B-12.15**). Lässt sich nur der Knoten darstellen und die restliche Schilddrüse speichert nur sehr begrenzt oder gar nicht, handelt es sich um ein dekompensiertes autonomes Adenom. Ein **kalter Knoten** speichert nicht oder kaum. Er ist prinzipiell **karzinomverdächtig**.

B-12.14

**Beurteilung:** In der **Sonografie** werden **Echostrukur, Schallmuster** und **Echogenität** beurteilt (Abb. **B-12.14**).

Tab. **B-12.3** zeigt einige typische sonografische Befunde und ihre Differenzialdiagnosen.

Ein **warmer Knoten** speichert stärker als das übrige Schilddrüsengewebe (z. B. bei autonomem Adenom). Ist nur der Knoten darstellbar (restliche Schilddrüse speichert kaum bis gar nicht), handelt es sich um ein dekompensiertes autonomes Adenom. Ein **kalter Knoten** speichert nicht oder kaum und ist prinzipiell **karzinomverdächtig**.

B-12.15

B-12.15 Schilddrüsenszintigrafie.

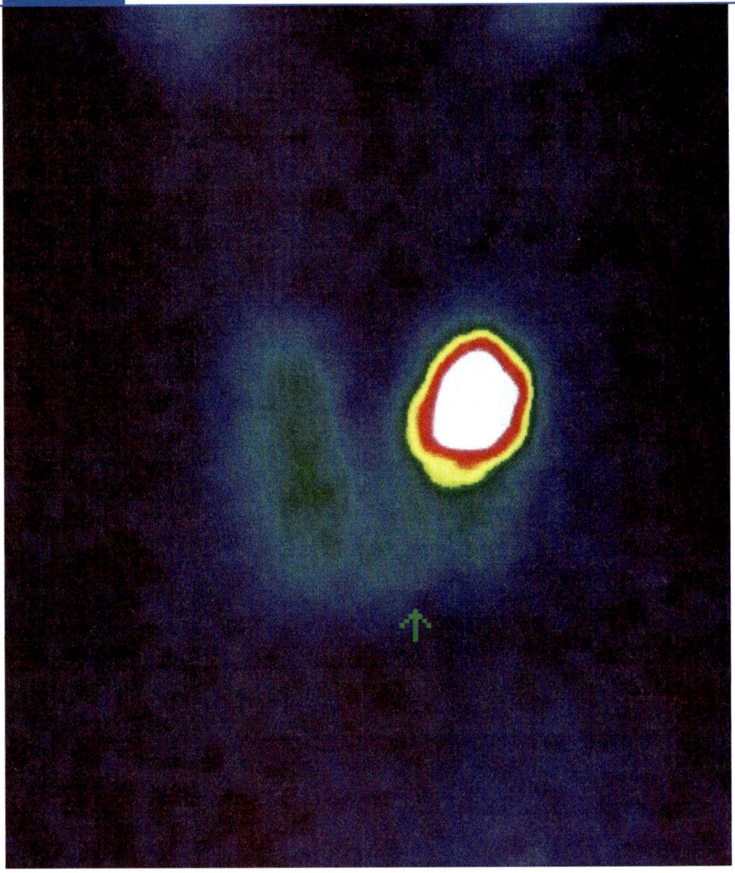

Autonomes Adenom links kranial. Die restliche SD zeigt kaum ein $^{99m}$Tc-Uptake.
(aus Arastéh K et al. Duale Reihe Innere Medizin. Stuttgart: Thieme; 2012)

## Funktionelle Autonomie

▶ Definition.

▶ **Definition.** Bei der funktionellen Autonomie besteht eine dem zentralen Regelkreis entkoppelte Produktion von Schilddrüsenhormonen, entweder in **disseminierter** oder **adenomatöser** Form. Sie stellt die zweithäufigste Erkrankung der Schilddrüse in Deutschland dar.

**Beurteilung: Sonografisch** sind autonome Adenome oft gut abgrenzbar (s. Tab. **B-12.3**). In der **Tc-Szintigrafie** Nachweis vermehrt einspeichernder Areale, Uptake ist erhöht.

**Beurteilung**
**Sonografisch** lassen sich autonome Adenome oft gut als Knoten unterschiedlicher Echogenität abgrenzen (s. Tab. **B-12.3**). In der **Tc-Szintigrafie** sind warme Areale nachweisbar, der Uptake ist erhöht. **Szintigrafisch** kann eine **kompensierte Form** mit Darstellung des gesunden Schilddrüsengewebes von einer **dekompensierten Form** (nur autonome Bezirke mit erhöhtem Uptake) unterschieden werden.

## Morbus Basedow

▶ Definition.

▶ **Definition.** Autoimmunthyreoiditis mit klinischen Zeichen der Hyperthyreose bei unterschiedlich stark ausgeprägter Struma diffusa, häufig in Kombination mit endokriner Ophthalmopathie (konsekutiver Exophthalmus).

**Beurteilung:** Meist deutlich erhöhter, homogener Uptake in der **Szintigrafie, sonografisch** verminderte Echogenität vgl. Tab. **B-12.3**).

**Beurteilung:** Die **Szintigrafie** zeigt einen meist deutlich **erhöhten, homogenen Uptake. Sonografisch** sieht man eine typische, **verminderte Echogenität** der gesamten Schilddrüse (vgl. Tab. **B-12.3**).

**B-12.16 Schilddrüsenkarzinom mit Verlagerung und Infiltration der Trachea.**

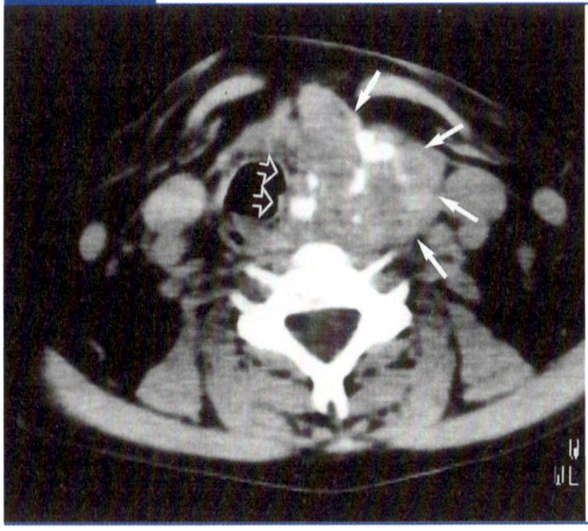

**CT:** Unauffällige Vorgeschichte der 66-jährigen Patientin, bis Monate vor der Untersuchung Schluckbeschwerden auftraten. Der deutlich vergrößerte linke Schilddrüsenlappen (Pfeile) zeigt Inhomogenitäten und Verkalkungen. Die Trachea ist weit nach rechts verlagert und wird von dem Tumor infiltriert (offene Pfeile).

B-12.16

### Malignome der Schilddrüse

**Formen:** Man unterscheidet **differenzierte** (follikuläre und papilläre) von **undifferenzierten** (anaplastischen) und **C-Zell-Karzinomen** (medulläres Schilddrüsenkarzinom).

**Methoden:** Sonografie und Szintigrafie. Zum Staging dienen CT und MRT.

**Beurteilung:** Malignome stellen sich szintigrafisch meist als nicht speichernde, kalte Areale dar, sonografisch sind sie oft echoarm .

Malignome der Schilddrüse

**Methoden:** Neben Sonografie und Szintigrafie sind CT und MRT zum Staging indiziert.
**Beurteilung:** Nicht speichernde, kalte Areale in der Szintigrafie.

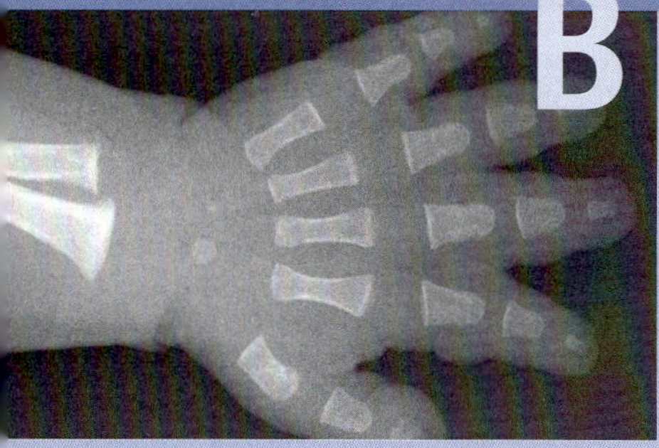


# 13 Bildgebende Diagnostik im Kindesalter



*K. Schneider; I. Krüger-Stollfuß*

13.1 Allgemeines

## 13.1 Allgemeines

Hauptgebiete der pädiatrischen Radiologie sind:
- **Thorax** in der Neonatalzeit
- **Urogenitaltrakt**
- **Gastrointestinaltrakt**.

Die Besonderheit der bildgebenden Diagnostik im Kindesalter besteht in dem notwendigen Wissen um die spezielle Anatomie und die physiologischen Veränderungen der Organe sowie Organsysteme vom Neugeborenen bis zum Erwachsenenalter. Ferner sind spezifische Kenntnisse in der Embryologie erforderlich, um komplexe Fehlbildungen, wie z. B. die urogenitalen und anorektalen Anomalien, zu verstehen. Erst dann kann die Pathologie sicher erkannt werden.
In diesem Kapitel werden 3 Hauptgebiete der pädiatrischen bildgebenden Diagnostik angesprochen:
- **Thorax** in der Neonatalzeit
- **Urogenitaltrakt**
- **Gastrointestinaltrakt**.

Dabei werden schwerpunktmäßig die Krankheitsbilder abgehandelt, die für Patienten im Kindesalter typisch sind und beim Erwachsenen entweder nicht vorkommen oder aber eine untergeordnete Rolle spielen. Das Kapitel über die Thoraxdiagnostik beinhaltet ganz überwiegend die Krankheitsbilder des Neugeborenen. Die gastroenterologische sowie urologische Diagnostik befasst sich vorrangig mit kongenitalen Erkrankungen, die bedingt durch die pränatale Sonografie und MRT fast ausschließlich im 1. Lebensalter durchgeführt werden muss.

**Schnittbildverfahren** stellen heute für einige Fachgebiete das primäre diagnostische Verfahren dar. Hauptsächlich eingesetztes Verfahren ist die Sonografie.

Jedem Kapitel wird ein Abschnitt über die üblichen Untersuchungstechniken vorangestellt. Spezielle Untersuchungsmodalitäten werden bei der betreffenden Fragestellung angesprochen. Die sinnvolle Ergänzung durch Schnittbildverfahren (Sonografie, CT, MRT) wird für alle Themenkomplexe abgehandelt. Heute stellen **Schnittbildmethoden** für einige Fachgebiete sogar das primäre diagnostische Verfahren dar, z. B. die Sonografie für die meisten urologischen Fragestellungen.
Beim Einsatz der CT im Kindesalter sollte wegen der kürzeren Untersuchungsdauer möglichst die Mehrzeilen-CT mit altersgemäßer Dosisanpassung genutzt werden.

Die **Strahlenschutzmaßnahmen** müssen wegen der höheren Strahlenempfindlichkeit (Faktor 10 beim Neugeborenen) besonders streng eingehalten werden.

Die **Strahlenschutzmaßnahmen** müssen wegen der deutlich höheren Strahlenempfindlichkeit im frühen Lebensalter (beim reifen Neugeborenen mind. Faktor 10 im Vergleich zum Erwachsenen) und des länger dauernden Lebenszeitrisikos bei Kindern besonders streng eingehalten werden. Jeder kinderradiologisch tätige Arzt sollte sich eingehend mit der Strahlenhygiene befassen.

13.2 Thoraxdiagnostik in der Neonatologie

13.2.1 Radiologische Methoden

## 13.2 Thoraxdiagnostik in der Neonatologie

### 13.2.1 Radiologische Methoden

Die **konventionelle Thoraxaufnahme a. p.** (sagittaler Strahlengang) und das **thorakoabdominale Babygramm** stellen die häufigsten radiologische Untersuchungsmethoden dar. Die **seitliche Thoraxaufnahme** (lateraler Strahlengang) ist nur ergänzend bei unklaren Befunden indiziert.

Die **Röntgenaufnahme des Thorax** und das **thorakoabdominale Babygramm** stellen auch nach der Einführung der modernen Schnittbildverfahren die häufigsten radiologischen Untersuchungsmethoden (S. 163) in dieser Altersgruppe dar. Initial werden die Aufnahmen im sagittalen Strahlengang angefertigt. Dabei befindet sich das Kind entweder in Rückenlage oder in aufrechter Position. Bei neonatologischen Intensivpatienten erfolgt die Untersuchung im Inkubator. In den meisten Fällen ist die a. p.-Aufnahme im Liegen zur Diagnosestellung ausreichend. Die weitere Abklärung dann noch unklarer Befunde erfordert ergänzend die Anfertigung zusätzlicher Aufnahmen im lateralen Strahlengang **(seitliche Thoraxaufnahme)**.

**B-13.1 Normaler Thoraxbefund im sagittalen Strahlengang (Reifgeborenes).**

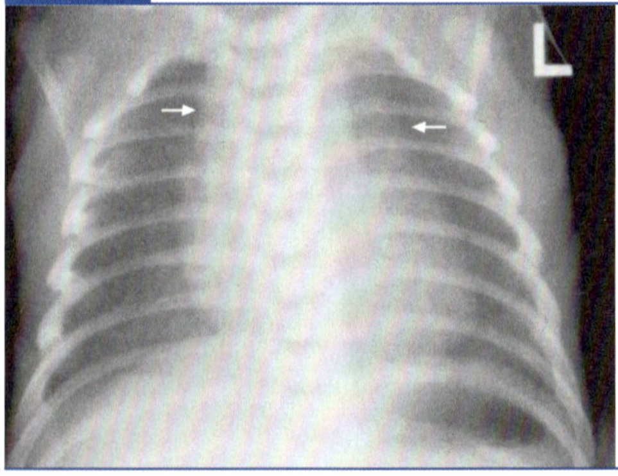


Aufnahme im Hängen a. p. Oberes Mediastinum durch Thymus mit seiner typischen Halbtransparenz beidseits verbreitert (Pfeile). Normale Transparenz der Lunge mit typisch verminderter Lungengefäßzeichnung. Gering größenbetontes Herz.

B-13.1

**Normalbefund (Abb. B-13.1):** Beim Neugeborenen lassen sich die **Trachea** mit den Hauptbronchien, die **Lungen** und das **Zwerchfell** beurteilen. Erst durch die stressbedingte Involution des **Thymus** kann gegen Ende der ersten Lebenswoche die **Herzgröße** und die Konfiguration des Herzens korrekt beurteilt werden. Infolge der muskelstarken kleinen Arteriolen im Lungenkreislauf und deren physiologisch noch hoher Tonus sind in den ersten Lebenswochen die Lungengefäße nicht zu sehen (sog. physiologische Oligämie der Neugeborenenlunge). Der Ösophagus kann bei einer Luftanreicherung oder mithilfe einer liegenden Magensonde im Verlauf identifiziert werden.

**Normalbefund (Abb. B-13.1):** Beim Neugeborenen lassen sich **Trachea** mit Hauptbronchien, **Lungen** und **Zwerchfell** beurteilen. **Herz** und **Thymus** bilden häufig einen einheitlichen „Mittelschatten", sodass Herzgröße und Herzkonfiguration in den ersten Lebenstagen häufig nicht exakt beurteilt werden können.

Der **knöcherne Thorax** ist hinsichtlich der einzelnen ossären Strukturen zu beurteilen. Das betrifft insbesondere die Brustwirbelkörper, die Klavikula und die Rippen sowie die auf der Thoraxaufnahme abgebildeten Anteile des Schultergürtels. Beim reifen Neugeborenen kann der mediale Knochenkern der proximalen Humerusepiphyse sichtbar sein.

Der **knöcherne Thorax** wird hinsichtlich der einzelnen ossären Strukturen beurteilt. Beim reifen Neugeborenen kann der mediale Knochenkern der proximalen Humerusepiphyse sichtbar sein.

Am auffälligsten im Vergleich zum älteren Kind ist die Thoraxform sowie das Verhältnis von Herzgröße im transversalen Durchmesser zum größten Thoraxquerdurchmesser. Der Neugeboren- und Säuglingsthorax ist zylindrisch (gleicher sagittaler und transversaler Durchmesser). Im Kindesalter wächst der Thorax in die Länge und die Breite, sodass der sagittale Durchmesser in der Entwicklung deutlich weniger zunimmt als der laterale.

Der **Herz-Thorax-Quotient** bei Neugeborenen liegt durchschnittlich bei **0,5**. Beim reifen Neugeborenen ist normalerweise die Lunge nach wenigen Atemzügen gut belüftet und fast alle Alveolen sind entfaltet. Die fetale Lungenflüssigkeit wird beim lebensfrischen Neugeborenen in 6–12 Stunden resorbiert.

Der **Herz-Thorax-Quotient** bei Neugeborenen liegt etwas über **0,5**.

Patientenbedingte Faktoren, z. B. eine unzureichende Inspirationsphase und eine Verdrehung sowohl in der Längs- als auch Horizontalachse, können beim neonatologischen Thorax Fehlbeurteilungen insbesondere der Herzgröße, der Einschätzung der Gefäßquerschnitte (nasse Lunge) sowie der Lungenbelüftung (Pseudoschwärzung bei Verdrehung) zur Folge haben.

Fehlbeurteilungen können beim Neugeborenen-Thorax z. B. durch unzureichende Inspiration und Verdrehung während der Aufnahme entstehen.

Die **Sonografie** wird beim weißen Thorax (fehlende Lungenbelüftung) zur weiteren Differenzierung von Gewebestrukturen durchgeführt (z. B. zystische Lungenfehlbildungen, Thymusveränderungen). Sie ist beispielsweise bestens zur Abgrenzung von Flüssigkeit gegenüber solidem Gewebe geeignet. Ferner kann mittels Doppler (Farb- und PW-Doppler) die abnorme Gefäßversorgung eines Lungensequesters nachgewiesen werden. Das Verfahren ist eine wichtige zusätzliche Methode der Thoraxdiagnostik im frühen Lebensalter.

Die **Sonografie** wird beim weißen Thorax (fehlende Lungebelüftung) zur weiteren Differenzierung von Gewebestrukturen durchgeführt.

Weitere Schnittbildverfahren wie **CT** und **MRT** werden seltener eingesetzt. Sie sind z. B. hilfreich bei der Diagnostik von trachealen, bronchopulmonalen und vaskulären Fehlbildungen im Thoraxbereich.

**CT und MRT** werden bei ausgewählten Indikationen eingesetzt (z. B. zum Nachweis trachealer, vaskulärer und pulmonaler Fehlbildungen).

13.2.2 Wichtige Krankheitsbilder

Surfactantmangelsyndrom

▸ Synonym.

▸ Definition.

Durch den Surfactantmangel kollabieren die Alveolen und im Alveolarraum entstehen hyaline Membranen. Dies behindert den Gasaustausch.

▸ Merke.

**Klinik:** Zunehmende **Dyspnoe** und **Tachypnoe**.

**Diagnostisches Vorgehen:** Die Diagnosestellung erfolgt aufgrund von Klinik, Blutgasanalyse und typischem Röntgenbefund.

**Radiologische Diagnostik:** Röntgensymptome s. Abb. **B-13.2**.

## 13.2.2 Wichtige Krankheitsbilder

### Surfactantmangelsyndrom

**▸ Synonym.** Respiratory Distress Syndrom (RDS)

**▸ Definition.** Atemnotsyndrom, das durch die funktionelle Unreife der Frühgeborenenlunge und den Mangel an Surfactant hervorgerufen wird.

Durch den Surfactantmangel kommt es zur Instabilität des Alveolarsystems mit einem diffusen Kollaps der Alveolen und der Ausbildung von hyalinen Membranen. In der Folge entstehen ausgedehnte bilaterale Mikroatelektasen. Dadurch ist der Gasaustausch eingeschränkt.

**▸ Merke.** Das idiopathische Atemnotsyndrom ist eine typische Erkrankung der Frühgeborenen.

**Klinik:** Nach einem Intervall von einer bis mehreren Stunden werden die Kinder durch zunehmende **Dyspnoe** und **Tachypnoe** auffällig. Weiterhin kann man sternale und interkostale Einziehungen, Nasenflügeln und eine Zyanose beobachten.

**Diagnostisches Vorgehen:** Die Diagnose wird durch das klinische Bild, die Blutgasanalyse (Anstieg des $pCO_2$ und Abfall des $pO_2$) und die typischen röntgenologischen Kriterien gesichert.

**Radiologische Diagnostik:** Die Röntgensymptome werden traditionell **4 Schweregraden** zugeordnet (Abb. **B-13.2**).

**B-13.2 Atemnotsyndrom (Thorax a. p. im Liegen).**

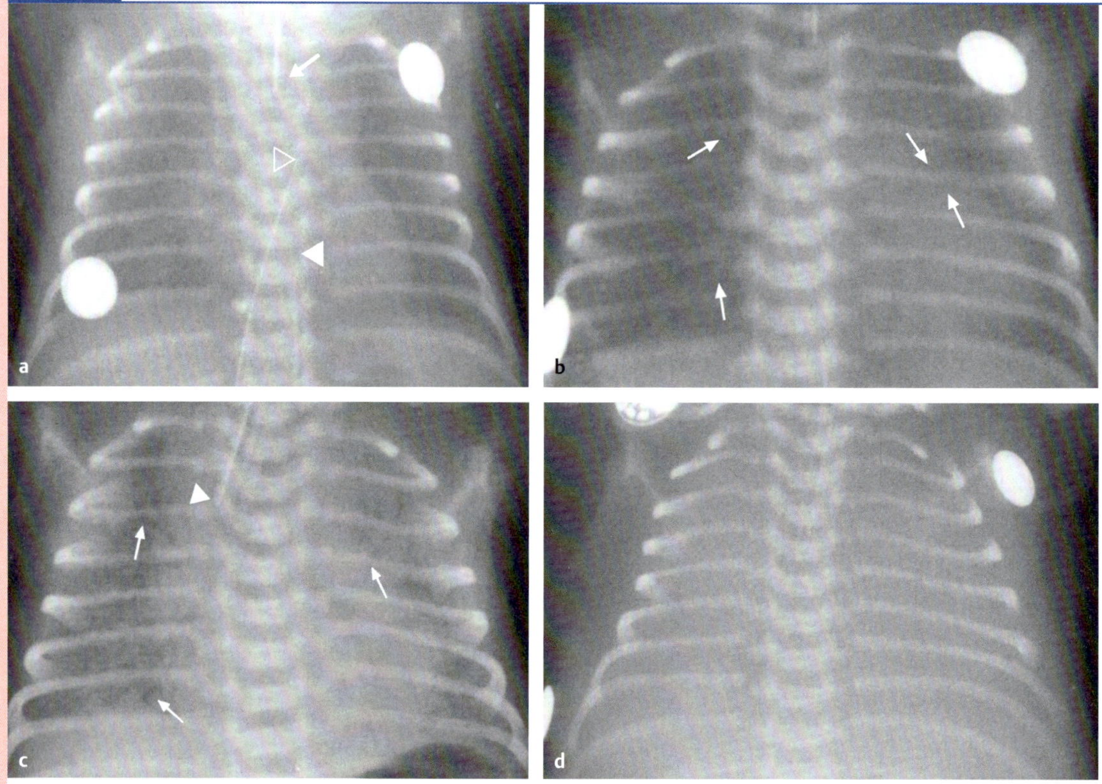


- **a Stadium I:** Retikulogranuläres Muster beidseits mit gleichmäßiger diffuser Verteilung. Nebenbefund: Korrekte Tubuslage (Pfeil), zu hohe Lage des Nabelvenenkatheters, korrekte hohe Lage des Nabelarterienkatheters (Pfeilspitzen).
- **b Stadium II:** Gleichmäßige retikulogranuläre Lungenverdichtungen, Aerobronchogramm über den Mediastinalschatten hinaus (Pfeile) wegen ausgeprägteren Atelektasen als in Stadium I.
- **c Stadium III:** Retikulogranuläre Lungenververdichtungen beidseits, Aerobronchogramm (Pfeile) außerhalb des Mediastinums. Mediastinal- und Zwerchfellkontur nur noch unscharf abgrenzbar (Pfeilspitze = Tubus).
- **d Stadium IV:** Homogene bilaterale Verdichtungen der Lungen („weiße Lunge“). Die Lungen sind klein und vollständig luftfrei.

**B-13.3 Unreife der Lungen.**

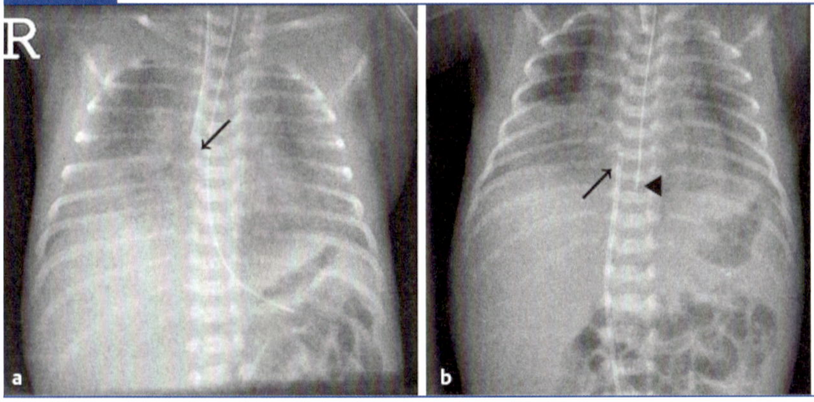


**a** Extrem unreifes Frühgeborenes der 26. SSW. Infolge zu tiefer Tubuslage (Pfeil) asymmetrische Verteilung des Surfactant mit ausgedehnter Dichteerhöhung, vor allem rechts basal und im Lungenmantel links.
**b** Lagekontrolle des Nabelvenenkatheters (Pfeil, korrekte Lage), nach 1h Korrektur der Fehllage des Tubus, Fehllage der Magensonde (Magensonde jetzt im Ösophagus [Pfeilspitze]). Unveränderter Surfactantmangel in den basalen Lungenabschnitten, vor allem rechts im Mittel- und Unterlappen.

**B-13.4 Offener Ductus Botalli.**

B-13.4

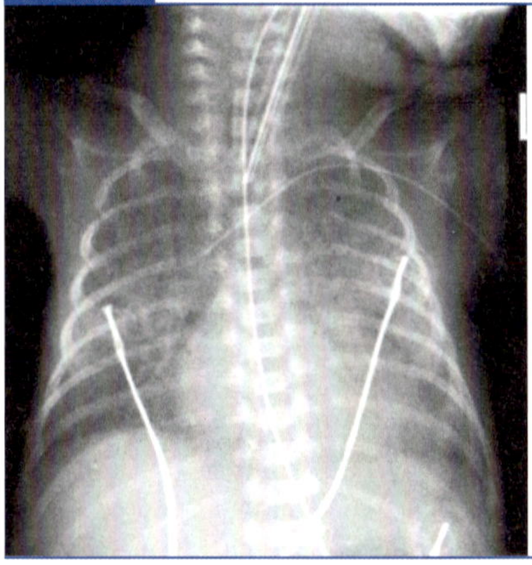

**Röntgenthorax a. p.:** Frühgeborenes der 34. SSW. Herzgrößenzunahme und massives perihiläres Lungenödem verursacht durch die Wiedereröffnung des Ductus arteriosus Botalli.

► **Merke.** Das idiopathische Surfactantmangelsyndrom kann durch einen offenen Ductus arteriosus Botalli (S. 274) zusätzlich kompliziert werden.

► Merke.

Bei Frühgeborenen mit Atemnotsyndrom und offenem Ductus Botalli sind trotz Surfactantapplikation gleich bleibende oder im Krankheitsverlauf zunehmende alveoläre Verdichtungen erkennbar (Abb. **B-13.3**, Abb. **B-13.4**).

Der klassische Verlauf des Atemnotsyndroms kann durch die frühzeitige Gabe von Surfactant erheblich modifiziert werden, sodass es zu ungleicher Belüftung der Lungen kommen kann (Abb. **B-13.3**). Es wechseln normal belüftete mit noch atelektatischen Lungensegmenten bzw. Lungenlappen ab. Bei einer Wiedereröffnung des Ductus Botalli ist ein gleich bleibender oder im Krankheitsverlauf zunehmender pulmonaler Röntgenbefund trotz adäquater Therapie (Surfactantapplikation) nachweisbar. Auf den offenen Ductus arteriosus zurückzuführende Befunde sind die Progredienz von Herzgröße sowie perihiläre alveoläre Verdichtungen infolge der Rezirkulation (Folge eines großen Links-rechts-Shunts) (Abb. **B-13.4**).

## „Nasse Lunge“

„Nasse Lunge“

► **Synonym.** Wet Lung Disease

► Synonym.

► **Definition.** Durch intraalveoläre und interstitielle Flüssigkeitsretention verursachtes transitorisches Atemnotsyndrom des Neugeborenen.

► Definition.

Die „nasse Lunge“ entsteht durch die verzögerte Resorption der fetalen Lungenflüssigkeit.

Die „nasse Lunge“ entsteht durch die verzögerte Resorption der fetalen Lungenflüssigkeit über das venöse System und die Lymphgefäße der Lunge. Zusätzlich wird eine passagere linksventrikuläre Insuffizienz als Ursache angenommen.

► **Merke.** Die „nasse Lunge“ wird häufiger bei Frühgeborenen beobachtet, kann aber auch bei Reifgeborenen auftreten.

► Merke.

B-13.5

B-13.5 Nasse Lunge.

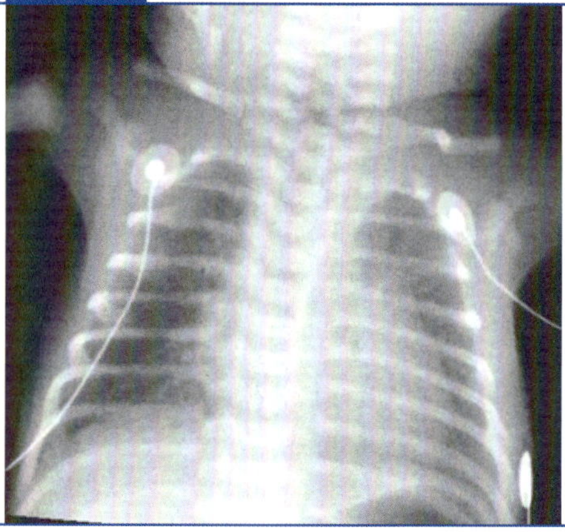

**Röntgenthorax a. p.:** Reifes Neugeborenes, 1 Stunde alt. Kardiomegalie sowie perihiläre streifige und fleckige Verdichtungen in der inneren Schicht bilateral.

**Radiologische Diagnostik:** Auf dem **Röntgenbild sind symmetrische peribronchiale und alveoläre Verdichtungen, intraseptale Ergussbildungen** und **Pleuraergüsse** erkennbar. Diese Röntgensymptome bilden sich in den ersten 6–12 Stunden post partum zurück (Abb. **B-13.5**).

**Radiologische Diagnostik:** Auf dem **Röntgenbild** sind symmetrische **peribronchiale und alveoläre Verdichtungen**, **intraseptale Ergussbildungen** oder **Pleuraergüsse** nachweisbar. Die Herzgröße liegt in der Regel im Bereich der Norm. Die radiologischen Zeichen bilden sich rasch innerhalb der ersten 6–12 Stunden post partum zurück (Abb. **B-13.5**).

Mekoniumaspirationssyndrom (MAS)

## Mekoniumaspirationssyndrom (MAS)

▸ Definition.

▸ **Definition.** Verlegung der Atemwege durch Aspiration von Mekonium und anderen Fruchtwasserbestandteilen.

Voraussetzung für die Aspiration ist die fetale Hypoxie sub partu.

Voraussetzung für eine Aspiration ist die fetale Hypoxie sub partu. Diese bewirkt über die Stimulation des N. vagus eine zunehmende Peristaltik im Magen-Darm-Trakt, wodurch es zum vorzeitigen Absetzen von Mekonium kommt. Das Fruchtwasser wird infolge beschleunigter intrauteriner Atemexkursionen in die Bronchioli terminales aufgenommen. Dies bewirkt das typische Mischbild von subsegmentalen Überblähungen und Atelektasen.

**Klinik:** Atemnotsyndrom.

**Klinik:** Meist besteht eine schwere Asphyxie mit dem Bild eines ausgeprägten Atemnotsyndroms.

**Radiologische Diagnostik:** Zwei Faktoren sind entscheidend für die Röntgenzeichen: die Menge des Aspirates und der Mekoniumgehalt. Es zeigen sich **streifige sowie grobfleckige Verschattungen** der Lunge (als Zeichen der Minderbelüftung bzw. chemischen Pneumonitis) und segmentale basal betonte **Überblähungen** (Abb. **B-13.6**).

**Radiologische Diagnostik:** Die röntgenologischen Zeichen sind von der Menge des Aspirates und vom Mekoniumanteil des Fruchtwassers abhängig. Es zeigen sich **streifige sowie grobfleckige Verschattungen** der Lunge als Zeichen der Minderbelüftung bzw. chemischen Pneumonitis (Abb. **B-13.6**). Benachbarte Lungenabschnitte weisen infolge der **Überblähung** zystoide Aufhellungen auf. Je nach dem Ausmaß der Lungenüberblähung resultiert ein **Zwerchfelltiefstand.** Entsprechend den anatomischen Verhältnissen werden Aspirationen zuerst in die rechte Lunge und hierbei bevorzugt im rechten Lungenoberlappen nachgewiesen. In schweren Fällen ist die gesamte Lunge betroffen. Auch ausgedehnte **Atelektasen** (S. 192) sind möglich.

B-13.6

B-13.6 Mekoniumaspirationssyndrom.

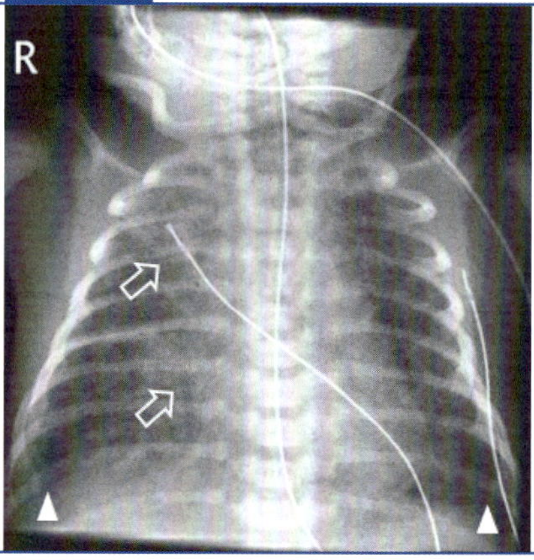


**Röntgenthorax a. p.:** Reifes Neugeborenes. Mischbild aus grobfleckigen, meist asymmetrischen Verdichtungen vom alveolären Typ (offene Pfeile) und fokalen Überblähungen basal (Pfeilspitzen). Kleines Herz.

Diese können z. B. auch nach Extubation bei längerfristig beatmungspflichtigen Kindern als sog. „weaning" entstehen und betreffen fast immer den rechten Oberlappen. Eine weitere Komplikation nach Aspiration ist die durch Sekundärinfektion entstehende Pneumonie.

## Pneumonien des Neugeborenen

**▶ Definition.** Intrauterine bzw. perinatale Infektion der Lunge. Unreife Frühgeborene sind in höherem Maße gefährdet als Reifgeborene.

**▶ Merke.** **„Den"** Röntgenbefund der perinatalen Pneumonie gibt es nicht. Nach dem radiologischen Befund allein ist die weitere Differenzierung nur im typischen Fall möglich.

- **bakterielle Pneumonien**: Die Lungenverschattungen reichen vom nodulären kleinfleckigen Verteilungsmuster (z. B. bei Listeriose) bis zu grobfleckig konfluierenden Herden (bei gramnegativen Stäbchen). Diffuse Lungeneintrübungen werden ebenso nachgewiesen wie die Überblähung von Lungenabschnitten (Abb. **B-13.7a**). Mitunter finden sich bei der **B-Streptokokkenpneumonie** ein retikulogranuläres Muster (wie beim Surfactantmangelsyndrom bei allerdings großen Lungen) und eine intraseptale Ergussbildung oder ein Pleuraerguss als Zeichen der entzündlichen Begleitreaktion. Bei der heute sehr seltenen **Staphylokokkenpneumonie** kommt es über die Einschmelzung der pneumonischen Infiltrate zur Ausbildung von Pneumatozelen, die sich radiologisch als zystische Aufhellungsbezirke darstellen (Abb. **B-13.7b**). Als Komplikation ist bei Ruptur der Pneumatozele die Entstehung eines Pneumothorax oder eines Pleuraempyems (in Kombination = Pyopneumothorax) möglich.
- **Pilzpneumonien:** Das typische radiologische Bild der **Candidiasis** zeigt noduläre Verschattungen, die flächenhaft miteinander konfluieren können. Diese treten typischerweise in der 3.–6. Woche nach der Geburt und entsprechend langer antibiotischer Behandlung auf.
- **Viruspneumonien**: Bei Viruspneumonien (Herpes simplex, Zytomegalie, RSV) finden sich oft interstitielle Veränderungen mit perihilärer Betonung. Das kombinierte Auftreten von interstitiellem und alveolärem Befund erschwert jedoch die Diagnosestellung erheblich (Abb. **B-13.7c**).
- **Sonstige Pneumonien:** Sonderformen der perinatalen Pneumonie wie Chlamydien- , Listerien- oder Pneumocystis-jirovecii-Pneumonie werden in diese Gruppe eingeordnet. Röntgenologisch treten bei diesen Formen sowohl interstitielle streifige Verdichtungen als auch noduläre Lungeninfiltrate auf. Das radiologische Erscheinungsbild ist dementsprechend vielfältig, die exakte Artdiagnostik nach der Bildgebung allein unmöglich. Bei Frühgeborenen können auch wenig pathogene Keime wie Ureoplasma vorkommen, die nur minimale pulmonale Verdichtungen in Form von bilateralen milchglasartigen Eintrübungen hervorrufen und typischerweise lange persistieren können.

### Pneumonien des Neugeborenen

**▶ Definition.**

**▶ Merke.**

- **bakterielle Pneumonien:** Es finden sich Verschattungen, Lungeneintrübungen und Überblähungen von Lungenabschnitten (Abb. **B-13.7a**). Außerdem können Ergussbildungen **(B-Streptokokkenpneumonie)** nachweisbar sein. Bei der **Staphylokokkenpneumonie** bilden sich Pneumatozelen, die als zystische Aufhellungsbezirke erscheinen (Abb. **B-13.7b**). Mögliche Komplikationen sind ein Pneumothorax oder ein Pleuraempyem.
- **Pilzpneumonien:** Typische radiologische Befunde sind noduläre Verschattungen, die flächenhaft miteinander konfluieren können.
- **Viruspneumonien:** Es finden sich interstitielle Veränderungen mit perihilärer Betonung (Abb. **B-13.7**).
- **Sonstige Pneumonien:** Es treten sowohl interstitielle Pneumopathien mit streifigen Verdichtungen als auch noduläre Lungeninfiltrate auf.

**B-13.7** **Pneumonien (Thoraxaufnahmen a. p.).**

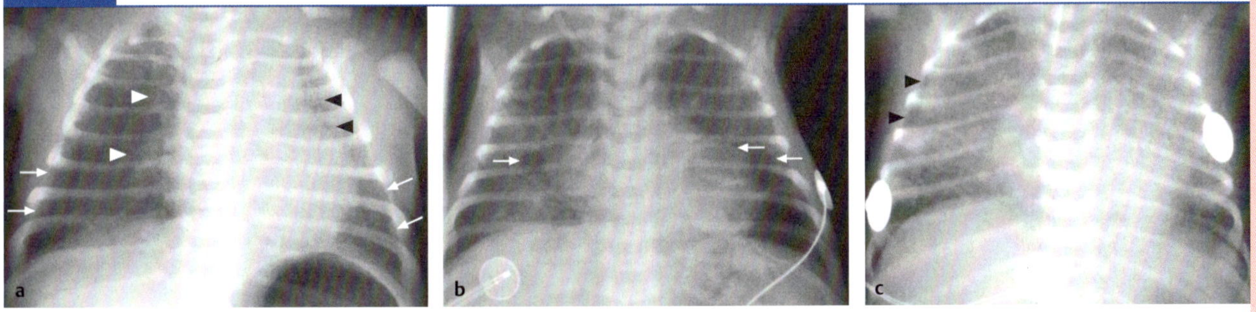


**a Konnatale Pneumonie:** Noduläre Verschattungen zentral (Pfeilspitzen). Periphere Lungenüberblähung (Pfeile).
**b Staphylokokkenpneumonie:** Aufhellungsbezirke in beiden Lungen mit scharfer Begrenzung entsprechend Pneumatozelen (Pfeile).
**c Viruspneumonie:** Interstitielle und alveoläre Verschattungen beider Lungen mit perihilärer Betonung. Rechte Lunge mit peripherer Überblähung (Pfeilspitzen).

## Bronchopulmonale Dysplasie (BPD)

▶ **Definition.** Die bronchopulmonale Dysplasie ist kein eigenständiges Krankheitsbild, sondern Folge der wegen anderer Grunderkrankungen notwendigen Beatmung mit unphysiologisch hohen positiven Beatmungsdrücken bei hohem Sauerstoffpartialdruck.

Die Höhe und Dauer der Sauerstoffkonzentration bei der künstlichen Beatmung, der Beatmungsdruck und pulmonale Infektionen sind für die Schädigung und Fehlentwicklung der noch unreifen Lungen entscheidend.

Die Beatmungsdauer ist nicht ausschlaggebend für die Ausbildung der bronchopulmonalen Dysplasie. Die schädigende Wirkung beruht vor allem auf der Höhe der angewandten Sauerstoffkonzentration und dem mittleren Atemwegsdruck. Auch pulmonale Infektionen spielen eine Rolle. Schädigungen der Alveolen, der Bronchialschleimhaut und der Lungengefäße sind die Folge. Sekundär kommt es zur Ausbildung von irreversiblen Lungenfibrosen.

**Klinik:** Im Frühstadium besteht eine persistierende Atemnotsymptomatik, später kann sich eine pulmonale Hypertonie entwickeln.

**Klinik:** In frühen Stadien zeigen sich eine persistierende Atemnotsymptomatik und anhaltender $O_2$-Bedarf, als Spätfolge kann sich basierend auf den Lungengefäßveränderungen sekundär eine pulmonale Hypertonie mit Rechtsherzbelastung entwickeln.

**Diagnostisches Vorgehen:** Das **konventionelle Röntgenbild** kann den Schweregrad nicht vollständig erfassen, deshalb sollte zusätzlich eine HRCT in Einzelschichten eingesetzt werden.

**Diagnostisches Vorgehen:** Das **konventionelle Röntgenbild** erfasst in den meisten Fällen den Schweregrad der Erkrankung nicht im vollen Umfang, da auf der Summationsaufnahme des Thorax durch die zystoiden Aufhellungen ein besserer Befund vorgetäuscht wird. Die morphologischen Veränderungen der Lungen können am genauesten mit einer Niedrig-Dosis-HRCT erfasst werden.

**Radiologische Diagnostik:** Besonders in den Oberlappen zeigen sich **fein- bis grobstreifige fächerförmig angeordnete, bis in die Peripherie ziehende sowie perihiläre Verdichtungen**. Die Unterlappen sind häufig stark überbläht. Ausgeprägte Fälle (Abb. **B-13.8**) sind selten.

**Radiologische Diagnostik:** Aufgrund moderner Beatmungstechniken und effektiverer antibiotischer Therapie wird eine ausgeprägte BPD (Abb. **B-13.8**) nur noch selten beobachtet. Anstelle dessen zeigen sich **fein- bis grobstreifige fächerförmig angeordnete, bis in die Peripherie ziehende sowie perihiläre Verdichtungen**, die bevorzugt im Bereich der **Oberlappen** zur Darstellung kommen. Die **Unterlappen** sind häufig **überbläht**.

**B-13.8 Bronchopulmonale Dysplasie.**

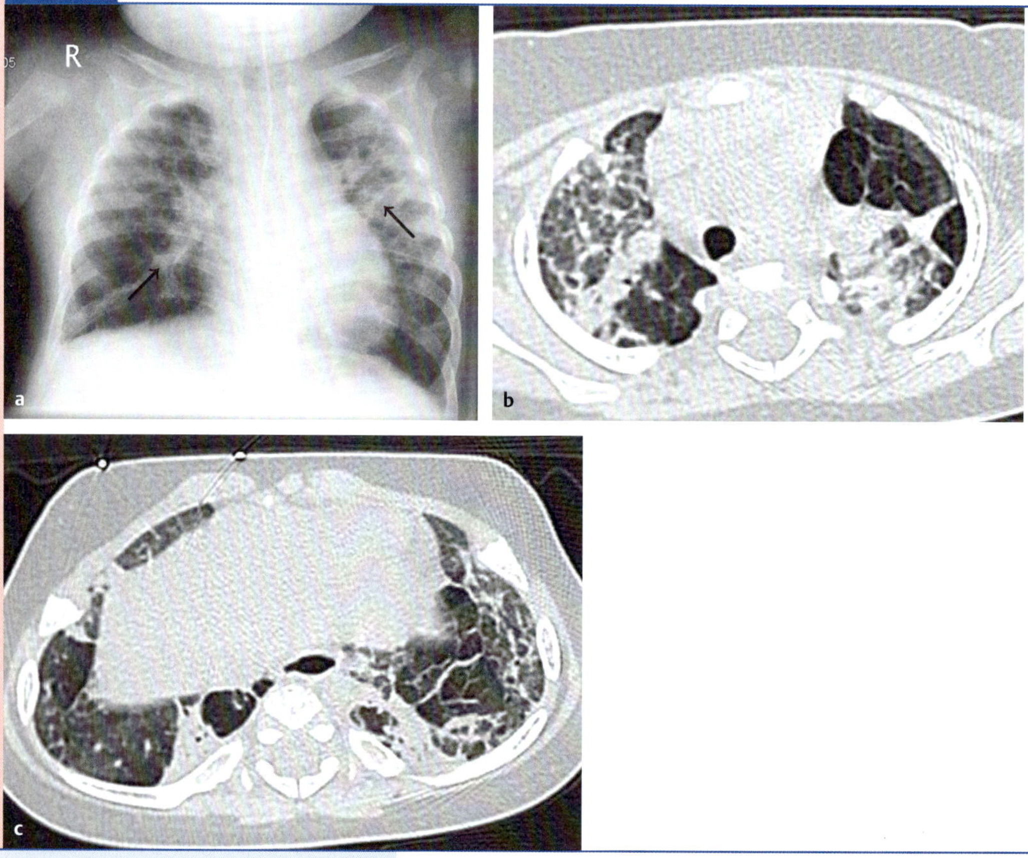


**a Röntgenthorax a. p.:** 6 Monate alter Säugling nach 3 Monaten Beatmung. Starke Überblähung der Lunge vor allem basal. Grobstreifige perihiläre, aber auch periphere Verdichtungen (Pfeile). Betontes Pulmonalsegment.

**b, c HRCT:** Unregelmäßiges Pflastermuster („Crazy paving"-Muster) bedingt durch fokale Überblähung, Narbenzüge im Lungeninterstitium und Dystelektasen.

## Lungen- und Trachealfehlbildungen

### Kongenitales lobäres Lungenemphysem

▶ **Definition.** Überblähung eines, selten mehrerer Lungenlappen.

**Klinik:** Die klinische Symptomatik mit zunehmender Dyspnoe und Tachypnoe entwickelt sich häufig innerhalb der ersten Lebenswochen, ebenso wie der vorgewölbte Thorax.

**Radiologische Diagnostik: Röntgenologisch** erscheinen die betroffenen Lungenlappen **überbläht**. Am häufigsten sind die **Oberlappen** von der Fehlbildung betroffen. Da die Erkrankung **in der Regel einseitig** vorkommt, wird oft eine **Mediastinalverdrängung** zur Gegenseite nachgewiesen. In Abhängigkeit von der Befundausprägung resultiert durch den Kompressionseffekt des überblähten Lungenlappens eine Minderbelüftung der angrenzenden Lungenlappen (Abb. **B-13.9**).

Lungen- und Trachealfehlbildungen

Kongenitales lobäres Lungenemphysem

▶ **Definition.**

**Klinik:** Dyspnoe und Tachypnoe. Asymmetrisch vorgewölbter Thorax.

**Radiologische Diagnostik: Röntgenologisch** erscheinen die betroffenen Lungenlappen **überbläht** (meist **Oberlappen**). Da die Erkrankung **in der Regel einseitig** vorkommt, besteht oft eine **Mediastinalverdrängung** zur Gegenseite (Abb. **B-13.9**).

**B-13.9 Kongenitales lobäres Emphysem.**

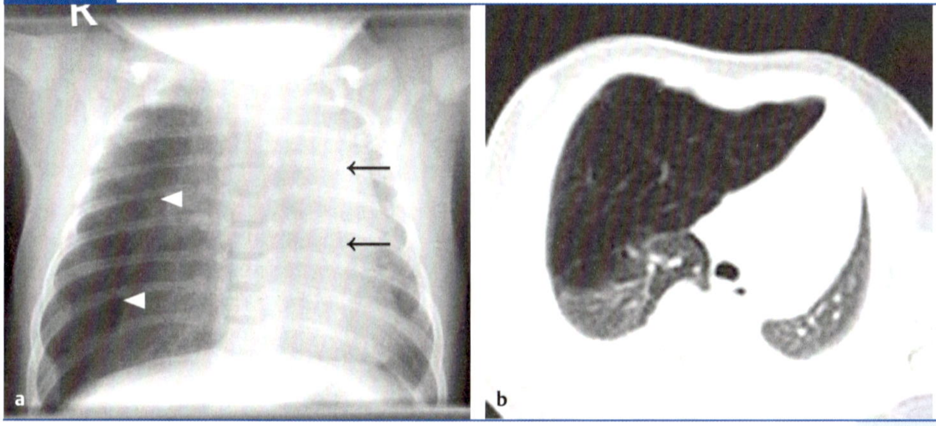

**a Röntgenthorax a. p.:** Erhebliche Mediastinalverdrängung nach links durch Überblähung des rechten Oberlappens mit starker Hernienbildung (Pfeile). Kompression des rechten Unterlappens (Pfeilspitzen).

**b** Das zugehörige **CT** zeigt das Ausmaß der Überblähung des Oberlappens und der enormen Mediastinalverdrängung.

### Bronchogene Zyste

▶ **Definition.** Angeborene zystische Missbildung der Trachea oder der Bronchien.

**Klinik:** Die Schwere der Dyspnoe ist von der Lokalisation und Größe der Zyste abhängig.

**Radiologische Diagnostik:** Bei **subkarinärer** Lokalisation der bronchogenen Zyste kommt es frühzeitig zur Überblähung meist einer, seltener beider Lungen (s. Röntgenthorax Abb. **B-13.10a**). Diese Überblähung ist durch einen Ventilmechanismus verursacht. Der Nachweis der Zyste kann gelegentlich sonografisch (Echokardiografie) oder besser durch **CT** bzw. MRT erfolgen, da der Kompressionseffekt der Zyste auf die distale Trachea und die beiden Hauptbronchien erkennbar ist (Abb. **B-13.10b**).

Bronchogene Zyste

▶ **Definition.**

**Klinik:** Schwere der Dyspnoe, von Lokalisation und Größe der Zyste abhängig.

**Radiologische Diagnostik:** Nachweis einer mediastinalen Raumforderung mit **Weichteildichte**, **Spiegelbildung** oder rein **lufthaltig** mittels Röntgenthorax, Sonografie oder CT bzw. MRT (Abb. **B-13.10**).

**B-13.10 Bronchogene Zyste.**

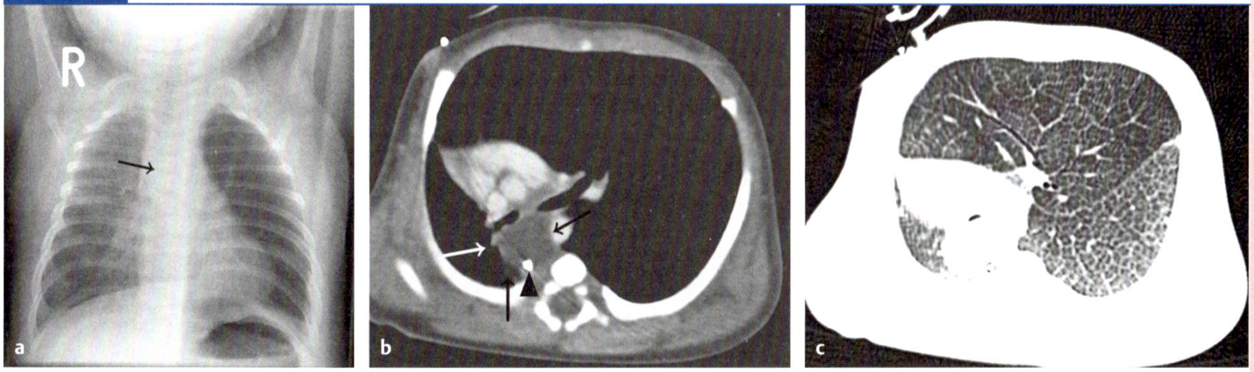


**a Röntgenthorax a. p.:** 4 Wochen altes reifes Neugeborenes mit Überblähung der linken Lunge. Distale Trachea nicht sichtbar (Pfeil).

**b CT in Bifurkationshöhe:** Das CT mit i. v.-Kontrast zeigt eine massive Verlagerung des Mediastinums nach rechts bedingt durch eine subkarinäre Zyste (Pfeile). Magensonde im Ösophagus (Pfeilspitze).

**c Lungenfenster zu b:** Es zeigt sich eine Vergrößerung der linken Lunge mit deutlichem retikulären Muster bedingt durch einen Lymphstau.

**B-13.11 Pulmonalisschlinge.**

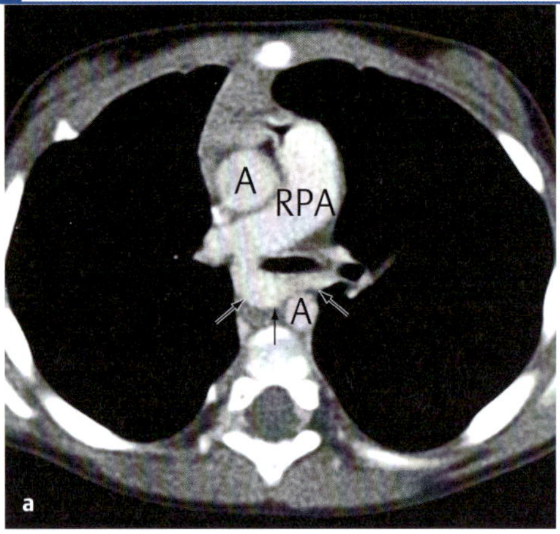


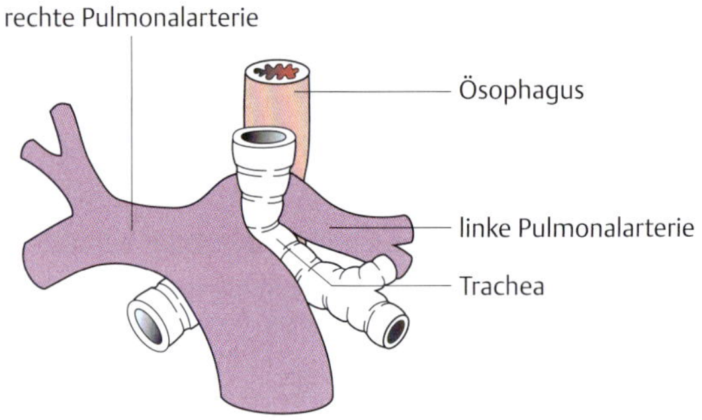


**CT des Thorax** mit i. v.-Kontrast: Horizontalschnitt in Bifurkationshöhe. Die linke Pulmonalarterie geht aus der rechten Pulmonalarterie (RPA) ab und umkurvt (Pfeile) den rechten Hauptbronchus. Aorta ascendens und descendens (A).

(Teilabb. b nach Haas NA, Kleideiter U. Angeborene Herzfehler. In: Haas NA, Kleideiter U. Kinderkardiologie. Stuttgart: Thieme; 2011)

**B-13.12 Doppelter Aortenbogen.**

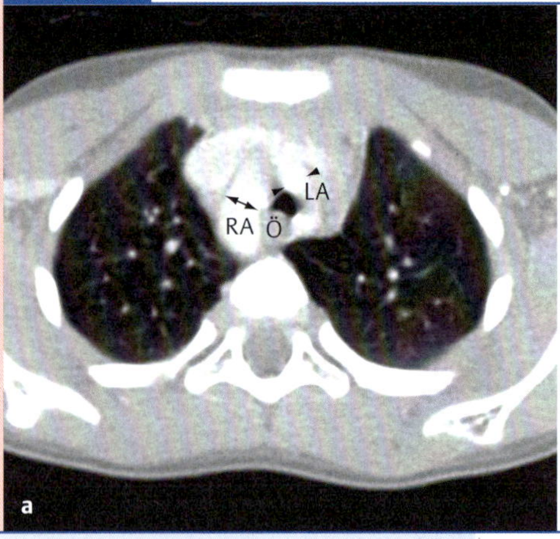


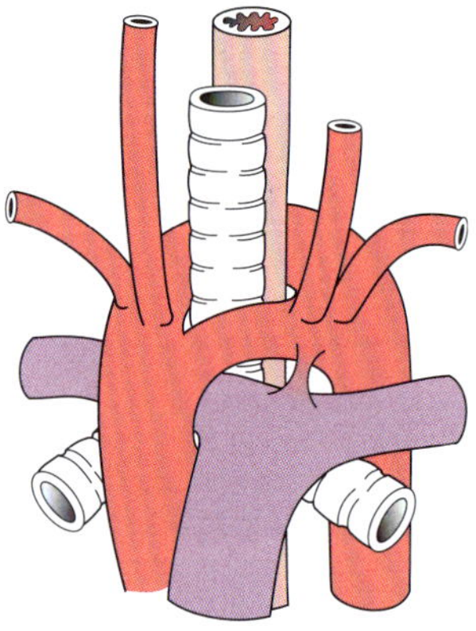


**CT des Thorax** mit i. v.-Kontrast: Horizontalschnitt durch die Trachea oberhalb der Bifurkation. Der rechte Aortenbogen (RA) ist kaliberstärker als der linke Aortenbogen (LA). Deutliche Einengung der Trachea. Ösophagus (Ö).

(Teilabb. b nach Haas NA, Kleideiter U. Angeborene Herzfehler. In: Haas NA, Kleideiter U. Kinderkardiologie. Stuttgart: Thieme; 2011)

Bei den **paratrachealen** oder **hilusnahen** bronchogenen Zysten sind scharf begrenzte, rundliche Raumforderungen mit **Weichteildichte**, **Spiegelbildung** oder rein **lufthaltige** Zysten in der Thoraxaufnahme in aufrechter Position zu finden.

▸ Merke.

▸ Merke. Bei bronchogenen Zysten kommt es häufig zu einer erhebliche Überblähung einer oder seltener **beider** Lungen.

Differenzialdiagnosen: Pulmonalisschlinge (Abb. **B-13.11**), doppelter Aortenbogen (Abb. **B-13.12**).

Differenzialdiagnostisch müssen bei einseitiger Lungenblähung eine Pulmonalisschlinge (Abb. **B-13.11**) und bei beidseitig überblähten Lungen ein doppelter Aortenbogen (Abb. **B-13.12**) abgegrenzt werden.

## Zystisch-adenomatoide Malformation der Lunge (CPAM)

▸ Definition.

## Zystisch-adenomatoide Malformation der Lunge (CPAM)

▸ Definition. Angeborene zystische Fehlbildung des Respirationstraktes mit zystischer Umwandlung der terminalen Bronchien sowie Vermehrung von terminalem, respiratorischem Gewebe mit polypösem Mukosawachstum (adenomatöser Anteil).

**Diagnostisches Vorgehen:** Der histologische Befund sichert die Diagnose.

**Diagnostisches Vorgehen:** Die sichere Diagnose kann letztlich nur durch den histologischen Befund mit Nachweis der pulmonalen Entwicklungsstörung gestellt werden.

**B-13.13 Kongenitale zystisch-adenomatoide Malformation (CPAM).**

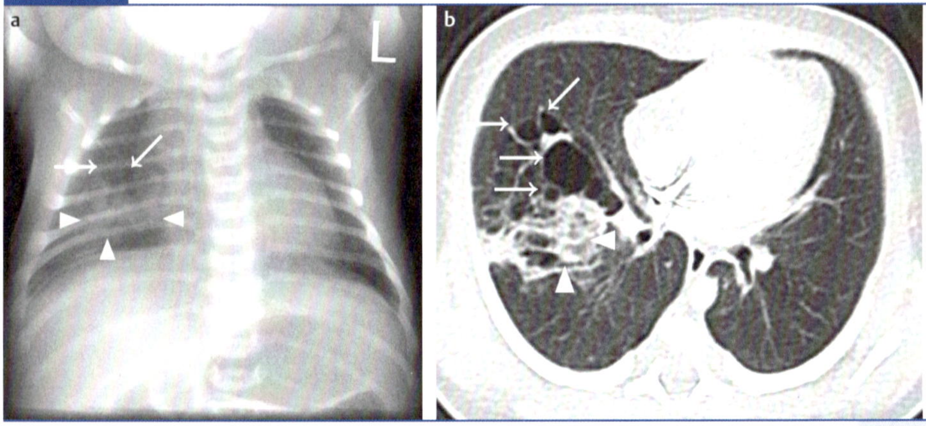


3 Wochen altes Neugeborenes.
**a Röntgenthorax a. p.:** Nicht segmentale Verdichtung (Pfeilspitzen) rechts basal mit kleinen zystischen Aufhellungen (Pfeile).
**b CT des Thorax** mit i. v.-Kontrast: Horizontalschnitt unterhalb der Lungenhili. Neben KM-aufnehmendem solidem Gewebe (Pfeilspitzen) sind zahlreiche kleine Zysten zu erkennen (Pfeile).

**Radiologische Diagnostik: Röntgenologisch** werden **Aufhellungsbezirke unterschiedlicher Größe** nachgewiesen (Abb. **B-13.13a**). Zusätzliche Verschattungen lassen wie bei den Lungenzysten auf vorhandene Flüssigkeit schließen. In Abhängigkeit von der Befundausdehnung führt auch diese Fehlbildung zur **Mediastinalverlagerung** zur Gegenseite sowie zum **Zwerchfelltiefstand** der pathologisch veränderten Seite. Im Zweifelsfall bringt die **CT** die Klärung (Abb. **B-13.13b**).

**Radiologische Diagnostik: Röntgenologisch** werden **Aufhellungsbezirke unterschiedlicher Größe** nachgewiesen (Abb. **B-13.13a**). Beim Neugeborenen können die Zysten noch mit fetaler Lungenflüssigkeit gefüllt sein. Eine **Mediastinalverlagerung** zur Gegenseite und ein **Zwerchfelltiefstand** auf der kranken Seite sind häufig assoziiert. Die **CT** führt zur definitiven Diagnose (Abb. **B-13.13b**).

## Pulmonale Sequestration

Pulmonale Sequestration

**▶ Definition.** Ein Lungensequester ist ein Lungenanteil, der nicht mit dem Bronchialsystem in Verbindung steht.

**▶ Definition.**

Die arterielle Versorgung eines Lungensequesters erfolgt aus der Aorta (supra- oder infradiaphragmal) und nicht aus den Pulmonalarterien. Der venöse Abfluss ist variabel in die Lungenvenen, in die Pfortader oder in die Vena cava inferior.

Die arterielle Versorgung eines Sequesters erfolgt aus der Aorta, nicht aus den Pulmonalarterien.

**Radiologische Diagnostik:** Lungensequester sind in der Regel einseitig und meist links basal gelegen, können aber auch doppelseitig vorkommen. Da sie in der Röntgenaufnahme als **homogene,** meist **dreiecksförmige** oder **ovaläre Verschattungen** zur Darstellung kommen, ist die differenzialdiagnostische Abgrenzung gegenüber sonstigen soliden thorakalen Raumforderungen notwendig. Hierzu wird als nächster Schritt eine Sonografie durchgeführt. Andererseits ist bei der **grobzystischen Form,** die radiologisch als Aufhellungsbezirk erscheint, die Verwechslung mit anderen zystischen Fehlbildungen möglich (Abb. **B-13.14**, Abb. **B-13.15**).

**Radiologische Diagnostik:** Lungensequester sind meist einseitig und überwiegend links basal gelegen. Sie stellen sich in der Röntgenaufnahme als **homogene,** meist **dreiecksförmige** oder **ovaläre Verschattungen** dar (DD: solide Raumforderung). Die **grobzystische Form** stellt eine Übergangsanomalie mit anderen zystischen Lungenfehlbildungen dar (Abb. **B-13.14**, Abb. **B-13.15**).

**B-13.14 Pulmonale Sequestration.**

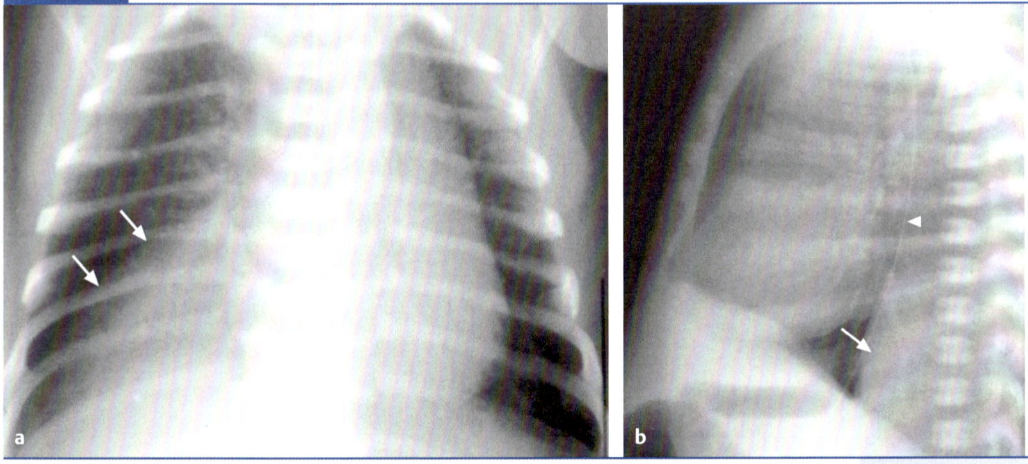


**a Röntgenthorax a. p.:** Glatt begrenzte, homogene Verschattung im rechten Herz-Zwerchfell-Winkel (Pfeile).
**b Röntgenthorax seitlich:** Die Verschattung ist posterobasal gelegen (Pfeil); Magensonde (Pfeilspitze).

**B-13.15 Lungensequester (2 Monate alter Säugling).**

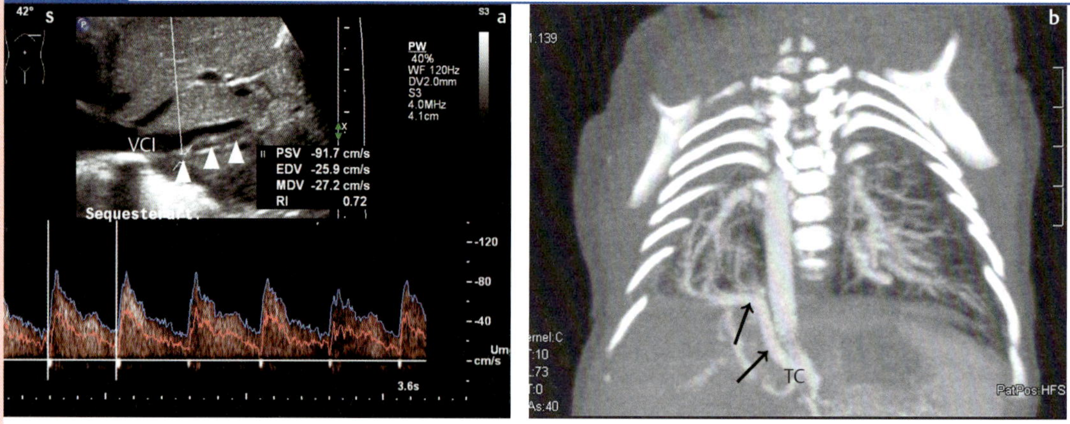


**a Duplexsonografie:** Paramedianer sagittaler Oberbauchschnitt. Hinter der Vena cava inferior (VCI) zieht eine Arterie (Pfeilspitzen) aus dem Truncus coeliacus kommend durch das Zwerchfell zu dem Lungensequester.
**b MIP-Bild des Thorax-CT:** Es zeigt die aus dem Truncus coeliacus (TC) zum rechten Unterlappen ziehenden Sequestergefäße (Pfeile).

## Lungenhypoplasie, Lungenaplasie, Lungenagenesie

▸ Definition.

## Lungenhypoplasie, Lungenaplasie, Lungenagenesie

▸ Definition.

- **Lungenhypoplasie:** komplette Anlage einer zu kleinen, aber funktionstüchtigen Lunge. Seltener: Fehlen eines kompletten Lungenlappens.
- **Lungenaplasie:** rudimentäres funktionsloses Lungengewebe vorhanden.
- **Lungenagenesie:** vollständiges Fehlen von Lungengewebe und Hauptbronchus.

**Klinik:** Asymptomatisch **oder leichte** Dyspnoe.

**Klinik:** Leitsymptome sind Dyspnoe, Tachypnoe und selten Zyanose. Die Patienten können aber auch asymptomatisch sein.

**Radiologische Diagnostik: Bei der Lungenhypoplasie** zeigt sich die **zu kleine Lunge mit normaler Transparenz** und verminderter Gefäßzeichnung (Abb. **B-13.16**). Die unilaterale Lungenhypoplasie wird häufig als sporadische Fehlbildung, seltener in Kombination mit Herzfehlern oder intrathorakalen Gefäßfehlbildungen, z. B. im Rahmen des sog. **Scimitar-Syndroms** beobachtet (Trias aus ASD, Dextrokardie, Scimitar-Vene [ = Lungenvenenfehlmündung der hypoplastischen Lunge], Abb. **B-13.17**).

**Radiologische Diagnostik:** Das radiologische Bild variiert entsprechend der Befundausprägung erheblich. Bei der **Lungenhypoplasie**, die uni- oder bilateral vorkommen kann, zeigt sich die **zu kleine Lunge mit normaler Transparenz** sowie verminderter Lungengefäßzeichnung (Abb. **B-13.16**).

- **unilaterale Lungenhypoplasie**: Sie wird im Rahmen des sog. **Scimitar-Syndroms** (Trias aus ASD, Dextrokardie, Scimitar-Vene [ = Lungenvenenfehlmündung der hypoplastischen Lunge], Abb. **B-13.17**) oder bei Fehlen einer Pulmonalarterie beobachtet.
- **bilaterale Lungenhypoplasie**: Sie kommt bei der angeborenen Zwerchfellhernie (s. Abb. **B-13.18**) oder bei schweren angeborenen renalen Erkrankungen vor (Nierenagenesie, Nierendysplasie, polyzystische Nierenerkrankung u. a.). Schwere For-

**B-13.16 Lungenhypoplasie bei Urethralklappen.**

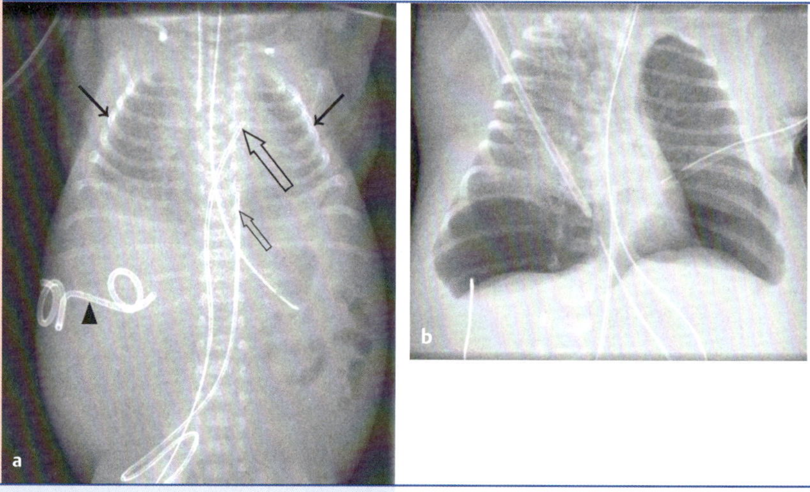


Pränatale Diagnose und Entlastung der Hydronephrose über einen Double-Pigtail-Katheter.

**a Thorakoabdominales Babygramm:** Die Hyperlordose im Thoraxbereich mit aufwärts verlaufenden kranialen Vorderrippen ist aufnahmetechnisch bedingt (Pfeile). Kleine Lungen. Fehllage des Nabelvenenkatheters in der A. pulmonalis (großer offener Pfeil). Hohe Lage des Nabelarterienkatheters (kleiner offener Pfeil). Im rechten Oberbauch Double-Pigtail-Katheter (Pfeilspitze).

**b** Im Verlauf rezidivierende beidseitige Spannungspneumothoraces; sehr kleines Herz.

**B-13.17** Scimitar-Syndrom.

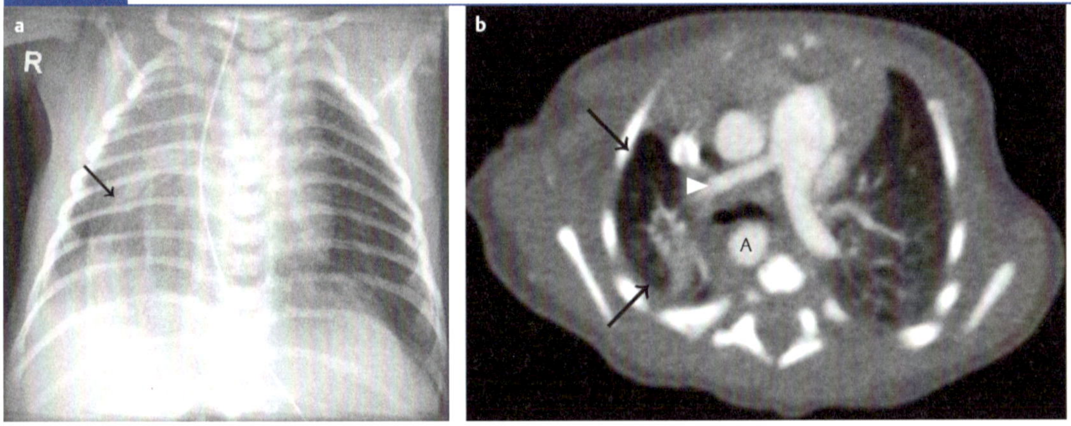


**a Röntgenthorax a. p.:** Deutlich kleinere rechte Lunge (einseitige Lungenhypoplasie). Sequestergefäße im rechten Unterlappen laterobasal (Pfeil). Rechter Herzrand nicht abgrenzbar.
**b CT des Thorax** mit i. v.-Kontrast: Deutlich kleinere rechte Lunge (Pfeile) mit kleiner rechter Pulmonalarterie (Pfeilspitze). Rechtslage der Aorta descendens (A).

men der Lungenhypoplasie treten bei letalen Formen der Skelettdysplasie (thanatophorer Zwergwuchs) und einigen Missbildungssyndromen (Jeune-Syndrom, chondroektodermale Dysplasie) auf. Sie sind dann an den typischen skelettalen Befunden erkennbar.

Die **Lungenaplasie und -agenesie** sind auf dem radiologischen Thoraxübersichtsbild nicht voneinander zu differenzieren. Bei einseitigem Auftreten ist die entsprechende **Thoraxseite homogen verschattet**. Der Raum wird durch das zur betroffenen Seite verlagerte Mediastinum eingenommen. Die Lunge der **kontralateralen Seite** ist **überbläht**.

Bei der **Lungenaplasie und -agenesie** finden sich eine **homogene Verschattung** der betroffenen Thoraxseite sowie eine kompensatorische **Überblähung der kontralateralen Seite** mit einer Verlagerung des Herzens.

## Kongenitale Zwerchfellhernien

Kongenitale Zwerchfellhernien

► **Definition.** Lücke im Zwerchfell, die zur Verlagerung von Bauchorganen in die Thoraxhöhle führen kann (Enterothorax). Folgen sind Lungenkompression und Hypoplasie des betroffenen Lungenflügels.

► **Definition.**

Von der häufigeren posterolateralen Hernie (Bochdalek-Hernie) wird die anteromediale Hernie (Larrey- oder Morgagni-Hernie) unterschieden.

Man unterscheidet posterolaterale (häufiger) und anteromediale Hernie.

**Klinik:** In Abhängigkeit von Lokalisation und Ausdehnung der Hernie besteht eine zunehmende Dyspnoe. Auf der betroffenen Seite fehlt das Atemgeräusch, evtl. sind Darmgeräusche thorakal auskultierbar. Schwere Zyanose hervorgerufen durch das „Syndrom des fetalen Kreislaufs" (PFC = Persistent Fetal Circulation). Eingesunkenes Abdomen (Kahnbauch).

**Klinik:** Dyspnoe, fehlendes Atemgeräusch, Zyanose, evtl. thorakale Darmgeräusche, Kahnbauch.

**Diagnostisches Vorgehen:** Die Diagnose oder Verdachtsdiagnose wird heute in den meisten Fällen bereits durch die **pränatale Sonografie** oder **MRT** gestellt. Postnatal zeigen die Klinik und das **Röntgenbild (am besten das thorakoabdominale Babygramm)** die Verlagerung von Bauchorganen in die Thoraxhöhle.

**Diagnostisches Vorgehen:** Die Verdachtsdiagnose wird meist durch die **pränatale Sonografie** oder **MRT** gestellt.

**Radiologische Diagnostik:** Bei der **posterolateralen** Form ist die betroffene Thoraxseite **röntgenologisch** unmittelbar postnatal bei fehlendem Luftgehalt von Magen und Darm **verschattet (einseitig weißer Thorax)**. Nach einigen Stunden sind die luftgefüllten Darmabschnitte dann als glatt begrenzte, sich teilweise überlagernde rundliche Aufhellungsbezirke erkennbar **(Enterothorax)** (Abb. **B-13.18**). Das Zwerchfell der entsprechenden Seite ist nicht nachweisbar. Das **Mediastinum ist zur Gegenseite** verdrängt. Bei der rechtsseitigen Form kann die Leber, bei der linksseitigen der Magen mit im Thoraxraum gelegen sein.

Die **anteromediale Hernie** ist als Weichteilverschattung besser auf der **lateralen Röntgenaufnahme** des Thorax erkennbar. Abhängig vom Ausmaß der Herniation in den Thoraxraum und vor allem beim bilateralen Befund kommt es zur **Kranialverlagerung von Mediastinalorganen** (Herz, Thymus). Die Morgagni-Hernie kommt gehäuft beim Down-Syndrom vor.

**Radiologische Diagnostik:** Das Röntgenbild zeigt die Verlagerung von Bauchorganen in die Thoraxhöhle. Die betroffene Thoraxseite ist unmittelbar postnatal **verschattet**. Das **Mediastinum ist zur Gegenseite** verdrängt (Abb. **B-13.18**).

Die **anteromediale Hernie** ist als Weichteilverschattung besser auf der **lateralen Röntgenaufnahme** des Thorax erkennbar.

⊙ B-13.18

⊙ B-13.18 **Enterothorax bei linksseitiger Zwerchfellhernie.**

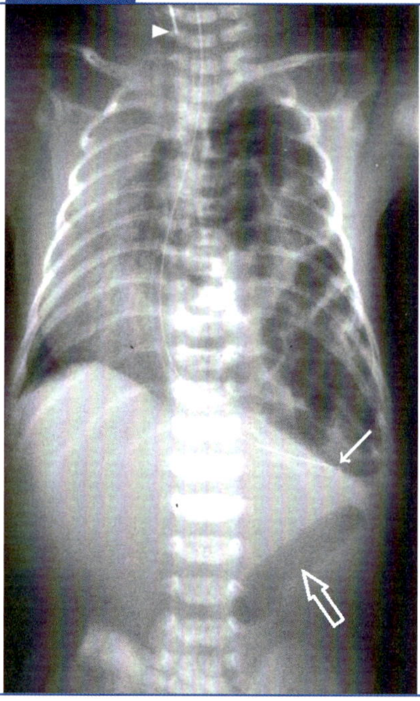

**Thorakoabdominales Babygramm:** Zu hoch liegender Trachealtubus (Pfeilspitze). Beachte, dass die Magensonde im intradiaphragmal gelegenen Magen endet (Pfeil). Der gesamte Dünndarm liegt im linken Pleuraraum, nur das Kolon befindet sich in der Bauchhöhle (offener Pfeil).

Zwerchfelllähmung und Relaxatio diaphragmatica

▸ Definition.

## Zwerchfelllähmung und Relaxatio diaphragmatica

▸ Definition.

- **Zwerchfelllähmung:** Schädigung des N. phrenicus (häufig geburtstraumatisch, meist im Rahmen einer oberen Plexuslähmung) (Abb. **B-13.19a**).
- **Zwerchfellrelaxation** (Relaxatio diaphragmatica): angeborene Fehlentwicklung der Zwerchfellmuskulatur mit Vorwölbung in den Thoraxraum (Abb. **B-13.19b**).

⊙ B-13.19

⊙ B-13.19 **Zwerchfelllähmung und Relaxatio diaphragmatica.**

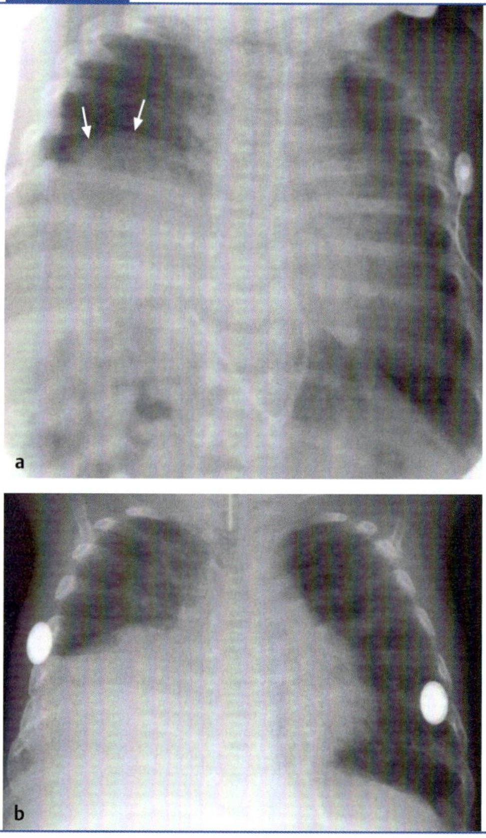

**a Zwerchfelllähmung** (durchleuchtungsgezielte Aufnahme a. p.): Zwerchfellhochstand der kranken Seite (Pfeile), Mediastinum zur linken Seite verlagert, unter Durchleuchtungskontrolle paradoxe Beweglichkeit des rechten Zwerchfells.

**b Relaxatio diaphragmatica** (Röntgenthorax a. p.): Vorwölbung des rechten Zwerchfells in den Thoraxraum. Unter Durchleuchtung ist hier eine geringe, aber gleichsinnige Beweglichkeit im Vergleich zur Gegenseite sichtbar.

**Klinik:** Störungen der Lungenfunktion können je nach Ausprägung der Zwerchfelllähmung zur Dyspnoe führen. In schweren Fällen kann eine Schaukelatmung auftreten.

**Klinik:** Dyspnoe, ggf. Schaukelatmung.

**Diagnostisches Vorgehen:** Zunächst **Röntgenthorax**, die Differenzierung zwischen beiden Krankheitsbildern ist mithilfe der Thoraxdurchleuchtung oder heute besser mit der **Sonografie** möglich.

**Diagnostisches Vorgehen: Röntgenthorax**, ggf. **Sonografie** zur Differenzierung.

**Radiologische Diagnostik:** Beide Krankheitsbilder zeichnen sich auf der **a. p.-Röntgenthoraxaufnahme** durch einen **Zwerchfellhochstand der kranken Seite** aus. Die Folgeerscheinungen – Mediastinalverlagerung zur Gegenseite und mitunter Minderbelüftung der gleichseitigen Lunge – sind ebenfalls bei beiden Erkrankungen nachweisbar. Die **Differenzierung erfolgt mittels Durchleuchtung oder Real-time-Sonografie:** Bei der **Zwerchfelllähmung** lässt sich die **paradoxe Organbeweglichkeit** der betroffenen Seite nachweisen, d. h., das Zwerchfell bewegt sich in der Inspirationsphase nach kranial entsprechend der Rippenbewegung (Abb. **B-13.19a**). Dieses Zeichen ist **bei der Zwerchfellrelaxation nicht vorhanden**. Das Zwerchfell weist geringere, aber gleichsinnige Atemexkursionen im Vergleich zur gesunden Seite auf.

**Radiologische Diagnostik:** Die radiologischen Zeichen des **Röntgenthorax** sind bei beiden Erkrankungen identisch: Auf der betroffenen Seite ist ein **Zwerchfellhochstand** sichtbar. Differenziert werden die Krankheiten mittels **Durchleuchtung oder Sonografie:** Bei der **Zwerchfelllähmung** lässt sich die **paradoxe Organbeweglichkeit** der betroffenen Seite nachweisen (Abb. **B-13.19a**). Dieses Zeichen ist **bei der Zwerchfellrelaxation nicht vorhanden.**

## 13.2.3 Differenzialdiagnostische Übersicht

Die verschiedenen Krankheitsbilder weisen oft ähnliche oder manchmal sogar identische **Röntgenbefunde** auf. Trotz aller diagnostischen Möglichkeiten ist der Radiologe ohne Kenntnis der anamnestischen Daten oft „hilflos“ und Fehldiagnosen sind vorprogrammiert. Die neonatologische Diagnostik erfordert die enge Kooperation zwischen Neonatologen, Kinderchirurgen und Radiologen (Tab. **B-13.1**).

### 13.2.3 Differenzialdiagnostische Übersicht

Oft weisen die verschiedenen Krankheitsbilder ähnliche oder gar identische **Röntgenbefunde** auf (Tab. **B-13.1**).

**B-13.1 Differenzialdiagnostik neonatologischer Erkrankungen des Thorax**

| Art der Erkrankung | radiologische Differenzialdiagnosen |
|---|---|
| **Atemnotsyndrom: Stadium I, II** | ▪ perinatale Pneumonie |
| **Atemnotsyndrom: Stadium III** | ▪ pulmonale Hämorrhagie<br>▪ totale Lungenvenenfehlmündung |
| **Atemnotsyndrom: Stadium IV** | ▪ massive pulmonale Hämorrhagie |
| **„Nasse Lunge“** | ▪ perinatale Pneumonie<br>▪ Vitium cordis |
| **Mekoniumaspiration** | ▪ pulmonale Hämorrhagie<br>▪ perinatale Pneumonie<br>▪ totale Lungenvenenfehlmündung |
| **bakterielle Pneumonien** | ▪ Atemnotsyndrom<br>▪ „nasse Lunge“ |
| **pulmonale Hämorrhagie** | ▪ perinatale Pneumonie<br>▪ Ductus arteriosus Botalli<br>▪ Stauungslunge bei hypoplastischem Linksherz-Syndrom<br>▪ Pleuraerguss (Chylothorax) |
| **bronchopulmonale Dysplasie** | ▪ persistierendes pulmonales interstitielles Emphysem<br>▪ Williams-Campbell-Syndrom<br>▪ Pneumonie |
| **pulmonales interstitielles Emphysem** | ▪ Atemnotsyndrom Grad III und Grad IV<br>▪ Pneumatozele<br>▪ abszedierende Pneumonie |
| **Pneumomediastinum** | ▪ lokalisierter Pneumothorax<br>▪ Lungenzyste<br>▪ Pneumatozele<br>▪ Pneumoperikard |
| **kongenitales lobäres Lungenemphysem** | ▪ Pneumothorax<br>▪ zystisch-adenomatoide Malformation<br>▪ Zwerchfellhernie |

**B-13.1 Differenzialdiagnostik neonatologischer Erkrankungen des Thorax** (Fortsetzung)

| Art der Erkrankung | radiologische Differenzialdiagnosen |
|---|---|
| **kongenitale Lungenzyste** | ▪ Pneumatozele<br>▪ zystisch-adenomatoide Malformation<br>▪ Lungenabszess |
| **zystisch-adenomatoide Malformation** | ▪ Pneumatozele<br>▪ Lungenabszess<br>▪ Lungensequester<br>▪ Zwerchfellhernie mit Enterothorax |
| **pulmonale Sequestration** | ▪ lobäres Emphysem<br>▪ zystisch-adenomatoide Malformation<br>▪ enterogene Zyste<br>▪ Ösophagusduplikatur<br>▪ Zwerchfellhernie<br>▪ Neuroblastom |
| **Lungenagenesie einseitig** | ▪ Totalatelektase<br>▪ Pleuraerguss<br>▪ massive pulmonale Hämorrhagie |
| **Lungenhypoplasie beidseitig** | ▪ Exspirationsaufnahme<br>▪ Atelektasen beidseits<br>▪ Atemnotsyndrom Stadium IV<br>▪ Pleuraergüsse<br>▪ Chylothorax beidseits<br>▪ massive pulmonale Hämorrhagie |
| **kongenitale Zwerchfellhernie (posterolateral)** | ▪ Pleuraerguss<br>▪ Pleuraempyem<br>▪ zystisch-adenomatoide Malformation<br>▪ sonstige intrathorakale Raumforderung |
| **Zwerchfelllähmung** | ▪ Zwerchfellhernie<br>▪ Relaxatio diaphragmatica<br>▪ intrathorakale oder subphrenische Raumforderung |
| **Relaxatio diaphragmatica** | ▪ Zwerchfelllähmung<br>▪ Zwerchfellhernie<br>▪ Raumforderung intrathorakal oder abdominal |
| **pleurale Flüssigkeitsansammlungen (serös, chylös, hämorrhagisch)** | ▪ in Abhängigkeit von der Lokalisation (uni- oder bilateral) und der Flüssigkeitsmenge:<br>▪ Atelektase, Atemnotsyndrom<br>▪ Lungenaplasie, -agenesie<br>▪ zystisch-adenomatoide Malformation<br>▪ kongenitale Zwerchfellhernie, Tumor, Pleuraempyem |

13.3 Urogenitaltrakt

13.3.1 Radiologische Methoden

Die Verfahren kommen in der Reihenfolge **Sonografie**, **Miktionszysturethrografie** und **Nierenszintigrafie** zum Einsatz. CT und MRT werden in der Tumordiagnostik, die MRT (als MR-Urografie) bei komplexen urologischen Fehlbildungen eingesetzt.

## 13.3 Urogenitaltrakt

### 13.3.1 Radiologische Methoden

Vgl. Urogenitaltrakt und Retroperitoneum (S. 286).

In der klinischen Routinediagnostik sollten die Verfahren in der Reihenfolge **Sonografie**, **Miktionszysturethrografie (MCU)** und **Nierenszintigrafie** ($^{99m}$Tc-MAG3-Sequenzszintigrafie bei urologischen Fragestellungen, $^{99m}$Tc-DMSA-Nierenszintigrafie zur Beurteilung des Nierenparenchyms) zum Einsatz kommen. Die Nativaufnahme des Abdomens spielt nur bei der Frage nach Konkrementen eine Rolle und wird bei möglichen Nierensteinen durch die „Low-dose-CT-Urografie" ergänzt. Die MRT kommt in der Tumordiagnostik zur Anwendung sowie als MR-Urografie bei gezielten Fragestellungen zu komplexen urologischen Fehlbildungen.

## Sonografie

Die Sonografie ist heute die **Screening-Methode** für Niere und ableitende Harnwege. Wegen der höheren Auflösung von anatomischen Details und der größeren Beweglichkeit der Organe, z. B. durch die höhere Atemfrequenz, sind **hochfrequente Ultraschallsonden** und ein **schneller Bildaufbau** notwendig.

► **Merke.** Die Untersuchung sollte bei Säugling und Kleinkind generell mit der Darstellung der Harnblase beginnen, da es während der Diagnostik fast immer zur Miktion kommt und dann der retrovesikale Raum nicht mehr optimal beurteilt werden kann.

Die Harnblase wird in **Transversalschnitten, in Longitudinalschnitten und zur Ureterdarstellung in Schrägschnitten** dargestellt.
Wie bei der radiologischen Darstellung ist auch unter Ultraschallkontrolle eine **Füllung der Blase mit Flüssigkeit** (physiologische NaCl-Lösung oder Ultraschall-Kontrastmittel) **über einen Katheter** möglich, um die Harnblase besser untersuchen und eventuell einen vesikoureteralen Reflux (S. 750) nachweisen zu können.
Die **Nieren** werden sonografisch hinsichtlich ihrer **Lage, Form, Größe und Struktur des Nierenparenchyms** beurteilt. Beim Kind sollte der Parenchymvergleich zwischen Niere und Leber sowie Niere und Milz durch Anfertigung von Longitudinal- und Transversalschnitten in Rückenlage des Patienten vorgenommen werden. Wegen des beim Kleinkind häufig vorhandenen Meteorismus und der Gasüberlagerung der unteren Nierenpole ist die **Beurteilung der Nieren von dorsal in Bauchlage von besonderer Bedeutung.**

**Normalbefund:** Die normal gefüllte **Harnblase** kommt sonografisch als **echofreies** ovalär, in tiefen, zur Symphyse hin gekippten Unterbauchschnitten rechteckig konfiguriertes Organ zur Darstellung. Die Blasenkapazität nimmt normalerweise mit dem Lebensalter zu. Eine für die Routine ausreichende Volumenbestimmung ergibt sich aus der Multiplikation der 3 senkrecht zueinander stehenden Achsen (Länge, Breite, Tiefe) multipliziert mit dem Korrekturfaktor 0,523. Häufiger als die Erfassung des Blasenvolumens wird die Frage nach der Restharnmenge gestellt. Dabei führt die Formel zu ungenaueren Resultaten als bei der Prallfüllung des Organs, da die fast leere Blase nicht mehr der Form eines Rotationsellipsoids entspricht. Für geringe Restharnmengen (< 100 ml) wird der Korrekturfaktor 0,79 empfohlen.
Die **Blasenwand** erscheint als glatt begrenztes Band mit einer Dicke von **etwa 3 mm**. Der intramurale Ureterabschnitt ist in tiefen Quer- und sagittalen Schrägschnitten darstellbar. Nur bei gefüllter Blase kann der retrovesikale Bereich ausreichend dargestellt werden.
Die **sonografische Nierenbeurteilung** schließt neben der Organlokalisation die Organgröße ein. Dabei sollte eine Volumenbestimmung vorgenommen werden, da verschiedene Erkrankungen nicht unbedingt mit einer Längen-, aber Breiten- und Dickenzunahme einhergehen können. Um Fehler zu vermeiden, empfiehlt sich die Ermittlung des maximalen Längsdurchmessers aus dem longitudinalen Schnittbild der Niere und die Breiten- und Dickenmessung am transversalen Schnittbild. Die Berechnung des Nierenvolumens erfolgt näherungsweise nach der Ellipsoidformel: **Länge · Breite · Dicke · 0,523.**
Bezug nehmend auf verschiedene Größen wie Lebensalter, Körpergröße oder -oberfläche gibt es verschiedene Normwerttabellen. Zur Vergleichbarkeit der Ergebnisse sollte immer dieselbe Tabelle verwendet werden.
Die Nierenkontur ist beim älteren Kind wie beim Erwachsenen glatt. Bei Säugling und Kleinkind ist häufig eine fetale Lappung zu beobachten. Die **Nierenrinde** ist regelmäßig homogen und **fein strukturiert**, in der Regel echoärmer als das Lebergewebe. Es gibt eine altersabhängige Echogenitätsänderung: So ist die Nierenrinde bei Neugeborenen und Säuglingen deutlich echoreicher als bei älteren Kindern.
Die **Markpyramiden** erscheinen sonografisch **echofrei und dürfen nicht mit Zysten oder erweiterten Nierenkelchen verwechselt werden.** Sie sind regelmäßig angeordnet und haben eine dreiecksförmige Konfiguration mit zum Sinus renalis gerichteter Spitze. Zwischen den Markpyramiden werden die Bertini-Säulen abgebildet, die an den Sinus renalis heranreichen. Sie werden mitunter vom ungeübten Untersucher als solide renale Raumforderung angesehen. Der Sinus renalis erscheint im Longitu-

**Sonografie**

Die Sonografie ist die **Screening-Methode** für Niere und Harnwege. **Hochfrequente Ultraschallsonden** und ein **schneller Bildaufbau** sind notwendig.

► **Merke.**

Die Harnblase wird in **Transversal-, Longitudinal- und zur Ureterdarstellung in Schrägschnitten** dargestellt.

Die **Nieren** werden hinsichtlich ihrer **Lage, Form, Größe und Struktur** beurteilt. Die **Beurteilung** erfolgt sowohl in Flankenschnitten als auch **von dorsal in Bauchlage des Patienten.**

**Normalbefund:** Die normal gefüllte **Harnblase** kommt sonografisch als **echofreies** ovalär, in tiefen Unterbauchschnitten rechteckig konfiguriertes Organ zur Darstellung.

Die **sonografische Nierenbeurteilung** dient der Beurteilung der Organgröße. Der maximale Längsdurchmesser ergibt sich aus dem longitudinalen Schnittbild; die Breiten- und Dickenmessung erfolgen am transversalen Schnittbild. Berechnung des Nierenvolumens nach der Formel: **Länge · Breite · Dicke · 0,523.**

Die Größe der Niere wird nach Normwerttabellen beurteilt.

Die Nierenkontur ist glatt, die **Nierenrinde** ist regelmäßig homogen und **fein strukturiert.** Die Niere ist bei Neugeborenen und Säuglingen echoreicher als bei älteren Kindern.

Die **Markpyramiden** erscheinen sonografisch **echofrei und sind im ersten Lebensjahr sehr prominent.** Der Sinus renalis wird auch als **Mittelechokomplex** oder als **Pyelonreflexband** bezeichnet.

dinalschnitt oval und im Transversalschnitt rund. Er beinhaltet das Nierenbecken, die Hilusgefäße und Fettgewebe. Entsprechend der Echogenität wird er auch als **Mittelechokomplex** oder als **Pyelonreflexband** bezeichnet. Die Nierengefäße lassen sich von ventral und von dorsal in Längsschnitten darstellen. Unmittelbar kaudal der V. renalis ist die A. renalis gelegen, welche im Farbdoppler leicht darzustellen sind.

## Miktionszysturethrografie (MCU)

**Methode:** Die MCU (S. 289) hat 4 Phasen: Lagekontrolle des transurethralen bzw. suprapubischen Katheters, Füllung der Harnblase mit KM unter Durchleuchtungskontrolle bis zum Erreichen der Blasenkapazität, Miktion und im Falle eines vesikoureteralen Refluxes bzw. einer unvollständiger Blasenentleerung Post-Miktion (s. Abb. **B-13.26**).

**Indikationen:** Die Indikation zur Miktionszysturethrografie (MCU) ist gegeben beim Nachweis eines gesicherten Harnwegsinfektes bis zum vollendeten 4. Lebensjahr, auch wenn der sonografische Befund unauffällig ist. Wenn sonografisch dilatierte Ureteren dargestellt werden können oder falls Hinweise auf eine subvesikale Obstruktion vorliegen, sollte man unabhängig vom Lebensalter ebenfalls eine MCU durchführen. Dagegen können Therapiekontrollen bei bekanntem vesikoureteralen Reflux mit der sonografischen oder nuklearmedizinischen Miktionszystografie erfolgen.

**Normalbefund:** Die aufgefüllte Harnblase wird radiologisch als glatt begrenztes ovaläres Hohlorgan abgebildet. Bei unvollständiger Füllung der Harnblase können bei Säuglingen und Kleinkindern seitliche Vorwölbungen (Blasenohren) auftreten. Während der Miktion gelingt die Abbildung des Blasenhalses und der Urethra. Bei Mädchen ist ein während der Miktion auftretender vaginaler Influx nicht als pathologisch zu interpretieren. Die männliche Urethra weist physiologische Engen auf im Bereich des Sphincter internus, der Incisura muscularis, des Spincter externus sowie des Ansatzes des Lig. suspensorium. Beim weiblichen Geschlecht ist die Urethra kurz, eine funktionelle Enge im Bereich des Meatus urethrae externum darf nicht als pathologisch gewertet werden. Normalerweise wird die Harnblase restharnfrei entleert (S. 289).

## Ausscheidungsurografie (AUG) und $^{99m}$TC-MAG3-Nierensequenz-Szintigrafie

Die Ausscheidungsurografie (AUG) liefert Details zum Nierenbecken-Kelch-System und zu den Harnleitern sowie qualitative Informationen zur Nierenfunktion und zum **Harnabfluss**. Nachteil der AUG ist aber, dass dysplastische Nieren mit schlechter Ausscheidungsfunktion oft mit fehlmündenden Harnleitern assoziiert sind und daher mit dieser Methode nicht ausreichend oder gar nicht dargestellt werden können. Dies ist aber mit der **MR-Urografie** sehr gut möglich.
Zur Klärung des Harnabflusses, v. a. zur Differenzierung zwischen einer **nicht obstruktiven Uropathie** und einer **echten Obstruktion**, wird heute die **$^{99m}$Tc MAG3 Nierensequenz-Szintigrafie** eingesetzt (S. 292). Damit kann sowohl die seitengetrennte Nierenfunktion als auch der Abfluss in der Ausscheidungsphase im Zeitverlauf dargestellt und quantifiziert werden. Auch funktionsschwache Doppelnierensegmente und dystope Nieren können damit dargestellt werden. Die Schwere der Obstruktion kann nach Furosemid-Injektion anhand der Auswaschung des Radiopharmakons aus dem dilatierten Nierenbecken-Kelch-System und den Ureteren überprüft werden. Hierbei macht man sich den Effekt des erhöhten Harnflusses durch das Diuretikum zunutze. Üblichweise sollte der prozentuale Abfall der Aktivität im Hohlsystem 20 Minuten nach Furosemidgabe 40 % betragen.

### Miktionszysturethrografie (MCU)

**Methode:** Die MCU (S. 289) hat 4 Phasen (s. Abb. **B-13.26**).

**Indikationen:** Die MCU ist bei einem gesicherten Harnwegsinfekt bis zum vollendeten 4. Lebensjahr indiziert, selbst wenn die Sonografie unauffällig ist.

**Normalbefund:** Die aufgefüllte Harnblase wird radiologisch als glatt begrenztes ovaläres Hohlorgan abgebildet. Während der Miktion sind der Blasenhalses und die Urethra erkennbar. Normalerweise wird die Harnblase restharnfrei entleert.

### Ausscheidungsurografie (AUG) und $^{99m}$TC-MAG3-Nierensequenz-Szintigrafie

Die Ausscheidungsurografie liefert Details zum Nierenbecken-Kelch-System und zu den Harnleitern sowie Informationen zur **Nierenfunktion** und zum Harnabfluss. Bei dysplastischen Nieren ist die **MR-Urografie** besser geeignet.

Funktionelle Analysen v. a. zur Unterscheidung zwischen einer nicht obstruktiven Uropathie und einer echten Uropathie werden mit der **$^{99m}$Tc MAG3 Nierensequenz-Szintigrafie** durchgeführt. Damit können auch dystope Nieren und funktionsschwache Doppelnierensegemente dargestellt werden.
Die Schwere der Obstruktion kann nach Furosemid-Injektion anhand der Auswaschung des Radiopharmakons aus dem dilatierten Nierenbecken-Kelch-System und den Ureteren überprüft werden.

## 13.3.2 Wichtige Krankheitsbilder

Vgl. Wichtige Krankheitsbilder (S. 295).

### Harnabflussstörung durch kongenitale Obstruktionen der ableitenden Harnwege

Die Diagnose einer kongenitalen **obstruktiven Uropathie** wird heute meist bereits pränatal durch die **sonografische Untersuchung** und gelegentlich durch das **pränatale MRT** gestellt.

Eine kongenitale **obstruktive Uropathie** wird meist durch die pränatale **Sonografie** entdeckt.

**▸ Merke.** Jedes Harnabflusshindernis kann zur Ektasie und durch Druckerhöhung im proximal gelegenen harnableitenden Abschnitt zur Parenchymschädigung führen. Außerdem erhöht das Vorliegen einer Harnstauung die Gefahr einer Infektion.

Nach sonografischen Kriterien werden 4 Stadien einer Hydronephrose unterschieden (nach Hofmann) (Abb. **B-13.20**):
- **Stadium I:** normal weites Pyelon und normaler Parenchym-Pyelon-Index von 2 : 1.
- **Stadium II:** Pyelon erweitert, die Kelche sind aber noch normal konfiguriert (Parenchym-Pyelon-Index 1 : 1).
- **Stadien III und IV**: Pyelon und Kelche sind erweitert, es resultiert eine Parenchymreduktion unterschiedlichen Ausmaßes (Parenchym-Pyelon-Index 1 : 2 bzw. 1 : 3).

Stadium I und II sind nach diesen Kriterien in der Praxis nicht voneinander zu trennen und können durch physiologische Faktoren stark beeinflusst werden, wie z. B. eine verstärkte Diurese, eine nicht entleerte, stark gefüllte Harnblase oder einen intermittierenden vesikoureteralen Reflux. Demnach können Stadium I und II sonografisch nicht korrekt eingestuft werden. Stadium III entspricht einer mittelgradigen und Stadium IV einer hochgradigen Hydronephrose. Die Dilatation des Nierenbeckens und der Kelche selbst sagt nichts über die Schwere der Harntransportstörung aus. Ob eine obstruktive (z. B. Ureterabgangsstenose) oder nichtobstruktive Uropathie (z. B. Megacalicosis) vorliegt, lässt sich sonografisch nicht differenzieren. Hier ist eine vollständige uroradiologische Abklärung erforderlich. Das tatsächliche Vorliegen einer obstruktiven Uropathie und deren Schwere kann quantitativ über die Nierensequenzszintigrafie mit $^{99m}$Tc-MAG3 nach Furosemid-Gabe erkannt werden.

Man unterscheidet 4 Stadien einer Hydronephrose (Abb. **B-13.20**):
- **Stadium I:** normal weites Pyelon und normaler Parenchym-Pyelon-Index von 2 : 1.
- **Stadium II:** Pyelon erweitert, normal konfigurierte Kelche (Index 1 : 1).
- **Stadien III und IV**: Pyelon und Kelche erweitert, Parenchymreduktion (Index 1 : 2 bzw. 1 : 3).

In Abhängigkeit von der Lokalisation wird eine **proximale** Obstruktion in Höhe des Harnleiterabgangs und im Verlauf des mittleren Ureters sowie eine **distale** Obstruktion im Bereich der Uretermündung. unterschieden. Die Stenosen am Harnleiterabgang treten deutlich häufiger auf als distale Obstruktionen. Obstruktive Fehlbildungen des mittleren Harnleiters sind sehr selten (retrokavaler Ureter, Ureterklappen, Periureteritis z. B. beim M. Crohn).

Man unterscheidet die **proximale** und **distale** Obstruktion der Harnwege.

**B-13.20 Schematische Darstellung der Harntransportstörung (nach Hofmann).**

| Stadium / sonografischer Befund | Normalbefund | I | II | III | IV |
|---|---|---|---|---|---|
| Parenchym | breit | breit | breit | komprimiert | schmal |
| Pyleon | geschlossen | aufgespreizt | erweitert | stark erweitert | massiv erweitert |
| Kelche | Ø | Ø | Ø | aufgeweitet | ausgewalzt |
| Index | 2:1 | 2:1 | 1:1 | 1:2 | 1:3 |
| Niere Längsschnitt | 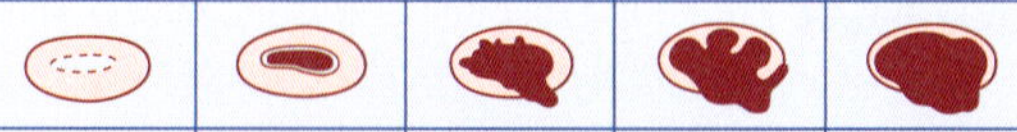 | | | | |
| Niere Querschnitt | 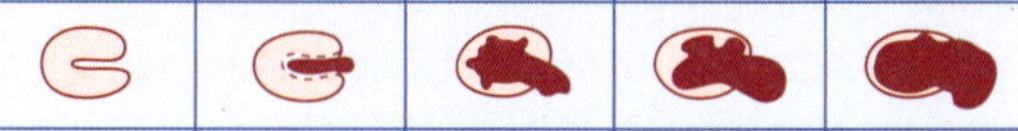 | | | | |
| Ureter | Ø | Ø | gering erweitert | erweitert | stark erweitert |
| Blase Längsschnitt | 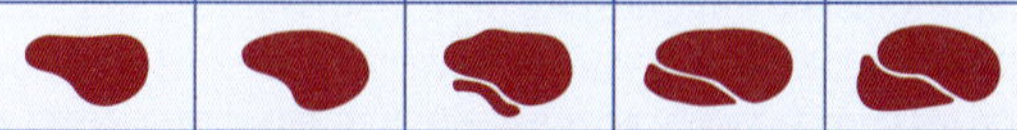 | | | | |
| Blase Querschnitt | 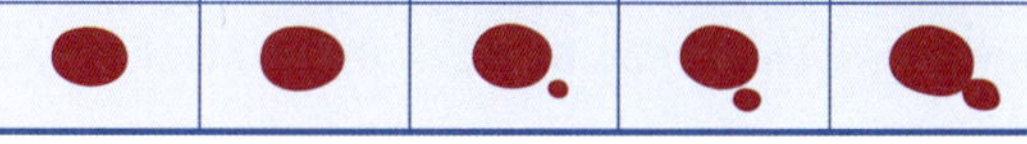 | | | | |

**B-13.20**

## Ureterabgangsstenose

▶ Synonym.

Es liegen echte Stenosen des pyeloureteralen Übergangs oder Veränderungen von außen vor.

**Radiologische Diagnostik: Sonografisch wie röntgenologisch** sind die **Dilatation des Nierenbeckenkelchsystems** und die **Verschmälerung des Nierenparenchyms** nachweisbar (Abb. **B-13.20**, Abb. **B-13.21**). Die betroffene Niere fällt durch **verzögerte oder fehlende KM-Ausscheidung** auf. In der **$^{99m}$Tc-MAG3-Nierensequenzszinitigrafie** ist ein Akkumulationstyp nachzuweisen und der Auswascheffekt des Radiopharmakons ist verzögert..

## Ureterabgangsstenose

▶ Synonym. subpelvine Stenose

Ursächlich liegen entweder echte, intrinsische Stenosen des pyeloureteralen Überganges vor oder Veränderungen von außen (aberrierendes arterielles unteres Polgefäß, Strang- und Faltenbildung).

**Radiologische Diagnostik: Sonografisch wie röntgenologisch** ist die **Dilatation des Nierenbeckenkelchsystems** nachweisbar. Das erweiterte Nierenbecken liegt größtenteils extrarenal. In Abhängigkeit vom Schweregrad und der Dauer der Obstruktion wird eine **Verschmälerung des Nierenparenchyms** nachgewiesen (Abb. **B-13.20**, Abb. **B-13.21**). Bei der **Ausscheidungsurografie** ist die betroffene Niere durch die **verzögerte oder sogar fehlende KM-Ausscheidung** auffällig. Das Organ selbst stellt sich in diesen Fällen vergrößert dar und ist häufig nach lateral verlagert. In der **$^{99m}$Tc-MAG3-Sequenzszintigrafie** ist ein Akkumulationstyp nachzuweisen und der Auswascheffekt des Radiopharmakons ist verzögert. Darüber hinaus ist die quantitative Bestimmung der seitengetrennten Nierenfunktion möglich.
Differenzialdiagnostisch ist bei einer hochgradigen Hydronephrose an den selteneren hydronephrotischen Typ der multizystischen Nierendysplasie (S. 301) zu denken. Im Gegensatz zur subpelvinen Stenose ist dieser Typ der Zystenniere mit der hochauflösenden Sonografie meist zu differenzieren. Der häufigere pelviatretische Typ der unilateral multizystischen Nierendysplasie ist nahezu immer sonografisch zu diagnostizieren.
Die Abgrenzung eines erweiterten Nierenbeckens in Form des ampullären, partiell extrarenal gelegenen Pyelons gegen eine kompensierte Ureterabgangsstenose leichten Grades kann in Einzelfällen schwierig sein. Die $^{99m}$Tc-MAG3-Nierensequenzszintigrafie (S. 746) nach Furosemid hilft auch hier entscheidend weiter.

**B-13.21 Kompensierte Ureterabgangsstenose (Nierensonografie).**

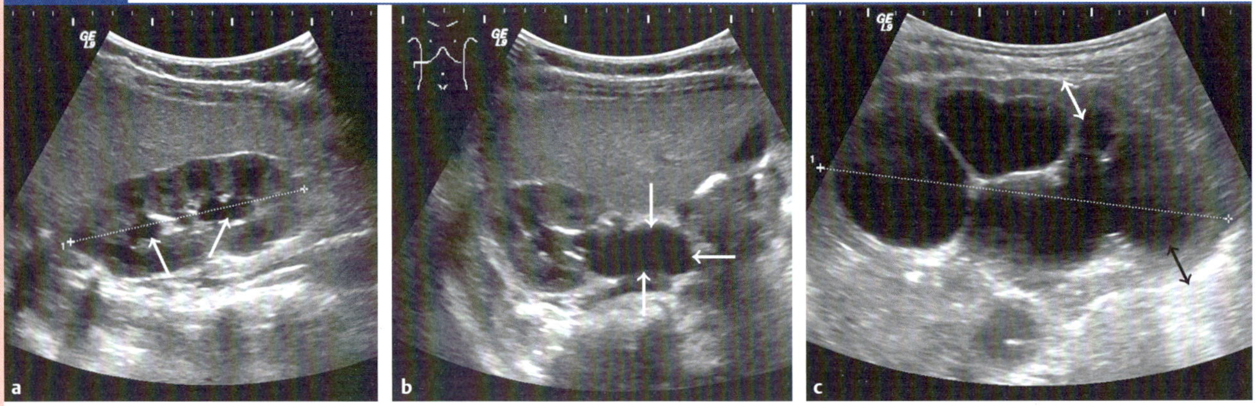

**a** Längsschnitt rechte Niere: Intrarenal nur geringe Pyelondilatation, Kelchaufspreizung minimal (Pfeile). Harntransportstörung Stadium I bis II.
**b** Querschnitt rechte Niere: deutlich erweitertes extrarenales Pyelon (Pfeile).
**c** Längsschnitt durch rechte Niere: Diese ist deutlich vergrößert durch stark dilatierte und abgerundete Kelche. Parenchym deutlich verschmälert (Doppelpfeile). Harntransportstörung Stadium IV, bedingt durch eine dekompensierte Ureterabgangsstenose.

## Megaureter

▶ Definition.

**Radiologische Diagnostik: Sonografie, Ausscheidungsurografie** und **Miktionszysturethrogramm** (Abb. **B-13.22**).

## Megaureter

▶ Definition. Kongenitaler oder erworbener erweiterter Harnleiter meist mit kompensatorischer muskulärer Hypertrophie. Man unterscheidet 3 Formen der angeborenen Megaureteren: primär obstruktive, primär refluxive und atone Formen (Abb. **B-13.22**). Die häufigste Ursache eines echten Megaureters ist der primär obstruktive Megaureter (POM).

**Radiologische Diagnostik:** In der **Sonografie,** der **Ausscheidungsurografie** oder der MR-Urografie kann die Erweiterung des Ureters bei gewundenem Ureterverlauf (Dolichoureter) mit Abrundung im Bereich des juxtavesikalen Uretersegments nachgewiesen werden (Abb. **B-13.22a, b**). Die **Miktionszysturethrografie** (MCU) zeigt den

**B-13.22 Megaureter beidseits.**

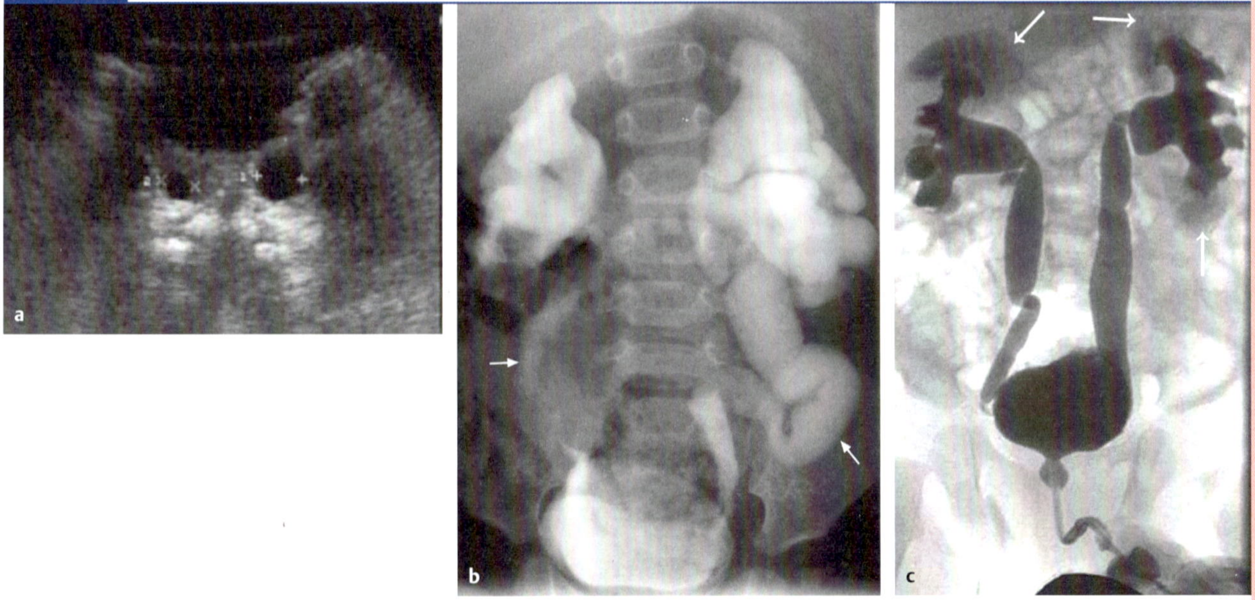

**a Sonografie** (Unterbauch transversal): Linker und rechter Ureter sind retrovesikal dilatiert (Kreuze) bei fast leerer Blase.
**b Ausscheidungsurogramm**, Aufnahme 80 min nach KM-Gabe: Hydronephrose und Megaureter (Pfeile) beidseits.
**c Miktionszysturethrografie:** Vesikoureteraler Reflux Grad IV mit erheblichem intrarenalen Reflux beidseitig (Pfeile); anderer Patient als in Abb. **a** und **b**.

zusätzlich vorhandenen vesikoureteralen Reflux bzw. bei der sekundären Megaureterenbildung die Obstruktion im Bereich der Urethra. Bei hochgradigem Reflux Grad IV und V (s. Abb. **B-13.25**) kann sogar ein intrarenaler Reflux entstehen, der bis in die Sammelrohre reicht (Abb. **B-13.22c**). Dieser kommt fast ausschließlich in den ersten 4 Lebensjahren vor.

### Ureterozelen

**▶ Definition.** Ureterozelen sind **zystische Erweiterungen** des terminalen Ureters. Je nach Lage unterscheidet man **orthotope** (d. h. an normaler Uretermündungsstelle, intravesikal) und **ektope** (d. h. an nicht normaler Uretermündungsstelle, z. B. Blasenhals, Urethra) **Ureterozelen**.

Während die orthotope Form überwiegend bei Knaben und ohne Doppelniere vorkommt, finden sich die ektopen Formen ganz überwiegend beim weiblichen Geschlecht und treten meist zusammen mit einer Doppelniere auf. Die ektope Ureterozele geht fast immer vom oberen Anteil der Doppelniere aus.

**Radiologische Diagnostik: Sonografisch** und durch die **Ausscheidungsurografie bzw. MR-Urografie** kommt die Dilatation des Nierenbeckenkelchsystems und die Uretererweiterung zur Darstellung. Sonografisch kann man unter Umständen eine retrograde Ureterperistaltik beobachten. Während die sonografische Ureterdarstellung insbesondere im mittleren Abschnitt schwierig sein kann, gelingt die Abbildung des dilatierten Harnleiters retrovesikal im Longitudinalschnitt sowie im Transversalschnitt leichter.
Sonografisch und radiologisch zeigt sich die Ureterozele als **intravesikale Ringfigur** (Abb. **B-13.23a**). Bei der ektopen Ureterozele und Doppelniere ist der Parenchymsaum des oberen Nierenanteils fast immer reduziert (Abb. **B-13.23c**). Der Nachweis des Ureters gestaltet sich hier mit der Sonografie gelegentlich schwierig. In solchen Fällen kann das MCU zur Diagnosefindung beitragen.
Ureterozelen nehmen mitunter eine solche Größe an, dass sie zur Obstruktion eines an normaler Stelle mündenden Doppelureters der gleichen Seite oder aber sogar zur Obstruktion der Uretermündung der Gegenseite führen können.

Ureterozelen

**▶ Definition.**

**Radiologische Diagnostik: Sonografisch** und durch die **Ausscheidungsurografie bzw. MR-Urografie** kommt die Uretererweiterung und die häufig vorhandene Dilatation des Nierenbeckenkelchsystems zur Darstellung.

Sonografisch und radiologisch zeigt sich die Ureterozele als **intravesikale Ringfigur** (Abb. **B-13.23a**). Bei der ektopen Ureterozele ist der Parenchymsaum des dazugehörigen Nierenanteils fast immer reduziert (Abb. **B-13.23c**).

**B-13.23** Ektope Ureterozele.

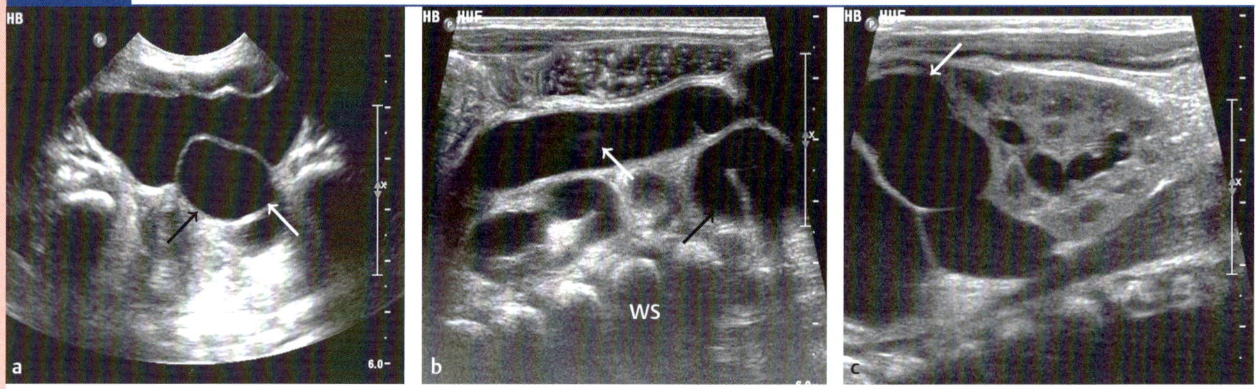


1 Monat alter weiblicher Säugling. **Sonografie** des Harntraktes.
**a** Querschnitt durch die Harnblase mit linksseitiger Ureterozele, die sich in die Harnblase vorwölbt (Pfeile).
**b** Längsschnitt links mit mehrfach angeschnittenem Megaureter (Pfeile). Wirbelsäule (WS).
**c** Längsschnitt durch die linke Niere: Zugehöriges hydronephrotisches oberes Doppelnierensegment (Pfeil).

## Ektope Uretermündung

▶ Definition.

**Klinik:** Kennzeichnend ist **Harnträufeln.**

**Radiologische Diagnostik:** Die Symptome der Harntransportstörung und der assoziierten Nierendysplasie lassen sich **sonografisch** und **röntgenologisch** nachweisen (Abb. **B-13.24**).

## Ektope Uretermündung

▶ **Definition.** Der Ureter mündet mit seinem Ostium nicht intravesikal, sondern endet im Bereich des Blasenhalses, der Urethra oder Vagina, selten im Dammbereich zwischen Urethra und Vagina.

**Klinik:** Klinisch führen alle ektopen Uretermündungen distal des Sphincter urethrae externum zum **Harnträufeln**.

**Radiologische Diagnostik:** Die genaue Mündung des ektopen Harnleiters ist sonografisch nicht darstellbar. Bei einer obstruktiv oder refluxiv bedingten Ureterdilatation oder einer zusätzlichen Ureterozele ist die Ultraschalluntersuchung erfolgreich. Eine Harntransportstörung und die assoziierte Nierendysplasie sind aber **sonografisch** und **röntgenologisch** nachweisbar (Abb. **B-13.24**). Mittels Ausscheidungsurografie und der MR-Urografie wird die Uretermündung lokalisiert. Manchmal hilft die Miktionszysturethrografie weiter. Hierbei kann während der Miktion mit Urethradarstellung eine Kontrastierung des fehlmündenden Ureters beobachtet werden.

## Vesikoureteraler Reflux (VUR)

▶ Definition.

Beim **primären** VUR liegt eine Fehlmündung des Harnleiters vor. Der **sekundäre** VUR entsteht als Folge anderer Erkrankungen (z. B. neurogene Blase, Sphinkter-Detrusor-Synergie).

**Klinik:** Typisch sind Harnverhalt, unwillkürlicher Harnabgang, rezidivierende **Harnwegsinfektionen**.

**Radiologische Diagnostik:** Initial erfolgt die **Miktionszysturethrografie.**

Der VUR wird nach radiologischen Kriterien in 5 Schweregrade eingeteilt (Abb. **B-13.25**, Abb. **B-13.26**).

## Vesikoureteraler Reflux (VUR)

▶ **Definition.** Zurückfließen von Harn aus der Blase in den Ureter und evtl. in das Nierenbeckenkelchsystem, selten bis in die Sammelrohre (vesikoureterorenaler Reflux).

Die Ursachen sind vielfältig: Beim **primären** VUR liegt eine Fehlmündung des Harnleiters in die Blase vor. Die Störungen können das Trigonum vesicae betreffen, es kann ein ektopes Ureterostium vorliegen oder ein Doppelureter mit Doppelostium bzw. ein zu kurzer intramuraler Harnleiterabschnitt. Die **sekundäre** Form entsteht als Folge von Erkrankungen, wie Rückenmarkserkrankungen, neurogenen Blasenstörungen oder anderen Schädigungen des Ureterostiums bzw. Fehlinnervation der Trigonalmuskulatur.

**Klinik:** Symptome (Harnverhalt, unwillkürlicher Harnabgang) entstehen meist nicht durch den VUR, sondern durch die begleitenden **Harnwegsinfektionen**. Die sog. Refluxnephropathie ist eine gefürchtete Komplikation. Sie entsteht bei ausgeprägtem Reflux (intrarenaler Reflux) sowie langer Refluxdauer und führt zu Nierennarben oder zu Schrumpfnieren.

**Radiologische Diagnostik:** Die initiale Refluxprüfung sollte durch die **Miktionszysturethrografie** erfolgen.
Der VUR wird nach radiologischen Kriterien in 5 Schweregrade eingeteilt (Abb. **B-13.25**, Abb. **B-13.26**).

**B-13.24 Subvesikale Uretermündung links (1½-jähriger Junge).**

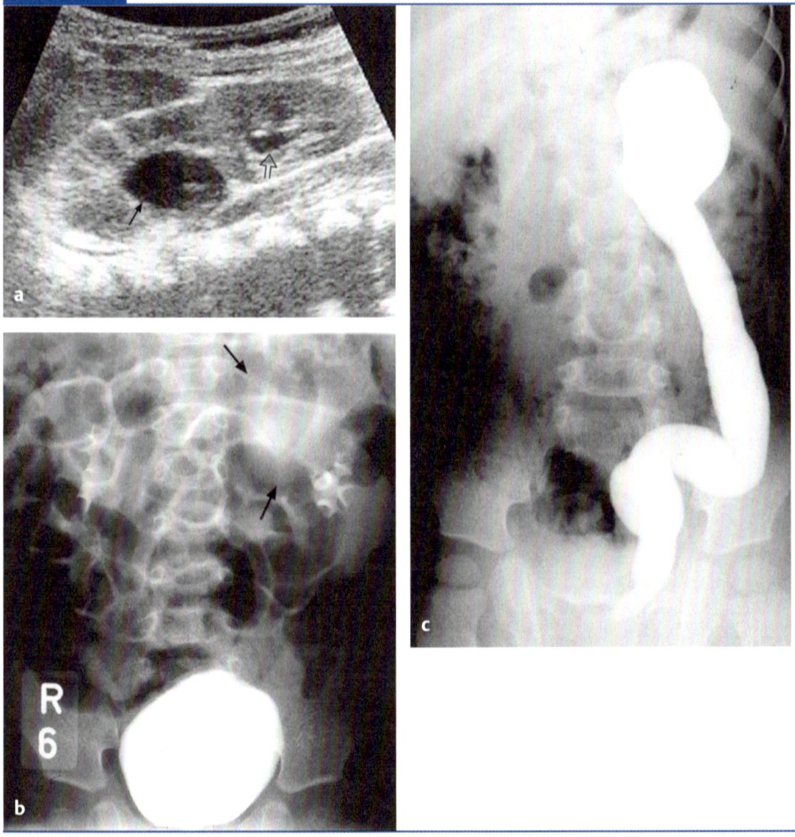


**a Sonografie** der linken Niere, longitudinal von lateral. Nierenbeckendilatation kranial (Pfeil) und gerade eröffnetes Nierenbecken kaudal (offener Pfeil) bei Doppelanlage.

**b Ausscheidungsurogramm:** Rechts unauffälliger Befund, links nach kaudolateral abgedrängte untere Nierenanlage. Darüber flaue Kontrastierung eines runden sackartigen Gebildes (Pfeile). Die Harnblase stellt sich unauffällig dar.

**c Retrograde Kontrastierung:** Subvesikale Uretermündung des Megaureters links, der zum dilatierten oberen Nierenanteil links gehört.

**B-13.25 Radiologische Einteilung der Refluxgrade bei der Miktionszysturethrografie.**

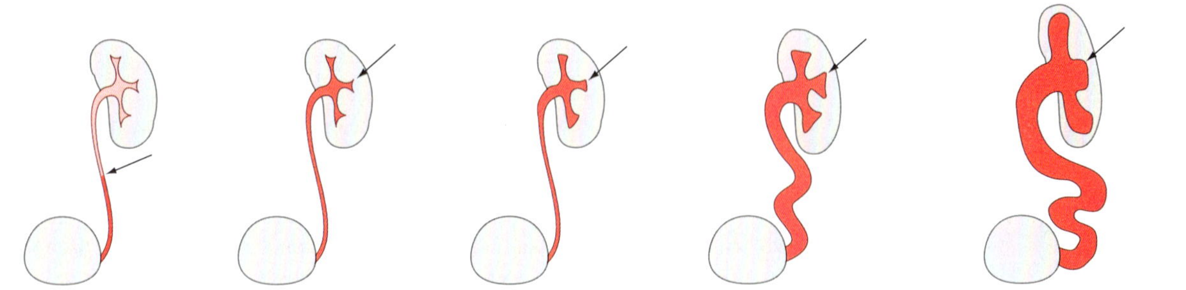

**Grad I**
**Reflux** in den Ureter (↙)

**Grad II**
**Reflux** in Ureter, Pyelon und Kelche ohne Erweiterung der Kelche, spitze Fornices (↙)

**Grad III**
**Reflux** in Ureter, Pyelon und Kelche mit leichter Erweiterung der Calices minores, stumpfe Fornices (↙)

**Grad IV**
**Reflux** in Ureter, Pyelon und Kelche mit starker Erweiterung des Ureters, des Pyelons und der Kelche, aber noch sichtbaren Papillen (↙)

**Grad V**
**Reflux** in Ureter, Pyelon und Kelche mit starker Erweiterung des Ureters, des Pyelons, und der Kelche, aber **nicht** mehr sichtbaren Papillen (↙); zusätzlich Parenchymverschmälerung

Verlaufsuntersuchungen können mittels Miktionsurosonografie oder Radionuklid-Zystografie vorgenommen werden. Dabei laufen Untersuchungsvorbereitung und -durchführung wie bei der MCU ab.
Bei der sonografischen Refluxuntersuchung werden Nieren und Harnleiter während der Blasenfüllung mit physiologischer NaCl-Lösung (am Ende mit Ultraschall-KM) und während der Miktion sonografisch kontrolliert. Alle VUR ab Grad II sind aufgrund der zunehmenden Erweiterung von Harnleiter und Nierenbeckenkelchsystem sowie des Nachweises von Ultraschall-KM mit dieser Methode gut nachweisbar.

**B-13.26 Vesikoureteraler Reflux (VUR) im MCV.**

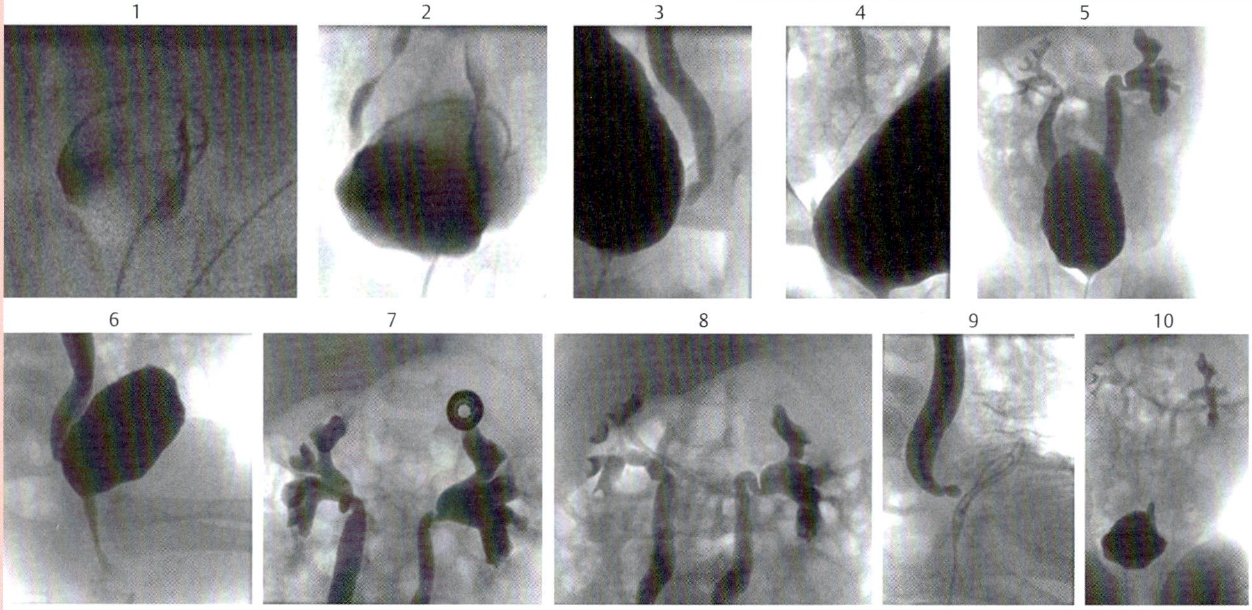


**Kontrolle des Blasenkatheters (1).**
**Füllungsphase (2–5):** Auftreten eines beidseitigen vesikoureteralen Refluxes ohne Nachweis einer Ureterfehleinmündung, Reflux am Ende der Füllung Grad II rechts und Grad IV links.
**Miktionsphase (6–9):** Darstellung der normalen Harnblase mit retrovesikal refluxiven Ureteren und der Urethra (**6**). Zielaufnahme der Nieren am Höhepunkt der Miktion mit Zunahme des Refluxes, beidseits Grad IV mit intrarenalem Reflux (**7** und **8**). Ende Miktion, keine Restharn (**9**).
**Post-Miktionsphase (10):** Rascher Ablauf des KM aus den Nieren mit refluxbedingtem Restharn, nur noch VUR Grad II rechts und Grad III links, Verschwinden des intrarenalen Refluxes.

### Subvesikale Obstruktion

▶ Merke.

Angeborene Stenosen der hinteren Harnröhre (Pars prostatica) sind selten.

**Radiologische Diagnostik:** Mit der **Sonografie wird die Nierendysplasie,** mit der statischen **Nierenszintigrafie** die Nierenschädigung **und mit der Sequenzszintigrafie die Obstruktion der Ureteren** nachgewiesen. Die **Miktionszysturethrografie** stellt die pathologischen Befunde des gesamten Harntraktes dar (Abb. **B-13.27**); dies gilt nur im Falle eines Refluxes.

**Harnabflussstörung durch Konkremente**

## Subvesikale Obstruktion

▶ Merke. Die häufigste angeborene subvesikale Obstruktion ist die **Harnröhrenklappe** bei Jungen.

Angeborene Stenosen der hinteren Harnröhre (Pars prostatica) kommen nur beim männlichen Geschlecht vor. Diese führen zu einer Druckerhöhung in den prästenotischen Harnwegen mit konsekutiver Harntransportstörung und in den meisten Fällen zu einer pränatalen Nierenschädigung (d. h. Nierendysplasie).
Weitere Formen einer Harnröhrenenge sind: zirkuläre Enge beim Prune-belly-Syndrom, erworbene Harnröhrenstrikturen infolge von Verletzungen oder nach Korrekturoperationen einer Hypospadie, Harnröhrenengen durch Harnröhrendivertikel oder Doppelungen der Harnröhre.

**Radiologische Diagnostik:** Mit der **Sonografie kann die Nierendysplasie,** mit der statischen **Nierenszintigrafie** (mittels $Tc^{99m}$-DMSA) die Nierenschädigung und **mit der Sequenzszintigrafie** (mittels $^{99m}Tc$-MAG3) **die Obstruktion der Ureteren** nachgewiesen werden (S. 292). Die **Miktionszysturethrografie** stellt einen vorhandenen vesikoureteralen Reflux und die Balkenblase sowie auf den Miktionsaufnahmen die Harnröhrenklappen dar (Abb. **B-13.27**).

## Harnabflussstörung durch Konkremente

Siehe Urolithiasis (S. 298).

B-13.27 Urethralklappen.

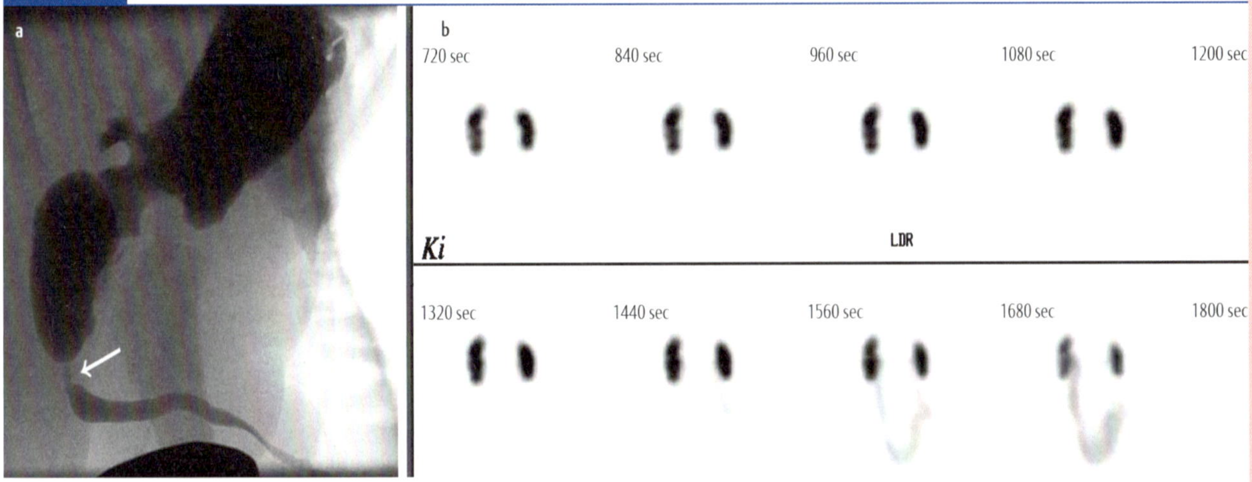


**a Miktionszysturethrografie:** Balkenblase mit Pseudodivertikel. Typisch nach anterior ballonierende Urethralklappen in der Schrägprojektion (Pfeil). Kein vesikoureteraler Reflux.
**b Nierenszintigrafie mit $^{99m}$Tc** MAG3: beidseits erheblich dilatierte Harnleiter infolge Obstruktion (untere Reihe in der Bildserie).

## Harnabflussstörung durch Raumforderungen

Vgl. Nierenabszess (S. 296).
Zystische oder solide Raumforderungen können in Abhängigkeit von ihrer Lokalisation zu einer Behinderung des Harnabflusses führen. Die **Primärdiagnostik** sollte **sonografisch** erfolgen. Die **MRT** ist Methode der Wahl bei allen retroperitonealen und abdominellen Tumoren sowie bei retroperitonealen entzündlichen Prozessen (z. B. beim Morbus Crohn) zur weiteren differenzialdiagnostischen Abklärung und Ausdehnungsbestimmung.
Der **Wilms-Tumor** (Abb. **B-13.28**) ist der häufigste maligne Nierentumor im Kindesalter und kommt nur noch sehr selten nach dem 5. Lebensjahr vor (S. 307). In einigen Fällen ist die Differenzierung zwischen Wilms-Tumor und dem zweithäufigsten abdominellen Tumor, dem **Neuroblastom**, selbst mit der MRT schwierig, wobei die Bestimmung der Katecholamine im Urin und die $I^{123}$-MIBG-Szintigrafie entscheidend weiterhelfen. Der häufigste Nierentumor beim Neugeborenen ist das **mesenchymale Hamartom** (in den allermeisten Fällen gutartig). Ein weiterer gutartiger Nierentumor ist das multilokulär **zystische Nephrom**, das meist nach dem 1. Lebensjahr auftritt und vor allem vom Wilms-Tumor unterschieden werden muss.

**Harnabflussstörung durch Raumforderungen**

Zystische oder solide Raumforderungen können den Harnabfluss behindern. Die Diagnostik erfolgt durch **Sonografie und MRT.**

Der häufigste maligne Nierentumor des Kindesalter ist der **Wilms-Tumor** (Abb. **B-13.28**).

B-13.28 Wilms-Tumor.

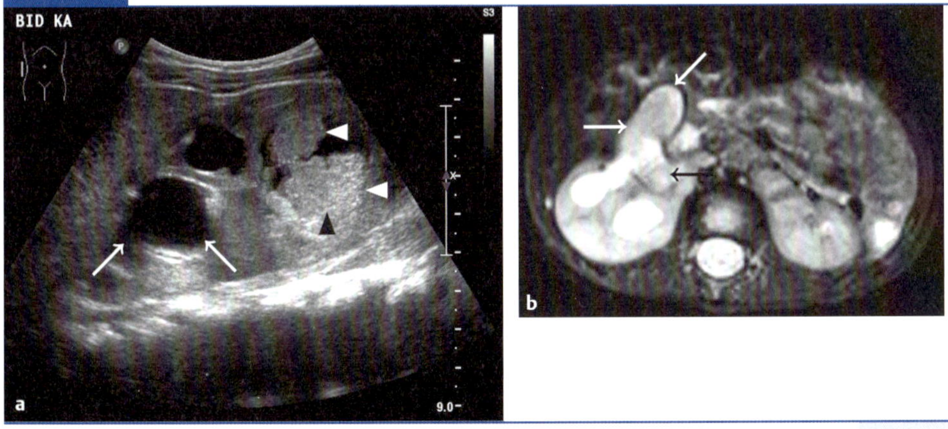


**a Sonografie:** Im Längsschnitt durch die rechte Niere sind die Nierenkelche dilatiert (Pfeile) und teilweise mit echogenen Tumormassen (Pfeilspitzen) gefüllt.
**b MRT** (T 1FSnach KM): Querschnitt durch die unteren Nierenabschnitte. Hufeisenniere. Das rechtsseitige Nierenbeckenkelchsystem ist teilweise obstruiert durch die eingebrochenen Wilms-Tumoranteile (Pfeile).

13.4 Gastrointestinaltrakt

13.4.1 Radiologische Methoden

# 13.4 Gastrointestinaltrakt

## 13.4.1 Radiologische Methoden

Siehe auch Radiologische Methoden (S. 468).

Sonografie

▶ Merke.

### Sonografie

▶ Merke. Die Sonografie ist die primäre Untersuchungsmethode in der Diagnostik von vielen akuten Erkrankungen des Magen-Darm-Traktes.

Die Sonografie ist beim **akuten Abdomen** die primäre diagnostische Methode. Sie ist sehr sensitiv in der Entdeckung **freier Flüssigkeit**. **Wandverdickungen und Lumenschwankungen** des Darms sind gut darstellbar.

Die Sonografie ist beim **akuten Abdomen** oft die primäre diagnostische Methode. Sie ist sehr sensitiv in der Entdeckung **freier Flüssigkeit** in der Bauchhöhle, in den angrenzenden Pleurahöhlen und im Retroperitoneum. Ferner kann die Art der freien Flüssigkeit bestimmt werden, z. B. bei Peritonitis oder Darmperforation. **Wandverdickungen und Lumenschwankungen** des Darms sind ebenfalls gut darstellbar. Allerdings kann bei starkem Meteorismus und schwerer Obstipation die Aussage sehr eingeschränkt sein.

Übersichtsaufnahmen des Abdomens

### Übersichtsaufnahmen des Abdomens

Vgl. Abdomenübersichtsaufnahme (S. 468).

Die Röntgenaufnahme wird im **anteriorposterioren Strahlengang** in Rückenlage und **posterior-anterioren Strahlengang** in Linksseitenlage durchgeführt (Abb. **B-13.29**).

Die Röntgenaufnahme wird im **anterior-posterioren Strahlengang** in Rückenlage und wegen des Strahlenschutzes im **posterior-anterioren Strahlengang in Linksseitenlage** durchgeführt. Die Zwerchfellregion soll auf dem Bild erfasst sein. Bei unklaren Befunden (z. B. bei der Frage nach einem Ileus oder nach einer Perforation im Bereich des Magen-Darm-Traktes) reicht manchmal eine Seitaufnahme aus (Abb. **B-13.29**).

Die Nativaufnahme liefert Informationen über atypische **Darmgasverteilung, Lageanomalien, Verkalkungen, Fremdkörper** und **Organverlagerungen**. Eine Perforation im Magen-Darm-Trakt ist durch **freie Luftansammlung** gekennzeichnet, bei einer Obstruktion finden sich **Dünn- und/oder Dickdarmspiegel**.

**Indikationen:** Perforation im Bereich des Magen-Darm-Traktes, V. a. intestinale Obstruktion.

Eine atypische Luft- bzw. Darmgasverteilung ist auf der Nativaufnahme leicht zu diagnostizieren. Darüber hinaus liefert sie Informationen über **Lageanomalien des Darms** und dient dem Nachweis von **Verkalkungen** sowie **Fremdkörpern**. Eine Perforation im Magen-Darm-Trakt ist durch eine **freie extraluminäre Luftansammlung** gekennzeichnet. Bei obstruktiven Erkrankungen werden zusätzlich zur abnormen Luftverteilung noch dilatierte **Dünn- und/oder Dickdarmschlingen** entsprechend der Lokalisation des Hindernisses abgebildet.

**Indikationen:** Röntgenaufnahmen des Abdomens sind bei Verdacht auf eine Obstruktion im Bereich des Magen-Darm-Traktes (Ileus) sowie zum Ausschluss einer Perforation indiziert.

**B-13.29** **Übersichtsaufnahmen des Abdomens.**

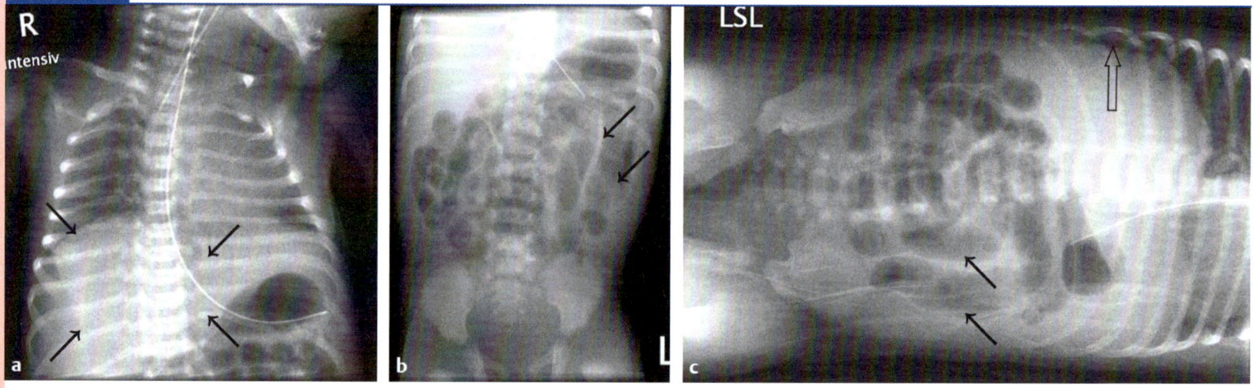


**a Röntgenthorax a. p.:** Zufallsbefund freie Luft, sog. „football sign“ (Pfeile).
**b Abdomen a. p. in Rückenlage:** keine freie Luft sichtbar, distendierter oberer Dünndarm (Pfeile). Beachten Sie die fehlende Abbildung des Zwerchfells.
**c Abdomen p.-a. in Linksseitenlage:** Eindeutige suprahepatische Luftsichel (offener Pfeil) und auch hier dieselben dilatierten Dünndarmschlingen wie in der Rückenlage (Pfeile).

## Kontrastmitteluntersuchung des Magen-Darm-Traktes

Vgl. Ösophagus-Breischluck (S. 469).
Als Indikation für KM-Untersuchungen des Magen-Darm-Traktes stehen in der neonatologischen Diagnostik die angeborenen **obstruktive Erkrankungen** im Vordergrund. Fast immer ist die Lokalisierung der Passagebehinderung durch die **Luftpassage** möglich (Abb. **B-13.30**). Zu diesem Zweck wird die physiologischerweise im Magen-Darm-Trakt vorhandene Luft als Negativ-KM genutzt. Mit der Entwicklung des Kopfes bei Geburt schluckt ein Neugeborenes Luft, sodass auf der Erstaufnahme (Thorax, Abdomen, Babygramm) Luft im Magen ist. Im Alter von 4 Stunden ist bei einem vitalen Kind der gesamte Dünndarm luftgefüllt, im Alter von 6–8 Stunden ist Luft in der linken Kolonflexur nachweisbar. Da beim Neugeborenen Luft ein natürliches und ungefährliches Kontrastmittel darstellt, kann anhand der Wanderung der geschluckten Luft die Höhe einer intestinalen Obstruktion in den ersten Lebenstagen meist relativ genau festgelegt werden. Zusätzliche KM-Applikationen (positive KM) sind deshalb in den meisten Fällen nicht erforderlich.
Falls die Diagnose durch eine Abdomenübersichtsaufnahme nicht möglich ist, muss abhängig von der klinischen Untersuchung eine Röntgendurchleuchtung mit gezielter KM-Gabe erfolgen. Die pathologischen Befunde sollen durchleuchtungsgezielt, in verschiedenen Projektionen (a. p., seitlich) und evtl. durch Lageänderung des Patienten (Kopftieflage, Bauchlage, aufrechte Position) dargestellt werden.
Bestehen Kontraindikationen zur Gabe von **Bariumpräparaten** (S. 102), wird **wasserlösliches, niederosmolares, jodhaltiges KM** verwendet. Es kommt vor allem bei postoperativen Untersuchungen bzw. bei Verdacht auf Fistelbildungen oder Perforationsgefahr bei hochgradigen Stenosen sowie zur Ösophagusdarstellung bei Aspirationsgefahr zur Anwendung.

### Kontrastmitteluntersuchung des Magen-Darm-Traktes

Die Diagnostik **obstruktiver Erkrankungen** steht im Vordergrund. Fast immer ist die Lokalisierung der Passagebehinderung in der Neonatologie durch die Beurteilung der **Luftpassage** möglich (Abb. **B-13.30**).

Falls die Diagnose durch eine Abdomenübersichtsaufnahme nicht möglich ist, muss abhängig von der klinischen Untersuchung eine **Röntgendurchleuchtung** mit **KM-Gabe** erfolgen.

Bestehen Kontraindikationen zur Gabe von **Bariumpräparaten** (S. 102), wird **wasserlösliches, niederosmolares, jodhaltiges KM** verwendet.

**B-13.30 Normale Luftpassage durch den Darm post partum.**

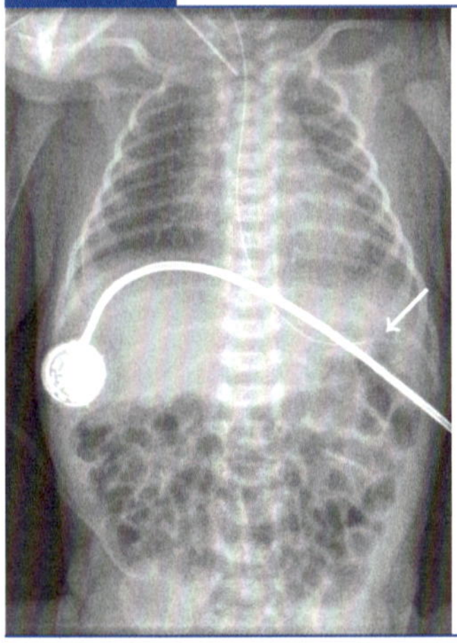

6 Stunden altes Neugeborenes, 36. SSW. Normaler Luftgehalt des Dünndarms. Die Luftsäule hat die linke Kolonflexur erreicht (Pfeil).

B-13.30

## Weitere bildgebende Verfahren

Die **CT** im Abdominalbereich sollte beim Kind wegen der hohen Strahlenbelastung nur bei sehr strenger Indikation eingesetzt werden, d. h. beim schweren Bauchtrauma sowie bei schweren entzündlichen und gelegentlich bei tumorösen Magen-Darm-Erkrankungen. Vorteile sind u. a., dass in Ergänzung zur konventionellen Röntgenuntersuchung die extraluminären Veränderungen dargestellt werden. Außerdem ist die Differenzierung zwischen soliden und liquiden Strukturen gut möglich. Blutungen, Abszesse und Lymphknotenvergrößerungen sind bei optimaler Kontrastierung des Magen-Darm-Traktes nachweisbar.
Die **MRT**-Untersuchungen des Magen-Darm-Traktes werden durch die Eigenbewegung des Darms beeinträchtigt. Die Bildqualität und damit die diagnostische Aussagekraft hat sich in jüngster Zeit aber erheblich verbessert, sodass insbesondere bei chronisch-entzündlichen Darmerkrankungen (v. a. Morbus Crohn) die sog. MR-Enteroklyse (S. 473) das radiologische Verfahren überflüssig gemacht hat.

### Weitere bildgebende Verfahren

Die **CT** im Abdominalbereich sollte beim Kind nur bei sehr strenger Indikation eingesetzt werden.

Die **MRT** hat sich aufgrund der heute deutlich verbesserten Bildqualität insbesondere bei chronisch-entzündlichen Darmerkrankungen bewährt.

Die **Angiografie** ist in extrem seltenen Fällen zum Nachweis einer lebensbedrohlichen gastrointestinalen Blutung erforderlich, die endoskopisch nicht lokalisierbar ist.

Die Szintigrafie kann beim Aufsuchen eines blutenden Meckel-Divertikels hilfreich sein.

Die $Tc^{99m}$-Pertechnetat-**Szintigrafie** spielt eine wichtige Rolle bei der Diagnostik eines blutenden Meckel-Divertikels. Hierbei wird die ektope Magenschleimhaut und nicht die Blutung nachgewiesen.

13.4.2 Wichtige Krankheitsbilder

Ösophagusatresie

▶ Definition.

## 13.4.2 Wichtige Krankheitsbilder

### Ösophagusatresie

▶ **Definition.** Entwicklungsbedingte Obliteration meist im proximalen Drittel des Ösophagus. Häufig besteht eine Fistel zur Trachea. Zur **Einteilung** (nach Vogt) s. Abb. **B-13.31**.

**B-13.31 Einteilung der Ösophagusatresien nach Vogt.**

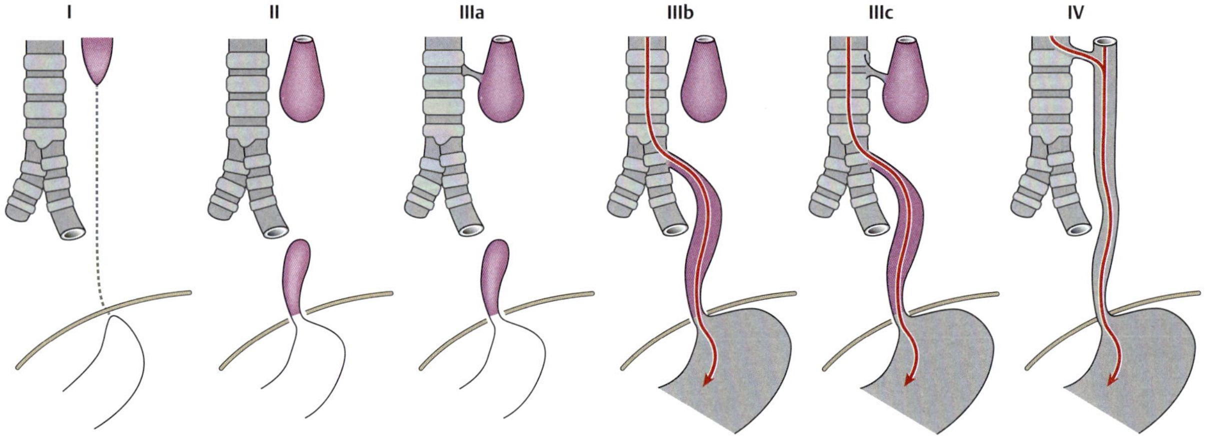


**Typ I:** Ösophagusaplasie, keine Luft im Magen (äußerst selten).
**Typ II:** Ösophagusatresie ohne Fistel, oberes und unteres Segment enden blind, keine Luft im Magen (ca. 7 %).
**Typ IIIa:** Ösophagusatresie mit oberer ösophagotrachealer Fistel, keine Luft im Magen (ca. 1 %).
**Typ IIIb:** Ösophagusatresie mit oberem Blindsack und Fistelverbindung zwischen Trachea und unterem Ösophagussegment, Luft im Magen (**häufigster Typ**, ca. 85–90 %).
**Typ IIIc:** Atresie mit ösophagotrachealer Fistel des oberen und unteren Segmentes zur Trachea, Luft im Magen (ca. 2–3 %).
**Typ IV:** isolierte Ösophagotrachealfistel, sog. H-Fistel, oft sehr viel Luft im Magen (ca. 3 %).
(aus Lauenstein T, Umutlu L. Erkrankungen des Ösophagus. In: Krombach GA, Mahnken AH, Hrsg. Radiologische Diagnostik Abdomen und Thorax. Stuttgart: Thieme; 2015)

**Klinik:** Rezidivierende zyanotische Anfälle, rasselnde Atemgeräusche, Hustenanfälle und ein Herauswürgen schaumiger Flüssigkeit.

**Klinik:** Postnatal fallen die Kinder durch rezidivierende zyanotische Anfälle, rasselnde Atemgeräusche, Hustenanfälle und ein Herauswürgen schaumiger Flüssigkeit auf. Bei Fütterungsversuchen kommt es zur Aspiration.

**Diagnostisches Vorgehen: Das thorakoabdominale Babygramm mit in den Ösophagus gelegter Sonde** ist für die erste Typeneinteilung wichtig.

**Diagnostisches Vorgehen:** Bereits intrauterin kann bei Vorliegen eines Hydramnion die Verdachtsdiagnose gestellt werden. Postpartal ist die Sondierung der Speiseröhre mit einer Magensonde obligat. **Das thorakoabdominale Babygramm mit in den Ösophagus gelegter Sonde, welche das Ende des Blindsackes anzeigt**, ist zur Diagnostik und ersten Typeneinteilung wichtig.

**Radiologische Diagnostik:** Bei der Ösophagusatresie **Typ II** und dem sehr selten **Typ IIIa** wird der obere Blindsack des Ösophagus abgebildet. Der Magen-Darm-Trakt ist **nicht lufthaltig** (Abb. **B-13.32**).

Beim **Typ IIIb** der Ösophagusatresie endet die Sonde im erweiterten oberen Ösophagusblindsack. Der Magen-Darm-Trakt ist **lufthaltig** (Abb. **B-13.33**).

**Radiologische Diagnostik:** Die **Röntgennativaufnahme mit in den Ösophagus gelegter Sonde** sollte in jedem Fall Thorax und Abdomen (thorakoabdominales Babygramm) abbilden. Bei der Ösophagusatresie **Typ II** und dem sehr seltenen **Typ IIIa** wird der weite obere Blindsack des Ösophagus abgebildet. Der Magen-Darm-Trakt dagegen ist **nicht lufthaltig** (Abb. **B-13.32**).
Beim **Typ IIIb** der Ösophagusatresie endet die Sonde im erweiterten oberen Ösophagusblindsack. Als Hinweis auf das Vorliegen der Fistelverbindung zwischen kaudalem Ösophagussegment und Trachea wird der Magen-Darm-Trakt auf der Röntgennativaufnahme **lufthaltig** abgebildet (Abb. **B-13.33**).
Die Ösophagusatresie kann isoliert vorkommen, ist aber auch gehäuft bei Chromosomenanomalien (z. B. Morbus Down) und wird ferner als Kombinationsfehlbildung beim sog. **VACTERL-Syndrom** beobachtet (**V** = Vertebra, **A** = anorektale Anomalien,

**B-13.32 Ösophagusatresie Typ II.**

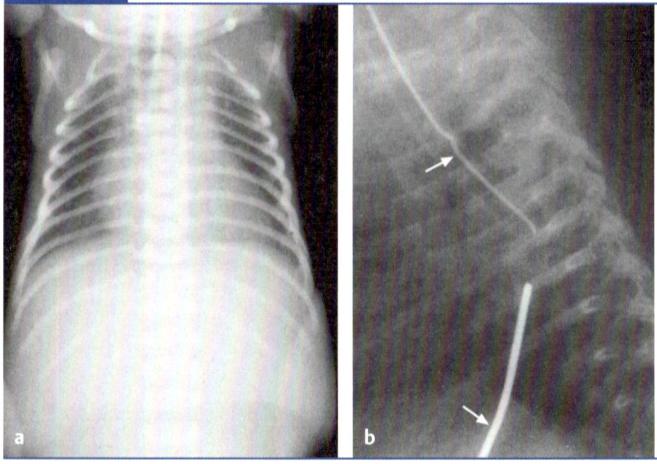

**a** Thorax und Abdomen in aufrechter Position. Keine Luft im Magen-Darm-Trakt.
**b** Strahlengang seitlich: Bougierung der Blindsackenden vor Operation (End-zu-End-Anastomosierung, Pfeile auf Bougierungssonden).

**B-13.33 Ösophagusatresie Typ IIIb.**

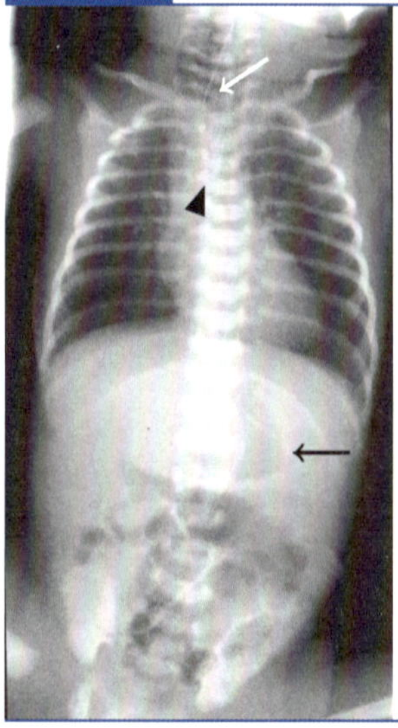

Schlürfsonde liegt im luftgefüllten oberen Blindsack (weißer Pfeil). Beachte den rechtsseitigen Aortenbogen (Pfeilspitze). Luft im Magen (Pfeil) im Dünn- und Dickdarm.

B-13.33

**C** = Vitium cordis, **T** = Trachea, **E** = Ösophagusatresie, **R** = Nierenanomalien, **L** = „limb anomalies").
Zur näheren Differenzierung der Typ-IIIa- und Typ-IIIc-Anomalien sind durchleuchtungsgezielte Aufnahmen nach der Gabe einer kleinen Menge eines wässrigen nichtionischen KM in den oberen Blindsack nötig.

## Hypertrophe Pylorusstenose

Hypertrophe Pylorusstenose

**▶ Definition.** Muskuläre Hypertrophie des Pylorus und pylorusnahen Antrums im frühen Säuglingsalter.

▶ Definition.

**Klinik:** Leitsymptom der Erkrankung ist das typische Erbrechen im hohen Bogen (sog. projektiles Erbrechen) ca. 10–30 Minuten nach jeder Mahlzeit, das im Alter von 8 Tagen bis 6 Wochen beginnt.

**Klinik:** Erbrechen im hohen Bogen (sog. projektiles Erbrechen)

**Diagnostisches Vorgehen:** Die typische klinische Symptomatik und der sonografische Nachweis des hypertrophischen Pylorus bzw. des verlängerten Pyloruskanals sichern die Diagnose.

**Diagnostisches Vorgehen:** Typische klinische Symptomatik und Sonografie sichern die Diagnose.

**Radiologische Diagnostik:** Im **sonografischen** Normalbefund wird der Pylorus im Oberbauchquerschnitt längs mit einer durchschnittlichen Länge von 10–14 mm dargestellt. Die durchschnittliche Muskeldicke liegt bei 2 mm, der durchschnittliche Pylorus-Querdurchmesser bei 10 mm. Im rechts paramedianen Quer- oder Schrägschnitt gelingt sowohl die Abbildung des **verdickten Muskels** als auch die Darstel-

**Radiologische Diagnostik: Sonografisch** gelingt im rechts paramedianen Quer- oder Schrägschnitt sowohl die Abbildung des **verdickten Muskels** als auch die Darstellung des **verlängerten Pyloruskanals** (Abb. **B-13.34**).

B-13.34

**B-13.34 Hypertrophische Pylorusstenose.**

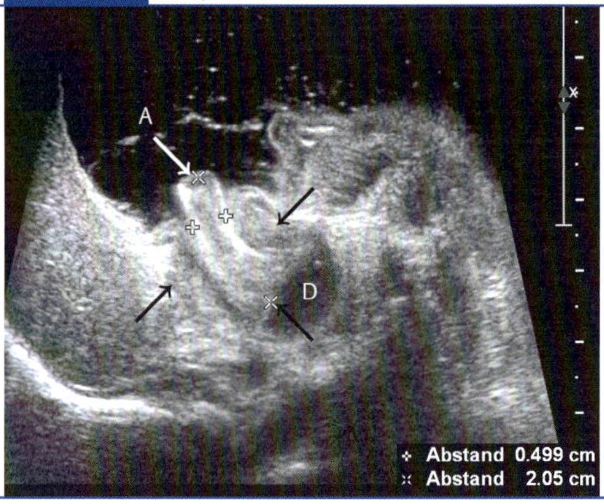


**Sonografie** (Untersuchung in Rechtsseitenlage): Stark distendiertes Magenantrum (A). Stark verdickter und verlängerter Pylorus (Pfeile). Weit dorsal gelegenes Duodenum (D).

lung des **verlängerten Pyloruskanals** (Abb. **B-13.34**). Weitere typische Zeichen in der Realtime-Sonografie sind die verstärkte frustrane Magenperistaltik, eine stark vorspringende Angulusfalte des Magenantrums und das Schnabelzeichen, was dem sich nur inkomplett öffnenden Pyloruskanal entspricht.

Atresien und Stenosen des Dünndarmes

**Atresien** kommen bevorzugt im **Ileum**, danach im Duodenum und Jejunum vor. Intrinsische und extrinsische **Obstruktionen** betreffen ganz überwiegend das **Duodenum**.

## Atresien und Stenosen des Dünndarmes

**Atresien** kommen bevorzugt im **Ileum**, danach im Duodenum und Jejunum vor. Sie können auch multipel auftreten. Ileumatresien können mit einer zystischen Fibrose assoziiert sein. Kolonatresien sind extrem selten, wieder häufiger sind Anal- und Rektumatresien – diese Fehlbildungen sind aber sehr komplex und sollen hier nicht weiter beschrieben werden.
Intrinsische (von innen) und extrinsische (von außen) **Obstruktionen** betreffen ganz überwiegend das **Duodenum** und sind im zweiten Abschnitt des Duodenums (Pars descendens) lokalisiert:
- membranöse Duodenalstenose
- Fehldrehung des Darmes mit fehlerhafter Fixierung des zu kurzen Mesenterialstiels, was zum Volvulus prädestiniert (Malrotation, Nonrotation), gelegentlich kombiniert mit sog. Ladd-Bändern (konnatale Briden)
- Pankreas anulare
- Duodenalduplikaturen.

**Klinik:** Die klinische Symptomatik ist von der Lokalisation der intestinalen Obstruktion abhängig.

**Klinik:** Die klinische Symptomatik ist von der Lokalisation der intestinalen Obstruktion abhängig. Bei hohem Sitz, sog. hohe duodenale Obstruktion, ist **galliges Erbrechen** das Leitsymptom. Bei tieferer Lokalisation ist das stark geblähte Abdomen, Malabsorption und Stuhlverhalt charakteristisch; es zeigt sich eine **Ileussymptomatik**.

**Diagnostisches Vorgehen:** In den meisten Fällen sind **Nativaufnahmen** des Abdomens a. p. in Rückenlage und Linksseitenlage ausreichend (Abb. **B-13.35**).

**Diagnostisches Vorgehen:** In den meisten Fällen sind die **Nativaufnahmen** des Abdomens a. p. in Rückenlage und in Linksseitenlage unter Ausnutzung der physiologischen Luftfüllung des Magen-Darm-Traktes ausreichend, um die Lokalisation der Obstruktion festzustellen. **Sonografisch** können Darmdilatation und die meist vermehrte Peristaltik dargestellt werden. KM-Passagen werden aber in Einzelfällen benötigt (Abb. **B-13.35**).

**Radiologische Diagnostik:** Die charakteristische Luftverteilung ist radiologisch ersichtlich (Abb. **B-13.35**).

**Radiologische Diagnostik:** Aus den radiologischen Befunden in Abb. **B-13.35** ist entsprechend der Reihenfolge der Obstruktion des Dünndarms von proximal nach distal die charakteristische Luftverteilung ersichtlich.

**B-13.35 Verschiedene Fälle einer hohen duodenalen Obstruktion.**

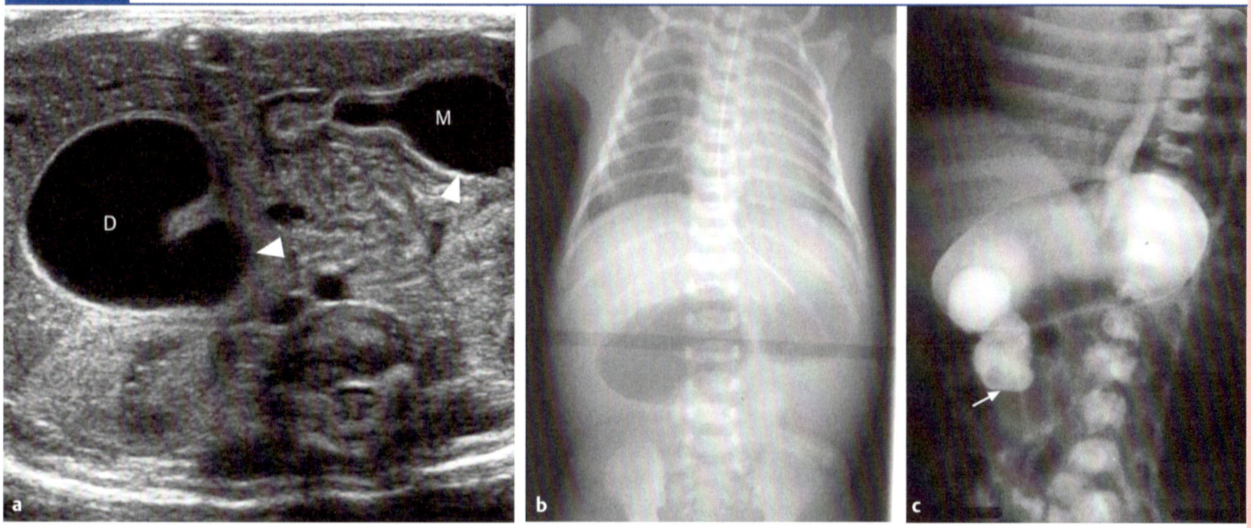


**a Sonografie** (Oberbauchquerschnitt): Bei dem Frühgeborenen ist die membranöse Duodenalstenose sonografisch als „double bubble" (Pfeilspitzen; M = Magen, D = Duodenum) am Ende des stark dilatierten Duodenums zusätzlich zur Ösophagusatresie Typ II darstellbar (keine Luft im Magen, Sonografie daher die entscheidende Untersuchung).
**b Thorakoabdominales Babygramm** bei einem Patienten mit Trisomie 21: Klassische „double bubble" als Zeichen der Duodenalatresie.
**c Aufnahme in Rechtsseitenlage:** 6 Tage altes Kind mit galligem Erbrechen. Duodenale Obstruktion von außen durch angeborene Bridenbildung (fibröse narbige Verwachsungen) bei Malrotation; KM-Passage in Höhe des absteigenden Duodenum (Pfeil) behindert.

## Nekrotisierende Enterokolitis (NEC)

Die nekrotisierende Enterokolitis ist eine Erkrankung der Frühgeborenen. Die meisten Patienten haben einen offenen Ductus arteriosus Botalli mit großem Links-rechts-Shunt, der zu einer Minderperfusion des Darms führt. Ursächlich spielt auch die schnelle Nahrungssteigerung eine Rolle.

**Radiologische Diagnostik:** Radiologisch charakteristisch ist die bakterielle Gasbildung ($H_2$) im Darm als **Pneumatosis intestinalis** (submukös und subserös) bis zum Auftreten von Pfortadergas (Abb. **B-13.36a, b**). Nach Überstehen der Akutphase können extreme **Kolonstrikturen** entstehen (Abb. **B-13.36c**). Pädilektionsstelle ist das Querkolon bzw. die linke Kolonflexur.

**Nekrotisierende Enterokolitis (NEC)**

Die nekrotisierende Enterokolitis ist eine Erkrankung der Frühgeborenen.

**Radiologische Diagnostik:** Radiologisch charakteristisch ist die bakterielle Gasbildung ($H_2$) im Darm, **Pneumatosis intestinalis** (Abb. **B-13.36a, b**). Nach der Akutphase können extreme **Kolonstrikturen** entstehen (Abb. **B-13.36c**).

**B-13.36 Nekrotisierende Enterokolis (NEC).**

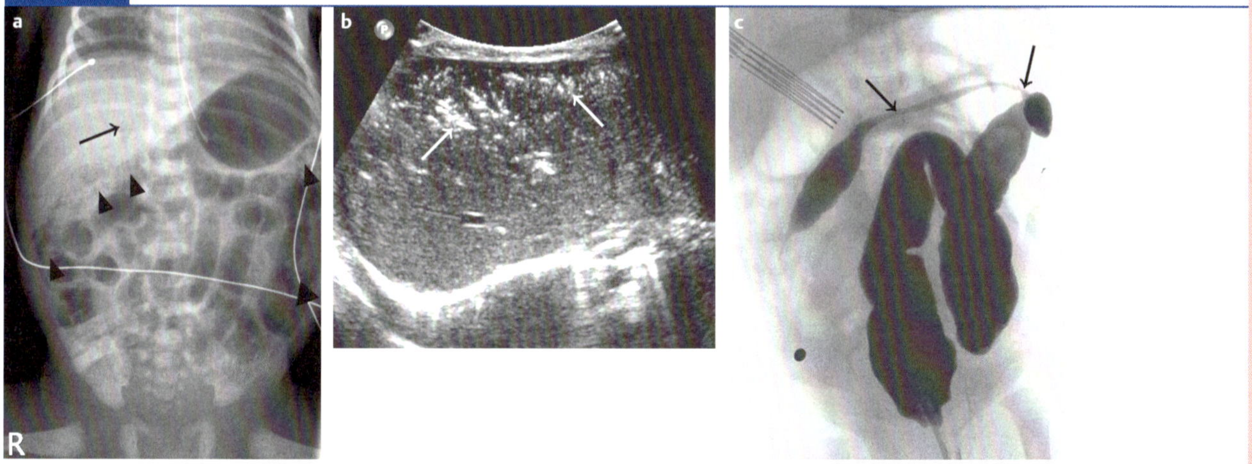


**a Abdomen a. p. im Liegen:** Massive Pneumatosis im gesamten Kolon (Pfeilspitzen) und Pfortadergas (Pfeil), zusätzlich deutlicher Dünndarmileus.
**b Sonografie:** Nachweis von massiv Pfortadergas als helle Strukturen im bauchwandnahen Leberparenchym (Pfeile).
**c Kontrasteinlauf:** Hochgradige langstreckige Kolonstrikturen (Pfeile) bei konservativ behandelter NEC. Beachte die massiv mit Luft gefüllten Dünndarmschlingen oberhalb des Querkolons.

(Teilabb. b aus Staatz G, Schneider K. Differenzialdiagnosen des akuten Abdomens. Teil IV: Akutes Abdomen im Kindesalter. Radiologie up2date 2010; 10(2): 103-118)

## Megakolon

Beim Megakolon finden sich eine **Erweiterung des Dickdarmes** (selten zusätzlich des Dünndarms) und eine früh post partum beginnende **Obstipation**. Eine Form ist das **Megakolon congenitum (Morbus Hirschsprung)** mit Aganglionose der intramuralen parasympathischen Nervengeflechte.

Unter dieser Bezeichnung werden einige Krankheitsbilder unterschiedlicher Ätiologie zusammengefasst, denen die Symptome **Erweiterung des Dickdarms** (selten zusätzlich des Dünndarms) und **Obstipation** gemeinsam sind. Die häufigste Form ist das **Megacolon congenitum** (Morbus Hirschsprung). Das Fehlen der Ganglienzellen (Aganglionose) im Bereich der intramuralen Nervengeflechte von Rektum und Sigma führt zu einer fehlenden Erschlaffung der aganglionären Darmabschnitte. Als Reaktion auf diese funktionelle Obstruktion kommt es zu einer unvollständigen Darmentleerung und Dilatation des Dickdarms **proximal des aganglionären Segments**.

**Klinik:** Leitsymptome sind fehlender/verspäteter Mekoniumabgang, ein aufgetriebenes Abdomen und später Obstipation.

**Klinik: Verzögerter oder ausbleibender Mekoniumabgang, seltene Stuhlentleerungen,** Obstipation **und zunehmend aufgetriebenes Abdomen**. Selten entwickeln reife Neugeborene mit Megakolon zusätzlich eine nekrotisierende Enterokolitis.

**Radiologische Diagnostik:** Bei **V. a. einen Morbus Hirschsprung** werden Abdomenübersichtsaufnahmen angefertigt (Abb. **B-13.37**). In der **KM-Untersuchung** wird das Rektosigmoid (das gesamte Kolon nur bei totaler Aganglionose) mit wasserlöslichem, jodhaltigem Kontrastmittel gefüllt. Typischer Befund ist der **Nachweis des verengten Darmsegmentes** bzw. **des Lumensprunges** (Abb. **B-13.37**).

**Radiologische Diagnostik:** Bei V. a. einen Morbus Hirschsprung werden **Abdomenübersichtsaufnahmen** angefertigt (Abb. **B-13.37**). In der **KM-Untersuchung** wird das Rektosigmoid (das gesamte Kolon nur bei totaler Aganglionose) mit wasserlöslichem, jodhaltigem Kontrastmittel gefüllt. Typischer Befund ist der **Nachweis des verengten Darmsegmentes bzw. des Lumensprunges** (Abb. **B-13.37**). Hauptlokalisation ist der rektosigmoidale Übergang (ca. 90 % der Fälle). Im Säuglingsalter schaltet man eine spezielle Abdomenleerdiagnostik vor (Columbia-Technik nach Fendel, Bauchhängelage p.-a. sagittal und seitlich im horizontalen Strahlengang).

**B-13.37** Morbus Hirschsprung.

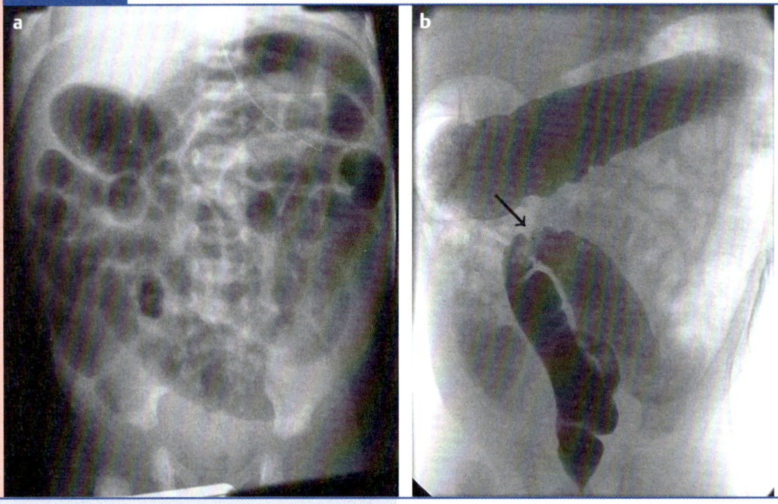


Reifes Neugeborenes mit fehlendem Mekoniumabgang und galligem Erbrechen.
**a Abdomen a. p. im Liegen** zeigt einen gemischten Dünn- und Dickdarmileus.
**b Rektografie** mit typischem Lumensprung am Übergang vom aganglionären zum normalen Sigma (Pfeil).

## Invagination

▶ **Definition.**

▶ **Definition.** Unter Invagination versteht man die Einstülpung eines Darmabschnittes in den benachbarten Darmanteil.

Die Invagination erfolgt meist in Richtung der Peristaltik. Sie tritt häufig zwischen dem 6. und 18. Monat auf.

Die Invagination wird nach der Lokalisation beschrieben (z. B. **ileoileale**, **ileokolische** und sehr selten **kolokolische Invagination**). Meist erfolgt die Einstülpung in Richtung der Peristaltik, d. h. der proximale stülpt sich in den distalen Darmanteil. Invaginationen treten bevorzugt zwischen dem 6. und 18. Lebensmonat auf. Dünndarm-Dünndarm-Invaginationen, die gehäuft nach Laparatomien auftreten, finden sich in jedem Lebensalter.

**Klinik: Intervallartige** Bauchschmerzen, Erbrechen und blutige Stühle. In der Spätphase Peritonitis und Schock.

**Klinik:** Die klinischen Hauptsymptome sind in kurzen Intervallen auftretende kolikartige Bauchschmerzen, Erbrechen und blutig-schleimige Stühle („Himbeergelee"). Selten kommt es zu „Pseudoenzephalitis", Peritonitis und Schockzustand.

**Diagnostisches Vorgehen:** Sonografie (Abb. **B-13.38**).

**Diagnostisches Vorgehen:** Röntgenologische Diagnostik und Repositionsversuche durch Kontrasteinlauf wurden vielerorts durch die Sonografie ersetzt (Abb. **B-13.38**).

**B-13.38** **Ileokolische Invagination (14 Monate alter Säugling).**

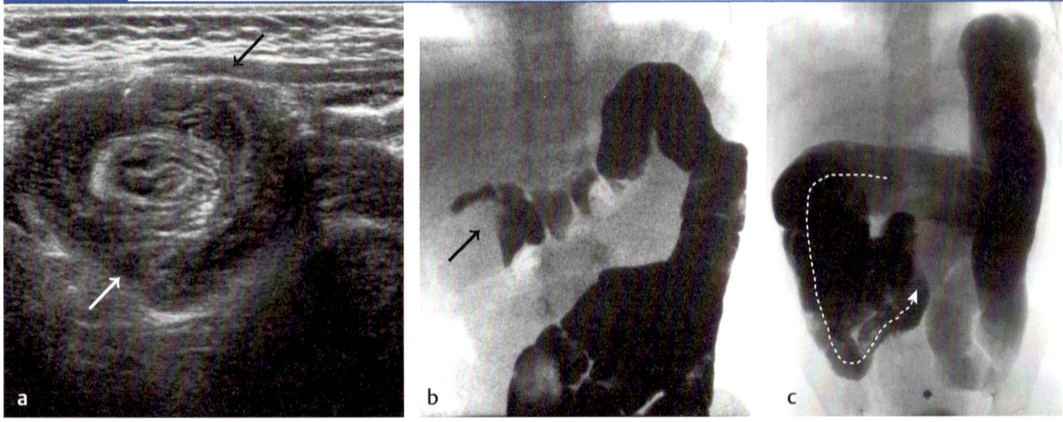


**a Sonografie:** Der Querschnitt durch das Colon ascendens zeigt eine Schießscheibenkokarde (Pfeile).
**b, c Kolonkotrasteinlauf:** Der Invaginatkopf (Pfeil) ist im rechtseitigen Querkolon sichtbar (**b**), sog. „Krebsscheren-Zeichen“. Erfolgreiche Reposition und freier Rückfluss des Kontrastmittels in die Ileumschlingen (**c**).

**Radiologische Diagnostik:** Bei guter Gerätetechnik ist die **Treffsicherheit** mit der **Sonografie** sehr hoch. Die Untersuchung des Darms erfolgt immer in Längs- und im Querschnitten. Im **Querschnitt** bildet sich eine **doppelte Ringstruktur** ab („Schießscheibenphänomen“; Abb. **B-13.38a**). Im **Längsschnitt** zeigen sich **parallel laufende Doppelstreifen** („Pseudo-Kidney-Zeichen“). Dabei entspricht die echoarme Region der ödematösen Darmwand.
Zielsetzung der Sonografie ist die aktive, **hydrostatische Reposition** der Invagination (**Desinvagination**) mit physiologischer NaCl- oder Ringer-Lösung unter Sichtkontrolle. Die Erfolgsraten liegen bei bis zu 90 %. Neuerdings wird von einigen Untersuchern auch Luft verwendet **(pneumatische Reposition)**. Wegen der Komplikationsgefahr (Darmperforation) sollte die vorherige Abstimmung mit dem Kinderchirurgen erfolgen. Nach erfolgreicher Desinvagination sollte am nächsten Tag eine sonografische Kontrolluntersuchung durchgeführt werden.
Falls keine Expertise mit der Sonografie besteht, kann die Invagination auch röntgenologisch mit einem Kontrasteinlauf unter Verwendung eines jodhaltigen, niederosmolaren Kontrastmittels und physiologischer Kochsalzlösung reponiert werden (Abb. **B-13.38**).

**Radiologische Diagnostik:** Die **Sonografie** zeigt im **Querschnitt** eine **doppelte Ringstruktur** („Schießscheibenphänomen“; Abb. **B-13.38a**) und im **Längsschnitt parallel laufende Doppelstreifen** („Pseudo-Kidney-Zeichen“).

Zielsetzung der Sonografie ist die **hydrostatische Reposition (Desinvagination)** mit physiologischer NaCl- oder Ringer-Lösung. Nach erfolgreicher Durchführung sollte eine sonografische Kontrolle erfolgen.

**► Merke.** Bei erfolgloser sonografischer oder röntgenologischer Reposition sowie bei Schockzustand und Peritonitis sollte umgehend operiert werden.

**► Merke.**

## Appendizitis

Für das diagnostische und radiologische Vorgehen siehe Appendizitis (S. 503).

Appendizitis

**B-13.39** **Appendizitis beim Kind.**

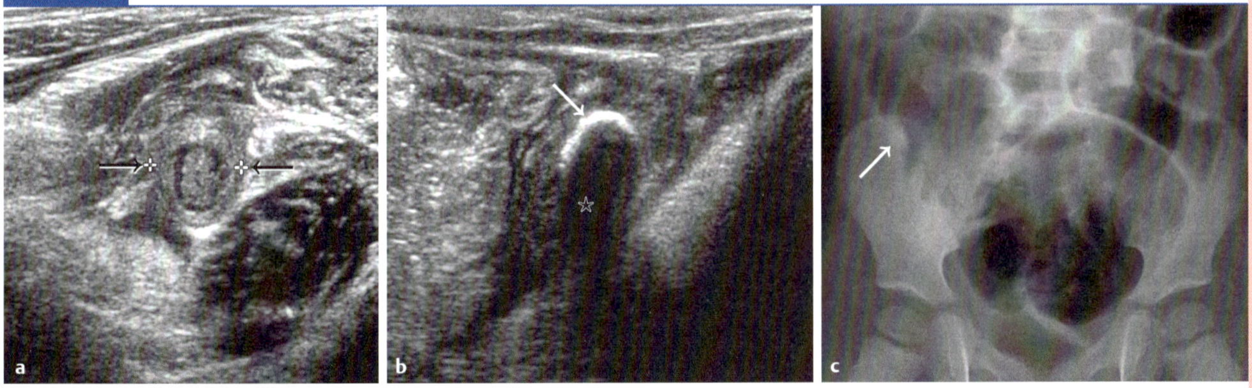


**a, b Sonografie:** Der Querschnitt im rechten Unterbauch (**a**) zeigt eine stark verdickte Appendix mit Umgebungsreaktion (Pfeile), hinweisend auf eine phlegmonöse Appendizitis. Appendikolith als helles Echo (Pfeil) mit dorsaler Schallauslöschung (Stern) identifizierbar (**b**).
**c Röntgenaufnahme:** Appendikolith in der rechten Fossa iliaca erkennbar (Pfeil).

## 13.5 Erkrankungen von Herz und Gefäßen

Siehe Häufige angeborene Herzfehler (S. 271).

## 13.6 Erkrankungen des Skelettsystems

Siehe Wichtige Krankheitsbilder (S. 349).

# Sachverzeichnis

## A

# F



# G

# J



# K

## L



## M

## N

## Q



## R

# S

## T



## U



## V